国家卫生健康委员会"十三五"规划教材

专科医师核心能力提升导引丛书

供专业学位研究生及专科医师用

普通外科学

General Surgery

第3版

主　　编　赵玉沛

副 主 编　吴文铭　陈规划　刘颖斌　胡三元

编写顾问　黎介寿　汪忠镐　郑树森　陈孝平　姜洪池

人民卫生出版社

·北京·

图书在版编目（CIP）数据

普通外科学 / 赵玉沛主编 . —3 版 . —北京：人民卫生出版社，2020.9（2024.7重印）

ISBN 978-7-117-30418-4

Ⅰ.①普… Ⅱ.①赵… Ⅲ.①外科学-医学院校-教材 Ⅳ.①R6-44

中国版本图书馆 CIP 数据核字（2020）第 166263 号

人卫智网	**www.ipmph.com**	医学教育、学术、考试、健康，购书智慧智能综合服务平台
人卫官网	**www.pmph.com**	人卫官方资讯发布平台

普通外科学
Putong Waikexue
第 3 版

主　　编：赵玉沛
出版发行：人民卫生出版社（中继线 010-59780011）
地　　址：北京市朝阳区潘家园南里 19 号
邮　　编：100021
E - mail：pmph @ pmph.com
购书热线：010-59787592　010-59787584　010-65264830
印　　刷：北京建宏印刷有限公司
经　　销：新华书店
开　　本：850×1168　1/16　印张：44　插页：8
字　　数：1242 千字
版　　次：2008 年 12 月第 1 版　　2020 年 9 月第 3 版
印　　次：2024 年 7 月第 2 次印刷
标准书号：ISBN 978-7-117-30418-4
定　　价：179.00 元

打击盗版举报电话：010-59787491　E-mail：WQ @ pmph.com
质量问题联系电话：010-59787234　E-mail：zhiliang @ pmph.com

编　者 （按姓氏笔画排序）

王　杉　北京大学人民医院
王　勇　中国医科大学附属第四医院
王　磊　中山大学附属第六医院
王存川　暨南大学附属第一医院
王伟林　浙江大学医学院附属第二医院
王劲松　中山大学附属第一医院
王国斌　华中科技大学同济医学院附属协和医院
王春友　华中科技大学同济医学院附属协和医院
王振军　首都医科大学附属北京朝阳医院
王晓军　北京协和医院
王深明　中山大学附属第一医院
王维斌　北京协和医院
田　文　中国人民解放军总医院第一医学中心
兰　平　中山大学附属第六医院
任国胜　重庆医科大学附属第一医院
任建安　中国人民解放军东部战区总医院
全志伟　上海交通大学医学院附属新华医院
刘　彤　天津医科大学总医院
刘　鹏　中日友好医院
刘凤林　复旦大学附属中山医院
刘永锋　中国医科大学附属第一医院
刘连新　中国科学技术大学附属第一医院
刘昌伟　北京协和医院
刘金钢　中国医科大学附属第四医院
刘荫华　北京大学第一医院
刘颖斌　上海交通大学医学院附属仁济医院
江志伟　江苏省中医院
许剑民　复旦大学附属中山医院
孙　备　哈尔滨医科大学附属第一医院
孙　辉　吉林大学中日联谊医院

孙　强　北京协和医院
孙诚谊　贵州医科大学附属医院
孙益红　复旦大学附属中山医院
李　宁　同济大学附属第十人民医院
李　非　首都医科大学宣武医院
李　强　天津医科大学肿瘤医院
李　雷　清华大学第一附属医院
李拥军　北京医院
李宗芳　西安交通大学第二附属医院
李健文　上海交通大学医学院附属瑞金医院
杨　扬　中山大学附属第三医院
杨尹默　北京大学第一医院
杨连粤　中南大学湘雅医院
肖　毅　北京协和医院
吴　毅　复旦大学附属肿瘤医院
吴丹明　辽宁省人民医院
吴文铭　北京协和医院
余佩武　中国人民解放军陆军军医大学第一附属医院
谷涌泉　首都医科大学宣武医院
汪建平　中山大学附属第六医院
张　岚　上海交通大学医学院附属仁济医院
张　浩　中国医科大学附属第一医院
张太平　北京协和医院
张水军　郑州大学第一附属医院
张志伟　华中科技大学同济医学院附属同济医院
张忠涛　首都医科大学附属北京友谊医院
张学文　吉林大学第二医院
张福先　首都医科大学附属北京世纪坛医院
陆信武　上海交通大学医学院附属第九人民医院

陈　双	中山大学附属第六医院
陈　忠	首都医科大学附属北京安贞医院
陈　凛	中国人民解放军总医院第一医学中心
陈规划	中山大学附属第三医院
季加孚	北京大学肿瘤医院
周总光	四川大学华西医院
郑月宏	北京协和医院
郑民华	上海交通大学医学院附属瑞金医院
郑树国	中国人民解放军陆军军医大学附属西南医院
赵玉沛	北京协和医院
胡　亚	北京协和医院
胡　祥	大连医科大学附属第一医院
胡三元	山东第一医科大学第一附属医院
修典荣	北京大学第三医院
姜　军	中国人民解放军陆军军医大学第一附属医院
姜　涛	吉林大学中日联谊医院
秦新裕	复旦大学附属中山医院
顾　晋	北京大学肿瘤医院
徐　骁	浙江大学医学院附属第一医院
徐　徕	北京协和医院
徐　强	北京协和医院
徐泽宽	南京医科大学第一附属医院
郭　伟	中国人民解放军总医院
郭克建	中国医科大学附属第一医院
唐健雄	复旦大学附属华东医院
符伟国	复旦大学附属中山医院
董　明	中国医科大学附属第一医院
董家鸿	清华大学附属北京清华长庚医院
程南生	四川大学华西医院
温　浩	新疆医科大学第一附属医院
楼文晖	复旦大学附属中山医院
虞　洪	浙江大学医学院附属邵逸夫医院
窦科峰	中国人民解放军空军军医大学西京医院
蔡秀军	浙江大学医学院附属邵逸夫医院
蔡建强	中国医学科学院肿瘤医院
廖　泉	北京协和医院

编写秘书　杨　扬　徐　徕

主 编 简 介

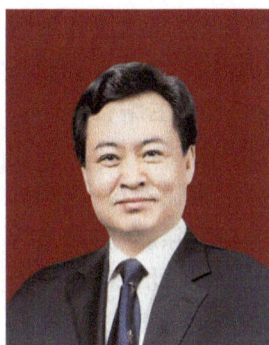

赵玉沛　中国科学院院士,外科学教授,博士生导师。北京协和医院院长,中华医学会副会长、外科学分会主任委员、胰腺外科学组组长。《中华外科杂志》总编辑,《外科学年鉴》(*ANNALS OF SURGERY*)(中文版)主编,*Journal of the American College of Surgeons*(中文版)主编。国际外科学院、美洲外科学院、英格兰皇家外科学院及中国香港外科学院"Honorary Fellowship",爱丁堡皇家外科学院"Fellowship Ad Hominem";国际胃肠肝胆胰外科协会副主席;第16届亚洲外科学会主席。

副主编简介

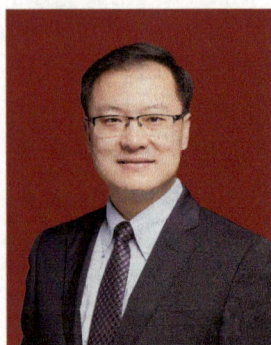

吴文铭 北京协和医院基本外科主任医师,外科学教授,北京协和医院副院长。中华医学会外科学分会委员兼副秘书长、胰腺外科学组委员兼秘书。担任 *Journal of Pancreatology* 副主编,*Surgical Practice* 副主编,*Surgery, Gastroenterology and Oncology* 编委《中华医学杂志英文版》编委。

从事临床医疗、教学及科研工作 20 年,研究领域包括胰腺外科、胃肠外科、内分泌外科及机器人外科。目前研究方向主要集中在胰腺癌、胰腺内分泌肿瘤、胰腺囊性疾病、急慢性胰腺炎、肥胖及糖尿病代谢外科的基础研究及外科诊断和治疗。在 *Gut*、*Cell Research* 等国际高影响力期刊发表 SCI 及核心期刊文章 60 余篇,参编书籍 3 部。

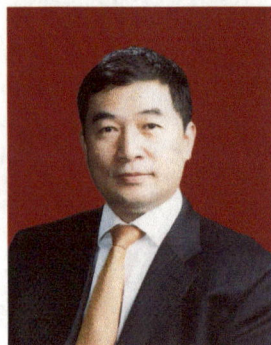

陈规划 主任医师,二级教授。中山大学附属第三医院名誉院长,广东省器官移植研究中心主任,中山大学器官移植研究所所长,广东省肝脏疾病研究重点实验室负责人。兼任中华医学会外科学分会常务委员、外科手术学组组长,中华医学会器官移植学分会常务委员、肝移植学组副组长,中国医师协会器官移植医师分会副会长,中国医师协会器官移植医师分会移植免疫学专业委员会主任委员,广东省医学会副会长,广东省医师协会副会长。*Liver Research*、《中华肝脏外科手术学电子杂志》总编辑,《器官移植》《新医学》主编。

长期以来致力于推动中国肝移植事业的发展,肝脏移植领域国家规范的主要制定者之一。作为第一完成人获得国家科学技术进步奖二等奖 1 次,广东省科学技术进步奖一等奖 3 次,教育部科学技术进步奖一等奖 2 项。先后获得中国医师奖、广东省丁颖科技奖、中国医院优秀院长奖、中国医院"先声杯"突出贡献奖和优秀院长、第四届柯麟医学奖,以及"卫生部有突出贡献中青年专家"称号、"全国卫生系统先进工作者"荣誉称号,带领团队获得中山大学"芙兰奖"。

副主编简介

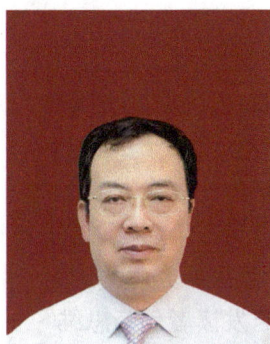

刘颖斌 主任医师,教授,博士生导师,博士后合作导师。上海交通大学医学院附属新华医院副院长,普外科主任,上海市胆道疾病研究重点实验室主任。中华医学会外科学分会肝脏外科学组委员,中国医师协会外科医师分会委员,美国外科医师学院外籍会员。教育部长江学者特聘教授,上海市科技精英,国家卫生计生突出贡献中青年专家,人社部国家百千万人才,全国五一劳动奖章获得者。上海市优秀学术带头人,上海市领军人才。《中华外科杂志》《中国实用外科杂志》《中华医学杂志》等编委。

长期从事肝、胆、胰外科的临床与基础研究,在肝、胆、胰等恶性肿瘤的研究中取得了一定成绩。目前已经主持国家 863 计划 1 项、国家自然科学基金 9 项(含重点项目 1 项,国际合作项目 1 项),省部级科研项目 15 项,总经费 1 600 余万元。在 *Nature Genetic*、*Gut*、*EMBO reports*、*Oncogene*、*Cell Death and Differentiation* 等期刊上发表 SCI 论文 70 余篇,发表核心期刊收录论文百余篇。2016 年获华夏医学科技奖一等奖 1 项(第一完成人),2017 年获教育部科学技术进步奖一等奖 1 项(第一完成人),2017 年获教育部高等学校自然科学奖一等奖(第一完成人),2017 年获中华医学科技奖二等奖(第一完成人),2018 年获第十九届吴阶平—保罗·杨森医学药学奖。

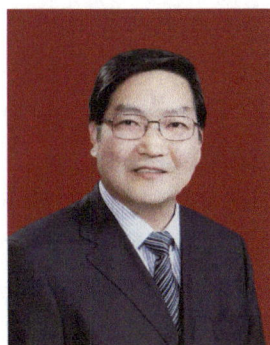

胡三元 主任医师,教授,博士生导师。山东第一医科大学第一附属医院院长,山东大学外科学系主任。卫生部和山东省有突出贡献中青年专家,山东省"泰山学者"特聘教授,山东省医学领军人才,享受国务院政府特殊津贴。中华医学会外科学分会委员、腹腔镜与内镜外科学组副组长,中国医师协会外科医师分会常务委员、微创外科医师委员会副主任委员,中国研究型医院学会微创外科学专业委员会主任委员,中国医药教育协会代谢疾病专业委员会主任委员,中国医疗保健国际交流促进会减重和代谢外科分会副主任委员,山东省研究型医院协会会长,山东省医学会外科学分会主任委员,山东省医师协会腔镜外科医师分会主任委员,《腹腔镜外科杂志》主编等。

主要从事减重与代谢外科手术的基础与临床、国产腹腔镜机器人的研发、肝胆胰微创外科技术体系的建立与推广等,先后主编、主译多部著作。研究获得国家 863 计划子课题、国家重点研发计划课题及 4 项国家自然科学基金等支持;发表 SCI 论文 112 篇;荣获国家科技进步奖二等奖、中华医学科技奖、山东省科技进步奖一等奖等 10 余项国家级及省部级奖励。

全国高等学校医学研究生"国家级"规划教材
第三轮修订说明

进入新世纪，为了推动研究生教育的改革与发展，加强研究型创新人才培养，人民卫生出版社启动了医学研究生规划教材的组织编写工作，在多次大规模调研、论证的基础上，先后于2002年和2008年分两批完成了第一轮50余种医学研究生规划教材的编写与出版工作。

2014年，全国高等学校第二轮医学研究生规划教材评审委员会及编写委员会在全面、系统分析第一轮研究生教材的基础上，对这套教材进行了系统规划，进一步确立了以"解决研究生科研和临床中实际遇到的问题"为立足点，以"回顾、现状、展望"为线索，以"培养和启发读者创新思维"为中心的教材编写原则，并成功推出了第二轮（共70种）研究生规划教材。

本套教材第三轮修订是在党的十九大精神引领下，对《国家中长期教育改革和发展规划纲要（2010—2020年）》《国务院办公厅关于深化医教协同进一步推进医学教育改革与发展的意见》，以及《教育部办公厅关于进一步规范和加强研究生培养管理的通知》等文件精神的进一步贯彻与落实，也是在总结前两轮教材经验与教训的基础上，再次大规模调研、论证后的继承与发展。修订过程仍坚持以"培养和启发读者创新思维"为中心的编写原则，通过"整合"和"新增"对教材体系做了进一步完善，对编写思路的贯彻与落实采取了进一步的强化措施。

全国高等学校第三轮医学研究生"国家级"规划教材包括五个系列。①科研公共学科：主要围绕研究生科研中所需要的基本理论知识，以及从最初的科研设计到最终的论文发表的各个环节可能遇到的问题展开；②常用统计软件与技术：介绍了SAS统计软件、SPSS统计软件、分子生物学实验技术、免疫学实验技术等常用的统计软件以及实验技术；③基础前沿与进展：主要包括了基础学科中进展相对活跃的学科；④临床基础与辅助学科：包括了专业学位研究生所需要进一步加强的相关学科内容；⑤临床学科：通过对疾病诊疗历史变迁的点评、当前诊疗中困惑、局限与不足的剖析，以及研究热点与发展趋势探讨，启发和培养临床诊疗中的创新思维。

该套教材中的科研公共学科、常用统计软件与技术学科适用于医学院校各专业的研究生及相应的科研工作者；基础前沿与进展学科主要适用于基础医学和临床医学的研究生及相应的科研工作者；临床基础与辅助学科和临床学科主要适用于专业学位研究生及相应学科的专科医师。

全国高等学校第三轮医学研究生"国家级"规划教材目录

11	SAS 统计软件应用（第 4 版）	主 编	贺 佳			
		副主编	尹 平	石武祥		
12	医学分子生物学实验技术（第 4 版）	主 审	药立波			
		主 编	韩 骅	高国全		
		副主编	李冬民	喻 红		
13	医学免疫学实验技术（第 3 版）	主 编	柳忠辉	吴雄文		
		副主编	王全兴	吴玉章	储以微	崔雪玲
14	组织病理技术（第 2 版）	主 编	步 宏			
		副主编	吴焕文			
15	组织和细胞培养技术（第 4 版）	主 审	章静波			
		主 编	刘玉琴			
16	组织化学与细胞化学技术（第 3 版）	主 编	李 和	周德山		
		副主编	周国民	肖 岚	刘佳梅	孔 力
17	医学分子生物学（第 3 版）	主 审	周春燕	冯作化		
		主 编	张晓伟	史岸冰		
		副主编	何凤田	刘 戟		
18	医学免疫学（第 2 版）	主 编	曹雪涛			
		副主编	于益芝	熊思东		
19	遗传和基因组医学	主 编	张 学			
		副主编	管敏鑫			
20	基础与临床药理学（第 3 版）	主 编	杨宝峰			
		副主编	李 俊	董 志	杨宝学	郭秀丽
21	医学微生物学（第 2 版）	主 编	徐志凯	郭晓奎		
		副主编	江丽芳	范雄林		
22	病理学（第 2 版）	主 编	来茂德	梁智勇		
		副主编	李一雷	田新霞	周 桥	
23	医学细胞生物学（第 4 版）	主 审	杨 恬			
		主 编	安 威	周天华		
		副主编	李 丰	杨 霞	王杨淦	
24	分子毒理学（第 2 版）	主 编	蒋义国	尹立红		
		副主编	骆文静	张正东	夏大静	姚 平
25	医学微生态学（第 2 版）	主 编	李兰娟			
26	临床流行病学（第 5 版）	主 编	黄悦勤			
		副主编	刘爱忠	孙业桓		
27	循证医学（第 2 版）	主 审	李幼平			
		主 编	孙 鑫	杨克虎		

28	断层影像解剖学	主　编	刘树伟　张绍祥
		副主编	赵　斌　徐　飞
29	临床应用解剖学（第2版）	主　编	王海杰
		副主编	臧卫东　陈　尧
30	临床心理学（第2版）	主　审	张亚林
		主　编	李占江
		副主编	王建平　仇剑崟　王　伟　章军建
31	心身医学	主　审	Kurt Fritzsche　吴文源
		主　编	赵旭东
		副主编	孙新宇　林贤浩　魏　镜
32	医患沟通（第2版）	主　编	尹　梅　王锦帆
33	实验诊断学（第2版）	主　审	王兰兰
		主　编	尚　红
		副主编	王传新　徐英春　王　琳　郭晓临
34	核医学（第3版）	主　审	张永学
		主　编	李　方　兰晓莉
		副主编	李亚明　石洪成　张　宏
35	放射诊断学（第2版）	主　审	郭启勇
		主　编	金征宇　王振常
		副主编	王晓明　刘士远　卢光明　宋　彬
			李宏军　梁长虹
36	疾病学基础	主　编	陈国强　宋尔卫
		副主编	董　晨　王　韵　易　静　赵世民
			周天华
37	临床营养学	主　编	于健春
		副主编	李增宁　吴国豪　王新颖　陈　伟
38	临床药物治疗学	主　编	孙国平
		副主编	吴德沛　蔡广研　赵荣生　高　建
			孙秀兰
39	医学3D打印原理与技术	主　编	戴尅戎　卢秉恒
		副主编	王成焘　徐　弢　郝永强　范先群
			沈国芳　王金武
40	互联网＋医疗健康	主　审	张来武
		主　编	范先群
		副主编	李校堃　郑加麟　胡建中　颜　华
41	呼吸病学（第3版）	主　审	钟南山
		主　编	王　辰　陈荣昌
		副主编	代华平　陈宝元　宋元林

42	消化内科学（第3版）	主　审	樊代明	李兆申		
		主　编	钱家鸣	张澍田		
		副主编	田德安	房静远	李延青	杨　丽

43	心血管内科学（第3版）	主　审	胡大一			
		主　编	韩雅玲	马长生		
		副主编	王建安	方　全	华　伟	张抒扬

| 44 | 血液内科学（第3版） | 主　编 | 黄晓军 | 黄　河 | 胡　豫 | |
| | | 副主编 | 邵宗鸿 | 吴德沛 | 周道斌 | |

45	肾内科学（第3版）	主　审	谌贻璞			
		主　编	余学清	赵明辉		
		副主编	陈江华	李雪梅	蔡广研	刘章锁

| 46 | 内分泌内科学（第3版） | 主　编 | 宁　光 | 邢小平 | | |
| | | 副主编 | 王卫庆 | 童南伟 | 陈　刚 | |

47	风湿免疫内科学（第3版）	主　审	陈顺乐			
		主　编	曾小峰	邹和建		
		副主编	古洁若	黄慈波		

48	急诊医学（第3版）	主　审	黄子通			
		主　编	于学忠	吕传柱		
		副主编	陈玉国	刘　志	曹　钰	

49	神经内科学（第3版）	主　编	刘　鸣	崔丽英	谢　鹏	
		副主编	王拥军	张杰文	王玉平	陈晓春
			吴　波			

| 50 | 精神病学（第3版） | 主　编 | 陆　林 | 马　辛 | | |
| | | 副主编 | 施慎逊 | 许　毅 | 李　涛 | |

| 51 | 感染病学（第3版） | 主　编 | 李兰娟 | 李　刚 | | |
| | | 副主编 | 王贵强 | 宁　琴 | 李用国 | |

| 52 | 肿瘤学（第5版） | 主　编 | 徐瑞华 | 陈国强 | | |
| | | 副主编 | 林东昕 | 吕有勇 | 龚建平 | |

53	老年医学（第3版）	主　审	张　建	范　利	华　琦	
		主　编	刘晓红	陈　彪		
		副主编	齐海梅	胡亦新	岳冀蓉	

| 54 | 临床变态反应学 | 主　编 | 尹　佳 | | | |
| | | 副主编 | 洪建国 | 何韶衡 | 李　楠 | |

55	危重症医学（第3版）	主　审	王　辰	席修明		
		主　编	杜　斌	隆　云		
		副主编	陈德昌	于凯江	詹庆元	许　媛

56	普通外科学（第3版）	主　编	赵玉沛			
		副主编	吴文铭	陈规划	刘颖斌	胡三元
57	骨科学（第2版）	主　编	陈安民			
		副主编	张英泽	郭　卫	高忠礼	贺西京
58	泌尿外科学（第3版）	主　审	郭应禄			
		主　编	金　杰	魏　强		
		副主编	王行环	刘继红	王　忠	
59	胸心外科学（第2版）	主　编	胡盛寿			
		副主编	王　俊	庄　建	刘伦旭	董念国
60	神经外科学（第4版）	主　编	赵继宗			
		副主编	王　硕	张建宁	毛　颖	
61	血管淋巴管外科学（第3版）	主　编	汪忠镐			
		副主编	王深明	陈　忠	谷涌泉	辛世杰
62	整形外科学	主　编	李青峰			
63	小儿外科学（第3版）	主　审	王　果			
		主　编	冯杰雄	郑　珊		
		副主编	张潍平	夏慧敏		
64	器官移植学（第2版）	主　审	陈　实			
		主　编	刘永锋	郑树森		
		副主编	陈忠华	朱继业	郭文治	
65	临床肿瘤学（第2版）	主　编	赫　捷			
		副主编	毛友生	于金明	吴一龙	沈　铿
			马　骏			
66	麻醉学（第2版）	主　编	刘　进	熊利泽		
		副主编	黄宇光	邓小明	李文志	
67	妇产科学（第3版）	主　审	曹泽毅			
		主　编	乔　杰	马　丁		
		副主编	朱　兰	王建六	杨慧霞	漆洪波
			曹云霞			
68	生殖医学	主　编	黄荷凤	陈子江		
		副主编	刘嘉茵	王雁玲	孙　斐	李　蓉
69	儿科学（第2版）	主　编	桂永浩	申昆玲		
		副主编	杜立中	罗小平		
70	耳鼻咽喉头颈外科学（第3版）	主　审	韩德民			
		主　编	孔维佳	吴　皓		
		副主编	韩东一	倪　鑫	龚树生	李华伟

71	眼科学（第3版）	主　审	崔　浩	黎晓新		
		主　编	王宁利	杨培增		
		副主编	徐国兴	孙兴怀	王雨生	蒋　沁
			刘　平	马建民		
72	灾难医学（第2版）	主　审	王一镗			
		主　编	刘中民			
		副主编	田军章	周荣斌	王立祥	
73	康复医学（第2版）	主　编	岳寿伟	黄晓琳		
		副主编	毕　胜	杜　青		
74	皮肤性病学（第2版）	主　编	张建中	晋红中		
		副主编	高兴华	陆前进	陶　娟	
75	创伤、烧伤与再生医学（第2版）	主　审	王正国	盛志勇		
		主　编	付小兵			
		副主编	黄跃生	蒋建新	程　飚	陈振兵
76	运动创伤学	主　编	敖英芳			
		副主编	姜春岩	蒋　青	雷光华	唐康来
77	全科医学	主　审	祝墡珠			
		主　编	王永晨	方力争		
		副主编	方宁远	王留义		
78	罕见病学	主　编	张抒扬	赵玉沛		
		副主编	黄尚志	崔丽英	陈丽萌	
79	临床医学示范案例分析	主　编	胡翊群	李海潮		
		副主编	沈国芳	罗小平	余保平	吴国豪

全国高等学校第三轮医学研究生"国家级"规划教材评审委员会名单

顾　问

　　韩启德　桑国卫　陈　竺　曾益新　赵玉沛

主任委员（以姓氏笔画为序）

　　王　辰　刘德培　曹雪涛

副主任委员（以姓氏笔画为序）

　　于金明　马　丁　王正国　卢秉恒　付小兵　宁　光　乔　杰
　　李兰娟　李兆申　杨宝峰　汪忠镐　张　运　张伯礼　张英泽
　　陆　林　陈国强　郑树森　郎景和　赵继宗　胡盛寿　段树民
　　郭应禄　黄荷凤　盛志勇　韩雅玲　韩德民　赫　捷　樊代明
　　戴尅戎　魏于全

常务委员（以姓氏笔画为序）

　　文历阳　田勇泉　冯友梅　冯晓源　吕兆丰　闫剑群　李　和
　　李　虹　李玉林　李立明　来茂德　步　宏　余学清　汪建平
　　张　学　张学军　陈子江　陈安民　尚　红　周学东　赵　群
　　胡志斌　柯　杨　桂永浩　梁万年　瞿　佳

委　　员（以姓氏笔画为序）

　　于学忠　于健春　马　辛　马长生　王　彤　王　果　王一镗
　　王兰兰　王宁利　王永晨　王振常　王海杰　王锦帆　方力争
　　尹　佳　尹　梅　尹立红　孔维佳　叶冬青　申昆玲　史岸冰
　　冯作化　冯杰雄　兰晓莉　邢小平　吕传柱　华　琦　向　荣
　　刘　民　刘　进　刘　鸣　刘中民　刘玉琴　刘永锋　刘树伟
　　刘晓红　安　威　安胜利　孙　鑫　孙国平　孙振球　杜　斌
　　李　方　李　刚　李占江　李幼平　李青峰　李卓娅　李宗芳
　　李晓松　李海潮　杨　恬　杨克虎　杨培增　吴　皓　吴文源

吴忠均	吴雄文	邹和建	宋尔卫	张大庆	张永学	张亚林
张抒扬	张建中	张绍祥	张晓伟	张澍田	陈实	陈彪
陈平雁	陈荣昌	陈顺乐	范利	范先群	岳寿伟	金杰
金征宇	周天华	周春燕	周德山	郑芳	郑珊	赵旭东
赵明辉	胡豫	胡大一	胡翊群	药立波	柳忠辉	祝墡珠
贺佳	秦川	敖英芳	晋红中	钱家鸣	徐志凯	徐勇勇
徐瑞华	高国全	郭启勇	郭晓奎	席修明	黄河	黄子通
黄晓军	黄晓琳	黄悦勤	曹泽毅	龚非力	崔浩	崔丽英
章静波	梁智勇	谌贻璞	隆云	蒋义国	韩骅	曾小峰
谢鹏	谭毅	熊利泽	黎晓新	颜艳	魏强	

前　言

　　研究生"国家级"规划教材《普通外科学》第 2 版于 2014 年出版至今已有 6 年。此教材在全国医学院校广泛使用,受到广大师生的普遍好评和欢迎。为深入贯彻第二次全国高等医学教育改革工作会议精神,推动新时期创新型人才培养,现对《普通外科学》教材进行修订。

　　本版教材以"解决研究生科研和临床中实际遇到的问题"为立足点,以"回顾、现状、展望"为线索,以"培养和启发读者创新思维"为中心的教材编写原则,在第 2 版教材基础上进行修订,更新了近年来最新的研究进展、学术共识以及目前存在的学术争议,并对一些章节有所增减。

　　更新部分主要包括:

　　1. 总论部分规范了第 2 版教材中的部分概念和用语。为了更有针对性地服务于普通外科领域研究生和专科医师对于本领域临床和基础科研的需求,新增了普通外科相关基础研究方向及常用临床研究方法。

　　2. 胃肠疾病的外科治疗部分新增了胃癌新辅助治疗的疗效评价及进展,以及胃肠神经内分泌肿瘤的诊断及治疗进展。

　　3. 结直肠及肛门外科疾病部分新增经肛全直肠系膜切除术和全结肠系膜切除术,以及直肠癌新辅助治疗相关内容。

　　4. 肝脏疾病部分新增肝脏外科微创手术、肝脏切除技术、肝脏良性占位性病变诊治和肝包虫病的外科治疗等内容。

　　5. 胆道疾病部分新增了胆道疾病的检查方法、肝内胆管癌的外科治疗和胆囊癌的外科治疗策略等内容。

　　6. 胰腺疾病部分新增了胰腺的生理功能及应用解剖、胰腺外科中的微创技术、胰腺癌手术术式选择以及胰腺囊性肿瘤的诊治相关内容。

　　本版教材继续邀请全国普通外科各领域的知名专家进行编写,他们都具有丰富的临床和教学经验,在承担繁重的临床、教学和科研工作的同时,致力于本教材的编写,历时一载,付出了艰辛的劳动,在此表示衷心的感谢。在第 2 版教材的使用过程中,我们收到了各地读者的建议和意见,对此一并致谢。由于我们水平有限,本版教材仍可能存在一些缺点或不当之处,敬请批评、指正。

赵玉沛

2020 年 3 月

前　言

赵玉沛

前　言

目　录

第一章　外科总论

第一节　营养治疗在普通外科领域应用的历史与现状

近代概念的临床营养包括肠外营养和肠内营养。全肠外营养（total parenteral nutrition，TPN）、全肠内营养（total enteral nutrition，TEN）是指患者所需合理配比的营养素完全由静脉或肠道供给。同时，也可采用肠外营养（PN）或肠内营养（EN）形式，即从静脉或肠道补充患者需要的部分营养，包括糖类、氨基酸、脂肪、平衡的多种维生素和多种微量元素、电解质和水。

营养支持根据现代治疗学的需要而发展，已广泛应用于临床各科，取得良好效果。历史上营养支持是外科医师作为先驱首先应用，故也被称之为"外科营养"。现代营养支持已不再是单纯供给营养的疗法，而是治疗疾病的措施，甚至是主要措施之一，如急性/慢性肠衰竭（肠外瘘、短肠综合征、炎症性肠病等）、重症胰腺炎、重症患者、慢性器官衰竭、消耗性疾病的治疗。因此，2008年 *JAMA* 杂志提出用"营养支持"的概念代替"营养治疗"，这一提法也获得了国际同行的广泛认可。

一、肠外营养的历史

通过静脉输液的方法在临床已应用逾百年，但以往肠外营养治疗难以完全达到临床要求，不能满足机体需求。无菌术、输液和输血技术的改进极大地推动了肠外营养的发展。1939年，Robert Elman 首次静脉输入酪蛋白水解液；1945年，Bernard Zimmerman 应用下腔静脉输注高渗葡萄糖，解决了静脉输注高渗液体的困难；1952年，Aubaniac 报道应用锁骨下静脉插管至中心静脉输液10年的经验，进一步丰富了肠外营养治疗输注途径。

1959年，以 Francis Moore 为代表的外科专家们阐明了外科患者在应激状态下的一系列代谢变化，提出最佳非蛋白质热量（kcal）与氮（g）的比值为150∶1，奠定了静脉营养方案的理论基础。1961年，Arvid Writlind 研制了大豆脂肪乳剂，解决了脂肪乳剂稳定性与静脉输入的安全性问题。1967年，Dudrick 和 Wilmore 综合以往经验，从小犬实验证实，经腔静脉输注高热量与氮源，能使动物得到生长发育，并将这一结果在小儿外科临床应用获得成功，从而提出"静脉高营养（intravenous hyperalimentation）"的概念，自此营养治疗有了广泛的应用与研究。1970年，Scribner 和 Solassol 等先后提出了"人工胃肠"（artificial gut）的概念。

在我国，尽管静脉营养的应用在早期受到缺乏合适制剂等条件的限制，但已引起我国外科界的极大关注。从1971年开始，北京、南京、上海的几家医院在临床开展了静脉营养治疗，后逐渐得到推广。1985年，全国第一次完全胃肠外营养及要素饮食专题讨论会召开。1990年6月，第二次肠内肠外营养讨论会在庐山召开，会上成立中华外科学分会营养支持学组，使营养治疗在我国临床得到了更广泛的应用与研究。

二、肠内营养的历史

肠内营养的历史可追溯到公元前，但临床应用的文献报道始于18世纪。1790年，Hunter 采用外套鳗皮的柔软鲸骨作为喂养管，一端接盛营养液的膀胱，另一端经口入胃，管饲喂养1例吞咽肌麻痹患者，效果满意，并发表题为《一例借人工方式将食物与药物注入胃内而治愈吞咽肌麻痹的患者》的论文，肠内营养由此得到认可。

19世纪，Larrey 在1801年采用一端系有漏斗的弹性橡皮管作为喂养管，滴注肉汤和酒给士兵,明显改善其精神和体力。1810 年,Physick 首次采用柔软的口胃管作胃吸引管,用以除去胃内有害物质。1895 年,Morrison 采用一端系有漏斗,另一端涂以润滑剂的软橡胶皮管经鼻胃喂养白喉患儿。

至 20 世纪,肠内营养有了蓬勃发展。1910 年,Einhorn 首次进行鼻十二指肠喂养。1918 年,Andersen 首次进行空肠喂养。1937 年,Abbott 等采用双腔管分别作胃吸引和空肠喂养。1942 年,Bisgard 通过胃造口放置空肠喂养管。1952 年,Boles 等在手术中作空肠造口术,放置 16F 喂养管于近端空肠,术后 12 小时进行喂养。1959 年,Pareira 对管饲的适应证、膳食组成、喂养方法作了详细地总结,并出版专著 *Therapeutic Nutrition with Tube Feeding*,其中的部分原理与准则至今仍被遵循。

1969 年,美国的 Randall 首先在临床应用口服要素饮食,或称化学组成明确膳(chemically defined diet),临床效果十分满意。这种饮食原由 Winitz 为宇航员设计,系由营养物质的单体如葡萄糖、水解蛋白或氨基酸组成,在体内无需复杂的消化即能被吸收,且几乎无渣。

在管饲方面,1967 年,Gianturco 介绍了在荧光屏下快速鼻十二指肠置管。1972 年,Liffmann 等应用细喂养管(8F)在空肠造口进行长期喂养。1973 年,Delany 应用针导管术作空肠造口。1976 年,Dobbie 首先报道应用管端加重的喂养管经鼻、胃再借蠕动入十二指肠或空肠进行喂养。1980 年,Ponsky 等建立了经皮内镜胃造口术。1987 年,Shike 等建立经皮内镜空肠造口术。器械和设备的改进与发展,使肠内营养的治疗效果明显提高,有力促进了肠内营养治疗临床应用与发展。

我国肠内营养制剂问世于 20 世纪 80 年代初。1980 年,青岛生化制药厂研制成"复合营养要素"。1981 年,上海东海制药厂研制成"要素合剂"。1984 年,天津第二生化制药厂研制成"高氮要素合剂"。90 年代以后,我国肠内营养制剂在原有基础上又有了进一步的发展,各类制剂相继问世,并广泛应用于临床。有关单位也相继生产和引进了各种营养液的输注导管和泵,进一步完善了肠内营养在临床的应用,挽救了大量危重患者。

三、营养治疗在外科领域应用的现状

(一)营养治疗在外科患者治疗中的作用

营养是机体生长、组织修复、维持生理功能的物质基础,是患者康复不可缺少的条件。在健康机体,碳水化合物、蛋白质、脂肪、电解质、维生素、微量元素和水等营养素的消耗与补充维持在平衡状态。胃肠道是人体直接消化和吸收营养物质的部位。外科患者的胃肠道不仅是多种疾病发生部位,也是疾病应激后最易受累的中心器官。因此各种原因导致的营养素部分或全部丢失过多、补充不足或过多都会导致机体代谢的失衡。患者营养缺乏的主要原因,一是因疾病而摄入减少,尤其是胃肠道原发疾病或者功能失调导致进食困难或消化吸收困难的患者,营养摄入量明显不足;二是因创伤、感染或机体内分泌和代谢改变而导致代谢增高,蛋白质的净分解高于净合成,机体能量、氮源及其他营养素不足。现代外科的加速康复外科概念认为,只有在患者营养状态改善、合并症得到控制后,才能进入加速康复流程。因此,营养治疗是外科患者综合治疗中的一部分,同时在支持的途径、数量及迫切性等方面有所不同。

1. 改善营养状况 20%~40% 的外科住院患者营养不良,尤其是消耗性或慢性疾病患者,营养不良的发生率更高。近年来,多中心、大样本的前瞻性临床研究表明,围术期营养治疗可明显降低手术死亡率和并发症的发生率,并且术前纠正营养不良的效果优于术后营养治疗。但对部分术前无法接受营养治疗的急症患者或是术后发生并发症的患者,术后营养治疗仍属必要。

2. 支持胃肠道休息 营养治疗除能补充营养外,还可减少胃肠液的分泌,使肠道得以休息,缓解胃肠道症状。炎症性肠病如克罗恩病、溃疡性结肠炎等病程长,营养状况差,且常伴有梗阻、瘘、出血等并发症需行外科治疗。营养治疗不仅可支持肠道休息、缓解症状,也可为需手术治疗的患者创造手术条件,降低手术死亡率和术后并发症的发生率,是炎症性肠病治疗的重要措施之一。20 世纪 70 年代以前,肠外瘘的病死率高达50%~60%。营养治疗有效应用后,医生不再为解决肠瘘患者的营养问题而被迫急于实施手术,将早期手术改为最终择期的确定性手术,明显提高手术成功率。这样不但提高了肠瘘的总治愈率,也提高了瘘口的自愈率,成为肠瘘的有效治疗策略。

3. 促进组织愈合 创伤、烧伤和感染后常有蛋白质丢失导致低蛋白血症,影响创面和组织的愈合。营养治疗联合代谢调理,可加速改善组织或创面的愈合。20世纪80年代起逐渐在营养治疗的基础上加用生长激素,效果更佳:低蛋白血症可迅速纠正;烧伤创面与创伤的肉芽创面愈合加速;供皮区愈合时间缩短;肠外瘘自愈率提高。这些都是在营养治疗的基础上,蛋白质合成增加,组织修复加快的结果。

4. 促进肠黏膜增殖 大量小肠切除的患者由于肠道营养消化和吸收功能严重受损,不能依赖自然饮食获得保证代谢的营养。在缺乏有效的营养治疗前,肠道短于70cm者甚少能存活。20世纪70年代以后,有效的营养治疗使残存小肠赢得了代偿时间,使许多患者得以存活并恢复口服营养。近年来,联合应用高碳水化合物低脂的特殊肠内营养、谷氨酰胺、膳食纤维与生长激素进行短肠综合征营养康复治疗,更加有效地促进了肠黏膜的代偿,其中谷氨酰胺是肠黏膜细胞的组织特需营养素,能促进肠黏膜细胞的生长;膳食纤维在结肠内被细菌分解为短链脂肪酸,利于结肠黏膜的增长与功能代偿;生长激素可促进蛋白质合成与细胞增殖。这三者的联合应用,构成了肠黏膜增殖与功能代偿的条件。

5. 增强肠道屏障功能 肠屏障功能包括肠黏膜上皮细胞及细胞间紧密连接构成的机械屏障,肠道固有免疫和获得性免疫(分泌型IgA)组成的免疫屏障、胃肠道消化液构成的化学屏障以及原籍菌组成的生物屏障。肠道是应激时的中心器官,应激时肠屏障功能障碍,肠道内毒素、细菌易位,可产生全身炎症反应综合征、脓毒症,甚至多器官功能障碍综合征。营养治疗,尤其是肠内营养治疗可增加外科应激或重症时肠上皮细胞间紧密连接蛋白的表达,增加肠道固有免疫和适应性免疫功能,改善肠道微生态,增强肠屏障功能。

(二)外科患者的代谢改变与围术期营养治疗

手术是外科主要治疗方式,患者对手术产生的代谢反应取决于手术时间、创面范围和失血量等因素。手术后患者机体多处于应激状态,此时机体促分解代谢激素,如儿茶酚胺、糖皮质激素、胰高血糖素等分泌增多,胰岛素的分泌减少或正常,导致糖原分解和糖异生增加,出现高血糖。与饥饿时发生的营养障碍有所不同,应激时体内分解激素增加,其中血中儿茶酚胺浓度升高,直接抑制胰岛β细胞分泌胰岛素,同时肾脏清除胰岛素增加,体内出现胰岛素抵抗现象,导致葡萄糖利用障碍。另一方面,应激时体内分解激素增加致机体蛋白质分解加剧,骨骼肌等组织的蛋白质分解释放出氨基酸,同时手术创伤后患者体内出现生长激素抵抗现象,肝脏利用氨基酸的能力下降,机体大量消耗支链氨基酸供能,血中支链氨基酸减少,其他氨基酸尤其是苯丙氨酸与丙氨酸增加,尿中尿素氮的排出量明显增加,出现负氮平衡等现象。由于这种分解代谢难以被外源性营养所纠正,故称之为自身相食(autocannibalism)。此时如不适当地进行营养治疗,不但达不到营养治疗的目的,甚至引起更多的代谢紊乱。随着对机体在应激状态下代谢紊乱的认识加深及其与饥饿性代谢反应的区别,1987年提出代谢支持(metabolic support)的概念,其目的是保护和支持器官的结构与功能,推进各种代谢通路,不至于因不当的营养供给而加重机体器官和功能的损害。

1. 手术前营养治疗 营养不良患者术后易发生切口裂开、切口愈合不良、感染率增加、胃肠道排空延缓、恢复延迟等并发症。国际外科患者营养治疗指南(ESPEN guideline)指出,对合并营养不良的外科手术患者可通过先行营养治疗获益。因此,外科手术患者术前评估中应包括营养评估,对营养不良患者应在术前给予营养治疗。

术前营养治疗的时间尚无完全一致的意见,但一般认为应持续7~14天,时间过短营养治疗难以达到效果。术前营养治疗是否有效,应根据营养指标来综合判定,有研究表明人体成分指标对判断营养状况的变化是有效的,如扩充的细胞外液间隙收缩意味着水肿消退,故此时患者的体重可能不增加甚至有下降。因此,白蛋白、前白蛋白与转铁蛋白等是主要的术前营养状况的判定指标。经营养治疗白蛋白无改善的患者,术后有较高的并发症发生率与死亡率。延长营养治疗的时间,改善患者的白蛋白水平,可降低患者术后并发症的发生率。近年来加速康复外科中提出的外科患者术前碳水化合物的补充,对改善术后胰岛素抵抗和代谢应激反应有益。

2. 手术后营养治疗 手术后营养治疗通常适用于四类患者:①术前因营养不良且曾给予营养治疗,术后需继续给予,直至能恢复口服饮食;②术前有营养不良,但因故未行营养治疗,术后短期内无法获得足够营养;③术后发生肠瘘、胰瘘、严重感染等并发症;④术后因化疗、放疗等导致恶心、呕吐和厌食,不能摄取足够营养。术后早期,患者常合并水、电解质与酸碱紊乱,易产生水钠潴留,并发代谢性酸中毒,机体亢进的分解代谢不能被外源性营养所改变。在这种情况下不适当地进行营养治疗,不但不能达到营养治疗目的,反会引起更多代谢紊乱。因此,在手术创伤后的初期治疗,主要是维持内稳态,补充血容量,降低肾素-血管紧张素-醛固酮的活动,使机体内潴留的水分加速排泄,恢复正常的胰岛/胰高血糖素比例。同时,根据病情的严重程度适当给予能量和蛋白质,防止机体过度消耗,待病情(呼吸、循环等)平稳,维持水、电解质和酸碱平衡后再根据营养测定的结果,按合适的营养需要量补给。

3. 营养治疗的方法 营养治疗可分为肠外与肠内两大类。选择的依据是:①患者病情是否允许经胃肠道进食,有时为使消化道休息(如胰腺炎),禁食也是治疗措施之一;②胃肠道的营养供给量是否可以满足患者的需要;③患者有无肠外营养治疗的禁忌,如心力衰竭、肾功能障碍等;④患者的胃肠功能是否紊乱,腹腔内疾患常影响胃肠功能而不能进食,但腹腔外疾患(如感染)也可致胃肠功能紊乱,使患者不能经胃肠道进食或是进食量很少。

肠外营养可采用中心静脉或周围静脉途径。其中双能源包括碳水化合物和脂肪,脂肪乳剂是等渗制剂,可以减少与静脉导管有关的并发症,但营养补充量有一定的限制。故可按以下原则选择营养治疗的方法:①肠外营养与肠内营养两者之间应优先选择肠内营养;②周围静脉营养与中心静脉营养两者之间优先选择周围静脉营养;③肠内营养不足时,可用肠外营养补充;④营养需要量较高或希望短期内改善营养状况时,可用肠外营养;⑤营养治疗时间较长,应设法应用肠内营养。

(三)肠内营养重要性的再认识

肠道细菌易位是肠腔内固有菌丛在肠道外的内环境中重新分布,所致的肠源性感染,是外科领域的重要研究课题。有效保护肠黏膜屏障功能的完整性,降低肠源性感染发生率,是提高危重患者救治成功率的关键之一。

20世纪60年代迅速发展起来的全肠外营养(TPN)能替代胃肠道提供机体所需已知营养素,使胃肠道处于功能性静止状态,从而治疗某些疾病。肠外营养不经胃肠道而直接进入循环,是因解剖或功能原因不能应用肠内营养的患者唯一的营养供给途径。因此,TPN被广泛地应用于临床,挽救了许多外科重症患者的生命。但过去的六十年里,有关肠外营养的研究发现了它的局限甚至有害之处:长期应用TPN患者可出现肠功能障碍,表现为肠蠕动减慢,肠黏膜细胞群减少,黏膜萎缩,绒毛高度、蛋白质及DNA含量下降,同时肠腔内分泌型IgA亦明显降低,肠道相关的淋巴组织缩小,感染并发症发生率增加。动物实验证明,TPN可导致肠道细菌计数及向肠系膜淋巴结转移数明显增加。其原因可能包括:①患者原有的疾病,如大的外科手术创伤、严重感染、营养不良等对肠黏膜及免疫功能的损害;②由于禁食而缺乏肠内食物对肠黏膜的有效刺激,肠屏障功能的下降和肠道菌群成分和毒力的变化;③TPN减少胰、胆液及其他消化道分泌物的产生,使其对肠黏膜的营养作用减少;④标准TPN配方中缺少对肠黏膜细胞特异的营养物质如谷氨酰胺。因此目前认为,对于肠衰竭的外科患者,肠外营养治疗可改善患者营养状况,维持患者生命。而对于肠功能障碍的外科患者,肠外营养治疗后患者的感染并发症发生率明显高于肠内营养治疗。

肠内营养有助于维持肠黏膜结构与功能的完整性,支持肠道黏膜屏障,明显减少肠源性感染的发生。其作用机制包括:①维持肠黏膜细胞的正常结构、细胞间连接和绒毛高度,保持黏膜机械屏障;②维持肠道固有菌丛正常生长,保持黏膜生物屏障;③有助于肠道细胞正常分泌IgA和维持固有免疫功能,保持肠道免疫屏障;④刺激胃酸及胃蛋白酶分泌,保持黏膜化学屏障;⑤刺激消化液和胃肠道激素分泌,促进胆囊收缩、胃肠蠕动,增加内脏血流,使代谢更符合生理过程,减少肝、胆并发症的发生率。尤其是病情危重时,机体免疫力下降,肠道低血流状态导致肠黏膜损害,同时机体代谢受损,TPN易使代谢偏离生理过程,增加代谢并发症,此时肠内营养显得尤为重要。因此,应在术后或危重患者复苏后及早给予肠内营养,不仅改善应激时肠道紧密连接蛋白和黏膜免疫的表达,且能调节肠道微生态和应激代谢的反应。

(四)营养药理学的认识与发展

传统营养治疗的基本目的是提供充足的能量和氮源,以适应机体的代谢需要,保持瘦肉体,维持生理内稳态,促进患者康复。为达到这一目的,在营养治疗的发展过程中,曾先后出现静脉高营养(intravenous hyperalimentation)、全肠外营养(total parenteral nutrition)、肠内营养(enteral nutrition)、人工胃肠(artificial gut)、代谢支持(metabolic support)等概念。每一个新概念的问世和研究,都推动着临床营养向更高水平的领域发展,使之成为现代医学中不可缺少的技术。

对感染、创伤等危重患者的临床研究发现,在高代谢病理过程中或器官功能障碍时,往往伴有免疫低下或障碍,引发感染性并发症,是影响重症患者治疗效果的主要原因。因此,营养治疗能否改善外科患者免疫功能引起了很大关注。20世纪90年代以来,一系列的相关研究表明营养治疗可改变疾病治疗效果,原因可能是其中特殊营养素的药理学作用。它们能以特定方式刺激免疫细胞增强应答功能,维持正常、适度的免疫反应,调控细胞因子的产生和释放,减轻有害的或过度的炎症反应,维护肠屏障功能等。这一概念称之为营养药理学(nutrition pharmacology),亦有学者称之为免疫营养(immunonutrition)以明确其治疗目的。

具有免疫药理作用的营养物质随着研究的进展日趋增多,目前研究较多并已开始应用于临床的营养素包括谷氨酰胺、精氨酸、ω-3脂肪酸、核苷和核苷酸、膳食纤维等。近年来又提出生态免疫营养(ecoimmune nutrition),即在肠内营养配方中除增加上述营养素外,又增加了乳酸杆菌、双歧菌等,以改变肠道菌群,减少病原菌的生长,减少肠道细菌易位。

营养药理学的作用与有效性已被很多实验和

临床研究所证明。由于受到输注试剂的限制,特定配方的免疫营养制剂多属肠内营养,静脉输注的免疫营养多限于单种营养素的添加,如精氨酸、谷氨酰胺二肽等。目前有关营养药理学的研究多集中于外科及重症监护治疗患者,作为一种新的临床营养治疗,仍有很多未明确的问题,其中既有作用机制问题,也有临床实际问题。如各种营养素的量效药理关系,联合应用多种具有免疫药理作用的营养素时各物质之间的相互关系,固定配方是否为最佳疗效的理想配方,免疫营养对肿瘤、器官移植及自身免疫性疾病等的影响。随着更广泛和深入的研究,免疫营养可能成为一个新的治疗方法,在各种危重患者的救治中发挥积极的作用。

(李 宁 王新颖)

第二节 微创外科技术的理念及在普通外科中的实践

一、微创外科的历史

腹腔镜外科的发展经历了近百年的历史,从最初的对疾病的诊断,发展成现在的涉及几乎所有外科专业的一种手术技术。它本身并不是一种专科,而更是一种外科的思维方式与哲学。外科的进展之一就是使外科手术对患者的创伤降到最低,最显著的转变发生在一些不久前外科医生还在眼睛的直视下用手操作的一些手术。图像技术、内镜技术、器械的不断创新与进步使各类外科专业的许多手术从传统的开放式转向用内镜和腔镜的方法完成。

20世纪70年代至80年代,外科界尚没有内镜外科的需求,这一方面是由于大量疗效好的药物的应用,重症急救监护医学的进展及麻醉学的进步,使得外科手术做得更大、更彻底。"切口越大,暴露越清楚"深深地影响着一代外科医生的思维观念。Wickham,一位对泌尿内镜深有造诣的英国泌尿外科医生,于1983年首次提出了微创外科(minimally invasive surgery, MIS)的概念。直至1987年法国Mouret成功施行了世界上首例腹腔镜胆囊切除术,以腹腔镜手术为代表的微创外科的概念才逐渐被广泛接受。微创外科的兴起源于20世纪70年代以来出现的整体治疗概念，即认为患者治疗后心理和生理上最大限度的康复应成为外科治疗的终极目标。任何在不低于甚至高于传统治疗效果的前提下，尽可能地减少患者因手术带来的近期和远期痛苦，已成为广大外科医生们日益关心的现实问题，这也是近年来迅猛发展的微创外科手术学基础之一。微创手术利用高清晰的图像系统及微型器械将传统手术操作的创伤减少到最小。如果说20世纪麻醉、无菌、营养、器官移植、腹腔镜技术等的出现为外科发展的里程碑，那么21世纪的外科将是肿瘤的基因诊断与治疗、器官克隆与移植、修复外科与微创外科的发展。

二、微创外科的技术理念

微创手术并不仅仅意味着小切口，更在于整体治疗中使机体身心受到最小的创伤，其真正的理念，体现在"不低于甚至高于传统治疗效果的前提下，尽可能地减少患者因手术带来的近期和远期痛苦"。纵观微创外科概念提出至今的30余年，以腹腔镜技术为代表的一系列微创外科技术，以及相应的微创技术理念，不但改变了手术技术，更是改变了整个治疗的理念，改变了患者的生活，改变了外科医生的工作方式，此后的一系列技术如机器人手术、单孔腹腔镜技术、经自然孔内镜外科技术等技术，甚至快速康复外科等理念，均是建立在腹腔镜微创外科技术这一基础之上的技术与理念。可以说腹腔镜为首的微创技术引领了一个全新的外科理念，改变了外科手术的整体格局，亦使患者获得了一种更佳的全新体验的医疗服务。因此，微创技术是一场大范围的变革，某种意义上也是一次深层次的具有颠覆意义的外科技术革命。以腹腔镜外科为代表的一系列微创外科技术及由此形成的微创理念不仅仅是传统外科手术的点缀，更是传统外科学从技术到理念的换代升级。

腹腔镜手术技术从只能初步诊断疾病发展到治疗多种外科疾病；从某些外科手术如胆囊切除术，发展到肝胆外科、胃肠外科、胰腺外科、甲状腺外科、乳腺外科、疝与腹壁外科等普外科几乎所有专科，并在胸外科、骨科、妇产科、泌尿外科等外科系统各个领域均蓬勃发展；从良性疾病局部脏器手术到恶性肿瘤大范围根治性手术；从多孔操作（5孔、4孔）到单孔甚至无孔操作（经自然腔道）；从粗糙发展到精细；从摸索发展到纯熟；从尝试发展到常规；从辅助发展到主流，微创技术和理念在与普外科结合的20余年之中，从稚嫩到成熟，从质疑到认同，从争议到共识，在普外科领域内获得了巨大的发展空间，同时也反过来赋予了普外科更大的发展活力和动力。

但是，另一方面，在微创外科取得巨大发展的同时，对微创外科的理念还需要有正确的认识，即微创外科的意义，绝不是简单地体现在"切口更小"，更多的是要体现患者安全、疗效和生命质量等更为广义的"创伤更小"这一目的。我们在对患者进行治疗时，应避免为了微创而微创的盲目观念。比如对于初期开展微创手术者，应当清醒认识到，手术安全、手术疗效才是治疗的根本目的，切忌为了实践微创而使患者暴露于长时间手术或高并发症的风险下。又如对肿瘤的治疗，2018年《新英格兰医学杂志》上的两项针对妇产科微创手术的前瞻性随机对照研究结果显示，微创手术在肿瘤远期疗效上并不占优势，从而引起了广泛争议。虽有大量观点认为上述研究在实验设计方面存在缺陷，但由此争议引发的思考是非常必要的。比如，在微创外科取得巨大进步的今天，传统开腹手术是否仍然具有重要地位？我们相信，在许多情况下，对于晚期病例、困难病例、并发症处理或者青年医师的培训等各个方面，传统开腹手术始终具有重要意义。又如，是否所有肿瘤，或者所有分期的肿瘤都适合微创手术？我们相信，在当今的治疗模式和治疗理念下，肿瘤疾病作为一种全身性的疾病，外科只是治疗的一部分而非全部，哪怕再彻底的外科清扫，也并不意味着肿瘤根治的全部，而只是肿瘤的局部切除。而微创手术同样只是肿瘤治疗的策略之一。如何全局考虑，选择合理方案，使肿瘤患者在创伤最小、痛苦最轻的前提下，获得最有尊严的治疗，才是真正"微创"理念的体现。相信类似的问题都值得我们认真思考。

三、现代腹腔镜微创技术在普通外科的初期实践

1983年，英国外科医生 John E.A.Wickham 率

先提出了微创外科（minimally invasive surgery，MIS）的概念，这意味着外科的腹腔镜时代即将到来。

1. 腹腔镜胆囊切除术　1985 年，Charles Filipi 和 Fred Mall 在犬的身上做了第一例腹腔镜胆囊切除术。Philip Mouret 于 1987 年在法国里昂做了第一例腹腔镜胆囊切除术，但当时他并没有进行任何官方的报道。直到巴黎医生 Franois Dubois 宣称自己的小切口胆囊切除术拥有世界上最小的该类手术切口时，Mouret 的一名护士 Claire Jeupitre 才公布了这个消息。一语惊四座，在随后的一年内，Perissat、Cuscheiri、McKernan 和 Saye，以及 Reddick 和 Oslen 等多名外科医师分别在大西洋的两岸开展了腹腔镜胆囊切除术。来自德国的 Erich Muhe 宣称自己于 1985 年在德国的腹腔镜胆囊切除术才是第一例该类手术，这使得 "第一" 再次引发争议。他利用 Veress 穿刺法制造气腹，并在 2 小时内完成了手术。Muhe 在 1986 年 9 月慕尼黑举行的德国外科医师协会会议上展示了他的成果，并无视别人的议论在 1986 年 10 月的 Colague 外科会议以及同年的 Mainz 外科会议上展示了自己的成果。在胆囊切除术的成功基础上，20 世纪 90 年代起，各类腹腔镜术式开始不断涌现，使得腹腔镜外科从此成为最为活跃的外科领域。

2. 胆总管探查术　作为腹腔镜胆囊切除术的衍生，Berci 在 1991 年报道了腹腔镜下术中胆道造影。Sackier 曾经做了经胆囊的胆总管探查术，而 Stroker 则同时做了腹腔镜下胆囊切除术 + 胆总管探查术，并于术后在胆总管留置了 T 管。在这些实践之后，关于腹腔镜胆总管探查术的报道逐渐增多，其可行性和安全性也得到了逐步的论证。现在，在设备和人员技术允许的情况下，腹腔镜下胆总管探查术已成为术前 ERCP 失败后的最佳选择。

3. 腹腔镜下腹壁与疝疾病的手术　1982 年，妇产科医生 Ger 在一次手术中利用不锈钢的夹子拉紧了内环口。尔后，出现了新型疝修补方法如：网栓填塞 + 补片置入法和 IPOM 法（intraperitoneal onlay mesh repair，腹腔内疝囊补片置入术）。其中 1991 年由 Tay 和 Smoot 提出的 IPOM 法对较小的缺损很有效，但对于较大的缺损仍有复发率较高的报道。Arregui 和 Dion 以及 Dulucq 和 McKernan 分别提出了 TAPP（经腹腔的腹膜前疝修补术）和 TEP（完全腹膜前疝修补术）这两种不同的经腹膜外的疝修补术式，这是足以改变疝修补理念的一种革命性的创新。现在在有相关经验的大型医疗中心，腹腔镜下的疝修补术已经成为优先开展的疝修补术式。近年来，腹腔镜腹壁疝、切口疝的治疗成为更受关注的话题。对于腹壁切口疝而言，腹腔镜技术更能显示出优势。不仅具有微创的优点，且可获得几乎与开放手术相同的治疗效果，操作甚至比开放手术更方便，尤其适用于过度肥胖的患者。其手术方法与开放式完全腹腔内修补方法类似，只要补片足够大（至少超过缺损边缘 5cm）就能保证手术成功。补片的放置和固定也较为容易，材料学的迅速发展为腹腔镜手术提供了更多合适的修补材料。2015 年，中华医学会外科学分会腹腔镜与内镜外科学组、中华医学会外科学分会疝与腹壁外科学组牵头制定了《切口疝腹腔镜手术的规范化操作专家共识》；2017 年，在中华医学会外科学分会腹腔镜与内镜外科学组、中华医学会外科学分会疝与腹壁外科学组的牵头带领下，《腹腔镜腹股沟疝手术操作指南（2017 版）》发表，对进一步推广腹腔镜腹股沟疝、切口疝的修补理念、规范手术操作流程、推动学术学科发展起到了积极的作用。

4. 腹腔镜阑尾切除术　1983 年 Kurt Semm 在一项常规的妇科手术中完成了世界上第一例腹腔镜阑尾切除术。他运用 Roedor 打结法在阑尾根部结扎了阑尾系膜，部分操作便在体外完成。1986 年，加拿大的 O'Regon 成为第一个在腔镜下进行急性阑尾炎切除术的医师。但由于他的这种行为受到同行强烈的谴责，该成果直到 1991 年才被报道。直到 Pier Grotz 等公布了其 625 例腹腔镜下阑尾切除术的数据分析结果后，腹腔镜在急性阑尾炎治疗中的地位才得到了确立。

5. 腹腔镜下迷走神经切断术和胃十二指肠切除术　Katkhouda 曾成功地施行腹腔镜下胃前壁浆肌层切开术来治疗胃溃疡。1991 年，Goh 首先为一位溃疡患者进行了腹腔镜下胃部分切除术。法国的 Dubois 于 1989 年第一个开展了高选择性迷走神经切除术。次年，美国的 Bailey 和 Zucker 普及了腹腔镜下胃前壁高选择性迷走神经切断术合并胃后壁迷走神经干切断术。比利时的 Bernard Dallemagne 第一个施行了胃前后壁联合的高选择性迷走神经切断术。

6. 其他腹腔镜手术 1991 年 Dellemagne 成功完成了第一例腹腔镜胃底折叠术（Nissen 术），Delaitre 进行了第一例腹腔镜脾切除术，Peter Goh 完成了第一例胃部分切除术，Jacobs 等和 Sclinkert 等分别成功进行了结肠部分切除术，Kitano 等完成第一例腹腔镜远端胃癌 D1 根治术。1992 年，Bernard Cardiere 使用改良的 Kuzmak 带实施了第一例腹腔镜下胃减容手术。1993 年 Fatkhouda 开展了第一例腹腔镜肝囊肿切开引流术，Belachew 和 Legrand 使用生物材料的束带施行了腹腔镜束带手术，Clark 和 Wittgrove 完成了第一例腹腔镜下 Roux-en-Y 吻合的胃旁路手术。后者由于具有减重效果好，并发症少等优点，一直被推崇为减重外科的首选术式，也是目前糖尿病代谢外科最流行的术式。近年来，美国及欧洲已经广泛采用 Roux-en-Y 胃旁路术治疗 T2DM 伴肥胖症患者。2010 年中华医学会糖尿病学分会首次将该术式列入中国版糖尿病治疗指南。

7. 内镜下的缝合与打结 Zalton Szabo 是位对腔镜事业做出标志性贡献的外科医师：他发展了内镜下的缝合技术。正是由于此，本技术才得以真正走向大众。实践证明：只要经过足够的训练，任何腔镜手术都可安全完成而不需要高科技的止血、吻合工具。

四、腹腔镜微创技术在普通外科的进一步实践——肿瘤时代的到来

随着腹腔镜手术的不断普及，大量关于腹腔镜临床及基础相关研究得以深入开展，其技术上的可行性和安全性早已得到证实；而且腹腔镜手术相对传统手术具有创伤小、术后疼痛轻、胃肠功能恢复快、机体免疫功能影响小、住院时间短及切口美观等优点。能够保证肿瘤的根治原则又具备如上的自身优势，使得外科医师产生了探索恶性肿瘤微创治疗的浓厚兴趣。其中，消化系恶性肿瘤无疑是开展最早、发展最快的领域。

1. 腹腔镜结直肠癌手术 腹腔镜结直肠癌手术目前在全世界范围内获得广泛开展，是腹腔镜消化系肿瘤外科最成熟的手术方式。1991

年，Jacobs 首先开展的腹腔镜下结肠切除术标志着腹腔镜外科进入了恶性肿瘤的治疗阶段。随后 1992 年 Kokerling 首次成功地实施了腹腔镜下的腹会阴联合直肠癌切除术。作为最早开展的腹腔镜下恶性肿瘤手术之一，腹腔镜结直肠癌根治术已被多项大型临床研究证明是一种安全有效的手术方式，由于它保留了所有腔镜手术的优点，近期疗效明显优于开腹手术，而且远期效果业已得到肯定，其中包括大宗的前瞻性随机对照研究。

欧美在 20 世纪末即开始了一系列腹腔镜与开腹结直肠癌手术的大宗病例随机临床对照研究（randomized control trial，RCT）。1993 年，西班牙的巴塞罗那试验率先开展了腹腔镜与开腹结肠癌手术的 RCT 研究，此后英国的 CLASICC、欧洲 的 COLOR（Colon Cancer Laparoscopic or Open Resection）与美国的 COST 等 RCT 研究陆续开展，我国香港地区的 Leung 等也进行了针对腹腔镜与开腹直乙结肠手术的 RCT 研究。2002 年，巴塞罗那试验首先发表了关于腹腔镜结肠癌短期、远期疗效的 RCT 研究结果；此后，上述 RCT 试验先后完成并发表，研究内容涉及肿瘤根治、远期疗效、生命质量（quality of life，QOL）和成本 - 效益分析（cost-benefit analysis）等各个方面，从循证医学的高度，为腹腔镜结直肠癌手术的广泛开展提供了切实可信的临床依据。

随着安全性可行性和短期疗效的优势得到认同，更多的注意力集中到了腹腔镜结直肠手术的肿瘤根治远期疗效。早期一度受争议的关于腹腔镜技术是否能达到肿瘤根治并且不增加肿瘤细胞种植转移可能的问题，就目前所能得到的国内外临床研究资料显示，腹腔镜结直肠癌手术同样可做到严格遵循根治原则，并有着理想的短期恢复和长期生存率。特别是手术后长期生存，欧洲的 COLOR 研究组针对腹腔镜结肠癌手术和开腹结肠癌手术开展了多中心临床随机对照研究，经过长达 6 年的随访，于 2009 年发表结果显示：腹腔镜组和开腹组患者的 3 年、5 年生存率无统计学差异；而且对两组中临床不同分期的结肠癌患者亦进行生存率对照比较，均无统计学差异。腹腔镜组和开腹组的局部复发率、远处复发率以及总复发率都未显示统计学差异；两组总的

无瘤生存率以及其中各不同分期的亚组无瘤生存率也无差异。英国 CLASICC 研究组关于腹腔镜与开腹结肠癌手术远期疗效 RCT 结果于 2007 年发表,亦证实了腹腔镜组的总体生存率、无瘤生存率以及局部复发率方面与开腹手术无显著差异。而 Lacy 等在 2008 年关于腹腔镜结肠癌长期疗效的 RCT 研究中,经长达 95 个月的中位随访之后,腹腔镜组肿瘤相关死亡率 16%,有低于开腹组(27%)的趋势;而在 III 期病例中,腹腔镜在总体生存率、肿瘤相关生存率和无瘤生存率方面均具有显著优势;腹腔镜手术作为独立预后因素,显著降低肿瘤复发和肿瘤相关死亡的风险。可见,腹腔镜结肠癌手术已被从循证医学 I 级证据的高度,证实了其长期生存问题。而这些 RCT 研究在成本－效益分析中也证实了腹腔镜总的治疗成本并不高于传统开腹手术。美国结直肠外科医师协会基于 2004 年 COST 研究的结果,发表了认可声明:对于结肠癌根治性切除术,有经验的外科医师进行的腹腔镜手术与开放手术有着相同的疗效。而美国 NCCN(the National Comprehensive Cancer Network)早在 2006 年版的《结肠癌临床实践指南》中已明确指出,由经验丰富的外科医师进行操作的腹腔镜辅助结肠癌手术已被纳入治疗结肠癌的规范手术方式。

1982 年,Heald 首次提出直肠全系膜切除(total mesorectal excision, TME)概念,已被广泛认可,并成为当今低位直肠癌根治术的"金标准"。而与开腹 TME 相比,腹腔镜下具有以下优势:对盆筋膜脏壁两层之间疏松组织间隙的判断和入路的选择更为准确;对盆腔自主神经丛的识别和保护作用;超声刀锐性解剖能更完整地切除含脏层盆筋膜的直肠系膜。在欧美,由于疾病谱与亚洲不尽相同,结直肠疾病中炎症性肠病等占有重要比例,而结直肠恶性肿瘤比例相对小,中低位直肠癌比例更小。因此,关于腹腔镜直肠癌手术远期疗效的循证医学证据出现相对较晚,初期一些研究如 CLASICC 的一个分层研究曾对腹腔镜直肠癌根治术的环周切缘阳性率、TME 完整性等方面有所质疑,到 2015 年,欧洲的 COLOR II 研究结果在《新英格兰医学杂志》报道:腹腔镜直肠癌根治术局部复发率与开腹手术相同,3 年无瘤生存率、总体生存率与开腹组均相当。对于腹腔镜

直肠癌根治手术,在 NCCN 指南中,则先后经历了"不推荐(2012 年以前)"到"推荐在临床试验中应用(2012 年起)",再到 2016 年版表达了谨慎而客观的推荐。

在我国,首例腹腔镜直乙结肠癌根治术于 1993 年报道,仅比欧美报道的晚了两年。随着一系列关键技术的建立,以及在全国范围内的规范化推广,腹腔镜结直肠癌手术的根治技术已完全成熟。2006 年,在中华医学会外科学分会腹腔镜与内镜外科学组的牵头下,国内首部《腹腔镜结直肠癌根治术操作指南》发表。2018 年,该指南已完成更新。当前,对于符合手术适应证的结直肠癌患者开展腹腔镜手术,已具备充分依据。而一些腹腔镜下的新技术,如经肛入路的腹腔镜全直肠系膜切除术又已开始崭露头角,成为大家关注的焦点。

2. 腹腔镜胃癌手术 1994 年,日本 Kitano 等首次报道腹腔镜胃癌根治术,虽然腹腔镜胃癌手术时间较传统开腹手术要长,但微创优点明显,如术后疼痛轻、胃肠功能恢复快、下床早、住院时间短、腹壁瘢痕小以及对机体免疫功能影响小,并发症发生率也比较低,显示了腹腔镜手术的优越性。各类针对未发现淋巴转移的早期胃癌的腹腔镜下胃癌局部切除术也在部分国家蓬勃开展。与腹腔镜大肠癌手术相比,胃癌手术由于血供丰富、解剖层次多、吻合复杂等而对手术技术要求高,所以腹腔镜手术治疗胃恶性肿瘤在发展早期相对缓慢。但近年来随着手术技术的成熟,器械的进步,腹腔镜胃癌根治手术的开展,特别是在中国、日本和韩国等东亚胃癌高发地区,其势头相当迅猛。

亚洲以日本为首的一系列国家在腹腔镜胃癌手术的开展上要领先于欧美。早先日本即已通过循证医学证据证实了腹腔镜早期胃癌根治手术的安全性、可行性和根治疗效,并在日本胃癌"规约"中明确将腹腔镜技术应用于早期胃癌的临床实践。Kitano 等关于 1294 例早期胃癌的腹腔镜根治手术的远期疗效研究证实其 IA、IB 和 II 期的 5 年生存率分别为 99.8%、98.7% 和 85.7%。2011 年,Keisuke 等的荟萃分析提示腹腔镜早期胃癌根治术的 5 年生存结果与开腹手术相当。一系列小样本的随机前瞻性对照研究亦提示腹腔镜

进展期胃癌根治手术的根治性和远期疗效与开腹手术相当。而现在,针对进展期胃癌 D2 根治术的大宗病例的随机临床对照研究正在日本腹腔镜外科研究组(JLSSG)的指导下展开,该研究包含了 $T_2 \sim T_3$, $N_0 \sim N_2$ 而无远处转移的病例。韩国腹腔镜胃肠外科研究组(KLASS)也已有相似的前瞻性多中心随机临床对照研究。最近,关于腹腔镜进展期胃癌 D2 根治术远期疗效的韩国 KLASS 02 和日本 JLSSG 0901 的研究结果即将公布,可能将更有力地阐述腹腔镜手术治疗进展期胃癌的地位。在我国胃癌占了亚洲的 42% 的新发病数,80% 是以进展期为主,因此,腹腔镜下胃癌 D2 根治术的合理规范开展更显意义重大。自 2009 年 11 月起,在中华医学会外科分会腹腔镜与内镜外科学组的指导下,中国腹腔镜胃肠外科研究组(CLASS)就腹腔镜进展期胃癌根治手术的前瞻性临床对照研究亦正在全国多个中心逐步开展。至 2012 年,针对"腹腔镜和开腹 D2 根治术治疗局部进展期远端胃癌肿瘤学疗效的多中心、随机、对照临床研究"(CLASS 01)启动,2014 年 12 月,1056 例受试者入组完毕,初期分析结果显示:两组的术后并发症发生率、手术死亡率等方面差异无统计学意义,得出结论:由具备丰富经验的团队施行腹腔镜远端胃癌 D2 根治术治疗局部进展期胃癌安全可行;而关于手术远期疗效的最终结果亦将于近期公布。

由于早期胃癌手术的效果已得到肯定,腹腔镜技术在早期胃癌中的应用已达成基本共识;目前 D2 根治术亦已普遍开展,脾门淋巴清扫,保留幽门的胃大部切除等都已成功开展;消化道重建亦有突破,如全腔镜下毕 I 式三角吻合、Roux-en-Y 吻合、全胃切除术后利用 OrVil 器械的吻合及食管空肠侧侧吻合术等。近年来,随着腔镜下吻合器械的改进以及手术技术的成熟,全腹腔镜下全胃切除术后的食管空肠侧侧吻合又有了更多改良与革新,功能性端端吻合法、overlap 法、π 法等均成为研究和探讨的技术热点。但对腹膜播散的担心使得我们选择手术适应证方面仍有一定限制,如浆膜侵犯面积 >10cm², 淋巴结融合成团等。在晚期胃癌患者的姑息性治疗例如各类内转流术或胃肠造瘘术,腹腔镜下的手术在技术上也是完全可行的,且术后患者的耐受度和恢复更有着开腹手术无可比拟的优点。

2007 年,中华医学会外科学分会腹腔镜与内镜外科学组牵头下,《腹腔镜胃癌手术操作指南》发布,初步规范了我国腹腔镜胃癌根治手术的开展与推广。鉴于我国近 10 年来腹腔镜相关设备、器械的迅速发展,腹腔镜胃癌手术技术的不断成熟,中华医学会外科学分会腹腔镜与内镜外科学组和中国研究型医院学会机器人与腹腔镜外科专业委员会在 2016 年又发布了《腹腔镜胃癌手术操作指南(修订版)》,进一步从手术指征、手术入路、淋巴清扫、消化道重建等方面更新并规范了我国腹腔镜胃癌手术。

3. 腹腔镜肝脏肿瘤手术 虽然 1996 年就有采用腹腔镜进行肝脏切除手术的报道,但由于肝脏本身解剖和生理的特殊性,腹腔镜肝脏手术发展迟缓。主要因素有:①肝脏属实质性脏器,血运非常丰富,腹腔镜下不易行肝门血流阻断,切面出血难以控制;②腔镜下失去"手指触觉",难以判断肿瘤位置;③解剖复杂,位于右肝深部、肝右叶后段及靠近门静脉分叉等原发或继发肿瘤的腹腔镜下手术难度大、风险高;④腹腔镜手术治疗肝恶性肿瘤的根治性尚存在争议。随着超声刀、内镜式胃肠离断钉合器(Endo-GIA)等器械以及国内多功能手术解剖器(PMOD)的刮吸法断肝技术的发明,基本解决了腹腔镜肝脏手术出血问题。而腹腔镜下超声显像技术的应用,不仅能准确判断肿瘤位置、足够(>1cm)的游离切缘,而且还能识别大血管、胆管等重要管道结构,避免管道损伤造成的大出血与 CO_2 气栓等严重并发症的发生,大大增加手术安全性。我国开展腹腔镜肝脏切除手术的难度、范围已基本与国际上处于同一发展水平,但与国外发达国家相比,国内开展腹腔镜肝切除的中心仍较少,手术的总体例数偏少,地域间发展水平亦有较大差别。经过近年来的努力,我国的腹腔镜肝脏外科医师已经探索出一套控制腹腔镜肝切除术中出血的技术,这些技术主要包括腹腔镜区域性血流阻断技术、刮吸解剖法断肝技术、肝静脉阻断技术。而上述三种技术的应用阻断了来自门静脉/肝动脉途径、断面上的交通血管途径和肝静脉途径的血液,使腹腔镜肝切除术达到了"无血切肝"的境界,同时也从根本上预防了气体栓塞的发生,使整个腹腔镜肝切除术,尤其是腹腔镜半肝切除术的安全性大大提高,从而使得腹腔镜下的精准肝脏切除手术成为可能,并扩大了腹腔镜肝切除的适应证。目前,腹腔镜半肝切除、尾状叶切除等高难度腹腔镜手术已经能在国内一些大型的腹腔镜肝脏外科中心常规开展。在我国 2013 年由中华医学会外科学分会肝脏外科学组制定的《腹腔镜肝切除术专家共识和手术操作指南》中指出,对于位于肝尾状叶切除、左三叶切除、右三叶切除、肝中叶切除(Ⅳ、Ⅴ、Ⅷ段)以及供肝切取,由于手术操作难度较大,目前尚未被广泛推广应用。

4. 腹腔镜胰腺与壶腹部肿瘤手术 腹腔镜胰腺手术由于技术难度相对较高,其推广程度尚不普及,不如腹腔镜胃肠手术和腹腔镜胆道手术等,特别在欧美国家,开展仍较少,有些地方仍多用于胰腺癌的腹腔镜探查、临床分期的评估及姑息性短路手术等。使用腹腔镜探查胰腺癌有无腹膜转移及取病理活检可以追溯到 20 世纪 60 年代。由于晚期胰腺癌的转移往往以直接浸润,周围脏器血管的侵犯等表现为主,而较少出现腹膜转移、腹水等表现。因此,单纯使用腹腔镜进行腹腔探查在胰腺癌分期中的实用价值并不优于高分辨率 CT 在此方面的表现,仅在 CT 难以发现的腹膜播散等方面,腹腔镜有一定优势。而随着技术的发展,腹腔镜下的胰腺肿瘤根治手术技术也已非常成熟,国内许多中心都已具备完成包括腹腔镜胰十二指肠切除术在内的各类胰腺癌根治手术的能力,并已积累了较多的经验。因此,就我们国内而言,腹腔镜在胰腺癌中的应用,以实施根治性手术更为多见,即腹腔镜探查若发现没有转移证据,则完全可以继续在腹腔镜下完成根治性手术。

腹腔镜胰体尾切除术是目前报道最多、最为普及、最为成熟的一类腹腔镜胰腺手术。且目前更多是首先考虑采用保脾手术。保脾手术根据方法不同,又可分为 Kimura 法和 Warshaw 法。完全腹腔镜胰十二指肠切除术主要存在的困难及问题在于手术时间长、牵引困难、完全切断胰腺尤其在处理钩突部时有一定技术难度;由于缺乏触觉感受,确定适当的切除平面有一定困难;腹腔镜下消化道吻合口的重建技术要求极高。尽管已有相当一部分外科医师从手术技术上证实了腹腔镜胰

十二指肠切除术的技术可行性和安全性,然而对于绝大多数外科医师而言,这一手术仍有相当高的技术要求,且风险亦相对较大,而从目前有限的证据和经验来看,该手术虽能减小患者创伤和加快恢复,却并未能在缩短住院时间和减少费用上显现出优越性,而所需要的手术时间却要长于传统开腹手术方法。

另外,随着超声内镜、双气囊小肠镜等内镜介入诊断技术的问世和普及,一些以前无法正确诊断定位的疾病如胃肠道 GIST、小肠憩室等,都能在腹腔镜下得到治疗。

五、微创外科的未来

微创外科的兴起使外科医师处理患者的方式产生巨大改变。由最初的靠直觉诊断(视、触、叩、听)、观察患者状态、施以非创伤的治疗到患者的解剖情况全由放射成像或视频输出,手术中便能动态观测,这一切都因微创外科。随着 HDTV 电视系统、组合式手术室内镜系统、数字化报告显示及储存系统、悬吊式监视器、机器人外科、虚拟仿真训练系统以及 B 超、CT 和 MRI 等多种影像工具应运而生,外科医生得以更有效地来治疗患者。

腹腔镜手术的发展与进步,离不开腹腔镜摄像与显示系统的发展与进步。在 2D 高清腹腔镜基础上,3D 腹腔镜、4K 超高清摄像显示系统、裸眼 3D 等技术不断呈现。未来,3D 与 4K 的融合、裸眼 3D 与超高清的融合将有可能是发展方向之一。当具备 3D 立体视野的腹腔镜手术,乃至兼具裸眼 3D 和 4K 超高清性能的腹腔镜手术系统应用于临床实践中,手术微创化、精准化将成为今后外科医师的日常。

微创手术只是有创手术走向无创的一个过渡阶段,它最终将可能会被基因、物理、化学等治疗手段所取代。物理的或热化学去除胆囊将使腹腔镜胆囊切除成为历史,某些手术将不需要在全麻下进行,而只是通过人的自然孔如嘴巴、鼻孔、肛门、阴道、尿道、耳道等伸入内腔镜进行治疗。近年来的新兴微创技术如单孔腹腔镜技术和经自然腔道内镜外科技术(NOTES)等,从微创的角度在技术层面上起到了创新和推动作用,并在美容效果、手术微创化上具有更进一步的优势。同时我

们也应当看到,当前一系列新兴发展起来的新技术如 NOTES、单孔腹腔镜等本身尚存在一些难以克服的困难和限制,而因此短期内上述这些新技术仍将在实践中不断探索、谋求发展。

机器人手术的逐渐成熟,亦无疑将成为微创外科发展的另一重要阶段,它主要是通过手术者操纵电脑来遥控机器人做手术操作,使手术变得更精确。新一代的宽带因特网使远程诊断迈向远程手术成为可能,人们可以为远在千里之外的患者进行手术治疗。纳米技术的不断发展使得微型机器人的制造成为可能,心脑血管疾病的诊治将有质的飞跃,用纳米技术制成的微型机器人其直径仅 2mm,是用记忆合金制成的,它的外表包着一层树脂,装有数个微型传感器及一个微型摄像头,当传感器感觉到前方血管壁有障碍物时,记忆合金丝就会被加热而收缩,而后通过障碍物,医生只需看着电脑屏幕就可操作并可看到图像。模拟技术将成为微创外科医生临床培训的一个重要手段,利用新一代的高性能的计算机和图像软件,现在已有微创手术的电脑模拟器,外科医生在培训中可对手术操作技术进行无限次数的练习,这可使他们在上台对患者进行真正的手术前就积累丰富的经验。另外,借助计算机断层扫描(CT)、磁共振成像(MRI)和其他成像技术所获的信息,再现患者的解剖模拟结构,这样,在我们对患者进行手术前可在电脑模拟器上对他的解剖模拟结构进行操作。也许有一天,我们可以通过电脑模拟器,在患者模拟解剖结构上制订手术方案,预演手术进程,以决定采用最佳方法为其进行肿瘤的根治。

在手术方式不断改良,手术设备器械不断革新,疾病治疗理念不断发展的这一大环境下,微创外科以往的理念也受到挑战与冲击:NOTES 概念的提出,使内镜与腹腔镜产生更多的汇合与碰撞;疾病的治疗不仅仅是外科切除了多少,还要看功能保留了多少;哪怕再彻底的外科清扫,也并不意味着肿瘤根治的全部,而只是肿瘤的局部切除。微创外科的进步与发展,并不仅仅体现在微创设备、微创器械、微创技术等技术层面上,更体现在微创外科理念随着新时代整个疾病治疗理念的不断进步而与时俱进。

我们应当注意到,随着微创外科的技术不断

成熟,其在技术上亦已进入了一个发展的平台期。真正革命性的创新技术在短期内尚未出现,而以"传统的"腹腔镜技术为主的微创外科技术则仍将在今后相当长一段时期内作为微创普通外科领域中的主流技术进一步推广与发展。作为青年一代的医学生,我国未来外科事业的实践者,更应紧跟疾病谱的变化,看准未来发展趋势及时调整方向,以创新为驱动,以技术革新、术式规范、人民需求为导向,以高质量技术作为主线,不断开拓微创外科的发展之路。

(郑民华)

第三节 外科感染的 处理原则与进展

现代外科发展至今,一致认为感染与脓毒症是两个有区别的概念。感染是指细菌入侵组织并在组织内繁殖并造成局部红肿热痛等局部炎性反应。脓毒症则是感染引起的生理、病理和代谢异常的综合征。

有关感染与脓毒症的论述,以往的教科书分别以外科感染或全身感染为题加以论述。书中所述的外科感染是一个较为广义的概念,它包括皮肤软组织感染、腹腔感染、胆道感染等需要采用外科手段处理的感染,总体处理原则包括处理原发感染灶、应用抗菌药物、支持治疗等。按传统教科书的设置,特定部位的感染如腹腔感染、胆道感染均在各相关章节阐述。设置在外科总论部分的外科感染主要介绍现代外科对脓毒症的认识与处理原则,抗生素的使用方法,特异感染及皮肤软组织感染。

传统上,对外科感染的严重度的认识主要着眼于细菌,根据感染源细菌是否入血及入血后的繁殖将全身感染分为毒血症、菌血症、败血症和脓毒败血症。但是这一方法仅着眼于细菌,对细菌对机体的影响缺乏描述。现代外科更重视细菌及毒素对机体的影响,对感染的分类经历了脓毒症(sepsis)、严重脓毒症(severe sepsis)、脓毒症休克(septic shock)的三阶段分类和脓毒症(sepsis)、脓毒症休克(septic shock)的两阶段分类。同时对感染对机体的病理生理与免疫的变化也取得了一定的共识,在治疗上专门制定脓毒症治疗指南。本章将重点介绍这一方面的进展。

一、脓毒症的定义与诊断标准

1991年美国胸科医师协会和美国危重病医学会(ACCP/SCCM)召开联席会议,发布脓毒症1.0版定义:脓毒症为感染等引起的全身性炎症反应;严重脓毒症为脓毒症伴有器官功能障碍、组织低灌注或脓毒症介导的低血压;脓毒症休克为严重脓毒症的一种,定义为脓毒症伴有低血压,表现为经充分液体复苏仍不能纠正的灌注异常或器官功能障碍。根据脓毒症1.0版的定义,在感染的基础上符合2条及以上全身炎症反应综合征(systemic inflammatory response syndrome,SIRS)诊断标准的患者即可诊断为脓毒症,SIRS诊断标准包括:体温>38℃或<36℃;心率>90次/min;呼吸频率>20次/min或过度通气,$PaO_2<32mmHg$;$WBC>12×10^9/L$或$<4×10^9/L$或幼稚粒细胞>10%。该定义、标准虽然得到了广泛认同,但是临床实践中发现SIRS的诊断标准敏感性和特异性差。

2001年美国危重病医学会/欧洲危重病医学会/美国胸科医师协会/美国胸科学会/美国外科感染学会(SCCM/ESICM/ACCP/ATS/SIS)联席会议对脓毒症的诊断标准进行修订。会议提出了包括20余条临床症状和体征评估指标构成的诊断标准,即脓毒症2.0版。然而该标准过于复杂,未被广泛应用。

2016年,美国危重病医学会/欧洲危重病医学会(SCCM/ESICM)联合发布了脓毒症3.0版定义。脓毒症被定义为针对感染的宿主反应失调引起的致命性器官功能障碍,诊断标准为感染引起的序贯性器官功能衰竭评价(sequential organ failure assessment,SOFA)评分(表1-1)急性改变≥2分,即"脓毒症=感染+SOFA≥2"。定义脓毒性休克为感染导致的循环衰竭和细胞代谢异常,诊断标准为在脓毒症和充分液体复苏的基础上,使用血管升压药才能使平均动脉压维持在65mmHg以上,并且血乳酸≥2mmol/L。另外,脓毒症3.0版取消了严重脓毒症。

表1-1 SOFA评分标准

	评分/分				
	0	1	2	3	4
呼吸系统					
$PaO_2/FiO_2/mmHg(kPa)$	≥400 (53.3)	<400 (53.3)	<300 (40.0)	<200(26.7)+ 机械通气	<100(13.3)+ 机械通气
凝血系统					
血小板/($10^3·\mu l^{-1}$)	≥150	<150	<100	<50	<20
肝脏					
胆红素/[$mg·dl^{-1}(\mu mol·L^{-1})$]	<1.2 (20)	1.2~1.9 (20~32)	2.0~5.9 (33~101)	<6.0~11.9 (102~204)	≥12.0 (204)
心血管系统	MAP≥ 70mmHg	MAP< 70mmHg	多巴胺<5或 多巴酚丁胺 (任何剂量)[1]	多巴胺5.1~15.0或 肾上腺素≤0.1或去 甲肾上腺素>0.1[1]	多巴胺>15或肾 上腺素>0.1或去 甲肾上腺素>0.1[1]
中枢神经系统					
格拉斯哥昏迷量表评分[2]/分	15	13~14	10~12	6~9	<6
肾脏					
肌酐/[$mg·dl^{-1}(\mu mol·L^{-1})$]	<1.2 (110)	1.2~1.9 (110~170)	2.0~3.4 (171~299)	3.5~4.9 (300~440)	>4.9 (440)
尿量/($ml·d^{-1}$)	–	–	–	<500	<200

注:[1]儿茶酚胺类药物给药剂量单位为$\mu g/(kg·min)$,给药至少1h;[2]格拉斯哥昏迷量表评分范围为3~15分,分数越高代表神经功能越好

虽然 SOFA 评分在临床的应用已有较长时间，但 ICU 以外的科室对此评分并不熟知，应用较少，且更适用于重症患者。由呼吸频率 ≥22 次 /min、格拉斯哥昏迷评分 ≤13 分和收缩压 ≤100mmHg 三项指标构成的快速 SOFA 评分（quick sequential organ failure assessment, qSOFA）可帮助尽早识别可能或已并发器官功能损害的感染或可疑感染患者。但 qSOFA 不应仅作为诊断标准使用，更重要的意义在于帮助临床医生尽早识别感染的严重程度并启动早期及时治疗。

二、脓毒症的病理生理

脓毒症的成功治疗基于对脓毒症病理生理的深入认识。脓毒症是侵入机体的微生物与机体的免疫、炎症反应和凝血系统相互反应的综合表现。侵入机体的细菌与机体的反应均会影响脓毒症的结局。当宿主对入侵细菌反应过度时即会导致脓毒症与脏器功能障碍。入侵细菌过多过强，如细菌具有超抗原、拮抗中和与吞噬能力及耐药能力时，宿主不能局限原发感染，脓毒症也会不断发展。

（一）天然免疫与早期脓毒症的炎症反应

免疫细胞表面分布着 Toll 样受体（Toll-like receptor, TLR），其中的 Toll 样受体 2（TLR-2）和 Toll 样受体 4（TLR-4）分别介导革兰氏阳性菌与阴性菌引起的炎症反应。革兰氏阳性菌的肽聚糖与 TLR-2 结合，革兰氏阴性菌的脂多糖可与 TLR-4 和 CD14 相结合。由此激活细胞内信号转导通路，最终激活细胞内核因子 κB（nuclear factor-κB, NF-κB）。激活的 NF-κB 由胞质进入细胞核内，与核转录因子相结合，由此增加肿瘤坏死因子 -α（tumour necrosis factor-α, TNF-α）、白细胞介素（interleukin, IL）-1β 和白细胞介素 -10（IL-10）等的转录。

（二）获得性免疫特异放大免疫反应

微生物还会刺激特异的体液与细胞介导的获得性免疫系统，进一步放大天然免疫反应。脓毒症时 T 细胞亚群也会发生改变。CD4$^+$ 还可进一步分为一型辅助细胞（Th1）和二型辅助细胞（Th2）。Th1 主要分泌促炎因子 TNF-α 和 IL-1β，这些促炎因子可激活获得性免疫系统，导致更多细胞因子的释放，但也可引起患者直接或间接损害。Th2 分泌抗炎因子 IL-4 和 IL-10，这些抗炎因子具有灭活激活的巨噬细胞等抗炎作用。脓毒症还会增加诱导型一氧化氮合成酶（iNOS）的作用，进而增加一氧化氮（NO）的合成，导致血管扩张。

（三）促凝与抗凝系统平衡的打破

促炎细胞因子通过上调血管内皮细胞黏附分子激活内皮细胞，进而通过诱导中性粒细胞、单核细胞、巨噬细胞和血小板与内皮细胞结合损伤内皮细胞。这些效应细胞释放蛋白酶、过氧化物、前列腺素和白三烯等炎性介质，损伤内皮细胞，导致毛细血管渗透性增加与血管进一步的扩张，打破促凝与抗凝系统的平衡。理解脓毒症的关键是休克继发的缺血与肺损伤导致的缺氧等二次打击，可通过组织因子的释放与血浆激活酶原的释放进一步扩大促炎反应和高凝反应。

（四）脓毒症后期免疫抑制与凋亡

现已认识到脓毒症后期的死亡原因主要是免疫抑制。同样使用脂多糖刺激，脓毒症患者单核细胞分泌的细胞因子明显低于健康人的单核细胞，提示脓毒症患者确实存在免疫抑制。脓毒症患者后期脏器功能障碍的部分原因可能是抗炎因子分泌过度和重要免疫细胞、上皮细胞及内皮细胞凋亡在脓毒症患者，激活的 T 细胞逐渐转向分泌抗炎因子的 Th1 细胞。B 细胞和 CD4$^+$T 细胞凋亡导致免疫抑制。激活的 B 细胞、T 细胞、促炎因子和皮质激素在脓毒症早期均会升高并启动细胞凋亡。TNF-α 和脂多糖还会导致肺与肠上皮细胞的凋亡。

脓毒症改变了细胞内的信号转导，导致组织损伤与多脏器功能障碍。脓毒症时，增加的 NO、TNF-α、IL-6 和其他炎性介质均会引起循环休克、血液重分布、血管阻力下降、低血容量和心肌收缩力下降，最终导致心功能障碍。肺功能障碍是以微循环渗透性增加为特征的急性肺损伤。肾功能障碍最明显，也是并发症与死亡率的主要原因。

三、脓毒症的诊断

对于怀疑脓毒症或脓毒症休克的患者，在不显著延迟启动抗菌药物治疗的前提下，常规进行微生物培养，至少包括两组血培养。

在抗菌药物治疗开始之前先采样培养与改善

预后有关。如能及时采样，先采集血样进行培养；如不能马上获得标本，应尽快启动抗菌药物治疗。患者的标本来源包括血样、脑脊液、尿液、伤口、呼吸道分泌物及其他体液，一般不包括有创操作的标本来源。如果临床检查明确提示感染部位，则不需要对血样以外的其他部位进行采样。对于留置静脉导管超过48小时且感染部位不明的患者，至少进行需氧瓶和厌氧瓶两组血培养。对于怀疑导管感染的患者，一组血标本经皮肤穿刺抽取，一组血标本由每个血管通路装置分别抽取。

四、脓毒症的治疗

（一）液体复苏

脓毒症的液体复苏经历了从早期目标导向治疗（early goal-directed therapy，EGDT）到最近提出的"1小时集束化治疗"的演进，无论何种策略，均强调了脓毒症的液体复苏应尽早开始。对脓毒症所致的低灌注，在拟诊断为脓毒症休克起3小时内输注至少30ml/kg的晶体溶液进行初始复苏，完成初始复苏后，评估血流动力学状态以指导下一步的液体使用。

对于需使用血管活性药物的脓毒症休克患者，以平均动脉压65mmHg作为初始复苏的目标；对于血乳酸水平升高的患者，可以乳酸指导复苏，液体复苏的目标为将乳酸恢复至正常水平。关于液体复苏及随后的容量替代治疗使用的液体种类，晶体液优于胶体液，当需要大量使用晶体液时，可加用白蛋白。羟乙基淀粉由于可致脓毒症患者死亡率升高、肾损伤增多，已明确不推荐使用。

血制品的输注方面，新版指南将输血的阈值明确为血红蛋白在7g/dl以下；对无出血或无计划进行有创操作的脓毒症患者，不建议预防性输注新鲜冷冻血浆。

（二）抗感染

1. 感染源控制　对可能有特定感染源的脓毒症患者，应尽快明确其感染源，并尽快采取适当的控制措施。脓毒症和脓毒症休克的感染源控制原则是感染部位的快速诊断和及时处理。对易于清除的感染灶，包括腹腔脓肿、胃肠道穿孔、胆管炎、胆囊炎、肾盂肾炎伴梗阻或脓肿、肠缺血、坏死性软组织感染和其他深部间隙感染，应在初始复

苏后尽快控制感染灶，一般诊断后不超过6~12小时。当血管内植入装置为疑似感染源时，拔除导管可能是有益的。

感染源隐匿是外科危重患者诊治的难点之一。外科危重患者的感染不再表现为普通外科常见的膈下脓肿、肝脓肿或切口感染，而是以肠袢间或胰体尾周围的小脓肿、医院获得性肺炎和导管感染等为主。有时B超、CT也无用武之处，如第三类腹膜炎。

有的外科危重患者发热时并无实在的感染灶，而是表现为全身感染。相当一部分的外科危重患者已经过一段时间的治疗，先后使用或同时使用过多种抗生素，但患者的感染征象依然存在。多种检查均难发现明确的感染灶。此时应想到肠道菌群移位至血液循环系统。

在危重患者，长期禁食会导致肠道黏膜屏障的破坏，广谱抗生素的使用会引起肠道菌群的失调。此时经肠道易位至淋巴或血液的细菌，已经抗生素筛选，致病力可能很弱，但对当前的抗生素耐药。进入血液的细菌可能多种多样，这些细菌还会从胃肠道源源不断地进入血液循环。此时的危重患者胃肠道犹如没有引流也无法引流的脓腔，成为全身感染的主要原因。对于这类患者，应权衡各种治疗措施的得失，设法暂时或长期恢复经口饮食或肠内营养，期望通过腔内营养或微生态免疫营养的方式重建胃肠道的腔内屏障、黏膜屏障、免疫屏障和正常菌丛屏障。假膜性肠炎是这情况的极端，但临床上并不易见到非常典型的例子，所以这一情况难以引起医生的注意。但其引起的高热、白细胞升高等征象却是实实在在的。

2. 抗菌药物使用时机　抗菌药物的使用时机对脓毒症或脓毒症休克患者的预后至关重要。在出现脓毒症或脓毒症休克的情况下，延迟使用抗菌药物将增加病死率，且抗菌药物的延迟应用对住院时间、感染相关的器官损伤等次要终点产生不良影响。因此，抗菌药物应在入院后或判断脓毒症以后尽快使用，最佳在1小时内，延迟不超过3小时。

3. 抗菌药物的选择

（1）经验性治疗：初始经验性抗感染治疗方案应采用覆盖所有可能致病菌的单药或联合用药治疗。结合感染的部位、可能的致病菌、以前的抗

生素治疗方案及本病区常驻菌与耐药的流行情况来制订方案。

多数情况下,可使用一种碳青霉烯类或广谱青霉素/β-内酰胺酶抑制剂的组合,也可使用三代或更高级别的头孢菌素。多项研究结果显示,联合治疗可提高重症脓毒症患者的生存率,尤其是脓毒症休克患者的生存率。对于无休克或合并中性粒细胞减少的脓毒症患者,联合治疗不能显著改善患者预后,且存在增加患者病死率的风险。目前尚无足够证据支持该类患者联合用药的临床获益。

(2)降阶梯治疗:在病原学诊断及药敏结果明确或临床症状充分改善后应行降阶梯治疗策略,将抗菌药物降至最窄谱以缩小覆盖范围。已有的循证医学证据提示抗菌药物的降阶梯治疗与持续应用广谱抗菌药物对患者的病死率差异无统计学意义,鉴于不必要的持续性抗菌药物的使用给社会和个人带来的不良后果,应行降阶梯治疗。当发现感染不存在时,应立即停止抗菌药物的使用,以避免产生耐药及不良反应。

(3)调整用药:现有抗菌药物治疗效果不满意需换药时,应做具体分析后再行调整。

1)使用抗生素后,体温短时间没有下降或更高:可能为内毒素释放效应。有些抗生素在杀灭细菌前,首先使其变成丝状体,再导致其破裂死亡。这种丝状体体积较大,释放的内毒素较多。在彻底清除细菌前仍会出现72小时的中等度热至高热,这与细菌死亡前释放大量内毒素有关。某些重度革兰氏阴性菌感染患者,使用抗生素后病情恶化,可能是由于抗生素诱导革兰氏阴性菌释放大量游离的脂多糖造成。一般三代头孢菌素类抗生素均有此特点。可根据病情决定是否调整抗生素的使用。如病情危重,患者不能耐受长时间的高热,可考虑更换亚胺培南。因为亚胺培南在杀灭细菌前,是使细菌变成极小的球形体,其释放的内毒素远远小于丝状体,不会在起效时还引起持续的发热。

在单纯使用敏感的静止期杀菌药如三代头孢菌素类抗生素后,患者发热持续,可考虑辅加增殖期杀菌药如氨基糖苷类抗生素,多可取得理想的效果。

脓腔引流后配以相应的抗生素,但患者体温未迅速恢复正常,反而持续升高或正常后再升高。这种情况可能会持续24~36小时。这与脓肿引流后,细菌或毒素的短暂入血引起全身性炎症反应有关。此时不应急于更换抗生素,而应引流冲洗脓腔,体温会逐渐下降至38℃左右并最终恢复正常。

危重患者行中心静脉置管越来越多,导管败血症也相应增多。导管败血症的最大特点之一就是,如不拔除导管,无论使用何种抗生素,患者的体温均无法恢复正常。临床上如已怀疑导管败血症,就应迅速拔除导管,再辅以相应的抗生素。患者体温多可迅速恢复正常。

事实上,我们在临床抢救危重患者过程中,在患者出现体温升高又无明确感染灶后,首先考虑的就是导管败血症,首先采取的措施也是迅速拔除导管,同时行导管尖端的培养、血培养、残液培养和导管入口周围皮肤的培养,以期在经验性使用抗生素无效后,继之的培养结果为抗生素的调整提供有益的信息。

2)使用抗生素后,体温正常一段时间后,再次升高:提示可能有隐蔽感染源不断将细菌或毒素释放入血。还有一种可能就是,抗生素筛选致耐药菌出现,新的耐药菌或真菌担任再次感染的角色。对再次出现的发热,应保持高度警惕,反复进行检查,包括体检,寻找新的感染源。反复行血液、尿液、各种引流液及口咽部的培养,争取抓住新的致病菌。

对于真菌感染要注意高密度真菌增殖转为真菌败血症。由于真菌易造成皮肤、黏膜的破损,一旦体内三个以上部位出现真菌即可认为真菌的高密度增殖。这些部位包括从口咽至肛门的整个消化道、手术后的腹腔、脓肿引流处、气管切开处、导尿的膀胱和皮肤破损处。真菌的高密度增殖,即可有高热的再次出现,这与真菌毒素的释放有关,应按真菌血症处理。以防出现真菌败血症,导致肾功能与肺功能的损害,再行处理多较困难。

(4)抗菌药物的疗程:药物疗程方面,对于大多数严重感染的患者而言,治疗持续7~10天是足够的。不必要地延长抗菌药物的使用对社会和患者自身都是不利的。但由于脓毒症患者宿主因素的复杂性及微生物之间复杂的相互作用,抗菌药物疗程应根据患者病情个体化制订。多项研究表明,脓毒症休克多药联合治疗的早期降阶梯与更好的临床预后相关。此外,早期降阶梯可减少细菌耐药的发生。另有研究表明,每日评估抗菌药物降阶梯的可行性可能降低患者病死率,因此推荐每日对脓毒症和脓毒症休克患者的药物使用行降阶梯评估。下列患者使用长时程(>10 天)抗菌药物治疗是合理的,包括临床改善缓慢、感染源难以控制、金黄色葡萄球菌相关的菌血症(尤其是耐甲氧西林的金黄色葡萄球菌)、某些真菌、病毒感染及免疫缺陷患者。

(5)结合药物动力学和药效学:抗生素的使用要综合药物动力学(pharmacokinetics)和药效学(pharmacodynamics)决定。药物动力学主要研究作用部位药物的浓度,药效学观察药物的作用时程和作用机制。

氨基糖苷类抗生素使用方法的改变是这一进展的典型反应。由于药物排泄加速和分布容积增加,感染患者血浆氨基糖苷类抗生素的浓度低于按正常人计算的浓度。氨基糖苷类抗生素表现为浓度依赖的杀菌效应和抗生素后效应(post antibiotic effect)。所谓的抗生素后效应是指在使用抗生素后,抗生素的浓度低于治疗水平,但其杀菌作用依然存在。这些进展促使临床上将氨基糖苷类抗生素改为每日一次性给予的方法,这一方法的有效性已为多个前瞻性研究证实。

药效学研究表明,β-内酰胺类抗生素维持在最低抑菌浓度(minimum inhibitory concentration,MIC)以上时,就可对需氧菌和厌氧菌达到最好的效果。因此,对半衰期短的抗生素就应反复多次给药。严重感染患者还可采取微量泵静脉持续推注的方法给予。

调整抗生素时,要注意有交叉耐药及相关耐药的问题,换用杀菌机制及耐药机制不同的抗生素。如针对表达超广谱β-内酰胺酶(ESBL)的肺炎克雷伯杆菌、大肠埃希菌对三代头孢均耐药,此时应更换碳青霉烯系列的抗生素。有复数菌感染时需组合应用抗生素。

抗菌药物不能诱导耐药,但可通过清除敏感菌而选择出耐药菌,这就是抗生素选择性压力。为此,可采用轮换使用抗生素的方法。合理使用抗菌药物的原则除了不滥用抗生素,还包括在病区内不千篇一律、长年将一种抗生素或一组抗生素用于预防或治疗危重患者的感染。应根据当前一段时间内危重患者细菌流行情况,定期调整预防与治疗用抗生素品种。

(6)重视多学科合作:外科医生应重视细菌培养标本的取检与传送。要有专门的采取标本装置,如取呼吸道深部的吸痰管,采取口咽部、腹腔深处的专用拭子。标本获取后要及时送检,以防标本干燥,出现假阴性结果。因夜间急诊手术等原因,不能及时送检的,应在专门的标本保存装置内放置,留待次日送检。不应想当然地将标本放置于冰箱。目前已有既可取检又可短时(24 小时)常温保存的装置(venturi trans system)。

外科医生还需加强与微生物室的联系。根据所试菌种及其天然耐药特性、当地获得性耐药特性,感染部位及治疗要求,决定选择哪些抗生素做药敏试验。之所以要加强联系,是因为临床病原菌获得性耐药机制在快速发生变化,有时这种耐药特性表达比较弱。需要对"耐药表型"进行全面分析,必要时要求做补充试验确认。避免把在体外试验中的低水平耐药判断成敏感,造成治疗失败。

需要强调的是,药敏试验不仅对临床医生选择用药有利,也是对当地细菌耐药性进行监测的一种流行病学方法。

应配合医院感染控制部门对所在病区的致病菌流行、细菌耐药和抗生素使用情况进行监测,同时关注不同区域细菌耐药趋势。不同国家、不同级别的医院在不同时期,危重患者细菌流行与细菌耐药情况并不完全相同。不能生搬几家医院的细菌流行病学资料来指导自己的用药原则。但这些资料有助于预见未来本单位的细菌流行与耐药情况。如随着第三代头孢菌素的广泛应用,十年来在发达国家革兰氏阳性菌感染重又增多,这导致了万古霉素的广泛应用,也出现了少量耐万古霉素的肠球菌(Vancomycin-resistant enterococcus,VRE)。

有条件的医疗机构应定期对每种细菌的累积耐药水平、标本种类、不同患者进行统计分析,建立自己的细菌流行与耐药数据库,供自己在等待实验室结果时,经验用药参考。以后危重患者的经验用药应在很大程度上依赖于此。建立此类数据库的软件已有很多,较权威并且流行很广的如

WHONET,特别适于科室自行建库。

必须强调的是,对于外科感染,抗菌药物仅仅是手术、经皮穿刺引流等外科感染源控制手段的辅助措施。使用抗生素的目的是限制引流后残余的感染,预防切口感染和降低感染对宿主的侵害。对于有明确感染源的外科感染,治疗的成功与否主要取决于感染源控制是否理想。因此,外科医生在将最后的希望寄托于抗生素时,应考虑针对严重感染的外科治疗是否满意,如脓肿是否引流,严重感染的腹腔是否开放。如此,才可真正称为在外科感染患者合理地使用抗生素。

(三)血管活性药物

去甲肾上腺素通过其缩血管作用而升高平均动脉压,对心率和每搏输出量的影响小,可有效改善脓毒症休克患者的低血压状态。多巴胺主要通过增加心率和每搏输出量升高平均动脉压,可能对心脏收缩功能受损的患者疗效更好,但可能引发心动过速,增加患者心律失常的风险。现有的循证医学证据不支持常规使用多巴胺治疗脓毒症休克,研究显示,与多巴胺相比,去甲肾上腺素可降低患者病死率并可显著降低心律失常的风险。因此,去甲肾上腺素为首选的血管加压药,对于快速心律失常风险或心动过缓的患者,多巴胺为替代药物。不推荐使用低剂量多巴胺用于肾脏保护。

使用血管升压素与使用去甲肾上腺素的脓毒症休克患者病死率差异无统计学意义,考虑到血管升压素对病死率影响的不确定性,不推荐血管升压素作为一线血管活性药用于改善平均动脉压。但是小剂量血管活性药可用于其他升压药治疗无效的脓毒症休克患者,可提高平均动脉压或减少去甲肾上腺素的用量。因此,可在去甲肾上腺素基础上加用血管升压素(最大剂量0.03U/min)以达到目标平均动脉压或降低去甲肾上腺素的用量。

(四)糖皮质激素

对脓毒症休克的患者,在经过充分的液体复苏及血管活性药物治疗后如果血流动力学仍不稳定,建议静脉使用氢化可的松,剂量为每天200mg。

(五)抗凝治疗

目前多项关于抗凝血酶治疗脓毒症和脓毒症休克的研究结果均显示,抗凝血酶未能显著降低患者病死率,且与患者出血风险的增加有关,因此不推荐使用该药物。

(六)肾脏替代治疗

对于脓毒症合并急性肾损伤的患者,如需行肾脏替代治疗(renal replacement therapy, RRT),连续性肾脏替代治疗(continuous renal replacement therapy, CRRT)和间隙性RRT均可。对于血流动力学不稳定的脓毒症患者,建议使用CRRT。

对于脓毒症合并急性肾损伤的患者,如果仅有肌酐升高或少尿而无其他透析指征时,不建议进行RRT。

(七)机械通气

对脓毒症诱发急性呼吸窘迫综合征(acute respiratory distress syndrome, ARDS)的患者行机械通气时推荐设定潮气量为6ml/kg。推荐设定平台压上限为30cmH$_2$O,对脓毒症导致的中到重度ARDS(PaO$_2$/FiO$_2$≤200mmHg)患者,建议使用较高的呼气末正压通气(positive end expiratory pressure, PEEP)。研究表明PEEP可降低氧供,但过高的PEEP并不能改善脓毒症患者的死亡率。

对于脓毒症导致的ARDS,如无组织低灌注证据,应采取限制性液体治疗策略。对于需要机械通气的脓毒症患者,应用最小剂量的连续性或间断性镇静,以达到特定的镇静目标。脓毒症导致的呼吸衰竭患者在可耐受脱机时,应使用脱机方案;脓毒症患者脱机前,应行自主呼吸试验。

(八)血糖监测

脓毒症患者普遍存在着胰岛素拮抗和高血糖。高血糖可促进血凝、导致细胞凋亡、损害中性粒细胞功能、增加感染的风险、影响伤口愈合,增加死亡风险,因此高血糖对脓毒症患者危害较大。相反,胰岛素可降低高血糖、改善血脂水平,此外胰岛素还具有抗炎、抗凝和抗细胞凋亡的作用。

几版脓毒症治疗指南均认为对重症脓毒症患者,应采用程序化血糖管理方案。推荐每1~2小时监测一次血糖,连续两次测定血糖>10mmol/L时启用胰岛素治疗,目标血糖为≤10mmol/L,血糖水平及胰岛素用量稳定后每4小时监测一次。

(九)应激性溃疡

消化道应激性溃疡与重症患者的病死率相

关,预防应激性溃疡可降低重症患者的消化道出血风险,不会增加患者艰难梭菌的感染风险。脓毒症患者常出血消化道出血的文献因素,如凝血障碍、机械通气超过 48 小时等,因此在有危险因素的患者中预防应激性溃疡的获益大于其风险。对脓毒症及脓毒症休克患者,如果存在消化道出血的危险因素,应行应激性溃疡的预防。

（十）营养支持

危重患者处于高分解代谢状态,且存在营养不良风险,需要营养支持。脓毒症或脓毒症休克的患者使用早期肠内营养得到诸多研究的肯定。对于耐受肠内营养的患者,不推荐早期使用肠外营养或联合使用肠内肠外营养,而应早期启动肠内营养。对于脓毒症或脓毒症休克的危重患者,如果早期肠内营养不可行,在早期 7 天内使用静脉葡萄糖,而不是早期即使用肠外营养或联合使用肠内肠外营养;如果肠内营养可行,则在早期 7 天内使用滋养性低热量肠内营养,随后根据患者耐受性逐渐增加肠内营养的量。对喂养不耐受的患者可使用胃肠动力药。

免疫营养方面,对脓毒症或脓毒症休克的危重患者,不推荐使用 ω-3 脂肪酸、精氨酸、谷氨酰胺加强免疫,无需静脉补硒。不需常规监测胃残余量,但若存在喂养不耐受或存在反流误吸高风险,可考虑监测胃残余量,行幽门后喂养。

自 1991 年首次定义脓毒症以来,人们对于脓毒症的认知已经历了 3 次较大的进展。关于脓毒症的治疗也在许多方面取得了较大的进步,这些进步不仅依赖各种先进的治疗手段,还得益于人们对脓毒症发病本质的深入认识。相信随着对脓毒症认识的不断深化,脓毒症患者的预后将得到较大的改善。

（任建安）

参 考 文 献

1. American College of Chest Physicians, Society of Critical Care Medicine. American College of Chest Physicians/Society of Critical Care Medicine consensus conference: definitions for sepsis and organ failure and guidelines for the use of innovative therapies in sepsis. Crit Care Med, 1992, 20: 864-874.
2. Rivers E, Nguyen B, Havstad S, et al. Early goal-directed therapy in the treatment of severe sepsis and septic shock. N Engl J Med, 2001, 345: 1368-1377.
3. Levy MM, Fink MP, Marshall JC, et al. 2001 SCCM/ESICM/ACCP/ATS/SIS international sepsis definitions conference. Intensive Care Med, 2003, 29: 530-538.
4. Dellinger RP, Levy MM, Rhodes A, et al. Surviving sepsis campaign: international guidelines for management of severe sepsis and septic shock: 2012, Crit Care Med, 2013, 41: 580-637.
5. Singer M, Deutschman CS, Seymour CW, et al. The Third International Consensus Definitions for Sepsis and Septic Shock (Sepsis-3). JAMA, 2016, 315: 801-810.
6. Rhodes A, Evans LE, Alhazzani W, et al. Surviving Sepsis Campaign: International Guidelines for Management of Sepsis and Septic Shock: 2016, Intensive Care Med, 2017, 43: 304-377.

第四节　损伤控制外科的理念及在普通外科中的应用

一、理念

损伤控制性外科（damage control surgery, DCS）的理念最初是针对一期确定性外科处理的理念所提出来的,适合复杂严重创伤患者救治特点的处置策略。一些患者由于进行性生理紊乱在一期进行确定性手术处置中会经历致命性三联征:体温过低,凝血功能障碍和代谢性酸中毒。而通过快速控制出血,提供积极的复苏,并在确定患者病情稳定性的时候进入确定性外科处置会获得更多的生存机会。

1983 年 Stone 等指出,在大出血的患者,凝血功能障碍是预后不佳的主要原因,此时应快速结束手术,逆转凝血功能障碍,待患者生理状态缓解后再行确定性手术。1993 年美国宾夕法尼亚大学的创伤治疗小组制定了腹部贯通伤患者"损伤控制"的操作规范,包括控制出血后迅速结束手术,持续积极的 ICU 复苏以及再次确定性手术,这是文献中"损伤控制外科"的首次报道。1997 年,Rotondo 等对过去 20 年来采用"损伤控制"原则治疗肝损伤的文献进行了回顾,所统计的 495 例患者中,死亡率为 44%,并发症发生率为 39%;合并肝外创伤的患者,死亡率增加到60%,并发症发生率增加到43%;两者相加,总死亡率为52%,并发症发生率为40%。由于既往的临床实践中,这群极危重患者的存活率几乎为0,所以尽管"损伤控制外科"的并发症发生率和死亡率较高,但是其原则逐渐获得认可。损伤控制开始是一种阻断腹部损伤的方法,现在亦用于胸部、骨盆和四肢等部位损伤的处理。现在许多骨科医生主张基于快速骨折稳定从而减轻炎症反应的理论也是类似于损伤控制的策略。

这一理念也逐渐进入非创伤外科领域,Finlay等在2004年提出了"损伤控制性剖腹术(damage control laparotomy)",Freeman等于2005年报道急性肠系膜缺血的处理也应用了"DCS"这一理念。实际上,以往所采用的分期手术、计划手术等都含有这一理念。目前,"DCS"理念从最初仅适用于濒死损伤患者的外科技术,已经拓展到外科各个专业,由于这一理念最初源于腹部创伤的治疗,故目前在普通外科专业应用最为广泛。

损伤控制外科的理念在普通外科非常重要,因为消化器官(特别是胃肠道)容积大、代偿功能强,部分切除对患者生存的影响相对小,手术操作相对简单,重建技术的难度相对低,从而容易导致手术的随意性,过度操作甚至不可思议的操作时有发生。

二、损伤控制外科在普通外科中的应用

(一)严重损伤后的病理生理改变

损伤控制外科的理念是基于对严重损伤后机体病理生理改变的认识而发展起来的。即严重损伤患者的生理状态呈螺旋式恶化,这一恶性循环的特征是"低体温、凝血障碍和代谢性酸中毒"三联征,最终导致机体生理耗竭,难以耐受传统手术方式的打击。普通外科的危重患者如合并严重感染、大出血或营养不良等,机体的病理生理改变与严重创伤有类似之处。正确认识患者的病理生理改变,是理解和掌握损伤控制外科的基础。

1. 低体温 指机体中心体温 <35℃。由于受损机体产能减少,开腹后大量热能逸散,大量输血、输液等抢救性治疗,加之多数外科医师容易忽视手术室升温、患者躯体保温、输注液体及腹腔

冲洗液加温等环节,故严重损伤患者普遍存在低体温。体温过低将导致:①全身细胞代谢障碍;②心律失常;③心排血量减少;④促使氧离曲线左移而降低组织间氧的释放;⑤影响凝血功能等。患者中心温度从34℃降至32℃以下,死亡率将从40%增加到100%。Burch等人通过建立术中失温模型预估患者剖腹手术中每小时的体温丢失量至少为4.6℃。故他们认为迅速终止剖腹手术的主要作用是限制热量丢失,恢复温度敏感性。

2. 凝血障碍 多种因素均可影响严重损伤患者的凝血功能,特别是体温过低的患者,机体凝血过程的各个环节都受到不良影响。37℃时进行的标准凝血功能测定,不能反映低温患者的实际凝血状态。体温每下降1℃,患者的凝血促凝血酶原时间(PT)和活化部分凝血促凝血酶原时间(APTT)均显著延长。研究发现,低温时血浆中血栓素水平降低;对温度敏感的丝氨酸酯酶活性降低,血小板功能障碍及内皮功能异常,从而影响凝血功能;低温对纤溶过程亦有一定的影响。此外,大量输血输液后的稀释反应引起血小板及第Ⅴ、Ⅶ、Ⅷ因子减少,与低温呈协同作用,加剧凝血障碍。

3. 代谢性酸中毒 严重损伤后大量出血及广泛的组织间渗液导致全身组织发生严重且持续的低灌注和继发性"氧债",细胞代谢从有氧状态向无氧状态过渡,产生大量的酸性代谢产物导致代谢性酸中毒。这种"细胞供氧不足"(cell hypoxia)与"细胞氧合不良"(cell dysoxia)不同,后者表现为线粒体仍处于富氧环境,但细胞水平的微循环氧分流不足,没有足够的氧供以维持有氧代谢。目前普遍采用乳酸清除率作为复苏成功的指标。研究证明,在出血性休克患者,血乳酸清除率可作为氧输送、死亡率及并发症发生率的预后指标。Abramson的资料显示,如果患者能够在24小时内清除血乳酸,存活率可达100%,而48小时内清除者的存活率仅14%。

(二)损伤控制外科的适应证

大多数损伤患者可按常规手术完成处理,只有少数患者的生理潜能邻近或达到极限时,才须采用损伤控制外科处理。适应证的确定要求手术医师能尽快判断患者的损伤及生理状态,预先作出判断而不是在患者生理耗竭时才被迫实施。因

此,正确且熟练掌握损伤控制外科适应证是成功应用这项技术的关键。患者如存在表 1-2 所示的危险因素,应考虑选择损伤控制外科,重点是控制出血,减少处理未出血脏器消耗的时间。有学者建议,55 岁以下患者,如碱剩余(BE)<-18mmol/L,应采用损伤控制外科;55 岁以上或伴有头部损伤的任何年龄患者,如 BE <-8mmol/L,也应考虑损伤控制外科;须行剖腹手术的患者,如血乳酸水平 >5mmol/L,也属适应证。如患者年龄 >70 岁,入院前曾有钝挫伤导致的心搏骤停或致命性头颅损伤,死亡率通常为 100%,此时损伤控制外科亦值得尝试。

表 1-2　损伤控制外科的适应证

患者病况
高能钝性躯干创伤
多发性躯干贯通伤
凝血功能障碍和/或低温
复合伤
腹腔主要血管损伤合并多发性内脏损伤
多个空腔脏器出血合并内脏损伤
多部位损伤(优先考虑)
临界因素(critical factors)
严重代谢性酸中毒(pH<7.3)
低温(体温 <35℃)
复苏及手术时间 >90min
凝血障碍,表现为非机械损伤的出血
大量输血(浓缩红细胞悬液 >10 个单位)

(三)控制外科的治疗程序

通常由三部分组成,包括首次简短剖腹手术、ICU 复苏和后期确定性手术,有时可能需增加"计划外再手术"。由于实施"损伤控制"的患者通常濒临生理耗竭,危重治疗小组所在医院必须预先制订有效的协调治疗方案,包括急诊室、手术室、ICU、血库、检验科及放射介入治疗室。

1. 损伤控制外科第 I 部分　首次手术患者到达抢救手术室之前,治疗小组成员应准备好抢救复苏设备及所需的手术器械,同时将室温升高,预热机体加温装置。

手术通常采用正中切口,开腹后迅速采用填塞、结扎、钳夹或气囊导管压迫等方法止血。出血控制后快速探查消化道,通过简单缝合或夹闭脏器破损部位控制污染。此时不要尝试重建手术,迅速关腹。首次手术对患者的整体治疗效果具有极重要的影响,手术过程中外科医师必须注意以下问题:①是否所有的机械性损伤引起的出血均已得到控制;②填塞有无必要;③预期治疗效果如何。

迅速关腹的方法有多种:①多个巾钳排列钳夹;②用 2-0 尼龙线连续缝合皮肤及皮下组织;③将无菌输液袋与皮肤缝合;④负压敷料(vacuum pack dressing)覆盖等。如腹壁能够对合,推荐采用粗尼龙线连续一层缝合关腹,其优点是保持腹壁组织的完整性,且关腹较为简单迅速,在进行血管造影及其他影像学检查时,可避免金属器械引起的影像干扰。不足之处是腹壁缺乏扩张的余地,可导致腹内压增高,虽然这有利于填塞止血的疗效,但可能由此产生的腹腔间室综合征必须充分考虑。如腹壁不能对合,通常可采用负压敷料覆盖,该方法的近期缺点是切口处体液大量丢失,复苏过程中对此亦应充分考虑。

初次手术后如果怀疑仍有实体脏器出血,可进行放射介入治疗。患者的搬动具有相当的挑战性,须周密考虑,由于患者通常周身连接大量设备:辅助呼吸机、静脉输液和输血、液体加温器、监视仪,可能还有血管活性药物输注装置等,因此需要治疗小组的多位成员合作才能将患者转移至 ICU 或者血管造影室。介入治疗过程,不能中断患者的复苏及加温。介入治疗医师应尽可能栓塞所有肝脏及盆腔出血部位,近心端栓塞可能会增加组织缺血及乳酸酸中毒的危险,因此栓塞部位应该尽可能靠近血管远心端。栓塞后患者可能会出现肌肉缺血,甚至有横纹肌溶解继发肾衰竭的危险,复苏过程中对此亦应有所考虑。

2. 损伤控制外科第 II 部分　一旦腹腔临时关闭,应立即开始 ICU 复苏,重点包括液体复苏、机械通气、复温、纠正酸中毒及凝血障碍。此阶段治疗主要由重症监护治疗医师承担,通常需要大量的医护资源。

(1)液体复苏:应采用大口径的静脉导管,最好选用经颈内或锁骨下中心静脉置管。液体复苏程度需根据终末器官的灌注水平来判断,包括足够的尿量、重要生命体征的恢复及乳酸中毒的清除等。除常规监测外，血乳酸水平需每 4 小时监测 1 次，直至连续两次监测值 ≤2mmol/L。如复苏后乳酸清除不佳或升高，可采用温乳酸林格液进行大容量复苏。如患者有尿量减少、混合静脉氧饱和度（SvO₂）降低或肺动脉监测指标提示低血容量，静脉补液量一般按照每次 1 000ml 的梯度增加。如血中乳酸水平持续增加，须调整静脉补液量，可放置与肺血流方向一致的肺动脉导管监测血氧和血容量，以维持血流动力学稳定。血乳酸水平的动态变化是反映复苏进展的重要指标，而患者重要生命体征的恢复则意味着复苏成功。

随着对肺动脉置管及其他有创监测手段潜在并发症顾虑的增加，越来越多的新型微创技术已开始应用于危重患者心脏指数的监测。需指出的是，这些监测数据大多数来自心脏手术患者，目前还没有损伤控制外科患者的数据资料。此外，由于这些方法仅能动态监测心排血量，无法监测 SvO₂，也限制了它们在损伤控制外科患者中的应用。

（2）机械通气：接受损伤控制外科的患者有急性肺损伤（acute lung injury，ALI）和急性呼吸窘迫综合征（acute respiratory distress syndrome，ARDS）的风险。除创伤患者常见的肺间质损伤和休克外，在复苏初期大量补液是损伤控制患者易发生 ALI 或 ARDS 的特有诱因，大量补液将降低胸壁顺应性，导致肺水肿。此外，腹腔填塞及腹内高压迫使膈肌抬高，增加胸腔压力，降低顺应性。因此，患者在复苏初期均需要机械通气，且吸入气体需加温至 40℃，目的在于维持良好的氧合及通气功能，并预防容积性伤害的发生。

（3）复温：迅速结束手术并临时关闭腹腔是积极复温的第一步，成功复温将恢复凝血过程中辅助因子的正常功能，达到控制出血和清除乳酸酸中毒的目的，对复苏过程具有重要作用。在患者从手术室转移到 ICU 过程中，应采用保温装置维持患者体温。ICU 室温应超过 29℃，患者到达 ICU 后，迅速除去湿的衣物并擦干全身，覆盖加热到 40℃ 的空气对流毯，所有输液管道均需接有精确加热控温装置，呼吸机管道也需加热。患者进入 ICU 4 小时内，必须复温至 37℃。如果患者体温无反应，仍维持在 35℃ 以下，可考虑通过多个胸腔管用温盐水进行胸腔灌洗。如果体温仍低于

33℃，须考虑采用特殊装置进行连续动静脉加温。复苏过程应置温度探头进入患者体内进行体温监测，目标体温设定在 37℃。

（4）纠正凝血障碍：复苏过程中患者需要大量的输血输液，通常需要 24~48 小时才能恢复"正常"的生理状态。在最初的 24 小时内，输血可按照 10 个单位的原则进行，即浓缩红细胞悬液（PRBCS）、新鲜冷冻血浆（FPP）和血小板各 10 个单位。但如果凝血酶原时间 ≥15 秒或血小板计数 ≤100×10⁹/L，则仍需继续给予血制品。如果纤维蛋白原 <1 000mg/L，须给予冷沉淀，每 4 小时 1 次，直到纤维蛋白原水平 >1 000mg/L。作为治疗大出血后凝血障碍的有效止血因子，重组活化凝血因子Ⅶa（rFⅦa）已得到越来越多的应用。

一旦患者得到充分复苏和加温，酸中毒多可自行缓解。氧债也将被消除，机体从无氧代谢回到有氧代谢状态。复苏过程中，一般不需使用碳酸氢钠，除非 pH<7.2，尤其是在使用正性肌力药物时，因其在低酸环境下能更好地发挥作用。

3. 损伤控制外科第Ⅲ部分 患者血流动力学稳定，体温恢复，无凝血功能障碍，即可考虑进行确定性手术，通常在首次手术后 24~48 小时进行。手术目的包括清除填塞物，充分腹腔探查并重新评价损伤程度，广泛冲洗并放置引流，恢复胃肠道的连续性，建立肠内营养通路等。如在手术过程中患者再次出现生理状态不稳定，手术医师必须保持损伤控制Ⅰ期手术的心态，重新进行填塞，缩短手术时间，暂时关腹。

确定性手术结束后可能无法实现筋膜的无张力缝合。关腹时最大尖峰吸气压力（PIP）水平增高，提示患者不适宜进行常规的关腹程序。英国医生 Ogilvie 早在 1940 年提出了用腹腔开放疗法（open abdomen technique）救治由于战伤所导致的腹壁损毁。之后随着人们对 ACS 和腹腔内压（intra-abdominal pressure，IAP）的认识，这一技术理念也融入了损伤控制外科领域。根据腹腔开放疗法，此时可尝试不缝合皮下组织仅关闭皮肤，尽管会导致腹疝并需要 3~4 个月后再次手术修复，但符合机体生理状态。若皮肤亦无法缝闭，可采用网状补片或可吸收补片与筋膜组织缝合，这样能够部分防止内脏膨出，并为肉芽组织的形成提

供基础。当肉芽组织床能支持移植物后，可施行皮肤移植。采用该法治疗的患者后期仍需进行腹疝修补术。如果上述方法均不适合损伤控制Ⅲ期手术的患者，仍可采用负压敷料覆盖的方法关腹。无论采用何种技术，都要允许腹腔内容物的膨胀，限制腹腔间室综合征（ACS）发生的可能，并可持续清除第三间隙液体。待患者生理恢复、脏器及腹膜水肿消退，可在床边更换负压敷料，直至患者的腹腔能够正常关闭。

损伤控制外科后腹腔残余感染灶或腹腔脓肿是一个值得重视的问题。患者主要表现为脓毒血症，原因不明的高血糖可作为潜在感染的预警信号，此时应行腹部CT扫描以发现感染源。较小的脓肿可在CT引导下穿刺引流，如果无法引流则需再次手术。损伤控制外科患者极易发生消化道瘘，及时充分的引流是治疗的关键。由于患者常需要使用呼吸机1周甚至1个月以上，故推荐尽早施行气管切开。早期气管切开有助于肺部物理治疗、支气管镜吸痰和支气管肺泡灌洗，并能够缩短呼吸机使用时间，增加患者的舒适度。

为避免术后发生吻合口瘘这一严重并发症，传统的肠切除术特别强调吻合口应有良好的血供，即"将坏死的肠管切除，可疑坏死或血供障碍的肠管也切除，吻合口建立于生机确实、血供良好的肠段"。由于正常成人小肠有很大的功能储备，因而患者能够耐受部分小肠切除而不发生临床症状。但在肠系膜血管阻塞、肠扭转、腹内疝、腹部损伤等病况下，广泛缺血的肠管有时在手术中很难确定活力，特别是合并休克的状况下，沿用传统肠切除吻合术来施行广泛肠切除术，是导致某些短肠综合征的重要原因之一。根据损伤控制外科的理念，此时所提倡的手术原则应该是"将坏死的肠管切除，将可疑血供障碍的肠管保存，两侧切端肠管外置造口"。术后积极治疗，密切观察造口肠管，若继续显示坏死，可再开腹切除；若造口肠管逐渐恢复正常活力，可选择适宜的时机进行二期手术造口还纳，恢复肠道连续性。

（四）计划外再手术

在损伤控制外科中，通常只在患者血流动力学稳定，体温完全恢复及生理指标基本恢复正常后，方考虑施行再次手术。但在以下3种情况，可能需行计划外再手术：①进行性出血；②残留消化道损伤导致全身炎症反应综合征和休克；③腹腔间室综合征。此次手术目的在于控制出血和污染，必要时需行腹腔减压。

此时进行急诊再手术常存在较大风险，一是患者生理状态不稳定，二是患者周身连接有大量设备，搬动困难。首次手术后，患者常可能存在部分出血的现象，一般无需特别处理，但如果连续3小时均需要PRBC 2U/h以上，或出血量超过外科医师的预期值（尤其是体温正常，无凝血功能障碍的患者），须考虑进行再手术。此时的出血通常是首次手术失败而导致的机械性出血，如肝脏填塞失败或栓塞的血管再次出血等。如果怀疑实质性器官出血，首选对可疑器官进行血管造影并栓塞出血部位。如果患者表现为容量分布性休克，可能因为遗漏损伤部位，或损伤修补失败，或器官缺血等导致消化液外漏。如果确实无法移动患者而需要在床边进行开腹手术，应该慎重考虑，因为充足的照明、良好的吸引装置、足够的仪器和器械，对于手术的成功至关重要。绝大多数情况下病床边缺乏这些条件。此时，麻醉医师的加入对治疗小组的帮助非常重要。

ACS能引起多器官系统的生理改变，对于损伤控制外科患者，必须高度警惕ACS的发生，每4小时测定膀胱压，如膀胱压>25mmHg（1mmHg=0.133kPa）并伴有ACS的症状，应考虑床边减压。某些患者减压可能引起再灌注综合征而导致心搏骤停，必须引起重视。因为腹腔压力骤然降低后，下腔静脉压降低，可能导致无法挽回的低血压。如ACS发现较晚，再灌注后原本低灌注的腹腔脏器和下肢中大量的酸、钾和缺氧代谢产物被释放到循环中，可能导致再灌注代谢性酸中毒。可在减压前适量输注乳酸林格液、碳酸氢钠和甘露醇以预防这种情况的发生。在腹腔减压过程中，需监测PIP的变化，并在减压后立刻减少通气量，以防止肺泡过度膨胀和气压伤。如有可能应避免瞬间释放腹腔压力，建议在1~2分钟内缓慢减压。腹腔打开吸尽液体后，可采用负压敷料覆盖。在少数情况下，即使应用负压敷料仍可能发生ACS，故仍需继续监测膀胱压。

目前，损伤控制外科理念应用于普通外科危重患者的救治已积累了较多的成功经验。一些基层医院遇到严重肝脏外伤无法开展确定性手术时可以开腹填塞压迫止血后迅速将患者转往上级医院从而为患者接受确定性手术赢得时间；胰腺外伤十分复杂多样，确定性手术通常比较复杂费时且并发症多，通过充分引流和消化道主动转流，可以使患者感染得到控制，改善了患者确定性手术术前的状态，降低了并发症和病死率。此外，对某些复杂、全身状况差的普通外科择期手术，也应遵循损伤控制外科的理念处理患者，如近几年开展的联合肝脏分割和门静脉结扎的分阶段肝切除术（associating liver partition and portal vein ligation for staged hepatectomy，ALPPS）手术，使得很多初始手术风险较大的肝脏肿瘤获得了根治性手术机会。

随着对损伤控制外科理念认识的深入，其在普通外科的应用范围也不断拓展。从严重腹部创伤患者的救治；延伸到急性肠系膜缺血、严重腹腔感染、急性肠梗阻以及腹腔间室综合征等急危重患者的救治；然后又进一步拓展到某些全身状况极差或手术创伤超出患者承受能力的择期手术患者的处理。需要强调的是，大多数普通外科患者可按常规手术完成处理，只有对那些生理潜能邻近或达到极限的患者，才采用损伤控制外科处理。外科医生应该正确认识并熟练掌握损伤控制外科的指征，权衡利弊，准确判断患者损伤及生理状况，而不是在患者生理耗竭时才被迫实施。应以患者的生存为目标，以术后的生活质量为前提，而不是仅仅追求手术台上理想和完美的操作。

（刘永锋）

参 考 文 献

1. Hirshberg A, Mattox KL. 'Damage control' in trauma surgery. Br J Surg, 1993, 80 (12): 1501-1502.
2. Ribet ME. 'Damage control' in trauma surgery. Br J Surg, 1994, 81 (4): 627.
3. Sutton, E. Long term impact of damage control surgery: a preliminary prospective study. J Trauma, 2006, 61 (4): 831-834; discussion 835-836.
4. Hansen KS. Training operating room teams in damage control surgery for trauma: a followup study of the Norwegian model. J Am Coll Surg, 2007, 205 (5): 712-716.
5. Jansen JO, Loudon MA. Damage control surgery in a non-trauma setting. Br J Surg, 2007, 94 (7): 789-790.
6. Blackbourne LH. Combat damage control surgery. Crit Care Med, 2008, 36 (7 Suppl): S304-310.
7. Fox CJ. Damage control resuscitation for vascular surgery in a combat support hospital. J Trauma, 2008, 65 (1): 1-9.
8. Breederveld RS, Kreis RW. Damage control in burn surgery. Br J Surg, 2009, 96 (11): 1227-1228.
9. Cirocchi R. Damage control surgery for abdominal trauma. Cochrane Database Syst Rev, 2010 (1): CD007438.
10. Diaz Jr JJ. The management of the open abdomen in trauma and emergency general surgery: part 1-damage control. J Trauma, 2010, 68 (6): 1425-1438.
11. 龚剑峰，朱维铭，吴性江，等. 急性肠系膜缺血性疾病的损伤控制性处理. 中华胃肠外科杂志, 2010, 13 (1): 22-25.
12. Sambasivan CN. Comparison of abdominal damage control surgery in combat versus civilian trauma. J Trauma, 2010, 69 Suppl 1: S168-174.
13. Smith JW. Direct peritoneal resuscitation accelerates primary abdominal wall closure after damage control surgery. J Am Coll Surg, 2010, 210 (5): 658-664, 664-667.
14. 姜洪池，李正天. 损伤控制外科理念在严重肝外伤诊治中的指导作用. 中华外科杂志, 2011, 49 (5): 385-387.
15. 李宁. 论"损伤控制性外科"理念在胃肠外科中的应用. 中华胃肠外科杂志, 2011, 14 (1): 12-15.
16. 刘伟，王燕荣，王永兴. 损伤控制理念在非创伤性急腹症中的应用进展. 中华普通外科学文献（电子版）, 2015, 9 (5): 401-404.
17. Schreiber, M. A., The beginning of the end for damage control surgery. Br J Surg, 2012, 99 Suppl 1: 10-11.
18. 赵振国，李幼生，王剑，等. 损伤控制外科在闭合性胰腺创伤中的应用. 中华外科杂志, 2012, 50 (4): 299-301.
19. Cirocchi R. Damage control surgery for abdominal trauma. Cochrane Database Syst Rev, 2013 (3): CD007438.
20. Dubose JJ. Open abdominal management after damage-control laparotomy for trauma: a prospective observational American Association for the Surgery of Trauma multicenter study. J Trauma Acute Care Surg, 2013, 74 (1): 113-120; discussion 1120-1122.
21. 李宁，朱维铭，左芦根. 应用损伤控制外科理念指导克罗恩病的外科治疗. 中华胃肠外科杂志, 2013, 16 (4): 308-310.
22. 朱仁武，顾叶春，姜阳贵，等. 损伤控制外科理念应用于胰十二指肠损伤的处理. 中华胃肠外科杂志, 2013, 16 (12): 1187-1190.

23. Lamb CM. Damage control surgery in the era of damage control resuscitation. Br J Anaesth, 2014, 113（2）: 242–249.

24. Weber DG, Bendinelli C, Balogh ZJ. Damage control surgery for abdominal emergencies. Br J Surg, 2014, 101（1）: e109–118.

25. 叶志强, 杨跃武, 罗刚健, 等. 损伤控制理念下结肠损伤的处理方式. 中华胃肠外科杂志, 2014, 17（11）: 1125–1129.

26. Roberts DJ. Indications for use of damage control surgery and damage control interventions in civilian trauma patients: A scoping review. J Trauma Acute Care Surg, 2015, 78（6）: 1187–1196.

27. Dervishaj OA. Damage Control Surgery: Not Just for Trauma. J Am Coll Surg, 2016, 222（2）: e12.

28. Roberts DJ. Indications for Use of Damage Control Surgery in Civilian Trauma Patients: A Content Analysis and Expert Appropriateness Rating Study. Ann Surg, 2016, 263（5）: 1018–1027.

29. Benz D, Balogh ZJ. Damage control surgery: current state and future directions. Curr Opin Crit Care, 2017, 23（6）: 491–497.

30. Cannon JW. Damage control resuscitation in patients with severe traumatic hemorrhage: A practice management guideline from the Eastern Association for the Surgery of Trauma. J Trauma Acute Care Surg, 2017, 82（3）: 605–617.

31. Kirkpatrick AW. The Damage Control Surgery in Austere Environments Research Group（DCSAERG）: A dynamic program to facilitate real-time telementoring/telediagnosis to address exsanguination in extreme and austere environments. J Trauma Acute Care Surg, 2017, 83（1 Suppl 1）: S156–S163.

32. Kirkpatrick AW. Damage control surgery in weightlessness: A comparative study of simulated torso hemorrhage control comparing terrestrial and weightless conditions. J Trauma Acute Care Surg, 2017, 82（2）: 392–399.

33. Smith JW. Randomized Controlled Trial Evaluating the Efficacy of Peritoneal Resuscitation in the Management of Trauma Patients Undergoing Damage Control Surgery. J Am Coll Surg, 2017, 224（4）: 396–404.

34. Chen S. Progress on combat damage control resuscitation/surgery and its application in the Chinese People's Liberation Army. J Trauma Acute Care Surg, 2019.

35. Ito K. Simultaneous damage control surgery and endovascular procedures for patients with blunt trauma in the hybrid emergency room system: New multidisciplinary trauma team building. J Trauma Acute Care Surg, 2019, 86（1）: 160–162.

36. 任建安. 腹腔开放疗法在腹部创伤的应用. 创伤外科杂志, 2015,（3）: 193–196.

第五节 加速康复外科在普通外科应用现状及展望

一、加速康复外科的概念

加速康复外科（fast track surgery, FTS, 或 enhanced recovery after surgery, ERAS）是以循证医学证据为基础, 外科、麻醉、护理、营养等多学科协作, 通过优化围手术期处理的临床路径, 以减少手术患者的生理及心理的创伤应激, 减少术后并发症, 缩短住院时间, 患者得以加速康复。这一优化的临床路径包含了住院前、手术前、手术中、手术后、出院后的整个治疗过程。ERAS 是现代医学一项新的理念和治疗模式, 其核心是强调以服务患者为中心, 以循证医学的证据为基础, 多学科的合作与参与, 以实现临床路径及流程的全面优化。

二、加速康复外科的发展历史

1997 年 Kehlet 教授首次提出加速康复外科（fast track surgery, FTS）的概念。2001 年在欧洲成立了加速康复外科研究小组（ERAS study group）, 并且将 FTS 更名为 ERAS, 发起人主要是 Olle 教授及 Fearon 教授等, Olle 教授担任主席, 其中大多数的专家都有临床营养的背景, Fearon 教授是国际著名的肿瘤营养学专家, Olle 教授则是欧洲肠外与肠内营养学会的前主席, 表明 ERAS 与外科代谢及营养有着密切的关系, 在实施与研究 ERAS 的过程, 需要高度关注营养及代谢的研究及临床应用。2005 年 ERAS 研究小组发表了第一个 ERAS 的临床共识, 即《结肠切除手术应用加速康复外科的专家共识》。2010 年, 欧洲专家委员将 ERAS 小组更名为 ERAS 学会（ERAS society）, 目的是在国际范围提升围手术期处理的质量, 促进患者的快速康复。2014 年, 欧洲 ERAS 学会发布了《胃切除应用加速康复外科的专家共识与指南》, ERAS 的概念逐渐在国际上引起了广泛的重视与推广, 在外科的诸多领域获得了应用的成功。目前, 欧洲 ERAS 已发布了有关胃切除手术、结直肠切除手术、减重手术、食管切除手术、妇科肿瘤切除等十五个专家共识及指南。2010年，召开了欧洲第一届 ERAS 学术大会，2018 年在瑞典召开了第四届 ERAS 的大会。2010 年，英国政府曾颁布了《促进术后康复的伙伴计划》。2013 年，美国成立了加速康复外科学会，2015 年，召开了美国第一届的 ERAS 学术年会。

2007 年黎介寿院士在国内首次将加速康复外科的概念引进中国。同年，东部战区总医院（原南京军区总医院）发表了胃癌患者应用加速康复外科的临床研究论文，这也是国际上的首次报道，并且开始在结直肠癌领域进行 ERAS 的临床应用研究。由江志伟教授撰写发表在《中国实用外科杂志》的论文《快速康复外科的概念及临床意义》目前谷歌学术引用已超过 880 多次，2010 年中国科学技术信息研究所发表的年度报告中，此文是 5 年间外科领域中引用率最高的论文。2012 年，加速康复外科的概念及临床意义被写入了赵玉沛院士与姜洪池教授主编的《普通外科学》全国研究生规划教材。2015 年在南京召开了中国第一届的加速康复外科全国大会，成立了中国第一个加速康复外科的专家委员会，发表了第一个中国加速康复外科领域的专家共识《结直肠切除应用加速康复外科中国专家共识》，以此为标志表明中国 ERAS 开始获得了外科领域的广泛关注。2015 年，全国政协委员冯丹龙女士到原南京军区总医院进行调研，向全国政协大会提交了政协提案——《提升医疗服务质量，实施加速康复外科》，此提案获得了国家卫生和计划生育委员会的重视与批复。2016 年 1 月，国家卫生和计划生育委员会到南京总医院调研 ERAS 项目，确定在全国规范化开展 ERAS，2016 年 12 月在杭州成立了国家卫生和计划生育委员会医管中心的加速康复外科专家委员会，标志着 ERAS 项目成为国家推动的项目；其中 7 位外科领域的院士担任顾问，王伟林教授担任主任委员。此后，在全国范围内陆续成立了 ERAS 的专业委员会，各专业委员会及学术组织陆续发表各个外科领域的 ERAS 中国专家共识，进一步推动了中国 ERAS 事业的蓬勃发展。2017 年，赵玉沛院士代表中华医学会外科学分会与欧洲加速康复外科学会签订了战略合作计划，此举表明中国 ERAS 项目从此走向国际舞台。2018 年 1 月，在中华医学会外科学分会主任委员赵玉沛院士、中华医学会麻醉学分会主任委员熊利泽教授的领导下，两个权威的专业学会首次合作发表了《加速康复外科中国专家共识及临床路径管理指南 2018 版》，首次提出 ERAS 实施的中国指南，此举标志中国 ERAS 的推广到达了一个崭新的高度。

三、加速康复外科的临床意义

影响术后患者康复的主要原因包括：疼痛、应激反应、器官功能不全、腹胀、肠麻痹、低氧、睡眠不足、体弱、饥饿、不能活动及各种导管的限制等因素。为了减少术后并发症，促进手术患者的快速康复，丹麦学者 Kehlet 教授于 1997 年首次提出了加速康复外科的概念。有研究显示，ERAS 方案优势表现在：减少疼痛及并发症、减少了创伤应激，减少了治疗费用，促进了器官功能的康复，使术后住院时间缩短了至少 30%，并且不增加术后并发症的发生率及再返院率。有研究显示，应用 ERAS 方案还提高了结直肠癌患者的术后 5 年生存率。加速康复外科是以患者为中心、强调高质量的医疗与护理，对患者而言，整个治疗流程满意度提高，痛苦经历减少。对于社会而言，ERAS 减少医疗费用，提高床位流转，提升了社会经济效益。对于医院，增进多学科的互动、实现提升服务质量同时降低医疗费用，与医疗改革政策相吻合；对于医护工作者，增加工作成就感。

四、加速康复外科的主要内容

以往诸多的国内外的加速康复外科共识及指南中，ERAS 的主要内容包括了十多项甚至二十多项的内容，过多的条目及措施可能会影响执行的依从性，进而影响的 ERAS 实施的临床效果，因此，我们提出了 ERAS 的六大核心措施：

1. 多模式的止痛方案　手术后疼痛主要来自切口、内脏及炎性反应，其传递路径包括外周神经、脊髓神经、大脑中枢神经。传统的止痛方法是使用哌替啶、吗啡、曲马多等阿片类止痛剂，其缺点是会引起呼吸抑制、恶心呕吐、头晕、肠麻痹、尿潴留等，这些不良反应均会导致患者术后早期不能下床、不能进食、需要留置导尿管及胃管等。因此，Kehlet 教授提出了多模式止痛方法，并于

2014 年获得了美国麻醉学会的杰出研究贡献奖。多模式止痛方案的重点是：切口罗哌卡因浸润控制外周神经痛；静脉使用 NSAIDs 控制炎性痛；口服氨酚羟考酮控制内脏痛；中胸段使用硬膜外麻醉及术后 24~48 小时的神经阻滞止痛。通过多个药物及多个靶点的联合应用，达到尽量不用或减少使用阿片类止痛药，促进术后胃肠蠕动功能、排尿功能及下床站立功能的早期恢复。

2. 术后早期下床活动　早期下床活动可以促进呼吸系统、肌肉骨骼系统等多系统功能恢复，可促进胃肠功能恢复，预防肺部感染、褥疮和下肢深静脉血栓形成。实现早期下床活动应加强术前宣传教育、施行多模式镇痛以及早期拔除鼻胃管、尿管和腹腔引流管等各种导管。推荐术后清醒即可半卧位或适量在床活动，无需去枕平卧 6 小时；术后第 1 天即可开始下床活动，建立每日活动目标，逐日增加活动量。

3. 术后早期进食进水　严重营养不良的患者，术前 7~10 天即可给予营养支持（口服和 / 或肠外），可减少感染并发症及吻合口瘘发生率。有研究显示，术前口服碳水化合物、硬膜外镇痛及术后肠内营养联合应用可在不使用外源性胰岛素的情况下取得更好的氮平衡和血糖值。如果患者体重严重下降应口服辅助营养，并持续口服至患者回家后 1~2 个月，甚至半年。对于老年人可能存在特殊营养素缺乏，应根据情况给予补充维生素及微量元素。有研究显示早期口服或肠内营养与完全禁食相比，可以促进术后肠功能的早期康复，减少术后感染并发症及缩短住院时间。然而，如果不使用多模式镇痛的方案，术后早期进食有可能增加呕吐的风险。

有研究显示择期腹部手术清醒后应尽早恢复经口进食、饮水，早期口服辅助营养可促进肠道运动功能恢复，维护肠黏膜功能，防止菌群失调和移位，还可以降低术后感染发生率及缩短术后住院时间。一旦患者恢复通气可由流质饮食转为半流饮食，进食量根据胃肠耐受量逐渐增加。但是当口服饮食能量摄入少于正常量的 50% 时，应鼓励添加口服肠内营养辅助，在出院回家后继续口服辅助营养物。

4. 围手术期液体管理　液体输注过量或不足，均可以导致脏器的血流灌注不足，引起术后器官功能障碍及并发症的发生，从而延迟患者的康复出院速度。血容量是心脏输出量及组织氧输送的一个重要决定参数。一般情况下，术中非显性的失水量一般不超过 1ml/（kg·h），并没有原来想象得那么多。由于手术引起的神经内分泌反应，术中尿量也可能减少，但无需为了追求尿量的正常，而过多输液；需要进行合理监测指导下的补液。在正常血容量时，由于神经阻滞引起的血管扩张产生低血压，无需过多地输注晶体或胶体来纠正，以免导致液体过负荷，仅需使用小剂量的血管活性药物进行收缩血管即可。

推荐使用平衡的限氯离子的晶体液，使用生理盐水将增加发生肾功能不全及高氯代谢性酸中毒等并发症的风险。一般情况下，使用晶体维持在 1.5~2ml/（kg·h）输液即可维持腹部大手术的液体内稳态。应尽可能地减少液体的转移，预防措施有：尽可能避免肠道准备、术前口服碳水化合物饮品、减少肠道操作、微创手术及减少血液丢失等。针对高风险手术患者推荐进行目标导向性液体治疗（goal-directed fluid therapy，GDFT）的策略，有证据显示，在 GDFT 的过程中，使用人工胶体溶液对于维持循环容量，减少总入液量，实现围术期液体零平衡，减少术后并发症有潜在优势。术后静脉液体应也尽量地减少，避免液体过多，优先通过口服来补充液体。

5. 尽早去除鼻胃管、腹腔引流管及尿管　择期腹部手术不推荐常规放置鼻胃管减压，这样可以降低术后肺不张及肺炎的发生率。如果在气管插管时有气体进入胃中，可以插入胃管排出气体，但应在患者麻醉清醒前予以拔除。使用导尿管 24 小时后就应考虑拔除。而行经腹低位直肠前切除术时，应考虑放置导尿管 2 天左右或行耻骨上膀胱穿刺引流。择期腹部手术患者术后使用腹腔引流并不降低吻合口瘘及其他并发症的发生率，也不减轻其严重程度。因此，在择期腹部手术时，不推荐常规放置腹腔引流管。可以根据情况，选择性地置放腹腔引流管，并尽量早期拔除。

6. 微创及精准手术治疗　手术相关应激因素包括：外科医生的手术熟练度、手术切口大小、手术操作时间、范围、出血量、麻醉医生的技术高低、各种药物、液体的使用等。手术创伤是外科患者主要的应激来源，因此，精准的外科操作，使用腹腔镜、内镜、支架、机器人等微创外科的器械,可以帮助实现外科的微创化,从而减少创伤应激。外科手术路径的优化也可以帮助实现外科的微创化,如经自然腔道标本取出术、单孔、减孔腹腔镜技术等。

（江志伟）

参 考 文 献

1. Wilmore DW, Kehlet H. Management of patients in fast track surgery. BMJ, 2001, 322:473.

2. Kehlet H, Wilmore DW. Multi-modal strategies to improve surgical outcome. Am J Surg, 2002, 183:630.

3. Rodgers A, Walker N, Schug S, et al. Reduction of post-operative mortality and morbidity with epidural or spinal anaesthesia: results from an overview of randomized trials. BMJ, 2000, 321:1493.

4. Sessler DI. Mild perioperative hypothermia. N Engl J Med, 1997, 336:1730.

5. Brandstrup B. Fluid therapy for the surgical patient. Best Pract Res Clin Anaesthesiol, 2006, 20(2):265-283.

6. Schmidt M, Lindenauer PK, Fitzgerald JL, et al. Forecasting the impact of a clinical practice guideline for perioperative beta-blockers to reduce cardiovascular morbidity and mortality. Arch Intern Med, 2002, 162:63.

7. Ramirez RJ, Wolf SE, Barrow RE, et al. Growth hormone treatment in pediatric burns: a safe therapeutic approach. Ann Surg, 1998, 228:439.

8. Van der Berghe G, Wouters P, Weekers F, et al. Intensive insulin therapy in critically ill patients. N Engl J Med, 2001, 345:1359.

9. Van der Lely AJ, Lamberts SW, Jauch KW, et al. Use of human GH in elderly patients with accidental hip fracture. Eur J Endocrinol, 2000, 143:585.

10. Takala J, Ruokonen E, Webster NR, et al. Increased mortality associated with growth hormone treatment in critically ill adults. N Engl J Med, 1999, 341:785.

11. Raguso CA, Genton L, Pichard C. Growth hormone (rhGH) administration to ICU patients: a literature survey. Clin Nutr, 2001, 20:16.

12. Ljungqvist O, Nygren J, Thorell A. Insulin resistance and elective surgery. Surgery, 2001, 128:757.

13. Taguchi A, Sharma N, Saleem RM, et al. Selective postoperative inhibition of gastrointestinal opioid receptors. N Engl J Med, 2001, 345:935.

14. Jin F, Chung F. Multimodal analgesia for postoperative pain control. J Clin Anesth, 2001, 13:524.

15. Lewis SJ, Egger M, Sylvester PA, et al. Early enteral feeding versus 'nil by mouth' after gastrointestinal surgery: systematic review and meta-analysis of controlled trials. BMJ, 2001, 323:773.

16. Basse L, Raskov HH, Jacobsen DH, et al. Accelerated postoperative recovery program after colonic resection improves physical performance, pulmonary function and body composition. Br J Surg, 2002, 89:446.

17. Henriksen MG, Jensen MB, Hansen HV, et al. Enforced mobilization, early oral feeding and balanced analgesia improve convalescence after colorectal surgery. Nutrition, 2002, 18:147.

18. Basse L, Madsen L, Kehlet H. Normal gastrointestinal transit after colonic resection using epidural analgesia, enforced oral nutrition and laxative. Br J Surg, 2001, 88:1498.

19. Liu XX, Jiang ZW, Wang ZM, et al. Multimodal optimization of surgical care shows beneficial outcome in gastrectomy surgery. J PEN J Parenter Enteral Nutr, 2010, 34(3):313-321.

20. Wang G, Jiang ZW, Xu J, et al. Fast-track rehabilitation program vs conventional care after colorectal resection: a randomized clinical trial. World J Gastroenterol, 2011, 17(5):671-676.

21. Wang G, Jiang Z, Zhao K, et al. Immunologic response after laparoscopic colon cancer operation within an enhanced recovery program. J Gastrointest Surg, 2012, 16(7):1379-1388.

22. Wang G, Jiang ZW, Zhao K, et al. Fast Track Rehabilitation Programme Enhances Functional Recovery after Laparoscopic Colonic Resection. Hepatogastroenterology, 2012, 59(119):2158-2163.

23. 江志伟,鲍扬,刘磊,等. 在加速康复外科理念指导下的腹腔镜胃癌根治术. 肠外与肠内营养, 2009, 16(6):335-337.

24. Slim K. Fast-track surgery: the next revolution in surgical care following laparoscopy. ColorectalDis, 2011, 13(5):478-480.

25. Vlug MS, Wind J, Hollmann MW, et al. Laparoscopy in Combination with Fast Track Multimodal Management is the Best Perioperative Strategy in Patients Undergoing Colonic Surgery: A Randomized Clinical Trial(LAFA-study). Ann Surg, 2011, 254(6):868-875.

26. Levy BF, Scott MJ, Fawcett WJ, et al. 23-hour-stay laparoscopic colectomy. Dis Colon Rectum, 2009, 52(7):1239-1243.

第六节 机器人外科的 历史、现状与展望

一、机器人外科的历史

外科（surgery）一词来源于古希腊语 cheirergon，是以手（cheir）和工作（ergon）组成，所以外科是利用器械设备为患者检查、治疗病症或创伤，以达到改善身体功能或外观为目的的操作过程。手术治疗是外科医生最常用的治疗方法。在外科学中，根据外科治疗对患者造成创口的大小分为，传统外科（开腹手术）和微创外科。自 1987 年法国 Philippe Mouret 实施首例腹腔镜下胆囊切除术起，微创外科逐步被认可并广泛开展起来。然而，传统腹腔镜手术存在学习曲线长、二维视野景深感缺乏、手术器械自由度不足、手部震颤通过套管和器械被放大等缺点，使得传统腹腔镜手术在精细组织解剖、腔镜下缝合打结及小空间精细操作等方面变得困难，很多大型、复杂、精细手术的腔镜下操作很难推广应用。外科机器人手术系统正是为解决这些瓶颈应运而生，它不仅具备了传统微创外科手术的所有优势，还拥有自然眼－手协调、手－器械实时同步动作、三维立体图像、高自由度仿真手腕器械、自动滤除人为震颤等优点，在多个学科的外科治疗中得到了广泛应用，并由此开创了机器人微创外科的新时代。外科机器人技术是微创手术的发展，是手术模式的变革，是人类手、眼自然极限的延伸，是外科学技术、机器人技术、计算机控制技术、数字图像处理技术、传感器技术、生物制造技术等多种新兴技术的高度融合。外科机器人技术可以有效地辅助外科医生完成手术定位和手术操作，是外科发展史上又一个里程碑式的技术飞跃，实现了微创手术和数字化手术的完美统一。

使用机器人辅助手术的思想和许多高科技一样源于军事需求，达芬奇手术系统（Da Vinci Surgical System，DVSS）的原型机为前斯坦福研究中心（SRI）于 20 世纪 80 年代为美国陆军研制的项目，设计初衷是为了发展远程的战地外科技术。虽然达芬奇机器人是目前最广泛采用和知名度最高的机器人辅助外科手术系统，但是在此之前和在此之后，人类早已开始并且继续着对机器人辅助手术系统的探索与开发利用。

"机器人"技术产生于 20 世纪 60 年代并最先应用于汽车制造和核工业领域。外科机器人技术是在工业机器人成熟应用的基础上，从 20 世纪 80 年代开始发展起来的。1985 年第一台 Puma 型工业机器人在美国加州放射医学中心被改进而用于脑外科的取样实验，由此开创了机器人技术在外科领域应用研究的先河。1991 年 ISS（Integrated Surgical Systems）推出的 Robodoc 被用于膝关节外科置换手术，并于 2008 年获得了 FDA 的认证。

1994 年 Computer Motion 公司研发的内镜光学定位外科机器人系统 AESOP 用来减轻传统微创外科持镜医生的繁重工作，它结合 Hermes 语音驱动系统，通过医生的语音命令控制手术中内镜镜头的位置，于 1994 年获得了 FDA 的认证。作为第一个被批准进入医疗市场的外科机器人系统，为外科机器人的临床使用提供了可行性的基础。

1995 年 Fredrick Moll、Robert Younge 和 John Freund 获得了首个 SRI 远程医学图像系统的应用许可证。

1999 年 Computer motion 公司推出了 Zeus 微创外科机器人系统，并进行了首次具有真正意义的机器人远程遥控操作外科手术：在美国纽约的主治医生为 3 800 英里（1 英里 =1 609.344 米）外的法国斯特拉斯堡患者实施机器人手术治疗。Zeus 功能定位和早期达芬奇系统类似，但两者的主操作控制平台不同，Zeus 的末端工具灵活度少于达芬奇系统，操作灵活性也差于后者。结果 Computer motion 公司于 2003 年被 Intuitive Surgical 公司收购，Zeus 机器人系统也不再生产销售。

1999 年美国 Intuitive Surgical 公司发布了第一台达芬奇机器人手术系统，它集成了图像导航技术、机器人定位、遥控操作等多项先进技术，为微创外科手术提供了一个全新、高效、精准的操作平台。该系统于 2000 年正式成为第一个受美国 FDA 批准用于普外科的机器人手术系统，并于 2001 年被批准应用于胸腔、心脏、泌尿、妇产及耳

鼻喉等手术。随后,达芬奇 S 系统、达芬奇 Si 系统、达芬奇 Xi 系统及达芬奇 SP 系统分别于 2005年、2009 年、2014 年及 2018 年上市,并成为目前临床应用最广泛的机器人手术系统。

2003 年,德国机器人与嵌入式系统研发中心和慕尼黑理工大学心脏治疗中心联合开发了针对心脏手术的微创机器人系统,以提高心脏外科手术的精准、精细程度、缩短手术操作时间,减少不必要组织的损伤。以色列 Mazor 公司研发的脊柱外科机器人 Spine Assistant 于 2008 年通过FDA 认证,可以在脊柱骨上钻孔来固定医学螺钉等。2004 年美国 Johns Hopkins 大学研发了一种基于支撑喉镜下的多自由度喉部手术机器人系统,2009 年美国哥伦比亚大学的 ARMA 实验室开发了多自由度蛇形机器人单元的单孔双臂操作机器人。

我国的机器人外科系统研发起步较晚,但起点不低。1997 年北京航空航天大学、清华大学和海军总医院联合研发了机器人辅助无框架脑外科立体定向手术系统 CRS,取得了成功,于 2002 年取得了 CFDA 注册证书,该系统主要用于神经外科的辅助定位及脑部标本取样等操作。2004 年,天津大学和法国巴黎第六大学联合开发出微创外科手术机器人从操作手系统,目前已完成动物实验。2008 年天津大学开始研发机器人"妙手"系统,该系统已通过动物实验验证,目前已应用于临床探索,有望打破达芬奇手术机器人的垄断。2008 年南开大学开发出脊柱外科机器人系统,该系统采用 CT 图像信息导航,辅助医生进行经皮的脊柱穿刺操作。2008 年哈尔滨工程大学研发出微创外科手术辅助持镜机器人系统,功能上类似于美国的 AESOP 系统。2013 年,哈尔滨工业大学机器人研究所研发的微创腹腔外科手术机器

人系统实现自主知识产权,打破了达芬奇手术机器人的技术垄断。2014 年中国科学院重庆绿色智能技术研究院启动微创腹腔手术机器人项目(cigit 手术机器人系统),目前已研发出第三代手术机器人系统。

微创外科手术是外科发展的必然趋势。近年来全球机器人手术量以每年 15% 左右的速率快速增长,目前在全世界已完成超过 600 万例手术。机器人微创外科以其更精准、精细的操作,使外科手术更容易实施,更具有操作性。机器人外科操作系统的研发历史充分展现了人类对于科学进步执着探索和精益求精的精神,不断借助工业化技术改善在手术操作中的手眼极限,并且将机器人辅助系统这项技术逐渐应用到外科学各个分支中去。

二、机器人外科的现状

(一)达芬奇机器人系统设备条件

目前应用最广泛的机器人手术系统是达芬奇手术系统(图 1-1)。该系统标准配置包括医生控制台、患者手术平台和影像处理平台,与内镜系统、手术器械等配套使用。机器人患者手术平台由固定于可移动基部的机械臂及摄像机系统组成,器械在 7 种自由度下完成各种操作,摄像机系统提供 16:9 比例的真实三维图像;远程医生操作主控制平台由内部成像系统的双眼观察器、器械控制器、系统安装及控制面板以及一系列脚踏组成;内镜视频系统具有标准内镜系统的所有特点,包括监视器、CO_2 充气机、光源以及摄像机。达芬奇机器人手术系统实际上是一种主从操纵器或从动式机械手,采用主 - 从式远距离操作模式,根据器械臂的灵活运动及真实的三维图像使得术者在患者体内完成精准、精细的操作。

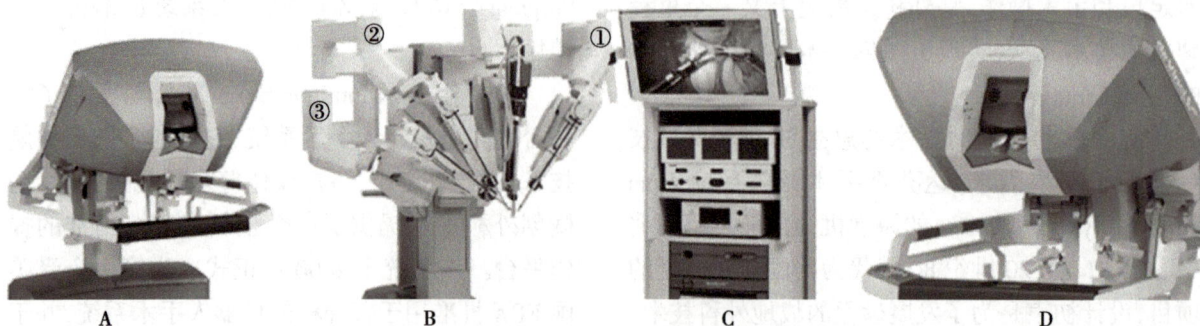

图 1-1 达芬奇手术系统

1. 患者手术平台　为集中构型的庞大机械系统,包括 4 个机械臂和摄像机系统,其中 3 个多关节机械臂用来驱动 2 个腕型末端工具,第 4 个多关节机械臂用来驱动双目内镜,为主控平台提供手术区域图像信息。达芬奇腕型末端工具(Endo-Wrist)有 6 个运动自由度和 1 个开合自由度,可实现灵活操作,其有 5mm 和 8mm 两种规格,每种规格均有 40 余种不同功能的手术器械,其以每秒 1 300 次的频率跟踪机器人主操作器处医生手操作的动作,达芬奇系统通过过滤医生手的颤抖并比例缩小医生手的动作幅度来实现操作的精细。

2. 医生控制台　在医生控制平台上设置有两个图像显示器及 2 个机器人主操作器,每个图像显示器对应医生的一只眼睛,以此为医生提供三维的图像信息。医生坐在主控制平台处,将双手放在机器人主操作器的两个抓持端,主操作器可以测量医生手臂、手腕以及手指的夹持动作。

3. 影像处理平台　影像处理平台包括系统核心设备、内镜控制器和视频处理器。影像处理平台还具有触摸屏以观看内镜图像并调整系统设置。内镜控制器用于为内镜提供控制和照明,影像处理器用于从内镜控制器获取左右视频输入信号,并将处理后的图像输出提供给系统核心,系统核心设备功能包括:①与医生控制台及患者手术平台进行通信。将来自各种源(例如影像处理器、外部输入)的视频信号分发到各种终端(例如触摸屏、外部输出)。②与第三方高频发生器通信,从医生控制台脚踏板启用电能量实现电凝、电灼、电切等切割、分离、止血等操作。

4. 内镜系统　内镜系统包括内镜操作机器人模块、遥操作控制模块、拓展功能模块。每个功能模块都具有一些独特的功能,它们在理论上可以单独或组合起来完成一定的功能。内镜操作机器人模块响应医生的命令来完成对内镜的控制;遥操作控制模块允许医生在远距离协助、指导或监督本地医生完成手术;拓展功能模块提供和其他手术仪器或外部数据库的接口。

(1)内镜操作机器人模块:该模块是系统的主要构成部分。主要由机械手系统子模块、本地控制及视觉图像处理子模块两部分构成。机械手系统子模块主要由机械手臂及内镜夹持器构成,机械手臂具有肩、肘、腕关节"万向角度"活动功能,不受患者体位变化的影响;根据其要完成的目标任务,该子模块应该具有如下一些特点:

1)定位独立于手术台,这样该系统就可以根据不同的手术而定位到相应的地点。

2)该系统应具有多重的路径而到达理想的目标位置。

3)具有足够大的工作空间以至于不会干涉医生或其他的手术设备。

4)满足切入点的动力学限制。

5)当遇到特殊情况时,易于转变成为传统的开放型手术或是基于内镜技术的手术。

6)体积轻便,易于清洁和消毒。

7)在手术构成中应该尽量减少医生对该系统的注意力。

8)安全性好,即使在最不利的情况下也不会伤害到患者或医疗小组。

本地控制及视觉图像处理子模块主要包括医生接口和机器人控制两部分。前一功能包括图像、图形处理,语音识别,以及其他的外设接口的合成。机器人控制器在接到内镜移动的指令后,迅速将其转换成机器人各关节的驱动信号,以迅速对该指令作出响应。

(2)遥操作控制模块:该模块允许两个医生间进行远距离协作(不同于基于 internet 的远程协作),以至于专家在远离手术室条件下可以指导或监督本地的手术医生进行外科手术。为了简化这项功能,远程医生在接收到本地的手术信号时,可以在该图像上进行标记或作出相应的注释。同时这些标记和注释的信号会被发送到本地手术室中,在本地的监视器中显示出来。远程医生同时也可以控制机器人来使内镜图像聚焦到其感兴趣的地方。除此以外,该子模块还具有电视会议功能,允许本地和远程医生进行实时的交流,以及时解决手术中遇到的问题。

遥操作控制模块包括两部分:本地通信部分和远程工作站。前一部分凭借一通讯网络与内镜操作机器人模块进行通讯,同时经过另一个网络同远程工作站进行通讯。这也就意味着这一部分是连接内镜操作机器人模块和远程工作站的一个桥梁。远程工作站包含一个标准的 PC 机,这样就可以允许其对内镜操作机器人进行控制。通过系统的鼠标或其他的输入设备对后台图像进行标记,来指导本地医生进行手术。

（3）拓展功能模块:该模块的主要功能是为手术提供数据支持。本地手术医生通过本地的人机接口向该模块发出命令信息,以获得相应的技术资料支持。例如在手术过程中医生可以从该模块获得患者以前的病例资料,或获取手术过程中的基本技术资料。除此之外,如果手术中还需要其他的设备仪器,医生就可以通过拓展功能模块来对该设备仪器进行操作。

当然内镜视频系统还要有监视器、CO_2充气机、光源以及摄像机。

总之,达芬奇机器人外科手术系统较为复杂,在临床应用中,需要较大的手术房间存放这些设备设施,且因其系统精细、复杂、昂贵,需要专门接受过培训的医护人员配合实施手术治疗。

（二）达芬奇机器人的技术优势及其在外科技术中的应用现状

英国外科医生 John E.A.Wickham 在 1983 年率先提出了微创外科的概念,这一概念引领了腹腔镜外科的到来。相比传统腹腔镜技术,达芬奇手术系统具有独特的技术优势。达芬奇机器人手术可以坐位操作,降低了手术者的劳动强度,使得术者可以完成更多复杂和长时间的手术;有景深的高清晰三维成像系统,术野被放大 10~15 倍,手术的视觉感更佳;计算机系统滤除了人手的生理性震动,按比例缩小操作的动作幅度且操作臂没有杠杆作用,提高了手术精确性;术者头部离开目镜,手术器械即被原位固定,提高了安全性。7个自由度的手术器械极大提高了操作的灵活性,使难度较大的缝合和(显微)吻合操作变得简单方便,原先腹腔镜下高难度手术如 Whipple 手术等更具有可操作性。此外,手术机器人操作直观,便于学习掌握,学习曲线比传统腹腔镜外科更短;手术适应证更加广泛,并且使远程手术成为可能。

1997 年 3 月应用达芬奇机器人成功实施了第一例胆囊切除手术,这标志着现代机器人手术正式登上历史舞台,微创外科也因此又向前迈出了更深远的一步。机器人辅助腔镜外科是微创外科领域技术上和观念上的极大飞跃,据 Intuitive Surgical 公司统计,截至 2018 年 9 月 30 日全球已安装了 4814 台,其中美国有 3 110 台,欧洲 821 台,亚洲 629 台及其他地区 254 台。近年来,全球每年完成的机器人手术量快速增长,2014 年全年有 57 万台使用达芬奇手术系统进行的手术,而 2018 年,全球达芬奇手术量超 100 万例。

机器人手术系统在我国也广泛应用于临床。2006 年 12 月中国人民解放军总医院引进第一台达芬奇机器人手术系统开展心外科手术,截至 2019 年 1 月,中国大陆地区目前已安装 76 台达芬奇机器人手术系统,手术量也一直呈增长态势,2007 年全国开展达芬奇手术 62 例,2010 年完成 615 例,到了 2014 年全年共开展 4 980 例,而 2018 年全年国内完成达芬奇手术 32 636 例,增长极为迅速。机器人手术涉及心胸外科、泌尿外科、普通外科、妇科和小儿外科等多个学科领域。

1. 心胸外科 传统开放心胸外科手术需要打开胸腔,分离胸骨,游离肋骨,不仅手术创伤大,风险高,而且术后恢复时间长。传统胸腔镜手术已用于肺叶切除、冠脉搭桥等心胸外科手术,研究表明胸腔镜手术患者术后痛苦小、恢复快,但其适用范围有限,无法完成一些解剖结构复杂的手术,因而开展并不普及。达芬奇手术机器人的出现使得这一问题迎刃而解,1998 年,法国的 Carpentier 使用"达芬奇"原型机器完成了首例机器人辅助下二尖瓣成形术,1999 年手术机器人即完成了首例冠状动脉旁路移植术,2003 年起用于各种心脏外科直视手术。它在不破坏胸廓完整性的前提下,能精准地完成手术操作,而且适应证范围广泛,如今,机器人系统的应用几乎涵盖所有的心脏外科手术,如全腔内心脏搭桥、心脏不停跳取乳内动脉、二尖瓣成形、二尖瓣置换、房间隔缺损修补、三尖瓣成形、心脏肿瘤切除等。其中,全机器人冠状动脉旁路移植术（TECAB）可在机器人系统下完成精细血管游离及胸廓内动脉到靶血管的吻合,并且可在非体外循环下同时完成多支血管吻合,术后两周血管造影检查提示桥血管通畅率达 100%,临床疗效显著。此外,机器人因其器械灵活度高的优势,加之配合"左房牵开器"的应用,机器人系统目前已经应用于各种类型的二尖瓣成形及二尖瓣置换手术,临床研究已证实机器人二尖瓣手术安全有效,且近、中期结果良好。机器人系统的应用也为全内镜下房间隔缺损修补术等部分先天性心脏病矫正手术提供了可能,具有手术视野清晰、操作精细和术者工作强度低等优点。2006 年中国人民解放军总医院心胸外科引进国内首台 DVSS,并于 2007 年 1 月 15 日完成了中国首例全机器人房间隔缺损修补手术,拉开了中国机器人外科的序幕。截至 2016 年底,高长青共完成心脏外科手术 800 余例,在该领域达到了国际先进水平。2018 年,我国各医院共完成机器人心脏外科手术 330 例,历年累计手术量达到 2 000 多例,临床应用表明手术机器人的手术安全性高,疗效明显好于开放式手术和胸腔镜手术。经过 10 余年的发展,手术机器人在心胸外科的应用已趋于成熟,推广迅速,目前国际上许多大型心脏外科中心已经能够常规开展。机器人手术系统在胸外科手术中的应用也极其广泛,自 2002 年意大利 Melf 等首先报道了机器人辅助胸腔镜肺叶切除术,2003 年美国 Horgan 报道了首例机器人食管癌切除手术至今,机器人手术系统几乎已应用于除肺移植以外的所有手术,如机器人肺叶切除术、机器人胸腺瘤切除术、机器人后纵隔肿瘤切除术、机器人食管癌根治术等。相较于传统胸腔镜,机器人手术系统独有的内腕操作系统及 3-D 立体放大术野使其在复杂尤其是需要重建的解剖性肺部切除手术中具有优势,国内外多项临床研究已证实机器人手术系统肺叶切除的安全性及有效性,在复杂手术中可做到更精细解剖,在淋巴结清扫方面明显优于传统胸腔镜手术,Yang 等比较了机器人、胸腔镜及开腹手术肺叶切除术的近远期疗效,发现机器人手术在淋巴清扫等方面更具优势,其五年总生存期无差异,但五年无病生存率更高。由于食管位置的特殊性,传统手术创伤巨大,因此,微创手术在食管手术中具有较好的应用前景,可明显降低术中及术后并发症的发生。机器人食管癌手术相较于胸腔镜手术,在术中失血量、淋巴结清扫、围手术期并发症发生率等方面并无明显差异,且在外侵肿瘤的根治性切除、纵隔细微结构(喉返神经、胸导管等)的暴露中具有明显优势。目前,多项机器人近、中期疗效研究已证实了其安全有效性。除此之外,机器人手术系统在纵隔肿瘤中应用广泛,尤其是肿瘤侵犯心包、大血管时更具优势,手术应用涵盖了包括胸腺增生、胸腺瘤、畸胎瘤、神经源性肿瘤等多种疾病的治疗。

机器人手术系统在我国胸外科应用起步晚,但是发展快,2018 年,我国各医院共完成机器人胸外科手术 3 900 多例,胸外科历年累计手术量达到 12 000 多例,几乎所有安装了机器人手术系统的医疗机构均开展了胸外科手术,其中较大的中心有原沈阳军区总医院、上海交通大学附属胸科医院、原南京军区总医院等。

2. 泌尿外科 腹腔镜技术适用于许多常规的泌尿外科手术,如肾切除、肾上腺切除、输尿管切开、前列腺肿瘤切除、膀胱肿瘤切除等。但由于泌尿系统解剖学上的特殊性,限制了腹腔镜技术的普及和推广,一些复杂的手术往往难以掌握,手术并发症发生率也较高。自 2000 年开展首例手术机器人前列腺癌根治性切除术、2004 年开展首例机器人肾部分切除术以来,手术机器人以其独特的深部操作和精细操作的技术优势,在国外被广泛应用于各种泌尿外科手术,包括前列腺癌根治、肾切除、肾盂成形、输尿管成形、全膀胱切除、输精管吻合、活体供肾切取等,其中前列腺癌根治术及肾部分切除术应用最为广泛。肾部分切除术是泌尿外科最常见的手术之一,机器人行肾部分切除术具有视野暴露更清晰、操作更精细、缝合更方便等优势,Patton 通过多中心回顾性研究比较机器人、腹腔镜及传统开放肾肿瘤切除术 R.E.N.A.L 评分及围手术期结果发现,机器人手术在术中出血量、住院时间和 Clavien 评分等方面具有明显优势。此外,White、Kin 等多个中心的保留肾单位肾肿瘤切除手术报道也表明机器人手术系统更具优势。膀胱癌根治术是泌尿科最复杂的手术之一,机器人因其 3-D 纵深视野、内腕灵活操作等优势亦被应用于膀胱癌根治术的治疗,并取得了良好的临床疗效。Pak 等回顾性比较机器人与腹腔镜膀胱癌根治术的近期疗效,结果显示机器人具有术中出血少等优势。2018 年《中国机器人辅助根治性膀胱切除术专家共识》发表,推动了我国机器人膀胱癌根治术的开展。前列腺癌根治术是最能体现达芬奇技术优势的手术,手术机器人可提供 3D 高清视野和准确、灵活的操控能力,能够清楚呈现组织、器官的解剖构造和神经血管束的走行,非常适用于淋巴结的清扫和准确的缝合,手术中可精确保留前列腺侧筋膜,减少对患者术后性生活的影响,术后病理检查和随访都显示了良好的肿瘤切除效果。目前,在北欧国家一半以上的前列腺癌根治手术由手术机器人完成,而在美国,这一比例更是高达90%,已成为前列腺癌根治手术的"金标准"。国内机器人手术系统在泌尿外科手术中也得到广泛应用,2018年,全国各医院共完成机器人泌尿外科手术15 000多例,累计手术量超过45 000例,居各专科首位,其中以解放军总医院开展例数最多,手术类型涵盖了机器人前列腺癌根治术、机器人肾癌根治术、机器人膀胱癌根治术、机器人输尿管肾盂癌根治术等几乎所有泌尿外科手术。

3. 普通外科 达芬奇手术系统是最早应用于普通外科手术治疗的机器人系统,经过10多年的发展,达芬奇手术系统在普通外科领域的应用主要集中于胃结直肠外科、肝胆胰外科、甲状腺乳腺外科等亚专科,手术类型涵盖普通外科绝大多数腔镜手术,主要为机器人胃癌根治术、机器人结直肠癌根治术、机器人食管裂孔疝修补术、机器人减肥手术等胃结直肠手术及机器人胰腺癌切除术、机器人胰十二指肠切除术、机器人保留幽门的壶腹部肿瘤切除术、机器人胆管癌切除并胆肠吻合术、机器人肝脏肿瘤切除术等肝胆胰手术。近年来,机器人系统亦应用于血管外科、腹壁疝外科等亚专科的手术中。

(1)机器人在胃结直肠手术中的应用:Morino等较早利用手术机器人完成了Nissen胃底折叠术(Nissen fundoplication),对于具有明显裂孔疝的患者,使用机器人辅助下的修补术比传统的腹腔镜手术更有优势。Ruurda等利用机器人完成了Heller肌切开术,近期疗效显著。胃旁路Roux-en-Y吻合术在很多国家已被视为治疗肥胖症的标准术式。然而,由于术中需要行胃肠吻合,因此在传统的腔镜下操作需要较高的手术技巧。Horgan等首先报道机器人辅助下的胃空肠吻合术用于治疗肥胖,取得良好效果。Bindal等总结机器人与腹腔镜肥胖手术的研究发现,机器人相较于腹腔镜手术,在围手术期并发症发生率等方面具有优势。

在胃癌机器人外科治疗领域,Hashizume等2002年首次报道DVSS成功用于胃癌根治术。目前已有不少研究证明了机器人手术治疗胃癌特别是早期胃癌的安全性和有效性。由于DVSS具

备7个自由度的Endo-Wrist,极大提高了手术操作灵活性;具有3D视觉,术野被放大10~20倍,使常规腹腔镜手术难度较大的胃肠缝合和胃周血管脉络化操作变得方便,因而在实施胃癌根治术方面具有独特的技术优势。Woo等对照研究机器人与腹腔镜胃癌手术的疗效,结果发现机器人手术具有术中出血少等优势,而术后并发症发生率与常规手术相当。余佩武等在国内率先报道了达芬奇机器人胃癌根治术,目前已完成超过800例,为国内最大宗病例中心,近远期疗效显著,并于2015年牵头制定了中国首部《机器人胃癌手术专家共识》,推动了我国机器人胃癌手术的开展。陈凛等比较机器人与腹腔镜胃癌根治术的近期疗效发现机器人相较于腹腔镜手术在术中出血、淋巴结清扫等方面具有优势。目前关于机器人胃癌手术的长期疗效研究较少,韩国Obama等回顾分析机器人与腹腔镜胃癌手术的长期生存发现,两者术后五年总生存率及无复发生存率无明显差异。

机器人手术系统亦广泛应用于结直肠手术治疗中,其在结肠脾曲的游离、神经丛的辨认、狭窄盆腔的解剖和手工缝合低位吻合口等方面具有明显技术优势。直肠癌机器人手术也遵循全直肠系膜切除的手术原则,而且与传统开腹手术及腹腔镜手术相比具有明显优点:3D显像和放大作用使术者可清晰辨认盆筋膜脏壁两层间的疏松结缔组织间隙,有利于保护盆腔自主神经,保留患者性功能及排尿功能,提高术后生存质量;克服了传统腹腔镜术者动作范围受限的缺点,使全直肠系膜切除更加彻底;操作更加精细,术中出血极少,患者术后康复快,疼痛轻,住院时间缩短。Tsukamoto等报道的多中心二期临床试验结果表明机器人行直肠癌根治术是安全可行的,一项比较机器人与腹腔镜直肠癌根治术的随机临床研究(ROLARR研究)也进一步证实了其安全性。同样的,目前已有多个研究证实了机器人系统应用于结肠癌手术治疗的安全性及可行性。2015年我国《机器人结直肠癌手术专家共识》发表,推动了我国机器人结直肠癌手术的开展。近年来,机器人的应用也大大推动了经自然腔道取标本手术(NOSES)、经肛门全直肠系膜切除术(Ta-TME)及经括约肌间隙直肠癌切除术(ISR)等术式的开展,使得直肠癌手术更微创,增加了低位直肠癌保肛的可

能性。

（2）机器人在肝胆胰手术中的应用：相对于腹腔镜胆囊切除术（laparoscopic cholecystectomy，LC），机器人胆囊切除术由于有清晰放大的三维视图，机器人手术操作更为准确和精细，有助于减少胆囊切除过程中的胆管损伤。

胰腺外科是腹腔镜外科及机器人外科的"试金石"，1994 年 Gagner 等首次报道了腹腔镜胰十二指肠切除术（laparoscopic pancreaticoduodenectomy，LP）。此后全腹腔镜下胰十二指肠切除术虽不断有报道，但术前均需严格挑选患者，术中中转开腹概率较高。2019 年 1 月柳叶刀子刊 *The Lancet Gastroenterology & Hepatology* 刊登了一项多中心、单盲、随机对照的 2/3 期试验，评估了腹腔镜胰十二指肠切除术与开放式胰十二指肠切除术的安全性和有效性（LEOPARD-2），结果提示腹腔镜胰十二指肠切除术并发症直接相关的死亡率几乎是开腹手术的 5 倍，而且两组恢复时间没有显著差异。与腹腔镜胰十二指肠切除术相比，机器人辅助的微创胰十二指肠切除术重建更方便、安全性更高、学习曲线更短。Melvin 等首先报道使用 DVSS 切除胰腺尾部神经内分泌肿瘤。2003 年，Giulianotti 等报道 8 例采用机器人辅助外科手术系统行胰十二指肠切除术（pancreaticoduodenectomy，PD），其中胆肠吻合和胃肠吻合均在体内完成。近年来，陆续有 DVSS 在复杂胰腺手术中应用的报道，取得了满意的效果。Buchs 等的队列研究初步证实机器人辅助胰十二指肠切除术的安全性，Kim 等比较了机器人与开腹胰十二指肠切除术近期疗效，发现其在并发症发生率、住院时长等方面颇具优势。詹茜等报道了机器人辅助下胰腺局部切除、胰腺中段切除、胰体尾切除（保脾或不保脾）、Beger 术、胰十二指肠切除等，术后胰瘘率与开腹手术相当。周宁新等将机器人辅助胰十二指肠切除术与开放胰十二指肠切除术进行比较，结果显示机器人辅助手术组手术时间较长，但术中出血量、住院时间、并发症发生率均低于开放手术组。

（3）机器人在甲状腺乳腺手术中的应用：甲状腺外科经过 100 多年的发展，技术已相当成熟，但始终无法满足患者对于美的追求。近十年来，微创技术的发展为许多患者带来福音，但腔镜甲状腺手术是否适合于甲状腺恶性肿瘤仍存在一定

争议，许多外科医生在考虑淋巴结清扫及术后并发症等问题时仍慎重选择传统开放术式。机器人手术系统的出现为这一问题的解决提供了支持，第一例头颈部机器人手术是由 Lobe 等于 2005 年完成的。韩国的监测数据显示，机器人甲状腺切除术为韩国最常见的机器人手术。甲状腺癌合并颈部淋巴结转移患者的处置方法已得到认可，机器人辅助改良颈部根治性清扫术在技术上是可靠且安全的。Pan 等报道机器人甲状腺手术相较于开放手术，具有出血少、吞咽功能损伤小、更美观等优势，且远期疗效相当。目前，机器人已能完成甲状腺腺叶切除、甲状腺次全切除、甲状腺全切除、甲状腺癌根治术等各种手术。

传统开放乳腺癌根治手术对女性患者的自尊造成了巨大的心理创伤，而微创技术的应用为解决这一问题带来了福音。2011 年 Leff 等报道了腔镜下乳腺癌切除术，但由于传统腹腔镜器械僵硬、笨拙以及二维视野缺乏纵深感等缺点，没能全面普及。为了追求更微创、更美观的手术，近年来机器人被广泛应用于乳腺癌手术治疗中。2015 年 Toesca 等首次报道了保乳乳腺癌切除术联合乳房重建手术，将乳腺癌保乳手术带入了机器人时代，同时该团队于 2017 年报道了关于该术式安全性的临床研究，初步证实机器人保乳乳腺癌切除术是安全可行的。

4. 妇科 早在达芬奇机器人系统获得 FDA 认证之前，美国 Computer Motion 研发的"宙斯"机器人手术系统便获得了 FDA 认证并最早于 2000 年应用于临床开展输卵管重建手术。2005 年达芬奇手术机器人被美国 FDA 批准用于妇科微创手术，此后，该技术得以迅速普及。早期临床应用结果表明达芬奇手术机器人具有更高的精准性、更好的操控性，能在狭窄的骨盆空间中完成非常精细的操作，有利于脏器功能的重建和盆腔淋巴结的清扫。经过十多年的临床探索，机器人手术系统已广泛应用于子宫内膜癌、宫颈癌、卵巢癌等恶性肿瘤及子宫肌瘤、子宫内膜异位症、盆腔器官脱垂等良性疾病的手术治疗中。国内外报道较多的是用于宫颈癌根治术，该术式需要运用精确的分离技术进行韧带切断、淋巴结清扫、输尿管游离等，可以充分发挥达芬奇手术机器人的技术优势，从而达到较为理想的手术效果。此外妇科手术中

需要进行比较复杂缝合技术的手术,如复杂的子宫肌瘤切除术、输卵管再通吻合等,运用达芬奇手术机器人灵巧的手术臂可高质量地完成缝合,有助于减少术后并发症的发生。Shah 等回顾性比较机器人与开腹子宫切除术患者的近远期疗效发现,机器人手术具有出血少、住院时长短、围手术期并发症少等优势,且术后远期复发率比较无差异。然而,2018 年《新英格兰医学杂志》刊出一篇前瞻性随机对照研究及一篇回顾性队列研究,比较微创手段(机器人及腹腔镜)与开腹手术治疗早期宫颈癌的远期疗效,结果均显示微创治疗组患者远期总生存期及无复发生存期较开腹组缩短,其原因或与微创手术使用举宫器增加腹腔种植转移风险等因素有关。我国机器人手术系统在妇科手术中的应用发展很快,自 2008 年 12 月解放军总医院开展了我国首例子宫切除及左附件切除手术以来,机器人手术系统在妇科手术治疗中得到了广泛推广,2018 年我国各医院共完成机器人妇科手术 3 800 多例,历年累计手术量超过11 400 例。

5. 小儿外科 近年来,凭借狭小空间操作性强、多自由度旋转手腕等优势,机器人手术系统得以在小儿外科领域开展。目前机器人手术系统已应用于小儿泌尿、胃肠、胸科等手术,其中以泌尿外科应用最为广泛。机器人肾盂成形术和胃底折叠术是小儿外科最常见的两种术式,约占儿童机器人手术总量的一半。肾盂成形术是治疗小儿肾盂输尿管梗阻的“金标准”,微创手段治疗肾盂成形术具有创伤小、术后疼痛少等优势,传统腹腔镜受限于狭窄空间内缝合难度大,学习曲线长等因素未得到广泛应用,而机器人手术系统一定程度上解决了相关难题,近年来得到较好的应用。Neheman 等回顾性研究显示机器人肾盂成形术相较于传统腹腔镜手术具有手术时间短、术后住院时长短、围手术期并发症低等优势。韩国学者 Song 等回顾性分析近 20 年数据比较机器人、腹腔镜及开腹肾盂成形术的临床数据,结果提示机器人肾盂成形术具有术后疼痛少、住院时长短等优势。由于小儿外科手术操作空间狭小,机器人手术系统在手术操作过程中经常发生机械臂碰撞的问题,因此,合理的戳孔布局及机械臂放置是顺利完成手术的先决条件。儿童尤其是新生儿由于肋骨位置固定、胸壁弹性差等因素,机器人的应用受限较多,但因其较开放手术可明显减少手术创伤,降低并发症发生率等优势巨大,机器人手术系统已被用于食管闭锁、纵隔囊肿、膈疝等外科手术治疗,临床疗效显著。2018 年我国机器人小儿外科手术开展 474 例,呈爆发式增长,历年已累计开展 915 例。

三、机器人外科的展望

外科的潮流随时代的更替而变,“伟大的切口瘢痕代表着伟大的外科医生”将成为历史,微创下的复杂大型手术已成为外科医师新的追求。冷光源、透镜系统的出现,使内镜外科成了发展的必然。然而,传统腹腔镜二维平面视野下的“筷子”样的手术操作的限制,已成为传统的腹腔镜外科发展的“瓶颈”,具有三维立体成像及 7 个自由度手腕的半智能的手术机器人系统的出现,才彻底改变了传统腹腔镜外科的面貌。在手术机器人的辅助下,已经在数千里之外成功地施行胆囊切除术,表明一个新时代的开始,其核心内容是计算机操控下的虚拟现实、三维重建、远距离操纵的微创腹腔镜外科时代。机器人外科目前还只是初期发展阶段,虽然其发展前景与未来还难以预料,但从目前的应用结果分析,有一点已经被证明,就是它突破了现已成形的腹腔镜技术的难点和瓶颈,提高了手术的精度和可行性,使腹腔镜技术得到更高的传承,使微创外科技术向更高难、复杂手术跃进。

外科医生的格言是:看见的才是真的。但是,要想看穿我们所熟悉的事物往往是很困难的。信息科学的发展是当前时代的特点,亦是今日外科变革的基础。自从美国的第一例可视化人体的出现和现代影像技术的发展,像肝脏这样的复杂脏器,我们也可以对它的内涵一览无遗了。数字化信息处理让以前不可想象的三维成像如同活体克隆,人体的神秘器官如同透明的玻璃体,复杂的内部血管、神经等组织呈立体交汇清晰可辨。通过与影像学及数字化人体有机整合的未来手术机器人将使外科医师对病灶进行精准切除而不损伤周围重要血管脏器,同时对肿瘤侵犯的血管、神经、淋巴等进行精准手术。

近年用于手术前含病灶器官的三维成像技

术已应用到临床,同时增强现实(AR)、虚拟现实(VR)等技术的日趋成熟,未来虚拟手术程序的视频操作系统可能成为常规技术。未来高科技将我们的视觉融入多元素的生命信息,比如能在活体三维视觉中同时选择性观察血流、淋巴流、神经传导、组织与细胞的生命活动,甚至能聚集到细胞内分子结构的探测,让外科医师真正钻入患者的活体内实时动态地观察与操作,使诊断与治疗疾病的过程融为一体。外科医师具有的特殊视觉敏感性,将会在多元化信息的刺激下再生出更多的创新灵感。

机器人手术系统相较于传统腹腔镜手术及开放手术,缺点主要在于缺乏触觉反馈。但从近十多年的临床应用来看,这个缺点对临床手术开展的影响微乎其微。事实上,"视觉外科"是微创外科技术发展的必由之路,当视觉达到被高度放大的立体微观景致时,触觉就显得不那么重要了,如同我们在显微镜下的精细操作一样,只需凭借视觉器官的感应即可操控自如。未来微创外科医生必须适应这种无触觉的操作方式,如果依托了原有传统外科的大体解剖经验与组织触觉记忆,这一微观视觉下的操作将会显得轻车熟路、如虎添翼。外科医师一定能够在鲜活放大的三维立体成像中找到新的灵感,这种灵感不仅仅只是外科技术变革的冲动,它将可能彻底改变未来医学诊治疾病的模式。

早在 2001 年,第一例通过手术机器人完成的跨大西洋远程手术已经完成,但由于手术信号传导过程中的时间延迟等问题还没有满意的解决方案,使这一极具发展前景的技术至今未能推广应用。随着 5G 技术、量子传输技术的广泛应用,机器人数据的实时、快速传输问题将得到解决,未来机器人手术系统可能形成全球联网,具有远程会诊、教学和手术的功能,实现医疗资源共享。近年来各国人工智能(AI)技术的研发注入了大量精力,未来机器人手术系统亦将与人工智能完美契合,同时随着区块链技术的成熟及在医疗领域中的应用,未来医疗将步入数字智能时代。

机器人辅助外科操作系统是现代外科史上的伟大跨越,是微创外科向大型疑难手术拓展的又一次飞跃,是工业化科学技术和现代医学完美融合的疾病诊疗新模式;这一"孔镜式"的新型外

科诊疗模式,会让外科医生从单纯复制和拷贝传统经典外科手术的模式中,利用现今的现代影像技术及多元化视觉启发,走出一条全新的机器人外科微观手术路径与模式。

(余佩武　王晓松)

参 考 文 献

1. 高长青.中国机器人微创心血管外科的历史、现状与展望.中国医疗器械信息,2017,23(7):2-8.
2. 孙颖浩.机器人手术系统在我国泌尿外科领域的应用现状.中华腔镜外科杂志(电子版),2017,10(5):260-262.
3. 余佩武,罗华星.达芬奇机器人手术系统在消化外科的应用与展望.中华消化外科杂志,2016,15(9):861.
4. 中国机器人辅助根治性膀胱切除术专家协作组.中国机器人辅助根治性膀胱切除术专家共识.中华泌尿外科杂志,2018,39(1):2.
5. 中国研究型医院学会机器人与腹腔镜外科专业委员会.机器人胃癌手术专家共识(2015版).中华消化外科杂志,2016,15(1):7.
6. 中国医师协会外科医师分会结直肠外科医师委员会,中国研究型医院学会机器人与腹腔镜外科专业委员会.机器人结直肠癌手术专家共识(2015版).中国实用外科杂志,2015,14(6):1305-1310.
7. Yang HX, Woo KM, Sima CS. Long-term Survival Based on the Surgical Approach to Lobectomy For Clinical Stage I Nonsmall Cell Lung Cancer: Comparison of Robotic, Video-assisted Thoracic Surgery, and Thoracotomy Lobectomy. Ann Surg, 2017, 265(2): 431-437.
8. Pak JS, Lee JJ, Bilal K, et al. Utilization Trends and Short-term Outcomes of Robotic Versus Open Radical Cystectomy for Bladder Cancer. Urology, 2017, 103: 117-123.
9. Melamed A, Margul DJ, Chen L, et al. Survival after Minimally Invasive Radical Hysterectomy for Early-Stage Cervical Cancer. N Engl J Med, 2018, 379(20): 1905-1914.
10. Ramirez PT, Frumovitz M, Pareja R, et al. Minimally Invasive versus Abdominal Radical Hysterectomy for Cervical Cancer. N Engl J Med, 2018, 379(20): 1895-1904.
11. Kim HS, Han Y, Kang JS, et al. Comparison of surgical outcomes between open and robot-assisted minimally invasive pancreaticoduodenectomy. J Hepatobiliary Pancreat Sci, 2018, 25(2): 142-149.
12. van Hilst J, de Rooij T, Bosscha K, et al. Laparoscopic versus open pancreatoduodenectomy for pancreatic or

periampullary tumours（LEOPARD-2）：a multicentre, patient-blinded, randomised controlled phase 2/3 trial. Lancet Gastroenterol Hepatol, 2019, 4（3）：199-207.

13. Jayne D, Pigazzi A, Marshall H, et al. Effect of Robotic-Assisted vs Conventional Laparoscopic Surgery on Risk of Conversion to Open Laparotomy Among Patients Undergoing Resection for Rectal Cancer: The ROLARR Randomized Clinical Trial. JAMA, 2017, 318（16）：1569-1580.

14. Jiang Y, Zhao Y, Qian F, et al. The long-term clinical outcomes of robotic gastrectomy for gastric cancer: a large-scale single institutional retrospective study. Am J Transl Res, 2018, 10（10）：3233-3242.

15. Toesca A, Peradze N, Manconi A, et al. Robotic nipple-sparing mastectomy for the treatment of breast cancer: Feasibility and safety study. Breast, 2017, 31：51-56.

第七节 普通外科相关基础研究方向以及常用临床研究方法

第一部分 普外科研究方向概述

一、普外科肿瘤研究方向

恶性肿瘤是我国居民死亡主要原因之一，也是普外科主要病种。普外科肿瘤研究方向包括肿瘤发生发展机制、肿瘤治疗和肿瘤早期诊断等。

（一）普外科肿瘤发生发展机制研究

1. 肿瘤发生发展危险因素研究

（1）细菌感染：幽门螺杆菌（*H.pylori*）是引发胃癌和黏膜相关淋巴组织淋巴瘤的主要因素之一。伤寒沙门氏菌（*Salmonella typhi*）与螺杆菌属（*Helicobacter spp*）与胆管癌发生相关；具核梭杆菌（*F.nucleatum*）与结直肠癌发生相关。细菌感染导致肿瘤发生可能与其代谢产物有关，目前具体分子机制仍待进一步研究。

（2）肠道菌群：肠道菌群通过直接与肿瘤细胞接触，调控机体免疫系统，调节机体代谢，参与肿瘤发生发展。肠道菌群不仅与结直肠癌发生发展相关，与肝癌和乳腺癌同样关系密切。肠道菌群改变促发肿瘤的具体机制有待进一步研究，尤其需明确参与肿瘤发生的具体种属、代谢产物与致癌条件。

（3）遗传因素：普外肿瘤中有明显遗传倾向的主要是结直肠癌。遗传性结直肠癌包括林奇综合征（Lynch syndrome）、家族性腺瘤性息肉病（familial adenomatous polyposis, FAP）等。结合基因数据、家系、临床特征等信息可对已明确相关遗传基因的遗传性结直肠癌患者进行精确筛查和诊断，提供完善风险评估和干预管理，但大部分家族性结直肠癌患者相关遗传基因仍未明确，相关遗传基因的发现与机制探究是遗传性结直肠癌基础研究的主要方向。

（4）其他危险因素：主要包括生活习惯和外界环境。目前通过流行病学分析及基础分子机制研究探寻与肿瘤发生相关的生活习惯与外界环境因素是普外肿瘤发生机制研究的重点方向。

2. 肿瘤发生发展分子机制研究 肿瘤发生发展分子机制研究包括两方面：一是探究造成癌基因激活和抑癌基因功能失活的具体原因；二是寻找参与肿瘤发生发展新分子通路。目前癌基因主要有生长因子类及其受体等，异常激活机制包括点突变、染色体易位、基因扩增、基因去甲基化等。抑癌基因失活机制包括点突变、等位基因丢失、高甲基化等。

（二）肿瘤诊断研究

肿瘤早期诊断对于提高患者生存率十分关键。胃癌、肝癌、结直肠癌等早期诊断率较低，胰腺因位置特殊，早诊率更低。目前，普外肿瘤早期诊断研究方向集中于血清学检测和液体活检技术。

1. 血清学检测 常用于肿瘤诊断的血清标志物主要有胚胎类肿瘤标志物、癌胚抗原和糖类抗原、酶类肿瘤标志物和激素类标志物等。这些标志物敏感性和特异性均不高，仅作为早期诊断和随访的辅助指标。随着分子生物学、检测技术和组学分析平台发展，筛选敏感性和特异性更高的肿瘤血清标志物成为可能。血清学检测主要研究方向之一是寻找新标志物和多标志物联合诊断策略开发。例如，通过基础研究和临床验证发现分泌蛋白 DKK1（Dickkopf-1）作为诊断肝癌的肿瘤血清标志物，其敏感性可达 69.1%、特异性为 90.6%，同时，DKK1 联合甲胎蛋白能够弥补甲胎蛋白对肝癌诊断能力的不足。

2. 液体活检技术 目前液体活检技术主要

包括循环肿瘤细胞检测、循环肿瘤 DNA 检测和外泌体检测等。例如，循环肿瘤 DNA 检测应用方面，通过检测血液中 Septin9 基因 V2 区域发生甲基化 CpG 岛 bisDNA 序列可用于早期结直肠癌基础筛查。与传统的组织活检相比，液体活检具备无创性、敏感性高、实时动态监测等独特优势，但其大规模用于临床肿瘤的诊断或监测尚需要更多的基础和临床研究，也是普外肿瘤早期诊断重要研究方向之一。

（三）肿瘤治疗研究

普外科常见肿瘤如胃癌、结直肠癌、胰腺癌、肝癌等在治疗上虽以手术切除为主，化疗和放疗为辅，但生物治疗研究也逐渐增多，主要包括免疫治疗和生物靶向治疗。

1. 肿瘤免疫治疗　肿瘤免疫治疗通过恢复机体抗肿瘤免疫反应控制与清除肿瘤，包括免疫检查点抑制剂、细胞过继免疫治疗等。近年来，免疫检查点抑制剂和基因工程 T 细胞的过继转移细胞治疗如嵌合抗原受体 T 细胞（Chimeric antigen receptor T cell, CAT-T）研究是普外科肿瘤治疗重要研究方向。

（1）以激活 T 细胞为目标的免疫检查点抑制剂：程序性细胞死亡蛋白 1（programmed death protein-1, PD-1）和细胞毒 T 淋巴细胞相关抗原 4（cytotoxicT-lymphocte-associated antigen-4, CTLA-4）是目前研究相对透彻的 T 细胞相关免疫检查点分子。靶向以上两个免疫检查点的抑制剂在普外肿瘤治疗中取得一定疗效。目前免疫检查点抑制剂研究方向主要集中在解决药效不稳定、仅对小部分患者有效以及副作用较大等问题上。

（2）基于巨噬细胞的肿瘤免疫疗法：肿瘤组织免疫抑制性微环境不仅由肿瘤细胞产生，还由一系列非肿瘤基质细胞尤其是肿瘤相关巨噬细胞（tumor-associated macrophage, TAM）产生。TAM 可诱导免疫检查点分子表达或细胞因子分泌，直接抑制细胞毒性 T 淋巴细胞（cytotoxic T cell, CTL）应答；TAM 还可募集免疫抑制群体（如调节性 T 细胞）或通过调节血管结构和细胞外基质等控制免疫微环境间接抑制 CTL 应答。基于 TAM 的肿瘤免疫疗法主要策略为限制 TAM 的肿瘤免疫抑制作用，但 TAM 形成过程和表型变化调控以及 TAM 发挥肿瘤免疫抑制作用具体分子机制尚不清，因此开发以 TAM 为核心的肿瘤免疫疗法亟待解决这些问题。

（3）细胞治疗：CAT-T 疗法是将带有特异性抗原识别结构域及 T 细胞激活信号的遗传物质转入 T 细胞，使 T 细胞直接与肿瘤细胞表面特异性抗原相结合而被激活；同时形成记忆 T 细胞使机体获得长效特异抗肿瘤能力。CAR-T 疗法对血液系统肿瘤疗效显著，但在普外科实体瘤中尚无突破性进展。实体瘤靶点研发主要有以下三个障碍：肿瘤相关抗原在正常组织和器官也有表达，副作用较大；肿瘤高度异质性使单一种类 CAR-T 细胞很难靶向杀灭全部肿瘤细胞；CAR-T 细胞可能会被肿瘤微环境所抑制，不能充分发挥效应。以上难题是 CAR-T 细胞疗法研究重点。

2. 靶向药物治疗

（1）分子靶向治疗：建立在分子生物学基础上的靶向治疗以高效低毒的特点成为近年研究热点，并在普外肿瘤治疗中获得实质性疗效。根据药物作用靶点和性质，可将靶向药物分为治疗性抗体和小分子抑制剂。治疗性抗体干预肿瘤关键通路或激活宿主免疫系统而抑制肿瘤；小分子抑制剂则通过抑制细胞内信号转导通路中关键激酶抑制肿瘤。药物靶点的寻找和高效、低毒、特异性强的新型靶向药物研发是分子靶向治疗主要研究方向。

（2）纳米药物：传统抗肿瘤药物的全身给药治疗方式难以克服药物半衰期短、易耐药、副作用大、穿透生理屏障困难等缺陷。相较于传统抗肿瘤药物，纳米药物具有稳定性强、肿瘤靶向性高、载药量高、易多功能化等特点，为肿瘤治疗提供了新策略。纳米药物研究方向主要包括：①提高生物相容性，开发生物可降解纳米药物；②研发多功能纳米药物，如兼具光热治疗、光动力学多模治疗药物或诊疗一体化纳米药物等；③寻找可用于肿瘤治疗的新材料并制备成纳米药物；④提高纳米药物体内循环时间及肿瘤富集能力。

二、肠道菌群研究方向

1. 概述　肠道菌群（Gastrointestinal microbiota）是生存在机体肠道中复杂微生物群落。饮食、抗生素、胃肠道手术或菌群移植等皆可影响肠道菌群组成和丰度。

2. 肠道菌群在普外科疾病中的研究方向 肠道菌群改变或失调与多种疾病发生相关,特别是代谢综合征、肥胖相关疾病、肝病、炎症性肠病和结直肠癌等,因此肠道菌群是许多疾病重要的治疗和调节靶点,其相关机制探究是该领域重要研究方向。例如,肠道菌群稳态、肠道屏障完整性和肝脏对肠源性因子免疫应答机制可作为开发慢性肝病新疗法的靶点。炎症性肠病患者的肠道菌群多样性降低,拟杆菌和肠杆菌门丰度增加,厚壁菌门丰度下降,进而改变肠道 Treg/Th17 细胞比例而影响疾病进展。核梭杆菌、产基因毒性物质的大肠埃希菌和产肠毒素的脆弱拟杆菌与散发性结直肠癌发生发展有关。肠道菌群还可通过靶向 PD-1 和 CTLA-4 影响肿瘤的免疫治疗疗效。

肠道菌群与机体代谢、炎症性肠病和肿瘤的关系已被初步认识。随着高通量测序技术、微生物组学和代谢组学等研究方法的快速发展,探究肠道菌群与疾病之间的内在联系和具体机制是目前肠道菌群在普外科领域重要研究方向。

三、器官移植研究方向

1. 概述 器官移植（organ transplantation）是将来源于供体（或自体）器官以手术或其他方法导入受体（或自体）替代原已丧失功能器官的技术。普外科领域器官移植主要涉及肝移植、小肠移植和胰腺移植等。

2. 器官移植研究方向

（1）肝移植是终末期肝病的有效治疗方法,但面临供肝缺乏、五年生存率低、疾病复发率高等问题。目前,肝移植研究方向包括:①增加肝供体。活体肝移植、劈离式肝移植、扩展标准供体等创新在一定程度上增加了可供使用的肝供体,但供体缺乏的现状仍难以根本解决。目前生物工程肝脏（来源于动物或组织工程技术制备的人造肝脏）替代人源肝脏是增加肝供体数量的潜在有效手段,但研究尚处起步阶段。②寻找预测肝移植术后疗效的新指标。通过新指标的检测评估移植后肝脏存活能力及免疫排斥风险,以实现对肝损伤的早期干预,降低肝坏死发生概率。③肝癌移植术后肿瘤复发防治的新手段。对肝癌患者肝移

植后肿瘤复发的风险因素和机制进行研究,有助于预防移植后复发。

（2）肠移植适用于顽固性肠功能衰竭患者,尤其是存在危及生命的肠外营养并发症时。由于肠相关淋巴样组织的存在,肠移植免疫排斥反应显著大于其他器官,严重影响移植后患者的生活质量和生存率。肠移植研究方向主要为改进现有免疫抑制方案和相关新药的开发。

（3）胰腺移植是指将带有血管并具有活力的胰腺全部或节段体尾部作为供体,主要用于治疗晚期胰岛素依赖性糖尿病。目前胰腺移植面临的主要问题是缺乏有效免疫抑制方法。严重免疫排斥可致胰酶活化诱发急性胰腺炎。开发免疫抑制疗效显著、副作用小的新型免疫抑制药物是胰腺移植重要研究方向。此外,胰岛细胞移植和干细胞移植等细胞移植技术也是胰腺移植研究方向之一。

随着现代医学发展与研究深入,器官移植逐渐克服供体器官离体储存难、血管吻合技术与免疫排斥反应等技术限制。未来重点研究方向将逐步转向器官移植相关免疫抑制新药开发、生物工程肝脏、生物工程胰腺、胰岛移植以及干细胞移植等。

四、炎症疾病研究方向

1. 急性胰腺炎 急性胰腺炎（acute pancreatitis）是普外科常见病,发病迅速、病情危重、严重并发症多、致死率高。尽管相关研究多,但急性胰腺炎发病机制尚未完全清楚,针对该疾病的特效药物也有待研发。目前针对急性胰腺炎的研究主要有以下两个方向。

（1）急性胰腺炎发病机制:急性胰腺炎发病机制多认为是由于胰腺组织内胰蛋白酶过度激活,引发胰腺自我消化所致。最近研究发现胰腺腺泡细胞死亡可能是急性胰腺炎发生始因。造成胰腺腺泡细胞死亡的危险因素及相关机制将是急性胰腺炎发病机制的重点研究方向。

（2）急性胰腺炎治疗:急性胰腺炎药物治疗研究方向集中于免疫调节药物的研发,包括针对病程中免疫细胞的成熟、凋亡和分化等的研究,以及细胞治疗和多药联用等新型治疗手段。同时,胰腺炎恢复期胰腺假性囊肿、感染性坏死、腹腔出

血等并发症预防与治疗也是研究重点。

2. 全身炎症反应综合征 严重感染、急性腹膜炎、急性胰腺炎可能会导致全身炎症反应综合征（systemic inflammatory response syndrome，SIRS），主要表现为内皮损伤、凝血、血管张力丧失、心肌功能障碍和组织灌注不足的多器官功能障碍综合征。SIRS研究方向包括：

（1）SIRS发生的病理生理机制研究：包括SIRS发生过程中炎症细胞产生细胞因子，触发炎症反应并不断加强的诱因和调控因素；可用于预防和治疗的促炎和抗炎分子通路（如NF-κB、TNF-α等通路）。

（2）SIRS的定义及诊断标准：包括能反映SIRS本质和发病机制的定义，以及SIRS早期识别和诊断新指标的研究。

（3）SIRS治疗方法研究：现有治疗手段主要致力于单个致病因素的清除，如对炎症因子的清除和抗感染治疗等。然而，单一干预手段并不能有效改善SIRS临床预后。根据SIRS发病机制开发多模式、多功能治疗策略是SIRS治疗方法研究的重要方向。

五、外科营养治疗研究方向

外科营养治疗不仅是肠瘘、短肠综合征、肠功能衰竭患者的主要治疗手段，也是炎症性肠病、重症胰腺炎、肿瘤等疾病导致营养不良及危重症患者不可缺少的基础治疗手段。

1. 营养支持治疗并发症 肠外营养（parenteral nutrition）和肠内营养（enteral nutrition）是外科领域最常用的营养治疗方式。肠外营养即通过静脉输注营养物质，一般适用于有严重营养风险患者（如短肠综合征、肠道发育尚未成熟的早产儿、重大腹腔脏器术后卧床的患者）。相较于肠外营养，肠内营养可减轻患者经济负担，保护肠屏障和免疫功能，降低感染发生率、病死率。临床上许多患者围手术期无法完全通过肠内营养实现营养支持，需肠外营养进行补充。但完全依赖肠外营养的营养支持治疗会致肝脏功能紊乱，即肠外营养相关性肝病（parenteral nutrition-associated liver disease，PNALD）。因此，研究肠外营养诱发的不良反应的机制，开发相关防治方法对于改善肠外营养支持患者的预后具有重要意义，是营养支持

治疗重要研究方向。

2. 营养支持治疗添加剂 营养支持治疗，尤其是肠外营养易发生机体代谢与肠道菌群失衡。代谢失衡导致营养物质丢失，机体蛋白分解，器官功能障碍；肠道微生物失衡导致局部和全身免疫激活，与炎症性肠病、肠梗阻、局部缺血和黏膜炎的发生密切相关。目前，营养支持治疗的重点研究方向是探讨如何利用特殊营养素和调节因子调整营养支持治疗中的代谢平衡，维持肠道微生物稳态。同时，部分营养制剂成分（ω-3脂肪酸、结构脂肪乳剂等）确切作用的阐释也是营养支持治疗的重要研究方向。

六、生物材料研究方向

生物材料（biomaterials）是源于自然或人工合成的材料，可在体内作为整体或系统的一部分，用于治疗、加强或替代机体组织、器官或功能。普外科常用生物材料有缝线、人工血管替代物、补片、防粘连材料、止血材料等，主要作用为置换和连接组织。随着生物学与材料学不断发展，生物材料在普外科应用愈加广泛，新型生物材料研发成为普外科重要研究方向之一。

1. 补片 补片是疝与腹壁外科领域中最重要的修补材料，可用于腹股沟疝、脐疝、造口旁疝等，以及创伤和手术等造成的腹壁缺损修复。按照补片材料区分，可分为聚丙烯、聚酯或聚四氟乙烯等人工合成补片和胶原、粘连蛋白、弹性蛋白等生物补片两大类。

人工合成补片成本低、物理强度高、抗感染能力强，但张力较差、易损伤周围组织，常造成移位、慢性疼痛、肠粘连等并发症。生物补片具有可观的抗拉伸强度，可吸收、降解，但存在促纤维组织过度增生、新生组织强度不足、易复发等缺陷。当前补片的研究方向为开发理化性质稳定、耐受感染、力学与机械性能适宜、无排斥反应、来源广泛、储存和使用方便的新型补片，主要类型包括：①复合补片：将不同性质生物材料或人工合成材料相结合，利用不同材料特性优化补片性能；②干细胞涂层补片：利用干细胞的分化、促修复能力实现正常解剖结构的恢复；③具仿生微观结构补片：利用3D打印、纳米技术等精确控制补片结构，形成细胞外基质的仿生补片；④新材料补

片、组织工程补片等新兴补片的研发。

2. 人工血管 人工血管是用来置换血管、在血管间旁路移植或形成分流的假体管道。人工血管需具备良好生物相容性、力学性能及顺应性。涤纶、聚四氟乙烯、聚氨酯等高分子材料和部分生物源性材料均可用于制备人工血管。人工血管临床使用已有数十年历史，发展出了脱细胞人工血管、天然材料人工血管和高分子合成人工血管等。目前，人工血管存在的主要问题为易致组织增生及纤维化、血栓率高、组织相容性不佳。针对这些问题，人工血管研究方向有：①添加生物涂层：将与生物体组成类似的蛋白、多糖等物质固定于人工血管内、外表面，提高组织相容性；②静电纺丝技术（电纺）制备人工血管：形成与人体血管细胞外基质相似的物理拓扑结构，同时在电纺过程中添加多种生物活性成分；③人工血管新材料：寻找可用于制备更理想人工血管的新材料，如丝素、蛛丝蛋白等天然蛋白，以及人工合成大分子材料；④组织工程人工血管：使用生物支架在体外搭载干细胞或其他细胞并培养，形成人工血管。

3. 防粘连材料 术后粘连是手术后结缔组织与相邻组织或器官结合而形成的异常结构，可导致严重临床并发症，增加后续手术困难，引起周围组织器官损伤。防粘连材料作为一种屏障材料，可隔离手术部位与邻近组织器官，减少粘连发生。研制新型高效的术后防粘连材料是当今外科领域的重要研究方向之一。

现有防粘连材料存在柔韧性较差、黏附性不足（常需缝合）、组织相容性不佳等缺陷。随着对防粘连材料研究深入，新材料与新技术不断应用于防粘连材料的开发，为防粘连材料的研发拓展新方向：①可吸收防粘连材料：利用体内可降解的天然高分子化合物制备可吸收防粘连材料；②抗炎防粘连材料：包括对组织粘连过程中炎症反应机制的研究和相应抗炎材料的研发；③防粘连材料制备新工艺：利用电纺、3D 打印等新工艺制备力学、机械性能更佳的防粘连材料；④多功能防粘连材料：在防粘连同时，提供止血、促修复等多种功能的新型防粘连材料。

4. 其他普外科生物材料 除补片、人工血管、防粘连材料这三种最常用生物材料外，普外科常用的生物材料还包括止血材料、缝合线、假体等。虽然普外科生物材料的作用各有差别，但其研究方向具有共性，如组织相容性、机械性能、可降解性等，针对这些共性开展研究，研发多功能的高性能生物材料是普外科研究不可或缺的一部分。

第二部分　临床研究主要类型及方法

临床研究（clinical research）是以疾病的预防、诊断、治疗、预后等为主要研究内容，以发展和评价临床诊断和治疗方法为目标的医学研究。早期临床研究以疾病为中心，主要证据来源于基础研究及个别临床实践，对证据缺乏系统全面的评价，难以得到高质量临床证据。20 世纪 70 年代以来，临床流行病学的兴起，规范了临床研究的设计、测量、评价体系，产生了一系列高质量临床研究，促进了临床科学的发展。

一、提出临床问题

临床问题的提出是临床研究起点，问题的质量影响整个临床研究的实施过程。选题原则主要考虑两点，一是问题具有重要临床意义，二是问题尚无相关研究或研究结果存在不确定性。

1. 临床问题来源 临床问题主要来源于以下几个方面：①疾病预防：包括寻找最佳预防措施、精准预防等；②诊断或筛查：包括诊断性研究、危险因素筛查、疾病程度分级等；③治疗：包括不同治疗方案的研究、不同人群治疗效果比较、精准治疗等；④预后：包括生活质量评估、疾病复发风险、长期疗效评估等。

2. 临床问题构建 临床问题应当确定为一个可回答的医学问题，其构建可遵循"PICO"原则。P 即患者或人群（patient/population），指具有特定临床特征的患者或人群；I 即干预措施（intervention/exposure），指给予特定人群的干预因素，包括药物、手术、暴露因素等；C 即对照（control），相对于干预措施另一种可以比较的措施；O 即结局（outcome），指由干预措施所导致的相关结局。

例如，开展一项"局部进展期直肠癌新辅助治疗加用奥沙利铂是否具有治疗价值"的临床试验,该研究中"P"为局部进展期直肠癌患者;"I"为新辅助治疗加用奥沙利铂;"C"为新辅助治疗;"O"为总生存期、无进展生存期及复发等。

二、临床研究主要类型

临床研究主要有两个方向,根据研究者有无干预措施进行划分可分为实验性研究和观察性研究。对于实验性研究来说,根据受试者在分配入组过程中是否采用随机方法分为随机对照研

究和非随机对照研究。对于观察性研究,采用对照组方案称为分析性研究,反之则称为描述性研究。根据暴露和结局的时间方向,可将观察性研究做进一步划分:如果暴露和结局同时发生,称为横断面研究;如果研究从暴露开始评价结局,称为队列研究;相反,由结局开始寻找暴露因素,称为病例对照研究。描述性研究还包括病例报告,当报告两个或两个以上病例时称为病例系列(图1-2)。

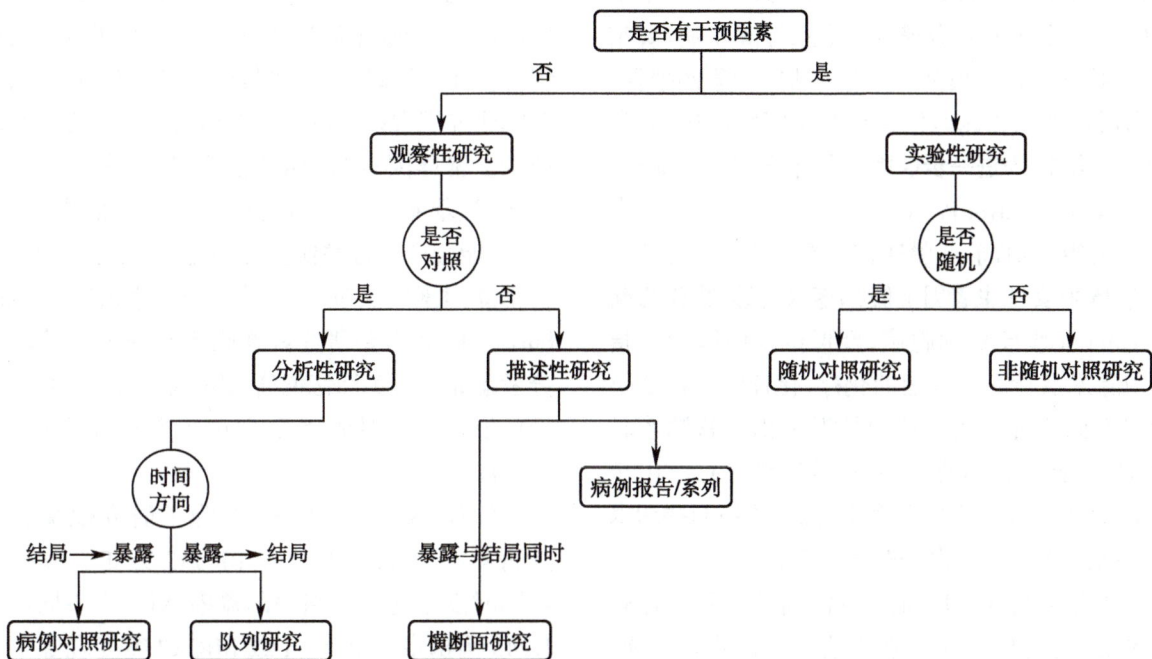

图 1-2 临床研究分类法则

(一)循证医学证据等级

1979 年,加拿大定期体检特别工作组(Canadian Task Force on the Periodic Health Examination, CTFPHE)首次对临床研究证据进行分级,并给出推荐意见。此后,多个组织机构针对证据质量及推荐强度提出自己的标准。其中,2001 年美国纽约州立大学下州医学中心提出"证据金字塔"(图1-3)。"证据金字塔"中,从动物实验/体外实验到系统综述/meta分析证据等级逐渐升高,这种表现形式通俗易懂、形象直观,因此传播非常广泛。但"证据金字塔"只能说明证据的等级高低,并不涉及证据质量。比如 meta 分析证据等级最高,但其证据质量受到原始文献质量、收集评价文献方法等影响。因此"证据金字塔"在应用中具有一定的局限性。

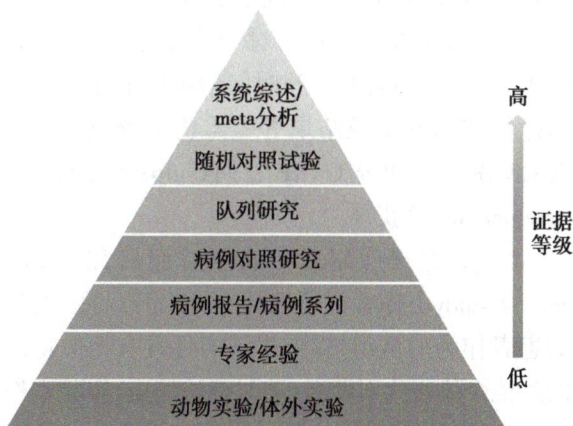

图 1-3 证据金字塔

推荐分级的评估、制定与评价(the Grading of Recommendations Assessment, Development and Evaluation, GRADE)工作组于 2000 年成立,由包括

世界卫生组织（World Health Organization, WHO）在内的 19 个国家与国际性组织共同创立，并于 2004 年制定了国际统一的证据质量分级与推荐强度系统。GRADE 标准（http://www.gradeworkinggroup.org）较其他系统具有规范、合理、透明等优点，已被包括 WHO 和 Cochrane 协作网在内的数十个国际组织和协会所采纳。

（二）临床研究的类型

1. 病例报告/系列 病例报告/病例系列（case report/case series）作为医学文献发表的最小单位，主要针对一些特殊病例包括罕见疾病、疑难杂症、特殊临床表现及诊疗等的研究。病例报告/系列可以帮助临床医生认识和了解特殊病例，启发临床思维，为进一步前瞻性临床研究打下基础。

示例：Elisavet Paplomata 等报道一例 Vater 壶腹印戒细胞癌伴软脑膜转移病例。该病例描述了一名 45 岁女性患者因上腹部疼痛就诊，临床诊断为 Vater 壶腹印戒细胞癌，经保留幽门胰十二指肠切除术后行 6 个月辅助化疗，化疗结束后 3 个月在无原位肿瘤复发征象情况下出现软脑膜转移，距最初疾病诊断 12 个月后患者死亡。由于 Vater 壶腹印戒细胞癌发病率较低，该病例提示术后辅助化疗治疗效果需进一步研究。

相对于其他临床研究，病例报告/系列比较简单，但也需包含完整临床信息与说明。目前，病例报告/系列撰写主要征询 2013 年发布首版"CARE"指南。CARE 指南要求纳入信息包括：患者信息、临床发现、时间表、诊断评估、治疗干预、跟进和结果等。其中对于诊疗经过描述，必须提供具体时间，并按照时间轴顺序描述。每次诊疗操作的理由及结果等也需要给予说明。最新 CARE 指南可从 CARE 官网（http://www.care-statement.org/）获得。

2. 病例对照研究 病例对照研究（case-control study），亦称回顾性研究，以患有特定疾病的患者作为病例组，以未患该病且具有相似特征的其他个体作为对照组，通过查访病史、实验室检查等方法搜集暴露史，测量比较病例组和对照组中各危险因素暴露比例，进行统计学分析；若两组某暴露因素具有统计学差异，则认为该暴露因素与疾病之间存在统计学关联。与其他研究类型相比，病例对照研究备受临床研究者青睐，一方面

病例对照研究耗费时间及研究经费少，但仍可能产生重大发现。然而，病例对照研究会产生更多偏倚，要求研究者有扎实流行病学基础，否则易致错误研究结论。

病例对照研究的基本设计是根据有无某种特定结局分为病例组和对照组，回顾性分析两组患者暴露史，根据病例组和对照组中具有暴露因素个体的比例计算比值比（odds ratio, OR），比较两组是否具有统计学差异。虽然任何具有特定结局的病例均可作为病例组，但是特定结局必须具有明确定义，如临床症状、实验室检查结果等。对照组个体无特定结局，但要与病例组具有可比性，同时除研究因素以外可能影响结果的特征必须是均衡的。暴露因素的测量包括暴露性质（是/否）、暴露量、暴露时间等的测量。暴露因素测量过程中，可能会产生各种偏倚，比如患者可能会对于某种暴露因素印象过于深刻，造成回忆偏倚（recall bias）。因此需要研究者在临床研究设计阶段充分考虑如何避免回忆偏倚，并记录在研究报告中，最后统计校正混杂因素，明确某个暴露因素是否与结局相关。

例如，Steven A Narod 等为了研究他莫昔芬是否具有降低 BRCA1 或 BRCA2 突变乳腺癌患者同时发生对侧乳腺癌的概率，对 8 个不同国家 1 243 例携带有 BRCA1 或 BRCA2 突变乳腺癌患者他莫昔芬使用病史进行回顾性分析。首先筛选符合入组条件的研究对象，根据临床结局分为双侧乳腺癌组（病例组）和单侧乳腺癌组（对照组）。对照组患者从发病时间、基因突变类型、地域等方面与实验组患者进行了匹配，保证了病例组和对照组研究对象的临床特征具有可比性。然后以调查问卷的方式对研究对象进行回顾性随访，主要内容包括他莫昔芬（暴露因素）使用时间及使用量、有无手术治疗、有无放化疗等。研究结果显示他莫昔芬具有保护 BRCA1 或 BRCA2 突变乳腺癌患者发生对侧乳腺癌，同时持续服用他莫昔芬 2~4 年的患者患对侧乳腺癌的风险降低了75%。

3. 队列研究 队列研究（cohort study）是分析流行病学的重要研究方法之一。基本原理是根据是否暴露于某种因素将特定人群分为两组或多组，追踪各组的发病结局，并比较各组间发病率或

死亡率,从而判断暴露因素与发病或死亡有无关联或关联程度大小。队列研究是研究疾病发病率及自然演变的最佳研究方法。但队列研究不适于研究罕见病及潜伏期长的疾病。队列研究的特点是根据暴露到结局的时间方向来随访对象。根据观察起点的不同,将队列研究分为前瞻性队列研究和回顾性队列研究。前瞻性队列研究即以现在或过去某个时间点为起点选定队列,前瞻性地研究暴露因素对结局的影响。回顾性队列研究以现在作为起点,上溯一段时间将研究对象分为暴露组和非暴露组,追踪暴露因素对结局的影响。回顾性队列研究的研究方向同样是从暴露到结局,只是患者病例资料收集开始于结局之后。

队列研究首先需要明确研究对象,所有研究对象(包括暴露组和非暴露组)均应是潜在患病者。暴露因素在研究开始前必须给予明确定义,该定义要尽可能客观,不仅要定性(有无),而且需要定量(多少)。与病例对照研究类似,队列研究的对照组除了无暴露因素外,其他各项指标需与暴露组相似,两组间除暴露因素以外可能影响结果的特征必须是均衡的。队列研究的结局必须保证公平公正,其定义必须特异且定量,如生存或死亡。对于需要主观评判的结局,对结局评定者采用盲法,使其不知道所评定对象暴露与否用以减少偏倚的产生。同时,因失访会导致研究准确性降低,队列研究需尽可能避免失访。研究过程中尽可能多地预留研究对象联系方式,可能降低失访率,减少偏倚。

例如,Jonggi Choi 等研究接受恩替卡韦或替诺福韦治疗的慢性乙型肝炎患者,其患肝细胞癌的风险是否具有差异。该研究分为两个队列,韩国国家健康保险服务全国队列和首尔峨山医疗中心队列。根据暴露因素的不同,两组队列内部分为恩替卡韦组及替诺福韦组,分别研究两种药物对慢性乙型肝炎患者治疗结局的影响。结果显示在全国队列中,替诺福韦组患肝癌的风险明显降低(HR 0.61,95% CI 0.54~0.70)。

4. 横断面研究 横断面研究(cross-sectional study),又称现况研究、现况调查,指对特定时间某一人群范围所患疾病及暴露因素的调查研究,客观反映疾病与暴露因素的分布,为进一步研究提供线索。由于横断面研究只能反映特定时间点

的情况,无法确定疾病与暴露的因果关系。横断面研究在流行病学方面应用广泛,可用来了解疾病分布特征,考核防治措施,进行疾病监测等。

例如,Zaher Nazzal 等研究评估基层女性医疗保健工作者接受乳房 X 线筛查的情况。通过自填调查表的方式(特定时间点)收集相关数据,研究基层女性医疗保健工作者接受乳房 X 线检查的激励因素和障碍(暴露因素)等。结果显示,最常见的激励因素是早期发现乳腺癌对其治疗非常重要(90%),以及认为乳房 X 线检查可以在乳腺癌症状出现之前发现乳腺癌(84%)。乳房 X 线检查最常见的障碍是工作忙碌(47%)和缺乏必要认知(42%)等。

观察性研究报告质量良莠不齐,一些重要的信息往往缺失或含糊不清。为改善观察性研究报告质量,加强流行病学中观察性研究报告质量(strengthening the reporting of observational studies in epidemiology,STROBE)工作组针对一篇完整的观察性研究报告提出规范——STROBE 声明,该规范涵盖了观察性研究的主要研究类型:病例对照研究、队列研究、横断面研究。STROBE 声明包括 22 个条目,其中 18 个条目适用于所有三种主要的观察性研究类型,4 个条目专门适用于病例对照、队列研究或是横断面研究类型。最新 STROBE 声明可在 STROBE 官网(https://www.strobe-statement.org)获得。

5. 随机对照试验 随机对照试验(randomized control trials,RCTs),是一种前瞻性的实验性对照研究,用于医学干预措施效果评估。这种研究方法与基础科研中设置试验对照组相似,是临床研究中避免选择偏倚和混杂因素的有效方法。

随机对照试验基本过程是将研究对象分配到不同研究组,每组施加不同干预措施,进行一段时间随访观察后,比较组间重要结局发生频率的差别,以评估不同干预措施的作用或效果。研究者在开始临床试验前,首先需要正确估计样本量。样本量过大会导致研究工作量大增,造成人力、试验经费、时间等的浪费;样本量过小会造成样本对总体的代表性不足,影响研究的精确性和可靠性。随机化是随机对照试验的基本原则,可以在分配治疗方案时消除偏倚,有利于对研究者、受试者和评估者进行治疗方法的设盲。随机化方

法分为简单随机化法、区组随机化法、分层随机化法等。合适随机化方法的选择对于保障试验的精确性和可信性具有重要意义。盲法是随机对照试验中一个重要而独特的方面。盲法指试验中研究者、受试者、评估者不清楚采取何种干预措施，避免对结局事件产生差异性评估。随机对照试验中盲法与随机化的结合，可以有效地排除主、客观偏性，明显地提高试验的可信度。

例如，Antonio M Lacy 等开展了一项腹腔镜与开放性手术对非转移性结肠癌预后影响的随机对照试验。研究者首先采用分层随机化法，以结肠脾曲为界分为右半结肠和左半结肠，再采用计算机产生随机数字并装入非透明信封方法将上述患者随机分为腹腔镜手术组和开放手术组。两组分别行腹腔镜下结肠切除术及开腹结肠切除术（干预措施）。结果显示，与开放手术组相比，腹腔镜手术具有降低结肠癌患者住院时长（$p=0.005$），减少肿瘤复发风险（$HR\ 0.39, 95\%\ CI\ 0.19\sim0.82$）等优势。

临床试验报告的不充分容易造成对治疗效果产生评价偏倚。为了规范随机对照试验报告质量，由多位专家组成工作组制定了临床试验报告的统一标准（consolidated standards of reporting trials, CONSORT）声明。CONSORT 声明在指导作者提高报告质量的同时，也为审稿人、读者评估随机对照临床试验提供了标准。最新版的 CONSORT 声明以及相关补充材料可以从 CONSORT 官网上（http://www.consort-statement.org）获得。

6. 真实世界研究　真实世界研究（real world study, RWS）是指针对来源于除常规临床研究以外的卫生保健相关信息，进行系统性收集和分析的研究。真实世界研究的价值在于可以将研究成果推广至更广泛、更能反映实际的卫生保健环境。

真实世界研究与传统临床研究区别主要在两个方面：一是证据产生的环境，二是研究方法。传统临床研究具有严格的纳入排除标准，因此只能在特定人群或环境中开展，缺乏外部有效性。真实世界研究纳入排除标准则相对宽泛，数据可以来源于电子病历、电子设备及社会媒介数据等。真实世界研究中研究对象所处的环境不再是严格研究环境，而是来源于临床实践或是家庭工作环境，因此能更好地反映真实世界人群特征。真实世界所采用的研究方法多种多样，从观察性研究到干预性研究；适宜研究方法的选择由研究设计决定，包括前瞻性干预计划及随机化的应用。

例如，Limin Yang 等以基于人群研究评估和预测甲状腺癌导致患者死亡概率。该研究数据来源于美国 SEER 数据库，其研究变量较为全面，包括患者一般基本信息、肿瘤病理学信息、肿瘤治疗方式等。通过上述信息建立比例风险回归模型，用于预测甲状腺癌患者的死亡概率。目前大多数已发表的关于甲状腺癌预后的研究都来自于单一机构数据，结果并不一致，而基于人群的 SEER 癌症数据库不受主观选择和转诊偏差影响，可对多种预后因素进行评估，结果更可靠，更具外部真实性。

（王国斌　王　征）

参 考 文 献

1. Schmidt T, Raes J, Bork P. The Human Gut Microbiome: From Association to Modulation. Cell, 2018, 172（6）: 1198-1215.

2. Gopalakrishnan V, Helmink BA, Spencer CN, et al. The Influence of the Gut Microbiome on Cancer, Immunity, and Cancer Immunotherapy. Cancer Cell, 2018, 33（4）: 570-580.

3. 郑晓金, 李凯, 欧凤荣. 结直肠癌相关危险因素研究进展. 实用药物与临床, 2018, 21（10）: 1196-1199.

4. Shen Q, Fan J, Yang XR, et al. Serum DKK1 as a protein biomarker for the diagnosis of hepatocellular carcinoma: a large-scale, multicentre study. Lancet Oncol, 2012, 13（8）: 817-826.

5. Rodríguez E, Schetters S, van Kooyk Y. The tumour glyco-code as a novel immune checkpoint for immunotherapy. Nat Rev Immunol, 2018, 18（3）: 204-211.

6. Topalian SL, Taube JM, Anders RA, et al. Mechanism-driven biomarkers to guide immune checkpoint blockade in cancer therapy. Nat Rev Cancer, 2016, 16（5）: 275-287.

7. Clemente JC, Manasson J, Scher JU. The role of the gut

microbiome in systemic inflammatory disease. BMJ, 2018, 360: j5145.

8. Dutkowski P, Linecker M, DeOliveira ML, et al. Challenges to liver transplantation and strategies to improve outcomes. Gastroenterology, 2015, 148 (2): 307-323.

9. Shapiro AM, Pokrywczynska M, Ricordi C. Clinical pancreatic islet transplantation. Nat Rev Endocrinol, 2017, 13 (5): 268-277.

10. Medzhitov R. Origin and physiological roles of inflammation. Nature, 2008, 454 (7203): 428-435.

11. Sporek M, Kolber W, Kusnierz-Cabala B, et al. Determination of hepatocyte growth factor at early phase of acute pancreatitis. Folia Med Cracov, 2013, 53 (1): 87-95.

12. Matsuda N, Hattori Y. Systemic inflammatory response syndrome (SIRS): molecular pathophysiology and gene therapy. J Pharmacol Sci, 2006, 101 (3): 189-198.

13. 潘鹏飞, 张雄峰, 于湘友. 全身炎症反应综合征: 何去何从? 中华急诊医学杂志, 2018, 27 (6): 591.

14. Buchman AL, Iyer K, Fryer J. Parenteral nutrition-associated liver disease and the role for isolated intestine and intestine/liver transplantation. Hepatology, 2006, 43 (1): 9-19.

15. 于健春, 李子建. 外科营养支持治疗焦点问题及研究进展. 中国实用外科杂志, 2018, 38 (03): 250-253.

16. Bilsel Y, Abci I. The search for ideal hernia repair; mesh materials and types. Int J Surg, 2012, 10 (6): 317-321.

17. 过文泰, 胡民辉, 黄榕康, 等. 疝外科材料学百年发展及未来展望. 中华胃肠外科杂志, 2018 (7): 828-832.

18. 孙立, 陈杰, 申英末, 等. 生物补片在腹股沟疝治疗中应用. 中国实用外科杂志, 2017 (11): 1223-1227.

19. 陈松耀, 戴伟钢, 陈创奇. 生物补片在疝与腹壁外科的临床应用进展. 中华疝和腹壁外科杂志 (电子版), 2018 (2): 90-93.

20. 严拓, 刘雅文, 吴灿, 等. 人工血管研究现状与应用优势. 中国组织工程研究, 2018, 22 (30): 4849-4854.

21. Li J, Feng X, Liu B, et al. Polymer materials for prevention of postoperative adhesion. Acta Biomater, 2017, 61: 21-40.

22. 陈灶妹, 李茹冰. 可吸收防粘连膜的应用研究与未来展望. 中国组织工程研究, 2017, 21 (18): 2920-2926.

23. Pplomata E, Wilfong L. Signet Ring Cell Carcinoma of the Ampulla of Vater With Leptomeningeal Metastases: A Case Report. Journal of Clinical Oncology, 2011, 29: e627-e629.

24. 黄文华. 国际临床病例报告撰写要求的最新进展——2016 年 CARE 清单及国际著名医学期刊病例报告投稿要求. 肿瘤, 2016: 119-123.

25. Phillips KA, Milne RL, Rookus MA, et al. Tamoxifen and Risk of Contralateral Breast Cancer for BRCA1 and BRCA2 Mutation Carriers. Journal of Clinical Oncology, 2013, 31: 3091-3099.

26. Choi J, Kim HJ, Lee J, et al. Risk of Hepatocellular Carcinoma in Patients Treated With Entecavir vs Tenofovir for Chronic Hepatitis B: A Korean Nationwide Cohort StudyRisk of Hepatocellular Carcinoma After Treatment With Entecavir vs Tenofovir for Chronic Hepatitis BRisk of Hepatocellular Carcinoma After Treatment With Entecavir vs Tenofovir for Chronic Hepatitis B. JAMA Oncology, 2019, 5: 30-36.

27. Nazzal Z, Sholi H, Sholi SB, et al. Motivators and barriers to mammography screening uptake by female health-care workers in primary health-care centres: a cross-sectional study. Lancet (London, England), 2018, 391: S51.

28. Lacy AM, García-Valdecasas JC, Delgado S, et al. Laparoscopy-assisted colectomy versus open colectomy for treatment of non-metastatic colon cancer: a randomised trial. The Lancet, 2002, 359: 2224-2229.

29. Limin Y, Weidong S, Naoko S. Population-based study evaluating and predicting the probability of death resulting from thyroid cancer and other causes among patients with thyroid cancer. Journal of Clinical Oncology Official Journal of the American Society of Clinical Oncology, 2013, 31: 468-474.

第二章　甲状腺及甲状旁腺疾病

第一节　原发性甲状腺功能亢进外科治疗的历史与现状

甲状腺毒症（thyrotoxicosis）是由于甲状腺自身或甲状腺以外的多种原因，引起甲状腺激素过量进入血液循环，作用于全身的组织和器官，导致机体内神经、循环、消化等各系统兴奋性增高和代谢亢进为主要表现的疾病总称。其中，因甲状腺体自身产生甲状腺激素过多而引起的甲状腺毒症称为甲状腺功能亢进（hyperthyroidism），简称甲亢。最常见的三种类型为原发性甲亢（毒性弥漫性甲状腺肿，Graves 病）、继发性甲亢（毒性多结节性甲状腺肿）和高功能甲状腺腺瘤（毒性甲状腺腺瘤）。为与 Graves 病相区别，而将后两者称为 Plummer 病，Graves 病和 Plummer 病在发病机制上有着本质的区别。

一、原发性甲亢

（一）概述

原发性甲亢亦称为毒性弥漫性甲状腺肿（toxic diffuse goiter），是临床上最常见的内分泌疾病，年发病率为（20~50）/10 万，可发生于任何年龄，但以 20~50 岁女性最多见。男性发病率则远低于女性，约为女性发病率的十分之一。临床上占各种类型甲亢的 60%~85%。1786 年，英国医生 Caleb Parry 最早记录该病，19 世纪三四十年代，Robert Graves 和 von Basedow 分别在英国和德国对该病进行了系统描述。原发性甲亢的甲状腺体肿大通常为弥漫性，两侧对称，同时伴有功能亢进症状。我国许多古籍都记载了甲状腺疾病的特点及治疗方法，通常将之称为"颈瘿"，春秋战国时期，《山海经》记录的 38 种疾病中就有"瘿"的记载。在诸多中医文献中，与甲亢比较接近的

有忧瘿、气瘿。由于我国目前还缺乏准确、完整的流行病学资料，发病率尚不十分清楚。

原发性甲亢的病因及发病机制正在逐渐被阐明。20 世纪 50 年代，在患者血液中发现了两类刺激甲状腺的自身抗体，该病开始被确立为一种自身免疫性疾病。两类抗体中，一类能刺激甲状腺功能增强、作用与促甲状腺激素（thyroid stimulating hormone，TSH）相似，但作用时间更持久（TSH 半衰期仅 30 分钟，而该物质为 25 天），被称为"长效甲状腺刺激激素"（long acting thyroid stimulator，LATS）；另一类为"甲状腺刺激免疫球蛋白"（thyroid stimulating immunoglobulin，TSI），两类物质都能结合 TSH 受体，从而增强甲状腺细胞的功能，分泌大量三碘甲状腺原氨酸（T_3）和四碘甲状腺原氨酸（甲状腺激素，T_4）。目前，有关甲状腺刺激抗体的检测方法不断完善，抗体与甲状腺刺激素受体结合的表位也不断被发现，原发性甲亢的遗传学和环境易感因素也逐渐被确立。遗传学分析发现了甲亢的易感基因，包括甲状腺球蛋白和促甲状腺激素受体的编码基因、HLA-DRβ-Arg74、PTPN22、CTLA-4 等。环境易感因素包括含碘饮食、吸烟、感染和情绪压力等。

（二）临床表现

1. 甲状腺肿大　原发性甲亢的主要临床表现，大多数甲状腺肿大呈弥漫和对称性，质软且无明显结节感，少数肿大不明显或不对称。在甲状腺上下极特别是上部可扪及血管震颤并可闻及血管杂音。

2. 高代谢综合征　患者怕热多汗，皮肤潮湿，食欲亢进但体重下降。后者是较为客观的指标。

3. 神经系统　呈过度兴奋状态，性情改变，表现为激动、焦虑烦躁、失眠等。检查可发现伸舌或两手平举时有细震颤。

4. 眼病　分为两种。多数表现为对称性、非浸润性突眼也称良性突眼，主要是因交感神经兴奋使眼外肌和上睑肌张力增高，而球后组织改变不大。临床上患者眼睑不随眼球下降，眼向上看时前额皮肤不能皱起。另一种虽少见但较严重，又称恶性突眼，主要因眼外肌、球后组织水肿，淋巴细胞浸润所致，患者甲亢症状可不明显，有的患者眼症早于甲亢症状的出现。

5. 循环系统　脉快有力（脉搏一般超过100次/min），脉压增大（主要是由于收缩压增高）。脉率增快和脉压增大是诊断甲亢、观察疗效的重要指标之一。

6. 其他　①消化系统：除食欲增加外，大便次数可增多。②血液系统：可表现为外周血白细胞总数减少，淋巴细胞绝对数量和百分比增高，血小板减少。③运动系统：呈现软弱无力，少数为甲亢性肌病。④生殖系统：男性可表现为阳痿、乳房发育，女性月经减少，周期延长甚至闭经。⑤皮肤：可为对称性胫前黏液性水肿，皮肤粗糙，指端增厚，指甲质地变软与甲床部分松离。

（三）诊断

主要依靠临床表现，并结合一些特殊检查进行诊断。甲亢常用的特殊检查方法如下：

1. 甲状腺摄^{131}I率　正常甲状腺24小时内摄取的放射性碘（^{131}I）量为人体总量的30%~40%。如果在2小时内甲状腺摄取的^{131}I量超过人体总量的25%，或在24小时内超过人体总量的50%，且^{131}I摄取高峰提前出现，基本可诊断为甲亢。本法诊断甲亢的符合率达90%，但不能反映病情严重度及疗效评价，可用于鉴别甲亢的不同类型。

2. 血清总甲状腺激素（TT_4）和血清总三碘甲状腺原氨酸（TT_3）　是检测甲状腺功能最基本的指标。TT_3浓度的变化基本与TT_4的改变平行，在甲亢早期TT_3往往上升更快，可高于正常值4倍左右，而TT_4上升较缓，仅为正常的2.5倍，故诊断本病TT_3较TT_4敏感。由于血清中99%以上的T_4和T_3与甲状腺激素结合球蛋白（thyroxine-binding globulin，TBG）结合，故检查值受TBG的量和结合力变化的影响，分析时应予考虑。

3. 血清游离三碘甲状腺原氨酸（FT_3）和游离甲状腺激素（FT_4）　FT_3、FT_4是循环血中甲状腺激素有活性的部分，它不受血中TBG变化的影响，可直接反映甲状腺功能状态，其敏感性和特异性均超过TT_3和TT_4。

4. 促甲状腺激素（TSH）水平降低伴有T_3、T_4水平升高是诊断甲状腺功能亢进的血清学标志性改变之一。

5. 基础代谢率（BMR）测定　可根据脉压和脉率计算或用基础代谢率测定器测定，前者简便，后者似更准确。常用的计算公式为：BMR=脉搏+脉压-111（脉压单位为mmHg）。测定基础代谢率要在完全安静、空腹时进行，正常值为-10%~+10%。增高至+20%~+30%为轻度甲亢，+30%~+60%为中度，+60%以上为重度，BMR低于正常可排除甲亢。由于该方法准确性有限，因此，临床上较少使用。

6. 其他　血中检测出促甲状腺激素受体抗体（TRAb）或甲状腺刺激性抗体（TSAb）有助于判定原发性甲亢；甲状腺放射性核素扫描可用于区别甲状腺炎引起的短暂性甲亢；超声检查可了解甲状腺大小，是否有结节及钙化；超声引导下细针穿刺抽吸活检（fine needle aspiration，FNA）对排除结节是否发生恶变有帮助。

（四）鉴别诊断

1. 甲状腺毒症原因的鉴别　主要是甲状腺自身产生激素较多（甲亢）所致的甲状腺毒症与破坏性甲状腺毒症（例如亚急性甲状腺炎、无症状性甲状腺炎等）的鉴别。两者均有高代谢表现、甲状腺肿大和血清甲状腺激素水平升高，但可通过病史、甲状腺临床表现、超声检查和^{131}I摄取率进行鉴别诊断。

2. 不同类型甲亢的鉴别　原发性甲亢、继发性甲亢和甲状腺自主高功能腺瘤发病率分别约为80%、10%和5%。甲状腺临床表现、放射性核素扫描和超声检查均有助于鉴别诊断。

（五）原发性甲亢的非手术治疗

尽管对原发性甲亢的研究已经到达分子水平，但迄今尚不能对原发性甲亢进行病因治疗。原发性甲亢的治疗是快速改善临床症状和防止甲亢复发。方法包括内科药物治疗、放射性碘（^{131}I）治疗和外科手术治疗。这三种方法都是安全有效的，具体选择需要根据患者病情、合并症、对治疗的耐受程度和所在地区医疗资源情况进行选择。多数原发性甲亢的患者可以通过包括抗甲状腺药物和^{131}I治疗为主的非手术治疗措施治愈。

1. 抗甲状腺药物（antithyroid drugs，ATD） 药物治疗的作用是抑制甲状腺合成甲状腺激素。常用的ATD有两类：硫脲类和咪唑类。药物治疗适应证包括：①轻、中度甲亢；②轻、中度甲状腺肿大；③年龄<20岁；④孕妇、高龄或由于其他严重疾病不适宜手术者；⑤手术和^{131}I治疗前的准备；⑥手术后复发且不适宜^{131}I治疗者。ATD治疗过程中可加用β–受体拮抗剂用于迅速改善交感神经系统过度兴奋的症状。治疗期间需要定期复查，20%~50%的患者经12~18个月治疗后可得到长期缓解。部分患者停药后可再次复发。少数患者可出现严重的药物不良反应，如白细胞减少或粒细胞缺乏、血管炎、肝功能损害等。

2. 放射性碘治疗 ^{131}I治疗可以通过破坏甲状腺组织、减少甲状腺激素的产生从而达到治疗目的。^{131}I治疗甲亢已有70多年的历史，治愈率高达90%以上。在美国是治疗成人甲亢的一线方法。我国从1958年开始应用^{131}I治疗甲亢，但^{131}I治疗后发生永久性甲状腺功能减退的概率较高，治疗10年后可高达30%~70%。此外，^{131}I治疗可能会加重甲亢性眼病。^{131}I治疗的适应证包括：①成人原发甲亢伴甲状腺弥漫性肿大；②ATD治疗失败或过敏；③甲亢手术后复发；④甲状腺毒症心脏病或甲亢伴其他病因的心脏病；⑤甲亢合并白细胞和/或血小板减少或全血细胞减少；⑥老年甲亢；⑦甲亢合并糖尿病；⑧继发性甲亢；⑨自主功能性甲状腺结节合并甲亢。^{131}I治疗禁忌用于妊娠和哺乳期妇女。

（六）原发性甲亢的外科治疗概述

1. 外科治疗的历史 William Halsted将Kocher的外科理念带入美国，1907年Halsted已经完成90例Graves病手术，死亡率略高于2%。Haslted培训了许多外科医生。其中Charles Mayo和同道Henry Plummer在1913年确立了Graves病术前使用碘剂治疗的价值，采用这一措施后Graves病手术死亡率从3%~4%下降到1%以下。1912年，Thomas Peel Dunhill（1876—1957）在澳大利亚开始采用一侧腺叶全切、一侧次全切除的方法治疗Graves病，取得了良好的效果。

原发性甲亢最初被认为是一种心脏疾病，正是手术切除甲状腺后的效果在19世纪确立了甲状腺在一种心脏疾病中的关键作用。手术作为治疗原发性甲亢治疗段之一，和内科治疗、^{131}I治疗并不冲突，且可互相补充，最大化保证患者的安全与利益。

甲状腺大部切除术治疗中度以上的原发性甲亢具有以下优点：①疗效确切、持久，显效快速；②安全性较高，对于有经验的专科医生，永久性喉返神经损伤的发生率为0.4%，永久性甲状旁腺功能减退的发生率约为1.3%；③治愈率高，90%以上的患者获得痊愈，术后甲亢复发率低；④有助于鉴别诊断，可获得组织病理学确诊依据并指导治疗；⑤术后虽可发生甲状腺功能减退，但治疗简单、安全有效；⑥可避免ATD和^{131}I治疗的潜在并发症，如粒细胞减少、急性重症肝炎、胆汁淤积性肝炎和胎儿甲状腺功能减退等；⑦合并眼病者更适合外科治疗。外科治疗的缺点是有一定的手术并发症。随着对原发性甲亢的认识以及手术技巧的不断提高，外科治疗仍然有不可取代的特殊地位。

2. 适应证与禁忌证 甲亢手术治疗的适应证包括：①继发性甲亢或高功能腺瘤；②年龄大于20岁的中度以上的原发性甲亢；③长期服药无效，或停药后复发，或坚持长期用药有困难者或^{131}I治疗后复发者；④腺体较大，伴有压迫症状；⑤胸骨后甲状腺肿；⑥疑伴有恶性肿瘤者；⑦妊娠早中期或哺乳期妇女，鉴于甲亢对妊娠可造成不良影响（流产、早产等），而妊娠又可能加重甲亢，哺乳期妇女采用药物治疗的安全性尚不肯定，且^{131}I可经乳汁分泌，造成新生儿甲状腺肿等不良事件，因此妊娠早中期甲亢患者凡具有上述指征者，应考虑手术治疗，哺乳期原发性甲亢推荐采用手术治疗；⑧伴有重度眼病的原发甲亢，且病变腺体较大者；⑨合并原发性甲状旁腺功能亢进症者，外科治疗可同时治愈甲亢和甲状旁腺功能亢进。

甲亢手术治疗的禁忌证：①青少年患者；②症状较轻者；③老年患者或有严重器质性疾病不能耐受手术者。由于手术可诱发妊娠早期及晚期（妊娠初期3个月和第6个月以后）妇女流产或早产，因此手术尽量安排在妊娠4~6个月。

（七）术前准备

完善的术前准备对保障原发性甲亢外科治疗成功十分重要,在甲亢控制不佳、基础代谢率高的情况下进行手术非常危险。重视并采取充分的术前准备,可保证手术的顺利进行,并可预防术后并发症的发生。

1. 一般准备　精神过度紧张或失眠者可适当应用镇静药和安眠药,消除患者的恐惧心情。心率过快者,可口服利血平 0.25mg 或普萘洛尔(心得安)10mg,每日 3 次。心力衰竭者可使用洋地黄制剂。

2. 术前检查　除全面体格检查和必要的辅助检查外,还应包括:①颈部 X 线片,了解有无气管受压、移位或软化;②综合评判心脏功能,详细检查心脏有无扩大、杂音、心律不齐或其他器质性改变;③喉镜检查,确定声带功能;④测定基础代谢率,了解甲亢程度,选择手术时机。

3. 药物准备　是术前用于降低基础代谢率的重要环节。主要有两种方法:①先用硫脲类药物,通过降低甲状腺激素的合成,抑制体内淋巴细胞产生自身抗体从而控制因甲状腺激素升高引起的甲亢症状。甲亢症状基本控制后,改服 2 周碘剂,再进行手术。由于硫脲类或咪唑类药物能使甲状腺肿大和动脉性充血,手术时容易发生出血,增加手术的困难和危险。因此,服用硫脲类药物后,需要加用碘剂 2 周,待甲状腺缩小变硬后手术。②开始即用碘剂,2~3 周后甲亢症状如基本控制(患者情绪稳定,睡眠良好,体重增加,脉率 <90 次 /min 以下,基础代谢率 <+20%),即可考虑手术。如服用碘剂 2 周后甲亢症状控制不佳,可在继续服用碘剂的同时,加用硫氧嘧啶类药物,直至症状基本控制,此时停用硫氧嘧啶类药物,再单独服用碘剂 1~2 周,再进行手术。

碘剂的主要作用在于抑制蛋白水解酶,减少甲状腺球蛋白的分解,从而抑制甲状腺激素的释放。碘剂还能减少甲状腺的血流量,使腺体充血减少,从而缩小变硬。常用的碘剂是复方碘化钾溶液(卢戈液,Lugol's solution),每日 3 次,第一日每次 3 滴,第二日每次 4 滴,以后逐日每次增加 1 滴,至每次 16 滴为止,然后维持此剂量。由于碘剂只抑制甲状腺激素释放,不抑制其合成,一旦停服碘剂后,贮存于甲状腺滤泡内的甲状腺球蛋白大量分解,甲亢症状可重新出现,甚至更为严重。因此,凡不准备施行手术或手术条件不成熟者,一定不要轻易服用碘剂。

对于常规应用碘剂或合并应用硫氧嘧啶类药物不能耐受或无效者,有主张单用普萘洛尔或与碘剂合用做术前准备。普萘洛尔是一种肾上腺素能 β 受体拮抗剂,选择性地阻断各种靶器官组织上的 β 受体对儿茶酚胺的敏感性,抑制肾上腺素效应,改善甲亢症状。剂量为每 6 小时口服给药 1 次,每次 20~60mg,一般 4~7 日后脉率降至正常水平时便可施行手术。由于普萘洛尔在体内的有效半衰期不到 8 小时,所以最末一次口服普萘洛尔要在术前 1~2 小时,术后继续口服普萘洛尔 4~7 日。

甲亢患者麻醉前准备应避免应用阿托品,以免导致或加重心动过速,增加手术和麻醉风险。

（八）手术方法

1. 术式的选择　原发性甲亢的手术方式主要有三种:①双侧次全切除术;②一侧全切除加对侧大部分切除术(Hartley-Dunhill 手术);③甲状腺全切除术。不同国家和地区的外科医生采用的术式各有侧重。

从 20 世纪初起,双侧甲状腺次全切除术由于保留了甲状腺后包膜和少量甲状腺组织,不易损伤喉返神经和甲状旁腺,已成为治疗原发性甲亢的标准术式。甲状腺残留量大小直接影响到术后甲状腺功能减退的发生率和甲亢的复发率。有些学者为了方便计算甲状腺残留量以及防止喉返神经和甲状旁腺损伤,在甲状腺全切侧暴露喉返神经和甲状旁腺,大部分切除侧远离喉返神经和甲状旁腺,即采用 Hartley-Dunhill 手术。该术式治疗原发性甲亢的手术效果和并发症与双侧甲状腺次全切除术基本相同。在可以应用甲状腺激素替代治疗的前提下,可选用甲状腺全切术治疗原发性甲亢。该术式可彻底防止甲亢复发外,还可降低患者血液中 TSH 受体自身抗体和其他甲状腺抗体浓度,对于少数伴有严重眼病的患者效果,术后眼眶后脂肪结缔组织浸润减轻,可使突眼症状好转,减少因突眼导致角膜长期显露受损和因组织浸润牵拉视神经而导致神经萎缩引起的失明。甲状腺全切除术喉返神经和甲状旁腺损伤的概率可能会增多,必须由经验丰富的外科医师实施,该术式术后必然出现甲状腺功能减退,术前必须向患者详细说明,取得同意。

2. 手术技巧　双侧甲状腺次全切除术成功的关键是甲状腺残留量的准确评估以及防止术后出血、喉返神经和甲状旁腺的损伤。熟悉局部解剖,操作轻柔细致和严格止血是达到良好手术效果的重要因素。术中应用超声刀、双极电凝等能量器械能减少术中出血,缩短手术时间。具体操作过程如下:①游离甲状腺上极,切断甲状腺上动静脉时要紧贴甲状腺上极,近端要可靠结扎或以能量器械离断,注意避免损伤喉上神经。②离断、结扎甲状腺中静脉。③紧贴甲状腺离断甲状腺下动脉分支,注意保护喉返神经和甲状旁腺。④牵引甲状腺向对侧,显露其后方,在切开包膜后顺序钳夹或缝扎,在气管前分离甲状腺峡部,离断,将甲状腺腺叶自气管旁适当游离,切除腺叶大部,边切边止血,使保留的甲状腺如成人拇指末节大小为宜,重量为 2~3g,对侧亦然,然后缝合残余甲状腺和内外侧包膜。

术中如何正确判定甲状腺残留量仍然是甲状腺外科领域需要探讨的重要问题。残留量过大,手术后甲亢复发率增高,反之则发生甲状腺功能减退,需终身口服甲状腺激素进行替代治疗。两者皆会给患者带来不必要的经济及精神负担,影响患者的生活质量。研究发现:甲状腺残留量不到 3g,甲亢复发率在 2%~10%,但甲状腺功能减退的发生率在 50% 以上;残留量 8g 以上,甲状腺功能减退的发生率显著下降,但甲亢的复发率高达 15% 左右。原发性甲亢术后复发的患者继续药物治疗若效果不佳,再次手术发生并发症的概率明显增高,而术后如发生甲状腺功能减退则可采用甲状腺激素替代,方便易行,毒副作用小。因此,国内外学者更多倾向于在避免手术并发症的前提下,使甲状腺残留量控制在 2g 左右最为合适。术后应定期随访,及时治疗可能出现的甲状腺功能减退。

残留腺体量的把握不是一成不变的,应综合考虑患者甲状腺肿大程度、病史长短、腺体病理学改变、年龄、性别、血清中甲状腺自身抗体的滴度以及患者的就医条件和依从性,进行个体化处理。如甲状腺腺体较小但甲亢症状较重且年龄较轻者残留量应少;而甲状腺腺体较大但甲亢症状较轻

且年龄较大的患者残留量则应偏多一些。

3. 隐匿手术切口的甲亢治疗其他方式　随着超声刀等新型手术设备的应用及腔镜技术的成熟和普及,腔镜下甲状腺切除术已成功地应用于原发性甲亢。腔镜下甲状腺手术包括甲状腺腺瘤摘除、甲状腺次全或全切术,甚至甲状腺癌根治术已较成熟开展。这些手术已被证实与传统开放性手术一样安全有效。无论是完全腔镜下手术还是腔镜辅助下小切口手术,都利用长柄状腔镜手术器械能远离颈部操作的特点,将切口设计远离颈部,使颈部没有切口瘢痕,达到美容效果。例如,选择前胸部、乳晕、腋下等部位切口,手术时通过注入气体或皮肤提吊,采用内镜提供清晰的视野,在皮下或肌肉下通道插入 2~4 个套管以置入分离器械。由于腔镜下甲状腺手术操作空间狭小,甲状腺周围血管神经较多,发生神经损伤的概率增加,对外科医生的技术要求更高。此类手术的优势在于美容效果,应该由有经验的专科医生实施。另外,经口腔的自然腔道手术也已有报道。

国内有学者报道采用介入栓塞疗法治疗甲亢。方法是将栓塞材料选择性地置入甲状腺供血动脉,以达到治愈甲亢的目的。初步研究认为,该法具有创伤小、安全简便、并发症少、疗效快而确切、不留手术瘢痕等优点。但因开展时间短、例数少,方法还不够成熟,远期疗效尚未肯定,特别是缺乏循证医学依据,其临床意义还有待于进一步评价。但对于巨大的甲状腺,术前介入栓塞有可能降低术中大量出血的风险。

(九) 特殊类型原发性甲亢的外科治疗

1. 原发性甲亢合并甲状腺癌　以往认为原发性甲亢很少合并甲状腺癌,但随着临床资料的积累,相关报道越来越多。原发性甲亢合并甲状腺癌的发病率报道不一,为 1.0%~9.3%。原发性甲亢合并甲状腺癌误诊误治较多,主要原因是缺乏认识和警惕,患者的临床症状以甲亢症状为主,甲状腺癌病灶早期体积较小,在增大的腺体内不易被发现。对术前检查未能确诊但怀疑合并甲状腺癌的患者,术中应取多点进行病理学检查。治疗上应根据确诊的时间和肿瘤的分期采取不同的治疗方案,如术前已确诊或术中冷冻切片病理明确为原发甲亢合并甲状腺癌,治疗原则与甲状腺功能正常的甲状腺癌一致。如果术前术中未能确

诊,而在术后病理诊断发现甲状腺癌,是否需要再次手术需根据病理情况综合考虑。

2. 新生儿及儿童甲亢　新生儿甲亢临床极少见,多发生于甲亢患者所分娩的新生儿,发病原因可能是母体 TSAb 通过胎盘进入胎儿体内所致。表现为甲状腺弥漫性肿大,肿大的甲状腺组织可压迫气管引起呼吸困难,患儿往往睡眠不佳,婴儿皮肤潮红、烦躁、多汗、食量大、消瘦、心率增快,严重者出现心律失常、心力衰竭,甚至死亡。轻症患者无需治疗,一般出生后 3~12 周甲亢自行缓解,无复发,也不留后遗症。病情较重者可影响新生儿的发育,主要采用抗甲状腺药物治疗。

儿童甲亢占甲亢总数的 5%,3 岁以下发病少,3 岁以后逐渐增多,至 11~16 岁发病率最高,女孩较男孩多见。患儿多有家族史,起病前常有精神刺激史。起病一般缓慢,表现为神经兴奋性增加、基础代谢率升高,表现为低热、消瘦、多汗、兴奋、好动,可有性发育缓慢、月经紊乱,几乎所有患儿都有弥漫性甲状腺肿大,有血管杂音,50%~70% 有一侧或双侧突眼,多为非浸润性。患儿精神神经系统临床表现明显,骨骼成熟加快,生长加速,女孩尤甚。突眼症状和甲状腺肿大不明显时容易误诊,反复进行 BMR 测定和甲状腺功能检查,必要时做甲状腺超声等影像学检查,以避免误诊误治。儿童期甲亢主要采用抗甲状腺药物治疗,^{131}I 治疗后发生甲状腺功能减退和甲状腺癌的比率较高,故不予推荐。如抗甲状腺药物治疗停药后复发可行第二疗程或长期小剂量药物维持,成年后可考虑手术治疗。对于部分患儿,可行甲状腺次全切除,治愈率高。如必须进行手术治疗,儿童术后甲亢复发率较高,残留量应偏少。

3. 老年甲亢　老年甲亢并不少见,占全部甲亢的 10%~17% 不等。老年甲状腺组织出现一定程度的纤维化和萎缩,甲状腺激素分泌减少,但降解速度减慢,半衰期延长,仍可发生甲亢。同时,外周组织对甲状腺激素的反应也发生改变。老年人患甲亢时,其临床表现多不典型,容易造成误诊和漏诊。女性患者较男性多见,结节性甲状腺肿伴甲亢较多,甲状腺肿大往往不明显,很少有突眼现象。高代谢综合征一般不明显,常以心血管症状为突出表现,易发生心律失常和心力衰竭,持续房颤多见,即使甲亢被控制大部分患者仍不能恢

复窦性心律。精神上往往表情淡漠、呆滞,有的表现多疑或原发性精神病。食欲亢进者少,患者多为厌食、消瘦,有时腹泻、便秘,消化道症状明显。由于老年性甲亢病情一般不重,且常合并重要脏器的疾病,难以坚持药物治疗或不能耐受手术,因此首选相对安全、简便的放射性核素治疗。如甲状腺肿大明显,有压迫症状或怀疑伴有恶性肿瘤,可考虑手术。老年性甲亢围术期准备一定要充分,调整好重要脏器的功能,提高手术成功率,降低并发症发生率和死亡率。老年人多合并心血管疾病,慎选用甲状腺激素抑制试验。

4. 妊娠期甲亢　甲亢与妊娠并存即妊娠期甲亢,属于高危妊娠。甲亢可发生于妊娠前,也可发生于妊娠过程中。妊娠期间可有高代谢和高动力循环状态,甲状腺也可轻度肿大,因此早期诊断有一定困难。如延误妊娠期甲亢的处理,会给母体及胎儿带来严重后果,应足够重视。妊娠期甲亢发生先兆子痫和心力衰竭的危险性增加。对胎儿而言,可造成先天性畸形、早产、出生体重过低、新生儿甲状腺功能减退或甲亢甚至死胎。妊娠期甲亢的治疗必须兼顾母亲和胎儿,既要控制母亲的甲亢症状,又要确保胎儿的正常发育。抗甲状腺药物治疗是妊娠期甲亢的首选和最主要的治疗手段。由于目前应用的抗甲状腺药物均可通过胎盘屏障,因此抗甲状腺药物应选择最小有效剂量。对于抗甲状腺药物治疗效果不佳、剂量过大或出现药物毒性反应,或甲状腺肿大明显有压迫症状者,或怀疑伴有恶性肿瘤的妊娠期甲亢可考虑手术治疗,手术时间以选择在妊娠中期(4~6 个月)最为安全。手术前应用抗甲状腺药物、普萘洛尔(心得安)或碘剂使甲亢控制后方可手术。由于碘化物也可通过胎盘,过量的碘可使胎儿的甲状腺肿大,因此术前应缩短碘剂的使用时间,剂量也不宜过大。术后应密切观察有无甲状腺功能减退发生,一旦发生甲状腺功能减退,给予甲状腺替代治疗。禁用放射性碘治疗,因为胎儿甲状腺具有摄碘功能,可使胎儿甲状腺破坏,导致克汀病等。

(十)手术主要并发症

1. 颈过伸脑循环紊乱综合征　表现为甲亢术后头痛、头昏、呕吐等症状,这是由于较长时间的术中强制性颈过伸体位引起的一系列脑血管

病理生理变化,导致脑血管痉挛、扩张,脑细胞缺血、缺氧、颅内压增高。术前仰颈练习、体位放置合适、缩短手术时间可明显减少术后相关症状的发生。

2. 术后呼吸困难和窒息 多发生在术后48 小时内,是术后最危急的并发症。常见原因有:①切口内出血压迫气管,常因术中止血(特别是腺体断面止血)不彻底,或血管结扎线滑脱引起;②喉头水肿,手术创伤是主要原因,反复多次气管插管也可引起;③气管塌陷,气管壁长期受肿大的甲状腺组织压迫,发生软化,甲状腺腺体切除后软化的气管壁失去支撑,可导致气管塌陷;④双侧喉返神经损伤,可引起双侧声带麻痹,气道堵塞。

临床表现为进行性呼吸困难、烦躁、发绀,甚至窒息。如颈前部肿胀明显,切口渗出鲜血,多系切口内出血所致。上述情况一旦出现,必须立即行床旁抢救,尽快剪开缝线,敞开切口,迅速清除血肿。如此时患者呼吸仍无改善,应立即气管插管。症状缓解后,送手术室做进一步处理。术后应常规在患者床旁放置无菌小手术包、气管插管和手套,以备急用。

3. 术后切口感染 切口感染与手术时间、手术操作、引流管的通畅程度等因素有关。术中应严格无菌操作,对于年老体弱,患有糖尿病及重要脏器功能不全、手术时间较长者,术中可考虑预防性使用抗生素。术后引流管必须保持通畅。

4. 喉返神经损伤 发生率约 0.5%。大多数是因处理甲状腺下极时操作不当,切断、缝扎或挫夹、牵拉喉返神经,造成暂时性或永久性损伤所致。使用超声刀距喉返神经过近且反复操作,也会造成神经热损伤。少数也可因血肿或瘢痕组织压迫或牵拉而发生。损伤的后果与损伤的性质(暂时性或永久性)和范围(单侧或双侧)密切相关。喉返神经含支配声带的运动神经纤维,一侧喉返神经损伤,声音嘶哑可由健侧声带逐步代偿性地向患侧过度内收而恢复发音,但喉镜检查显示患侧声带不能内收,因此不能完全恢复原有的音质。双侧喉返神经损伤,视其损伤全支、前支抑或后支等不同的平面,可导致失音或严重呼吸困难甚至窒息,需立即作气管切开。由于手术切断、缝扎、挫夹、牵拉等直接损伤喉返神经

者,术中立即出现症状。而因血肿压迫、瘢痕组织牵拉等因素所致者,可在术后数日出现症状。切断、缝扎为永久性损伤,挫夹、牵拉、血肿压迫多为暂时性,经理疗等处理,3~6 个月后可逐渐恢复。

5. 喉上神经损伤 往往因在处理甲状腺上极时离腺体太远、分离不仔细、或将神经与周围组织成束大块结扎所致。喉上神经分内(感觉)、外(运动)两支,若损伤外支,环甲肌瘫痪,导致声带松弛,音调降低;内支损伤,喉部黏膜感觉缺失,进食特别是饮水时,容易误咽发生呛咳。喉上神经损伤症状约一周基本能自行消失。

6. 甲状旁腺功能减退(hypoparathyroidism) 手术误切、损伤甲状旁腺或其血液供应受损所致。血钙浓度下降至 2.0mmol/L 以下,严重者可降至 1.0~1.5mmol/L(正常为 2.25~2.75mmol/L),导致神经肌肉的应激性显著增高。低钙血症症状多发生在术后 1~3 天,多数患者只有面部、唇部和手足有针刺样麻木感或强直感,经过 2~3 周后,未受损伤的甲状旁腺功能代偿性增强,症状逐渐消失。重者出现面肌和手足伴有疼痛的持续性痉挛,每天发作多次,每次持续 10~20 分钟或更长,十分严重者可发生喉和膈肌痉挛,引起窒息死亡。为避免甲状旁腺损伤或误切,首先要熟悉甲状旁腺的解剖和生理功能。甲状腺手术时,注意保留腺体背面部分的组织完整和血供正常,切下甲状腺标本后常规仔细检查其背面甲状旁腺有无误切。如怀疑误切,取部分组织送快速病理检查,剩下的组织置于无菌冰生理盐水中保存,如确实为甲状旁腺,将之切成米粒大小,植入胸锁乳突肌中。肉类、乳品和蛋类等食品因含磷较高,影响钙的吸收,低钙血症患者应适当限制摄入。手足抽搐发作时,静脉注射 10% 葡萄糖酸钙或氯化钙 10~20ml。低钙血症轻者可口服钙尔奇 D 1~2 片,每日 1 次,或骨化三醇 0.25~0.5μg,每日 1 次。症状较重或长期不能恢复者可适当增加以上药物的摄入量,以促进钙在肠道内的吸收。还可采用同种异体带血管的甲状腺 – 甲状旁腺移植方法,但远期疗效有待于进一步提高。

7. 甲状腺危象(thyroid crisis) 是甲亢手术的严重并发症。甲亢危象的发生与术前甲亢症状未能很好控制、术前准备不充分及手术应激有

关。甲状腺危象主要表现为：高热（>39℃）、脉快（>120 次 /min），同时合并神经、循环及消化系统严重功能紊乱，如烦躁、谵妄、大汗、呕吐、水泻等。一般认为：甲状腺危象是由于甲状腺激素过量释放引起的暴发性肾上腺素能兴奋综合征，若不及时处理，患者可迅速发展至虚脱、休克甚至死亡。死亡率高达 20%~30%。

甲状腺危象的治疗包括：①肾上腺素能阻滞剂：可选用利血平 1~2mg 肌注或胍乙啶 10~20mg 口服。前者用药 4~8 小时后危象减轻，后者 12 小时后起效。还可选用普萘洛尔 5mg 加入葡萄糖溶液静脉滴注，以降低周围组织对肾上腺素的反应。②碘剂：口服或昏迷者鼻饲复方碘化钾溶液，首次为 3~5ml，以后每 4~6 小时可酌情减半使用。紧急时用 10% 碘化钠 5~10ml 加入 10% 葡萄糖溶液 500ml 中静脉滴注，以降低血液中甲状腺激素水平。③肾上腺皮质激素：氢化可的松每日 200~400mg，分次静脉滴注，以拮抗过多甲状腺激素的反应。④镇静剂：常用苯巴比妥钠 100mg，或冬眠合剂Ⅱ号半量，肌内注射，6~8 小时 1 次。⑤降温：用退热剂、冬眠药物及物理降温等综合方法，保持患者体温在 37℃左右。⑥补充能量，静脉输入大量葡萄糖溶液，充分供氧，减轻组织的缺氧，维持水、电解质及酸碱平衡。⑦有心力衰竭者，考虑使用洋地黄制剂。

二、其他类型的甲状腺功能亢进症

（一）继发性甲亢

继发性甲亢即毒性多结节性甲状腺肿（toxic multinodular goiter），临床上比较少见，患者可先有结节性甲状腺肿多年，然后出现功能亢进症状，腺体呈结节性肿大，两侧多不对称。患者年龄多在 50 岁以上，无突眼，症状大多较原发性甲亢轻，但可突出表现于某一系统，尤其是心血管系统。

外科手术是治疗继发性甲亢的首选方法，手术方式基本与原发性甲亢相同：①双侧甲状腺次全切除术；②一侧甲状腺全切除加对侧大部分切除术；③甲状腺全切除术。术者应根据患者的具体情况选择个体化手术方式。如病变主要集中于一侧腺叶，选择病变侧甲状腺全切除、对侧大部切除。过去甲状腺次全切除因疗效可靠、并发症较少，受到青睐，在当今外科实践中，越来越多外科

医生倾向于甲状腺全切或近全切除治疗毒性结节性甲状腺肿，甲状腺全切或近全切除与甲状腺次全切除相比并发症无明显差异，但可有效避免甲亢复发。术前准备包括服用抗甲状腺药物控制 FT_3 和 FT_4 在正常范围，也可加用 1~2 周 β 受体拮抗剂进行准备。与原发性甲亢相比，继发性甲亢患者甲状腺内血管较少，碘剂会加重甲亢，所以术前不需服用。

（二）高功能甲状腺腺瘤

高功能甲状腺腺瘤又称为毒性甲状腺腺瘤（toxic adenoma），临床上相对少见。甲状腺内有单发的自主性高功能结节，结节周围的甲状腺组织呈萎缩性改变。本病多见于 30~50 岁患者，甲亢症状一般较轻，部分患者仅有心动过速、消瘦、乏力或腹泻，无突眼。颈部体检可触及甲状腺圆形或卵圆形结节，多数结节边界清楚、质地中等，能随吞咽上下移动，无血管杂音。甲状腺核素扫描是诊断高功能性结节的重要方法。

本病的治疗方式首选外科治疗，因部分高功能腺瘤为多发，术式推荐采用患侧甲状腺近全切除或患侧腺叶切除术。术前准备与继发甲亢相同，术前不需要碘剂。腺瘤以外的甲状腺组织，其功能受到垂体轴的反馈抑制，术后可能出现暂时性甲状腺功能减退，但通过一定时间的自身反馈调节或暂时补充外源性甲状腺激素，功能可以逐渐恢复。

单发的高功能甲状腺腺瘤还可以进行放射性碘治疗。超声引导下向瘤内注射无水酒精，或经皮激光、射频或微波进行消融治疗也逐渐被应用于临床。后者主要适用于一般情况较差或合并重要脏器功能不全无法耐受手术者，或出于美容考虑不愿手术但又无法或不愿行抗甲状腺药物或放射性碘治疗者。如果瘤体不大，多数可以达到治愈效果。该法缺点是无法获得确切的病理学结果，有时可能遗漏恶性病变。因此，应当严格掌握该法的适应证，不应滥用。

（刘 彤　何向辉）

参 考 文 献

1. Smith TJ, Hegedüs L. Graves' disease. N Engl J Med, 2016, 375: 1552-1565.

2. Leo SD, Lee SY, Braverman LE. Hyperthyroidism. Lancet, 2016, 388(10047): 906-918.

3. Ross DS. Radioiodine therapy for hyperthyroidism. N Engl J Med, 2011, 364(6): 542-550.

4. Duncan JT, Creswell JE. Diagnosis and management of hyperthyroidism and hypothyroidism. Med J Aust, 2004, 180(4): 186-193.

5. 吴在德, 吴肇汉. 外科学. 第7版. 北京: 人民卫生出版社, 2011: 291-295.

6. 陆再英, 钟南山. 内科学. 第7版. 北京: 人民卫生出版社, 2011: 591-600.

7. 滕卫平, 刘永峰, 高明, 等. 甲状腺结节和分化型甲状腺癌诊治指南. 中国临床肿瘤, 2012, 39(17): 1249-1272.

8. 朱预. 甲状腺功能亢进的外科治疗及展望. 中国实用外科杂志, 2006, 26(7): 485-486.

9. Ross DS, Burch HB, Cooper DS, et al. 2016 American Thyroid Association Guidelines for Diagnosis and Management of Hyperthyroidism and Other Causes of Thyrotoxicosis. Thyroid, 2016, 26(10): 1343-1421.

10. Gregory W. Randolph. 甲状腺和甲状旁腺外科学. 第2版. 田文, 姜可伟, 主译. 北京: 北京大学出版社, 2016.

11. Sakorafas G. Historical evolution of thyroid surgery: from the ancient times to the dawn of the 21st century. World J Surg, 2010, 34: 1793-1804.

第二节　分化型甲状腺癌手术治疗方式的历史变迁与思考

一、概述

分化型甲状腺癌是人类内分泌系统最常见的恶性肿瘤，也是近年来发病率上升最快的恶性肿瘤之一。美国 1989—2009 年 20 年间甲状腺癌的发病率增长 4.99 倍；2011 年北京市卫生与人群健康状况报告，甲状腺癌发病率 9 年间增长了 225.2%；上海市区 2014 年恶性肿瘤发病率报道，甲状腺癌男性 26.43/10 万，女性 77.18/10 万，已经成为上海市女性第一常见恶性肿瘤；中国原卫生部 2012 年报告甲状腺癌已上升至女性第三常见恶性肿瘤；韩国 2010 年国民癌症统计报告甲状腺癌已成为韩国女性首位常见恶性肿瘤。

二、甲状腺外科治疗的历史沿革

现代甲状腺癌外科是随着解剖学和内分泌学的发展而进步的。公元前 2700 年中国已认识到海带能治疗甲状腺肿；公元 500 年一位阿拉伯医师在巴格达实施了第一例地方性甲状腺肿手术，尽管术后大出血，但患者存活了；1646 年报道了第一例甲状腺腺叶切除术，然而这个 10 岁小女孩因手术死亡，手术医师因此而入狱；1791 年 Desaulf PJ 在巴黎成功实施了甲状腺部分切除术；1808 年 Dupuytren G 医师行第一例全甲状腺切除术，但在那个年代手术死亡率高达 40%，死亡原因是无法控制的出血及术后感染。19 世纪甲状腺外科随着麻醉学、抗感染及止血手术器械的发明而快速发展。被称之为甲状腺外科之父的 Theodor E Kocher 和 Theodor Billnoth 改进了手术方法并报道了他们的工作结果——众所周知的 Kocher 切口（即胸骨切迹上 2cm 弧形切口）。Kocher 医师手术非常精细，术后并发症很少，那时他已知道术中保留喉返神经可以预防术后声音嘶哑，手术死亡率也从 1884 年的 14% 下降至 1889 年的 0.18%。在 1874 年 Kocher 医师已注意到甲状腺手术后出现甲状腺功能减退症状，所以他尽可能避免对良性肿瘤行全甲状腺切除术，同时考虑试验甲状腺移植和外源性补充甲状腺组织，直到 1892 年口服甲状腺激素的诞生。由于在甲状腺生理学、病理学和外科学上的卓越贡献，Kocher 医师 1909 年获诺贝尔生理学或医学奖。

颈淋巴结清扫术是分化型甲状腺癌外科治疗的重要组成部分。1887 年外科已阐明颈淋巴结清扫术是头颈部上皮肿瘤治疗的一部分。Langenbeck 医师首先报道了 2 例颈淋巴结清扫术案例，但由于术中切除了颈总动脉、颈内静脉造成患者术后死亡；1888 年波兰医师 Jawdynski 首先实施了与 Crile 相似的颈淋巴结清扫术（他报道了 4 例根治手术病例），但由于发表在波兰语杂志，他的贡献在当时未引起重视；1906 年 Crile 报道了 132 例颈淋巴结清扫术，将胸锁乳突肌及其他一些周围可切除的软组织连同颈淋巴结一并整块切除，其手术原则及术式为现代颈淋巴结清扫术奠定了基础；1945 年 Dargent 第一个实行双侧颈淋巴结清扫术，术中要求至少保留一侧颈内静脉。

20 世纪 50 年代初 Martin 医师在多篇颈淋巴结清扫术的文献中总结了百余例治疗结果,不仅 5 年生存率有所提高,死亡率下降到 <4%,而且使得手术规范标准化。随着对分化型甲状腺癌生物学行为的进一步了解,颈淋巴结清扫术由根治性向功能性及选择性发展,1963 年 Suareg 首先报道了保留胸锁乳突肌、颈内静脉、副神经的"功能性"颈清扫术,20 世纪 70 年代 Lindbery 和 Ekolnik 提出了"选择性"颈清扫术的概念。

三、分化型甲状腺癌的 TNM 分期

甲状腺癌的病理类型主要是乳头状癌、滤泡样癌、髓样癌及未分化癌,其中乳头状癌和滤泡样癌合称为分化型甲状腺癌,约占全部甲状腺癌的 95%。根据美国癌症联合委员会(AJCC)与世界抗癌联盟(UICC)TNM 分期第八版(2016 年)分化型甲状腺癌的分期如下:

T 原发病灶

T_0 甲状腺内无可触及的肿块;

T_1 甲状腺内肿块直径 ≤2cm;局限在甲状腺内

 T_{1a} 肿瘤最大直径 ≤1cm

 T_{1b} 肿瘤最大直径 >1cm,但是 ≤2cm

T_2 甲状腺内肿块直径 >2cm,≤4cm;局限在甲状腺内

 T_3 甲状腺肿块 >4cm 或有微小包膜外侵;

 T_{3a} 肿瘤局限在甲状腺内;

 T_{3b} 肿瘤有外侵,主要累及带状肌

T_{4a} 出现皮下、喉、气管、食管、喉返神经侵犯;

T_{4b} 出现椎前筋膜、纵隔血管、颈总动脉侵犯;

N 区域淋巴结

N_0 无区域肿大淋巴结可触及;

N_{1a} 中央区淋巴结转移;可以是单侧或双侧

N_{1b} 其他各区淋巴结转移;可以是单侧或双侧

M 远处转移

M_0 无远处转移;

M_1 远处有转移。

分化型甲状腺癌的临床分期(AJCC/UICC 第八版):

(55 岁以下)

Ⅰ 期	任何 T	任何 N	M_0
Ⅱ 期	任何 T	任何 N	M_1

(55 岁以上)

Ⅰ 期	$T_{1\sim2}$	N_0	M_0
Ⅱ 期	$T_{1\sim3}$	N_1	M_0
Ⅲ 期	T_{4a}	任何 N	M_0
Ⅳa 期	T_{4b}	任何 N	M_0
Ⅳb 期	任何 T	任何 N	M_1

四、分化型甲状腺癌的临床特征

分化型甲状腺癌由两种不同的病理类型及诸多亚型组成,故临床表现也各不相同。它可与结节性甲状腺肿同时存在,多无症状,尤其是甲状腺微小癌(肿瘤最大直径 ≤1cm),部分患者肿块存在多年,可伴近期迅速增大或发生转移病灶。有些患者长期无不适主诉,直到后期出现颈淋巴结转移、声音嘶哑、呼吸障碍、病理性骨折等症状才引起注意。局部体征也不尽相同,有的呈甲状腺不对称肿大或肿块,有的肿块小无法触及,也有与周围组织或气管粘连而固定者。

(一)乳头状癌

发病高峰为 30~50 岁,女性患者是男性患者的 3~4 倍,由于恶性程度较低,病程可长达数年至数十年,甚至发生远处转移后仍可带瘤生存。也有部分患者以颈淋巴结转移为首发症状。甲状腺乳头状癌的转移特点是易发生区域淋巴结转移,发生率可高达 50%~70%,以中央区、颈内静脉链和锁骨上淋巴结转移多见,也可转移至上纵隔,少数患者可出现喉前及咽后淋巴结转移,偶尔见腋下转移。少部分患者可出现血行途径转移,最常见肺,其次为骨转移。

(二)滤泡样癌

发病高峰为 40~60 岁,男女比例为 1:3,较少发生区域淋巴结转移,较易发生血行/远处转移。有些病例就诊时已存在明显远处转移,甚至远处转移灶活检证实后才确诊。甲状腺滤泡样癌较多侵犯脉管,可以发生局部侵犯和经血道远处转移,远处转移以肺部和骨骼转移为主,骨转移多为溶骨性改变。由于甲状腺滤泡样癌的转移灶常保留摄碘功能,有利于 [131]I 治疗。有些转移灶可分泌甲状腺激素,甚至可过度分泌甲状腺激素。

(三)甲状腺微小癌

1988 年,世界卫生组织(WHO)在关于甲状

腺癌组织学分类标准中将病灶最大直径≤1cm的甲状腺癌定义为甲状腺微小癌。据报道在美国1988—1989年甲状腺微小癌占全部甲状腺乳头状癌仅25.0%，随着健康体检的普及和检查及诊断技术的进步，2008—2009年该比例已升至39.0%。复旦大学附属肿瘤医院2018年共手术治疗（首次手术）4 868例甲状腺癌，其中62%为甲状腺微小癌。甲状腺微小癌的诊治原则与甲状腺癌一致，近年来有学者提出对甲状腺微小癌采取非手术治疗，也有采用射频消融病灶的方法，但都需要时间的检验后才能应用推广。

五、分化型甲状腺癌手术方式的选择

分化型甲状腺癌的治疗主要是手术切除，其次是甲状腺激素抑制治疗，部分患者需 ^{131}I 治疗或局部外放疗，极少部分不能手术切除的患者可使用分子靶向药物。长期以来，国内外对分化型甲状腺癌原发病灶的手术范围及对临床 N_0 的患者是否行预防性颈淋巴结清扫术存在较多争议。

（一）甲状腺腺叶切除＋峡部切除术

该术式是单侧分化型甲状腺癌最起码的腺体切除范围，其优点是：①术后对侧甲状腺复发率低，仅不到5%；②术后并发症少，生活质量得以保证；③远期疗效与全甲状腺切除相同；④残留甲状腺出现肿瘤并不增加再手术难度，也不影响患者预后。

该术式的绝对手术指征：局限于一侧腺叶内的单发癌灶，原发病灶≤1cm（微小癌），无童年颈部放疗史，无远处转移者。相对手术指征：局限于单侧腺叶内的癌灶，肿瘤最大直径≤4cm及微小浸润性滤泡样甲状腺癌。

位于峡部的分化型甲状腺癌，应行双侧甲状腺次全切除术，对于高危患者则应行全甲状腺切除术。

（二）全甲状腺切除术或近全甲状腺切除术

该术式在欧美及日本是主流，在我国也有学者采用，但目前争议较大，已达成共识认为该术式绝对指征是：①童年期有头颈部放射线照射史或放射线尘埃接触史；②原发灶最大直径>4cm；③多灶癌，尤其是双侧甲状腺多灶癌；④伴有远处转移，需术后行 ^{131}I 治疗者；⑤伴有双侧颈部淋巴结转移；⑥伴有严重腺外侵犯（如气管、食管、颈总动脉或纵隔侵犯）。

相对手术指征是：肿瘤最大直径1~4cm，伴有甲状腺癌高危因素者；原发灶>1cm、≤4cm腺内型或微小癌单侧外侵或单侧甲状腺癌伴对侧甲状腺结节者。

全甲状腺切除术目前存在较大争议，支持者认为：①分化型甲状腺癌常呈双叶多灶性，有报道可高达42.2%~65%；②有利于术后 ^{131}I 检测复发和转移以及治疗远处转移；③便于通过检测甲状腺球蛋白来监测复发和转移；④可降低局部复发率。

不同意见认为：①该术式并不改善远期生存率；②术后的并发症发生率高，生存质量下降，不符合我国现有国情；③是否可以用药物完全替代全部甲状腺功能，目前尚无结论；④一旦对侧发现肿瘤复发，再次手术并不影响预后。

综上所述，根据原发病灶的大小、部位、数量、有无外侵、有无转移，可采用甲状腺腺叶切除术或全甲状腺切除术。由于分化型甲状腺癌的临床生物学行为尚无随机、前瞻性的多中心资料，导致临床医师较难确切掌握其真实病情进展及治疗后动态变化，限制了对各种术式疗效的正确评价。但是对单侧的分化型甲状腺癌，我们提出两个"至少"的理念，即至少做一侧腺叶加峡部术，至少行中央区淋巴结清扫术。因此，手术切除范围的选择和未来发展的趋势应该是对分化型甲状腺癌进行科学的危险程度评估后，根据患者情况采用个体化的治疗方案和手术方式。

（三）中央区淋巴结清扫术

中央区淋巴结（又称为Ⅵ区淋巴结）指喉前、气管前、双侧气管旁及前上纵隔淋巴结，是甲状腺癌最常见转移的一组淋巴结，最早于1991年由 Robbins 等报道，之后不断完善与改进，但仍存有不少争议，主要分歧在于应该常规清扫还是选择性清扫。美国 ATA 的指征是对 $T_{3\sim4}$ 患者行预防性清扫，对 $T_{1\sim2}$ 不主张行预防性清扫，笔者认为有待商榷。复旦大学附属肿瘤医院资料提示641例临床颈淋巴结阴性（cN_0）患者，其中 $T_{1\sim2}$ 占96.1%，中央区淋巴结转移率达53%。因此，我国甲状腺结节和分化型甲状腺癌诊疗指南明确要求作常规的清扫，其优点是：

1. 有利于手术彻底性　中央区淋巴结是分化型甲状腺癌,尤其是乳头状癌最常见的转移区域,其转移率可高达 35%~80%,清扫该区域淋巴组织有利于疾病的根治。该术式的最大特点是既保留颈部功能与外形,又可达到根治目的,即使在随访期间出现颈侧区淋巴结转移,再实施颈侧区淋巴结清扫术也并不影响预后,也可避免再次手术时因瘢痕反应而造成喉返神经及甲状旁腺损伤。

2. 有利于临床准确分期　尤其对年龄 >55 岁的患者,淋巴结转移与否与分期有关,可帮助制订进一步治疗方案,有助于临床疗效分析、经验积累、资料的完整与准确。

3. 可预测颈侧区淋巴结转移　中央区淋巴结转移的数目与颈侧区淋巴结转移呈正相关。有资料反映中央区淋巴结阴性者,颈侧区淋巴结转移发生率 <20%;中央区淋巴结转移 ≥3 枚时,颈侧区淋巴结转移率可达 50%;中央区淋巴结转移 ≥5 枚时,颈侧区淋巴结转移发生率可高达 80%。

(四)颈侧区淋巴结清扫术

颈侧区淋巴结清扫术是分化型甲状腺癌治疗的重要组成部分。根据颈淋巴结转移的部位、大小,是否侵犯血管、肌肉、神经而实施根治性、功能性、改良性或择区性颈淋巴结清扫术,最常清扫的范围是 ⅡA、Ⅲ、Ⅳ、VB 区。任何临床 N(+) 的患者均要行颈侧区淋巴结清扫,而临床颈淋巴结阴性者(cN₀)是否行预防性颈清扫目前仍存有争议。

1. 不建议行预防性颈清扫术　其理由是临床有意义的颈淋巴结转移率并不高,仅 7%~15%,日后出现侧颈淋巴结转移再行手术并不困难,且疗效较好,不影响预后。

2. 建议行常规颈清扫　其理由是分化型甲状腺癌隐匿性淋巴结转移率可高达 40%~60%,是影响预后的重要因素。一旦颈淋巴结转移造成广泛浸润及远处转移,会给根治带来困难。

3. 根据原发灶侵犯程度　如果肿瘤有包膜外侵犯,应行选择性颈淋巴结清扫术,其理由是一旦复发进展为晚期或远处转移后难以根治,且选择性颈淋巴结清扫术多为功能性手术,对功能与外观影响不大。

六、局部进展分化型甲状腺癌的外科处理

尽管大多数分化型甲状腺癌临床过程相对缓慢,手术、放疗、核医学治疗及药物治疗效果较好,但仍有部分分化型甲状腺癌表现为侵袭性,局部外侵严重,预后较差。

对于局部进展分化型甲状腺癌,目前均主张行全甲状腺切除术,以利于放射性核素治疗。进展期甲状腺癌虽有喉、气管、食管受侵,但根治性或姑息性切除受侵病灶后部分患者仍能长期生存,所以优先考虑积极外科治疗,辅以外放疗、^{131}I 核素治疗等。

(一)侵犯喉、气管的分化型甲状腺癌外科治疗

气管是甲状腺癌最常累及的器官,可分为 3 种类型:①侵犯气管外层软骨膜;②侵犯气管软骨,未至腔内;③侵入气管腔内。临床上以前两种类型多见。气管受侵部位多见于气管前壁和侧壁,气管膜部很少受累。喉咽部受侵以梨状窝多见,常由癌肿直接侵犯或转移淋巴结浸润所致。

癌肿侵犯气管外层软骨膜时,术中锐性分离,连同软骨膜一并移除,气管剥离面用电刀烧灼以达到根治。对侵犯气管软骨但未至腔内者,如受累的气管软骨相对局限(<30% 软骨环周径,累及 1~2 个气管软骨),可行肿瘤剔除术(shaving-off),术中钛夹标记,术后行局部放疗和放射性核素治疗;如肿瘤超出上述范围或穿透气管软骨浸润至气管黏膜下,应考虑行根治性气管部分切除吻合术。对已侵入喉、气管腔内者,为避免腔内肿瘤占位引起呼吸道梗阻或肿瘤破溃出血而导致窒息,必须行根治性手术,常见术式包括以下 4 种:

1. 气管袖状切除 – 端端吻合术　此术式适用于癌肿气管内侵犯超过环周 50% 的患者。相对于气管局部修补手术,气管袖状切除 – 端端吻合术更符合气道动力学和组织病理生理学要求,能保证足够的切除范围,更符合无瘤原则。气管膜部如未受侵则不必切除,以保护血供,同时也不必行低位预防性气管切开。术中如吻合口张力较大,可充分游离下段气管周围组织或行喉松解术。术后患者应保持头颈前屈位 2 周,以减少吻合口张力。

2. 喉气管部分切除加胸锁乳突肌锁骨骨膜瓣修复术 此术式适用于癌肿气管内侵犯少于环周 50% 的患者,尤其是甲状软骨和 / 或环状软骨受侵的患者,具有血供好、易塑形、骨膜可骨化、修补缺损大、邻近喉气管缺损区及组织瓣移动距离小、转移方便等优点。制备肌骨膜瓣可视缺损大小而定,最大可取至 8cm×4cm。术中应注意保护供应胸锁乳突肌的营养血管支,避免肌骨膜瓣缺血坏死,同时将肌骨膜瓣与软骨缺损处缝合关闭严密,避免漏气。气管缺损的上端或下端应常规行气管造瘘,甲状软骨下部受侵者术中应置入扩张子。肌骨膜瓣修复后骨膜骨化约需 3 个月,因此术后 3 个月才能考虑堵管,多数患者能成功拔管。

3. 梨状窝探查或切除术 甲状腺癌侵犯梨状窝分为两种方式,一种是绕过甲状软骨的外侧侵犯梨状窝,应行梨状窝探查,若确认无梨状窝黏膜受侵后可切除黏膜外受侵的纤维膜和咽缩肌,保证梨状窝黏膜的完整性;若确认梨状窝黏膜受侵犯可切除部分梨状窝黏膜后直接缝合,游离部分带蒂的带状肌瓣至缝合处填充加固可有效防止术后咽瘘。另一种是直接侵犯甲状软骨板后累及梨状窝,局部侵犯的范围较广泛,梨状窝一般均需切除。

4. 全喉及部分气管切除术 对于原发灶广泛侵犯喉部、无法保留喉功能者,可考虑行全喉及部分气管切除术。全喉切除术后患者丧失发音功能,需终身气管造瘘,生活质量较差,患者接受度低。拒绝行全喉切除术的患者则只能选择姑息性切除手术,术后局部放疗,生存率较低。

（二）累及食管的分化型甲状腺癌的外科处理

甲状腺癌累及食管常由肿瘤直接侵犯或中央区淋巴结浸润所致,左侧相对多见。术前常规置胃管,术中探查时以胃管为标志有利于食管的判断和肿瘤的充分切除。多数仅为食管肌层侵犯,仔细剥离可保留食管黏膜的完整性。若为局限的食管黏膜受侵,可予切除后缝合,游离部分带蒂的带状肌瓣至黏膜缝合处填充加固,颈部引流管应避免过分接近食管修补处,避免因引流管负压而诱发食管瘘。对于食管侵犯严重者可行局部肿瘤剔除术,术后补充放疗,若食管缺损较大,可行肌

皮瓣修复或游离胃上提重建颈段食管。术后应留置鼻饲 2 周,开始为少量流质饮食,注意观察有无食管瘘,若出现引流液浑浊或有食物残渣样物,应考虑食管瘘可能,食管吞钡或口服亚甲蓝检查可证实,一旦确诊应确保颈部引流管通畅,加强抗感染和营养支持,多可痊愈。

（三）累及喉返神经的外科处理

喉返神经位置的特殊,当肿瘤位于甲状腺背侧,即使是很小的乳头状癌也可能侵犯喉返神经,中央区转移的淋巴结也常外侵、包裹喉返神经,融合成团。术前建议常规行喉镜检查,了解声带活动度及有无麻痹。

对喉返神经受侵但尚未发生声带麻痹的患者,可用刀片沿神经走行尽量剔除肿瘤,同时尽量保留喉返神经的完整性,尤其是对儿童或青少年。如有显微残留或少量肉眼残留,术后可补充放疗,既可保留发音功能,对患者总体生存也无明显影响。对于术前单侧喉返神经受侵且已声音嘶哑的患者,应将受侵神经一并切除,提高手术根治率。临床实践中可发现有些发音正常的甲状腺癌患者在术中探查时一侧喉返神经已完全受侵,其发音正常可能为健侧声带代偿所致,可考虑将受侵神经完整切除。对于术前发音呈高调金属音的患者,应警惕双侧喉返神经受侵的可能性,及时做好气管切开的准备。

目前部分医院已经开展喉返神经切除后自体颈丛神经移植修复术、杓状软骨内收术、颈丛喉返神经修复联合杓状软骨内收等术式,患者术后发音有一定改善,有助于提高其术后的生活质量。

（四）累及颈内静脉、颈总动脉的分化型甲状腺癌的外科处理

甲状腺癌原发灶或颈侧区转移淋巴结侵犯颈内静脉并不少见。在单侧颈内静脉受侵的情况下,如病灶较小,可局部切除,予无损伤缝线修补静脉;如病灶较大,可直接将受侵的颈内静脉切除,或紧邻静脉壁锐性剥离肿瘤并钛夹标记,术后补充放疗。同期双侧颈内静脉结扎可能会出现严重的急性颅内高压,导致不可逆的脑组织损伤,因此对于甲状腺癌双侧颈淋巴结转移的患者,必须在保证至少一侧颈内静脉完整的条件下,才可行同期双颈清扫,术中保留双侧颈外静脉可降低同期双颈清扫的风险。

甲状腺癌侵犯颈总动脉相对罕见。术中将肿瘤上下方的颈动脉鞘打开,先游离和保护颈内静脉和迷走神经,尽量剔除颈总动脉表面的肿瘤,如无法保证肉眼或显微残留,可予局部标记后术后补充放疗。在充分做好术前准备的情况下,也可行局部受侵颈总动脉段切除和血管重建。

(吴 毅)

参 考 文 献

1. Haugen BR, Alexander EK, Bible KC, et al. 2015 American Thyroid Association menegement guideline for adult patients with thyroid nodules and differentiated Thyroid cancer. The American Thyroid Association guideline task force on hyroid nodules and differentiated Thyroid cancer. Thyroid, 2016, 26(1): 1–133.

2. 上海市疾病预防控制中心. 2016 上海市恶性肿瘤报告. 2016: 10–11.

3. 中华医学会内分泌学会, 中华医学会外科学分会内分泌外科学组, 中国抗癌协会头颈肿瘤专业委员会, 等. 甲状腺结节和分化型甲状腺癌诊疗指南. 中华内分泌代谢杂志, 2012, 28(10): 779–797.

4. 吴毅, 孙团起. 甲状腺手术质量控制争议与共识. 中国实用外科杂志, 2016, 36(1): 34–37.

5. 张浩, 孙威. 甲状腺乳头状癌行预防性中央区淋巴结清扫的争议、共识与对策. 中国实用外科杂志, 2018, 38(2): 189–191.

6. Liang K, He L, Dong W, et al. Risk factors of central lymph node metastasis in cN_0 papillary thyroid carcinoma: a study of 529 patients. Med SCI Monit, 2014, 20: 807–811.

7. Liu LS, Liarg J, Li JH, et al. The incidence and risk factors for central tymph node metastasis in cN_0 papillary Thyroid microcarcinoma: a meta–analysis. Eur Arch oto hinolaryngol, 2017, 274(3): 1327–1338.

8. 孙团起, 王蕴珺, 吴毅, 等. 甲状腺外科诊治进展与展望. 外科理论与实践, 2016, 21(4): 277–281.

9. Hauch A, AI-Qurayshi Z, Randolph G, et al. Total Thyroidectomy is associated with increased risk of complication for low–and high–volume surgeons. Arm Surg Oncol, 2014, 21(12): 3844–3852.

10. 孙团起, 吴毅. 局部进展甲状腺癌的外科处理. 外科理论与实践, 2012, 17(1): 11–14.

11. 孙辉, 刘晓莉. 甲状腺癌规范化诊治理念更新及其意义. 中国实用外科杂志, 2015, 35(1): 72–75.

12. 吴毅, 甲状腺微小癌诊治焦点及争议. 中国实用外科杂志, 2016, 36(5): 487–488.

13. Ito Y, Miyauchi A, Kihava M, et al. Patient age is significanfly relatel to the progression of papillary microcarcinoma of the thyroid under observation. Thyroid, 2014, 24(1): 27–34.

第三节　结节性甲状腺肿外科治疗的历史及适应证的掌握

一、概述

甲状腺肿是指甲状腺体积的增大。根据有无甲状腺功能的改变,分为毒性甲状腺肿(甲状腺肿伴有甲状腺功能亢进)和非毒性甲状腺肿,非毒性甲状腺肿又包括自身免疫及炎症引起的甲状腺肿、地方性甲状腺肿、散发性甲状腺肿以及甲状腺癌。如果没有甲状腺功能亢进或甲状腺功能低下,也不是甲状腺炎或甲状腺癌,甲状腺功能正常的甲状腺肿被称为单纯性甲状腺肿。

根据流行病学,非毒性甲状腺肿可分为地方性甲状腺肿和散发性甲状腺肿。泛太平洋健康组织定义(1986)当某一地区人群中儿童(6~12 岁)甲状腺肿发病率超过 10% 为地方性甲状腺肿,而世界卫生组织 / 联合国儿童基金会 / 国际控制碘缺乏性疾病委员会(WHO/UNICEF/ICCIDD)定义(1994)发病率超过 5% 为地方性甲状腺肿,发病率低于 5% 为散发性甲状腺肿。地方性甲状腺肿主要是由于患者生活的环境中缺碘,碘摄入不足所致,目前全世界仍有 100 多个国家超过 15 亿人口生活在碘缺乏地区,我国约有 3.7 亿人口生活在碘缺乏地区。全世界约有 6.5 亿人患地方性甲状腺肿,女性发病率超过男性。散发性甲状腺肿是非缺碘地区发生的非毒性甲状腺肿,主要表现为甲状腺弥漫性肿大或结节性肿大,男女发生比例为 1:4,是临床常见疾病。散发性甲状腺肿的结节与甲状腺腺瘤常难区分,要结合临床表现和病理特征加以鉴别。腺瘤一般为单发,有纤维被膜包裹,是由单个甲状腺细胞的生长发生改变引起,而甲状腺肿常表现为多发结节,由起源不同的富含胶质的滤泡组成,滤泡外无纤维包膜。

从形态学上,非毒性甲状腺肿可以分为弥漫性甲状腺肿和结节性甲状腺肿,结节性甲状腺肿实际上是地方性甲状腺肿和散发性甲状腺肿的晚期表现。

二、病因与发病机制

（一）地方性甲状腺肿的病因和发病机制

地方性甲状腺肿病理生理变化包括 TSH 的刺激增加和摄碘能力提高。其病因包括：

1. 碘缺乏 环境中充足的外源性碘供给是维持甲状腺正常功能的必要条件。在生理条件下，碘进入甲状腺，在甲状腺过氧化物酶催化下氧化为活性碘，然后碘化甲状腺球蛋白的酪氨酸残基经过分子内偶联生成有生物学活性的三碘甲状腺原氨酸（T_3）和四碘甲状腺原氨酸（T_4），最后甲状腺球蛋白裂解，释放和分泌出 T_3、T_4。

当甲状腺激素合成减少时，血清甲状腺激素水平下降，将反馈性刺激垂体分泌 TSH，TSH 刺激甲状腺细胞增生、肥大，增加甲状腺激素的分泌，以弥补甲状腺激素的合成，维持甲状腺激素的正常水平，这个过程持续下去即会产生甲状腺肿。

2. 致甲状腺肿物质 环境和食物中的一些物质可以引起地方性甲状腺肿，例如含硫葡萄糖苷的植物经消化后产生硫氰酸盐和异硫氰酸盐，硫氰酸盐抑制甲状腺内碘的转运及在碘的有机化过程中参与竞争，使甲状腺激素合成下降。硫葡萄糖苷被称为致甲状腺肿素（goitrin）。

3. 高碘 我国部分沿海地区常年饮用含碘高的水，食用高碘海产品以及食用含致甲状腺肿物质的海藻等，碘过多占用过氧化物酶的功能基，影响酪氨酸氧化，使碘的有机化过程受阻，甲状腺激素合成下降，可引起地方性甲状腺肿。

4. 细菌感染 被大肠埃希菌污染的饮用水中可能含有抗甲状腺抗体，饮用后可能损害甲状腺的功能，引起地方性甲状腺肿。

5. 微量元素 锌、硒等微量元素的缺乏可诱发地方性甲状腺肿。例如硒是 I 型碘 - 甲状腺原氨酸脱碘酶维持生物学活性不可缺少的因子，缺硒，尤其合并缺碘时，该酶的活性下降，使 T_4 转化为 T_3 受阻，而 T_4 的生物学活性只有 T_3 的 1/4。

（二）散发性甲状腺肿的病因和发病机制

在地方性甲状腺肿的发生过程中，缺碘引起的 TSH 水平的升高起着关键作用，而对于散发性甲状腺肿，血清 TSH 水平一般不升高。散发性甲状腺肿的发生、发展可能是 TSH 与多种生长因子相互作用的结果。

1. 碘缺乏 儿童时期可能有过轻度的碘缺乏，虽然到了成人阶段，碘摄入已恢复正常，但是甲状腺病变仍可能继续发展，但血清 T_3、T_4 水平正常。血清 TSH 水平正常的散发性甲状腺肿患者，可能是甲状腺滤泡细胞对 TSH 的敏感性增加，这时补充碘剂或甲状腺激素不能抑制 TSH。

2. 酶缺陷 甲状腺激素合成过程中某些酶的先天性缺陷或获得性缺陷可引起散发性甲状腺肿，如碘化物运输缺陷、过氧化物酶缺陷、去卤化酶缺陷、碘酪氨酸偶联缺陷等。

3. 药物 碘化物、氟化物、锂盐、氨基比林、氨鲁米特、磺胺类、保泰松、盐酸胺碘酮（乙胺碘呋酮）、磺胺丁脲、丙硫氧嘧啶等药物可引起散发性甲状腺肿。

4. 吸烟 吸烟可引起散发性甲状腺肿，因为吸入物中含硫氰酸盐，这是一种致甲状腺肿物质，吸烟者血清甲状腺球蛋白水平要高于非吸烟者。

5. 甲状腺激素需要量增加 在青春发育期或妊娠期，机体对于甲状腺激素的需要量增加，甲状腺激素的合成相对不足，可发生单纯性甲状腺肿。

6. 其他疾病 皮质醇增多症、肢端肥大症及终末期肾脏疾病患者可发生散发性甲状腺肿。

7. TSH 类似物质和生长因子 在散发性甲状腺肿患者体内可检测到甲状腺生长刺激抗体（growth-stimulating Abs）、甲状腺刺激多肽（thyroid-stimulating peptides），这些物质有类似 TSH 的作用，但不依赖 TSH 受体。另外一些生长因子可能参与散发性甲状腺肿的发生和发展，如胰岛素样生长因子 -1（IGF-1）、成纤维细胞生长因子（FGF）、转化生长因子（TGF）、表皮生长因子（EGF）、血管内皮生长因子（VEGF）、内皮素（ET）、肝细胞生长因子（HGF）等。

8. 自身免疫 散发性甲状腺肿组织可表达 HLA-DR 抗原，表达 HLA-DR 抗原的上皮细胞可以自身递呈抗原，激发自身免疫反应，产生自身抗体，这些自身抗体具有刺激甲状腺细胞生长的作用。

三、病程和病理

甲状腺肿早期均表现为弥漫性甲状腺肿,之后可能退缩,或发展为结节性甲状腺肿,甚至发生甲状腺功能的改变。

(一)甲状腺生长

非毒性甲状腺肿甲状腺体积增大主要是甲状腺滤泡细胞过度增生。甲状腺体积与患者的年龄、病程的长短呈正相关。

(二)结节形成

甲状腺结节的形成主要是由于各个甲状腺滤泡细胞对 TSH 等多种生长刺激因子的反应存在异质性。对刺激因子较敏感的一部分滤泡细胞进入有丝分裂周期,产生新的滤泡细胞,这些滤泡细胞继承了父代细胞的高生长潜力,并不断传给下一代细胞。这些具有高生长潜力的成簇滤泡细胞在甲状腺内分布不均匀,形成甲状腺结节。另一方面,血管扩增是甲状腺结节发展过程中不可或缺的因素。新生的毛细血管网不能充分满足甲状腺结节发展的需要,结果是甲状腺肿组织内的一些区域发生出血、坏死,坏死组织被肉芽组织取代,最后纤维化、瘢痕形成和钙化,因而结节状增生的甲状腺实质中出现交织的结缔组织纤维网,进一步形成肉眼可见的结节。

(三)自主功能形成

在正常甲状腺中,同一滤泡内的各个细胞不仅有生长异质性,还有功能异质性。正常的甲状腺内只有一小部分滤泡细胞含有钠 – 碘共转运体,而且同一滤泡的各个细胞内部活性也有很大差异。结节性甲状腺肿的滤泡之间甲状腺球蛋白合成及细胞内活性失去平衡,滤泡体积出现差异,若这类细胞具有高复制能力则差异更明显。因此非毒性甲状腺肿患者可能发生亚临床甲亢并进展为明显的继发性甲亢。

四、临床表现与诊断

(一)临床表现

1. 甲状腺肿大或颈部肿块 甲状腺位于气管前方,常向外生长。甲状腺肿可以包绕、压迫气管、食管,也可以向下发展进入前纵隔,成为胸骨后甲状腺肿(intrathoracic or substernal goiters)。甲状腺肿通常无痛,增长缓慢,如有甲状腺结节囊内出血时可出现疼痛,肿块明显肿大。体格检查时,肿大的甲状腺表面光滑、质软、随吞咽上下活动,无震颤及血管杂音。若为结节性肿大则一般不对称,多个结节可聚集在一起,表现为颈部肿块,结节大小和质地不等、位置不一。

2. 压迫症状 压迫症状是重要的临床表现,一般在病程的晚期出现,也可以出现在胸骨后甲状腺肿的早期。①甲状腺肿压迫气管时,可以无症状,也可以出现喘鸣、呼吸困难、咳嗽等较重的症状,结节囊内出血或发生支气管炎可使呼吸困难症状加重。②甲状腺肿压迫食管可引起吞咽困难,但食管位置较靠后,一般不易受压。③单侧喉返神经受压可引起声带麻痹、声音嘶哑,双侧喉返神经受压可引起呼吸困难。喉返神经受压症状可为一过性,也可为永久性。出现喉返神经受压的表现要高度警惕恶变可能。④巨大甲状腺肿,尤其是胸骨后甲状腺肿可压迫颈静脉、锁骨下静脉甚至上腔静脉,引起面部水肿、颈部和上胸部浅静脉扩张。⑤膈神经和颈交感神经链也可受压,膈神经受压可引起呃逆、膈膨升,颈交感神经链受压可引起 Horner 综合征,但均较少见。

(二)实验室检查

实验室检查在判断甲状腺功能状态方面有重要意义,因为甲状腺肿可伴有临床型或亚临床型甲状腺功能减退或甲亢。不了解甲状腺功能状态有可能导致治疗错误。

地方性甲状腺肿患者一般血清 TSH 水平升高,T_4 水平下降,T_3 水平正常或升高,T_3/T_4 的比值升高,Tg 水平升高,摄 ^{131}I 率升高。严重地方性甲状腺肿患者血清 T_4、T_3 水平下降,表现为甲状腺功能减退。散发性甲状腺肿患者一般血清 TSH、T_3、T_4 水平正常,摄 ^{131}I 率正常或升高。地方性甲状腺肿与散发性甲状腺肿晚期自主功能形成时,血清 TSH 水平下降,FT4 水平升高,或 FT_4 水平正常而 FT_3 水平升高。血清 TPOAb、TgAb 一般为阴性,少数可为阳性,提示其发病可能与自身免疫反应有关,也提示其将来发生甲状腺功能减退的可能性较大。

在缺碘地区,可检测尿碘 / 尿肌酐的比值,以判断缺碘的程度。

(三)辅助检查

1. 颈部超声检查 高分辨率超声检查是评

估甲状腺结节的首选方法。对触诊怀疑,或是在X线、计算机断层扫描(CT)、磁共振成像(MRI)、正电子发射断层成像(PET)检查中提示的"甲状腺结节"均应行颈部超声检查。颈部超声可证实"甲状腺结节"是否真正存在,并确定结节的大小、数量、位置、质地(实性或囊性)、形状、边界、包膜、钙化、血供及与周围组织的关系等,同时评估颈部区域有无淋巴结和淋巴结的大小、形态、结构特点。在甲状腺结节的超声检查中,TI-RADS分级诊断标准能够较准确地判断结节的良恶性。根据超声检查对结节良恶性的判断情况,决定采用超声定位进行细针穿刺细胞学检查或应用超声进行定期监测随访。

2. 颈部X线检查 对病程较长,甲状腺肿大明显或有呼吸道压迫症状或胸骨后甲状腺肿的患者应摄颈部正侧位X线片,了解有无气管移位、气管软化,并可判断胸骨后甲状腺肿的位置及大小。

3. 核素显像 核素显像可以评价甲状腺形态及甲状腺结节的功能。受显像仪分辨率所限,甲状腺核素显像适用于评估直径 >1cm 的甲状腺结节。在单个(或多个)结节伴有血清 TSH 降低时,甲状腺核素显像可判断某个(或某些)结节是否有自主摄取功能("热结节")。"热结节"绝大部分为良性,一般不需细针穿刺活检。

4. 颈部CT和MRI 在评估甲状腺结节良恶性方面,CT 和 MRI 检查不优于超声,但对于显示结节与周围组织器官的关系方面,尤其是增强CT具有重要作用。颈部增强 CT 可以显示肿瘤的位置、内部结构、钙化及包膜情况,还可以显示肿瘤与血管、喉返神经、食管和气管的关系,是否存在可疑转移的淋巴结及其定位,以及显示巨大肿瘤向胸骨后延伸的程度、评估气管受压程度等作用。所以对于拟行手术治疗的甲状腺结节术前可行颈部增强 CT 检查,协助制订手术方案。

5. 呼吸功能检测 巨大甲状腺肿或胸骨后甲状腺肿,尤其是伴有呼吸道压迫症状者,应行肺通气功能检测以评价气道受压的情况。

6. 细针穿刺细胞学检查 细针穿刺细胞学检查(fine-needle aspiration, FNA)诊断甲状腺癌敏感性为 65%~98%,特异性为 72%~100%。术前FNA 检查有助于减少不必要的甲状腺结节手术,并帮助确定恰当的手术方案,是目前诊断甲状腺结节良恶性最可靠的方法。但 FNA 的诊断结果与多种因素相关,包括结节的大小和特征、操作者穿刺的技术、切片制备及细胞学解读等。

直径 >1cm 的甲状腺结节均可考虑 FNA 检查,但在下述情况下 FNA 不作为常规:①经甲状腺核素显像证实为有自主摄取功能的"热结节";②超声提示纯囊性结节;③根据超声影像已高度怀疑为恶性的结节。

直径 <1cm 的甲状腺结节不推荐常规行 FNA,但如存在下述情况可考虑:①超声提示结节有恶性征象;②伴颈部淋巴结超声影像异常;③童年期有颈部放射线照射史或辐射污染接触史;④有甲状腺癌或甲状腺癌综合征病史或家族史;⑤PET显像阳性;⑥伴血清降钙素水平异常升高。

7. 纤维电子喉镜检查 拟行甲状腺手术的患者术前应常规行纤维电子喉镜检查,评估声带功能状态,尤其对于可疑甲状腺恶性肿瘤者。

(四)诊断

1. 甲状腺肿分级 甲状腺肿分级标准(WHO,1994):0 级,无甲状腺肿(甲状腺看不到、触不到);1 级,甲状腺增大可以触及,但在颈部正常体位时看不到;2 级,在颈部正常体位也能看到颈部肿块,与触诊发现的甲状腺增大相符。

2. 甲状腺功能的评价 单纯性甲状腺肿甲状腺功能正常。甲状腺功能状态有时在临床上难以评价,有些甲亢患者,尤其是老年人,临床表现常轻微或不典型。血清 T_3、T_4 水平虽可评估甲状腺功能,但甲状腺功能正常的老年人血清 T_3 水平常下降。血清 TSH 水平是反映甲状腺功能最好的指标,亚临床甲亢基础血清 TSH 水平下降,TSH 对 TRH 的反应下降。

(五)鉴别诊断

1. 桥本甲状腺肿(慢性淋巴细胞性甲状腺炎) 甲状腺双侧或单侧弥漫性小结节或巨块状肿块,质地较硬,TPOAb、TgAb 阳性有助于与非毒性甲状腺肿鉴别。FNA 可确诊。

2. Riedel 甲状腺炎(慢性纤维性甲状腺炎) 甲状腺无痛性肿块,质地坚硬,固定,FNA 意义不大,需手术活检确诊。

3. 甲状腺瘤 甲状腺单发肿块,质韧,与非毒性甲状腺肿的单发结节难以鉴别,FNA 有助于鉴别。

4. 甲状腺癌　甲状腺单发性肿块,质硬,髓样癌伴有血清降钙素水平升高,病理学检查确诊。

五、治疗

甲状腺肿大明显的结节性甲状腺肿患者需要治疗,方法包括补碘、TSH 抑制治疗和放射性碘 ^{131} I 治疗,以及手术治疗。

(一)非手术治疗

1. 补碘　补碘是最有效的防治地方性甲状腺肿的方法,包括碘预防和碘治疗。加碘盐是最简单有效的补碘方法,我国在 1994 年制定了应用加碘盐的法规。对于已患地方性甲状腺肿的儿童或成人,靠碘盐补碘还不够,应加上碘化钾片剂口服。地方性甲状腺肿患者经碘治疗 1 年后甲状腺体积可缩小 38%,对年轻的弥漫性甲状腺肿患者效果最佳,对年老、病程较长的结节性甲状腺肿患者疗效较差。补碘的主要副作用是引起碘甲亢,还可能诱导甲状腺自身免疫反应的发生。补碘是否会引起甲状腺癌目前尚有争论。

2. TSH 抑制治疗　口服甲状腺激素片(T_4)或 L-T_4 反馈性抑制垂体分泌 TSH 可抑制甲状腺增生,减小甲状腺体积。TSH 抑制治疗疗程目前尚无定论,但因有发生房颤和骨质疏松的风险,疗程一般为 2 年,或在甲状腺体积缩小后逐渐减量。

3. 放射性碘 ^{131} I 治疗　 ^{131} I 也是治疗地方性甲状腺肿的有效方法,能使甲状腺体积缩小 40%~60%。 ^{131} I 治疗可替代手术治疗,特别适用于有手术禁忌证的患者,在欧洲应用较多,在美国则主要应用于毒性甲状腺肿的治疗。 ^{131} I 治疗可发生永久性甲状腺功能减退。

(二)手术治疗

1. 手术适应证　随着高分辨率超声等检查方法的普及,甲状腺结节的发生率逐年增高,虽然手术是目前治疗结节性甲状腺肿的重要手段,但如不加选择地一概采用手术治疗,可能会造成大量的误诊及医疗纠纷。临床明确诊断为良性结节的患者大多可采用保守治疗,如出现以下情况应建议手术治疗:

(1)出现与结节明显相关的压迫症状:体积大或生长部位特殊的甲状腺结节可压迫气管、食管、喉返神经、颈部血管等,出现一系列的压迫症状,如呼吸困难、吞咽困难、声音嘶哑、颈静脉怒张等,如此类症状不能用其他原因解释,则非手术治疗难以缓解。长期气管受压还可导致气管软化,部分患者可因急性呼吸窘迫急诊入院。部分患者虽未出现明显的上述症状,但 CT 或 MRI 等影像学检查已证实邻近器官明显受压,也可考虑手术治疗。

(2)结节合并甲状腺功能亢进或亚临床甲状腺功能亢进:药物治疗甲亢不满意、不能耐受药物治疗或停药后甲亢复发者,应考虑手术治疗。

(3)结节位于胸骨后或纵隔内:胸骨后或纵隔内的结节,如存在持续增大且向胸骨后生长的趋势,随着病情发展最终势必压迫气管导致呼吸困难,故除非有严重的内科疾病不能耐受手术,一经诊断均需手术治疗。

(4)结节快速增大、临床考虑有恶变倾向或合并甲状腺癌高危因素者:结节快速增大是指在 6~18 个月内结节纵、横径均增加 20% 以上,即体积至少增加 50% 者,应考虑恶变倾向。FNA 检查结果可疑为恶性,影像学检查结果亦证实恶性倾向亦应手术治疗。其他恶性高危因素有:年龄 <15 岁、男性、结节直径 >4.0cm、有颈部照射史、有甲状腺癌相关疾病史[如多发性内分泌肿瘤 2 型(MEN Ⅱ)、家族性腺瘤性息肉病]、TSH 水平升高、同位素扫描为冷结节等。

(5)因肿物影响外观或思想顾虑过重影响正常生活而强烈要求手术者,可作为手术的相对适应证。

2. 手术禁忌证　轻度地方性甲状腺肿患者;儿童期、青春期、妊娠期患者;合并重要脏器严重器质性疾病患者。

3. 手术方式的选择　手术方式的选择一直是广大外科医生探讨的问题。良性甲状腺结节的手术原则为在彻底切除甲状腺结节的同时尽量保留正常甲状腺组织。在遵循这一原则的基础上,采取个体化、适合我国国情的手术方式可有效防止并发症的发生,降低术后复发概率,减轻终身服药的身心痛苦及经济负担。

(1)甲状腺部分切除术(包括单纯结节切除和肿块切除):切除范围包括结节及周围部分正常甲状腺组织,包括小于一侧腺叶的广泛局部切除,适用于良性单发结节,若结节性质不能确定可作为术中冷冻切片检查的活检术式。部分切除术的优点是操作简单、损伤范围小、对侧甲状腺组织无损伤、对甲状腺功能影响小,缺点是复发概率大。手术侧复发再次手术时难度加大,发生副损伤的风险也较大。

(2)甲状腺腺叶切除术:切除范围包括完整的一侧腺叶及峡部,主要适用于单侧良性结节或性质不确定的单侧结节术前检查对侧腺体正常者。其优点是不会发生双侧手术并发症,若复发需再次手术时只行对侧手术,发生并发症风险小,缺点是有一定复发和面临再次手术的可能性。

(3)甲状腺大部切除术或甲状腺次全切除术:大部切除术切除范围为双侧超过一半体积的腺叶加峡部,次全切除术为切除双侧大部分腺体后双侧均保留一小边甲状腺组织(<25%体积的腺体),主要适用于双侧多发良性结节,或手术医生因施行双侧全切经验少,为降低手术风险而采取。优点是手术并发症风险相低于双侧全切术,缺点是术后结节复发风险高,且复发后再次手术难度很大,并发症发生率显著增高。

(4)甲状腺近全切除术:切除大部分肉眼可见的甲状腺组织,仅保留少量附着在 Berry 韧带附近、喉返神经周围的小于1g的组织,主要适用于弥漫分布的双侧多发结节,优点是在降低结节性甲状腺肿术后复发的可能性,同时能避免发生双侧严重手术并发症。

(5)全甲状腺切除术:是在固有被膜外完整切除双侧腺叶及峡部,只保留有活力的甲状旁腺(无活力者需要自体移植),主要适用于弥漫分布的或可疑恶性的双侧多发结节。其优点是复发风险极小,若术后病理确认为甲状腺癌,可避免再次手术且易于随访,缺点是对手术医生经验要求较高,并发症发生率相对增高。

4. 甲状腺微创手术 在很多情况下,微创外科技术被证明可达到开放手术相近的治疗效果,且能减少切口的长度以及创伤的范围,缩短术后恢复时间。对于甲状腺微创手术的定义尚有争议,目前常用的有别于传统手术的技术有两类:能减少切口长度以及创伤范围的腔镜辅助颈部小切口甲状腺切除术以及使可见切口瘢痕最小化或颈部无瘢痕的完全腔镜下甲状腺切除术。

(1)腔镜辅助颈部小切口甲状腺切除术:常用胸骨上窝上方约一横指处切口,长约20mm。适用于甲状腺结节最大直径<30mm、超声预测甲状腺体积<20ml、细针穿刺细胞学检查与临床检查提示为良性或滤泡样肿瘤或低度恶性的乳头状癌、影像学检查未发现肿大淋巴结、无颈部手术或放射治疗史的患者。

(2)完全腔镜下甲状腺切除术和机器人甲状腺切除术:适用于较小的甲状腺瘤或多发结节性甲状腺肿、性质待定的滤泡状肿瘤、低危的高分化型甲状腺癌。一般认为甲状腺肿块最大直径超过2.5~3.0cm 或甲状腺体积超过20ml 或有颈部手术史/放射史的患者不宜施行腔镜手术,也有人认为只要手术空间可以充分暴露甲状腺肿瘤就可完成手术,肿物的大小并非绝对禁忌证。常用的手术入路有:经乳晕入路、经口腔入路、锁骨下(前胸壁)入路、经腋下入路、经胸骨上窝入路等。

5. 胸骨后甲状腺肿的手术治疗 胸骨后甲状腺肿是指肿物体积超过 50% 位于胸部入口以下或肿大的甲状腺原发于纵隔内,分为两种类型:Ⅰ型为坠入性胸骨后甲状腺肿,根据坠入程度可分为部分坠入型和完全坠入型,甲状腺肿仍由颈部血管供血;Ⅱ型为异位甲状腺肿,血供来自主动脉弓,静脉回流至纵隔静脉,较为罕见。由于甲状腺肿下降过程中左侧会受到锁骨下动脉、颈总动脉及主动脉弓的阻挡,右侧间隙较宽,故临床以右侧胸骨后甲状腺肿居多。

由于胸骨后甲状腺肿持续发展多会压迫气管导致呼吸困难,且有潜在恶性可能,因此一经诊断均需手术治疗。胸骨后甲状腺与纵隔关系密切,给外科治疗造成较大困难。手术多先采用颈部入路,若术中肿物与纵隔内组织粘连严重,钝性分离困难,或肿物较大不能从胸骨入口取出时再行胸骨劈开或开胸手术。多数上纵隔的坠入性胸骨后甲状腺肿均能牵拉至颈部处理,且经颈部切口便于处理甲状腺血管,分离时注意在被膜内钝性分离,以避免损伤喉返神经及甲状旁腺,此外还应注意避免损伤胸顶胸膜造成气胸。长期压迫可使气管软化,小范围的气管软化多不需处理,较大范围的气管软化可将软化的气管前壁缝于颈前肌群悬吊,必要时可气管切开。

6. 结节性甲状腺肿术后复发再次手术 结

节性甲状腺肿术后复发大多是由于初次手术切除范围不足,残留的结节再次增生所致。再次手术时解剖层次大多欠清晰,残余腺体与周围组织有广泛致密的粘连,同时,对上次手术情况包括术式、方法和切除范围不了解,粘连和巨大的腺体可能导致喉返神经的移位,使其附着于腺体表面或瘢痕等异常部位。这些因素均增加了手术的难度和副损伤的风险。为保证手术安全,应注意采用精细化被膜解剖技术小心分离粘连组织,所有操作应在直视下进行,注意寻找喉返神经及甲状旁腺,必要时结合神经监测技术和甲状旁腺示踪技术,以降低术后并发症的发生概率。

(三)术后处理

密切观察术后并发症,如出血、感染、喉返神经损伤、甲状旁腺损伤等。术后出血是甲状腺术后严重并发症,因甲状腺解剖结构的特殊性和颈前区空间狭小的特点,若未能及时发现和处理,可导致患者死亡。术后应密切观察切口及引流情况以及患者的症状体征,做到早期发现,及时正确处理。由于切除了部分或全部甲状腺组织,患者术后可发生不同程度的甲状腺功能减退,术前伴有高滴度甲状腺过氧化物酶抗体(TPOAb)和/或甲状腺球蛋白抗体(TgAb)者更易发生。接受甲状腺全切术者术后应立即开始左甲状腺激素(L-T_4)替代治疗并定期监测甲状腺功能,保持TSH在正常范围内。保留部分甲状腺者术后也应定期监测甲状腺功能(首次检测时间为术后1个月),如发现甲状腺功能减退要及时给予L-T_4替代治疗。良性甲状腺结节术后不建议采用TSH抑制治疗来预防结节再发。

六、展望

目前对结节性甲状腺肿的认识仍不完善,发病机制、诊断与鉴别诊断、治疗等许多方面还需要进一步研究,如结节性甲状腺肿的发生发展过程中还有哪些我们未知的因素在起作用?遗传因素的影响有多大?未来还有哪些诊断技术会应用于临床良恶性甲状腺结节的鉴别诊断?此外,我国对于结节性甲状腺肿的手术适应证及主要采用的手术方式与欧美国家及主流指南推荐的术式仍有不同,不同级别医院对结节性甲状腺肿采用的手术方式也并不一致,因此需要更多符合我国国情

的循证医学研究进一步证实。

（张　浩）

参 考 文 献

1. Haugen BR, Alexander EK, Bible KC, et al. 2015 American Thyroid Association management guideliness for adult patients with thyroid nodules and differentiated thyroid cancer: The American Thyroid Association Guideliness Task Force on Thyroid Nodules and Differentiated Thyroid Cancer. Thyroid, 2016, 26(1): 1-133.

2. Cirocchi R, Trastulli S, Randolph J, et al. Total or near-total thyroidectomy versus subtotal thyroidectomy for multinodular non-toxic goitre in adults. Cochrane Database Syst Rev, 2015, 7(8): CD010370.

3. Mauriello C, Marte G, Canfora A, et al. Bilateral benign multinodular goiter: What is the adequate surgical therapy? A review of literature. Int J Surg, 2016, 28 Suppl 1: S7-12.

4. Bahn RS, Castro MR. Approach to the patient with nontoxic multinodular goiter. J Clin Endocrinol Metab, 2011, 96(5): 1202-1212.

5. Medeiros-Neto G, Camargo RY, Tomimori EK. Approach to and treatment of goiters. Med Clin North Am, 2012, 96(2): 351-368.

6. Chávez Tostado KV, Velázquez-Fernandez D, Chapa M, et al. Substernal Goiter: Correlation between grade and surgical approach. Am Surg, 2018, 84(2): 262-266.

7. 滕卫平,刘永锋,高明,等. 甲状腺结节和分化型甲状腺癌诊疗指南. 中国肿瘤临床, 2012, 39(17): 1249-1272.

8. 姚京,田文. 神经监测技术在结节性甲状腺肿手术中的临床应用. 中华内分泌外科杂志, 2018, 12(1): 7-9.

9. 孙辉,刘晓莉. 甲状腺及甲状旁腺手术中神经电生理监测临床指南(中国版)-解读与进展. 中华内分泌外科杂志, 2014, 8(1): 1-3.

10. 朱精强. 甲状腺手术中甲状旁腺保护专家共识. 中国实用外科杂志, 2015, 35(7): 731-736.

11. 黄韬. 甲状腺结节手术适应证、术式选择及评价. 中国实用外科杂志, 2010, 30(10): 844-846.

12. 徐震纲,刘绍严,屠规益. 甲状腺全切除术的是与非. 中华肿瘤杂志, 2011, 33(11): 554-555.

13. 吴毅. 关于甲状腺结节诊断和治疗的若干思考. 中国实用外科杂志, 2010, 30(10): 821-823.

14. 钟春林,邓先兆,樊友本. 内镜甲状腺和旁腺手术进展. 中华腔镜外科杂志(电子版), 2012, 5(5): 56-58.

15. 王平,谢秋萍. 腔镜甲状腺手术临床应用争议和共识. 中国实用外科杂志,2015,35(1):76-78.
16. 张浩,刘金钢. 努力减少甲状腺手术并发症. 中国实用外科杂志,2018,38(6):596-599.

第四节 甲状旁腺手术探查的要点和微创技术的应用

甲状旁腺功能亢进症是因甲状旁腺激素(parathyroid hormone,PTH)过度分泌而导致的一类疾病,在国内比较少见,按照发病原因可以分为原发性、继发性及三发性,其中以原发性甲状旁腺功能亢进症最为多见。原发性病变80%~85%是单发的甲状旁腺腺瘤,10%为多发的甲状旁腺增生,1%为甲状旁腺癌。

一、甲状旁腺手术的历史回顾

最早的甲状旁腺切除术是由 Felix Mandel 于1925完成的。传统的甲状旁腺功能亢进症手术是在全身麻醉下行双侧颈部甲状旁腺探查,即对双侧甲状腺后方进行探查,评估所有甲状旁腺的状态,切除病变的甲状旁腺组织。由于80%以上的甲状旁腺功能亢进症均是由单个甲状旁腺腺瘤导致的,随着术前定位技术和腔镜手术技术的不断进步,微创手术也逐渐进入甲状旁腺手术领域。1996年 Gagner 首先报道全腔镜下甲状旁腺切除术,1997年 Miccoli 提出视频辅助甲状旁腺切除术,2011年 Tolley 报道了机器人甲状旁腺切除术,为甲状旁腺疾病的手术治疗提供了新的选择。

二、甲状旁腺功能亢进症手术探查的处理原则

(一)原发性甲状旁腺功能亢进症

对定性诊断明确的甲状旁腺功能亢进症患者,术前定位诊断手段主要包括颈部超声、颈部增强 CT 扫描及 ^{99m}Tc 甲氧基异丁基异腈单光子发射计算机断层显像(^{99m}Tc methoxyisobutylisonitrile single photon emission computed tomography, ^{99m}Tc MIBI SPECT)等。良好的术前定位能有效提高手术成功率,降低盲目探查导致的并发症。传统甲状旁腺功能亢进症手术在全身麻醉下做下颈部横切口,探查双侧所有甲状旁腺,根据病理结果采取相应处理措施,如冷冻病理诊断为腺瘤则行腺瘤摘除术,如为增生则行3个或3个半甲状旁腺切除术。近年来大多数学者接受使用颈部小切口对单发的甲状旁腺功能亢进症进行手术,但需要在术前有明确的定性定位诊断。

(二)继发性及三发性甲状旁腺功能亢进症

慢性肾功能不全患者因低钙血症,反馈刺激甲状旁腺引起甲状旁腺增生,分泌过多的甲状旁腺激素,导致继发性甲状旁腺功能亢进症。肾衰竭患者接受肾移植手术后,虽然肾脏功能得以恢复,但增生的甲状旁腺仍保持增生状态,继续过量分泌甲状旁腺激素,导致相应临床症状。

继发性或三发性甲状旁腺功能亢进症手术指征目前在国内外尚无统一意见,特别是新型钙离子受体拮抗剂出现后,其手术适应证进一步缩小,但基本原则是患者具有明显临床症状,且药物治疗疗效不理想时可考虑手术治疗。主要手术方式有三种:一是切除所有甲状旁腺,再将部分腺体组织进行自体移植;二是切除所有甲状旁腺不进行自体移植;三是切除3个半甲状旁腺组织,在颈部原位保留半个旁腺组织。

三、甲状旁腺手术探查的具体步骤

(一)术前准备

术前需要结合患者病史及实验室相关检查,明确甲状旁腺功能亢进的定性诊断,同时,进行颈部超声等影像学检查,确定甲状旁腺病变位置。定性定位诊断明确可提高手术成功率,降低并发症率。作为一类切口清洁手术,围术期若无特殊情况不推荐预防性使用抗生素。术前嘱患者颈部后伸体位锻炼。

(二)麻醉方式的选择

1. **完全局部麻醉** 逐层局部注射浸润麻醉,由于镇痛效果不稳定,临床上很少使用。

2. **颈丛阻滞麻醉** 适用于单侧病变,必要时可加用1%利多卡因做局部麻醉。临床上往往同时给予静脉镇静药物予以配合,可以起到较好的镇痛效果。这一麻醉方法在高钙危象等情况下,可以降低全身麻醉的风险。

3. **静脉内麻醉** 因颈部气管旁操作可能诱发喉痉挛,必须配合使用喉罩,需要相关的麻醉技术和经验。

4. 气管内插管全身麻醉 适用于双侧需探查的患者,效果满意,但对于长期高钙导致胸廓畸形或心肾功能障碍的患者存在风险。

(三) 手术操作要点

1. 切口选择 做双侧颈部探查时可以选择颈部下 1/3 处弧形切口,长度根据患者体型及皮下脂肪层的厚度进行调整。微创手术切口见后述。

2. 甲状腺的显露 逐层切开皮肤、皮下及颈阔肌,游离颈阔肌皮瓣,沿中线切开甲状腺前面的肌肉向两侧拉开,结扎甲状腺中静脉、下静脉,游离甲状腺外侧,牵拉甲状腺向上、向中央,以显露甲状旁腺。

3. 甲状旁腺的显露 按上述方法牵拉显露可见 4 个腺体正常所在部位。病变可以是:

(1) 甲状旁腺增生:往往会有两个或两个以上腺体出现增生,切除的原则是保留一个正常的,其余全部切除。如果 4 个甲状旁腺均增生则切除 3 个较大的,另一个较小的部分切除,保留 50~100mg 甲状旁腺组织于原位,注意保存其血运。过多保留增生的甲状旁腺,术后 3~5 年后有复发的可能。

(2) 甲状旁腺腺瘤:腺瘤一般为单发,其他甲状旁腺呈萎缩状态甚至看不到。冷冻切片证实为腺瘤则终止手术。

(3) 甲状旁腺癌:见后述。

4. 术中 PTH 监测和放射引导定位 为了保证首次手术成功,有条件的单位可开展术中 PTH 快速测定,以了解病灶是否切尽。在术前及病灶切除后 5 分钟、10 分钟分别快速测定血清中 PTH 水平,若 PTH 下降超过 50% 以上,则说明已切除所有的甲状旁腺病变,否则说明还有其他病灶,需继续全面探查。也有学者选择术中放射定位的方法,在术前 2~4 小时予 ^{99m}Tc MIBI,术中应用 γ 探头寻找病灶,对于难以定位的甲状旁腺病变或已发生多发转移的甲状旁腺癌有帮助。但放射性药物的使用,对手术室及病房的防护提出较高的要求,因此,国内很少有单位开展。

5. 甲状旁腺癌的手术治疗

(1) 探查时若发现甲状旁腺肿大,颜色灰白,与周围组织广泛粘连,应该考虑甲状旁腺癌的可能性。术中冷冻病理检查不能可靠地区分甲状旁腺腺瘤与甲状旁腺癌。如果术中冷冻切片报告为甲状旁腺癌,建议切除甲状旁腺癌、同侧甲状腺及周围所有受累肌肉和纤维组织,术后定期随诊查血钙和 PTH。对于是否行颈部淋巴结清扫手术,目前国内外学术界尚无统一意见。

(2) 探查术中发现甲状旁腺癌已有颈外侧组淋巴结转移时应做同侧甲状腺全切除以及同侧颈阔清,术后定期随诊查血钙和 PTH,并定期检查,争取早期发现肺和骨转移灶。

(3) 术中冷冻病理未能报告甲状旁腺癌而术后石蜡切片病理证实者,如果高钙血症不能缓解,或者病理证实包膜或血管侵袭,可考虑再次手术。如果患者血钙正常可严密观察。

(4) 甲状旁腺癌往往因复发需要多次手术,虽不能治愈,但能有效控制症状,特别是与药物治疗结合,可延长生存时间。

6. 继发性甲状旁腺功能亢进症和三发性甲状旁腺功能亢进症的探查

(1) 切除甲状旁腺:颈部横切口解剖探查 4 个旁腺,将增生的旁腺切除大部分,只保留 50~100mg 甲状旁腺增生组织于原位。由于剩余甲状旁腺组织可能存在复发的风险,因此目前一些学者倾向于切除所有甲状旁腺组织,然后将部分甲状旁腺自身移植于非血液透析侧的前臂肌内。也有学者提出切除全部甲状旁腺组织后,不进行甲状旁腺自身移植,术后通过药物治疗控制症状。

(2) 患者前臂或胸锁乳突肌内移植:取颈部切下的增生甲状旁腺 100mg,切成 1mm³ 大小的小片 10~20 片,分多处种植于肌肉纤维内,可采用几个钛夹作为标记,以便在出现甲状旁腺功能亢进症复发后切除增生的甲状旁腺组织。胸锁乳突肌内移植步骤简单,但在移植旁腺组织再次发生功能亢进后,仍需要在颈部实施手术,影响外观。如选择前臂肌肉内移植,则在出现类似情况后,可避免影响颈部外观,但也可能会影响上肢运动功能。

7. 神经损伤 甲状旁腺的解剖部位紧靠喉返神经,甲状旁腺手术时损伤喉返神经,一侧损伤术后发音嘶哑,双侧损伤可使双侧声带麻痹,声门关闭并引起窒息,需作紧急气管切开。为避免损伤喉返神经,有不少外科医师主张手术时常规解剖显露喉返神经予以保护。也有外科医师主张在术中不显露喉返神经和甲状腺下血管,避开该处,找到甲状旁腺供血血管(在病变时往往显著增粗),切断结扎此血管后紧贴病变甲状旁腺的包膜,采取钝性剥离将病变取下。有条件的单位,可以实施术中喉返神经监测,降低喉返神经损伤的概率。

由于甲状腺上极的掩盖,不少病例要离断甲状腺上极,分别缝扎甲状腺上动脉、静脉,把甲状腺向下内及向前方翻起显露上极甲状旁腺病变。离断甲状腺上极时尽量在上极实质内断离有助于避免喉上神经的损伤。

8. 异位甲状旁腺病变的寻找　异位甲状旁腺并不少见,有文献报道发生率在16%左右。上甲状旁腺异位可以位于食管气管间隙或颈动脉鞘内等,下甲状旁腺异位发生率更高,有的腺瘤长大后从原位下坠到颈根部甚至胸骨后。纵隔内异位甲状旁腺病变相对少见,以前纵隔为主,还有甲状旁腺异位于甲状腺或胸腺实质中。B超、颈部增强CT以及MIBI显像均有一定的假阳性和假阴性,因此术前定位诊断有时比较困难。

纵隔内异位甲状旁腺病变过去往往需要剖开全部胸骨或胸骨柄进行手术,目前使用胸腔镜大多可以达到同样的疗效,同时减少创伤。

四、甲状旁腺病变的微创手术

随着影像学技术的进步,术前定位准确性不断提高,对于单发的甲状旁腺腺瘤,微创技术逐渐成为主流。甲状旁腺的微创手术方法很多,其中较多见的有开放式小切口甲状旁腺切除手术、视频辅助甲状旁腺切除手术以及内镜下甲状旁腺切除手术。

1. 开放式小切口甲状旁腺切除术　尽管传统的双侧颈部探查仍在多发甲状旁腺病变中得到应用,对于单个腺瘤或单侧腺体的手术,开放式小切口甲状旁腺切除术已经成为主流。

手术方法:

(1)术前定位:需要有明确的B超和MIBI定位,多数采用颈丛阻滞麻醉,也可采用局部浸润麻醉或全麻手术。

(2)切口:不同医师可能会选择不同的切口,基本原则是根据术前定位直接在病变表面沿颈部皮纹选择弧形横切口,长3~4cm,切开皮肤、皮下、筋膜层后,纵行分开甲状腺前方带状肌层直达甲状腺。利用该切口可同时探查单侧上下两个旁腺。

(3)结扎甲状腺中静脉或下极血管后向内侧牵开甲状腺,显露术前定位甲状旁腺病变所在位置,紧贴腺瘤包膜游离、结扎切断其供血血管。

2. 视频辅助下甲状旁腺切除术　视频辅助下甲状旁腺切除术是由意大利Miccoli等人开创的,其优点是可将手术切口缩小到2cm以下,同时不需要增加过多的设备,手术方法简单,学习曲线相对较短。

(1)颈丛阻滞麻醉或气管内插管进行全身麻醉。

(2)沿颈部皮纹方向取病变侧下颈部1.8cm切口,切开颈阔肌,在电视探头视频放大辅助下,游离颈阔肌皮瓣,建立空间。游离同侧胸锁乳突肌前缘,纵行切开带状肌,显露甲状腺。

(3)将带状肌向外侧牵引,游离腺瘤侧甲状腺外侧缘,将甲状腺先内侧翻起,根据术前定位探查甲状旁腺腺瘤。双极电凝或其他能量器械处理血管,将甲状旁腺腺瘤予以游离。

(4)摘除肿瘤送冷冻病理检查。

这一手术方式在有经验医疗单位亦可用做甲状旁腺增生和甲状旁腺次全切除。

3. 内镜下甲状旁腺切除术以及机器人辅助的甲状旁腺探查切除术,在国内外均有报道,适用于对外观有特殊要求的人群,具体操作可参照内镜下甲状腺切除术。

五、甲状旁腺功能亢进症外科相关特殊问题的处理

(一)无症状的甲状旁腺功能亢进症

部分患者无明显临床表现,在常规查体或其他疾病检查中发现血钙升高、PTH升高而诊断为甲状旁腺功能亢进症。欧美国家发现率较高,在我国随着近年人们对健康查体的关注,发现率也逐渐提高。此类患者的手术适应证尚无统一意见,国外指南指出当患者满足下列情况一条或一条以上时推荐手术:①血钙水平超过正常值上限1mg/dl;②肾小球滤过率GFR<60ml/min,或泌尿系结石,或24小时尿钙总量大于400mg;③骨密

度检查发现腰椎、髋关节、股骨颈、桡骨远端 1/3 的骨质 T score<-2.5 和 / 或曾经发生过椎体骨折；④年龄小于 50 岁。

（二）孕妇原发性甲状旁腺功能亢进症

孕妇甲状旁腺功能亢进症较罕见，情况往往比较严重。由于钙离子可通过胎盘，而 PTH 不能通过胎盘，因此，分娩前胎儿也会出现高钙血症，同时甲状旁腺发育受抑制，而此时母亲的高钙血症可能并不明显。一旦胎儿娩出后，母亲可能会出现血钙骤然增高，甚至出现高钙危象；而新生儿则可能会出现严重低钙血症，引发抽搐和惊厥，严重可使其死亡。

（三）高血钙危象

血钙 >4mmol/L（16mg/dl）临床即出现高钙危象，表现为高热、脱水、腹痛、心律失常、呼吸衰竭、意识模糊甚至昏迷。少数患者在血钙水平超过 3.5mmol/L 就出现严重的临床症状。首选的治疗措施有大量输液、利尿、使用降钙素和双膦酸盐等，必要时可行血液净化治疗，同时尽快完善相关检查，待患者情况稳定后尽早手术。如上述治疗措施均不能有效控制相关症状，建议在颈丛阻滞麻醉或全身麻醉下急诊实施甲状旁腺切除手术。

（四）非手术治疗

甲状旁腺的非手术治疗主要包括药物治疗（双膦酸盐、降钙素、拟钙剂等）以及消融治疗（无水酒精注射、微波及射频治疗等）。药物治疗多用于术前控制血钙水平，或是治疗无法手术切除的病例。消融治疗的主要适应证为：①老年患者，一般状况较差无法耐受手术；②甲状旁腺功能亢进症手术后复发，再手术困难；③患者要求。

（五）术后低钙血症

甲状旁腺功能亢进症患者在术前长期处于高甲状旁腺激素血症状态，全身骨质疏松及骨密度降低，在手术切除甲状旁腺病变后，血液中的钙离子会在短时间内迅速转入骨组织中，导致低钙血症，严重时可导致心律失常及呼吸肌无力，因此，在术后需要密切监测血钙水平变化，及时补充维生素 D 及钙制剂。

六、多发性内分泌肿瘤甲状旁腺病变的处理

多发性内分泌肿瘤（multiple endocrine neoplasm,

MEN）累及甲状旁腺者达 80%，绝大多数为增生。MEN Ⅰ 型累及甲状旁腺者达 90%，MEN Ⅱa 型累及甲状旁腺者约占 60%。这些甲状旁腺增生也需手术切除，常见的术式包括甲状旁腺次全切除术和甲状旁腺全切除加自体移植，其中次全切除的复发率高达 16%~25%。若患者同时合并嗜铬细胞瘤，则应先做嗜铬细胞瘤摘除术，再择期行甲状旁腺手术，若先行甲状旁腺手术，术中可能由于应激出现高血压危象和脑卒中。

七、原发性甲状旁腺功能亢进症再手术问题

少数原发性甲状旁腺功能亢进症患者需要接受多次手术，分为可避免和不可避免的再手术。

（一）可避免的甲状旁腺功能亢进症再手术

1. 外科手术医师经验不足，不能找到病变的甲状旁腺，而将颈部淋巴结或甲状腺结节误以为甲状旁腺腺瘤摘除，又未做冷冻切片证实，术后症状及 PTH 水平不能恢复正常。随着影像学技术的进步，术前定位的准确性进一步提高，但 MIBI 的准确率在 95% 左右，在伴有甲状腺多发结节的情况下假阳性和假阴性率均明显上升，因此在定位诊断不明确时，可联合颈部超声、颈部增强 CT 及 SPECT/CT 等多种技术手段进行定位。切除标本进行冷冻切片病理检查不可缺少，术中进行快速 PTH 测定也有助于避免此类情况发生。

2. 异位甲状旁腺腺瘤探查不充分或切除不充分。对于胸骨后、锁骨后病变应做开胸准备，彻底探查和切除；对于颈后三角病变则需要向侧方延长切口，充分探查；对于甲状腺内异位甲状旁腺病变，应在术前充分定位后行甲状腺大部切除术。

3. 同时有两个或多个腺瘤者 MIBI 仅能发现其中较大者，采用显像侧小切口甲状旁腺切除术后血钙、PTH 仍高于正常者需再手术，这也是有的学者主张一律要双侧探查的理由。术中快速血浆 PTH 测定有助于判断病灶是否切净，有条件的单位可尝试开展。

4. 甲状旁腺增生在术前 B 超和 MIBI 定位诊断仅发现一个病变腺体，微创手术切下的标本术中冷冻切片病理诊断难以区别是腺瘤还是增生。可采取术中快速测定血浆 PTH 水平结合冷冻切片结果进行判断。

（二）不可避免的甲状旁腺功能亢进症再手术

1. 部分患者切除甲状旁腺腺瘤，PTH 及 Ca 水平恢复正常超过 6 个月以后出现复发。其主要原因是：原有的甲状旁腺病变已被彻底切除，但其他甲状旁腺又发生了病变。这种情况不多见，但处理相对容易。

2. 甲状旁腺癌约占原发性甲状旁腺功能亢进症的 1%，多为单个腺体病变，由于术中冷冻病理切片不能有效鉴别甲状旁腺腺瘤及甲状旁腺癌，大部分患者第一次手术都是不充分的，术后可能复发，需要多次反复手术。

（三）再手术的注意事项

1. 手术路径 若考虑为甲状旁腺增生则应行双侧颈部探查；若考虑为单发腺瘤可采用瘤侧小切口手术；若为甲状旁腺癌则应在全麻下行颈廓清手术进行根治。

2. 再手术应在有条件的医疗单位由有经验的医师予以实施。国外有文献报道：在术前 B 超引导下注入少许亚甲蓝定位，或在术中使用放射引导方法清除受累淋巴结和转移灶。术前应做声带检查，以了解上次手术是否有喉返神经损伤，术中注意保护喉返神经。由于既往手术导致局部解剖欠清者，可尝试从甲状腺后外侧进入，术中可使用喉返神经检测仪。

（廖 泉 胡 亚 赵玉沛）

参 考 文 献

1. Bilezikian JP, Bandeira L, Khan A, et al. Hyperparathyroidism. Lancet, 2018, 391（10116）：168-178.

2. Thakker RV, Newey PJ, Walls GV, et al. Clinical practice guidelines for multiple endocrine neoplasia type 1（MEN1）. J Clin Endocrinol Metab, 2012, 97（9）：2990-3011.

3. Lee PK, Jarosek SL, Virnig BA, et al. Trends in the incidence and treatment of parathyroid cancer in the United States. Cancer, 2007, 109（9）：1736-1741.

4. Callender GG1, Udelsman R. Surgery for primary hyperparathyroidism. Cancer, 2014, 120（23）：3602-3616.

5. Miccoli P, Bendinelli C, Vignali E, et al. Endoscopic parathyroidectomy：Report of an initial experience. Surgery, 1998, 124：1077-1080.

6. Bilezikian JP, Brandi ML, Eastell R, et al. Guidelines for the management of asymptomatic primary hyperparathyroidism：summary statement from the Fourth International Workshop. J Clin Endocrinol Metab, 2014, 99（10）：3561-3569.

7. Laird AM, Libutti SK. Minimally Invasive Parathyroidectomy Versus Bilateral Neck Exploration for Primary Hyperparathyroidism. Surg Oncol Clin N Am, 2016, 25（1）：103-118.

8. Tolley N, Garas G, Palazzo F, et al. Long-term prospective evaluation comparing robotic parathyroidectomy with minimally invasive open parathyroidectomy for primary hyperparathyroidism. Head Neck, 2016, 38 Suppl 1：E300-E306.

9. Salcuni AS, Cetani F, Guarnieri V, et al. Parathyroid carcinoma. Best Pract Res Clin Endocrinol Metab, 2018, 32（6）：877-889.

10. Wang P, Xue S, Wang S, et al. Clinical characteristics and treatment outcomes of parathyroid carcinoma：A retrospective review of 234 cases. Oncol Lett, 2017, 14（6）：7276-7282.

11. Xue S, Chen H, Lv C, et al. Preoperative diagnosis and prognosis in 40 Parathyroid Carcinoma Patients. Clin Endocrinol（Oxf）, 2016, 85（1）：29-36.

12. Schneider R, Bartsch DK. Role of surgery in the treatment of renal secondary hyperparathyroidism. Br J Surg, 2015, 102（4）：289-290.

13. Isaksson E, Ivarsson K, Akaberi S, et al. Total versus subtotal parathyroidectomy for secondary hyperparathyroidism. Surgery, 2019, 165（1）：142-150.

14. Chen LS, Singh RJ. Niche point-of-care endocrine testing-Reviews of intraoperative parathyroid hormone and cortisol monitoring. Crit Rev Clin Lab Sci, 2018, 55（2）：115-128.

15. Sunkara B, Cohen MS, Miller BS, et al. Influence of concurrent chronic kidney disease on intraoperative parathyroid hormone monitoring during parathyroidectomy for primary hyperparathyroidism. Surgery, 2018, 163（1）：42-47.

16. Wilhelm SM, Wang TS, Ruan DT, et al. The American Association of Endocrine Surgeons Guidelines for Definitive Management of Primary Hyperparathyroidism. JAMA Surg, 2016, 151（10）：959-968.

17. Moreno MA, Callender GG, Woodburn K, et al. Common locations of parathyroid adenomas. Ann Surg Oncol, 2011, 18（4）：1047-1051.

18. Udelsman R. Approach to the patient with persistent or recurrent primary hyperparathyroidism. J Clin Endocrinol Metab, 2011, 96（10）：2950-2958.

第五节　甲状腺手术中喉部神经及甲状旁腺损伤的预防

随着医学发展的不断进步和外科技术的持续革新,甲状腺术中出血、甲状腺危象等致死性并发症已显著减少,但喉部神经(包括喉返神经和喉上神经)和甲状旁腺损伤仍然时有发生,不仅给患者带来严重的身心伤害,也加重了患者的经济负担,是目前甲状腺术后医疗纠纷的常见原因。因此,如何有效预防和减少甲状腺手术中喉部神经和甲状旁腺损伤始终是外科医生的追求目标,也是甲状腺外科领域研究的热点及难点。

一、甲状腺手术中喉部神经损伤的预防

甲状腺与喉返神经(recurrent laryngeal nerve, RLN)、喉上神经(superior laryngeal nerve, SLN)关系密切,喉部神经损伤是甲状腺手术的常见并发症,轻者可引起声音嘶哑、发音障碍,严重者会导致呼吸困难甚至危及生命。随着喉部神经解剖学和功能学研究的深入和发展,患者对术后声音质量的要求日益提高,尤其对以发声为职业者(如歌者、教师、律师等)更为重要,甲状腺术中神经保护的临床意义突显。由于神经损伤治疗方式有限、疗效不确切,故强调以保护和预防为主。

(一)甲状腺手术中喉部神经保护方法的历史回顾

早在2世纪,Glaudius Galen发现并命名了喉返神经,并公开演示了在颈部切断该神经后可使活猪失声,从此改变了人们认为发声是由心脏控制的错误认知。19世纪,外科学进入快速发展阶段,甲状腺术中关于RLN保护的论题也得到了持续不断的发展。最初,以Theodor Billroth为代表的外科医生强调“区域保护法”,即远离神经走行区域进行操作以规避RLN损伤;随后,Theodor Kocher建立“被膜保留法”,提倡保留甲状腺背侧少许组织,紧贴腺体结扎甲状腺下动脉;1938年Frank Lahey提出“神经显露法”,在甲状腺手术中常规解剖识别RLN,直视下保护其主干及分支的完整性,以降低术后声带麻痹的发生率,成为甲状腺术中RLN保护的重要方法。1966年

Donald Shedd首先应用神经监测仪在猪模型中监测RLN和EBSLN的电生理功能;1969年Knut Flisberg在人甲状腺术中成功应用神经监测技术以辅助判断RLN功能状态,由此甲状腺术中神经保护进入“电生理监测”时代。近年来,随着监测设备的不断改进以及监测步骤的不断标准化,此项技术业已成为甲状腺术中判定神经功能、预防神经损伤的有效辅助手段。

从历史上看,早期外科医生很少关注喉上神经,因为SLN损伤的症状相对轻微,常被RLN损伤时更显著的临床表现所掩盖。外科医生对SLN关注的观念转变始于20世纪30年代中期,Amelita Galli-Curci是当时世界著名的女高音歌唱家,她因巨大甲状腺肿接受了手术治疗,尽管术中医生竭力保护RLN的安全,但由于当时SLN尚未受到重视而发生了损伤,致使她术后音调降低,失去了美妙的嗓音。至此,外科医生们开始认识到在甲状腺术中保护SLN的重要性。

(二)喉部神经的解剖与生理

1. 喉返神经(RLN)为迷走神经在胸部发出的分支,分为左右2支,左侧RLN绕主动脉弓、右侧RLN绕锁骨下动脉后上行,途经甲状腺下动脉、气管食管沟、Berry韧带,于甲状软骨下角下方入喉。由于受到两侧勾绕折返的血管位置不同、颈段食管一般略偏左侧的影响,两侧RLN的解剖位置与走行略有不同,左侧RLN走行较为垂直,多数也紧贴食管表面、位于甲状腺下动脉深面;而右侧RLN走行更斜,其中下段往往并不是紧贴椎前颈膜,因此,与甲状腺下动脉的关系也更复杂。

RLN的解剖特征具有多样性和复杂性,表现在主干与分支的形态、数量、走行变异,与甲状腺下动脉及其分支的复杂交叉关系,在甲状腺Berry韧带区域的走行变异,在入喉区域的分支与走行变异等,术者在熟悉RLN常规走行的同时还应了解常见变异情况,这是导致RLN意外损伤的最主要危险因素。非返性喉返神经或称喉不返神经(non-recurrent laryngeal nerve, NRLN)是RLN的一种罕见变异,神经分支自迷走神经发出后,没有勾绕大血管返折走行而直接入喉。虽然NRLN发生率较低,右、左两侧分别为0.3%~2%和0.04%,但其损伤率可高达33%,故如果在正常RLN走行区域未见神经,应高度警惕NRLN可能。

RLN 主要含运动纤维支配除环甲肌以外的所有喉肌，感觉纤维分布于声门裂以下的喉黏膜。单侧 RLN 损伤时，主要引起声音嘶哑，日后可因为对侧代偿作用而有所好转。双侧 RLN 损伤时，双侧声带不能外展，声门裂变小，可引起喉阻塞，导致呼吸困难，危及生命；双侧声带不能内收，发音嘶哑无力，犹如耳语，说话费力，不能持久；此外，声门失去正常的保护性反射，易引起误吸和呛咳，气管内常积有分泌物，呼吸时伴痰鸣声。

2. 喉上神经 喉上神经来自迷走神经的结状神经节，经颈内外动脉的内侧向前下走向甲状舌骨膜，在舌骨大角平面分为内支与外支。喉上神经内支（internal branch of superior laryngeal nerve，IBSLN）较粗大，主要含一般内脏感觉纤维，向前下行穿过甲状舌骨膜入喉，分布于声门裂以上区域的黏膜；IBSLN 损伤后喉部黏膜感觉丧失，进食尤其是饮水时，易发生误咽而呛咳。喉上神经外支（external branch of superior laryngeal nerve，EBSLN）较细小，主要含特殊内脏运动神经，其自 SLN 分出后，从颈内动脉或颈总动脉后方穿过，在胸骨甲状肌深面与甲状腺上极血管交叉向内侧进入环甲肌。进入环甲肌之前，其主干或行走于咽下缩肌的表面或外侧，或部分乃至全部位于咽下缩肌深面。EBSLN 分支较多，沿途中可发出分支至甲状腺、咽下缩肌、咽丛、环甲肌、RLN 等。EBSLN 的生理功能主要是支配环甲肌和咽下缩肌的运动，维持声带张力，并参与部分声门及声门下感觉传导，与 RLN 形成吻合支辅助 RLN 功能。EBSLN 损伤会使环甲肌瘫痪，引起声带松弛而呈波浪状，音调降低，不能发高音，音质变粗而弱，易疲乏。

EBSLN 的解剖位置多变，与甲状腺上极血管、咽下缩肌之间存在多种变异，关于 EBSLN 的解剖分型方式较多，尚难以一种分型统一归类描述，目前较为公认的国际分型标准有 Cernea 分型、Kierner 分型、Friedman 分型和 Selvan 分型等，术中合理进行解剖分型，有助于评估 EBSLN 损伤风险。

（三）甲状腺手术中喉部神经损伤的原因分析

1. 损伤机制 早期甲状腺手术中神经损伤机制多为肉眼可见的损伤，如神经离断、钳夹、结扎或缝扎等。当手术技巧的不断改进后，上述直接机械性操作致 RLN 损伤的情况已相对减少，但依然有部分病例在术中保全了神经的连续性，术后喉镜检查却提示声带麻痹，其损伤原因与机制难以确定。随着神经电生理技术的应用，揭示了神经解剖形态的连续性并不等同于功能状态的完整性，非肉眼可见损伤成为了甲状腺术中最常见的神经损伤机制。例如，当甲状腺肿物与神经粘连或由于血管、纤维条索将神经固定于肿物表面时，过度牵拉肿物或 Berry 韧带时便可造成对神经的挤压或牵拉损伤；电刀、超声刀的侧向热传导可造成周围神经的热损伤；吸引器的负压吸引可造成神经"龛入"吸引器头造成嵌顿损伤；结扎或缝扎血管时，若打结方向与神经交叉，丝线容易切割或挤压神经造成切割损伤等，此外，术后创面水肿、血肿压迫或瘢痕压迫等间接性原因也可能造成神经损伤。

2. 危险因素

（1）局部解剖因素：喉部神经的解剖复杂多样、变异率较高，其导致术中对神经的错误识别是造成神经损伤的重要潜在因素，例如：RLN 在入喉处、与甲状腺下动脉交叉处、主干分叉处等解剖变异高发部位的损伤率最高，非返性喉返神经的存在更极易导致 RLN 损伤；EBSLN 与甲状腺上极血管的交叉点位置越低或全程走行于咽下缩肌浅层时，其损伤风险性增大，当甲状腺上极较高、颈部短粗、甲状腺纵径与颈长度比值大时，也可能导致 EBSLN 损伤率增高。

（2）疾病相关因素：甲状腺癌原发灶、中央区转移淋巴结浸润或包裹 RLN，病灶与神经紧密粘连，分离困难；巨大甲状腺肿物或胸骨后甲状腺肿压迫可造成 RLN 移位，上极巨大肿物可造成 EBSLN 移位变形；甲状腺再次手术由于术区的粘连、瘢痕、解剖侧面和位置的变化，增加了神经辨认和再次解剖的难度；合并 Graves 病或甲状腺炎时，腺体长期炎性浸润、真假被膜界限不清、与周围组织粘连、腺体血流丰富等情况，均增加了神经损伤的风险。

（3）手术相关因素：手术范围扩大、广泛清扫淋巴结，通常伴随着神经周围组织的解离范围增大，可能损伤神经分支或滋养血管，也可能增加解剖游离过程中的神经牵拉时间。术中是否显露神经是影响损伤率的另一重要因素,目前已有较强的证据支持常规显露 RLN 可降低术后声带麻痹的发生率。此外,神经的损伤与术者经验、对局部解剖的熟悉程度和操作技术等因素有关,术中沿甲状腺被膜精细解剖是避免损伤的关键因素,暴力操作、过度牵拉、集束结扎、能量设备应用不当则可能增加神经损伤风险。

(四)甲状腺手术中喉部神经的保护要点与辅助技术

1. 肉眼识别显露技巧 喉部神经的识别显露是每一位从事甲状腺手术医生必须掌握的技能,可采用 "多位点"、"三步曲" 的解剖方法,并灵活应用显微外科的技术来确切保护神经。"多位点" 指的是根据 RLN 走行特点可选择多点进行寻找,"三部曲" 指的是神经显露的三个步骤,即 "寻找、确认、保护"。

RLN 的解剖显露途径主要有 4 种:①侧方入路:以气管食管沟为解剖标识。游离腺体后,离断甲状腺中静脉,将腺叶向中央翻转,于气管食管沟内识别定位 RLN,向上追溯至入喉处,下至 RLN 与甲状腺下动脉交叉处,完成全程显露。当甲状腺难以向前翻转时,也可切断峡部将侧叶向前外方翻转,由峡部向气管食管沟入路。②下方入路:以甲状腺下动脉为解剖标识。对腺体和血管的操作同前,在甲状腺下极以下区域显露 RLN。一般主张,左侧在甲状腺下动脉深面寻找神经,左侧 RLN 多为沟内型,较少发生偏离。右侧在甲状腺下动脉浅面寻找神经,右侧 RLN 走行位置相对不稳定,峡部以下逐渐向外偏离,并且甲状腺下动脉与神经交叉处至腺体之间多分为数支且常有吻合支,分离过程中易造成出血。③上方入路:以 RLN 入喉点为解剖标识。游离腺体,离断甲状腺中静脉和甲状腺悬韧带,处理甲状腺上极血管后在甲状软骨下角下方分离,找到 RLN 时再向下沿神经走行进行暴露。④Zuckerkandl 结节(Zuckerkandl's tubercle, ZT)入路:ZT 是甲状腺外侧缘向外、向后的突起,存在于大多数甲状腺腺叶中。ZT 源于胚胎发育过程中的外侧甲状腺原基在背侧的残留,与 RLN 及上位甲状旁腺有着恒定的解剖关系,被喻为 "指向喉返神经的箭头"。以 ZT 为解剖定位标志,顺时钟方向对其进行脱被处理,由浅入深分层处理结扎被膜内血管分支,可解

剖显露 RLN。

EBSLN 的识别显露可有两种方法:①末梢法:在甲状腺上极和环甲肌之间的无血管间隙,紧贴上极腺体真被膜进行钝性解剖。多数情况下,显露胸骨甲状肌 – 喉三角后,轻柔向下外侧牵拉甲状腺上极即可显露 EBSLN;必要时,也可横断部分胸骨甲状肌以扩大术野,便于神经识别。②主干法:对同时行侧颈淋巴结清扫患者,可自胸骨甲状肌外侧缘寻找 EBSLN 主干,再追寻至其末梢分支。需注意的是,由于约 20% 的 EBSLN 走行于咽下缩肌的深面筋膜下或肌肉内,无法直视下识别,此时可选择区域保护。

喉部神经的确认可从 "视觉、触觉、听觉" 多方面来验证。肉眼观察神经多呈白色、发亮的线状,RLN 直径约 1~2mm,EBSLN 相对更为纤细。神经纤维走行可呈蛇形迂曲,表面可见细小的滋养血管。借助手术显微镜的放大作用,能更好地观察和分辨细小的血管和神经分支。当用手轻触神经时,可有琴弦触感。若使用术中神经监测仪,探测 RLN 时可产生肌电波形并听到 "嘟嘟" 的提示音;探测 EBSLN 时可诱发环甲肌震颤。当明确识别神经后,可用 4 号丝线绕过神经以标记保护,同时可用温生理盐水纱布覆盖,尽量减少其挫伤和热损伤。

不可否认的是,显露神经的操作有可能会损伤神经被膜,甚至影响其血运,从而影响其功能。因此,神经显露技术像是一把 "双刃剑",需要术者在术中规范操作,掌握好适用指征,以达到保护神经的目的。在解剖喉部神经和切除甲状腺的过程中,动作应轻柔、细致,保持术野和解剖结构层次的清晰,特别注意神经及其分支的解剖变异,保护并避免过度解剖神经的滋养血管。出血时应避免盲目止血、误缝误扎,要时刻防止能量器械对神经的热损伤,保持足够的安全距离。

2. 术中神经监测技术 甲状腺术中神经监测技术(intraoperative neuromonitoring, IONM)的原理是在术中应用刺激电极探测 RLN,刺激电流通过 RLN 传导并使其支配的声带肌产生肌电信号,与声带接触的气管导管表面电极接收信号,传导至主机处理后,在屏幕上呈现出大小不同的肌电波形与数值,并发出强弱不同的提示音,以辅助外科医生术中评估神经功能的完整性,判断有无

神经功能的损伤。同理,电刺激 EBSLN 可使其效应肌肉环甲肌产生肌电反应,诱发肉眼可见的环甲肌震颤,70%~80% 的病例还可通过 RLN 监测导管的表面电极,获得由探测 EBSLN 所产生的肌电信号波。

IONM 技术现已广泛应用于临床,其操作流程逐渐标准化。我国制定出台的《甲状腺及甲状旁腺手术中神经电生理监测临床指南》《甲状腺及甲状旁腺术中喉上神经外支保护与监测专家共识》,对该项技术的临床应用进行了规范与指导。RLN 和 EBSLN 监测的规范化应用,是确保神经功能监测科学性、准确性的关键,术中应严格执行标准化的监测步骤(表 2-1)。

表 2-1　术中 RLN 及 EBSLN 监测标准化步骤

缩写	步骤	要点
L1	术前喉镜录像记录声带运动情况	应用纤维喉镜
V1	甲状腺区操作前刺激同侧迷走神经	电流 3.0mA,监测点:甲状腺下极水平的神经近端
R1	初次显露 RLN 时,刺激 RLN	电流 1.0mA,监测点:显露处最近端
S1	初次显露 EBSLN 时,刺激 EBSLN	电流、监测点同上,可诱发环甲肌震颤和 / 或肌电信号
S2	甲状腺上极血管结扎后,刺激 EBSLN	电流、监测点同上,可诱发环甲肌震颤和 / 或肌电信号
R2	全程解剖 RLN 后,刺激 RLN	电流 1.0 mA,监测点:显露处最近端
V2	术毕关闭切口前,刺激同侧迷走神经	电流 3.0 mA,监测点:甲状腺上极水平的神经近端
L2	术后喉镜录像记录声带运动	如果发现声带运动异常,首先与术前喉镜录像比较

国内外多数文献表明,应用 IONM 技术不仅可以协助快速识别 RLN 和 EBSLN,实时评估神经功能,准确辨别神经变异;同时可预警非肉眼可见损伤,识别神经损伤位点,尤其是在解剖结构复杂、神经损伤风险高、手术难度较大的术中可发挥重要作用,有助于缩短手术时长、降低神经损伤风险、提高手术安全性。但其也有一定局限性,如使用费用较高,非持续性监测,术中多因素如出血

较多、肌松剂过度使用导致假阴性和假阳性结果及其他潜在风险等。

3. 连续术中神经监测技术　由于现阶段普遍应用的 IONM 技术是基于间断电刺激诱发声带肌电图的方式来评估喉部神经功能,存在不能对神经进行持续监测的局限性。因此,连续术中神经监测技术(continuous intraoperative neuromonitoring, CIONM)应运而生,通过自动周期性地刺激 RLN 和 EBSLN 的上游神经——迷走神经,观察神经监测仪上显示的振幅、潜伏期的变化及肌电信号的有无,来实现对术中喉部神经功能变化的连续监测。

CIONM 与间断式监测的 IONM 技术相比,有着全程、快速、实时等优点。通过对监测数据的观察分析,不仅可对术中神经功能状态进行评估,还可对术后神经功能进行预判。此外,CIONM 还可作为早期监测神经功能变化的工具,提醒术者及时纠正危险操作,对手术中不可逆的神经损伤进行预防。但该项技术是近几年刚发展起来的新兴技术,尚处于起步阶段,在基础设备、操作流程与安全性验证方面仍需进一步优化,其应用前景值得关注。

以上 3 种喉部神经保护方法及技术各有利弊,重视夯实的解剖知识和娴熟的手术技能始终是预防甲状腺术中神经损伤的基本,合理和规范使用术中神经监测技术等辅助手段是有效补充。选用何种方法则要根据病情需要、技术条件、经济状况等多方面进行综合考虑。

二、甲状腺手术中甲状旁腺损伤的预防

甲状旁腺(parathyroid)是人体最后一个被发现的重要脏器,虽形小,但其分泌的甲状旁腺激素(parathyroid hormone, PTH)对于维持人体的钙磷代谢平衡具有重大作用。甲状旁腺功能减退(hypoparathyroidism, HPT)是甲状腺手术最常见的并发症之一,文献报道甲状腺术后暂时性和永久性甲状旁腺功能减退的发生率分别为14%~60% 和 0~33%。HPT 可导致血钙下降,造成肌肉低钙性抽搐,重者甚至可危及生命,严重影响患者的长期生存质量。由于目前国内外尚无彻底治愈永久性甲状旁腺功能减退的有效手段,故预防或减少甲状腺术中甲状旁腺的损伤就显得尤

为重要。

（一）甲状腺术后甲状旁腺功能减退的临床表现

William Halsted 曾指出："丢失如此微小的腺体会造成巨大的伤害，这似乎令人难以置信。"甲状旁腺功能减退所致的低钙血症多较严重，表现为神经肌肉应激性增高，起初为面唇部或手足麻木、针刺感、强直感，伴焦虑、恐惧、呼吸增快、深部腱反射亢进；继而面肌与手足抽搐、腹肌痉挛，甚至全身抽搐、喉肌痉挛、胸痛、心律失常，心电图示QT 间期延长。体格检查时轻叩耳前的面神经可诱发面肌收缩（Chvostek 征）。

暂时性甲状旁腺功能减退是指血清 PTH 水平在 3~6 个月内恢复正常，低钙症状消失，可逐步减少或停止补钙药物治疗。当甲状旁腺数个腺体被切除或血供严重受损，6 个月后 PTH 水平仍处于低水平甚至无法测出，伴低钙、高磷血症；长期口服钙制剂和骨化三醇，辅以静脉补钙，仍难以将血钙维持于正常水平；患者长期手足麻木，间歇发作四肢抽搐，并可发生低钙性眼病、肾损害、神经功能损害等并发症，严重者丧失劳动力，出现精神症状，甚至发生喉、膈肌痉挛，窒息死亡，则可诊断为永久性甲状旁腺功能减退。

（二）甲状旁腺易受损的解剖学基础

1. 形态数量不易辨认　甲状旁腺呈扁平卵圆形，黄褐色，质软，仅约黄豆粒大小，平均长3~6mm，宽 2~4mm，厚 1~3mm，单个重量 10~70mg不等。正常成年人通常有四枚，左右各 2 枚，亦具有 2~11 枚的可能。娇小的甲状旁腺大多数隐藏在甲状腺真假被膜间的结缔组织中，与脂肪颗粒和淋巴结形态相似，容易混淆。此外，由于病变的挤压、浸润、血供障碍等原因，可使其形态发生较大改变，造成辨识的困难，极易造成损伤和误切。

2. 解剖位置变异较大　甲状旁腺的解剖位置因其在胚胎发育过程中的迁移模式不同有着很大变异，上位甲状旁腺的迁移距离较短，位置较为固定，80%~85% 集中在以甲状软骨下角为圆心，半径 1cm 的圆形区域内；下位甲状旁腺的迁移行程较长，位置更为多变，可出现在其下降径路中的任何部位，大多数位于甲状腺下极与胸腺之间的区域，其余可位于甲状腺前面、气管前面、胸腺内、纵隔内、甲状腺实质内或颈动脉鞘内等区域。

3. 独立血供细小脆弱　大多数甲状旁腺都由独立的终末型动脉供血，主要来源于甲状腺下动脉分支（80%），但还可来源甲状腺上动脉，甲状腺最下动脉，胸腺、纵隔、气管及食管等处动脉及其吻合支（20%）。甲状旁腺静脉回流主要通过甲状腺被膜静脉网或甲状腺静脉主干。这些血管均非常纤细，来源不易识别，易受牵拉分离等刺激而痉挛，过多地追踪和游离可引起血管损伤断裂及血栓形成。

4. 与甲状腺毗邻密切　甲状腺、甲状旁腺与胸腺的胚胎发育具有同源性，致使它们的解剖关系也密切相关，术中易互受牵连。我国学者根据甲状旁腺与甲状腺的位置关系以及原位保留的难易程度，将甲状旁腺分为两种类型：A 型为紧密型，即甲状腺与甲状旁腺关系密切，不易原位保留，其中又分为 A1（平面型）、A2（嵌入型）和 A3（腺内型）3 种亚型；B 型为非紧密型，即甲状旁腺与甲状腺之间有自然间隙，较易原位保留，也分为 3 种亚型，B1 型是甲状腺周围型，B2 型是胸腺内型，B3 型由胸腺或纵隔的血管供血。

（三）甲状腺手术中甲状旁腺损伤原因分析与危险因素

术中常见甲状旁腺损伤的原因有以下几方面：①直接损伤：术中长时间钳夹、意外缝扎或吸引器嵌顿等情况对其造成的器械损伤；电刀、超声刀的热传导也可对甲状旁腺造成热损伤。②血供损伤：术中结扎、牵拉、挤压血管均可影响甲状旁腺的血供，动脉损伤可致缺血，静脉损伤可致淤血，最终导致腺体缺氧、梗死或坏死。此外，血管痉挛也可导致甲状旁腺短暂缺血，影响功能。③意外切除：甲状旁腺常隐匿于甲状腺、淋巴结或脂肪组织中，有 3.7%~29.0% 的甲状旁腺在术中被无意识地切除，术后病理报告提示手术标本中发现整枚或大部分甲状旁腺组织。

除甲状旁腺的解剖特征使其易受损伤外，临床上也存在一些易致术中甲状旁腺损伤的危险因素。主观因素方面，通常在甲状腺手术中，术者对甲状旁腺的保护意识远低于对术中出血或 RLN 损伤的重视，认识上的误区可直接导致对甲状旁腺的保护出现偏差。疾病类型方面，甲状腺癌有侵犯被膜、粘连周围组织可能，甲亢、桥本病等病变使甲状腺肿大、血供丰富、与周围组织界限不清,手术中易出血致视野不清,而甲状旁腺周边血管也可能被更多地结扎或电凝而影响血供。手术操作方面,甲状腺手术范围的扩大以及手术难度的增加,会造成甲状旁腺无意的或不可避免的损伤,手术时间的延长也会加重甲状旁腺的暂时性缺血。如甲状腺全切除或同时清扫中央区淋巴结会比单纯腺瘤摘除有更大的甲状旁腺受损风险;二次或多次甲状腺手术时,局部组织粘连、解剖层次不清,更增加了甲状旁腺辨认和保护的难度。

(四)甲状腺手术中甲状旁腺的识别技巧与辅助技术

甲状腺术中要保护甲状旁腺功能必须能够先准确辨认甲状旁腺,可通过肉眼识别、使用显微器械、术中对比试验等辨识技巧,以及显影技术、微量病理检查、PTH 检测等辅助技术来帮助识别。

1. 肉眼辨识 对甲状旁腺的术中肉眼辨识是甲状腺外科医生的基本功,尤其是下位甲状旁腺易与脂肪组织、淋巴结、迷走胸腺、异位甲状腺、甲状腺下极向外突起的小结节相混淆,可根据它们的解剖部位、外观(颜色、色泽、形状、大小、厚度等)及对血供变化的敏感性等进行鉴别。典型的甲状旁腺为棕黄色或棕褐色,质地偏软,外形规则,表面光滑,扁平状,表面有光整包膜和丰富的毛细血管,挑开包膜后可见到网状结构的组织和密集的出血点;脂肪组织为淡黄色,无包膜,无血管;而淋巴结呈灰白色,色泽较暗沉,质地较硬,形状更厚;迷走胸腺及异位甲状腺通常呈殷红色,较甲状旁腺稍大,形状较厚。此外,甲状旁腺有支配血管出入腺体,对血供变化敏感,缺血后颜色可逐渐变苍白,淤血后颜色可逐渐变深呈紫黑色,而其余相邻组织无此特征。

2. 术中对比试验 在条件有限的情况下,可通过一些简便的术中试验辅助鉴别甲状旁腺,例如:①指压法:术中将可疑的甲状旁腺组织加压 30 秒后松开,甲状旁腺缺血后颜色变浅,松开后 1~3 分钟颜色可恢复正常,而淋巴结及脂肪均不变色,在手术显微镜视野下更明显;②比重法:只能对离体的甲状旁腺与脂肪组织进行初步鉴别,将术中切除的疑似甲状旁腺组织放在生理盐水中,下沉的是甲状旁腺,漂浮的是脂肪,但有些甲状旁腺中脂肪含量较高,或被脂肪"救生圈"包裹,可能会导致一定的误差。

3. 甲状旁腺显影技术 通过使用特殊染料对甲状旁腺或周围结构进行染色标记,进而区分甲状旁腺与周围组织。根据是否直接染色甲状旁腺,可分为正显影与负显影。

(1)甲状旁腺正显影:即甲状旁腺被染色显影。亚甲蓝(美蓝)是目前是报道最多的甲状旁腺正染色剂,在暴露术区前 30 分钟将亚甲蓝溶液快速静脉滴入,一般甲状腺先染色和褪色,呈淡蓝色;甲状旁腺后染色,呈深蓝色。但由于在亚甲蓝的剂量及其可能的副作用存在争议,且其染色效果差异较大,对病理性的甲状旁腺染色率高,而对正常的甲状旁腺染色率较低。因此,不建议将亚甲蓝用于甲状腺手术中正常甲状旁腺的辨认。

(2)甲状旁腺负显影:即甲状旁腺的周围组织被染色显影,以反衬甲状旁腺。纳米炭混悬注射液是目前唯一获得 CFDA 批准的淋巴结示踪剂,也是临床最常用的甲状旁腺负染色剂。纳米炭颗粒直径为 150nm,具有高度的淋巴系统趋向性,可通过淋巴管内皮间隙(120~500nm),而不能通过毛细血管内皮间隙(20~50nm)。术中在甲状腺病灶周围将纳米炭混悬液注射入甲状腺内,约 20 分钟后甲状腺及其引流区域内的淋巴结黑染,甲状旁腺则不黑染。目前纳米炭负显影技术已广泛用于甲状腺手术中,不仅可提高甲状旁腺辨认数目,减少意外切除数目,也可提高淋巴结清扫数目及缩短手术时间,从而减少术后甲状旁腺功能减退的发生率及肿瘤复发率。但该项技术仍存在一定局限性,如无法将甲状旁腺和脂肪组织区分开;亦如一旦肿瘤细胞阻塞了淋巴管,其所属淋巴结也无法显影,表现为假阴性,在行颈部淋巴结清扫时可能会影响手术的彻底性。

此外,术前核素扫描定位显像的应用,以及术中荧光标记显影、近红外荧光成像等技术作为新兴的甲状旁腺定位识别方法,均为临床诊疗提供了新的思路。

4. 术中微量检测 当遇到难以鉴别的甲状旁腺样组织,使用上述方法仍无法鉴别时,可将切取少许可疑甲状旁腺组织,送检快速冷冻病理检查或组织液洗脱液 PTH 检测,前者是术中证实甲状旁腺的诊断标准,准确率最高,但费用高,耗时长;后者操作相对简便,不仅可用于自体移植甲状旁腺确认,也可用于原位保留的甲状旁腺确认,但灵敏度和准确度易受各种临床因素而相对不够稳定。

5. 术中实时血清 PTH 监测　术中连续监测甲状旁腺激素可以辅助判断术中甲状旁腺功能状态，避免术后出现永久性甲状旁腺功能减退，有利于更准确地区分和预测术后低钙血症的原因及程度，颈内静脉采集血样检测更加敏感。但最敏感的检测时间点及评判标准尚无一致的结论。

（五）甲状腺手术中甲状旁腺的保护要点

1. 提高对甲状旁腺重要性的认知度　术者必须明确甲状旁腺的重要性，熟悉正常解剖位置、血供特点以及可能的变异情况，在甲状腺首次手术时即能妥善保全甲状旁腺及其血供，为可能发生的再次手术留有足够的操作空间。再次手术必须严格掌握手术指征，术前做好充分准备工作，包括检测血清 PTH、钙磷水平，通过影像学检查明确残余甲状腺体积、位置、边界、与周边组织粘连情况等信息。术前与患者阐明甲状旁腺的特点与辨认保护难度，术后可能发生的甲状旁腺功能减退及其相关症状，以及术后需终身服用钙片或静脉补钙等情况，以取得理解。

2. 术中甲状旁腺保护原则　我国《围手术期甲状旁腺功能保护指南（2018 版）》提出甲状腺术中甲状旁腺功能保护的"1+X+1"原则。第一个"1"包含两层含义，一是对于发现的每 1 枚甲状旁腺都应该当做唯一（最后）1 枚甲状旁腺对待；二是在每一例甲状腺手术中要尽量原位保留至少 1 枚具有良好血供的甲状旁腺。"X"即手术中应努力辨认及原位保留更多的甲状旁腺。最后一个"1"表示对于中央区具有复发高危因素的患者，在原位保留至少 1 枚具有良好血供的甲状旁腺基础上，策略性移植至少 1 枚甲状旁腺。此外，甲状腺手术记录中应详细记录术中甲状旁腺的保护情况（位置、数量、血供等）以及是否行甲状旁腺自体移植、移植数量及移植部位，以便于再次手术时更好地规划手术方案和保护措施。

3. 甲状旁腺的原位保留　原位保留甲状旁腺首先依靠解剖位置和外观特征进行甲状旁腺识别，联合前文所述方法减少甲状旁腺的意外切除。策略上优先确保上位甲状旁腺的原位保留，因为下位甲状旁腺位置变异较大，且常隐匿于淋巴结、脂肪组织中，分辨困难，如遇中央区淋巴结清扫时

基本处于清扫范围内，手术操作对其的影响几乎不可避免。

血供保护是原位保留甲状旁腺功能的关键。甲状旁腺附近操作时，应树立局部微解剖的外科操作理念，采用精细化被膜解剖法游离，紧贴甲状腺固有被膜处理进出甲状腺的细小血管属支，避免对血管主干的结扎，以保证甲状旁腺血供得到最大限度的保留。除此之外，由于保留血供相对困难，为避免破坏甲状旁腺解剖区域血供，对甲状旁腺不应进行任何不必要的解剖和探查显露，并应尽可能减少不必要的甲状腺全切除手术和甲状软骨下角区域淋巴结清扫术。对于原位保留下来的甲状旁腺，需注意观察其颜色变化从而判断其血供情况。若颜色变为苍白的棕色，考虑甲状旁腺缺血较严重；若颜色变黑，考虑静脉严重损伤淤血，需刺破或挑开甲状旁腺被膜，既为了避免因被膜张力过大而坏死进行减压，同时也观察其颜色变化，若颜色恢复正常，则选择原位保留并给予重视保护，若血运障碍不能恢复，则不能勉强保留，应切除进行自体移植。也有部分学者采用利多卡因局部浸润甲状旁腺及其周围组织，扩张痉挛血管，观察其颜色变化，判断是否是由血管痉挛导致的短暂性缺血样改变。此外，术中及术后血清 PTH 和钙磷检测可有效帮助评价原位保留的甲状旁腺功能状态。

4. 甲状旁腺自体移植技术　当术中发现不能原位保留的甲状旁腺，或保留的甲状旁腺血供无法维系，或于手术标本中发现意外切除的甲状旁腺时，可行甲状旁腺自体移植。拟移植组织应置于 4℃生理盐水中保存，移植前需经冷冻病理确认为甲状腺旁腺。甲状旁腺的常见移植部位为胸锁乳突肌、其他肌肉（如胸肌、斜方肌等）和皮下（如前臂、腹壁等）组织。

自体移植的方法包括：①颗粒包埋法：先除去附着在甲状旁腺上的脂肪组织，然后将甲状旁腺切成 <1mm 的颗粒状，分 2~3 处种植于患者分离的胸锁乳突肌的"口袋"中，取不可吸收缝线标记缝合，以便以后可能再次手术时的辨认。注意处理种植处的出血，避免发生血肿，影响种植甲状旁腺的成活率。对于易复发、再次手术可能性大的患者，建议将甲状旁腺移植至前臂肌肉或三角肌内。此外，甲状旁腺的种植不要过于密集，

以免影响种植成活率。②匀浆注射法：将甲状旁腺组织剪碎，与1ml生理盐水混匀至近似匀浆后，吸入注射器内，注射于前臂肌肉内。注射时，须注意注射深度，避免穿破肌肉使甲状旁腺组织弥散；注意多点注射，以免移植物集中在一处，影响种植成活率。相比于颗粒包埋法，匀浆注射法不易形成血肿，种植时也较少残留在器械上，有助于提高种植成活率。③延时自体移植术：对于误切或原位保留不满意的甲状旁腺，经病理学检查确认后，可将其冷冻保存，如果患者术后出现永久性甲状旁腺功能减退，可作自体移植使用。除此以外，对于可能需要进行多次手术的患者，同样适用该方法，从而避免术后永久性甲状旁腺功能减退的发生。

甲状腺手术中甲状旁腺的保护要求术者增强保护意识，综合应用多种方法辨别腺体，采用精细化被膜解剖以保护血供，选择恰当的手术方式并合理运用高级能量设备，避免对其造成不必要的损伤，争取原位保留。对于无法原位保留和误切的甲状旁腺，可通过自体移植技术，尽可能降低永久性甲状旁腺功能减退的风险。

（孙 辉 李 芳）

参 考 文 献

1. 赵玉沛,姜洪池.普通外科学.第2版.北京:人民卫生出版社,2014.
2. 孙辉.甲状腺及甲状旁腺手术中神经电生理监测临床指南（中国版）.中国实用外科杂志,2013,8（6）:1-3.
3. 孙辉,田文.甲状腺及甲状旁腺术中喉上神经外支保护与监测专家共识（2017版）.中国实用外科杂志,2017,37（11）:1243-1249.
4. 孙辉,简劳伦佐·迪奥尼吉.甲状腺术中神经监测技术.长春:吉林科学技术出版社,2017.
5. 朱精强,田文,苏安平.甲状腺围手术期甲状旁腺功能保护指南（2018版）.中国实用外科杂志,2018,38（10）:25-30.
6. 吴毅.甲状腺癌根治术中甲状旁腺保护.中国实用外科杂志,2014,34（4）:292-293.
7. Miccoli P.甲状腺手术并发症的预防与处理.田文,张浩,凌瑞,译.北京:人民军医出版社,2015.

第三章　乳腺疾病

第一节　乳腺癌早期诊断技术及其发展

乳腺癌是女性最常见的恶性肿瘤之一，在我国占全身各种恶性肿瘤的 7%~10%，仅次于子宫颈癌，但近年来其发病率呈逐年上升趋势，在部分大城市已超过子宫颈癌，位居女性恶性肿瘤的首位。

乳腺癌的危害性已经引起了世界范围内的广泛重视，欧美等发达国家从 20 世纪 80 年代开始启动了乳腺癌大规模筛查工作，发现了大批早期乳腺癌，使得乳腺癌在发病率不断增加的情况下，死亡率呈下降趋势。我们国家的乳腺癌早期诊断工作也已经开展了近 20 年，乳腺癌早诊率也在不断提高。

一、乳腺癌早期诊断的概念

乳腺癌的"早期"概念，既往是多有混淆的。一种是把以下 3 种划归为早期乳腺癌：①乳腺小叶原位癌和导管原位癌；②直径小于 5mm 的小浸润癌（亚临床癌）；③直径小于 1cm，局部活动度大，无腋下淋巴结肿大的微癌等。也有的定义为临床上触及不到肿块的乳腺癌患者，即亚临床状态。还有的将临床 I、II 期乳腺癌统称为早期乳腺癌，如诸多专业期刊，就常泛将 TNM 分类中 I、II 期病例统称为早期乳腺癌，这也是临床上采用最多的提法。

其实，现代肿瘤学研究表明，乳腺癌从初起单个癌细胞的分裂增殖，到发展成临床能检出的直径约 1cm 的小肿块，约需 30 次倍增，其生长期至少已逾 3 年，给转移提供了足够的时间，所以，I 期乳腺癌中当肿瘤 >1cm 时，就有可能发生全身的亚临床转移；而 II 期病例中包括了有腋窝淋巴结转移的；即使腋淋巴结阴性者，原发肿瘤大小已超过 2cm，周身的亚临床转移可高达

25%~30%。所以，从组织学角度看，I、II 期患者中已有相当部分并不属于早期。真正的早期应指那些尚未向邻近组织浸润和未发生转移的（包括区域淋巴结），故病理学上把早期癌限于非浸润癌即原位癌、早期浸润癌以及原发癌直径 <0.5cm，以及病理证实淋巴结无转移的浸润性癌。

历史上，导管上皮不典型增生（ADH）与导管内癌（DCIS）、小叶不典型增生（ALH）与小叶原位癌（LCIS）的鉴别一直是一个难题。对于小叶原位癌（lobular carcinoma in situ, LCIS）究竟是属于早期癌还是癌前病变历史上曾有过很多争论，后来经观察发现小叶原位癌是一种乳腺小叶上皮的特殊增生形式，于是正式命名为小叶瘤形成（lobular neoplasia），归为乳腺癌的癌前病变，2012 年 WHO 的新版乳腺癌分类沿袭了此名称。而导管原位癌原来认为介于非典型增生和浸润性导管癌之间，属早期癌，而自 2003 年的分类已将其明确划入癌前病变范围（precursor lesion）。

针对目前早期乳腺癌的概念不够统一明确的现况，编者综合了国内外学者在此方面的分歧和共识，借鉴病理和临床两方面的研究进展，将早期乳腺癌的概念分为组织学早期癌（即原位癌、早期浸润癌但原发癌直径小于 0.5cm 且无淋巴结转移）和临床早期癌（包括 I、II 期病例），临床早期癌的范畴较宽，涵盖了组织学早期癌的内容。在临床上，常用的早期癌的提法一般指的是临床早期癌。

那么，当乳腺癌尚在早期阶段，通过普查、临床体检、影像检查及其他检查手段将其检出，即为乳腺癌的早期诊断。

二、乳腺癌早期诊断技术及发展

以往认为的乳腺癌早期表现，"无痛、单发的小肿块，常由患者无意中发现而就诊"，可能并不十分确切。当肿块增长到可以被患者自查摸到，

多数已经并非早期状态了。所以，虽然不能绝对地认为肿块越小越早期，但采用各种手段发现尽可能小的病灶确实是实现乳腺癌早期诊断的有效途径，这些手段包括乳腺超声、钼靶摄片、磁共振检查、乳腺热像图、近红外扫描、PET 等辅助检查方法；此外，不能忽略最基本的临床物理检查，规范正确的查体是不能被仪器检查所替代的，查体时发现的一些重要体征，如局部乳腺腺体增厚、乳头溢液、乳头糜烂、局部皮肤内陷等，往往是发现早期乳腺癌的重要线索和提示。

（一）临床乳腺检查

临床乳腺检查（clinical breast examination，CBE）这个概念是相对于乳腺自我检查而提出的，是指患者到医院接受医生的专科物理检查。乳房的物理检查应该由坐位开始。坐位时，明显的不对称、皮肤隆起、皮肤或乳头回缩以及乳头溃疡最明显（图 3-1A）。当患者上肢上举时（图 3-1B），乳房下部或乳房下皱褶皮肤的改变显示更清晰。当患者双手用力叉腰时（图 3-1C），胸大肌收缩，可以显示其他方法未发现的皮肤回缩。接着，在患者挺直上身时触诊乳房，可能触及平卧位时难以扪及的细微病变（图 3-1D），尤其是位于乳房较高或尾叶区域的肿块，因为坐位时肿块周围的乳腺组织向下移位从而使肿块更为明显。患者取坐

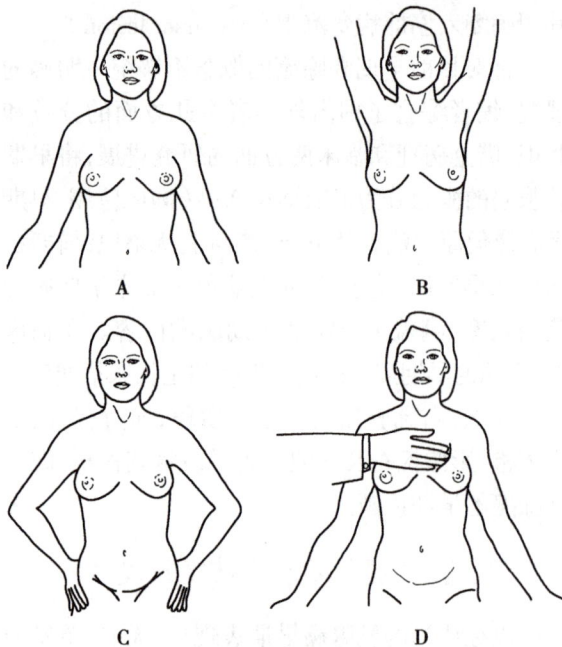

图 3-1 乳房的物理检查
A. 坐位；B. 上举；C. 双手用力叉腰；D. 挺直上身

位并挺直上身时最有利于检查锁骨上区域及双侧颈部，以探查是否有淋巴结肿大。检查右侧腋窝时，由医生用右手托起并固定患者右侧肘部，使胸壁肌肉得以松弛，用左手进行触诊，检查腋窝下部、中部及上部，并可向上延伸至锁骨。医生用左手固定患者左臂并使之松弛后，可用右手检查左侧腋窝。若触及淋巴结，医生必须评估其为多发还是单发、活动还是固定于下方结构，还有分组和大小。直径大于 1cm、坚硬、不规则以及多发或融合的结节被认为是可疑的转移灶。许多女性尤其是在有手或手臂的炎症时（划伤、擦伤或烧伤）可触及小的、活动的腋窝淋巴结。这种淋巴结通常直径小于 1cm，可触及但临床意义不显著。

对乳房皮肤和乳头的仔细检查可以发现或提示存在潜在恶性病变的可能（图 3-2）。乳房皮肤的水肿（橘皮征）通常范围较广，偶尔很小。这种情况发生在乳房下部时较其他部位更为明显，当患者上肢上举时最易发现。这种水肿常常是乳房深部癌肿阻塞淋巴管所引起，也有可能是转移性疾病广泛累及腋窝淋巴结所致。当胸大肌收缩时，皮肤的回缩（酒窝征）可更明显，提示着潜在病灶的可能。乳房皮肤红斑也是可能存在的恶性疾病的征象，尽管可能是导管周围乳腺炎或者脓肿形成等炎症所致，也必须同时考虑到炎性乳腺癌的可能。检查乳头是否回缩或有溃疡很重要，溃疡最初可能只是包括部分乳头在内的微小病变，这提示着 Paget 病的可能。这种乳腺癌的早期形式起源于主导管并沿其扩展，表现为乳头异常，有时可累及整个乳头乳晕区。

接着，患者取仰卧位，此时乳房位于胸壁的最上方并沿胸壁铺展，最有利于检查。将一小枕头垫于同侧肩部下方，同时同侧上肢上举置于头的上方。皮肤和胸壁之间的乳腺组织越少，乳房检查就越准确；反之则越不准确。检查者必须检查整个乳房，从胸骨延伸至腋中线，上至锁骨，下至胸廓下部。检查者用连续指触技术检查，谨记所寻找的病变往往很微小，应仔细检查所有象限。由于恶性病变多发于乳房外上象限（图 3-3），我们多数由该象限开始。顺时针触诊一周，回到外上象限检查第二遍。在有些妇女中，小于 1cm 的癌肿可以清楚触及，而在另一些妇女中大的病变却很隐蔽。所以，检查者必须对乳腺本身的质地

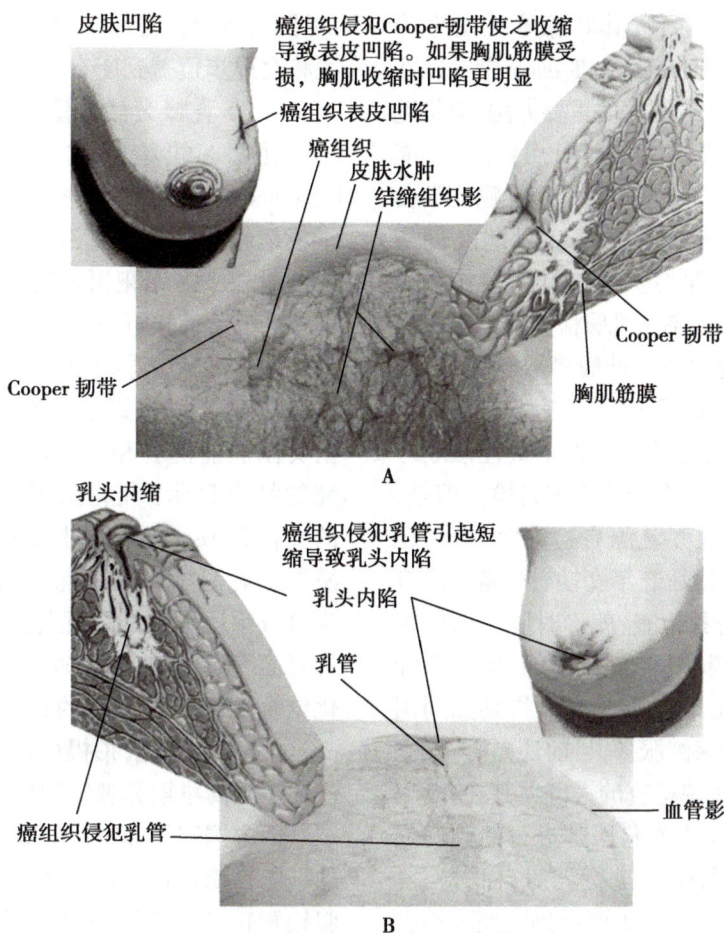

图 3-2 乳房皮肤和乳头的恶性征象
A. 皮肤凹陷；B. 乳头内缩

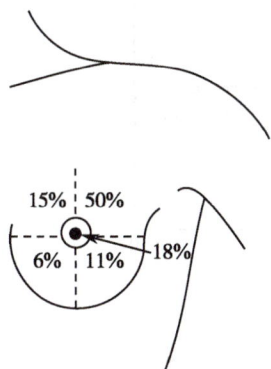

图 3-3 乳腺癌相对好发部位

有所估计。对于未绝经的患者,在经期前检查时,可能无法评估因充血而呈团块状的乳腺组织,而在月经结束后几天复查时的情况则明显改善;对于绝经后患者,其脂肪-乳腺组织比例较高,使得触诊和乳腺摄片诊断更准确,这些患者的乳腺没有周期性改变,因此如果连续几次触诊有局限增厚区域就比绝经前患者的更有诊断意义。

体格检查后,医生应该向患者解释乳房自检的重要性和技巧。医生应该建议患者每月在其月经结束后作一次乳房自检。绝经后女性则应每月在一固定日作一次自检。许多医生建议患者在洗澡时进行自检,因为当手和乳房都湿润的时候更容易感觉到肿块。自检时,患者坐在镜子前,分别在双上肢下垂和双上肢上举时检视乳房。观察乳房有无外形改变、皮肤凹陷和乳头异常(图 3-2)。然后,患者取仰卧位,待检侧肩下垫小枕。用左手手指平面触诊整个右侧乳房,反之亦然。根据触诊,如果有坚硬的肿块或者区域,边界不规则、固定于皮肤或深部筋膜,这些都是癌的明显特征。如果触摸到较柔软、光滑、边界规则、活动度大的肿块,则良性可能性大,但也要及时到医院接受专科检查,由医生进一步确认。

临床乳腺检查对于无症状女性乳腺癌的普查是既经济又实用的手段。美国国家乳腺癌、宫颈癌早期检测计划(the National Breast and Cervical Cancer Early Detection Program)的资料显示,1995—

1998 年共行 CBE 752 081 例,其乳腺癌检出率为 5‰。而"定期乳房自检(breast self-exam)"在以往也曾被推荐为早期发现乳腺癌的重要方法,但是近年来不断出现的证据提示,"定期乳房自检"不能有效降低乳腺癌的死亡率。基于此,美国癌症学会(ACS)于 2005 年对 2003 年版《癌症早期发现指南》作了修订,不再推荐"定期乳房自检"作为乳腺癌的早期诊断手段,而临床乳腺检查仍然保留。

经乳腺自检发现的恶性肿瘤多数已属晚期,且有可能误导一部分可能到医院检查获得早期诊断的病例,使其继续观察从而丧失了最佳诊断时机,所以目前国际上已摒弃推荐乳腺自检。但是,以我国的国情,目前放弃乳腺自检为时尚早,还有相当多的女性(尤其是老年女性)不能或没有自觉意识做正确的自我检查,就诊时肿块已经很大,连施行局部手术都很困难;同时,我国的医疗资源相对匮乏,如果让每位女性充分得到如同国外保险体制下的随诊保健服务,目前还是困难的。所以,建议有条件到医院检查的人群尤其在 40 岁以上者,每年进行一次由专科医师进行的乳房临床检查(CBE),并且每个月进行乳房自我检查。对于就医较不方便的人群至少要做到定期乳腺自检,一般是每月一次。当然,这样的过渡只是暂时

的,随着医疗保健体制的完善,科学有效的普查手段将会逐步覆盖到所有人群。

(二)乳腺 X 线摄像检查

乳腺 X 线检查的常用方法是钼靶摄片(mammography)和干板照相(xeroradiography)。干板照相的优点是对钙化点的分辨率较高,但 X 线剂量较大。钼靶摄片的射线剂量小于 10^{-2}Gy,其致癌危险性接近自然发病率。

大量的研究早已证实,早期乳腺癌的发现手段中钼靶 X 线摄影检查是较为敏感而特异的。据美国癌症协会和美国国家癌症研究所共同研究的结果显示:乳腺钼靶 X 线摄影可发现 59% 的直径为 1cm 以下的非浸润型乳腺癌及 53% 的浸润型乳腺癌。采用乳腺钼靶 X 线摄影检查作为普查手段可早期发现乳腺异常,使乳腺癌患者的死亡率降低 30%~50%。近年来,计算机数字化结合钼靶摄影产生的数字化钼靶 X 线(digital mammography)机,拍摄的乳腺影像更清晰,可以进一步提高早期乳腺癌的检出率。

西方国家从 20 世纪 70 年代末开始了大规模的乳腺钼靶普查工作。其最重要的结论是采用乳腺钼靶普查使乳腺癌的早期诊断率大大提高,从而降低了乳腺癌的死亡率(图 3-4,表 3-1)。目

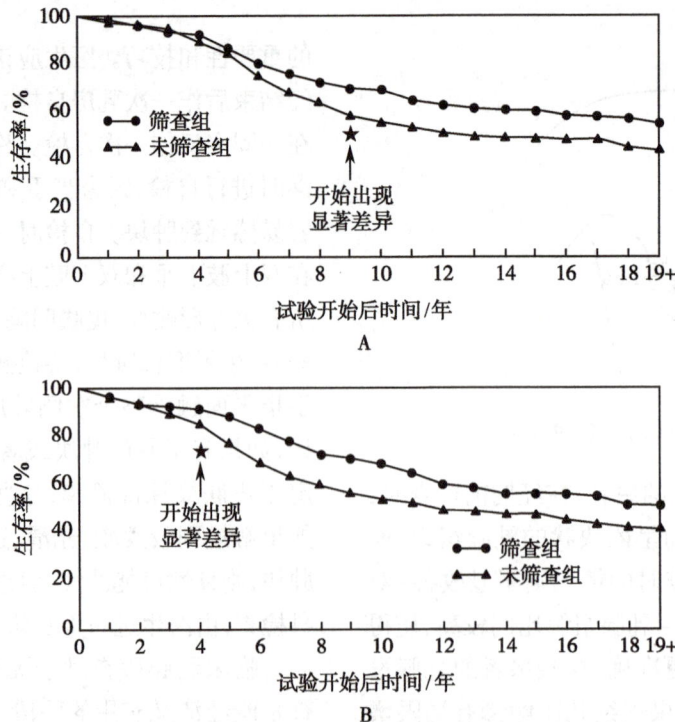

图 3-4 采用乳腺钼靶普查
A. HIP 研究中 40~49 岁妇女(所有时期)的生存率;B. HIP 研究中 50~64 岁妇女(所有时期)的生存率

表 3-1 乳房 X 线照相和乳腺癌死亡率的下降

研究机构	计划	结果
HIP	每年进行,持续 4 年	死亡率下降 30%
Verbeek	每 2 年共持续 4 年	死亡率下降 33%
Colette	在第 1、12、18、24 个月进行	死亡率下降 50%
Tabar	每 2 年（40~49 岁）每 33 个月（大于 50 岁）	死亡率下降 31%

前对 50 岁以上妇女进行每 1~2 年一次的乳腺钼靶摄片普查在许多西方国家已经成为常规,并被大多数医疗保险所覆盖,但对筛查的频率,各方意见不同。美国妇产科医师学会（ACOG）和美国癌症学会（ACS）及部分其他团体建议每年筛查。美国预防性服务特别工作组和国家肿瘤研究所（NCI）建议每隔 1~2 年做一次筛查。对于 40~49 岁妇女是否推荐进行筛查性乳腺摄片以及合理的间隔时间是多久曾存在争议:ACOG 和 ACS 建议每 1~2 年进行筛查,ACOG 建议有直系亲属绝经前患乳腺癌家族史的妇女从 35 岁时开始常规筛查。1988 年,12 个研究组织商定了关于乳腺癌筛查的一致建议,他们认为:①在乳腺癌筛查中乳房临床检查和乳腺摄片都是必需的;②50 岁及以上妇女每年应进行乳腺摄片;③40~49 岁妇女每 1~2 年应进行乳腺摄片。

乳腺钼靶 X 线摄影的缺点是对致密腺体显影较差,病灶影像易被掩盖。其次放射线对人体有一定损害,不宜过多反复应用,尤其是年轻妇女。而我国妇女乳腺密度普遍较西方人种要高,且我国乳腺癌的发病高峰年龄为 40~49 岁,比西方国家要提前 10 年左右,这都使在西方国家广泛应用的乳腺钼靶摄片的敏感性和特异性在我国稍低。所以,在我国跟从国外经验单一采用乳腺摄片筛查来提高早期诊断率的方法不十分可取;但是对于 50 岁以上妇女,尤其是并存有部分高危因素的女性,采取定期乳腺摄片检查的方法来提高早诊率是毋庸置疑的。所以,结合我国女性的发病特点,适合我国的普查手段应该是乳腺钼靶照相与乳腺超声相结合。

此外,随着近期乳腺断层摄影（breast tomosynthesis）技术的发展,使得钼靶诊断的准确性得到了进一步的提升。乳腺断层摄影技术是通过旋转 X 线球管在不同角度采集一系列图像,经后处理软件重建成一系列高分辨率的断层图像。通过保持乳腺绝对静止不动时,X 线球管每次旋转 10°~20°,进行 10~20 次低剂量间断曝光,整个过程在≤5 秒内实现。一项前瞻性比较乳腺钼靶断层摄影和普通钼靶的研究（MBTST 研究）证实,乳腺钼靶断层摄影可以有效提高钼靶诊断的敏感性约 20%（断层组 81.1%,普通组 60.4%）,而特异性相近（断层组 97.2%,普通组 98.1%）,乳腺癌筛查检出率断层摄影组显著高于普通组（断层组每 1 000 人筛查出乳腺癌患者 8.7 人,而普通组为 6.5 人,$p<0.001$）。

（三）乳腺超声检查

自 20 世纪 50 年代 WILD 等开始应用超声进行乳腺疾病的诊断,因其具有经济、简便、无痛苦无损伤、患者容易接受等优点,经不断改进,已成为一种重要的乳腺癌早期诊断手段。超声检查乳腺的优点包括:①无放射性,对年轻女性,尤其是妊娠、哺乳期女性检查更为适宜,进行普查和随访也很方便;②对囊性或实性肿块鉴别意义大,超声可发现 2mm 大小的囊肿;③超声对乳腺组织的层次显示清楚,定位较准,同时可以清楚显示病灶血流情况,有一定的定性价值;④对致密型乳腺 X 线检查不满意,超声检查则显示满意;⑤对腋窝和锁骨上淋巴结显示清楚;⑥超声优于乳腺钼靶 X 线摄影还在于评估乳腺置入物的状况,尤其是有破裂和漏出时;以及检查置入物附近病变。乳腺超声的缺点是:①虽然超声发现了大批临床不能触及的微小癌灶,但其敏感度仍然远逊于磁共振检查,尤其对于小于 1cm 的乳腺肿块容易遗漏;②对乳腺癌微粒样钙化及毛刺样改变 X 线易显示而超声易遗漏;③超声检查难以得到乳腺组织的全貌影像,对于判别是否多发有一定局限,然而近期全乳超声技术的应用已有效弥补了超声观察乳腺组织全貌的不足;④乳腺超声检查十分依赖操作者的技巧和经验,检查者如果在操作时遗漏了病灶是无法通过复审读片来纠正的,这一点上钼靶和磁共振检查更容易克服。

近年来,随着超声显像技术的改善和提高,尤其是高频超声及彩色多普勒技术的开发及发展,使得超声检查的分辨率得到大大提高,同时可以清楚显示病灶的血管走行和血供情况,使不少乳腺癌患者得到了早期的诊断和治疗,在乳腺癌早诊领域中的地位大大提高。在过去,高频超声应用以前,无论是教科书还是临床工作中主要强调的是其定位功能和囊实性肿物的鉴别,而对肿物的良恶性诊断的定性帮助很小。近十余年前高频高分辨率超声和彩色多普勒技术开始应用于临床,它能更清晰地显示乳腺肿瘤的内部结构和外部形态,对肿瘤与周围组织的关系、病灶大小及边缘、肿瘤内部及周边的血供情况均能清晰显示(图3-5),从而使超声从过去的定位手段成为有效定位并能初步定性诊断的重要工具,加之费用低廉、操作简便,已经成为乳腺癌早期诊断中首选的检查手段。但是,虽然高频高分辨率的超声及彩色多普勒对微小病变及肿瘤的准确定位价值很高,对良性及恶性病变也可以提供重要的临床参考,但超声影像诊断仍然是非特异性的,密切结合临床查体和其他检查手段还是十分必要的。

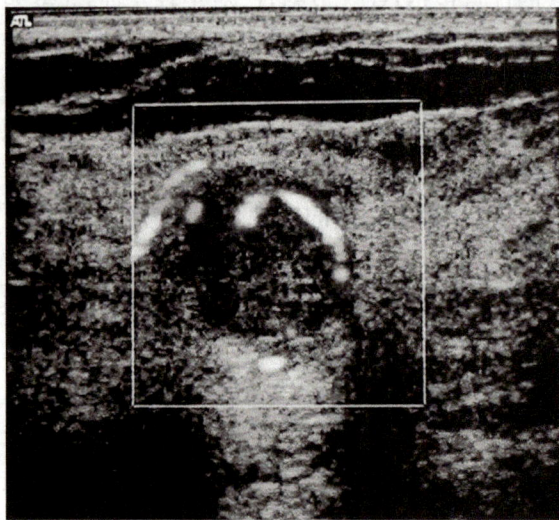

图 3-5 高频高分辨率超声

超声引导下的组织穿刺活检技术近年开展的也较多。如 Schoonjans 等所做的工作,经长期随访观察,其对可触及乳腺癌的诊断敏感性为99.2%;对未触及肿块的乳腺癌诊断敏感性为93.2%。穿刺技术的开展无疑为术前确诊病变提供了一种新的有效手段,但由于假阴性率的存在以及不能切除病灶须长期观察等问题的存在,穿刺技术还是不能完全替代切除活检。

(四)磁共振扫描对早期乳腺癌的检测

磁共振应用于医学已经有 50 多年的历史,但应用于乳腺肿瘤的检测只有 10 多年。最初乳腺 MRI 检查被应用于临床和 X 线检查正常而以腋窝淋巴结转移为首发症状的隐匿性乳腺癌患者。对于临床查体、X 线和超声检查发现的可疑模糊病变,大体上 MRI 的检测敏感性为96%,特异性75%,准确性86%。也就是说,磁共振检查对于发现早期乳腺癌的微小病灶敏感性是最高的(图3-6),但难于清楚判别癌性或炎性结节,所以特异性尚显不足。

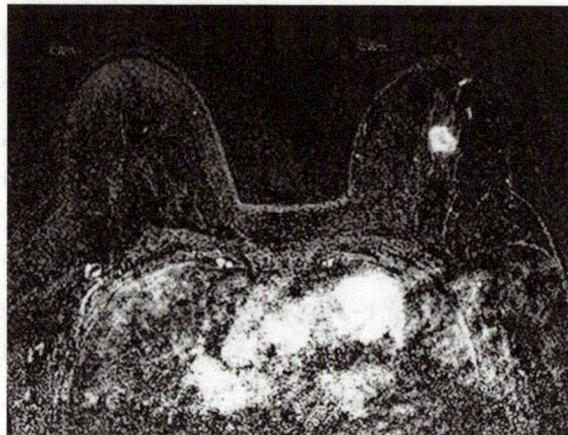

图 3-6 磁共振检查发现乳腺肿物

作为近些年来渐显优势的早期乳腺癌检测手段,MRI 检查技术在许多方面已经达成共识。首先,应用 MRI 进行乳腺癌高危人群的筛查,这是最为敏感有效的手段。如 Kuhl 等对携带有乳腺癌易感基因(BRCA1 和 BRC2)的女性作乳腺体检、X 线、B 超和 MRI 普查,1 年后证实 105 名无症状的妇女的普查结果为:乳腺 X 线、B 超和 MRI 的敏感性分别是 33%、33% 和 100%(前两者结合为44%)。尽管将筛查对象设定为高危人群,但是检查费用过高仍大大限制了它的广泛应用。其次,用于评估乳腺癌的病变范围,排除多发微小病灶的存在,这是乳腺 MRI 检查最重要的作用之一。Harms 等报道,最多达 30% 的乳腺癌患者,根治性手术后可以找到额外的微小癌灶,并强调 MRI 具有检出 X 线和临床检查阴性乳腺癌的能力。然而,在 NCCN 指南中,这一推荐仅具备 IIB 类证据,目前尚无更高级别的循证医学证据可以证实 MRI 对局部手术方式的影响可以有效降低复发率或延长患者生存。并且 NCCN 指南明确指出 MRI 假阳性率较高,不应单独依据 MRI 结果决定手术方案,应结合其他影像学检查。此外,应用 MRI 作为乳腺癌患者随访工具的作用尚不十分肯定（图 3-7）。

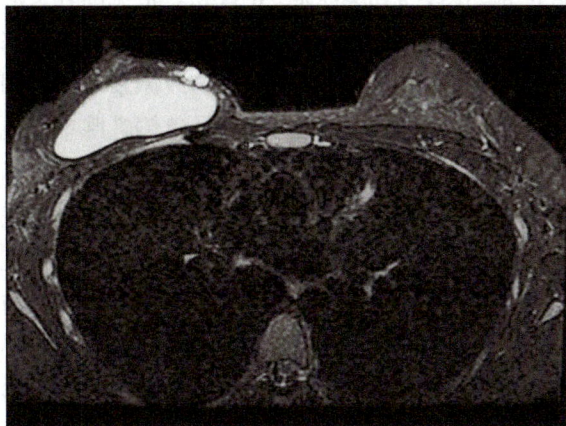

图 3-7　磁共振检查用于乳腺手术后

同时，乳腺 MRI 检查在现阶段也还存在一些不足，如检查费时，一次检查大约需要 40 分钟；静脉注射的显像药物会加重原有的肾功能损伤；对于炎性和恶性病灶辨别欠清；假阳性率较高。而且，因为费用高、耗时长，不便于做 MRI 定位下的穿刺或切除，所以经 MRI 发现的乳腺可疑病灶还是要回到彩超或钼靶定位下施行活检手术，如果仅有 MRI 能够辨识却不能在超声或钼靶检查中发现，还是难于确诊。

（五）其他影像学检查

除了临床上应用广泛的乳腺超声和钼靶检查，以及越来越受重视的磁共振检查之外，乳腺热像图和乳腺近红外扫描在既往应用较多。热像图是根据癌细胞代谢快，产热较周围组织高，液晶膜可显示异常热区而诊断。近红外线扫描则利用红外线透照乳房时，各种密度组织可显示不同的灰度影，从而显示乳房肿块。而且，红外线对血红蛋白的敏感度强，可以显示肿块影周围的血管情况。但这两种方法的共同缺点是分辨率不足，对于微小病灶不易发现，限制了其在早期诊断领域的广泛应用，目前在临床上的使用逐渐减少。

PET 从 20 世纪 90 年代初期开始应用于乳腺癌的诊断和术后监测，它通过病灶部位对示踪剂的异常摄取来了解病灶的功能代谢状态。它对 1cm 以下的乳腺病灶分辨率不高，解剖定位也不够十分准确，尤其是高昂的价格限制了其在早期诊断领域的广泛应用，但是对于仅有腋窝或锁骨上淋巴结可疑转移而常规检查难于发现原发病

灶的病例，PET 检查不失为一种可选的筛查方法。此外，对于乳腺癌术后监测全身转移灶方面 PET 也有重要作用。

对于上述的乳腺超声、钼靶摄片、磁共振检查、乳腺热像图、近红外扫描、PET 以及临床物理检查，究竟如何结合应用才能有效、切实地提高人群中乳腺癌的早期诊断率，是一个筛查策略问题。悉如上述，结合目前已有的研究资料，在现有的经济卫生条件下，暂拟建议 40 岁以上的女性每年一次的临床乳腺检查及超声检查，具有乳腺癌家族史或既往乳腺手术史等高危因素者可给予每 1~2 年一次的乳腺钼靶或者 MRI 检查，并且提倡每月一次的乳腺自我检查。

三、不可触及乳腺病变的处理

不可触及乳腺病变（nonpapable breast lesion，NPBL）为影像学检查所发现，而临床查体不能触及的乳腺病变。临床上 25%~30% 的 NPBL 为恶性病变，其中 75%~85% 为早期癌。

对于 NPBL 的诊断处理方法可以采用立体定位细针穿刺细胞学检查（SFNAC）、立体定位粗针活检（SCNB）及立体定位细针切除活检术（NLB）等。这三种方法都需要先在前述的检查手段下定位，再在定位下穿刺或切除活检。其中，细针穿刺属于细胞学检查，经穿刺获取少量病灶细胞在显微镜下查找肿瘤细胞。它对穿刺和涂片的技术要求都很高并要求专门的细胞病理学医生，并且敏感性较差，易遗漏恶性病变。粗针活检则采用较粗的穿刺针，可以获取较多量的组织，属于组织学检查，诊断的准确性较高，但有关粗针的穿刺针道转移问题尚无定论，且对病灶无治疗作用还需要专用设备较费时。前两者的不足之处限制了它们的广泛应用。而细针定位切除活检（NLB）技术一直是诊断和治疗 NPBL 的"金标准"，它采用细针定位病灶，在定位针的指引下完整切除病灶，它对恶性病变的漏诊率低，转移可能性较小，并且对良性病变有治疗作用，是处理不可触及乳腺病变最常采用的方法。

NLB 的常用定位手段是钼靶和超声。首先应该明确什么样的病变要引起重视，需要手术活检。钼靶片中显示的伴或不伴肿块影的细小沙粒样钙化、不规则密度增高影或结构紊乱区、孤立的

肿块影、毛刺样或分叶样肿块、局部腺体边界缺损或凹陷（图 3-8）。B 超表现有肿块边界不规则、蟹足样改变、肿块后方声像衰减、肿块血流丰富、肿块合并钙化、囊肿囊壁增厚或囊内有低回声或囊周有丰富血流。存在上述征象就应怀疑恶性病变的存在，即使临床触诊不能扪及乳腺病灶也应及时切除活检。需要注意的是，如果一个病灶钼靶和超声都能显示，应首先选择超声定位，因为超声检查操作简便且无痛苦、无放射性。当必须采用钼靶定位时，一定要将手术切除的标本再次送钼靶检查以确定可疑病灶已经被完全切除，同时也可以为病理医生提示病灶的准确位置。

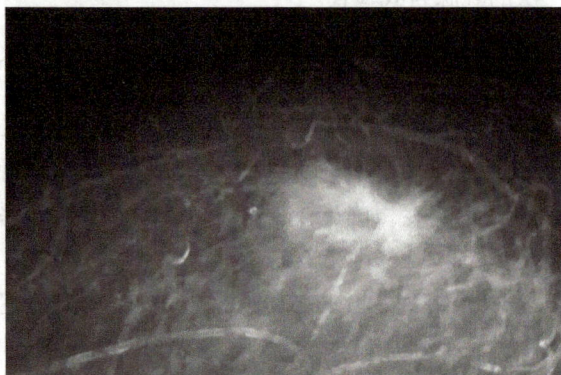

图 3-8　钼靶片

除了前述的三种立体定位病理检查方法之外，近几年来还有一些比较先进的成套设备逐渐进入临床，应用于 NPBL 的诊断和治疗。如麦默通真空辅助乳腺微创旋切系统（the Mammotome System），它依靠旋切刀和真空抽吸泵两个基本装置，可以在超声或钼靶引导下对乳腺可疑病灶进行重复切割，以获取乳腺的组织学标本，从而获得病理诊断或者较小良性肿瘤的完整切除。麦默通系统的优势在于其微创性及准确性，在旋切刀外的套管针可有效减少组织残留针道的可能，但是否能够真正避免针道转移及达到满意的诊断治疗效果还有待临床长期应用的检验。

四、重视乳腺的一些特殊体征

很多乳腺恶性肿瘤在早期仅表现为一些局部的特殊体征，能够充分认识和重视这些体征才能不遗漏早期病例。如乳腺局部皮肤下陷、周边及乳头乳晕区的小结节、乳头溢液、乳头皮肤改变。

这其中乳头溢液是十分常见的，处理好各种性质的溢液病例是早期乳腺癌诊断中的重要内容。能够引起乳头溢液的常见乳腺疾病不外乎导管扩张、导管内乳头状瘤、导管癌。常见的乳头溢液的性状有清水样、乳汁样、浆液性、血性。清水样和乳汁样溢液应首先考虑药物或激素水平等因素，浆液性或血性溢液者，尤其是单侧乳腺单个乳管开口的，导管内乳头状瘤的可能性大，需要手术切除病变导管和相应小叶。我们曾经统计过我院 2004 年全年施行的乳头溢液手术 122 例，其中乳腺癌 13 例，占 10.7%；导管内乳头状瘤 78 例，占 63.9%。可见有的放矢地切除病变导管是发现早期乳腺癌的十分有效的方法，它不仅可以明确诊断同时还对良性病变同时起到了治疗作用，从这个角度来说，乳腺导管造影、导管镜检查、乳管冲洗液检测癌标志物等方法都显得略有不足。

此外，乳头湿疹样乳腺癌（Paget's carcinoma of breast，又称乳腺 Paget 病）在早期也有一些特殊的体征，如乳头瘙痒、烧灼感，乳头乳晕区皮肤变粗糙、糜烂如湿疹样，进而渗出、溃疡、结痂、脱落，后期可有乳头毁损、短缩，有的病例在乳晕区有小的肿块（图 3-9）。Paget 病发病率低，只占女性乳腺癌的 1%~4.1%，恶性程度低，发展很慢，如果能够及时发现 0 期和 I 期病例能占到 80% 左右，所以正确认识和及时处理 Paget 病是乳腺癌早期诊断中很重要的内容。当患者表现为乳头乳晕区瘙痒、疼痛，无论是否伴有乳腺肿块和乳头溢液都应想到 Paget 病的可能，疑诊病例采用的诊断活检方法主要有脱落细胞学检查、皮肤活检、手术切除活检等，应根据病例特点和主要目的选用。

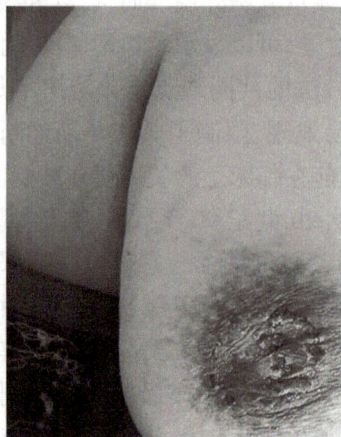

图 3-9　乳腺 Paget 病

五、发展方向

乳腺癌的病因目前尚不十分清楚,还不能做到确切的病因学预防(一级预防),所以以早期发现为内容的二级预防就显得至关重要了。

因为乳腺的原位癌是几乎可以100%治愈的,Ⅰ、Ⅱ期乳腺癌的5生存率分别是95%和75%左右;如果到Ⅲ期5生存率则仅为47%左右。所以,近20年来医学界不断探讨能够更早期发现乳腺癌的方法,伴随着这一进程,超声、钼靶、磁共振、PET等检查技术也在突飞猛进的发展,尤其在近10余年,其分辨率和准确性都有大大提高,使得早期病例的比例不断升高。

但是,如何经济有效地组合利用这些技术手段,达到最佳的二级预防效果,绝不是简单的任意组合或者抄袭国外经验的过程。在西方发达国家,目前采用的是适龄女性每年一次的钼靶摄片筛查,正在验证的是高危女性磁共振筛查。这些在我国是行不通的,我们国家的乳腺癌发病年龄低、腺体较致密,不适合全部采用钼靶摄片,加之钼靶摄片和磁共振检查费用高,不适合我国的经济状况和人口众多的国情。在我国,首推的应该是超声检查,结合适当频度的钼靶摄片,在经济许可的条件下逐步加入磁共振检查。前述的筛查设想是否为最合理有效的,是否能够同时节省有限的医疗资源达到最佳效价比,都需要大规模的临床验证,也是医务者需要继续探索的重要内容。

除了技术层面的发展外,强化全民早诊意识也是非常重要的内容。"全民"二字包括了医患双方。作为医生,首先应该认识到筛查发现早期乳腺癌是何等重要,其重要性远远超过了花费大量成本获取有限收益的晚期治疗。那么,为了使筛查得到的病例尽可能早期,就应掌握规范化手段,注重专业化人才的培养,有效减少由于不专业不规范造成的漏诊误诊。作为患者,应该被告知乳腺癌风险度的情况,应该被教育指导规范自检、定期体检,应该具有根据自身风险接受相应筛查并发现可疑征象及时就医的意识。但这样的目标尚未完全达到,建立一个全民正确认识并有效实行的乳腺癌早诊体系,是所有医务人员的职责和努力方向。

（孙 强 王常珺）

第二节 乳腺癌外科治疗的历史沿革及发展

乳腺癌是影响女性健康和生命的主要恶性肿瘤之一,其治疗已从传统的主要依靠外科手术,逐渐发展为包括外科治疗、化学治疗、内分泌治疗、放射治疗、靶向治疗和免疫治疗等的综合治疗。即使在强调综合治疗的今天,外科手术仍然是乳腺癌治疗的最重要方法之一。乳腺癌的外科治疗自19世纪后叶起发生了巨大的变化,William Morton(美国,1864)将麻醉引入外科手术、Joseph Lister(英国,1867)消毒技术的临床应用、Halsted(美国,1894)的乳腺癌典型根治术和20世纪70年代乳腺X线照相术(mammography)的出现都对乳腺癌外科的发展起着里程碑式的作用。100余年来,伴随着对乳腺癌生物学特性认识的逐步深入、诊断技术的进步和治疗水平的提高,极大地促进了乳腺癌外科的发展。乳腺癌手术治疗方式的进展和变化从一个侧面反映了现代肿瘤外科理念的进步和变化,是外科理论和实践不断总结和提高的过程。回顾分析乳腺癌外科治疗发展变化的历史,寻找其发展的脉络,探索现代乳腺癌外科发展趋势和热点,可以发现很多有益的启示。

一、乳腺癌外科治疗的发展史

现代乳腺癌外科治疗始于19世纪后期,由Halsted和Meyer提出了乳腺癌典型根治术(radical mastectomy)的概念。1894年,Halsted发表了其著名的研究论文,50例乳腺癌典型根治手术治疗随访3年的结果显示,其局部复发率仅为6%,生存率为45%,与同时代的乳腺癌手术结果相比有显著的差异。Halsted发现乳腺癌的转移与肿瘤大小和有无区域淋巴结转移相关,切除包括肿瘤的乳房、胸大小肌及其区域淋巴结可有效地避免局部复发,提高生存率;同时,腋窝淋巴结有无转移、肿瘤的大小是影响患者生存的重要预后因子,5年生存率更能反映患者是否治愈。Halsted的研究结果确认了乳腺癌外科治疗的基本原则,也一度成为其他恶性肿瘤手术治疗所遵循的基本原则,是乳腺癌外科乃至整个现代肿瘤医学发展的一个里程碑。

尽管 Halsted 手术理论上切除了肿瘤及可能转移的淋巴结，但是仍然有约 23% 腋窝淋巴结阴性的乳腺癌患者因远处转移失去生命。1927 年 Handley 和 Thackray 对 119 例乳腺癌患者行乳腺癌典型根治术同时进行内乳淋巴结活检，结果显示内乳淋巴结转移率达 34%，从而提出内乳淋巴结转移是乳腺癌转移的主要途径之一，在乳腺癌播散和预后中可能具有重要意义。由此开启了在乳腺癌典型根治术的基础上增加内乳淋巴结切除的扩大根治手术方式，即乳腺癌扩大根治术。1949 年 Margottini 和 Auchincloss 提出了切除第 2~4 肋软骨，经胸膜外清除内乳淋巴结的手术方法。1952 年 Urban 等又提出连同胸膜一并清除内乳淋巴结的手术方法。研究同时发现经乳腺癌根治术后出现胸壁复发的患者，其复发部位 70% 位于胸骨旁区域，Urban 认为乳腺癌扩大根治术可以改善局部复发。在 20 世纪 50~60 年代，乳腺癌扩大根治术在欧美较广泛开展，成为位于乳房内侧和中央区进展期乳腺癌的标准手术之一。我国李月云、沈镇宙等报道了 1 091 例随访 5 年以上乳腺癌扩大根治术患者，结果发现 Ⅰ、Ⅱ、Ⅲ 期乳腺癌内乳淋巴结转移率分别为 2.59%、12.53% 和 26.74%，在 Ⅱ、Ⅲ 期乳腺癌患者行扩大根治术有助于改善生存。尽管扩大根治术是肿瘤整块切除理论和外科手术技巧结合的成功实践，但是这种扩大根治术未能达到所期望的结果。1981 年，Veronesi 报道了意大利米兰的研究结果，716 例接受根治术或扩大根治术两组乳腺癌患者，10 年随访结果发现典型根治术患者总生存率为 60.7%，而扩大根治术患者为 57%；法国 IGR 报道 1 195 例乳腺癌患者，比较乳腺癌扩大根治术和乳腺癌根治术加内乳区淋巴链放射治疗的治疗效果，结果发现如肿瘤位于乳腺中央区或内侧，两组患者的死亡风险和远处转移没有差异，术后放射治疗具有与手术清除内乳淋巴链相同的效果。继后又有多篇报道，乳腺癌扩大根治术未能提高治愈率和长期生存率，而相应的手术并发症却有增加，提示用扩大手术范围治疗恶性肿瘤的效果是有限的。因此，临床上逐渐放弃了乳腺癌扩大根治术。

随着诊断技术的提高，多数可手术乳腺癌患者并无胸大肌的侵犯，而手术技术的发展使胸大小肌间和锁骨下淋巴结的清扫不需要切除胸肌即可完成。为此，人们对胸肌无癌侵犯的患者，尝试不切除胸大肌又能达到根治性切除术要求的手术方法，即乳腺癌改良根治术（modified radical mastectomy）。乳腺癌改良根治术的要点是切除包括全部乳房和腋窝、锁骨下淋巴结，其与 Halsted 提出的乳腺癌典型根治术的主要差别是不切除胸大肌，而使患者术后上肢功能明显改善。初期有几种术式，具有代表性的手术包括 Patey 于 1948 年报道的保留胸大肌切除胸小肌的术式和 Auchincloss 于 1963 年报道的保留胸大肌及胸小肌的术式。据美国外科医师协会报道，乳腺癌典型根治术从 1972 年的 47.9% 下降到 1981 年的 3.4%；而乳腺癌改良根治术从 1972 年的 27.7% 增加到 1982 年的 72.3%。随访结果证实，乳腺癌改良根治术 5 年无病生存率和总生存率与典型根治术无差异，可替代乳腺癌典型根治术作为 Ⅰ、Ⅱ 期乳腺癌的标准术式。乳腺癌改良根治术的临床广泛应用，明显改善了患者的胸部缺损，同时使术后淋巴瘘、上肢淋巴水肿等手术并发症发生率显著下降。

临床实践中又发现，尽管包括外科治疗技术在内的各种治疗方法明显改进，但乳腺癌总的死亡率并无显著改善。20 世纪 70 年代，美国著名的外科和病理学家 Fisher 提出了"乳腺癌是一种全身性疾病"的理论，认为在乳腺癌早期肿瘤细胞即可进入血液循环，从而导致远处转移，而远处转移是患者死亡的主要原因。人们开始质疑是否所有患者均需要行根治性切除术，即切除乳房和清扫腋窝淋巴结。Fisher 和 Veronesi 率先进行了有益的探索，开展用保留乳房手术（conservative surgery）治疗早期乳腺癌，并与传统乳腺癌根治术进行比较，结果发现两者总生存和无病生存无差异，从此开启了乳腺癌保乳手术的新时代。保留乳房的乳腺癌手术是乳腺癌外科治疗理念和方法的重大转变，在欧美国家保留乳房的乳腺癌手术已经成为较早期乳腺癌外科治疗的首选手术方式。凡是满足保乳手术适应证，不符合禁忌证的患者，都可以考虑接受保乳治疗。

近年来，肿瘤整形外科技术也越来越多的应用于临床，常用于接受保乳手术的女性，以防止或尽量减少轮廓异常或显著不对称，其定义为在传统保乳手术的基础上扩大乳腺癌切除范围,随后实施即刻或分期即刻重建。该法结合了组织重排和替换的原则,以恢复乳房轮廓和对称性。和乳房肿瘤切除术相比,肿瘤整形切除术的切缘扩大、再切除率降低,乳房全切的需求减少。

Toth 于 1991 年报道了不保留乳头乳晕的乳房皮下切除术,该术式便于即刻乳房重建术。手术要求与传统乳房切除一样切除所有乳腺组织,切除包括空心针穿刺的皮肤孔,同时切口可暴露腋窝区。NCCN 指南指出,在有经验医生团队合作下不保留乳头乳晕的乳房皮下切除术也被认为与具有传统乳房切除术同样的肿瘤安全性,因而可作为早期乳腺癌行即刻乳房重建前乳房切除的一种手术方式。

随着术中病理学诊断和术中放疗技术的发展,保留乳头乳晕的乳房皮下切除术也被实践,VerHeyden 于 1998 年首次报道 20 例保留乳头乳晕的乳房皮下切除术;Petit 等也报道了在 2002—2007 年,对 1 001 例乳腺癌患者进行了保留乳头乳晕的乳房皮下切除加术中放疗,再行即刻乳房重建的观察和随访结果,中位随访时间为 20 个月,乳头完全坏死率为 3.5%,部分坏死率为 5.5%,局部复发率为 1.4%,满意度评分平均 8 分。该手术可得到更好的美容效果,经验丰富的多学科团队精心挑选的患者可以选择保留乳头-乳晕复合体。

无论是切除乳房的各种乳腺癌根治术还是缩小手术范围的保乳手术,都仍然没有解决腋窝淋巴瘘和上肢淋巴水肿并发症的问题。1993 年,Krag 第一个应用 ^{99m} 锝标记的硫胶体作为示踪剂,术中用 γ 探测仪检测乳腺癌腋窝的前哨淋巴结。1994 年,Giuliano 首先发表了应用活体染料检测乳腺癌腋窝前哨淋巴结的结果。1996 年,Albertini 率先将活体染料和 ^{99m} 锝标记过滤硫胶体两种方法结合检测乳腺癌患者腋窝前哨淋巴结。之后,乳腺癌前哨淋巴结活检(sentinel lymph node biopsy, SLNB)开始逐渐受到关注。该技术的一系列临床研究结果证明前哨淋巴结活检为阴性的患者,或前哨淋巴结活检为微转移者,可以不行腋窝淋巴结清扫。如果前哨淋巴结活检仅有 1~2 枚转移,且患者为保乳术、术后进行了化疗、放疗者,亦可以不行腋窝淋巴结清扫术。

总之,从乳腺癌外科治疗的发展史中可以发现,乳腺癌的外科治疗经历了从创伤范围大的乳腺癌典型根治术、扩大根治术向创伤小的乳腺癌改良根治术和保乳手术的演变过程;从单一的切除肿瘤及其周围区域组织向兼顾患者的功能和美容等提高患者生活质量的外科治疗模式的转变(表 3-2)。

表 3-2　乳腺癌手术方式的演变

作者	时间	手术方式
Halsted	1894 年	典型根治术
Patey	1948 年	改良Ⅱ式根治术
Urban	1952 年	扩大根治术
Fisher&Veronesi	20 世纪 70 年代	保乳术
Auchincloss	1963 年	改良Ⅰ式根治术
Toth	1991 年	不保留乳头乳晕的乳房皮下切除术
Krag& Giuliano	20 世纪 90 年代	前哨淋巴结活检术
VerHeyden	1998 年	保留乳头乳晕的乳房皮下切除术

二、有关乳腺癌外科治疗的主要临床试验

(一)乳腺癌典型根治术对比全乳房切除 ± 放射治疗的临床研究(NSABP B-04 临床试验)

该研究按有无临床腋窝淋巴结转移分为两组。对临床腋窝淋巴结阴性患者,又随机分为典型根治术组,全乳房切除术加胸壁和区域淋巴结放疗组及单纯乳房切除术组,后者如术后出现淋巴结肿大,则补行腋窝淋巴结清扫;对临床腋窝淋巴结阳性,随机分为典型根治术组和全乳房切除术加胸壁和区域淋巴结放疗组。随访 25 年发现,其总生存率和无病生存率在有无腋窝淋巴结转移组间均无差别。在临床腋窝淋巴结阴性组,乳腺癌典型根治术的患者中有 38% 在手术后证实有腋窝淋巴结转移,而没有做腋窝淋巴结清扫或放疗的患者中仅有 18% 出现腋窝复发而做了腋窝淋巴结清扫。尽管治疗时间不同,但即刻腋窝淋巴结清扫和延期清扫两组间无显著差异。

这项研究说明：乳房切除方式和腋窝清扫的时间没有改变患者的无病生存和总生存率；即刻清扫腋窝淋巴结、延期清扫腋窝淋巴结和放射治疗的临床结果是一致的。

（二）乳腺癌保乳术和乳房切除术的临床研究（表3-3）

表3-3 乳腺癌保乳术和乳房切除术的临床研究

临床试验	病例数	随访时间/年	肿瘤大小/cm	外科切缘	放疗瘤床加量	局部复发		总生成	
						保乳/%	乳房切除/%	保乳/%	乳房切除/%
NSABP	1 851	20	4	无肿瘤	无	14.3	10	46	47
Milan	701	20	1	—	是	8.8	2.3	42	41
NCI	247	18	5	切缘无	是	2.2	6	59	58
EORTC	868	10	5	1cm	是	20	12	65	66
Danish	793	20	任意	切缘无	是	NR	NR	58	51
Gutave-Roussy	179	15	2	2cm	是	9	14	73	65

注：Milan 为保乳与典型根治术比较

1. NSABP B-06 试验 Fisher 等于 20 世纪 70 年代后期入组了 1 851 例肿瘤直径 <4cm 的 I 期和 II 期乳腺癌患者。随机分成三组，第一组患者行乳房切除术 + 腋窝淋巴结清扫；第二组患者行肿瘤扩大切除术 + 腋窝淋巴结清扫；第三组患者行肿瘤扩大切除术 + 腋窝淋巴结清扫 + 术后放疗。对拟行肿瘤扩大切除的患者，要切除足够的组织以确保切缘阴性并有较好的美容效果，但是，仍然有 10% 的患者因切缘阳性而行乳房切除术。随访 20 年发现，乳房切除术组总生存率为 47%，而肿瘤扩大切除加与不加放射治疗其总生存率均为 46%；局部复发率保乳加放射治疗组为 14.3%，乳房切除术组为 10%；总死亡率在无腋窝淋巴结转移组为 47.7%，而在腋窝淋巴结转移组则高达 63.3%。第一、三组患者的无病生存率、无远处转移生存率以及总生存率差异无统计学意义；放疗可使保乳手术后同侧局部复发率由 39.2% 下降至 14.3%。该研究肯定了保乳手术的疗效，也确立了保乳术后放疗的重要性。

2. 米兰试验 Veronesi 等将 701 例肿瘤直径 <2cm 的早期乳腺癌患者随机分为保乳手术 + 术后放疗组和典型根治术组，术后随访 20 年，发现两组患者总生存率分别是保乳术组 42% 和典型根治术组 41%，局部复发率分别为 8.8% 和 2.3%，对侧乳腺癌发生率两组相同，均为 0.66%，远处转移率及第二病灶的发生率差异均无统计学意义。

3. 美国国立癌症研究院（NCI） 对 247 例患者进行保乳手术或乳腺癌改良根治术进行对比研究，术后 18 年随访发现两组患者无病生存率和总生存率均无显著性差异。

4. 欧洲肿瘤研究和治疗组织（EORTC） 在对 868 例乳腺癌患者进行乳腺癌改良根治术和保乳加放疗随访 10 年的研究中发现，两者的总生存率分别为 66% 和 65%，无统计学差异；局部复发率分别为 12% 和 20%，具有显著差异。这项研究包括了肿块直径达 5cm 的患者，其中 80% 的肿瘤直径大于 2cm。研究也发现在切缘阳性和阴性组其局部复发率均低。

5. 丹麦乳腺癌协作组的 DBCG-82TM 试验将 793 例乳腺癌患者随机分为保乳手术 + 放疗组和改良根治术组，随访 20 年，两组患者的无病生存率以及总生存率差异无统计学意义。

6. 法国 Gutave-Roussy 研究院（IGR） 对 179 例肿瘤直径小于 2cm 的乳腺癌患者分别采用了保乳手术和乳腺癌改良根治术，15 年随访结果发现在死亡、远处转移、对侧乳腺癌发生、局部区域复发方面两组无差异。

7. 国内临床研究 我国科技部于"十五"期间专门设立了"十五"重大疾病攻关课题："早期乳腺癌保乳手术结合放、化疗标准化治疗方案的研究"，由中国医学科学院中国协和医科大学肿瘤医院等全国共 10 家三级甲等医院协作完成，是国内首次开展的乳腺癌保留乳房手术的多中心临床研究，已于 2005 年顺利结题。共完成保留乳房的乳腺癌手术 872 例，3 年随访结果显示局部复发率为 1%、远处转移率为 1.3%、死亡率为 0.1%，与病情相近患者同期实施乳腺癌改良根治术者比较，两者的结果无统计学差异。在该研究实践的指导下，提出了适合我国女性特点的保留乳房的乳腺癌手术病例选择、手术技术要点等规范，对我国乳腺癌保留乳房手术的开展起到了示范和推动作用。

（三）保乳切缘的研究

侵袭性癌的手术安全切缘 对于手术安全切缘的距离，早期有研究认为超过 1mm 方可达到安全距离，有研究认为切缘宽度应超过 2mm，也有人认为应该超过 5mm。对于安全切缘的标准在很长一段时间内存在争议。2014 年，Housssami 等人发表了一篇 meta 分析，囊括了 33 项针对保乳切缘的临床研究，共包含 28 162 例患者和 1 506 次同侧乳腺肿瘤复发（ipsilateral breast tumor recurrence, IBTR）。中位随访 79.2 个月时，中位 IBTR 发生率为 5.3%（四分位距为 2.3%~7.6%）。切缘阳性定义为肿瘤有墨染，其提示 IBTR 风险增至 2 倍以上（OR 2.44, 95%CI 1.97~3.03）。然而，切缘宽于"肿瘤无墨染"不会降低 IBTR 的发生率。基于这篇 meta 分析，美国肿瘤外科学会（SSO）、美国放射肿瘤学会（ASTRO）、美国乳腺外科医师学会（ASBS）、美国病理学家协会（CAP）就浸润性癌手术安全切缘的问题达成初步一致，认为对于保乳手术之后接受全乳照射治疗的 I 期和 II 期浸润性乳腺癌患者，应该使用"肿瘤无墨染"作为标准切缘。这些指南仅适用于全乳放疗患者，不适用于新辅助治疗患者、部分乳腺照射患者和完全不接受放疗的患者。浸润性乳腺癌患者存在导管原位癌成分时，应根据浸润性癌的最佳切缘宽度指南治疗。

导管原位癌的手术安全切缘

导管原位癌在新发乳腺癌的比例已超过 20%（Siegel, 2015）。然而导管原位癌保乳手术安全切缘的界定比浸润性癌更具争议。NCCN 指南曾经将切缘 >10mm 作为手术安全切缘的标准。2016 年，Monica 等人收集整合了前人 20 个回顾

性研究，对共计 7 883 个患者的资料进行了 meta 分析，所有患者都接受保乳手术，随后接受全乳照射；约 20% 的患者接受了内分泌治疗。中位随访 78.3 个月后，865 例患者复发；中位 IBTR 发生率为 8.3%（四分位距为 5%~12%）。切缘阳性（定义为切缘 <2mm）患者发生 IBTR 的风险是切缘阴性患者的 2 倍（24% vs 12%），约半数复发是浸润性疾病。和切缘阳性相比，切缘为 2mm（OR 0.51, 95%CI 0.31~0.85）、切缘为 3mm 或 5mm（OR 0.42, 95%CI 0.18~0.97）以及切缘为 10mm（OR 0.60, 95%CI 0.33~1.08）时的 IBTR 风险降低程度相近。

共识小组建议通过临床判断来决定是否需要在阴性切缘较窄（>0 或 1mm）时再切除。一些研究显示，切缘阴性但窄于 2mm 时的结局不会更差，确定最佳切缘宽度时，若 DCIS 患者的癌细胞侵犯超过基膜、但病灶最大径不超过 0.1cm（即 DCIS-M 患者），则应该采取与 DCIS 患者相同的治疗方式。

三、肿瘤整形外科技术在乳腺癌保乳术中的应用

乳腺癌保乳手术已有近 50 年的历史，大量的循证医学证据已证明保乳手术具有与乳腺癌改良根治术相同的无病生存和总生存率，乳腺癌保乳术被广泛接受。但是，仍有部分患者因肿块大，切除乳房组织多或因乳房体积小而失去乳房或因保乳后乳房外观严重改变，达不到保乳的美观度。如何利用整形外科技术提高保乳率，改变保乳术后的美观度，是当前乳腺外科关注的一个热点之一。

乳腺癌保乳手术的目的是在切除肿瘤及其足够的周围组织、保证切缘阴性、避免肿瘤局部复发的基础上，同时具有良好的美观度。但是，约有 40% 的保乳患者达不到良好的美观度，包括大小、形态不对称，双侧乳头不在同一水平等。由于东方女性乳房相对西方女性偏小，故中国女性保乳术后美观度不良的现象尤为突出，这也是目前国内保乳率低的原因之一。

乳房肿瘤整形外科技术是近 10 多年来发展起来的新技术，它是肿瘤外科和整形外科技术的有机结合。该技术的优点是保证了更大范围

切除足够的肿瘤及周围组织,降低切缘受累率和再次手术率,同时利用整形外科技术修复缺损区域、乳房塑形,使患者术后仍具有良好的乳房美观度。

利用肿瘤整形外科技术行乳腺癌保乳术的常用手术方法有:

(一)乳腺组织移位

该技术通过游离乳房皮下乳腺、使皮下乳腺组织或带皮肤的乳腺组织移位,填充肿瘤切除后的残腔,重新塑形乳房。它主要用于肿瘤切除后残腔范围为中等以下的保乳手术。Clough 等报道,依据切除肿瘤组织占乳房体积的百分比,可将乳房肿瘤整形外科技术分为水平 Ⅰ 技术和水平 Ⅱ 技术。当切除肿瘤组织低于乳腺体积(切除肿瘤组织/乳腺体积)的 20% 时,可采用切除肿瘤及周围组织、直接游离周围皮下乳腺组织缝合关闭残腔,实现较好的美容效果,即水平 Ⅰ 技术。文献报道,约 50% 的保乳手术可采用该技术。但是,对于范围较广泛的 DCIS、局限于某一个象限的多病灶、肿块较大经新辅助化疗后肿块缩小或肿瘤组织/乳腺体积比值较大者,切除 20%~50% 的乳房体积时,需采用大范围游离乳腺组织、移位技术,或采用缩乳术才能达到肿瘤治疗和良好美观度的结果,即水平 Ⅱ 技术。水平 Ⅱ 技术据肿瘤的位置和乳房的形状不同又有不同的手术方式。当肿瘤位于近乳晕上方中线附近时,可将切除乳晕周围皮肤及邻近的肿瘤,缝合残腔并提乳,该技术被称为圆形块切除技术(round bloc technique);当肿瘤位于外上、外下象限时,可采用环绕乳晕的梭形切口,切除包括乳房部分皮肤和乳腺组织,缝合残腔,重塑乳头乳晕位置,该技术被称为放射状切除技术;当患者乳房下垂明显,肿瘤位于乳头乳晕上份或下份正中时,可以采用倒 T 形的缩乳术。通常对切除范围广的乳腺组织移位患者,则需同时采用对侧乳房缩乳术,以达到双侧乳房对称的目的。

(二)自体组织转移

该技术主要利用背阔肌或部分背阔肌转移技术,主要适用于肿瘤切除后残腔较大或乳房体积小而切除乳腺较多的保乳患者。

目前,肿瘤整形外科技术在乳腺癌的临床应用还处于起步阶段,缺乏大型的临床研究证明其肿瘤治疗的安全性。Down 分析了 37 例应用肿瘤整形外科技术的保乳患者的治疗结果,同时与 121 例标准保乳术进行比较,发现平均肿瘤直径前者为 23.9mm,而后者为 17.6mm,安全边缘前者为 14.3mm,后者为 6.1mm,说明利用肿瘤整形外科技术的保乳手术,可以切除更大的肿瘤和更宽的安全边缘。Haloua 等对 2000—2011 年期间应用乳房肿瘤整形外科技术的 88 篇保乳论文进行 meta 分析后发现,肿瘤切缘阴性率为 78%~93%,整形保乳后因切缘反复阳性行乳房切除率为 3%~16%,局部复发率仅为 0~7%,乳房的美观度满意率高达 84%~89%。但是,从这些文献中也发现,所有结果均缺乏强有力的随机多中心的研究支持,缺乏统一的方法学标准,也没有一个得到专家共识的乳房肿瘤整形外科的适应证,还需要更多的循证医学的证据。

乳房肿瘤整形外科技术可以提高保乳率和患者术后美观度,保乳手术经组织移位整形后又存在不便于发现原有位置可能受肿瘤侵犯的组织的可能,因此,必须强调患者的安全性是第一位的,乳房肿瘤整形外科必须优先关注切缘和局部复发的问题,必须保证切缘阴性。

(三)保乳整形存在的问题及最新研究

存在的问题:利用肿瘤整形外科技术行乳腺癌保乳术存在瘤床移位的可能。一旦全层切除肿瘤后,为便于放射肿瘤科医生识别肿瘤床,通常将 4~6 个标记夹置于缺损基底周围的纤维腺体组织内。如果最终病理学评估显示肿瘤切缘阳性,此时通常需要再切除,部分患者甚至需要乳房切除术,这也是肿瘤整形术的一大风险。

对于该技术特有的并发症问题而言,乳腺癌整形切除术后可能发生脂肪坏死和延迟愈合,此外,如果剥离范围高达乳头后,则可能发生乳头坏死,因为乳头外侧血供来自其下方的乳房组织.其他并发症类似于标准保乳手术后的并发症,包括血清肿形成、感染。通过将手术操作维持在正确的解剖层面、术中细致的止血,以及避免在伤口并发症风险较高的患者(如吸烟者、糖尿病患者、病态肥胖患者)中开展此类手术,可避免部分并发症。

最新研究:据报道,乳腺肿瘤整形手术的远期结局与标准的保乳手术相当,不过尚无前瞻性研究。例如,在一项研究中,540 例 T2 期乳腺癌患者接受了乳房肿瘤整形手术,5 年后局部复发率为 6.8%,5 年总体生存率和远处无病生存率分别为 93% 和 88%。19% 的患者出现近切缘或阳性切缘,9% 需要行乳房切除。一项纳入 146 例因 T_2 和 T_3 期乳腺癌接受乳房肿瘤整形手术的女性的研究发现,5 年后局部复发率较低(3%)。

四、乳腺癌内乳淋巴结转移外科治疗的发展

循证医学的证据表明前哨淋巴结活检可以准确判断腋窝淋巴结的状况,指导乳腺外科医生对腋窝的干预程度,减少了盲目行腋窝淋巴结清扫的术后并发症,但在临床上针对乳腺癌内乳淋巴结转移的诊断和治疗仍然存在一些没有解决的问题。缺少简便、有效的乳腺癌内乳淋巴结转移的诊断方法;放射治疗仍然是当前的主要治疗措施;根据扩大根治术时代对内乳淋巴结转移规律的认识指导放疗存在一定的盲目性,无内乳淋巴结转移的患者实施放疗显然不必要;而常规放射治疗造成心脏、大血管和肺部等损害,同时又未能给患者带来长期生存率的明显改善;甚至有研究认为内乳区的转移并不影响乳腺癌患者的预后等。一段时间里该区成为外科治疗的盲区。近年来对乳腺癌内乳淋巴结转移的认识和诊断、治疗又有了一些新的发展。

(一)乳腺癌内乳淋巴结转移重要性的认识

内乳区淋巴结是乳腺癌重要的淋巴转移途径,文献报道 3%~21.8% 的乳房淋巴引流到内乳区,肿瘤位于中央区合并腋窝淋巴结转移时,内乳区转移率高达 44%~65%。Veronesi 报道了 1 119 例乳腺癌扩大根治术 10 年随访结果,发现内乳区淋巴结转移在肿瘤小于 2cm 为 16.1%,肿瘤大于 2cm 为 24.5%;腋窝淋巴结有转移的患者,其内乳区淋巴结转移达 29.1%;10 年随访发现,在腋窝和内乳区淋巴结阴性者,生存率为 80.4%,而在腋窝和内乳区淋巴结阳性者,则生存率下降为 30%。国内沈镇宙教授等曾报告迄今国内最大组 1 091 例扩大根治术结果,临床 I、II、III 期乳腺癌内乳淋巴结转移率分别为 2.59%、12.53% 和 26.74%,乳腺癌位于外侧、中央和内侧者内乳淋巴结总转移率分别为 12.92%、22.47% 和 21.95%,而肿瘤位于乳腺外侧的 III 期乳腺癌内乳淋巴结转移率达 23.26%。更有综合分析 6 000 例乳腺癌患者随访结果,表明有内乳淋巴结转移可能预示远处转移,其预后价值和腋窝淋巴结转移相同,两个区域均有转移者预后最差,10 年总生存率仅 37%。这些研究结果表明内乳淋巴结状况对患者生存具有重要价值。

根据 2020 版《NCCN 乳腺癌临床指南》,内乳淋巴结的状态仍然是临床分期的重要影响因素。仅同侧内乳淋巴结转移即为 N2b,联合腋窝淋巴结转移即为 N3b。精确的乳腺癌临床分期,对判断预后、指导治疗都具有重要价值。

(二)乳腺癌内乳淋巴结转移检测方法的进展

目前,对乳腺癌内乳淋巴结转移检测是一个挑战。各种临床间接检查方法,如超声、CT、磁共振等影像学虽可能发现内乳淋巴结,但对较小的淋巴结检出率低,且不能确定有无转移,目前尚未列入常规检查。随着腋窝前哨淋巴结检测的发展,发现核素作为示踪剂行淋巴显像时约 25% 患者同时有内乳区显影,7.3%~9% 仅有内乳区显影,进一步活检证实内乳淋巴结转移率为 13%~26.8%。但亦有多中心临床研究得出完全不同的结论,认为内乳淋巴显像结果可能与患者的年龄、肿瘤部位、注射方法、肿瘤大小等有关。由于乳腺癌内乳淋巴结转移规律尚不十分明确,各种检测方法及其价值仍在探索中。目前,能够确定乳腺癌内乳淋巴结诊断病理状态的唯一方法是内乳淋巴结活检。对核素踪剂行淋巴显像发现内乳区显影者,切除相邻肋软骨进行内乳淋巴结活检。姜军等报道 51 例 0~ IIa 期乳腺癌利用术前定位和术中 γ 探测仪再次检测内乳区前哨淋巴结,利用常规手术并结合合腔镜技术发现有 18 例(35.3%)有内乳淋巴结转移,为乳腺癌内乳前哨淋巴结转移的活检提出了一种可行的方法。

(三)乳腺癌内乳淋巴结转移治疗的进展

内乳淋巴结的处理一直存在争议。由于传统的手术方式创伤大,并发症发生率高,因此,内乳区疑有转移时多采用放射治疗,乳腺外科医生一

直在寻找微创、有效和并发症少的手术方法。国外于 2003 年报道对 21 例乳腺癌患者进行了腔镜内乳淋巴结清扫,成功 20 例。国内姜军教授也利用腔镜技术开展了相关临床研究。他们认为该术式的优点是不切除肋软骨,保留胸廓的完整性,较扩大根治术清扫范围更广泛、彻底,可清除靠近大血管根部的淋巴结,同时还能探查胸腔内有无转移。引进腔镜手术技术进行内乳淋巴链切除术是乳腺癌外科治疗的一种有益探索,该术式必须开放胸腔是其缺点,其远期效果仍待进一步随访观察。

近年来,乳腺癌内乳淋巴结转移的临床意义受到重视,诊断和治疗有一定进展,但仍然存在许多问题,需要进一步寻找简便有效的检测方法,需要进一步深入研究乳腺癌内乳淋巴结的转移规律,明确哪些患者需要进行内乳区治疗,怎样选择手术或放射治疗,相信相关研究的深入将有助于进一步完善有关乳腺癌内乳淋巴结的诊断和治疗。

五、乳腺癌外科治疗存在的问题和展望

乳腺癌的治疗策略已经从"实施最大的耐受性根治治疗"转变为"最小的有效治疗"(Veronisi,2003),乳腺癌的手术方式也经历了"由小到大,再由大变小"的过程。乳腺癌保乳手术、前哨淋巴结活检、整形外科技术在乳腺癌保乳手术和根治术中的应用等推动了乳腺癌外科治疗的进步,使乳腺癌患者术后并发症发生率降低,生活质量提高。但是,乳腺癌外科治疗还不尽完善,仍存在许多临床问题,如新辅助化疗后保乳的安全性,乳房肿瘤整形保乳术的适应证,导管原位癌(ductal carcinoma in situ, DCIS)保乳更宽切缘是否能替代放疗,内乳前哨淋巴结活检的指征及临床意义,乳房肿瘤整形保乳术后放疗的定位和放射量计算等。

随着对乳腺癌生物学特性和分子病理研究的深入,人们越来越重视个体化治疗和全程管理的模式和理念,多学科会诊成为当今诊断和治疗乳腺癌的一种先进模式,该模式由乳腺外科、影像科、肿瘤内科、放射治疗科、病理科等相关学科组成的医生团队共同开展诊断和治疗活动。需要指出的是,要真正实现乳腺癌"最小的有效治疗"和个体化治疗,需要乳腺外科医生、其他相关学科的医生和研究者们一起不断地思考和探索。

(任国胜 厉红元)

参 考 文 献

1. Halsted WS. The results of radical operations for the cure of carcinoma of the breast. AnnSurg, 1907, 66: 1.
2. Urban J. Radical mastectomy with en bloc in continuity resection of the internal mammary lymph node chain. Surg Clin North Am, 1956, 36: 1065.
3. Meir P, Fergoson D, Harrison T. A controlled trail of extended radical mastectomy. Cancer, 1985, 55: 880.
4. 沈震宙,韩企夏,李月云. 乳腺癌扩大根治术 1 091 例分析. 上海医学, 1982, 5(9): 499-503.
5. Veronesi U, Valagussa P. Inefficacy of internal mammary nodes dissection in breast cancer surgery. Cancer, 1981, 47(1): 170-175.
6. Arriagada R, Lê MG, Mouriesse H, et al. Long-term effect of internal mammary chain treatment. Results of a multivariate analysis of 1195 patients with operable breast cancer and positive axillary nodes. Radiother Oncol, 1988, 11(3): 213-222.
7. Lacour J, Le M, Caceres E, et al. Radical mastectomy versus radical mastectomy plus internal mammary dissection. Ten year results of an international cooperative trial in breast cancer. Cancer, 1983, 51(10): 1941-1943.
8. Lacour J, Lê MG, Hill C, et al. Is it useful to remove internal mammary nodes in operable breast cancer? Eur J Surg Oncol, 1987, 13(4): 309-314.
9. Patey DH, Dyson WH. The prognosis of carcinoma of the breast in relation to the type of operation performed. Br J Cancer, 1948, 2: 7.
10. Auchincloss H. Significance of location and number of axillary metastases in carcinoma of the breast: A justification for a conservative operation. Ann Surg, 1963, 158: 36.
11. Anonymous: Report by the American College of Surgeons Commission on Cancer. Chicago, American Clllege of Surgeons, 1982.
12. Fisher B, Anderson S, Bryant J, et al. Twenty-year follow-up of a randomized trial comparing total mastectomy, lumpectomy, and lumpectomy plus irradiation for the treatment of invasive breast cancer. N Engl J Med, 2002, 347(16): 1233-1241.
13. Veronesi U, Cascinelli N, Mariani L, et al. Twenty-year

follow-up of a randomized study comparing breast cancer-conserving surgery with radical mastectomy for early breast cancer. N Engl J Med, 2002, 347 (16): 1227-1232.

14. Toth BA, Lappert P. Modified skin incisions for mastectomy: the need for plastic surgical input in preoperative planning. Plast Reconstr Surg, 1991, 87 (6): 1048-1053.

15. Verheyden CN. Nipple-sparing total mastectomy of large breasts: the role of tissue expansion. Plast Reconstr Surg, 1998, 101 (6): 1494-1500.

16. Petit JY, Veronesi U, Orecchia R, et al. Nipple sparing mastectomy with nipple areola intraoperative radiotherapy: one thousand and one cases of a five years experience at the European institute of oncology of Milan (EIO). Breast Cancer Res Treat, 2009, 117 (2): 333-338.

17. Krag D N, Weaver D L, Alex J C, et al. Surgical resection and radio-localization of the sentinel lymph node in breast cancer using a gamma probe. Surg Oncol, 1993, 2 (6): 335-339, 340.

18. Giuliano A E, Kirgan D M, Guenther J M, et al. Lymphatic mapping and sentinel lymphadenectomy for breast cancer. Ann Surg, 1994, 220 (3): 391-398, 398-401.

19. Albertini J J, Lyman G H, Cox C, et al. Lymphatic mapping and sentinel node biopsy in the patient with breast cancer. JAMA, 1996, 276 (22): 1818-1822.

20. Blichert-Toft M, Nielsen M, Düring M, et al. Long-term results of breast conserving surgery vs. mastectomy for early stage invasive breast cancer: 20-year follow-up of the Danish randomized DBCG-82TM protocol. Acta Oncol, 2008, 47 (4): 672-681.

21. Poggi MM, Danforth DN, Sciuto LC, et al. Eighteen-year results in the treatment of early breast carcinoma with mastectomy versus breast conservation therapy: the National Cancer Institute Randomized Trial. Cancer, 2003, 100 (8): 1697.

22. Arriagada R, Le MG, Rochard F, et al. Conservative treatment versus mastectomy in early breast cancer patterns of failure with 15 years of follow-up data. Institute Gustave-Roussy Breast Cancer Group. J Clin Oncol, 1996, 14 (5): 1558-1564.

23. van Dongen JA, Bartelink H, Fentiman IS, et al. Long-term results of a randomized trial comparing breast-conserving therapy with mastectomy: European Organization for Research and Treatment of Cancer 10801 Trial. J Natl Cancer Inst, 2000, 92 (14): 1143-1150.

24. 张保宁, 邵志敏, 乔新民, 等. 中国乳腺癌保乳治疗的前瞻性多中心研究. 中华肿瘤杂志, 2005, 27 (11): 680-684.

25. Clough KB, Ihrai T, Oden S, et al. Oncoplastic surgery for breast cancer based on tumour location and a quadrant-per-quadrant atlas. Br J Surg, 2012, 99 (10): 1389-1395.

26. Down SK, Jha PK, Burger A, et al. Oncological advantages of oncoplastic breast-conserving surgery in treatment of early breast cancer. Breast J, 2013, 19 (1): 56-63.

27. Haloua MH, Krekel NM, Winters HA, et al. A systematic review of oncoplastic breast-conserving surgery: current weaknesses and future prospects. Ann Surg, 2013, 257 (4): 609-620.

28. Veronesi U, Marubini E, Mariani L, et al. The dissection of internal mammary nodes does not improve the survival of breast cancer patients. 30-year results of a randomized trial. Eur J Cancer, 1999, 35 (9): 1320-1325.

29. Veronesi U, Cascinelli N, Greco M. Prognosis of breast cancer patients after mastectomy and dissection of internal mammary nodes. Ann Surg, 1985, 202 (6): 702-707.

30. Cranenbroek S, van-der-Sangen MJ, Kuijt GP, et al. Diagnosis, treatment and prognosis of internal mammary lymph node recurrence in breast cancer patients. Breast Cancer Res Treat, 2005, 89 (3): 271-275.

31. Editorial. Treatment of the internal mammary nodes in early breast cancer: back to the future. Clinical Oncology, 2003, 15 (1): 14-16.

32. Cody HS, Urban JA. Internal mammary node status: a major prognosticator in axillary node-negative breast cancer. Ann Surg Oncol, 1995, 2 (1): 32-37.

33. Greene FL, Page DL, Fleming ID, et al. AJCC cancer staging manual. 6th edition. New York: Springer, 2002: 221-240.

34. Sugg SL, Ferguson DJ, Posner MC, et al. Should internal mammary nodes be sampled in the sentinel lymph node era? Ann Surg Oncol, 2000, 7 (2): 188-192.

35. van der Ent FW, Kengen RA, van der Pol HA, et al. Halsted revisited: internal mammary sentinel lymph node biopsy in breast cancer. Ann Surg, 2001, 234 (1): 79-84.

36. Goyal A, Newcombe RG, Mansel RE, on behalf of the ALMANAC Trialists Group. Role of routine preoperative lymphoscintigraphy in sentinel node biopsy for breast cancer. European Journal of Cancer, 2005, 41 (2): 238-243.

37. Chagpar AB, Kehdy F, Scoggins CR, et al. Effect of lymphoscintigraphy drainage patterns on sentinel lymph node biopsy in patients with breast cancer. Am J Surg, 2005, 190 (5): 557-562.

38. Cserni G, Szekeres J P. Internal mammary lymph nodes and sentinel node biopsy in breast cancer. Surgical Oncology, 2001, 10 (1): 25-33.

39. 贺青卿,姜军,杨新华,等.经肋间隙内乳区前哨淋巴结活检术的临床意义.中国实用外科杂志,2005,28(6):350-352.

40. Ogawa Y, Ishikawa T, Sawada T, et al. Thoracoscopic internal mammary sentinel node biopsy for breast cancer. Surg Endosc, 2003, 17(2): 315-319.

41. 贺青卿,杨新华,郭美琴,等.胸腔镜内乳淋巴链清扫的临床研究.第三军医大学学报,2005,27(22):2290-2292.

第三节　乳腺癌前哨淋巴结活检

腋窝淋巴结状态是乳腺癌临床分期、判断预后和指导治疗的重要指标,腋窝淋巴结清扫(axillary lymph node dissection, ALND)是评价腋窝淋巴结状态的准确方法,但可造成患侧上肢水肿、功能障碍等并发症。随着乳腺癌早期诊断、综合治疗水平的不断提高,ALND被认为是一种分期手术,可以获得相应的预后信息,而非根治性手术所必需。因此,同样准确评价腋窝淋巴结是否存在转移的乳腺癌前哨淋巴结活检手术(sentinel lymph node biopsy, SLNB)成为评价腋窝淋巴结状态的首选外科方式。

一、乳腺癌前哨淋巴结活检的历史回顾

(一)腋窝淋巴结解剖特点

传统解剖学将收纳相应区域淋巴回流的腋淋巴结分为外侧群、肩胛下群、胸肌群、中央群和尖群。腋窝外侧淋巴结沿腋静脉远端排列,收纳上肢的浅深淋巴管。胸肌间淋巴结沿胸外侧血管排列,收纳胸前外侧壁、脐以上腹壁、乳房外侧部和中央部淋巴管。肩胛下淋巴结沿肩胛下血管和胸背神经排列,收纳肩胛区、胸后壁和背部的淋巴管。中央淋巴结位于腋窝底的脂肪组织中,收纳乳房上部的淋巴管。尖组淋巴结沿腋静脉近侧端排列,收纳中央淋巴结和其他各群淋巴结输出管,其输出管形成锁骨下干。为了便于术中定位方便,1955年Berg提出胸小肌下缘以外为腋窝淋巴结第Ⅰ水平,胸小肌下缘和上缘之间为第Ⅱ水平,胸小肌上缘以内为第Ⅲ水平(锁骨下区域)。

(二)乳腺癌腋窝淋巴结外科手术的发展

乳腺癌腋窝淋巴结手术方式的发展体现了乳腺癌生物学理论及治疗理念的变革。Halsted基于乳腺癌细胞首先经淋巴管扩散至区域淋巴结,然后出现全身转移的"渐进转移学说"于1894年开创了乳腺癌根治手术,腋窝淋巴结清扫的手术范围包括锁骨上淋巴结及全部腋窝淋巴结。腋窝淋巴结清扫(axillary lymph node dissection, ALND)成为乳腺癌R0切除的重要步骤和准确评价腋窝淋巴结状态的标准方式。但是,ALND造成腋窝外形改变、上肢水肿、功能障碍等合并症,影响了患者的生活质量。

20世纪70年代,Fisher等提出了"乳腺癌全身性疾病学说",认为乳腺癌从发病初始即可出现全身转移,乳腺癌患者的生存时间不受原发病灶、区域淋巴结手术方式的影响,因此单纯扩大局部手术的范围无法改善患者的总体预后,为缩小乳房和腋窝手术范围提供了理论基础。近年来,随着早期乳腺癌诊断比例不断提高,以及化疗、放疗、靶向治疗、内分泌治疗等综合手段的发展,早期乳腺癌患者预后得到改善。探索更为合理的手术方式受到关注。随后的前瞻性研究证实,ALND不能改变腋窝淋巴结阴性乳腺癌患者的生存时间。20世纪90年代以来的临床实践及研究也证实前哨淋巴结活检(sentinel lymph node biopsy, SLNB)用于评价乳腺癌腋窝淋巴结状态安全、准确,并发症和创伤明显小于传统ALND。此外,联合淋巴管成像和SLNB技术,腋窝以外的区域淋巴结,即内乳区淋巴结和锁骨上淋巴结的转移研究及手术探索也受到越来越多的重视。

(三)乳腺癌前哨淋巴结活检的历史沿革

1. 乳腺前哨淋巴结的概念　前哨淋巴结(sentinel lymph node, SLN)指最早接受肿瘤区域淋巴引流和发生肿瘤转移的一个(或几个)淋巴结。SLNB技术首先在阴茎癌和黑色素瘤外科治疗中得到应用。乳腺前哨淋巴结是指引流乳腺整个器官的第一站淋巴结,也是乳腺癌肿瘤细胞转移最先累及的第一站区域淋巴结。乳腺癌SLN通常位于腋窝,90%的患者自乳晕至腋窝前哨淋巴结的淋巴管仅为1条,这是前哨淋巴结示踪的解剖学基础,其余患者可有多条引流淋巴管。

20世纪90年代初,Krag等采用放射性核素示踪法、Giuliano等采用异硫蓝染料法进行乳腺癌SLNB获得成功。乳腺前哨淋巴结的数目存在个体差异,AJCC乳腺癌临床分期第8版规定在应用SLNB进行乳腺癌腋窝淋巴结外科分期时,检出SLN的数目不能超过5个,否则不能使用Sn的脚注进行标注。

2. SLNB临床实践相关研究回顾 乳腺癌SLNB的前瞻性研究开始于1998年意大利米兰欧洲肿瘤研究所的Veronesi等进行的Milan185研究,该研究入组肿瘤直径≤2cm的早期原发乳腺癌患者,随机分为SLNB+ALND组(腋清组)和SLNB组(前哨组),共入组了532例患者,其中16例不能评估,516患者例进入最终分析,腋清组257例,前哨组259例。全部患者均接受保乳手术+SLNB,SLN示踪方式采用在手术前4~20小时注射^{99m}Tc标记的人白蛋白胶体,腋清组在SLNB后不论SLN是否阳性均立即接受ALND,前哨组则在术中冷冻SLN阳性时进行ALND,阴性者不进行ALND。主要研究终点是前哨淋巴结对腋窝淋巴结是否存在转移的预测能力。腋清组平均每例检出SLN 1.66个,83例患者SLN阳性,SLN阳性率为32.3%(83/257);前哨组平均每例检出SLN 1.63个,92例患者SLN阳性,SLN阳性率为35.5%(92/259)。腋清组SLNB的准确率为96.9%,敏感性91.2%,假阴性率8.8%(91例腋窝淋巴结阳性患者SLNB阴性)。前哨组术后上肢疼痛、麻木、水肿等并发症明显少于腋清组。随访10年后,腋清组无乳腺癌相关事件生存率为88.8%,前哨组为89.9%,两组间总生存率(89.7% vs 93.5%)没有统计学差异(p=0.15)。前哨组167例SLNB阴性未接受ALND的患者中2例出现腋窝淋巴结转移,10年累计腋窝淋巴结转移率为0.9%(95%可信区间0.0%~2.2%),腋清组174例前哨阴性的患者中8例(5%)出现腋窝淋巴结转移。该研究证实对于早期乳腺癌患者SLNB能够安全、准确地检测腋窝淋巴的转移状况,对于SLNB阴性的早期乳腺癌患者,不进行ALND不会影响患者的预后。

1999—2003年进行的ALMANAC试验是促进SLNB在临床推广和应用的另一个重要的前瞻性研究。该研究是由英国卡迪夫大学医学院的Mansel RE教授牵头的多中心随机对照临床试验,入组了1 031例腋窝淋巴结临床阴性的早期可手术乳腺癌患者,随机分为SLNB组(前哨组,515例)和腋窝标准治疗组(腋清组,516例)。SLN示踪方式采用放射性核素(^{99m}Tc标记的人白蛋白胶体)及蓝染料(专利蓝,Patent Blue V)双示踪的方法,SLNB总失败率为2.0%。手术12个月后,腋清组有4个患者发生腋窝局部复发,前哨组有1例SLN阴性未行ALND的患者发生腋窝局部复发。前哨组上肢淋巴水肿、感觉异常、上肢功能障碍的发生率明显低于腋清组,住院时间缩短并且术后生活质量提高。该试验的特别之处在于参加研究的外科医生都需要在承担研究前至少独立完成40例前哨淋巴结活检,并且假阴性病例不能超过2例。这一研究确定了SLNB应当是临床腋窝淋巴结阴性乳腺癌患者腋窝手术方式的选择之一。

NSABP B32研究是迄今为止规模最大的有关SLNB的前瞻性研究。该项研究是由美国佛蒙特大学医学院Krag等进行的一项多中心随机对照临床试验,美国及加拿大共80家研究中心233位外科医生参与了该研究,自1999年5月至2004年2月共入组5 611例临床腋窝淋巴结阴性的可手术乳腺癌患者,随机分为SLNB+ALND组(组1,2 807例)和SLNB组(组2,2 804例)。5 611例患者中3 989例(71.1%)前哨淋巴结阴性,最终3 986例患者随访资料完整并进入最后的统计(组1共1 975例,组2共2 011例)。中位随访95.6个月(70.1~126.7个月)时首次公布了研究结果,并于2013年ASCO会议上公布了该研究10年的随访结果,组1的OS为85.4%,组2为87.5%;两组DFS分别为77.0%和81.5%;局部复发率分别为4.3%(84/1 975)和4.0%(81/2 011),均无统计学差异。而组2在上肢感觉异常、运动障碍和淋巴水肿发生率等方面明显优于组1,生活质量更高。NSABP B-32研究奠定了SLNB在乳腺癌临床实践应用的地位,包括NCCN指南等众多指南均根据其研究结果更新了腋窝淋巴结外科分期的临床决策,临床腋窝淋巴结阴性的患者应当首先采用SLNB,SLN阴性的患者可以避免ALND。

除了上述三项临床研究,其他学者的研究也

得出了类似的结论。国内较早开展的 SLNB 前瞻性多中心临床研究为山东省肿瘤医院王永胜教授牵头的 CBCSG-001 研究。该研究自 2002 年 1 月至 2007 年 6 月共入组 1 970 例患者，2011 年 4 月中位随访达到 60.3 个月并于 2011 年 10 月在第 11 届全国乳腺癌会议上更新了研究结果，SLN 阴性免行 ALND 的患者 5 年 DFS 为 94.2%，OS 为 98.2%，SLNB 的患者术后并发症明显少于接受 ALND 的患者。该研究目前仍然是国内有关 SLNB 开展时间最早、入组病例数最多、随访时间最长的多中心研究，为国内 SLNB 的开展提供了国人的研究结果。

3. 乳腺癌内乳前哨淋巴结活检 乳腺内乳淋巴结（internal mammary lymph node，IMLN）沿胸廓内动脉走行，平均有 6~8 枚，位于第 1~6 肋间隙近胸骨端深方，以 1~3 肋间隙更常见，位于胸骨旁胸横筋膜的深面、壁层胸膜浅面，其范围不超过胸骨外缘 3cm 以内的区域。由于部位特殊，内乳淋巴结的影像学评估较为困难，目前内乳淋巴结的显像主要采用放射性核素淋巴闪烁成像。64%~99% 的患者术前淋巴显像可以成功地显示吸收了放射性核素的淋巴结。Haigh 等报道，术前淋巴结显像的成功率为 98.7%。于肿瘤周围或活检术后的肿瘤残腔内注射 12~16MBq 滤过的 ^{99m}Tc 标记的硫胶体，99% 引流至腋窝。只引流至腋窝者占 76%；首先引流至腋窝，第二站至 IMLN 者占 10.5%；首先引流至 IMLN，第二站到腋窝者占 5.3%；首先引流至腋窝，第二站至锁骨淋巴结者为 2.6%；腋窝与 IMLN 同时显像者占 1.3%；腋窝、IMLN 与锁骨淋巴结同时显像占 1.3%；仅有 IMLN 显像占 1.3%；锁骨淋巴结与腋窝同时显像占 1.3%。

内乳淋巴结是否存在转移与乳腺癌临床分期相关，AJCC 第 8 版乳腺癌解剖学分期中仅有同侧内乳淋巴结转移而无腋窝淋巴结转移时分期为 cN2b，同侧内乳淋巴结及腋窝淋巴结均存在转移时分期为 cN3b。因此，明确内乳淋巴结状态对于准确地进行乳腺癌临床分期具有一定意义。

对于内乳淋巴结转移规律的研究多数是对以往乳腺癌扩大根治术患者的回顾性分析，Morrow 等曾对 7 070 例乳腺癌扩大根治术患者进行荟萃分析，全部患者 IMLN 转移率为 22.4%，而腋窝淋巴结阴性患者 IMLN 转移率仅为 4.9%。IMLN 的转移率可能与原发肿瘤部位相关：所有患者中，内侧象限肿瘤 1 969 例仅 IMLN 的转移率为 7.6%，外侧象限肿瘤 2 193 例仅 IMLN 的转移率为 2.9%；腋窝淋巴结阴性 3 512 例患者中，内侧象限肿瘤 IMLN 转移率为 13.9%，外侧象限肿瘤为 6.5%。尽管所有患者中 IMLN 转移率较低，特别是肿瘤位于外侧象限时，但对只有 IMLN 转移的患者仍有意义。Morrow 等提出以下临床腋窝淋巴结阴性患者应进行 IMLN 活检：①患者可能需要接受化疗；②原发肿瘤位于中央区或内侧象限或位于外侧象限但肿瘤 >2cm；③腋淋巴结清扫术中高度可疑淋巴结快速病理为阴性。该建议至今对判断哪些患者可自化疗或 IMLN 放疗中获益仍然有一定的作用。国内沈镇宙等曾对 1956 年至 2003 年接受扩大根治术的 1 679 例患者进行了回顾性分析，其中 260 例患者（15.5%）内乳淋巴结存在转移，研究发现腋窝淋巴结转移数目、患者年龄和肿瘤部位是影响内乳淋巴结转移的独立因素。4.4%（39/884）腋窝淋巴结阴性的患者内乳淋巴结阳性，而腋窝淋巴结转移数目 1~3 个、4~6 个和 ≥7 的患者内乳淋巴结阳性率分别为 18.8%、28.1% 和 41.5%。<35 岁的患者内乳淋巴结阳性率为 21/8%（43/187），>50 岁的患者阳性率为 12.9%。原发肿瘤位于乳房外侧的患者内乳淋巴结阳性率为 13.6%，位于中央区和乳房内侧分别为 20.7%、17.1%。该研究认为内乳淋巴结转移的高危因素包括：①腋窝淋巴结转移数目 ≥4 个；②原发肿瘤位于内象限并伴有腋窝淋巴结转移；③T_3 期肿瘤并且年龄 <35 岁；④T_2 期肿瘤同时伴有腋窝淋巴结转移；⑤位于内象限的 T_2 期肿瘤，这些患者内乳淋巴结转移率超过 20%。

随着乳腺癌扩大根治术已经不再应用于临床，内乳淋巴结群的清扫也早已不是手术治疗的必需步骤。但由于内乳淋巴结能够接受乳腺各象限的淋巴回流，并引流整个乳腺腺体约 25% 的淋巴液，位于乳腺内侧的肿瘤确实具有一定的发生内乳淋巴结转移的可能，因此对于内乳淋巴结转移状态对乳腺癌总体预后的影响引起了部分学者的关注，并且提出了乳腺癌内乳前哨淋巴结活检的概念。Fred 等的研究发现，内乳前哨淋巴结活检的成功率仅有 63%，但在 41 例患者中有 11 人

（26.8%）具有内乳淋巴结转移,有3人（7.3%）单独具有内乳淋巴结转移而不伴有腋窝淋巴结转移。近年来,随着示踪技术的不断发展,内乳前哨淋巴结活检的成功率已经提高到80%~98.2%,但研究入组的病例数目均较少,尚没有与腋窝前哨淋巴结活检等同的大规模前瞻性研究。随着乳腺癌全身综合治疗的进展,以及内乳淋巴引流区域放疗局部治疗水平的提高,对于内乳淋巴结转移的患者进行内乳淋巴结清扫能否提高乳腺癌术后生存率仍有待于更多的临床研究验证。因此,目前对于是否应当常规进行内乳前哨淋巴结活检仍然存在争论,腋窝淋巴结阴性的患者内乳淋巴结转移率较低,此时不建议常规行内乳前哨淋巴结活检。

二、乳腺癌前哨淋巴结活检的指征及技术规范

（一）乳腺癌前哨淋巴结活检的指征

NCCN乳腺癌指南明确推荐对于临床腋窝淋巴结阴性的乳腺癌患者选择前哨淋巴结活检作为首选的腋窝淋巴结外科分期方式。前哨淋巴结活检的指征国内外各指南均有明确的推荐。

2016年ASCO早期乳腺癌前哨淋巴结检测指南更新建议的SLNB指征包括:

推荐1:对于无淋巴结转移的早期乳腺癌患者,不应推荐ALND。

推荐2:对于1~2枚SLN转移,行保乳手术并联合全乳放疗的早期乳腺癌患者,不应进行ALND。

推荐3:对下列可手术乳腺癌,可行SLNB。

3.1 多中心肿瘤

3.2 乳房切除术发现为导管原位癌

3.3 乳房或腋窝手术前

3.4 术前/新辅助治疗

推荐4:对于下列几种早期乳腺癌情况,2005版指南认为不应行SLNB,2016版也没有足够的数据来改变这一推荐。

4.1 肿瘤较大或局部晚期（T_3/T_4）浸润性癌

4.2 炎性乳癌

4.3 拟保乳的导管原位癌

4.4 怀孕患者

《中国抗癌协会乳腺癌诊治指南与规范（2017版）》推荐的SLNB适应证为:早期浸润性乳腺癌;临床腋窝淋巴结阴性;单灶或多中心性病变;导管内癌接受乳房切除术;临床腋窝淋巴结阴性新辅助治疗后。有争议的适应证:预防性乳腺切除;导管内癌接受保乳手术;腋窝淋巴结阳性新辅助治疗后腋窝淋巴结临床阴性;妊娠患者。禁忌证:炎性乳腺癌;腋窝淋巴结穿刺证实为转移且未接受新辅助治疗;腋窝淋巴结阳性新辅助治疗后仍为阳性。

中华医学会外科学分会乳腺外科学组于2018年发表的《早期乳腺癌染料法前哨淋巴结活检专家共识及技术操作指南》中对于前哨淋巴结活检指征的推荐非常简洁,包括:①临床检查腋淋巴结阴性的早期乳腺癌患者;②病理学诊断无法排除伴有浸润癌的导管内癌。禁忌证包括:①炎性乳癌;②穿刺活检证实腋淋巴结转移;③染料过敏;④妊娠期女性。

（二）前哨淋巴结活检示踪技术

1. 常用示踪方式 SLNB常用示踪方法包括染料法、核素法、染料联合核素法及荧光示踪法,示踪方式对提高SLNB成功率和SLN检出数目有一定的影响。

（1）染料法:其原理是应用能够进入淋巴引流系统的蓝色或黑色染料使前哨淋巴结染色从而能够为肉眼识别。人类毛细血管内皮细胞间隙为30~50nm,而毛细淋巴管内皮细胞间隙约为100~500nm。因此,SLNB染料示踪剂直径过小不仅会同时进入毛细血管和血液循环,并容易在淋巴管和淋巴结扩散,造成下一级淋巴结染色而影响SLNB准确性。而选择直径50~200nm的染料作为示踪剂具有特异性在淋巴系统聚集,不易进入毛细血管的优点。同时,较大直径的染料在SLN中停留时间更长,容易满足完成手术操作的时间需求。

国外常用于SLNB的染料为专利蓝和异硫蓝,但尚未在我国获得临床应用批准。国内临床较早即使用亚甲蓝为常用的SLNB染料示踪剂,文献报道SLN检出率与专利蓝没有差异,近年来纳米炭也在乳腺癌前哨淋巴结活检中得到应用。亚甲蓝（methylene blue, MB）是一种芳香杂环化合物。其化学名称为3,7-双（二甲氨基）吩噻嗪-5-翁氯化物,分子量:319.858。又称亚甲基

蓝、次甲基蓝、次甲蓝、美蓝、品蓝。常用于化学指示剂、染料、生物染色剂和药物使用。经静脉注射后基本不经过代谢即随尿排出。中华人民共和国药典规定亚甲蓝用于皮内和静脉注射,不能皮下、肌肉或鞘内注射。亚甲蓝可能会导致过敏、血清素综合征,并可能造成胎儿畸形从而在妊娠患者的应用受到限制。纳米炭颗粒平均直径150nm,具有高度淋巴系统趋向性,不易进入毛细血管,较亚甲蓝更加适合作为染料进行前哨淋巴结示踪。纳米炭皮下注射后,由于组织液与淋巴液之间压力差和巨噬细胞吞噬作用而迅速、特异性进入淋巴管,并转运至淋巴结中聚集,从而使淋巴结呈现肉眼可识别的黑色,达到识别SLN的目的。由于纳米炭不易进入毛细血管,目前尚未见到相关毒副反应的报道。目前,国内批准使用纳米炭混悬注射液(carbon nanoparticles suspension injection)由纳米炭、聚乙烯吡咯烷酮和生理盐水制备而成,规格有1ml∶50mg及0.5ml∶25mg两种,其理化特性稳定,可以在常温下长时间保存,禁止冷冻保存。

染料法示踪的优势在于示踪剂价格相对便宜,不需要特殊设备,易于推广;缺点是对手术技术的要求较高,容易造成SLN遗漏。

(2)核素示踪法:目前临床常用的核素示踪剂为^{99m}Tc标记的硫胶体(颗粒直径在3 000~5 000nm,可以使用滤网进一步过滤使颗粒大小更均一),每次皮内注射总量185~370MBq(5~10mCi)。也可使用^{99m}Tc标记的右旋糖酐、利妥昔单抗。核素示踪剂需要在手术前3~18小时进行注射,注射后可在核医学科每隔5分钟进行1次平面显像,直至SLN显影良好,通常10~60分钟内即可显示良好,应留存影像资料供手术医生参考。手术前外科医生使用γ探测仪定位SLN位置并在皮肤上标记定位,以便术中对比定位。术中在γ探测仪的指示下寻找SLN,读数>10倍基础读数的淋巴结为SLN,SLN切除后对手术区域再次探测并确认是否还有放射性"热点",以避免遗漏SLN。核素示踪法的优势在于定位准确,检出SLN数目不易遗漏,缺点是示踪剂需在手术前较长时间注射使手术安排不便,需要特定设备支持,相关人员必须具有操作资质,核素放射性物质的使用和管理有严格的规定。核素示踪剂放射

安全性很高,放射剂量符合标准,对患者及手术医生、病理医生的安全性都有保证。依据国家放射卫生防护基本标准,术者每年完成约1 000台SLNB手术在放射安全性方面是安全的,不需要特别防护。

(3)染料联合核素示踪法:两种示踪方式结合,可提高SLN检出率,目前是国外SLNB推荐的示踪方式。

(4)荧光示踪法:荧光示踪法是近年出现的乳腺癌SLNB示踪方式,其原理是通过在乳房内注射荧光物质并用特定近红外光装置激发,荧光物质发出可穿透皮肤软组织的近红外荧光,体外装置接收后经过计算机处理显像,从而能够显示淋巴管及淋巴结。该技术由于无辐射、使用方便、实时显影、学习曲线短等优势得到国内外指南的推荐。吲哚菁绿(Indocyanine green,ICG)是目前最常用的荧光示踪剂,也是美国FDA批准的唯一的近红外成像剂,同单用蓝染料法或核素法相比,吲哚菁绿(ICG)注射荧光成像技术有更高的检出率和更低的假阴性率。乳房组织内注射后,ICG迅速与组织间液的蛋白结合,其激发光波长为830nm。ICG临床应用安全性好,但文献报道有过敏反应发生,因此对于碘过敏者应慎用。荧光示踪法的缺点在于发光物质产生的近红外线穿透力有限,因此对于皮下脂肪较厚的患者显像不满意,并且术中如果切断淋巴管将使荧光剂漏出而造成手术区污染,无法准确定位SLN。联合染料法示踪,可避免上述不足并较单用染料法提高SLN检出率。

(5)超声造影定位法:近年来,超声造影技术的进展为SLN定位提供了新的检查方法,其优势在于实时显示淋巴引流以协助定位SLN、无核素放射性污染、操作简单。常用的超声造影剂声诺维(Sonovue)是磷脂及聚乙烯二醇外壳包裹的六氟化硫(SF6)微泡,平均直径2.5μm,通过淋巴管时在超声声束作用下振动增强背向散射信号,达到显影效果。Fei Xie等在一项入组101例患者的研究中发现98例患者超声造影下可见SLN,其中84例(85.7%)显示1枚SLN,11例(11.2%)显示2枚SLN,3例(3.0%)显示3枚SLN。全部患者均成功应用导丝定位SLN,超声造影法、染料法和联合法SLN检测成功率分别为97.03%、

96.04% 和 98.02%，但超声造影法检出的 SLN 数目少于染料法（115 vs 211）。而超声造影下 SLN 穿刺活检也具有较高的准确性，使部分患者能够通过更小的创伤明确 SLN 的状态。

2. 示踪剂注射部位 临床应用的示踪剂注射部位包括肿瘤旁乳腺组织、肿瘤内、肿瘤表面皮内或皮下、乳晕区皮内或皮下注射等，文献报道的 SLNB 成功率相似。相对而言，目前染料法及核素法示踪剂常用的注射部位为乳晕外上皮内注射，由于乳头乳晕复合体淋巴引流丰富，示踪剂引流较为迅速，可以缩短示踪剂至手术开始的时间。笔者单位采用亚甲蓝为示踪剂，于乳晕外上皮内用 1ml 注射器注射 0.1~0.5ml，5 分钟内即可开始手术。

（三）SLNB 手术要点

由于示踪方式的不同，SLNB 手术操作的流程及手术要点有所区别，独立开展 SLNB 的外科医生均应经过相应学习曲线的训练，美国乳腺外科医师协会推荐外科医师在独立进行 SLNB 前至少在监督下完成 20 次 SLNB 后的腋窝淋巴结清扫，国内相关研究建议的上述手术例数为 40 例，达到 SLNB 成功率 90% 以上，假阴性率低于 5%。

手术时，SLNB 要先于乳房手术进行。如为保乳手术，应于腋窝单做切口进行 SLNB。手术切口位于腋毛区下缘，前界不超过胸大肌外侧缘，后界为背阔肌前缘。核素法可以在术前使用 γ 探测仪定位 SLN 位置并在皮肤上标记切口位置。切开皮肤、皮下组织后，染料示踪法可见到染色的淋巴管，循其解剖找到的第一个（或第一组）淋巴结即为 SLN；核素法则可依据 γ 探测仪的引导寻找 SLN，读数 >10 倍基础读数的淋巴结为 SLN。由于引流至 SLN 的淋巴管可以为 1 条或多条，应注意避免遗漏 SLN。

（四）染料法 SLNB 技术操作规范

鉴于目前国内 SLNB 实践的具体情况，由于核素示踪剂对人员资质、场地和设备条件具有较高的要求，国内仍以染料法 SLNB 开展最为广泛，中华医学会外科学分会乳腺外科学组于 2018 年推出了《早期乳腺癌染料法前哨淋巴结活检专家共识及技术操作指南》。该指南的重点在于规范手术相关的操作，提高 SLN 的检出率，指南中详细给出了染料法 SLNB 的术前准备、体位选择、操作过程细节（包括麻醉方式、染料注射部位及剂量、切口选择、手术要点和确认 SLN 的方式）、并发症及防范等推荐意见，具有很高的临床实践指导价值。

三、乳腺癌前哨淋巴结的病理诊断

（一）乳腺癌 SLN 的术中病理诊断

结合我国临床工作实际情况，推荐在有条件的单位在 SLNB 手术过程中进行 SLN 状态的术中检查，其优点在于可以术中即刻知晓 SLN 状态，便于同期制订后续手术方式，减少患者接受再次手术的概率。但术中 SLN 病理诊断有一定概率出现诊断的假阴性情况，需加以注意。

1. 术中印片细胞学检查（touch imprint cytology, TIC） TIC 的常规方法是将 SLNB 术中检出的 SLN 沿长轴切开，用载玻片对着切面进行印片并固定，然后进行常规的 HE 染色和读片，阳性表现通常为在淋巴细胞背景下见到成巢或散在的上皮细胞即癌细胞，未发现癌细胞为阴性。TIC 的敏感性文献报道差异非常大，从 34%~96%。Chen 等的研究发现，TIC 的敏感性、特异性和准确率为 76.6%、98.8% 和 92.3%，TIC 对于宏转移诊断的敏感性明显高于微转移（80.0% vs 28.6%）。而 1 项基于 1 227 例患者的回顾性研究显示在术后石蜡病理 SLN 阳性的 280 例患者中，有 88 例患者 TIC 未能诊断转移，即假阴性，TIC 的敏感性为 68.6%，特异性为 99.8%，有 2 例（0.16%）假阳性。发生假阳性的原因常常为印片中出现活跃的内皮细胞和上皮样细胞有关，其在形态上与典型的转移极为相似，而增加切面的层数和印片数目可能有助于减少假阴性率。

目前认为，尽管 TIC 存在一定的假阴性率，但其具有不损耗标本、操作简单、廉价等优点，而且通过增加取样面积、多层面印片以及由专门培训过的细胞病理学家阅片，可以提高诊断的准确性，所以仍不失为一种快速、简单、有效的术中诊断方法。

2. 术中快速冷冻切片病理检查（frozen section, FS） 术中快速冷冻切片病理检查是目前临床最常用的术中判断 SLN 状态的病理检查方法，其检测结果可靠，冷冻切片的诊断敏感性文献报道大多在 60%~75%。Shau-Kong 等的研究显示术中冷冻的敏感性为 86.7%,特异性为 100%,准确率为 97.5%,没有假阳性病例。Alessandro 等的研究发现,FS 检测 SLN 宏转移的敏感性为 83.3%,假阴性率为 16.7%,检测微转移的敏感性为 40%,假阴性率对淋巴结微转移的特异性和阳性预测值均为 100%,因此当检出 SLN 为阳性时可以进行 ALND。

Lumachi 等的研究发现,FS 检测的敏感性、特异性和准确率分别为 75.7%、100% 和 91.9%,高于 TIC 对应的 70.3%、98.6% 和 89.1%,但两者检测 SLN 转移的敏感性没有统计学差异。而 FS 和 TIC 联合检测时,敏感性可以提高到 89.2%(p=0.03),准确率也提高到 96.0%。其他学者的研究结论大多得到相似的结果,但 Petropoulou 等的研究认为 TIC 检测 SLN 转移稍优于 FS,该研究中 TIC 的敏感性为 90%、特异性为 100%,FS 为 80% 和 100%,TIC 的准确性为 98%,FS 为 97%。

黄自明等的研究发现,在进行 SLN 术中冷冻病理检查时对 SLN 进行 3 层切片的敏感性为 31.6%(6/19);与石蜡切片诊断的符合率为 76.1%(51/67);6 层切片诊断的敏感性为 84.2%(16/19);与石蜡切片诊断的符合率为 91.1%(61/67)。该结果提示,随着 SLN 标本切片层数目增加,其诊断的敏感性和相应的诊断符合率也逐渐提高,但当 SLN 冷冻切片时由于异常细胞数量少且不典型时,6 层切片可能会影响 SLN 术中和术后的判断。因此,术中标本的规范取材对于提高冷冻切片诊断的准确性十分重要,对于肉眼判断存在转移的 SLN,可以在典型剖面上取材切片,这样可缩短病理回报时间以减少术中等待时间;对于肉眼阴性的 SLN,应按照规范沿淋巴结长轴每隔 2mm 切开取材做切片,全部切片均应进行冷冻病理检查。

术中快速冷冻切片准确性高,方法相对简单,等待时间较短,因此作为术中 SLN 病理检查方法得到指南的推荐,但冷冻切片病理检查切片较厚、染色欠佳,对 SLN 标本组织有消耗,当病灶微小时,可能会影响术后病理的进一步检查。

3. 术中快速免疫组化(rapid immunohisto-chemistry,RIHC) 常规的免疫组织化学染色方法由于检测时间长,无法应用于术中 SLN 状态判断。1994 年 Chilosi 首先报道加强聚合体一步染色法(enhanced polymer one-step staining,EPOS)用于淋巴结术中诊断,具有简便、快速、准确的特点,可于 10 分钟内完成,因此能够应用于术中。目前术中快速免疫组化技术主要通过提高孵育温度、使用荧光标记的抗体等方法缩短染色时间,完成染色的时间 20~30 分钟,也能够满足手术的需要。Kaori Terata 等报道了一种使用交流电场进行 RIHC 的方法,术中检测时间为 20 分钟,敏感性为 95.2%,特异性为 100%。

快速免疫组化由于其较高的敏感性,对 SLN 微小转移的诊断要优于 FS,特别是 FS 联合 RICH 能够进一步提高 SLN 微转移的敏感性。Krishnamurthy 等的研究发现,使用 FS、TIC、RICH、FS 联合 TIC、FS 联合 RICH 等方法进行 SLN 术中检测时,FS 联合 RICH 的敏感性最高(83.3%),而单独应用 TIC 的敏感性仅有 50%。但是在临床应用中要注意 RICH 的假阳性问题,树突细胞、巨噬细胞、内皮细胞以及良性的上皮细胞等都可以使免疫组化产生阳性结果,从而导致患者接受不必要的腋窝淋巴结清扫,因此需要由有经验的病理医生进行阅片,必要时可实行双人阅片,以减少假阳性的发生。

4. 术中 SLN 分子诊断 TIC 及 FS 是目前 SLN 术中检测常用的方法,但其阳性判断更多地依赖于细胞形态学标准,对病理诊断医师水平的要求较高,容易出现误判,并且受取材制片的影响,因此难以避免假阴性的发生。基于分子标志物和检测方法的进步,检测操作方法简单、减少人工判别因而结果更客观的 SLN 分子诊断技术在临床中得到更多的应用。

(1)SLN 分子诊断标志物:可用于进行 SLN 术中分子诊断的标志物包括乳腺球蛋白、乳腺组织特异度基因 PIP、细胞角蛋白 19(CK-19)、乳腺球蛋白 B、黏蛋白 mucl 及癌胚抗原(CEA)等,其中乳腺球蛋白及 CK-19 是比较理想的检测 SLN 转移的分子标志物。

(2)Gene Search™ BLN 检测:是一种基于 RT-PCR 的 SLN 术中快速检测技术,采用的分子标志物为上皮细胞特异性 CK-19 和乳腺球蛋白,检测阈值确定为 >0.2mm 的转移灶,阳性标准是 CK-19 的循环阈值≤30.0 和 / 或乳腺球蛋白的循环阈值≤31.0。该方法最早由 Blumerncranz 等首先报道,对比术后石蜡组织学病理检测,BLN检出 >2mm 转移灶的准确性为 98%,检出 >0.2mm 转移灶的准确性为 88%,检测准确性优于 FS,但有 4% 假阳性。BLN 操作简单,经过培训后可在 35 分钟完成检测,检测结果客观、检测过程标准化、可重复,与石蜡组织病理比较,准确性为 91.4%,敏感性为 97.5%,特异性为 92.9%,可以满足术中 SLN 检测的要求。

（3）一步核酸扩增检测:CK-19 是多种肿瘤细胞表达的具有代表性的上皮标记蛋白,一步核酸扩增检测（one-step nucleic acid amplification, OSNA）基于 RT-LAMP（反转录 - 环状介导等温 DNA 扩增）原理检测 CK-19 在 SLN 中的表达并判断 SLN 是否存在转移的分子诊断方法。Pathmanathan 等基于 CK19 mRNA 表达的 OSNA 检出 SLN 转移的敏感度高于 TIC（95.8% vs 66.7%）。CK-19 是上皮细胞的标志基因,可作为乳腺癌淋巴结转移的标志物,OSNA 可快速检测淋巴结中是否存在 CK-19 的表达,无需 MRNA 纯化,同时应用多引物提高检测的特异性。

（二）乳腺癌 SLN 的术后诊断

连续切片石蜡组织学病理检查是 SLN 状态诊断的"金标准"。推荐将 SLN 沿长轴切分成 2mm 厚的组织块,对每个组织块进行逐层或连续切片,HE 染色病理检查。好的病理切片质量以及多剖面取材可以提高诊断的准确性,特别是对于 SLN 微转移的诊断,更多层、更薄片切片使得病理医师能够观察到更多层次,更有效发现 SLN 中存在的微小转移灶,大大提高了诊断的准确性。

（三）乳腺癌 SLN 状态的判别标准

推荐采用 AJCC 第 8 版乳腺癌分期系统建议的 SLN 状态诊断标准。

1. SLN 阳性

（1）宏转移:转移灶最大径 >2mm。

（2）微转移:转移灶最大径为 0.2~2mm 或 / 和一个切面中肿瘤细胞数超过 200 个。

2. SLN 阴性

（1）孤立肿瘤细胞（isolated tumor cell clusters, ITC）:转移灶最大径 <0.2mm,且一个切面中肿瘤细胞数 ≤200 个。

（2）无肿瘤细胞:切片中未见到任何肿瘤细胞。

转移灶可位于淋巴结内、突破被膜或淋巴结外脂肪侵犯,转移灶的位置不影响宏转移、微转移和 ITC 的诊断。检出前哨淋巴结的数目应 <6 个,否则不能使用 sn 的脚标进行标注。单个 SLN 中的多个转移灶应分别测量转移灶最大径线,取最大转移灶径线进行分期,而不能将各转移灶径线相加。由于无法反映现行 SLN 诊断类型,不推荐常规使用分子诊断方法进行术后 SLN 状态诊断,特别是存在宏转移时。建议常规对转移 SLN 进行免疫组化染色,以了解转移灶 ER、PR、HER2 等标志物表达与乳腺原发病灶是否一致。

四、乳腺癌前哨淋巴结活检后续处理

（一）前哨淋巴结阴性

前哨淋巴结阴性的乳腺癌患者可以避免 ALND,已经成为共识,前述临床研究中报道的 SLN 阴性未行 ALND 的患者腋窝淋巴结复发率较低（表 3-4）。同时,这些研究均证实 SLN 阴性患者 SLNB 替代 ALND 与直接行 ALND 的患者在总生存率、无疾病生存率、局部复发率等方面没有统计学差异,而 SLN 阴性未接受 ALND 的患者在上肢淋巴水肿、感觉缺失、引流、住院时间、术后恢复正常功能、生活质量、上肢功能指数等方面均显著优于接受 ALND 的患者。因此,这一处理方式得到国内外指南的推荐并成为临床实践的标准步骤。

表 3-4　SLN 阴性不行 ALND 患者腋窝淋巴结复发情况

研究名称	SLN 阴性病例数	随诊时间 / 月	腋窝淋巴结转移	
			例数	百分比
SLN185[10]	167	120	2	0.9%
ALMANAC	292	12	1	0.3%
NSABP B32[14]	2 011	100	8	0.4%

（二）前哨淋巴结阳性患者的后续处理

1. 前哨淋巴结宏转移　随着 ACOSOG（American College of Surgeons Oncology Group）Z0011 研究 10 年随访结果的公布,SLN 宏转移患者后续腋窝处理的临床实践发生了改变。Z0011 研究是一项在 $T_{1-2}N_0M_0$、前哨淋巴结 1~2 个宏转移、接受保乳且术后全乳放疗的乳腺癌患者中进行腋窝清扫（ALND 组）与不清扫（SLNB 组）的对比的前瞻随机对照研究，研究终点是 OS、DFS 和局部复发率。ALND 组入组 445 例，SLNB 入组 446 例患者，两组的 OS 分别为 83.6%、86.3%（$p=0.72$），DFS 分别为 78.2%、80.2%（$p=0.44$），淋巴结转移率分别为 0.5%、1.5%（$p=0.28$），都没有统计学意义。因此 NCCN 指南建议，当 SLN 阳性时如果患者的情况完全符合 Z0011 研究入组条件，也就是肿瘤 T_1 或 T_2 期、1~2 个 SLN 阳性、接受保乳手术、术后计划全乳放疗、未接受术前治疗的前提下，可以不进行 ALND；而不符合 Z0011 研究的入组条件时，仍需要进行 ALND。但是 Kenny 等研究认为 Z0011 研究的结果对于接受乳房全切的患者同样可行。应该客观认识到 Z0011 研究的局限性，其中重要的问题是术后患者的放疗方案不统一，甚至 11% 的患者没有接受放疗。15% 的患者在接受了全乳放疗的同时接受了锁骨上区的放疗。能够追溯的有详细放疗记录的患者仅有 228 例。因此，我们仍然需要谨慎解读 Z0011 研究的结果，期待基于国人的相关研究结果以指导临床实践。

对于 SLN 1~2 个阳性的接受全乳房切除的患者，是否可以免除 ALND 始终受到关注，OTOASOR 研究（Optimal Treatment of the Axilla-Surgery or Radiotherapy）是一项随访长达 8 年的单中心 III 期临床研究，对于前哨淋巴结活检阳性的早期乳腺癌患者，比较区域淋巴结放射（RNI）相较于完整的腋窝淋巴结清扫（cALND）的优劣。入组患者为原发性浸润性乳腺癌，临床分期 cT ≤3cm 且 cN_0；随机将患者分配进入腋窝淋巴结清扫（标准治疗）或区域淋巴结放射（探索性治疗），其中放疗组给予共计 50Gy 剂量。术中行前哨淋巴结活检，0.5mm 连续切片，H&E 染色病理诊断。根据乳腺癌实践指南进行辅助治疗和随访。主要研究终点是腋窝复发，次要终点是 OS 和 DFS。SLN 阳性患者中 474 例可评估，其中 cALND 组 244 例，RNI 组 230 例。中位随访 97 个月，cALND 组和 RNI 组的腋窝复发率分别为 2.0% vs 1.7%（$p=1.00$），8 年 OS 率分分别为 77.9% vs 84.8%（$p=0.060$），8 年 DFS 率分别为 72.1% vs 77.4%（$p=0.51$）。对于经选择的前哨淋巴结阳性（pN_1）早期乳腺癌（cT ≤3cm，cN_0）

患者，不进行 ALND 而仅给予区域淋巴结放射不会增加腋窝复发风险。2017 年 St Gallen 会议对此进行了讨论，如果患者全乳切除术后没有放疗的计划，85.7% 的专家认为不能免除 ALND；而术后有放疗计划时，84.6% 的专家认为可以免除 ALND。乳腺癌的分子分型不同是否会影响上述患者腋窝处理方式，2019 年 St Gallen 会议的专家对此进行了进一步讨论。在患者有计划接受区域淋巴结放疗的前提下，即便对于三阴性乳腺癌，仍有 70.8% 的专家同意可以免除 ALND；而对于 ER+ 或 HER2+ 的患者，83.3% 的专家同意可以免除 ALND。

对于 SLN 宏转移 3 枚及以上的患者，仍然需要常规接受 ALND。

2. 前哨淋巴结微转移　SLN 微转移尽管转移灶小，对患者的预后仍有影响，前哨淋巴结微转移（sentinel lymph node micrometastasis，SLNMM）的患者预后较 SLN 阴性患者差，但也有文献报道 SLNMM 对预后无影响。

MIRROR 研究对 SLNMM 和 ITC 的预后意义进行了回顾性队列分析，研究纳入 2 628 例接受保乳手术或乳房切除术患者，中位随访 5 年。无辅助全身治疗时，前哨淋巴结 pN0 患者的预后显著优于 $pN_0(i+)$ 及 pNmic 者（分别 $p=0.003$ 和 $p=0.009$）、$pN_0(i+)$ 与 pNmic 的 5 年 DFS 差异无统计学意义（$p=0.77$）；当患者接受辅助全身治疗时，$pN_0(i+)$ 与 pNmic 患者的 5 年 DFS 均有显著改善（分别 $p=0.03$ 和 $p=0.000\,2$）。

IBCSG 23-01 研究是一个多中心、随机、非劣效性 3 期临床研究，其研究目的是确定对于存在一个或多个前哨淋巴结微转移（≤2mm），肿瘤最大不超过 5cm 的乳腺癌患者而言，不进行腋窝淋巴结清扫术的疗效是否不劣于腋窝淋巴结清扫术的疗效。入组患者按 1:1 的比例随机分成 2 组，一组接受 ALND（464 例），而另一组不进行 ALND（467 例）。ALND 组区域复发率不足 1%，非 ALND 组为 2，两组间没有统计学差异。ALND 组、非 ALND 组 5 年 DFS 分别为 84.8%、87.8%，5 年 OS 分别为 97.6%、97.5%，均没有统计学差异，表明对于符合入组条件的患者（肿瘤小、接受保乳手术和术后辅助治疗）SLN 微转移时，不进行 ALND，其治疗效果效果不差于接受 ALND 的患者。该研究中仅有9%的患者接受乳房全切，因此没有证据表明乳房全切的患者能够按照保乳患者进行相同的处理，对于此类患者后续的腋窝处理方式，建议参照Z0011研究的结果结合患者的肿瘤生物学特性等因素综合考虑。

（三）新辅助治疗与前哨淋巴结活检

新辅助治疗是乳腺癌综合治疗的重要手段之一，达到病理完全缓解（pCR）的患者可得到生存获益，并且部分不可手术病灶能够转化为可手术病灶，增加部分患者保乳手术的机会，因此，新辅助治疗越来越受到重视。同时，新辅助治疗也可能会使部分患者腋窝淋巴结由阳性降期为阴性，近年来，接受新辅助治疗的乳腺癌患者SLNB手术时机、新辅助后SLNB的准确性和替代ALND的安全性成为新的关注热点问题之一。

ACOSOG Z1071研究自2009年至2011年入组了来自136个中心的T_{1-4}、N_{1-2}、M_0的接受新辅助化疗的乳腺癌患者，最终有效病例701例，其中663例cN1，38例cN2。687例患者接受SLNB+ALND，12例接受ALND，2例接受SLNB，79.1%的SLNB采用染料及放射性核素双示踪方式。cN1组的患者新辅助化疗后SLNB的成功率为92.9%，cN_2组为89.5%。cN_1组且至少检出2枚SLN的525例患者SLNB的假阴性率为12.6%，检出SLN≥3枚时假阴性率为9.1%，而检出2枚时假阴性率为21.1%。因此，研究者认为SLNB能够准确评估新辅助化疗后腋窝淋巴结状态，同时研究显示41%的cN1患者新辅助化疗后淋巴结pCR，46.1%的cN2患者新辅助化疗后淋巴结pCR，对于这部分患者新辅助化疗后SLNB可以免于ALND，从而减少并发症并改善患者的生活质量。此研究结果对于临床实践的影响仍应考虑到实际患者的个体情况，并且手术效果需要进一步的监测并随访其结局。

SN FNAC研究是一项前瞻性多中心研究，入组153例$T_{0-3}N_{1-2}$、新辅助化疗后接受SLNB+ALND的乳腺癌患者，术后病理必须进行免疫组化检查，包括ITC（ypN_0[i+]，≤0.2mm）在内的任何大小的转移都定义为SLN阳性。SLNB成功率为87.6%，假阴性率为8.4%。如果将ITC（ypN_0[i+]）定义为SLN阴性，则假阴性率升高为13.3%。SLN转移灶的大小与非前哨腋窝淋巴结转移率没有相关性。按照本研究入组患者的结果，30.3%的患者在新辅助化疗后可以免于ALND。该研究认为，对于新辅助化疗后接受SLNB的乳腺癌患者，任何大小的转移灶都应定义为SLN阳性，以及SLN未检出时，均应接受ALND。

SENTINA研究中新辅助化疗后淋巴结cN+转化为cN_0的592例乳腺癌患者（C组），SLNB成功率为80.1%，假阴性率为14.2%；检出1个SLN时假阴性率为24.3%，检出2个SLN时假阴性率为18.5%。新辅助化疗后再次SLNB组（B组）的成功率为60.1%，假阴性率为51.6%。而新辅助前SLNB组（A组）SLNB的成功率为99.1%。该研究认为，新辅助前SLNB是可靠的评价腋窝淋巴结的方法，而新辅助化疗后SLNB的成功率有所降低，假阴性率增加，因此在计划新辅助化疗后进行SLNB时应充分考虑到这一点。

近期，一项包含13个研究的荟萃分析报告对于治疗前经活检证实淋巴结阳性的乳腺癌患者，新辅助化疗后行SLNB是准确和可靠的，但是仍然需要严格的筛选患者并采用适当的外科手术技术。2019年St Gallen会议专题讨论中，对于新辅助化疗后淋巴结由cN_1降期为cN_0的乳腺癌患者，如果检出3枚及以上阴性SLN，有91.7%的专家认为可以不进行ALND；而对于新辅助前cN_1、新辅助临床效果好，新辅助后SLNB检出3枚SLN，其中1枚有微转移的情况下，63.8%的专家认为仍然要进行ALND，只有25.5%的专家认为可以避免ALND。

新辅助治疗前行SLNB准确可靠，能够得到初始治疗前的腋窝淋巴结分期，但对于SLN阳性的患者，新辅助治疗后大多数会接受标准的ALND，相应并发症的发生会有所增加，患者无法从腋窝淋巴结pCR中获得减小手术范围的获益；而新辅助治疗后行SLNB的成功率有所下降，假阴性率增加，但对于腋窝淋巴结pCR的患者，有机会避免ALND，从而改善生活质量。因此，仍然需要进一步的临床研究及实践反馈证实新辅助后SLNB的准确性和替代ALND的安全性。

前哨淋巴结阴性的患者可以免于常规的腋窝淋巴结清扫，是乳腺癌外科手术治疗标志性进展之一，体现了乳腺癌治疗理念从"最大可耐受治疗"向"最小有效治疗"的转变。手术范围缩小、并发症减少且不影响患者的预后，SLNB 的安全性已经得到循证医学证据的支持。而随着新的临床研究的进展，前哨淋巴结阳性患者的腋窝手术选择也在不断地变化，包括新辅助治疗后 SLNB 及 SLN 阳性时的处理，总体趋势是在不降低患者治疗效果和生存的前提下，尽可能减少过度的 ALND。采用恰当的 SLN 示踪技术，应用熟练的手术技巧，准确检出全部 SLN，配合适宜的病理检测手段，才能保证 SLNB 的成功率、安全性，使更多的早期乳腺癌患者能够在保证肿瘤根治安全性的前提下避免不必要的 ALND，提高生活质量。

（刘荫华　叶京明）

参 考 文 献

1. Berg J. The significance of axillary node level of breast cancer. Cancer, 1955, 8（4）: 776-778.

2. Fisher B WN, Redmond C, Deutsch M, et al. Findings from NSABP Protocol No. B-04: comparison of radical mastectomy with alternative treatments. II. The clinical and biologic significance of medial-central breast cancers. Cancer, 1981, 48（5）: 1863-1872.

3. Giuliano AE, Ballman K, McCall L, et al. Locoregional Recurrence After Sentinel Lymph Node Dissection With or Without Axillary Dissection in Patients With Sentinel Lymph Node Metastases: Long-term Follow-up From the American College of Surgeons Oncology Group（Alliance）ACOSOG Z0011 Randomized Trial. Ann Surg, 2016, 264（3）: 413-420.

4. Latosinsky S, Dabbs K, Moffat F, et al. Canadian Association of General Surgeons and American College of Surgeons Evidence-Based Reviews in Surgery. 27. Quality-of-life outcomes with sentinel node biopsy versus standard axillary treatment in patients with operable breast cancer. Randomized multicenter trial of sentinel node biopsy versus standard axillary treatment in operable breast cancer: the ALMANAC Trial. Can J Surg, 2008, 51（6）: 483-485.

5. Kern KA. Lymphoscintigraphic anatomy of sentinel lymphatic channels after subareolar injection of Technetium 99m sulfur colloid. J Am Coll Surg, 2001, 193（6）: 601-608.

6. Krag DN, Weaver DL, Alex JC, et al. Surgical Resection and Radiolocalization of the Sentinel Lymph-Node in Breast-Cancer Using a Gamma-Probe. Surgical Oncology-Oxford, 1993, 2（6）: 335-340.

7. Armando E, Giuliano MD, Daniel M, et al. Lymphatic mapping and sentinel lymphadenectomy for breast cancer. Ann Surg, 1994, 220（3）: 391-398.

8. Amin MB ES, Greene FL. AJCC Cancer Staging Manual. 8th ed. New York, NY: Springer, 2017.

9. Veronesi U, Paganelli G, Viale G, et al. A randomized comparison of sentinel-node biopsy with routine axillary dissection in breast cancer. N Engl J Med, 2003, 349（6）: 546-553.

10. Veronesi U, Viale G, Paganelli G, et al. Sentinel lymph node biopsy in breast cancer: ten-year results of a randomized controlled study. Ann Surg, 2010, 251（4）: 595-600.

11. Mansel RE, Fallowfield L, Kissin M, et al. Randomized multicenter trial of sentinel node biopsy versus standard axillary treatment in operable breast cancer: the ALMANAC Trial. J Natl Cancer Inst, 2006, 98（9）: 599-609.

12. Fleissig A, Fallowfield LJ, Langridge CI, et al. Post-operative arm morbidity and quality of life. Results of the ALMANAC randomised trial comparing sentinel node biopsy with standard axillary treatment in the management of patients with early breast cancer. Breast Cancer Res Treat, 2006, 95（3）: 279-293.

13. Krag DN, Anderson SJ, Julian TB, et al. Technical outcomes of sentinel-lymph-node resection and conventional axillary-lymph-node dissection in patients with clinically node-negative breast cancer: results from the NSABP B-32 randomised phase III trial. Lancet Oncol, 2007, 8（10）: 881-888.

14. Krag DN, Anderson SJ, Julian TB, et al. Sentinel-lymph-node resection compared with conventional axillary-lymph-node dissection in clinically node-negative patients with breast cancer: overall survival findings from the NSABP B-32 randomised phase 3 trial. Lancet Oncol, 2010, 11（10）: 927-933.

15. Kopec JA, Colangelo LH, Land SR, et al. Relationship between arm morbidity and patient-reported outcomes following surgery in women with node-negative breast cancer: NSABP protocol B-32. J Support Oncol, 2013, 11（1）: 22-30.

16. Canavese G, Catturich A, Vecchio C, et al. Sentinel node biopsy compared with complete axillary dissection for staging early breast cancer with clinically negative lymph nodes: results of randomized trial. Ann Oncol, 2009, 20（6）: 1001-1007.

17. Purushotham AD, Upponi S, Klevesath MB, et al. Morbidity after sentinel lymph node biopsy in primary breast cancer: results from a randomized controlled trial. J Clin Oncol, 2005, 23 (19): 4312–4321.

18. Zavagno G, De Salvo GL, Scalco G, et al. A Randomized clinical trial on sentinel lymph node biopsy versus axillary lymph node dissection in breast cancer: results of the Sentinella/GIVOM trial. Ann Surg, 2008, 247 (2): 207–213.

19. Wetzig N, Gill PG, Espinoza D, et al. Sentinel–Lymph–Node–Based Management or Routine Axillary Clearance? Five–Year Outcomes of the RACS Sentinel Node Biopsy Versus Axillary Clearance (SNAC) 1 Trial: Assessment and Incidence of True Lymphedema. Ann Surg Oncol, 2017, 24 (4): 1064–1070.

20. 王永胜, 欧阳涛, 王启堂, 等. 中国前哨淋巴结活检多中心协作研究 CBCSG–001 最新资料报告. 中华乳腺病杂志 (电子版), 2009, 3: 265–272.

21. Serrano–Vicente J, Rayo–Madrid JI, Dominguez–Grande ML, et al. Role of SPECT–CT in breast cancer sentinel node biopsy when internal mammary chain drainage is observed. Clin Transl Oncol, 2016, 18 (4): 418–425.

22. Morrow M, Foster RS, Jr. Staging of breast cancer: a new rationale for internal mammary node biopsy. Arch Surg, 1981, 116 (6): 748–751.

23. Huang O, Wang L, Shen K, et al. Breast cancer subpopulation with high risk of internal mammary lymph nodes metastasis: analysis of 2,269 Chinese breast cancer patients treated with extended radical mastectomy. Breast Cancer Res Treat, 2008, 107 (3): 379–387.

24. Manca G, Volterrani D, Mazzarri S, et al. Sentinel lymph node mapping in breast cancer: a critical reappraisal of the internal mammary chain issue. Q J Nucl Med Mol Imaging, 2014, 58 (2): 114–126.

25. Hassiotou F, Geddes D. Anatomy of the human mammary gland: Current status of knowledge. Clin Anat, 2013, 26 (1): 29–48.

26. van der Ent FW, Kengen RA, van der Pol HA, et al. Halsted revisited: internal mammary sentinel lymph node biopsy in breast cancer. Ann Surg, 2001, 234 (1): 79–84.

27. Postma EL, van Wieringen S, Hobbelink MG, et al. Sentinel lymph node biopsy of the internal mammary chain in breast cancer. Breast Cancer Res Treat, 2012, 134 (2): 735–741.

28. Cong BB, Cao XS, Qiu PF, et al. Validation study of the modified injection technique for internal mammary sentinel lymph node biopsy in breast cancer. Onco Targets Ther, 2015, 8: 2705–2708.

29. Poortmans P. Postmastectomy radiation in breast cancer with one to three involved lymph nodes: ending the debate. Lancet, 2014, 383 (9935): 2104–2106.

30. Grabenbauer GG. Internal mammary nodes in invasive breast carcinoma. To treat or not to treat? Strahlenther Onkol, 2004, 180 (11): 690–694.

31. Mansel RE, Goyal A, Newcombe RG, et al. Internal mammary node drainage and its role in sentinel lymph node biopsy: the initial ALMANAC experience. Clin Breast Cancer, 2004, 5 (4): 279–284; discussion 285–276.

32. NCCN Clinical Practice Guidelines in Oncology: Breast cancer. Version 1. 2019. https://wwwnccnorg/professionals/physician_gls/pdf/breastpdf, 2019.

33. Lyman GH, Somerfield MR, Bosserman LD, et al. Sentinel Lymph Node Biopsy for Patients With Early–Stage Breast Cancer: American Society of Clinical Oncology Clinical Practice Guideline Update. J Clin Oncol, 2017, 35 (5): 561–564.

34. 中国抗癌协会乳腺癌专业委员会. 中国抗癌协会乳腺癌诊治指南与规范 (2017 年版). 中国癌症杂志, 2017, 27 (09): 695–759.

35. 郭宝良, 李挺, 刘荫华, 等. 早期乳腺癌染料法前哨淋巴结活检专家共识及技术操作指南 (2018 版). 中国实用外科杂志, 2018, 38 (08): 855–858.

36. 王永胜, 左文述, 刘娟娟, 等. 乳腺癌前哨淋巴结活检替代腋窝清扫术前瞻性非随机对照临床研究. 外科理论与实践, 2006 (2): 104–107.

37. Paulinelli RR, Freitas–Junior R, Rahal RM, et al. A prospective randomized trial comparing patent blue and methylene blue for the detection of the sentinel lymph node in breast cancer patients. Rev Assoc Med Bras (1992), 2017, 63 (2): 118–123.

38. 张永松, 梁全琨, 钟玲, 等. 纳米炭和亚甲蓝联合核素示踪法在腔镜乳腺癌前哨淋巴结活组织检查中的对照研究. 中华乳腺病杂志 (电子版), 2015, 9 (04): 231–235.

39. James TA, Coffman AR, Chagpar AB, et al. Troubleshooting Sentinel Lymph Node Biopsy in Breast Cancer Surgery. Ann Surg Oncol, 2016, 23 (11): 3459–3466.

40. Ng BK, Cameron AJ, Liang R, et al. Serotonin syndrome following methylene blue infusion during parathyroidectomy: a case report and literature review. Can J Anaesth, 2008, 55 (1): 36–41.

41. Gropper AB, Calvillo KZ, Dominici L, et al. Sentinel lymph node biopsy in pregnant women with breast cancer. Ann Surg Oncol, 2014, 21 (8): 2506–2511.

42. Moncayo VM, Aarsvold JN, Alazraki NP. Lymphoscintigraphy and sentinel nodes. J Nucl Med, 2015, 56 (6): 901–907.

43. Aliakbarian M, Memar B, Jangjoo A, et al. Factors influencing the time of sentinel node visualization in breast cancer patients using intradermal injection of the radiotracer. Am J Surg, 2011, 202(2): 199–202.

44. Giammarile F, Alazraki N, Aarsvold JN, et al. The EANM and SNMMI practice guideline for lymphoscintigraphy and sentinel node localization in breast cancer. Eur J Nucl Med Mol Imaging, 2013, 40(12): 1932–1947.

45. Lucci A, Jr., Kelemen PR, Miller C, et al. National practice patterns of sentinel lymph node dissection for breast carcinoma. J Am Coll Surg, 2001, 192(4): 453–458.

46. 姜军, 王殊. 乳腺癌荧光示踪前哨淋巴结活组织检查操作指南. 中华乳腺病杂志(电子版), 2017, 11(04): 193–197.

47. Guidelines of the AGO Breast Committee: Comission Mamma. Version 18.1.0. https://wwwago-onlinede/en/guidelines-mamma/march-2018/, 2018.

48. Verbeek FP, Troyan SL, Mieog JS, , et al. Near-infrared fluorescence sentinel lymph node mapping in breast cancer: a multicenter experience. Breast Cancer Res Treat, 2014, 143(2): 333–342.

49. Sugie T, Kinoshita T, Masuda N, et al. Evaluation of the Clinical Utility of the ICG Fluorescence Method Compared with the Radioisotope Method for Sentinel Lymph Node Biopsy in Breast Cancer. Ann Surg Oncol, 2016, 23(1): 44–50.

50. Xiong L, Gazyakan E, Yang W, et al. Indocyanine green fluorescence-guided sentinel node biopsy: a meta-analysis on detection rate and diagnostic performance. Eur J Surg Oncol, 2014, 40(7): 843–849.

51. 曹迎明, 王殊, 郭嘉嘉, 等. 吲哚菁绿联合美蓝在乳腺癌前哨淋巴结活检术中的应用. 中华普通外科杂志, 2014, 29(2): 119–122.

52. Sever AR, Mills P, Jones SE, et al. Sentinel node identification using microbubbles and contrast-enhanced ultrasonography. Clin Radiol, 2012, 67(7): 687–694.

53. Xie F, Zhang D, Cheng L, et al. Intradermal microbubbles and contrast-enhanced ultrasound(CEUS)is a feasible approach for sentinel lymph node identification in early-stage breast cancer. World J Surg Oncol, 2015, 13: 319.

54. Cox K, Taylor-Phillips S, Sharma N, et al. Enhanced pre-operative axillary staging using intradermal microbubbles and contrast-enhanced ultrasound to detect and biopsy sentinel lymph nodes in breast cancer: a potential replacement for axillary surgery. Br J Radiol, 2018, 91(1082): 20170626.

55. Tafra L, McMasters KM, Whitworth P, et al. Credentialing issues with sentinel lymph node staging for breast cancer. Am J Surg, 2000, 180(4): 268–273.

56. 土永胜, 欧阳涛, 土启堂, 等. 中国前哨淋巴结活检多中心协作研究 CBCSG-001 最新资料报告. 中华乳腺病杂志(电子版), 2009, 3(3): 265–272.

57. Arlicot C, Louarn AL, Arbion F, et al. Evaluation of the two intraoperative examination methods for sentinel lymph node assessment: a multicentric and retrospective study on more than 2,000 nodes. Anticancer Res, 2013, 33(3): 1045–1052.

58. Chen YZ, Zhang JX, Chen JJ, et al. Factors associated with the misdiagnosis of sentinel lymph nodes using touch imprint cytology for early stage breast cancer. Oncol Lett, 2011, 2(2): 277–281.

59. Petursson HI, Kovacs A, Mattsson J, et al. Evaluation of intraoperative touch imprint cytology on axillary sentinel lymph nodes in invasive breast carcinomas, a retrospective study of 1227 patients comparing sensitivity in the different tumor subtypes. PLoS One, 2018, 13(4): e0195560.

60. Horvath JW, Barnett GE, Jimenez RE, et al. Comparison of intraoperative frozen section analysis for sentinel lymph node biopsy during breast cancer surgery for invasive lobular carcinoma and invasive ductal carcinoma. World J Surg Oncol, 2009, 7: 34.

61. Lai SK, Masir N, Md Pauzi SH. Intraoperative frozen section sentinel lymph node assessment in breast cancer: A tertiary institution experience. Malays J Pathol, 2018, 40(2): 121–128.

62. Sanguinetti A, Polistena A, Lucchini R, et al. Breast cancer micrometastasis and axillary sentinel lymph nodes frozen section. Our experience and review of literature. Int J Surg, 2014, 12 Suppl 1: S12–15.

63. Lumachi F, Marino F, Zanella S, et al. Touch imprint cytology and frozen-section analysis for intraoperative evaluation of sentinel nodes in early breast cancer. Anticancer Res, 2012, 32(8): 3523–3526.

64. Petropoulou T, Kapoula A, Mastoraki A, et al. Imprint cytology versus frozen section analysis for intraoperative assessment of sentinel lymph node in breast cancer. Breast Cancer(Dove Med Press), 2017, 9: 325–330.

65. 黄自明, 王蓉, 郑媛, 等. 术中分层冷冻切片在乳腺癌前哨淋巴结活检中的诊断价值. 中国现代医学杂志, 2017, 27(28): 56–60.

66. Patholgists CoA. Protocol for the Examination of Resection Specimens From Patients With Invasive Carcinoma of the Breast. Version 4.2.0.0. https://wwwcaporg/protocols-and-guidelines/cancer-reporting-tools/cancer-protocol-templates, 2019.

67. Chilosi M, Lestani M, Pedron S, et al. A rapid immunostaining method for frozen sections. Biotech Histochem, 1994, 69(4):

235–239.

68. Terata K, Saito H, Nanjo H, et al. Novel rapid-immunohistochemistry using an alternating current electric field for intraoperative diagnosis of sentinel lymph nodes in breast cancer. Sci Rep, 2017, 7 (1): 2810.

69. Ojima T, Kinami S, Nakamura K, et al. Advantages of the rapid double-staining method for intraoperative detection of micrometastasis in sentinel lymph nodes. Oncol Rep, 2013, 30 (3): 1067–1072.

70. Krishnamurthy S, Meric-Bernstam F, Lucci A, et al. A prospective study comparing touch imprint cytology, frozen section analysis, and rapid cytokeratin immunostain for intraoperative evaluation of axillary sentinel lymph nodes in breast cancer. Cancer, 2009, 115 (7): 1555–1562.

71. Nissan A, Jager D, Roystacher M, et al. Multimarker RT-PCR assay for the detection of minimal residual disease in sentinel lymph nodes of breast cancer patients. Br J Cancer, 2006, 94 (5): 681–685.

72. Gimbergues P, Dauplat MM, Cayre A, et al. Correlation between molecular metastases in sentinel lymph nodes of breast cancer patients and St Gallen risk category. Eur J Surg Oncol, 2007, 33 (1): 16–22.

73. Blumencranz P, Whitworth PW, Deck K, et al. Scientific Impact Recognition Award. Sentinel node staging for breast cancer: intraoperative molecular pathology overcomes conventional histologic sampling errors. Am J Surg, 2007, 194 (4): 426–432.

74. Wang YS, Liu YH, Tao OY, et al. GeneSearch BLN Assay could replace frozen section and touch imprint cytology for intra-operative assessment of breast sentinel lymph nodes. Breast Cancer, 2014, 21 (5): 583–589.

75. Ruud P, Fodstad Ø, Hovig E. Identification of a novel cytokeratin 19 pseudogene that may interfere with reverse transcriptase-polymerase chain reaction assays used to detect micrometastatic tumor cells. International Journal of Cancer, 1999 (No. 1): 119–125.

76. Pathmanathan N, Renthawa J, French JR, et al. Intraoperative sentinel lymph node assessment in breast cancer: a comparison of rapid diagnostic method based on CK19 mRNA expression and imprint cytology. ANZ J Surg, 2014, 84 (10): 730–734.

77. Ishikawa T, Sasaki T, Miyajima E, et al. Pathological examination with two-millimetre serial sectioning for sentinel lymph node biopsies in breast cancer. Eur J Surg Oncol, 2009, 35 (8): 895–896.

78. Giuliano AE, Ballman KV, McCall L, et al. Effect of Axillary Dissection vs No Axillary Dissection on 10-Year Overall Survival Among Women With Invasive Breast Cancer and Sentinel Node Metastasis: The ACOSOG Z0011 (Alliance)Randomized Clinical Trial. JAMA, 2017, 318 (10): 918–926.

79. Kenny TC, Dove J, Shabahang M, et al. Widespread Implications of ACOSOG Z0011: Effect on Total Mastectomy Patients. Am Surg, 2016, 82 (1): 53–58.

80. Savolt A, Peley G, Polgar C, et al. Eight-year follow up result of the OTOASOR trial: The Optimal Treatment Of the Axilla-Surgery Or Radiotherapy after positive sentinel lymph node biopsy in early-stage breast cancer: A randomized, single centre, phase III, non-inferiority trial. Eur J Surg Oncol, 2017, 43 (4): 672–679.

81. Curigliano G, Burstein HJ, E PW, et al. De-escalating and escalating treatments for early-stage breast cancer: the St. Gallen International Expert Consensus Conference on the Primary Therapy of Early Breast Cancer 2017. Ann Oncol, 2017, 28 (8): 1700–1712.

82. Patani N, Mokbel K. The clinical significance of sentinel lymph node micrometastasis in breast cancer. Breast Cancer Res Treat, 2009, 114 (3): 393–402.

83. van Diest PJ, de Boer M, van Deurzen CH, et al. Micrometastases and isolated tumor cells in breast cancer are indeed associated with poorer outcome. J Clin Oncol, 2010, 28 (9): e140; author reply e141–142.

84. Salhab M, Patani N, Mokbel K. Sentinel lymph node micrometastasis in human breast cancer: an update. Surg Oncol, 2011, 20 (4): e195–206.

85. de Boer M, van Deurzen CH, van Dijck JA, et al. Micrometastases or isolated tumor cells and the outcome of breast cancer. N Engl J Med, 2009, 361 (7): 653–663.

86. Boughey JC, Suman VJ, Mittendorf EA, et al. Sentinel lymph node surgery after neoadjuvant chemotherapy in patients with node-positive breast cancer: the ACOSOG Z1071 (Alliance)clinical trial. JAMA, 2013, 310 (14): 1455–1461.

87. Boughey JC, Suman VJ, Mittendorf EA, et al. Factors affecting sentinel lymph node identification rate after neoadjuvant chemotherapy for breast cancer patients enrolled in ACOSOG Z1071 (Alliance). Ann Surg, 2015, 261 (3): 547–552.

88. Palmer JAV, Flippo-Morton T, Walsh KK, et al. Application of ACOSOG Z1071: Effect of Results on Patient Care and Surgical Decision-Making. Clin Breast Cancer, 2018, 18 (4): 270–275.

89. Boileau JF, Poirier B, Basik M, et al. Sentinel node biopsy after neoadjuvant chemotherapy in biopsy-proven node-positive breast cancer: the SN FNAC study. J Clin Oncol, 2015, 33 (3): 258–264.

90. Kuehn T, Bauerfeind I, Fehm T, et al. Sentinel-lymph-

node biopsy in patients with breast cancer before and after neoadjuvant chemotherapy（SENTINA）：a prospective, multicentre cohort study. Lancet Oncol, 2013, 14（7）: 609-618.

91. Tee SR, Devane LA, Evoy D, et al. Meta-analysis of sentinel lymph node biopsy after neoadjuvant chemotherapy in patients with initial biopsy-proven node-positive breast cancer. Br J Surg, 2018, 105（12）: 1541-1552.

第四节　乳癌术后乳房再造及其进展

一、概论

（一）乳腺癌术后乳房再造的现状

乳腺癌是实体肿瘤中疗效最佳的肿瘤之一。然而,各种乳腺癌切除术还是使患者失去了乳房原有的完整性,造成了不同程度的乳房畸形甚至缺失,从而产生一系列生理、心理及形体方面的不良影响。因此乳腺癌手术后的乳房缺损与保乳术后的乳房畸形均需要整形外科进行再造和修复,且已成为乳腺癌完整治疗方案中不可或缺的一个重要组成部分。

乳房再造不仅有外观上的改变,更可以减少乳腺癌患者乳房缺失的痛苦,提高术后患者的生活质量及心理满意度。术后随着时间推移,乳房再造患者的满意度、幸福感、性健康程度逐渐提高。乳房再造已经越来越受到全社会的广泛重视,国内患者对乳房再造的需求不断增长。

乳腺癌术后行乳房再造的肿瘤学安全性是肯定的,乳房再造不影响肿瘤的演变,不增加复发转移的风险。大量研究表明,肿瘤是否局部复发或转移,与疾病的分期、术后是否辅助放疗等因素有关,与是否行乳房再造、再造的时机及再造方式无关。即刻乳房再造在肿瘤学的安全性也已被证实,即刻乳房再造患者在肿瘤局部复发率,与单纯乳腺癌根治术患者比较无差别。患者局部复发、远处转移、无复发生存率与未行乳房再造患者相比无明显差异。乳房再造不影响乳腺癌患者术后的生存率和生存时间。乳房再造对外科手术或肿瘤复发、转移的检出没有影响。尽管某些再造手术方式会对一些影像学检查造成一定影响,但乳房再造并不会推迟对肿瘤复发的检出。

1998年美国国会通过的《妇女健康与癌症权利法案》明确规定健康保险公司均需承担以下费用:乳腺癌患侧乳房切除后的重建费用;对侧乳房整形以获取与患侧对称外观的费用;乳腺癌切除后安装假体及治疗并发症的费用。自此,美国乳腺癌术后乳房再造的数量迅速增加,近几年美国每年的乳房再造数量已逾9万例,超过了每年新增乳腺癌患者的40%。

我国目前缺乏大规模乳房再造的临床统计资料。国内发表的相关论文显示,我国乳房再造的数量逐年增加,再造的方法也越来越完善,乳房再造的理念和意识被越来越多的肿瘤外科医生所认识和接受。

（二）乳房再造术式的历史与变迁

1971年,Snyderman首先报道将乳房假体植入乳癌患者胸部皮下进行乳房再造。这种方法虽然有很多优点:如操作简单,不增加新的手术瘢痕,再造乳房的皮肤覆盖即为胸部皮肤,没有供区等。但其缺点也很明显,如覆盖假体的皮肤过薄,容易出现假体外露、包膜挛缩;胸壁瘢痕导致的皮肤质量较差,不能形成乳房自然的下垂形态;不能纠正腋窝及锁骨下的凹陷畸形等。为克服以上缺点,很多学者探索应用局部皮瓣覆盖假体,Lewis（1979）报道腹部上移推进皮瓣配合乳房假体进行乳房再造。Bohmert（1976）、Davis（1977）应用胸腹部横形局部皮瓣联合乳房假体进行再造。Drever（1977）应用胸壁外侧皮瓣和上腹部正中皮瓣,以及上臂内侧皮瓣、大网膜（Arnold1976）等联合应用乳房假体进行乳房再造,改善乳房假体覆盖物的质量。并逐步认识到将假体置于胸大肌下可以降低包膜挛缩的发生率（Gruber, 1981）。

1982年Radovan首先提出应用扩张器先期扩张胸部皮肤后,再置入永久假体,较之普通的皮肤扩张,乳房再造时延长了注水间隔及注水完成后扩张器留置的时间。1984年Becker在乳腺切除术中将组织扩张器放置在肌性腔穴中,或将扩张器置入乳腺切除术后形成的皮瓣下面,使得皮瓣基本没有张力。完全肌肉覆盖下的扩张器可最大限度减少因皮瓣坏死导致的扩张器外露。另外,提升前锯肌及其筋膜防止扩张器从腔穴的侧边界移位。在二期手术中以永久性假体替换扩张器,实行部分或全部包膜切开,使乳房得以最大限度地扩张和下垂。应用脱细胞真皮补片克服胸大肌下单独放置假体的不足,减少了假体直接暴露于皮下发生包膜挛缩的概率。由于假体植入乳房再造方法简单易行,手术效果较好,该方法仍是目前最常用的乳房再造方法。

自体组织乳房再造的优点是避免使用假体,乳房质地柔软,形态自然。1977 年,Schneider 和 Muhlbauer 几乎同时提出应用背阔肌肌皮瓣进行乳房再造,并被 Bostwic、Vascones(1978)等推广应用。1979 年 Robbins 首先应用腹直肌肌皮瓣进行乳房再造。1982 年 Hartrampf 最先报道下腹部横行腹直肌肌皮瓣(transverse rectus abdominis myocutaneous flap,TRAM)进行乳房再造,很快 TRAM 皮瓣成为乳房再造的首选方法。Scheflan 和 Dinner(1983)详细研究了 TRAM 的血供分布,将其分为四区,为 TRAM 乳房再造提供了理论依据。Vasconez(1983)等报道应用对侧腹直肌为蒂再造乳房以获得更大的灵活性。Hartrampf(1991)指出,单蒂 TRAM 的安全血供范围约占皮瓣的 60%,建议使用双蒂 TRAM 皮瓣增加 TRAM 的血供。Holmstrom(1979)首先报道了游离腹直肌肌皮瓣乳房再造术,认为以腹壁下动脉供血的 TRAM 更符合生理状态,受区血管可选用肩胛下动静脉或胸廓内血管。Carson(1999)及其他学者比较了带蒂和游离 TRAM 乳房再造,认为两种方法的并发症基本相同,而带蒂移植手术时间短,经济负担轻,不要求显微外科技术,较游离移植操作方便,TRAM 带蒂移植重新受到重视。为减少腹壁疝的发生,Allen 与 Treece1994 年首先报道应用的 DIEP 皮瓣乳房再造,是游离 TRAM 皮瓣的改良与完善,它既保留了 TRAM 皮瓣血运丰富,组织量大的特点,同时又不损伤腹直肌肌鞘,使腹壁疝、腹壁膨出的并发症明显减少。下腹壁浅动脉皮瓣(superficial inferior epigastric artery flap,SIEA)乳房再造是一项十分吸引人的技术,适用于体型肥胖的妇女。因手术不涉及腹直肌前鞘,杜绝了腹壁疝与下腹膨出的发生(0.7%~5% 的 DIEP 乳房再造患者出现原因不明的下腹膨出)。在再造乳房的同时,真正实现了腹壁整形。自从 1991 年 Toth 与 Lappert 首先报道应用保留皮肤的乳腺切除术(Skin-Sparing Mastectomy,SSM)进行

即刻乳房(Immediate Breast Reconstruction IBR)再造至今,该方法因其明显提高了再造乳房的美学效果,给患者带来了巨大利益而获得迅速发展。Fujino(1976)应用臀大肌肌皮瓣进行乳房再造,外形良好。还有学者应用股前外侧皮瓣、横行股薄肌肌皮瓣等技术进行乳房再造。与乳癌手术相比,乳房再造作为一个新兴技术,正日新月异地发展与完善。

近 20 年来,内镜等微创技术也开始应用到乳房再造领域。1996 年,Monticciolo 等在内镜下获取带蒂背阔肌肌瓣用于保乳手术。1998 年日本学者 Masuoka 等报道 7 例内镜辅助下获取背阔肌肌瓣联合假体用于乳腺癌改良根治术后的乳房重建。2012 年,Selber 等报道 5 例机器人辅助获取背阔肌肌瓣联合假体用于乳房重建。与传统乳房重建手术相比,微创乳房重建技术具有供区创口小、出血少、疼痛轻、并发症少、恢复快、美容效果好等诸多优势,是乳房再造发展的一个新的方向。

二、乳腺癌切除术后乳房再造的原则

1. 必须将肿瘤治疗放在首位,乳腺癌的一切治疗必须以肿瘤学安全性为前提,乳房再造必须在确定肿瘤学安全、保证肿瘤治疗的前提下进行。乳房再造必须综合考虑乳腺癌的生物学特点,遵循综合治疗、无瘤操作等肿瘤外科手术原则。乳房再造的任何整形外科治疗都不应推迟乳腺癌辅助治疗的时间,不应影响乳腺癌辅助治疗的进行。当整形外科治疗与肿瘤外科原则存在矛盾时,应首先遵循肿瘤外科原则。

2. 必须将乳房再造纳入乳腺癌的整个治疗方案,医生有义务告知患者有选择进行乳房再造的权利。当患者具备再造条件时,应建议有乳房再造意愿的患者选择有条件的医院实施乳房再造手术。乳房再造不是一个独立于乳腺癌切除之外的过程,在初次制订乳腺癌治疗方案时,即应由整形外科医生共同参与,将乳房再造考虑到整个治疗方案之中。在保证乳腺癌治疗效果的同时,尽可能地为乳房再造创造条件。

3. 在乳腺切除过程中,应在不违反肿瘤学原则的前提下,尽可能保留乳房的皮肤、皮下组织以及重要的美学结构(如乳房下皱襞等),最大限度地为乳房再造保留条件,提高再造乳房美学效

果和患者满意度。①对于可实施即刻乳房再造的患者，在肿瘤学情况允许的前提下，行保留皮肤的乳腺癌根治术是最佳的选择，切口最好沿乳晕半侧边缘并向侧方横向延伸。②如果允许仅切除乳头、乳晕，最佳切口是乳晕环形切口，需腋窝清扫时加腋窝切口；当乳房下垂、乳房较大时，在彻底清除肿瘤和保证乳头、乳晕血供的前提条件下，可采用乳房上提和乳房缩小术式的垂直切口或倒 T 切口。③在许多情况下仅需切除乳头而保留乳晕，因此只需做穿过乳晕切除乳头的直线或弧形切口。④在不能保留乳头、乳晕时，切口应包含乳头、乳晕、肿瘤表面及活检区域（包括穿刺针道和手术活检）的皮肤。从美学角度出发，该切口设计为横向时最有利于再造，其次是斜切口，最差为纵切口。⑤当应用皮瓣再造时，应尽可能利用皮瓣替代整个美学单元，将皮瓣另一侧的切口置于隐蔽部位（如乳房下皱襞位置）。

4. 无论是即刻再造的乳腺切除后局部皮瓣，还是二期再造中的远位转移皮瓣，良好的血运是组织成活和实现一切美学效果必须优先保证的前提。当采用扩张器或假体进行再造时，必须保证有良好血运的组织进行覆盖，保证切口两侧缘的组织血供，保证伤口的良好愈合，避免扩张器或假体外露。应考虑到可能造成皮瓣坏死的危险因素，包括：术前皮肤放疗、吸烟、肥胖、体积过大、年龄、免疫性疾病等。

5. 乳腺癌的治疗应当在多学科团队合作框架下进行，包括放射科、乳腺外科、整形外科、影像科、病理科、心理科、核医学科、免疫科等。整形外科医生是这个团队中不可缺少的一部分，必须意识到多学科合作的重要性，只有加强多学科合作才能使治疗从肿瘤学、美学、心理学等方面达到最好的效果，从而通过减少损伤、降低心理影响、改善美学效果来提高患者生活质量，使患者利益最大化。

三、乳房再造术的基本内容及时机

乳房再造应当从肿瘤治疗安全性及整形美容效果两方面考虑：①再造所采用的技术不会干扰乳腺癌的治疗，不影响治疗的疗效与预后，不影响肿瘤复发的及时检出与再治疗。②再造的乳房应达到理想的美容及功能效果，能改善乳腺癌患者术后的躯体形象，防止或减轻心理创伤，提高患者

的生活信心和生存质量。

（一）乳房再造的基本内容

1. 皮肤缺损的修复　目前，乳房再造只是乳房形态的恢复和重建，包括以下几方面的内容。乳腺癌切除术在切除病灶的同时，需切除一定范围内的皮肤，造成不同程度的皮肤缺失。修复皮肤缺损的方法有：

（1）应用皮肤软组织扩张器，使皮肤扩张，增加皮肤的面积；

（2）局部皮瓣转移；

（3）各种肌皮瓣或皮瓣转移如背阔肌肌皮瓣、腹直肌肌皮瓣等；

（4）游离皮瓣或肌皮瓣移植等。

2. 乳房形态的重建与恢复　通过自体组织移植或乳房假体植入等手段，弥补乳房组织量的不足，恢复乳房形态与体积，要尽力塑造出乳房的正常形态，并注意两侧乳房的对称。乳房形态的重建与恢复可在修复皮肤缺损的同时或之后的一定时期内进行。

3. 胸部包括腋部的组织缺损的修复　乳腺癌根治术或术后放疗可造成胸部和腋部大范围的组织缺损，遗留胸部凹陷、腋前皱襞缺失及锁骨下区空虚等畸形，也需要进行修复。要重视再造腋前皱襞，如果腋前皱襞不明显，即使有丰满的乳房也不会显示出良好的形状；如腋前皱襞与乳房体之间有浅沟区分，乳房则会显得较为丰满。

4. 乳头、乳晕的再造　再造乳头、乳晕是为了使再造乳房的外形更加逼真、近似于正常乳房。

5. 矫正双侧乳房的不对称性　在进行乳房再造时，术者应在术前进行必要的测量，准确估计再造乳房所需的组织量。测量时患者取站立位或坐位。健侧测量：①锁骨中点到乳头的距离；②乳头到乳房下皱襞中点的距离；③胸骨中线到乳头的距离；④乳头到腋前线的距离。患侧测量：①锁骨中点到乳房下皱襞中点的距离；②相当于乳头水平的胸骨中线到腋前线的距离。将健侧测量结果减去患侧测量结果，可作为设计肌皮瓣的长宽及选择扩张器或乳房假体容积的参考。

乳房再造术后乳房不对称的治疗应以调整再造乳房以达到与健侧乳房形态对称为原则，尽量避免健侧乳房手术，增加患者身心负担。对于部分患者不满于健侧乳房的形态，可行健侧乳房的

矫正术,多为乳房上提、乳房缩小、自体脂肪或假体隆乳等。

(二)乳腺癌术后乳房再造的时机

乳腺癌术后乳房再造术,按照手术的时机可分为:即刻乳房再造术、延迟乳房再造术。

1. 即刻乳房再造　在乳腺癌手术切除术的同时行乳房再造,称为即刻乳房再造。即刻乳房再造除了在术后就能达到两侧乳房形式上的对称,还可迅速重建乳房应有的生理和心理的感觉及其优美的外形。即刻乳房再造是治疗乳腺癌的重要环节,包括了形体缺陷治疗、心理治疗及社会医学治疗的内容。曾有学者认为,为了提高患者对再造乳房的满意率,主张让患者经历缺失乳房的痛苦后进行延迟乳房再造,这是十分不人道的。在美国的一些医疗中心,即刻乳房再造在所有乳房再造的比率达到了 80% 以上。

即刻乳房再造需要多学科的配合:①普查及初诊医生提高意识及早发现。②病理医生准确、快速的诊断。③普通外科或肿瘤外科医生采用恰当的术式切除乳腺癌,保留必要的组织,为乳房再造创造良好条件。④整形外科医生选择组织量丰富、血运好的肌皮瓣或皮瓣,修复组织缺损,塑造完美的乳房形态。⑤心理医生及护理工作者的术后辅导。研究证明,即刻乳房再造不会对肿瘤的演变过程发生影响;即刻乳房再造亦不影响乳腺癌根治术后的放疗及化疗;术后患者的五年存活率优于未行乳房再造者。

即刻乳房再造适应证的选择:对于 Ⅰ、ⅡA、ⅡB、ⅢA 期(仅 T_3、N_1、M_0)、预防性乳腺切除,身体状况良好,没有合并严重的内科病症,可以耐受乳腺癌切除即刻乳房再造手术,患者本人有乳房再造要求。可以考虑在乳腺癌切除术同期行即刻乳房再造。T_2、T_3 行术前新辅助化疗的患者,目前是否应该进行即刻乳房再造仍存在争议,尚有待进一步的肿瘤学临床证据。

即刻乳房再造因与乳房切除手术同期进行,皮瓣坏死、出血、血肿及感染等风险有所增加。一旦出现并发症,相应的治疗及愈合时间过长可能推迟化疗的开始。因此选择安全性相对较高,风险相对较小,恢复较快的即刻乳房再造方法是必要的。如果术后患者必须接受放疗,则须慎重考虑即刻乳房再造,并且应避免采用假体进行即刻乳房再造。

即刻乳房再造术的优、缺点:

(1)优点:①减轻了患者乳房缺失造成的心理上的痛苦,减少了心理障碍的发生率。②减少了手术次数,缩短了治疗时间,降低了治疗费用。③乳房切除后遗留的组织没有受到瘢痕的影响,质地柔软,再造乳房形态好于二期再造的乳房。④没有受过放疗影响的背阔肌肌皮瓣及腹直肌肌皮瓣血供有保证。⑤保留皮肤的再造乳房,其表面皮肤的色泽、质地、感觉好。⑥保留了乳房下皱襞结构,使再造乳房更加自然,逼真。

(2)缺点:①尽管即刻再造的乳房外形好于延迟再造,但因患者没有经历过乳房缺失后的种种痛苦,容易产生对再造乳房的不满。②由于再造乳房有一定体积,对于胸壁的肿瘤复发可能不易及时发现,要求进行复查的乳腺肿瘤医生具有一定的经验。③患者因为刚接受到罹患癌症的恐慌,对再造及其相应并发症的说明不能充分理解,所以需要详细的解释及心理辅导。

2. 延迟乳房再造术　延迟乳房再造术是指在乳腺癌切除术与放化疗结束后,经过一定的恢复期后,再择期进行的乳房再造。延迟乳房再造可以在放、化疗等辅助治疗结束后,精神状况和身体条件较好的情况下择期手术,对于不能耐受即刻乳房再造的患者是较好的选择。与即刻再造相比,由于患者经历了失去乳房的心理过程,对再造效果的期望值会低一些。该术式也适用于其他原因造成的乳房缺损者。对于并无乳房再造要求,但因乳癌术后放疗等治疗,造成胸壁溃疡或长期创面遗留的患者,也适合进行延迟乳房再造,多选用自体组织瓣进行修复,覆盖创面的同时,再造乳房。

一般来讲,延迟乳房再造更复杂,而其美容效果不如即刻乳房再造的效果好。胸部皮肤和软组织因瘢痕的影响失去弹性,缺损的组织量大,因而需要采用组织量丰富的肌皮瓣或肌皮瓣联合假体再造乳房,也可行扩张器置入,注水后更换永久假体进行乳房再造。

3. 延迟的即刻乳房再造　通过即刻与延期两个阶段完成的乳房再造。在术中无法确定术后需要放疗的情况下,可在乳腺癌切除的同时,于胸大肌后置入组织扩张器。术后如不需放疗,可直接在适当时机完成再造；如术后需要放疗，则尽快完成组织扩张，并进行放疗，待二期再通过转移皮瓣或假体植入的方法完成乳房再造。延迟的即刻乳房再造解决了放疗不确定时乳房再造的决策问题，为选择最佳再造方式提供了决断的时间。最大限度地保留了再造所需的局部组织条件，扩张过程产生的额外皮肤可以避免胸部出现"补丁样"外观。分期手术有利于更加准确地确定假体形状及大小，利于有假体腔隙的调整。

四、乳房再造的方法简介

乳房再造的方法很多，主要包括假体植入、自体组织移植以及自体组织加假体移植三大类。

（一）自体组织乳房再造

自体组织乳房再造技术包括自体脂肪移植技术和各种自体肌瓣或肌皮瓣移植技术，提供了一个自然的、持久的、美学效果良好的乳房，避免了单纯假体/扩张器置入乳房再造的局限性及假体包膜挛缩等并发症。自体组织乳房再造最常应用的皮瓣是下腹部皮瓣（TRAM、DIEP、SIEA 等）和背阔肌肌皮瓣（单纯背阔肌肌皮瓣、背阔肌肌皮瓣＋假体等），较少应用的皮瓣包括臀大肌肌皮瓣、侧胸皮瓣、股前外侧皮瓣、横行股薄肌肌皮瓣等。以下将常用的自体组织乳房再造技术分别作以简单阐述。

1. 下腹部皮瓣乳房再造

（1）横行腹直肌肌皮瓣（TRAM 皮瓣）乳房再造：TRAM 皮瓣（transverse rectus abdominis myocutaneous flap）可以携带的组织量大，手术相对安全，再造乳房手感好，可随年龄出现一定程度的自然下垂，但该皮瓣需要损失一侧甚至两侧腹直肌，对运动功能有一定影响。Robbins 首先报道了应用腹直肌肌皮瓣再造乳房的方法，以含有腹壁上动脉的腹直肌为蒂，利用腹直肌及其表面皮肤进行乳房再造。此方法携带的组织量大，不需要应用假体。TRAM 是 Hartrampf 等首先提出的，以同侧腹壁上动脉为血管蒂，腹直肌携带脐水平以下的横行腹部岛状皮瓣，经皮下隧道转移至胸前再造乳房。Vasconez 等报道应用对侧腹直肌为蒂再造乳房以获得更大的灵活性。

1）TRAM 手术的适应证：①无生生育要求的女性。②腹壁有足够组织量的中等肥胖女性。③胸部皮肤缺损较多（通常较健侧缺少 8cm 以上），行乳癌根治术或行改良根治术后胸大肌萎缩明显的患者。④不愿意接受乳房假体植入的患者。⑤放射治疗导致胸壁皮肤萎缩薄弱或有经久不愈的溃疡者，适合双蒂 TRAM 手术；胸廓内动脉或腹壁上动脉损伤者适合应用以腹壁下动脉为蒂的游离 TRAM 或 DIEP 手术。

2）TRAM 手术禁忌证：①未生育过或有生育要求的患者；②消瘦、没有足够腹壁组织的患者；③以前腹部做过手术、胸廓内动脉或腹壁上动脉进入 TRAM 皮瓣的血供受阻断者；④肋缘下和旁正中切口是带蒂 TRAM 瓣转移的禁忌证；⑤以前的阑尾切除术切口，下腹横行切口或腹股沟部的手术为游离的 TRAM 瓣禁忌证；⑥腹壁脂肪抽吸术后；⑦系统疾病：包括严重的心血管疾病，慢性肺疾患（包括哮喘），无法控制的高血压，病理性肥胖，胰岛素依赖性糖尿病，吸烟，自身免疫性疾病，将有可能增加手术并发症。

腹直肌起自第 5~7 肋软骨和剑突前面，下端止于耻骨联合及耻骨嵴。腹直肌被腹直肌鞘包裹，一般每侧有 3 个腱划，腱划处肌肉与前鞘紧密愈着，左右两鞘间为腹白线。前鞘完整，与腹内、外斜肌腱膜延续，后鞘与腹内斜肌腱膜及腹横筋膜延续，弓状线下缺如。腹直肌肌皮瓣的血液供应主要来自于胸廓内动脉移行的腹壁上动脉和腹壁下动脉及伴行的静脉供血。两个血管系统在脐周有交通，所以位于脐下的皮瓣直接由腹壁下动脉系统供血。皮瓣的皮肤和皮下脂肪组织由深动脉系统的穿支和腹壁浅血管系统沟通形成的血管网提供血供（图 3-10）。

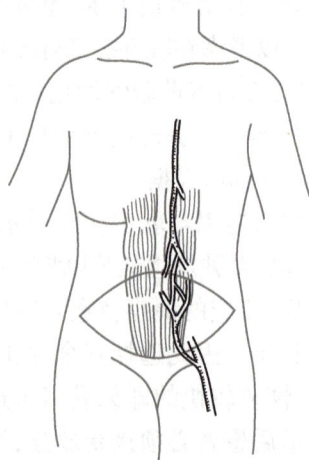

图 3-10　TRAM 皮瓣的血供

单蒂 TRAM 皮瓣根据血供的优劣分为 4 区，肌蒂表面为 I 区，血供最好；II 区位于肌蒂对侧腹直肌表面，III 区位于腹直肌蒂的外侧，II、III 区血供较 I 区差，IV 区位于蒂部对侧腹直肌外侧，血运最差，在皮瓣体积足够再造乳房时常去掉 IV 区的皮肤。

TRAM 的形成及乳房塑形见图 3-11~ 图 3-13。

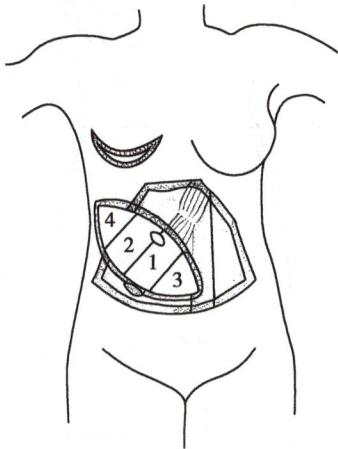

图 3-11　TRAM 皮瓣的分区

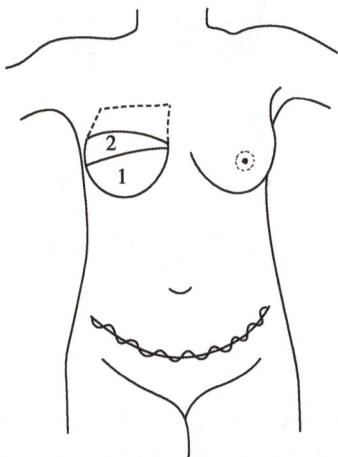

图 3-12　TRAM 皮瓣的转移

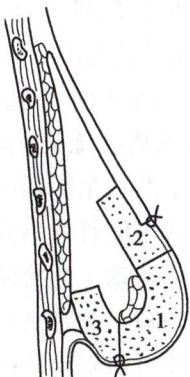

图 3-13　TRAM 皮瓣的塑形

TRAM 乳房再造的优势是组织量大，再造乳房丰满，并有一定的下垂度，手术的同时又进行了腹壁整形，对同为乳癌多发年龄的中年，体型较为肥胖的妇女来说，可谓一举两得。该项术式的缺点是：手术创伤较大，对腋窝畸形的修复不甚理想。术后可能出现皮瓣部分坏死，腹壁疝等比较严重的并发症。此外，患者腹部脂肪的多少在很大程度上决定着 TRAM 瓣再造的乳房体积，不能过分修剪；而再造乳房会随着时间而逐渐下垂，这增加了术者对再造乳房外形预判的难度，即刻再造的乳头、乳晕，也会因此变得不对称。

（2）双蒂 TRAM 瓣乳房再造：乔群等人提出的劈开的双蒂 TRAM 瓣乳房再造技术除了适用于双乳癌乳房再造的患者，更多的情况下适用于乳癌根治术后胸壁及腋窝明显畸形，或合并放疗后形成胸壁难治性溃疡，或伴上肢淋巴水肿的患者；尤其适用于下腹正中瘢痕的患者，这类患者被视为单蒂 TRAM 的禁忌证。虽然这些患者对乳房外形的要求远远低于其他组别的患者，但是二次手术创面修复失败对她们来说却是致命的。该项技术的特点是：①皮瓣应用面积增大，设计中无 II、IV 区，加之通常采用皮瓣延迟术，使皮瓣血运有了保证，最大限度减少了发生皮瓣坏死的可能性。②劈开的双蒂 TRAM 瓣，使塑形灵活性极大增加，在修补创面的同时可修复腋窝凹陷畸形，改善上肢淋巴水肿。③以往认为下腹壁具有纵向手术切口瘢痕的患者不适于进行 TRAM 皮瓣的转移，但双蒂 TRAM 很好地解决了这个问题，将禁忌证转变为适应证。④术中应用 prolene 网片进行腹壁加强是保证术后杜绝发生腹壁疝的关键。

（3）游离 TRAM 瓣乳房再造：腹直肌上部由腹壁上动脉供血，皮瓣所在的中下部主要由腹壁下动脉供血，两血管间有吻合支存在。游离 TRAM 是以腹壁下动静脉为蒂，最适合曾行上腹部手术，切断了腹壁上血管的患者。Holmstrom 首先报道了游离腹直肌肌皮瓣乳房再造术，受区血管可选用肩胛下动静脉或胸廓内血管。该皮瓣的血供更符合生理状态，与带蒂移植的 TRAM 相比脂肪变性与皮瓣坏死的发生概率更小。

（4）DIEP 皮瓣乳房再造：腹壁下血管穿支皮瓣（deep inferior epigastric perforator flap, DIEP）

乳房再造是 Allen 与 Treece1994 年首先报道应用的。DIEP 皮瓣是游离 TRAM 皮瓣的改良与完善，它既保留了 TRAM 皮瓣血运丰富，组织量大的特点，同时又不损伤腹直肌肌鞘，使腹壁疝、腹壁膨出的并发症明显减少，被誉为自体组织乳房再造取得的一个重大进步。缺点是手术时间较长，技术要求较高，需要扎实的显微外科技术，皮瓣塑形不如 TRAM 灵活。下腹部脂肪较少的患者不适合进行该手术，是体型肥胖或超重患者的首选术式。

（5）SIEA 皮瓣乳房再造：下腹壁浅动脉皮瓣（superficial inferior epigastric artery flap，SIEA）乳房再造是一项十分吸引人的技术。适用于体型肥胖的妇女。因手术不涉及腹直肌前鞘，杜绝了腹壁疝与下腹膨出的发生（0.7%~5% 的 DIEP 乳房再造患者出现原因不明的下腹膨出）。在再造乳房的同时，真正实现了腹壁整形。患者术后无腹壁软弱与不适，住院时间及术后恢复时间明显缩短。该术式的缺点是 SIEA 皮瓣血管蒂较短，管径小，吻合术后血管危象发生率高于 DIEP，并且有大约 35% 的患者 SIEA 缺如或不可用，要求术前通过超声多普勒进行精确的评估。

2. 背阔肌肌皮瓣乳房再造　背阔肌起于下 6 个胸椎的棘突和腰背筋膜的后层，并通过腰背筋膜而附着于腰椎棘突、骶中嵴、髂嵴后部及下四对肋骨，呈扁平的三角形斜向外上走行止于肱骨上端的小结节嵴。背阔肌由胸背动、静脉提供营养，另有肋间后血管穿支参与营养（图 3-14）。

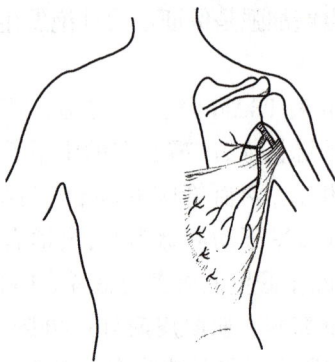

图 3-14　背阔肌皮瓣的血供

背阔肌肌皮瓣乳房再造的优点是皮瓣设计灵活，可以修复锁骨下凹陷与腋前皱襞畸形。尤其配合假体乳房再造时，能够精确的恢复乳房体

积与外形。此外，供区瘢痕不明显，因协同肌的作用，背阔肌移转术后不会产生明显的功能障碍也是该术式的优点。

背阔肌乳房再造示意图见图 3-15、图 3-16。

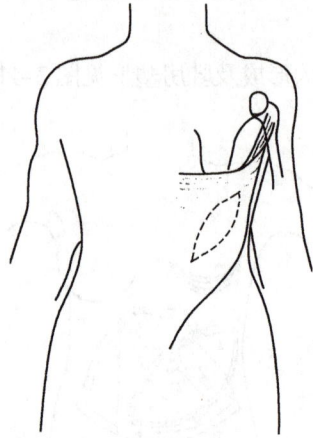

图 3-15　背阔肌皮瓣的设计

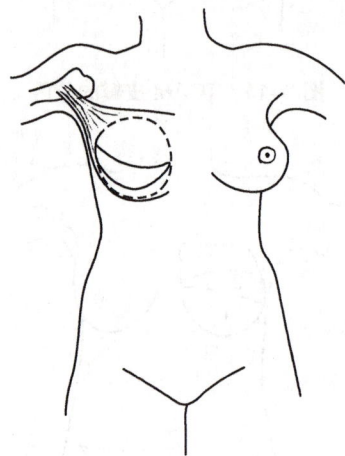

图 3-16　背阔肌皮瓣转移乳房再造

（1）适应证：①适应几乎所有即刻乳房再造的患者，尤其适合因种种原因（如体型瘦削）不能应用 TRAM 皮瓣行乳房再造的患者。②健患侧皮肤缺损在 8cm 以内的延迟再造患者。③保乳手术需要部分乳房再造的患者。

（2）禁忌证：①经检查行乳腺癌根治术时胸背血管已损伤者；②曾行膝关节融合术或因创伤、脊髓灰质炎造成下肢力量减弱的患者，如果再切取背阔肌可能造成半侧骨盆抬高而影响其步态；③背阔肌在轮椅的运动上起协同作用，它的丧失将对截瘫患者的轮椅活动带来不便，在这些患者应该考虑选用其他组织瓣代替；④曾有开胸手术造成胸后部外侧瘢痕可能预示肌肉血供受到损害者。

背阔肌肌皮瓣体积较小是影响其独立作为自体组织乳房再造的主要原因。所乳房再造时多以背阔肌肌皮瓣转移后联合应用假体植入。可以说背阔肌肌皮瓣联合假体乳房再造适用于所有进行乳房再造的患者。但有相当数量的学者认为假体的置入可能影响放疗的进行。PeterG 等研究表明，虽然放疗增加了术后假体包膜挛缩的发生率，但是 80% 的放疗组患者对再造的乳房形态表示满意，与非放疗组 88% 的满意率无统计学差异。目前，大多数学者的共识是：在即刻乳房再造中，患者术后进行放疗的可能性很大时，尽量避免选择背阔肌肌皮瓣联合假体乳房再造术式。

患者背阔肌肌皮瓣乳房再造手术需要术中变换体位，这在一定程度上延长了手术时间，也对术区消毒提出了更高的要求。冯锐等人提出应用带状背阔肌转移联合保留乳头、乳晕的乳腺皮下切除术即刻乳房再造避免了乳癌根治术后变换体位，大大缩短了即刻乳房再造的手术时间。

背阔肌肌皮瓣转移乳房再造术后主要的并发症是背部术区血清肿，经过抽吸后多很快痊愈。

3. 其他自体皮瓣肌皮瓣组织乳房再造　臀大肌肌皮瓣乳房再造有两种方式，分别以臀上或臀下血管为蒂形成上、下部臀大肌肌皮瓣，游离移植。该皮瓣组织量大，形态类似乳房，很容易塑形，外形漂亮，不需假体植入。有些学者将该术式改进为臀上动脉穿支皮瓣（superior gluteal artery perforator flap）乳房再造，保留了臀大肌。但亚洲学者很少采用这种术式，因为存在体型上的差异，该术式更适用于臀部丰满上翘的欧美女性。

股前外侧皮瓣，横行股薄肌肌皮瓣等其他技术乳房再造偶见于个别学术组的报道中，这与术者的喜好有关，但都需要有熟练的显微外科技术支持。另有报道侧胸皮瓣可作为下腹皮瓣再造乳房出现部分坏死的保驾皮瓣。

4. 自体脂肪游离移植技术　应用自体脂肪移植联合外扩张技术进行乳房再造是近年来开展的一项新技术，适用于局部皮肤条件好、身体其他部位有多余脂肪、对侧体积不大的患者，不适于放疗后皮肤条件较差、身体较瘦的患者。自体脂肪移植乳房再造不增加切口瘢痕、供区损伤小、恢复快、可同时去脂塑身，但所需治疗周期长、手术

次数多、需使用组织外扩张器、费用较高。自体脂肪移植乳房再造的并发症包括：脂肪坏死液化、钙化、结节、囊肿、感染，扩张不足、形态不对称等。目前未发现脂肪移植促进乳腺癌复发、转移的临床证据，但是脂肪移植形成的硬结会影响术后的复查，目前还存在一定争议，但仍需充分的循证医学证据。对于乳腺癌手术后的腋窝凹陷和腋前皱襞的畸形，可以通过自体脂肪移植进行修饰，可以达到更佳的手术效果。

在乳房再造发展的过程中，很多研究者认为，自体组织再造在美学效果上优于假体再造。然而也有学者研究发现，两者并无区别，如 Brendan J 等的调查显示，TRAM 瓣与扩张器 / 假体乳房再造相比，并没有表现出明显的优势。

（二）扩张器 / 假体植入乳房再造

应用扩张器 / 假体乳房再造的优势是：患者恢复快，手术创伤小；适用于那些不适合应用自体组织乳房再造，或不愿意经受自体皮瓣移植的痛苦，或不愿在身体其他部位遗留瘢痕的患者。尤其重要的是，该方法为以上提到的患者提供了进行即刻乳房再造的唯一机会。此外，通过扩张，使松弛的皮肤与相对紧张的胸肌之间更加匹配，还能获得与健侧对称的乳房下皱襞。

为了避免假体直接暴露于皮下，很多术者试图将扩张器埋置于胸大肌与前锯肌下，但前锯肌不是一块完整的肌肉，分离时很容易出血及破碎，又因其在乳房下极水平与胸大肌外侧缘距离较远，很难缝合成假体植入的囊腔，即使勉强缝合，经过扩张后多已断裂。2006 年 Salzberg 首先报道 AlloDerm 在即刻乳房再造中应用。AlloDerm 是一种冷藏无抗原性脱细胞真皮基质，可以迅速与机体融合，发挥宿主组织的特性，并且对感染具有抵抗力。大量临床病例显示应用 AlloDerm 在一期和二期假体植入乳房再造术中的可行性。AlloDerm 可以用于形成永久性植入假体腔穴的下壁，无需提升前锯肌的肌肉和筋膜，并且可增加植入腔穴的容量从而增加再造乳房下部体积。另外，可以减少分离前锯肌和术后扩张损伤肋间神经引起的疼痛和感觉丧失。

置入扩张器时注意，选择扩张器的大小应根据拟再造乳房和扩张器的直径来定，而不应简单地根据扩张器的容积来选择。最好选用等于或大

于乳房基底直径的扩张器。术中可立即注水扩张,使扩张器底部变平,但不能使皮瓣和切口有任何张力。术后1~2周开始注水扩张,直至超过扩张器容量的10%~30%。整个扩张过程需4~6个月。第二次手术进行永久性假体置换时,尽量去除扩张器周围的包膜,并且需要重建乳房下皱襞。

(三)即刻乳房再造的具体应用

从肿瘤医师的角度,针对某种乳癌根治术式,如何选择即刻乳房再造的方式呢?

1. 乳癌改良根治术 可以采用多种方法进行即刻乳房再造。体型瘦削、未育、喜好运动、不愿在腹部遗留瘢痕的患者可首选用背阔肌联合假体IBR;乳房皮肤切除较多、已经婚育、体型偏胖、下腹有足够组织量的患者,可选用TRAM或DIEP自体组织乳房再造;皮肤缺损较多又不适合应用腹部皮瓣再造的患者,可选用扩张器/假体植入或联合背阔肌IBR。

2. 保留乳头、乳晕的乳腺切除术 Petit JY、Palmieri B等的研究认为,适应证选择得当的保留乳头、乳晕复合体的乳腺切除手术安全、有效,并不存在肿瘤安全性问题。应用该方法切除肿瘤的患者可以选择TRAM或DIEP进行IBR;单独的假体植入和背阔肌联合假体植入IBR非常适合应用于保留乳头、乳晕的乳腺切除术。单独应用假体时,假体放置于胸大肌后,联合背阔肌植入假体时,假体放置于胸大肌浅面。

3. 保留皮肤的乳腺切除术 Toth与Lappert首先报道应用保留皮肤的乳腺切除术(skin-sparing mastectomy,SSM)进行即刻乳房再造。该技术早期选择的患者均为肿瘤分期早,肿块多位于乳房中央的患者。近期研究表明,SSM与IBR可以安全地应用于进展期乳癌,其局部复发与远处转移率同延迟再造及未行乳房再造的患者无明显差异。国外的很多治疗中心已将该技术应用于ⅢA、ⅢB的乳癌患者,即除远处转移(Ⅳ期)外的所有乳癌患者。SSM病例只通过环乳晕切口切除了腺体和乳头、乳晕复合体,乳房没有附加切口,保留了乳房下皱襞结构,再造乳房瘢痕少,形态自然。乳头、乳晕再造既可一期进行,也可延迟进行,而不担心其位置发生改变。SSM术后可选择TRAM、DIEP进行自体乳房再造;也可选择背阔肌肌皮瓣联合假体进行IBR,只需在背部取一圆形皮肤重建乳晕,皮瓣设计十分灵活。

4. 保乳手术与部分乳房再造 自Veronesi 20年前进行象限切除+放疗治疗乳癌获得了良好的外形效果后,保乳手术因其显著的美容效果迅速发展起来,当今西方约有70%的患者采取该种术式。保乳手术适用于乳房较大,肿瘤较小且单发,位于非中心区域的患者。但保乳手术在我国并未得到大范围推广。最重要的原因是东方女性乳房体积较小,保乳治疗后虽然保留了一定的腺体,却不足以形成漂亮的乳房;此外,肿瘤位于中心区或下象限的患者不宜进行保乳手术,遇到这种情况,尽管肿瘤很小或者单发,却需要进行改良根治术。

针对保乳手术预计会造成乳房明显畸形的情况,可以采用背阔肌肌瓣充填保乳手术切除的腺体部分,如有明显皮肤缺损,可携带皮岛修复皮肤缺损。位于乳腺中心区的肿瘤,因切除后无法直接缝合而不能采用保乳手术,乔群等设计携带圆形岛状皮肤的背阔肌肌皮瓣修复乳晕并填补中央区腺体进行部分再造,这种方法扩大了保乳手术的适应证。实践证明,背阔肌筋膜瓣软、薄,面积大,转移灵活,可折叠或卷曲成各种形状,且兼备一定的体积,在保乳手术即刻部分乳房再造中具有其他任何再造技术不可比拟的优势。

五、乳房再造中值得注意的几个问题

(一)患者在术式选择中的作用

患者本人的意愿及要求在很大程度上影响着乳房再造术式的选择,这是该项手术的一大特点,也是与其他外科手术相比的最大区别。这就要求医生在手术前与患者进行充分的沟通并达成一致。

(二)再造乳房的二期修复

乳房再造技术的提高使得很多患者对再造乳房的预期值明显增高。尤其在我国,绝大部分患者甚至部分医生都希望一次手术就能再造出完美的乳房,这是不现实的。术前应使患者明白二次手术是必要的,也是正常的,这是获得完美乳房所必需的。国外一些治疗中心统计显示67%延迟再造和22%即刻再造的妇女要求行对侧乳房整形;联合假体植入乳房再造的患者中41%的患者要求对侧隆乳。二期整形的方法包括皮肤和脂肪的切除,同侧或对侧的假体植入隆乳。或对侧乳房缩小术,乳房悬吊术等。此外,一些研究表明,再造乳房的二次整形较比对侧乳房整形更容易获得对称的效果。

(三)自体组织再造与假体再造的发展趋势

在乳房再造发展的过程中,很多研究者认为,自体组织再造在美学效果上优于假体再造。然而也有学者研究发现,两者并无区别。1992年,美国食品药品监督管理局(FDA)限制临床使用硅凝胶假体进行隆乳,但仍允许使用硅凝胶假体进行乳房再造。2005年FDA解除了个别品牌假体在隆乳术中的限制,而硅凝胶假体的整体解禁应该只是时间的问题。这说明经过长时间的研究,各方对硅凝胶假体的安全性已经达成了共识。这个事件不仅对隆乳,也对乳房再造产生了深远的影响。现行的自体组织乳房再造技术在根本上还是"拆东墙、补西墙",距离最终通过组织工程生长出一个自体乳房的目标还有一段距离。在这期间,随着新型假体的不断研制,以及适形放疗和乳房部分放疗技术的进展,应用假体,特别是自体组织结合假体乳房再造技术,因其显著的美学效果,还有很大的发展空间。

六、乳头及乳晕的再造

乳头、乳晕的再造是乳房再造的一部分。有些患者因再造的乳房在穿衣时达到了恢复形体美观的效果,就不再要求进行乳头再造了。但大部分乳房再造患者都要求行乳头、乳晕再造。实际上,无论再造乳房形态多么好,如果没有乳头、乳晕,就像画好的龙没有眼睛一样。乳头、乳晕再造最重要的是要与健侧对称,在位置、颜色、质地等方面尽量达到全方位对称。有意思的是,经过仔细测量确定的位置上绝对的对称点往往不是肉眼观察再造乳头的最佳位置。除了保留皮肤的乳癌根治联合即刻乳房再造术式外,乳头、乳晕再造一般在乳房体再造完成6个月后进行,即待乳房体形态完全定型后进行。

(一)乳头再造术

1. 对侧乳头游离移植乳头再造　健侧乳头在11mm左右,可从顶端横断截取5mm厚的乳头组织游离移植至患侧。

如果健侧乳头高6mm左右,可从乳头正中垂

直切取1/2乳头组织游离移植至患侧。

2. 耳垂、阴唇等组织游离移植乳头再造　应用较少。

3. 局部皮瓣乳头再造(图3-17、图3-18)。

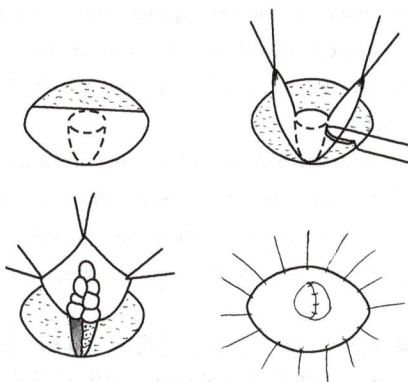

图3-17　局部皮瓣乳头再造

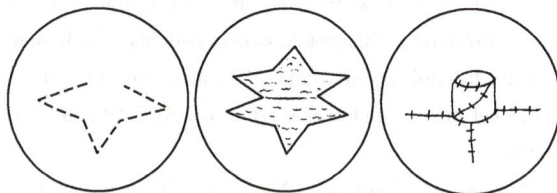

图3-18　局部皮瓣乳头再造

(二)乳晕再造术

1. 文身法乳晕再造术　操作简单,可先行文刺乳晕一段时间后再行乳头再造。

2. 健侧部分乳晕游离移植乳晕再造　健侧乳晕直径较大时可应用健侧部分乳晕游离移植再造乳晕。供区直接拉拢缝合。

3. 植皮法乳晕再造术　多结合皮瓣法乳头再造同时进行。

（王晓军　张海林）

参 考 文 献

1. 乔群,孙家明. 乳房整形美容外科学. 郑州:郑州医科大学出版社,2004.

2. 乔群,冯锐. 自体乳房再造术式介绍. 中国实用外科杂志,2006,26(4):300-302.

3. Al-Ghazal SK, Sully L, Fallowfield L, et al. The psychological impact of immediate rather than delayed breast reconstruction. Eur J Surg Oncol, 2000, 26(1): 17-19.

4. Murphy R, Wahhab S, Rovito P, et al. Impact of immediate reconstruction on the local recurrence of breast cancer after

mastectomy. Ann Plast Surg, 2003, 50(4): 333–338.

5. Wolfram D, Schoeller T, Hussl H. The superficial inferior epigastric artery (SIEA) flap: indications for breast reconstruction Ann Plast Surg. 2006, 57(6): 593–596.

6. Ulusal BG, Cheng MH, Wei FC. Simultaneous endoscope-assisted contralateral breast augmentation with implants in patients undergoing postmastectomy breast reconstruction with abdominal flaps Plast Reconstr Surg. 2006, 118(6): 1293–1302.

7. Peter G, Cordeiro A, Pusic J. Disa irradiation after immediate tissue expander/ implant breast reconstruction: outcomes, complications, aesthetic results, and satisfaction among 156 patients. Plast. Reconstr. Surg, 2004, 113: 877–881.

8. 中华医学会整形外科学分会乳房专业学组. 乳腺癌切除术后乳房再造临床技术指南. 中华整形外科杂志, 2016, 32(2): 81–87.

9. Jean-Yves Petit, Mario Rietjens. Cristina Garusi Breast reconstructive techniques in cancer patients: which ones, when to apply, which immediate and long term risks? Critical Reviews in Oncology/Hematology, 2001, 38: 231–239.

10. Guerra AB, Soueid N, Metzinger SE. Simultaneous bilateral breast reconstruction with superior gluteal artery perforator(SGAP)flaps. Ann Plast Surg. 2004, 53(4): 305–310.

11. Weerd, Louis Woerdeman, Leonie Hage, et al. The Lateral Thoracodorsal Flap as a Salvage Procedure for Partial Transverse Rectus Abdominis Myocutaneous or Deep Inferior Epigastric Perforator Flap Loss in Breast Reconstruction Ann Plast Surg. 2005, 54(6): 590–594.

12. Giacalone PL, Bricout N, Dantas MJ. Achieving symmetry in unilateral breast reconstruction: 17 years experience with 683 patients Aesthetic Plast Surg. 2002, 26(4): 299–302.

13. Nahabedian MY. Symmetrical breast reconstruction: analysis of secondary procedures after reconstruction with implants and autologous tissue. Plast. Reconstr. Surg, 2005, 115(1): 257–260.

14. Gamboa-Bobadilla GM. Implant breast reconstruction using acellular dermal matrix. Ann Plast Surg. 2006, 56(1): 22–25.

15. Salzberg CA. Nonexpansive immediate breast reconstruction using human acellular tissue matrix graft(AlloDerm). Ann Plast Surg, 2006, 57(1): 1–5.

16. Zienowicz RJ, Karacaoglu E. Implant-based breast reconstruction with allograft. Plast Reconstr Surg, 2007, 120(2): 373–381.

17. Becker H. The expandable mammary implant. Plast

Reconstr Surg, 1987, 79(4): 631–637.

18. Hochberg J, Margulies A, Yuen JC, et al. Alloderm (acellular human dermis) in breast reconstruction with tissue expansion. Plast Reconstr Surg, 2005, 113 (Suppl): 126–128.

19. Raffi Gurunluoglu, Aslin Gurunluoglu, Susan A Williams, et al. Current trends in breast reconstruction: survey of American Society of Plastic Surgeons 2010. Ann Plast Surg, 2013, 70(1): 103–110.

20. Zoë Ellen Winters, John R Benson, Andrea L Pusic. A Systematic Review of the Clinical Evidence to Guide Treatment Recommendations in Breast Reconstruction Based on Patient-Reported Outcome Measures and Health-Related Quality of Life. Annals of Surgery, 2010, 252(6): 929–942.

21. Hani Sbitany, Joseph M Serletti. Acellular Dermis-Assisted Prosthetic Breast Reconstruction: A Systematic and Critical Review of Efficacy and Associated Morbidity. Plastic and Reconstructive Surgery, 2011, 128(6): 1162–1169.

22. Jaime I Flores, Michael Magarakis, Raghunandan Venkat, et al. Bilateral simultaneous breast reconstruction with SGAP flaps. Microsurgery, 2012, 32(5): 344–350.

23. Joseph M Serletti, Joshua Fosnot, Jonas A Nelson, et al. Breast Reconstruction after Breast Cancer. Plastic and Reconstructive Surgery, 2011, 127(6): 124e–135e.

24. Khouri R, Del Vecchio D. Breast reconstruction and augmentation using pre-expansion and autologous fat transplantation. Clin Plast Surg, 2009, 36(2): 269–280, viii.

25. 张海林, 王晓军. 乳腺癌术后乳房延迟即刻重建临床效果分析: 附 100 例报告. 中国普通外科杂志, 2015, 24(5): 653–657.

26. Gurunluoglu R, Gurunluoglu A, Williams SA, et al. Current trends in breast reconstruction: survey of American Society of Plastic Surgeons 2010. Ann Plast Surg, 2013, 70(1): 103–110.

27. Kronowitz SJ. Delayed-immediate breast reconstruction: technical and timing considerations. Plast Reconstr Surg, 2010, 125(2): 463–474.

28. American Cancer Society. Breast Cancer Facts & Figures 2013–2014. Atlanta: American Cancer Society, Inc, 2013.

29. JoAnna Nguyen T. Carey JN, Wong AK. Use of human acellular dermal matrix in implant-based breast reconstruction: evaluating the evidence. J Plast Reconstr Aesthet Surg, 2011, 64: 1553–1561.

30. Liu DZ, Mathes DW, Neligan PC, et al. Comparison of outcomes using AlloDerm versus FlexHD for implant-

based breast reconstruction. Ann Plast Surg, 2014, 72:
503-507.

31. Eck DL, McLaughlin SA, Terkonda SP, et al. Effects of
immediate reconstruction on adjuvant chemotherapy in
breast cancer patients. Ann Plast Surg, 2015, 74 Suppl 4:
S201-S203.

32. Jia-jian C, Nai-si H, Jing-yan X, et al. Current Status
of Breast Reconstruction in Southern China: A 15 Year,
Single Institutional Experience of 20, 551 Breast Cancer
Patients. Medicine (Baltimore), 2015, 94: e1399.

33. Chen Y, Chen J, Chen J, et al. Current trends of breast
reconstruction after mastectomy for breast cancer patients
in China: a survey report. Zhonghua Zhong Liu Za Zhi,
2014, 36: 851-857.

34. Eck DL, McLaughlin SA, Terkonda SP, et al. Effects of
immediate reconstruction on adjuvant chemotherapy in
breast cancer patients. Ann Plast Surg, 2015, 74 Suppl 4:
S201-S203.

35. Ho AY, Hu ZI, Mehrara BJ, et al. Radiotherapy in the
setting of breast reconstruction: types, techniques, and
timing. Lancet Oncol, 2017, 18 (12): 742-753.

36. Storm-Dickerson T, Sigalove N. Prepectoral Breast
Reconstruction: The Breast Surgeon's Perspective. Plast
Reconstr Surg, 2017, 140: 43S-48S.

37. Panchal H, Matros E. Current Trends in Postmastectomy
Breast Reconstruction. Plast Reconstr Surg, 2017, 140:
43S-48S.

38. Vidya R, Iqbal FM. A Guide to Prepectoral Breast
Reconstruction: A New Dimension to Implant-based
Breast Reconstruction. Clin Breast Cancer, 2017, 17 (4):
266-271.

第五节　乳腺增生症的临床诊治及进展

乳腺增生症是女性最常见的乳房疾病，在专科门诊就诊的乳腺疾病患者中，乳腺增生症占80%以上，是明显影响女性健康的疾病。但是，目前关于乳腺增生症的诊断、治疗和监测还存在很多未解决的问题，相关研究滞后的矛盾突出，诸如：①病因和发病规律尚不十分明确。该症在我国发病率如此之高，而其与女性激素变化、节育、生育、哺乳等的关系尚不清楚，缺乏大规模流行病学调查。②临床诊断标准不明确。乳腺增生症的临床表现为一组以乳房疼痛、乳腺张力升高、乳腺局限性增厚、结节等改变为主的综合征，但发病年龄跨度很大，不同年龄组的发病原因和发病特点有无区别尚不清楚。③相应的临床病理过程研究较少。在病理学上该病有多种相关的组织形态学改变，临床症状、体征与这些组织形态学改变的对应关系不清楚。④缺少辅助检查的诊断标准。如X线、超声等常规检查的特征性表现及其临床意义尚未达成共识。⑤已有明确的资料表明乳腺增生症上皮不典型增生属癌前病变，与部分乳腺癌发生相关，对其发生癌变的特点和规律认识不清，缺少大规模的研究。目前临床上缺乏监测疾病进展的有效方法，可能造成患者的心理恐慌。⑥针对该病的治疗方法很多，没有明确的治疗指导方案和治愈标准，治疗方法及疗效判断缺乏共识。临床上同时存在重视不够和治疗过度的情况。⑦2003及2012年WHO关于乳腺肿瘤组织学分类中对乳腺增生性病变的分类有明显的变化，如何用以指导临床诊断、治疗和监测尚无完善的方法。⑧在我国综合医院中，乳腺疾病属于外科诊疗范围，但乳腺增生症绝大多数患者不需要外科手术治疗。面对如此大量的患者，哪些患者需要临床干预，哪些患者可能存在癌变风险需要密切随访等尚不明确，是造成该病诊疗无序的原因。有鉴于此，本病应该引起临床医生高度的重视，开展相应基础和临床研究，并适时制定出适合我国患者情况的相关标准和规范。

一、定义和命名

乳腺增生症是指妇女内分泌功能失调所致的乳腺上皮、间质增生和复旧不全引起的一组非炎症性非肿瘤性疾病。乳腺腺泡、导管和间质呈现不同程度的增生及退行性改变，由于性激素不平衡的长期作用，增生和复旧性变化可同时存在，在疾病的不同时期其组织学改变可能不同，临床表现亦有差别。由于对其本质、病理变化、病理诊断标准、临床转归及其与乳腺癌的关系等尚有诸多问题不明确或未能达成共识，因此本病的命名较多，国外多称之为乳腺纤维囊性病（fibrocystic breast disease, FBD）、乳腺纤维囊性变（fibrocystic breast change, FBC）或乳腺囊性增生病（breast cystic hyperplastic disease）。1981年世界卫生组织国际肿瘤组织学分类中沿用乳腺结构不良症

（mammary dysplasia）这一名称,并注明与纤维性囊性乳腺病为等义词。国内阚秀等病理学者推荐采用乳腺增生症（hyperplastic disease of breast）,认为这一名称既反映了该病的本质,也符合基本病理变化,同时也提示了与乳腺癌发生的某些关系。指出该病是内分泌功能紊乱引起的乳腺小叶或导管的瘤样增生性病变,本质与前列腺增生症相同,后者已统一名称为前列腺增生症,因此建议将该病也正式命名为"乳腺增生症"。此外,阚秀等提出,中国妇女患此病者囊肿出现率极低,较欧美妇女为少。在近万例乳腺增生症材料,出现肉眼囊肿不过3%,显微镜下囊肿不过20%,以囊肿为主要病变表现的乳腺增生症不过9%。显然反复强调"囊肿"或"囊性"这一变化,并不适宜中国妇女。2016年,中华预防医学会妇女保健分会乳腺保健与乳腺疾病防治学组制定了《乳腺增生症诊疗共识》,经专家投票决定采用"乳腺增生症"这一名称。但时至今日,以我国普通高等教育国家级规划教材《外科学》第9版为代表的权威著作中所载本病,为方便国际间交流,仍采用"乳腺囊性增生病"的命名。国内命名的"乳腺增生症（病）"与欧美的"乳腺囊性增生病"或"乳腺纤维囊性变"是乳腺疾病领域国内外唯一不同步、不接轨的乳腺疾病命名。2003年版《WHO乳腺肿瘤组织学分类》中,在"乳腺良性增生与DIN分级"章节中回避了1981年版中的"纤维囊性乳腺病"及"乳腺结构不良"名称,仅将乳腺良性上皮增生性病变分为小叶内瘤、导管内增生性病变、导管内乳头状肿瘤、良性上皮增生（包括各型腺病及各型腺瘤）和肌上皮增生性病变等;同时将乳腺小叶原位癌及导管内癌划作癌前病变范围内,以重点强调这一组织学改变与乳腺癌的关系。这一分类可反映出该分类的注意力主要集中在对可能发生癌变患者的筛选方面。目前已经明确这一组良性乳腺疾病的组织形态学变化是通过乳腺上皮增生和不典型增生过程癌变的,因此,该分类希望在组织学分类上能够体现乳腺良性疾病与乳腺癌发生之间的联系。但在临床工作实践中发现,该分类法在临床疾病命名、指导临床诊断和治疗等方面尚不够准确。如我们不能把一个有乳房疼痛、腺体增厚的门诊患者诊断为"导管内增生性病变"或"良性上皮增生";乳腺X线检查或

超声检查等常用乳腺疾病检查方法也不能根据其影像学特征作出类似诊断。对如此大量的患者目前不可能,也没有必要——活检作出病理组织学诊断。而且,如前所述,这些组织学诊断尚难以指导临床治疗实践。因此,应该认识到,2003年版《WHO乳腺肿瘤组织学分类》中的"乳腺良性增生与DIN分级"章节是在乳腺肿瘤组织学分类背景下的一种有特定含义的补充分类,与非肿瘤疾病的临床命名并不矛盾,也不应因此排斥临床和病理学对该类疾病的必要命名和分类的进一步研究。

显然,如果把这一组具有发病原因（尽管病因尚不完全明确）、有特定临床症状和体征、有相应组织学改变的情况称为某种"疾病",应该有统一的疾病命名,便于临床诊断和治疗工作的开展和进一步的研究,也有利于与WHO乳腺肿瘤组织学分类相衔接。因此,我们仍赞同使用"乳腺增生症"（hyperplastic disease of breast）的命名,因为该名称能体现绝大多数患者的临床表现。

另外2003年版《WHO乳腺肿瘤组织学分类》中的"乳腺良性增生与DIN分级"章节将"乳腺导管内乳头状肿瘤"亦作为"上皮增生性病变"的一部分,认为其是该疾病不同发展阶段的组织学改变形式。但是,在临床上"导管内乳头状肿瘤"是以乳头溢液和乳房包块为主要临床表现、病理形态学有特定特征的疾病,一直以来在乳腺疾病的临床命名上均作为一种特指的疾病,在目前国内外临床医生亦均把"乳腺增生症"和"导管内乳头状肿瘤"作为两种不同的疾病看待,只是在乳腺上皮经不典型增生癌变这一过程上具有共同性。因此,在临床疾病命名上仍应将两者分开,国内临床和病理学界对乳腺增生性病变也均基本沿用传统的临床和病理诊断名称。

在2012年第4版《WHO乳腺肿瘤组织学分类》已经将乳腺导管上皮相关的良性疾病分为"前驱病变（precursor lesions）"、"导管内增生性病变（intraductal proliferative lesions）"、在乳头状病变（papillary lesions）中单分出"导管内乳头状瘤（intraductal papilloma）"、在良性上皮增生（benign epithelia proliferations）中分出各种"腺病（adenosis）",而将腺瘤（adenomas）另项分出,因此更符合临床病理实际,但对于临床一直沿用的

"乳腺增生症"及其相关的命名似已被放弃了。

在第 3 版《乳腺良性紊乱与疾病》(*Benign disorders and diseases of the breast*)中第一章的题目就是"乳腺良性病变的概念和命名问题"(Problems of concept and nomenclature of benign disorders of the breast)。指出存在的相关问题包括：对有此类症状的患者是"疾病(disease)"还是"紊乱(disorder)"状态的认识不统一，临床观点仍较混乱；相同症状、体征者的影像学和组织学特征并不一致；而相关的研究明显不足。存在这些问题的主要原因是对乳腺这一器官从发育期到整个生育期中随月经周期变化的基本生理学和结构变化，以及围绝经期后的乳腺退化的动态过程缺乏全面认识。因此，应放弃"作为临床和病理组织学实体概念的乳腺纤维囊性病"，用能体现目前认知的"精确术语"来取代。但是作者也没有能够给出"精确术语"，而是认为对有良性乳腺紊乱(disorder)症状的女性，最好放弃使用具暗示疾病的术语，改用可反映伴有潜在变化过程的正常状态的术语；如果诊断为"疾病(disease)"则需要存在临床症状和具有组织学的病变证据。但这样的结论至少在目前是难以实现的，即使在发达国家也难以对如此众多的有乳房疼痛和腺体增厚等临床症状的女性均实施活检；同时，对于一个具体的患者，即使进行活检，其组织学改变是处于紊乱(disorder)状态还是疾病(disease)状态亦无法准确界定。因此，我们认为在现阶段临床使用"乳腺增生症"的称谓仍然是恰当的，同时应当加强相关的深入研究使得在临床最终能够区分具体一个有乳房疼痛和腺体增厚等临床症状的女性是处于紊乱(disorder)状态还是疾病(disease)状态，并在治疗和处理上能够区别对待。

二、病因和病理生理

正常女性乳腺的发育及变化受性激素调节，其腺体和间质随女性周期(月经周期)的性激素变化而重复增生和复旧过程。在卵泡期，雌激素作用使乳腺腺体的末端导管和腺泡上皮细胞增生，DNA 合成及有丝分裂增加，间质细胞增生、水分潴留；在黄体期，雌激素和孕激素共同作用，促进正常乳腺小叶中导管、腺泡结构生成，同时孕激素调节和拮抗部分雌激素的作用，抑制细胞的有

丝分裂、减轻间质反应，通过抵消醛固酮在远端肾单位的作用，促进肾脏的水、盐排出；黄体期末，腺泡上皮细胞高度分化，在基础水平催乳素的作用下，腺小叶可生成和分泌小量液体；在月经期，由于下丘脑 - 垂体 - 卵巢轴的反馈抑制作用，性激素分泌降低，伴随着月经期开始，乳腺导管 - 腺泡结构由于失去激素支持而复旧。如此循环往复，维持着乳腺的正常结构和功能。

国外已有临床研究显示，育龄妇女各种原因引起的卵巢分泌功能失调，导致在月经周期中雌激素占优势，孕激素绝对或相对不足，或黄体期缩短，乳腺组织长期处于雌激素优势的作用，使之过度增生和复旧过程不完全，造成乳腺正常结构紊乱即导致本病发生。患者可在卵泡期血浆雌二醇含量明显高于正常，在黄体期血浆孕酮浓度降低，雌激素正常或增高而黄体期孕酮浓度低于正常，可减低至正常的 1/3 或出现黄体期缩短。部分患者可伴有月经紊乱或既往曾患有卵巢、子宫疾病。陆军军医大学西南医院单组样本临床研究亦证实本病症状明显时确有女性内分泌激素不平衡，雌激素优势明显、孕激素相对不足或黄体期缩短等，临床常见表现为月经紊乱、不规则或月经期缩短等，但尚缺乏大样本病例对照研究证实。在绝经期后，卵巢分泌激素锐减，乳腺小叶腺泡结构萎缩，代之以脂肪和结缔组织，仅较大的导管保留，此时患者的雌激素可来源于脂肪组织、肝脏、肌肉和大量再生器官的组织，将卵巢和肾上腺上皮细胞生成的雄烯二醇转化为雌醇。另外绝经后应用雌激素替代治疗亦是导致本病的原因之一，而因缺乏孕激素的协调作用，易导致乳腺导管上皮细胞增生。

三、发病过程与病理组织学改变

乳腺增生症在疾病的不同时期其病变特征不同，使病理组织学改变形态多样。其基本病理过程为：

1. 初期　首先引起上皮下基质反应，结缔组织水肿、成纤维细胞增生，在典型病例黄体末期乳房实质体积可增加 15%，患者出现月经前期乳房胀痛。继之乳腺小叶内腺上皮细胞增生，导管分支增多，腺泡增生并可有分泌现象，有学者将此类形态学变化称为"乳腺小叶增生"，如卵巢功能失

调恢复,组织学改变可完全恢复正常。

2. 进展期 乳腺小叶增生进一步发展,小叶内导管和腺泡及纤维结缔组织呈中度或重度增生,腺小叶增大,甚至相互融合,致使小叶形态不规则、变形。部分腺小叶因纤维组织增生而出现原有结构紊乱,部分区域导管增多、密集、受压,并有纤维组织增生,呈现腺瘤样改变,其间可有多少不等的淋巴细胞浸润。因此有学者称之为纤维性乳腺病、乳腺结构不良症或乳腺腺病伴腺瘤样结构形成等。

由于间质纤维化及导管上皮细胞增生,腺泡分泌物滞留导致末端导管、腺泡扩张,可形成大小不等的囊状改变,囊内液中含有蛋白质、葡萄糖、矿物质和胆固醇等。在囊肿形成过程中,可因无菌性炎症反应及囊内成分分解和降解导致囊肿内液体颜色变化,水分被逐渐吸收后内容物浓集成糜状,并有吞噬性细胞(巨噬细胞和吞噬脂类物质后形成的泡沫细胞)集聚,部分患者可见囊内容物钙化,称为囊性增生病或纤维囊性增生病。长期的雌激素作用和分泌物滞留的刺激可致导管、腺泡上皮细胞增生、增生上皮细胞向管腔内生长呈乳头状、筛状或实性改变,部分可发生不典型增生或大汗腺样化生。

3. 慢性期 因纤维组织增生压迫血管,乳腺小叶呈退行性改变,导管—腺泡系统萎缩、硬化,间质透明变性,存留的导管或腺泡可扩张。常见纤维组织包绕的扩张导管内上皮细胞增生。

由于乳腺组织的增生和复旧过程失调,可在病灶中同时存在进行性和退行性变化,纤维组织增生、小叶增生、导管扩张、囊肿形成、上皮细胞增生和间质淋巴细胞浸润等可同时存在,呈现出组织学的多形性改变。

四、乳腺增生症与乳腺癌发生的关系研究进展

已有的临床、病理和流行病学研究表明,乳腺良性疾病癌变是乳腺癌发生的重要原因之一,其机制尚不清楚。乳腺上皮细胞在致癌剂作用下的癌变过程可能通过启动期、促进期和进展期等不同阶段,发生一次或多次突变,经历一系列变化的过程,其间可能有很多内、外因素促进或干扰癌发生的过程,其中很多机制仍有待进一步阐明。乳

腺增生症是最常见的乳腺良性疾病之一,它与乳腺癌的关系一直为人们所重视。早在 20 世纪 60 年代以前就有很多学者通过对乳腺癌旁病变共存性研究和临床回顾性调查的结果,提出乳腺囊性增生病与乳腺癌相关。20 世纪 70 年代以后,大量的临床和流行病学研究以普通人群乳腺癌发生率为对照标准,对活检明确的乳腺囊性增生病患者经长期随访研究证实其与乳腺癌发生的关系。其中最重要的文献包括 Duppont 和 Page 等 1985 年在《新英格兰医学杂志》发表的超过 1 万例随访 17.5 年的结果。其结论明确提出:①下列病变癌变的机会甚少,如囊肿病、导管扩张、硬化腺病、硬化病及纤维腺瘤变等;②活检发现轻度上皮增生症及大汗腺化生,在 45 岁以下无明显意义;③乳腺不典型增生癌发生率较对照组增加 4.7 倍,如有乳腺癌家族史,乳腺癌发生率增加近 10 倍。该研究证实了乳腺上皮增生和不典型增生与乳腺癌发生之间的关系。此后研究者又进一步将活检明确的不同病理形态学病变妇女与同年龄未取乳腺活检妇女比较,以随访 10~20 年发展成乳腺浸润癌的比率作为危险度。将乳腺囊性增生病按组织学类型分为囊肿、大汗腺化生、腺病、硬化性腺病、炎症、钙化、导管内乳头状瘤和/或上皮增生,随访发现非增生性病变,如囊肿、大汗腺化生、腺病、硬化性腺病或炎症等与普通人群比较,乳腺癌发生危险并不增加;有乳腺导管上皮增生(包括一般性、中度增生或旺炽型增生)无不典型增生者,危险性轻度增加(发生乳腺癌的危险为对照组的 1.5~2 倍);有上皮不典型增生者,包括导管不典型增生和小叶不典型增生,危险性中度增加(发生乳腺癌的危险为对照组的 4~5 倍);而原位癌(包括小叶原位癌和导管原位癌)发生浸润性癌的危险性高度增加(发生乳腺癌的危险为对照组的 8~10 倍)。meta 分析结果显示,与正常女性相比,增生性病变不伴不典型增生及增生性病变伴不典型增生的女性继发乳腺癌的风险增加,相对危险度分别为 1.76 和 3.93,提示增生性病变伴或不伴不典型增生改变均与乳腺癌发病风险有关。上述研究明确了乳腺良性疾病癌变与不典型增生的关系,其发展过程为正常乳腺上皮细胞→一般性增生上皮细胞→不典型增生上皮细胞→原位癌→浸润性癌。经过反复研究论证

Page 等将乳腺增生性病变分为 4 类：非增生性病变、一般性上皮增生、上皮不典型增生和原位癌，用以指导临床治疗和随访监测。值得注意的是伴有不典型增生的乳腺增生在有组织学证据的乳腺增生中仅占的 3%~15%，而且约 80% 的不典型增生并不会发展成为乳腺癌。因此，对乳腺增生继发乳腺癌的风险应个体化考量。

国内很多学者也针对中国人的情况对乳腺增生症的癌变规律开展研究。陆军军医大学西南医院对 1976—1996 年间 614 例具有明显乳腺增生症临床表现而经反复药物治疗后增生性病灶消退不明显者进行手术活检，发现不同程度的不典型增生 135 例（22%），早期癌变 41 例（6.7%）；对原有上皮不典型增生者随访 2~10 年后又出现增生性包块而再手术 48 例，发现不典型增生程度加重 13 例、癌变 14 例。研究发现乳腺增生症腺体局限性增厚不随月经周期改变同时经系统药物治疗不能改善者，40 岁以上出现乳腺增生症状者不典型增生发生率明显增高。将乳腺增生症按病理组织学变化分为小叶增生、导管扩张、硬化性腺病、大汗腺样化生、乳腺腺病伴腺瘤样结构形成、小叶内淋巴细胞浸润和导管或腺泡上皮细胞增生七种类型进行分析，仅上皮细胞增生尤其是不典型增生与乳腺癌发生有关，癌变均在 Ⅲ 级不典型增生的基础上发生，其他六种组织学类型中无不典型增生者与早期癌变间无明显关系。随访发现，从第一次手术发现有乳腺上皮不典型增生，到再次发现乳房包块或局限性增厚且经第二次手术病理证实乳腺上皮不典型增生程度加重的时间间期为 2~7 年，发现乳腺早期癌变间隔时间为 2~10 年。对乳腺导管上皮细胞不典型增生病变的细胞超微结构、受体状态、增殖特点、癌基因产物和肿瘤相关抗原表达的变化等几个方面初步研究提示：不典型增生在一定程度上可以代表癌变的起始和过渡阶段，乳腺上皮不典型增生向癌转变包括了一系列能够辨认的过程，从一般性增生经不典型增生到乳腺癌乳腺上皮细胞发生了一系列变化，包括细胞结构、功能及表型的各种改变。乳腺癌及癌前病变动物模型和临床研究显示乳腺增生症癌变的可能过程是：乳腺在疾病因素和性激素的共同作用下导管或腺泡上皮细胞增生，增生上皮细胞的雌激素受体含量增加；增生性上皮细胞的结构、功能和代谢特点均发生变化，发展成为不典型增生细胞；在促进因素作用下不典型增生逐渐加重最终可发生癌变。不典型增生向乳腺癌发展的过程中可能存在不同的演变过程，不典型增生进一步发展，部分发展成为乳腺癌并保留雌激素受体，成为激素依赖性乳腺癌；部分在发展过程中出现去分化而失去雌激素受体，发展为激素非依赖性乳腺癌。这些改变的基础是细胞核 DNA 含量的异常及基因改变导致某些癌基因和抑癌基因表达产物增加，其结果使部分异常细胞具有癌变倾向的表型变化不断积累，可能使其在内外促进因素的参与下最终发生癌变。对这些变化的进一步深入研究有助于阐明在部分乳腺癌发生过程中癌前阶段的一些变化规律及其机制。该系列研究得出初步结论是：癌前阶段乳腺上皮不典型增生细胞可检测到部分细胞生物学变化，部分癌前病变发展过程可监测，但是，目前尚未能发现乳腺癌发生过程的基因改变规律，乳腺良性疾病癌变的病因学研究的最终结果有待突破。乳腺癌的发生是一个复杂过程，临床研究和实验观察所见乳腺不典型增生细胞的细胞生物学和分子生物学改变的多样性反映了乳腺癌发生可能并非以单一的程序发展。为什么组织形态学相同的不典型增生病变经长期随访，仅部分发生癌变？对其中的各种动态变化和体内、外因素影响的作用目前所知甚少，同时尚缺乏能用于所有乳腺癌前病变临床监测的可靠标志物，值得进一步深入研究。此外，乳腺癌前病变的治疗研究亦值得重视。

2003 年版 WHO 乳腺肿瘤分类为使国际间医学文献统计统一，刊出了肿瘤的国际疾病分类及医学系统命名形态学编码（Morphology Code of the International Classification of Disease for Oncology and the Systematized Nomenclature of Medicine），简称 ICD-O 编码。对肿瘤性病变 ICD-O 编码均标明生物学行为分级：ICD-O 的 0 级为良性；ICD-O 的 1 级为交界性或生物学性质未定；ICD-O 的 2 级为原位癌和上皮内瘤 3 级；ICD-O 的 3 级为恶性肿瘤。2003 年版 WHO 分类中将乳腺导管内增生性病变分成 4 型：①普通型导管增生；②平坦型上皮不典型性增生；③导管上皮不典型性增生；④导管原位癌。4 型病变中，除普通型外，将 2~4 型统称为导管上皮内瘤（ductal intraepithelial neoplasia, DIN)。普通型导管上皮增生 ICD-O 分级为 0 级；平坦型上皮不典型性增生为 DIN 1A 级（导管上皮内瘤 1A）；导管上皮不典型性增生为 DIN 1B 级（导管上皮内瘤 1B）；导管原位癌 1 级为 DIN 1C（导管上皮内瘤 1C）；导管原位癌 2 级为 DIN 2（导管上皮内瘤 2）；导管原位癌 3 级为 DIN 3（导管上皮内瘤 3）。新版分类同时明确规定，诊断 DIN-3 时，一定注明传统名称，即小叶原位癌（LCIS）或导管原位癌（DCIS）。而在 2012 年第 4 版《WHO 乳腺肿瘤组织学分类》"良性上皮增生（benign epithelia proliferations）"、"前驱病变（precursor lesions）"、"导管内增生性病变（intraductal proliferative lesions）"和"浸润性乳腺癌（invasive breast carcinoma）"重新进行了分类和界定，对于良性乳腺疾病可经过不典型增生过程癌变进一步明确。这些发展和变化值得临床医生和病理医生重视。

五、临床表现

本病患者多为育龄期女性，以 30~40 岁发病率较高。近年来由于社会工作生活压力的增大，本病的发生呈现年轻化的趋势，甚至个别青春期女性由于学业压力过大亦出现相关症状。初期病变可表现在一个乳房，仅乳房外上象限受累，但常发展成多灶性，半数以上为双侧同时发病。其自然病史较长，一般为数月至数年以上。主要表现为乳房疼痛、压痛、腺体局限性增厚或形成包块，40%~60% 伴有月经不规则、经期提前、痛经、月经过多或有卵巢囊肿。

1. 乳房疼痛 多为胀痛或针刺样痛，重者可向腋下及患侧上肢放射，影响工作和生活。早期乳房疼痛是由于结缔组织水肿和分泌物潴留，增加了末端导管和腺泡的压力，刺激神经所致。在进展期，因乳腺小叶增生、囊肿形成及纤维化和硬化性病变挤压神经，在纤维囊性变周围炎性细胞反应刺激神经可产生针刺样疼痛，或因肥大细胞释放组胺等引起疼痛。同时乳房的敏感性增强，触摸、压迫等均可加重疼痛。病变后期疼痛的规律性消失。有 10%~15% 的患者，尽管临床和乳腺 X 线摄片、B 超检查等证实有乳腺囊性增生病，但很少或无乳房疼痛，仅以乳房包块就诊，其原因尚不清楚。

2. 乳房包块 可限于一侧或为双侧，常呈多发性。早期外上象限最常受累，主要表现为乳腺组织增厚，触诊乳腺腺体可呈条索状、斑片状、结节状或团块状等不同改变。部分患者乳房张力增加，整个或部分腺体呈大盘片状，腺体边缘清楚、表面呈细颗粒状或触之厚韧，压痛明显。在月经期后可伴随乳房疼痛的缓解而乳房包块缩小或消失。在进展期乳房可扪及边界不清的条索状或斑片状增厚腺体，部分呈弥散性结节状，大小不一，质韧可推动，与深部和皮肤无粘连。部分出现斑块状或囊性肿块，与乳腺组织无明显界限，而不易与乳腺癌或其他病理性肿块鉴别。

3. 乳头溢液 部分乳腺囊性增生者有乳头溢液，多为双侧多个乳腺导管溢液，溢液可为透明水样、黄色浆液样、乳样或呈浑浊状，需与乳腺癌或乳腺导管内乳头状瘤所致的乳头溢液鉴别。后两者多表现为一侧乳腺单个乳管溢液，可伴有乳房包块。乳管镜检查、选择性乳腺导管造影和溢液脱落细胞学检查有助于鉴别诊断。

绝经期后乳腺腺体萎缩，逐渐被脂肪组织所代替，多数患者的症状、体征缓解。但部分患者原有的乳腺导管扩张、囊肿和上皮增生等变化未能消失。临床上，40%~80% 的绝经期后患者因乳腺导管扩张、囊肿、包块或疼痛就诊，此时乳腺导管内上皮细胞增生和不典型增生的比例增加。

六、诊断方法评价

乳腺增生症的临床诊断尚不统一，虽然国内不同的学术组织曾制定过各种诊断标准，但缺乏广泛认同性和可操作性。目前，临床上一般将女性有明显乳房疼痛、乳房团块样增厚或伴有多导管乳头溢液者诊断为乳腺增生症。辅助检查是进一步明确诊断的手段，乳腺影像学诊断方法均可用于乳腺增生症的诊断，常用的乳腺影像检查方法包括彩色超声检查和乳腺 X 线钼靶摄片，必要时行乳腺磁共振检查，对有乳头溢液者还可进行纤维乳管镜和 / 或选择性乳腺导管造影 X 线检查。乳腺增生症影像学等辅助诊断的目的包括：①明确病灶部位、性质和数量，为进一步检查和治疗作指示或参照；②评价治疗效果；③排除乳腺癌。乳腺超声检查通过显示增生病变区和其他部分的声像差异了解乳房内部变化，尤其对囊性病灶可清楚显示是其独特的优点。为了能够较好显示乳房不同层次尤其是乳腺腺体内的细微变化，应使用超高频超声仪检查乳腺疾病。乳腺 X 线摄片通过对比乳腺组织局部密度和形态改变进行诊断，尤其便于显示乳腺内的微小钙化，但对致密型乳腺 X 线钼靶摄片的对比性较差。对有乳头溢液者，选择性乳腺导管造影 X 线检查和乳管镜检查常可作出病因诊断。选择性乳腺导管造影 X 线检查可显示单个乳腺导管树状结构改变以及导管周围情况，而乳管镜检查可直观检测乳腺导管内的真实情况，既往多用于单个导管的乳头溢液者的检查，但对乳腺增生症有多个导管溢液者乳管造影和乳管镜检查亦有一定诊断价值。其他乳腺辅助检查方法，如 CT、红外线等用于乳腺增生症的诊断意义尚不明确。因此，可以根据不同目的选择不同的辅助检查方法。通过不同影像学诊断方法的联合检查综合分析，有利于明确病变的性质及程度，选择需要治疗和明确需要活检的患者。病理形态学诊断仍然是临床诊断乳腺增生症的"金标准"。鉴于目前对乳腺增生症临床表现、影像改变与病理形态学的联系缺乏足够的认识，推荐扩大活检范围，开展相关临床研究，进一步提高对本病的认识和诊断水平。

七、治疗方法介绍与评价

（一）心理治疗

研究显示，>65% 的乳腺增生患者处于抑郁边缘或抑郁异常状态，55% 的患者处于焦虑边缘或焦虑异常状态，而疼痛程度与抑郁或焦虑密切相关。鉴于此，对于绝大多数伴随轻至中度疼痛的患者，临床上应优先以心理疏导及改变生活习惯为主，治疗的主要目的在于缓解其焦虑或抑郁状态。而对于持续性存在严重乳腺疼痛的患者，应考虑加入药物干预。

（二）药物治疗

基于前述认识，临床上应针对不同情况对乳腺增生症患者给予有针对性的积极治疗，并密切监测随访，以预防和早期发现乳腺癌。常用药物包括以下几类：

1. 激素类药物

（1）他莫昔芬：具有雌激素样活性，作为雌二醇的竞争剂竞争靶细胞的雌激素受体，从而使雌激素对靶细胞失去作用，而不影响血浆雌激素水平。实验观察发现他莫昔芬对乳腺不典型增生细胞生长有抑制作用。临床上应用他莫昔芬对缓解乳腺增生症的症状较其他药物更显著。但因其对子宫等有雌激素受体的器官、组织均有影响，可引起月经紊乱和阴道分泌物增多，应在医生的指导和观察下使用。常用剂量为 10mg，每日 2 次。

（2）溴隐亭：是半合成的麦角生物碱衍生物，有多巴胺活性。作用于下丘脑，增加催乳素抑制激素的分泌，抑制催乳素的合成和释放，并可直接作用于腺垂体，解除催乳素对促性腺激素的作用从而促使黄体生成激素的周期性释放等，故将其用于治疗乳腺增生症。但本药副作用较大，常引起恶心、呕吐等胃肠道症状，严重者可发生体位性低血压。因此不推荐本药作为乳腺增生症的一线治疗药物，需用时应在专科医生指导下用药。

（3）雄性激素：既往有利用其对抗雌激素、抑制卵巢功能的作用治疗本病。口服有甲基睾酮，肌内注射有丙酸睾酮。但长期使用可引起女性内分泌紊乱、女性男性化和肝功能损害。因此不推荐该类药物用于治疗乳腺增生症。

2. 中药类

用于治疗本病的中药成药包括功效为调节冲任、舒肝解郁、活血化瘀、软坚散结、疏经通络、散结止痛等作用的药物。根据患者具体情况选择使用可有一定疗效。

3. 维生素类

维生素 A、B、C、E 能保护肝脏及改善肝功能，从而改善雌激素的代谢。另外维 A 酸是上皮细胞的生长和分化的诱导剂，实验研究证实对预防乳腺癌发生有一定作用。维生素 E 可防止重要细胞成分过氧化，防止毒性氧化产物生成，对维持上皮细胞的正常功能起重要作用。目前维生素类常用作乳腺增生症治疗的辅助药物。

4. 其他药物

（1）天冬素片：原由鲜天冬中提取，后经人工合成，有效成分为天冬酰胺，临床验证对部分乳腺增生症有治疗作用。常用剂量：0.25g，每日 2 次。

（2）碘制剂类：其作用是刺激腺垂体，产生黄体生成激素以促进卵巢滤泡囊黄体素化，调节和降低雌激素水平。常用药物为 10% 碘化钾 10ml，每日 3 次，对乳房疼痛有较好疗效，但对口腔有刺激作用。

5. 用药方法及应注意的问题

（1）联合用药：乳腺增生症的治疗一般首选中药，可根据病情特点选用单独用药或不同作用机制的药物联合治疗，辅以维生素类药物。应用他莫昔芬需掌握指征，一般用于雌激素水平过高、女性周期明显失调且其他药物治疗无效者，有严重乳腺增生用其他药物治疗增生性病变无改善者，以及病情反复发作且增生性病变逐渐加重者。因已有资料证实他莫昔芬有预防乳腺癌的作用，因此对40岁以上发病患者、有乳腺癌家族史和其他高危因素、已活检证实有乳腺上皮细胞不典型增生者应首选他莫昔芬，辅以其他药物。

（2）长期用药：由于本病发生的基础是激素分泌功能紊乱，而女性每月一个性周期（月经周期），因此所使用的各种药物应以调整机体的周期性激素平衡为主要目的之一，希望能同时收到改善症状和组织学变化的效果，最终达到机体自身内分泌的平衡，防止增生性病变的发展。因此用药时间一般应以2~3个月为一个疗程，连续用药，待症状完全缓解、乳腺增生主要体征消失、辅助检查提示病变好转或消退方可停药。同时患者可因各种原因再度导致女性内分泌系统紊乱而疾病复发，因此所选治疗药物应具有疗效较好、副作用较少，可较长期和反复安全使用者。

（三）手术治疗

目前根据目的不同，有三种手术方式：

1. 空芯针活检术

如前所述，乳腺增生症导管上皮经一般性增生、不典型增生癌变是乳腺癌发生的原因之一。虽然本病实际癌变率不高，但因临床上不能单纯根据症状和体征确定不典型增生和早期癌变，为了进一步提高对本病的认识，提高乳腺不典型增生和早期癌变的诊断，应注重空芯针活检诊断。已有研究证实，乳腺增生症局限性增厚不随月经周期改变同时经系统药物治疗不能改善者，40岁以上出现乳腺增生症症状者，有乳腺癌家族史等易感因素者，以及辅助检查发现可疑病灶者等情况均是乳腺不典型增生和癌变的高危因素，对这些患者应行影像检查引导下的空芯针活检。空芯针活检方便、快捷，在超声或X线引导下实施空芯针活检对微小病灶诊断的准确性可明显提高。

2. 包块切除术

对乳腺增生症经一般药物治疗无效或经治疗其他增生性病变已改善而有孤立的乳腺肿块不消失者，合并单个乳腺导管的乳头溢液不能除外其他疾病者，围绝经期以后又出现症状和体征的单个病灶，超声或X线检查有瘤样病灶或不能除外癌变者应予病变区手术切除。对孤立性病灶的手术切除和病理检查有助于简化治疗程序，减少对早期乳腺癌的漏诊和误诊。

3. 乳房切除术

对活检证实有多灶性Ⅱ级以上不典型增生者，伴有乳腺导管内乳头状瘤病者和发病早、症状明显、药物治疗效果欠佳同时证实有乳腺癌易感基因（*BRCA1/2*）突变者应行乳房切除术。目前，乳房切除术是预防此类高危癌前病变发生癌变的有效方法。经腋窝入路行腔镜皮下乳腺切除加一期假体植入术可在切除病灶的同时恢复女性乳房完美形态，且胸部无切口，对于治疗乳腺癌前病变是一种较好选择。

（四）随访观察

对乳腺增生患者，尤其是有高危因素的患者，在积极治疗的同时应注重长期随访、定期复查。观察研究疾病复发和病情进展的原因，制订实用有效的方法监测病情变化，警惕乳腺癌发生。

（姜 军 唐 鹏）

参 考 文 献

1. Tavassoli F A, Devilee P, WHO. Pathology. & Genetics, Tumours of the Breast and Female Genital Organ. Lyon France: IARC Press, 2003.

2. Lakhanni SR, Ellis IO, Schnitt SJ, et al. WHO classification of tumours of the breast. Lyon France: IARC Press, 2012.

3. Orr B, Kelley JL 3rd. Benign Breast Diseases: Evaluation and Management. Clin Obstet Gynecol. 2016, 59（4）: 710–726.

4. Vorherr H. Fibrocystic breast disease: Pathophysiology, pathomorphology, clinical picture and management. Am J

Obstet Gynecol, 1986, 154（1）: 161–165.

5. Duppont WD, Page DL. Risk factors for breast cancer in women with proliferative breast disease. N Engl J Med, 1985, 312（3）: 146–151.

6. Duppont WD, Page DL. Relative risk of breast cancer varies with time since diagnosis of atypical hyperplasia. Hum Pathol, 1989, 20（8）: 723–725.

7. Page DL, Dupond WD. Atypical hyperplasia lesion of the female breast. Cancer, 1985, 55: 2698.

8. Jiang Jun, Zan Xinen, Gu Chengming, et al. The significance of certain factors in the malignant degeneration of fibrocystic disease of breast. J Med Coll PLA, 1994, 9（2）: 19–24.

9. Schnitt SJ, Connolly JL, Tavassoli FA, et al. Interobserver reproducibility in the diagnosis of ductal proliferative breast lesions using standardized criteria. Am J Surg Pathol, 1992, 16（12）: 1133–1143.

10. Gu chengmin, Zhan xinen, Jiangjun, et al. Relationship between sex hormone receptors and ultrastructural differentiation in breast cancer. J Med Coll PLA, 1991, 6（1）: 88.

11. 黄朴厚, 詹新恩, 谷成明. 雌二醇、孕酮与良性乳腺疾病的关系. 中华外科杂志, 1988, 26（11）: 644.

12. 阚秀. 乳腺增生症非典型增生及其与乳腺癌的关系. 临床与实验病理杂志, 1997, 13: 83.

13. 陈孝平, 汪建平, 赵继宗. 外科学. 第9版. 北京: 人民卫生出版社, 2018: 325–326.

14. 阚秀. 乳腺增生症非典型增生与乳腺癌的关系 // 李树玲, 刘奇, 于金明. 乳腺癌研究进展. 济南: 济南出版社, 1996: 36–42.

15. 姜军. 早期乳腺癌临床研究进展. 第三军医大学学报, 2003, 25（23）: 2063–2065.

16. 姜军, 詹新恩, 柳凤轩. 乳腺导管不典型增生与癌变的关系. 肿瘤防治研究, 1990, 17（3）: 133–135.

17. 姜军, 詹新恩, 柳凤轩. 乳腺囊性增生病不典型增生与乳腺癌细胞超微结构变化的研究. 中国肿瘤临床, 1993, 20（11）: 805.

18. 姜军, 陈意生, 詹新恩. 乳腺上皮不典型增生和乳腺癌雌激素受体变化及其意义. 第三军医大学学报, 1997, 19（4）: 321.

19. 姜军, 詹新恩, 陈意生, 等. 乳腺囊性增生病不典型增生细胞中基因产物变化与乳腺癌发生的关系. 中华外科杂志, 1997, 35（10）: 639.

20. 姜军, 陈意生, 詹新恩, 等. DMBA诱导大鼠乳腺癌发生过程的组织形态学研究. 中国肿瘤临床, 1998, 25（6）: 436–438.

21. 姜军, 詹新恩, 柳凤轩, 等. DNA含量定量检测在乳腺腺病不典型增生与乳腺癌诊断中的价值. 中华外科杂志, 1991, 29（12）: 781.

22. 姜军. 乳腺增生症: 值得重视的临床问题. 中华乳腺病杂志（电子版）, 2008, 2（1）: 13–19.

23. 郑新宇. "乳腺增生症"与"乳腺纤维囊性变"的概念交集与认识偏差. 中华乳腺病杂志（电子版）, 2016, 10（5）: 260–263.

24. 王斐, 余之刚. 再议"乳腺增生（症）"的临床问题. 中国实用外科杂志, 2018, 38（11）: 1232–1235.

25. 中华预防医学会妇女保健分会乳腺保健与乳腺疾病防治学组. 乳腺增生症诊治专家共识. 中国实用外科杂志, 2016, 36（7）: 759–762.

第四章 腹壁疝的外科治疗

第一节 腹壁疝手术治疗的历史演变与现状

疝（hernia）一词，源于古希腊语 hernios，意为从主干上出现的分支或出芽。"疝"就是类似从躯干上出现的，从结构上讲疝包括疝囊、疝环、疝被盖和皮肤等，但缺乏横纹肌组织。本节以腹外疝最常见的腹股沟疝治疗发展历史为代表，以不同时期发展理念的进展，厘清疝外科治疗的演变。

一、腹股沟疝外科学的编年史

1. 对腹股沟疝疾病的认识 腹股沟疝常见的外在表现为局部包块，既可见又可触及，是人类最早认识的疾病之一。人类对疝和腹壁外科疾病认知的演变，可以说是整个外科史的缩影，一滴水可以折射出太阳的光辉。外科学有关的解剖、无菌术、麻醉止痛、抗生素、材料学、腹腔镜技术甚至是机器人技术，无一不在疝外科的发展历程得到具体表现验证、起到至关重要的作用。

纵观疝外科学的编年史，可以查阅到一千多年以来的大量文献，从中可以罗列出的一大批人物、病例。最早的有关文献是对腹股沟疝的描述。（公元前 1552）古埃及文稿 *The Egyptian Papyrus of Ebers* 就有一些观察性描述："当你判断一个腹部表面的突起时……它的发生……是由咳嗽引起的"。在公元前 900 年，腓尼基人的小雕像年代的文物也发现了用疝气带治疗疝的情景。公元前 400 年，希波克拉底还描述了腹股沟疝包块和阴囊积液的鉴别。

2. 至暗时刻的治疗 公元前 50 年 Celsus 对疝外科手术在耻骨下方和阴囊之间将疝囊切除结扎，保留睾丸血管，切口敞开，待自然瘢痕愈合，为减少出血可以用烧灼方法，促进瘢痕形成。当时没有麻醉和无菌术，外科治疗的惨烈程度难以想象。

在以后的一千多年时间内，腹股沟疝治疗进入至暗时刻，治疗腹股沟疝的外科手术竟要切除睾丸，也还不一定根治。若为双侧疝患者，等于受刑阉割（公元 700 年 Aegineta，疝手术常规切除睾丸）。直至 16、17 世纪欧洲文艺复兴后，解剖学的兴起使疝外科手术治疗产生进展。

3. 回归科学的道路 法国医生 Pare（1510—1590）提倡使用血管结扎技术，取代了过去使用热油或烧灼的方法进行止血，并且把外科医生从普通的手工操作者提高到受人尊重的职业。在其著作《辩证与论述》中记载了如何将还纳疝内容物及用金线缝合腹膜，并谴责切除睾丸的手术方法。

对腹股沟疝解剖学有突出贡献的还有 Cooper 医生（1768—1841）。他先后出版了 *Treatise on Hernia* 和 *The Anatomy and Surgical Treatment of Abdominal Hernia*，Cooper 第一次描述了耻骨梳韧带和腹横筋膜，发现腹横筋膜在疝的发生中所起到的作用，他的观点今天来看仍有意义。他认为："在腹股沟区域的腹内斜肌、腹横肌从附着点上升的时候，有一层筋膜位于它们和腹膜之间，整个精索从这层筋膜自腹腔穿出。这层筋膜，暂且命名为腹横筋膜，它强度不尽相同。在髂骨侧非常坚韧，耻骨侧又较为薄弱"。"腹横肌腱膜和腹横筋膜是在腹股沟区抵制疝形成的主要屏障。完整的解剖结构才能防御腹股沟疝的发生。当该层结构受到损坏后则会有疝的发生"。他还指出"腹横筋膜在腹股沟韧带的深面向下延伸到大腿并形成股鞘和腹股沟韧带的耻骨部分（即后人命名为 Cooper 韧带）"。这种解剖学研究为疝外科治疗打下科学基础。

二、改变千年治疗方法

纵观腹股沟疝外科的数千年发展,满布黑暗与血腥,当然也不乏孕育光明的曙光。

1. Bassini 可以称为划时代的 Bassini,经过十多年的观察和努力下,在 1883 年最终发现了斜疝是由于腹股沟管变短、变直的缘故。他利用尸体解剖研究腹股沟结构,最后通过重建腹股沟管后壁,用缝合方法恢复腹股沟管的长度和斜度,成功手术治愈腹股沟疝。

1884 年底,他开始施行了一批手术。利用氯仿麻醉,严格的消毒和仔细的止血,切开皮肤,分离皮下的腹外斜肌腱膜,在腹股沟管外环口的上方开始操作。切除精索上的脂肪以及提睾肌,分开腹内斜肌、腹横肌以及腹横筋膜,进入腹膜前间隙。将斜疝囊高位结扎,使之与腹膜一致。若是女性患者,则切除圆韧带,关闭内环口。直疝囊则内翻后重叠缝合,腹股沟管底部则采用缝合腹横筋膜,腹横肌予以重建。以丝线间断褥式缝合 6~8 针,修补从内侧开始,包括修补腹直肌及腹直肌鞘外侧缘,然后将联合腱向下缝合于耻骨膜和腹股沟韧带上。为达到最好的倾斜度,修补会超过收紧的腹股沟管内环。在关闭腹外斜肌腱膜和精索前的皮肤之前,减轻麻醉,用一根羽毛插入患者的喉部,诱导患者呕吐,而产生剧烈的腹压,以检测他修补的可靠性。总共有 262 例患者接受手术,年龄 1~69 岁,无死亡病例。研究中排除 11 例绞窄疝以及 4 例失访者,随访率为 98%,最长为 4.5 年。右侧腹股沟斜疝患者中男性占多数。切口感染率 5%。7 例(2.7%)复发。住院时间缩短为 11 天。但 Bassini 这的数据只发表在德国文献上。

在同一期刊上,我们还可以看到同时代伟大的外科学家 Billroth 报的病例。他的腹股沟手术死亡率 6%,存活的患者中复发率 33%(这就是当时的治疗水平)。

2. Halsted 约翰霍普金斯医学校的 Halsted 教授,创立了两种与 Bassini 类似的手术,与 Bassini 不同的是,Halsted Ⅰ式手术中把精索置于皮下,由于该方法有导致睾丸萎缩的风险,于是 Halsted 提出不移位精索而把腹外斜肌腱膜折叠缝合,称为 Halsted Ⅱ式。

值得称赞的是,Halsted 不但在腹股沟疝手术上做出了贡献,而且将德国的住院医生培训制度引入美国,为美国外科的发展奠定了基础。也正是 Halsted 在 1890 年提倡手术中使用乳胶手套,为外科的无菌术提供了屏障。

3. Shouldice 加拿大医生 Shouldice 可能是在前人的基础上,在 Bassini 和 Halsted 之后,将注意力集中在腹股沟后壁更深的层次,即腹横筋膜。他通过设计两层折叠腹横筋膜,加强了腹股沟管的后壁。Shouldice 对疝外科的贡献是专科化发展,注重手术操作的规范性和手术质量,要求主刀腹股沟疝的医生,要做助手达 800 台以上的经验,加拿大 Shouldice 医院,创下了在 20 世纪他所经营的疝专科医院有数十万的手术病例,术后的复发率在 5% 以下。

源于千年黑暗史,疝外科通过这些人物不断努力,真正地将疝外科带入了正轨。以 Bassini 术式为主的疝术式成功地在外科实践中演绎了一个多世纪,也说明了其理念的先进性和顽强的生命力。

三、腹股沟疝治疗理念的演变

1. 腹股沟盒 现代外科学首先认识到在躯干与下肢移行区域存在一个"腹股沟盒(inguinal box)"结构(图 4-1)。

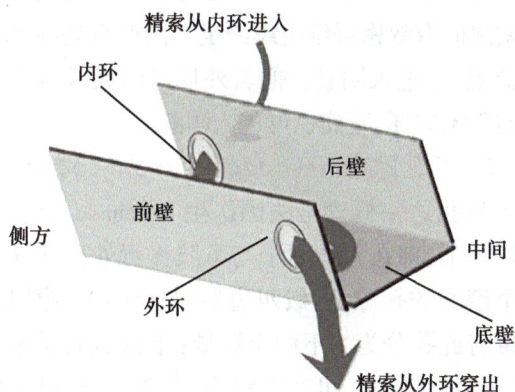

图 4-1 腹股沟盒

如图 4-1 所示,此盒子有四个壁,即前、后、上、下壁和两个口(内环口 / 外环口),盒中有精索或子宫圆韧带通过。实践表明,无论是 Bassini、Shouldice 或 20 世纪使用材料的 Lichtenstein "无张力疝修补手术",均是加强后壁的手术。这类加强后壁的手术的临床疗效是较为肯定的。总体术后的复发率 5%~9% 左右。

2. 对"直疝三角"的认识 现代外科的基

础是腹股沟区首先认清解剖学结构与层次,常规通过甲醛溶液处理过的尸体为标本。在腹股沟区域的层次与结构上"直疝三角"的分界固定(图 4-2)。从这个区域疝出的疝称之为直疝。应该指出的是直疝是一种获得性疝,换言之,在婴幼儿直疝是罕见的。直疝与斜疝修补在术式上、疗效上都不完全相同。

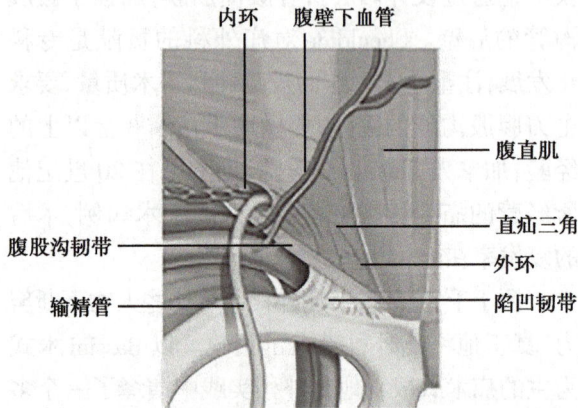

图 4-2　直疝三角

临床上发现直疝三角在腹壁层次上和内侧边界可能有变化,膀胱充盈度可以影响三角的内侧边界。还有直疝正常是不进入阴囊的,但陆续有临床的报道有进入阴囊的直疝,这是为什么。近年研究发现,在精索外环口处有腹外斜肌腱膜与精索之间有致密纤维组织固定。因此直疝在此下降受阻,不进入阴囊。但若外环口巨大或合并以往的手术破坏,直疝也可进入阴囊。

3. 肌耻骨孔(myopectineal orifice,MPO) 肌耻骨孔这一概念是法国医生 Fruchaud 于 1956 年提出的,即在人体躯干与下肢移行处存在这样一个潜在的孔隙、近似四边形(图 4-3)。腹股沟韧带将此孔分为上下两个区域:上区域有精索或子宫圆韧带穿过,可产生斜疝、直疝;下区域有股神经、股动静脉穿过,可有股疝出现。腹股沟区域的这三个潜在疝形成部位尽管不在一个平面上,但手术若针对 MPO 三个潜在缺损修补是最科学合理的。

4. 腹腔镜修补 腹腔镜改变了以往外科医生观察和治疗腹股沟疝的途径与方向。使得以较小的创伤,植入较大的人工假体材料(补片),可覆盖整个肌耻骨孔(MPO)的缺损,从而使手术更彻底、疗效更确切。

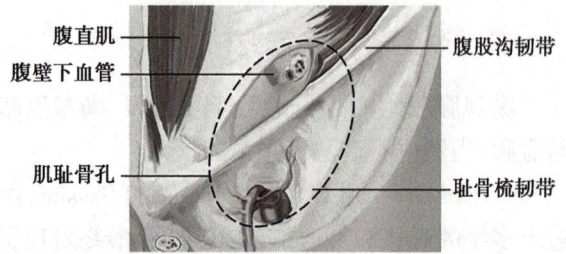

图 4-3　肌耻骨孔

腹腔镜手术既往有两种常用的术式:经腹腔的腹膜前补片修补(transabdominal preperitoneal,TAPP),另一是完全腹膜外的补片修补(total extraperitoneal,TEP)。但简单来说,腹腔镜腹股沟疝修补都是基于肌耻骨孔的修补、是基于修补材料的修补。

5. 被遗忘的两个术式 两个曾经写入教科书中的腹股沟疝治疗术式,渐渐被人遗忘。今天我们在 PubMed 中搜索关于 Ferguson 手术的报道,几乎鲜有收获,这是为什么? 作为加强腹股沟管前壁的组织缝合修补手术,由于对精索解剖、疝囊与精索对关系不熟悉,同时 Ferguson 手术又过于强调精索的神圣地位,不常规游离精索,这就自然导致了该手术术后,无论是直疝还是斜疝都有过高的复发机会。这种理念的错误,必然导致手术的根本缺陷,Ferguson 手术消失在疝的历史长河中也是一种必然。

另一个术式是 Stoppa 手术,从利用巨大切口使用巨大补片加强内脏囊,再到如今的腹腔镜小切口修补等,就代表了外科医生对手术创伤的理念过程。在微创的手段下,将 Stoppa 手术的理念,即在腹膜前放置补片、依靠腹内压力将补片展平固定,从而达到修补的良好效果。这与我们正在做的腹膜前修补、TAPP、TEP,可以说异曲同工的。所以 Stoppa 手术虽然近年少被提及,其并不是真正意义上的消失,而是随着技术的革新,不需要按照以往 Stoppa 的开放手术路径去实施,现在的腹膜前或者是腔镜技术,足以游离出足够的间隙,放置合适大小的补片,从而完成 Stoppa 理念的修补。所以从另外一方面来讲,现代科技的发展升华了 Stoppa 手术的理念,这一过程也体现了疝治疗学的进步。

四、现状与挑战

1. 规范化治疗 不了解以上历史演变、不知道疝外科发展历程的人，往往会误认为疝就是一种小而简单的疾病。所以各层次医院、各级医生都无门槛地进入疝修补领域，许多地方甚至将腹股沟疝修补作为实习医生的练手手术。这些误解和乱象，在临床上引发了许多问题，诸如疝修补术后复发、补片感染、疼痛等层出不穷。

作为我国疝领域的权威组织，中华医学会外科学分会疝与腹壁外科学组、中国医师协会外科医师分会疝与腹壁外科专业委员会从很早就意识到了此问题的存在，逐渐推行出符合我国国情的疝手术规范化培训活动。我们比较早地发展出了腹股沟疝腹各种修补手术的规范流程，例如多种疝手术的"七步法"。在培训班的实践中，我们发现"七步法"更容易兼顾手术中的重点难点，将其逐一击破，能让学员们更快、更好地掌握疝修补方法，值得广泛推广。

2. 机器人的来临　机器人的兴起，可以说在外科领域也掀起了一阵革命的浪潮。机器人技术也逐渐应用于疝领域，包括腹股沟疝、切口疝和食管裂孔疝等。其稳定、精细的手部动作传导，保证了手术的稳定性和安全性。当然，昂贵的手术费用是其在疝领域广泛应用的最大障碍。国产化的机器人和更完善的医保政策，可能是解决该问题的关键。

3. 大数据及人工智能（artificial intelligence，AI）　处于北欧的丹麦，将其所有疝病患者资料统一录入全国的随访系统。这与其人口基数小、手术规范化均质化水平较高、随访投入大有关。疝病治疗、随访的大数据系统，为疝治疗的方方面面提供询证学证据，指导、探索疝治疗的最佳方案。我国也逐步开展疝数据库的建立，但由于我国的人口基数太大、地区经济发展水平极不均衡、疝的诊治水平称差不齐，对于属于我们国家疝病大数据的时代，还有很长的一段路要走。

而AI的发展，也在疝外科领域具有良好的应用前景。比如个体化的补片设计，可以通过AI智能学习个体患者的腹股沟区结构，通过3D打印出来适合大小和形状的补片进行修补，真正做到精准补片修补。而在对于手术规范化推广方面，AI也可以根据不同的疝外科医生水平，设置不同的培训流程或模块，通过数据反馈，评定医生对疝外科手术的掌握情况，真正做到均质化、规范化。

（陈双　周太成）

参 考 文 献

1. Jose F. Patino. A History of the Treatment of Hernia// Fitzgibbons RJ, Greenburg AG. Nyhus and Condon's Hernia. Lippincott Williams and Wilkins, Philadelphia, 2002：16-42.
2. Bassini E. Ueberdie Behandlung des Leistenbruches. Arch KlinChir, 1890, 40：429-476.
3. Halsted WS. The radical cure of hernia. Johns Hopkins Hosp Bull, 1889, 1：12-13.
4. Andrews EW. Imbrication or lap joint method. A plastic Operation for hernia. Chicago Med Rec, 1895, 9：67-77.
5. Lotheissen G. Zurradikaloperation der Schenkelhernien. ZentralblChir, 1898, 21：548-550.
6. Ferguson AH. Obliqueinguinalhernia. Typic operation for its radical cure. JAMA, 1899, 33：6-14.
7. Cheatle GL. An operation for the radical cure of inguinal and femoral hernia. Br Med J, 1920, 2：68-69.
8. McEvedy PG. Femoral hernia. Ann R Coll Surg Engl, 1950, 7：484-496.
9. Nyhus LM. The posterior（preperitoneal）approach and iliopubic tract repair of inguinal and femoral hernias：an update. Hernia, 2003, 7：63-67.
10. Usher FC, Fries JG, Ochsner JL, et al. Marlexmesh, a new plastic mesh for replacing tissue defects. Ⅱ. Clinical studies. AMA Arch Surg, 1959, 78：138-145.
11. Lichtenstein IL, Shulman AG. Ambulatory outpatient hernia surgery. Including a new concept, introducing tension-free repair. Int Surg, 1986, 71：1-4.
12. StoppaRE, Rives JL, WarlaumontCR, et al. The use of Dacron in the repair of hernias of the groin. Surg Clin North Am, 1984, 64：269-285.
13. Gilbert AI, GrahamMF, Voigt WJ. A bilayer patch device for inguinal hernia repair. Hernia, 1999, 3（3）：161-166.
14. GerR. The management of certain abdominal herniae by intra-abdominal closure of the neck of the sac. Preliminary communication. Ann R CollSurg Eng, 1982, 164：342-344.
15. Read RC. Herniology：past, present, and future. Hernia, 2009, 13：577-580.
16. Read RC. Crucial steps in the evolution of the preperitoneal approaches to the groin：an historical review. Hernia, 2011, 15（1）：1-5.
17. 吕泽坚，陈双. 疝囊进入阴囊的腹股沟直疝二例及原因分析. 中华外科杂志, 2014, 52（4）：241.
18. 陈双. 直疝进入阴囊（学术争鸣与讨论）. 中华外科杂志, 2014, 52（4）：242.
19. 陈双. 腹股沟疝腔镜技术培训教材（学生用书）. 广州：中山大学出版社, 2018.
20. 陈双，李英儒. 谈腹股沟疝腔镜的腹膜外修补操作技术. 中国普通外科杂志, 2017, 26（10）: 1227-1229.

21. 汤睿, 吴卫东, 周太成. 腹外疝手术学. 北京: 科学出版社, 2019.

22. Jiang ZP, Wang DY, Lai DM, et al. Variations of urinary bladder and the urogenital fatty fascial compartment with different filling of the bladder are notable factors relevant to hernia repair-related bladder injury. Am Surg, 2013, 79（2）: 167-174.

第二节　腹壁疝修补手术

一、腹股沟疝修补手术及修补材料的选择

现代腹股沟疝的手术经过了一百多年的演变和发展, 达到了今天的境界。其中经历了两个阶段, 即以巴西尼（Bassini）手术为代表的组织缝合修补和以李金斯坦（Lichtenstien）为代表的应用修补材料的无张力疝修补。外科巨匠 William S Halsted 医生曾经这样形容疝手术:"即使外科领域的全部内容只有疝手术, 作为一个外科医生为之贡献一生也是值得的。手术是疝的基本治疗手段, 从更专业的角度来说, 没有一种手术能比一个完美而安全的疝手术更能使人赏心悦目了"。从中可以看出疝作为一个外科的基本手术内容, 更加强调它的细节、技巧和规范化。

19 世纪 80 年代当巴西尼医生创立的疝修补手术问世后, 即开创了腹股沟疝外科治疗的新纪元, 也被现代外科医生称为"疝外科的第一个里程碑"。该术式结束了疝治疗效果极差的历史, 总治愈率达到了 70% 以上, 而巴西尼医生本人对疝的治愈率更是达到了 90% 以上。但这还不能令人满意, 正如另一位外科巨匠 Billroth 医生所期待的:"如果有一种材料能够替代人的腹横筋膜的话, 疝的治疗问题也就解决了"。然而在 20 世纪 80 年代由著名外科医生李金斯坦创立腹股沟疝的无张力修补手术, 创立了疝外科的又一新的里程碑, 使腹股沟疝的治愈率达到了 99%。同时使得腹股沟疝修补手术变得更加简单、手术时间缩短、创伤明显减少, 患者恢复更快, 并大大提高了患者的生活质量。

又经过 30 多年的发展, 腹股沟疝的无张力修补手术方式增加了许多种, 尤其是按照法国外科解剖学家 Fruchard 的肌耻骨孔理论对腹股沟区的全面修补方式, 如 Nyhus、Wantz、Stoppa、Gillbert、Kugel 等腹膜前修补方法。21 世纪腔镜技术的不断发展, 目前以经腹腔腹膜外修补（TAPP）和完全腹膜外修补（TEP）为代表的腔镜下疝修补手术也已日趋成熟, 近 10 年来机器人疝修补手术也在欧美逐渐开展。

下面就几种常见的腹股沟疝修补手术做详细介绍。

（一）巴西尼疝修补手术

巴西尼疝修补手术（Bassini operation）的原理: 巴西尼医生认为腹股沟疝的病因是构成腹股沟管后壁的腹横筋膜薄弱或缺损, 以及腹股沟管变短、变直而失去斜度。因此, 该手术的目的就是要重建腹股沟管的后壁和它的斜度及长度。其关键就是将腹内斜肌、腹横肌（即我们通常称之为的联合肌腱弓）和腹横筋膜这三层结构用丝线或合成的不可吸收缝线间断、平行地缝合于腹股沟韧带的边缘上。近耻骨处的两针还要缝合于腹直肌上, 只有这样才能保证重建的腹股沟管的强度以及其长度和斜度。

1. 手术适应证　成人腹股沟斜疝、直疝, 部分复发疝。

2. 手术操作

（1）麻醉: 建议采用椎管内麻醉, 包括连续硬膜外麻醉和蛛网膜下腔麻醉; 或全身麻醉等方法。局部浸润麻醉也是可选择的麻醉方式。

（2）手术野皮肤消毒: 以 3% 碘酒和 75% 酒精消毒手术野皮肤, 会阴及阴囊皮肤用无醇碘伏消毒。

（3）切口: 采用与腹股沟韧带平行的斜形切口, 在患侧腹股沟韧带中点上的 2cm 处, 向下至耻骨结节处, 切口长 5~8cm（图 4-4）。

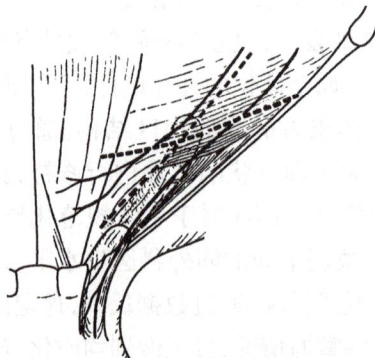

图 4-4　腹股沟疝手术切口的选择

（4）按层切开皮肤、皮下组织至腹外斜肌腱膜，显露外环，自外环处沿腱膜纤维走向切开腹外斜肌腱膜直至内环上方，或超过内环上方2cm。切开时需注意观察辨认腱膜深面的髂腹下神经和髂腹股沟神经，并加以保护防止损伤（图4-5，图4-6）。分离腹外斜肌腱膜下间隙，内侧要求完全显露出腹内斜肌、腹横肌构成的肌腱弓（联合肌腱）；外侧要求完全暴露出腹股沟韧带。这样就完全打开了腹股沟管。

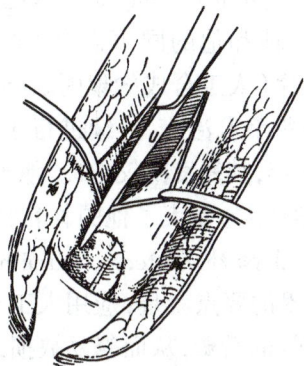

图4-5　切开腹外斜肌腱膜，保护腱膜下的髂腹下神经和髂腹股沟神经

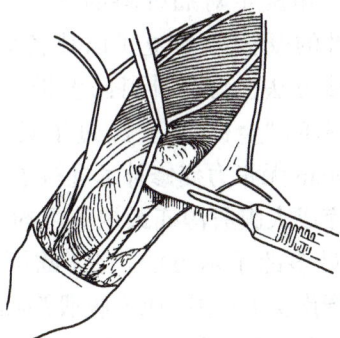

图4-6　显露和保护髂腹股沟神经和髂腹下神经

（5）游离精索和疝囊：将精索（包括提睾肌和精索结构）自腹股沟管后壁（即腹横筋膜表面）游离，套入导尿管进行牵引，从而完全暴露出腹股沟管的后壁。斜疝：沿精索切开提睾肌和精索内筋膜，此时要注意保护精索内的股生殖神经。可完整游离疝囊，如疝囊过大则可横断疝囊，远端旷置。如为直疝，将精索与疝囊完全分离开。

（6）疝囊的处理：斜疝，如疝囊完整分离可将其回纳如腹腔内（图4-7）；如横断了疝囊，需对近端疝囊缝合关闭后再回纳如腹腔（图4-8）。现在已不再强调疝囊必须进行高位结扎。如为滑

疝，应尽可能地将疝囊完整分离，并回纳入腹腔。直疝，在切开腹横筋膜后直接将疝囊回纳入腹腔（图4-9）。

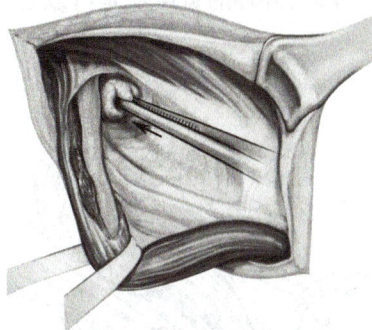

图4-7　高位完整游离斜疝疝囊后回纳入腹腔，不必高位结扎

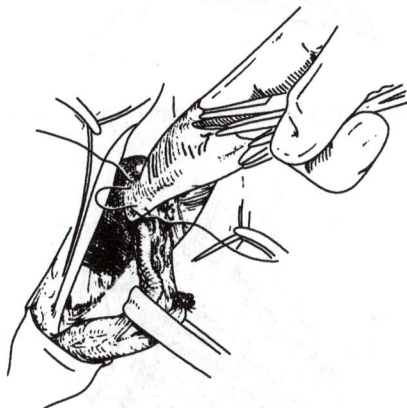

图4-8　如离断疝囊，近端疝囊需缝合关闭

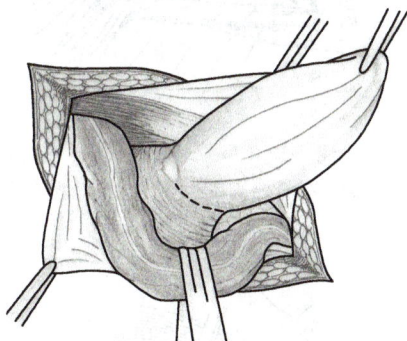

图4-9　直疝疝囊的处理

（7）修补腹股沟管后壁：这是巴西尼手术中最重要的步骤。首先提起精索，自内环处向下切开腹横筋膜，直至耻骨结节处（图4-10）。用2-0的不可吸收缝线（如普里灵缝线）或4号丝线将内侧的腹内斜肌、腹横肌（即联合肌腱）和腹横筋膜三层结构与外侧的腹股沟韧带、髂耻束做间断缝合。自耻骨结节处开始，该部位还应包括腹直肌的外侧缘，一直缝合到内环处。针距为1cm，

缝合 5~8 针（图 4-11）。在内环处要收紧重建内环口，重建的内环口应可通过血管钳的前部（图 4-12）。用可吸收缝线或丝线连续缝合腹外斜肌腱膜，重建外环，外环的宽度应是可以容纳一个小指尖。

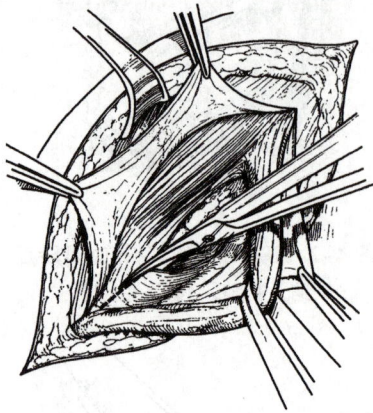

图 4-10　自内环处切开腹横筋膜至耻骨结节

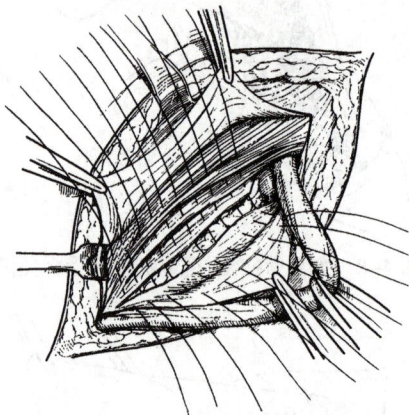

图 4-11　将内侧的腹内斜肌、腹横肌（即联合肌腱）和腹横筋膜三层结构与外侧的腹股沟韧带、髂耻束做间断缝合

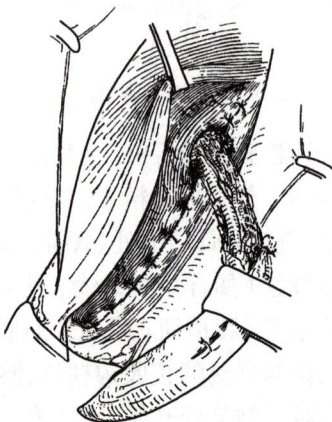

图 4-12　重建内环

（8）缝合皮下筋膜组织和皮肤。

3. 手术注意事项

（1）精细的解剖和手术操作。

（2）仔细止血。

（3）修补后壁时一定要切开腹横筋膜，并将三层结构一起缝合至腹股沟韧带和髂耻束上。

（4）术后尽可能卧床 3 天，3 周后可恢复轻度日常活动。

（二）李金斯坦网片无张力疝修补术

李金斯坦（Irving Lichtenstein）是美国的著名疝外科医生，他和他的同事们自 1974 年开始应用 Marlex 补片（人工合成的聚丙烯网片）对腹股沟疝进行外科手术治疗，连续进行了 3 000 例的手术，随访 5 年，其复发率仅 1%。他于 1989 年在《国际外科学杂志》发表了他的著名文章，首次提出了无张力疝修补术（tension-free hernioplasty）概念。该手术的要点就是：应用人工合成网片缝合于腹股沟管的后壁，从而修复缺损或薄弱的腹横筋膜，并替代了传统的组织对组织的有张力缝合，达到治愈疝的目的。

李金斯坦医生对疝外科的贡献：提出了无张力疝修补的概念，并创立了以其名字命名的手术方法。该方法被许多外科医生推崇为腹股沟疝外科手术的"金标准"。经过了近 30 年的发展 Lichtenstein 无张力疝修补术进行了一些改进，目前是治疗成人腹股沟疝最被认可的方法，是全世界应用最多的手术方法。在《欧洲成人腹股沟疝治疗指南》和《中国成人腹股沟疝治疗指南（2018 版）》中均是首推的治疗方法。另外，李金斯坦医生还首次提出了以下观点：①腹股沟疝修补术可以作为门诊手术安全地进行；②这种手术必须由有专门经验的外科医生进行而不能把它归为小手术；③这种手术在医疗经济学上可综合降低费用；④可应用局部浸润麻醉，以避免全麻或连续硬外麻所引起的并发症；⑤术后不适感轻、持续时间短，患者术后 2 小时即可回家，不需限制活动，可以较快恢复正常生活和工作（一般 3 周）。

1. 手术原理和材料选择　以人工合成网片缝合固定于腹股沟管后壁的缺损区域，对腹股沟疝采用加强后壁的方法，替代传统的张力缝合。

目前选择的材料有：聚丙烯材料（建议采用大网孔的轻量型网片）；聚酯材料；自固定（即免

缝合）部分可吸收的聚丙烯材料；生物材料（人脱细胞真皮材料；猪小肠黏膜材料等）。

2. 手术适应证 成人腹股沟疝（斜疝、直疝）、复发性腹股沟疝。

3. 手术步骤

（1）麻醉：局部浸润麻醉是推荐选择的麻醉方式（尤其是在门诊的手术，患者可在术后2小时回家）；也可采用椎管内麻醉，包括连续硬膜外麻醉和蛛网膜下腔麻醉；或全身麻醉等方法。

（2）手术野皮肤消毒：同巴西尼（Bassini）手术。

（3）切口：同巴西尼手术，但切口要略长，6~8cm。该手术的创始人之一阿米德（P.K.Amid）医生建议切口至少要8cm，以便完整地暴露腹股沟的修补区域。

（4）按层切开皮肤：同巴西尼手术，按层切开皮肤，皮下组织至腹外斜肌腱膜，显露外环，自外环处沿腱膜纤维走向切开腹外斜肌腱膜直至内环上方，或超过内环上方2cm。切开时需注意观察辨认腱膜深面的髂腹下神经和髂腹股沟神经，并加以保护防止损伤。

（5）游离腹外斜肌下间隙，即第一间隙。提起已切开的腹外斜肌腱膜做钝性分离，向外下至腹股沟韧带，要完全暴露腹股沟韧带；向内上游离到腹内斜肌、腹横肌构成的联合肌腱，直至腹直肌的外侧缘。这样就完全打开了腹股沟管，并建立了放置补片的空间，阿米德医生建议该空间的范围应是（5~8）cm×（12~15）cm。

（6）游离精索，要强调一定要将精索从耻骨平台上游离，保证能暴露出耻骨平台处有1~2cm的范围空间（图4-13）。切开提睾肌，若发现精索内有脂肪瘤样组织可以切除。

（7）寻找和分离疝囊，对斜疝患者，当提起精索可以发现上面与精索并行的疝囊。若疝囊不大，可将其高位游离（游离至腹膜前脂肪层）翻入到腹膜腔内，内翻缝合，不做结扎。李金斯坦医生认为，由于疝囊的结扎后产生的局部压力和缺血变化，是术后疼痛的重要原因。对疝囊较大进入阴囊者可在腹股沟管内将其横断，近端高位游离后内翻缝合，翻入腹膜腔，远端疝囊彻底止血后留在原位。

（8）当游离出精索后，未见与其紧密相连疝囊者，多为直疝，少数可能为股疝。在精索的内侧可发现直疝疝囊，若直疝疝囊较大，在疝囊回纳后要用可吸收线进行内翻缝合。同时要检查有无并存的斜疝、股疝存在。

（9）加强腹壁，取一修补材料，约10cm×15cm，根据实际应用大小进行裁剪，补片的内侧端剪成与腹股沟管内侧角一致的圆弧形，放置于已游离好的第一间隙内，超过耻骨结节1~2cm（图4-14）。以单股不可吸收缝线缝合固定在耻骨结节上的腹直肌前鞘。将补片平整地放置于第一间隙内，把补片的下缘与腹股沟韧带连续缝合至内环的上缘。内侧间断缝合3~4针，止于内环上方2cm。在补片的后端沿长轴方向剪开一裂口，内侧片稍宽约占2/3，外侧片稍窄占1/3（图4-15）。将精索放置于已剪开的两尾片之间，再将两片交叉重叠，内侧片重叠于外侧片的上方。用不吸收的缝线将内、外尾片缝合一针固定在腹股沟韧带上，这样的燕尾状交叉就形成了一个新内环（图4-16）。对尾部多余的尾片进行修整，向上超过内环3~5cm，放置于腹外斜肌腱膜下，无需缝合。

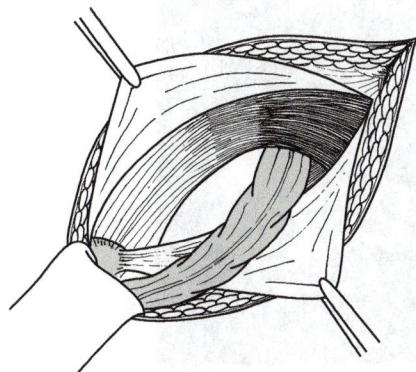

图4-13 建立腹外斜肌腱膜下间隙

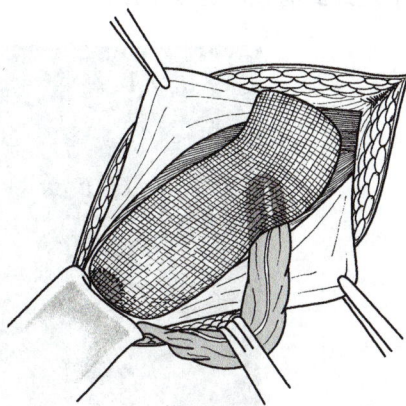

图4-14 将裁剪好的补片平整地放置于腹外斜肌腱膜下间隙内

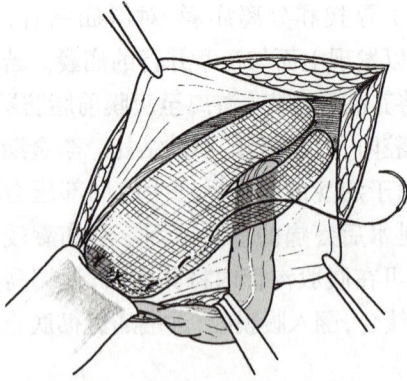

图4-15 以单股不可吸收缝线将补片缝合固定在耻骨结节上的腹直肌前鞘。在补片的后端沿长轴方向剪开一裂口

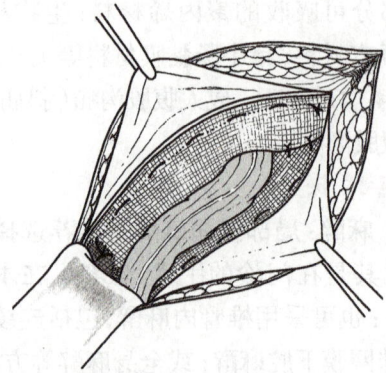

图4-16 将精索放置于已剪开的两尾片之间,再将两片交叉重叠,内侧片重叠于外侧片的上方。用不吸收的缝线将内、外尾片缝合一针固定在腹股沟韧带上,这样的燕尾状交叉就形成了一个新内环

放置于腹股沟管后壁的补片在缝合时不应存在张力,阿米德医生要求"补片缝合固定后应有一个帐篷样的隆起"。

(10)精索放在补片上方。以可吸收缝线连续缝合腹外斜肌腱膜,重建外环,缝合皮下组织至皮肤。

4. 注意事项 Lichtenstein无张力修补手术的几个要点:

(1)手术操作过程除要严格注意无菌外,还要仔细彻底止血。一般情况下不放置任何引流。

(2)补片可视缺损大小适当剪裁,补片缝合后不能存在张力,也不要出现皱褶。

(3)缝合补片下缘(与髂耻束或腹股沟韧带时)要宽而浅,切记不能过深以免损伤下内方的股血管。

(4)合理使用抗生素,预防用药要在术前30~45分钟静脉推注,这样在切开皮肤时血液和组织液中能达到有效的药物浓度。

(5)由于置入补片为异物,有时有切口血清肿出现,如果发现可用无菌注射器,反复抽吸,不做引流。

(三)网塞、平片疝修补手术

网塞、平片疝修补手术(疝环充填式修补术,Robbins & Rutkow operation)是美国的Robbins和Rutkow医生于1993年创立的。他们与美国巴德公司(C.R.Bard)共同研制、开发了一套定型产品,包括一个聚丙烯圆锥形网塞和一个平片,商品名为PerFix Plug & Mesh(图4-17),并正式命名了该手术方法。Robbins和Rutkow医生在1993年报道了3 000例治疗经验,复发率在1%以下。

1. 手术原理 该手术的原理是用一个成型的立体锥形网塞对疝环进行充填,锥形的网塞可以起到分散腹腔内压力对缺损区域的影响。再用一个平片覆盖整个腹股沟后壁。其网塞的作用是对疝缺损部位进行修复,而平片的作用是起到预

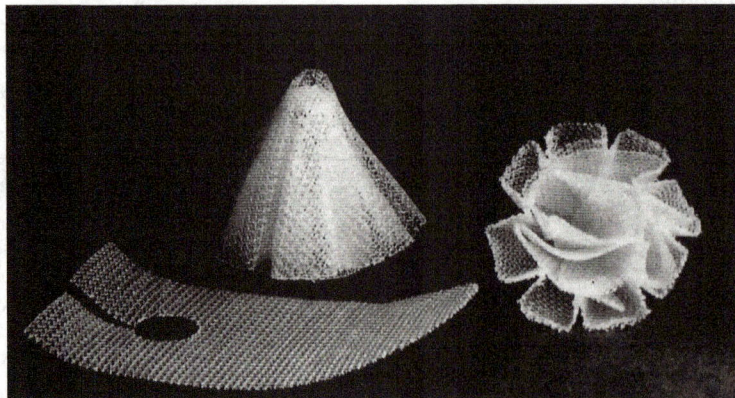

图4-17 聚丙烯圆锥形网塞、平片

防形成新的缺损。手术设计者的最初想法是：感觉到单纯的平片修补手术需要对平片进行较多的缝合固定，但由此可能会产生手术后的慢性疼痛。而充填式修补只需对网塞进行很少的缝合固定，平片是不需进行固定的。但从我国对该术式的长期应用情况看，对于平片的少许缝合固定是必要的，可以避免新的缺损发生。

2. 手术适应证　斜疝、直疝、复发疝和股疝。

3. 手术步骤　麻醉的选择：局麻，腰麻，连续硬膜外麻醉，特殊情况也可应用全麻。

手术视野的消毒同 Lichtenstein 手术。

（1）切口一般长度在 5~7cm。腹外斜肌腱膜下间隙（腹股沟盒）的游离能容纳下 4.5cm×10cm 的平片，并强调下缘的游离超过耻骨结节 1~2cm。

（2）精索的游离同 Lichtenstein 手术；可切断精索内侧部分提睾肌，暴露疝囊颈部腹横筋膜和精索内精膜交界处的"颈 - 肩交界"区域。

（3）在颈 - 肩交界处环形切开腹横筋膜，暴露出腹膜前间隙，此处即斜疝疝囊的高位颈部。将斜疝疝囊完全游离或横断成型，残端疝囊必须是容纳一个网塞的大小，因为成型后的疝囊被回纳如腹腔后要留有一个容纳一个网塞的体积。该手术的一个关键点就是"疝囊的高位游离而绝非高位结扎"。对于直疝，环形切开腹横筋膜后高位游离疝囊并回纳入腹膜前间隙。

（4）疝环内置入锥形充填物，锥尖部对准腹腔，底部与疝环口持平。将锥形充填物的外边与疝环周围组织缝合固定 4~8 针（建议用可吸收缝线）（图 4-18~ 图 4-20）。

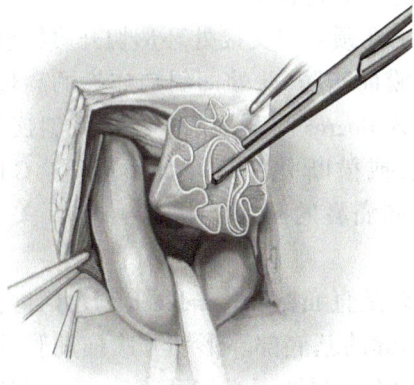

图 4-18　充填疝环

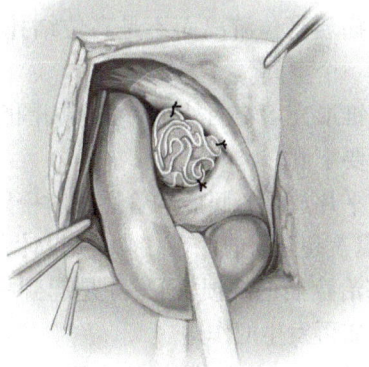

图 4-19　缝合固定网塞

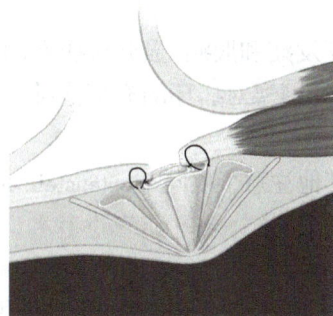

图 4-20　网塞在腹膜前间隙内的位置

（5）平片放置于腹股沟管后壁，精索孔将精索套入后关闭一针新建内环。尖端要覆盖超过耻骨结节 1~2cm，建议将其用单股不可吸收缝线于耻骨表面的筋膜缝合固定一针（图 4-21）。

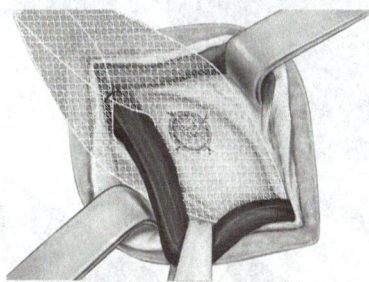

图 4-21　放置平片于腹股沟管的后壁

（6）重置精索结构，连续缝合腹外斜肌腱膜。

（7）对于复发疝和股疝，强调对疝囊的游离和回纳，以及单纯网塞对疝环的充填修补。而可以不再用平片。

（8）术后处理：局部冰袋外敷。术后 3~6 小时可以下床，24 小时后可允许驾车，3 天后恢复一般活动，3 周后恢复正常活动。

4. 手术要点和注意事项

（1）腹股沟盒下端的游离强调超过耻骨结节

1~2cm。

（2）疝囊高位游离而不是高位结扎，要给锥形充填物一个空间。

（3）锥形充填物的外边与疝环周围腱膜组织固定一定要牢固。

（4）平片放置于腹股沟管后壁时一定要充分展平，要覆盖超过耻骨结节 1~2cm，设计者的意图是用网塞治疗疝的缺损，而平片是起到一个预防直疝或斜疝再发生的作用。

（5）疝环 <1.5cm 或患者体型瘦小且腹壁比较薄弱时建议修剪锥形充填物内的部分支撑花瓣。

（6）复发疝和股疝，强调对疝囊的游离和回纳，以及单纯网塞对疝环的充填修补。可以不再使用平片。

（7）其他注意事项同 Lichtenstein 手术。

（四）双层修补装置疝修补手术（Gilbert 腹股沟疝修补术）

双层补片无张力疝修补手术是指采用普理灵疝修补装置（PHS，Prolene Hernia System，Ethicon）的无张力疝修补手术（图 4-22）。是美国的 A.I.Gibert 医生根据自己数年的疝治疗经验于 1997 年创立的，也称 Gilbert 无张力疝修补术。

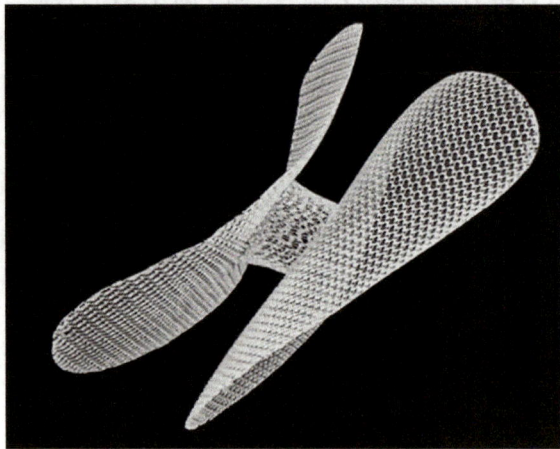

图 4-22　普理灵疝修补装置

A.I.Gilbert 从 1984 年后借鉴 Lichtenstein 的无张力疝成形修补术，在"伞型网塞（plug & Mesh）"充填内环无张力疝修补术的基础上，改进后设计的一种腹膜前间隙内的腹股沟疝无张力疝修补技术。1998 年 Gilbert 医生与美国强生 - 爱惜康（Ethicon）公司合作将该疝修补装置商品化。A.I.Gilbert 在 2004 年美国疝外科年会上强调指出：该手术的成功与否关键就是外科医生是否真正掌握了这项无张力疝修补技术。

目前可选择的修补材料除 PHS 聚丙烯补片外，还有一款部分可吸收、带涂层的疝修补装置，称为 UHS（ultrapro hernia system）。

Gilbert 疝修补技术的要点，就是应用双层疝修补装置（PHS、UHS）同时对肌耻骨孔（myopectineal orifice，也称 Fruchaud 孔）范围的腹膜前间隙和腹股沟管后壁进行双重修补。该部位是人体腹股沟区仅有一层腹横筋膜覆盖的区域，因此该手术方法符合 Nyhus 和 Stoppa 对整个腹股沟薄弱区域进行全面修复的理论。

1. 手术原理　双层疝修补装置，包括 PHS、UHS 是一个双层补片中间以一个连接体将上下两层连为一个整体的装置。应用双层疝修补装置的无张力疝修补术是将下层补片放在腹膜前间隙内，覆盖整个肌耻骨孔范围，可同时对斜疝、直疝、股疝进行修补，上层补片进一步加强腹股沟管后壁。该手术方法更适用于复合疝或多疝并存的情况。

2. 手术适应证　腹股沟斜疝和直疝、股疝。对部分复发疝也可选用此修补方法。尤其适合后壁更加薄弱和缺损范围较大的患者。

3. 手术步骤　麻醉方式和手术视野的消毒同平片疝修补（Lichtenstein）手术。

手术过程步骤如下：

（1）切口的选择同 Lichtenstein 手术，一般长度在 5~6cm。腹外斜肌腱膜下间隙的游离能容纳下 5cm×10cm 的上层平片即可，并强调游离暴露耻骨平台 1~2cm。

（2）精索的游离同 Lichtenstein 手术；暴露疝囊颈部腹横筋膜和精索内筋膜交接处的"颈 - 肩交界"区域（图 4-23），这是 Gilbert 手术进入腹膜前间隙的一个关键点。

（3）在颈 - 肩交接处环形切开腹横筋膜，暴露出腹膜前脂肪，此处即斜疝疝囊的高位颈部，也是进入 Bogros 间隙的门户。可将斜疝疝囊完全游离，或横断并将远端疝囊旷置。Gilbert 医生不强调疝囊的高位结扎，但一定要关闭近端疝囊。

如果是直疝，在 Hesselbach 三角区内找到疝囊，于疝囊的基底部环形切开腹横筋膜，即进入 Bogros 间隙。强调不必切开直疝疝囊，仅完全游离即可。

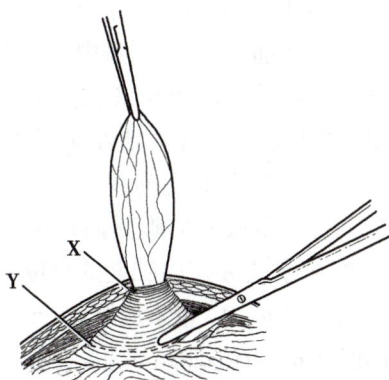

图 4-23　Gilbert 医生描述的疝囊的颈肩交接处
X：假疝环，Y：真疝环，在 Y 处切开腹横筋膜进入腹膜前间隙

（4）自切开的疝环进入 Bogros 间隙，用粗网孔纱布（Sponge）在腹壁下血管的深面将腹膜与腹横筋膜分离；同时在外侧必须将精索结构与腹膜分离，即"精索的腹壁化（parietalization of the elements of the spermatic cord）"（图 4-24）；上方超过弓状缘 3~5cm，下方要分离至耻骨支，内侧超过腹直肌外侧缘，在外侧腹壁还要将腹膜与髂腰肌分离。这样就建立了一个直径为 10~12cm 的腹膜前间隙。

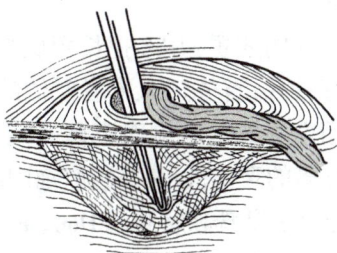

图 4-24　自切开的疝环进入 Bogros 间隙，用粗网孔纱布（Sponge）在腹壁下血管的深面将腹膜与腹横筋膜分离

（5）下层补片的放置：将 PHS 网片的上层沿长轴折成三层，然后以连接部为中心对折用卵圆钳夹住，将装置的下层以卵圆钳为中心叠成伞状。上层补片长轴方向和腹股沟韧带的方向一致，卵圆钳对准脐的方向经疝环放置入分离好的腹膜前间隙，然后把卵圆钳及其夹住的网片上层拉出疝环外，用手指通过疝环将下层网片尽可能展开在腹膜前间隙。此处要告诫外科医生的是：下层补片要强调"展开"而并非"铺平"，Gilbert 医生认为患者术后站立后，腹腔内压力足以将下层补片"铺平"于骨盆壁上，自身组织的瘢痕形成过程将永久性地将补片固定于腹壁上（图 4-25）。

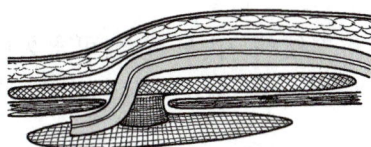

图 4-25　下层补片的、连接部、上层补片的位置，以及与精索、腹壁的关系

要求下层补片的下缘要超过耻骨支；内缘要超过腹直肌的外侧缘；外缘要至耻骨梳韧带下方和髂腰肌表面；上缘至少超过弓状下缘 2~3cm。完全覆盖肌耻骨孔区域。连接体置于疝环口，并与疝环周围组织缝合起到稳定上下两层补片的作用。也可防止下层网片在腹压增高时经其外突；还可起到收紧内环的作用。

（6）将上层网片展平，根据腹股沟管后壁的实际大小适当裁剪；剪开一精索开口，可按 Lichtenstein 的燕尾交叉方法剪开，也可在腹股沟韧带侧剪一横行口，套入精索后将补片关闭并缝合于腹股沟韧带上。同时将上层补片分别固定在耻骨结节、腹横肌腱弓上（图 4-26）。

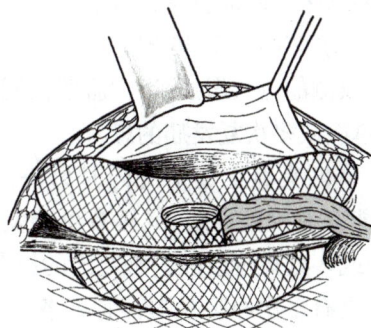

图 4-26　疝修补装置放置到位

（7）重置精索结构，连续缝合切开的外斜肌腱膜。

4. 手术要点

（1）应用双层疝修补装置（PHS）的无张力疝修补术的关键在于熟练掌握 Gilbert 医生的颈-肩解剖概念和切开技术，只有这样才能找到进入腹膜前间隙的入路。

（2）腹膜前间隙的游离一定要足够大，要在腹壁血管的深面进行，另外精索腹壁化的概念一定要清楚。这样下层补片才能充分展开，并保证覆盖整个肌耻骨孔范围。如果补片不能充分展开，则会造成下层补片不能完全覆盖肌耻骨孔，增加复发的机会。

（3）将连接部与内环缝合，可永久性保护内环，并起到稳定上下两层补片的作用，使之永不移位。

（4）腹腔内压足以将补片永久固定于腹膜外的位置上。

（5）注意骑跨疝的问题。防止另一疝的遗漏。

5. 注意事项　同 Lichtenstein 手术。

（五）经正中切口腹膜前疝修补手术

巨大补片加强内脏囊手术（GPRVS）又称 Stoppa 手术，是法国外科医生 Stoppa 在 1969 年开创的腹股沟疝修补术，主要是治疗巨大疝、复发疝的有效方法。

1. 手术原理　通过后入路，在腹膜前间隙内放置一张巨大的补片，完全覆盖肌耻骨孔的缺损及其他的缺损，并借助腹内压将补片固定在盆壁和腹壁的肌肉与腹膜之间。

2. 手术适应证　经正中切口腹膜前腹股沟疝修补手术主要用于治疗临床上的一些疑难复杂疝，其主要临床适应证应符合以下几点：

（1）患者年龄大于 40 岁。

（2）双侧的巨大滑疝、巨大腹股沟阴囊疝、血管前疝、单次或多次复发疝的患者。

（3）单侧具有上述情况同时另一侧已具有疝、或可能存有隐匿性疝、或极有可能发生疝、或伴有一处或多处低位腹腔内脏突出的患者。

（4）具有多次经腹股沟管前入路行传统或未曾在腹膜前间隙放置补片的无张力修补术的复发疝患者，特别对于一些腹股沟韧带或耻骨梳韧带已损伤而无修补价值的患者，也许是一个能解决问题的手术方法。

（5）腹部手术区域皮肤病、疝周围存有慢性炎症、肉芽肿或外科急症手术，这些情况有感染化脓的风险，应视为这一手术的禁忌证。

3. 手术操作　麻醉选择：连续硬膜外麻醉，全麻。

（1）切口：采用脐下至耻骨联合上方的正中切口。

（2）逐层切开皮肤、皮下脂肪、腹横筋膜各层进入可见黄色腹膜前脂肪的腹膜前间隙。

（3）游离腹膜前间隙：用左手按压内脏囊，用手指或细纱布配合剪刀向各个方向游离腹膜前间隙，向下经膀胱前 Retzius 间隙中央一直游离到耻骨、前列腺，然后向两侧游离，经 Bogros 间隙、腹直肌和腹壁下血管下方直到外侧闭孔、髂血管和髂腰肌。在游离前间隙过程中需同时将输精管和睾丸血管从内环水平的腹膜向近端至少游离 10cm，从而将精索放置在内脏囊的外侧并紧贴于腹壁，这一过程被称为"精索腹壁化，也称为精索的去腹膜化"（parietalization of the elements of the spermatic cord），使放入的补片不再剪孔直接贴在腹膜上。

（4）疝囊处理：小的斜疝可将其与精索完整剥离后给予切除并结扎，大的斜疝则横断疝囊，近端高位结扎，远端敞开放回阴囊。直疝和股疝疝囊在游离前间隙的同时可较简单地游离，游离后用荷包缝合即可。

（5）术者与助手交换位置，进行另一侧的同样操作。

（6）补片的裁剪：将补片剪成倒 V 形，横向宽度为两侧髂前上棘距离减去 2cm，高度为脐到耻骨的距离。

（7）补片的放置：用 8 把长弯血管钳按标记顺序钳夹好补片，首先放入术者对侧的腹膜前间隙。术者用左手按下右侧腹膜囊，助手用拉钩向上拉开已游离的腹壁，以暴露腹膜前间隙，按顺序 A 号钳首先放于耻骨和膀胱间 Douglas 窝水平，然后 B 号钳尽量置于髂窝的最低处，C 号钳和 D 号钳，尽量将补片置于侧后壁，到达闭孔、髂血管前、髂腰肌，最后 E 号钳在腹膜前间隙顶部展平右侧补片。术者与助手交换位置，完成对侧 H、G、F 钳的同样放置。

（8）补片的固定：补片 E 点处用 0 号可吸收线缝合固定于脐下筋膜。其余一般不需另外固定。

（9）补片前放置负压吸引球引流，另戳创引出，对于巨大阴囊疝患者，引流管可放置入敞开的远端疝囊里。

（10）逐层缝合腹横筋膜、皮下脂肪、皮肤。

4. 手术要点和注意事项

（1）精索腹壁化和疝囊的处理是在腹膜前间隙的游离过程中同步完成的，应在腹壁下血管的下方游离腹膜前间隙，这样能减少对血管的损伤。

对于巨大阴囊疝,应较高位横断疝囊,近端高位结扎或荷包缝合,远端放回阴囊,这样可以避免因损伤远端的精索血管而导致术后缺血性睾丸炎的发生,并尽量敞开远端疝囊,并在其内留置负压吸引球引流以防止术后阴囊积液。

(2)前间隙的游离范围一定要充分到位,这样为之后补片的放置提供便捷。

(3)对于原来已行无张力修补术而复发的患者,如在腹膜前间隙已放过补片,本手术难度将大大增高,如补片已放在腹横筋膜之上,补片已无存在价值或影响到本次手术,应给予取出。对于 Retzius 间隙(膀胱、前列腺术后、妇产科术后)和 Borgos 间隙(髂血管术后、阑尾术后)已经瘢痕化的患者应谨慎选择甚至放弃这一手术。

(4)补片的选择和裁剪:补片选择要符合适应骨盆曲线,不仅要柔软有弹性、可弯曲和有顺应性,同时还要具备良好的生物耐受性和抗感染性等原则。本手术关键是补片越大越有效,使用过小补片是术后复发的重要原因。裁剪补片时一定要测量精确,同时也要根据患者的具体体型结构,适当调整尺寸。因精索已完成腹壁化,补片不需要剪孔让精索通过,减少了术后复发的机会。

(5)补片除中上缘用可吸收线固定于脐下筋膜外,如使用聚丙烯补片,建议下缘均应于两侧耻骨梳韧带固定,防止补片上移引起复发。

(6)术后建议常规预防性应用抗生素 2~3 天。鼓励患者早期恢复正常活动。视引流量决定负压吸引球的拔除。

(六)腹股沟疝术后复发的原因及处理

腹股沟疝外科手术的目的是希望将疝修补术作为腹股沟疝的最终治疗方式。但自 Bassini 以来,有关疝修补术式经历了 200 多年的演变,迄今,尚无哪一术式或某一专家可以做到无术后复发病例。疝修补术后的复发仍然是当今外科尚未解决的问题,对外科医生而言仍具有挑战性。有关的复发率,各家报道不一,斜疝为 1.1%~20.7%;直疝为 3.5%~20.9%;股疝为 1%~31.3%;对复发疝患者若再次手术修补,其术后的再复发率可能更高,有报道再复发率为 2.2%~33.1%。因此,绝对不能说腹股沟疝修补术就是一简单的

小手术。未经过严格训练医生不可能做好此手术。特别是对已复发的患者,应高度重视,采取合理的治疗方法,最大限度减少再次术后的复发。

外科修补技术上的失败是导致疝复发最常见的原因。但对某些患者也有其自身的因素,如包括全身或伤口愈合的问题、胶原合成问题和代谢问题等。外科医生对患者考虑和判断不足也是一个常见的错误,临床上对这一问题的严重性又可能被长期低估而未能引起重视。另外,对所有类型的腹股沟疝常规使用某一种修补方法也会存在问题,因为它常因患者的差异而导致不能达到满意的修复。根据循证医学的研究结果,应强调对疝的个体化治疗。

疝术后复发的分类按时间可分为以下两大类,一是早期的复发,另一是晚期的复发(真正意义上的复发)。一般早期复发多在手术后 3 个月内,其修补失败(复发)的主要原因是遗漏或是缝合线张力过大或修补方式不当或未能使其薄弱环节得到加强。晚期复发是指复发在手术后 1 年。这种复发的原因是由于医师修补技术的问题同时有患者的胶原代谢紊乱或长期的腹内高压等因素所致。

1. 早期复发原因

(1)缝合线张力过大:从理论上讲,用患者自己带有缺陷的组织尝试修复成为"正常的解剖"其难度和失败率较高。因为患者患有腹股沟疝本身就已说明其腹股沟组织对周围支持的不够。在张力情况下修补常常不能很好地愈合。修补线的张力可通过"减张切口"有效予以减轻。减张切口应常规应用于修复所有腹股沟疝,但仅有两种情况例外,即小的股疝和小的斜疝。疝修补在技术上最重要的要求是用强力的筋膜边缘和用减张切口来消除张力,其效果是令人满意的。

(2)遗漏的并存疝:遗漏疝(missed hernia)在腹股沟疝方面分为真性遗漏和假性遗漏,真性遗漏主要表现是:①大的直疝,遗漏了小斜疝;②大的斜疝或直疝,遗漏了股疝;③直疝和斜疝距离比较远,找到一个就认为可以了,漏了另一个;④发现了直疝、斜疝、股疝,遗漏了闭孔疝。假性遗漏主要表现为:在内环处疝囊的游离的部

位没有达到腹股沟管后壁的水平以上,即没有高位游离斜疝的疝囊。预防遗漏疝的方法:①按照规范行腹股沟区域的解剖,一定要看到腹股沟韧带、耻骨结节、腹壁下血管等解剖标志。②在进行修补时要严格按照规范操作,仔细寻找直疝和斜疝,做到高位游离疝囊,疝环的区域解剖后补片一定要全覆盖。补片要覆盖整个腹股沟管后壁的区域,在耻骨结节处一定要补片覆盖并牢固固定。③最有效的方法是采用腹膜前间隙补片修补术。

(3)补片的收缩、移位及补片规格的选择不当:已有研究证实,几乎所有的现有补片在体内都有收缩的可能,只是收缩率的大小差异。应采用轻质的、防收缩处理,比腹股沟区缺损要足够大的补片进行修补。另外,补片的移位也是造成复发的一个重要原因。引起补片移位的因素主要是补片未能很好地固定,或有些不需要固定的补片,由于血肿的出现(如 Stoppa 手术)可能引起补片的移位。

2. 晚期复发的原因 除医生修补技术的原因,患者自身的情况是一个重要的因素。包括:

(1)胶原代谢问题:临床经验证实在合并结缔组织疾病的患者中(如 Ehlers-Danlos 综合征),疝修补术后的复发率要较无合并此类疾病的人高出许多。对这类患者,无论做何种修补或成形,若干年后都有复发的可能,这是因为患者的全身胶原代谢存在问题。另外,对高龄患者而言,随着年龄增长其术后的复发率也可能明显增加。这类患者也是由于年龄的增加而胶原代谢出现了改变所引致疝术后复发。一组临床研究发现无论是正常人还是腹股沟疝患者,其腹横筋膜的胶原含量随着年龄的增加而减少,疝患者的含量减少更为明显。

(2)腹压增加的因素:长期慢性的腹压增加,如便秘、咳嗽、肺气肿、前列腺增生及严重的腹水等都是疝修补术后晚期复发的因素。长期慢性腹压增加使腹股沟区难以承受如此的压力,在压力下局部的胶原成分发生改变,造成疝的复发或新的疝的出现。

(3)其他:肥胖、糖尿病等全身疾病也可能是疝修补术后晚期复发的因素。

3. 复发疝的处理 复发关键还是在于预防。预防的关键在于规范的操作。在治疗方面首先要明确复发疝的诊断。对复发疝的患者术前除了详尽的采集病史、严格的物理检查外,还应对疝的区域进行相应的影像学检查如 B 超、CT 及 MRI 等,以期得到更全面的资料,得到正确和完整的诊断。其次复发疝的手术治疗。复发疝的再手术在技术上是复杂的,因为解剖结构改变、一些组织结构的瘢痕化难以清楚辨认以及局部致密的粘连等因素给再次手术增加了复杂性和难度。另外,从患者的全身情况来看,由于胶原代谢存在缺陷,因此,为防止再次复发,术中仅仅靠直接缝合薄弱的疝环是不够的,使用补片来加强局部的强度是必要的。除上述术前需要全面了解复发疝的种类、性质之外,确定正确的手术方案是治愈复发疝的重要前提。原则上若前次手术是采用经典方法(Bassini 术式、McVay 术式等),再手术时应采用无张力修补的方法,若前次手术是前进路修补,再手术时以后进路修补为宜。若以前经历了若干次手术,仍然复发,此时可能以 Stoppa 的巨大补片加强内脏囊手术(GPRVS)为宜。总之,对复发疝的再次手术应做到简捷、明确,根据病情选用与前次手术的不同路径是对复发疝的正确选择。

(七)腹腔镜腹股沟疝修补手术(TAPP、TEP)

最早将腹腔镜技术应用于腹股沟疝治疗的是纽约温思罗普医学院外科医生 Ger R,他于 1982 年报道了 12 例腹腔镜下腹股沟疝内环口关闭术,该方法相当于疝囊高位结扎,因未对疝缺损区域进行修补,仅适用于小儿腹股沟斜疝的治疗。随着腔镜技术的发展和"无张力修补"概念的引入,在 20 世纪 90 年代初期,陆续报道了数种成人的腹腔镜腹股沟疝修补术式(laparoscopic inguinal hernia repair, LIHR),经过近 30 年的技术演变和改进,目前临床应用的主要由两种术式:经腹腹膜前修补术(transabdominal preperitoneal, TAPP)和全腹膜外修补术(totally extreperitoneal, TEP)。

1. LIHR 的修补原理 人体的腹股沟部位存在一个薄弱区域,内界为腹直肌,上界为联合肌腱,内下界为耻骨梳韧带,外下界为髂腰肌,这个被肌肉和耻骨围成的区域称为肌耻骨孔

（图 4-27）。该区域内缺乏肌层组织，抵挡腹腔压力的只是一层腹横筋膜。腹横筋膜有一个先天性的卵圆孔即内环口，如果内环口发育不良或松弛会发生斜疝，如果整个腹横筋膜松弛或薄弱还会发生直疝或股疝。LIHR 的修补原理就是要进入腹膜前间隙，置入一块足够大的补片，代替腹横筋膜覆盖肌耻骨孔，修复腹股沟区所有的薄弱区域。因此，LIHR 的本质是利用腹腔镜器械、通过后入路、在直视下操作、进行腹膜前修补手术，修补层次相当于开放手术中的 Stoppa、Kugel、Gilbert 等术式。

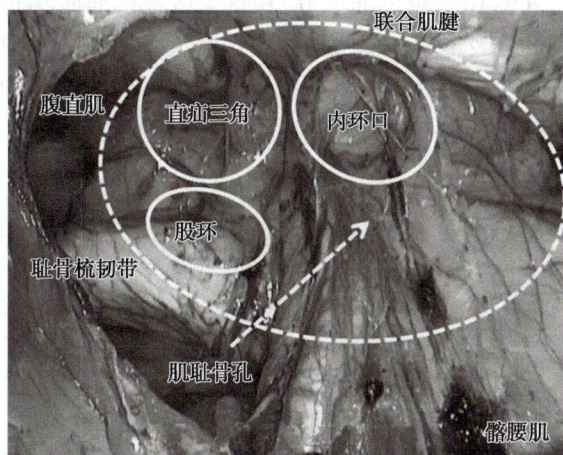

图 4-27 肌耻骨孔

2. LIHR 的临床特点 循证医学已证明了 LIHR 是安全有效的手术方式，与开放无张力修补术相比，具有术后疼痛轻、恢复非限制性活动时间快、切口并发症少等特性，其复发率、并发症发生率、住院天数等与开放手术相同。欧美国家，LIHR 的比例在 8.9%~65% 之间，我国尚无具体数据。可根据术者的经验和患者的情况选择相对应的术式。

3. LIHR 的手术方式

（1）TAPP：TAPP 由 Arregui 医生于 1991 年在美国内镜外科医师年会上首先报道，特点是需进入腹腔，打开腹膜后将疝囊分离回纳，充分游离腹膜前间隙，置入补片，完整覆盖肌耻骨孔，最后再关闭腹膜。具体操作步骤如下：

1）麻醉和体位：建议全身麻醉，取头低脚高 10°~15° 平卧位，术者位于疝的对侧进行操作，助手位于同侧或头侧持镜。监视器置于手术台下方正中（图 4-28）。

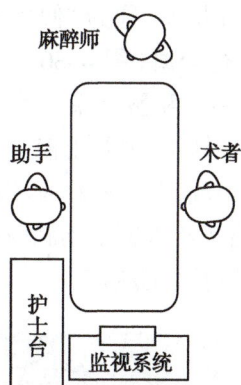

图 4-28 手术室布局

2）套管的穿刺：脐孔穿刺，建立 CO_2 气腹至 15mmHg。常规置入三个套管：脐孔置 10~12mm 套管放置 30° 腹腔镜头，两侧腹直肌外侧平脐或脐下水平分别置入 5mm 套管作为操作孔。

3）腹膜的切开：在疝缺损上缘、自脐内侧皱襞至髂前上棘横形切开腹膜，游离上、下缘的腹膜瓣，进入腹膜前间隙，所有的操作均在腹横筋膜后（深）方进行，不切开腹横筋膜。

4）疝囊的分离：斜疝疝囊位于腹壁下动脉的外侧，由内环口进入腹股沟管，其前（浅）方有输精管和精索血管，将疝囊自内环口水平与其后方的精索成分分离约 6cm，这种"超高位"游离回纳疝囊的方法称为精索成分的"壁化"，以保证足够大的补片能够平铺在精索成分上，其下缘不会蜷曲（图 4-29）。疝囊较大时可横断，远端旷置，近端再进行"壁化"。

直疝疝囊位于腹壁下动脉内侧的直疝三角内，疝囊大多能完全回纳，无需横断。直疝缺损处

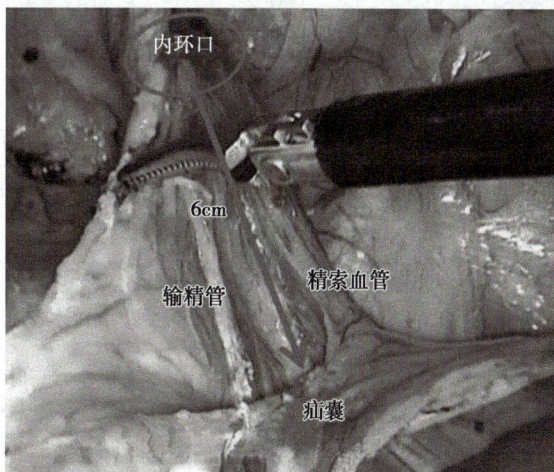

图 4-29 精索的壁化

的腹横筋膜明显增厚,称为"假性疝囊",不要误认为疝囊而强行分离(图4-30)。疝囊回纳后,可看到耻骨梳韧带和髂耻束。髂耻束是腔镜视野下特有的解剖结构,主要由覆盖在腹股沟韧带上的腹横筋膜构成,走向和腹股沟韧带完全相同(图4-31),髂耻束将腹壁下动脉内侧的缺损分隔成上方的直疝和下方的股疝。

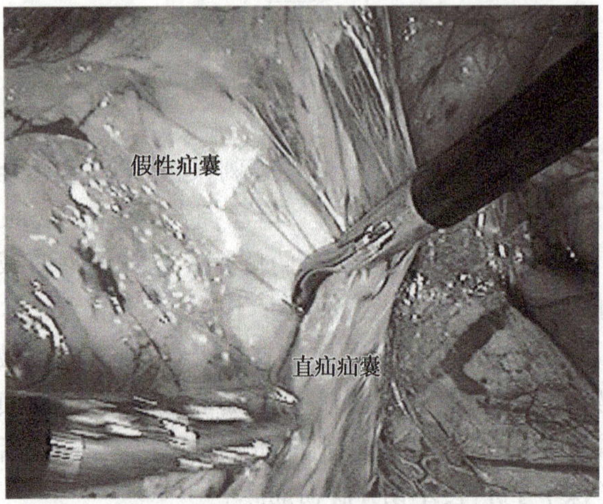

图4-30 假性疝囊

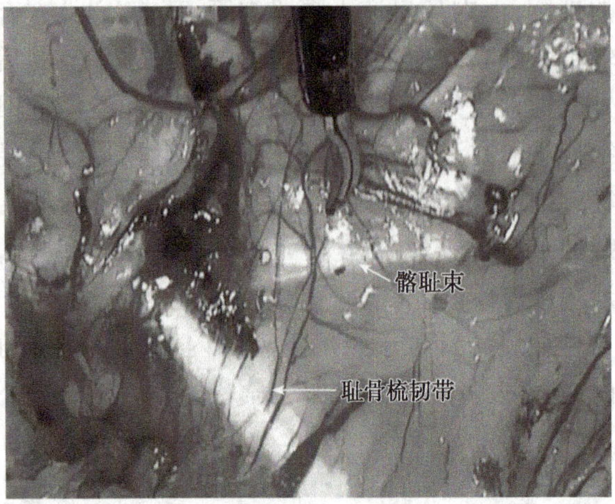

图4-31 髂耻束

股疝疝囊位于髂耻束的下方,处理原则与直疝相同。股疝容易嵌顿,可松解直疝和股疝之间的髂耻束,将嵌顿的组织回纳。

5)腹膜前间隙的解剖结构:在分离腹膜前间隙时要注意辨认以下几个重要结构,不能损伤,以免引起严重并发症甚至死亡(图4-32)。①危险三角:1991年由Spaw提出,又称Doom三角,位于输精管和精索血管围成的三角形间隙内,有髂外动静脉通过。②死亡冠:在腹壁下动脉和闭孔动脉之间有一支动脉吻合支,有时这支吻合支

比较粗大,称为异常的闭孔动脉支,一旦损伤,会引起相当麻烦的出血,曾有死亡的报道,故称死亡冠(corona mortis)。因其从髂静脉内侧、耻骨梳韧带的后方环状跨过,又称死亡环(circle of death)。除动脉死亡冠外,也有静脉死亡冠或动静脉死亡冠。③耻骨后静脉丛:位于耻骨膀胱间隙的深面,耻骨后静脉丛向会阴方向汇集成阴茎背侧静脉丛,是一些横行粗壮密集的静脉血管支。在分离耻骨膀胱间隙时不能过于深入,如果越过了耻骨支的纵轴面,就有可能损伤耻骨后静脉丛。一旦损伤,止血非常困难。④疼痛三角:位于精索血管的外侧和髂耻束的下方,在这个区域内有腰丛神经的分支包括股外侧皮神经、生殖股神经的生殖支和股支以及股神经穿过。其中股外侧皮神经和生殖股神经股支位置最贴近腹横筋膜,容易损伤。

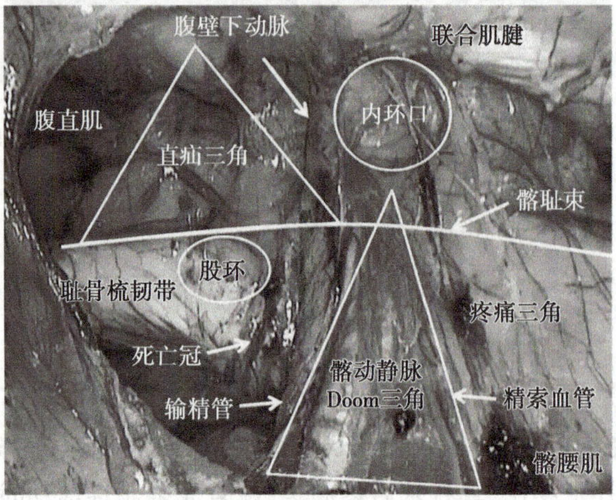

图4-32 腹膜前间隙的解剖结构

6)腹膜前间隙的分离范围:腹膜前间隙的分离范围大致为:内侧至耻骨联合并越过中线,外侧至髂腰肌和髂前上棘,上方至联合肌腱上2~3cm,内下方至耻骨梳韧带下方约2cm,外下方至精索壁化。此范围的分离是要保证能置入足够大的补片。

7)补片的选择:由于补片被植入在腹膜前间隙,因此不需要使用组织隔离(防粘连)补片。通常选择聚丙烯或聚酯补片,大小约10cm×15cm。补片可为平片或3D形状。

8)补片的覆盖:补片需覆盖整个耻骨肌孔并与周围的肌性和骨性组织有足够的重叠。补片的固定取决于疝的类型和分型,通常可采用缝合、疝钉、医用胶、自固定等方法。通常情况下,大于

3cm 的缺损才需使用疝钉固定，只有四个结构可用以疝钉固定：联合肌腱、腹直肌、陷窝韧带和耻骨梳韧带。严禁在危险三角、死亡冠、疼痛三角等区域内缝合或钉合补片。

9）腹膜的关闭：可采用连续缝合等方法关闭腹膜。术后仔细探查腹膜关闭是否紧密、横断的疝囊是否关闭，以免补片外露与肠管接触发生粘连性肠梗阻。

（2）TEP：TEP 于 1993 年由美国医生 McKernan JB 首次报道，其特点是不进入腹腔，直接进入腹膜前间隙，将疝囊回纳后置入补片，覆盖肌耻骨孔。TEP 保持了腹膜的完整性，技术上更合理，在各国的腹股沟疝诊疗指南中均被推荐为 LIHR 的首选术式。但 TEP 操作空间较小，如何正确地进入腹膜前间隙是手术成功的关键，具体操作步骤如下：

1）第一套管的置入：第一套管需采用开放式方法，于脐孔下约 0.5cm 处行小切口，切开腹直肌前鞘，将腹直肌向两侧牵开，将 10~12mm 套管置入在腹直肌背侧与腹直肌后鞘之间的间隙，放置 30° 腹腔镜头。建立 CO_2 气腹至 12~15mmHg。

2）腹膜前间隙的进入：沿着腹直肌后鞘往下，在半环线处穿过腹横筋膜，即进入腹膜前间隙。可采用球囊分离器分离扩大腹膜前间隙，但费用较贵。也可用镜推法或手指分离法扩大腹膜前间隙。镜推法是目前国内最常用的方法：用腹腔镜镜头在腹横筋膜和腹膜前筋膜之间推开网状疏松的纤维组织，分离出一定的空间（图 4-33）。

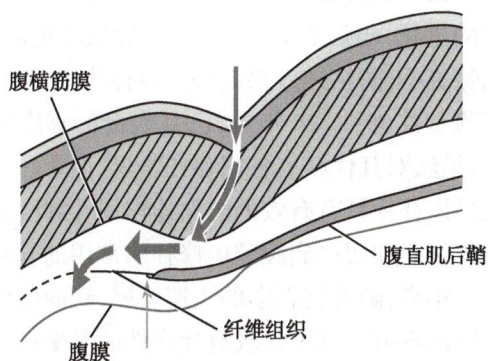

图 4-33　腹膜前间隙的进入

3）第二和第三套管的置入：腹膜前间隙经初步分离后，就可以置入第二和第三套管，该两个套管的穿刺部位有多种方法，可直接穿刺在中线

位置，也可穿刺在两侧腹直肌外侧脐下水平。中线位穿刺最为方便，不易穿破腹膜，但操作角度较小，需使用 30° 镜头调整视野。镜推法和中线位相结合是目前国内最常用的方法，以此为例，腹膜前间隙的操作步骤可按下述方法进行。

4）中央区域的分离：向耻骨膀胱（Retzius）间隙方向推进，显露耻骨联合和耻骨梳韧带。在这一过程中应完成直疝和股疝的探查和处理，操作与 TAPP 相同。

5）外侧间隙的分离：即髂窝间隙的分离，髂窝间隙是 Bogros 间隙向外侧的延续。中央和外侧区域充分分离后，可以清晰地显露斜疝疝囊。

6）斜疝疝囊的处理：方法与 TAPP 相同。

7）补片的置入：与 TAPP 相同。

8）CO_2 气体的释放：用器械将补片的下缘压住，在直视下将 CO_2 气体缓缓放出，这样可保证补片被腹膜覆盖而不会发生卷曲（图 4-34）。

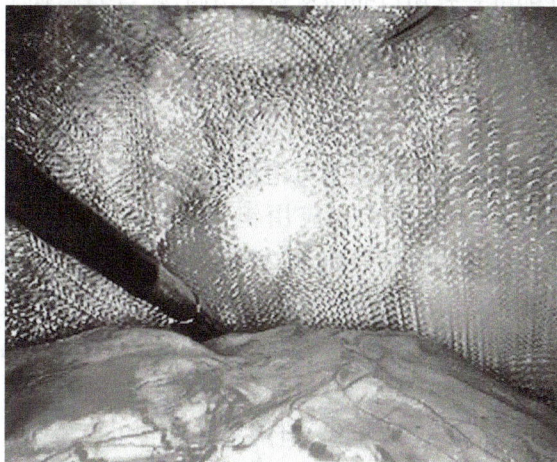

图 4-34　CO_2 气体的释放

LIHR 是腹股沟疝无张力修补术中的一种术式，其本质是利用腹腔镜器械进行腹膜前修补手术，腹膜前间隙解剖的熟悉、合理的病例选择、规范化的操作可以获得良好的疗效。

（李健文）

二、腹壁切口疝修补手术及修补材料的选择

腹壁切口疝是指在临床体检影像学检查中可看到或可触及的原切口下的腹壁缺损，可伴或不伴腹壁包块（欧洲疝学会定义），是腹部手术后的常见并发症，发生率为 2%~11%，占腹外疝的第

3 位。随着我国人口的老龄化和接受腹部手术高龄患者的增加，腹壁切口疝患者将会明显增多。依据中国腹壁切口疝诊断和治疗指南（2018 年版）将腹壁切口疝按腹壁缺损大小分类：①小切口疝：腹壁缺损最大径 <4cm；②中切口疝：腹壁缺损最大径为 4~8cm；③大切口疝：腹壁缺损最大径 8~12cm；④巨大切口疝：腹壁缺损最大径 >12cm 或疝囊容积与腹腔容积比 >20%（无论其腹壁缺损最大径为多少）。依据腹壁缺损部位分类：①前腹壁中央区域（中线或近中线处）切口疝：包括脐上、下切口疝，经（绕）脐上下切口疝。②前腹壁边缘区域切口疝：剑突下、耻骨上、肋缘下和近腹股沟区切口疝等。③侧腹壁和背部（肋髂间和腰部）切口疝。其发病原因与手术缝合不当、切口感染、患者合并引起腹内压增高的疾病等因素有关。腹壁薄弱、愈合能力下降及伴有糖尿病、肥胖或肿瘤术后营养不良、便秘及前列腺肥大等都可导致切口疝的发病率增高，切口疝修补手术的术后并发症发生率和复发率都较高。

（一）开放式腹壁切口疝修补手术

1. 开放式补片修补切口疝历史 应用合成补片修补切口疝最早可追溯到 20 世纪 40 年代，Throckmorton 等首先应用钽（Tantalum）网补片成功修补腹壁切口疝，并发现人体组织与钽网补片能很好地整合到一起。然而随着时间的延长，钽网补片因老化而发生断裂，并导致患者不适，腹壁不平整、浆液肿、与脏器严重粘连及疝复发，到了 20 世纪 50 年代，钽网补片便停止了使用。1948 年 Maloney 报道使用尼龙（Nylon）线缝补腹壁疝，在随后 40 年里，尼龙线制成的补片在临床上得到了较为广泛的应用，并取得了较好的近期临床效果。然而这种补片在体内长久后发生水解和变性，可丧失其强度的 80%，因此，随着新材料补片出现，尼龙补片已被弃用。20 世纪 50 年代初 Babcock 应用不锈钢丝（stainless steel）补片修补切口疝，随后不断有人报道。1973 年，有人回顾分析了 24 年间 2 000 例使用者的资料，结果表明这种网补片具有高强度、抗感染、无断裂和金属疲劳现象，术后疝复发率低。应该说不锈钢网补片具有较好的临床应用价值，然而随着新的非金属材料发展和磁共振影像检查的要求，该补片目前已很少使用。20 世纪 50 年代中期

聚乙烯（Polyvinyl）补片被用于临床，但不久，实验和临床结果表明，这种材料易于感染，不是一种理想的疝修补材料，故很快被弃用。聚四氟乙烯（polytetrafluoroethylene, Teflon）补片于 20 世纪 50 年代末期用于腹壁疝和缺损修补，该补片具有防粘连作用。然而，由于该补片不利于组织长入和抗感染力差，以及较高的伤口并发症，目前也已不主张使用此种补片。1980 年，Johnson-nurse 和 Jenkins 应用碳纤维（carbon fiber）网补片修补实验性腹壁切口疝，随后的许多实验研究表明，碳纤维补片在组织相容性和整合作用方面都较好，而且在人体内无致癌性。然而到目前为止，仅极少人报道了临床使用经验，这也许是该种补片没能在临床上展开使用的重要原因。聚酯（polyester）网补片于 20 世纪 50 年代中后期在美国问世。1956 年，Wolstenholme 首先使用这种补片修补切口疝，效果良好。随后的 50 年里，由于该补片具有质量轻、柔韧度好、抗张力强、组织相容性好的优点，经受住了时间的考验，并得到了广泛应用及积累了大量临床经验。目前，虽然聚丙烯补片临床应用日益广泛，但聚酯补片仍是修补腹壁疝的主要材料之一。聚丙烯（polypropylene）网补片于 1958 年由 Usher 首先用于腹壁疝修补，从此开创了腹壁疝修补的新纪元，该补片在柔韧性、抗张力、抗感染以及化学和物理特性等方面都优于上述补片，因此深受广大外科医生的青睐，并广泛地应用于各种腹壁疝的修补，也是今天临床上应用最广的补片。膨体聚四氟乙烯（expanded polytetrafluoroethylene, ePTFE）补片是聚四氟烯补片的进化，与后者相比，ePTFE 的强度更高，纤维孔隙更小，防粘连效果更好。该补片于 1983 年用于腹壁疝修补，24 年中，已有大量的临床应用报道，虽然对其优缺点各家存在争议，但有一个共识就是该补片具有有效的防粘连作用，因此，是目前行腹外疝和切口疝腹腔内修补的常用的补片之一。近年来，随着材料学的飞速发展，新的假体材料也层出不穷。其中比较有代表性的是聚偏二氟乙烯（PVDF），和传统材料相比，它具有更好的抗降解能力，更轻的慢性炎症反应，更好的腹壁顺应性等特点。另外，对传统材料进行涂层处理也可以改善其理化特性，例如：TiMESH 就是运用纳米技术将钛涂于聚丙烯纤维上，这样的处理有利

于组织长入,同时可减轻瘢痕形成和改善腹壁顺应性。

虽然合成材料补片的使用已改善了腹壁切口疝和缺损的治疗效果,明显地降低了术后复发率。然而这类补片的使用有时会引起一些棘手的并发症,如伤口感染、伤口迁延不愈、肠瘘等。在一些伴有手术野污染或感染的腹壁疝和缺损病例中,合成材料补片是不适合使用的。近 10 年来,生物补片(biologic mesh)在疝和腹壁外科呈现出良好的应用前景,已积累了一定临床经验,绝大多数的术者认为生物补片为外科医生修复腹壁疝和缺损,特别是在有污染和感染情况下,提供了重要的新型材料。

2. 手术指征、禁忌证、和手术风险评估 腹壁切口疝是腹壁结构缺损,无自愈的可能,一旦发现需及时手术治疗,否则随病程的延长,可发展为巨大的切口疝,造成严重的后果。重建生理性腹腔,恢复腹壁的功能和维持腹壁完整性是切口疝修补术的主要目的。

手术指征:①对于诊断明确,经过手术风险评估,适合手术治疗的患者,推荐择期手术。②对于诊断明确,存在手术风险者,推荐经适当的术前准备,如肺功能锻炼、腹腔容量扩充(人造气腹)等,再择期手术。③对术前诊断有巨大切口疝伴有腹腔容量丧失致腹壁功能不全的患者,推荐采用多学科综合治疗协作组(MDT)模式。主刀医师应邀请整形科、心血管科、呼吸科和重症监护科等多个学科共同参与制订手术方案。④不宜手术或暂不宜手术的患者,推荐采用适当的腹带包扎以限制切口疝的进展。

择期手术禁忌证:①腹壁或腹腔内存在感染或感染灶。②腹腔内恶性疾病,或有肿瘤治疗后复发、转移,而且无法获得控制。③伴有全身性基础疾病尚未获控制,或不稳定的状态,或存在重要器官功能障碍者。

切口疝手术风险评估包括:①从全身角度出发,考虑机体是否可以耐受手术,推荐采用美国麻醉医师协会(ASA)手术风险评估标准。②从局部缺损出发,测量和评估腹壁缺损缝合关闭后,是否可能引起腹腔内高压。

手术时机:①对无感染的初发切口疝和复发切口疝患者,建议在切口愈合后,应经过一段时间的临床观察随访(≥3 个月);对有切口感染的患者,建议在感染彻底治愈、切口愈合后,经过一段时间观察(至少 >3 个月)。②对曾应用补片材料修补,出现过感染的复发疝患者,应在感染治愈、切口愈合后,经过 >3 个月观察再行修补手术。③因病情需要而行急诊手术时,应遵循“个体化治疗”原则,腹腔镜手术不是急诊手术禁忌,应慎重使用补片材料,需要考虑术后感染的风险。

3. 切口疝补片修补方法 虽然应用补片修补腹壁切口疝已有 60 多年历史,但被临床外科医生普遍接受才 20 余年。在欧美国家,目前这一技术已成为中大切口疝外科治疗的主要方法。

腹壁切口疝补片修补术根据补片放置的层次可归纳为四种:补片直接缝于疝环缘(亦称 Inlay 修补法);肌筋膜前置补片修补法(亦称 Onlay 修补法);肌后筋膜前置补修补法(亦称 Sublay 修补法或 Stoppa 方法);腹腔内置补片修补(亦称 IPOM)。Inlay 方法因术后复发率太高,已被弃用。近 30 年来,经疝外科医生的探索和总结,已形成了目前国内外常用的比较理想的三种方法。

(1)肌筋膜前置补片修补法(premyofacial positioning of prosthesis,Onlay 法):肌筋膜前置补片修补方法简单,补片易于放置固定,如发生切口感染易于处理。对伴有腹腔感染的患者使用后无术后严重并发症。缺点为术后手术区有一定的不适感,特别是皮肤覆盖不满意的病例,补片易从皮下露出。另外补片易被腹压顶出,导致复发。也易发生伤口浆液肿。这种修补方法适合于中线的中大切口疝,而巨大切口疝、侧腹壁切口疝和皮下脂肪组织少者不宜采用。

修补方法有两种:

1)加固法(reinforcement):1979 年由 Chevrel 首先报道的这一方法,亦称 Chevrel 手术。手术步骤:游离出疝环缘,疝囊尽可能不要打开,将疝环缘拉合到一起缝合关闭缺损,如关闭缺损困难可在缺损周围的肌鞘前作广泛的游离,显露出两侧腹直肌前鞘,根据疝环大小,在疝环两侧腹直肌前鞘相应部位做一切口,然后游离切口的前鞘并将其向内侧反转,形成斗篷样覆盖物关闭缺损。也可采用腹壁组织结构分离技术(component separation technique,CST)关闭缺损,然后用合成补片或生物补片覆盖加固,覆盖范围超过原缺损缘5cm以上。补片边缘用2-0 Prolene线作连续缝合固定,再将补片中心与其下肌筋膜作两行缝合固定,针距间隔2cm(图4-35)。皮下放置1~2根乳胶引流管,腹壁另戳孔引出。

2)桥接法(bridging):对于腹壁缺损巨大的切口疝,使用Chevrel方法或CST无法关闭缺损时可采用此种方法。手术步骤:解剖疝囊游离出疝环缘,在疝囊的中点纵行打开,将其分为左右两叶,用2-0可吸收线将疝囊的一叶固定到对侧

疝环缘,而对侧的疝囊叶叠盖第一叶上,固定在对侧疝环缘。沿疝环缘向周边游离出肌筋膜面6~7cm,将合成补片(所用补片抗张力强度必须>32N/cm)覆盖在缺损上方,补片应超过缺损缘5cm以上。用1-0 Prolene缝线将补片与疝环缘的肌筋膜以间断或连续缝合的方式固定,间断固定以针距2cm为佳,补片边缘固定同Chevrel方法。在两侧疝环缘外2cm处再作纵行间断缝合固定,针距2cm(图4-36)。皮下放置1~2根乳胶引流管,另戳孔引出。

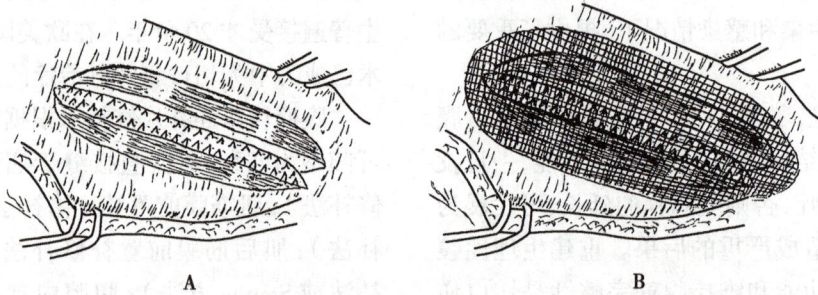

图4-35 肌筋膜前置补片加固修补法(Onlay手术)
A. 疝环两侧腹直肌前鞘做纵切口,游离切口的前鞘并将其反转缝合,关闭缺损;
B. 合成补片或生物补片覆盖于已关闭的缺损肌筋膜前

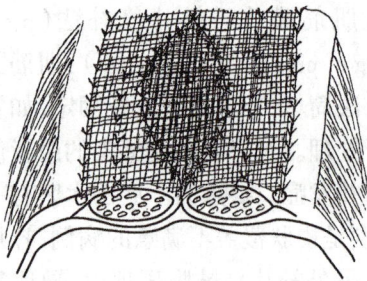

图4-36 肌筋膜前置补片桥接修补法

(2)肌后筋膜前置补片修补法(retromuscularprefascial placement,亦称Sublay修补法或Stoppa方法):这种方法目前被认为是修补切口疝较为理想的方法。其优点为补片置于肌后,因肌肉组织血运丰富,有利于组织长入补片中将其牢牢地固定,借助于腹内压作用使补片紧贴着肌肉的深面,从而产生一种"并置缝合"效果,术后复发率低,适合各种大小切口疝和皮下脂肪组织少者。但该手术较费时,分离创面大,术后近期修补区疼痛较明显。

修补方法有两种:

1)加固法(reinforcement):Rives在20世纪60年代首先报道此方法,后由Wantz和Stoppa做

了改进,现文献中多称为Stoppa修补法或Rives-Stoppa修补方法,此方法多用于中线切口疝。手术步骤:解剖疝囊游离出疝环缘,如疝位于弓状线上,应在疝环缘打开腹直肌鞘进入腹直肌后鞘前间隙,在此间隙内进行游离达半月线处。如果疝位于弓状线下,则在腹直肌后,腹膜前间隙进行游离达半月线处或更远处。关闭后鞘或腹膜,将聚丙烯或聚酯补片置于腹直肌后鞘或腹膜前间隙中,覆盖缺损处,补片与疝环缘重叠3cm以上,用3-0 Prolene缝线或3-0可吸收缝线缝合固定补片边缘。固定线间距通常3~4cm为宜。然后将腹直肌和前鞘在补片前缝合关闭(图4-37),补片上方放置1~2根乳胶引流管,腹壁另戳孔引出。

2)桥接法(Bridging):此方法多用无法关闭腹壁缺损的正中巨大切口疝。手术步骤:游离疝囊和分离腹直肌后间隙同加固法,不关闭后鞘,但需关闭腹膜,如腹膜也无法关闭,如有大网膜,则可用其作为脏器和补片间隔离层,如无大网膜可用,应放弃使用该方法。将合成补片(所用补片抗张力强度必须>32N/cm)置于

腹直肌后鞘或腹膜前间隙中覆盖缺损,补片超出缺损缘5cm以上,补片边缘固定同加强法。不强行将前鞘拉合到一起缝合关闭,只将疝环缘肌腱膜与补片作间断缝合固定,间距2~3cm(图4-37)。补片前放置1~2根乳胶引流管,另戳孔引出。

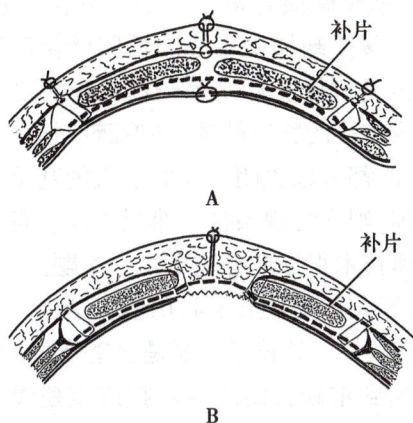

图4-37 肌后筋膜前或腹膜前置补片修补法
A. 补片加固法；B. 补片桥接法

(3)腹腔内置补片修补法(intraperitoneal onlay mesh,IPOM):近年来,随着新型防粘连补片的上市和腹腔镜修补技术的开展,该方法的使用逐渐增多。该技术的优点为补片容易放置,不易形成血肿及浆液肿,感染率低,另外根据Pacasl定律,当补片受到腹腔压的冲击力越大,补片就会与腹壁贴附得越紧,不易发生补片与周边组织分离,从而有效地防止复发。由于补片放于腹腔内,补片直接与腹腔脏器接触,可能引起内脏粘连而导致一系列并发症,故需采用防粘连合成补片或生物补片。

修补方法有两种：

1)加固法(reinforcement):此方法多用于中线切口疝。手术步骤:解剖疝囊显露出疝环缘,进入腹腔将粘连于腹壁的网膜及肠管游离开,围绕疝环缘向腹腔内游离出6~7cm范围,选择大小合适的防粘连合成补片或生物补片覆盖缺损处,防粘连面朝向腹腔,补片与疝环缘重叠3cm以上,将补片边缘与腹壁用2-0 Prolene线行腹壁全层穿刺缝合固定,间距2~3cm。在补片前将缺损的肌筋膜缝合(图4-38)。补片上方放置乳胶管引流,腹壁另戳孔引出。缝合皮下组织和皮肤。

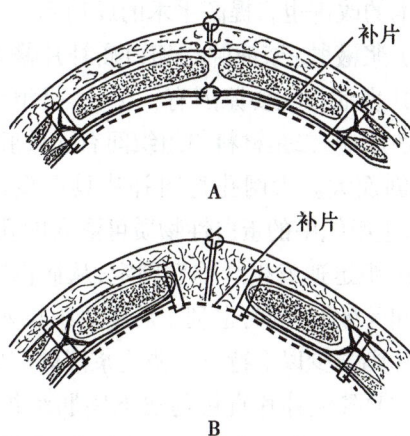

图4-38 腹内放置补片修补法
A. 补片加固法；B. 补片桥接法

2)桥接法(bridging):此方法多用于无法腹壁缺损的正中巨大切口疝。手术步骤:疝囊的解剖,腹腔内的游离,补片选择、放置及边缘固定同加固法。但补片应超出疝环缘5cm以上,同时补片的抗张力强度必须>32N/cm。另外,不需将疝环缘拉对到一起缝合关闭补片前缺损,而是将疝环缘在无张力的情况下与补片行间断缝合固定,间距2~3cm(图4-38)。补片上方放置乳胶管引流,腹壁另戳孔引出。缝合皮下组织和皮肤。

4. 术后处理

(1)术后继续预防性应用抗生素2~3天。对于术前合并感染或术中有意外污染的情况,可适当延长抗菌药物的使用时间。

(2)保证引流的通畅和无菌。根据引流量(引流量少于20ml/d)在术后3~5天内拔除引流物。手术创面大,引流量多时,可适当延长拔管时间。引流管最长放置时间不超过2周。

(3)积极处理术后伤口并发症,如有脂肪液化或感染,需尽早敞开引流。防止引起深部补片感染。

(4)术后早期患者可在床上活动,尽早下床活动。术后腹带加压束扎2~3个月。术后3~6个月内避免体育活动和重体力劳动。

(5)嘱患者术后继续控制体重。

5. 切口疝补片修补术的问题和挑战 虽然补片修补技术的引入为切口疝的外科治疗带来了革命性的变化,但补片的使用也带来一些并发症,有些甚至较为严重。因此,高度重视这一问题,是确保切口疝补片修补术成功的重要环节。另外,手术技术的改进也将提高手术的成功率。

（1）浆液肿：浆液肿是切口疝补片修补术后最常见并发症。主要原因有三个，一是组织对补片的炎性反应，二是材料与组织间有无效腔，最后是手术创面大。大网孔材料补片具有良好的通透性，宿主组织中的蛋白性物质可渗入网孔中，使补片和组织迅速发生纤维性固定，从而消除补片和组织间无效腔，同时也利于后期组织长入，相反微孔补片则缺少以上特点。防止浆液肿应做到以下几点：①避免补片直接与皮下脂肪组织接触；②避免残留大的无效腔；③补片前放置引流；④尽可能使用大网孔材料补片。

（2）感染：补片置入体内后可增加伤口的感染率，而感染率高低与补片种类相关。实验表明，如果补片孔径小于 $50\mu m$，毛细血管及纤维细胞不易长入，小于 $10\mu m$，白细胞和巨噬细胞难以进入。已知微孔材料补片的孔径小于 $10\mu m$，细菌直径为 $1\mu m$，故毛细血管、纤维细胞、白细胞及巨噬细胞难以进入微孔补片内，而细菌很容易进入，并在其中寄居和繁殖，故微孔材料补片更易感染及感染后不易愈合。所以防止补片感染要注意以下几个方面：①严格无菌操作，尽量减少细菌进入伤口，防止细菌与材料结合；②细致操作，减少伤口中无活性组织存留，避免因组织坏死而导致伤口感染；③认真冲洗创面和术野，围术期预防性应用抗生素；④选择合适补片，用 Prolene 缝线或可吸收缝线固定补片；⑤补片前放置引流，防止积液。

（3）肠粘连、肠瘘：当大网孔材料补片置入腹腔与脏器接触时，其利于成纤维细胞和血管长入的优点则变为缺点，即引起肠粘连。目前，通过使用微孔的防粘连补片已明显降低了肠粘连的发生率，但并没有完全解决，近期报道轻量复合材料补片可避免肠粘连的发生。大网孔材料补片还可侵蚀空腔脏器导致肠瘘，这种情况特别易发生在浆膜覆盖不完整的空腔器官，如膀胱、直肠等。预防上述并发症的措施是避免将大网孔材料补片与腹腔脏器直接接触。

（4）复发：切口疝补片修补术后仍有复发，其5年复发率在10%左右，而且随着时间的延长，复发率逐渐增加。导致复发的原因是多方面的，但修补技术和补片的皱缩可能是其主要原因。因此，在切口疝补片修补中，手术技术的规范化操作显得十分重要，这也可能是降低复发的最重要措施。而防止补片皱缩导致的复发可通过加大补片与疝环边缘的重叠来解决。早年认为补片与疝环边缘重叠 3cm 即可，当前大多数疝外科医生认为补片与疝环缘最少应重叠 5cm。当然防止伤口感染也是降低术后复发的一个重要措施。

（5）腹壁缺损的关闭：现代疝外科理论认为，尽量关闭腹壁缺损可明显降低腹壁切口疝的复发。这也是桥接法复发率较高的原因之一。对于中等或较小的腹壁缺损，在麻醉肌松良好的情况下，一般都可以关闭。而对于大的甚至巨大的腹壁缺损，则在常规条件下难以关闭。腹壁组织结构分离技术很好地解决了之一难题。1990年，Ramirez 等人首次报道了利用组织结构分离技术修复腹壁缺损。该技术主要是通过分离腹壁的肌筋膜瓣达到重新关闭腹壁缺损或重建腹壁的目的。具体手术步骤如下：①在腹直肌外侧缘纵行切开附着在腹直肌上的腹外斜肌腱膜。②分离腹内斜肌与腹外斜肌，这样腹直肌前鞘就可以连同腹内斜肌和腹横肌往中线方向靠拢。③松解腹直肌后鞘，将腹直肌后鞘与腹直肌分离。④首先将松解的腹直肌后鞘向中线拉合关闭缺损。然后将白线连同腹直肌前鞘向中线靠拢缝合，这样腹直肌就能向腹中线移动，达到关闭和加强腹壁缺损的目的。所以对于大或巨大切口疝，最好的办法就是先利用组织结构分离技术尽量关闭腹壁缺损，然后再放置补片加强修补。当然，组织结构分离技术也有局限性，对于侧腹壁的切口疝或伴有腹壁造口的切口疝，实施技巧和难度都明显增加，需要由丰富经验的疝外科专科医生来完成。

（唐健雄）

（二）腹腔镜腹壁切口疝修补术

腹腔镜治疗腹壁切口疝有多种技术，如腹腔内修补术（IPOM），经腹腹膜前修补术（e-TAPP、PPOM），全腹膜外修补术（e-TEP），经腹部分腹膜外修补术（TAPE）等。目前 IPOM 是适应证最为广泛、应用最为普遍的术式，本文以 IPOM 为例进行叙述。

1. 手术适应证和优势 腹腔镜腹壁切口疝修补术（laparoscopic ventral hernia repair, LVHR）与开放手术相比具有创伤小、恢复快的优势，同时减少了手术本身可能引起的创伤等并发症。

（1）手术指征同开放手术，但建议缺损最大径小于等于10cm的切口疝修补可选择LVHR。

（2）腹腔镜腹壁切口疝的手术禁忌证：腹腔镜腹壁切口疝的手术禁忌证有其特殊性，排除禁忌证的切口疝患者均可行腹腔镜修补术。①心肺功能不全或其他不能耐受全麻及腹腔镜手术的患者；②腹腔内广泛致密粘连，无法安全穿刺套管者；③急腹症、腹腔感染或腹水等不适合置入人工补片的情况；④过于巨大的切口疝造成腹腔镜操作空间不足；⑤疝环邻近骨性结构（肋骨、骨盆）、膈肌、重要血管及脏器导致补片固定困难者。

2. 术前准备

（1）改善患者一般情况，术前加强营养，纠正贫血和低蛋白血症，同时积极治疗影响组织愈合或造成腹压增高的疾病，如减重，调整好血糖、血压，治疗好呼吸道、肺部疾病，便秘及前列腺疾病等。

（2）做好腹腔扩容及腹肌顺应性训练：术中的气腹及术后大量的疝内容物回纳腹腔会造成不同程度的腹腔内压力增高，严重者可能发生呼吸衰竭及腹腔间隔室综合征。常规应在术前3周将疝内容还纳腹腔，用腹带束扎腹部来适应术后腹压增高的状态。对于巨大切口疝，国外有文献报道于术前定期行腹腔穿刺注入气体来使患者腹腔逐渐增大来适应术后疝内容物回纳后的腹腔状态。

（3）常规预防性应用抗菌药物：腹腔镜切口疝修补术需在腹腔置入人工补片，一旦发生感染，就会导致手术失败，原有切口可能有固有菌定居，且局部瘢痕组织血运差，有潜在感染的因素，故需常规预防性应用抗菌药物。

3. 手术步骤

（1）患者取仰卧位，全身麻醉。根据切口疝的位置选择合理的套管穿刺部位，原则是远离切口疝修补区域。腹壁行1.2~1.5cm切口，开放置入第一个穿刺套管（12mm trocar），充入CO_2建立气腹，气腹压力12~15mmHg（1mmHg = 0.133kPa）。也可先在左肋缘下行气腹针穿刺，建立气腹，然后再在相应的腹壁位置直接将第一套管穿刺入腹腔。伸入30°腹腔镜探查腹腔，初步观察腹腔内粘连程度，尤其是肠管与腹壁的粘连程度，对粘连重者则中转开腹行开放性切口疝补片修补术。

（2）在第一穿刺口两侧或同侧再行两个5mm穿刺套管，各套管间相距在6cm以上，以减少伸入器械互相之间的干扰（图4-39）。用超声刀或剪刀完成腹腔内粘连松解（图4-40），完全回纳疝内容物后测量疝环的大小及确切位置，以确定使用补片的大小和放置的具体位置。尽可能关闭缺损，可选择缝线穿引器经皮穿刺或腔镜持针器直接缝合关闭。无论哪种方法，都应使用慢吸收缝线进行肌筋膜的全层缝合关闭。根据切口疝大小选择不同尺寸的防粘连补片，补片覆盖超过疝环边缘至少5cm。在补片的非防粘连面边缘使用1-0不可吸收Prolene缝线对称缝合4~10针并打结，并在腹壁皮肤作好相应的标记。从trocar口将卷成滚筒状的补片送入腹腔。腹腔镜下将补片铺平，补片的防粘连面朝向腹腔组织。在腹壁

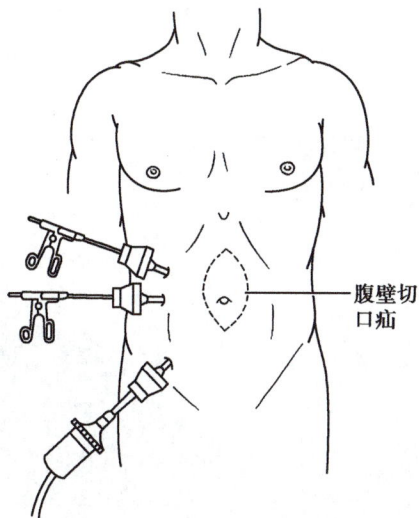

图4-39　trocar口选择

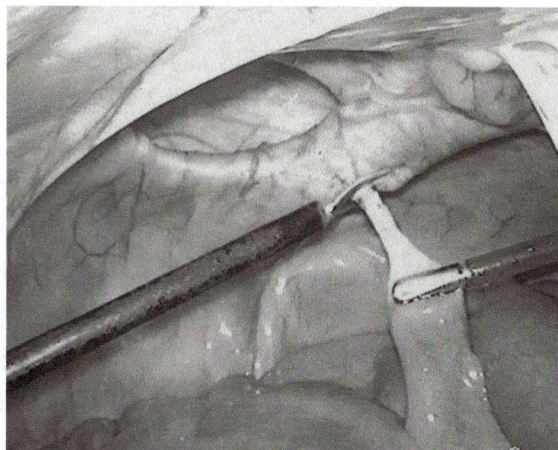

图4-40　发现切口疝和游离肠粘连

预先设计的与补片缝合处的相应位置以尖刀刺出 2mm 小口后，用缝线穿引器分次穿刺全层腹壁引出预置的缝线（每个点的两线需间隔 1cm 以上）。解除气腹后，拉紧缝线使补片悬吊到腹壁上，将线结打在皮下筋膜的浅面，再次建立气腹后用腔内疝固定器固定补片（图 4-41）。疝固定器

的疝钉间隔 1.5~2.0cm，在补片边缘和疝环边缘同腹壁固定两圈（图 4-42）。观察腹腔无活动性出血后缝合各切口。视情况决定是否放置腹腔引流管，有时因腹腔粘连较重、游离后出现肠管浆肌层损伤而行缝合修补，为观察术后情况需放置引流管。

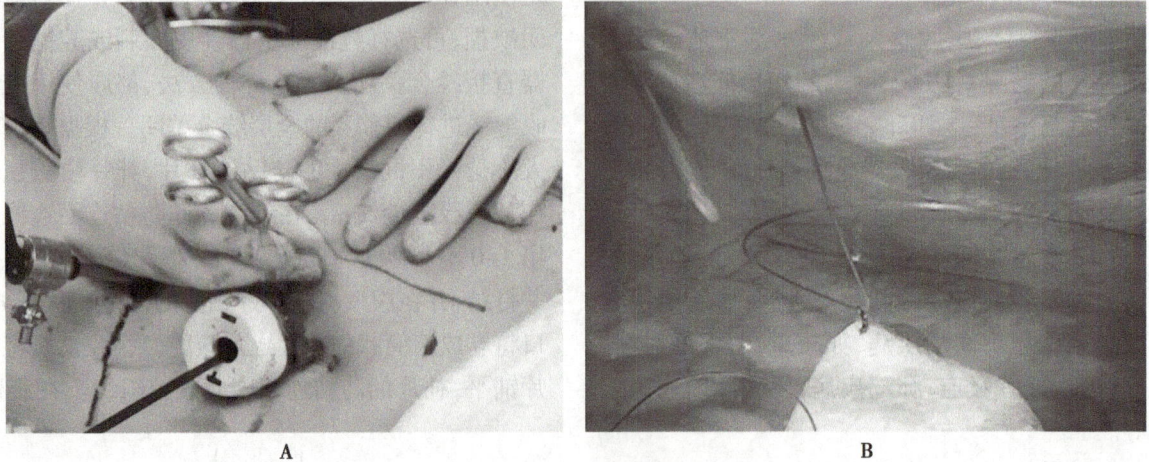

图 4-41　穿刺缝线悬吊补片
A. 外部；B. 内部

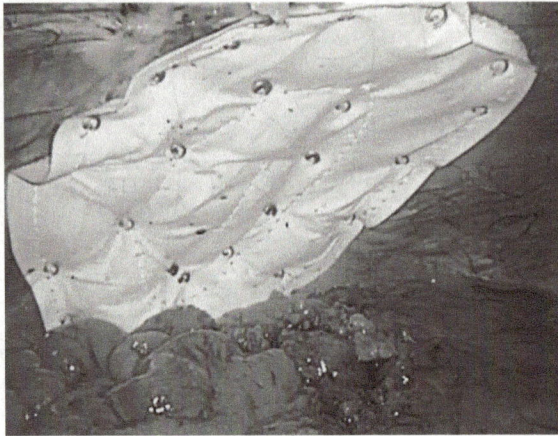

图 4-42　放入补片和固定

4. 手术及术后注意事项

（1）气腹建立和游离：套管置入需尽量远离疝囊，选择合适的穿刺口后采取开放方式将第一个穿刺套管置入腹腔（或用可视套管直视下放入），避免损伤腹腔内脏器。

（2）用剪刀或超声刀游离腹腔内粘连，尽量避免使用电刀，以免造成热损伤导致肠瘘，分离粘连肠管时宁可切除部分腹壁组织也不要损伤肠管。肠管浆肌层有破损者，给予修补。小心将疝内容物全部还纳入腹腔。

（3）补片的选择和固定：根据术中测量缺损

的大小，准备好合适的补片（补片覆盖范围应超过疝环边缘 5cm 以上）。单纯聚丙烯或聚酯补片会与肠管粘连从而侵蚀肠道，不能单独放入腹腔。目前在 IPOM 手术中大多使用复合补片，即组织隔离补片，亦称防粘连补片。靠近腹壁的一面通常为普通的聚丙烯或聚酯材料，与腹腔接触的一面通常为可吸收材料，起暂时性的组织隔离作用，如再生氧化纤维素（强生公司的 Proceed 补片）、动物的胶原蛋白（美敦力公司的 PCO 补片）、水凝胶（巴德公司的 Sepramesh 补片）等。不可吸收的组织隔离材料如膨化聚四氟乙烯（e-PTFE），虽然防粘连效果较好，但耐受感染能力差，一旦感染必须取出，目前应用越来越少。此外，一些新型材料如 PVDF、钛、或生物材料也有应用。中、小切口疝可仅应用腔内疝固定器固定，而大切口疝建议选用缝线和疝钉双重固定，值得注意的是使用疝钉固定时保持两处固定之间的距离为1.5~2.0cm，避免因间隔太大，造成术后肠管进入补片与腹壁之间形成机械性肠梗阻，缝线悬吊固定时应注意解除气腹后再打结固定，可降低补片术后皱缩的发生率。

（4）术后常规腹带加压包扎：术后常有不同程度的腹壁牵拉疼痛，有的表现为局部腹壁区域

疼痛,分析疼痛原因为早期腹壁组织尚未长入到补片内,腹内张力均集中在缝合点与钉合点有关;治疗上除给予镇痛治疗之外还强调需腹带包扎。合适的腹带包扎不仅可明显减少缝合点和钉合点的压力从而缓解疼痛,对于预防切口疝复发也至关重要。另外,应用腹带还可以进一步减轻切口疝缺损处的张力,同时压迫原疝囊的无效腔,可减少血清肿的发生。若发生血清肿,必要时可在严格消毒后用针管抽吸积液,然后继续用腹带包扎处理。

（5）腹腔镜腹壁切口疝修补手术最常见的并发症是肠梗阻和腹壁血清肿,最严重的并发症是肠瘘。在松解粘连回纳疝内容物时由于分离、抓持或电凝等操作可能导致肠管损伤,如未及时发现可造成迟发性肠瘘。因此肠管粘连紧密时尽量使用剪刀仔细分离,发现肠管有浆肌层破损者需术中及时修补,修补后根据情况可放置腹腔引流,患者排气后及时拔除。无肠管破损者不放置引流。若肠管有破损需先修补肠管,3个月后才能考虑用补片行切口疝修补,也可以选择可耐受感染的生物补片进行修补。

（6）严格预防感染:切口疝术后手术部位感染是非常严重的并发症,不仅仅影响切口的愈合,还关系着手术的成败及补片的安全。运用腹腔镜技术虽然可以降低切口感染的发生率,但也要重视预防措施:①术前半小时应用抗菌药物,使血中有效抗菌药物浓度覆盖手术全程;②缝合线最好选用单股慢吸收的 PDS 线或单股不吸收 Prolene 线,避免使用丝线;③因血肿和血清肿需穿刺引流时,严格遵守无菌操作,且引流时间不宜过长,要及时拔除。如术后发现腹腔内有严重污染,则需行开放性剖腹探查术,以处理受累的肠管和去除修复材料。

腹腔镜腹壁切口疝修补手术与开放手术相比复发率更低,分析其原因主要是:①开腹手术容易遗漏多发疝,而腹腔镜从腹腔内可发现隐匿性切口疝,不会遗漏病灶;②切口感染率低:腹腔镜腹壁切口疝修补手术的伤口小,分离的疝囊和放置的补片不与外界直接相通,大大降低了伤口和补片的感染率;③腹腔镜下容易观察补片的固定位置及效果,并能及时补充修改以达到妥善固定的要求;④复杂或巨大的腹壁切口疝通常选择开放修补术。总之,虽然腹腔镜切口疝修补术具有

术后恢复快,并发症少,复发率低等优势,但结合我国的具体国情和腹腔镜自身的局限性,建议在选择腹腔镜修补时仍需严格把握适应证。

（唐健雄）

第三节 脐疝修补手术及修补材料的选择

疝囊通过脐环突出的疝称作脐疝(umbilical hernia),腹中线上紧靠脐环上缘或下缘的白线裂隙脱出的疝称脐旁疝,通常也归为脐疝。脐疝分为小儿脐疝和成人脐疝。发病率可能与种族有关,在非洲人种中常见。白色人种的发病率在 1.9%~18.5%。婴幼儿脐疝常发生在 1 岁以内,女孩多于男孩,早产儿及低体重儿的发病率较高。Bechwith-Wiedemann 综合征、Down 综合征等患儿易发生。成人脐疝多为后天性疝,较为少见,以中年经产妇女多见,尤以肥胖者多见,男女比例约为 1:3。

（一）病因和病理

脐位于腹部正中线偏下方的位置,相当于第 3~4 腰椎椎体之间高度,是胚胎体壁发育过程中于前腹壁中央遗留下的痕迹。胚胎第 12 周,腹壁在中央汇合形成脐环,为原肠与卵黄囊之间相连接的卵黄管的通道,也是脐动、静脉和脐尿管通道,是腹膜融合最晚处。胎儿娩出后,脐带被结扎,脐动、静脉血栓化,由腹白线形成的脐环即自行闭锁,局部形成致密的脐筋膜。脐部的皮肤较薄,皮下无脂肪组织。皮肤、筋膜和腹膜直接相连,是腹壁天然的薄弱区域,在腹压的作用下也成为腹外疝的好发部位之一。

婴幼儿脐疝多发在脐带残端脱落后数天或数周后出现。由于腹壁筋膜在脐带血管穿出处未融合,脐部瘢痕未完全关闭或太薄弱,且在婴儿时期两侧腹直肌前后鞘在脐部未合拢,存在缺损,在婴儿哭闹或咳嗽时,腹部膨大,白线过度牵伸,使未闭合脐环更加增宽,腹腔内容物经脐环向外突出而形成的一种先天性疾病。

成人脐疝的病因尚不完全明确,除极少数是婴幼儿脐疝的持续或复发外,通常都是后天性疾病,患病率占所有成人腹壁疝的6%,其病因除脐

环闭锁不全或脐部结缔组织薄弱外，在各种使腹腔内压增高的因素，如妊娠、慢性咳嗽、腹水等作用下，腹壁过度牵拉，脐瘢痕逐步膨出而形成。

（二）临床表现

婴幼儿脐疝多属易复性疝，临床表现为脐部可见一圆形或半圆形肿块，安静卧位时肿块消失，做增加腹内压力动作时（如哭闹、咳嗽、站立等）肿块增大而紧张，用手轻压肿块可使疝内容物缩小或消失，常可摸到未闭的脐环。肿块通常位于脐环的右上方，因此处原为脐血管通过之处，组织较薄弱。疝囊颈一般不大，但由于脐仅由一些较薄的瘢痕组织组成，极少发生嵌顿或绞窄。有时，婴幼儿脐疝的覆盖组织可因外伤或感染而溃破。疝环直径多为 1cm 左右，2~3cm 者较为少见。多无明显临床症状，个别可有局部膨胀不适感。

成人脐疝多以脐旁疝为主，故疝块常位于脐的上方或下方，常呈半球形，柔软，咳嗽时有冲击感，巨大脐疝可向下悬垂，疝内容物早期多为大网膜，后期小肠或结肠随之疝出。肿块回纳后可触及脐部圆形疝环。与婴幼儿脐疝不同，大多数患者由于牵扯而感上腹部隐痛等不适，有时还出现恶心、呕吐等症状。由于疝环周围组织坚韧而边缘锐利，且疝内容易与疝囊粘连，易发生嵌顿或绞窄。孕妇或肝硬化腹水者如伴发脐疝，有时候可出现外伤性或自发性穿破。

（三）治疗

1. 婴幼儿脐疝 正常情况下，婴儿脐环在出生后可自发的继续缩窄，一般在 2 年内完全闭合而可使脐疝自愈。因此，对于婴幼儿脐疝，如无特殊情况，早期均应采取积极的非手术治疗。2 岁以后若脐环直径仍大于 1.5~2cm，且观察期内缺损进行性增大，发生嵌顿、破溃等情况，应考虑手术治疗。通常情况下若 4 岁或以上年龄的脐疝仍未自愈，可选择手术治疗。

保守治疗可采用胶布粘贴或硬物（硬币）堵蔽脐环等方法。前者用纱布垫顶住脐部，使脐内陷，然后用宽条胶布将腹壁两侧向腹中线拉拢，贴敷固定以防疝块突出，使腹壁中线处皮肤成一纵槽，脐孔得以逐渐愈合闭锁。后者可用指端顶住脐部，使脐疝回纳腹腔，用无菌棉球填塞脐窝，再将大于脐环的圆形硬币或衣扣用纱布包裹，压迫

疝环，再用透明敷贴或胶布粘贴固定，每隔 1~2 周更换一次敷贴。使用胶布有时可能刺激皮肤出现水疱，粘贴之前可先用安息香酊涂擦皮肤，这样可增加胶布黏度，减少皮肤刺激反应。此外，也可选择脐疝带或腹带治疗。

幼儿切除肚脐可能会对其造成不良的心理影响，因此婴幼儿脐疝手术采用保留脐部的手术方法。手术在全麻下进行。沿脐疝下方 1~2cm 处做弧形切口，分离皮下组织，显露腹直肌前鞘、疝环和疝囊，正中切开腹白线，游离疝囊，回纳疝内容物，将疝囊从脐部皮肤下面切除后，缝合腹膜，以不吸收缝线间断缝合两侧的腹直肌鞘缘，逐层缝合皮肤。

2. 成人脐疝 成人脐疝疝环边缘坚韧，往往难以自愈，需采取手术治疗。现将常用的术式做一介绍。

（1）脐疝修补手术方法：脐疝修补术包括组织缝合修补（tissue-suture repairs）和材料修补（prosthetic repairs）两大类。

单纯缝合修补术适用于缺损较小（小于 2~3cm）或者发生脐疝嵌顿的患者。目前常用的传统修补方法是开放下 Mayo 折叠修补术。组织缝合修补术复发率较高。近年来，修补材料越来越多的用到脐疝修补术，相比组织缝合修补术，补片修补可以显著降低疝复发率，并不增加感染的风险。

材料修补术可以在开放手术下完成，也可以在腹腔镜下完成。外科医生可以根据自己的习惯和患者的需求来决定具体手术方式。有时在术中探查后才决定是否应用补片。一旦决定放置补片，外科医生应选择最佳的补片类型和放置部位。

脐疝修补术和其他腹壁疝修补类似，根据补片放置位置分为 Onlay 修补法（肌前置人工材料的修补术）、Sublay 修补法（肌后筋膜前或腹膜前补片修补法）、双层修补装置的无张力修补法、IPOM 修补法（腹腔内置补片修补术）。

开放手术修补方法：主要包括 Mayo 修补法、Onlay 修补法、Sublay 修补法、双层修补装置的无张力修补法。具体特点如下：

Mayo 方法修补：以脐为中心做横行梭形切口，若肿块小于 2cm，也可在脐下做绕脐弧形切

口。依次切开皮肤,皮下组织,显露疝囊及脐环。切开疝囊,还纳疝内容物。分离出腹直肌鞘、腹直肌和腹膜,切除疝外被盖后,将两侧的腹膜和腹直肌后鞘作为一层间断缝合,再将腹直肌前鞘缝合。

Onlay 修补法:腹直肌腱膜前找到疝囊,可以切除疝囊或完整游离疝囊后,缝闭疝环,再游离出皮下与部分腹直肌前鞘,将补片置于腹直肌前鞘上方,补片边缘超过脐环边缘 3~5cm,充分展平,补片边缘以不吸收缝线间断缝合固定于前鞘。该方法补片放置和固定较为容易,然而这种方法需要游离皮下组织,进而出现血肿或者浆液肿甚至导致切口感染。术后不适感明显,补片容易被腹压推挤造成疝复发。

Sublay 修补法:分离出疝囊,内翻回纳疝囊,然后,在腹膜与腹直肌后鞘之间向各方向做一圆周游离,即腹膜前间隙,将补片置于此间隙内,在上下左右方向超过缺损边缘 3~5cm,补片周缘与腹直肌后鞘缝合固定,并将两侧切开的前鞘与补片固定数针。该修补术是较为理想的方法。其优点为补片置于肌后方,肌肉组织血运丰富有利于组织长入补片。此外,可以借助腹压作用将补片紧贴在肌肉的深面,固定更加牢固。这种手术方式分离创面较大,术后疼痛明显。

双层修补装置的无张力修补法:分离疝囊同前法所述。内翻疝囊后,沿疝环向上下左右游离腹膜前间隙,将 UHS 补片置入脐环内。补片的底层放入腹膜前间隙充分展平,超过疝环边缘要大于 3cm。补片的中间柱缝合固定于脐环上,补片的上层在腹直肌前鞘也游离出间隙补、平铺在腹直肌前鞘的表面。

腹腔镜修补方法:自 20 世纪 90 年代即有报道腹腔镜脐疝修补术,近年来亦有报道单孔腹腔镜脐疝修补术。腹腔镜疝修补术可以显著降低全身和切口并发症发生。随着新型防粘连补片的研发应用和腹腔镜技术的发展,该方法应用越来越多。腹腔镜下可以更面清楚显示疝缺损部位边缘,明确是否合并小的疝,避免漏诊。此外,腹腔镜技术可以增加补片的覆盖面,修补更加牢固,术后疼痛轻,恢复快。随着机器人技术的临床开展,也可应用在脐疝修补术,其安全性和有效性有待于临床研究证实。腹腔镜手术包括 Inlay 修补法和 IPOM 修补法。由于 Inlay 修补法复发率高,逐渐被弃用。

IPOM 修补法:近年来,随着新型防粘连补片的研发和应用和腹腔镜技术的发展,该方法应用得越来越多。该技术优点在于补片容易放置,不容易形成血肿及浆液肿,感染发生率低。由于腹压的作用,补片与腹壁贴合得更加紧密,有效防止疝复发(图 4-43)。

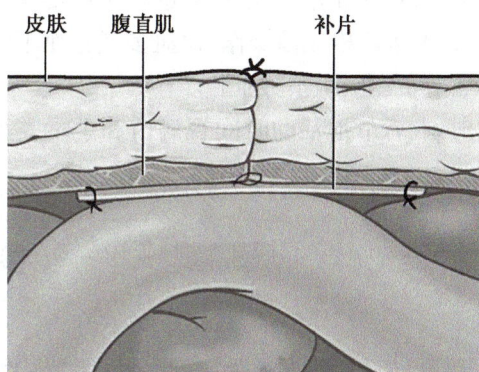

图 4-43 IPMO 修补法示意图

(2)补片选择:标准的聚丙烯补片是最常用的修补材料,尤其是在开放 Onlay 修补术。轻质大孔补片也比较常用。两种类型的补片适用于 Onlay 和 Sublay 修补法。轻质补片可以有效降低异物反应和炎症反应,增强舒适度。减少聚丙烯密度的轻量补片理论上可以减少异体反应,改善腹壁顺应性,防治补片收缩和皱缩,增加组织相容性。但是其临床优势仍需要进一步证实。

新型复合补片,一面是聚丙烯材料另一方面是防粘连材料,这种材料较为昂贵。以往应用较多的有三种类型:①聚丙烯和膨化聚四氟乙烯组成的复合补片;②聚丙烯网片和可吸收材料组成的复合补片;③膨化聚四氟乙烯(e-PTFE)双侧补片。目前临床上常用的是聚丙烯网片和可吸收材料组成的复合补片。在腹腔镜修补术中,修补材料选择非常重要。复合补片具有防止内脏粘连的作用备受青睐。市面上有多重复合补片或者双面补片。临床和实验室内检测其强度、持久性、安全性以及复发率和粘连程度也不尽相同。

大多数脐疝修补术是清洁手术,推荐应用持久性强的合成补片。生物补片和生物可吸收补片的研究数据较少,另外目前的合成补片修补术切口和补片感染并发症发生率相当低,因此,价格昂贵的生物补片和可吸收生物补片的优势也就不那么明显了,其仅用于特殊指征的患者。

（四）注意事项

1. 根据患者病情特点个体化合理选择手术方式。

2. 无论采取何种手术方式，术前需要积极治疗引起腹压增高的疾病。

3. 对于缺损大或者复发性脐疝宜采用无张力修补术，可防止术后复发，并减轻术后疼痛。

4. 手术严格无菌操作，出血多或止血不满意者应放置负压吸引预防血肿。

5. 术后下地活动时间视病情和手术类型而定。持续使用腹带包扎腹部，可缓解张力和疼痛，促进愈合。

6. 可预防性应用抗生素，防止感染。

7. 饮食：术后给予半流食，少量多餐，软食为主，以后逐步过渡。

8. 给予雾化吸入协助排痰，防止肺部感染。

9. 出院后继续使用腹带1个月，脐疝较大时可以延长腹带包扎时间，术后3个月内不参加重体力劳动，避免增加腹压的动作。

（田 文）

参 考 文 献

1. Kulacoglu H. Current options in umbilical hernia repair in adult patients. Ulus Cerrahi Derg, 2015, 31（3）: 157-161.

2. Blay E Jr, Stulberg JJ. Umbilical Hernia. JAMA, 2017, 317（21）: 2248.

3. Appleby PW, Martin TA, Hope WW. Umbilical Hernia Repair: Overview of Approaches and Review of Literature. Surg Clin North Am, 2018, 98（3）: 561-576.

4. Aslani N, Brown CJ. Does mesh offer an advantage over tissue in the open repair of umbilical hernias? A systematic review and meta-analysis. Hernia, 2010, 14（5）: 455-462.

5. Cassie S, Okrainec A, Saleh F, et al. Laparoscopic versus open elective repair of primary umbilical hernias: short-term outcomes from the American College of Surgeons National Surgery Quality Improvement Program. Surg Endosc, 2014, 28（3）: 741-746.

6. 赵玉沛，姜洪池．普通外科学．第2版．北京：人民卫生出版社，2014.

第五章 胃肠疾病的外科治疗

第一节 淋巴结转移规律对胃癌根治术的指导意义

外科手术是胃癌综合治疗中是极为重要且有效的方法。以 D2 淋巴结廓清为中心的规范化、标准化治疗使胃癌的 5 年生存率得到了极大的提高。本章节将着重介绍淋巴结廓清的理论基础，胃的淋巴系统的解剖学特点，胃癌淋巴结转移的基本规律及胃癌根治手术选择的依据，临床分期等问题。为开展合理的、规范化、标准化的胃癌根治性手术奠定理论基础。

一、胃淋巴系统解剖学基础

（一）胃淋巴系统的解剖

1. 胃的壁内淋巴引流的构成 1926 年 Borrman 的研究证明胃黏膜层中腺管的内上部的盲端的初始的淋巴管在腺管周围和腺管下部形成网状，集合管贯穿黏膜筋板，在黏膜下层集合形成网络状结构，由此至肌层内在浆膜下形成粗大的网络结构，引流胃壁内的各部位的淋巴液。胃壁的黏膜下、浆膜下存在的淋巴管，进入壁外淋巴结，沿着边缘血管、主干血管向中枢侧引流。Rouvière 将胃壁内的淋巴流域分成 4 区域（图 5-1）：①胃左动脉区；②胃右动脉区；③胃网膜右动脉区；④脾动脉区。

引流区域划分是从穿窿部的顶点沿小弯向幽门划线至幽门前壁中央，分成上、下两部分。上方淋巴流向小弯的上方、贲门流动。下方淋巴流向大弯流动。胃下部（大弯侧）从食管右缘垂直下行的线分成左右两部分，右侧向幽门，左侧向脾门方向引流。

2. 胃的壁外淋巴系统构成 胃的壁外淋巴结诸多研究将其分类为 4 类：（Ⅰ）沿胃左动脉淋巴结：接受小弯全域及贲门的淋巴液，至胃左动脉根部淋巴结，与腹腔动脉淋巴结连接。（Ⅱ）沿肝动脉淋巴结：汇集胃网膜右动脉流域的淋巴液（接受幽门、十二指肠的淋巴流以及右大弯淋巴液），再汇入肝总动脉淋巴结，腹腔动脉周围淋巴结。幽门下淋巴结汇入肠系膜根部淋巴结。另外沿肝总动脉淋巴结也接受幽门上缘（胃右动脉）

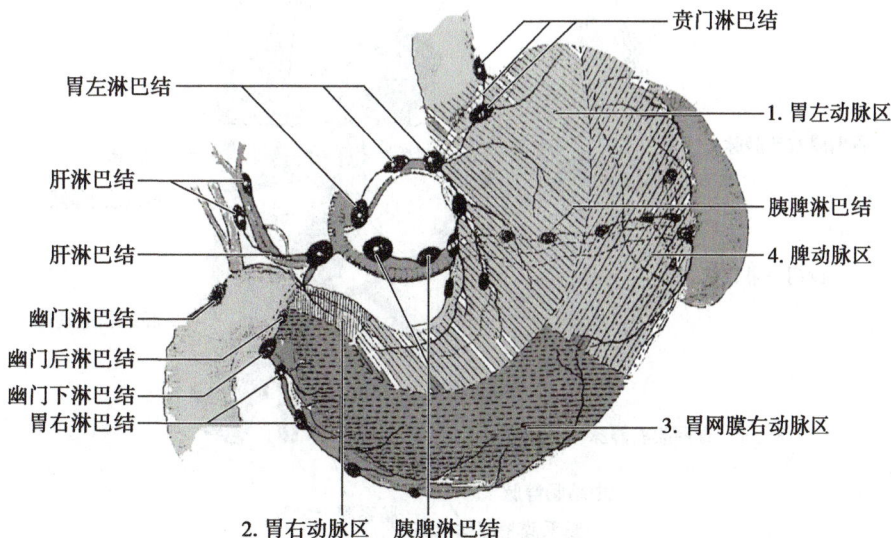

图 5-1 Rouvière 胃的淋巴流向图

淋巴结和胃网膜右动脉淋巴结的淋巴流,此部淋巴向腹腔动脉淋巴结引流。(Ⅲ)沿脾动脉淋巴结:脾门淋巴结接受大弯左半、穿窿淋巴液,经脾动脉干淋巴结至腹腔动脉淋巴结。(Ⅳ)腹腔动脉淋巴结:接受上述所有淋巴结的引流,一部分进入肠系膜根部淋巴结,由乳糜槽入胸导管。另有分类按淋巴流入、流出的径路分为直接接受胃壁淋巴液的淋巴结和从其他的淋巴结接受的淋巴液的淋巴结。前者为第一级淋巴结(①胃左动脉下行支淋巴结,②贲门淋巴结,③幽门上淋巴结,④胃网膜右淋巴结,⑤脾门淋巴结),后者为第二级淋巴结(①腹腔动脉淋巴结,②肠系膜根部淋巴结,③腹主动脉周围淋巴结)。另外,一级、二级淋巴结两者的作用共有的淋巴结作为一级淋巴结(①胃左动脉干淋巴结,②幽门下淋巴结,③肝总动脉、脾动脉淋巴结)。佐藤将胃所属壁外的淋巴结分为:①胃的壁在和近旁淋巴结(贲门左右,小弯,大弯,幽门上、下,脾门);②沿着动脉干的中间淋巴结(胃左动脉,肝总动脉,脾动脉干);③动脉根部的主淋巴结(胃左动脉根部,肝总动脉根部,脾动脉干根部);④腹主动脉周围的淋巴结构成。目前最为常用的是日本胃癌学会制定的《胃癌处理规约》(以下简称"规约")的分类,详见后述。

3. 胃的各部位的淋巴引流的路径

(1)食管胃结合部淋巴引流途径:食管胃结合部壁内淋巴管在黏膜固有层、黏膜肌层相互交通,借助此网络由胃向食管侧的淋巴管网延续走行为优势,但黏膜下层以深的食管壁、胃壁的淋巴管网引流是以到腹腔内的淋巴结的淋巴引流为主体。壁外淋巴流在下部食管有上下两个方向,以贲门为中心胃侧向下方方向为主体,最终到腹主动脉旁淋巴结。食管裂孔部及横膈的淋巴流向由沿纵隔胸膜上行的淋巴管流入胸腔内淋巴结,通常不存在由胃向胸腔内的淋巴流向,当壁内淋巴流向和途径被癌修饰阻断后,将会产生新生壁外淋巴引流路径。食管胃结合部的引流路径:①胃左动脉途径;②小网途径;③胃短动脉途径;④左膈下动脉途径;⑤胃后动脉途径;⑥食管壁纵隔途径;⑦膈肌途径。

(2)胃上部的淋巴引流路径:①胃上部大弯侧的引流:从胃网膜左动脉、或胃后、胃短动脉淋巴管沿脾动脉、腹腔动脉径路至腹主动脉周围淋巴结。②胃上部小弯侧的引流:从胃左动脉淋巴管至腹腔动脉周围,最终至腹主动脉周围淋巴结。

(3)胃下部的淋巴引流路径

1)胃下部大弯侧的引流:①从大弯侧淋巴结向幽门下淋巴结,沿胰腺被膜下淋巴管流向肝总动脉淋巴结,腹腔动脉周围至腹主动脉周围淋巴结。②从肠系膜上静脉经肠系膜上动脉淋巴引流径路,至腹主动脉周围淋巴结(图5-2)。

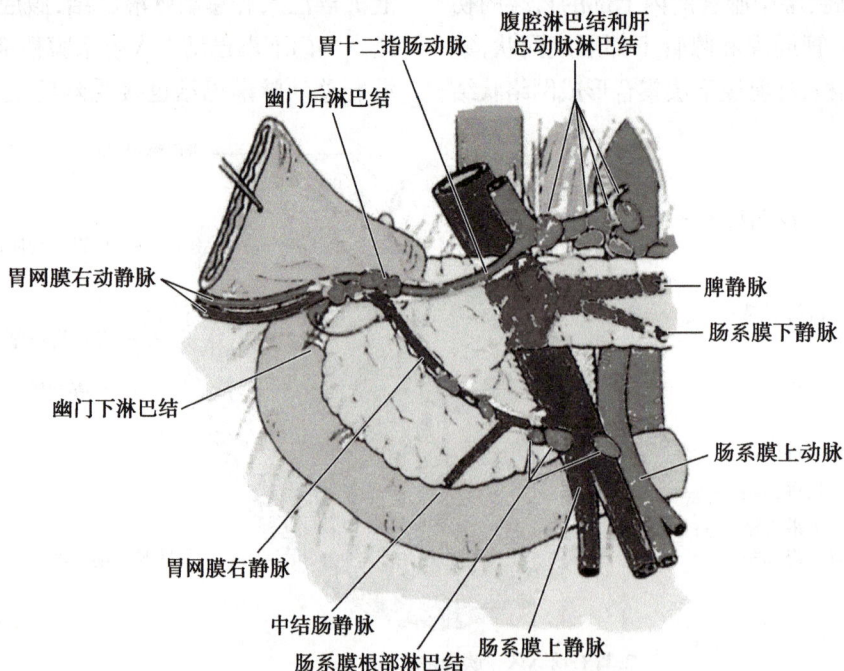

胃十二指肠动脉
幽门后淋巴结
腹腔淋巴结和肝总动脉淋巴结
胃网膜右动静脉
脾静脉
肠系膜下静脉
幽门下淋巴结
胃网膜右静脉
肠系膜上动脉
中结肠静脉
肠系膜根部淋巴结
肠系膜上静脉

图5-2 汇入肠系膜上动脉根部的淋巴结

2）胃下部小弯侧的引流：①主要是经胃右动脉、肝总动脉的淋巴管，由腹腔动脉周围注入腹主动脉周围淋巴结。②或由肝十二指肠韧带内淋巴结注入腹主动脉周围淋巴结。

（4）向腹主动脉周围淋巴结的回流：胃的壁外引流主要有朝向腹腔动脉根部的引流路径（沿胃左动脉的淋巴结、沿脾动脉的淋巴结、沿肝总动脉的淋巴结）和向肠系膜上动脉根部引流的路径。腹腔动脉、肠系膜上动脉的淋巴结向腹主动脉周围淋巴结的回流。腹腔动脉周围的脏侧最终的淋巴结，右侧是位于肝十二指肠韧带后方的下端门脉的淋巴结，左侧是腹腔动脉周围淋巴结。肠系膜上动脉周围的最终淋巴结位于其根部的淋巴结，上述它们的淋巴管输出管在肾动脉起始部高度进入腹主动脉与左肾静脉角上下的淋巴结，其后进入腹主动脉的背侧。

（5）淋巴路径中几个重要的亚流：①贲门左侧淋巴结沿着左膈动脉的贲门支淋巴管直接注入腹腔动脉和腹主动脉周围淋巴结。②胃的下半大弯侧淋巴流沿胃网膜右动脉在幽门附近达幽门下淋巴结，沿胃网膜右静脉与胰前淋巴流合流，经肠系膜上静脉至肠系膜上动脉的根部。③肝十二指肠韧带内淋巴结位于门脉和胆总管后方的淋巴结恒定，经过肝总动脉后方淋巴结注入腹主动脉周围淋巴结。

（二）廓清用淋巴结的分类

1. 胃癌廓清用淋巴结分类　如图 5-3 所示，No.1 贲门右侧；No.2 贲门左侧；No.3a 小弯（沿胃左动脉）；No.3b 小弯（沿胃右动脉）；No.4sa 大弯左群（胃短动脉）；No.4sb 大弯左群（沿胃网膜左动脉）；No.4d 大弯右群（沿胃网膜右动脉）；No.5 幽门上；No.6 幽门下；No.7 胃左动脉干；No.8a 肝总动脉前上部；No.8p 肝总动脉后部；No.9 腹腔动脉周围；No.10 脾门；No.11p 脾动脉干近端；No.11d 脾动脉干远端；No.12a 肝十二指肠韧带内（沿肝动脉）；No.12b 肝十二指肠韧带内（沿胆管）；No.12p 肝十二指肠韧带内（沿门脉）；No.13 胰头后部；No.14a 沿肠系膜上动脉；No.14v 沿肠系膜上静脉；No.15 结肠中动脉周围；No.16a2 腹主动脉周围；No.16b1 腹主动脉周围；No.17 胰头前部；No.18 胰下缘；No.19 膈下；No.20 食管裂孔部；No.110 胸下部食管旁；No.111 膈上；No.112 后纵隔。

2. 胃的区域淋巴结的规定　胃的区域淋巴结为 No.1~12 和 No.14v，在此以外有淋巴结转移为 M1。但食管浸润时，No.19、20、110、111 也作为区域淋巴结。十二指肠浸润时将 No.13 组淋巴结作为区域淋巴结。另外，残胃癌初次手术时残胃和空肠吻合的吻合口部的空肠系膜淋巴结也为区域淋巴结。2017 年 15th "规约" 将 No.6 组淋巴结进行亚分类，No.6 沿着胃网膜右动脉淋巴结，胰头前胃网膜右静脉淋巴结和幽门下静脉的淋巴结分成三组，分别为 No.6a，No.6v，No.6i（图 5-4）。

3. 腹主动脉周围淋巴结的分类　腹主动脉周围淋巴结主要汇集腹部脏器的淋巴，位于腹主动脉的前后左右。目前比较统一的是采用日本 "规约" 的分类法。食管裂孔下缘至髂总动脉分叉的范围的淋巴组织，按食管裂孔、腹腔干上缘、孔上缘、左肾静脉下缘、肠系膜下动脉上缘、腹主动脉分叉处的高度，4 分区划分，自上而下分别定为 No.16a1、No.16a2、No.16b1 和 No.16b2。另外，将腹主动脉与下腔静脉的横截面 4 纵切划分成 7 区域（图 5-5）。

二、胃癌的淋巴结转移的特征

（一）淋巴结转移的形式

1. 淋巴结转移灶的增殖发育　癌细胞由输入管进入淋巴结在淋巴结内增殖、发育，其淋巴结转移灶呈结节状压迫性、膨胀性增殖发育，形成大结节型或小结节型的转移灶，也有在淋巴结的边缘窦，以点状或癌细胞弥漫性存在的点状型、弥漫型。淋巴结内的转移癌灶在增殖发育时常浸破被膜，浸润周围的脏器，或者侵袭脉管全身性转移以及引起腹膜转移（图 5-6）。

2. 淋巴结的微小转移　诊断技术的进步使淋巴结的单细胞转移的诊断率提高，从而产生微小转移的概念（图 5-7）。

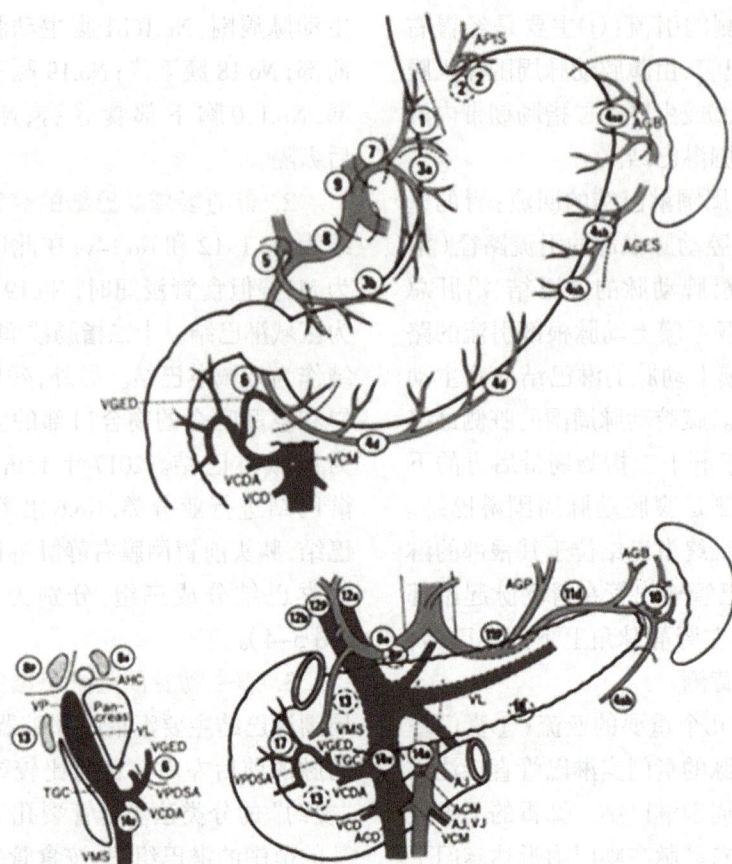

血管名			
APIS	左膈下动脉	AHC	肝总动脉
AGB	胃短动脉	VP	门静脉
AGES	胃网膜左动脉	VL	脾静脉
VGED	胃网膜右静脉	VMS	肠系膜上静脉
VCDA	副右结肠静脉	VPDSA	胰十二指肠前上静脉
VCM	结肠中静脉	VCD	右结肠静脉
TGC	胃结肠静脉干	VJ	空肠静脉
ACM	结肠中动脉	AGP	胃后动脉
AJ	空肠动脉	ACD	右结肠动脉

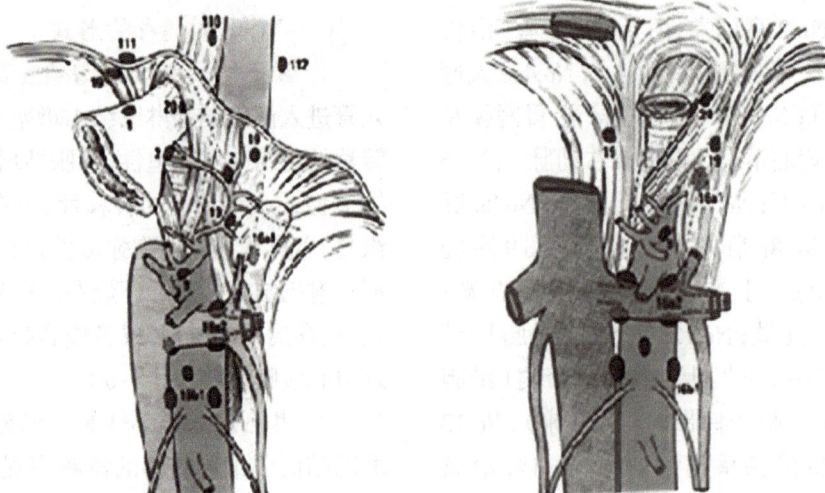

图 5-3 胃区域淋巴结

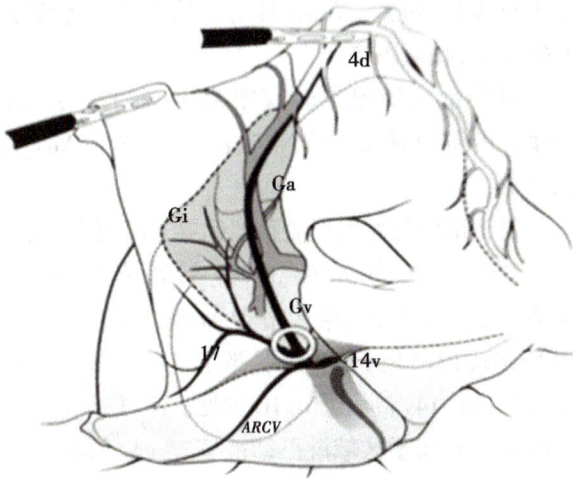

图 5-4　幽门下淋巴结（No.6）的亚分类

6a：胃网膜右动脉周围淋巴结；6i：幽门下动脉周围淋巴结；6v：胰头前方、胃网膜右静脉和幽门下静脉周围淋巴结

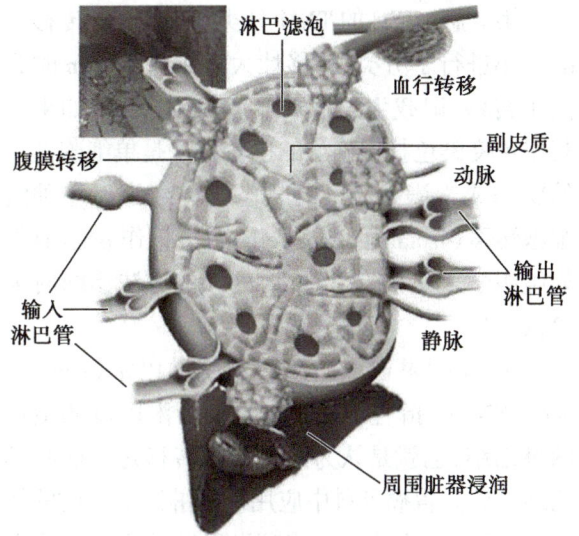

图 5-6　胃癌的淋巴结转移模式图

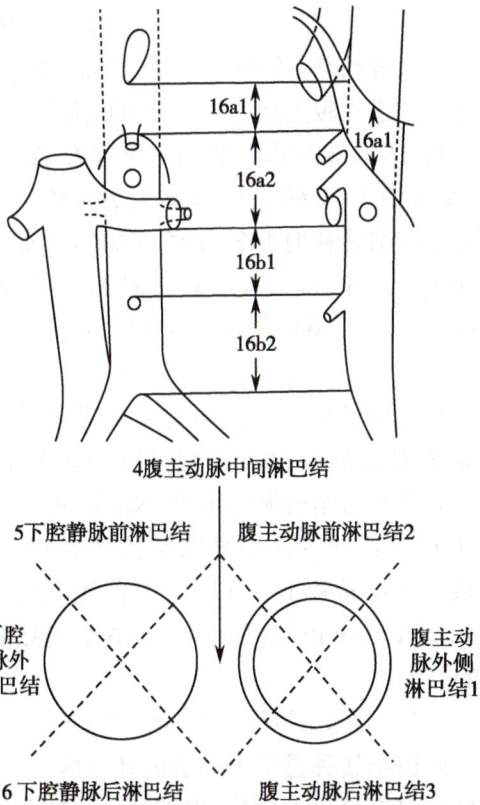

图 5-5　腹主动脉周围淋巴结的分类

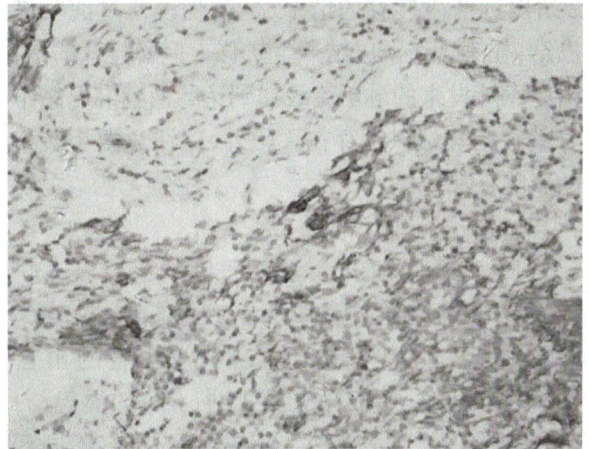

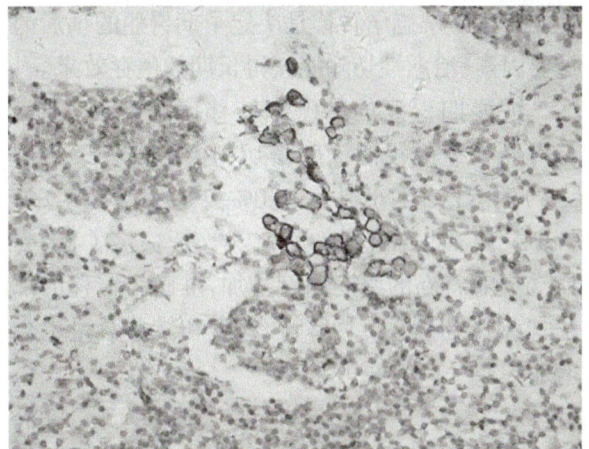

图 5-7　淋巴结微小转移（免疫染色 ×400）

第 6 版 UICC 的 TNM 分类,依据微小转移灶的大小进行了分类,转移灶大小在 0.2~2mm 时为微小转移,记载为 $pN_1(mi)$ 或 $pN_2(mi)$。如果是利用免疫染色技术确认的癌转移灶是单细胞散在的状态或未满 0.2mm 的状态时称之为孤立肿瘤细胞(isolated tumor cell: ITC)记作 $pN_0(i+)$。如组织学无法确定,仅 RT-PCR 的方法诊断时为 $pN_0(md+)$。

3. 前哨淋巴结转移 前哨淋巴结(sentinel node, SN)是指直接接受来自肿瘤淋巴流的最初的淋巴结,也就是认为淋巴结的转移是以前哨淋巴结开始。胃癌外科中应用前哨淋巴结导航的技术,使手术更为精准。前哨淋巴结的确定方法有摘除法和流域淋巴结清除法,检测法有 HE、免疫组化法、PCR 法。

4. 淋巴结的跳跃性转移 跳跃性转移是指按照淋巴结的解剖学分类,第 1 站无转移,在第 2 站以远产生转移的情况,也就是说通过前哨淋巴结,在第 2 级淋巴结产生转移。但要注意的是,由原发灶发来的淋巴流最初到达的前哨淋巴结本身就在第 2 站以远存在。另外,应注意微小转移的影响存在。

(二)淋巴结转移的特征

1. 癌的浸润深度与淋巴结转移特征 早期胃癌的淋巴结转移率为 3.2%~25.0%,m 癌为 3.2%~11%,sm 癌为 16.0%~25.0%。m 癌的淋巴结转移率极低,且仅限于第 1 站(n1)的淋巴结;sm 癌则第 2 站(n2)、第 3 站(n3)均具有不同程度的转移。淋巴结转移是决定早期胃癌的预后的重要因素,治愈性切除能获得长期的生存效果。

进展期胃癌的淋巴结转移率为 65%~80%,与胃癌胃壁的浸润深度密切相关。T2(MP),T3(SS)时 N1(+)分别为 30.0%、29.7%;N2(+)为 17.1%、26.2%;N3(+)为 2.7%、6.8%;N4(+)为 1.4%。随着癌的浸润深度增加,淋巴结转移的部位、范围会扩大,转移率、转移度和转移数量也会增加。

2. 各占居部位的淋巴结转移特点 胃癌因占居部位不同其淋巴结转移也表现出不同的特点。

胃上部癌的淋巴结转移率为 9.6%~15.2%。脾门淋巴结在胃上部具有高转移率;幽门上、下淋巴结在胃上部早期癌无淋巴结转移,适于缩小手术近端胃切除。No.16 具有与第 2 站同等程度的转移率,预后不良。

胃中部癌淋巴结转移率为 7.5%~37.6%。转移率高的部位是第 2 站 No.7、8a、9,第 3 站 No.8p、12、14v。

胃下部癌的淋巴引流路径比胃上部更为复杂。淋巴结转移率为 14.5%~39.7%,转移率高的第 1 站为 No.6、3、4d、5,第 2 站为 No.8a、7、9,第 3 站为 No.8a、12、11、14v。胃下部癌与胃上部癌比较 No.12、13a、14v 高,但 No.10 少见。No.13a 在十二指肠浸润时属于区域淋巴结范畴应予以廓清。

3. 食管胃结合部癌的淋巴结转移 食管胃结合部癌的淋巴结转移率为 57%~79%。Siewert Ⅰ 型纵隔淋巴结转移率为 5%~50%,上纵隔为 5%,中下纵隔为 50%,腹腔内小弯、贲门淋巴结转移率为 5%,Ⅱ 型的纵隔淋巴结转移率为 15%~30%,贲门为 65%,腹腔动脉周围为 25%,大弯侧为 15%,Ⅲ 型纵隔淋巴结转移为 5%~9%,腹腔动脉周围为 29%~39%。

4. No.16 组淋巴结的转移 胃的最终淋巴结位于腹腔动脉、肠系膜上动脉根部,它们的淋巴结输出管进入腹主动脉与左肾静脉角上下的淋巴结。No.16 的淋巴结转移,胃上部癌为 12%~35%,中部癌为 4%~26%,下部癌为 7%~19%。第 2,3 站淋巴结转移时其转移高达 60%~70%。胃上部癌比胃下部癌高,No.2 阳性时 No.16 转移高达 60%。No.16 的淋巴结转移者预后不佳。

(三)淋巴结转移的程度的判定(N)

NX:区域淋巴结转移有无不明确者;N_0:区域淋巴结无转移;N_1:区域淋巴结转移 1~2 个;N_2:区域淋巴结转移 3~6 个;N_3:区域淋巴结转移 7 个以上;N_{3a}:区域淋巴结转移 7~15 个;N_{3b}:区域淋巴结转移 16 个以上。N 的决定推荐检索 16 个以上的淋巴结,即使不足 16 个仍然要进行 N 的分类。

(四)淋巴结转移与 5 年生存率

淋巴结转移是胃癌预后的独立因子,无淋巴结转移具有良好的预后,伴随淋巴结转移的部位及数量的增加,预后变差。淋巴结转移与 5 年生存率,日本国立癌中心的临床统计数据显示胃各部位的淋巴结转移率与 5 年生存率(表 5-1)。

表 5-1　胃各部位的淋巴结转移率与 5 年生存率

	N₀	N₁	N₂	N₃ₐ	N₃ᵦ	M（L）	合计
食管	16.9	22.2	28.8	24.2	4.9	2.9	817
浸润	61.5	27.8	19.9	6.9	7.9	44.2	
上	57.3	15.0	13.8	8.8	1.8	2.3	1 425
	90.4	60.1	45.6	24.5	0	31.2	
中	63.6	13.6	13.2	7.6	1.1	0.9	4 471
	92.5	64.6	41.1	22.7	18.2	25.9	
下	48.7	20.1	19.4	9.6	0.7	1.5	3 507
	85.5	49.1	25.6	4.9	12.2	17.8	
十二指肠浸润	24.4	225.5	28.5	16.6	2.0	3.1	652
	68.2	31.1	17.4	6.4	7.7	8.1	
全胃	16.2	20.6	26.9	26.5	6.4	3.4	1 104.0
	70.5	32.4	23.7	9.3	10.3	15.3	
合计	5 861	2 101	2 185	1 400	224	205	11 976

上段：相对横轴合计的百分率

下段：5 年生存率

食管浸润（＋）、十二指肠浸润（＋），或者占据全胃的病变的淋巴结转移率高，转移阳性个数多。上、中、下相比较中部的病变淋巴结转移率较低

三、淋巴结廓清标准化

（一）淋巴结廓清的基本原则

1. 淋巴结廓清的适应证

D1 廓清适应证：EMR、ESR 的对象之外，T₁a 和 1.5cm，分化型癌，T₁b，cN0；

D1+ 廓清适应证：上述之外的 T₁ 肿瘤，cN₀ 者；

D2 廓清适应证：能治愈切除的 T₂ 以深的肿瘤和 cN（＋）的 T₁ 肿瘤；

D2+ 廓清适应证：超过 D2 淋巴结廓清，但可安全实施时，按以下原则进行：①大弯浸润的胃上部癌伴有脾切除（或不伴有）的 No.10 廓清（D2+No.10）；②下部胃癌 No.6 阳性例，No.14V 廓清（D2+No.14V）；③十二指肠浸润时，No.13 廓清。此时 No.13 不作为 M₁，以区域淋巴结处理（D2+No.13）；④高度淋巴结转移的胃癌，术前化疗后，作为治愈目的 No.16 廓清（D2+No.16）。

2. 胃癌治疗的流程图

胃癌的治疗与淋巴结转移的相互关系及其选择依据以流程图的方式确定下来，cT₁N₀ 主要选择内镜下切除，胃切除（D1/D1+ 廓清）；cT₁N+、cT₂₋₄ 胃切除 D2 廓清。2018 年日本胃癌治疗指南 5 版，在 cT₂₋₄，Bulky N 时选择术前化疗 + 扩大手术模式。区域淋巴结以外的 No.16a2/b1 转移时，也采用相同的治疗模式（图 5-8）。

3. 食管胃结合部癌（长径小于 4cm）淋巴结廓清流程图（图 5-9）

（二）淋巴结廓清范围的定义

淋巴结廓清程度的分类有两种，其一是以解剖学淋巴结站的分类法为基础的分类和当今术式规定淋巴结清除的范围的分类。2010 年前使用传统的分类是将淋巴结转移的程度分为 N1（第一站），N2（第二站），N3（第三站），N4（第四站）。淋巴结廓清程度以清除淋巴结的站别确定：D1（N1 的清除）、D2（N1，N2 的清除）、D3（N1，N2，N3 的清除）和 D4（N1，N2，N3，N4 的清除）。2010 年始使用新的（术式规定的淋巴结清除的范围）分类法，系统的淋巴结廓清范围依胃切除术式规定如下。超越规定的范围廓清时和仅一部分未满足规定时，应按 D1（+No.8a），D2（−No.12a）方式记载，数据库登录时，按满足全部条件的 D 水平归类。

1. 全胃切除术（图 5-10A）；D0：未满足 D1 的廓清；D1：No.1-7；D1+：D1+No.8a、9、11p；D2：D1+No.8a、9、11p、11d、12a；食管浸润癌的 D1+ 时

胃腺癌

内镜、CT、腹部超声、腹腔镜探查进行评估

M_0 | M_1

$cT_{1a}(M)N_0$ | $cT_{1b}(SM)N_0$ | $cT_1N(+)$ | cT_{2-4} | No.16 a2、b1 | 可切除的肝转移 | CY1,轻微的P1 | 其他的M1

内镜切除判断 — 不适合

适合

内镜切除

根治性评估 — eCuraC

eCuraA/B

随诊

Buky N判断（CQ5） 否 / 是

术前化疗+扩大手术（CQ5）

其他的非治愈因子 否 否 否 是

CQ8 CQ20

胃切除 D1/D2+廓清

胃切除 D2廓清

化疗 放疗 姑息手术 对症治疗

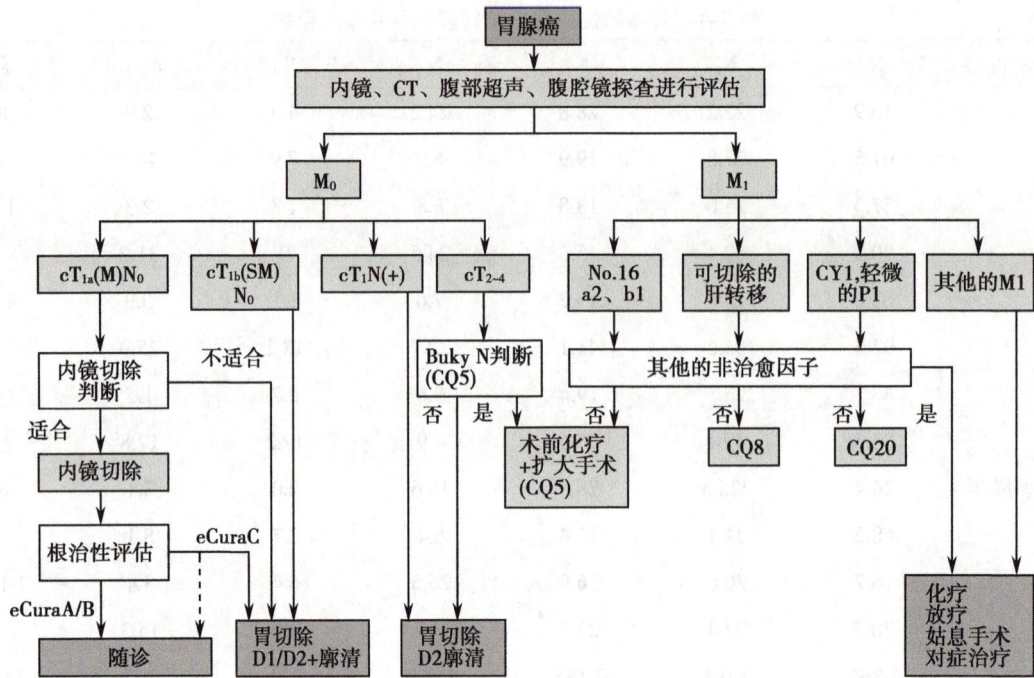

图 5-8 胃癌治疗流程图

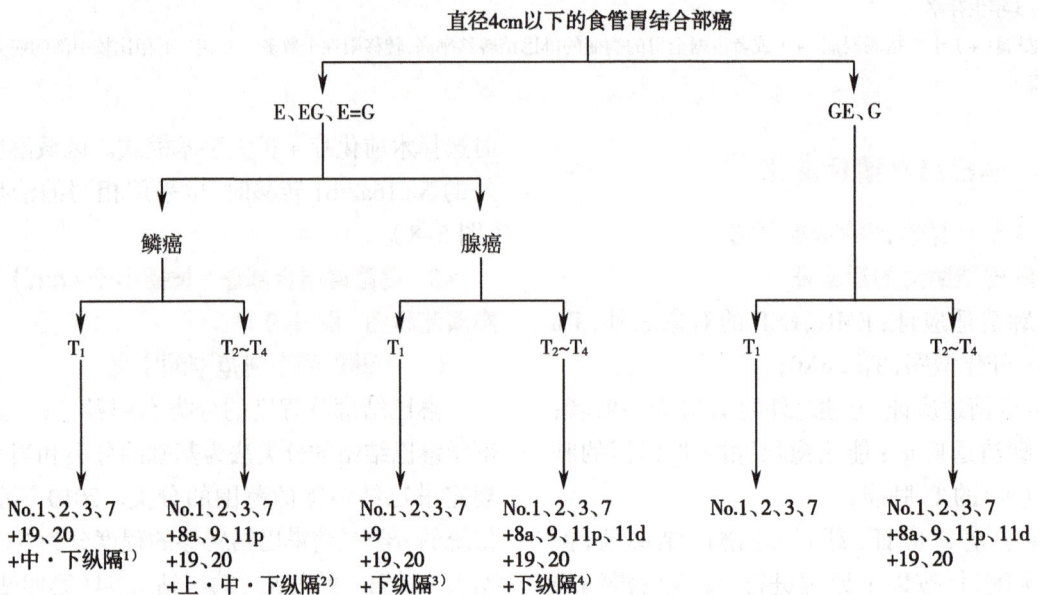

直径4cm以下的食管胃结合部癌

E、EG、E=G | GE、G

鳞癌 | 腺癌

T_1 | $T_{2\sim4}$ | T_1 | $T_{2\sim4}$ | T_1 | $T_{2\sim4}$

No.1、2、3、7 +19、20 +中·下纵隔[1]

No.1、2、3、7 +8a、9、11p +19、20 +上·中·下纵隔[2]

No.1、2、3、7 +9 +19、20 +下纵隔[3]

No.1、2、3、7 +8a、9、11p、11d +19、20 +下纵隔[4]

No.1、2、3、7

No.1、2、3、7 +8a、9、11p、11d +19、20

1）向上纵隔转移度低，清扫的意义尚不明确；2）不常规行颈部的淋巴结清扫，清扫的意义尚不明确，但清扫的淋巴结阳性患者中也存在长期生存的病例，这是以后应研究的课题；3）对于E=G的病例，裂孔周围和下纵隔淋巴结清扫频度和淋巴结转移发生率均不高；4）颈部、上中纵隔的淋巴结清扫频度不高，清扫的意义尚不明确。
考虑到很难准确划分No.19、20淋巴结和No.110.111、112淋巴结的具体范围，所以可以行裂孔周围和下纵隔淋巴结一并切除。近端胃切除并不一定需要清扫No.3b淋巴结

图 5-9 食管胃结合部癌淋巴结廓清流程图

追加 No.110，D2 时追加 No.19、20、110、111。

2. 远端胃切除术（图 5-10B）；D0：未满足 D1 的廓清；D1：No.1、3、4sb、4d、5、6、7；D1+：D1+No.8a、9；D2：D1+No.8a、9、11p、12a。

3. 近端胃切除术（图 5-10C）；D0：未满足 D1 的廓清；D1：No.1、2、3a、4sa、4sb、7；D1+：D1+

No.8a、9、11p；食管浸润癌的 D1+ 应追加 No.110。

4. 保留幽门胃切除术（图 5-10D）；D0：未满足 D1 的廓清；D1：No.1、3、4sb、4d、6、7；D1+：D1+No.8a、9。

（三）淋巴结廓清的标准化

1881 年 Wien 大学 Theodor Billroth 胃癌手术

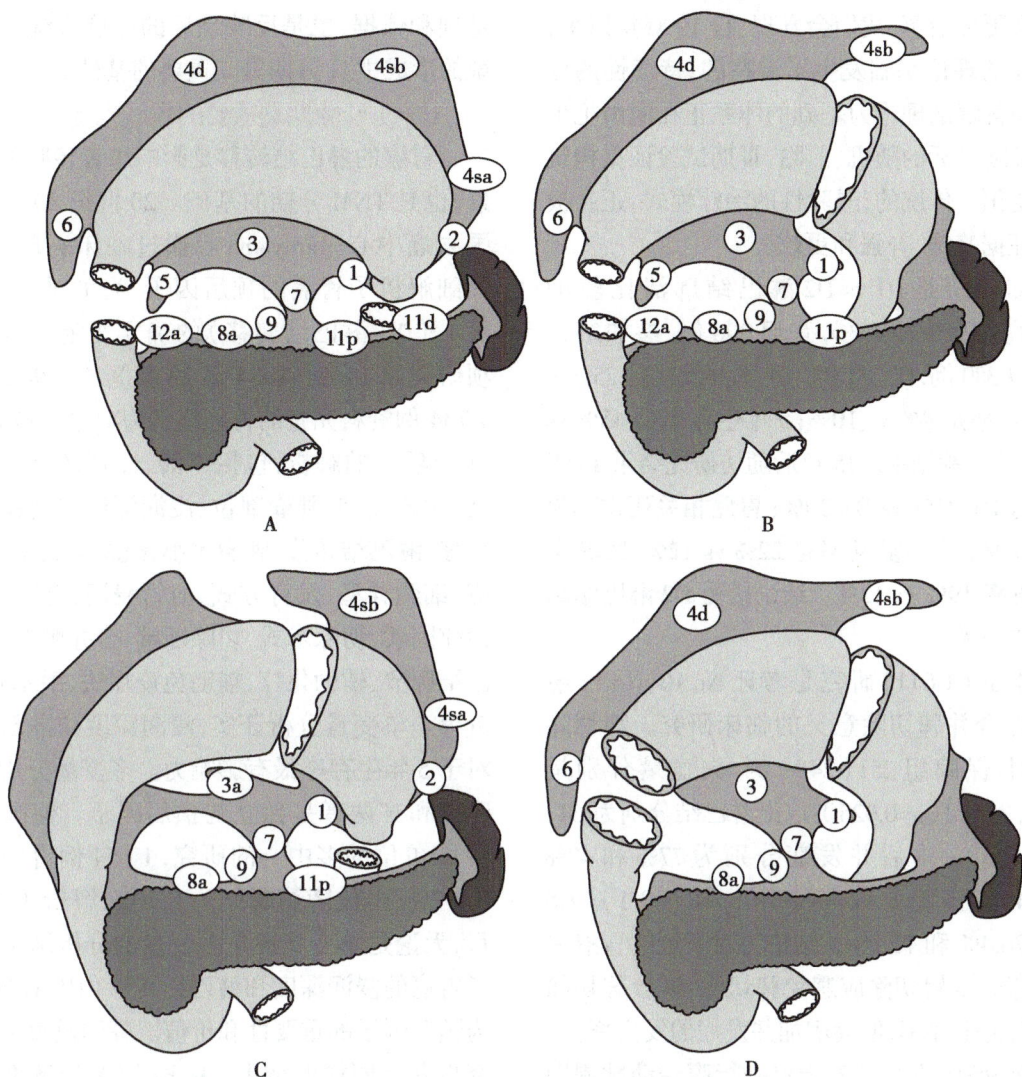

图 5-10　淋巴结廓清范围
A. 全胃切除术的廓清；B. 远端胃切除术的廓清；C. 近端胃切除术的廓清；
D. 保留幽门胃切除术的廓清（第 5 版日本胃癌治疗指南）

成功，开创了外科手术治疗胃癌的先河。此后基于对胃周围淋巴流向的解剖学的研究和胃癌患者尸检资料分析，Mikulicz 提出胃癌手术淋巴结清扫的必要性。20 世纪 30 年代以前，欧美胃癌外科采取广范围的胃切除、联合脏器切除、大网膜切除以提高长期生存率。20 世纪 40 年代日本学者梶谷环基于三宅、井上的淋巴流的理论，提出胃癌系统的淋巴结清扫，50 年代欧美 McNeer（1951）报道合并胰脾切除的根治性胃切除，Appleby（1953）采取腹腔动脉根部切断清除淋巴结的全胃切除手术，60 年代日本陣内传之助（1961）提倡扩大胃切除范围和彻底的系统淋巴结清扫的根治手术。自此，胃癌的 5 年生存率有了极大

的提高。20 世纪 50 年代以来，日本胃癌研究会将胃癌的淋巴结转移程度分为 N1、N2、N3、N4，由此确定了淋巴结廓清手术的程度 D1、D2、D3、D4。21 世纪 D2 程度的淋巴结廓清手术成为胃癌的标准手术（胃的 2/3 以上切除，D2 淋巴结廓清）。

迄今为止，欧美、亚洲的科学研究证实，以 D2 为标准、系统的预防性的淋巴结廓清手术，具有良好的安全性和可靠的治疗效果。日本第 3 版《胃癌治疗指南》明确规定 D2 为标准手术。美国的 NCCN（2010）指南也推荐 D2 清扫。欧洲的 ESMO（第 7 版）指南推荐在经验丰富的专门医院施行 D2 廓清。

纵观历史沿革，我们会发现，自 1990 年以来，外科治疗的理论基础发生了潜在的、持续性的变化。以外科解剖理论为基础的体系正在向由把生存作为最终目标的随机、前瞻、Ⅲ期试验证据构筑的体系变化。传统的、经验性的治疗模式，正在被 RCT 的证据修饰、补强和更改。

Dutch trial 是 D1 vs D2 淋巴结廓清比较的临床研究（1989—1993），登记 996 例，参加解析 711 例，D1 380 例，D2 331 例。手术并发症是 25% vs 43%；死亡率是 4% vs 10%；5 年生存率是 45% vs 47%。阴性试验结果。15 年后随访研究结果 15 年生存率为 D1 21% vs D2 29%；胃癌相关死亡率为 48% vs 37%；局部复发率是 22% vs 12%，区域淋巴结复发率 19% vs 13%。结论接受 D2 淋巴结廓清为标准手术。

日本 JCOG0110 研究是考证 No.10、No.11 淋巴结廓清合并脾切除意义的临床研究。脾切除组 254 例，保脾组 251（248）例，失血量分别是 390.5ml、315ml（$p=0.025$）；取出淋巴结分别为 64、59（$p=0.005$）。术后并发症分别为 77% 和 42%（$p=0.004$）。胰瘘为 32% 和 6%（$p<0.000\ 1$）。OS 分别为 76.4% 和 75.1%。结论为对于近端胃癌未波及大弯时全胃切除应避免脾切除，联合脾切除并不能改善生存率，但会增加并发症的发生率。

JCOG9501 研究是关于胃癌行腹主动脉周围淋巴结廓清的临床意义的研究，一项循证医学的研究。然而与传统的外科解剖学的治疗经验及预想截然相反，研究结果否定了预防性的扩大清除的效果，从而确立胃癌标准治疗是 D2 廓清。对于无大体上腹主动脉周围淋巴结转移的进展期胃癌应选择 D2 廓清，而腹主动脉周围淋巴结转移阳性者，综合治疗的前提下，腹主动脉周围淋巴结廓清。JCOG0405 试验确立了治疗性 D3 的价值。

著名的日本 JCOG9501 试验是首次对于外科手术技术与临床效果的 phase Ⅲ 试验。此项研究实质性终结了基于外科医生经验论的系统性淋巴结廓清，而且确立了癌的外科治疗。不是单纯取决于外科解剖的理论，应是由以生存为最终目标的 phase Ⅲ 试验决定和构筑的。

四、胃癌的预后因子与分期

胃癌的临床分期是胃癌治疗方针确定的重要基础和依据，也是反映预后的评价系统。分期系统的形成中 N 分期是其重要的基础。

（一）N 分期是重要的预后判定因子

胃癌的淋巴结转移是影响患者转归的重要因素，也是 TNM 分期的基础。20 世纪 80 年代日本国立癌中心 Maruyama 等通过临床病理学研究，详细解析了胃癌的预后因子，为 T（肿瘤浸润深度）和 N（淋巴结转移）的确立奠定了基础。该项研究以 1962—1984 年 23 年间的 4 946 例中的 4 734 例资料完整的胃癌病例为对象，分别进行了 25 个项目的解析，包括年龄、性别、体重、肿瘤因素、大体类型、肿瘤部位、浸润深度、腹膜转移、肝转移、淋巴结转移、肿瘤大小、组织学类型、间质反应、细胞异型、发育方式、血管浸润、淋巴管浸润、治疗因素、切除术式、切除断端、合并脏器切除、淋巴结廓清、辅助化疗、辅助免疫疗法、手术时间、术者等。单变量分析证实，浸润深度和淋巴结转移对于 5 年生存率最有影响力。多变量分析结果表明 T 和 N 两者是独立的预后因子。德国的一项 19 个单位的多中心的研究，1 654 例胃癌随访率为 97%，中位随访时间为 8.4 年，解析了 18 个项目，无论是单变量还是多变量的分析结果均证实了胃癌的浸润深度和淋巴结转移（UICC 分类）作为预后因子的重要性和价值。韩国及意大利的研究也获得同样的结果。Isobe 按 N 的解剖学分类预后分析，pN_0（6 508 例）5 年生存率为 89.0%，pN_1（2 274 例）为 58.3%，pN_2 为 33.4%，pN_3 为 17.4%。按照第 7 版 TNM 的淋巴结转移个数分类法，中岛的资料显示 N_0（5 861 例）为 70.5%，N_1（2 101 例）为 32.4%，N_2（2 185 例）为 23.7%，N_{3a}（1 400 例）为 9.3%，N_{3b}（224 例）为 10.3%。$T_{1a}N_0$ 为 94.6%，$T_{1b}N_0$ 为 94%，$T_{1b}N_1$ 为 84.6%，$T_{1b}N_2$ 为 76.2%。尽管这些研究来自于不同国家和地区，日本采用解剖学的 N 分类，欧美采用转移淋巴结个数分类，但是其结果的高度一致性令人瞩目，T 和 N 是最有力的预后因子。

（二）临床分期的历史沿革

胃癌的病期分类主要有日本的分期和 UICC/TNM 分期两大体系，主要是为了客观评价胃癌的进展状况，推测预后，为确定有效治疗方法提供客观依据。在胃癌分期中，淋巴结转移程度的分类基准是最重要的构成因素。淋巴结转移程度分类的基准主要有转移的解剖学部位和转移的数量两大分类法构成。两大系统最大的差异是 N 因子评价体系。

1. N 分期与日本的临床分期　日本的系统性淋巴结清扫技术体系是建立在以 Pólya、Navratil 为基础发展而来的井上的淋巴流、淋巴结分类研究的理论基础上的技术体系。并以此为基盘确立了清扫法的评价方法。20 世纪中叶,日本胃癌研究会创建了 N 分期系统,确定淋巴结分站和转移程度(N_0、N_1、N_2、N_3),并据此计算 5 年存活率,形成日本的分期系统。日本的临床分期因为 N 分期的修订而多次变更。第 10 版以前"规约"均以井上的淋巴流研究为基础的解剖学 N 分类。第 12 版在此基础上详尽地规定各组、各站淋巴结,不仅评估预后,同时有指导手术的价值,并且在此基础明确并详尽的说明 D 的定义及标准。第 13 版"规约"则融入了治疗效果评定 N 因子,其评定 N 因子是基于日本庞大的临床病理学资料分析,将淋巴结清扫效果一并考虑,重新对 12 版"规约" N 的站的分类修订。清扫效果是以将各站的淋巴结转移率与转移阳性例清扫后的 5 年生存率的乘积表示,从而使部分淋巴结由第 12 版的 3 站如胃下部癌 No.11p、12a、14v 升级为第 2 站,13 版将 12 版的 4 站分类归结成 3 站法,取消了 D4,从而消除了长期以来的 D2、D3、D4 术后存活率的偏离状态。但也带来了诸多问题,如上述的淋巴结站分类,掺杂着淋巴结清扫效果带来的影响,转移率受到清扫淋巴结总数的影响。另外,淋巴结分级的不连续性、肿瘤部位改变导致淋巴结站别变异,均影响科学的客观的临床分期。同时,手术术式、切除范围也会影响 N 的分级的改变,以致于对治疗分期产生诱导性改变。日本胃癌学会的第 14 版"规约"将解剖学的淋巴结站的分类改为由转移的淋巴结个数决定的分类。日本的"规约"的淋巴结站的分类成为淋巴结清扫的分类和分期的标准,使病期分类与治疗方针相结合,病期分类与治疗的结合是日本分期系统的极为重要的特征。同时期新版(第 3 版)《胃癌治疗指南》中的 D 的新定义充分体现了转移淋巴结解剖学分布对于治疗的重要性,以及按解剖学淋巴结部位清扫治疗的必要性。

2. TNM 分期的 N 因子　UICC 1968 年发布第 1 版胃癌的 TNM 分期,1970 年第 2 版,1978 年第 3 版,1987 年第 4 版。初期 T 的分类是用肿瘤大小,其后肿瘤的浸润深度取代了大小。N 分类时首先确定区域淋巴结,以解剖部位命名淋巴结名称。淋巴结转移程度划分用 Nx、N_0、N_1、N_2、N_3 的表示方式。第 3、4 版的 N 分类是根据解剖学的波及程度分类,以距离肿瘤 3cm 划界,以内者 N_1,以外者 N_2,腹腔内淋巴结转移为 N_3。但是,临床实践中发现其判定上受主观因素影响大,如切除标本的甲醛溶液固定前后淋巴结位置的变异,外科医生与病理医生的判定的差异,清除淋巴结的数量的多寡,均成为分期迁徙的影响因素。转移淋巴结个数评价法优于传统的转移淋巴结解剖学位置的评价法研究的出现等。在这样的背景条件下,1996 年进行第 4 版 TNM 修订,产生第 5 版 TNM 分期。第 5 版 TNM 分期废弃第 4 版 TNM 分期的解剖学范围的判定标准,改为转移淋巴结个数的 N 分类。1997 年第 5 版 TNM 分期中淋巴结分期采用转移个数的 pN_1(1~6),pN_2(7~15),pN_3(>15),规定清扫淋巴结要 >15 枚。Roder 等的一组来自德国的研究资料报道 19 个单位 2 394 例的第 4 版 TNM 分期与第 5 版 TNM 分期比较,多变量解析结果显示第 5 版 TNM 分期比第 4 版 TNM 分期能更好地反映预后。N_1 与 N_2 的死亡风险比为 1.5(1.2~2.0),N_3 为 2.7(2.0~3.6)。日本的 Katai 等就 4 362 例资料的第 4 版 TNM 分期与第 5 版 TNM 分期的比较研究发现第 5 版 TNM 分期的 N_1 与 N_2 的识别力优于第 4 版 TNM 分期。

自第 5 版 TNM 分期问世以来,将其与日本胃癌"规约"分期进行比较性的研究日趋增多。两大体系的差异点及对预后评价的效果备受关注。Fujii 等的比较性研究(n=1 489),第 5 版 TNM 分期的 5 年存活率 N_0(n=801)为 89%,N_1(n=329)为 66%,N_2(n=127)为 34%,N_3(n=35)为 0%。对于日本胃癌"规约"分类,第一站阳性 n1 病例,用 TNM 能再分类成 N_1(n=218)和 N_2(n=41),5 年存活率为 68% 和 41%,"规约"的第 2 站阳性例(n2),按 TNM 分期时 N_1 为 101 例,N_2 为 70 例,N_3 为 23 例,其 5 年存活率分别为 63%、29%、0%。其研究结果表明以淋巴结转移个数评价体系为基盘的分类在评估预后优于日本胃癌"规约"。2002年第6版TNM分期继续沿用第5版的N分类标准，第5、6版TNM分期应用后也发现些问题点，TNM的N分类主要是基于术后的资料，目前尚无法术前确切的判定，第5版TNM分期对清除淋巴结个数要求>15个，第6版TNM分期虽有最低限度的推荐数字，但并未作为必需的要求，无疑会产生分期迁徙，为了准确分类必须清除16个以上淋巴结。2009年第7版刊行时充分汲取近十年来的临床研究成果，仍以N分类为中心进行修订（表5-2）。以日本（癌研病院）和韩国（首尔国立大学）约1万例的资料，按T（5段），N（4段）的要求，经20多种分类测试，形成新的TNM分期。2018年，第8版N分期沿用第7版，临床分期将N_{3a}、N_{3b}分开，参与分期。新的临床分期为更为精确的外科治疗奠定了坚实的基础。

3. 日本"规约"与UICC两大体系的整合
日本的淋巴结解剖学分类的病期系统和欧美为中心的淋巴结转移个数为根基的TNM分类。自启用后，一直在临床平行使用、评价治疗效果和预后。2010年日本"规约"、"指南"在修订时，形成以转移个数的确定的淋巴结病期，与TNM分类并轨。中国、日本、韩国等国家关于两个分类的比较性研究显示TNM分类更为简便客观，在评价预后，作为预后的指标显示出优越性。

2009年第7版TNM分期与2010年日本第14版"规约"，进行整合，采用了共同的分期标准，T、N、M以及临床分期采取了统一的标准和定义。

（1）T的分类：采用6段分法。T_{1a}（M），T_{1b}（SM），T_2（MP），T_3（SS），T_{4a}（SE），T_{4b}（SI）。T：胃壁浸润深度；T_{1a}：肿瘤局限于黏膜层（M）；T_{1b}：肿瘤侵犯黏膜下层（SM）；T_2：肿瘤侵犯固有肌层（Mp）；T_3：肿瘤侵犯浆膜下层（SS）；T_{4a}：肿瘤侵犯浆膜表面（SE）；T_{4b}：肿瘤侵犯邻近结构（SI）。其中T_1较第6版TNM更为详细划分，将黏膜内癌与黏膜下层癌区分处理。

（2）N的分类：首先是区域淋巴结的确定，"规约"与TNM No.1~12为区域淋巴结是一致的，但日本"规约"将No.14 v仍保留为区域淋巴结。日本《胃癌处理规约》的第14版废弃了原来的解剖学分类，全部采用新的TNM的N分类。N：淋巴结转移；Nx：区域淋巴结无法评估；N_0：区域淋

表 5-2　TNM 分期中 N 分期的变更

	TNM³ʳᵈ（1978）	TNM⁴ᵗʰ（1987）	TNM⁵ᵗʰ（1997）	TNM⁶ᵗʰ（2002）	TNM⁷ᵗʰ（2009）
区域淋巴结	胃周淋巴结 胃左动脉干淋巴结 肝总动脉干淋巴结 腹腔动脉周围淋巴结 肝十二指肠韧带淋巴结 腹主动脉旁淋巴结	胃周淋巴结 胃左动脉干淋巴结 肝总动脉干淋巴结 脾动脉干淋巴结 腹腔动脉周围淋巴结	胃周淋巴结 胃左动脉干淋巴结 肝总动脉干淋巴结 脾动脉干淋巴结 腹腔动脉周围淋巴结 肝十二指肠韧带淋巴结	胃周淋巴结 胃左动脉干淋巴结 肝总动脉干淋巴结 脾动脉干淋巴结 腹腔动脉周围淋巴结 肝十二指肠韧带淋巴结	胃周淋巴结 胃左动脉干淋巴结 肝总动脉干淋巴结 脾动脉干淋巴结 腹腔动脉周围淋巴结 肝十二指肠韧带淋巴结
N_1	转移局限于胃大小弯，距原发灶3cm以内淋巴结		1~6个区域淋巴结转移		1~2个区域淋巴结转移
N_2	淋巴结转移超越原发灶3cm以外包括胃左、腹腔动脉、脾及肝总动脉干淋巴结		7~15个区域淋巴结转移		3~6个区域淋巴结转移
N_3	N_3 肝十二指肠韧带淋巴结 腹主动脉旁淋巴结	M 肝十二指肠韧带淋巴结 胰后淋巴结 肠系膜淋巴结 腹主动脉旁淋巴结	N_3 15个以上区域淋巴结转移		N_{3a} 7~15个区域淋巴结转移 N_{3b} 16个及以上区域淋巴结转移

巴结无转移；N_1：1~2 个淋巴结转移；N_2：3~6 个淋巴结转移；N_3：7 个或以上区域淋巴结转移；N_{3a}：7~15 个区域淋巴结转移；N_{3b}：16 个或 16 个以上区域淋巴结转移。

（3）M 的定义："规约"与 TNM 同样将区域淋巴结以外的转移认定为 M_1，包括肝转移、腹膜转移及远处转移。M：远处转移；Mx：远处转移有无不明；M_0：无远处转移；M_1：有远处转移。

4. 第 8 版 TNM 临床分期 2018 年国际胃癌学会收集、解析来自世界各国 25 000 余例资料，产生新的 8 版 TNM 分类，原发病灶 T，转移淋

巴结 N 因子的定义与第 7 版相同，N_3 分成 N_{3a}：7~15 个；N_{3b}：16 个以上。使 TNM 分类更加精确、实用（表 5-3、表 5-4）。

表 5-3 胃癌的临床进展程度分类
（日本"规约"[15th]、TNM[8th]）接头词用 c

	M_0		M_1
	N_0	N（+）	Any N
T_1（M、SM）/T_2（MP）	I	ⅡA	
T_3（SS）/T_{4a}（SE）	ⅡB	Ⅲ	ⅣB
T_{4b}（SI）	ⅣA		

表 5-4 胃癌的病理进展程度分类（日本"规约"[15th]、TNM[8th]）接头词用 p

	M_0					M_1
	N_0	N_1（1~2）	N_2（3~6）	N_{3a}（7~15）	N_{3b}（16~）	Any T/N
T_{1a}（M）/T_{1b}（SM）	ⅠA	ⅠB	ⅡA	ⅡB	ⅢB	Ⅳ
T_2（MP）	ⅠB	ⅡA	ⅡB	ⅢA	ⅢB	
T_3（SS）	ⅡA	ⅡB	ⅢA	ⅢB	ⅢC	
T_{4a}（SE）	ⅡB	ⅢA	ⅢA	ⅢB	ⅢC	
T_{4b}（SI）	ⅢA	ⅢB	ⅢB	ⅢC	ⅢC	

第 15 版"规约"与 TNM 8th 临床进展程度分类，在进行术前化疗情况时，临床进展程度和病理进展程度分别以接头词 yc 和 yp 来标记。

N 分期是对淋巴结转移规律的高度的归纳和认识，由此构成的 TNM 分期不仅是预后的判定因子，更是治疗胃癌的科学依据和基础。

综上所述，胃癌的淋巴结转移是胃癌外科领域重大课题，其基础与临床研究的深化，将会不断提升胃癌的治疗效果。

（胡 祥）

参 考 文 献

1. Borrmann R. Das wachstum und die Verbreitungswege des Magencarrcinoms vom anatomischen und klinischen. Standpunkt Gustar Fischer, Jena, 1901.

2. Rouvière H. Anatomie des Lymphatiques de l'Homme. Paris：Masson et Cie, 1932：294-334.

3. 岡島邦雄. 胃のリンパ路について. 胃がんprespective, 2012, 15（4）：64-74.

4. 佐藤健次. 胃の血管分布とリンパ流. 胃外科の要点と盲点. 第 2 版. 幕内雅敏監修, 文光堂, 2009：16-22.

5. 日本胃癌学会. 胃癌取り扱い規約. 改訂第 15 版. 東京：金原出版, 2017.

6. 日本胃癌学会. 胃癌取り扱い規約. 改訂第 12 版. 東京：金原出版, 1993.

7. 胡祥, 曹亮, 田大宇. 早期胃癌的淋巴结廓清研究. 中华外科杂志, 2009, 47（17）：1302-1305.

8. Hirasawa T, Gotoda T, Miyatn, et al. Incidene of lymph node metastasis and the feasibility of endoseopic resection for undifferentiated-type early gastric cancer. Gastric Cancer, 2009, 12：148-152.

9. 中島聰總, 山口俊晴, 佐野武. がん研胃癌データ解析ブック. 金原出版, 2012：69.

10. 磯崎博司. 胃周囲リンパ節転移についての臨床的研究. 大阪医大, 1985, 44（1）：103-125.

11. Siewert JR, Feith M, Werner M, et al. Adenocarcinoma of the esophagogastric junction：results of surgical therapy based on anatomical/topographic classification in loos consecutive patients. Ann Surg, 2000, 232（2）：353-361.

12. 梨本 篤, 薮崎 裕, 松本 淳. 進行胃癌に対する傍大動脈郭清の意義と課題. 癌の臨床, 2012, 58（1）：7-24.

13. 日本胃癌学会. 胃癌治療ガイドライン. 第 5 版. 金原出版, 2018.

14. Songun L, Putter H, Kranenbarg E, et al. Surgical

treatment of gastric cancer: 15-year follow-up reselts of the randomized nationwide Dutch D1 D2 trial. Lancet Oncol, 2010, 11: 439-449.

15. Sano T. Sasako M, Mizusawa J, et al. Stomach Cancer Study Group of the Japan Clinical Oncology Group: Randomized controlled trial to evaluate splenectomy in total gastrectomy for proximal carcinoma .Ann, Surg, 2017, 265: 277-283.

16. Sasako M, Sano T, Yamamoto S, et al. Japan Clinical Oncology Group: D2 lymphadenectomy alone or with para-aortic nodal dissection for gastric cancer. N Engl J Med, 2008, 359: 453-462.

17. Maruyama K. The most important prognostic factors for gastric cancer patients: a study using univariate and multivariate analyses. Scand J Gastroenterol, 1987, 22（s133）: 63-68.

18. Siewert JR, Böttcher K, Stein HJ, et al. Relevant proganostic factors in gastric cancer: ten-year results of the German gastric cancer study. Ann Surg, 1998, 228（4）: 449-461.

19. Isobe Y, Nashimoto A, Akazawak, et al. Gastric cancer treatment in Japan: 2008 annual report of the JGCA nationwide registry. Gastric Cancer, 2011, 14: 301-316.

20. 日本胃癌学会. 胃癌治療ガイドライン. 第 3 版. 金原出版, 2010.

21. Roder JD, Böttcher K, Busch R, et al. Classification of regional lymph node metastasis from gastric carcinoma. Cancer, 1998, 82（4）: 621-631.

22. Katai H, Yoshimura K, Maruyama K, et al. Evaluation of the new international union against cancer TNM staging for gastric carcinoma. Cancer, 2000, 88（8）: 1796-1800.

23. Fujii K, Isozaki H, Okajima E, et al. Clinical evaluation of lymph node metastasis in gastric cancer defined by the fifth edition of the TNM classification in comparison with the Japanese system. Br J Surg, 1999, 86（5）: 685-687.

24. 胡祥. 胃癌的临床分期及其重要意义. 中国实用外科杂志, 2011, 31（8）: 652-656.

第二节　胃癌根治术的技术原则、术式选择和疗效评价

1881 年 Billroth 成功施行了首例胃癌切除术,开创了胃癌外科治疗的先河,1897 年 Schlater 首次成功施行全胃切除,进一步扩大了胃癌手术的范围,但直至 20 世纪 40 年代胃癌切除手术仍处于小范围胃切除和不彻底的胃周淋巴结清扫阶段。此后,手术切除治疗胃癌进入快速发展时期,1948 年 Brunschwig 和 McNeer 施行全胃联合脾胰切除术,1953 年 Appleby 施行腹腔动脉根部结扎切断、整块切除淋巴结及全胃、脾、胰体尾的扩大根治术。20 世纪 50 年代末,日本学者在胃癌淋巴结转移规律研究的基础之上,开展了清除第 2、3 站淋巴结的 D2 和 D3 根治术,显著提高了胃癌根治术的疗效。20 世纪 80 年代末日本学者倡行包括主动脉旁淋巴结清扫在内的扩大根治术,试图通过扩大淋巴结清扫范围进一步提高进展期胃癌的生存率。与此同时,D2、D3 根治术也在包括中国和韩国在内的亚洲国家推广应用,并取得积极效果,手术技术日趋成熟,手术并发症和死亡率逐渐下降,术后生存率显著提高。进入 21 世纪以来,大量临床实践提示,与其他恶性肿瘤一样,进展期胃癌本质上更倾向于是一种全身性疾病,宜采用以外科手术为主的综合治疗模式,一味扩大切除范围并不能进一步改善预后。胃癌的外科治疗日益趋向科学化、理性化和规范化。

一、胃癌根治术的种类、定义以及手术原则

胃癌根治术分为标准手术、缩小手术和扩大手术三大类。标准手术是指以根治性切除为目的及标准所进行的手术,要求切除 2/3 以上胃,同时行 D2 淋巴结清扫术。胃切除和 / 或淋巴结清扫范围未达标准手术要求者统称为缩小手术,而合并其他脏器切除的联合切除术和 / 或 D2 以上的淋巴结清扫术则统称为扩大手术。

全面准确的术前评估和充分的术前准备是保证胃癌手术疗效和安全性的前提,肿瘤学评估应重点关注肿瘤部位、大小、浸润深度、大体类型、有无淋巴结转移、腹腔种植和远处转移。在规范化原则指导下,依据不同临床背景制订个体化的手术方案。早期胃癌按照指征可施行内镜治疗或者缩小手术;标准根治术应力求规范,无视高级别循证医学证据盲目缩小或扩大手术范围都不足取。晚期胃癌不伴有梗阻、出血或穿孔等相关并发症时,尚无证据表明仅切除肿瘤原发灶能够延长患者生存或者提高生活质量,目前不主张积极采用。

二、标准根治术

（一）适应证

主要适用于可根治切除的进展期胃癌和部分伴淋巴结转移的早期胃癌，原发肿瘤局限于胃壁内，淋巴结转移未超出 D2 清扫范围，且无远处转移者。

（二）切除范围

标准根治手术的切除范围包括：切除 2/3 以上胃，大小网膜与横结肠系膜前叶，全部第一、二站淋巴结。

（三）操作规范

1. 胃切除范围　原则上应按照肿瘤的部位、生物学特性以及需要清扫的淋巴结范围而定。为确保上切缘阴性，局限型癌肿的上切缘应距癌肿边缘 3cm 以上，浸润型者需 5cm 以上，切缘距离未满足标准或印戒细胞癌则需对上切缘全层组织进行快速病理检查以排除切缘癌累及。食管浸润癌上切缘并非一定要 5cm 以上，但是需常规进行切缘快速病理检查，有时需反复切除食管下端以确保切缘阴性。

来自欧洲的多中心前瞻性随机对照研究证明胃窦癌施行根治性全胃切除或远端胃大部切除的术后生存率无显著性差异，此外与全胃切除相比，远端胃大部切除不仅相对安全，且具有更好的术后营养状况及生活质量，因此胃中下部癌在保证安全切缘的前提下首选远端胃大部切除，癌肿未累及幽门者在幽门远侧 1~2cm 切断十二指肠即可，肿瘤浸润十二指肠者下切缘应争取达到 2cm 以上，并常规作切缘快速病理检查。

胃中上部癌原则上应行全胃切除术。虽然Ⅰ、Ⅱ期近端胃癌全胃切除和近端胃切除术后 5 年生存率无显著差别，但Ⅲ期胃癌选择近端胃大部切除会影响术后生存。胃上部癌以及食管胃结合部癌行全胃切除抑或近端胃大部切除还需根据残胃大小进行选择，近端胃切除后至少要保留远端 1/2 胃才能保证残胃的功能，当残余胃不足时，单纯的食管胃吻合易并发严重的反流性食管炎。凡肿瘤浸润范围达两个分区或肿瘤为多灶，且主癌灶及副癌灶分别位于胃的远近两端者皆宜选择全胃切除。

2. 淋巴结清扫范围　胃癌根治手术治疗的理论基础是：可根治切除胃癌是局部性病变，即使转移亦主要是通过局部淋巴管转移至区域淋巴结，可望通过胃切除及系统的淋巴结清扫而治愈。日本《胃癌治疗指南》自第 3 版起大幅简化以往内容，采用 D0、D1、D1+、D2 命名淋巴结清扫的术式，各自的淋巴结清扫范围依胃切除术式而定。如图 5-11 所示，D1 全胃切除术之清扫范围涵盖所有 No.1~7 组淋巴结，D1+ 是指 D1 加上 No.8a、9、11p 组清扫，D2 是指 D1 加上 No.8a、9、11p、11d、12a 组清扫。癌肿累及食管者，D1+ 需同时清扫 No.110 组淋巴结，D2 需同时清扫 No.19、20、No.110、111 组淋巴结。如图 5-12 所示，D1 远端胃切除术要求清扫 No.1、3、4sb、4d、5、6、7 组淋巴结，D1+ 则是指 D1 加上 No.8a、9 组清扫，D2 则是指 D1 加上 No.8a、9、11p、12a 组清扫。未满足 D1 要求的清扫则为 D0 手术。

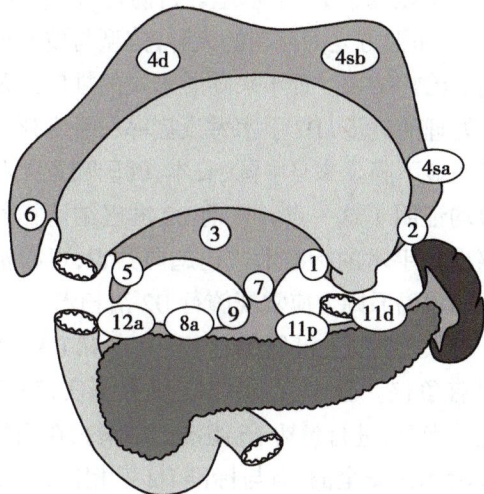

图 5-11　全胃切除术淋巴结清扫范围

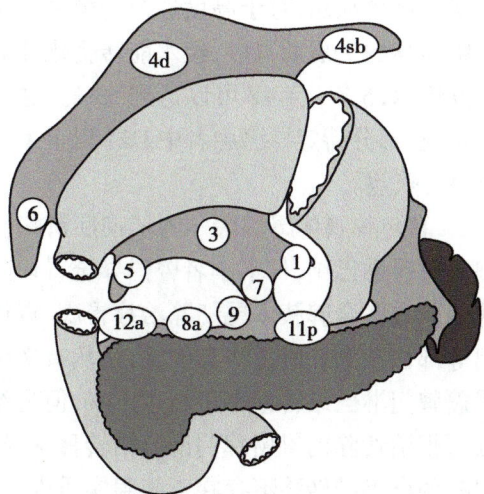

图 5-12　远端胃切除术淋巴结清扫范围

有关胃癌根治术中淋巴结清扫的范围,东西方学者争议已久。早在 1981 年日本学者 Kodama 发表了 D2 手术生存优于 D1 手术的报道,这一结论得到众多日本学者的支持。大样本的回顾性研究也表明,根治性淋巴结清扫有助于提高胃癌的无病生存率和总生存率,治愈率高达 50%~60%。然而日本关于 D2 手术优于 D1 手术的结论完全建立在回顾性研究基础之上,研究结果不可避免地受分期偏倚的影响,从循证医学的角度来看日本研究的证据强度显然不足。为此在英国和荷兰开展了两项大型多中心前瞻性随机对照研究,比较 D2 和 D1 手术的疗效,而这两项研究皆因手术死亡率过高,短期随访并不足以作出 D1、D2 手术孰优孰劣的结论。经 15 年的长期随访,荷兰研究最终发现 D2 手术组局部复发率以及胃癌相关死亡率均明显低于 D1 手术组。目前比较一致的观点认为,东西方之间存在的人种、体型与技术差异影响了治疗结果。近年来随着术式的推广以及围手术处理的进步,D2 手术并发症率和手术死亡率均已明显下降。来自中国、日本、韩国和意大利的经验均证明了这一点。目前 D2 淋巴结清扫作为胃癌根治手术的标准术式已趋向共识,可根治的进展期胃癌原则上应常规施行 D2 清扫术。

有关 D2 以上淋巴结清扫(D2+ 和 D3)的价值仍有争议。日本 JCOG9501 研究证实,对于有经验的专家,进行包括 16 组淋巴结清扫在内的扩大根治术是安全的,但与标准 D2 术相比,D2+ 和 D3 术并不能进一步提高胃癌的生存率,因此不再推荐预防性腹主动脉旁淋巴结清扫。JCOG0405 单臂研究结果显示,对于高度选择的腹主动脉旁淋巴结转移的进展期胃癌,经术前转化化疗后行 D2+ 根治术,5 年生存率可以达到 53%。这一结果提示,在部分特定胃癌患者中 D2+ 以上手术可能有显著获益。

3. 联合脾胰体尾切除 为了彻底清扫脾门和脾动脉旁淋巴结,日本学者曾倡导全胃切除联合脾切除或联合脾胰体尾切除治疗胃底、胃体及贲门等部位肿瘤。值得注意的是,虽然有文献报道胃癌脾门淋巴结转移率可高达 15%,但是绝大多数可根治切除的胃癌脾门淋巴结转移率极低。且胃癌的淋巴结转移不存在于胰腺实质内,而是位于脾动脉周围的结缔组织中,因此近端胃癌根治术中常规联合脾脏、胰腺切除不仅没有必要,而且弊多利少。其主要依据如下:①胃癌脾门淋巴结转移率较低,且主要发生于近端胃大弯侧 T_3、T_4 期肿瘤;②系统研究证实胰腺实质内无淋巴结,胃癌除直接浸润胰腺外,并不发生胰腺转移;③欧洲两组随机研究中联合脾脏或脾胰体尾切除明显增加了术后并发症和死亡率;④即使在一些良好控制手术死亡率的二期临床研究中,脾切除也未能提高术后总体生存率。日本 JCOG0110 研究探讨未累及大弯侧的近端胃癌预防性清扫 No.10、No.11 淋巴结及联合脾切除的意义。研究最新结果已经发布:脾切除组(254 例)和保脾组〔251(248)例〕的失血量分别为 390.5ml、315ml(p=0.025),检出淋巴结数目为 64 枚、59 枚(p=0.005),术后并发症发生率为 77%、42%(p=0.004),胰瘘发生率为 32%、6%(p<0.000 1),总存活率(OS)为 76.4%、75.1%。其结论为,对于近端胃癌未累及胃大弯时,行全胃切除时如联合脾切除不仅增加并发症发生率,且并不改善术后生存。目前认为联合脾脏切除的指征为:①胃癌直接浸润脾胃韧带;②脾门或脾动脉旁淋巴结转移者;③ 4sb 组淋巴结转移者;④累及胃底、胃体大弯侧的 T_3 期以上肿瘤。其中后两者属于预防性清扫指征。保留脾脏的脾门淋巴结清扫术具有创伤小、保留脾脏免疫功能等优点,其术后长期生存率也与传统清扫术相当,宜作为预防性清扫的首选方法。联合脾胰体尾切除原则上仅适用于原发癌肿或转移淋巴结直接浸润胰腺实质者。

4. 消化道重建方式的选择原则 远端胃癌根治术后消化道重建方式主要有 Billroth Ⅰ(B-Ⅰ)式、Billroth Ⅱ(B-Ⅱ)式和 Roux-en-Y 吻合术。B-Ⅰ 式主要的优点在于操作简便,且保留了正常的生理通道,缺点是一旦发生残胃癌或残胃复发癌再次手术多较为困难。B-Ⅱ 式优点在于吻合口瘘发生率低,十二指肠液反流入胃是其缺点,故术中宜常规加行有效地 Braun 吻合,加以纠正。近年来,胃空肠 Roux-en-Y 吻合受到部分临床中心推崇,认为该术式在保留 B-Ⅱ 式优点的同时克服了十二指肠液反流的问题。三种术式各有其特点,术者应结合自己的经验和不同的临床背景慎重选择。胃壁明显水肿增厚、残胃较小或十二指肠残端附近存在局部复发可能时宜选择 B-Ⅱ 式或 Roux-en-Y 吻合术。

全胃切除术后消化道重建以食管空肠 Roux-en-Y 吻合最为常用，手术操作简便，抗反流效果好，缺点是旷置了十二指肠，同时代胃的单腔空肠容量小，食后易饱胀且排空较快，不利于消化吸收。Roux-en-Y 加袋术能部分克服上述不足，增加患者饮食量，降低术后倾倒综合征发生率。间置空肠代胃术的优点是保留了十二指肠通道，术后食物仍流经十二指肠，使食糜与胆汁、胰液充分混合，有利于消化吸收，缺点是手术操作较复杂，代胃空肠容量较小，临床上较少采用。以往对于比较晚期的胃癌患者，也有术者选择食管空肠祥式吻合，同时加作空肠 - 空肠侧侧吻合以防术后反流，鉴于这种重建方式在手术操作上较 Roux-en-Y 吻合并无明显的便捷之处，且术后较易并发严重反流性食管炎，应予摒弃。

近端胃切除术后消化道重建方式主要有食管残胃吻合和间置空肠代食管两种类型。前者常需将残胃裁剪成为管状与食管吻合，同时加行幽门成形术，以减少术后反流性食管炎发生率。间置空肠重建又有单通道和双通道之分，后者近年来临床应用有增多趋势，但其实际双通道效果和间置肠祥动力学问题仍有待进一步研究阐明。

随着腹腔镜微创手术的开展，临床上涌现出多种从传统消化道重建方式衍生而来的重建技术，其安全性尚需进一步验证，本章节不予赘述。

三、扩大根治手术

（一）扩大根治手术的适应证

主要适用于病灶突破胃壁直接侵犯邻近脏器，但淋巴结转移未超过 D2 清扫范围，且无远处转移者。偶尔适用于高度选择的 13、14v 或 16 组淋巴结转移，且无远处转移者。

（二）手术方式

1. 联合脏器切除 为获得根治性切除，联合脏器切除曾被作为常规手术应用于胃癌的治疗。近年来由于综合治疗地位的提升、多中心临床研究的推广和循证医学的发展，对联合脏器切除越来越慎重。目前认为当肿瘤浸润食管下端、横结肠、肝左叶、胰体尾、脾脏等邻近脏器，但无远处转移，且患者全身情况允许时，应联合切除受累脏器。胃癌联合脏器切除以整块切除浸润脏器和彻底清扫转移淋巴结为主要目的，局部晚期癌肿根治性联合脏器切除能够延长患者生存期。其他联合脏器切除手术，如胰十二指肠切除术，因手术并发症发生率和死亡率高，并不能显著改善患者的预后，不予推荐。

2. 扩大淋巴结清扫 指在 D2 根治术基础上，进一步扩大清扫第三站淋巴结，其临床价值尚不明确。首先，预防性 16 组淋巴结清扫的价值已被 JCOG9501 研究否定；其次，对于无其他不可根治性因素存在的 16 组转移者，D2+16 组清扫虽可达成 R0 切除，但预后不良，不推荐作为常规手术。虽然胃下部癌 14v 组淋巴结转移率及阳性病例生存率均较低，但对于 6 组淋巴结阳性的远端胃癌患者尚不能否定 14v 组清扫的价值；此外，伴十二指肠浸润的胃癌患者中 13 组淋巴结阳性术后仍长期生存者并不鲜见，对于这些患者 D2+13 组淋巴结清扫也是可供选择的方案。值得注意的是，以上仅有单个不可根治因素的胃癌经转化治疗后行 D2+ 淋巴结清扫，正是当前临床研究的热点问题之一。

四、缩小手术

早期胃癌是指局限于胃黏膜内（M）或黏膜下（SM）的胃癌，前者淋巴结转移率为 0~4%，后者淋巴结转移率为 11%~20%。长期以来，D2 根治术一直作为早期胃癌的标准手术，疗效良好，术后 5 年生存率可接近 90%。近年来，随着对早期胃癌淋巴结转移规律以及相关临床病理因素研究的深入，早期胃癌的治疗理念已发生深刻变化，旨在保留胃功能、改善术后生活质量的胃癌缩小手术逐渐推广，包括各类缩小根治性胃切除术和经内镜肿瘤切除术（EMR 和 ESD）（详见本章第三节）。需要强调的是，各类缩小手术均有较高的技术要求，为确保其疗效，除了相应的技术经验积累外，全面精细的术前评估、严格规范的手术操作、准确详尽的术后病理分析以及规范的术后随访均属重要。

（一）缩小根治术的适应证

T_1 期肿瘤，无明显淋巴结转移者（cT_1N_0）。其中保留幽门胃切除术适应证为胃中部肿瘤，下缘距幽门环 4cm 以上；近端胃切除术的适应证为胃上部的肿瘤。

（二）操作规范

早期胃癌缩小手术需确保肉眼 2cm 以上的切缘距离。此外，行保留幽门胃切除术时还必须保留至少 2cm 的胃窦以保证幽门上下的血供；胃上部肿瘤必须保留 1/2 以上的胃以保证残胃容量，减少术后胃食管反流的发生。术前内镜定位标记肿瘤边缘，有利于术中胃切除范围的确定。

按照第 4 版日本《胃癌处理规约》，早期胃癌淋巴结清扫范围可以遵循以下原则：D1 清扫仅适用于无法进行 EMR、ESD 的 T_{1a} 肿瘤及直径 1.5cm 以下的分化型 $T_{1b}N_0$ 的肿瘤，除上述情况外，其他任何 T_1N_0 的肿瘤需行 D1+ 淋巴结清扫。术中判断肿瘤浸润深度有时相当困难，观察病灶局部浆膜反应和触诊病灶常有助于判断：黏膜内癌一般无浆膜反应，肿瘤浸润黏膜下层或伴有溃疡时术中常可隐约触及。D1 和 D1+ 全胃切除以及远端胃切除的淋巴结清扫范围前已述及；对于近端胃切除术淋巴结清扫范围规定如下（图 5-13），D1：No.1、2、3a、4sa、4sb、7；D1+：D1+No.8a、9、11p，对于食管浸润癌，D1+ 需追加 No.110 组淋巴结。研究发现，对于符合保留幽门胃切除术指征的胃中下部癌患者，No.5 组淋巴结转移率极低，仅为 0.6%，保留 No.5 组淋巴结并不影响整体预后，故术中可不清扫 No.5 组淋巴结（图 5-14），因此 D1 仅清扫 No.1、3、4sb、4d、6、7；D1+ 则在 D1+ 基础上加行 No.8a、9 组清扫。

（三）保留幽门胃切除术疗效评价

保留幽门胃切除术保留了迷走神经前支（肝支）及后支（腹腔支），保留肝支有利于维护胆囊

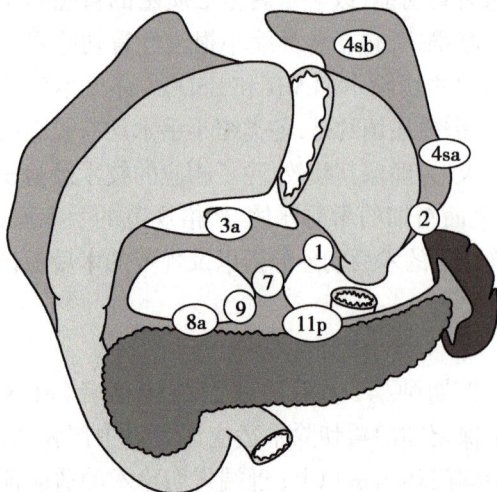

图 5-13　近端胃切除术淋巴结清扫范围

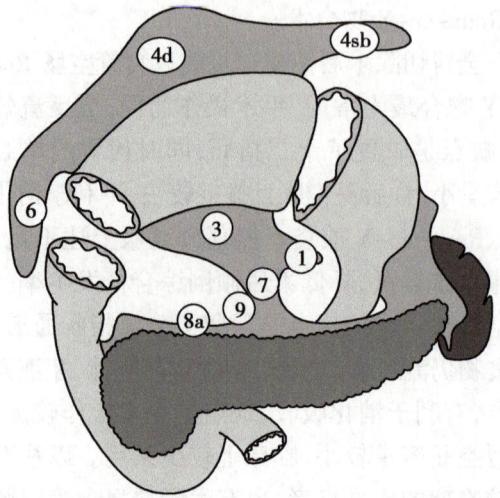

图 5-14　保留幽门胃切除术淋巴结清扫范围

功能，减少术后胆石症的发生。保留腹腔支幽门能够减缓胃排空，防止胆汁反流，可减少腹泻次数以及促进术后体重减轻的早期恢复等，从而改善患者的生活质量。保留幽门胃切除术治疗早期胃癌的安全性和有效性尚无高级别循证医学研究证据，单中心回顾性研究结果显示，手术死亡率极低，5 年生存率高达 96%，术后胃瘫是其最主要的并发症。

（孙益红　汪学非）

参 考 文 献

1. Japanese Gastric Cancer Association. Japanese classification of gastric carcinoma: 3rd English edition. Gastric Cancer, 2011, 14: 101-112.

2. Japanese gastric cancer association. Japanese gastric cancer treatment guidelines 2014 (ver.4). Gastric Cancer, 2017, 20(1): 1-19.

3. Cuschieri A, Weeden S, Fielding J, et al. Patient survival after D1 and D2 resections for gastric cancer: long-term results of the MRC randomized surgical trial. Surgical Co-operative Group. Br J Cancer, 1999, 79: 1522-1530.

4. Bonenkamp JJ, Hermans J, Sasako M, et al. Extended lymph-node dissection for gastric cancer. The New England journal of medicine, 1999, 340: 908-914.

5. Hartgrink HH, van de Velde CJ, Putter H, et al. Extended lymph node dissection for gastric cancer: who may benefit? Final results of the randomized Dutch gastric cancer group trial. Journal of clinical oncology: official journal of the American Society of Clinical Oncology, 2004, 22: 2069-2077.

6. Songun I, Putter H, Kranenbarg EM, et al. Surgical

7. Bozzetti F, Marubini E, Bonfanti G, et al. Total versus subtotal gastrectomy: surgical morbidity and mortality rates in a multicenter Italian randomized trial. The Italian Gastrointestinal Tumor Study Group. Ann Surg, 1997, 226:613-620.

8. McCulloch P, Niita ME, Kazi H, et al. Gastrectomy with extended lymphadenectomy for primary treatment of gastric cancer. Br J Surg, 2005, 92:5-13.

9. Csendes A, BP, Rojas J, Braghetto I, et al. A prospective randomized study comparing D2 total gastrectomy versus D2 total gastrectomy plus splenectomy in 187 patients with gastric carcinoma. Surgery, 2002, 131:401-407.

10. Sasako M, Sano T, Yamamoto S, et al. D2 lymphadenectomy alone or with para-aortic nodal dissection for gastric cancer. The New England journal of medicine, 2008, 359:453-462.

11. Kim JH, Park SS, Kim J, et al. Surgical outcomes for gastric cancer in the upper third of the stomach. World J Surg, 2006, 30:1870-1876.

12. Katai H, Sano T, Fukagawa T, et al. Prospective study of proximal gastrectomy for early gastric cancer in the upper third of the stomach. Br J Surg, 2003, 90:850-853.

13. Yu W, Choi GS, Chung HY. Randomized clinical trial of splenectomy versus splenic preservation in patients with proximal gastric cancer. Br J Surg, 2006, 93:559-563.

14. Gotoda T, Yanagisawa A, Sasako M, et al. Incidence of lymph node metastasis from early gastric cancer: estimation with a large number of cases at two large centers. Gastric cancer, 2000, 3:219-225.

15. Sano T, Sasako M, Mizusawa J, et al. Randomized Controlled Trial to Evaluate Splenectomy in Total Gastrectomy for Proximal Gastric Carcinoma. Ann Surg, 2017, 265(2):277-283.

16. Ito S, Ito Y, Misawa K, et al. Neoadjuvant chemotherapy followed by surgery in gastric cancer patients with extensive lymph node metastasis. World J Clin Oncol, 2015, 6(6):291-294.

第三节 胃癌微创外科治疗的现状与进展

外科手术是胃癌获得根治的唯一途径。传统的胃癌手术创伤大，术后恢复慢，并发症多，如何达到胃癌根治性切除并尽量减少手术创伤始终是胃癌外科治疗追求的目标。自1987年法国Mouret首次成功地将腹腔镜技术应用于胆囊切除术以来，以腹腔镜技术为主的微创外科，由于创伤小、恢复快、并发症少已逐渐成为最重要的临床发展方向。微创外科的概念已被引入外科手术的各个领域，并不断获得深入的研究、探索和发展。随着内镜、腹腔镜及达芬奇机器人等微创外科技术在胃癌手术中的应用，胃癌的微创外科治疗也逐步得到开展，并取得了较大进展。20世纪80年代末日本率先开展了内镜下黏膜切除术治疗早期胃癌，后来又发展出了内镜黏膜下剥离术治疗早期胃癌，均取得了满意的疗效。1994年，日本Kitano等首次报道了早期胃癌的腹腔镜胃癌根治术。1997年Goh等首次开展了腹腔镜胃癌D2根治术治疗进展期胃癌，证实了技术上的安全性、可行性，并取得了良好的临床效果。2002年，达芬奇机器人作为一种新型智能化操控平台，由Hashizume等首次报道用于胃癌根治术，近年来在临床上逐渐得到开展，近期疗效满意。

胃癌微创治疗的种类日益增多，几乎涵盖了胃癌的各种术式，技术也逐渐成熟并取得了较好的临床疗效，是目前胃癌外科治疗的重要发展方向和研究热点。

一、胃癌的内镜治疗

内镜手术是目前治疗早期胃癌的常用术式，包括内镜下黏膜切除术（endoscopic mucosal resection, EMR）和内镜黏膜下剥离术（endoscopic submucosal dissection, ESD）两种，既能有效治疗早期胃癌（early gastric cancer, EGC），又具有并发症少、创伤小、费用低等特点，不但治疗效果与外科手术相似，而且能使大部分患者免除传统手术治疗的风险及手术对生活质量带来的严重影响。

（一）胃癌内镜治疗的适应证

目前，根据第5版日本胃癌治疗指南的规定，内镜下治疗的绝对适应证包括：①EMR和ESD适应证为直径≤2cm的黏膜内癌（cT_{1a}），分化型癌，不伴溃疡。②ESD适应证为直径>2cm的黏膜内癌（cT_{1a}），分化型癌，不伴溃疡；直径≤3cm的肉眼可见的黏膜内癌（cT_{1a}），分化型癌，伴溃疡。

同时，ESD扩大了早期胃癌内镜下切除的适应证。目前，日本采用ESD治疗早期胃癌的扩大适应证为：①肿瘤直径≤2cm，无合并溃疡的未分化型黏膜内癌；②无论病灶大小，未合并溃疡的分化型黏膜内癌；③肿瘤直径≤3cm，合并溃疡的分化型黏膜内癌；④肿瘤直径≤3cm，未合并溃疡的分化型SM1黏膜下癌。对于年老体弱、有手术禁忌证或怀疑淋巴结转移的黏膜下癌拒绝手术者也可视为ESD的相对适应证。

内镜下治疗EGC的适应证非常严格，因此术前对肿瘤的评估要求较高。增强CT或MRI对判断胃周淋巴结的转移情况较为可靠，而超声内镜检查对确定肿瘤侵犯的层次非常有帮助。

（二）内镜下治疗胃癌的疗效评价

第5版《日本胃癌治疗》指南提出内镜治疗后eCura评价系统，将病例分为A、B和C亚组。根据切除后的病理学诊断进行根治度的判定，决定其后的随访及治疗策略（表5-5）。

表5-5　eCura评价系统

侵犯深度	溃疡	分化型		未分化型	
	无	≤2cm*	>2cm*	≤2cm**	>2cm
pT₁ₐ（M）	有	≤3cm*	>3cm		
pT₁ᵦ（SM1）		≤3cm**	>3cm		

* eCura A　整块切除、切缘阴性并无淋巴血管侵犯
** eCura B　整块切除、切缘阴性并无淋巴血管侵犯
eCura C-1　分化型符合A或B，但整块切除侧切缘阳性或分块切除
eCura C-2　不符合以上情况

（三）内镜切除术后随访及治疗策略

1. 根治度A（eCuraA）及根治度B（eCuraB）
第一年每3个月行一次内镜检查，第二年每6个月内镜检查一次，再之后每年内镜检查一次。定期进行血清学检查、腹部超声、CT检查判定有无转移。幽门螺杆菌感染阳性者推荐除菌。

2. 内镜的根治度C（eCuraC）
（1）内镜的根治度C-1（eCuraC-1）时，发生淋巴结转移的风险低。可根据情况，与患者充分交流、沟通后，可选择再行ESD或追加外科切除。另外，分化型、pT₁ₐ（M）、UL1、长径≤3cm和分化型、pT₁ᵦ（SM1）、长径≤3cm时，应复查内镜，确认残留癌大小。残留癌与切除标本合计>3cm时应追加外科切除。另外，在黏膜下浸润部分块切除或断端阳性时，因病理学诊断不确切，应追加外科切除。

（2）内镜的根治度C-2（eCuraC-2）时，原则上应追加外科切除。因年龄、并存疾病不能行外科胃切除时，应向患者充分说明淋巴结转移风险和局部复发、远处转移的风险，及复发时根治困难及预后不良应予以说明。

（四）胃癌内镜治疗的主要并发症

内镜治疗EGC的常见并发症主要有胃出血、胃穿孔和胃溃疡形成等。胃出血是最常见的并发症之一，由于胃体前、后壁的血管密度较高，出血常见于此。研究证实，术前常规使用质子泵抑制剂提高胃内pH，并将患者收缩压控制在150mmHg以下，可显著降低出血发生率。对于术中较小的出血，可应用电凝、氩气刀、止血夹以及热活检钳处理，如遇到难以控制的大出血则需急诊手术，首选腹腔镜探查，双镜联合治疗。术后出血多发生在2周内，少量出血可再次行胃镜检查并在胃镜下采取止血夹或电凝止血，但勿过度凝固以免导致迟发性穿孔。胃穿孔是最严重的并发症，发生率约为4%。对于小的穿孔，通常可以尝试内镜下金属夹夹闭缝合，而对于大的穿孔则可在内镜下行荷包缝合或采用"吸引-夹闭-缝合"的方法，即适当吸出胃内气体缩小穿孔，再用多个金属夹夹闭穿孔。如果内镜下治疗困难或内镜治疗失败，患者出现严重的腹膜炎体征时则需及时进行外科手术干预，首选腹腔镜探查胃穿孔修补术，创伤小、恢复快。

二、腹腔镜胃癌手术

1994年Ohashi报道腹腔镜胃腔内黏膜切除术用于治疗无淋巴结转移的早期胃癌患者，同年Ohgami等也报道腹腔镜胃楔形切除术治疗EGC，均取得了较好的临床疗效，但由于这两种手术方

式均不对胃周淋巴结进行清扫,其应用范围比较局限。1994年日本Kitano等首次报道腹腔镜胃癌根治术治疗早期胃癌,由于其相对于传统的胃癌根治术具有明显的微创优势,因而在国内外逐步得到了开展。

腹腔镜胃癌根治术用于早期胃癌治疗的临床报道较多,取得了与开腹手术相当的近远期疗效,促使其手术指征从早期胃癌扩大到了进展期胃癌。1997年Goh等人首次将腹腔镜胃癌D2根治术用于治疗进展期胃癌,取得了良好的近期疗效,证实了技术上的安全性和可行性。由于腹腔镜胃癌D2根治术用于治疗进展期胃癌手术难度较大,国内外开展单位及报道例数均较少,近年来随着腹腔镜技术和器械的进步,报道逐渐增多,取得了较大的进展,是目前临床探索研究的热点问题。

(一)腹腔镜胃癌手术适应证

腹腔镜远端胃切除已成为早期远端胃癌的标准手术方式之一。随着腹腔镜胃癌D2根治术在技术上的不断成熟,腹腔镜技术在进展期胃癌中的应用已逐步得到了认可。腹腔镜进展期胃癌手术是目前临床研究的重点与热点,其手术适应证目前国内外尚未统一。虽然目前日本经验丰富的腹腔镜外科医师仍将其适应证局限于肿瘤浸润深度在T_2以内的患者,但近几年来国内外越来越多的临床研究报道显示,肿瘤浸润深度超过T_2的进展期胃癌患者采用腹腔镜胃癌D2根治术在肿瘤完整切除、肿瘤周围足够正常组织切除及淋巴结清扫数量上与开腹手术无显著差异,能达到胃癌的根治性切除,近期疗效满意,不增加手术并发症率及死亡率。2019年5月中国腹腔镜胃肠手术研究(the Chinese Laparoscopic Gastrointestinal Surgery Study,CLASS)01最终结果发表在JAMA杂志上,其结果显示进展期远端胃癌行腹腔镜远端胃切除的三年无病生存率不差于开放手术。因此,腹腔镜远端胃切除有望成为进展期远端胃癌的常规治疗方式之一。

(二)腹腔镜胃癌手术的主要方法

1. 腹腔镜胃癌局部切除术 主要包括腹腔镜胃腔内黏膜切除术(intra-gastric mucosal resection,IGMR)、腹腔镜胃楔形切除术(laparoscopic wedge resection,LWR)两种术式。其适应证为:①术前诊断为胃黏膜癌,难以行EMR、ESD;②隆起型,

直径<2.5cm;③凹陷型,直径1.5cm,无溃疡。IGMR适于除胃前壁外任何位置的胃癌,而LWR适于除胃后壁外任何位置的胃癌。日本全国内镜手术调查显示,腹腔镜下胃局部切除术术中及术后并发症发生率分别为2.9%和5%,最常见的并发症有胃排空障碍(1.9%)及出血(1.8%),总的手术中转率为1.3%。Kitano回顾性研究了1428例经LWR和260例经IGMR治疗的EGC患者,结果显示短期疗效良好。Ohgami等报道了111例经LWR治疗的EGC患者,平均随访36个月,仅2例复发(1.8%)。然而LWR及IGMR与内镜下黏膜切除术(EMR及ESD)相同,均为局部切除病灶,并不清扫胃周淋巴结,术后均有胃癌残留及复发的风险,因此对于IGMR及LWR应严格掌握适应证。

2. 腹腔镜胃癌根治术 腹腔镜胃癌根治术根据腹腔镜技术可分为:①完全腹腔镜下胃癌根治术:胃的切除、淋巴结清扫以及消化道重建均在腹腔镜下完成,技术要求较高,手术时间相对长;②腹腔镜辅助下胃癌根治术:胃的游离及淋巴结清扫在腹腔镜下完成,胃的切除和胃肠道吻合通过腹壁小切口辅助完成,是目前应用最多的手术方式;③手助腹腔镜胃癌根治术:在腹腔镜手术操作过程中,通过腹壁小切口将手伸入腹腔进行辅助操作完成手术。

腹腔镜胃癌根治术根据切除胃的范围可分为:①腹腔镜根治性远端胃大部切除术;②腹腔镜根治性近端胃大部切除术;③腹腔镜根治性全胃切除术;④腹腔镜胃切除合并邻近脏器切除术。

腹腔镜胃癌根治术淋巴结清扫范围要依据胃切除范围来确定。D1切除包括切除胃大、小网膜及其包含在贲门左右、胃大、小弯以及胃右动脉旁的幽门上、幽门下淋巴结以及胃左动脉旁淋巴结;D2切除是在D1的基础上,再清扫腹腔干、肝总动脉、脾动脉和肝十二指肠韧带的淋巴结至少清扫16枚以上的淋巴结才能保证准确的分期和预后判断。对于$cT_{1a}N_0$和$cT_{1b}N_0$、分化型、直径<1.5cm的胃癌行D1清扫;对于上述以外的cT_1N_0胃癌行D1+清扫。对于cT_{2-4}或者cN(+)的肿瘤应进行D2清扫。

(1)全胃切除术淋巴结清扫的范围 D1:No.1~7。D1+:D1+No.8a、9、11p。D2:D1+No.8a、9、

11p、11d、12a。食管浸润癌：D1+，追加 No.110；D2，追加 No.19、20、110、111。

（2）远端胃切除术 D1：No.1、3、4sb、4d、5、6、7。D1+：D1+No.8a、9。D2：D1+No.8a、9、11p、12a。

（3）近端胃切除术 D1：No.1、2、3a、4sa、4sb、7。D1+：追加 No.8a、9、11p。食管浸润癌：D1+，追加 No.110（胸下部食管旁淋巴结）。

（4）保留幽门胃切除术 D1：No.1、3、4sb、4d、6、7。D1+：D1+No.8a、9。

（5）扩大的淋巴结清扫：对于以下情况，应该考虑 D2 以上范围的扩大淋巴结清扫。①浸润胃大弯的进展期胃上部癌推荐行 D2+No.10 清扫。②胃下部癌同时存在 No.6 组淋巴结转移时推荐行 D2+No.14v 淋巴结清扫。③胃下部癌发生十二指肠浸润推荐行 D2+No.13 淋巴结清扫。

（三）腹腔镜胃癌手术的临床疗效

近年来，腹腔镜胃癌根治术在国内外取得了较大进展，尤其在日本、韩国和中国，腹腔镜胃癌根治术治疗早期胃癌的微创性、安全性和根治性已经得到了证实。随着手术量积累和技术进步，腹腔镜进展期胃癌手术正在世界各地逐步开展。相对于开腹手术，腹腔镜胃癌根治术术中出血少，术后疼痛轻、恢复快，住院时间短，并发症发生率低，微创优点明显，近期疗效好。至于腹腔镜胃癌根治术对胃癌的根治效果，许多国内外研究结果显示腹腔镜手术在胃癌的完整切除、切除范围及胃周淋巴结清扫的数量上与开腹手术无显著差异，能达到胃癌的根治性切除。

腹腔镜胃癌根治术后胃癌患者的远期疗效一直备受关注。临床研究随访结果显示，腹腔镜胃癌根治术能达到与开腹手术相当的远期疗效。日本 Kitano 等进行了一项包含 1 294 例腹腔镜早期胃癌手术的临床多中心回顾性研究，中位随访时间 36 个月，有 6 例患者复发，复发率仅为 0.5%。韩国 Song 等回顾性研究了 1998—2005 年 1 417 例胃癌患者行腹腔镜胃癌根治术的远期疗效，结果显示 1 186 例早期胃癌患者中有 19 例复发，复发率为 1.6%，231 例进展期胃癌患者中有 31 例复发，复发率为 13.4%。复发的类型血行转移 17 例，腹腔种植转移 11 例，局部复发 10 例，远处淋巴结转移 2 例，混合复发转移 10 例。Pak

等报道一单中心共 714 例腹腔镜胃癌手术远期疗效的临床回顾性研究，中位随访时间 46.2 个月，共 26 例复发，其中 7 例腹腔种植转移，6 例局部复发，5 例血行转移，4 例远处淋巴结转移，4 例混合复发，5 年总生存率为 I 期 96.4%，II 期 83.1%，III 期 50.2%。Park 等报道一多中心包含 1 485 例腹腔镜胃癌手术远期疗效的临床回顾性研究，中位随访时间 55.4 个月，5 年总的生存率为 Ib 期 90.5%，IIa 期 86.4%，IIb 期 78.3%，IIIa 期 52.8%，IIIb 期 52.9%，IIIc 期 37.5%。我国进行的单中心 726 例腹腔镜胃癌手术的随访结果显示，中位随访时间 48.3 个月，5 年总生存率为 58.4%，其中早期胃癌 5 年生存率为 96.2%，进展期为 54.4%。

上述大宗病例的回顾性研究结果显示，对于早期胃癌应用腹腔镜手术治疗效果非常满意，因此已被日本胃癌治疗规范纳入 I 期胃癌的标准治疗方案，同时 NCCN 指南也推荐对早期胃癌患者行腹腔镜手术治疗。对于进展期胃癌，腹腔镜根治术的近期疗效是满意的，但仍需进一步进行大宗病例的多中心临床前瞻性随机对照研究来证实远期疗效。

（四）腹腔镜胃癌手术的并发症

腹腔镜胃癌手术的并发症主要包括腔镜技术及气腹相关并发症和胃癌手术相关并发症两大类。前者主要有 trocar 穿刺所致的腹腔脏器或血管损伤、皮下气肿、空气栓塞及 trocar 穿刺孔种植转移等，后者主要有吻合口出血、腹腔内出血、吻合口瘘、十二指肠残端瘘及切口感染等。关于腹腔镜胃癌根治术的手术并发症发生率及手术死亡率文献报道不一。对于腹腔镜胃癌根治术操作技能熟练的学者来说，手术并发症发生率及手术死亡率总体低于开腹手术。韩国的 Kim 等报道的一项多中心包含 1 485 例腹腔镜胃癌根治术的回顾性研究结果显示，腹腔胃癌根治术的总手术并发症发生率及死亡率分别为 14% 和 0.6%，其中切口感染发生率 4.2%，吻合口出血发生率 1.3%，腹腔脓肿或积液发生率 1.3%，吻合口瘘发生率 1.3%，腹腔内出血发生率为 1.3%。我国一项多中心、随机对照临床研究 CLASS-01 也有类似结果。腹腔镜（528 例）和开腹手术（528 例）治疗进展期胃癌的并发症发生率分别为 15.2% 和 12.9%，死亡率分别为 0.4% 和 0%，没有统计学差异。

随着腹腔镜操作技术及腹腔镜器械使用的不断熟练，手术并发症的发生率逐渐下降，Kim 等将 140 例腹腔镜胃癌手术分为 2 组，早期手术组和后期手术组各 70 例，共有 26 例发生了手术并发症，分别为皮下气肿 3 例，十二指肠残端瘘 1 例，腹腔内出血 3 例，腹腔脓肿 1 例，消化道出血 5 例，吻合口狭窄 1 例，肠梗阻 1 例，胃排空延迟 2 例，倾倒综合征 3 例，切口感染、液化 5 例，另有 1 例因肝脏衰竭术后死亡，后 70 例手术并发症发生率为 11.4%，显著低于前 70 例 24.3%。要降低腹腔镜胃癌根治术手术并发症的发生率，需有熟练的开腹胃癌根治术经验、熟练的腹腔镜操作技术以及能熟练使用各种腹腔镜器械和胃肠吻合器，同时应严格把握手术适应证，认真做好术前评估，对不宜在腔镜下完成手术的病例应及早转开腹，切不可片面追求微创而违背手术原则。

三、双镜联合胃癌微创治疗

对于 EGC 还可进行双镜联合手术治疗。EMR 和 ESD 均可联合腹腔镜进行。双镜联合治疗早期胃癌时，可先通过胃镜对肿瘤进行定位，同时建立气腹，试行腹腔镜监控下 EMR/ESD，若内镜治疗后胃壁菲薄、穿孔或出血，可在腹腔镜下行胃壁修补及缝扎止血，若肿瘤在内镜下无法切除、不能达到根治目的或切缘阳性，则由内镜定位后由外科医生在腹腔镜下行胃腔内黏膜切除术、胃楔形切除术或胃癌根治术。对于直径 <2cm、分化良好但有潜在淋巴结转移风险的病例，也可施行 ESD+ 腹腔镜淋巴结清扫术。在胃镜下向病灶周围注入示踪剂至黏膜下，腹腔镜下获取最先积聚示踪剂的淋巴结作为前哨淋巴结进行快速活组织检查，以确定淋巴结有无转移，如无转移行 ESD，有转移即行腹腔镜辅助胃癌根治术。Tonouchi 等为 6 例 EGC 患者行 EMR 术后腹腔镜前哨淋巴结显影并行腹腔镜辅助远端胃癌根治术，6 例患者共检出 20 枚前哨淋巴结，85 枚非前哨淋巴结，术后患者均无复发。Abe 等为 5 例 EGC 患者施行 ESD+ 腹腔镜淋巴结清扫术，ESD 切除后残端无癌组织残留，术后平均淋巴结清扫 15 枚，术后随访无复发。2011 年，同一研究小组对 21 例有潜在淋巴结转移风险的患者实施 ESD+ 腹腔镜辅

助淋巴结清扫术，2 例患者术后病理提示有淋巴结转移，在中位随访 61 个月后，所有患者均未发现肿瘤复发，从而得出对于有淋巴结转移风险的早期胃癌患者及对长期生活质量要求较高的患者可以实施上述手术方式的结论。这些研究结果表明，EMR 或 ESD 加腹腔镜下淋巴结清扫术治疗部分早期胃癌患者能达到对胃癌的根治性切除，且术后创伤小。

四、达芬奇机器人辅助胃癌根治术

达芬奇机器人手术系统的问世及应用开辟了微创外科的新时代，现已在泌尿、肝胆、心血管外科以及妇科等领域得到较广泛应用。在胃癌外科治疗领域，2002 年 Hashizume 等首次报道达芬奇机器人手术辅助胃癌根治手术，但此后由于该手术难度大、技术要求高和手术设备昂贵等因素，国内外开展单位较少。但是随着技术水平的发展和经济水平的提高，国内外越来越多的胃癌患者接受了达芬奇机器人手术治疗。我国陆军军医大学第一附属医院是最早开展达芬奇机器人手术的单位之一。

（一）达芬奇机器人胃癌根治手术适应证

达芬奇机器人胃癌根治手术作为一种新型手术方式，手术适应证的选择是国内外学者关注的焦点，只有正确选择合适病例，才能取得良好的临床疗效。目前由于达芬奇机器人手术系统行胃癌根治手术的相关临床研究较少，有关手术适应证的选择尚无统一标准，目前参考腹腔镜胃癌手术适应证，认为适合行内镜下黏膜切除术（EMR）或内镜黏膜下剥离术（ESD）治疗的早期胃癌患者以及肿瘤侵犯周围器官（T_4）的患者以及既往有上腹部手术史的患者不适宜行机器人胃癌根治术。由于达芬奇机器人手术系统仍属于一种更智能化、精细化的腹腔镜手术系统，我们认为其手术适应证应与传统腹腔镜胃癌根治手术适应证相似。

（二）达芬奇机器人胃癌根治手术的技术特点

达芬奇机器人手术系统采用主从式操作系统，整套设备由医生控制台、成像系统和床旁手术器械臂系统三部分组成。医生可以通过控制台远程控制 3 个机器人仿真手腕器械，并通过腹腔镜

对接端口来实施腹腔镜微创手术。与传统的腹腔镜手术不同,达芬奇机器人手术系统具有手颤抖消除、动作比例设定和动作指标化功能,从而显著提高了手术操作的稳定性、精确性和安全性。手术 trocar 布局和手术入路与传统腹腔镜手术基本相同,但由于机械臂体积较大,为了保证术中机械臂较大的活动度,各戳孔间距离尽可能大,至少间隔8cm。在分区进行淋巴结清扫时,机器人手术系统将术野放大为10~15倍的高清晰三维立体图像,可以更好地显示细小的解剖结构,而且使用更精细灵活和稳定的器械,使常规腹腔镜手术难度较大的胃周血管脉络化操作变得简单方便,因而在实施较复杂的胃癌根治手术方面具有独特的技术优势。对于有丰富经验的胃癌 D2 手术的术者来说,掌握达芬奇机器人辅助胃癌根治术的学习曲线应比腹腔镜胃癌根治术短。淋巴结清扫时既可参照传统的腹腔镜胃癌根治手术淋巴结清扫路径(即自下而上、由左及右、先大弯后小弯进行操作,最后断十二指肠和食管),亦可自下而上先断十二指肠,再由右及左进行操作,特别是对于肥胖或肿瘤位于胃窦或幽门管且体积较大者,先离断十二指肠后更容易清扫第 12a、5 组淋巴结。另外,由于达芬奇机器人手术器械具备 7 个自由度的仿真手腕,极大地提高了操作的灵活性,使常规腹腔镜手术难度较大的缝合操作变得简单方便,显著降低了全腹腔镜下消化道重建的难度。

由于达芬奇机器人手术将现场的直接操作转变为遥控模拟操作,目前尚存在一些局限。术者在远离患者的操控台完全依赖视觉引导进行手术操作,致使手术操作缺乏真实感,且由于放大的术野过于局限,缺乏整体观。但是,最新一代的达芬奇机器人系统已经配备力反馈功能,术者就能够感知器械操作的真实力度,可以避免操作时用力过度导致的组织损伤或机械故障。

(三)达芬奇机器人辅助胃癌根治术疗效评价

达芬奇机器人胃癌根治手术作为一种新型手术方式,近年来在国内外许多单位进行了开展,取得了良好的临床疗效。Song 等报道了 100 例 EGC 患者进行达芬奇机器人辅助胃癌根治术,其中 33 例行全胃切除术,67 例行部分胃切除术,同时联合 D1+β 或 D2 淋巴结清扫,手术时间分别为

231 分钟和 150 分钟,平均淋巴结清扫数为 36.7 枚,术后平均 4.2 天开始进食,7.8 天出院。Buchs 等对近些年的机器人辅助胃癌切除术进行汇总分析发现,机器人辅助手术安全、可行、中转开腹率约为 2.5%,术后并发症发生率为 14.6%,死亡率 1.5%,均较传统开腹手术低。

五、展望

微创手术是胃癌外科的发展趋势。胃癌的各种微创外科手术有赖于严谨、准确的术前临床分期。随着外科医师对胃癌分子生物学行为及临床病理学认识的加深,以及临床先进影像学检查和手术器械的使用,胃癌的外科治疗方式不断发生变化。内镜、腹腔镜及达芬奇机器人等各种微创治疗技术已逐渐被广大医师和胃癌患者所接受。目前内镜治疗已成为 EGC 的标准术式之一,具有创伤小、恢复快、并发症少等特点,有条件的单位应继续加大开展力度。腹腔镜胃癌手术发展迅速,虽然近几年国内开展单位和例数均明显增多,但手术尚待规范,需要建立专业的腹腔镜胃癌手术培训基地,培养腹腔镜胃癌手术团队并积极开展相关临床研究,特别是大力开展腹腔镜进展期胃癌手术的临床前瞻性随机对照研究及相关基础研究,从而提高我国腹腔镜胃癌手术的整体水平。随着技术不断成熟和各种设备器械的更新与发展,腹腔镜胃癌手术在胃癌的外科治疗中发挥了更重要的作用,有望成为未来胃癌治疗的标准术式。达芬奇机器人手术系统凭借其智能化、人性化的操控台,高清晰三维立体图像系统和更加稳定、灵活的操作系统确实为手术者提供了诸多便利,且手术创伤更小、并发症更少、患者恢复更快,因此,达芬奇机器人手术将会是未来胃癌微创外科治疗的主要方向之一,具有良好的应用前景。

(季加孚)

参 考 文 献

1. Ohgami M, Kumai K, Otani Y, et al. Laparoscopic wedge resection of the stomach for early gastric cancer using a lesion-lifting method. Dig Surg, 1994, 11:64-67.

2. Goh P, Khan A Z, Jimmy B Y, et al. Early experience with laparoscopic radical gastrectomy for advanced gastric

cancer. Surgical Laparoscopy Endoscopy & Percutaneous Techniques, 2001, 11: 83-87.

3. 孙曦, 王向东, 卢忠生, 等. 消化内镜技术用于消化道早癌诊断治疗价值研究. 中国实用内科杂志, 2013, 33 (3): 207-209.

4. 姚礼庆, 钟芸诗, 时强. 早期胃癌行内镜下黏膜下剥离术指征及评价. 中国实用外科杂志, 2011, 31(8): 656-659.

5. 日本胃癌学会. 胃癌治疗指南. 第5版. 东京: 金原出版株式会社, 2018.

6. Otsuka K, Murakami M, Aoki T, et al. Minimally invasive treatment of stomach cancer. The Cancer Journal, 2005, 11 (1): 18-25.

7. Lai JF, Kim S, Kim K, et al. Prediction of recurrence of early gastric cancer after curative resection. Ann Surg Oncol, 2009, 16(7): 1896-1902.

8. Kitano S, Yasuda K, Shiraishi N. Laparoscopic surgical resection for early gastric cancer. European Journal of Gastroenterology & Hepatology, 2006, 18(8): 855-861.

9. Liakakos T, Patapis P, Misiakos E, et al. Expectations and challenges of laparoscopic total gastrectomy. Surg Endosc, 2009, 23: 1927-1929.

10. Sato H, Shimada M, Kurita N, et al. Comparison of long-term prognosis of laparoscopy-assisted gastrectomy and conventional open gastrectomy with special reference to D2 lymph node dissection. Surg Endosc, 2012, 26(8): 2240-2246.

11. 余佩武, 钱锋, 郝迎学, 等. 腹腔镜胃癌根治术726例的疗效分析. 中华消化外科杂志, 2011, 10(1): 44-47.

12. Lee JH, Yom CK, Han HS. Comparison of long-term outcomes of laparoscopy-assisted and open distal gastrectomy for early gastric cancer. Surg Endosc, 2009, 23(8): 1759-1763.

13. Jiang X, Hiki N, Nunobe S, et al. Long-term outcome and survival with laparoscopy-assisted pylorus-preserving gastrectomy for early gastric cancer. Surg Endosc, 2011, 25(4): 1182-1186.

14. Okabe H, Obama K, Tanaka E, et al. Intracorporeal esophagojejunal anastomosis after laparoscopic total gastrectomy for patients with gastric cancer. Surg Endosc, 2009, 23: 2167-2171.

15. Joo-Ho Lee, Cha-Kyong Yom, Ho-Seong Han. Comparison of long-term outcomes of laparoscopy-assisted and open distal gastrectomy for early gastric cancer. Surg Endosc, 2009, 23: 1759-1763.

16. Y Hu, Huang C, Sun Y, et al. Morbidity and Mortality of Laparoscopic Versus Open D2 Distal Gastrectomy for Advanced Gastric Cancer: A Randomized Controlled Trial. J Clin Oncol, 2016, 34(12): 1350-1357.

17. Ohtani H, Tamamori Y, NoguchiA K, et al. Meta-analysis of randomized controlled trials that compared laparoscopy-assisted and open distal gastrectomy for early gastric cancer. Gastrointest Surg, 2010, 14: 958-964.

18. Kitano S, Shiraish N, Uyama I, et al. A multicenter study on oncologic outcome of laparoscopic gastrectomy for early cancer in Japan. Annals of Surgery, 2007, 245(1): 68-72.

19. Yoshikawa T, Cho H, Rino Y, et al. A prospective feasibility and safety study of laparoscopy-assisted distal gastrectomy for clinical stage I gastric cancer initiated by surgeons with much experience of open gastrectomy and laparoscopic surgery. Gastric Cancer, 2013, 16(2): 126-132.

20. Lee SE, Kim Y W, Lee J H, et al. Developing an Institutional Protocol Guideline for Laparoscopy-Assisted Distal Gastrectomy. Ann Surg Oncol, 2009, 16(8): 2231-2236.

21. Saikawa Y, Otani Y, Kitagawa Y, et al. Interim Results of Sentinel Node Biopsy during Laparoscopic Gastrectomy: Possible Role in Function-Preserving Surgery for Early Cancer. World J Surg, 2006, 30: 1962-1968.

22. Jiang Xiaohua, Hiki N, Nunobe S, et al. Long-term outcome and survival with laparoscopy-assisted pylorus-preserving gastrectomy for early gastric cancer. Surg Endosc, 2011, 25: 1182-1186.

23. Lee SE, Lee JH, Ryu KW, et al. Sentinel node mapping and skip metastases in patients with early gastric cancer. Ann Surg Oncol, 2009, 16(3): 603-608.

24. Pugliese R, Maggioni D, Sansonna F, et al. Total and subtotal laparoscopic gastrectomy for adenocarcinoma. Surg Endosc, 2007, 21: 21-27.

25. 余佩武, 王自强, 钱锋, 等. 腹腔镜辅助胃癌根治术105例. 中华外科杂志, 2006, 44: 1303-1306.

26. Pak KH, Hyung WJ, Son T, et al. Long-term oncologic outcomes of 714 consecutive laparoscopic gastrectomies for gastric cancer: results from the 7-year experience of a single institute. Surg Endosc, 2012, 26(1): 130-136.

27. Park DJ, Han S U, Hyung W J, et al. Long-term outcomes after laparoscopy-assisted gastrectomy for advanced gastric cancer: a large-scale multicenter retrospective study. Surg Endosc, 2012, 26(6): 1548-1553.

28. Hamabe A, Omori T, Tanaka K, et al. Comparison of long-term results between laparoscopy-assisted gastrectomy and open gastrectomy with D2 lymph node dissection for advanced gastric cancer. Surg Endosc, 2012, 26(6): 1702-1709.

29. 吴东波，王存川．进展期胃癌完全腹腔镜与开腹 D2 根治手术的对比研究．中国普通外科杂志，2008，17（12）：1180-1183.

30. 廖刚，王子卫，赵林，等．腹腔镜辅助下进展期胃癌根治术安全性及近期疗效分析．重庆医学，2010，39（5）：536-537.

31. Kunisaki C, Makino H, Kosaka T, et al. Surgical outcomes of laparoscopy-assisted gastrectomy versus open gastrectomy for gastric cancer: a case-control study. Surg Endosc, 2012, 26（3）: 804-810.

32. 黄昌明，林建贤，郑朝辉，等．腹腔镜辅助胃癌根治术淋巴结清扫效果的临床对照研究．中华外科杂志，2011，49（3）：200-203.

33. 王德臣，袁炯，傅卫，等．腹腔镜胃癌根治术 3 年随访报告．中国普通外科杂志，2010，19（10）：1053-1056.

34. Shuang Jianbo, Qi Shengbin, Zheng Jianyong, et al. A Case-Control Study of Laparoscopy-Assisted and Open Distal Gastrectomy for Advanced Gastric Cancer. J Gastrointest Surg, 2011, 15: 57-62.

35. Scatizzi Marco, Kröning KC, Lenzi E, et al. Laparoscopic versus open distal gastrectomy for locally advanced gastric cancer: a case-control study. Updates Surg, 2011, 63: 17-23.

36. Kojima K, Yamada H, Inokuchi M, et al. Current status and evaluation of laparoscopic surgery for gastric cancer. Digestive Endoscopy, 2008, 20: 1-5.

37. Cho B C, Jeung H C, Choi H J, et al. Prognostic impact of resection margin involvement after extended（D2/D3）gastrectomy for advanced gastric cancer: a 15-year experience at a single institute. J Surg Oncol, 2007, 95（6）: 461-468.

38. Hashizume M, Shimada M, Tomikawa M, et al. Early experiences of endoscopic procedures in general surgery assisted by a computer-enhanced surgical system. Surg Endosc, 2002, 16（8）: 1187-1191.

39. Song J, Oh S J, Kang W H, et al. Robot-assisted gastrectomy with lymph node dissection for gastric cancer: lessons learned from an initial 100 consecutive procedures. Ann Surg, 2009, 249（6）: 927-932.

40. Anderson C, Hellan M, Kernstine K, et al. Robotic surgery for gastrointestinal malignancies. IntJ Med Robot, 2007, 3（4）: 297-300.

41. Kim M C, Heo G U, Jung G J. Robotic gastrectomy for gastric cancer: surgical techniques and clinical merits. Surg Endosc, 2010, 24（3）: 610-615.

42. 中华医学会外科学分会腹腔镜与内镜外科学组．腹腔镜胃癌手术操作指南（2007 版）．中华消化外科杂志，2007，6（6）：476-480.

43. 兰远志，余佩武，钱锋．腹腔镜胃癌根治术团队中助手的配合与体会．中华胃肠外科杂志，2012，15（2）：185-186.

44. Yu J, Huang C, Sun Y, et al. Effect of Laparoscopic vs Open Distal Gastrectomy on 3-Year Disease-Free Survival in Patients With Locally Advanced Gastric Cancer: The CLASS-01 Randomized Clinical Trial. JAMA, 2019, 321（20）: 1983-1992.

第四节　胃癌新辅助治疗的疗效评价及进展

（一）胃癌新辅助治疗的概述

胃癌的总体治疗策略是以手术为主的综合治疗。我国是胃癌大国，大多数患者就诊时即为进展期胃癌。然而对于进展期胃癌而言，即使进行根治性切除，其预后仍然不佳，故单独根治性手术治疗进展期胃癌是远远不够的。多个随机对照临床研究表明：胃癌新辅助治疗在进展期胃癌治疗中展现出理想的效果。中国、日本、韩国以及一些欧美等国家在局部进展期胃癌的新辅助治疗中进行了有益的尝试。初步结果表明，新辅助治疗可以使肿瘤降期，提高根治性切除率、控制微转移。因此，新辅助治疗作为综合治疗的一种方法受到越来越多的关注，并已成为改善进展期胃癌患者预后的重要方法之一。

新辅助治疗的概念源于新辅助化疗。1982 年 Frei 首先提出了新辅助化疗的概念，是指在恶性肿瘤行根治性手术前给予的全身化疗，又称术前化疗。1989 年，Wike 等首先报道新辅助化疗在胃癌中的应用。此后随着各种新辅助化疗措施以及非细胞毒性药物治疗等的探索和应用，新辅助化疗作为综合治疗的一种方法受到越来越多的关注。2006 年，MAGIC 临床研究结果的发表奠定了新辅助化疗在进展期胃癌治疗中的地位。新辅助放疗在胃癌中的应用始于 20 世纪 80 年代，Zhang 等研究表明胃癌新辅助放疗＋手术的五年生存率优于单纯手术。近年来，随着同步放化疗的实施，进展期胃癌的新辅助放化疗较单纯新辅助放疗能够获得更好的疗效，目前单纯新辅助放疗已经逐渐被新辅助放化疗所取代。

然而，并不是所有的进展期胃癌都能从新辅助治疗中获益。研究表明：约 15% 的进展期胃癌患者行新辅助化疗后出现病情进展。因此,如何有效地进行新辅助治疗的疗效预测、及时地进行疗效评价就显得至关重要。

新辅助治疗的疗效评价包括影像学评价和病理学评价。影像学评价手段包括计算机断层扫描(computed tomography,CT)、超声内镜(endoscopic ultrasonography,EUS)、磁共振成像(magnetic resonance imaging,MRI)及正电子发射断层成像(positron emission tomography,PET/CT)等,而病理学评价采用肿瘤退缩分级系统(tumor regression grading systems,TRG)。影像学评价是决定新辅助治疗是否继续进行的重要指标,而病理学评价是新辅助治疗疗效评价的"金标准"。

(二)胃癌新辅助化疗

1. 胃癌新辅助化疗的作用　目前,对于胃癌患者而言,根治性手术是达到治愈目的的先决条件,但是局部进展期胃癌患者即使行根治术,预后仍较差。为了改善这些患者的预后,需要采取多模式治疗策略。术前新辅助化疗可以降低原发肿瘤的分期,提高手术根治性切除率,同时消除可能的微转移,预防或减少肿瘤复发转移,从而改善患者的预后。

2. 胃癌新辅助化疗的发展与现状　FAMTX(fluorouracil-adriamycin-methotrexate)试验是第一个研究新辅助化疗能否提高胃癌根治性切除率的对照试验,研究终点是观察新辅助化疗方案是否可以提高15%的根治性切除率。该研究自1993年9月至1996年2月,共56例患者入组,随机分配为术前新辅助化疗联合D1根治术组或单纯D1根治术组。术前新辅助化疗方案采用当时晚期胃癌治疗的标准方案:氟尿嘧啶+多柔比星+甲氨蝶呤(FAMTX)。术前新辅助化疗计划进行4周期,2周期及4周期后评价疗效,如果2周期化疗后出现疾病进展(progressive disease,PD),则立即进行手术,如果疗效评价为完全缓解(complete response,CR)、部分缓解(partial response,PR)和疾病稳定(stable disease,SD),则完成4周期化疗后进行手术。结果显示进行新辅助化疗患者根治性切除率并没有超过单纯手术组(56% vs 62%),同时5年生存率也是同样的趋势(32% vs 53%),基于这样的数据,不建议FAMTX方案作为胃癌新辅助化疗推荐方案。

随着晚期胃癌化疗方案的发展,表柔比星+顺铂+氟尿嘧啶(epirubicin+cisplatin+5-fuorouracil,ECF)方案逐渐取代FAMTX方案,因此ECF方案作为胃癌新辅助化疗的试验——MAGIC研究,于1994年6月开始,至2002年4月,共503例潜在可行根治性手术的胃癌患者进行了Ⅲ期随机对照临床研究,试验终点为总生存(overall survival,OS)。在MAGIC研究中,250例患者接受3周期ECF新辅助化疗后行根治性手术,术后继续3周期ECF方案化疗,而253例患者行单纯根治性手术。试验结果显示,接受ECF方案围手术期化疗患者的5年生存率明显高于单纯手术患者(36% vs 23%),同时,新辅助化疗没有增加手术并发症及术后死亡率。随着MAGIC研究于2006年在《新英格兰医学杂志》的发表,胃癌新辅助化疗正式成为胃癌综合治疗模式中重要组成部分。

随后,多个临床研究探讨了不同化疗方案在新辅助治疗中的作用。法国癌症防治中心和消化病协会进行的多中心Ⅲ期临床研究证实,氟尿嘧啶+顺铂(fuorouracil+cisplatin,FP)方案作为术前新辅助化疗方案较单纯手术可以带来生存获益(5年生存率及5年无疾病进展率均提高)。英国学者比较了FP方案和ECF方案在胃癌新辅助治疗中的差异,结果显示两种方案的生存期无明显差异(中位生存期分别为23.4个月和26.1个月),相关毒副反应两者无明显差别。在日本进行的多中心临床研究,评价了替吉奥+顺铂(teggio+cisplatin,SC)方案和紫杉醇+顺铂(paclitaxel+cisplatin,PC)方案,以及2周期和4周期新辅助化疗的差异,结果显示2种方案的3年生存率类似(64.3% vs 60.9%),同时未发现4周期化疗比2周期带来更多的生存获益(3年生存率分别为61.0%和64.3%)。这些临床研究进一步奠定了新辅助化疗方案在胃癌综合治疗模式中的地位。

然而,既往的临床研究所取得的中位生存期多在25个月左右,5年生存率30%~40%,如何能进一步延长生存时间激励着学者不断探索。德国临床癌症研究中心前期Ⅱ期临床研究业已证实多西他赛+奥沙利铂+氟尿嘧啶+亚叶酸钙(docetaxel+oxaliplatin+fluorouracil+calcium folinate,FLOT)方案在胃癌患者中安全有效,因此这样的一个多药联合化疗方案也开始了在胃癌新辅助治疗中的临床试验——FLOT研究。该研究自2010年8月至2015年1月,共716例患者入组,随机分为2组,试验组为术前FLOT方案4周期,后行手术治疗,术后继续行FLOT方案4周期,对照组围手术期化疗方案为ECF方案,术前术后分别进行3周期。试验结果显示,手术切除率及R0切除率在FLOT组均高于对照组(分别为94% vs 87%和84% vs 77%),同时术后病理提示在FLOT组中,$\leq T_1$和N_0比例明显高于对照组(分别为25% vs 15%和49% vs 41%)。在不良反应方面,无论是手术相关并发症还是住院时间,或是毒性反应,两组之间无明显差异。生存期数据上,FLOT组在无疾病进展时间(disease-free survival,DFS)和生存时间(OS)均优于ECF组(分别为30个月 vs 18个月和50个月 vs 35个月),5年生存率分别是45%和36%。基于以上试验数据,部分学者认为FLOT方案作为胃癌术前新辅助化疗方案,比传统的ECF方案具有更高的手术切除率,在病理缓解上也具有优势,同时没有增加相关不良反应的发生,特别是延长了这些胃癌患者的DFS和OS,接近半数患者生存期达到5年。因此,FLOT方案有望成为胃癌新辅助化疗的新标准。

(三)胃癌新辅助放化疗

1. 胃癌新辅助放化疗的作用 放疗通过放射线杀伤肿瘤细胞,从而达到降低原发肿瘤的分期,提高手术根治切除的目的,是胃癌综合治疗的手段之一。由于解剖结构及胃组织对于放射线敏感性等因素,胃癌新辅助放化疗模式目前主要用于食管胃结合部肿瘤患者。

2. 胃癌新辅助放化疗的发展与现状

(1)胃癌新辅助放疗:早在20世纪80年代,中国医学科学院肿瘤医院学者曾进行针对贲门癌患者行术前放疗联合根治性手术与单纯手术的随机对照研究,这是目前在胃癌领域中唯一的一个大样本术前放疗联合手术对照单纯手术的临床研究。370例经病理证实的贲门癌患者随机分为单纯手术组(N=199例)和术前放疗组(N=171例),放射治疗采用8MV-X线,前后对穿野,DT40Gy/(20次,4周),放疗结束2~4周后行根治

性手术。结果表明,术前放疗可以显著延长贲门癌患者的长期生存(5年生存率分别为30.1%和20.26%,10年生存率分别为19.75%和13.3%),同时可以显著提高手术的切除率(分别为89.5%和79.4%)、术后病理分期均有降低(T_4分期分别为40.3%和51.3%,淋巴结转移率分别为64.3%和84.9%)。

随后有多个小样本临床研究来评价术前单纯放疗在胃癌新辅助治疗中的地位。2007年一个荟萃分析结果表明,相比于单纯手术,术前放疗能提高可手术切除胃癌患者的3年和5年生存率。这些研究结果表明,对于可手术切除的局部晚期胃癌患者而言,术前放疗联合根治性手术的治疗模式相较于单纯手术切除可以带来更好的生存。

随着化疗药物与放疗的结合,同步放化疗较单纯放疗,可以获得更好的疗效,因此术前单纯放疗已经被同步放化疗取代。目前仅在评估患者可能不能耐受同步放化疗较大的毒副反应或因其他因素不能使用同步化疗药物时才考虑术前单纯放疗。

(2)胃癌新辅助放化疗:研究证实,部分化疗药物如氟尿嘧啶或紫杉类药物与放疗联合,可以提高放疗效果,因此放化疗同步治疗逐渐成为治疗的主要模式。在胃癌新辅助治疗模式中,放化疗同步治疗也进行了一系列的临床研究。美国MD安德生肿瘤中心学者进行的II期临床研究评价了氟尿嘧啶联合局部放疗作为胃癌新辅助治疗模式的意义,24例患者中有23例患者完成新辅助治疗,19例患者随后进行了根治性手术,术后病理显示11%的患者达到完全缓解,63%的患者见治疗后反应。随后,该中心又尝试新辅助化疗联合新辅助放化疗序贯根治性手术的模式,化疗方案中加入紫杉醇和顺铂,术后病理完全缓解(pCR)率提高到20%以上,而pCR率则是患者生存的独立预后因素。

基于前期临床试验结果,荷兰学者自2004年起进行了包括366例食管胃结合部癌患者的III期临床研究(CROSS研究),旨在评价术前同步放化疗联合根治性手术对照单纯根治性手术间的差异。术前化疗方案为紫杉醇联合卡铂,放疗方案为DT41.4Gy/(23次,5周)。试验结果显示,术前新辅助放化疗组根治性手术切除率明显

高于单纯手术组（分别是92%和69%），同时术后pCR达29%，长期生存数据也提示新辅助放化疗的优势（中位生存时间分别是49.4个月和20个月）。CROSS的研究结果奠定了术前新辅助放化疗在食管胃结合部癌患者综合治疗中的地位。德国学者同时也进行了在新辅助化疗的基础上序贯新辅助同步放化疗的探索（POET研究），寄希望于能够通过新辅助放化疗可以进一步提高生存率。该研究由于病例入组过慢而提前终止，初步结果显示，新辅助化疗序贯新辅助放化疗模式较新辅助化疗，可以提高术后pCR，降低区域淋巴结转移阳性率，但是对于根治性切除率和患者生存没有显著获益。基于以上研究，目前仅对于食管胃结合部癌患者推荐新辅助放化疗的模式。

（四）胃癌新辅助治疗的疗效评价

1. 影像学评价　近年来，越来越多的临床研究表明，新辅助治疗可改善进展期胃癌患者的总体生存率和无病生存率。然而，并非所有患者都会从中获益。因此，在进行新辅助化疗的过程中需要通过影像学来评估患者对新辅助治疗的反应，进而决定手术的时机，并最大限度减少并发症的发生，改善患者的预后。对于接受新辅助化疗的患者而言，疗效评价往往在化疗2~4周期后进行（不同化疗方案评价时机略有不同，如SC、PC方案2周期后评价，ECF方案3周期后评价，FLOT方案4周期后评价），而对于接受新辅助放化疗的患者而言，疗效评价往往在放疗结束后2~4周进行。

目前，用于术前新辅助治疗疗效评价的影像学方法主要包括计算机断层扫描（CT）、超声内镜（EUS）、磁共振成像（MRI）及正电子发射断层成像术（PET/CT）等，其中CT、EUS使用应用最为广泛。

（1）CT：CT是用于评估新辅助放化疗反应最常用的影像学方法。例如，美国癌症联合委员会（American joint committee on cancer, AJCC）胃癌TNM分期标准比较新辅助治疗前后的变化、实体瘤反应评估标准（response evaluation criteria in solid tumors, RECIST）用于比较治疗前后肿瘤直径的变化等都以CT测量结果为依据，而日本胃癌分类（Japanese classification of gastric cancer,

JCGC）标准结合CT和内镜、钡餐检查评估胃癌放化疗的疗效。

1）TNM分期：新辅助放化疗前后的TNM的分期变化被广泛应用于评估患者对新辅助治疗的反应。随着多排螺旋CT技术的进展，图像多平面重建技术的应用，CT分期的准确性得到了提高。与MRI相比，CT进行图像采集的速度较快，图像受胃的蠕动影响较小。而且后期可以进行多平面图像重建（multiplanar image reconstruction, MPR），并且还可获得经过3D重建的虚拟胃镜检查，提供重建后的腔内图像。与PET/CT相比，CT不受摄取示踪剂限制的影响，同时也可以进行形态和功能评估。与EUS相比，CT不受胃肠道气体及操作者经验的影响，并且可以进行淋巴结及远处转移的评估。

新辅助治疗后肿瘤组织内存在慢性炎性反应，并且治疗后的部分残留肿瘤细胞混杂在胃壁深层，这些原因可能导致CT对判定治疗后T分期的准确性稍偏低。此外，治疗后少部分淋巴结缩小存在一定的滞后性，所以CT在判断淋巴结（N）的再分期上也有一定的局限性。由于CT对于新辅助治疗后TNM分期评估与病理学分期存在一定的偏差，故而在制订下一步治疗方案时，有必要结合实体瘤疗效评价标准（RESICT）或日本胃癌分类（JCGC）标准，必要时还需结合内镜活检等手段。

2）RESICT标准：RESICT标准在评估肿瘤放化疗治疗中应用非常广泛，是目前最常用的标准，但是其主要针对实体瘤，对胃癌放化疗的疗效评价亦有不足之处。RESICT标准治疗反应评估包括：①完全缓解（CR）：所有目标病变消失，任何病理性淋巴结短径必须减少到10mm以下；②部分缓解（PR）：靶病灶总和至少减少30%；③疾病进展（PD）：至少一个靶病灶直径增加20%，靶病灶总和增加至少5mm（一个或多个新病变的出现也被认为是进展）；④疾病稳定（SD）：既没有足够的病灶减小率达到CR或者PR，也没有足够的病灶增加率达到PD。

为了客观地评估病灶对新辅助放化疗的反应情况，需在患者进行新辅助放化疗前测量病灶的大小，来确定基线值，并以此与后续的测量值进行比较。一般来说，肿瘤的大小在轴位CT图像上进行测量,而且测量的是病灶的最长径。在轴位上病变显示欠佳时,可在矢状位或冠状位进行测量。当存在多个病灶时,应测量每个靶病灶的最长径,然后将其相加,得到基线值。由于胃形态的特殊性,有些病灶可能不容易测量,在这种情况下,建议选择具有可重复性的病灶,例如病理性淋巴结(在 CT 图像上短径测量值 >15mm 被定义为病理性淋巴结)。基线值将作为之后随访的参考,来评估肿瘤对新辅助放化疗的反应性。

在新辅助放化疗的随访过程中,每次评估时应该记录靶病灶的大小,并与之前的基线值作比较。如果放射科医师认为病变已消失,则测量值应记录为 0mm。如果认为病变存在但是因太小而无法测量,则应记录默认值 5mm。如果消失的病灶在之后的随访过程中再次出现,则应继续测量。如果患者的肿瘤已达到 CR 状态,但之后病变再次出现,那么将被视为 PD。

RECIST 标准适用于实体瘤的治疗评估,而胃是空腔脏器,并且由于蠕动及充盈程度不同使得其形态多变,这可能会造成一定的测量误差。

3)JCGC 标准:TNM 分期变化以及 RECIST 标准在一定程度上不足以评估胃癌治疗的疗效,因此,日本胃癌协会在 RECIST 标准上,建立了新的胃癌评估标准,即日本胃癌分类(JCGC)标准。JCGC 标准通过 CT 结合钡餐和内镜对不同大体形态的胃癌进行分类评估肿瘤的治疗反应,精确度明显提高,但是其相对复杂,并未得到广泛应用。

①病变对象的测量:A. 可测量的病变:至少对肿瘤进行一维的测量(记录最长径)。使用扫描厚度 5mm 以下的 CT 进行测定时,要求肿瘤长径在 10mm 以上,病变淋巴结的短径大于 15mm。B. 不可测量的病变:所有可测量病变之外的病变为不可测量病例。长径未满 10mm 的病变,或短径 10mm 以上,但是未达到 15mm 的病变淋巴结亦属于不可测定的病变。

②效果评价标准

A. 目标病变和非目标病变的定义

目标病灶:在治疗前确认的可测量病灶中,记录一个脏器中病灶的最大径(淋巴结为短径),最多选取两个,共可记录 5 个目标病灶,以其为基线,进行疗效记录。大小并不是选取目标病灶的唯一标准,应选取反复多次测量并大小一致的病灶。计算出所有目的病灶的最长径之和(淋巴结为短径),记录为基线总和,其为客观评价肿瘤是否缩小的对照。

非目标病灶:目标病灶以外的病灶均为非目标病灶,应作为基线记录。

B. 目标病变的效果评价标准

a. 完全缓解(CR):所有目标病灶消失,同时无论目标还是非目标病灶淋巴结短径均在 10mm 以下。

b. 部分缓解(PR):目标病灶长径总和缩小30% 以上。

c. 疾病进展(PD):目标病灶长径之和较基线或治疗后记录的最小径之和,增长 20% 以上。

同时长径之和须增加 5mm 以上,或出现新的病灶。

d. 疾病稳定(SD):除 CR、PR、PD 以外的病灶。

C. 非目标病变的效果判定标准

a. 完全缓解(CR):所有目标病灶消失,同时无论目标还是非目标病灶淋巴结短径均在 10mm 以下,且肿瘤标志物在正常范围内。

b. 未完全缓解 / 未进展(Non-CR/Non-PD):有一个以上的非目标病灶的残留,且 / 或肿瘤标志物超出正常值上限。

c. 疾病进展(PD):已知非目标病灶明显恶化,或出现新病灶。

D. 胃原发灶的评价:采用 X 线或者内镜所摄图像进行胃原发病灶的评价,是根据术前化学疗法和临床试验的状况来进行,评价结果只作为参考,并单独记录。

a. 可测定的胃病变

缩小率 =(治疗前的最大径 – 治疗后的最大径)/(治疗前的最大径)× 100%

b. 虽难以测定,但是可以进行评价的胃病变

i. 隆起性病变的变化按照以下方式来表示:增大,不变,缩小,低平化,消失。

ii. 凹陷性病变按照以下方式来表示

环堤:增大,不变,缩小,低平化,消失;

中心性凹陷:增大,不变,缩小,平坦化,消失。

c. 弥漫性浸润性胃病变

原则上,以立位充盈的 X 线像来测定罹患部

位的面积和扩大率。比较同样的体位的 X 像（使用同样的造影剂）。

扩大率 =（治疗之后的面积 – 治疗之前的面积）/ 治疗之前的面积 ×100%。

完全缓解（CR）：肿瘤病变全部消失，不能诊断为癌，且活检为阴性。

部分缓解（PR）：可测定的胃病变，缩小率在30% 以上（a 病变）；通过胃透视、内镜检查，可见病变明显缩小，平坦化，估算面积减少 50% 以上（b 病变）；弥漫性浸润性胃病变，通过 X 线可见罹患部的面积扩大率 50% 以上（c 病变）

疾病稳定（SD）：病变的大小和表现虽未达到PR 的标准，但是亦未达到了 PD 的标准，或者没有变化。

疾病进展（PD）：病变的大小和表现恶化（a 病变增大 20% 以上），或者胃内有新的病变出现。

不论采用哪种评估标准，传统的 CT 成像主要关注肿瘤形态学的变化。此外，因放化疗引起的病灶局部纤维化、水肿及炎性反应使得病灶治疗后评估亦存在一定的误差。目前较多研究报道，CT 灌注成像不仅可以了解肿瘤的形态变化，还可以进行肿瘤微循环评估，从而深入了解胃癌治疗前后的灌注变化，可作为新辅助治疗反应的影像标志物，在新辅助化疗的影像学评估中具有一定的发展前景。

（2）MRI：随着 MRI 的技术发展，例如 3.0 T 场强扫描仪，多通道相位阵列线圈，平行成像技术，更强大的梯度系统以及快速成像序列，使得MRI 可以在一次屏住呼吸内能够获得空间分辨率更高的图像，这增加了其在腹部成像中的使用率。MRI 的良好软组织分辨率及新型造影剂的应用有助于对胃癌进行较准确的 TNM 分期。此外，MRI 扫描无 X 线辐射，且为碘化造影剂过敏而不能行 CT 检查的患者提供了更好的选择。

目前，功能磁共振序列包括扩散加权成像（diffusion weighted imaging，DWI）及动态增强成像（dynamic contrast enhanced，DCE）等是影像学研究肿瘤的热点。功能磁共振序列的定量参数被认为是评估化疗反应的潜在生物标志物。DWI通过检测组织中水分子扩散运动受限制的方向和程度来间接反映组织微观结构。新辅助放化疗后肿瘤细胞出现凋亡和坏死，细胞密集度减小。

由于治疗后细胞死亡先于病变大小的变化，因此DWI 的变化可能是诱导细胞凋亡的治疗反应的有效早期标志。DWI 已证明与各种组织病理学特征（例如，肿瘤组织学亚型和分级，Ki67 细胞增殖指数，细胞构成和间质纤维化）以及与肿瘤的预后具有相关性。DCE-MRI 的定量参数可以反映肿瘤微循环血流灌注及内皮通透性。对于接受放化疗治疗的肿瘤患者，其对治疗的敏感性与局部血流灌注密切相关。因而，DCE-MRI 的定量参数可以用来评估治疗疗效。目前，DWI 及DCE 已经应用于多种癌症类型来监测新辅助放化疗疗效，包括肝脏、乳腺、骨骼、软组织、头颈部肿瘤等。

（3）PET-CT：FDG-PET/CT 通过氟代脱氧葡萄糖（[18]fludeoxyglucose，[18]FDG）来评估肿瘤病灶在新辅助放化疗前后的功能学改变，进而预测胃癌患者对新辅助放化疗的反应。[18]FDG 是用于肿瘤成像的最常用的 PET 示踪剂，[18]FDG 摄取情况是新辅助化疗后病灶组织病理学反应以及预后的替代指标，并非所有胃癌都表现出 FDG 摄取，这造成其应用的局限性。目前，氟代胸腺嘧啶（[18]fluorothymine，[18]FLT）是一种新型的 PET 示踪剂，[18]FLT 较 [18]FDG 敏感度更高，且可用于胃癌新辅助放化疗效果评价，但这方面的文献报道较少。

通常 PET/CT 使用标准摄取值（standard uptake value，SUV）来衡量病灶的摄取情况，但其受患者的血糖水平、病灶的大小、注射后显像时间以及示踪剂在血液循环中的清除率等因素影响，目前没有统一的标准来设定临界值。

（4）EUS：内镜超声检查（EUS）是术前 TNM分期的常用方法之一，在使用其进行新辅助化疗的疗效评价时，多是比较治疗前后的分期对比以及肿瘤厚度的变化情况。但 EUS 由于无法区分胃壁的水肿、纤维化和残留肿瘤的瘢痕，且受胃腔气体及操作者经验的影响，因此在评价病灶的新辅助治疗后再分期方面准确率较低。目前有文献报道双增强造影超声（dual contrast-enhanced ultrasonography，DCUS）可能代表了一种新的影像模式，可以更准确地预测肿瘤治疗疗效。

（5）放射组学：放射组学是将影像数据（MRI、CT、PET）以高通量方式转换为可挖掘的数据,通过影像的量化分析来解析病理生理学进程及其相互关系。已有文献证明,放射组学能够用来预测肿瘤的治疗反应。研究表明,CT放射组学是胃癌预后的潜在的生物标志物,而且CT放射组学能够提供有关胃癌的新辅助治疗反应的重要信息。因此,放射组学可以用作评估进展期胃癌患者对新辅助治疗疗效评价的手段之一。

然而,放射组学作为一种新兴技术,仍然面临许多挑战。大数据的建立需要多中心合作,机器的参数不一、数据过度拟合、结果验证缺乏标准、结果可重复性差等问题也需要进一步解决。但是随着放射组学技术的不断发展,放射组学必将在新辅助的疗效评价中起着重要作用。

2. 病理学评价 病理学评价是基于新辅助治疗患者术后标本纤维化程度与残余肿瘤细胞数量关系或残余肿瘤细胞与原肿瘤区域相比所占比例进行疗效评估,并作出客观分级。目前,胃癌新辅助治疗疗效的病理学评价体系是TRG。常用的TRG分级标准有:Becker标准、Ninomiya标准以及Mandard标准。

(1)Becker标准:该评分标准为Becker等人在2003年提出,目前被欧美国家普遍采用,与肿瘤患者生存率有显著关系。根据术后标本显微镜下残余肿瘤组织占肉眼可识别的肿瘤床的百分比,将原发肿瘤退缩分为3级:

1级:完全退缩(瘤床无肿瘤细胞残留,1a级)或次全退缩(瘤床有少于10%的肿瘤残留,1b级);

2级:部分肿瘤退缩(瘤床有10%~50%肿瘤细胞残留);

3级:少量或无肿瘤退缩(瘤床有超过50%肿瘤细胞残留)。

评分为1a和1b者判断为新辅助化疗有反应,2级和3级者为无反应。

(2)Ninomiya标准:该评分由日本医学会推荐,专门针对胃腺癌制定,依据手术标本原发肿瘤病理组织切片中肿瘤退变或坏死影响的组织细胞比例,将组织病理反应分为4级:

0级(无效):无肿瘤退缩证据;

1级(微效)

1a级:肿瘤区域内残留肿瘤细胞超过2/3;

1b级:肿瘤区域内残留肿瘤细胞超过1/3,但

少于2/3;

2级(中效):肿瘤区域内残留肿瘤细胞少于1/3,但仍有肿瘤细胞残留;

3级(显著效果):病理完全缓解(pathologic complete response,PCR),无存活肿瘤细胞残留。

组织病理反应被定义为患者1/3以上肿瘤受到影响,即1b级、2级、3级。

(3)Mandard标准:最早的胃肠道恶性肿瘤新辅助治疗后TRG分级标准,由Mandard等人于1994年提出,该标准在食管癌、胃癌以及直肠癌的新辅助化疗后疗效评估中均有采用,依据残余肿瘤组织与纤维化的关系分为5级:

1级:肿瘤完全退缩;

2级:显著纤维化特征,仅存在孤立肿瘤细胞或小簇状肿瘤细胞残留;

3级:明显的纤维化改变,有较多肿瘤细胞残余,但以纤维化等变化为主要表现;

4级:存在纤维化改变,大量肿瘤细胞残余,以残余的肿瘤细胞为主要表现;

5级:无纤维化特征及其他退行性改变证据。

(五)胃癌新辅助治疗疗效评价的总结、展望

随着临床研究的深入,胃癌的新辅助治疗的疗效已逐渐被循证学证据所证实,新辅助治疗的方案也已日趋成熟。对于局部晚期胃癌患者,新辅助化疗的方案可以考虑ECF、FLOT等三药方案,也可以考虑FP、SC、PC等两药方案,一般进行2~4个周期,需依据患者病情变化及时选择手术时机。近年来,随着分子靶向治疗的快速进展,胃癌新辅助化疗联合靶向治疗(阿帕替尼)、肿瘤免疫治疗药物(帕博利珠单抗)已逐渐在进展期胃癌的治疗中进行临床研究,其研究结果值得期待。

对于食管胃结合部癌,如果T分期大于T_2或者存在区域淋巴结转移可以考虑在根治性手术前行同步放化疗,如果患者不能耐受同步放化疗较大的毒副作用或因其他因素不能使用同步化疗药物时可以考虑术前单纯放疗。随着科学技术的发展,越来越多的高精尖的放疗设备投入使用,使得精准放疗成为可能,越来越多的新型的化疗药物、分子靶向药物等高效低毒的药物进入临床,使得同期放化疗的毒副作用不再像以往一样令人生畏。国内数家单位正在开展进展期胃癌新辅助放化疗的临床探索,初期结果令人振奋。我们期待

着最终的结果能够为进展期胃癌新辅助放化疗的带来更多的研究证据。

准确的临床分期和合理的疗效评价是实施胃癌新辅助治疗的必要前提。新辅助治疗的疗效评价体系较为复杂，目前术前评价主要采用的影像学评价，而病理学评价是新辅助治疗疗效评价的"金标准"。目前 CT 和 EUS 仍然是影像学评价的主要手段。对于新辅助治疗的疗效评价标准，RECIST 标准是目前最常用的标准，但是其主要针对实体瘤，应用于胃癌有一定的局限性；JCGC 标准更为精确，但是其操作复杂，并未被广泛接受。随着影像学技术的发展，CT 灌注成像、扩散加权成像、双增强造影超声、放射组学等手段有望成为更为精准的新辅助疗效评价的手段。

病理学评价临床上常用的 TNM 分期。但是，在临床实践中，部分胃癌患者肿瘤退缩很明显，但是不同层次的组织仍存留少量肿瘤细胞，这并未改变新辅助治疗后的 TNM 分期。因此，相对 TNM 分期而言，肿瘤退缩分级系统能更准确预测新辅助治疗的疗效。目前常用的肿瘤退缩分级系统包括三种方法：Becker 标准、Ninomiya 标准以及 Mandard 标准。近年来研究表明新辅助治疗后的肿瘤退缩分级有望作为预后的评价指标，肿瘤完全退缩的患者有着更长的生存时间。

日本的一项研究表明，相对印戒细胞而言，高分化胃癌新辅助化疗后肿瘤退缩更明显，提示肿瘤的病理分型与新辅助治疗的疗效相关，这也为新辅助治疗患者的选择提供了依据。另外，随着分子生物学研究的深入，新的生物标志物有望成为预测新辅助疗效的靶标。核苷酸切除修复通路（nucleotide excision repair pathway，NER）在食管胃结合部癌铂类药物化疗中起着重要的作用，NER 通路的失活增强铂类药物的敏感性。ERCC1 是 NER 通路的关键基因，Farred 等研究表明 ERCC1 在核内的表达与铂类药物化疗后肿瘤退缩明显相关，提示 ERCC1 可能成为预测化疗疗效的生物标志物。另外，一些新的生物标志物如小的非编码 RNA（miRNA）let7i 和亚甲基四氢叶酸还原酶编码基因 MTHFR 的野生 CC 基因型显示出潜在的作为预测新辅助治疗疗效的的预测指标。

总之，新辅助治疗在进展期胃癌综合治疗中的作用已逐渐被临床研究所证实。新辅助治疗的疗效评价是施行新辅助治疗的重要环节。准确的疗效判断是决定是否按既定方案完成的关键因素，并能及时筛选出疗效不佳的患者，以免错过手术时机，从而使患者最大限度地从新辅助治疗中获益。

（徐泽宽　王林俊）

参 考 文 献

1. Cunningham D, Allum WH, Stenning SP, et al. Perioperative chemotherapy versus surgery alone for resectable gastroesophageal cancer. N Engl J Med, 2006, 355（1）: 11-20.

2. Ychou M, Boige V, Pignon JP, et al. Perioperative chemotherapy compared with surgery alone for resectable gastroesophageal adenocarcinoma: an FNCLCC and FFCD multicenter phase Ⅲ trial. J Clin Oncol, 2011, 29（13）: 1715-1721.

3. Alderson D, Cunningham D, Nankivell M, et al. Neoadjuvant cisplatin and fluorouracil versus epirubicin, cisplatin, and capecitabine followed by resection in patients with oesophageal adenocarcinoma（UK MRC OE05）: an open-label, randomised phase 3 trial. Lancet Oncol, 2017, 18（9）: 1249-1260.

4. Yoshikawa T, Morita S, Tanabe K, et al. Survival results of a randomised two-by-two factorial phase II trial comparing neoadjuvant chemotherapy with two and four courses of S-1 plus cisplatin（SC）and paclitaxel plus cisplatin（PC）followed by D2 gastrectomy for resectable advanced gastric cancer. Eur J Cancer, 2016, 62: 103-111.

5. Al-Batran SE, Homann N, Pauligk C, et al. Perioperative chemotherapy with fluorouracil plus leucovorin, oxaliplatin, and docetaxel versus fluorouracil or capecitabine plus cisplatin and epirubicin for locally advanced, resectable gastric or gastro-oesophageal junction adenocarcinoma（FLOT4）: a randomised, phase 2/3 trial. Lancet, 2019, 393（10184）: 1948-1957.

6. Hur H, Lee HH, Jung H, et al. Predicting factors of unexpected peritoneal seeding in locally advanced gastric cancer: indications for staging laparoscopy. J Surg Oncol, 2010, 102（7）: 753-757.

7. Lowy AM, Feig BW, Janjan N, et al. A pilot study of preoperative chemoradiotherapy for resectable gastric cancer. Ann Surg Oncol, 2001, 8: 519-524.

8. Ajani JA, Mansfield PF, Crane CH, et al. Paclitaxel-based

chemoradiotherapy in localized gastric carcinoma: degree of pathologic response and not clinical parameters dictated patient outcome. J Clin Oncol, 2005, 23: 1237-1244.

9. Van Hagen P, Hulshof MC, van Lanschot IJ, et al. Preoperative chemoradiotherapy For esophageal or junctional cancer. N Engl J Med, 2012, 366(22): 2074-2084.

10. Stahl M, Walz MK, Stuschke M, et al. Phase Ⅲ comparison of peroperative chemotherapy compared with chemoradiotherapy in patients with locally advanced adenocarcinoma of the esophagogastric junction. J Clin Oncol, 2009, 27(6): 851-856.

11. Matzinger O, Gerber E, Bernstein Z, et al. EORTC-ROG expert opinion: radiotherapy volume and treatment guidelines for neoadjuvant radiation of adenocarcinomas of the gastroesophageal junction and the stomach. Radiother Oncol, 2009, 92(2): 164-175.

12. Zhu WG, Xua DF, Pu J, et al. A randomized, controlled, multicenter study intensity-modulated radiotherapy plus concurrent chemotherapy alone in gastric cancer with D2 resection. Radiother Oncol, 2012, 104(3): 361-366.

13. Lee J, Lim dH, Kim S, et al. Phase Ⅲ trial to compare capecitabine/cisplatin(XP)versus XP plus concurrent capecit-abine-radiotherapy in gastric cancer(GC): The final report on the ARTIST trial. J Clin Oncol 32: 5s, 2014(suppl; abstr 4008).

14. 王鑫, 金晶, 任骅, 等. 局部晚期胃癌术后替吉奥同期IMRT 的 I 期临床研究. 中华放射肿瘤学杂志, 2014, 23(5): 282-285.

15. Xu W, Beeharry MK, Liu W, et al. Preoperative Chemotherapy for Gastric Cancer: Personal Interventions and Precision Medicine. Biomed Res Int, 2016, 2016: 3923585.

16. 日本胃癌學會. 胃癌取扱い規約. 第 15 版. 東京: 金原出版株式会社, 2017.

17. Neves FE, de Sant'Ana RO, Nunes LV, et al. Histopathological regression of gastric adenocarcinoma after neoadjuvant therapy: a critical review. Apmis, 2017, 125(2): 79-84.

18. Becker K, Mueller JD, Schulmacher C, et al. Histomorphology and grading of regression in gastric carcinoma treated with neoadjuvant chemotherapy. Cancer-Am Cancer Soc, 2003, 98(7): 1521-1530.

19. Mandard AM, Dalibard F, Mandard JC, et al. Pathologic assessment of tumor regression after preoperative chemoradiotherapy of esophageal carcinoma. Clinicopathologic correlations. Cancer-Am Cancer Soc, 1994, 73(11): 2680-2686.

20. Ott K, Rachakonda PS, Panzram B, et al. DNA repair gene and MTHFR gene polymorphisms as prognostic markers in locally advanced adenocarcinoma of the esophagus or stomach treated with cisplatin and 5-fluorouracil-based neoadjuvant chemotherapy. Ann Surg Oncol, 2011, 18(9): 2688-2698.

21. Odenthal M, Hee J, Gockel I, et al. Serum microRNA profiles as prognostic/predictive markers in the multimodality therapy of locally advanced adenocarcinomas of the gastroesophageal junction. Int J Cancer, 2015, 137(1): 230-237.

第五节　胃肠间质瘤概念的起源、诊断标准与外科治疗

一、概述

胃肠间质瘤(gastrointestinal stromal tumor, GIST)是胃肠道最常见的间叶组织来源的肿瘤,约占胃肠道间叶肿瘤(gastrointestinal mesenchymal tumor, GIMT)的 80%。长期以来由于对其起源和分化缺乏充分的认识,因其在组织学上与平滑肌瘤相似, GIST 常被诊断为平滑肌瘤或平滑肌肉瘤。1998 年以后有关 GIST 病因、病理和治疗方面的研究取得了突破性进展,原癌基因 c-Kit 或血小板源性生长因子受体 α 多肽(platelet derived growth factor receptor alpha, PDGFRα)基因的病理性激活是 GIST 发病的核心因素,约 95% 的 GIST 呈 c-Kit 蛋白产物 CD117 特异性高表达。GIST 因其形态学和免疫表型与 Cajal 间质细胞(interstitial cell of Cajal, ICC)非常相似,被认为是起源于 Cajal 细胞或与 ICC 具有共同的干细胞起源。外科手术切除和分子靶向治疗是 GIST 的主要治疗手段,酪氨酸激酶抑制剂(tyrosine kinase inhibitors, TKIs)伊马替尼(imatinib)、舒尼替尼(sunitinib)等临床疗效良好。

二、背景及历史回顾

现代免疫组织化学技术、电镜技术等在病理学研究中的应用揭示了曾经被称为平滑肌瘤(肉瘤)或平滑肌母细胞瘤的肿瘤缺少肌源性分化的表型,原诊断术语已不能涵盖此类肿瘤。1983 年Mazur 和 Clark 研究了 28 例原诊断为胃平滑肌瘤和平滑肌肉瘤的组织标本,应用免疫组化 S-100染色和电镜观察的方法对其进行研究,结果发现

7 例 S-100 局灶阳性,1 例弥漫阳性,对照组 2 例食管平滑肌瘤和 10 例子宫肌瘤均为阴性,电镜观察 12 例肿瘤组织中仅 2 例 S-100 阴性病例胞质有肌纤维,1 例 S-100 弥漫阳性病例有类似施万瘤(schwannoma)超微结构,其余 9 例均无平滑肌和神经细胞特征,故认为除少数病例具有典型的平滑肌免疫表型和超微结构特征外,大部分肿瘤缺乏明确的肌源性或神经分化特征,其形态及超微结构近似于未分化的幼稚间充质细胞,从而首次提出"间质瘤(stromal tumors)"这一命名方式。由于在 GIST 命名初期缺乏特异的诊断标志物,单纯依靠肌源性和神经源性标记物无法准确地将 GIST 和其他 GIMT 分别开来,形态学上的相似性以及 GIST 超微结构分化方向的多样性使得 GIST 的范围相对模糊,早期将起源于胃肠道间质组织的非上皮性、非淋巴造血组织及非一般血管脂肪组织的间叶性肿瘤统称为 GIST,概念上与 GIMT 相混淆,形成所谓"广义的 GIST"。1994 年 Monihanh 和 Miettinen 发现 GIST 中绝大多数可表达 CD34 抗原(造血干细胞、血管平滑肌细胞、肌成纤维细胞中常见抗原)。最初研究者期望证明 CD34 是 GIST 和其他胃肠道梭形细胞肿瘤(如神经鞘瘤和平滑肌瘤)区别的关键特征,并较早提出了诊断 GIST 必须排除真正的平滑肌瘤和神经鞘瘤,即"狭义 GIST"的观点。进一步研究揭示仅有 50%~60% 的 GIST CD34 抗原阳性,而部分平滑肌细胞和神经鞘细胞也表达 CD34,因此 CD34 抗原作为 GIST 分化的标志物也不够理想。

直到 1998 年 GIST 研究才取得突破性进展。Kindblom 等推测这些肿瘤细胞在遗传学上起源于胃肠道的卡哈尔间质细胞(interstitial cells of Cajal, ICC),它是介于肠内神经末梢和平滑肌细胞之间的一种网状结构,可产生一种慢波电活动,是胃肠道起搏细胞发挥作用的关键,ICC 的成熟、发育及存活均需要依赖正常的 KIT 功能,而 GIST 也表达 c-Kit 基因蛋白产物 CD117(KIT),与此同时 Hirota 等研究发现 GIST 中存在 c-Kit 基因获能性突变(gain-of function mutation),而真正的平滑肌肿瘤和神经鞘瘤无 c-Kit 基因突变和蛋白质表达。他还评估了 58 名胃肠道间叶细胞肿瘤患者的 KIT 表达,49 位真性 GIST 中,46 位(94%)表达 KIT,40 位(82%)表达 CD34,38 位

(78%)两者均表达,在胃肠道壁细胞中也能够表达这些标志物的细胞只有 ICC。依据以上研究推测 GIST 起源于 ICC。他们的研究首次发现 GIST 独特的遗传学和免疫表型的特点,从此 GIST 的研究进入正确的轨道。2000 年版世界卫生组织(WHO)在消化系肿瘤分类中更进一步将胃肠间质瘤作为一种独立的疾病确立出来。

2003 年 Heinrich 和 Hirota 先后发现在未测出 c-Kit 突变的 GIST 病例中 35%~62% 存在 PDGFRα 基因突变,且 c-Kit 和 PDGFRα 基因突变不会同时出现,这是 GIST 病因及发病机制上的又一进展。基于 GIST 中 c-Kit 基因及 PDGFRα 基因的研究,GIST 在分子水平被分为三型:c-Kit 突变型(75%):其具体突变位点包括外显子 11(90%)、外显子 9(8%)以及较少见的外显子 13(1%)、外显子 17(1%)等;PDGFRα 突变型(10%~20%):最常见的突变位点是外显子 12、14 和 18;c-Kit/PDGFRα 野生型(5%~10%):该型 GIST 实际上涵盖了除 c-Kit 和 PDGFRα 基因突变以外的其他类型的已知或未知基因突变型,其中最常见的是 NF1 和 SDH 突变。

三、流行病学

(一)性别和发病年龄

GIST 发病男性略高于女性,国外报道男女之比为 1:1~1.2:1,国内报道为 1:1~2:1,北京市多中心 GIST 住院患者回顾性调查结果显示男女之比为 1.24:1。国外文献报道患者年龄范围为 6 天~93 岁,好发年龄是 40~80 岁,中位年龄 55~65 岁,高峰年龄 60 岁;国内文献报道年龄范围 12~89 岁,中位年龄 53~65 岁;北京市 GIST 住院患者年龄范围 6~89 岁,中位年龄 57 岁。GIST 极少见于儿童,很多既往被诊断为儿童消化道平滑肌肿瘤的实际是炎性肌成纤维细胞肿瘤,真正意义上的儿童 GIST,常为 SDHX 突变的野生型,对 TKIs 治疗也不甚敏感。GIST 绝大多数为散发(97%),也有少数存在 c-Kit 或 PDGFRα 突变的家系,还有 GIST 并发神经纤维瘤病(NF-1 相关 GIST)以及胃 GIST 伴发神经节细胞瘤、肺软骨瘤的报道(Carney 三联征)。

(二)发病率

随着对于 GIST 认识的加深、患者健康体检意

识的提高以及内镜、影像、介入、腹腔镜技术的更新，GIST 检出率逐年升高，目前从全世界范围来看 GIST 年发病率在 10~20/100 万，相当于 20 年前数据的 5~10 倍。美国 NCI（National Cancer Institute）监测、流行病学及死亡资料（SEER）项目 1995 年的数据显示，美国每年新增病例为 500~600 例，2005 年 NCI 的一项回顾性调查将这一数据调整为 3 000~5 000 例。2005—2009 年，美国、冰岛、荷兰、瑞典、挪威、西班牙、意大利、英国、加拿大、捷克斯洛伐克研究者先后报道 GIST 年发病率约 6.8/100 万、11/100 万、12.7/100 万、14.5/100 万、19/100 万、6.5/100 万、14.2/100 万、13.2/100 万、8.5/100 万、5.2/100 万。国人的 GIST 流行病学资料较少，2007—2008 年，台湾、香港研究者先后报道年发病率约 13.7/100 万、18.2/100 万，大陆地区尚无充足数据。

（三）发病部位

GIST 可发生于消化道的任何部位，最常见的原发部位是胃（60%）和小肠（30%），其次为结直肠（5%~10%）和食管（5%），还可以发生于网膜、系膜和后腹膜等胃肠外部位（5%）。发生在胃肠道外的 GIST 又被称为胃肠外间质瘤（extra-gastrointestinal stromal tumors，EGIST），近年研究显示真正的原位 EGIST 极少见（<1%），大部分其实只是附壁 GIST（mural GIST）过度壁外生长，最终与肠道肌层完全脱离，播种到胃肠道以外的部位的结果。

四、诊断学

（一）临床诊断

GIST 临床表现各异，肿瘤较小时无症状，瘤体较大时挤压邻近脏器可产生腹部不适、疼痛、饱胀、腹围增加等，最常见的表现为腹部肿块、腹痛和消化道出血三大症状。总体 70% 有症状，20% 无症状，10% 尸检时发现。瘤体小于 2cm 的 GIST 往往缺少临床症状，常在腹部手术探查过程中、胃镜检查或消化道造影时发现，无明显症状的直肠 GIST 可在前列腺和妇科检查时偶然发现。Nilsson B 等报道 69% 因症状就诊的患者瘤体平均 6cm，临床偶然发现的瘤体平均 2cm，故认为因非 GIST 开腹手术时仔细探查可能会提高 GIST 早期检出率。北京市调查结果 GIST 多以

消化道出血（29.3%）、腹痛（29.2%）和腹部包块（25.1%）为首发症状，上述症状均缺少特异性，根据肿瘤发生部位的不同可引起不同症状，如食管 GIST 典型症状包括吞咽困难或出现与食管相连的纵隔肿瘤，较大的肛门直肠 GIST 可引起疼痛、便血或梗阻等症状，十二指肠乳头附近的 GIST 还可以引起梗阻性黄疸，小肠 GIST 可出现肠梗阻等表现，还有部分 GIST 患者以消瘦、发热、反酸、胃灼热等为首发症状，就诊消化内科检查可发现。

内镜检查，包括纤维内镜、胶囊内镜等是目前术前发现、诊断、评估 GIST 最常用且有效的手段之一。通过纤维胃镜、结肠镜、小肠镜可以直观地发现 GIST，早期病变表现为球形或半球形隆起，黏膜正常，基底较宽，进展期病变可见到局部充血，黏膜表面多个细小颗粒状突起，部分病例可出现糜烂、溃疡或出血，但内镜由于其局限性对于胃肠壁内病灶和壁外压迫区分能力有限，研究显示其敏感度约为 87%，但特异度明显不足，只有 29%。近年来为了弥补这一不足，超声内镜技术（endoscopic ultrasound，EUS）应用越来越普遍，其最大的优势是可以通过超声进一步明确诊断，若发现低回声黏膜下肿物来源于固有肌层，往往提示其为 GIST（图 5-15）。然而由于设备因素的制约，目前超声内镜技术仅应用于食管、胃、直肠等部位，且单独应用 EUS 诊断 GIST 的准确性还不够，研究显示单纯应用 EUS 技术诊断 GIST，术后病理确认其准确度约为 70% 左右，因此联合放射学检查对于早期诊断 GIST 病灶是必要的。

随着高薄层螺旋 CT 和多种序列 MRI 的应用，CT 和 MRI 检查在诊断评估 GIST 中的作用也越来越重要，特别是 CT 检查对于小肠 GIST 以及 MRI 检查对于肝脏转移 GIST、十二指肠 GIST 和直肠 GIST。CT 和 MRI 具有较高的定位准确性，可以较清晰地显示肿瘤是否侵犯周围组织器官。原发 GIST 典型的 CT 表现是边界清楚、中等密度的占位，富含血管，与胃或小肠关系密切，肿物邻近部位胃肠道壁无明显增厚（图 5-16），部分 GIST 瘤体内出血、坏死，影像可表现为混杂密度。有研究显示增强 CT 对于直径超过 2cm 的 GIST 病灶敏感度高达 87.5%，但是对于直径小于 2cm 的病灶敏感度只有 38.1%。CT 扫描范围应包括整个腹、盆腔区域，层厚≤5mm，轴位图像

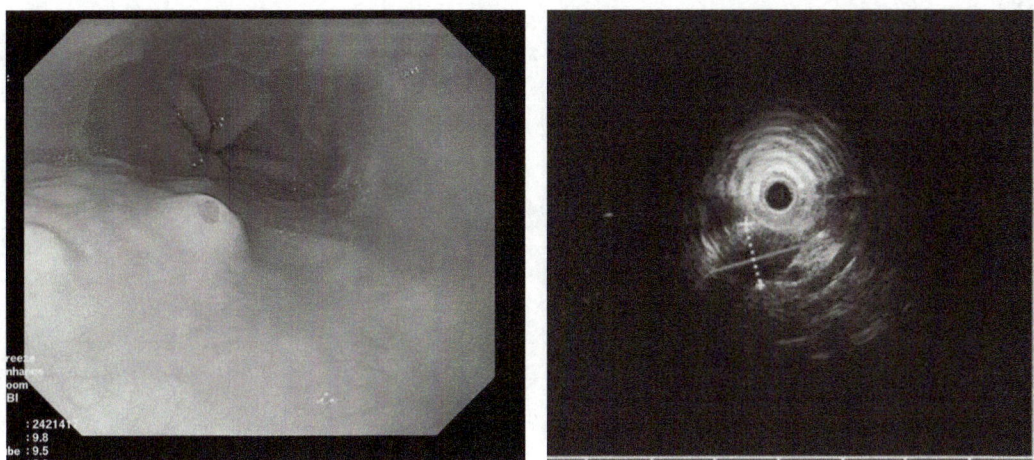

图 5-15　GIST 的内镜表现和超声内镜表现
A. 内镜；B. 超声内镜

测量肿瘤最大径线,增强静脉期于肿瘤最大层面采用曲线边缘描记法获得肿瘤整体 CT 值(Hu),有条件者应报告病灶的平均 CT 值。^{18}FDG-PET(fluorodeoxyglucose-positron emission tomography)诊断 GIST 敏感性极高,但特异性较差,而且检查费用较高,目前主要用于靶向药物治疗反应的早期判断。

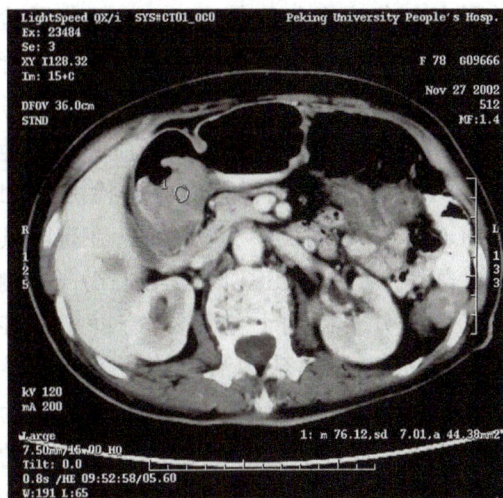

图 5-16　CT 增强扫描示胃窦可见一向腔内生长的肿物,有增强,顶部有脐样凹陷,边界清

穿刺活检可能引起肿瘤破裂、出血,导致肿瘤播散,故对于术前评估能完整切除且不会明显影响相关脏器功能者,应直接切除而无需活检。活检仅适用于以下几种可能改变治疗决策的情况:需要联合脏器切除者,或手术明显影响相关脏器功能者,术前活检明确诊断有助于决定直接手术或行术前治疗;局部晚期无法切除或估计

难以获得 R0 切除,拟行术前治疗者;初发且疑似 GIST,术前需明确性质(如排除淋巴瘤);复发转移 GIST,药物治疗前需明确性质者。活检方式主要有超声内镜下细针穿刺活检(endoscopic ultrasonography-fine needle aspiration, EUS-FNA)和空芯针穿刺活检(core needle biopsy, CNB)。前者造成腔内种植的概率小,应作首选,但其获取组织量少,诊断难度较大;后者获取组织量大,但存在肿瘤破裂腹腔种植的风险,常用于转移灶。常规内镜下钳取活检常难以明确诊断,仅适用于黏膜受累者,且偶可导致严重出血。对于直肠或盆腔肿物,可考虑经直肠或阴道穿刺活检。

(二)病理诊断

GIST 大体可见肿物位于胃肠道的黏膜下层、肌层或浆膜层,肿瘤大小差异显著,体积较大者可有假性包膜,伴局部坏死或出血。镜下可见细胞丰富,缺乏间质,胞质呈纤维状嗜伊红,胞核内可见纤细的染色质和模糊的核仁。细胞呈梭形(70%)、上皮样(20%)或混合型(10%)(图 5-17),少数上皮样 GIST 内可见多形细胞。梭形细胞排列成交错的束状、栅栏状或漩涡状,呈嗜碱性,核密度高,核周空泡形成是其普遍特征;上皮样细胞由多边形细胞组成,排列成巢,胞质丰富,胞核呈圆形,局灶性胞核多形性较常见。当 GIST 表现出明显的细胞异型性、核不典型增生、梭状细胞和上皮样细胞混合存在、核分裂象超过 5 个 /50HP、黏膜侵犯、局灶性坏死等提示恶性程度较高。近年来,经靶向治疗后切除的 GIST 标本逐渐增多,

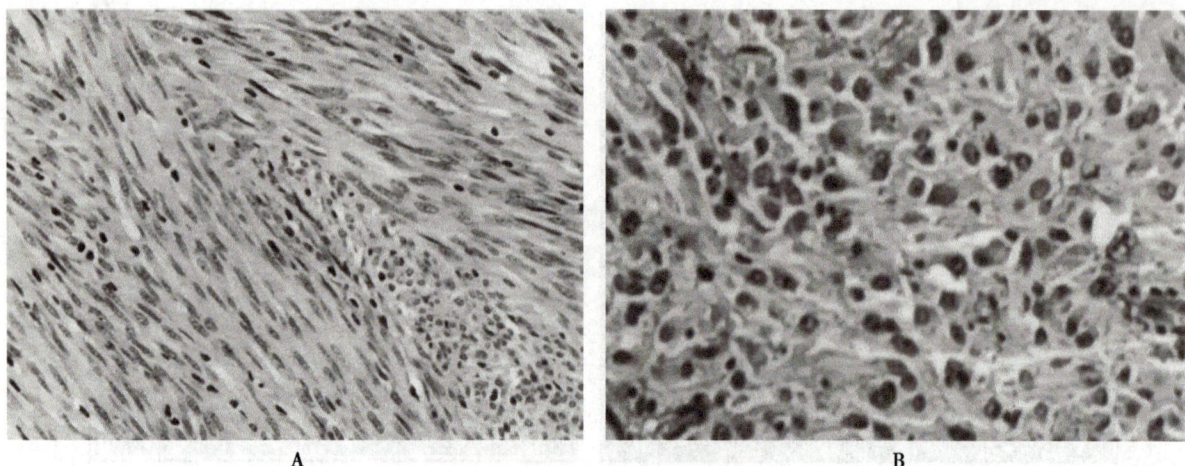

图 5-17 GIST 主要的形态学特征

A. 梭形细胞；B. 上皮样细胞

GIST 经靶向治疗后可发生坏死、囊性变，部分病例细胞密度明显降低，瘤细胞成分稀疏，间质纤维化，伴炎细胞浸润和组织细胞反应。推荐的组织学疗效评判标准为：轻微效应，0~10%；低度效应，>10% 且 <50%；中度效应，≥50% 且 ≤90%；高度效应，>90%。可用于判断术前靶向药物治疗反应，指导术后辅助治疗。

GIST 特征性的、最具诊断意义的免疫组织化学表现是 KIT（CD117）免疫染色阳性（95%），KIT 过表达常与 c-Kit 基因突变有关。正确的诊断很大程度上依赖于病理医师对于 KIT 抗体和免疫组化染色技术的掌握，腹部正常细胞中 KIT 阳性的有胃肠道的肥大细胞（黏膜下层）和 Cajal 细胞（分布于肠肌丛周围和固有肌层），这些正常细胞可以作为免疫染色的正常对照，正常的纤维细胞和平滑肌细胞均是 KIT 阴性的。2004 年后，DOG1 作为特异性标记物在 GIST 免疫组织化学检测中起到了越来越重要的作用，98% 的 GIST 免疫组化检测 DOG1 阳性，与 KIT 检测结果具有很高的一致性，对于 KIT 阴性、PDGFRα 突变的 GIST 表达率依然良好。60%~70% 的 GIST 免疫组化检测 CD34 阳性，特别是胃 GIST，但 CD34 在小肠 GIST 中可为阴性。目前临床病理检查中常推荐联合采用上述 3 项标记物。另外几种用作 GIST 鉴别诊断的标志物有 SMA（smooth-muscle actin，30%~40% 阳性）和 PS100（约 5% 阳性）（图 5-18，表 5-6）。Desmin 等平滑肌细胞生物标记物在 GIST 免疫组化中常为阴性。

GIST 的诊断主要依靠典型的临床病理特点以及免疫组化染色结果，部分病例还要借助于电镜和基因突变检测。对于组织学形态符合 GIST 且 CD117 和 DOG1 弥漫（+）者，可直接诊断 GIST；组织学形态呈上皮样、DOG1（+）但 CD117（-）或弱（+），可诊断为 GIST，但需加行分子检测，以确定是否存在 PDGFRα 基因突变（特别是 D842V 突变）；CD117（+）但 DOG1（-）者首先要排除其他 CD117（+）的肿瘤，必要时加行分子检测；组织学形态和免疫组化均符合 GIST，但分子检测显示无 c-Kit 或 PDGFRα 基因突变，需考虑野生型 GIST，应加行 SDHB 标记，表达缺失者应考虑 SDHB 缺陷型 GIST，表达无缺失者应考虑其他野生型 GIST，有条件者加行相应分子检测；CD117（-）、DOG1（-）的病例多为非 GIST，在排除其他类型肿瘤后仍考虑为 GIST 时，需加行分子检测。

GIST 的分子检测十分重要，有助于疑难病例的诊断、预测靶向药物治疗的疗效及指导治疗。下列情况尤其应行分子检测：疑难病例为明确 GIST 诊断；拟行术前靶向治疗；所有初诊的复发转移 GIST，拟行靶向治疗；中高危原发可切除 GIST 术后，拟行靶向治疗；为鉴别野生型 GIST；为鉴别同时性或异时性多原发 GIST；继发耐药者需重新检测。检测位点至少应包括 c-Kit 基因的第 9、11、13 和 17 号外显子以及 PDGFRα 基因的第 12 和 18 号外显子。继发耐药者，应增加检测 c-Kit 基因的第 14 和 18 号外显子。原发 c-Kit 基因突变可表现为多种类型，其中缺失突变约占 50%，特别是 557-558 缺失突变，其生物学行为较非缺失突变更差，表现为预后相对差、伊马替尼

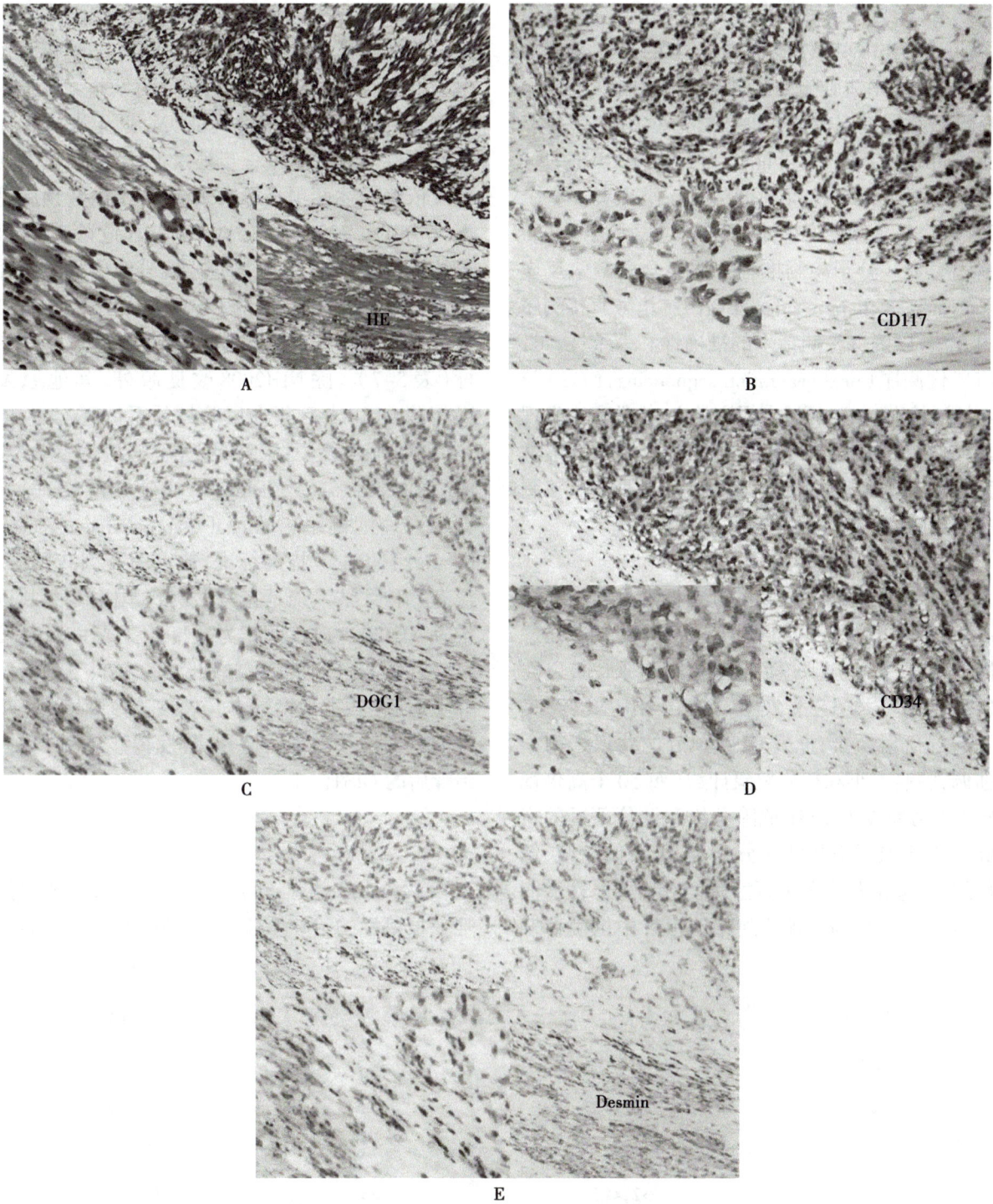

图 5-18 GIST 和瘤旁间质组织染色对比

A. GIST 的 HE 染色。右上为肿瘤组织（EnVision 法，×100），左下为瘤旁平滑肌组织（EnVision 法，×400）。B. GIST CD117
弥漫强阳性。C. GIST DOG1 弥漫强阳性。D. GIST CD34 弥漫阳性。E. GIST Desmin 阴性，瘤旁平滑肌阳性

表 5-6 免疫组织化学鉴别诊断

肿瘤	CD117	DOG1	CD34	SMA	Desmin	S100
GIST	+（>95%）	+（>95%）	+（~60%）	+（~30%）	罕见	+（5%）
平滑肌瘤	-	-	+（~10%）	+	+	罕见
施万瘤	-	-	+	-	-	+

治疗有效时间相对较短等，因此，分子检测报告中应对 c-Kit 基因外显子 11 突变的具体类型加以描述，对评估肿瘤的生物学行为、制订整体治疗策略具有一定价值。少数野生型 GIST 中可检测到 BRAF 突变，其可能作为野生型 GIST 的一个特殊亚组，BRAF 抑制剂治疗该类患者仅有个案报道，且总体突变率低，不推荐常规检测 BRAF 基因突变。分子检测推荐采用聚合酶链式反应（polymerase chain reaction，PCR）扩增 – 直接测序的方法，以确保检测结果的准确性和一致性。目前二代测序（next generation sequencing，NGS）与液体活检在 GIST 领域中报道较少，少数研究发现其可检测到少见突变类型，并可能提早发现继发突变，具有潜在应用价值，但目前不能取代直接测序用于原发 GIST 分子检测。

（三）恶性程度的评估

对于 GIST 恶性程度的判定标准目前尚不统一，目前多数学者认为 GIST 是一种具有潜在恶性的肿瘤，提出用恶性危险程度分级来代替以往良恶性的分类方法。2001 年在由 NIH/NCI 召集发起的研讨会上，原发 GIST 预后的共识指南中强调，肿瘤大小和核分裂象计数（每 50 个高倍视野）作为原发性 GIST 危险分级和评价预后的指标。该共识指南将肿瘤分为 4 组：极低危组、低危组、中危组和高危组，危险性越高，其恶性潜能和复发危险越高。各危险组的预计中位生存期是：极低危组和低危组 >16 年，中危组 14.2 年，高危组 3.4 年。低危组、中危组的复发率和病死率均低，高危组患者的临床转归明显差。该结论在多个回顾性研究中得到证实。近年来的大样本回顾性研究除了进一步证实上述结论，也发现仅仅依赖上述两项指标来预测 GIST 患者预后是不充分的。2008 年 Joensuu 对 NIH 危险度分级系统进行了修订，在新的危险度分级中将原发肿瘤部位（非原发于胃的 GIST 较原发胃的 GIST 预后差）和肿瘤破裂也作为预后的基本评估指标（表 5-7）。除 NIH2008 改良版外，其他原发可切除 GIST 术后复发风险评估系统还有 WHO（2013 年版）、美国国防病理学研究所（Armed Forces Institute of Pathology，AFIP）标准、美国国立综合癌症网络（National Comprehensive Cancer Network，NCCN）指南标准、热点图及列线图等。没有一种评估系统是完美无缺的，国内专家共识推荐 NIH2008 改良版作为主流。需要注意，复发风险评估适用于原发完整切除的 GIST，下列情形并不适用：各类活检标本，包括细针穿刺活检、芯针穿刺活检及内镜活检等；复发转移 GIST；靶向治疗后的 GIST。

五、治疗

手术切除是胃肠间质瘤（GIST）最主要也是唯一根治性的治疗手段，外科治疗与分子靶向治

表 5-7 原发 GIST 切除术后危险度分级标准

危险度分级	肿瘤大小 /cm	核分裂象数（/50HP）	肿瘤原发部位
极低	≤2	≤5	任何部位
低	>2,≤5	≤5	任何部位
中等	≤2	>5	非胃原发
	>2,≤5	>5	胃
	>5,≤10	≤5	胃
高	任何	任何	肿瘤破裂
	>10	任何	任何部位
	任何	>10	任何部位
	>5	>5	任何部位
	>2,≤5	>5	非胃原发
	>5,≤10	≤5	非胃原发

疗相结合是 GIST 治疗的主流模式。

（一）原发局限胃肠间质瘤的治疗

完全切除（complete resection）和整块切除（en bloc resection）是原发 GIST 外科治疗中最基本的原则，保证肿瘤完整、切缘阴性（R0 切除）是降低术后复发率的重要环节，强调无瘤操作是避免肿瘤播散的保证，不常规行淋巴结清扫，扩大切除范围或联合脏器切除应根据具体情况而定。

1. 完全并整块切除是 GIST 外科治疗的关键 从作用机制上来说，TKI 是一种"抑瘤剂"而非具有细胞毒性的"杀瘤剂"，研究发现，伊马替尼治疗真正意义上的病理完全缓解（pCR）比率不超过 5%，且超过 60% 的患者最终会出现伊马替尼耐药导致疾病进展，因此，对原发局限的肿瘤，外科切除是唯一治愈机会。外科手术切除主要分为完全性和不完全性切除，完全性切除指局部切除（肿瘤剔除或距肿瘤边缘一定距离切除）、肿瘤及所在器官切除和扩大切除术（同时作淋巴结清扫或联合脏器切除），不完全切除指姑息性切除（尚有少许肿瘤残留）。完全切除术后 5 年存活率约为 50%，然而对不能手术切除或转移的 GIST 患者，在靶向治疗时代以前，中位生存期仅为 9~12 个月。多数研究结果均显示切除完全与否与患者的预后关系密切。DeMatte 等回顾了 200 例 GIST 患者，完全切除者 80 例，术后 5 年生存率为 54%，中位生存时间 66 个月，不完全切除者术后中位生存期仅 22 个月。Pierie JP 等报道 69 例 GIST，行完整根治性切除手术者术后 5 年生存率为 42%，姑息性切除者仅为 9%，差异显著。

即使在分子靶向治疗时代，完整切除仍是影响预后的最主要因素。约 85% 的原发 GIST 患者可接受完整切除，镜下切缘阴性（R0 切除）的 GIST 患者预后良好。一般来说，1~2cm 的肉眼切缘距离基本能实现镜下切缘阴性。如果初次手术仅为 R1 切除（大体阴性镜下切缘阳性），目前国内外学者倾向于进行分子靶向药物治疗，一般不主张追加手术。

2. 合理的手术范围是影响疗效的重要因素 手术的范围和术式选择应取决于肿瘤所在的部位、大小等因素，术前影像学等资料所测量的瘤体大小虽与实际情况可能存在一定出入，但仍可为术前判断肿瘤大致状况、生长方式、是否侵犯周围脏器提供指导。术中探查意义重大，可以明确肿瘤大小、生长特点、有无侵及邻近器官及转移和其他恶性征象，应特别注意腹膜表面和肝脏以排除肿瘤转移性播散，综合评估肿瘤的可切除性和恶性危险程度，指导术式选择。区段或楔形切除是最常用的局部切除方法，扩大切除肿瘤未累及的组织并不能增加获益，手术切除应争取最小的手术并发症，尽量避免复杂手术或多脏器联合切除手术。GIST 通常表现为膨胀性而非浸润性生长，使邻近器官受压移位而非直接侵犯，因此，通常能实现肿瘤与周围结构分离，但也有因紧密粘连而需整块切除的可能。涉及器官功能保护者，如中低位直肠 GIST、胃食管结合部 GIST，首选括约肌保留手术（sphincter-sparing surgery）和食管保留手术（esophagus-sparing surgery）。涉及复发手术或器官功能保护者，应行 MDT 讨论决定是否进行术前治疗。对于巨大胃 GIST 不能楔形切除或累及幽门、胃食管结合部时，可行胃部分或全胃切除术。食管、十二指肠、结肠和直肠 GIST 亦应争取行楔形切除，如技术上不可行时可行肠（管）段切除，或必要时行胰十二指肠切除术、腹会阴联合直肠切除手术等（图 5-19）。大网膜或肠系膜 GIST 累及邻近器官时应该考虑整块切除可见病灶和粘连的组织，务必注意防止粘连松解过程中肿瘤破裂。S. Bonvalot 等回顾了 56 例 GIST 患者，中位随访期为 42 个月，复发中位时间为 26 个月，采取器官全切或部分切除治疗术后的远处转移发生率均为 50% 左右，而部分切除可以保存脏器功能。其他研究也表明联合多脏器切除和局部切除的术后局部复发率相似，而多脏器切除的总生存率反而降低。

3. 无瘤原则是降低 GIST 术后复发的重要环节 GIST 瘤体脆、血供丰富，容易破裂和出血，操作时应细心，注意保证假包膜的完整，假包膜破裂不但可能导致出血，还会增加肿瘤腹腔散播的机会，严重影响预后。肿瘤剔除术（瘤周切除）因肿瘤残留及破裂等原因，不适合用于 GIST 的治疗，即使为了保护重要脏器也不宜采用，接受剔除术的 GIST 患者预后不佳。

4. 不常规进行区域淋巴结清扫 研究显示，GIST 转移方式与腺癌明显不同，以腹腔种植和血

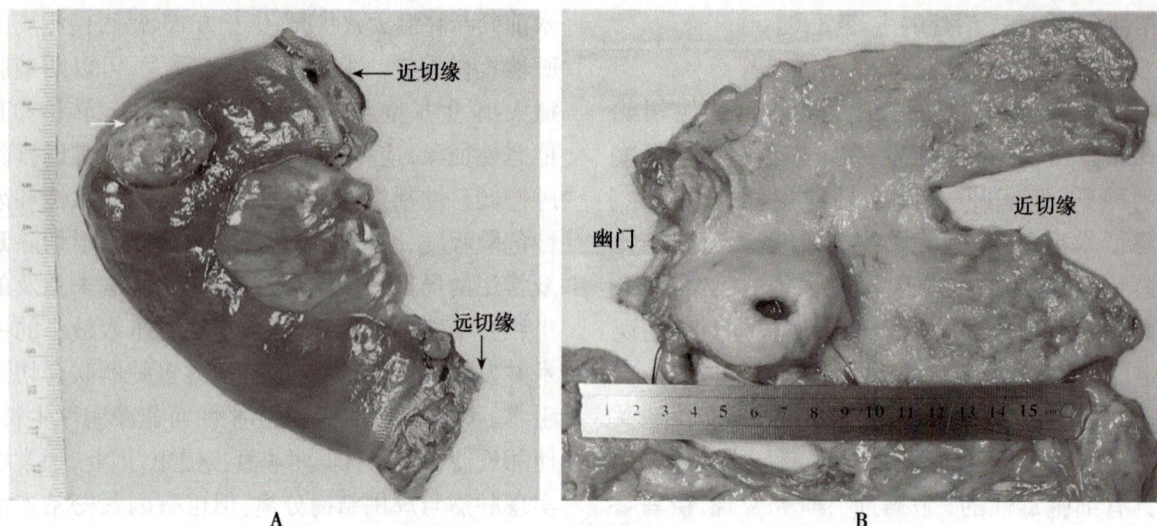

图 5-19 胃和小肠 GIST 的切除标本
A. 胃 GIST,向腔内生长,中央有一溃疡形成的脐样凹陷;B. 小肠 GIST,外生性,呈结节状或球形上皮样细胞

行转移为主,淋巴结转移的发生率低于 10%,清扫淋巴结的根治性手术在生存率和复发率方面并不具有优势,因此为了减少不必要的手术并发症,不主张常规进行区域淋巴结清扫,但如术中探查发现病理性肿大的淋巴结,应切除病变淋巴结,并需考虑 SDH 缺陷型 GIST 的可能性。

5. 合理选用腹腔镜微创治疗　多数 GIST 瘤体局限,边界清楚,膨胀性生长,很少累及淋巴结,为腹腔镜手术切除提供了基础。2004 年以前出于谨慎的考虑并不推荐腹腔镜或手助腹腔镜切除 GIST,然而随后的回顾性研究发现,对平均直径 4cm(1.0~8.5cm)的 GIST 经腹腔镜切除,其效果和复发率与开腹组相似,甚至优于开腹组。2004 年之后 NCCN 指南开始推荐腹腔镜应用于直径小于 2cm 的 GIST 切除,其后又推荐直径小于 5cm 的肿瘤可接受腹腔镜切除,大于 5cm 的肿瘤可经手助腹腔镜切除,最新的 NCCN 指南甚至已经不再对经腹腔镜手术切除的 GIST 的大小作出明确限制,只要肿瘤学原则能得到保证。腹腔镜手术安全性良好,与开腹手术相比手术并发症发生率低,住院时间短,无病生存期长,局部复发率无明显差异。

虽然近年来腹腔镜手术适应证不断扩大,开放手术目前仍是 GIST 的标准手术方法。在有经验的医疗中心,可根据肿瘤部位和大小考虑腹腔镜切除:对于胃 GIST,建议位于大弯侧及胃底体前壁直径≤5cm 的病灶可考虑腹腔镜切除;空回肠 GIST 行腹腔镜手术的意义主要在于探查和定位。肿瘤破裂是独立不良预后因素,术中要遵循"非接触、少挤压"的原则,且必须使用"腔镜取物袋",以避免肿瘤破裂播散。

6. 慎重选择内镜下治疗　GIST 为非黏膜起源的间叶源性肿瘤,常起源于固有肌层,生长方式多样,瘤体与周围肌层组织界限并不十分清晰,内镜下不易根治性切除,且并发症发生率高(主要为出血、穿孔、破裂种植等),目前尚缺乏内镜下切除 GIST 的中长期安全性的对比研究,故不作为常规推荐。

7. 靶向治疗在 GIST 术前和术后辅助治疗中的应用　对于理论上手术可切除的 GIST 病灶,如存在以下问题时可考虑进行术前伊马替尼治疗:术前估计难以达到 R0 切除;肿瘤体积巨大(大于 10cm),术中易出血、破裂,可能造成医源性播散;特殊部位的肿瘤(如胃食管结合部、十二指肠、低位直肠等),手术易损害重要脏器功能;肿瘤可切除但围术期手术风险较大,术后致残率、死亡率高;需行多脏器联合切除者。术前治疗的主要意义在于减小肿瘤体积、降低临床分期、缩小手术范围、降低手术风险、增加根治性切除机会、对于特殊部位肿瘤有利于重要脏器功能的保留、获得伊马替尼治疗效果资料为术后治疗的选择提供依据。拟行术前分子靶向治疗者,应行活检以明确诊断,并完善基因检测,以指导靶向药物种类和剂量的选择。部分原发可切除 GIST 即使接受完整切除术后也需要进行伊马替尼治疗,以减少术后复发转移。复发危险度分级是评估辅助治疗适应证最主要的标准,目前推荐依据 NIH2008 版(中国共识改良版)危险度评估具有中高危复发风险的患者作为辅助治疗的适应人群。基因分型可影响辅助治疗决策:PDGFRα 外显子 18 D842V 突变者对伊马替尼原发耐药,不推荐伊马替尼辅助治疗。c-Kit 外显子 9 突变、野生型 GIST 能否从辅助治疗中获益存在争议,但目前仍推荐伊马替尼标准剂量辅助治疗。在术后辅助治疗中,不论何种基因类型,伊马替尼辅助治疗的剂量均为 400mg/d。近年来,针对伊马替尼辅助治疗时限的问题,国际上开展了一系列研究,2017 版中国胃肠间质瘤诊断治疗共识推荐的辅助治疗时限:中危的胃来源的 GIST,伊马替尼辅助治疗 1 年;中危的非胃来源的 GIST,伊马替尼辅助治疗 3 年;高危 GIST,伊马替尼辅助治疗时间至少 3 年;发生肿瘤破裂者,应考虑延长辅助治疗时间。

8. 胃小 GIST 和微小 GIST 的处理　直径 ≤2cm 的 GIST 统称为小 GIST,直径 ≤1cm 的 GIST 定义为微小 GIST(micro-GIST),多为偶然发现。胃微小 GIST 在中老年人群中实际发病率并不低,估计为 10%~35%。尽管大多数小 GIST 在临床上呈良性或惰性经过,但确有少数病例显示侵袭性行为,尤其是核分裂象计数较高者。在临床上,直径超过 2cm 的原发可切除性 GIST 都应切除,但关于胃小 GIST 的处理,目前尚未达成共识。由于 GIST 位于黏膜下,常源自固有肌层,经内镜切除存在切缘阳性、肿瘤溢出和穿孔的风险,该治疗方式仍有争议。NCCN 推荐根据 EUS 表现来处理胃小 GIST:无症状拟诊胃小 GIST,根据其 EUS 表现推测危险程度,不良因素为边界不规整、溃疡、强回声及异质性等特点,如合并不良因素,应考虑切除;如无不良因素,可定期复查 EUS 或其他放射学检查(如 CT、MR),时间间隔为 6~12 个月。如无法进行 EUS 评估或难以坚持随访时,切除是标准处理方法。位于其他部位的小 GIST,由于恶性程度相对较高,一经发现均应考虑手术切除。另外,位于特殊部位的小 GIST,如直肠、胃食管结合部、十二指肠等,肿瘤一旦增大,保留肛门、贲门功能的手术难度相应增加,或增加联合脏器切除的风险,应积极行手术切除。

(二)复发和转移胃肠间质瘤的治疗

GIST 转移常发生在腹膜腔内,最常见于肝脏、腹膜、大网膜,多为血行转移和直接播散,淋巴结转移极少见,远处转移少见。由于 GIST 症状多不典型,20%~30% 的患者在初次诊断时已经有转移,经过根治性切除的原发可切除 GIST 患者也有 40%~80% 出现局部复发、腹腔内种植或肝转移。

1. 分子靶向治疗应作为首选　胃肠间质瘤与 c-Kit 及 PDGFR α 基因突变有关,2002 年酪氨酸抑制剂伊马替尼被美国食品药物管理局(FDA)批准为 GIST 治疗用药,彻底改变了复发转移 GIST 的治疗,改善了 GIST 复发及转移患者的预后。在靶向治疗时代以前,传统化疗作为复发转移性的晚期 GIST 的初始治疗手段,但反应极差,中位生存期仅约 1 年。而使用伊马替尼后,晚期 GIST 完全缓解率(CR)为 3%~6%,部分缓解率(PR)为 45%~48%,另有 26%~32% 的晚期 GIST 可维持疾病稳定状态(SD),总体生存期达 47 到 55 个月,其效果较传统化疗取得了实质性的改善。靶向治疗应当用于复发转移 GIST 治疗的所有环节,包括术前治疗、术后治疗以及姑息治疗,这一观点已达成共识。伊马替尼是转移复发 GIST 的一线用药,初始推荐剂量为 400mg/d。鉴于 c-kit 外显子 9 突变者对伊马替尼反应欠佳,初始治疗可予 600mg/d 乃至 800mg/d(据西方国家数据,800mg/d 为最大耐受剂量,国人常无法耐受)。如伊马替尼治疗有效,应持续用药,直至疾病进展(PD)或出现不能耐受的毒性。伊马替尼的常见不良反应包括水肿、胃肠道反应、白细胞减少、贫血、皮疹、肌肉痉挛以及腹泻等,大多数不良反应为轻至中度,对症支持治疗即可改善。伊马替尼治疗期间发生 PD,依据其表现可分为局限性进展和广泛性进展。局限性进展者可考虑姑息减瘤手术或动脉栓塞、射频消融等局部治疗(针对部分无法手术的肝转移),并考虑改变药物治疗方案。广泛性进展者,建议换用舒尼替尼(37.5mg/d)或增加伊马替尼剂量(600mg/d)。舒尼替尼是一种多靶点 TKI,可抑制 KIT、PDGFR、VEGFR 和 FLT-1/KDR 等受体活性,是晚期 GIST 的二线用药,但总体反应不佳,据统计 CR 为 0,PR 为 7%~13%。伊马替尼与舒尼替尼治疗失败的复发转移 GIST,可启用瑞戈非尼三线治疗。瑞戈非尼也是一种多靶点 TKI,主要靶点包括:VEGFR1-3、TEK、KIT、RET、RAF1、BRAF、PDGFR 以及 FGFR 等。瑞戈非尼能延长患者总生存期,对于瑞戈非尼三线治疗失败者,建议入组临床试验,或考虑给予既往治疗有效且耐受性好的药物进行维持治疗,对此类患者仍不建议停止 TKI 治疗,研究显示停药后肿瘤进展会加速。对于无法切除的复发转移 GIST,目前的观点倾向于长期连续接受伊马替尼治疗。法国肉瘤协作组(French Sarcoma Group)进行的大样本多中心前瞻 RCT 显示,接受伊马替尼治疗有效的患者,1 年后中断治疗和继续治疗的患者相比,以停止治疗时间为起点,两组 PFS 分别为 6 个月和 29 个月,随后进行的更大样本数据显示,两组 1 年 PFS 分别为 29.7% 和 92%。研究亦发现中断治疗的患者恢复伊马替尼治疗后,两组总生存率并没有显著差异。基于上述研究结果,笔者认为如患者可耐受,应当连续长期进行伊马替尼治疗,即使对于经伊马替尼治疗已完全缓解的患者也不例外。

2. 复发转移 GIST 并非手术禁忌 经伊马替尼治疗的转移复发 GIST,R0/R1 切除率可达 50% 以上,特别是经伊马替尼治疗稳定状态者 R0/R1 切除率可高达 80% 以上。近年来的回顾性研究显示局部进展复发转移病灶行手术切除(甚至多次切除)联合靶向药物治疗可以延长总生存期,Turley 等通过回顾性研究首次报道手术联合伊马替尼治疗 GIST 肝转移的效果优于单纯伊马替尼或单纯手术治疗。因此,不可切除性或潜在可切除性 GIST 经伊马替尼初始治疗后明显缓解并达到可切除标准者,应尽快手术切除。关于手术治疗在复发转移 GIST 中的应用,应分情况区别对待:未经靶向治疗但估计能完全切除且手术风险不大者,可考虑手术切除联合术后靶向治疗;靶向治疗有效,如估计所有复发转移病灶均可切除,可考虑手术切除全部病灶;局限性进展的复发转移 GIST,表现为伊马替尼治疗期间仅有单个或少数病灶出现进展,而其他病灶仍稳定甚至部分缓解,总体控制满意,如手术可完整切除局部进展病灶,则建议切除,并尽可能切除更多的转移灶,完成较满意的减瘤手术,术后根据具体情况选择继续标准剂量伊马替尼治疗、换用舒尼替

尼或伊马替尼增量治疗;靶向治疗过程中仍然广泛性进展的复发转移 GIST,原则上不考虑手术治疗;姑息减瘤手术仅限于患者能够耐受手术并预计手术能改善患者生活质量的情况。另外,如复发转移 GIST 引起完全性肠梗阻、消化道穿孔、保守治疗无效的消化道大出血以及肿瘤自发破裂引起腹腔大出血时,须行急诊手术。

3. 合理选择伊马替尼术前应用时间 对于潜在可切除的复发转移 GIST,理论上讲接受伊马替尼术前治疗的时间应尽量长,以达到最大缓解效果,但过度延长术前治疗时间可出现继发耐药,对于这部分患者在出现耐药前手术可获得更长的无进展生存时间(PFS),故推荐伊马替尼治疗 6~12 个月考虑手术。在术前治疗期间应定期(每 2~3 个月)评估治疗效果,临床上常采用增强 CT 或 MRI 作为疗效监测,肿瘤不再缩小时即认为伊马替尼已达到最大疗效,此时应考虑手术。

4. 伊马替尼耐药患者的个体化处理 超过一半以上的 GIST 患者在接受伊马替尼治疗期间会出现耐药,接受伊马替尼一线治疗 6 个月内发生肿瘤进展者为原发耐药,接受伊马替尼或舒尼替尼初始治疗获得肿瘤缓解或稳定后疾病再次进展为继发耐药。明确原发与继发耐药性质有助于评估 GIST 生物学行为与耐药机制,对合理制订后续治疗策略具有重要意义。分子检测有助于预测靶向药物的疗效:原发耐药常见于 c-Kit 外显子 9 突变、PDGFRα 外显子 18(D842V)突变(约占全部 GIST 的 8%)或野生型 GIST 患者,继发耐药常见于治疗前 c-Kit 外显子 11 突变的 GIST 患者。在一线治疗中,c-Kit 外显子 11 突变者接受伊马替尼治疗疗效最佳;二线治疗中,原发 c-Kit 外显子 9 突变和野生型 GIST 接受舒尼替尼治疗的生存获益优于 c-Kit 外显子 11 突变者,继发性 c-Kit 外显子 13、14 突变患者接受舒尼替尼治疗疗效优于继发性 c-Kit 外显子 17、18 突变者;三线治疗中,继发性 c-Kit 外显子 17 突变者接受瑞戈非尼治疗疗效较好;PDGFRA D842V 和 D816V 突变可能对伊马替尼、舒尼替尼与瑞戈非尼治疗原发耐药,可能对其有效的新药 BLU-285 正在进行临床试验。发生耐药时,将伊马替尼耐药患者的用药量增加至 800mg/d 可使部分患者受益,考虑到耐受性问题,推荐我国 GIST 患者药量增为

600mg/d，也有研究建议从伊马替尼（400mg/d）转为舒尼替尼（37.5mg/d），需要注意的是部分伊马替尼耐药的患者使用舒尼替尼也无效。

除上述原因造成耐药，患者血药浓度水平保持不佳也是重要原因，如 GIST 患者的血浆伊马替尼浓度低于 1 100ng/ml，临床疗效降低，疾病很快进展。造成患者伊马替尼血药浓度小于最小有效浓度（Cmin<1 100ng/ml）的原因主要包括：患者依从性下降；药物副作用导致间断停药；存在影响血药浓度的其他因素，如大面积胃肠切除术、药物相互作用等。因此在患者用药期间应加强与患者沟通，增加随访次数，及时提供用药方案指导，对症治疗药物副作用，重视心理疏导，可减少患者耐药发生。如果有条件，建议对下列患者进行伊马替尼血药浓度监测：伊马替尼 400mg/d 标准剂量一线治疗期间发生进展者；药物不良反应较重者，如系血药浓度过高引起，可在保证有效血药浓度的情况下，酌情减量。

5. 伊马替尼疗效评价 目前实体肿瘤药物治疗疗效影像评价标准最常用的是 RECIST（Response Evaluation Criteria in Solid Tumors）标准，以肿瘤长径缩小 30% 以上作为治疗有效的指标。然而 GIST 对伊马替尼治疗有效的表现形式多样，可出现坏死、出血、囊变及黏液变，但肿瘤体积可无缩小甚至增大，仅考虑瘤灶体积大小变化因素的 RECIST 标准存在明显缺陷，因此目前多推荐采用改良 Choi 疗效评估标准（表 5-8）来评估 GIST 的药物治疗疗效。改良 Choi 疗效评估标准除了评估肿瘤长径变化，还增加了肿瘤密度（Hu）变化情况，有研究显示对于转移复发 GIST

表 5-8 GIST 靶向治疗 Choi 疗效评价标准

疗效	定 义
CR	全部病灶消失，无新发病灶
PR	CT 测量肿瘤长径缩小≥10% 和 / 或肿瘤密度（Hu）减小≥15%；无新发病灶；无不可测病灶的明显进展
SD	不符合 CR、PR 或 PD 标准；无肿瘤进展引起的症状恶化
PD	肿瘤长径增大≥10% 且密度变化不符合 PR 标准；出现新发病灶；新的瘤内结节或已有瘤内结节体积增大

接受伊马替尼治疗的患者使用 Choi 标准较 RECIST 标准更敏感且特异性更强。尤其是对于治疗早期肿瘤体积缩小不明显甚至增大者，应参照 Choi 标准进行评价。

6. 术后分子靶向治疗应尽快恢复并保证其连续性 有研究表明长期接受伊马替尼治疗的 GIST 患者，若中断治疗，肿瘤往往呈加速生长或复发，因此对于进展期患者如耐受良好，接受伊马替尼治疗时间应尽量长。对于接受术前靶向治疗者，建议术前停药 1~2 周，待患者身体条件达到要求再行手术。术后只要患者胃肠道功能恢复且能耐受药物治疗，应立即恢复靶向治疗。中高危原发可切除 GIST 患者术后应用伊马替尼可改善预后已有大量随机对照研究结果支持，复发转移 GIST 患者即使手术完整切除仍应长期口服伊马替尼。

六、预后及随访

GIST 患者预后受多因素影响。首先，原发局限可切除性 GIST 与复发 / 转移的不可切除性 GIST 预后显然不同：前者 3 年生存率超过 90%，后者预后较差，3 年生存率仅 60% 左右；其次，对于原发局限可切除性 GIST，其预后主要与复发危险度分级指标（肿瘤大小、核分裂象数、肿瘤原发部位、肿瘤破裂）密切相关。

对于 GIST 这种高复发疾病，随访尤其重要。局限可切除 GIST 术后最常见的复发转移部位是腹膜和肝脏，故推荐行腹、盆腔增强 CT 或 MRI 作为常规随访项目，必要时行 PET-CT 扫描。中高危患者每 3 个月行 CT 或 MRI 检查，持续 3 年，然后每 6 个月 1 次，直至 5 年，5 年后每年随访 1 次；低危患者应每 6 个月行 CT 或 MRI 检查，持续 5 年。5%~7% 的患者可能出现肺部和骨骼转移，故应至少每年行一次胸部 X 线检查，若出现相关症状推荐进行骨扫描检查。转移复发的不可切除性 GIST 或拟行术前治疗者在启动治疗前必须行增强 CT 或 MRI 留作基线，并作为疗效评估的依据，开始治疗后至少每 3 个月复查增强 CT 或 MRI，以评估效果，因治疗决策需要者可适当增加复查频率。在治疗初期（前 3 个月）为增加疗效评估敏感度可行 PET 检查，对于耐药、药物不良反应较重和依从性差的患者应监测血药浓度以指导治疗。

（王 杉）

参 考 文 献

1. Sarlomo-Rikala M, Kovatich AJ, Barusevicius A, et al. CD117: A sensitive marker for gastrointestinal stromal tumors that is more specific than CD34.Mod Pathol, 1998, 11(8): 728-734.

2. Hirota S, Isozaki K, Moriyama Y, et al. Gain-of-function mutations of c-Kit in human gastrointestinal stromal tumors. Science, 1998, 279(5350): 577-580.

3. Kindblom LG, Remotti HE, Meis-Kindblom JM, et al. Gastrointestinal pacemaker cell tumor(GIPACT): Gastrointestinal stromal tumors show phenotypic characteristics of the interstitial cells of Cajal. Am J Pathol, 1998, 152(5): 1259-1269.

4. Nishida T, Hirota S. Biological and clinical review of stromal tumors in the gastrointestinal tract. Histol Histopathol, 2000, 15(4): 1293-1301.

5. Demetri GD, von Mehren M, Fletcher CD, et al. Efficacy and safety of imatinib mesylate in advanced gastrointestinal stromal tumors. N Engl J Med, 2002, 347(7): 472-480.

6. STOUT AP. Bizarre smooth muscle tumors of the stomach. Cancer, 1962, 15: 400-409.

7. Herrera GA, Pinto de Moraes H, Grizzle WE, et al. Malignant small bowed neoplasm of enteric plexus derivation (plexosarcoma).Light and electron microscopic study confirming the prigin of the neoplasm. Dig Dis Sci, 1984, 29(3): 275-294.

8. Wakler P, Dvorak AM. Gastrointestinal autonomic nerve (GAN)tumor. Ultrastructural evidence for anewly recognized entity. Arch Pathol Lab Med, 1986, 110(4): 309-310.

9. Joensuu H, Rutkowski P, Nishida T, et al. KIT and PDGFRA mutations and the risk of GI stromal tumor recurrence. J Clin Oncol, 2015, 33: 634-642.

10. Boikos SA, Pappo AS, Killian JK, et al. Molecular subtypes of KIT/PDGFRA wild-type gastrointestinal stromal tumors: A report from the National Institutes of Health Gastrointestinal Stromal Tumor Clinic. JAMA Oncol, 2016, 2: 922-928.

11. Joensuu H, Hohenberger P, Corless CL. Gastrointestinal stromal tumour. Lancet, 2013, 382(9896): 973-983.

12. 北京医学会普外科专业委员会.北京市23所医院2000年至2004年胃肠道间质瘤临床诊治情况的调查和回顾性分析.中华外科杂志, 2007, 45: 47-49.

13. Miettinen M, Lasota J. Gastrointestinal stromal tumors-Definition, clinical, histological, immunohistochemical, and molecular genetic features and differential diagnosis. Virchows Arch, 2001, 438(1): 1-12.

14. Markku Miettinen, Mourad Majidi, Jerzy Lasota. Pathology and diagnostic riteria of gastrointestinal stromal tumors(GISTs).European Journal of Cancer, 2002, 38 (Suppl 5): S39-S51.

15. Nishida T, Hirota S, Taniguchi M, et al. Familial gastrointestinal stromal tumours with germline mutation of the KIT gene. Nat Genet, 1998, 19(4): 323-324.

16. Hirota S, Ohashi A, Nishida T, et al. Gain-of-function mutations of platelet-derived growth factor receptor alpha gene in gastrointestinal stromal tumors. Gastroenterology, 2003, 125(3): 660-667.

17. Ricci R. Syndromic gastrointestinal stromal tumors. Hered Cancer Clin Pract, 2016, 14: 15.

18. Tran T, Davila JA, El-Serag HB. The epidemiology of malignant gastrointestinal stromal tumors: an analysis of 1,458 cases from 1992 to 2000.Am J Gastroenterol, 2005, 100(1): 162-168.

19. Agaimy A, Wunsch PH. Gastrointestinal stromal tumours: a regular origin in the muscularis propria, but an extremely diverse gross presentation. A review of 200 cases to critically re-evaluate the concept of so-called extra-gastrointestinal stromal tumours. Langenbecks Arch Surg, 2006, 391(4): 322-329.

20. Badalamenti G, Rodolico V, Fulfaro F, et al. Gastrointestinal stromal tumors(GISTs): focus on histopathological diagnosis and biomolecular features. Ann Oncol, 2007, 6 (Suppl 6): 136-140.

21. Dematteo RP, Maki RG, Antonescu C, et al. Targeted molecular therapy for cancer: the application of STI571 to gastrointestinal stromal tumor. Curr Probl Surg, 2003, 40 (3): 144-193.

22. Stroobants S, Goeminne J, Seegers M, et al.18FDG-Positron emission tomography for the early prediction of response in advanced soft tissue sarcoma treated with imatinib mesylate(Glivec).Eur J Cancer, 2003, 39 (14): 2012-2020.

23. Willmore-Payne C, Layfield LJ, Holden JA. c-Kit mutation analysis for diagnosis of gastrointestinal stromal tumors in fine needle aspiration specimens. Cancer, 2005, 105(3): 165-170.

24. West RB, Corless CL, Chen X, et al. The novel marker, DOG1, is expressed ubiquitously in gastrointestinal stromal tumors irrespective of KIT or PDGFRA mutation status. Am J Pathol, 2004, 165(1): 107-113.

25. Miettinen M, Lasota J. Gastrointestinal stromal tumors: Pathology and prognosis at different sites. Semin Diagn Pathol, 2006, 23: 70-83.

26. Joensuu H. Risk stratification of patients diagnosed with gastrointestinal stromal tumor. Hum Pathol, 2008, 39: 1411-1419.

27. DeMatteo RP, Ballman KV, Antonescu CR, et al. Adjuvant imatinib mesylate after resection of localised, primary gastrointestinal stromal tumour: a randomised, double-blind, placebo-controlled trial. Lancet, 2009, 373 (9669): 1097-1104.

28. Singer S, Rubin BP, Lux ML, et al. Prognostic value of KIT mutation type, mitotic activity, and histologic subtype in gastrointestinal stromal tumors. J Clin Oncol, 2002, 20(18): 3898-3905.

29. Langer C, Gunawan B, Schuler P, et al. Prognostic factors influencing surgical management and outcome of gastrointestinal stromal tumours. Br J Surg, 2003, 90(3): 332-339.

30. Heinrich MC, Corless CL, Duensing A, et al. PDGFRA activating mutations in gastrointestinal stromal tumors. Science, 2003, 299(5607): 708-710.

31. Bechtold RE, Chen MY, Stanton CA, et al. Cystic changes in hepatic and peritoneal metastases from gastrointestinal stromal tumors treated with Gleevec. Abdom Imaging, 2003, 28(6): 808-814.

32. Nilsson B, Bumming P, Meis-Kindblom JM, et al. Gastrointestinal stromal tumors: the incidence, prevalence, clinical course, and prognostication in the preimatinib mesylate era—a population-based study in western Sweden. Cancer, 2005, 103(4): 821-829.

33. Bumming P, Andersson J, Meis-Kindblom JM, et al. Neoadjuvant, adjuvant and palliative treatment of gastrointestinal stromal tumors (GIST) with imatinib: a center-based study of 17 patients. Br J Gancer, 2003, 89 (3): 460-464.

34. Chi JL, Xu M, Zhang MR, et al. Laparoscopic versus open resection for gastric gastrointestinal stromal tumors (GISTs): A size-location-matched case-control study. World J Surg, 2017, 41: 2345-2352.

35. Debiec-Rychter M, Sciot R, Le Cesne A, et al. KIT mutations and dose selection for imatinib in patients with advanced gastrointestinal stromal tumours. Eur J Cancer, 2006, 42: 1093-1103.

36. Wang D, Zhang Q, Blanke CD, et al. Phase II trial of neoadjuvant/adjuvant imatinib mesylate for advanced primary and metastatic/recurrent operable gastrointestinal stromal tumors: Long-term follow-up results of Radiation Therapy Oncology Group 0132.Ann Surg Oncol, 2012, 19: 1074-1080.

37. Casali PG, Le Cesne A, Poveda Velasco A, et al. Time to definitive failure to the first tyrosine kinase inhibitor in localized GI stromal tumors treated with imatinib as an adjuvant: A European Organisation for Research and Treatment of Cancer Soft Tissue and Bone Sarcoma Group Intergroup randomized trial in collaboration with the Australasian Gastro-Intestinal Trials Group, UNICANCER, French Sarcoma Group, Italian Sarcoma Group, and SpanishGroup for Research on Sarcomas. J Clin Oncol, 2015, 33: 4276-4283.

38. Joensuu, Eriksson M, Sundby Hall K, et al. Adjuvant imatinib for high-risk GI stromal tumor: Analysis of a randomized trial. J Clin Oncol, 2016, 34: 244-250.

39. DeMatteo RP, Ballman KV, Antonescu CR, et al. Long-term results of adjuvant imatinib mesylate in localized, high-risk, primary gastrointestinal stromal tumor: ACOSOG Z9000 (Alliance) intergroup phase 2 trial. Ann Surg, 2013, 258: 422-429.

40. Joensuu H, Eriksson M, Sundby Hall K, et al. One vs three years of adjuvant imatinib for operable gastrointestinal stromal tumor: A randomized trial. JAMA, 2012, 307: 1265-1272.

41. Nishida T, Goto O, Raut CP, et al. Diognostic and treatment strategy for small gastrointestinal stromal tumors. Cancer, 2016, 122: 3110-3118.

42. Kawanowa K, Sakuma Y, Sakurai S, et al. High incidence of microscopic gastrointestinal stromal tumors in the stomach. Hum Pathol, 2006, 37: 1527-1535.

43. Agaimy A, Wunsch PH, Hofstaedter F, et al. Minute gastric sclerosing stromal tumors (GIST tumorlets) are common in adults and frequently show c-KIT mutations. Am J Surg Pathol, 2007, 31: 113-120.

44. Gao Z, Wang C, Xue Q, et al. The cut-off value of tumor size and appropriate timing of follow-up for management of minimal EUS-suspected gastric gastrointestinal stromal tumors. BMC Gastroenterol, 2017, 17(1): 8.

45. Raut CP, Posner M, Desai J, et al. Surgical management of advanced gastrointestinal stromal tumors after treatment with targeted systemic therapy using kinase inhibitors. J Clin Oncol, 2006, 24(15): 2325-2331.

46. Benjamin R, Choitt, Macapinlac H, et al. We should decist using RECIST, at least in GIST. J Clin Oncol, 2007, 25(13): 1760-1764.

47. Edmonson JH, Marks RS, Buckner JC, et al. Contrast of response to dacarbazine, mitomycin, doxorubicin, and cisplatin (DMAP) plus GM-CSF between patients with advanced malignant gastrointestinal stromal tumors and patients with other advanced leiomyosarcomas. Cancer Invest, 2002, 20: 605-612.

48. van Oosterom AT, Judson I, Verweij J, et al. Safety and efficacy of imatinib (STI571) in metastatic gastrointestinal stromal tumours: A phase I study. Lancet, 2001, 358: 1421-1423.

49. Chinese Society of Surgeons for Gastrointestinal Stromal

Tumor of the Chinese Medical Doctor Association. Chinese consensus on management of tyrosine kinase inhibitor-associated side effects in gastrointestinal stromal tumors. World J Gastroenterol, 2018, 24 (46): 5189-5202.

50. Verweij J, Casali PG, Zalcberg J, et al. Progression-free survival in gastrointestinal stromal tumours with high-dose imatinib: Randomised trial. Lancet, 2004, 364: 1127-1134.

51. Casali PG, Zalcberg J, Le Cesne A, et al. Ten-year progression-free and overall survival in patients with unresectable or metastatic GI stromal tumors: Long-term analysis of the European Organisation for Research and Treatment of Cancer, Italian Sarcoma Group, and Australasian Gastrointestinal Trials Group Intergroup phase III randomized trial on imatinib at two dose levels. J Clin Oncol, 2017, 35: 1713-1720.

52. Demetri GD, Heinrich MC, Fletcher JA, et al. Molecular target modulation, imaging, and clinical evaluation of gastrointestinal stromal tumor patients treated with sunitinib malate after imatinib failure. Clin Cancer Res, 2009, 15: 5902-5909.

53. Ben-Ami E, Barysauskas CM, von Mehren M, et al. Long-term follow-up results of the multicenter phase II trial of regorafenib in patients with metastatic and/or unresectable GI stromal tumor after failure of standard tyrosine kinase inhibitor therapy. Ann Oncol, 2016, 27: 1794-1799.

54. Gastrointestinal Stromal Tumor Meta-Analysis Group (MetaGIST): Comparison of two doses of imatinib for the treatment of unresectable or metastatic gastrointestinal stromal tumors: A meta-analysis of 1, 640 patients. J Clin Oncol, 2010, 28: 1247-1253.

55. Mir O, Cropet C, Toulmonde M, et al. Pazopanib plus best supportive care versus best supportive care alone in advanced gastrointestinal stromal tumours resistant to imatinib and sunitinib (PAZOGIST): A randomised, multicentre, open-label phase 2 trial. Lancet Oncol, 2016, 17: 632-641.

56. Kang YK, Ryu MH, Yoo C, et al. Resumption of imatinib to control metastatic or unresectable gastrointestinal stromal tumours after failure of imatinib and sunitinib (RIGHT): A randomised, placebo-controlled, phase 3 trial. Lancet Oncol, 2013, 14: 1175-1182.

57. Demetri GD, Reichardt P, Kang YK, et al. Efficacy and safety of regorafenib for advanced gastrointestinal stromal tumours after failure of imatinib and sunitinib (GRID): An international, multicentre, randomised, placebo-controlled, phase 3 trial. Lancet, 2013, 381: 295-302.

58. Bauer S, Rutkowski P, Hohenberger P, et al. Long-term follow-up of patients with GIST undergoing metastasectomy in the era of imatinib: Analysis of prognostic factors (EORTC-STBSG collaborative study). Eur J Surg Oncol, 2014, 40: 412-419.

59. Du CY, Zhou Y, Song C, et al. Is there a role of surgery in patients with recurrent or metastatic gastrointestinal stromal tumours responding to imatinib: A prospective randomised trial in China. Eur J Cancer, 2014, 50: 1772-1778.

60. Rose S. BLU-285, DCC-2618 show activity against GIST. Cancer Discov, 2017, 7: 121-122.

61. Tse GH, Wong EHC, O'Dwyer PJ. Resection of focally progressive gastrointestinal stromal tumours resistant to imatinib therapy. The Surgeon, 2012, 10 (6): 309-313.

62. Turley RS, Peng PD, Reddy SK, et al. Hepatic resection for metastatic gastrointestinal stromal tumors in the tyrosine kinase inhibitor era. Cancer, 2012, 118 (14): 3571-3578.

63. Blay JY, Le Cesne A, Ray-Coquard I, et al. Prospective multicentric randomized phase III study of imatinib in patients with advanced gastrointestinal stromal tumors comparing interruption versus continuation of treatment beyond 1 year: the French Sarcoma Group. J Clin Oncol, 2007, 25 (9): 1107-1113.

64. Choi H. Response evaluation of gastrointestinal stromal tumora. Oneologist, 2008 (Suppl 2), 13: 4-7.

65. Güller U, Tarantino I, Cerny T, et al. Population-based SEER trend analysis of overall and cancer-specific survival in 5138 patients with gastrointestinal stromal tumor. BMC Cancer, 2015, 30 (15): 557.

66. von Mehren M, Joensuu H. Gastrointestinal Stromal Tumors. J Clin Oncol, 2018, 36 (2): 136-143.

67. 中国临床肿瘤学会胃肠间质瘤专家委员会. 中国胃肠间质瘤诊断治疗共识 (2017 年版). 肿瘤综合治疗电子杂志, 2018, 4 (1): 31-43.

68. ESMO Guidelines Committee and EURACAN. Gastrointestinal stromal tumours: ESMO-EURACAN Clinical Practice Guidelines for diagnosis, treatment and follow-up. Ann Oncol, 2018, 1: 29.

69. Gold JS, DeMatteo RP. Combined surgical and molecular therapy: the gastrointestinal stromal tumor model. Ann Surg, 2006, 244 (2): 176-184.

第六节　胃肠神经内分泌肿瘤的诊断及治疗进展

一、概述

1867 年，德国病理学家 Theodor Langhans 尸检一位因结核病故的 50 岁妇女时，发现了回肠上体积较小、质地较坚韧的覃伞样肿瘤，其边界清晰，无浸润特征。1888 年，Lubarsch 亦报道了一例与既往小肠恶性肿瘤组织学特征不同的肿瘤，部分患者严重腹泻是显著症状之一。1907 年，病理学家 Siegfried Oberndorfer 通过 6 例尸检也发现了一种不常见的小肠肿瘤。这种肿瘤在回肠呈间隔多发生长，边界清晰，生长缓慢且不转移。由于缺乏恶性潜能，Oberndorfer 认为其并非是恶性肿瘤（carcinomas），因而首次给以命名为"类癌（carcinoid）"。尽管"类癌"沿用至今，但 Oberndorfer 最初的描述并不能准确反映出这种肿瘤的恶性潜能。1929 年，Oberndorfer 又报道了 36 例小肠和阑尾的类癌，描述了这类肿瘤能转移的潜能。目前，已明确类癌归属于神经内分泌肿瘤（neuroendocrine neoplasms，NENs）。

NENs 是起源于神经内分泌细胞且具有不同临床特征和预后的一类肿瘤，其可发生于不同器官，包括肺支气管、胃肠道、胰腺和甲状旁腺等部位。NENs 分泌生物活性胺和 / 或多肽激素，其中部分能引起相应的临床症状。由于 NENs 部位来源的多样性和临床表现的异质性，患者就诊时多已是晚期，如 60% 以上的小肠 NENs 患者就诊时已伴有转移。

胃肠道是 NENs 最常见的发生部位之一，约占全部 NENs 的 50.6%。本章节重点介绍胃肠 NENs 相关诊治进展。

二、流行病学

（一）发病率

胃肠 NENs 相对罕见，约占人类所有肿瘤的 0.5%，其年发病率为 1~2/100 000。尽管 NENs 的发病率较低，但由于医师认识的提高、内镜和影像诊断手段的普及，近年来呈增长趋势。胃肠 NENs 无性别发病倾向，50~70 岁是高发年龄。根据不同的部位，胃肠 NENs 包括胃、十二指肠、小肠、阑尾、结肠以及直肠 NENs。西方国家，小肠 NENs 是最常见的发病部位，其次是直肠和结肠。小肠中又以回肠 NENs 最为常见，结肠以盲肠 NENs 最为常见。我国尚缺乏全面的统计信息，郭林杰等汇总 1954 年至 2011 年国内发表所有相关文献，总结胃肠胰 NENs 共 11 671 例，其中胰腺 NENs 最为常见（5 807 例），占 49.8%，其次为直肠

NENs（2 835 例），占 24.3%，阑尾 NENs（1 298 例）占 11.1%。

（二）生存预后

胃肠 NENs 是具有异质性的一类肿瘤，多数是高分化或中分化的病理特点，生物学行为相对惰性且生长缓慢。不同部位肿瘤生存率有所差异。高分化肿瘤患者总体生存时间优于低分化和远处转移肿瘤患者。影响生存预后的因素包括远处转移，低分化肿瘤，分级，年龄，肝转移灶数量和肝外转移灶。

胃肠 NENs 中，直肠和阑尾 NENs 5 年生存率相对最好，可达 90%。小肠 NENs 5 年生存率为 62%~71%，结肠 NENs 为 67%，胃 NENs 为 45%~64%。

（三）高危因素

1. 年龄和性别　胃肠 NENs 的发病率随年龄增长而增加。尽管可发病于任何年龄，但 50 岁至 70 岁是高发年龄段。儿童鲜有胃肠 NENs 发生。总体来看，胃肠 NENs 无明显性别差异。但小肠和胃 NENs 更多发于男性，而低级别的阑尾 NENs 女性更多见。

2. 种族　美国监测、流行病学与最终结果数据库（SEER）的数据显示，阑尾的类癌多发于白人，而小肠和胰腺的 NENs 在非洲裔美国人和亚洲人中更常见。黑人发生直肠 NENs 亦比白人更为常见。

3. 家族遗传史　多数胃肠 NENs 为散发，但亦有少数为家族遗传导致，如多发性内分泌腺瘤病 1 型，视网膜 - 小脑血管瘤疾病。SEER 和瑞典研究显示，一级亲属有类癌的患者罹患类癌的概率增加。

4. 职业风险因素　基于人群的多中心队列研究显示，受雇于食品和饮料工业，机动车制造业和制鞋工厂的工人发生小肠 NENs 的风险分别增加 8.2 倍、5.2 倍和 3.9 倍。

三、分类与分期

（一）分类

传统上，胃肠 NENs 被称之为"类癌"。但"类癌"易被误解为良性病变，其本身亦无法很好区分病变为良性或恶性。目前，"类癌"一词仍被世界卫生组织（WHO）发布的肺支气管 NENs 分类中使用。

临床上，根据多肽激素诱发相应综合征的有

无分为功能性 NENs 和非功能性 NENs。这种功能性分类无法提供预后信息。此外,对于非功能性或无症状的患者,延误诊断可达 5 年。由此导致入院诊治时,高达 25% 比例患者已转移,60% 的患者为不可切除病例。

1963 年,William 和 Sandler 根据胚胎时期起源不同,将 NENs 按照前、中、后肠进行分类。前肠包括肺、胃、十二指肠、上段空肠和胰腺,中肠包括下段空肠、回肠、阑尾和盲肠,后肠包括结肠和直肠。这种分类并不利于患者临床诊治。

2000 年,WHO 发布了胃肠 NENs 的组织学分类,并于 2010 年修订更新。修订更新的主要原则是明确区分组织学分类(包括分级)和分期(美国癌症联合会 TNM 第七版)。2016 年,美国癌症联合会肿瘤分期手册第八版发布,根据胃、十二指肠、空回肠、阑尾和结直肠不同部位对胃肠 NENs 进行了分期。

根据 WHO 2010 分类标准,NENs 可分为 5 类:神经内分泌瘤 G1(neuroendocrine tumor grade 1,NET-G1),神经内分泌瘤 G2(NET-G2),神经内分泌癌 G3(neuroendocrine carcinomas,NEC-G3),混合腺神经内分泌癌以及增生性和癌前病变。前三类根据核分裂象数和 / 或 Ki-67 指数进行分级(表 5-9)。

表 5-9　2010 WHO 神经内分泌肿瘤分级

分级	核分裂象数 $(/2mm^2)$	Ki-67 指数 /%
G1(低级别)	<2	≤2
G2(中级别)	2~20	3~20
G3(高级别)	>20	>20

注:核分裂象至少计数 50 个高倍视野

(二)分期

分期有助于患者预后判断和治疗决策制定,其主要依据肿瘤(T)、淋巴结(N)和转移(M)情况,见表 5-10。

1. 胃　T_1:肿瘤局限于黏膜或黏膜下层,且大小≤1cm;T_2:肿瘤侵犯固有肌层,或大小>1cm;T_3:肿瘤侵犯浆膜下层;T_4:肿瘤侵犯浆膜或其他器官,或邻近组织。N:淋巴结转移;Nx:区域淋巴结无法评估;N_0:区域淋巴结无转移;N_1:区域淋巴结有转移。

表 5-10　美国癌症联合会 TNM 第八版——胃 NENs

	N_0	N_1
T_1	I	III
T_2	II	III
T_3	II	III
T_4	III	III
M_1	IV	IV

2. 十二指肠　T_1:肿瘤局限于黏膜或黏膜下层,且大小≤1cm;T_2:肿瘤侵犯固有肌层,或大小>1cm;T_3:肿瘤侵犯浆膜下层;T_4:肿瘤侵犯浆膜或其他器官,或邻近组织。N:淋巴结转移;Nx:区域淋巴结无法评估;N_0:区域淋巴结无转移;N_1:区域淋巴结有转移,见表 5-11。

表 5-11　美国癌症联合会 TNM 第八版——十二指肠 NENs

	N_0	N_1
T_1	I	III
T_2	II	III
T_3	II	III
T_4	III	III
M_1	IV	IV

3. 空回肠　T_1:肿瘤局限于黏膜或黏膜下层,且大小≤1cm;T_2:肿瘤侵犯固有肌层,或大小>1cm;T_3:肿瘤侵犯胰腺或胰周脂肪组织;T_4:肿瘤侵犯浆膜或其他器官。N:淋巴结转移;Nx:区域淋巴结无法评估;N_0:区域淋巴结无转移;N_1:<12 个区域淋巴结转移;N_2:≥12 个区域淋巴结转移,和 / 或肠系膜结节(>2cm),见表 5-12。

表 5-12　美国癌症联合会 TNM 第八版——空回肠 NENs

	N_0	N_1	N_2
T_1	I	III	III
T_2	II	III	III
T_3	II	III	III
T_4	III	III	III
M_1	IV	IV	IV

4. 阑尾　T_1:肿瘤最大径≤2cm;T_2:肿瘤最大径 >2cm,且≤4cm;T_3:肿瘤最大径 >4cm,或侵犯浆膜下层,或累及阑尾系膜;T_4:肿瘤穿透腹膜

或直接侵犯其他器官,或邻近组织。N:淋巴结转移;Nx:区域淋巴结无法评估;N₀:区域淋巴结无转移;N₁:区域淋巴结有转移,见表5-13。

表5-13 美国癌症联合会 TNM 第八版——阑尾 NENs

	N$_0$	N$_1$
T$_1$	I	III
T$_2$	II	III
T$_3$	II	III
T$_4$	III	III
M$_1$	IV	IV

5. 结直肠 T$_1$:肿瘤局限于黏膜或黏膜下层,且大小≤2cm;T$_2$:肿瘤侵犯固有肌层,或大小>2cm;T$_3$:肿瘤侵犯浆膜下层;T$_4$:肿瘤侵犯浆膜或其他器官,或邻近组织。N:淋巴结转移;Nx:区域淋巴结无法评估;N₀:区域淋巴结无转移;N₁:区域淋巴结有转移,见表5-14。

表5-14 美国癌症联合会 TNM 第八版——结直肠 NENs

	N$_0$	N$_1$
T$_1$	I	IIIB
T$_2$	IIA	IIIB
T$_3$	IIB	IIIB
T$_4$	IIA	IIIB
M$_1$	IV	IV

四、临床特征

(一)胃 NENs

胃 NENs 约占所有胃肠 NENs 的 8.7%,是起源于肠嗜铬细胞的肿瘤,其组织学特征和生物学行为具有异质性。根据临床病理特征,胃 NENs 可分为具有预后和治疗决策价值的四型。1 型为最常见类型,占比 70%~80%,极少转移,5 年生存率近100%。病灶多小于 1cm,易多发,常局限于胃底和胃体。1 型由萎缩性胃底炎继发胃酸缺乏引起,临床通常是因消化不良、大细胞或缺铁性贫血经胃镜检查时发现,多数预后良好。胃内 pH 较高。

2 型较 1 型少见,占比 5%~6%,10%~30% 发生转移,5 年生存率 60%~90%。2 型是由胃泌素瘤分泌大量激素导致高胃泌素血症(卓艾综合征)引起,绝大部分患者为多发性内分泌腺瘤病

1 型合并十二指肠或胰腺 NENs。发病高峰年龄为 45 岁,发病无性别倾向。2 型常为 1~2cm 多发散在良好分化病灶,局限于胃壁黏膜和黏膜下层。胃内 pH 较低。

3 型多为散发,占比 14%~20%,转移倾向高,5 年生存率不足 50%。发病高峰年龄为 50 岁,男性多见。病灶多为单发良好分化,大于 1cm 且侵犯固有肌层。3 型胃泌素和胃内 pH 多为正常水平。

4 型较少见,恶性程度高,诊断时多有淋巴结和血管侵犯,预后差。发病高峰为 60 岁以上,男性多见。病灶多为单发且分化差,生物学行为类似胃腺癌。

(二)十二指肠 NENs

十二指肠 NENs 约占所有胃肠 NENs 的不足 2%。多数十二指肠 NENs 是较小(<2cm)单发病灶,常位于十二指肠球部和降部,局限于黏膜或黏膜下层无区域淋巴结转移。90% 的十二指肠 NENs 患者无明显症状,呈隐匿性,临床多由于消化不良行胃镜检查时发现。十二指肠 NENs 主要包括 5 大类:胃泌素瘤,生长抑素瘤,节细胞性副神经节瘤,分泌 5- 羟色胺和降钙素的肿瘤以及壶腹部肿瘤。

胃泌素瘤最为常见,多位于十二指肠近端,病灶很少超过 1cm。胃泌素瘤患者多有卓艾综合征,特点为腹泻、严重胃食管反流病和难治性溃疡性疾病。

生长抑素瘤是第二常见的十二指肠 NENs,可位于壶腹部周围,病灶相对较大,诊治时常有区域淋巴结转移。患者常有多发性神经纤维瘤病。

节细胞性副神经节瘤多位于壶腹部或壶腹周围,其组成既包括神经内分泌样细胞成分,也包括不同程度的神经节样细胞和施万细胞。

分泌 5- 羟色胺和降钙素的肿瘤和壶腹部肿瘤均相对少见。壶腹部肿瘤是高侵袭性的恶性肿瘤。50%~60% 的壶腹周围 NENs 存在黄疸,易出现疼痛、呕吐及腹泻等不适。

(三)空回肠 NENs

美国 SEER 数据库 13 601 例胃肠胰 NENs 中,52% 是小肠 NENs,其中空肠 NENs 占比 8%,回肠 NENs 占比 67%。空回肠 NENs 诊断困难,发现时多有转移;临床症状隐匿,多数是由于转移后寻找原发灶或偶然发现。原发灶引起最常见

的症状为非特异性腹痛,主要由于小肠蠕动障碍、小肠梗阻或肠系膜纤维化引起的缺血等。转移最常见的部位为区域和远处淋巴结(72.4%),肝脏(19.5%),肺脏(0.5%)和骨(0.3%)。

转移性小肠 NENs 中,20% 的患者可表现为类癌综合征:面色潮红、分泌性腹泻、盗汗和喘息。纤维生长因子导致的广泛局部和远处纤维化是小肠 NENs 的常见特征之一,亦会导致局部梗阻和粘连。

(四)阑尾 NENs

阑尾 NENs 亦常被称为阑尾类癌,约占阑尾肿瘤 50% 以上。高发年龄为 40 岁,70% 的肿瘤位于阑尾远端。阑尾 NENs 多局限于原发灶,表现为良性生物学行为,尽管可能产生 5- 羟色胺但为非功能性肿瘤。由于症状隐匿,阑尾 NENs 多是因其他原因行阑尾切除术后病理检查中偶然发现。阑尾 NENs 多预后良好,10 年生存率可达 90%。

(五)结直肠 NENs

直肠 NENs 多无明显症状,半数以上患者是结直肠癌常规肠镜筛查发现。这些无症状的肿瘤多小于 1cm,无淋巴结和远处转移。仅 4% 的直肠 NENs 有远处转移。相反,结肠 NENs 患者有出血、腹痛、排便习惯改变、体重下降、厌食和肠梗阻等症状。结肠 NENs 多大于 2cm,近 2/3 常有区域或远处转移。常见转移部位为区域淋巴结,肝脏,肠系膜和腹膜。

五、影像学检查

影像学检查可助于肿瘤的定位和分期,主要用于高危人群筛查、肿瘤原发灶检出、肿瘤累及范围评判、随访和疗效评估。

(一)高危人群筛查

有多发性内分泌腺瘤病 1 型综合征家族史患者应影像学规律复查。主要筛查无症状的亲属,尽可能避免有辐射检查,优选核磁。

(二)肿瘤原发灶检出

原发灶的检出和定位利于手术决策制定。目前,尚不清楚切除肿瘤是否能改善预后,但手术能减少局部症状,如出血和梗阻。

胃肠 NENs 主要通过内镜和镜下活检诊断。超声内镜可有效辅助判断肿瘤浸润深度。怀疑为小肠 NENs 时,CT 是应用最广泛的初始检查手段,但灵敏度有限。CT 小肠造影能断面显示小肠腔内和管壁,较常规 CT 更能灵敏地发现隐匿的小肠 NENs,其检出小肠病变的灵敏度和特异度可分别达 85% 和 97%。MRI 小肠造影作为无辐射的检测方法,目前正在研究探索中。部分小样本量研究亦有报道胶囊内镜可成功检出隐匿小肠病变。但其缺陷是无法准确定位。

(三)评估肿瘤累及范围

多数胃肠 NENs 患者发现时已有转移。当上述影像学检查未发现原发病灶,或发现原发病灶需评估全身情况时,可行全身核素显像检查,如 PET/CT 生长抑素受体显像。有研究显示,术前生长抑素受体显像改变了 33% 患者的治疗决策。对于低分化肿瘤,^{18}F-FDG 标记的 PET/CT 也助于分期评估。新兴的诊断方法还有 ^{68}镓标记生长抑素类似物的 PET 和 PET/CT,^{18}F-DOPA 标记的 PET/CT 等。

(四)随访和疗效评估

随访影像检查频次根据临床征象和肿瘤分级视情况而定。对于生长抑素受体阳性患者,推荐生长抑素受体显像检查,必要时辅以 CT 和 MRI 检查。生长抑素受体阴性患者主要依靠多层螺旋 CT 和 MRI。对于生长缓慢肿瘤,特别是年轻患者,可选用 MRI 检查以减少辐射剂量。功能性 MRI 检查用于疗效评估正探索研究中。

六、生化检查

嗜铬粒蛋白家族(chromogranin A,CgA)、胰腺多肽和神经元特异性烯醇化酶是胃肠 NENs 诊断和随访常用的生化指标。

CgA 是由 438 个氨基酸组成的分子量为 48kD 的耐热性、酸性、亲水性分泌蛋白,广泛存在于神经内分泌细胞的嗜铬性颗粒内。胃肠 NENs 患者多数有血浆 CgA 升高,其可用于协助诊断、指导治疗和评估疗效,还可用于肝转移患者的随访。不同部位 NENs,CgA 诊断的灵敏度和特异度分别为 60%~100% 和 70%~100%。对于小肠神经内分泌瘤,CgA 与肿瘤负荷和肿瘤生物学行为紧密相关,是独立的预后因子。相比于低分化肿瘤(G3),CgA 多在良好分化肿瘤(G1 和 G2)中显著升高。

胰腺多肽是胰腺多肽细胞分泌的 36 个氨基酸组成线性多肽。胃肠 NENs 患者胰腺多肽会升高,其诊断灵敏度约为 50%~80%。但腹泻、高龄、肠道炎症疾病和慢性肾脏病时，胰腺多肽也会假性升高。

神经元特异性烯醇化酶位于神经元和神经内分泌细胞细胞质，可作为胃肠 NENs 的血液标志物。对于低分化肿瘤，CgA 常为正常值范围，但神经元特异性烯醇化酶会升高。联合 CgA 和神经元特异性烯醇化酶检测能较两者单独检测提高诊断灵敏度。近来研究显示，神经元特异性烯醇化酶可作为靶向治疗疗效反应指标。

此外，不同部位胃肠 NENs 还有较特异生化检查指标。部分胃窦 NENs 可分泌胃泌素、生长激素释放肽和组胺。转移性回肠 NENs 常表现为类癌综合征，主要临床症状为腹泻、腹痛、面色潮红，较少见的症状还有类癌心脏病和糙皮样病。这类临床症状多由 5- 羟色胺导致。因此，患者尿液中代谢产物五羟吲哚乙酸常常升高，其诊断类癌综合征的灵敏度和特异度分别为 70% 和 90%。

七、病理特征

胃肠 NENs 起源于消化道黏膜的神经内分泌细胞，尽管有影像、内镜和生化检测等多种诊断方式，但病理诊断必不可少，是判断患者预后和指导患者后续治疗的重要依据。

高分化和低分化的胃肠 NENs 病理形态学差异较大。高分化胃肠 NENs 又称为神经内分泌瘤（neuroendocrine tumor，NET），肿瘤细胞瘤细胞排列器官样结构，呈实性细胞巢、缎带状、小梁状或腺管样，肿瘤细胞之间为血窦和少量纤维间质（但产生 5- 羟色胺的分化好的胃肠 NENs 常常间质较丰富）。肿瘤细胞形态均匀一致，细胞体积小或中等大小、多边形，胞质中等量或丰富，嗜酸性或透亮，部分呈细颗粒状；核圆形或卵圆形，大小形态一致，染色质呈粗细不等的颗粒状（胡椒盐状）；核仁不明显。分化差的胃肠 NENs 亦被称为神经内分泌癌（neuroendocrine carcinoma，NEC），包括小细胞癌和大细胞癌。NEC 肿瘤细胞弥漫分布，或排列成大小不等的实性团、巢。细胞核不典型性明显，除了增殖活性高而外，区域性坏死更明显。小细胞癌的瘤细胞体积小（一般小于 3 个淋巴细胞）、圆形或卵圆形，似淋巴细胞，有些瘤细胞拉长呈纺锤状，胞质稀少，核细颗粒状或深染，核仁不明显，分裂象易见，呈弥漫性生长或巢团状

排列，常伴坏死。大细胞神经内分泌癌的瘤细胞往往大于 3 个淋巴细胞，染色质粗颗粒状，核仁明显，胞质丰富，坏死和核分裂象易见。

病理形态学诊断需要免疫组化进一步确认。众多神经内分泌标志物中，CgA 和突触素（synaptophysin，syn）是应常规检测指标。此外，CD56 可作为 CgA 和 Syn 的辅助标记；S-100 可辅助诊断节细胞性副神经节瘤；CgB 可辅助诊断结直肠神经内分泌瘤；黏液和 CEA 可辅助诊断腺神经内分泌癌。对于十二指肠的节细胞性副神经节瘤，可检测 S-100 等标志物。

八、治疗

（一）手术

1. 胃 NENs　小于 1cm 的 1 型肿瘤生物学行为相对惰性，转移风险低，经活检证实后可每 1~2 年随访观察。对 >1cm 的 1 型肿瘤，应当行超声内镜检查，根据浸润深度和淋巴结转移情况决定内镜下切除还是外科手术切除。对于 T_2 或切缘阳性的患者，选择局部切除或胃大部切除。以切除胃窦或者生长抑素类似物抑制胃泌素分泌为目的的治疗目前存在争议。2 型胃 NENs，应聚焦切除导致患者高胃泌素血症的肿瘤。对于较大和多发病灶，或浸润胃壁较深及脉管浸润的肿瘤，应考虑胃切除或联合局部淋巴结清扫。对于 3 型和 4 型胃 NENs，应按照胃腺癌的手术策略进行根治切除，即部分或全胃切除和淋巴结清扫。

2. 十二指肠 NENs　对于 <1cm、局限于黏膜下层且无局部淋巴结和远处转移的十二指肠 NENs，内镜下治疗安全可行。肿瘤大小介于 1cm 和 2cm 之间的，选择内镜治疗还是外科手术治疗仍有争议。存在淋巴结转移、T_2 以及内镜下切除后切缘阳性的肿瘤，均应外科手术切除。手术方式包括十二指肠局部切除、胰十二指肠切除；壶腹周围 NENs，无论大小，均应行胰十二指肠切除并清扫周围淋巴结。

3. 空回肠 NENs　尽可能行根治性手术，手术方式为局部切除和广泛淋巴结清扫。接受生长抑素类似物治疗的患者，发生胆囊结石概率增高，可考虑同时预防性胆囊切除手术。若技术可行，可考虑腹腔镜微创手术。

4. 阑尾 NENs　对于较小肿瘤，单纯阑尾切

除即可。对于>2cm及淋巴结转移,行右半结肠切除术和淋巴结清扫。对于1~2cm的肿瘤,位于阑尾根部、肿瘤侵犯血管时需行右半结肠切除术。

5. 结直肠NENs 因较少G1分级,结直肠NENs的根治性手术与结肠腺癌的手术切除范围及淋巴结清扫类似。直肠NENs<2cm时,应超声内镜明确深度,以决定是否经肛门或内镜下切除。肿瘤>2cm、T_3/T_4、分级为G3或由区域淋巴结转移时,治疗方式同直肠腺癌。

(二)针对肝脏的治疗

肝脏是胃肠NENs主要转移部位之一,是影响患者生存质量和预后的重要因素。回顾性研究显示减瘤手术可改善患者预后,5年和10年生存率可达74%和51%,但手术患者需经多学科讨论和严格筛选。因此,选择适宜的非外科手术的其他治疗策略对于延长患者生存至关重要。

1. 热消融技术 肿瘤热消融是利用热产生的生物学效应直接导致病灶组织中的肿瘤细胞发生不可逆损伤或凝固性坏死的一种微创治疗技术。射频消融是研究应用最广泛的热消融技术,近来文献证实微波消融亦可产生类似疗效。

射频消融工作原理是将射频电极穿刺入肿瘤组织中,在高频交变电流作用下,肿瘤组织内的离子相互摩擦、碰撞而产生热生物学效应,引起细胞凝固性坏死。在胃肠NENs肝转移患者中,射频消融主要目的是减少瘤荷和控制症状。Akyildiz报道了89例NETs肝转移患者接受单纯射频治疗。平均肿瘤大小和数量分别为3.6cm和6个。术后30天并发症发生率为1%。44例患者术前有激素诱发的相关症状,治疗一周后,97%患者自述部分症状缓解,73%患者明显或完全缓解。患者中位无病生存时间为1.3年,总体生存时间为6年。射频消融后的常见并发症包括疼痛、胆瘘、肝脓肿、腹腔出血和肠道穿孔等。

微波消融采用超过900MHz电磁设备,其理论优势在于肿瘤内部可获得比射频消融更高温度和更低的热沉效应。冷冻消融则是借助低温降低细胞活性,诱发肿瘤坏死。目前,微波消融和冷冻消融在NETs肝转移患者治疗中尚未广泛应用。

2. 肝动脉(化疗)栓塞 NETs肝转移病灶富含血供,主要来源于肝动脉。肝动脉栓塞治疗旨在通过减少肿瘤血供,进而减少激素释放和诱发肿瘤坏死。肝动脉化疗栓塞则基于肿瘤缺血可增加化疗敏感性的原理。此外,肝动脉化疗栓塞可提升局部给药浓度。有研究报道,经肝动脉栓塞和肝动脉化疗栓塞患者的总体生存时间可达15~80个月。不同文献报道治疗后症状部分和完全缓解率可达42%~100%,疾病控制时间可达9~24个月。

(三)肽受体放射性核素治疗

肽受体放射性核素治疗(peptide receptor radionuclide therapy, PRRT)是一种利用放射性核素标记的多肽类似物对肿瘤细胞的靶向放射治疗。最初放射性核素标记的靶向多肽被用于生长抑素受体显像,后发现放射性核素对肿瘤细胞有杀伤作用,因此将其用于胃肠NENs的治疗。目前常用放射性核素有^{90}钇(^{90}Y)、^{111}铟(^{111}In)和^{177}镥(^{177}Lu)。

对于高表达生长抑素受体且无法手术切除的胃肠NENs,PRRT显示出较好疗效。早期临床试验中,研究者用高浓度同位素^{111}In标记奥曲肽,尽管患者症状有所缓解,但^{111}In穿透能力差,影像学上难以观察到明显肿瘤变化。其后,临床研究主要聚焦于^{90}Y-DOTATOC和^{177}Lu-DOTATATE,并显示出了对中低级别胃肠NENs的显著疗效。NETTER-1是首个PRRT的Ⅲ期随机对照试验,纳入了高级别的空回肠、阑尾和右半结肠229例转移性病例患者,结果显示,接受^{177}Lu-DOTATATE治疗的无进展生存时间和总体缓解率均显著高于接受长效奥曲肽治疗患者。尽管已有研究结果显示了较好效果,但仍需继续随访得到关于^{177}Lu-DOTATATE疗效的确定性证据。另外,并非所有患者均能从PRRT治疗中获益。目前,已有共识是,行PRRT需至少满足以下条件:①组织病理确诊为NENs;②WHO分级为G1~G2,Ki-67指数≤20%;③肿瘤细胞表面生长抑素受体高表达;④不能行手术治疗。肿瘤细胞表面不表达或低表达生长抑素受体的患者,PRRT治疗并不适用。此外,由于放射性核素治疗会对人体产生一定影响,对于肝肾功能异常、骨髓功能异常以及严重心功能不全患者禁用PRRT治疗。

(四)药物治疗

目前用于胃肠NENs的药物包括生长抑素类似物、干扰素、依维莫司和化疗等。其他正在临床试验探索的靶向药物包括贝伐珠单抗、阿昔替尼和帕唑帕尼。

生长抑素类似物包括奥曲肽和兰瑞肽等,主要用于治疗肽激素分泌过多相关症状,如类癌综合征和十二指肠肿瘤诱发相关症状。此外,生长抑素类似物也可用于肿瘤抗增殖治疗。

干扰素亦用于治疗肿瘤诱发的类癌综合征,亦可联合生长抑素类似物治疗难治性类癌综合征,或生长抑素类似物不耐受时替代使用。

依维莫司是雷帕霉素靶蛋白(mammalian target of rapamycin, mTOR)的抑制剂。其主要用于晚期、进展的非功能性 G1/G2 的胃肠 NENs。依维莫司亦可改善激素分泌过多导致的相关症状。RIDIANT-4 前瞻性比较了依维莫司和安慰剂治疗非功能性肺 NETs 和胃肠 NETs,结果表明依维莫司组患者中位无进展生存时间 11 个月显著长于安慰剂组的 3.9 个月,降低了 52% 的疾病复发率和死亡率,证实依维莫司的有效性。

化疗主要用于 Ki-67 指数较高、疾病快速进展、或其他治疗失败、或生长抑素受体显像阴性的胃肠 NENs 患者。对于肿瘤负荷相对较大的 G1 和 G2 患者,可以考虑替莫唑胺联合卡培他滨的化疗。NEC G3 患者一般首选铂类联合依托泊苷方案。

九、监测与随访

胃肠 NENs 患者应定期监测随访,包括生化指标、影像学检查和内镜检查等。目前尚无确定一致的随访间隔时间。对于行根治性手术患者,应考虑常规行解剖和功能学影像检查随访。对于转移性疾病患者,根据患者具体情况和肿瘤病理学特征个体化决定随访间隔时间和项目。此外,对于类癌综合征患者,其发生类癌心脏病的风险较高,每年应行心脏超声检查。

胃肠 NENs 疾病具有异质性,临床特征复杂,依靠多学科团队协作组将助于提升诊断准确性,优化治疗模式,最终改善患者生活质量和预后。

(陈凛　张珂诚)

参 考 文 献

1. Partelli S, Bartsch DK, Capdevila J, et al. ENETS Consensus Guidelines for Standard of Care in Neuroendocrine Tumours: Surgery for Small Intestinal and Pancreatic Neuroendocrine Tumours. Neuroendocrinology, 2017, 105(3): 255-265.
2. Hicks RJ, Kwekkeboom DJ, Krenning E, et al. ENETS Consensus Guidelines for the Standards of Care in Neuroendocrine Neoplasia: Peptide Receptor Radionuclide Therapy with Radiolabeled Somatostatin Analogues. Neuroendocrinology, 2017, 105(3): 295-309.
3. 中国临床肿瘤学会神经内分泌肿瘤专家委员会.中国胃肠胰神经内分泌肿瘤专家共识(2016年版).临床肿瘤学杂志, 2016, 21(10): 927-946.
4. Pavel M, Valle JW, Eriksson B, et al. ENETS Consensus Guidelines for the Standards of Care in Neuroendocrine Neoplasms: Systemic Therapy-Biotherapy and Novel Targeted Agents. Neuroendocrinology, 2017, 105(3): 266-280.
5. 梁文全,高云鹤,李佶阳,等.104 例胃神经内分泌肿瘤的临床病理特征及预后分析.中华胃肠外科杂志, 2016, 19(4): 427-431.

第七节　急性消化道出血诊治的沿革和展望

急性消化道出血病因复杂,临床表现多样,除了胃肠本身的疾病,也可以是其他器官的疾病(如肝胆系统疾患)、全身系统疾病的局部表现、患者服用药物(如非甾体类药物、抗血小板药物等)的副作用等导致。通常以 Treitz 韧带为界将消化道分为上下两部分。上消化道出血系指 Treitz 韧带以上的消化道,包括食管、胃、十二指肠以及胰胆等部位病变引起的出血;下消化道出血是指 Treitz 韧带以下部位的出血。急性消化道出血的病死率在 3%~10%,尽早明确诊断患者的出血部位和病因,并给予确定性治疗,是降低患者病死率根本措施,这需要急诊科、消化内科、放射科、普通外科和重症监护等多学科团队共同参与完成。

一、急性消化道出血患者的评估与处理原则

外科医师在接诊患者时,应迅速判断患者呼吸,血流动力学是否稳定,并根据患者血流动力学状况给予相应液体复苏治疗,为患者进行后续相关检查,评估和治疗创造条件。

1. 失血量的评估　一般每日出血量在 5ml

以上,大便外观不变,但隐血试验即为阳性,50~100ml 以上出现黑便。以呕血、便血量作为估计失血量的资料不太精确,因为呕血与便血常分别混有胃内容与粪便,且部分血液贮留在胃肠道内尚未排出体外。因此应根据血容量减少导致周围循环的改变进行判断。若失血量少于 10%,患者可无自觉症状。当出现头晕、心慌、冷汗、乏力、口干等症状时,表示急性失血在 10% 以上。若患者心率增至 100 次/min 以上,收缩压在 90mmHg 以下,则提示失血量在 20%~40%。在消化道出血早期,由于红细胞和血浆是同步丢失,因此血红蛋白和血细胞比容在急性消化道出血早期对失血量判断不够精确,一般需 3~4 小时后组织液才渗入血管内补充血容量,或液体复苏后血液稀释才会出现血红蛋白下降。

2. 病史和体格检查　了解患者的既往病史和药物应用情况,仔细体格检查,有助于判断出血原因和部位,并指导后续检查方式的选择。确定消化道出血前,应排出口腔、鼻咽部出血所咽下的血液,注意区分咯血,并识别由于服用铁剂、铋剂等以及进食富含动物血食物所致的黑便。体格检查发现上腹部压痛可能提示消化性溃疡,黄疸、脾脏肿大和腹水多提示门脉高压疾病,而腹部肿块则提示肿瘤性疾病。有时一些有严重消化道出血的患者,胃肠道内的血液尚未排出体外,仅表现为休克,若发现肠鸣音活跃,肛门指检有血便,则提示为消化道出血。对于肛周疾病导致的下消化道出血,肛门指检可迅速明确诊断。

3. 出血部位的定位　呕血多提示上消化道出血,而便血多提示下消化道出血。与上消化道出血相比,下消化道出血的发病年龄偏大,便血为其主要出血方式,大多数为自限性,不影响患者的血容量,但也有约 15% 的患者有严重的进行性便血,出现血流动力学的改变。大便的颜色主要决定于出血量及其在肠道停留的时间,其次取决于出血部位的高低,上消化道出血时血红蛋白中的铁与肠道内硫化物结合成硫化铁,大便呈柏油样。呕血常发生在幽门以上部位的出血,但当十二指肠部位出血较多反流入胃时也可引起呕血。胃内血容量达到 250~300ml 时即可发生呕血。呕血的性状主要取决于出血量及其在胃内滞留的时间,出血量少、血液在胃内存留时间长者,由于胃酸的作用,呕吐物呈咖啡渣样或棕黑色,出血量大时可呈暗红色或鲜红色。黑便可以无呕血,但呕血常同时存在黑便。

上消化道出血量大时,肠蠕动增快,可以仅表现为暗红色甚至鲜红色便血,有时会误诊为下消化道出血。少数上消化道出血早期无呕血及黑便,仅表现为软弱、乏力、苍白、心悸、脉搏细数、出冷汗、晕厥及休克等急性周围循环衰竭的表现,须经相当一段时间才排出暗红色或柏油样便,因此在排除感染、过敏、心源性等休克后,要考虑有内出血的可能,包括实质脏器及消化道出血。消化道出血在诊断不明时可留置鼻胃管,检查抽吸的胃内容物有助于明确出血部位在上消化道或下消化道。

4. 危险评估　对于急性消化道出血的死亡危险多采用 Rockall 评分系统(表 5-15)。5 分及以上为高危人群,死亡率可达 50%;中危 3~4 分,死亡率可达 30%;低危 0~2 分。

表 5-15　Rockall 评分

评分	0	1	2	3
年龄/岁	<60	60~70	≥80	
休克	无[1]	心动过速[2]	低血压[3]	
伴发疾病	无		心力衰竭、缺血性心脏病和其他重要伴发疾病	肝衰竭、肾衰竭和癌肿播散
内镜诊断	Mallory-Weiss 综合征或无病变和出血征象	溃疡等其他疾病	上消化道恶性肿瘤	
内镜下出血征象	无或有黑斑		上消化道血液潴留,黏附血凝块,血管显露或喷血	

注:1. 收缩压 >100mmHg,心率 <100 次/min;2. 收缩压 >100mmHg,心率 >100 次/min;3. 收缩压 <100mmHg,心率 >100 次/min

对于急性上消化道出血时是否需要手术或内镜干预，目前多推荐 Blatchford 评分系统分级（表 5-16）。当 Blatchford 评分为 0 时，患者不需要入院行输血、内镜或手术治疗；<6 分为低危；≥6 分为中高危，应积极干预，包括内镜及手术等治疗方式。

表 5-16　Blatchford 评分

项目	检查结果	评分
收缩压 /mmHg	100~109	1
	90~99	2
	<90	3
血尿素氮 /（mmol/L）	6.5~7.9	2
	8.0~9.9	3
	10.0~24.9	4
	≥25.0	6
血红蛋白 /（g/L）	男性　120~129	1
	100~119	3
	<100	6
	女性　100~119	1
	<100	6
其他表现	脉搏 >100 次 /min	1
	黑便	1
	晕厥	2
	肝脏疾病	2
	心力衰竭	2

上消化道大出血后数小时，血尿素氮增高，1~2 天达高峰，3~4 天内降至正常。如再次出血，尿素氮可再次增高。尿素氮增高是由于大量血液进入小肠，含氮产物被吸收。血容量减少还可导致肾血流量及肾小球滤过率下降，不仅尿素氮增高，肌酐亦可同时增高。

二、上消化道出血

消化道大出血的病例中，80% 为上消化道出血。按其病因，可以分为非曲张静脉性上消化道出血和曲张静脉性上消化道出血。虽然在肝硬化患者也有部分患者会出现非曲张静脉性出血，但是由于其发生率和病死率很高，因此对于肝硬化患者出现的急性上消化道出血，仍应首先考虑为曲张静脉性出血，除非客观检查结果证实为其他原因所致。

（一）急性非曲张静脉性上消化道出血

急性非曲张静脉性上消化道出血（acute nonvariceal upper gastrointestinal bleeding，ANVUGIB）最常见的病因是消化性溃疡，占 40%，余为恶性肿瘤、食管贲门黏膜撕裂（Mallory-Weiss tear）、糜烂性胃炎、血管发育不良（angiodysplasia）、血管畸形（vascular malformations）、Dieulafoy 病变以及胆道出血等。熟知这些病因及其特定的临床表现至为重要，以便在急性出血实施复苏治疗期间能迅速重点采集病史和进行必要的检查。鉴别诊断时，不应仅局限于消化道疾病，还须注意有无可能存在于其他部位的病灶。

1. 病因和部位诊断

（1）内镜检查：内镜检查不仅是病因，更是定位诊断最关键的检查方法，目前主张应在出血后 12~24 小时内尽早完成。行急诊内镜检查前，首先要评估病情，给予必要的复苏治疗，而且应在严密监护下进行，有时须行全麻气管插管以免误吸。操作时应尽可能冲洗清除胃内积血，使视野清晰，有利于发现出血灶，并即时实施内镜治疗以控制出血。

（2）血管造影：若内镜检查阴性，则宜行选择性胃左动脉、脾动脉、胃十二指肠动脉及其分支胰十二指肠上动脉造影。病灶的出血速率 >0.5ml/min 时即可见造影剂外溢，对出血部位可作大致定位。对由血管畸形、血管瘤等血管病变及肿瘤所致的出血此项检查可以明确病因。

（3）放射性核素 ^{99m}Tc 标记红细胞扫描：当内镜检查未发现病变时，可应用核素标记患者的红细胞后，静脉注入患者体内作腹部扫描。当活动性出血的速度 ≥0.1ml/min 时，核素可以显示出血的部位。被标记的红细胞不会被肝和脾清除，故可以监视患者消化道出血 24~36 小时。

2. 内镜干预时机和方式

对于大多数急性上消化道出血，都应在 24 小时内行内镜治疗。对血流动力学稳定、无严重多病共存的低危患者（Blatchford 评分为 0 者），早期胃镜检查并不能减少出血和死亡率，但可以明显缩短住院时间和减少住院费用；对于大出血、病情不稳定的患者则应先给予积极的液体复苏治疗，待病情稳定后再实施相关检查；对于同时合并其他器官严重疾病的患者，在患者生命体征稳定后方可实施内镜下干预。最近的研究发现，高危患者（Blatchford 评分≥12）12 小时后行胃镜检查的术后死亡率为 44%，而早期胃镜检查患者术后死亡率为 0%，具有明显差异。

3. 特殊病因引起急性非曲张静脉性上消化道出血的诊治原则

（1）出血性消化性溃疡（bleeding peptic ulcer）：消化性溃疡是急性非曲张静脉性上消化道出血最常见的病因，出血多数能自行停止，但反复持续出血是导致老年患者病死率上升的主要原因之一。因此，溃疡再出血率与患者预后有关，非常重要。

1）内镜检查对溃疡再出血率的判断：Forrest 对出血性消化性溃疡基底的内镜下迹象共分 5 级，不同分级对应不同的再出血率（表 5-17）。

表 5-17　Forrest 分级

Forrest 分级	溃疡病变	再出血风险
F I a	基底有喷射样出血	高
F I b	溃疡基底有活动性渗血	高
F II a	基底显露血管	高
F II b	基底黏附凝血块	中
F II c	黑色基底	低
F III	基底洁净	低

80% 的消化性溃疡出血会自行停止，发生再出血或持续出血的患者病死率较高，所以应当对易于发生再出血和持续出血的患者进行内镜下治疗。常用的内镜止血方法包括药物局部注射、热凝止血和机械止血 3 种。药物注射可选用 1∶10 000 肾上腺素盐水，其优点为方法简便易行；热凝止血包括高频电凝、氩离子凝固术（APC）、热探头及微波等方法，止血效果可靠，但需要一定的设备与技术；机械止血主要采用各种止血夹，尤其适用于活动性出血，但对某些部位的病灶难以操作。目前国际指南推荐注射肾上腺素应联合其他方法。证据表明使用热凝止血联合肾上腺素注射止血成功率可达 90%。对于血管喷射性出血，内镜下止血夹具有较好的效果。

内镜治疗后仍有部分患者会再次出血，其中 75% 的患者可以通过再次内镜止血，因此对于这部分再出血患者，仍推荐内镜再次治疗。

2）手术治疗：内镜治疗后仍有 10% 的患者需要急诊手术处理。手术目的首先是直接结扎血管控制出血，再行降酸手术。对胃溃疡而言，因溃疡可能恶变且再出血率高，故须行包括溃疡在内的胃部分或次全切除。幽门螺杆菌（Hp）感染是消化性溃疡的独立致病因素之一，对 Hp 感染者术后应行抗 Hp 感染治疗，以降低溃疡复发率和再出血率。

A. 出血性十二指肠溃疡的手术治疗：十二指肠溃疡多位于十二指肠球部后壁，其后即为胃十二指肠动脉，因此球部后壁溃疡常并发大出血。手术应切开球部前壁，暴露后壁溃疡出血部位，选用不吸收缝线缝扎止血。若出血仍未控制，可再沿溃疡周界予以缝扎，或分别在十二指肠球部上下方分别结扎胃十二指肠动脉。若术中病情已趋稳定，应加行降酸手术，首选的术式是迷走神经干切断加幽门成形术，此术式的特点是省时、易行、疗效好，也可选作超选择性迷走神经切断术，但此术式费时、操作不易，不适用于老年、危重患者，现已很少采用。通常对出血性十二指肠溃疡无需行胃切除术。

B. 出血性胃溃疡的手术治疗：出血性胃溃疡若仅仅行缝扎术后再次出血的发生率为 30%，并且胃溃疡中 10% 的患者已经恶变，因此术式应选取胃切除术。此外，单纯溃疡病灶切除后再次出血的发生率为 20%，故推荐行远端胃大部切除术。对手术耐受差的患者，迷走神经干切断、幽门成形加楔形切除溃疡是患者能较好耐受的一种术式。对于近端胃或食管胃结合部下的出血性溃疡，行胃次全切除或近端胃切除后病死率较高，因此可行远端胃切除加溃疡部位部分胃壁切除，或迷走神经干切断、幽门成形加楔形切除溃疡，或单纯溃疡缝扎术。

若胃后壁巨大胼胝性溃疡穿透到达毗邻脏器，或与重要组织血管粘连甚为紧密时，可沿溃疡边缘切开胃壁，将溃疡止血后旷置。愈合的溃疡基底为纤维组织，无需强行剥离，以免损伤毗邻的胰腺并发术后胰瘘，或损伤重要血管而致术中大出血。

（2）恶性肿瘤：常见的肿瘤类型包括胃肠间质细胞瘤、胃癌和胃淋巴瘤等。若临床考虑胃十二指肠恶性肿瘤出血，内镜治疗后再次出血的发生率很高,因此不首选内镜治疗而应积极做好术前准备后手术治疗,术式的选择和切除范围应根据恶性肿瘤不同的病理组织类型和分期而定,同时应考虑患者的耐受性。

(3)急性胃黏膜病变(acute gastric mucosal lesions):急性胃黏膜病变又称应激性溃疡(stress ulceration)或急性糜烂性胃炎(acute erosive gastritis),是因严重创伤、感染或休克所致的急性胃黏膜病变,黏膜呈多发浅表性糜烂和溃疡并发出血,病变常见于近端胃体和胃底部。急性胃黏膜病变有几种特殊类型:库欣(Cushing)溃疡,见于颅内损伤患者;柯林(Curling)溃疡,见于严重烧伤患者;以及非甾体抗炎药物(NSAIDs)所致的急性胃黏膜病变。急性胃黏膜病变的治疗原则应以非手术治疗为主。随着对休克等创伤的认识深入,以及抑酸药物的广泛应用,其发生率已有明显降低。

1)非手术治疗:早期经静脉应用抑酸剂如PPI或H_2受体拮抗剂,效果较好。若上述药物治疗无效,可加用奥曲肽或血管升压素。必要时可经内镜喷洒止血剂或在溃疡出血灶周围注射1%乙氧硬化醇。若仍未能控制出血,则行选择性腹腔动脉造影,用吸收性明胶海绵栓塞出血部位的供血动脉。

2)手术治疗:急性胃黏膜病变很少采取手术治疗,仅在所有非手术治疗均无效,仍持续出血并威胁生命时才考虑手术治疗,文献报道手术后死亡率可达60%。可供选择的术式有:①迷走神经干切断、幽门成形加出血部位缝扎术:此术式合理、创伤小、手术死亡率低,应为首选术式,但由于急性胃黏膜病变多系弥漫性出血,故实际可采用此术式的机会不多。②迷走神经干切断、幽门成形加包括出血部位的胃部分切除术:此术式止血效果较确切,但手术创伤较大,手术死亡率较高。

(4)贲门黏膜撕裂综合征(Mallory-Weiss tear):本病因剧烈呕吐或干呕致使剧烈的胃内压力集中冲击贲门,造成横跨贲门上下的黏膜呈纵形撕裂而引起出血。内镜检查可见贲门及胃小弯侧的黏膜裂伤,长15~20mm,宽2~3mm。90%的出血会自行停止,若内镜检查时创面仍有出血可在内镜下电凝或注射硬化剂,再辅以PPI等抑酸剂治疗。若内镜治疗无效,可行手术治疗,胃切开缝合裂伤黏膜。

(5)Dieulafoy病:本病少见,也有命名为恒径动脉(caliber persistent artery),即胃周围动脉进入胃壁浆膜和肌层后缺乏逐渐变细的过程,而以较粗的小动脉直抵黏膜下后再折返入肌层,使较粗的小动脉呈锐角状突起,80%的病变位于胃小弯以及胃后壁距贲门6cm范围内。由于病变部位较粗的小动脉突起,使其表面覆盖的黏膜长期受压形成黏膜溃疡和缺损,血管裸露,长期在胃内消化液的侵蚀下可能发生破裂而引起急性动脉性大出血。内镜检查是最可靠的诊断方法,镜下可见无凹陷的溃疡,在点状黏膜缺损处可见动脉出血点。虽然内镜下电凝或注射硬化剂有很好的止血效果。内镜治疗失败,可选择血管介入行栓塞治疗。若内镜和介入治疗均无效,则应手术治疗。由于术中较难发现,故术前建议先行内镜定位标记。手术时胃壁切口长度要能满足对病变好发部位的暴露和探查,探查时要轻柔地摊平黏膜皱襞仔细检视,病变深处有酷似红色小息肉样的突起,若有黏附的凝血块,拭去后即可见小动脉出血。病变处缝扎止血即可。若病灶难以准确定位,也可行楔形切除可疑部位胃壁。

(6)其他:如系肝、胰、胆道疾病所致的急性非曲张静脉性上消化道出血,应治疗引起出血的原发疾病,具体的治疗方案应按不同的病因而异。

(二)门静脉高压症食管胃底曲张静脉出血

在急性上消化道出血中,肝硬化门静脉高压症引起食管、胃底曲张静脉出血是仅次于消化性溃疡的第二大类病因。肝硬化患者约30%会出现食管胃底静脉曲张,则静脉曲张患者中月30%会发生出血。与非曲张静脉性上消化道出血患者相比,曲张静脉性出血患者再出血率高,出血量大,住院时间长,并且死亡率高。曲张静脉性上消化道出血首次发生6周内死亡率为20%。肝脏功能储备与患者预后明确相关,临床多采用Child-Pugh分级来评估肝脏储备功能(表5-18)。

急性出血期的治疗目的是迅速控制出血和预防早期再出血,以及减少因出血所致的肝肾功能损害和肝性脑病等并发症。内镜不仅仅是最佳的诊断方式,而且由于内镜和介入放射治疗技术的发展,大大提高了对食管、胃底曲张静脉出血的急诊止血效果。

表 5-18 肝硬化严重程度的 Child-Pugh 分级

评分	1	2	3
肝性脑病	无	1~2 级	3~4 级
腹水	无	少量,易控制	中量以上,难控制
胆红素 /(mg/dl)	<2	2~3	>3
白蛋白 /(g/L)	>35	28~35	<28
凝血酶原时间延长 /s	1~3	4~6	>6

注:Child A:5~6 分;Child B:7~9 分;Child C:10~15 分

1. 急诊处理 门静脉高压症食管胃底曲张静脉大出血导致低血容量性休克时,应迅速评估失血量予以复苏补液等抗休克治疗。在复苏纠正低血容量期间应同时给予药物治疗。药物治疗包括:

(1)减少门脉血流药物:内脏血管收缩药(血管升压素及其类似物,生长抑素及其类似物)和静脉扩张药(硝酸酯类)。血管收缩药通过收缩内脏血管来降低门脉血流量;静脉扩张药的作用理论上是通过降低肝内和 / 或门体侧支循环阻力,但是硝酸酯类是通过低血压效应达到减少门脉血流的效果。两者联用在降低门脉压方面有协同效应。血管加压类药物常用垂体后叶素,其作用是通过收缩内脏小动脉以减少门静脉血流量,从而降低门脉压力。因其作用是非选择性的,故禁用于伴有心肌缺血性疾病的患者。生长抑素类药物常用生长抑素类似物奥曲肽,也是通过降低内脏血流量以降低门静脉和曲张静脉的压力,但其作用仅限于内脏血管而不引起冠状动脉的收缩,对控制食管、胃底曲张静脉出血的效果优于血管升压素。

(2)抑酸药物:H_2 受体拮抗剂和质子泵抑制剂能提高胃内 pH,促进血小板聚集和纤维蛋白凝块的形成,避免血凝块过早溶解,有利于止血和预防再出血。

(3)抗感染药物:活动性出血时常存在胃黏膜和食管黏膜炎性水肿,预防性使用抗感染药物有助于止血,并可减少早期再出血及预防感染。荟萃分析表明,抗感染药物可通过减少再出血及感染提高存活率,因此肝硬化静脉曲张破裂出血者推荐应用 7 天左右的经验性广谱抗生素,如头孢曲松等。

经急诊处理待血流动力学及生命体征稳定后,应及早行内镜检查,因为即使门脉高压患者发生出血者有 50% 并非曲张静脉所致,并且其后续治疗依赖内镜结果。危重患者须全麻气管插管以防胃内容物和血液误吸。

2. 内镜治疗

(1)食管曲张静脉结扎(esophageal varices ligation,EVL)或食管曲张静脉套扎(esophageal varices band ligation,EVBL):在内镜的镜端预置内含小橡胶圈的连环套扎器,内镜下选择有红色征的曲张静脉,在其下方利用负压装置抽吸曲张静脉后将小橡胶圈推出勒紧其基底部,被套扎隆起的曲张静脉色泽逐渐变紫并缺血坏死脱落。现今由于套扎器的改进,一次可连续套扎 5~8 个点,多个套扎点应不在同一个水平面,以免治疗后因瘢痕明显而并发食管狭窄。内镜下行 EVS 或 EVBL 已是食管曲张静脉出血时最主要的治疗方法之一。

(2)食管曲张静脉硬化剂治疗(esophageal varices sclerotherapy,EVS):EVS 是急诊止血的有效手段,常用的硬化剂是 1% 乙氧硬化醇、无水酒精或 5% 鱼肝油酸钠(sodium morrhuate)。在内镜下将硬化剂注入曲张静脉后迅速形成血栓,血管内皮细胞受损,继发炎性坏死,最终形成纤维瘢痕,曲张静脉消失。为减少硬化剂注射并发食管溃疡、穿孔,可采用曲张静脉旁和静脉内注射相结合的方法,须注意不宜在同一平面多点注射或在同一点过量注射,以免出现食管狭窄。通常在硬化剂注射治疗后的禁食期予静脉滴注(进食后可改为口服)PPI 以减少胃酸分泌,避免因胃液反流侵蚀硬化剂注射部位引起继发性出血。若急性出血时初次 EVS 无效,则 48 小时内可再重复二次 EVS。即使经 EVS 治疗有效,再次出血率仍高达 70%。

(3)双气囊三腔管:若经药物、内镜治疗后效果不佳或再次出血,应考虑双气囊三腔管压迫,首先将胃内气囊充起,若出血持续,再将食管下段气囊充起,压迫曲张静脉。气囊压力降低后,再出血的发生率可达 50% 左右。双气囊三腔管的并发症率为 20%~30%,主要是误吸性肺炎和食管撕裂。

3. 介入治疗　经颈静脉肝内门体分流（transjugular intrahepatic portosystemic shunt, TIPS）：1982 年 Colapinto 报道首例 TIPS，国内临床应用始于 1992 年。TIPS 主要适用于经内镜和栓塞治疗后仍持续出血者及病情危重不能耐受手术者，可明显降低门静脉主干的压力。伴有心、肺、肝、肾衰竭、凝血机制障碍、肝静脉和/或门静脉解剖结构异常者，应视为 TIPS 的禁忌证。作为暂时控制出血的治疗手段，TIPS 成功率可达 95%，但术后一个月内再出血率为 20%，其主要因素是术后分流道狭窄或闭塞。

4. 手术治疗　手术方法有两类，即门体静脉分流术（分流术）和门奇静脉断流术（断流术）。肝硬化时门静脉压力提高是机体的一种代偿反应，是维持门静脉血流向肝灌注的重要保证。系统性门体静脉分流术明显减少门静脉对肝的灌注，不仅可能会进一步损害肝功能，而且还可能导致肝性脑病。断流术中的贲门周围血管离断术是针对胃肠区的高血流状态，彻底离断贲门及其上方 5~8cm 的食管周围血管，尤其是胃冠状静脉的高位食管支和异位高位食管支以及胃后及膈下等静脉支，多能即刻止血，而又不影响肠系膜静脉压力和门静脉对肝的灌注，手术操作简便安全，而且近、远期疗效均较满意。

我国门静脉高压主要病因是肝炎后肝硬化，患者手术耐受性差，故对于食管、胃底曲张静脉出血，应先经内镜或介入治疗控制出血，待病情稳定后结合肝功能 Child 分级再择期行确定性手术。内镜或介入治疗无效，且仍持续出血者须急诊手术，术式应选贲门周围血管离断术，因为这类患者肝功能多已属 Child C 级，如施行急诊分流术则手术死亡率超过 50%。

5. 术后再出血　术后再出血多因门奇断流不彻底或有新的门奇侧支循环建立，或由于分流术后吻合口狭窄、血栓形成等因素导致未能有效降低门静脉压力所致。现今发现门静脉高压性胃病也是术后再出血的原因之一。门静脉高压时胃静脉回流障碍，影响胃黏膜微循环，使黏膜血流量减少，黏膜缺血、缺氧、弥漫性水肿并糜烂，称为门静脉高压性胃病，出血多为弥漫性渗血，可暂予 PPI 及能降低门静脉压力的 β 受体拮抗剂等药物治疗。少数门静脉高压性胃病也可并发急性大出血，治疗关键在于有效降低门静脉及曲张静脉的压力，故有时也须急诊手术。内镜治疗对于门静脉高压性胃病所致出血效果不佳。

对术后再出血的术式选择：断流术后再出血者施行分流术，分流术后再出血者宜选用断流术。应强调对术后再出血的手术指征及采用何种术式均应结合患者对手术的耐受程度及肝功能 Child 分级等具体病情慎重考虑后再作抉择。

三、急性下消化道出血

急性下消化道出血（acute lower gastrointestinal bleeding）指 Treitz 韧带以下消化道的急性出血，超过 95% 是结、直肠出血，小肠出血仅 5% 以下。急性下消化道出血主要表现为便血或血样便，若出血量少而在结肠内滞留时间较久（超过 20 小时）也可形成黑便。在严重的消化道出血中，源于下消化道的出血仅占 15%，远少于上消化道出血。急性下消化道出血多可自行停止，较少伴有低血容量性休克。

（一）病因概况

急性下消化道出血的病因繁多，诸如结肠憩室病（diverticulosis）、血管发育不良（angiodysplasia）、血管畸形（vascular malformations）、良恶性肿瘤、息肉、肛直肠疾病、炎性肠病如克罗恩病（Crohn disease）和溃疡性结肠炎、梅克尔憩室（Meckel deverticulum）、内痔、肠系膜血管缺血性病变、缺血性结肠炎、少见的结肠 Dieulafoy 病变和常染色体显性遗传性疾病如家族性腺瘤性息肉病（familial adenomatous polyposis）、黑斑息肉综合征（Peutz-Jegher syndrome）等。结肠憩室病和血管发育不良的发病率随着年龄增长而上升，在西方国家中，结肠憩室病是急性下消化道出血最常见的病因，占 40%~55%，但在我国较少见。

（二）病因和定位诊断

急性下消化道出血的诊断较困难，原因在于成人的小肠和结直肠的总长度约 8m，结直肠腔内有稠厚的肠内容物和滞留的粪块，约 42% 的患者有多处出血灶，且内镜检查时出血多已自行停止。

1. 症状与体征的鉴别　下消化道出血的病因多有其特征性的临床表现，根据排便习惯和性状的改变，是否伴有发热、腹痛、消瘦，有无服用非甾体抗炎药物史以及家族史,再结合查体有无腹块、腹部压痛、肌紧张以及有些遗传性疾病特有的体征等综合分析,可为病因的初步诊断提供重要的信息。

2. 内镜检查 内镜检查是下消化道出血最重要的诊断方法。

(1)结肠镜:下消化道出血95%以上是源于结直肠病变,故应首选结肠镜检查。现多主张早期行急诊结肠镜检查,即在出血后12小时内完成。实践证明,早期实施结肠镜检查不仅能提高病因诊断率,且能精确定位出血灶,并立即进行内镜下治疗。在急诊结肠镜检查前可选用聚乙二醇(polyethylene glycol)灌洗液口服或经鼻胃管灌注行肠道准备,可提高内镜检查的成功率和安全性。如经结肠镜检查未发现病变,应仔细观察回肠末端,如见血性肠液或血液流出则提示为小肠出血,应进一步行小肠镜检查。

(2)小肠镜检查:小肠镜在1969年应用于临床,历经30余年,现已有很大的发展。早期应用的探针型小肠镜(sonde enteroscopy)理论上可观察全部小肠,但耗时长、患者痛苦且无活检和行内镜治疗的功能,现已弃用。目前临床上应用的是推进型小肠镜(push enteroscopy),可推进观察到Treitz韧带以下80~120cm处肠管,并可进行活检和内镜治疗,操作时间较短,患者痛苦也较少。2001年,Yamamoto等首先将日本富士公司生产的双气囊小肠镜(double balloon enteroscopy)系统应用于临床,该镜由高分辨率电子内镜和外套管组成,内镜顶端和外套管远端均安置乳胶气囊,由压力控制泵系统对其进行注气和放气,内镜有效的工作长度是200cm。操作开始时两个气囊均处于放气状态,当外套管推进到十二指肠时向外套管气囊注气以固定于肠腔壁,随即将内镜尽可能向前推进和检视远端肠管,此时再向内镜气囊注气,将内镜镜端固定于肠腔壁,同时将外套管气囊放气后向前推进到内镜镜端的气囊固定处,再将外套管气囊重新注气予以固定。此时双气囊均已注气固定于肠腔壁,再在X线透视下同时回拉内镜和外套管,使充气的双气囊近端被拉回的肠管皱缩呈折叠状,由此每次可检视回拉40cm肠段,之后再将内镜顶端气囊放气,继续推向肠管远端。实际操作原理即利用双气囊交替反复注气和

放气,使工作长度为200cm的内镜有可能完成全小肠的检查。进镜方法可经口,也可采用双侧进镜法,即将双气囊小肠镜经口再经肛门进入,从上、下两个方向会合以完成全小肠的检查。此外,也可在术中与手术医师合作经口、肛门、或从肠切口进镜行术中全小肠检查。

3. 血管造影 若内镜检查阴性,则行选择性肠系膜上动脉和/或肠系膜下动脉造影,可对下消化道出血病灶作大致的定位,一般报道在出血期的检出率约40%,出血量在0.5~1ml/min即可发现造影剂外渗。肠管供血动脉的解剖关系是:空肠、回肠、升结肠和横结肠右侧2/3的血供源于肠系膜上动脉所属的分支,横结肠左侧1/3及以下的结、直肠血供源于肠系膜下动脉所属的分支,直肠中下段的部分血供是源于髂内动脉的前支。因此,正确选择造影动脉和在出血期进行检查是提高检出率的关键。

4. 放射性核素显像 20世纪70年代即应用于诊断消化道出血,其敏感度高,出血速率0.1ml/min即可显像,但特异性差,只能大致定位,还有一些不确定因素如肠蠕动等可影响显像结果,因此仅作为小肠镜检查和选择性动脉造影前的一项筛选方法,以提高前两者对出血灶的检出率。临床常用^{99m}Tc标记自身红细胞(体内或体外标记)显像法,于静脉注射标记物后即刻及5分钟、15分钟、30分钟、1小时、2小时进行全腹连续显像。在静脉注射2小时后胃肠道壁基本不显像,若有出血灶,^{99m}Tc标记的红细胞即逸出进入胃肠道,在出血部位形成放射性浓聚。此后每4~6小时监察一次,可连续监察24~36小时。此方法适用于检查急性大出血或慢性少量出血,尤其适用于检查间歇性出血的患者。

(三)治疗原则

如有低血容量休克表现者,应给予复苏治疗,待血流动力学及生命体征稳定后,进一步采取以下治疗措施,同时必须注意不可遗漏对可能的多处出血灶的治疗。

1. 内镜治疗 与上消化道出血的内镜治疗方法相同,可采用电灼、热探头或注射硬化剂等治疗,其止血率和再出血率因不同病因而异,如血管发育不良出血的止血率达80%,但再出血率达15%。内镜治疗时应注意避免穿孔等并

发症。

2. 介入治疗　血管造影发现出血后,也可进行治疗。导管内注射血管升压素可以暂时减少出血,有利于患者血流动力学稳定,但是停药后再次出血发生率50%。此外,明确出血部位后,也可以行介入栓塞治疗。虽然结直肠的侧支循环较小肠差,但是栓塞后发生缺血的概率并不高,对于手术耐受不良的患者可以考虑应用。因此介入放射治疗适用于不能耐受手术的患者,或作为急性大出血须行确定性手术前的一种暂时止血的术前准备。

3. 手术治疗　若内镜和/或介入放射治疗无效,出血无法控制须行急诊手术时,术前必须要获得正确的病因和定位诊断,不可施行盲目性肠切除手术,必要时应行术中小肠镜检查,以进一步明确病因及定位诊断后再确定术式和切除范围。

下消化道出血的病因和定位诊断较困难,以小肠出血为甚。虽然内镜或介入放射治疗有较好的即刻止血效果,但有一定的再出血率,在再出血后更会增加诊治的难度,因此一旦出血的病因和定位诊断已明确,有手术指征而无手术禁忌者,原则上应以手术治疗作为第一选择,术式的选择因不同病因而异。若为恶性肿瘤出血,不做内镜或介入放射治疗,应积极做好术前准备后手术治疗,术式的选择和切除范围应根据恶性肿瘤不同的病理组织类型和分期而定。

四、急性不明原因消化道出血

急性不明原因消化道出血(acute obscure gastrointestinal bleeding)是指经常规胃镜和结肠镜检查未能明确病因而持续或反复发作的急性消化道出血。所谓不明原因消化道出血主要是小肠出血,但急性小肠出血仅占急性消化道出血的2%~5%,其次是过去曾经做常规内镜检查而被漏诊的消化道出血。

(一)病因概况

急性不明原因的消化道出血主要为小肠出血,其中最常见的病因是血管发育不良,其他病因包括Dieulafoy病变、糜烂、溃疡、克罗恩病、小肠静脉曲张、肿瘤、NSAID药物引起的溃疡、放射性肠炎、小肠憩室病、小肠息肉、主动脉肠瘘、梅克尔

憩室等。难以诊断或易被漏诊的病因还有西瓜胃(watermelon stomach),也叫胃窦部黏膜血管扩张症(gastric antral vascular ectasia)、Cameron糜烂(即食管裂孔疝导致的糜烂)、门静脉高压性胃病、先天性动静脉畸形、Osler-Weber-Rendu综合征(遗传性毛细血管扩张症)以及因肝、胆道、胰腺疾病所致的急性出血等。在上述病因中,患者的年龄是鉴别诊断的重要因素。30~50岁肿瘤较常见,<25岁者多为梅克尔憩室,老年患者则多为血管发育不良。熟知上列病因及其临床表现将有助于病因和定位诊断。

(二)诊断方法的评价

1. 内镜检查　在急性不明原因消化道出血期间最关键的诊断方法仍然是内镜检查,包括再次常规内镜(胃镜、结肠镜)和小肠镜检查。

2. 胶囊内镜(capsule endoscopy)　是一种新型的一次性使用的无线内镜。患者吞下的胶囊内镜随肠蠕动平滑地通过肠管直至排出体外,期间胶囊内镜连续每秒获取2帧图像共8小时,并由黏附于患者体表的传感器将图像数据存于相连的数据记录仪中,检查期间患者可自由活动。检查结束后,处理和观看获取的图像,并根据定位系统所显示胶囊内镜在小肠内运行的轨迹作大致的定位诊断。胶囊内镜检查在出血期间或对非单发病灶的诊断较可靠,其最大的优势是一种无创的全小肠检查方法,检查时患者无痛苦、易接受。

3. 选择性血管造影　参阅"急性下消化道出血"的相关内容。

4. 放射性核素显像　参阅"急性下消化道出血"的相关内容。梅克尔憩室(Meckel's diverticulum)是一种先天性胃黏膜异位症。因为异位的胃黏膜也具有正常胃黏膜的结构和功能,故经静脉注射过锝酸盐(99mTc-pertechnetate)后异位胃黏膜中的壁细胞(近年认为系黏蛋白上皮细胞)将摄取并在10~15分钟内形成放射性浓聚,使梅克尔憩室显像,这是较可靠的一种诊断方法。但应注意梅克尔憩室显像并非为出血源,尚需动态严密监察病情的发展和做进一步检查方能确诊。

(三)序贯检查的考虑

1. 再次常规内镜检查　对急性不明原因消化道出血的序贯检查流程众说不一,但其中有共

识的是首先评估失血量,给予必需的复苏治疗,在出血后6~12小时内尽早再次完成上消化道内镜检查,以及在出血后12~24小时内再次完成结肠镜检查。如发现被以前常规内镜检查所漏诊的病变,当即给予相应的内镜和/或介入放射治疗或作好术前准备施行确定性手术。如未发现出血灶,则须进一步观察回肠末端,若有血性肠液或血液流出,则可判定为小肠出血,并根据出血的速度和血液色泽大致判断出血灶位于小肠的部位。如在回肠末端未见血液流出,则可在随访期间再进一步检查。

再次常规内镜检查是诊断急性不明原因消化道出血的关键步骤。因此对再次内镜检查的医师要求是必须对急性不明原因消化道出血的病因及其特定的临床表现有充分的认识,并须具有娴熟的内镜操作技术和正确识别图像的水平。

2. 放射核素显像和选择性动脉造影　若再次常规内镜检查阴性,则可行放射核素显像和选择性动脉造影,前者显像敏感性高,而选择性动脉造影则特异性强,在急性不明原因消化道出血的病因和定位诊断中,两者可有互补作用。前者可动态监察并具有辅助定位作用,而选择性肠系膜上动脉和/或肠系膜下动脉造影则对肠道出血的定位较精确,并可对出血部位行介入治疗。

3. 胶囊内镜和小肠镜检查　若再次常规内镜检查阴性,也可直接行胶囊内镜检查。对疑有空肠近端出血者,可进一步作推进式小肠镜检查;对疑有回盲部出血者须用双气囊小肠镜检查。若胶囊内镜检查阴性,也不能完全排除小肠出血的可能,只能表明出血可能已自行停止或可能被漏诊,因此仍需行双气囊小肠镜检查。总之,胶囊内镜对检出的病变只能作大致的定位,如欲精确定位尚需有赖于小肠镜的检查。

4. 术中小肠镜检查　上述各项检查均阴性,仍未能明确病因和定位诊断而继续出血有指征需急诊手术者,可剖腹探查行术中小肠镜检查。进镜方法首选经口或肛门,也可经肠切口进镜,手术医师和内镜医师应互相配合,动作要轻柔,以免损伤黏膜而影响检查结果的精确性。如结合透光照射的方法逐段检查肠管可提高出血灶的检出率达50%~100%。术中小肠镜检查是对急性不

明原因消化道出血所有检查手段均告失败的最后一项检查,必须要全面分析和判断后方可慎而为之。

（四）治疗原则

虽然急性不明原因消化道出血主要为小肠出血,但出血灶也可散在地发生在上消化道和下消化道的结直肠部位,因此治疗原则可参阅"急性消化道出血"前述有关治疗的部分。"急性不明原因消化道出血"的命名并不确切,它只是病因及定位诊断较为困难的一类疾病的归纳,因此要尽可能在术前获得明确的病因和定位诊断,即使剖腹探查,也必须在术中行小肠镜检查,以明确病因及定位诊断后再予确定术式和切除范围,切忌施行盲目性胃或肠管切除术,否则术后再次出血必将更增加诊断和治疗上的难度。

五、展望

自胶囊内镜和双气囊小肠镜成功地应用于临床后,急性下消化道出血和不明原因消化道出血的诊断及治疗均有了突破性的进展。胶囊内镜检查安全、简便又无痛苦,多能顺利完成全小肠检查,但也存在一些缺陷和不足之处,如获取图像的随机性、不能控制胶囊内镜在小肠内的运行、视野的局限性、电池工作时间仅8小时以及对所获取图像的识别和判断并非绝对精确。这些因素均可影响诊断的可靠性,尤其对小肠血管性疾病的图像判断和最终确诊率均较差,此外胶囊内镜定位诊断的确切性尚不能满足手术治疗对病灶须精确定位的要求。双气囊小肠镜可以弥补这些缺陷和不足,但检查费时,患者也有一定的痛苦,虽然理论上可完成全小肠检查,但实际操作时即使采用经口再经肛门双侧进镜法,也未必能如愿完成全小肠检查。

选择性动脉造影也常用于急性下消化道出血和急性不明原因消化道出血的病因和定位诊断,但出血灶检出率并不高,而且即使发现出血灶也只能是大致定位,故有时为了获得较确切的定位还须行术中选择性动脉造影,或在杂交手术室内进行造影,发现出血部位后将导丝留置在位,即可行剖腹探查,仔细检查明确出血部位和原因后,再行确定性手术。

（刘凤林　秦新裕）

参 考 文 献

1. Quan S, Frolkis A, Milne K, et al. Upper-gastrointestinal bleeding secondary to peptic ulcer disease: Incidence and outcomes. World J Gastroenterol, 2014, 20: 17568-17577.

2. Rockall TA, Logan RF, Delvin HB, et al. Risk assessment after acute upper gastrointestinal haemorrhage. Gut, 1996, 38(3): 316-321.

3. Blatchford O, Murray WR, Blatchford M, et al. A risk score to predict need for treatment for upper gastrointestinal haemorrhage. Lancet, 2000, 356: 1318-1321.

4. Forrest JAH, Finlayson NDC, Shearman DJV. Endoscopy in gastrointestinal bleeding. Cancer, 2: 394-396.

5. Barkun AN, Bardou M, Kuipers EJ, et al. International consensus recommendation on the management of patients with nonvariceal upper gastrointestinal bleeding. Ann Intern Med, 2010, 152: 101-113.

6. Rockey DC. Gastrointestinal bleeding. Gastroenteol Clin North Am, 2005, 34: 581-588.

第六章　结直肠及肛门外科疾病

第一节　低位直肠癌保肛手术的可行性及引发的思考

直肠癌是消化道常见的恶性肿瘤。直肠癌根据其距肛缘的距离，以 5cm 为界分为上、中、下段直肠癌；若以腹膜返折为界，则分为上、下段直肠癌。中下段（亦称中低位）直肠癌约占全部直肠癌的 70% 左右。上段直肠癌的治疗效果与结肠癌相近，而中低位直肠癌由于解剖位置及部分腹膜覆盖或无覆盖的解剖特点，造成外科手术的难度较大，局部复发率高，疗效不尽如人意。随着人们经济条件的改善和生活质量的提高，直肠癌患者在要求外科医生彻底切除肿瘤，清扫区域转移淋巴结的同时；也要求尽可能保留肛门括约肌功能、性功能和排尿功能。自 1908 年腹会阴切除术用于临床以来，一直以其可靠的根治性而成为低位直肠癌治疗的"金标准术式"；但近年来随着人们对直肠癌的生物学特性及病理、解剖学上的深入研究、术前辅助放化疗的实施以及吻合器和腹腔镜在临床的广泛应用，从理论和实践两个方面证实了低位直肠癌保肛手术的合理性和可行性，其疗效得到结直肠外科和肿瘤外科医生的认可，低位直肠癌保肛手术的比例逐渐增加。目前，低位直肠癌保肛手术已经不是手术技巧的问题，而是如何掌握保肛原则的问题。

对于中高位直肠癌，保肛手术易于完成；而对于低位直肠癌，是否可以保肛以及如何保肛尚需根据肿瘤的生物学特性、术前的临床影像学评估、术中的探查情况以及患者的体型、盆腔的宽窄和术前肛门括约肌的功能等因素而定。

一、低位直肠癌保肛手术的可行性

（一）直肠癌发生的病理生理认识的改变和肿瘤远端的安全切缘

经典的直肠癌根治术要求切除肿瘤下缘 5cm 的肠管；按照这一原则，低位直肠癌没有行保肛手术的可能性。而随着对直肠癌向远端肠管浸润距离和淋巴引流途径做了广泛和深入的研究，结果发现：①直肠癌淋巴引流以向上为主，也有侧方引流，只有位于肛管附近的肿瘤才会出现向下的淋巴引流；②直肠位于弧形骶凹上，充分游离后可有约 3cm 的延伸，术前判断的肿瘤部位常常发生变异，单纯依据术前检查判断肿瘤下缘与肛门的距离就决定术式的做法不够恰当；③大部分直肠癌远端淋巴结转移范围不超过 2cm，仅有 2% 超过此范围；而仅有 2.3% 的直肠癌远端肠壁浸润超过 1cm。也就是说肿瘤远端切除 1.0cm 肠管，约 98% 的患者即达到切缘无癌残留，而无需切除 5cm 的肠管。另一项近 5 000 例直肠癌的荟萃分析发现，对于接受了全直肠系膜切除或放疗的患者，切缘小于 1cm 并不增加复发风险（风险比 1.129，$p=0.456$）；而仅对未接受全直肠系膜切除或放疗的病例，切缘小于 1cm 与局部复发相关（风险比 2.528，$p=0.005$）。这些发现向腹会阴切除术原则提出了挑战，同时也为低位直肠癌保肛术式提供了理论依据，这也是近年来临床上接受腹会阴切除术的患者比例下降，而保肛手术增加的一个主要原因。而且大量临床资料表明，低位直肠癌保肛手术的局部控制和远期生存不劣于腹会阴切除术；而前者可以明显提高患者术后的生活质量。

（二）直肠肛管解剖学认识的深入

1. **直肠系膜概念的建立和全直肠系膜切除（total mesorectal excision，TME）技术的应用**　1982 年英国学者 Heald 首次提出了全直肠系膜切除在低位直肠癌根治术的应用,结合直肠癌远端浸润长度的病理学研究,该技术可明显减低局部复发率和提高保肛率。直肠系膜在解剖学上并不存在,是指盆筋膜脏层所包裹的直肠后方及两侧的脂肪及其结缔组织、血管和淋巴组织。由于骨盆的特殊形状,只在直肠的上 1/3 形成膜状结构,而在下 2/3 是从直肠的后方和两侧包裹直肠,形成半圈厚 1.5~2.0cm 的结缔组织,外科临床称之为直肠系膜。直肠系膜后方与骶前间隙有明显的分界,侧方由于侧韧带与盆腔侧壁相连而无明显的分界,下达盆膈。所以外科提出的直肠系膜切除是指在盆腔筋膜和直肠系膜筋膜之间的胚胎融合平面锐性分离,包括直肠后方及两侧连系直肠的脉管、淋巴结构和脂肪组织。直肠癌 TME 原则的理论基础是建立在盆腔脏层和壁层筋膜之间有一个外科平面,这个平面为直肠癌及其系膜的完整切除设定了切除范围,而且直肠癌浸润通常局限于此范围内。在无淋巴结转移的直肠癌中,直肠系膜内常常隐藏着癌细胞巢,但在直肠系膜内向肿瘤远端的播散一般不超过 2~3cm,这说明直肠癌局部病变均在系膜范围内。因而 TME 的手术原则是合理的,能够切除直肠癌及其局部浸润病灶。

TME 的手术适应证和原则:TME 适用于拟切除的直肠中下段 T_1~T_3 肿瘤。TME 的手术原则为:①直视下在骶前间隙中锐性分离;②保持盆筋膜脏层的完整无损;③肿瘤远端直肠系膜的切除不少于 4~5cm;肿瘤远端肠管的切缘应保证 2cm,如不足 2cm 应行快速冷冻切片,病理学确诊切缘无癌残留。不同于传统手术仅仅注重切缘距离肿瘤下缘的长度,TME 还强调直肠系膜的完整切除,同时注重保护盆腔自主神经丛;从而使低位直肠癌根治术后的局部复发率大大降低,提高了生存率,保护了患者的排尿和性功能,降低了骶前大出血的概率。TME 同时也明显提高了低位直肠癌的保肛成功率,这也是当前国内外以保肛手术替代腹会阴切除术成为低位直肠癌首选术式的原因和基础。

2. 排便反射的部位和支配肛门括约肌神经分布的问题 正常的排便功能依靠健全的括约肌功能和完整的感觉反射功能,两者缺一不可,否则即使保留了肛门也失去了意义。既往认为直肠下段是排便反射的主要发生部位,是排便功能中的重要环节,至少保留 5cm 与肛管相连的直肠,才能保证正常的排便功能。直肠全部切除后即使保留括约肌,仍可出现大便失禁。但是近年来通过临床实践证明,在齿状线上方如保留 1cm 的直肠,术后排便功能可基本保持正常。还有研究表明,有关排便反射的感受器不在直肠黏膜层及肠壁内,而是位于肠壁外的肛提肌上。因此全直肠切除术后吻合口位于齿状线处,经过一段时间的适应和训练也可以维持正常的排便功能。对支配排便反射神经分布的研究进展,使低位直肠癌可以全部切除直肠而仍然可以保留其排便功能,从而为低位保肛手术提供了又一理论依据。

(三)术前辅助放化疗的实施

直肠癌的治疗模式目前正向着以手术为主的综合治疗方向发展,保留肛门是低位直肠癌患者综合治疗成功的目标之一。术前辅助治疗(neoadjuvant therapy)作为直肠癌综合治疗的一部分已受到广泛的重视和认可。第一,低位直肠无浆膜,肿瘤一旦侵犯肌层易向直肠周围浸润;此外,肿瘤术后残留病变可因手术刺激而加速增殖,术前辅助治疗可使上述的局部浸润及病变增殖得到抑制,使肿瘤细胞活力降低,在手术中不易播散,从而减少术后局部复发的概率。第二,手术前肿瘤细胞的血供好,对放、化疗的敏感性高,而术后由于病灶部位血供的改变以及周围组织的瘢痕形成,使术后放化疗在残留病灶处可能达不到有效的敏感度和充分的血药浓度。术前辅助治疗作为对肿瘤细胞的首次打击,与术后疗效比较可达到更好的局部控制。第三,直肠癌的术前辅助放化疗可以缩小肿瘤、降低临床分期,在不牺牲远期存活率的前提下提高低位直肠癌的保肛率。因此,对局部进展期的中低位直肠癌进行术前辅助放化疗,已写入最新版的中国结直肠癌诊疗规范、美国国家综合癌症网络(National Comprehensive Cancer Network,NCCN)的直肠癌指南和欧洲肿瘤内科学会(European Society for Medical Oncology,ESMO)。

对于低位直肠癌,术前辅助放化疗使直肠癌肿的体积缩小,降低肿瘤的临床和病理分期,这就提高了低位前切除手术或结肠-肛管吻合术的成功率,从而使相当部分的患者避免接受经腹会阴切除术。欧洲的 EORTC 22921 随机临床试验将 1 011 例低位直肠癌患者分为 5-FU 增敏的长程放疗与单纯长程放疗,结果显示放化疗组比单纯放疗组的病理完全应答(pathological complete response, pCR)率更高(13.7% vs 5.3%),肿瘤体积更小(25mm vs 30mm),pT_{1-2} 的比例更高(43.4% vs 37.2%),pN_0 的比例也更高(71.9% vs 60.5%)。波兰的随机临床试验提示,对于 cT_{3-4} 期的直肠癌,术前 5-FU 增敏的长程放疗的 pCR 率为 16.1%,降期率(ypT_{1-2})为 45.6%;对比术前短程放疗 0.7% 的 pCR 率和 39.5% 的降期率。同样招募 cT_{3-4} 期直肠癌的法国 FFCD 9203 随机临床试验也显示,术前 5-FU 增敏的长程放疗的 pCR 率比单纯长程放疗高(12.1% vs 3.9%)。我国的 FOWARC 多中心随机临床研究在 Ⅱ~Ⅲ 期直肠癌中对比了三种术前辅助治疗策略:5-FU 增敏的长程放疗,FOLFOX 加长程放疗,和 FOLFOX 单纯化疗;三组的 pCR 率分别为 14.0%、27.5% 和 6.6%,降期率(术后病理 Ⅱ~Ⅲ 期)分别为 37.1%、56.4% 和 35.5%。在缩瘤降期同时,术前辅助放化疗也带来更好的局部控制,尽管对总生存并无明显改善。

术前辅助放疗与手术间隔时间可能对肿瘤的降期有影响。如前所述,短程放疗(5Gy×5 天)可以降低术后局部复发率,但与长程放疗相比对手术保肛率没有明显的优势。延长放疗和手术的间隔可以达到更好的肿瘤降期,尽管没有明确生存获益的证据。然而间隔也不是越长越好:GRECCAR6 随机临床试验对比了 5-FU 增敏的长程放化疗后间隔 7 周和 11 周手术的 Ⅱ~Ⅲ 期直肠癌患者,两组的 pCR 率(15.0% vs 17.4%)和降期率无统计学显著差异,但间隔 7 周的并发症(19.2% vs 32.8%)和直肠系膜不完整率(10.0% vs 21.3%)均较低。笔者所在单位多采用在放疗结束后 6 周后行手术治疗。间隔时间过短难以达到肿瘤缩小、降期的目的,同时盆腔因充血水肿可导致手术操作困难;间隔时间过长可能导致肿瘤再度增殖或远处转移,延误手术时机。

目前在低位直肠癌的手术治疗中,肿瘤远端 1~2cm 的安全切缘已经成为共识。由于术前放疗还可以使癌肿周边的癌细胞失活,因此对于肿瘤的安全切缘,有人认为可以缩短至小于 1cm。由

上可以看出,术前放疗和化疗的联合使用可以缩小肿瘤体积、降低肿瘤分期、甚至可以达到更短的安全切缘,这样就极大程度地提高了中低位直肠癌的保肛手术成功率。

术前辅助治疗的目的在于缩小肿瘤、降低临床分期、提高保肛手术成功率,降低局部复发率和提高远期存活率。以下情况不适宜采用术前辅助治疗:①距肛缘 10cm 以上的高位直肠癌;②不伴有淋巴转移、深部浸润的 T_1 期肿瘤;③已证实有远处脏器转移或广泛腹膜转移者。

直肠癌属于消化道腺癌,对于放疗和化疗的敏感程度存在明显的异质性。从诊断明确开始术前辅助治疗至实施手术约需要 3 个月的时间,对于那些对放化疗不敏感的患者而言,术前术前辅助治疗不但不能使其受益,反而有延误病情之虞。目前所实施的术前辅助治疗带有一定的盲目性,还没有切实可行的方法来判断哪些患者对放疗或某一化疗方案具有较高的敏感性。另外,对于早期直肠癌患者,术前辅助治疗是否存在过度治疗的问题,目前还没有定论。现在的临床试验多数以临床 T_3、T_4 期的患者为对象,筛选和疗效判断手段以临床方法为主如患者的临床症状、直肠指检、腔内 B 超、直肠 MRI 等,一些生物学指标还没有正式用于临床。对于经术前辅助治疗后病理完全缓解的患者,是否仍需实施手术治疗,目前还存在争议。术前辅助治疗之后的临床完全缓解并不能等于病理完全缓解,而且原发病灶的缓解并不能表示第 Ⅱ、Ⅲ 站淋巴结没有转移,因此手术清除区域淋巴结仍属必要,而且只有在完成局部病灶切除和区域淋巴结清扫之后,才能对疾病的分期和术后辅助治疗有一个全面的了解和评判。

(四)吻合器应用和腹腔镜的广泛开展

直肠位于狭小的盆腔内,解剖结构复杂,空间有限,手术操作比较困难,有时无法进行手工缝合,这也是既往较多低位直肠癌患者接受腹会阴切除术的原因之一。吻合器的出现和临床应用,尤其是双吻合器使得低位直肠癌的手术操作方便易行,从而极大地提高了保肛率。应用吻合器具有以下优点:①缩短手术时间,加快手术速度;②提高保肛率,改善患者术后的生活质量;③减少手工缝合时可能造成的盆腔污染;④解决了肠管口径不一致所造成的吻合困难。随着腹腔镜技

术的发展,通过腹腔镜可以游离肿瘤,完整切除直肠系膜和清扫区域淋巴结,从而完成低位直肠癌的切除。腹腔镜 TME 作为微创新技术具有以下优势:①出血少、创伤小、恢复快;②盆筋膜脏、壁两层之间疏松结缔组织间隙的判断和入路的选择更为准确;③腹腔镜可抵达狭窄的小骨盆并放大局部视野,对盆腔自主神经丛的识别和保护作用更确切;④腹腔镜下超声止血刀可达狭窄的小骨盆各部,能以锐性解剖和极少的出血,沿盆筋膜间隙更完整地切除含脏层盆筋膜的直肠系膜。

(五)低位直肠癌保肛手术方式的演变

随着手术技巧的提高和手术器械的完善,低位直肠癌保肛手术成功率逐渐提高。在追求根治的前提下兼顾保留肛门括约肌的功能将成为治疗的原则,从而成为替代 Miles 术治疗低位直肠癌的主流术式。

以下几种情况则不宜采用保肛手术:①低分化或黏液腺癌,占据肠周径 >1/2;②肿瘤已经形成环行固定者;③盆腔狭小,肿瘤下缘不能分离至正常肠管达到根治性要求者(近几年因经肛游离下段直肠,大多数情况下,盆腔狭窄已能克服);④原肛门控便功能较差者。低位直肠癌保肛手术的基本原则:①保证肿瘤的根治性。保肛手术后不增加局部复发率,长期生存率无变化;②术后肛门排便和控便功能良好。要求具备健全的括约肌功能和完整的感觉反射功能,否则即使保留了肛门也失去了提高生活质量的目的。合理选择保肛手术不能凭医生和 / 或患者的个人主观愿望而定,必须重视客观条件及每个患者的具体情况。低位直肠癌的保肛手术包括直肠前切除、直肠拖出术、结肠肛管吻合术、结肠贮袋肛管吻合术等。

1. 经腹直肠前切除术(Dixon 手术)　这是适宜保肛手术病例的首选术式,该术式保留了部分下段直肠和完整的肛管、肛门内外括约肌及其神经支配和肛提肌,是目前各种直肠癌根治术中保留肛门后控便功能最为满意的手术,广泛应用于距离肛缘 5cm 以上的直肠癌,明显地提高了低位直肠癌切除后的保肛成功率。根据直肠肿瘤的部位可分为高前切除和低前切除;根据吻合口的位置,又可以分为低前切除和超低前切除。低前切除是指吻合口位于腹膜返折和肛提肌平面之间,超低前切除是指吻合口位于肛提肌平面。此类手术一般都在深部盆腔进行操作,手工缝合难度较大;双吻合器技术的问世使深部操作较为容易,故成为直肠癌保肛手术的首选。长期随访显示,低前切除术的局部复发率和生存率均不劣于腹会阴切除术,甚至更优。

对于低前切除和超低前切除,术后 30%~60% 的患者会出现程度不同的排便功能障碍,吻合口距离肛缘越近,其发生率越高,程度越严重,表现为腹泻、便频、排便失禁等不适,称之为“低前切除综合征”,这些症状可能与“新直肠”的容量和功能有关。为了改善直肠超低位吻合后的排便功能,通过采用结肠贮袋成形术能够增加重建结肠的容量,明显改变早期肛门直肠排便功能。临床以 J 形结肠贮袋术和横行结肠成形术两种术式应用较多,随机临床试验提示两者的近期和远期效果类似。一般认为 J 型贮袋的长度 5~6cm 较 10cm 更为合适,因为前者可获得更好的贮便和排空功能的平衡。结肠贮袋对比结肠肛门直接吻合的远期功能获益尚存争议:多数作者报道了术后短期(3 个月到 1 年)的功能获益;而随着结肠肛门直接吻合的患者术后肠道功能的逐渐恢复,在术后 2 年两者虽仍有差异,却已不如前明显。

2. 经腹直肠癌切除、结肠肛管吻合术(Parks 手术)　该吻合方式最初用于直肠阴道瘘手术,1982 年被英国医生 Parks 提出用于直肠癌,实际上是 Dixon 手术更低位的衍生术式。在保证肿瘤远端切缘前提下全层横断肠管,将近端结肠拉至直肠或肛管切缘进行吻合。吻合口水平齿状线附近。最初,结肠与残留直肠或肛管的吻合是经肛门手工完成的,故不受盆腔狭窄等因素的影响,现在扩展为吻合器吻合。另一方面,该手术在直视下进行,相对而言张力不大,且直视下可明确拖出肠管血运情况,故更为安全可靠,不需常规做预防性结肠造口,术后肛门自主排便功能恢复较快,2~4 天后排便功能达到优良,亦无吻合口狭窄。

3. Bacon 手术　经肛内荷包法封闭直肠,在荷包缝合线下剥除残余直肠黏膜后切断直肠,将近端直肠自肛门拖出,使结肠浆膜面与肛管粗糙面紧贴,结肠中央置小号螺纹塑胶管(作者医院常用小儿麻醉用螺纹管)绑住残端;5~7 天后黏着愈合,剪去肛外多余结肠。此法优点是切除较彻底,能保持较高的根治性。但因齿状线以上直肠黏膜被剥除,拖出肠管易水肿;且 Bacon 手术处理的肿瘤一般位置较低,括约肌部分受损,同时也是放疗后常采用的手术方式,术后排便功能往往较 Parks 术差。有学者对 Bacon 术式做了改良,在齿状线远侧 1~2mm 处做一环形切口,经肛管皮肤和黏膜下肌层的近端边缘,深达内括约肌,向上剥离直到肛提肌平面以上,然后,由内向外环形切断肛提肌以上的直肠,再将其拖出,术后 5~7 天切除拖出的肠管,或有结扎线慢性切割离断。本术式比 Bacon 有明显改进,保留了肛提肌及其下方组织,避免了肛门神经损伤,术后肛门功能较满意。

4. 直肠癌根治的微创手术 直肠癌的根治微创手术包括腹腔镜直肠癌根治术和经肛腔镜 TME(transanal TME, TaTME)。腹腔镜的放大作用使手术视野更清晰,不易损伤周围组织,可以达到甚至超过开腹手术的肿瘤清扫和切除范围。多中心的前瞻性临床研究表明,腹腔镜直肠癌根治术的保肛率、肿瘤根治性切除率、手术并发症等近期临床指标与开腹手术相似,并在局部复发、无瘤生存和总生存等远期指标上通过了非劣效检验。因此,腹腔镜直肠癌切除术是一种安全有效的手术方式,只要规范操作,完全可以达到治疗目的。

TaTME 近年来作为中低位直肠癌的新入路受到全球广泛关注。2016 年 Penna 等人总结了 23 个国家共 720 例经肛 TME,报道了 2.7% 的 R1 切除率和 4.1% 的直肠系膜不完整率(对比既往 COLOR Ⅱ腹腔镜组的 CRM 阳性率 9%、直肠系膜不完整率 4.5%),并发现在经肛经腹联合切除的病例中,经腹分离范围越深,标本肿瘤学质量越差。另一项随机临床试验也发现,完全经腹的环周切缘阳性率显著高于经肛经腹联合入路,提示经肛腔镜入路可能更易到达正确的手术平面。笔者认为,TaTME 优势在于更容易保证远切缘和环周切缘,尤其适用于肥胖和骨盆相对狭窄的低位直肠癌病例。由于腹腔镜更容易完成腹膜返折以上的操作包括主淋巴结的清扫,笔者认为不必刻意强调完全经肛腔镜切除。

5. 括约肌间切除术(intersphincteric resection, ISR) 基于对肛门复合体解剖的深刻认识,法国学者 Rullier 和同事提出了 ISR 手术的概念和适应证:低位直肠癌只要没有侵犯肛管外括约肌和肛提肌,都可以通过切除部分或全部内括约肌达到根治性要求。根据肿瘤距肛管直肠环(内括约肌上缘)的距离和对内外括约肌的侵犯程度,肿瘤被分为 4 型,对应 4 种不同的根治性手术。Ⅰ型肛管上(距离肛管直肠环 >1cm)可行传统的结肠肛管吻合,保留肛门内括约肌。Ⅱ型肛管旁(距离肛管直肠环 <1cm)切除部分内括约肌,远切缘至少 1cm(部分 ISR);Ⅲ型肛管内(侵犯内括约肌)切除全部内括约肌(完全 ISR)。Ⅳ型穿肛管(侵犯外括约肌或肛提肌)仍采用腹会阴切除术。根据这种术式选择,Ⅱ、Ⅲ型括约肌间切除术与Ⅰ型传统吻合术的局部复发、远期转移以及无病生存率均无显著差别,并显著优于Ⅳ型的腹会阴切除术。对于肿瘤侵及齿状线或超过齿状线者应行全内括约肌切除,远切线在齿状线与肌间沟之间。目前认为 ISR 的手术适应证包括:①肿瘤距离肛缘 5cm 以内(距离肛管直肠环 <1cm);②肿瘤未侵及肛门外括约肌或肛提肌;③术前病理中 / 高分化;术前无排便功能障碍。T4 期肿瘤要视具体情况而定,若 T_4 期肿瘤侵犯阴道后壁,而仅需切除部分阴道后壁即可达到根治要求则可行 ISR。

ISR 是超低位直肠癌保肛的极端形式,要求达到环周切缘阴性,因此术前评估对保证 ISR 的根治效果至关重要。术前 MRI 不仅可以判断直肠癌分期,而且可以预测外括约肌是否受累,分期的准确率高达 88%~100%,但对 T_2、T_3 期的鉴别较为困难,肿瘤周围的纤维化反应容易使得 T_2 期误划分为 T_3 期。MRI 对判断外括约肌受累的敏感性是 100%,特异性是 98%。总之,经过适当的术前选择,在超低位直肠癌根治术结合应用 TME 和 ISR 技术,既达到了肿瘤根治,又保留了肛门功能,提高了患者的生活质量。

6. 直肠癌局部切除 直肠黏膜层不存在淋巴管,因此当异型细胞局限于黏膜或未超过黏膜肌层时,就无淋巴结转移的危险。当癌侵及黏膜下(T_1)时,其淋巴结转移的发生率约为 12%;当癌累及肌层(T_2)时,淋巴结转移发生率约为 23%。随着综合治疗的完善,局部切除有不断扩大的趋势。与根治组相比较,回顾性研究发现局部切除组的局部复发率升高,5 年生存率也有所降低，因此在选择局部切除时应当非常慎重，获得充分知情同意，而且术后必须密切随访。最新的2018年美国NCCN肿瘤临床实践指南推荐的直肠癌局部全层切除的标准包括：①肿瘤小于肠管周径的30%；②肿瘤直径小于3cm；③切缘满意（大于3mm）；④肿瘤距离肛缘<8cm；⑤肿瘤未固定，可推动；⑥T_1期肿瘤；⑦内镜切除的腺瘤合并癌或不确定的病理学诊断；⑧无淋巴脉管侵犯或周围神经侵犯；⑨中高分化腺癌；⑩术前影像学检查未发现淋巴结肿大。直肠癌局部切除的途径及主要并发症：①经肛门途径，其主要并发症为尿潴留、尿路感染、粪便嵌塞、会阴部及坐骨直肠间隙感染和迟发性出血；②经骶骨途径，其主要并发症是粪瘘的形成；③经括约肌途径，大便失禁的危险性较大，所以适应证较窄。对于距肛缘>8cm而符合以上其他标准的肿瘤，可考虑经肛门镜手术（transanal endoscopic microsurgery，TEM）或经肛微创手术（transanal minimally invasive surgery，TAMIS）。无论何种入路，局部切除应采用全肠壁切除，保证切缘足够，没有残留，术后应严格病检。切除的标本经病理检查为黏膜内癌，即认为达到完全根治。若已侵及黏膜下层并有以下情况之一者，应追加根治术：①低分化腺癌；②切缘有癌浸润；③淋巴脉管侵犯阳性。

二、低位直肠癌保肛术尚需注意的问题

随着远端切缘1~2cm的原则被广泛地接受和吻合器、腹腔镜技术的发展和应用，使得许多低位直肠癌患者可以完成保肛手术，但是仍然有高达30%的患者未能保肛，以下几个方面的因素限制了保肛手术的成功实施。①性别：因为男性骨盆相对于女性骨盆来说较为狭窄，可用于手术操作的空间更加有限，手术操作的难度更大，所以男性低位直肠癌患者行腹会阴切除术的可能性更大一些。②体重身高指数（body mass index，BMI）：肥胖同样也会影响保肛手术的成功完成。Meyerhardt等报道高BMI患者行腹会阴切除术的概率增加。③外科医生的手术技术：不同的外科医生，由于他们的手术熟练程度和处理问题的观念不同而对保肛成功率有着明显的影响。经验丰富的医生和专科医生的保肛成功率较高。④患者局部组织的功能状态：局部组织的功能状态不佳往往会导致切除中低位直肠癌后发生吻合口瘘，从而影响保肛手术的成功完成。主要包括吻合口部位的张力、血运以及术前是否放疗等因素。⑤患者全身状态：当低位直肠癌患者出现肠梗阻、肠穿孔、腹膜炎、全身感染时，往往吻合不能一期完成，即便是完成了吻合，术后吻合口瘘的发生率也较高，从而导致保肛手术失败。所以，患者全身状态不佳也会影响低位直肠癌保肛手术的成功。总之，低位直肠癌的保肛手术应该因人而异，实施个体化的治疗方案，没有一个完全统一的标准。

低位直肠癌保肛术后尚存在一些问题，需要我们在以后的工作中预防、改进和进一步研究。①术后吻合口瘘：低位直肠癌保肛手术后的一个主要问题是直肠或肛管吻合口瘘，文献报道低前切除术后吻合口瘘的发生率为3%~21%不等。采用哪些方法和/或技术进一步降低吻合口瘘的发生率，增加保肛成功率也是我们今后努力的方向之一。个别单位的经验提示，对于术前放疗的低位直肠癌，采用扩大乙状结肠切除后降结肠与残留直肠或肛管吻合，可减少吻合口瘘的发生；结果有待随机临床研究证实。②术后肛门括约肌功能：低位直肠癌行保肛手术后，吻合采用端端吻合的患者肠道功能紊乱，排便次数多，虽然应用了结肠J形贮袋直肠或肛管吻合，术后排便功能有所改善，但仍然不够满意。如何能够进一步改进手术方法，术后促进排便神经反射功能恢复以及应用生物反馈的方法改善括约肌功能，尽早恢复或接近正常的排便功能以减少患者的痛苦，提高患者的生活质量。③自主神经损伤：低位直肠癌患者在手术后会出现性功能障碍和排尿功能障碍，主要是因为在手术中切断、切除或误伤了下腹神经和盆内脏神经，在男性患者中术后勃起功能障碍的发生率高达40%。TME技术主张锐性解剖直肠，从而保留了自主神经主干，使男性患者术后勃起功能障碍的发病率明显下降，但仍有一些患者术后最大尿流率下降，阴茎勃起功能指数下降。术中如何准确定位神经及其分支，选择性的切除或保留，最大限度地保留排尿和性功能；以及术后采用神经康复锻炼以促进功能的恢复。

三、肠造口在预防吻合口瘘的作用

肠造口并不能降低低位直肠癌低前切除吻合

口瘘的发生率。但一旦发生吻合口瘘,有肠造口的患者不会出现严重的并发症。存在以下相对适应证之一的,建议考虑行结肠或回肠造口,以策安全,且可大大减少医疗纠纷所致的烦恼:①术前放疗的低位直肠癌;②低位吻合;③吻合后充气试验阳性;④术者认为需要造口的其他情况。笔者多选择回肠造口,二次手术关闭肠造口时将容易得多。

低位直肠癌的保肛手术已经为越来越多的外科医生所采用,有效地保留了肛门的括约肌功能,提高了患者的生活质量。那些着眼于解剖、病理生理研究的手术理念改变可以明显提高低位直肠癌的保肛率;而针对手术方式的改进往往效果不一,难以产生显著的疗效差异。

(汪建平 窦若虚)

参 考 文 献

1. Morris E, Quirke P, Thomas JD, et al. Unacceptable variation in abdominoperineal excision rates for rectal cancer: time to intervene? Gut, 2008, 57(12): 1690-1697.

2. Goligher JC, Dukes CE, Bussey HJ. Local recurrences after sphincter saving excisions for carcinoma of the rectum and rectosigmoid. Br J Surg, 1951, 39(155): 199-211.

3. Ueno H, Mochizuki H, Hashiguchi Y, et al. Preoperative Parameters Expanding the Indication of Sphincter Preserving Surgery in Patients With Advanced Low Rectal Cancer. Ann Surg, 2004, 239(1): 34-42.

4. Fitzgerald TL, Brinkley J, Zervos EE. Pushing the Envelope Beyond a Centimeter in Rectal Cancer: Oncologic Implications of Close, But Negative Margins. J Am Coll Surg, 2011, 213(5): 589-595.

5. Rullier E, Denost Q, Vendrely V, et al. on margin in patients undergoing surgery for rectosigmoid or rectal cancer without preoperative therapy. Colon Rectum, 2011, 54(12): 1510-1520.

6. Rahbari NN, Elbers H, Askoxylakis V, et al. Neoadjuvant Radiotherapy for Rectal Cancer: Meta-analysis of Randomized Controlled Trials. Ann Surg Oncol, 2013, 20(13): 4169-4182.

7. Sauer R, Liersch T, Merkel S, et al. Preoperative Versus Postoperative Chemoradiotherapy for Locally Advanced Rectal Cancer: Results of the German CAO/ARO/AIO-94 Randomized Phase III Trial After a Median Follow-Up of 11 Years. J Clin Oncol, 2012, 30(16): 1926-1933.

8. Park J, Yoon SM, Yu CS, et al. Randomized phase 3 trial comparing preoperative and postoperative chemoradiotherapy with capecitabine for locally advanced rectal cancer. Cancer, 2011, 117(16): 3703-3712.

9. Glynne-Jones R, Wyrwicz L, Tiret E, et al. Rectal cancer: ESMO Clinical Practice Guidelines for diagnosis, treatment and follow-up†. Ann Oncol, 2017, 28(suppl_4): iv22-40.

10. Bosset JF, Calais G, Mineur L, et al. Enhanced Tumorocidal Effect of Chemotherapy With Preoperative Radiotherapy for Rectal Cancer: Preliminary Results—EORTC 22921. J Clin Oncol, 2005, 23(24): 5620-5627.

11. Bujko K, Nowacki MP, Nasierowska-Guttmejer A, et al. Long-term results of a randomized trial comparing preoperative short-course radiotherapy with preoperative conventionally fractionated chemoradiation for rectal cancer. Br J Surg, 2006, 93(10): 1215-1223.

12. Gérard JP, Conroy T, Bonnetain F, et al. Preoperative Radiotherapy With or Without Concurrent Fluorouracil and Leucovorin in T3-4 Rectal Cancers: Results of FFCD 9203. J Clin Oncol, 2006, 24(28): 4620-4625.

13. Deng Y, Chi P, Lan P, et al. Modified FOLFOX6 With or Without Radiation Versus Fluorouracil and Leucovorin With Radiation in Neoadjuvant Treatment of Locally Advanced Rectal Cancer: Initial Results of the Chinese FOWARC Multicenter, Open-Label, Randomized Three-Arm Phase III Trial. J Clin Oncol, 2016, 34: 3300-3307.

14. van Gijn W, Marijnen CA, Nagtegaal ID, et al. Preoperative radiotherapy combined with total mesorectal excision for resectable rectal cancer: 12-year follow-up of the multicentre, randomised controlled TME trial. Lancet Oncol, 2011, 12(6): 575-582.

15. Lefevre JH, Mineur L, Kotti S, et al. Effect of Interval(7 or 11 weeks)Between Neoadjuvant Radiochemotherapy and Surgery on Complete Pathologic Response in Rectal Cancer: A Multicenter, Randomized, Controlled Trial(GRECCAR-6). J Clin Onco, 2016, 34(31): 3773-3780.

16. Hida J, Okuno K, Tokoro T. Distal dissection in total mesorectal excision, and preoperative chemoradiotherapy and lateral lymph node dissection for rectal cancer. Surg Today, 2014, 44(12): 2227-2242.

17. Mukkai Krishnamurty D, Wise PE. Importance of surgical margins in rectal cancer. J Surg Oncol, 2016, 113(3): 323-332.

18. Bonjer HJ, Deijen CL, Abis GA, et al. A randomized trial of laparoscopic versus open surgery for rectal cancer. N

Engl J Med, 2015, 372 (14): 1324–1332.

19. Zaheer S, Pemberton JH, Farouk R, et al. Surgical treatment of adenocarcinoma of the rectum. Ann Surg, 1998, 227 (6): 800–811.

20. Emmertsen KJ, Laurberg S. Low Anterior Resection Syndrome Score: Development and Validation of a Symptom-Based Scoring System for Bowel Dysfunction After Low Anterior Resection for Rectal Cancer. Ann Surg, 2012, 255 (5): 922–928.

21. Biondo S, Frago R, Codina Cazador A, et al. Long-term functional results from a randomized clinical study of transverse coloplasty compared with colon J-pouch after low anterior resection for rectal cancer. Surgery, 2013, 153 (3): 383–392.

22. Hida J, Yasutomi M, Fujimoto K, et al. Functional outcome after low anterior resection with low anastomosis for rectal cancer using the colonic J-pouch: Prospective randomized study for determination of optimum pouch size. Dis Colon Rectum, 1996, 39 (9): 986–991.

23. Lazorthes F, Gamagami R, Chiotasso P, et al. Prospective, randomized study comparing clinical results between small and large colonic J-pouch following coloanal anastomosis. Dis Colon Rectum, 1997, 40 (12): 1409–1413.

24. Seow-Choen F, Goh HS. Prospective randomized trial comparing J colonic pouch-anal anastomosis and straight coloanal reconstruction. Br J Surg, 1995, 82 (5): 608–610.

25. Hallböök O, Påhlman L, Krog M, et al. Randomized Comparison of Straight and Colonic J Pouch Anastomosis After Low Anterior Resection: Ann Surg, 1996, 224 (1): 58–65.

26. Lazorthes F, Chiotasso P, Gamagami RA, et al. Late clinical outcome in a randomized prospective comparison of colonic J pouch and straight coloanal anastomosis. Br J Surg, 1997, 84 (10): 1449–1451.

27. Parks AG, Percy JP. Resection and sutured coloanal anastomosis for rectal carcinoma. Br J Surg, 1982, 69 (6): 301–304.

28. van der Pas MH, Haglind E, Cuesta MA, et al. Laparoscopic versus open surgery for rectal cancer (COLOR II): short-term outcomes of a randomised, phase 3 trial. Lancet Oncol, 2013, 14 (3): 210–218.

29. Penna M, Hompes R, Arnold S, et al. Transanal Total Mesorectal Excision. Ann Surg, 2016, 266 (1): 111–117.

30. Denost Q, Adam JP, Rullier A, et al. Perineal transanal approach: a new standard for laparoscopic sphincter-saving resection in low rectal cancer, a randomized trial.

Ann Surg, 2014, 260 (6): 993–999.

31. Chang HC, Huang SC, Chen JS, et al. Risk Factors for Lymph Node Metastasis in pT1 and pT2 Rectal Cancer: A Single-Institute Experience in 943 Patients and Literature Review. Ann Surg Oncol, 2012, 19 (8): 2477–2484.

32. Nash GM, Weiser MR, Guillem JG, et al. Long-Term Survival After Transanal Excision of T1 Rectal Cancer: Dis Colon Rectum, 2009, 52 (4): 577–582.

33. Meyerhardt JA, Tepper JE, Niedzwiecki D, et al. Impact of Body Mass Index on Outcomes and Treatment-Related Toxicity in Patients With Stage II and III Rectal Cancer: Findings From Intergroup Trial 0114. J Clin Oncol, 2004, 22 (4): 648–657.

34. Shiomi A, Ito M, Maeda K, et al. Effects of a Diverting Stoma on Symptomatic Anastomotic Leakage after Low Anterior Resection for Rectal Cancer: A Propensity Score Matching Analysis of 1, 014 Consecutive Patients. J Am Coll Surg, 2015, 220 (2): 186–194.

35. McDermott FD, Heeney A, Kelly ME, et al. Systematic review of preoperative, intraoperative and postoperative risk factors for colorectal anastomotic leaks. Br J Surg, 2015, 102 (5): 462–479.

第二节　全系膜切除在直肠癌根治术中的价值与远期疗效评价

迄今，外科手术仍然是直肠癌最主要的治疗方法。如何提高手术质量、减少局部复发、延长生存时间、改善生活质量始终是结直肠专科医生不懈的追求目标和永恒的专业主题。20 世纪 90 年代以来，随着全直肠系膜切除术（total mesorectal excision, TME）理念的普及，相关临床研究的不断开展，以及各类基于 TME 准则的开放与微创术式不断兴起，目前，大宗病例研究资料显示，TME 在降低局部复发率、提高 5 年生存率、增加保肛率，以及改善患者生活质量等方面正起着划时代的推动作用。

一、全直肠系膜切除术

直肠癌术后局部复发是结直肠外科面临的严峻问题，癌细胞残留是其根本原因。1982 年，英国的 RJ Heald 等经过研究发现，直肠周围存在完整的系膜，由盆筋膜脏层包绕直肠周围的脂肪、血管、淋巴和神经组织形成,直肠癌向周围的直接浸润很少超出这一范围,见图6-1。他提出,手术应以锐性解剖沿着盆筋膜脏层和壁层之间的自然间隙将直肠系膜完整地切除,从而有效地去除直肠癌术后局部复发的根源。TME的概念由此诞生。随后的临床实践中,不同学者从不同侧面强调了TME手术入路和直肠系膜切除的重要性,尽管提法不同,甚至某些观点还存在争议,但其共性是主流,即:对传统经典术式提出挑战,强调直视下沿盆筋膜脏壁两层之间的解剖间隙锐性分离,保护自主神经,完整切除直肠系膜。

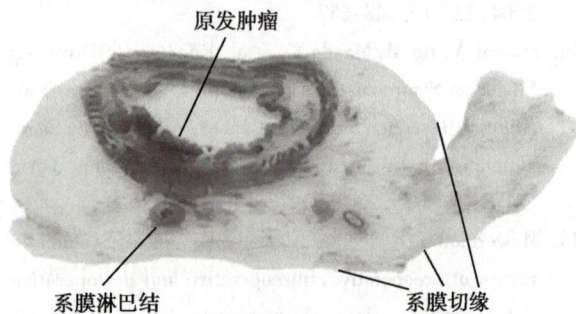

图6-1 直肠系膜大组织切片示意图

（标注：原发肿瘤、系膜淋巴结、系膜切缘）

二、腹腔镜全直肠系膜切除术

腹腔镜全直肠系膜切除术(LTME)是微创技术与现代直肠癌治疗理念相结合的产物。随着腹腔镜TME手术技术的成熟,近十余年,多个国际前瞻性临床研究比较了腹腔镜与开放直肠癌手术的治疗价值。Ⅲ期临床研究COLOR Ⅱ报道,与开放手术相比,腹腔镜直肠癌手术出血减少、患者住院日缩短,但手术时间延长;两组在系膜切除完整性、环周切缘阳性率、并发症发生率、死亡率等方面无显著差异;术后3年两组局部复发率均为5%,无病生存率与总体生存率无显著差异。与此类似,CLASICC研究同样发现腹腔镜与开放手术组5年局部复发率、无病生存率、总体生存率无显著差异,其中腹腔镜手术组5年总体生存率更优(60.3% vs 52.9%)。而ACOSOG Z6051和ALaCaRT研究着眼于从病理角度比较腹腔镜与开放手术质量,纳入了环周切缘(>1mm)、阴性远切缘、系膜切除完整性等指标;结果显示,两项研究中腹腔镜与开放手术组均无显著差异。可见,腹腔镜TME和开腹手术有着相似的近期和远期效果,疗效不劣于开放手术,均肯定了腹腔镜手术

的价值和优势。据此,美国NCCN直肠癌实践指南推荐:有经验的外科医师对于适合的患者,可以进行腹腔镜TME手术。

近年来,随着腔镜技术的推广,微创理念已深入人心,越来越多的中青年医师接受了系统性的腔镜训练,熟练地掌握了这一技术,他们已迈过了学习曲线的瓶颈,成为推动腹腔镜手术的主力军,腹腔镜TME手术已成为趋势。目前一般认为,相比开放手术,腹腔镜TME具有诸多优势:①腹腔镜手术腹部切口小、手术时间短、术中出血少、术后疼痛轻、肠道功能恢复快、切口感染的发生率低,住院时间短;②对腹腔脏器的干扰,牵拉少,利于肠道功能恢复,术后早期活动和心肺功能的恢复;③腹腔镜手术视野放大,操作更精准,出血量明显减少,盆腔自主神经的保护更加确切;而在术后肠梗阻、出血及吻合口瘘的发生率方面与开放手术没有明显差异。

目前,腹腔镜技术已在国内大多医院常规开展,开放与腹腔镜TME均为临床主流技术。然而,传统开放TME手术存在视觉盲区,不能对术者的操作进行精准要求,无法评判手术质量,难以形成可用于准入考评的技术规范及质控评价体系。相反,腹腔镜技术具有视野放大、解剖清晰、廓清精准等微创优势;可以全程展示中低位直肠癌手术过程,包括其核心技术环节的每一细节;可精准示范,又可对重要技术环节进行客观评价;直观、便捷,对腹腔镜专业技术人员技能的提高帮助很大,深受临床医生欢迎,也是腹腔镜直肠癌手术在全国迅速开展的重要原因。

三、机器人全直肠系膜切除术

2000年达芬奇手术机器人的问世,为微创外科的发展再添新活力。机器人全直肠系膜切除术(robotic total mesorectal excision, RTME)由Pigazzi等于2006年首次报道;之后随着机器人技术的不断成熟,RTME逐渐推广开来,使直肠癌微创外科得以进一步提升。相比传统腹腔镜手术,机器人手术具有以下优势:①三维高清影像为术者提供了更加清晰、真实立体的手术视野,且术野图像可数倍放大,使超精细操作成为可能;②学习曲线较短;③自动分辨和除颤功能使精细手术变得更加简单和安全;④机器手的灵活度和准确度,

关节腕多个活动自由度，充分拓展了手术人员的操作能力，提高手术精度；⑤手术系统明显降低了手术医师的体力消耗。

机器人手术系统的上述特点，使更为精确与流畅的分离直肠周围间隙成为可能，可转向器械更易克服直杆器械在低位直肠侧方间隙游离中的"相对死角"，保障了系膜切除的完整性，更好的保护排尿、性功能等盆腔自主神经。研究显示，机器人和腹腔镜手术具有相似的手术时间、术中出血、术后并发症发生率与住院时间；在肿瘤根治方面，机器人手术的淋巴结清扫数目、远端切缘阳性率与腹腔镜和开放手术相似。

尽管 RTME 与腹腔镜 TME 手术的短期疗效和肿瘤根治效果相似，但机器人手术系统装配时间较长、机械臂活动范围受限、触觉反馈缺失、昂贵的手术费用等均限制了其在直肠癌手术当中的应用，就其发展而言尚待观察。此外，RTME 手术学疗效是否确实优于腹腔镜 TME 手术，目前仍有争议，且远期疗效仍需相应循证医学证据的支撑。

（张　波）

四、全直肠系膜切除术应遵循的原则

1. TME 技术要求在盆筋膜脏、壁两层之间的无血管平面进行精细的锐性分离，包括肠管及肿瘤在内的全部直肠系膜完整无破损的整块切除，足够的肿瘤远端直肠系膜切除距离，以及下腹神经及盆腔自主神经的保护。

2. **离心原则**　所谓离心原则，就是指手术操作过程应以肿瘤为中心，避免首先接触肿瘤，由远至近、由外围渐及中心，最后处理肿瘤。包括：①探查的离心原则：即探查顺序由远离肿瘤的结肠上区（肝胃脾等器官）至结肠下区，并由外围行至中心，最后观察癌肿部位，避免触及挤压肿瘤。②操作的离心原则：解剖并离断肠系膜下血管、阻断静脉回流、结扎肠管及系膜在前；而切除肠段及其系膜、解剖间隙的整体游离尤其是肿瘤所在肠段的解剖离断在后。临床上，术者往往仅注重对肠系膜下动、静脉的解剖，而忽略了对系膜及肠管的结扎处理，为肿瘤细胞沿边缘静脉回流入肝，甚至术后肝转移留下隐患。同时，由于未结扎肠管，肠腔内的脱落肿瘤细胞可顺肠内容物移动至预吻合处肠管，留下吻合口局部复发的隐患。

3. 无瘤操作技术

（1）廓清过程的无瘤技术：在清扫淋巴结时，应由远及近，充分利用盆筋膜脏层的包裹作用，在脏、壁两层之间的疏松结缔组织间隙内解剖游离，原位整块切除肿瘤、肠管及系膜组织。病理学研究发现，大量癌灶分布于直肠系膜的周边区域，一旦系膜切除不足，残留的肿瘤病灶可能成为局部复发的根源。因此，应对直肠癌手术切除标本及系膜环周切缘进行详细的肿瘤病理学评价，以此评估手术质量并指导后续治疗。

（2）切口与戳孔的无瘤措施：切口与戳孔种植一直是腹腔镜技术是否适合于结直肠癌手术的争议点之一。有效控制切口与戳孔的癌种植率，需要做好拔除套管前应尽量排尽腹腔内气体，标本移出前的切口保护，腹腔、戳口与切口的冲洗等措施，尤其适用于浆膜面受累的病例。

（3）吻合过程的无瘤技术：包括近、远端预吻合处肠管的无瘤技术，在肿瘤近端，应尽早结扎肠管，避免脱落的肿瘤细胞顺肠内液体扩散至预吻合处肠管；而在远端，应在肠钳夹闭或棉带结扎肿瘤远侧肠管的前提下，对远端预吻合处肠管行断离前的充分冲洗，避免肿瘤种植。

五、全直肠系膜切除术的常见问题

1. **系膜环周切缘**　TME 理论建立在直肠系膜的解剖学基础之上，即直肠肿瘤直接浸润和淋巴结转移大都局限在盆筋膜脏层包绕范围之内，而这一间隙正是外科切除的理想平面。Quirke 等提出了环周切缘的概念，他们发现，环周切缘癌浸润（circumferential margin invasion, CMI）对患者术后局部复发及生存情况有明显影响。其中，环周切缘（circumferential resection margin, CRM）即肿瘤浸润最深处（或癌转移淋巴结、癌结节）与直肠系膜切除边界间的最短距离。目前一般认为，当该距离 <1mm 时即存在阳性切缘。

现有研究结果提示，不论患者是否已接受术前新辅助放化疗等治疗措施，CRM 与直肠癌术后局部复发及患者总体生存率密切相关。因此，欧美及我国专业指南均要求对直肠系膜环周切缘进行精细的病理学评估，包括系膜切缘的染色、标本的连续取材等。当然，大宗病案回顾性研究发现，相较于曾接受新辅助治疗的患者，CRM 对局部复

发的预测价值在直接手术病例中更佳。近来,也有研究提出,肿瘤直接浸润与淋巴结癌转移所致的 CMI 预后价值不尽相同,其中,肿瘤直接浸润导致的 CMI 术后局部复发率更高,预后也更差。

2. 直肠 TME 侧方、前方离断存在的问题 其实,直肠系膜四周并非如封套状,在直肠周围和盆壁之间的盆筋膜脏层和壁层之间的结缔组织间隙差异很大:①后方较为疏松,盆筋膜脏层和壁层在后中线融合而成直肠骶骨筋膜,并在尾侧增厚连于肛管括约肌侧方形成肛尾韧带。该间隙容易发现,由于不含重要血管,可用锐解剖。②侧方因有直肠中动静脉及其分支、盆自主神经小分支进出,所以较为固定,构成所谓的"侧韧带",断离时要注意沿疏松结缔组织间隙自然潜行向下解剖。③前方在腹膜返折以下是直肠前壁与阴道后壁/精囊腺、前列腺之间的结缔组织膜,即 Denonvilliers 筋膜。Denonvilliers 筋膜与男性精囊腺、前列腺以及女性阴道后壁之间的间隙称为前列腺后腔;与直肠之间也有间隙,称为直肠前腔。这些间隙均位于小骨盆内且富含纤维束,致使该区域手术的显露及操作稍有不慎即可伤及后方的直肠前壁和前方的阴道后壁/前列腺和精囊腺。

3. 后方存在的问题——远端系膜及肠壁切除不足 临床上,2/3 以上的直肠癌保肛手术,由于肿瘤下缘距齿状线尚有一定距离,所实施的实际术式不是 TME,而是肿瘤特异性直肠系膜切除(tumor specific mesorectal excision, TSME)。TSME 要求肿瘤远端肠壁的切除不低于 1.5~2cm,远端系膜的切除不低于 5cm。这意味着对于大多数直肠癌保肛手术,肿瘤远端系膜的切除要大于肠壁的切除距离。然而临床上对这一问题认识普遍不足,加之低位直肠癌盆腔操作难度大,不少手术者往往只顾及肿瘤远端肠壁的切除长度,并在同一平面上断离直肠及其系膜,留下远端较多的直肠系膜。研究表明,低位直肠癌远端系膜内的肿瘤扩散可超过 4cm,远端直肠系膜残留同样是局部复发的隐患,尤其在近端系膜淋巴管阻塞、肿瘤发生逆向扩散的情况下更甚。

4. 防范过度治疗/切除 属外科伦理学范畴。临床最常见的过度治疗/切除是肿瘤远端直肠的过度切除与不必要的侧方清扫,常发生在术者对其认识不足进而不自知的情况下,却让患者付出了控便功能、排尿功能及性功能遭受不同程度影响的代价。

(1)肿瘤远端直肠的过度切除:由于涉及保肛与改道术式的选择,肿瘤远端直肠的播散规律一直是结直肠专科的核心课题之一,合理的远端肠管切除距离也一再修正。近年来,随着对 TME 理念的认识深入、手术器械的改良和外科技术的进步,在中低位直肠癌手术中,切除大部分或全部直肠系膜,保证肿瘤远端肠管切缘阴性的条件下,应尽可能保留患者肛门已成为越来越多结直肠外科医生的共识。为了改善患者术后的储便功能,一方面,结直肠外科医生为消化道重建设计了种种储袋,以期减少大便次数、改善控便功能;而另一方面,临床上肿瘤远端直肠的过度切除屡屡发生。这种过度切除并非操作者担心远端肿瘤细胞的残留,而是一种因重视不够的不自知行为。事实上,大量研究结果提示直肠癌远端肠壁内播散距离很少超过 2cm;NCCN 指南也连年提出,在保证切缘阴性的条件下,1.5cm 的肿瘤远端直肠切除距离可以接受;这为中低位直肠癌最大限度地保留肿瘤远端肠管提供了强有力的支撑。所以,中低位直肠癌手术肿瘤远端肠管切除距离大于 2~4cm 者,应被视为以牺牲患者术后储便功能、排便反射及内括约肌功能为代价的过度切除。

(2)侧方清扫的过度实施:JSCCR 的数据显示,肿瘤下缘位于腹膜返折以下的 T_3 期以上直肠癌,侧方淋巴结转移率为 20.1%,其中伴有直肠系膜淋巴结转移者,侧方淋巴结转移率可达 27%。低位直肠癌的侧方淋巴结清扫(LLND)及其伴随的排尿及性功能障碍是结直肠外科的另一个前沿课题,关系着患者的术后生存时间与生活质量。如何判断这一术式的施术指征、如何评价这一扩大清扫的得失,学术界尚没有一致认可的结论。

至今,LLND 仍未纳入 NCCN 指南,正是因为其效果仍存在争议,未经临床验证。日本学者一般支持侧方清扫并以此为标准术式,一项日本多中心随机对照研究显示:TME +侧方清扫可以降低局部复发率,尤其是盆侧壁的复发。而国际大宗回顾性分析则认为,侧方淋巴清扫不能提高患者预后;有 meta 分析结果显示,接受侧方清扫的病例在 5 年生存率、无病生存率、局部复发率、远处转移率方面与单纯接受 TME 手术的病例无显著性差异,而排尿和性功能并发症却增加。所以,要正确认识东西方的差异,加强对 NCCN 指南的理解,防范无依据的侧方清扫术。

六、全直肠系膜切除术远期疗效与历史使命

1. TME 与 NCCN 指南　迄今,TME 理念提出并应用于临床已逾 30 年,直肠癌术后局部复发率显著降低、五年生存率明显提高、保肛率增加,患者的生活质量大大改善。多个国外单中心大样本研究(如美国纽约 Memorial Sloan-Kettering Cancer Center 和法国波尔多 Saint André Hospital),以及国际多中心临床研究(如美国 NCCTG、德国 SGCRC 和荷兰 DCRCG)等的结果均支持这一结论。统计数据显示,TME 使直肠癌术后局部复发率由 20.8% 降至 5.9%,而 5 年无瘤存活率由 60.4% 提高至 65.3%。同时,积累的相关基础研究结果也提示:TME 把直肠及其系膜作为一个完整的解剖单位,整块切除了直肠癌原发灶及所有的局域播散,最大化了手术标本切缘阴性可能,是 TME 获得根治性切除、降低局部复发率的关键所在。基于此,自 2005 年起,美国国立综合癌症网(National Comprehensive Cancer Network, NCCN)治疗指南已将 TME 作为直肠癌的基本手术方式予以推荐。

2. TME 与侧方淋巴清扫——结直肠外科尚未完成的历史使命　目前,TME 术式相关的争议主要集中于低位直肠癌的侧方淋巴清扫(lateral lymph node dissection, LLND)问题,即中低位直肠癌是否应该在 TME 手术范围以外加行侧方清扫。尽管有循证医学研究表明侧方清扫并无显著疗效优势,但是日本结直肠外科界对侧方淋巴结清扫仍持肯定态度,JCOG-0212 报道,侧方淋巴结转移率为 7.4%,侧方淋巴结清扫可以降低局部复发率。我国也有一些中心对侧方淋巴结清扫进行了长期的研究,针对国内的临床研究所做的 meta 分析显示:侧方清扫后局部复发率降低,生存率提高,但这些证据级别均不高。然而,我们应当看到,外科临床的现状和特点限制了大样本随机对照研究(RCT)的开展,循证结直肠外科证据有限、举步维艰。一些循证评价信息量虽大,但多系非随机对照研究,且纳入对象时间跨度大、地域不同、操作者异质性明显。所以,现有资料尚不能客观评价侧方清扫的价值,部分研究结论"无显著差异"的结果实质是缺乏充分证据说明 LLND 实施与否的优劣。因此,目前 NCCN 指南仍为施行 LLND 留下了伏笔,即"尽可能把清扫范围外的可疑转移淋巴结切除或活检",却也同时强调"不建议常规扩大清扫范围至髂血管旁淋巴结,除非临床怀疑有转移",这为 LLND 手术操作规范、统一纳入标准、随机对照、多中心临床试验的实施留下了空间。

综上,TME 运用于临床实践已 30 年,积累的临床资料显示直肠癌的外科治疗效果得以显著提升,相关的基础研究也对临床实践给予有力支撑,术式不断演进,手术禁区/盲区得以突破,造福了大量患者。虽然目前 TME 已成为直肠癌根治术的"金标准",但其实践仍有一个循序渐进的过程,要做到在 TME 手术的各个环节符合要求,确非易事,应多从盆腔解剖、手术操作、技术难点来探讨 TME 的手术技巧与手术效果、手术并发症的关系,探讨 TME 手术相关的深层次问题,不断提高直肠癌 TME 的手术疗效。

(周总光　王 存)

第三节　经肛全直肠系膜切除术和全结肠系膜切除术

一、经肛全直肠系膜切除术

长期以来,低位直肠癌始终是结直肠外科手术治疗的难点,其在根治性切除和功能保存两者之间始终存在着相互制约和矛盾的问题。近十余年来,随着腹腔镜技术的发展,腹腔镜全直肠系膜切除术(total mesorectal excision, TME),以及经肛内镜显微外科手术(transanal endoscopic microsurgery, TEM)、经肛微创外科手术(transanal minimally invasive surgery, TAMIS)等精确化手术技术的发展,从而在保证肿瘤根治性切除需求基础上,又获得了最大限度的脏器保留和神经功能保护,进一步改善了患者的生活质量。腹腔镜以及经肛内镜手术的放大效应,使得盆底的精细操作得以实现,肛管的外科解剖得以明朗化。

上述技术的发展，为经肛全直肠系膜切除手术（transanal total mesorectal excision，taTME）的诞生奠定基础。

（一）taTME 概念的提出以及发展

2010 年，西班牙 Antonio M. Lacy、美国 Patricia Sylla、中国广东的陈远光等医生在世界上率先完成并报道腹腔镜辅助下经自然腔道内镜外科手术（natural orifice transluminal endoscopic surgery，NOTES）理念的经肛内镜直肠癌根治术，这种全新的术式逐渐成为结直肠外科的一个热点。2012—2013 年，中国广东的张浩医生以及 Antonio M. Lacy 陆续报道了完全 NOTES 理念下的"自下而上"经肛全直肠系膜切除手术（transanal total mesorectal excision，taTME）。TME 术式和理念的提出者 Bill Heald 教授评价这种术式是"利用自下而上的独特视角，可能成为解决老问题的新方法"。随后，国内外多个中心陆续开展并报道了 taTME 手术的临床实践和经验。

（二）taTME 手术的定义、分类及共识

taTME 是利用经肛内镜显微外科手术（TEM）或经肛微创外科手术（TAMIS）平台，采用"由下而上"的操作路径，并遵循 TME 原则而实施的经肛腔镜直肠切除手术。

根据是否有腹腔镜的辅助，taTME 可分为完全 taTME（Pure-NOTES taTME）和腹腔镜辅助 taTME（laparoscopic-assisted taTME）。完全 taTME 手术虽然在技术上是可行的，且更加符合 NOTES 理念，但是技术难度相对较大，且学习曲线较长；更为主要的是，完全 taTME 手术由于"先处理肿瘤再离断血管"，且无法彻底探查腹腔，有悖于直肠癌根治手术的基本原则，目前在国内外开展得越来越少。

2017 年 9 月，中华医学会外科学分会结直肠外科学组及腹腔镜与内镜外科学组，组织国内结直肠外科以及微创外科领域内知名专家，结合前期开展 taTME 手术经验较为丰富的中心的临床实践和研究结果，撰写并发布了《直肠癌经肛全直肠系膜切除专家共识及手术操作指南（2017版）》，供国内的外科同道规范化地开展 taTME 手术的临床实践，亦为了指导新开展 taTME 手术医师的规范化培训，以及为规范化地开展国内 taTME 手术的多中心临床研究，提供理论依据和技术参考。

根据中国专家就 taTME 的手术入路达成如下共识：在遵循直肠癌根治手术的基本原则以及 TME 理念的前提下，基于当前的腹腔镜设备及手术器械，更倾向于腹腔镜辅助 taTME 手术。腹腔镜辅助 taTME 手术可发挥经腹和经肛入路的各自优势，分别完成经腹和经肛手术的操作部分，学习曲线相对更短，更易实施和推广。

传统腹腔镜或开腹 TME 手术，对于男性、前列腺肥大、肥胖、肿瘤巨大、骨盆狭窄等中低位直肠癌患者，较难于显露直肠系膜周围间隙，而且分离越接近盆底，手术操作越困难；难于准确判断标本的远端切缘，或者可能造成全直肠系膜切除的完整性不佳，或者标本的环周切缘（circumferential resection margin，CRM）阳性等风险，甚至无法保留肛门。

taTME 手术可以在直视或者腔镜的辅助下，从直肠腔内精确地离断远端直肠并保证手术标本远端切缘的安全性；taTME 手术采用经肛进入盆腔的入路方式，可以更直接地进入低位直肠系膜的周围间隙，相对简便地完成远端直肠系膜的游离切除，可能更有利于确保手术标本环周切缘的安全性，得到更高质量的 TME 手术切除标本，可能会降低直肠癌患者的局部复发风险；taTME 手术无需为取出标本在腹部做额外切口，可以经肛取出标本并完成消化道重建，符合 NOTES 的理念，具有更好的微创和美容效果；taTME 手术避免了经腹离断直肠所需的多次击发腔镜直线切割闭合器，部分专家认为可能会降低吻合口瘘的发生率；taTME 手术因为减少了机械吻合手术器械的使用，也意味着降低患者的经济负担，具有良好的经济效益。

（三）taTME 手术的适应证和禁忌证

现阶段，taTME 主要适用于需要准确解剖和切除中下段直肠及系膜的恶性肿瘤。具体如下：taTME 手术用于治疗直肠恶性肿瘤的适应证应该限于中低位直肠癌，尤其是低位直肠癌；对于男性、前列腺肥大、肥胖、肿瘤直径超过 4cm、直肠系膜肥厚、低位直肠前壁肿瘤、骨盆狭窄、新辅助放疗引起的组织平面不清晰等"困难骨盆"的直肠癌患者，taTME 可能更具优势。对于超低位以及部分低位直肠癌患者，taTME 可以和括约肌间切除术（intersphincteric resection，ISR）手术联合实施。taTME 手术用于治疗结直肠良性疾病的适应证可能有：①中低位直肠巨大良性肿瘤，无法进行局部切除者；②需要进行直肠切除的炎症性肠病；③家族性腺瘤性息肉病；④放射性直肠炎。

taTME 手术的禁忌证为有肛门狭窄或损伤史者，余同腹腔镜辅助 TME 手术。目前不考虑将 taTME 手术应用于高位直肠癌患者。

（四）腹腔镜辅助 taTME 手术操作步骤

1. 特殊设备和器械 taTME 可以选择传统腹腔镜手术器械，但选择前端有弯曲的手术器械（TEM 或者单孔腹腔镜手术）可能更有帮助。经肛使用二氧化碳充气装置时，通常给予盆腔内二氧化碳灌注压为 8~10mmHg（1mmHg=0.133kPa），压力过大可能产生腹腔后气肿，建议使用定速、恒压气腹机，以便于获得稳定的经肛手术操作视野。taTME 可选择经肛开放手术、TEM 或 TAMIS 操作平台，术者可以组合选择使用；上述三种操作平台详述如下。

2. 麻醉、体位及手术站位 通常为气管插管，全身麻醉。患者采用头低的截石体位，双侧下肢需抬高并外展，以充分显露肛门。经腹手术时站位，术者站位与常规腹腔镜辅助 TME 手术相同，但经肛手术操作时，术者坐在患者两腿之间。

3. 手术操作步骤

（1）经腹手术操作：采用常规腹腔镜辅助 TME 手术的四孔法或者五孔法操作。腹腔镜探查，肠系膜下动脉或者直肠上动脉根部离断，解剖游离直肠系膜，均与常规腹腔镜辅助 TME 手术相同。

腹腔镜下依照 TME 原则游离直肠系膜至盆底，经腹手术的建议止点：直肠前方切开腹膜返折达精囊腺或阴道后穹窿水平，直肠后方系膜游离至第 5 骶椎或尾椎水平。但如果经腹操作在达到该水平之前，手术已经很困难时，可以终止腹部手术，转为经肛手术。

为了保证后续的经肛手术时标本拖出时无张力，有时需要游离结肠脾曲。手术中应该充分游离并裁剪乙状结肠系膜。

（2）经肛手术操作：会阴区消毒，碘伏水冲洗肠腔，经过充分扩肛后置入经肛手术操作平台和手术器械。在开放视野或者经肛腔镜视野下，在肿瘤下缘的安全距离做荷包缝合，紧密关闭肠腔以隔离肿瘤并建立直肠腔内的操作空间。

在荷包缝合的远端环，形逐层切开直肠壁全层，进入盆底。按照"后方-前方-侧方"的顺序，循盆筋膜脏层与壁层间的"神圣平面"自下向上游离直肠系膜，直到与腹部操作平面会合，完成全直肠系膜的切除。直肠后方，须注意此处直肠、系膜与肛管形成较大角度，游离骶尾骨前方层面的视野及操作均相对困难，建议使用弯头的腹腔镜手术器械，应该尽量避免损伤骶前静脉；直肠前方的层面——Denovilliers 筋膜需仔细辨认，男性患者须注意保护尿道、前列腺和精囊腺，女性患者须避免损伤阴道后壁；直肠侧方，游离直肠系膜时需仔细解剖直肠侧韧带和血管神经束，以避免损伤盆腔神经丛。

（3）标本移除及消化道重建：术者应该根据肿瘤标本的大小以及乙状结肠-直肠系膜的长度等，综合判断选择经腹切口还是经肛移出标本，在标本移除过程中，建议使用切口保护装置，切勿使用暴力拖出标本以避免标本穿孔。

移除标本后，若使用圆形吻合器完成消化道重建，则将钉砧置入乙状结肠断端并完成荷包缝合。然后，经肛做直肠残端的全层荷包缝合，关闭直肠残端。经肛置入圆形吻合器的中心杆部分，与钉砧部分连接，在腹腔镜辅助下完成肠管的端-端吻合。

对于超低位及部分低位直肠癌患者，多难以使用圆形吻合器重建肠管的连续性，可在直视下完成结肠-直肠/结肠-肛管的手工吻合。

腹腔镜下冲洗并放置盆腔引流管。视患者肛门功能的节制性以及吻合口的安全性，选择是否需要行末端回肠或者横结肠造瘘术。

（4）术后注意事项：基本同腹腔镜辅助 TME 手术。注意观察术后排尿功能恢复情况、警惕术后腹腔、盆腔感染。此外，建议监测和评估直肠及肛门括约肌功能。

对手术切除标本进行病理学检查时，建议重点评估 TME 标本的切除质量——环周切缘（CRM）、全直肠系膜切除的完整性、肠管的远端切缘。

（五）taTME 手术的发展和前景

taTME 作为一种新兴的外科技术，能够解决传统开放和腹腔镜手术的一些难题,并能够取得不错的短期临床效果,越来越受到国内广大结直肠外科医师的青睐。鉴于现阶段开展此项技术的各中心在手术适应证,操作流程和手术器械的使用等方面存在较大的异质性,在全国范围内推广普及此项技术之前,出于安全操作、标本质量控制、肿瘤学疗效和缩短学习曲线的考虑,有必要建立高效的培训体系,设立结构化的培训课程(尤其是使用新鲜冷冻尸体的taTME手术操作培训),兼顾理念和技术,达到流程的标准化。课程内容应由前期开展taTME手术经验较为丰富的临床中心联合制定,推行"导师制",并根据taTME手术开展例数和手术完成质量综合评选出具有培训资格的临床中心,建立一支配合密切的教师队伍。

目前,关于taTME的远期肿瘤学疗效尤其是局部复发率,学术界尚缺乏高级别的循证医学证据,正在进行的国际多中心临床研究COLOR Ⅲ研究将会给出最终的答案。对于中国taTME病例登记协作研究数据库(Chinese taTME Registry Collaborative,网址http://www.chinese-tatme.cn/)的登记病例,需要加强数据质量控制和随访管理,同时通过数据收集的标准化培训,提高数据录入的质量,在大样本基础上评估其远期疗效。更为重要的是,还需在保证外科技术安全的基础上,有序地在国内开展多中心临床研究。此外,taTME能为解剖远端直肠提供更好的视野,有助于神经保护,在未来的研究中,与患者生活质量密切相关的功能性结果也需要被密切关注,期待taTME能够为患者带来更多的福音。

（张忠涛　姚宏伟）

二、完整结肠系膜切除术

结直肠癌在我国是最常见的恶性肿瘤之一,其发病率和死亡率均排在所有恶性肿瘤前五名,且存在逐年升高的趋势。直肠癌的外科治疗由于全直肠系膜切除(total mesorectal excision,TME)概念的提出和推广已取得了很大进展,但结肠癌的外科治疗一直缺少类似的规范化指导措施。全结肠系膜切除术或完整结肠系膜切除术(complete mesocolic excision,CME)概念的提出,通过解剖学和胚胎学的理论基础以及现有的临床

证据,为结肠癌外科治疗的规范化带来了希望。

（一）CME 的概念

全结肠系膜切除术(CME)是指锐性游离结肠脏层和壁层之间的筋膜间隙,保持结肠脏层筋膜的完整性,并于系膜根部充分暴露并高危结扎主干血管(central vascular ligation,CVL)以完全去除中央方向的所有淋巴结。CME手术可以最大限度地清扫整个引流区域的血管、神经和淋巴组织,而且CME理念更加注重切除系膜的完整性以及手术标本的质量,以期改善结肠癌的肿瘤学疗效。

（二）CME 的背景

CME的概念源于全直肠系膜切除术(TME)。直肠癌TME的概念诞生后便逐步成为直肠癌手术的质量控制标准。但结肠癌的手术质量标准还仅仅停留在淋巴结清扫程度、肠管切除长度等方面,由于缺乏足够的循证医学证据,欧美的指南中没有界定手术范围和淋巴结清扫范围。日本结直肠癌研究学会(JSCCR)在20世纪提出了结肠癌D3根治术的概念,其将结肠淋巴结分为第一站肠管旁淋巴结、第二站中间淋巴结和第三站中央淋巴结,并在其发布的日本大肠癌规约提出进展期结肠癌应该实施第三站淋巴结清扫术(D3手术)。

D3淋巴结清扫术的概念提出较早,但仅强调了D3淋巴结清扫而未重视完整结肠系膜的切除。在此基础上2009年Hohenberger提出了全结肠系膜切除术(CME)的概念。其研究结果表明接受CME手术的患者5年局部复发率由6.9%降至3.6%,5年肿瘤相关生存率有82.1%升至89.1%。并以此将CME首次作为一种理念提出,以规范结肠癌的手术治疗。

（三）CME 的解剖学理论基础

在传统的解剖学角度,基于升、降结肠是腹膜间位器官的认识,较少提及结肠系膜。实际上在胚胎发育早期,原始消化管及其系膜周围均被脏层筋膜包裹,连接于腹壁,而腹壁表面亦覆盖壁层筋膜。随着肠袢旋转、结肠分化形成,最终包裹升结肠和降结肠肠管及系膜的脏层筋膜与后方腹壁壁层筋膜粘连固定,而覆盖于腹、盆腔壁和腹、盆腔脏器表面的筋膜组织浆膜化形成腹膜,没有被浆膜化的筋膜组织,在成人后依然被称为筋膜。

所以,衬于腹、盆腔壁的浆膜化的筋膜组织称为壁层腹膜,由壁腹膜返折并覆盖于腹、盆腔脏器表面的浆膜化的筋膜组织称为脏层腹膜。结肠及其系膜也像直肠系膜一样,被脏层筋膜/腹膜像信封一样包裹,其内包含结肠的血管、淋巴管和淋巴结等组织。直肠癌 TME 观念的提出基于在后肠的脏层和壁层筋膜间存在的这个潜在的无血管胚胎性解剖间隙,这个间隙也被 Heald 称为"神圣平面"。Heald 提出的"神圣平面"不仅局限于直肠,而且在左侧继续向上延续,经乙状结肠、降结肠,达胰腺背侧及包绕脾脏,右侧由盲肠向上经升结肠,达胰头十二指肠,终于系膜根部。这为 CME 的操作提供了相应的外科平面。CME 遵循的外科平面的形成从胚胎期开始并最终统一于整个 Toldt 融合平面。沿着这一平面进行解剖,可以避免损伤肾、输尿管和生殖血管等腹膜后脏器,避免损伤自主神经和血管,还能保持肠系膜的完整性。结肠的淋巴引流和直肠一样,同样被结肠脏层筋膜像"信封"一样包被局限于系膜内并开口于血管根部。早期肿瘤的侵犯或淋巴转移均局限于脏层筋膜包被的直肠系膜内,于直视下锐性解剖分离该层面,可达到整块切除肿瘤的目的。

（四）CME 的技术要点

从 CME 的概念和理论基础出发,CME 的技术要点主要有以下几个方面:

第一点是保证脏层筋膜完整的锐性游离。对右半结肠癌要游离胰头、十二指肠和肠系膜根部直至肠系膜上动脉(SMA)的起始部以达到良好暴露相应的营养血管的目的。从覆盖胰腺钩突和十二指肠表面的系膜对侧游离结肠系膜根部以充分暴露肠系膜上静脉(SMV)和后面的 SMA。对左半结肠癌首先游离脾曲,整个降结肠和乙状结肠系膜从后腹膜平面上锐性分离开,要保证肾周筋膜的完整性并保留肾周脂肪、以及同时保留腹膜下筋膜(Gerota 筋膜)覆盖的输尿管和生殖血管。对横结肠癌,将大网膜和横结肠分离开,充分暴露小网膜囊,自胰腺下缘分离横结肠两层系膜。在上述分离过程中,应通过锐性分离和准确寻找正确解剖间隙严格保持结肠系膜的完整性,以保证达到整块切除。由于升结肠及降结肠为腹膜间位器官,胚胎期左、右半结肠及其系膜通过一系列旋转形成左、右 Toldt 筋膜,它们的外缘与侧腹壁

腹膜相连处形成左右 Toldt 线,术中可作为参考标志以分离显露 Toldt 融合平面达到保持结肠系膜的完整性的目的。

第二点是肠系膜根部淋巴结清扫。结肠癌的淋巴结转移的第一站是肠周淋巴结,一般范围不超过原发肿瘤周围 8cm。然后沿营养血管向中央组转移。右半结肠的主要营养动脉是回结肠动脉和结肠中动脉,右结肠动脉只有 10.0%~15.0% 直接起源于 SMA。对于横结肠癌,应至少游离横结肠肿瘤远端 10~15cm 的胃大弯。横结肠癌的淋巴引流沿着结肠中动脉进行,但应考虑到横结肠癌包括肝曲及脾曲和降结肠的近端可能沿回结肠动脉及左结肠动脉存在多方向的淋巴回流。乙状结肠的淋巴回流沿着营养动脉单方向进行,在高位结扎肠系膜下动脉(IMA)时就可以像处理直肠癌一样清扫相应淋巴结。根据这些淋巴回流的特点,中央高位结扎营养血管、清扫区域淋巴结以及回流静脉的结扎应在完整地游离结肠系膜脏层和壁层之后进行。

第三点是中央血管的高位结扎。对于右半结肠和横结肠的肿瘤,在完整游离右半结肠至系膜根部后,整个肠管可以很容易地顺时针旋转,可以充分暴露 SMA 和 SMV 的起始部。根据淋巴回流方式,首先将回结肠血管从它在 SMA 和 SMV 的起始处分离开(如果存在右结肠血管同样分别处理)。对于回盲部和升结肠癌,仅需在根部分离结肠中血管的右支。对于横结肠癌和肝曲、脾曲癌因血管变异的存在,应在结肠中动脉和静脉的根部确切结扎。对于降结肠癌,SMA 的根部通常保留,前提是根部结扎左结肠动脉并清扫 SMA 根部淋巴结并保证确切保留骶前神经。对于接近乙状结肠的降结肠癌,应分离至位于胰腺下缘的 IMA 和肠系膜下静脉(IMV)的根部。

最后一点是联合脏器的扩大切除。如果任何结肠外器官或组织被侵犯,分离平面扩展至超越被侵犯器官或组织的上一个未被侵及的胚胎学层面。应通过整块切除来实现,任何试图分离肿瘤同周围组织的粘连都可能导致肿瘤的腹腔播散转移和原位复发。

（五）CME 带来的临床意义

CME 和传统手术相比更符合肿瘤学原则,主要体现在以下方面:

1. CME 强调要将包绕肿瘤的血管及淋巴结的脏层筋膜完整剥离切除，术中尽量避免牵拉挤压肿瘤，防止脏层筋膜在分离中发生破损，分离结肠系膜时常采用锐性分离，沿结肠系膜周围的脏壁层筋膜之间的无血管区域进行，直至完整地将脏层筋膜游离下来，其强调的是保持结肠系膜的完整性和连续性，同传统手术通常以钝性分离结肠系膜有所区别，可以防止发生使肿瘤细胞受挤压而发生的播散。

2. 传统结肠癌根治术的淋巴结清扫一般到第二站，即沿着结肠各主干血管切断，而 CME 扩大了淋巴结清扫的范围，已经达到第三站淋巴结即肠系膜根部淋巴结的清扫，一定程度上提高了阳性淋巴结的切除率。同时，按照淋巴结转移规律，CME 使淋巴结清扫达到最大化，这样确保了根治的目的，从而提高生存率。

3. 当肿瘤侵及邻近脏器时，根据无瘤术的整块切除原则，应将受侵脏器深面的一层筋膜同时切除，以包裹整个癌组织，避免肿瘤细胞的播散转移，传统手术在处理侵犯脏器时，常常在肿瘤侵犯的层面进行操作，此举易导致肿瘤细胞进入腹腔，引起腹腔播散。而 CME 的操作要求如果任何结肠外器官或组织被侵犯，分离平面扩展至超越被侵犯器官或组织的上一个未被侵及的胚胎学层面，应通过整块切除来实现则避免了上述情况。

评价 CME 的手术效果则需要通过生存率、局部复发率是否有变化以及手术并发症发生率是否升高等方面进行研究。最早 Hohenberger 等人所做的大样本回顾性数据显示，CME 可最大限度地减少腹腔肿瘤播散和获得最大限度的区域淋巴结清除，从而获得更低的局部复发和更好的生存受益。随后逐渐更多的 CME 研究报道证实 CME 无论在手术时间、患者恢复情况和术后并发症发生率方面，均与传统根治组之间无明显差异。

CME 手术同样也带来了结肠癌手术标本质量控制的新标准。外科医师根据 CME 的技术要求的解剖层面实施手术，术后的病理标本由病理科医生进行剖视检查，包括常规指标如肿瘤形态、部位，切除肠管的长度和切缘距离，同时可以评价肿瘤距离高位结扎血管断端的距离、切除系膜的面积以及结肠系膜脏层筋膜的完整性，可为结肠癌外科手术提供一个客观评价指标，同时也可能帮助预测预后和指导术后治疗。

（六）CME 存在的争议

到目前为止，CME 的研究尚处于探索阶段，仍存在很多争议。如以下几个方面：

1. CME 所要求的血管的高位结扎、淋巴结的彻底清扫以及锐性游离完整结肠系膜要求术者精细操作，增加了手术的难度，因此该术式是否能够广泛普及、操作者是否能够严格按照 CME 的标准完成手术，对外科医师而言提出了更高的要求和挑战。

2. CME 扩大淋巴结的清扫范围。尽管多项研究显示ⅢB 和ⅢC 期患者清扫阴性淋巴结数目是独立预后因素，阴性淋巴结越多，相关病死率越低。但是仍然无法解释为何扩大阴性淋巴结清扫数目能够提高患者的远期生存。Johnson 等认为可能是因为增加清扫数目可以降低错误分期的发生率。淋巴结清扫数目的增加可以避免因为阳性淋巴结个数不足而导致分期错误从而影响其生存率，同时阴性淋巴结的清扫个数也间接体现了外科医师的手术质量，数目的增加表明患者或许接受了更好的诊治，从而获得更高的远期生存率，另外，因肿瘤可刺激淋巴结体积增大，同时，也可以刺激淋巴生发中心从而增加淋巴结的数量。因此淋巴结数目的增加可能表明宿主对肿瘤的免疫力越强，而患者的带瘤生存期越长。但以上观点并没有确切的理论依据。通过扩大阴性淋巴结清扫来提高患者生存率这一说法还需进一步证实。并且，CME 与传统意义上的 D3 根治术在患者预后方面究竟有无区别目前也存在较大争议。

3. CME 手术并未作详述结肠癌的入路选择。结肠癌手术主要有侧方入路和中间入路两种。侧方入路先从结肠外侧腹膜返折处游离肠管及系膜，沿筋膜间隙逐渐向内侧游离，直达血管根部并结扎切断，最后再切除结肠、系膜及其内部所包裹的组织。中间入路主要强调先分离结扎相应血管，然后向外侧游离，最后切除系膜、结肠。采取中间入路，因为先结扎肿瘤处肠管的血管，能够有效防止因手术操作引起的肿瘤细胞脉管转移，这样更加符合肿瘤无瘤术原则，而且将 CME 的理念与内侧入路在一定程度上结合起来，不仅可以保证肿瘤的根治性切除，也降低了肿瘤远处转移的可能。

4. 随着外科医师手术技术的提高,以及腹腔镜、机器人等医疗器械的问世,外科治疗已经进入了微创时代,而 CME 术式的提出正是对这一理念的巨大挑战。对于有经验的医师行腹腔镜下结肠癌根治术效果与传统开腹手术相比较并无明显差异。我国学者在腹腔镜下开展 CME 手术方面作出了开创性的工作但腹腔镜下 CME 手术的技术难度、可行性及其效果有多大,仍缺乏循证医学证据予以支持。

（七）CME 的前景与展望

在肿瘤的治疗进入多学科综合治疗的今天,手术治疗在结肠癌的治疗中仍占有主导地位,CME 作为一种新理念的提出至今不过 10 年左右,其理论基础是建立在良好的胚胎学和解剖学基础以及现有的临床证据基础之上,为结肠癌治疗效果进一步改善带来了希望。因此,在上述争议和问题逐步解决的同时,希望更多的结直肠外科医生接受 CME 的概念,积累更多的循证医学证据,进一步明确 CME 对于结肠癌治疗的价值。

（张忠涛　杨盈赤）

参 考 文 献

1. Sylla P, Rattner DW, Delgado S, et al. NOTES transanal rectal cancer resection using transanal endoscopic microsurgery and laparoscopic assistance. Surg Endosc, 2010, 24（5）: 1205–1210.

2. 陈远光,胡明,雷建,等. 经肛内镜全直肠系膜切除治疗直肠癌. 中国内镜杂志, 2010, 16（12）: 1261–1265.

3. Zhang H, Zhang YS, Jin XW, et al. Transanal single-port laparoscopic total mesorectal excision in the treatment of rectal cancer. Tech Coloproctol, 2013, 17（1）: 117–123.

4. Lacy AM, Rattner DW, Adelsdorfer C. et al. Transanal natural orifice transluminal endoscopic surgery（NOTES）rectal resection: "down-to-up" total mesorectal excision（TME）—short-term outcomes in the first 20 cases. Surg Endosc, 2013, 27（9）: 3165–3172.

5. Heald RJ. A new solution to some old problems: transanal TME. Tech Coloproctol, 2013, 17（3）: 257–258.

6. Leroy J, Barry BD, Melani A, et al. No-scar transanal total mesorectal excision: the last step to pure NOTES for colorectal surgery. JAMA Surg, 2013, 148（3）: 226–230.

7. Atallah S, Martin-Perez B, Pinan J, et al. Robotic transanal total mesorectal excision: a pilot study. Tech Coloproctol, 2014, 18（11）: 1047–1053.

8. Fernández-Hevia M, Delgado S, Castells A, et al. Transanal total mesorectal excision in rectal cancer: short-term outcomes in comparison with laparoscopic surgery. Ann Surg, 2015, 261（2）: 221–227.

9. Cahill RA, Hompes R. Transanal total mesorectal excision. Br J Surg, 2015, 102（13）: 1591–1593.

10. Lacy AM, Tasende MM, Delgado S, et al. Transanal Total Mesorectal Excision for Rectal Cancer: Outcomes after 140 Patients. J Am Coll Surg, 2015, 221（2）: 415–423.

11. Rottoli M, Hanna L, Kukreja N, et al. Is transanal total mesorectal excision a reproducible and oncologically adequate technique? A pilot study in a single center. Int J Colorectal Dis, 2016, 31（2）: 359–363.

12. Chen CC, Lai YL, Jiang JK, et al. Transanal Total Mesorectal Excision Versus Laparoscopic Surgery for Rectal Cancer Receiving Neoadjuvant Chemoradiation: A Matched Case-Control Study. Ann Surg Oncol, 2016, 23（4）: 1169–1176.

13. Marks JH, Montenegro GA, Salem JF, et al. Transanal TATA/TME: a case-matched study of taTME versus laparoscopic TME surgery for rectal cancer. Tech Coloproctol, 2016, 20（7）: 467–473.

14. Penna M, Hompes R, Arnold S, et al. Transanal Total Mesorectal Excision: International Registry Results of the First 720 Cases. Ann Surg, 2017, 266（1）: 111–117.

15. Arroyave MC, DeLacy FB, Lacy AM. Transanal total mesorectal excision（TaTME）for rectal cancer: Step by step description of the surgical technique for a two-teams approach. Eur J Surg Oncol, 2017, 43（2）: 502–505.

16. Yao HW, Wu GC, Yang YC, et al. Laparoscopic-assisted Transanal Total Mesorectal Excision for Middle-Low Rectal Carcinoma: A Clinical Study of 19 Cases. Anticancer Res, 2017, 37（8）: 4599–4604.

17. 练磊,汪建平. 经肛门全直肠系膜切除术的应用前景. 中华胃肠外科杂志, 2014（6）: 616–619.

18. 张忠涛. 完全经肛门全直肠系膜切除——腹腔镜直肠癌手术未来的方向? 中国实用外科杂志, 2015, 35（08）: 844–846.

19. 杨盈赤,金岚,张忠涛. 完全经肛门全直肠系膜切除 8 例报告. 中国实用外科杂志, 2015, 35（8）: 850–856.

20. 康亮,陈文豪,蔡永华,等. 单孔腹腔镜辅助经肛门全直肠系膜切除临床应用价值及展望. 中国实用外科杂志, 2016, 36（01）: 71–74.

21. 邱辉忠,肖毅,徐徕,等. 经肛门内镜联合腹腔镜全直肠系膜切除治疗低位直肠癌的安全性和可行性. 中华胃肠外科杂志, 2016, 19（1）: 41–44.

22. 姚宏伟,杨盈赤,张忠涛. 经肛门全直肠系膜切除的利与弊. 中国实用外科杂志, 2017, 37（6）: 601–604.

23. 中华医学会外科学分会结直肠外科学组,中华医学会外科学分会腹腔镜与内镜外科学组.直肠癌经肛全直肠系膜切除专家共识及手术操作指南(2017版).中国实用外科杂志,2017,37(9):978-984.

24. Motson RW, Whiteford MH, Hompes R, et al. Expert Group. Current status of trans-anal total mesorectal excision (TaTME) following the Second International Consensus Conference. Colorectal Dis, 2016, 18(1): 13-18.

25. Chen W, Zheng R, Baade P D, et al. Cancer statistics in China, 2015. CA: A Cancer Journal for Clinicians, 2016, 66(2): 115-132.

26. Hohenberger W, Weber K, Matzel K, et al. Standardized surgery for colonic cancer: complete mesocolic excision and central ligation—technical notes and outcome. Colorectal Dis, 2009, 11(4): 354-364; discussion 364-365.

27. Heald R. The Holy Plane of rectal surgery. J R Soc Med, 1988, 81(9): 503-508.

28. 王正康.腹腔内融合筋膜与癌根治性手术.国外医学:外科学分册,1990,2:82-85.

29. 张忠涛,杨盈赤.结肠癌完整结肠系膜切除术的技术要点.中华普外科手术学杂志(电子版),2012,6(2):126-131.

30. Petrović T, Radovanović Z, Breberina M, et al. Complete mesocolic excision with central supplying vessel ligation-new technique in colon cancer treatment. Archive, 2010, 18(3): 84-85.

31. 李国新.结肠癌切除标准化手术——全结肠系膜切除术.中华胃肠外科杂志,2012,15(1):14-16.

32. Hermanek P, Mansmann U, Staimmer DS, et al. The German experience: the surgeon as a prognostic factor in colon and rectal cancer surgery. Surg Oncol Clin N Am, 2000, 9: 33-49.

33. Johnson PM, Porter GA, Ricciardi R, et al. Increasing negative lymph node count is independently associated with improved long-term survival in stage ⅢB and ⅢC colon cancer. J Clin Oncol, 2006, 24: 3570-3575.

34. 叶颖江,高志冬,王杉,等.完整结肠系膜切除在结肠癌手术治疗中的应用.中国实用外科杂志,2011,31(6):494-496.

35. Pramateftakis M. Optimizing colonic cancer surgery: high ligation and complete mesocolic excision during right hemicolectomy. Tech Coloproctol, 2010, 14(S1): S49-S51.

36. 叶颖江,王杉.对完整结肠系膜切除理念的再认识——质疑声中完善与成熟.中华胃肠外科杂志,2012,15(10):1005-1007.

37. 郑民华.我国腹腔镜结直肠外科的发展.腹腔镜外科杂志,2010,15(6):401-403.

38. 孙艳武,池畔,林惠铭,等.腹腔镜与开腹完整结肠系膜切除术的疗效比较.中华胃肠外科杂志,2012,15(1):24-27.

39. 杨盈赤,张忠涛.探讨腹腔镜完整结肠系膜切除术的技术要点及其可行性.国际外科学杂志,2012,39(7):499-502.

第四节　直肠癌新辅助治疗的现状、困境及未来研究方向

中下段直肠癌由于其距离肛门较近,盆腔局部骨盆空间狭窄,一直是外科治疗的难点和热点问题。以往直肠腺癌被认为是一种对放射治疗不敏感的肿瘤,治疗手段以单一的外科手术为主,特别是20世纪末期,全直肠系膜切除(total mesorectum excision, TME)理念推广前,直肠癌术后局部复发率居高不下。许多临床研究结果显示,对于局部进展期直肠癌(locally advanced rectal cancer, LARC)术前同步放化疗可以达到肿瘤消退的作用,提高了肿瘤局部控制率,极大地降低了局部复发率。相比于传统的术后放疗,术前放疗具有以下优势:①放疗对肿瘤的杀伤作用包括对肿瘤细胞核中DNA链的直接裂解和产生氧自由基的间接杀伤作用,其中氧自由基的杀伤作用依赖于照射区域组织的氧合情况,术前正常血管解剖结构未受破坏,组织中血供良好,放疗疗效优于术后放疗;②肠管因手术所致粘连而相对固定于照射区域,术后放疗的反复照射可以出现放射性肠炎,甚至导致肠穿孔、肠内瘘等严重并发症;③术前患者耐受性更好,能提高放疗完成率;④在同步放化疗的情况下,氟尿嘧啶类药物具有放疗增敏作用。放射治疗属于局部治疗的方式,长程放疗历时数周,放疗期间联合化疗可以起到全身治疗的作用。因此目前,对于初始可切除的局部进展期直肠癌,先进行术前联合放化疗,即新辅助治疗后再行根治性外科手术已经成为标准治疗模式。虽然外科手术切除在现阶段直肠癌的治疗中仍占据主导地位,除此之外还包括放疗、化疗、生物靶向治疗以及免疫治疗等手段并重的多学科综合治疗模式,以期最大可能地提高患者生存,保留器官功能,改善生活质量。

一、直肠癌新辅助治疗的发展历史

以往认为消化道腺癌对放射治疗不敏感,长

久以来直肠癌的治疗手段以单一的外科手术为主。在 20 世纪 80 年代以前，由于 TME 理念还未在临床实践中践行，当时直肠癌术后的局部复发率一直居高不下，并且中低位直肠癌几乎均无保留肛门的可能。在面对初始手术切除困难，如冰冻骨盆、肿瘤巨大横跨骨盆入口等情况下，手术治疗措施无法实施时，学者们开始尝试在术前实施放疗以助于提高手术切除率和远期存活率。早期的放疗模式以短程放疗（ 5 × 5Gy ）为主，放疗结束后即刻或 1~2 周内进行手术切除。术前短程放疗联合手术切除的治疗模式提高了 R0 切除率，降低了局部复发率。其带来的良好临床疗效使得此后的学者们开始密切关注这种治疗模式的发展，并相继开展了一系列前瞻性、多中心临床研究。这些研究结果得到了众多欧美国家结直肠外科医师的响应和认可。其中 Pählman 等于 1990 年发表的第一项关于术前短程放疗（ 5Gy × 5，25Gy ）同术后放疗（ 60Gy，分 8 周完成 ）的随机对照研究结果显示，术前放疗不仅耐受性好，除了行腹会阴联合切除术会阴伤口愈合不良增加外，其他围手术期并发症发生率和死亡率并未增加；肿瘤疗效而言，局部复发率显著降低（ 12% vs 21%，$p=0.02$ ），但两组之间生存却无显著差异。1997 年瑞典研究进一步显示，术前短程放疗不仅降低了局部复发率（ 11% vs 27%，$p<0.001$ ），而且还提高了 5 年生存率（ 58% vs 48%，$p=0.004$ ）。此时在欧洲国家开展的直肠癌新辅助放疗模式开始受关注，其目的在于观察局部控制率和远期存活率。但是，后续开展的研究仅发现短程放疗能够降低局部复发率，并不能重复瑞典研究提高肿瘤远期生存期的优势。随着 TME 理念在直肠癌手术中的广泛推广与实施，手术技术的提高亦能显著降低术后局部复发率。于是 21 世纪初的荷兰研究将 1 861 例直肠癌患者随机分为术前短程放疗 +TME 手术组和直接 TME 手术组，目的在于探讨术前放疗联合 TME 手术的疗效。结果显示在 1 748 例完成手术切除患者的总体局部复发率为 5.3%，术前联合放疗明显降低了局部复发率（ 2.4% vs 8.2% ），但是两组之间的总生存率无差异（ 82% vs 81.8%，$p=0.84$ ）。这项研究结果进一步巩固了术前放疗在直肠癌综合治疗模式中的作用。

鉴于术前短程放疗降低局部复发率，但是没

能带来生存获益的困惑。于是学者们又开始探索长程放疗以及联合放、化疗在术前新辅助治疗中的疗效，使术前放疗的分次剂量和总剂量分别达到 1.8~2.0Gy 和 45~50Gy。2004 年，德国的 CAO/ARO/AIO-94 研究采用总剂量为 54.5Gy 的长程放疗协同 5-FU 的同步化疗的新辅助治疗方案，外科手术遵循 TME 原则。研究结果显示，在不增加围手术期手术并发症的情况下，术前放化疗可以明显降低术后局部复发率（ 6% vs 13%，$p=0.006$ ），并可提高保肛率，而且 3/4 级毒副反应的发生率明显低于术后放化疗组。然而遗憾的是，该研究依然显示两组之间的 5 年总生存率（ overall survival, OS ）无差异（ 76% vs 74%，$p=0.80$ ）。尽管如此，该研究确立了新辅助（联合）放化疗在局部进展期直肠癌治疗中的地位。此后欧洲的 EORTC 22921 研究和法国的 FFCD 9203 研究都显示术前联合放化疗（ 45Gy 放疗联合以 5-FU 为基础的化疗 ）较单纯放疗具有更低的局部复发率和更高的病理完全缓解率。基于以上高级别循证医学证据，美国 NCCN 指南以及我国国家卫生和计划生育委员会颁布的《中国结直肠癌诊疗规范（ 2017 年版 ）》中局部进展期直肠癌的治疗规范也推荐采用术前长程放疗联合以 5-FU 为基础的同步化疗，放疗结束后 6~8 周再行 TME 手术，术后继续完成共计半年的辅助化疗的治疗模式。

目前治疗规范认为，经肠镜检查病理活检证实为直肠腺癌的患者，需行胸腹盆增强 CT 以及直肠高分辨 MRI 和 / 直肠腔内超声进行全身和局部的评估，对于肿瘤位于距离肛门 10cm 以内，$T_{3\sim4}$ 期、任何 N 分期，或者淋巴结阳性的任何 T 分期患者，如果没有远处脏器转移，应该先进行同步长程新辅助放化疗，待放疗结束后休息 6~8 周再行 TME 手术，术后再继续行辅助化疗。

二、直肠癌新辅助治疗的主要优势

1. 降低局部复发率 直肠癌由于局部解剖结构复杂，空间狭小，导致进展期直肠癌往往难以做到 R0 切除，致使局部复发率较高。而且直肠癌术后一旦局部复发，其后续治疗十分棘手，难有根治性切除的机会。新辅助放疗最初的目的是提高直肠癌的局部控制率，降低局部复发风险。既往实施的关于新辅助放疗或者新辅助放化疗的研究中,无论放疗方案为 5×5 的短程放疗还是低剂量长程放疗方案,新辅助治疗均显著降低了直肠癌的局部复发率。即使在推行了 TME 理念之后,术前新辅助治疗仍然能够显示出降低进展期直肠癌术后局部复发率的作用。

2. 肿瘤降期 放疗的效应可以使直肠腺癌细胞凋亡,肿瘤体积缩小。在直肠局部评价手段还未普及以及短程放疗后即刻手术治疗模式下,难以获取肿瘤消退缓解的客观证据。随着直肠腔内超声(EUS)、直肠 MRI 应用于直肠癌肿瘤局部分期评估以及治疗效果评价时,可以更加清楚地看到新辅助治疗可以使得部分直肠癌降期。根据笔者所在单位的经验,使用直肠腔内超声判断肿瘤 T 分期能达到近 85% 的准确度,新辅助治疗后约 51.9% 的病理出现 T 分期降低,40.5% 的病例 T 分期前后无明显变化,但也有 7.6% 的病例出现 T 分期进展。在新辅助治疗结束 6~8 周后行根治性手术的患者中,10%~20% 的患者术后病理无肿瘤细胞残留,这部分患者称为病理完全缓解(pathological complete response,pCR)。总体而言,新辅助治疗由于对直肠癌远处转移控制不满意,因此没有带来生存率的提高。但是,对于新辅助治疗后出现肿瘤降期明显,特别是达到病理完全缓解或者仅残存少许癌细胞(nearly pCR)的患者,其 5 年生存率能高达 90% 左右,就这部分患者而言,远期生存是明显获益的。因此,新辅助治疗的疗效对于患者的生存是一个良好的预后预测指标。

3. 提高中段直肠癌的保肛率 直肠癌手术对于肛门功能的影响一直是患者和结直肠外科医生关注的热点问题。由于肿瘤位置的特殊性,肿瘤到齿状线或肛缘的距离、肿瘤位置、肿瘤大小、浸润深度都应该给予精确评估。理论上,新辅助治疗可以缩小肿瘤的体积,达到临床降期的患者,其下缘与肛缘的距离可以得到延伸,为保肛手术的实施提供了更大的可能性,即使 1cm 的差异可能决定了肛门功能的去留。但是,纵观迄今为止关于新辅助治疗的临床研究,仅有少数的研究结果认为新辅助治疗可以提高保肛率。深入分析其中的原因,我们发现可能与各项研究的入排标准有明确的相关性,许多临床研究的入选人群都包含中上段直肠以远的肿瘤患者。从外科操作技术

角度来看,距离肛缘 6~7cm 以上的肿瘤基本都可以完成保肛,因此,这部分患者难以从肿瘤降期中表现出现保肛率的差异;相反,极低位的肿瘤,为达到肿瘤远端 2cm 的安全切缘,这部分患者除非能够达到完全缓解而改变治疗方式,否则也难以从新辅助治疗中表现出保肛率的差异。因此,对于肿瘤下缘距离肛缘 0~12cm 的直肠癌进行笼统分析难以发现新辅助治疗在保肛率方面的优势。但是,如果按照肿瘤至肛缘距离进行更加细化的分析,对于距离肛缘 4~6cm 这部分直肠癌的患者,如果肿瘤降期、退缩后为保肛提供更多的正常肠管,进而增加根治性手术中保留肛门功能的机会。

4. 病理完全缓解的预测和预后 直肠癌患者对于新辅助放化疗的疗效呈现较大的个体差异,除了一部分患者获得降期甚至出现病理完全缓解的状态,也有少数患者在长达 3 个月的治疗和等待期出现疾病进展,丧失根治性手术的机会。学者们一直试图从新辅助治疗前的临床特征或者更加微观的基因层面寻找出能够预测新辅助治疗疗效的标志物,以精准地筛选出新辅助放化疗最大获益人群。笔者所在单位早期也试图从多项临床病理特征中寻找敏感性预测指标,发现肿瘤所占肠腔比例较小和术前血 CEA<5μg/L 可能提示具有更好的治疗反应,但也有学者认为 CEA 的水平同新辅助治疗疗效无关。还有一些研究提示 *p53*、*KRAS* 基因突变、单核苷酸多态性、miRNA 以及蛋白标志物等与新辅助治疗疗效的相关性,但是众多研究鲜有相似的结论。因此,总体来说,目前尚无可靠的指标来预测患者对于新辅助放化疗的治疗反应效果,但是新辅助治疗后的病理消退程度可以作为患者远期预后的预测指标。

三、新辅助治疗中同步化疗方案的选择

1. 氟尿嘧啶类药物在新辅助放化疗中的作用 现行直肠癌治疗指南推荐的新辅助化疗依然是以静脉滴注氟尿嘧啶(5-FU)为基础的化疗方案。5-FU 是一种细胞毒性物质,可以在体内转化为 5-氟尿嘧啶核苷,干扰各期细胞 RNA 合成。而后研发的口服制剂(卡培他滨)是 5-FU 的前体药物,卡培他滨经肠黏膜吸收后先转化

为 5'- 脱氧 -5' 氟尿苷,最后在胸苷磷酸化酶(thymidine phosphorylase,TP)催化下转化为氟尿嘧啶(5-FU)而发挥抗肿瘤的作用。卡培他滨可以模拟 5-FU 持续滴注的给药模式,维持体内持续的血药浓度,而且在肿瘤细胞内 TP 的活性明显高于正常细胞。因此,理论上卡培他滨能够明显提高肿瘤细胞的药物浓度,发挥协同增强放疗效果的作用。更为重要的是,卡培他滨作为口服制剂,服用安全、方便,更容易被患者接受,也避免了持续静脉输注可能导致的导管相关感染。因此,一系列临床研究探讨了卡培他滨在直肠癌术前同步放化疗中的临床疗效。其中一项来自德国 35 个中心参与的随机对照研究,卡培他滨和静脉 5-FU 化疗方案分别应用于局部进展期直肠癌术前放化疗,远期生存的结果证实了卡培他滨组 5 年 OS 不劣于 5-FU 组(76% vs 67%,p=0.004),两组之间局部复发率相当(6% vs 7%,p=0.67),而且卡培他滨组发生术后远处转移更少(19% vs 28%,p=0.04),优效性检验显示,卡培他滨具有生存优势。除了手足综合征、疲乏及直肠炎发生率明显升高外,卡培他滨并没有导致更多的 3~4 级的不良反应发生。美国的 NSABPR-04 试验也是为了探索在 II / III 期直肠癌新辅助放化疗中口服卡培他滨是否可替代静脉连续输注 5-FU。该研究结果也显示,卡培他滨与静脉输注 5-FU 组的 3 年局部复发率(11.2% vs 11.8%)、5 年无病生存时间(disease-free survival,DFS)(66.4% vs 67.7%)和 5 年总生存时间(OS)(79.9% vs 80.8%)等效,从安全性方面考虑,卡培他滨比 5-FU 毒性更低。因此,在局部进展期直肠癌新辅助治疗时,口服卡培他滨与持续静脉输注 5-FU 的化疗方案相比,两种药物具有相似的疗效。但是卡培他滨的安全性更高,服用方便,依从性和完成率更高,价格也更贵。在条件许可的情况下,新辅助放疗期间优先推荐口服卡培他滨,服用方法为 825mg/m²,一日两次,服用 2 周后休息 1 周;或同步放疗期间采用 5d/ 周的方式。

2. 奥沙利铂在新辅助放化疗中的作用 新辅助放化疗在局部进展期直肠癌中的应用,虽能提高局部控制率,但是对于远处转移的控制以及远期生存的提高鲜有获益。由于奥沙利铂在结肠癌辅助治疗中的明确生存优势,学者们一直在探索新辅助治疗中加入奥沙利铂的联合化疗方案是否能够有利于新辅助治疗后远处转移的控制,以获得更好的肿瘤学疗效。2015 年,德国的 CAO/ARO/AIO-04 研究中采用 5-FU 静脉持续输注联合奥沙利铂对比单药静脉输注 5-FU,两组之间的化疗完成度以及 3~4 级毒性发生率相当,研究结果显示联合奥沙利铂患者的 pCR 率显著提高(17% vs 13%,p=0.038)。经过 50 个月的随访,联合用药的 3 年 DFS(无病生存时间)显著延长(75.9% vs 71.2%,95%CI 0.64~0.98,p=0.03),但两组的 OS(总生存时间)相当。而同期也有其他几项大型临床研究如 ACCORD-12、NSABPR-04 及 PETACC-6 试验等也是探讨在新辅助治疗的化疗方案中联合使用奥沙利铂对肿瘤远期生存的影响,其最终研究结果均表明,术前同步放化疗联合奥沙利铂后,与单药 5-FU 相比,两组间的 pCR、局部控制率、3 年 DFS 和 5 年 OS 等疗效指标的差异均无统计学意义。基于这样的研究结果,目前各指南中并未推荐在新辅助放疗时的同步化疗方案中添加奥沙利铂。

除了奥沙利铂之外,尚有联合如伊立替康、贝伐单抗或西妥昔单抗等其他药物应用于新辅助放化疗的诸多探索性研究,但这些研究均未获得有利的阳性结果。因此,目前除非有更多高质量的随机对照研究结果或者参加将来开展的临床研究,否则不建议将以上药物常规应用于直肠的术前新辅助放化疗中。

四、新辅助放化疗中的困境及未来研究方向

1. 如何对待新辅助治疗后的临床完全缓解病例 直肠癌新辅助治疗后肿瘤完全消退称为完全缓解(complete response,CR),包含以下两种情况:①临床完全缓解(clinical complete response,cCR),即术前通过临床检查评估(直肠指检、直肠超声或 MRI、肠镜检查和病理活检等)未能发现残存肿瘤者;②病理完全缓解(pathological complete response,pCR),即通过根治性外科手术,将切除的标本进行组织病理学检查未能发现残余肿瘤者。从理论上讲,只要达到 CR 的病例,无论是否进行后续的根治性外科手术,都不会出现局部复发。然而遗憾的是,目前在新辅助治疗之后的分期评判手段的准确性尚低,往往需要通过外科手术切除之后通过全面的病理学检查才能作出准确的判断。对于经过新辅助治疗后达到临床完全缓解的患者是否需要接受根治性的外科手术,目前业界还没有达成统一的认识。

近年来随着肿瘤外科医生和患者对于"保功能"需求的增大,对于直肠癌新辅助治疗后降期显著甚至达到 cCR 的患者如何最大限度地保留患者排便功能、排尿功能以及性功能的研究成为最热门的话题之一。巴西的 Habr-Gama 最早开始尝试对于新辅助后评估达到 cCR 的患者通过密切随诊观察的方式是否具有根治性手术近似的肿瘤学效果。该中心共计 265 例初诊为可切除的局部进展期直肠癌,给予标准新辅助放化疗方案(50.4Gy,同步给予 5-FU 为基础的化疗),放疗结束 8 周后采用直肠镜检查及病理活检、胸部 X 线片及腹盆 CT 以及直肠腔内超声评价直肠病灶的退缩情况;如上述检查均提示无肿瘤残留,则认为患者达到 cCR,然后对该组患者采取严密的临床随访观察,该策略被称为"观察 - 等待"(Watch and Wait);评价未达到 cCR 的患者则进行根治性手术。其中 71 例(26.8%)患者达到 cCR 而接受随访观察,其余 186 例均接受手术切除。手术切除患者中有 22 例(8.3%)术后病理证实为 pCR,在手术切除组,有 9 例行永久性肠造口,7 例行临时性肠造口。经过中位 57 个月的随访后,cCR 和术后获得 pCR 的两组均有 3 例患者出现远处转移,观察组有 2 例局部复发。而只有手术切除组出现 2 例患者因肿瘤死亡。因此,cCR 观察组患者的 5 年 OS 明显优于手术切除组(100% vs 88%,p=0.01),而两组之间的 5 年 DFS 相似(92% vs 83%,p=0.09)。该研究结果提示,对于获得 cCR 的患者,"观察 - 等待"组具有良好的长期生存结果。在此情况下外科手术并不能带来更好的生存获益,反而导致临时或者永久性造口以及不必要的病死率,因此并非最佳的治疗策略。由于 Habr-Gama 教授研究得出令人鼓舞的结果,学者们对于"观察 - 等待"的这一治疗策略进行了大量的探索。Mass 等开展的一项前瞻性队列研究采用更加严格的评价标准从 192 例经术前放化疗的直肠癌患者中挑选出 21 例(11%)cCR 患者,进行中位 25 个月的严密随访,结果发现仅

有 1 例发生了直肠腔内局部复发,并且随即成功接受了补救手术;与另 20 例经手术后证实 pCR 的患者经过中位 35 个月随访,两者的 2 年预计 DFS 和 OS 均无统计学差异。从生活质量来看,随访观察组有更好的肠道功能和较低的尿失禁比例。目前关于 cCR 患者采取"观察 - 等待"策略的研究多为回顾性小样本研究,证据级别不高。而且也有 meta 荟萃分析结果未能得出"观察 - 等待"策略类似于根治性手术的乐观结果,而是建议除非经评估后患者不适合或者拒绝行根治性手术。因此,我们还是应该持审慎的态度对待新辅助治疗后达到临床完全缓解患者的"观察 - 等待"策略。

从最早 2004 年巴西 Habr-Gama 教授的研究,到最近国际"观察 - 等待"数据库的内容显示,对于经过严格评估达到 cCR 的直肠癌患者,"观察 - 等待"是一种可行、安全的治疗策略,对于保护患者直肠括约肌功能、膀胱功能及性功能等严重影响患者生活质量方面,这种非手术治疗模式无疑是最佳策略。但是,"观察 - 等待"治疗策略的核心和难点就在于如何准确判断 cCR,使得 cCR 同 pCR 具有较高的符合率。在既往研究中发现新辅助治疗后真正达到 pCR 的比较仍然较低(10%~20%),学者们制定出各种标准试图将这部分患者准确地识别出来。目前较为公认的判断 cCR 的四大标准为:肛门指诊未及明显肿物;直肠镜 / 结肠镜显示病灶处黏膜光滑;病理活检未见癌残留;直肠 MRI 提示分期为 T0N0。笔者所在单位也进行相应研究,我们发现按照目前公认的 cCR 的评判标准临床上少有完全符合的患者,再就是直肠高分辨 MRI 和直肠腔内超声在新辅助治疗后的分期评估的敏感性仅有 25%,很难在术前获得客观的 cCR 的影像学证据。此外,在采取"观察 - 等待"策略后需要进行主动、密切的检查和随访,一旦发现肿瘤复发,尽早给予挽救性手术治疗,这需要患者极好的依从性,并且充分告知风险。

因此,基于目前评价 cCR 手段的局限性以及我国大部分患者难以做到高频率的密切随诊等原因。目前,大部分结直肠外科专家对于新辅助治疗后临床完全缓解的患者仍选择行根治性切除。根治性手术仍视为一个较为安全的选择,因为只有获得病理证实的完全缓解才是真实的无肿瘤残余;其次肿瘤复发后未必能够再次获得根治性手

术治疗的机会，从而使得本该具有较好预后的患者最终出现治疗失败。我们期待术前分期手段的进步，更加准确地判断完全缓解病例，以及大样本的随机对照研究结果提供诊疗策略选择的支持。

2. 低复发危险度的患者是否需要术前新辅助放化疗 NCCN 指南和我国的直肠癌诊疗规范推荐针对局部进展期直肠癌的"术前新辅助放化疗 - 全直肠系膜切除术 - 术后辅助化疗"模式在降低局部复发率的同时，也导致部分患者出现急慢性放射性肠炎等弊端，严重时甚至需要行永久性肠造口来解决慢性放射性肠炎导致的肠梗阻。指南中定义的"局部进展期"包括：T 分期为 3~4 期、任何 N 分期或者淋巴结阳性的任何 T 分期、没有远处脏器转移的直肠癌。由于受到直肠癌局部分期评估手段的限制，这样的分期结果相对宽泛。近年来随着直肠高分辨 MRI 的广泛应用和诊断水平的提高，大量的临床研究显示不同肿瘤位置、突破肌层深度（T_3 亚分期）、环周切缘状态、周围血管侵犯情况具有迥异的肿瘤局部复发风险。北美放射学会（Radiologic Society of North America, RSNA）采用新的直肠 MRI 标准回顾性分析 146 例经病理证实为 T_3 的直肠癌重新进行影像学分期：按照肿瘤侵犯超过直肠固有肌层最远距离细分为 T_{3a} 期（<5mm）、T_{3b} 期（5~10mm）和 T_{3c} 期（>10mm），MRI 术前分期的准确度约为 74%。基于此分期的研究表明，T_{3a} 期患者 3 年无复发生存率（recurrence-free survival, RFS）明显高于 T_{3b} 及 T_{3c} 期（86% vs 69% 和 43%，$p<0.05$），多因素回归分析显示肿瘤侵犯深度是影响患者生存的独立预后因素。Taylor 等研究也发现，利用高分辨直肠核磁分期肿瘤侵犯在固有基层外

5mm 以内不伴有环周切缘受累等其他高危因素的直肠癌，无论有无淋巴结转移，这部分患者单纯手术的局部复发率仅为 3%，而且术前放化疗并不改善其 5 年生存率。因此，特别是部分位置较高的 T_3 期直肠癌，如果不伴有环周切缘受累或周围血管受侵等危险因素，其局部复发风险不足 5%，如果按照指南推荐一律行术前放化疗，特别是放疗的副作用可能对肠功能和性功能造成严重的长期影响。

除了美国的 NCCN 指南外，欧洲肿瘤内科学会（European Society for Medical Oncology, ESMO）指南在结直肠癌的诊治中也占据重要地位。ESMO 指南主要是基于直肠癌患者局部复发危险度来选择不同的治疗模式。该治疗策略以肿瘤位置和高分辨率磁共振参数（T 分期、N 分期、CRM/MRF、EMVI 和侧方淋巴结）作为复发风险分层评判指标，将直肠癌分为低危、中危和高危三组。低危患者推荐直接接受手术，手术后根据病理是否存在不良预后因素（如 CRM+，N_2）决定是否给予术后辅助放化疗；中危患者推荐给予短程放疗；而高危患者则推荐长程放化疗；对年老或身体状态无法耐受长程同期放化疗者亦可采用短程放疗并延长等待手术时间（表 6-1）。相比于 NCCN 指南对于中低位局部进展期直肠均推荐新辅助放化疗治疗，ESMO 指南在直肠癌的个体化治疗方面迈进了一大步，但是其治疗策略的实施相对复杂对治疗团队提出了更高的要求。目前，我国的总体医疗资源分布不均衡，很多基层医院甚至连放疗都没有开展，而且即使大的医学中心可能也仅开展其中一种放疗模式（短程或长程），因此实施难以实现。

表 6-1 ESMO 指南风险分层级对应治疗策略选择

治疗策略	风险组	肿瘤位置	T 分期	N 分期	MRF	侧方淋巴结
直接手术	低危	上段	$T_{3a(b)}$	N_{0-1}	–	–
		中段	$T_{3a(b)}$	N_0	–	–
		下段	T_3	任何	–	–
		超低位	T_2	任何	–	–
短程放疗	中危	任何	T_3（除外中上段 $T_{3a(b)}$	任何	–	–
		中上段	局限性 T_{4a}	N_0	–	–
		任何	任何	N_{1-2}	–	–
长程放化疗（任一）	高危	任何	$T_{4a/b}$	任何	+	+

目前关于直肠癌术前新辅助放化疗的确切优势是降低直肠癌术后的局部复发率,因此,如 $T_{3a\sim b}N_0$ 或 $T_{1\sim 3a}N_{1a}$ 这类单纯手术后局部复发风险本身就不高的患者能否从术前放疗中获益是目前争议的焦点和未来研究的热点问题。目前国内外正在开展多项针对临床低复发风险的直肠癌患者直接接受 TME 手术或者新辅助放化疗后再行手术治疗的随机对照研究,以探索新辅助放化疗是否有降低局部复发风险,提高远期生存等肿瘤学优势。期待这些高质量的 RCT 研究的结果能够将直肠癌新辅助治疗的目标人群更加细化,最大限度地发挥新辅助放化疗的优势,避免过度治疗导致的放疗相关风险。

3. 高危复发风险患者的术前治疗策略优化 如前所述,在直肠癌术前评估中肿瘤浸润深度超出固有肌层 10mm,伴有环周切缘受累,周围血管受侵等危险因素的高复发风险直肠癌患者的预后较差。为了改善这类患者的肿瘤学疗效,业界除了尝试多药联合化疗方案外,新辅助化疗的时机近年来也得到的广泛关注。首先,在新辅助放化疗实施前,通常需要 2 周甚至更长的时间来进行肿瘤的整体评估、制订治疗方案以及放疗定位等流程。在放疗前的等待期,能否给予额外的诱导化疗来争取获得更好的肿瘤退缩,以及进一步增强放化疗效果。2010 年,英国一项探索性Ⅱ期临床研究纳入了 105 例经高分辨 MRI 评估为高危复发风险的局部进展期直肠癌患者,采取 CapeOX 方案(奥沙利铂 + 卡倍他滨)诱导化疗 + 长程同步放化疗(希罗达单药)+TME 手术 + 术辅助 CapeOX 方案化疗的治疗方案。结果显示 88.6%(93/105)的患者获得了 R0 切除,20%(21/105)获得 pCR,3 年 PFS 及 OS 分别为 68% 和 83%,获得 R0 切除患者的 3 年无复发生存率为 74%。因此,研究者认为,对于潜在不可切除的局部进展期直肠癌术前放化疗前加入诱导化疗是安全有效的,值得进行进一步的大型随机对照研究来进一步验证其疗效。但是随后西班牙的 GCR-3 临床研究把 108 例患者随机分为诱导化疗组和传统放化疗两组。结果显示,两组之间在 pCR 率、肿瘤降期以及 R0 切除率等短期疗效没有差异。经过中位 69.5 个月随访后,两组之间的 5 年 DFS(64% vs 62%,p=0.85)和 5 年累计局部复发率

(2% vs 5%)均无差异。因为,诱导化疗仅仅是将全身化疗前移了一个周期,可能无法体现出实质性的肿瘤学疗效差异,但依然是一种治疗模式改变的尝试。

除了放化疗实施前的等待期外,同样患者在放疗结束后也需要等待 6~8 周的时间再接受手术切除,通常在这段等待期间,患者不接受任何抗肿瘤治疗。那么是否可以在这期间进行巩固化疗,争取进一步消除放疗残存或者远隔脏器微转移肿瘤细胞,降低患者远处转移风险,同时也可以避免手术后的并发症延误后续的辅助化疗。北美一项多中心Ⅱ期非随机对照研究尝试在局部进展期直肠癌患者接受同步长程新辅助放化疗 4 周后,分别再进行 2、4、6 周期的 mFOLFOX6 方案(奥沙利铂 + 四氢叶酸钙 +5-FU)巩固化疗,对照组为传统治疗方案,即同步新辅助放化疗后 6~8 周手术,主要研究终点是 pCR 率。研究共入组了 292 名患者,对照组的 pCR 率为 18%,随着手术前巩固治疗周期延长,pCR 率逐渐增高,分别是 25%、30% 和 38%,等待期间的巩固化疗是影响 pCR 率的独立影响因素。但随着巩固化疗周期数的增加,其 3 级以上化疗不良反应也呈增加趋势。虽然该研究显示巩固化疗组的 pCR 率明显增高。但 pCR 率仅为生存描述的一项中间指标,是否能转化成长期存活率的提高还有待于进一步证实。随着在手术前巩固化疗的周期数增加是否最终能改善患者的生存率,还有待于最终长期疗效的数据。由于目前一些巩固化疗和诱导化疗的临床疗效尚存在争议。目前国内外也有较多关于高复发风险直肠癌患者放化疗后是否有必要进行巩固化疗以及巩固化疗周期数的大型随机对照研究,期待更多的随机对照研究结果为下一步诊疗计划的合理制定提供理论依据。

4. 单纯新辅助化疗是否可以替代新辅助放化疗 直肠癌术前新辅助放化疗治疗经过 20 余年的发展,放疗带来的副作用越来越引起人们的重视。如新辅助放化疗对于远处转移的控制不佳,放疗后的组织水肿和微血管闭塞可能增加吻合口瘘和伤口愈合不良的风险,以及慢性放射性肠炎导致肠壁顺应性降低而被动行永久性造口等缺点。近年来,大家逐渐接受了单纯新辅助化疗这一新的治疗模式探索。最初,研究者发现对于

初始已经存在远处转移的直肠癌患者行全身化疗时，有效的化疗不仅能够使得远处转移灶退缩，直肠原发病灶也同样得到了有效控制。因此，有学者提出是否可以用单纯新辅助化疗的方式代替传统的放化疗。理论上讲，新辅助化疗能够较新辅助放疗和放化疗具有更强的全身控制作用，同时可以更加有效地杀灭微转移灶从而降低远处转移风险；另一方面，新辅助化疗后肿瘤降期同样具有降低局部复发风险的作用。美国纪念斯隆凯特琳癌症中心率先提出新辅助化疗并前瞻性验证其有效性的二期探索性研究。该研究纳入了32例中低危局部复发风险的局部进展期直肠癌患者，术前接受FOLFOX（6程）+/- 贝伐珠单抗（4程）的治疗，然后行TME手术。结果25%的患者获得病理完全缓解，4年的DFS和OS分别为84%和91%，所有患者均没有发生局部复发，其结果令人鼓舞。而后中山大学附属第六医院的汪建平教授团队率先开展了关于局部进展期直肠癌新辅助化疗与传统放化疗的随机对照研究。该研究将475例患者随机分为三组：5-FU/LV化疗+同步长程放疗；mFOLFOX-6化疗方案联合同步长程放疗；单纯mFOLFOX-6化疗4-6个疗程。结果显示，三组之间的pCR率为14.0%、27.5%和6.6%，而肿瘤退缩达到0-1级的比例分别为37.1%、56.4%和35.5%。联合放疗组具有更高的毒副作用和术后并发症发生率。经过3年随访后单纯新辅助化疗组与同步放化疗组无论是局部复发率还是3年DFS和OS都无统计学差异。

目前关于新辅助化疗的临床研究还不多，现有的研究结果显示，直肠癌新辅助化疗具有较好的局部控制率（CAP0和1级都代表局部消退明显）和不劣于同步放化疗的肿瘤学疗效。但是，目前仅有的一项RCT研究为单中心，样本量也不大，而且其中包含部分T_{4b}的患者。期待后续更多的多中心随机对照研究再次验证单纯新辅助化疗在局部进展期直肠癌中的作用，以及筛选出更加适合单纯新辅助化疗的人群，让其成为局部进展期直肠癌患者的另一治疗策略选择。

局部进展期直肠癌术前新辅助放化疗经过近30年的发展，目前已成为标准治疗体系中十分重要的组成部分。术前新辅助治疗在降低直肠癌术后局部复发率中发挥了十分重要的作用，特别是对于初始肿瘤分期较晚甚至侵及邻近脏器的患者，术前新辅助放化疗显著提高了手术的R0切除率。但是直肠癌术前新辅助放化疗尚存在难以控制远处转移、无法预测疗效以及放射性损伤影响肠道和泌尿生殖功能等厄待解决的临床困境。期待未来陆续开展的高质量临床研究能够更加精准地为不同的直肠癌患者提供更加有效的个体化治疗方案，改善直肠患者的生存，提高生活质量。

（肖 毅 徐 徕）

参 考 文 献

1. Pahlman L, Glimelius B. Pre-or postoperative radiotherapy in rectal and rectosigmoid carcinoma. Report from a randomized multicentre trial. Ann Surg, 1990, 211: 187-195.

2. Swedish Rectal Cancer Trial. Improved survival with preoperative radiotherapy in resectable rectal cancer. N Engl J Med, 1997, 336(14): 980-987.

3. Kapiteijin E, Marijnen CA, Nagtegaal ID, et al. Dutch Colorectal Cancer Group. Preoperative radiotherapy combined with total mesorectal excision for resectable rectal cancer. N Engl J Med, 2001, 345(9): 638-646.

4. Sauer R, Becker H, Hohenberger W, et al. Preoperative versus postoperative chemoradiotherapy for ractal cancer. N Engl J Med, 2004, 351(17): 1731-1740.

5. Bosset JF, Collette L, Calais, et al. Chemotherapy with preoperative radiotherapy in rectal cancer. N Engl J Med, 2006, 355(11): 1114-1123.

6. Gerard JP, Conroy T, Bonnetain F, et al. Preoperative radiotherapy with or without concurrent fluorouracil and leucovorin in T3-4 rectal cancers: results of FFCD9203. J Clin Oncol, 2006, 24(28): 4620-4625.

7. 吴文铭，邱辉忠，吴斌，等. 临床病理指标预测直肠癌新辅助治疗疗效的初步探讨. 中华外科杂志, 2010, 48(3): 333-337.

8. Lu JY, Xiao Y, Qiu HZ, et al. Clinical outcome of neoadjuvant chemoradiation therapy with oxaliplatin and capecitabine or 5-fluorouracil for locally advanced rectal cancer. J Surg Oncol, 2013, 108(4): 213-219.

9. Hofheinz RD, Wenz F, Post S, et al. Chemoradiotherapy with capecitabine versus fluorouracil for locally advanced rectal cancer: a randomized, multicentre, non-inferiority, phase 3 trial. Lancet Oncol, 2012, 13(6): 579-588.

10. Allegra CJ, Yothers G, O'Connell MJ, et al. Neoadjuvant 5-FU or Capecitabine Plus Radiation With or Without Oxaliplatin in Rectal Cancer Patients: A Phase Ⅲ Randomized Clinical Trial. J Natl Cancer Inst, 2015, 107

（11）：ajv248.

11. Rodel C, Graeven U, Fietkau R, et al. Oxaliplatin added to fluorouracil-based preoperative chemoradiotherapy and postoperative chemotherapy of locally advanced rectal cancer（the German CAO/ARO/AIO-04 study）: final results of the multicenter, open-label, randomized, phase 3 trial. Lancet Oncol, 2015, 16（1）: 979-989.

12. Habr-Gama A, Perez RO, Nadalin W, et al. Operative versus nonoperative treatment for stage 0 distal rectal cancer following chemoradiation therapy: long-term results. Ann Surg, 2004, 240（4）: 711-718.

13. Maas M, Beets-Tan RG, Lambregts DM, et al. Wait-and-see policy for clinical complete responders after chemoradiation for rectal cancer. J Clin Oncol, 2011, 29（35）: 4633-4640.

14. Glynne-Jones R, Wallace M, Livingstone JI, et al. Complete clinical response after preoperative chemoradiation in rectal cancer: is a 'wait and see' policy justified? Dis Colon Rectum, 2008, 51（1）: 10-20.

15. Liu S, Zhong GX, Zhou WX, et al. Can Endorectal Ultrasound, MRI, and Mucosa Integrity Accurately Predict the Complete Response for Mid-Low Rectal Cancer After Preoperative Chemoradiation? A Prospective Observational Study from a Single Medical Center. Dis Colon Rectum, 2018, 61（8）: 903-910.

16. Cho SH, Kim SH, Bae JH, et al. Prognostic stratification by extramural depth of tumor invasion of primary rectal cancer based on the Radiological Society of North America proposal. AJR Am J Roentgenol, 2014, 202（6）: 1238-1244.

17. Taylor FG, Quirke P, Heald RJ, et al. Preoperative high-resolution magnetic resonance imaging can identify good prognosis stage I, II and III rectal cancer best managed by surgery alone: a prospective, multicenter, European study. Ann Surg, 2011, 253（4）: 711-719.

18. Chua YJ, Barbachano Y, Cunningham D, et al. Neoadjuvant capecitabine and oxaliplatin before chemoradiotherapy and total mesorectal excision in MRI-defined poor-risk rectal cancer: a phase 2 trial. Lancet Oncol, 2010, 11（3）: 241-248.

19. Fernandez-Martos C, Pericay C, Aparicio J, et al. Phase II, randomized study of concomitant chemoradiotherapy followed by surgery and adjuvant capecitabine plus oxaliplann（CAPOX）compared with induction CAPOX followed by concomitant chemoradiotherapy and surgery in magnetic resonance imaging-defined locally advanced rectal cancer: Grupo cancer derecto 3 study. J Clin Oncol, 2010, 28（5）: 859-865.

20. Fernandez-Martos C, Garcia-Albeniz X, Pericay C, et al. Chemoradiation, surgery and adjuvant chemotherapy versus induction chemotherapy followed by chemoradiation and surgery: long-term results of the Spanish GCR-3 phase II randomized trial? Ann Oncol, 2015, 26（8）: 1722-1728.

21. Garcia-Aguilar J, Chow OS, Smith DD, et al. Effect of adding mFOLFOX6 after neoadjuvant chemoradiation in locally advanced rectal cancer: a multicenter, phase 2 trial. Lancet Oncol, 2015, 16（8）: 957-966.

22. Deng Y, Lan P, Wang L, et al. Modified FOLFOX6 With or Without Radiation Versus Fluorouracil and Leucovorin With Radiation in Neoadjuvant Treatment of Locally Advanced Rectal Cancer: Initial Results of the Chinese FOWARC Multicenter, Open-Label, Randomized Three-Arm Phase III Trial. J Clin Oncol. 2016, 34（27）: 3300-3307.

23. Yong SH, Sun YK, Ji SL, et al. Long-term results of the ADORE trial: Adjuvant oxaliplatin, leucovorin, and 5-fluorouracil（FOLFOX）versus 5-fluorouracil and leucovorin（FL）after preoperative chemoradiotherapy and surgery for locally advanced rectal cancer. J Clin Oncol, 2018, 36: 3501.

第五节　结直肠癌急性肠梗阻治疗方法及探讨

结直肠癌是最常见的恶性肿瘤之一。在我国，结直肠癌的发生已经上升至第三到第四位。目前，以手术为主的综合治疗仍然是结直肠癌治疗的主要方法。治疗效果不满意。进展期的结直肠癌由于肿瘤的膨胀性生长，会导致急、慢性肠梗阻。在临床上常常需要外科手术干预。特别是急性肠梗阻，会带来一系列的病理生理学改变，对出现急性肠梗阻的患者，由于病情较急，处理原则与常规的结直肠癌有显著区别，对外科医师，充分认识结直肠癌病理生理变化，积极处理急性梗阻及其可能发生的并发症，是十分重要的。

一、发病率

随着我国改革开放和经济的快速发展，医学的进步使得我国目前大多数医院的诊断水平有了不同程度的提高。许多临床医师能够应用各种检查手段，及时地发现结直肠癌。结肠癌造成急性梗阻往往是肿瘤进展期的表现，由于患者对梗阻的耐受性有显著差异，所以患者的症状也各有不同。文献报道胃肠道急诊中大约47%是由结直肠癌肠疾病造成的,结直肠癌又占到其中的约30%左右。结直肠癌患者中有8%~23%临床表现为不全或完全的肠梗阻,在结肠梗阻患者中约有50%是由癌瘤引起的。梗阻性结直肠癌患者的5年生存率小于20%,明显低于一般的结直肠癌患者。结直肠癌并发肠梗阻是常见的外科急腹症之一,15%~30%的结肠癌患者会出现需要急诊处理的情况,其中结肠梗阻占到80%,结肠穿孔占到20%左右。最常出现梗阻的部位是乙状结肠,而约75%的梗阻位于结肠脾曲远侧的结肠。

二、结肠癌梗阻的病因

(一)机械性肠梗阻

1. 肠腔内占位 原发肿瘤增殖引起膨胀性生长导致肠腔阻塞,由于肿瘤呈环形狭窄,肿瘤破溃造成局部组织炎症水肿可致原有狭窄加重。肠管的梗阻引起近端肠管扩张,引起一系列的临床症状。

2. 肠腔外占位 肿瘤转移致系膜、网膜或淋巴结可以压迫受累肠管造成肠腔狭窄梗阻,少数直肠癌系膜淋巴结肿大导致结肠系膜挛缩,肠管呈团折叠等会压迫肠腔会导致梗阻。对乙状结肠癌,常常会侵犯膀胱,特别是乙状结肠比较长的患者,侵犯膀胱的肠管会发生肠管的折叠,导致急性肠梗阻。

3. 回盲部肿瘤引起的肠套叠 盲肠的肿瘤由于靠近回盲部,肿瘤膨胀性生长后引发回肠向结肠套叠,表现为梗阻性包块。

(二)其他原因引起的梗阻

结直肠癌急性穿孔导致弥漫性腹膜炎激发麻痹性肠梗阻。对于一些老年人常常梗阻穿孔患者反应并不明显,临床上却以肠梗阻为主要表现。另外,非肿瘤因素如营养不良、药物因素、医源性因素如钡灌肠、局部放疗等因素可在原发病基础上诱发和加重梗阻。

三、结肠癌梗阻的病理生理

(一)结肠癌急性梗阻引发的相关病理生理改变

1. 结肠癌梗阻的起病特点 结肠癌性梗阻常常为急性梗阻,但临床上看到的梗阻往往是介于急性梗阻和慢性梗阻之间。因为大多数结直肠癌发生在老年人,老年人对梗阻的耐受性比较迟钝,缓慢的腹胀并未引起注意,出现梗阻可能是渐进性的。病理生理改变和区别于普通外科意义上的急性肠梗阻。但由于老年人梗阻一旦形成完全性肠梗阻,相应的水电解质失调、低蛋白血症、贫血等均逐渐显现。

2. 结肠梗阻的局部改变 结肠发生梗阻后,由于回盲瓣的单向关闭作用。是一种"闭袢式"梗阻。肠腔内粪便随时间推移逐渐变得稠厚,结肠的逆蠕动逐渐频繁有力,肠腔内压力不断增高,细菌负荷量增大,毒性增强,并可以影响到肠管正常的胶原代谢。肠壁水肿和肠管静脉回流障碍互为因果导致病情逐渐变化。一旦发生结肠完全急性梗阻,可导致结肠高度膨胀,造成肠壁肌层分离,影响肠壁血液循环,导致肠壁坏死穿孔,出现严重的感染性腹膜炎。

3. 结肠梗阻的全身改变 急性梗阻后肠壁的通透性明显增加,细菌和毒素可以透过肠壁引起腹腔内感染,并经腹膜吸收引起感染中毒性休克。另外结肠梗阻也会对患者的全身情况产生影响,梗阻的患者,肠管压力增高,肠液外渗,大量肠液丢失引发血容量急剧减少,造成包括酸碱平衡失调、电解质紊乱、呼吸循环功能障碍等一系列并发症。

(二)肿瘤本身的病理生理改变

肿瘤患者,特别是合并急性梗阻的患者,往往提示患者处于肿瘤进展期,通常合并贫血、低蛋白血症,部分患者出现肝、肺转移,一系列的脏器受累导致该脏器的功能丧失,引发相应的脏器功能衰竭。加之老年人大多有合并的并发病,如糖尿病、高血压、心脑血管等疾病,因此会加重患者的病情,严重患者会出现死亡。

四、结肠急性梗阻的病理学

(一)结肠梗阻的发生部位

结肠的任何部位都会发生结肠癌,发生癌的部位就可以发生梗阻。因此结肠急性梗阻的发生情况与肿瘤发生的部位是一致的。结肠癌肠梗阻的发生与肿瘤部位病理类型存在关联,好发部位依次为左半结肠、乙状结肠、直肠、右半结肠。右半结肠胚胎起源于中肠,肠腔较大,而左半结肠胚胎起源于后肠,肠腔较窄(结肠内径从回盲部至乙状结肠逐渐变窄);因此,左侧结肠的梗阻更加多见。另外肠内容物从近端移动至远端,水分逐渐被重吸收,因此左半结肠内容物更加黏稠,多为固态或半固态,易于堵塞肠腔造成完全性肠梗阻。

(二)梗阻性结肠癌的大体病理类型

1. 肿块型 右半结肠癌多见,肿瘤成菜花样隆起表现,因右侧结肠内的粪便往往较稀,初期并不容易发生梗阻的表现,肿瘤往往生长到较大的肿块,阻塞肠腔引起梗阻症状后才引起患者的重视(图 6-2)。

2. 缩窄型 肿瘤呈缩窄性生长,形成缩窄环。左半结肠癌比较多见,部分患者的肠梗阻,肿块并不大,但肿瘤呈环形生长形成缩窄环,使肠腔完全梗阻。此类患者的肿瘤并不大,因此梗阻的原因往往不容易及早得以诊断。对既往有过手术史的患者,容易被误诊为粘连性肠梗阻(图 6-3)。

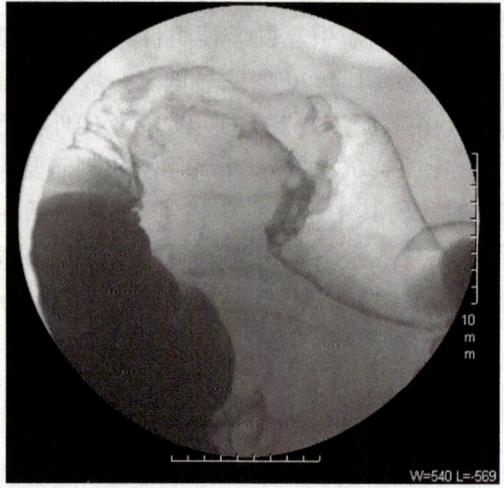

图 6-2 肿块性结肠癌

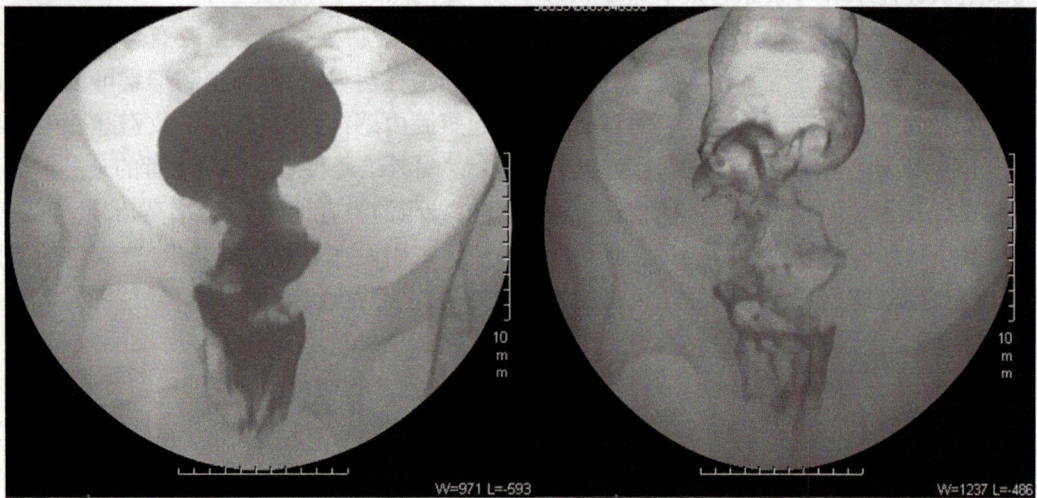

图 6-3 缩窄性结肠癌

3. 肠套叠 有些患者由于梗阻的部位多位于回盲部,可以出现肠套叠,导致肠管完全梗阻(图 6-4)。肠套叠也可发生在结肠结肠套叠。这些梗阻的包块都较明显,在影像学上有特异性表现,表现为"靶环征"。发生套叠的肠梗阻,临床大多是完全性肠梗阻。表现为包块较大,原因是套叠的肠管较单纯的肿瘤更容易摸到。

五、临床表现

(一)病史

结肠梗阻大多发生于老年人,特别是一些高龄的患者出现梗阻时并无症状,起病较缓慢,加之

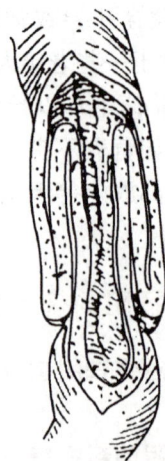

图 6-4 肠套叠导致的肠梗阻

老年人往往合并习惯性便秘。因此在发生急性肠梗阻之前，患者会有一个较长的慢性腹胀的病史。有些患者出现便血也常常用痔疮来解释而并未引起重视。当肠管完全梗阻后，病情发生突然的变化，临床上肠梗阻的表现逐渐显现。患者的病情急转直下，迅速恶化。

（二）症状

1. 腹痛腹胀 腹痛腹胀是发生急性结肠梗阻的最初症状。患者多自觉腹部胀痛，急性腹胀与肿瘤的部位密切相关。由于左侧结肠发生梗阻较为多见，所以腹胀为低位肠梗阻的常见症状——梗阻部位以上的肠管扩张显著。由于梗阻在结肠，回盲瓣又关闭，此时腹胀主要在腹部的周围。表现为腹部周围胀与脐周小肠梗阻有明显区别。腹痛常常为阵发性的。由于梗阻的肠管无法把肠内容物推向肠管远端，近端肠管的蠕动就加强，使患者的腹胀为阵发性加重的表现。

2. 恶心呕吐 由于梗阻发生在结肠，呕吐往往在梗阻的后期才发生，呕吐物也大多是不能消化的食物，低位肠梗阻可以有粪样呕吐，有明显的恶臭味。

3. 肛门停止排气排便 完全性肠梗阻的患者，停止排气排便。由于老年人习惯性便秘的现象比较普遍，对停止排气排便的记忆往往较模糊，对临床急性肠梗阻的判断带来困难。要求外科医师应该认真了解病史，仔细记录患者的发病和起病情况。

4. 梗阻后期出现腹膜炎表现 梗阻后期患者体温升高，腹胀更加明显，肠管扩张后肠壁增厚，渗出增加，如病情继续进展，患者腹痛可转为持续性腹痛阵发加重的肠缺血绞窄表现，甚至出现肠穿孔、感染性腹膜炎、感染性休克等严重并发症表现。

六、诊断

具有典型的肠梗阻症状的患者在除外既往的手术外伤史引起的粘连性肠梗阻以及嵌顿性疝以后，均应该首先考虑肠道肿瘤所致梗阻。结肠癌并发急性肠梗阻以老年患者居多，其症状体征往往并不典型，应根据患者病情的缓急合理安排由简入繁的辅助检查。

（一）内镜检查

可以获得直观的影像信息还可以获得组织学诊断证据，有其他检查手段不可比拟的优越性。但应当指出，结肠急性梗阻的患者急诊做结肠镜检应该特别慎重。由于肠镜需要在肠内打气，会使扩张的肠管扩张加重，有发生肠穿孔的危险。故此时的结肠镜检查需要特别注意，操作必须轻柔。尽量减少向肠腔内打气。急性梗阻的结肠癌患者，找到梗阻部位，临床诊断为结肠癌的患者，由于同时存在肠梗阻，肠壁增厚水肿，做病理活检应该慎重。结肠镜通常可以发现梗阻的部位，对完全梗阻的患者，肠腔显著狭窄，肠镜无法通过（图6-5）。

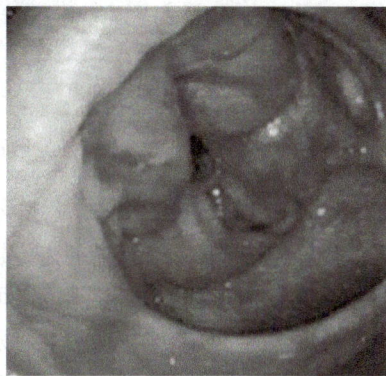

图6-5 结肠镜发现肠腔显著狭窄，无法通过

根据世界急诊外科协会最新发布的《结直肠癌急诊指南：梗阻和穿孔》2017年版指出：只有在病情稳定的患者可以使用结肠镜检查，因为可以获得直观的视觉，明确梗阻部位，取得活检，特别适合那些准备进行肠道支架治疗的患者。

（二）影像学检查

1. 腹部平片及钡灌肠 腹部站立位平片及钡灌肠的确诊率分别为97%和94%。可以发现阶梯状液平面对诊断十分重要。结肠癌导致的肠梗阻与其他原因的梗阻有所不同，部分患者可以发现腹部的肿块影。梗阻的近端肠管呈现结肠特有的影像学表现，可以发现结肠袋（图6-6）。但钡灌肠检查有可能使不完全梗阻转变为完全梗阻，在急性结肠梗阻时导致肠穿孔的危险，应当结合临床慎重选择。老年人本身肠道功能就比较差，蠕动比较慢，钡剂在肠道内易结成钡块加重梗阻。此时的钡灌肠应该特别注意。如果必要，可选用水溶性造影剂做造影检查。发生肠梗阻后，应该定期及时地复查腹部站立位平片。通过观察肠管气液平面的宽度来判断肠梗阻的发展情况。

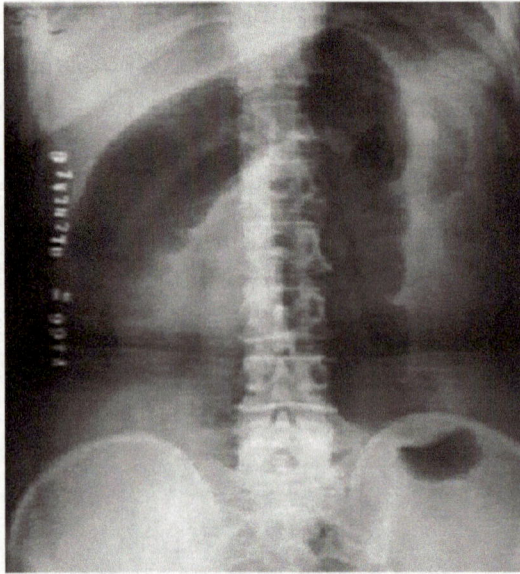

图6-6 立位腹平片可见明显扩张的结肠

2. 腹部CT 有条件的医院,应该及时地给患者做CT检查。CT判断结肠急性梗阻的征象是:发现结肠肠管扩张狭窄的移行段,即梗阻近端结肠扩张明显,远端肠管空虚萎陷。肠管周围及腹腔内出现较多渗液时多提示肠绞窄的可能(图6-7)。另外CT可以了解腹腔其他脏器的情况,如其他脏器的远处转移等,为制订治疗方案提供可靠依据。此外对发生肠套叠的患者,CT可以看到典型的"靶征"。

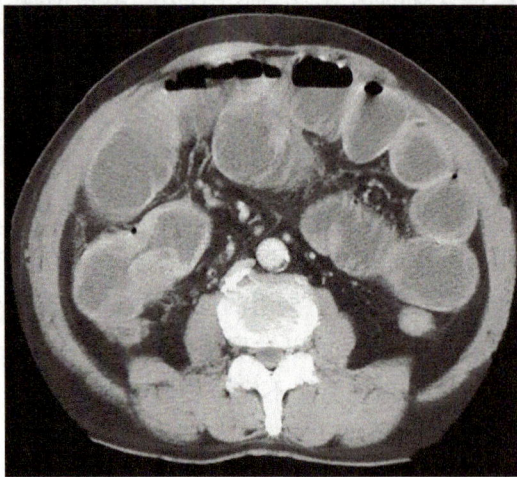

**图6-7 CT提示梗阻近端结肠扩张明显,
远端肠管空虚萎陷**

3. B超 B超检查具有经济、快速等优点,有经验的B超诊断医师对于结肠癌急性梗阻患者进行检查,完全可以提供近似腹部CT一样诊断价值的报告。典型的超声诊断可以发现肠管扩

张,并及时发现结肠的肿瘤,同时发现存在的肝转移。B超也可以发现肿大的肠系膜淋巴结。发现急性较窄性肠梗阻形成的腹腔大量渗液对判断肠梗阻的发生发展有十分重要的意义。

根据世界急诊外科协会最新发布的《结直肠癌急诊指南:梗阻和穿孔》2017年版指出:在考虑患者存在结肠梗阻时,为了明确诊断,CT扫描要优于腹部B超检查,而腹部B超检查要优于腹部X线平片检查。当没有条件做腹部CT扫描时,可溶性造影剂逆行灌肠检查可以作为替代手段。

七、治疗

(一)一般治疗

对发生急性肠梗阻的患者,及时的治疗非常重要。一般应该首先采用禁食、胃肠减压,并抓紧时间对患者进行评估;及时发现存在的水和电解质失调、低蛋白血症等。

(二)药物治疗

根据欧洲姑息治疗协会(European Association for Palliative Care, EAPC)理事会发布的终末期癌症患者肠梗阻的临床治疗指南认为,在肠梗阻发生后,由于产生了膨胀—分泌—运动过程的改变,可以导致多种临床症状表现,而这些症状有逐渐加重的趋势(图6-8)。

因此对于结肠癌伴肠梗阻患者,合理的药物治疗有助于缓解患者的恶心、呕吐、腹胀、腹痛等症状。临床推荐用药主要分三类:

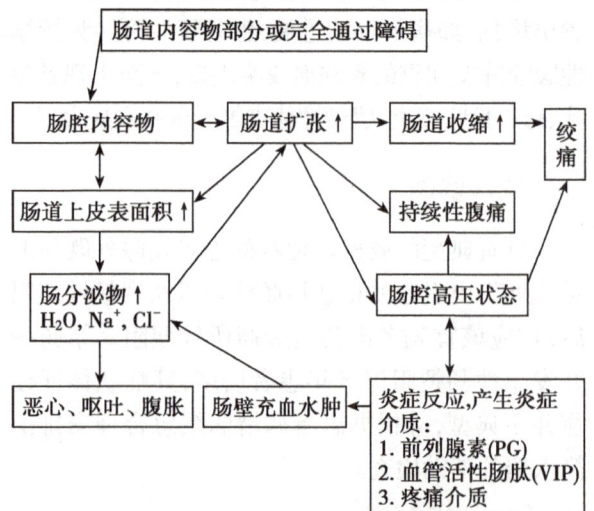

图6-8 引起胃肠道症状的肠道膨胀—分泌—运动过程

1. 抗分泌药物　抗分泌药物主要有抗胆碱药（丁溴东莨菪碱）和生长抑素类似物（奥曲肽、施他宁等）。随机临床对照研究表明，生长抑素减少胃肠道分泌的疗效显著优于丁溴东莨菪碱，其降低患者恶心呕吐及腹胀的作用也明显优于丁溴东莨菪碱。

2. 止吐药物　胃肠外给予甲氧氯普胺（胃复安）是以功能性梗阻为主的患者的药物选择，不推荐用于完全的机械性梗阻患者。

3. 镇痛药物　遵循 WHO 指南使用镇痛药物可以使多数患者的疼痛完全缓解。

（三）自膨胀金属支架的应用

1991 年，Dohmoto M 等人第一次报道了自膨胀金属支架（self-expanding metallic stents，SEMS）。并将其作为术前准备的一项重要措施。通常 SEMS 可以在影像学手段的帮助下放置，能够在 48 小时内使肠腔的梗阻得到缓解，从而减少结肠内容物、减缓肠管的缺血，为进一步手术治疗创造更佳的条件（图 6-9，图 6-10）。Saida Y 等人成功地将 SEMS 作为术前准备手段应用于 88% 的结直肠癌梗阻患者。SEMS 的放置对于患者全身状况影响不大。

可作为一种姑息治疗手段单独应用于高风险的梗阻性结直肠癌患者，提高生存质量。对于存在转移的病例也可将 SEMS 作为一种治疗选择，但目前这一观点并没有得到广泛认同，因为 SEMS 治疗后肠道功能恢复的情况还没有准确的数据分析结果。

SEMS 的应用也受到一定的限制，当肠道造影剂无法通过梗阻部位时，导丝很难穿过梗阻部位则无法准确置入支架。另外，SEMS 不适用于横结肠曲肿瘤梗阻的治疗。R. Bhardwaj 和 M. C. Parker 回顾了 598 例接受 SEMS 治疗的梗阻性结直肠癌的病例，结果表明造成 SEMS 放置失败（47 例）的技术原因包括无法通过肿瘤部位（86%）、支架错位（9%）和穿孔（5%），其中后两条是造成 SEMS 致死的主要原因。另外的并发症还包括迟发穿孔（0.4%）、支架移位（10%）、出血（5%）、疼痛（5%）及再梗阻（10%）。

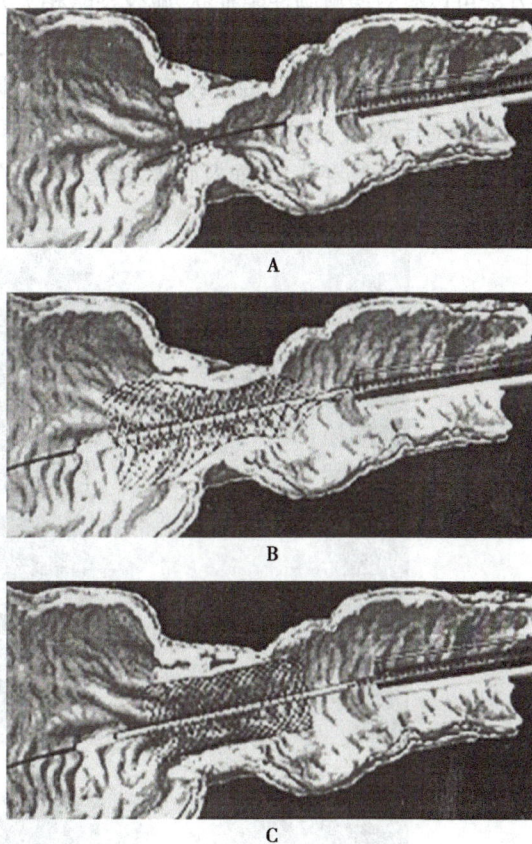

图 6-9　自膨胀金属支架应用于结肠癌肠梗阻的治疗

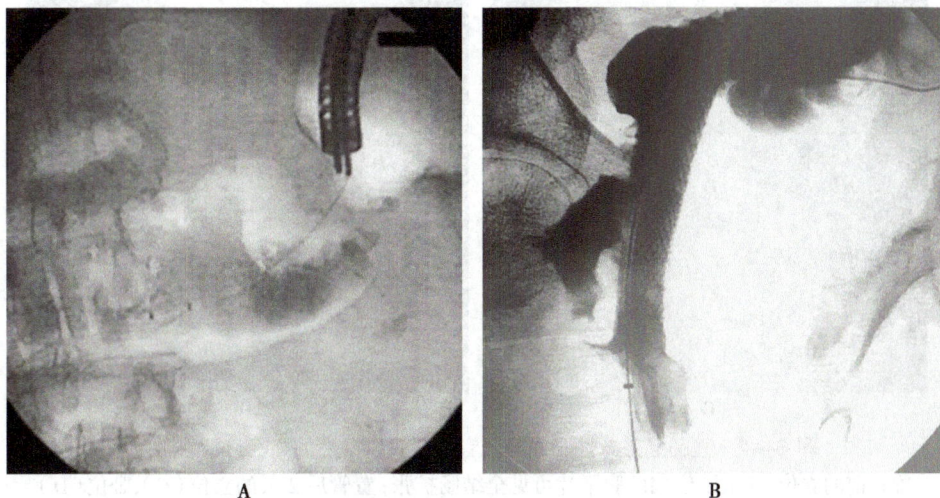

图 6-10　自膨胀金属支架应用于结肠癌肠梗阻的治疗

有报道对于结肠癌急性梗阻的病例术前在纤维结肠镜的辅助和X线指引下置入前端有气囊（用于固定）和多个侧孔（用于减压）的肛肠减压导管（图6-11）。置管时，经结肠恶性梗阻狭窄处将导丝置入梗阻近端扩张的结肠内，循导丝以扩张器撑开狭窄部位，再循导丝将肠梗阻导管的前端置入梗阻近端结肠内，此时打开前气囊、固定导管，导管末端接负压吸引，或经导管行结肠灌洗。通过此方法可以有效缓解肠梗阻症状，减少梗阻相关并发症的风险，改变患者的一般状况，力求将"急诊手术"变为"限期手术"。目前还没有相关报道肛肠减压导管对于患者长期生存的影响。其并发症同SEMS类似，包括肠穿孔、出血及腹膜炎等。另外在

成功置管后，对于患者症状、体征、水电解质和酸碱平衡的监测也很重要，部分患者置管后病情仍可能进一步进展，此时应及时选择其他治疗（图6-12）。

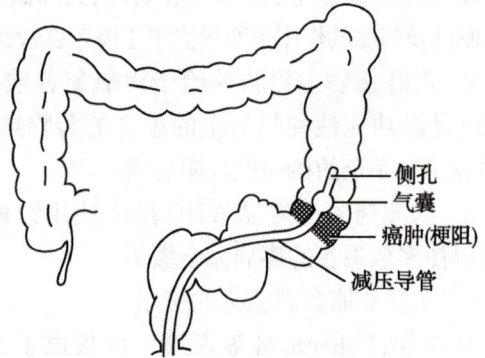

侧孔
气囊
癌肿(梗阻)
减压导管

图6-11　经肛置入的肠梗阻导管作用示意图

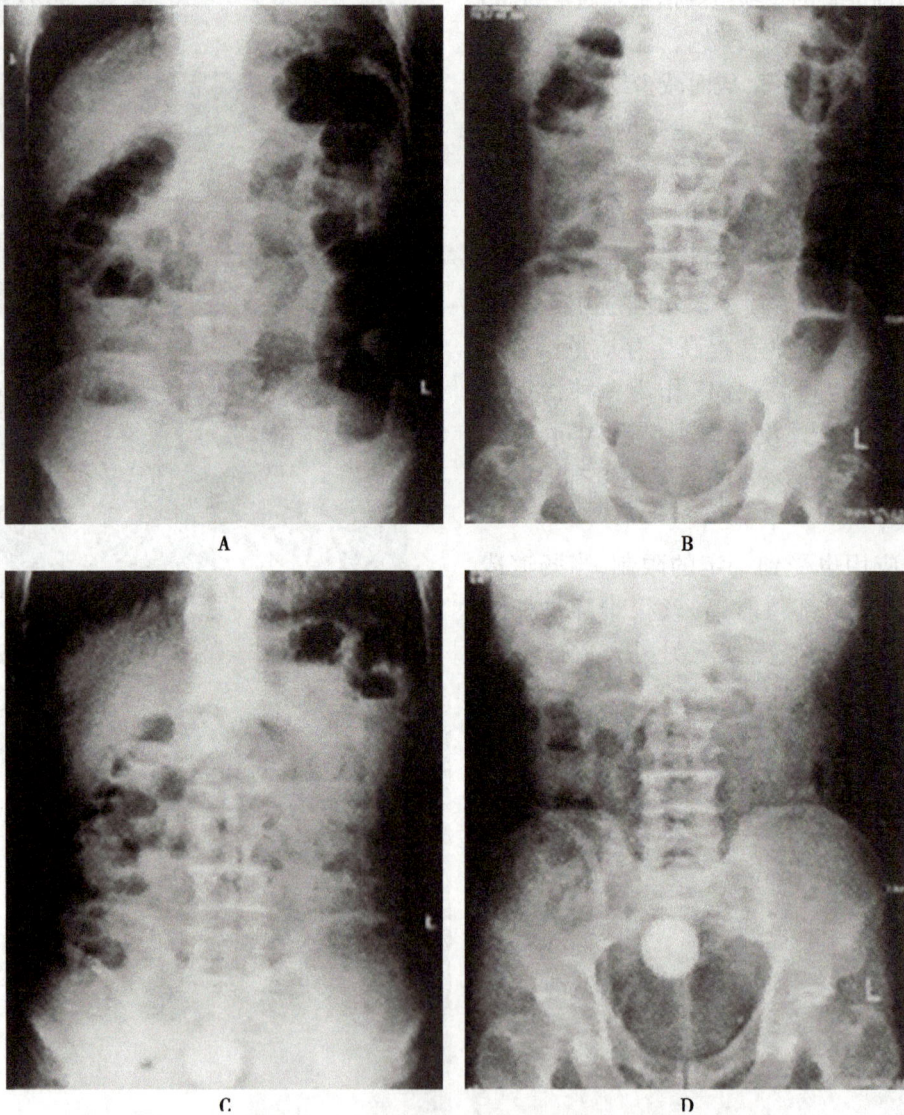

A

B

C

D

图6-12　直肠癌并急性肠梗阻患者置管减压前后的立、卧位腹平片

置管前的立位（A）、卧位（B）腹平片可见全结肠扩张；置管后2天的立位（C）、卧位（D）
腹平片示结肠未见明显扩张，盆腔内圆形高密度影为导管前端气囊；其内为泛影葡胺溶液

（四）手术治疗

结肠癌发生急性梗阻自行缓解的可能性不高，并且患者多数为老年人，肿瘤多为晚期，长期的慢性消耗可造成严重的水电解质和酸碱平衡失调，一旦出现急性完全性梗阻很容易出现肠穿孔、感染中毒性休克，因此对于结肠癌急性梗阻患者的手术治疗应采取比较积极的态度。

1. 手术适应证 一般主张对于结肠癌伴梗阻患者在常规进行胃肠减压、补液、应用药物等治疗过程中遇下列情况者应采用手术治疗：患者阵发性腹痛发作频繁，或已转为持续性胀痛者；经24~48小时保守治疗无好转，或出现腹膜刺激症状、体温升高、心率增快、血压下降者；直肠指检染血或有血便者。肠梗阻诊断明确，尽管可能已是肿瘤晚期，但是为了缓解梗阻可能带来的即刻可能发生的危及生命的严重情况，及时采取外科手术是必需的。总之只要全身情况允许，临床上梗阻诊断明确就应该及时地采取外科手术的方法解除梗阻。

2. 术前常规准备 结肠癌急性梗阻的患者多数身体情况很差，可能合并其他呼吸循环系统疾病，手术风险大，死亡率高，因此围术期的适当准备和治疗尤为重要。常规的胃肠减压，抗生素以及其他药物的应用应当果断及时，并且积极有效地纠正水、电解质、酸碱平衡失调，贫血，低蛋白等。术前对于其他伴随并发症的评估及实施相应措施也不容忽视。但是对于结肠癌急性梗阻患者而言，常规的清洁洗肠，口服抗生素显然并不适用。术前充分地和患者及其家属进行有效的沟通，认真讲解可能发生的各种临床情况也是外科医师不容忽略的重要问题。外科医师应该充分地认识结肠癌性梗阻手术可能发生的各种紧急情况，术前做好充分的准备。

（1）治疗策略：对于结肠癌急性梗阻的手术治疗策略首先应着眼于患者整体状况的评估，要做到全面、谨慎以及个体化。通过术前及时的询问病史、体格检查和其他辅助检查手段，多学科联合制订个体化的围术期治疗计划并选择相应的手术方式。术前的评估内容应该涉及患者肿瘤的诊断、分期、伴随疾病对于手术耐受的影响以及患者的预期生存时间等，应珍惜肿瘤第一次治疗时机。特别指出的一点是，结肠癌梗阻的老年患者较多，

急诊手术的相关危险因素主要与疾病分期、手术方式和伴随疾病相关，而年龄不是绝对因素。

（2）治疗原则

1）Ⅰ期治愈：一般适用于一般情况好，无明显远处转移，原发肿瘤能够根治性切除，无明显一期肠吻合不利因素的患者，行一期肿瘤切除肠吻合术。通常包括右半结肠切除术、一期回盲部切除术、左半结肠切除术、结肠乙状结肠切除术、结肠次全切除术、回肠乙状结肠或回肠直肠吻合术等。

2）Ⅱ期治愈：对于一般情况尚好，原发肿瘤尚能够根治，但存在一期肠吻合不利因素的患者，应力争在一期手术中切除肿瘤，二期手术恢复肠道连续性。包括：①一期暂时性近端造瘘，二期切除肿瘤，三期关闭结肠造口或二期根治性切除肿瘤与关闭结肠造口同时进行；②一期切除肿瘤，一期对端吻合，近端结肠造口减压，二期关闭造口；③Hartmann手术：一期根治肿瘤，远端封闭，近端肠造口，二期远端肠管对端吻合术。

3）减少肿瘤负荷：对于原发肿瘤尚能切除，但因存在远处转移无法根治时，应力争切除原发病灶，酌情行肠吻合或肠造口术，可以明显改善患者术后生活质量，有利于术后的辅助治疗。

4）缓解症状：对于肿瘤晚期患者，确无条件切除原发肿瘤的患者，应酌情行分流术（结肠侧侧吻合）或肠造口术，如患者一般状态差，可行肠外置术，力求以最简单、安全的术式达到减症的目的。

（3）术式的选择

1）右半结肠癌合并梗阻：目前报道的右半结肠癌合并急性肠梗阻的病例较少。对于右半结肠癌所致的急性肠梗阻的治疗目前观点比较统一，可行一期切除吻合术，吻合口瘘较少见。

2）左半结肠癌合并梗阻：对于左半结肠癌合并急性肠梗阻的手术方式的选择至今仍有争议：传统的处理方法是分期手术，即首先行转流性横结肠造口，二期切除肿瘤并行结肠吻合，三期再行结肠造口还纳。但该术大大减少了患者根治性手术切除肿瘤的机会，且患者需经受多次手术痛苦，住院时间长，费用高。目前通常采用的是一期肿瘤切除，双腔结肠造口，二期手术再予吻合或者一期切除肿瘤并同时进行肠吻合术，但是无肠道准备的梗阻性左半结肠癌一期肿瘤切除吻合术

受到部分学者的反对,因其吻合口瘘的发生率非常高,文献报道各种原因所致的低位结肠梗阻施行一期切除吻合术后吻合口瘘及腹腔感染的发生率为5%~22%,病死率高达25%~40%。原因是梗阻后结肠内含有较多粪便和细菌,如果肠腔内的物理准备不足,由于粪性物的存在使吻合口产生局部炎症,最终导致吻合破裂、破漏。且左半结肠内粪便稠厚,逆蠕动频繁有力,因此吻合张力大,也是导致吻合失败的原因之一。因此,许多医师在治疗时选择二期手术再予吻合的方法。但是采取两期手术的方式也会出现多种手术并发症,如造口并发症、肠粘连、腹腔切口感染等。另外,二次手术对患者是一个较重的侵袭,而且增加了第二次手术分离粘连的难度,也会相应增加患者的痛苦及经济负担。

3）术中结肠灌洗术:针对上述问题,有学者提出了术中结肠灌洗(intraoperative irrigation of colon)也称台上肠道准备(preparation on table)的方法,对于没有做肠道准备的左半结肠急性梗阻患者,在手术中采用的肠道灌洗方法,清除肠道内的各种积存物。达到左半结肠一期切除吻合的目的。Dudley和Radcliffe等于1980年首次提出在梗阻性左半结肠癌根治术中采用顺行性结肠灌洗法结合一期切除吻合术,Koruth采用该方法治疗61例梗阻性左半结肠癌患者,手术病死率为8%,吻合口瘘的发生率为7%,切口感染率只有3%。该方法明显降低了梗阻性左半结肠癌一期手术吻合口瘘的发生率。具体操作步骤如下:①在肿瘤远端结肠拟切断处置两把肠钳,然后切断结肠(图6-13)。②在肿瘤近端结肠拟切断处切开结肠壁套入直径3cm的螺纹管并结扎。管的另一端接手术台下的污物桶。③找到阑尾,分离阑尾系膜,切除阑尾,利用阑尾残端或造口,用金属探条扩大阑尾腔,选择合适规格的导尿管置入肠腔深至升结肠,并向导尿管气囊内注入5~10ml生理盐水以固定导尿管。再行荷包缝合结扎固定导尿管。如果阑尾已切除,可以在回盲部肠壁上做荷包缝合,切开盲肠壁插管。将导尿管接预制的大容量吊瓶后用37℃温盐水3000ml持续快速滴注灌洗(图6-14)。④手术者可以用双手从回盲部至远端结肠轻揉挤捏结肠内粪块,洗净粪便直到流出的灌洗液变清无粪渣、肠管内无积粪为止。

灌洗完毕后,切除肿瘤再行结肠结肠或结肠直肠一期吻合术(图6-15)。

有研究结果显示,经术中结肠灌洗后,结肠癌肠梗阻患者近端肠道内容物及肠黏膜的细菌数明显低于行正常肠道准备的无肠梗阻者,且超过正

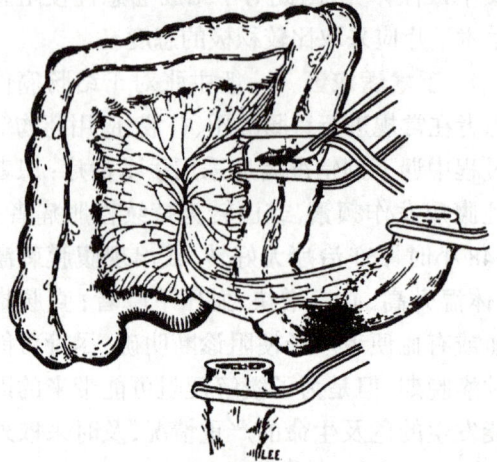

图6-13 切开肿瘤近侧结肠以利放入灌洗管

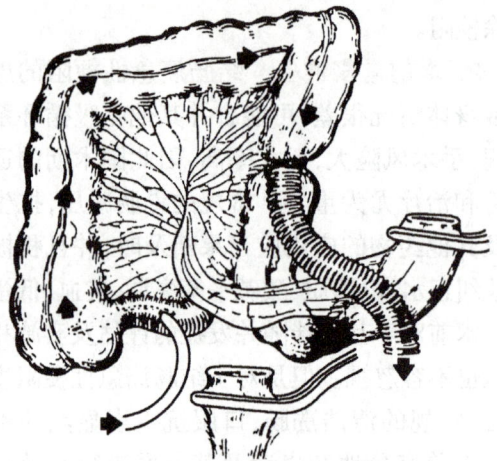

图6-14 阑尾置管结肠灌洗

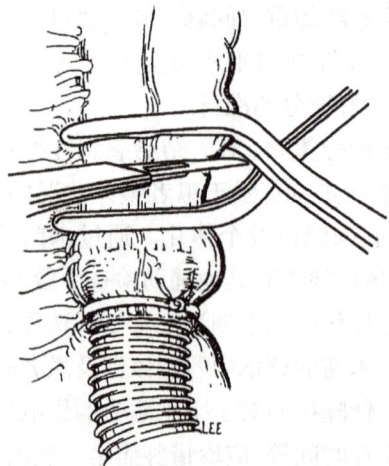

图6-15 切除肿瘤一期吻合

常肠道准备的清洁程度,达到一期切除吻合的安全水平。由此可见,术中结肠灌洗不但能快速完成肠道准备,而且还能达到甚至超过正常肠道准备的清洁程度。因此,它是一种快速、安全、高效的术中肠道清洁方法。

但是也有部分学者认为,术中结肠灌洗也存在不少问题:延长了手术时间,增加术中风险;灌洗带走大量热量,容易造成术中的低体温状态,降低对麻醉的耐受程度;造成手术野感染率增加;并可能导致水电解质失衡。A. Patriti 等人报道了单纯行左半结肠切除治疗 20 例梗阻性左半结肠癌,结果表明缺少术中结肠灌洗并未使术后吻合口瘘发生率及死亡率上升。

4)次全/全结肠切除,回肠乙状结肠吻合治疗左半结肠癌急性梗阻:为了避免分期手术可能延误肿瘤切除,一期切除肿瘤并行肠吻合术术后吻合口瘘发生率及术后死亡率较高的问题,1970 年 Huges 等首次报道应用次全/全结肠切除,回肠乙状结肠吻合术治疗 17 例左半结肠癌急性梗阻患者,手术死亡率为 0。虽然此种手术方式并未被广泛认可,但随后的文献报道认为由于回肠末段血运丰富,因此在急诊情况下对左半结肠癌急性梗阻行结肠次全切除,回肠乙状结肠吻合,可以很好地避免由于梗阻结肠肠腔扩张充满粪便、肠壁菲薄、血运较差造成的结肠结肠吻合后吻合口瘘发生率高的问题。因此该术式可以完全切除梗阻近端结肠,有效的缓解梗阻并安全地进行一期肠吻合,避免多次手术带来的并发症,并且次全结肠切除可以减少异时性多原发结肠癌的发生概率。

(五)其他治疗方法

例如激光再通肠腔法、鼻肠管减压法、光动力治疗、肿瘤局部注射、激光、冷冻治疗等。上述方法因为其特有的并发症及治疗效果的不确定性使得其应用受到限制。

对于上述治疗方式在梗阻性结肠癌患者中如何进行选择,世界急诊外科协会最新发布的《结直肠癌急诊指南:梗阻和穿孔》2017 年版将梗阻分为左侧结肠梗阻和右侧结肠梗阻,并分别对其治疗原则进行了详细的指导。

1. 左侧结肠梗阻

(1)袢式结肠造口对比 Hartmann 手术 Hartmann 手术应当作为优先选择,因为袢式结肠造口患者往往住院时间更长并且需要多次手术,并且也不减少围手术期的并发症。

袢式结肠造口更加适合于那些无法手术切除或者身体状况不能够耐受大手术或全身麻醉的患者(也不适合做结肠支架的患者)。

(2)Hartmann 手术与切除肿瘤并直接肠道吻合手术(resection and primary anastomosis,RPA) 对于不复杂的,不合并其他危险因素的左侧结肠肿瘤患者,RPA 手术似乎是首选,合并有发生术后吻合口瘘高危险因素的患者建议行 Hartmann 手术。

(3)切除肿瘤并直接肠道吻合手术(RPA)是否需要保护性造口 没有证据表明进行 RPA 手术后行保护性造口可以减少吻合口瘘的发生或降低它的严重程度。

(4)全结肠切除对比节段性结肠切除 如果没有证据表明患者同时存在右侧结肠肿瘤亦或因为结肠梗阻导致的近侧结肠扩张 - 回盲部的撕裂或穿孔或缺血的改变,没有必要进行全结肠切除术,因为此术式不减少术后的死亡率和并发症发生率,而且会严重损害肠功能。

(5)术中肠道灌洗对比手工肠道减压 对于在切除肿瘤并直接肠道吻合手术中,吻合肠管前是进行术中肠道灌洗还是进行传统的手工肠道减压,指南认为两种方式存在相似的术后并发症率和死亡率,唯一区别在于手工肠道减压耗时更少更简单,两种方式都可以采用,取决于术中医师的决定。

(6)切除肿瘤并直接肠道吻合手术中应用腹腔镜技术的问题 不建议在急诊情况下应用腹腔镜技术,使用腹腔镜技术仅限于有选择的患者和少数专科医疗中心采用。

(7)肛肠减压导管 对于合并高危险因素的左侧结肠癌梗阻患者,肛肠减压导管可以作为桥接下一步手术治疗的一个替代治疗选择。

(8)姑息治疗中:自膨胀金属支架对比结肠造口手术 在有能力放置自膨胀金属支架的单位,对于左侧结肠癌梗阻患者自膨胀金属支架的放置要优选于结肠造口手术,因为两种方式患者的手术死亡率和并发症发生率相似,而采用前者的患者有更短的住院时间。

（9）在放置自膨胀金属支架后桥接进一步手术治疗对比直接急诊手术治疗 放置自膨胀金属支架后桥接进一步手术治疗方式与直接急诊手术治疗相比有更好的短期结果，更少的造口比率，而两者术后并发症是相似的。两者的长期结果目前也没有显著性差异，但是需要进一步的研究结果证实。

（10）浸透浆膜或外膜的直肠癌 局部进展期直肠癌需要多学科模式治疗，需要进行新辅助放化疗。在发生急性梗阻情况下尽量进行造口手术避免进行直接切除手术，为进一步的分期检查和合理的新辅助放化疗提供机会和时间。横结肠造口是最佳选择，其他造口方式也可以选择，避免放置自膨胀金属支架。

2. 右侧结肠梗阻

（1）对于右侧结肠癌引起的结肠梗阻，右半结肠切除，一期结肠回肠吻合术是首选治疗方式，如果认为吻合不安全，吻合后加行末端回肠造口是一个替代选择。

（2）对于不可切除的右侧结肠肿瘤，肿瘤远近端的肠管侧侧吻合术治疗选择，也可以行袢式回肠造口术。盲肠造口减压术应当废止采用。

（3）对于右侧结肠癌引起的结肠梗阻，自膨胀金属支架放置桥接进一步手术治疗的治疗方式不作为常规推荐，仅仅适用于某些合并高危险因素的患者。

（4）对于姑息治疗的患者自膨胀金属支架放置可以作为急诊手术治疗的一个替代方式。

八、预后

急性梗阻性结肠癌患者的预后明显差于一般结肠癌患者，这一方面是由于急性梗阻性结肠癌有较高的手术死亡率，另一方面认为急性梗阻性结肠癌多已经侵犯肠壁全层，加之近端肠管的强烈逆蠕动和可能造成的肠穿孔均可造成肿瘤细胞扩散转移加速。大规模回顾性研究表明，在排除围术期死亡病例后，普通结直肠癌患者5年生存率为60%，而合并梗阻的患者仅为20%~30%。

结肠癌合并急性梗阻患者病情复杂，病情进展迅速，因此处置切忌拖沓，应采取积极态度。在进行包括胃肠减压、补液和相关药物治疗的同时密切观察病情，一旦发现病情恶化，应在进行必要的准备工作后，立即采用手术治疗。而手术成功的关键在于合理地选择手术方式、正确的手术操作及必要的围术期处理。

（顾晋 彭亦凡）

参 考 文 献

1. 吴阶平，裘法祖．黄家驷外科学．北京：人民卫生出版社，1988.
2. 顾晋．直肠肛门部恶性肿瘤．北京：北京大学医学出版社，2006.
3. 郑树．结直肠肿瘤基础研究与临床实践．北京：人民卫生出版社，2006.
4. Buechter KJ, Boustany C, Caillouette R, et al. Surgical management of the acutely obstructed colon. A review of 127 cases. Am J Surg, 1988, 156(3 Pt 1): 163-168. Review.
5. Carla R, Robert T, Mary B, et al. Clinical-practice recommendations for the management of bowel obstruction in patients with end-stage cancer. Support Care Cancer, 2001, 9: 223-233.
6. Dohmoto M. New method--endoscopic implantation of rectal stent in palliative treatment of malignant stenosis. Endoscopia Digestiva, 1991, 3: 1507-1512.
7. Bhardwaj R, Parker MC. Palliative therapy of colorectal carcinoma: stent or surgery? Colorectal Disease, 2003, 5: 518-521.
8. 姚宏伟，傅卫，袁炯，等．经肛肠梗阻导管治疗急性左半结肠恶性梗阻性疾病的临床研究．中国微创外科杂志，2006, 6(12): 941-943.
9. 孙淑明，吴利标，陈淑贞，等．术中结肠灌洗在治疗左半结肠癌性梗阻时肠道细菌学的研究．中华胃肠外科杂志，2004, 7(4): 292-294.
10. Irvin T, Goligher J. Aetiology of disruption of intestinal anastomoses. Br J Surg, 1973, 60: 461-464.
11. Dudley H, Radcliff AG, McGeehan D. Intraoperativeirrigation of colon to permit primary anastomosis. Br J Surg, 1980, 67: 80-81.
12. Radcliffe AG, Dudley HA. Intraoperative antegrade irrigation of the large intestine. Surg Gynecol Obstet, 1983, 156(6): 721-723.
13. Koruth NM, Krukowski ZH, Youngson GG, et al. Intraoperative colonic irrigation in the management of left-sided large bowel emergencies. Br J Surg, 1985, 72(9): 708-711.
14. 孙淑明，吴利标，陈淑贞，等．术中结肠灌洗在治疗左半结肠癌性梗阻时肠道细菌学的研究．中华胃肠外科杂志，2004, 7(4): 292-294.

15. Patriti A, Contine A, Carbone E, et al. Donini One-stage resection without colonic lavage in emergency surgery of the left colon. Colorectal Disease, 2005, 7（4）, 332–338.

16. Hughes ES. Subtotal colectomy for carcinoma of the colon. J R Soc Med, 1970, 63: 41–42.

17. Pisano M, Zorcolo L, Merli C, et al. 2017 WSES guidelines on colon and rectal cancer emergencies: obstruction and perforation. World J Emerg Surg, 2018, 13: 36.

18. Okuda Y, Yamada T, Hirata Y, et al. Long-term Outcomes of One Stage Surgery Using Transanal Colorectal Tube for Acute Colorectal Obstruction of Stage Ⅱ/Ⅲ Distal Colon Cancer. Cancer Res Treat, 2019, 51（2）: 474–482.

19. Chen TM, Huang YT, Wang GC, et al. Outcome of colon cancer nitially presenting as colon perforation and obstruction. World J Surg Oncol, 2017, 15（1）: 164.

第六节 结直肠癌肝转移的综合治疗进展

一、多学科团队诊疗模式发展

我国目前结直肠癌发病呈快速增长的趋势，在沿海大中城市已成为消化道最常见的新发恶性肿瘤。有 15%~25% 结直肠癌患者在确诊时即合并肝转移，另有 15%~25% 的患者将在结直肠癌原发灶根治术后发生肝转移，其中绝大多数患者（80%~90%）的肝转移灶在诊断时无法获得根治性切除。结直肠癌肝转移也是结直肠癌患者最主要的死因，未经治疗的肝转移患者的中位生存期仅6.9 个月，无法切除患者的 5 年生存率低于 5%。

对于肿瘤性疾病，多学科团队（multidisciplinary team，MDT）治疗模式是有效的手段，因此建议结直肠癌肝转移患者进入 MDT 治疗模式。结直肠癌 MDT 以患者为中心，成员应包括胃肠外科、肝外科、肿瘤内科、放疗科、放射和超声影像科及其他相关专业有一定资质的医护人员。MDT 可以减少个体医生作出的不完善决策，其重要作用还包括：①更精确的疾病分期；②较少的治疗混乱和延误；③更个性化的评估体系和治疗；④更好的治疗衔接；⑤更高的生活质量；⑥最佳的临床和生存获益。

以往曾将所有结直肠癌肝转移患者分为下列4 组：①组 0 患者：其肝转移灶完全可以 R0 切除，这类患者的治疗目的是使其获得治愈。应该围绕手术治疗进行相应的新辅助和 / 或辅助治疗，以降低手术后复发的风险。②组 1 患者：其肝转移灶无法切除，但经过一定的综合治疗有望转为可以 R0 切除，且全身情况能够接受转移灶的切除手术和高强度的治疗。这类患者的治疗目的主要是最大限度地缩小瘤体或增加残肝体积，应采用最积极的综合治疗。③组 2 患者：其肝转移灶可能始终无法切除，同时有快速进展（或有快速进展的风险）和 / 或伴有相关症状，但全身情况允许接受较高强度的治疗。这类患者的治疗目的是尽快缩小瘤体或至少控制疾病进展，应该采用较为积极的联合治疗。④组 3 患者：其肝转移可能始终无法切除，并无症状或快速进展风险，或伴有严重合并疾病无法进行高强度的治疗。其治疗目的是阻止疾病的进一步进展，应予维持治疗，制订低强度、低毒性的治疗方案。

近年来，指南建议根据患者年龄、体力状态、器官功能及合并症等情况分为可耐受高强度治疗和不可耐受高强度治疗两个组别。如果 MDT 评估全身状况较差，不适合进行高强度治疗时，建议行最佳支持治疗；如果患者全身状况尚可，则建议高强度治疗，从而最大限度地增加患者可能接受转化手术切除的机会，且不影响安全性。

最近提出无疾病证据（no evidence of disease，NED）状态这一新的概念，即当前病理学、影像学及分子生物学等检查未发现肿瘤存在证据，同样也被认为获得治愈。同时将既往的"R0 切除"更新为"NED"，不再强调手术是治愈结直肠癌肝转移的唯一手段，并围绕能否达到 NED 这一关键，经过 MDT 评估，首先根据能否耐受强烈治疗，将患者分为两大类：①患者全身状况较差，不适合进行高强度治疗时，建议单药（或联合靶向药物）、减量的两药方案或最佳支持治疗，以提高生活质量并尽量延长生存。如全身情况好转，可以再进行强烈治疗。②适合高强度治疗的结直肠癌肝转移患者，应根据疾病分类，制订不同的治疗目标，给予个体化的治疗方案。因此，对患者和疾病均进行了分组，明确了治疗目标，使治疗决策更具有针对性，更符合精准医疗的要求。

此外，业内提出临界可切除结直肠癌肝转移的新概念，包括所有不可切除结直肠癌肝转移患者（除外预期寿命小于 6 个月的患者），包括既往分组中的组 1、组 2 和组 3 患者，只要身体状况能耐受强烈治疗，都接受转化治疗，且每 2 个月 MDT 评估是否转化成功；但如果 6 个月以上仍未转化成功，则转入维持治疗。该概念更新扩大了临界可切除的范围，进一步增加了不可切除病例转化为可切除的比例，从而更大程度改善患者的生存。

二、基因诊断应用

随着转化医学和精准医学的结合，分子分型在结直肠癌肝转移的预防、诊治、干预阻断以及预测预后方面的临床价值逐渐被验证和挖掘。因此，关键基因的检测和评估作为明确分子分型的重要手段，依然是结直肠癌肝转移诊疗过程的重要组分。

临床实践依然推荐结直肠癌肝转移患者行 *RAS* 基因检测，包括 KRAS 第 2、3、4 外显子以及 NRAS 第 2、3、4 外显子的检测，以指导疗效和预后预测。抗表皮生长因子受体（EGFR）靶向治疗是当前结直肠癌肝转移患者的主要治疗手段之一。*RAS* 基因野生型是接受抗 EGFR 治疗的必要条件。尽管给药前 *KRAS* 突变检测提高了临床用药的准确性和疗效，但是抗 EGFR 靶向治疗仅有 40% 的总体有效率，这提示还存在其他的耐药机制。其中 KRAS 扩增可解释一部分耐药现象，但仅存于 1%~2% 的患者之中。另外，EGFR 靶向治疗耐药还受到 NRAS 突变的影响，2%~5% 的患者存在 NRAS 的突变，目前研究表明，NRAS 突变和抗 EGFR 疗效呈负相关。RAS 基因不断筛选的过程也是缩小治疗适应证范围，提高疗效的过程，通过个体化的基因评估，从而选择最适合的人群、付出最少的代价并获得最大的收益。

除了 RAS-RAF-MEK-ERK 通路，其他信号通路的改变也与抗 EGFR 治疗耐药相关。比如，PI3KCA 突变在未经治疗的肿瘤患者中约占 14.5%，且研究表明 PIK3CA 突变与抗 EGFR 疗效呈负相关。再者，同源性磷酸酶-张力蛋白（PTEN）的失活，也可影响 EGFR-PI3K-AKT 通路，从而导致抗 EGFR 靶向治疗的耐药。研究显示，PTEN 功能正常且 PIK3CA 野生型的肿瘤患者的 OS 和 PFS 较长，发生 PTEN 失活性突变的

患者，西妥昔单抗疗效差。更值得关注的是，近期 NCCN 指南和 ESMO 共识均推荐 BRAF 突变检测可作为预测抗 EGFR 治疗的预测指标。BRAF 作为预测抗 EGFR 药效的指标，BRAF 突变的患者抗 EGFR 靶向治疗的效果不佳且预后差。考虑到这些基因的突变频率较低，研究样本量有限，且大多为回顾性研究，异质性显著，以上基因突变目前不应作为筛选抗 EGFR 治疗适应人群的标志物。因此，临床实践中仍然只推荐结直肠癌肝转移患者行 RAS 基因的检测。

预测预后方面，BRAF 突变提示预后差。BRAF 基因编码 MAPK 途径的蛋白激酶，BRAF V600E 突变可导致 BRAF 蛋白结构性活化，诱导 MAPK 途径活化。约 7% 的转移性结直肠癌患者存在 BRAF 突变，其中 BRAF V600E 突变占 90%。因此，利用特定基因不断筛选预后不佳的人群及早期进行干预，可延长患者生存。

近年来，免疫检查点（PD-1，PD-L1）抑制剂在肿瘤免疫治疗领域取得了巨大突破，其应用价值在临床研究中得到验证。对于转移性结直肠癌的研究显示，MMR 缺陷是筛选 PD-1 抑制剂 pembrolizumab 适应人群的重要标志物，对于 MMR 缺陷患者，治疗反应率达 40%，20 周无进展生存率达 78%；而对于 MMR 稳定患者，治疗反应率为 0，20 周无进展生存率仅 11%，两者间差异有统计学意义。针对 MMR 缺陷患者的免疫检查点治疗为转移性结直肠癌治疗开辟了新的方向。

另外，对转移性结直肠癌患者，化疗和靶向治疗的主要挑战是肿瘤基因组的不稳定性。无创化、实时监测体细胞突变的液体活组织检查技术显示出较好的应用前景。液体活组织检查技术是基于血液、尿液等体液样本，从循环肿瘤细胞（circulating tumor cells, CTC）、循环肿瘤 DNA（circulating tumor DNA, ctDNA）、血浆 miRNA 等方面检测肿瘤特异性标志物的技术。权威研究结果表明：在 206 例转移性结直肠癌血液样本中，ctDNA 检测 KRAS 基因突变能真实反映实体肿瘤中的基因突变频谱，是疗效评估及临床随访的重要监测指标。2017 年一项研究显示：ctDNA 在不同机构检测得到的结果差异较大，两家权威机构同时有效检测的 34 名患者样本中，测序结果完全一致的仅有 12 例（35%），这提示液态活检在成

为临床常规检测前需要解决测序不稳定的问题。因此，推荐仅在无法获得肿瘤样本进行检测时，可采用液态活检技术。

三、结直肠癌肝转移的外科治疗

从20世纪90年代开始，手术切除肝转移灶逐渐被应用于治疗结直肠癌肝转移患者。国外多项研究显示结直肠癌肝转移患者行肝转移灶切除的术后5年生存率可以达到30%~55%，明显优于未行手术切除的患者。近些年来，各种治疗策略的不断进步明显改善了结直肠癌肝转移患者的生存。美国一项对安德森癌症中心和梅奥诊所收治的2 470名转移性肠癌患者的回顾性分析中发现中位生存期从1990—1997年的14.2个月增至2004—2006年的29.3个月，5年生存率也从早期的9.1%升至2001—2003年的19.2%。复旦大学附属中山医院的总结也发现2005—2010年收治的所有结直肠癌肝转移患者的中位生存期和5年生存率达27.7个月和31%，较2000—2004年收治的患者有显著提高。这主要归功于肝转移灶手术切除的增加和化疗药物的进展。国际结直肠癌肝转移多中心登记LiverMetSurvey网站总结截止到2016年12月来自71个国家533个医疗中心27 349名患者，结果显示24 925位行肝转移灶切除的患者，5年和10年生存率可达到42%和25%，远高于未能手术切除的1 361位患者的5年生存率9%。

因此，目前手术完全切除肝转移灶仍是能治愈结直肠癌肝转移的最佳方法，故符合条件的患者均应在适当的时候接受手术治疗。部分最初肝转移灶无法切除的患者经治疗后转化为可切除病灶时，也应适时进行手术治疗。

四、结直肠癌肝转移灶手术指征的扩大

虽然手术是结直肠癌肝转移患者获得治愈机会的最佳方法，但是临床上仅有15%~25%的患者适合手术治疗。因此，提高手术切除率将直接影响到结直肠癌肝转移患者的预后。目前主要通过扩大外科手术适应证和通过转化性治疗来提高手术患者的比例。

传统的结直肠癌肝转移灶手术指征包括肝转移灶数目<4个、肝转移灶最大直径<5cm、

肝切除量<50%、除肝脏外无其他部位的转移等。而初诊时真正具有上述手术条件的患者仅占10%~25%，大多数患者由于肝转移灶数目过多或病灶太大等无法接受手术治疗。随着解剖、手术、麻醉技术的发展，肝转移灶的大小、数目、部位以及分布等不再是判断是否适宜手术的决定因素。以往一些相对或绝对手术禁忌证，如切缘不足1cm、肝门淋巴结转移、可手术切除肝外转移病灶（比如肺、腹腔等）等，不再是手术绝对禁忌证，可考虑行同步或分阶段切除。对于肝转移合并可切除的肺转移患者，手术治疗切除肝肺转移灶仍是首选，多项研究报告患者术后5年生存率可超过30%。因此，国内外指南均提出关于结直肠癌肝转移灶的手术指征，将传统的基于肝转移灶特征（比如大小、数目和分布等）的标准，改进到基于肝转移灶甚至肝外转移是否能获得R0切除，即肉眼和显微镜下均无肿瘤残余，且术后有足够的残肝功能，从而扩大了手术适应证，增加了患者获得治愈的机会。

此外，对于肝脏转移灶经MDT评估适合或转化治疗成功考虑手术的病例，除通常的肝切除术式外，应用门静脉选择性的栓塞（PVE）或结扎（PVL）治疗，可使肝脏转移灶切除术后预期剩余肝脏代偿性增大，增加手术切除可能。近年来，联合肝脏分隔和门静脉结扎的二步肝切除术（ALPPS）可使残留肝脏的体积在较短时间内明显增大而获得更多Ⅱ期肝切除的机会，虽然其并发症发生率及死亡率高，但由经验丰富的肝脏外科医生对严格选择后的患者可作为手术的选择之一。

五、微创手术

腹腔镜肝脏手术近年来逐步兴起，并被应用于治疗结直肠癌肝转移患者。由于肝脏与结直肠解剖位置关系，尤其在直肠癌肝转移患者，腹腔镜手术的优势明显，可避免患者腹部两个巨大切口，减少创伤和应激反应，显著缩短由于腹部巨大切口而造成的住院时间延长。Nguyen等回顾性分析109例接受腹腔镜手术的结直肠癌肝转移患者，结果切缘阴性率94.4%，无围术期死亡，并发症发生率12%，平均住院4天，较常规手术的6天明显缩短。术后1、3和5年总生存率为88%、

69% 和 50%，1、3 和 5 年无疾病生存率为 65%、43% 和 43%。但是，目前仍缺乏有关腹腔镜手术与传统开腹手术比较的前瞻性随机对照研究。

机器人手术近年来逐步兴起，国外关于机器人肝转移灶手术已有报道，但多为回顾性分析和个案。Giulianotti 报道了一例患者接受腹腔镜左半结肠切除和机器人右半肝切除，结肠手术耗时 120 分钟，右半肝手术耗时 330 分钟，术后无严重并发症发生，术后随访 26 个月，患者无复发转移。复旦大学附属中山医院开展机器人和开腹结直肠癌肝转移同期切除手术的对比研究，推荐肝转移灶数目小于 3 个且肝转移灶最大径小于 5cm 的结直肠癌肝转移患者接受机器人肠肝同期切除，初步结果显示机器人肠肝同期切除手术的安全性和远期结局同开放同期切除手术，且具有术后恢复更快、围手术期严重并发症更少和性功能恢复更好的优势。

六、同时性结直肠癌肝转移患者同期或分阶段切除肠道原发灶和肝转移灶的比较

对于可切除的同时性结直肠癌肝转移患者的最佳治疗方案究竟是同期切除结直肠癌原发灶和肝转移灶，还是分阶段手术，目前临床上仍存在争议。一篇包括 14 个研究共 2 204 例同时性肝转移患者的综述发现，同期切除肝转移灶的患者比分期切除的患者住院天数明显缩短，术后并发症发生率明显降低，而且术后 1 年、3 年和 5 年的生存率无明显差异。同期手术可以避免二次手术打击，防止肝转移灶因原发灶切除后迅速生长，并且降低医疗费用，可在有选择的患者中实施。复旦大学附属中山医院的数据也显示同期切除和分期切除，在围术期死亡和并发症率以及长期生存方面，均无明显差异，而同期手术的患者医疗总费用可降低近 1/4。

但也有研究不赞同上述观点，一项包括 7 个对照研究共 1 390 例患者的综述发现，同期手术的围术期死亡率高于分阶段手术（2.4% vs 1.1%，$p=0.01$），但两组手术并发症发生率无明显差异（33.9% vs 29.8%，$p=0.64$）。法国的 de Haas 等回顾分析 228 例患者，发现同期手术组和分期手术组死亡率无差异，但同期手术组伴有更低的累计并发症发生率（11% vs 25.4%，$p=0.015$）。虽然两

组的 3 年总体生存率无差异，但同期手术组 3 年无进展存活率较低（8% vs 26.1%，$p=0.005$）。同期手术组患者 3 年内有更高的复发率（85% vs 63.6%，$p=0.002$），且同期手术被认为是术后复发的独立预测因子。因此，他们认为同期手术对患者无进展生存有负面影响。

因此，临床实践可在部分有选择的合适的同时性结直肠癌肝转移患者中实施同步切除肠道原发灶和肝转移灶。

七、转化性治疗的进展

近年在结直肠癌诊疗领域最大的进展是用各种细胞毒药物和 / 或靶向药物等使不可切除的肝转移病灶缩小，转换为可切除，从而又使 10%~20% 的患者转化为能进行手术切除，从而获得治愈可能。关于转化性治疗方案线数和疗程的选择，国际多中心 LiverMetSurvey 数据显示 6 730 例转化成功的术前接受一线化疗患者的 5 年生存率达到 42%，而 969 例接受二线化疗、218 例接受三线化疗和 75 例接受三线以上化疗的分别为 36%、26% 和 15%（$p<0.000\ 1$），表明术前化疗的线数对肝转移灶切除术后的生存有明显的影响，一线化疗转化成功预后较好。另外，3 445 例术前接受 1~6 个疗程化疗患者的 5 年生存率达到 44%，而另 2 095 例术前接受 7~12 个疗程化疗、397 例术前接受 13~18 个疗程化疗、161 例术前接受 19~24 个疗程化疗和 102 例术前接受 >24 个疗程化疗的 5 年生存率分别为 41%、37%、31% 和 22%（$p<0.000\ 1$），表明术前化疗疗程的长短，对肝转移灶切除术后的生存也有影响。因此，转化治疗应选择一线高效化疗方案，并尽量缩短疗程。

转化性治疗使用的药物主要包括两大类，第一类是细胞毒药物，包括氟尿嘧啶、伊立替康、奥沙利铂等，以此为基础的 FOLFOX 和 FOLFIRI 等化疗方案。第二类是靶向药物，主要是西妥昔单抗、帕尼单抗和贝伐珠单抗等。2013 年复旦大学附属中山医院纳入 138 例最初不可切的转移性结直肠癌患者，以肝转移灶转化性切除率为主要目标的随机研究，显示以 mFOLFOX6/FOLFIRI 化疗加用西妥昔单抗，与单纯 mFOLFOX6/FOLFIRI 化疗相比，可显著提高患者的 R0 切除率（25.7% vs 7.4%，$p<0.01$），且明显改善患者的肿瘤反应率、

总体生存和无进展生存。随后一篇关于化疗加西妥昔单抗用于转化性治疗的荟萃分析，共纳入4项仅有肝转移的结直肠癌患者随机对照研究，结果发现加用西妥昔单抗组的 R0 切除率在其中3项研究中明显升高（CRYSTAL 研究，5.6% vs 13.2%；OPUS 研究，4.3% vs 16.0%；NCT01564810研究，7.4% vs 25.7%），但在剩余的一项研究中无明显差别（COIN 研究，13.2% vs 14.9%）。这些研究均表明，靶向药物的联合应用，能显著提高治疗反应率和患者生存。

此外，化疗与手术之间的时机选择是患者获得最佳疗效的关键因素，术前化疗时间越长且方案越多，术后患者生存率越低，而且临床完全缓解并不能代表病理完全缓解，肿瘤有在初始缓解后进一步进展的风险，还增加术中找寻遗漏病灶的困难，还增加肝毒性及手术并发症。因此，要求肿瘤内科和外科专家密切合作来决定最佳治疗的时间窗，即一旦肝转移灶转化为可切除就应该手术切除。

目前临床实践中主流的化疗方案为两药联合方案（FOLFOX，CapeOX，FOLFIRI），而三药联合方案（FOLFOXIRI）有更高的转化切除率，但全身毒性反应也相对更大，因此应全面权衡患者病情及耐受能力后谨慎使用。近年来靶向药物的兴起，则是对传统化疗的进一步加强，因此对条件允许的病例，结合 RAS 基因检测结果，推荐联合使用相应的靶向药物。

八、可切除的结直肠癌肝转移患者术后辅助化疗和术前新辅助化疗

对于最初可切除的结直肠癌肝转移患者而言，无论是术后辅助化疗或者是围术期化疗，与单纯手术相比，有可能改善患者的生存。欧洲一项多中心随机试验，将 364 位最初可切除肝转移灶的结直肠癌患者随机分到手术联合围术期化疗组和单纯手术组，结果显示围术期化疗可使接受手术患者的 3 年无进展生存率增加 9.2%（33.2% vs 42.4%，p=0.025），且可逆性术后并发症发生也增加（16% vs 25%，p=0.04），因此认为围术期使用 FOLFOX4 方案化疗联合手术可改善可切除患者的无进展生存情况。随后的 NEW EPOC 研究，在可手术治疗或考虑手术治疗的结直肠癌肝转移患

者中，将西妥昔单抗联合 FOLFOX 作为新辅助化疗方案，对比 FOLFOX 方案，结果发现联合西妥昔单抗组患者无进展生存较差（14.1 个月 vs 20.5 个月，p=0.030），总体生存无差别（32.0 个月 vs 39.1 个月，p=0.16），因此，不推荐在新辅助化疗使用靶向药物。

然而，是否实施术前新辅助化疗，仍存在争议。术前新辅助化疗可以提高肝转移灶完整切除率，缩小肝切除术的范围，改善患者术后恢复，治疗微转移灶，提供化疗方案敏感性测试，识别进展期疾病，节省无效治疗，延长无进展生存等。一项包括 23 个研究共 3 278 名患者的系统综述表明，患者实施术前新辅助化疗后客观放射学缓解率为64%，其中完全缓解率 4%，部分缓解率 52%，而病理方面完全和部分缓解率分别为 9% 和 36%，总共有 41% 的患者在新辅助化疗期间疾病稳定或有进展，而所有患者的无病和总体中位生存时间分别为 21 个月和 46 个月，因此认为在可切除转移的患者中，对新辅助化疗的客观缓解可改善无病生存。因此，欧洲专家共识中提出在大多数结直肠癌肝转移患者中，无论肝转移灶最初能否切除，都应先实施化疗。

但也有研究不支持在可切除的患者中实施术前新辅助化疗。Adam 等分析来自 LiverMetSurvey 国际注册中心的 1 471 例异时性单个可切除肝转移患者，显示术前新辅助化疗组患者术后并发症发生率明显升高（37.2% vs 24%，p=0.006）。单因素分析显示，术前新辅助化疗不影响患者的总体生存（5 年生存率两组均为 60%）和无瘤生存。进一步根据肝转移是否小于 5cm 将患者分为两组，术前新辅助化疗在每组中均不影响总体生存和无瘤生存情况。因此认为该类患者并不能从术前新辅助化疗中获得生存收益。此外，术前新辅助化疗会造成肝脏损伤，多项研究表明伊立替康和脂肪性肝炎，奥沙利铂和窦状隙扩张相关，从而增加患者肝切除术后发生并发症的机会。有一部分患者在接受新辅助治疗后，肝转移灶在影像学上消失，但这种完全临床反应并不意味着病理完全反应，这类患者仍需手术切除，而术中无法精确定位，从而导致患者错失了手术切除的最佳时间，因此对这类患者应密切监测，在转移灶消失前接受手术。

总之,在可切除肝转移患者中实施术前新辅助化疗,并存上述的优点和缺点,是否实施还有待进一步临床随机试验研究。目前临床实践中,除肝转移灶在技术上切除容易且不存在不良预后因素的患者(如临床危险评分<3)外,可考虑应用新辅助治疗,尤其是肝转移灶体积较大、转移灶数量较多或原发灶淋巴结可疑存在转移的患者。且新辅助治疗疗程原则上不超过6个周期,一般建议2~3个月内完成并进行手术。

九、原发灶无症状合并肝转移灶不可切除或无法达到 NED 的患者,肠道原发灶是否需要切除仍有争议

对于肝转移灶不可切除或无法达到 NED 的患者,如果结直肠癌原发灶伴有出血、梗阻或穿孔等症状,则应选择切除原发灶或放置支架治疗缓解梗阻,再予以后续的全身治疗。如果结直肠癌原发灶没有任何症状,究竟是直接化疗还是手术先切除原发灶再予以全身综合治疗转移灶,目前仍存在较大争议。美国斯隆-凯特琳癌症中心的 Poultsides 等前瞻性研究 233 位原发灶不可切除的结直肠癌同时性转移患者,接受奥沙利铂或依立替康为基础的化疗作为一线治疗,结果只有 16 例患者(7%)因原发肿瘤梗阻或者穿孔需要行急诊手术,10 例患者(4%)因原发肿瘤相关的症状需要支架或者放疗等非手术干预,最终有 47 例实施择期原发灶和转移灶根治性切除手术,8 例在置放肝动脉灌注泵前行先行切除原发灶,患者总体的中位生存期为 18 个月。因此,认为对于原发灶既无梗阻也无出血的转移性结直肠癌患者最合适的治疗方式是化疗,无需切除原发病灶。Damjanov 等回顾性的综述也认为随着化疗药物和靶向药物的联合使用将可以很好地控制肠道原发病灶,不会因为原发灶出现症状而需要手术切除。

但是,也有相当多的研究支持先行手术切除肠道原发灶。Aslam 等报道了一组 920 例Ⅳ期结直肠癌患者的 10 年随访研究,原发灶切除组患者中位总体生存期 14.5 个月,明显高于原发灶未切除患者的 5.83 个月($p<0.005$),多因素分析也显示原发灶接受手术切除是影响总体生存的独立预测因素,而高龄、原发灶固定和伴有淋巴结转移

也是预后不佳的因素。一项包括 8 个回顾性研究共 1 062 名患者的荟萃分析表明对于原发灶无症状或轻度症状肝转移灶不可切除的结直肠癌转移患者,切除原发灶可以延长患者生存 6.0 个月($p<0.001$),而单纯化疗患者有 7.3 倍的可能性发生源于原发灶的并发症($p=0.008$)。另有多项荟萃分析也显示患者可以从原发灶手术中获得生存收益。但是,上述研究均为回顾性分析,且两组患者的选择方面可能存在偏倚,一般身体状态和肿瘤情况较好的患者接受手术,所以对上述结果的解释要慎重,仍需要前瞻性、随机对照研究评估原发灶手术的价值。

因此,结直肠癌原发灶无出血、梗阻症状或无穿孔时,可以行系统性化疗(或加用肝动脉灌注化疗),并可联用分子靶向治疗。每 6~8 周评估一次,如果转移灶转化成可切除或有望 NED 时,即手术治疗或手术联合其他肿瘤局部毁损手段;如果肝转移灶仍不能达到 NED,则视具体情况决定是否手术切除结直肠癌原发病灶,术后继续对肝转移灶进行综合治疗。此类患者也可选择先行切除结直肠癌的原发病灶,继而进一步全身治疗。

十、局部毁损治疗进展

近年来,非手术局部治疗方法,包括消融和放疗等,越来越受到重视。虽然肝转移灶手术切除仍是结直肠癌肝转移灶治疗的"金标准",但是热消融、立体定向放疗等局部治疗手段可作为手术的替代方案,逐渐被认为也同样可以达到根治效果,达到 NED 状态。

射频消融(RFA)是局部治疗工具中较为成熟的手段,且使用方便,安全性好,能高效破坏肝转移灶的肿瘤细胞。Ⅱ期 EORTC 40004 研究(CLOCC 研究)作为第一个有关不可切除肝转移 RFA 治疗的 RCT 研究,对比了系统化疗和系统化疗联合 RFA(及手术)的效果,结果显示 RFA 联合全身治疗能显著延长 PFS(3 年 PFS,27.6% vs 10.6%,$p=0.025$)。同时,对于单个肝转移灶而言,RFA 和手术切除的局部控制效果无显著差异(局部复发率,6.0% vs 5.5%)。因此,对于部分预期术后残余肝脏体积过小或者个别病灶难以手术处理的患者,可考虑切除大部分的肝转移灶,同时对其他的肝转移病灶进行 RFA,以争取达到 NED 状

态,现有的回顾性研究表明这种方法能获得与可切除患者相仿的治疗效果。因此,临床实践已将射频消融等毁损治疗作为达到 NED 的重要补充手段推荐。

立体定向放疗(SBRT)能够高剂量地精准毁伤目标,同时保留正常组织不受损伤,使得放疗在肝转移灶局部治疗中占据了重要的地位。最近一系列研究表明应用 SBRT 一或两年内局部控制率达 70%~100%,两年总生存率达 30%~38%,对于肝转移局部控制效果良好,且无严重毒副作用,已被证明是安全有效。然而,SBRT 是否改善无进展生存尚缺乏随机试验研究结果。最近一项纳入五个研究的综述显示立体定向消融放疗(SABR)后生活质量评分很少有统计学意义的下降,从而表明肝脏 SABR 可以保存完好的生活质量。因此,立体定向放疗目前也是根除肝转移灶的治疗手段之一,是不适合手术或消融治疗肝转移患者安全可行的替代治疗方法,而且可能适用于转移灶数目不超过 5 个,且单个肿瘤直径 <6cm 的肝转移患者。

局部治疗还包含化疗栓塞,微波消融等多种手段,但其疗效并不优于射频消融,而且手术切除在现阶段乃至不久的将来都将是治愈结直肠癌移肝转移的最佳手段,因此,对于肝转移灶的局部处理,强调手术应在 MDT 的评估和治疗下积极考虑,而对于手术切除难度较大的肝转移灶,可考虑联合使用肿瘤局部毁损治疗工具,主要包括消融治疗(如射频消融、微波消融和冷冻治疗)和放射治疗(包括三维适形放射治疗 3D CRT、立体定向放射治疗 SBRT 和调强放射治疗 IMRT),从而加强局部病灶的控制,使更多患者有机会达到 NED 状态,改善生存。因此,局部治疗工具可作为补充手段在必要的时候添加,单独使用有可能会失去其治疗意义。

十一、后线治疗发展

新近 AXEPT 研究首次提出 mXELIRI 方案在结直肠癌治疗中的应用,结果显示相对于 FOLFIRI ± 贝伐珠单抗组,mXELIRI ± 贝伐珠单抗组在 OS 中被证实非劣效(中位生存 mXELIRI 组 16.8 个月,FOLFIRI 组 15.4 个月,$HR=0.85$,$95\%CI$ 0.71~1.02,非劣效性 $p<0.000\,1$),同时不良反应发生率大幅降低

(72% 降低至 54%),且治疗更方便,患者依从性更高。因此,mXELIRI 方案有可能代替 FOLFIRI 方案成为转移性结直肠癌的二线治疗选择,给患者提供相对更好的用药体验。

晚期结直肠癌后线有效治疗药物相对匮乏。瑞戈非尼是一种口服多靶点酪氨酸激酶抑制剂(TKI)。国际多中心 CORRECT 及亚洲 CONCUR 研究在 RAS 野生型的转移性结直肠癌患者在初始化疗进展后应用瑞戈非尼序贯二线化疗联合分子靶向药物治疗,结果均显示对比安慰剂组,瑞戈非尼单药组患者 OS 显著获益[CORRECT:中位 OS 6.4 vs 5.0 个月,HR 0.77(95%CI 0.64~0.94),$p=0.005\,2$;CONCUR:中位 OS 8.8 vs 6.3 个月,HR 0.55(95%CI 0.40~0.77),$p=0.000\,16$],同样 PFS 在瑞戈非尼单药组显著获益[CORRECT:中位 PFS 1.9 vs 1.7 个月,HR 0.49(95%CI 0.42~0.58),$p<0.000\,1$;CONCUR:中位 PFS 3.2 vs 1.7 个月,HR 0.31(95%CI 0.22~0.44),$p<0.000\,1$];DCR 结果显示:瑞戈非尼治疗组 DCR 明显高于安慰剂组[CORRECT:207(41%)vs 38(15%),$p<0.000\,1$;CUNCUR:70(51%)vs 5(7%),$p<0.000\,1$];另外两者均显示瑞戈非尼总体安全性较好。因此,瑞戈非尼被国家食品药品监督管理总局获批用于治疗之前接受过氟尿嘧啶、奥沙利铂和伊立替康为基础的化疗,以及既往接受过或不适合接受抗 VEGF 治疗、抗 EGFR 治疗(RAS 野生型)的转移性结直肠癌患者。

而国产新药呋喹替尼三线治疗晚期结直肠癌的国内多中心、随机、双盲、安慰剂对照的Ⅲ期临床研究 FRESCO 研究,纳入二线或以上标准化疗失败的转移性结直肠癌患者,以 2:1 随机入组,最终 278 位患者进入呋喹替尼联合最佳支持治疗组,138 位患者进入安慰剂联合最佳支持治疗组。该研究达到主要终点,呋喹替尼组患者 OS 为 9.3 个月,显著高于安慰剂组的 6.57 个月($p<0.001$),降低死亡风险 35%(HR 0.65),同时也达到所有次要终点,呋喹替尼组较安慰剂组显著延长患者中位无进展生存期 PFS(3.71 个月 vs 1.84 个月,$p<0.001$),提高了肿瘤客观反应率 ORR(4.7% vs 0,$p=0.012$)和疾病控制率 DCR(62.2% vs 12.3%,$p<0.001$)。进一步进行亚组分析,均提示 OS 和 PFS 皆倾向于呋喹替尼组获益。而且安全性良

好,不良反应可控。因此,呋喹替尼也被国家食品药品监督管理总局批准适用于晚期结直肠癌三线治疗。

还有一项亚洲地区随机、双盲、安慰剂对照的多中心Ⅲ期 TERRA 研究,研究已在日本欧美上市的口服组合抗癌药 TAS-102,含有曲氟尿苷(FTD)和盐酸替吡嘧啶(TPI)作为活性成分。共纳入 406 例既往至少接受过二线以上标准化疗后的转移性结直肠癌患者,按照 2:1 比例随机分入 FTD/TPI 组或者安慰剂组,研究达到主要终点,FTD/TPI 组与安慰剂组比较显著延长 OS(7.8 个月 vs 7.1 个月,$p=0.035$),也达到关键次要终点,FTD/TPI 组显著延长 PFS(2.0 个月 vs 1.8 个月,$p<0.001$)。FTD/TPI 组最常见的 G3/4 不良事件为骨髓移植,给予粒细胞集落刺激因子可以处理,并且没有发现粒细胞减少性发热。因此,FTD/TPI 显著改善亚洲地区患者的 OS 与 PFS,多数不良事件是可预期、可控且可逆的,可提供另外一个后线治疗的选择。

十二、其余非手术治疗手段的优劣

对于肝转移灶不可切除的患者,需要经过 MDT 讨论,采用全身化疗、肝动脉灌注化疗、肝转移灶消融毁损术等方法改善患者预后。但是,究竟哪种治疗手段首选,目前临床上尚无定论。Mocellin 等汇总了 10 个比较肝动脉灌注氟尿嘧啶和全身化疗在不可切除的结直肠癌肝转移患者中疗效的随机对照试验,结果发现单独使用肝动脉灌注化疗有更高的肿瘤反应率(42.9% vs 18.4%,$p<0.000\,1$),但是在中位生存面无明显优势(15.9 个月 vs 12.4 个月,$p=0.24$),因此他们认为目前临床数据不支持在该类患者中单独使用氟尿嘧啶进行肝动脉灌注化疗。Kulaylat 等认为肝动脉灌注化疗合并 / 不合并全身化疗,与全身化疗相比,在不可切除的转移性结直肠癌患者中伴有更高的肿瘤反应率,且肝转移灶无进展时间延长,但是在总体生存方面有无优势也没有明确定论。复旦大学附属中山医院总结 2000—2010 年收治的结直肠癌肝转移患者的生存,发现肝动脉介入化疗联合全身化疗的患者总体生存明显优于单纯使用肝动脉介入化疗的患者(中位生存期:22.8 个月 vs 19.0 个月,$p<0.01$),但还需要进一步

前瞻性临床随机对照试验来验证。

综上所述,结直肠癌肝转移是一个可以通过外科和积极的综合治疗使部分患者能获得 NED 状态的疾病。临床工作中应在 MDT 团队的指导下,结合患者体力状态,参考分子分型,扩展手术适应证,联合局部毁损治疗,并积极综合治疗,实现个体化的诊疗,从而提高生存和改善生活质量。

(许剑民　秦新裕)

参 考 文 献

1. Xu J, Fan J, Qin X, et al. Chinese guidelines for the diagnosis and comprehensive treatment of colorectal liver metastases(version 2018). J Cancer Res Clin Oncol, 2019, 145(3): 725-736.

2. 中华医学会外科学分会胃肠外科学组,中华医学会外科学分会结直肠肛门外科学组,中国抗癌协会大肠癌专业委员会,等.结直肠癌肝转移诊断和综合治疗指南(2018 版).中华消化外科杂志,2018,17(6): 527-539.

3. Van Cutsem E, Cervantes A, Adam R, et al. ESMO consensus guidelines for the management of patients with metastatic colorectal cancer. Annals Oncol, 2016, 27(8): 1386-1422.

4. Ye LC, Liu TS, Ren L, et al. Randomized Controlled Trial of Cetuximab Plus Chemotherapy for Patients With KRAS Wild-Type Unresectable Colorectal Liver-Limited Metastases. J Clin Oncol, 2013, 31(16): 1931-1938.

5. Sorbye H, Mauer M, Gruenberger T, et al. Predictive Factors for the Benefit of Perioperative FOLFOX for Resectable Liver Metastasis in Colorectal Cancer Patients(EORTC Intergroup Trial 40983). Ann Surg, 2012, 255: 534-539.

6. Anwar S, Peter MB, Dent J, et al. Palliative excisional surgery for primary colorectal cancer in patients with incurable metastatic disease. Is there a survival benefit? A systematic review. Colorectal Dis, 2012, 14: 920-930.

7. Sandstrom P, Rosok BI, Sparrelid E, et al. ALPPS Improves Resectability Compared With Conventional Two-stage Hepatectomy in Patients With Advanced Colorectal Liver Metastasis: Results From a Scandinavian Multicenter Randomized Controlled Trial(LIGRO Trial). Ann Surg, 2018, 267: 833-840.

8. Xu RH, Muro K, Morita S, et al. Modified XELIRI(capecitabine plus irinotecan)versus FOLFIRI(leucovorin, fluorouracil, and irinotecan), both either with or without bevacizumab, as second-line therapy for metastatic

colorectal cancer (AXEPT): a multicentre, open-label, randomised, non-inferiority, phase 3 trial. Lancet Oncol, 2018, 19 (5): 660-671.

9. Li J, Qin S, Xu R, et al. Regorafenib plus best supportive care versus placebo plus best supportive care in Asian patients with previously treated metastatic colorectal cancer (CONCUR): a randomised, double-blind, placebo-controlled, phase 3 trial. Lancet Oncol, 2015, 16 (6): 619-629.

第七节 克罗恩病外科治疗的价值与困惑

一、概述

克罗恩病(Crohn's disease, CD)与溃疡性结肠炎(ulcerative colitis, UC)通称为炎症性肠病(inflammatory bowel disease, IBD),是一种慢性非特异性炎症,可累及消化道从口到肛门的任何部位,目前尚无法治愈。据报道,CD在西方发达国家的发病率为10.6/10万~29.3/10万。一般认为,CD在包括我国在内的发展中国家的发病率要低于发达国家,但其呈现持续上升趋势。近年以人群为基础的流行病学调查显示,我国CD的标化发病率已升至0.13/10万~1.09/10万。CD诊断需要结合临床表现、实验室检查、影像学检查、结肠镜及病理等,病理学结果是确诊的一个重要依据。因其无特异性的临床症状,故术前误诊率较高,易误诊为急性阑尾炎、肠结核、回盲部肿瘤等。随着诊疗水平逐步地提高及对该病的推广认识,术前误诊率已有所下降。

欧洲克罗恩病和结肠炎组织(European Crohn's and Colitis Organisation, ECCO)定期会对IBD的诊治指南进行修订,而我国中华医学会消化病分会炎症性肠病学组借鉴了西方发达国家的诊治指南,逐渐形成了在这一领域的共识意见,其中外科在IBD的治疗过程中所充当的角色也逐渐显露。CD规范性诊治的推广已经迫在眉睫。由于病因未明,目前尚无针对性强的药物或手术治疗方法。对包括CD在内的IBD治疗目标应为:诱导并维持临床缓解以及黏膜愈合,防治并发症,改善患者生命质量,加强对患者的长期管理。有人提出CD治疗必须遵守分级、分期、分段的原则。分级治疗指确定疾病严重程度,按轻、中、重不同程度采用不同治疗方案;分期治疗指活动期以控制症状为主要目标,缓解期则主要为预防疾病复发;分段治疗指根据病变部位侵及的范围选择不同治疗方案。自1988年Infliximab被批准用于CD的治疗,无论在诱导缓解期、缩短住院时间还是降低手术率等方面都发挥其独特的疗效。Infliximab给患者带来了福音与希望,在一定程度上改变了国内、外对CD的治疗策略。然而,约70%患者在有生之年仍难以避免手术治疗。据国内多中心研究表明,CD患者总手术率为64.8%,起病后5年累计手术率为52.0%。术后复发率高、并发症多及术后再次手术等问题使得很多外科医师的抉择进退两难。CD术后复发率达50%以上,病程中有可能复发而需多次手术,所以其手术指征较UC相对严格。外科治疗在CD中究竟扮演什么角色,国内外在外科治疗CD的许多问题上仍存有争议。

CD具有三大外科临床特征:大多数患者在某时需手术治疗、永远有再次手术的可能、始发病变的类型不同时患者的预后和复发也不同。与UC不同,CD手术治疗无需追求"扩大性"肠管切除,而仅需处理引起明显症状的病变肠段。既往研究证明CD病变切除的长度不会影响疾病的复发,扩大切除术非但没有必要,对患者还有害,"肠段保留(bowel-sparing)"的理念已经深入人心,并同时避免了扩大切除术引起的短肠综合征及由此产生的肠衰竭。因此,主流意见倾向于手术切除时要求保留尽可能多的肉眼所见正常肠段。近期也有研究显示适当扩大切除病变肠段相应的肠系膜可降低CD术后的复发率,然而这需要更高级别的研究进一步证实。随着各种先进手术器械的使用,包括吻合器、吻合环、切割闭合器等,不但缩短了手术时间,而且降低了手术难度,CD手术技术也随之日趋成熟。

CD手术指征:外科治疗适用于内科治疗无效或伴有严重并发症的CD患者,后者包括:①炎性包块,包括炎症向肠外浸润形成肠间瘘或局限性脓肿;②肠瘘,包括内瘘(如肠间瘘、肠膀胱瘘、肠阴道瘘、肠子宫瘘、肠输尿管瘘等)及肠皮瘘;③肠梗阻,多为小肠慢性梗阻,但也可急性发作;④游离穿孔,一般为小肠穿孔;⑤消化道出血;⑥癌变,长期病程肠管狭窄部位可发生癌变。CD引起的脓肿可行脓肿清除加肠段切除吻合术,而非CD性脓肿则以引流造口或短路为主。与其他情况引起的肠外瘘不同,CD肠外瘘自愈的可能性较小,且瘘口部位的病变肠段不易控制。毋庸置疑,梗阻、大出血及癌变的处理,都以切除病变肠段为主。

二、外科治疗价值与困惑的评估

(一)手术时机的选择

什么时候采取手术治疗能在风险最少的情况下患者获得最大受益?纵观CD被首次报道后70多年以来,CD手术一般都在出现相应并发症时需要外科干预。有学者提出早期是否有必要行手术干预,即预防性手术。多年来CD的内科维持治疗依赖5-氨基水杨酸(5-ASA)及糖皮质激素。近年随诊治水平的提高及新生药物不断涌现,特别是Infliximab应用于临床后,CD已逐渐过渡为内科疾病。外科干预主要用于解除CD的并发症,但并发症的出现一般是疾病进展、病变活动的表现。有部分报道,早期手术能暂时减缓疾病的进展,减少并发症的发生。况且即使术后仍有部分人复发,至少复发前免受一段更为艰难的生活,因此早期手术仍有值得商榷之处。

然而,大多数学者认为,预防性手术是不必要的。因为CD疾病本身无法得到根治,切除病变肠段后残余肠段均有可能复发或再发,术后复发率及术后再手术率高。对CD而言,外科治疗的目的是解决并发症给患者带来的症状。如果手术治疗需要符合风险最少、获益最大的原则,早期预防性手术是值得商榷的,它从根本上违背了"肠段保留"理念。即使因并发症行手术治疗,术中发现未引起症状的病变肠段也应对此有所保留。对于并发症的相关症状通常在病后一段时间发生,且患者的总体情况处于较差的状态。在机体处于炎症反应、营养不良的状态下,手术创伤的打击将增加手术并发症的发生。另外,CD是肠道慢性疾病,常伴有较长时间的营养消化吸收障碍,有并发症时其营养不良的情况更是严重。因多数患者伴有营养不良,围术期给予营养支持实为必要,除有肠梗阻外,宜给予肠内营养。肠内营养不但能改善患者的营养状态,也可缓解急性发作症状,延长疾病的缓解期,营养情况的改善有利于患者术后康复。因此除伴有大出血等急症外,其他并发症并不需要作急诊手术,可经一段时间的内科治疗、进行充足的术前准备后再施行手术。即使是穿孔,多数也是先有炎性肿块脓腔继而形成包裹性穿孔或瘘,鲜有急性穿孔形成弥漫性腹膜炎者。在有感染、形成脓肿的情况下宜先行引流控制感染,再行确定性手术。有研究结果显示,曾接受过小肠短路手术或旷置肠袢的CD患者其癌变率和癌变死亡率均明显增加。早期手术不能避免并发症的发生,而且不能降低其癌变的机会。

(二)手术方式的选择

CD为人们认识以来其手术方式经历了"广泛肠切除术"、为转流病变肠段而实施的"短路及旷置手术"和"切除病变肠段后端端吻合术"三个阶段,20世纪80年代尚有学者提倡行"狭窄肠段成形术"等新术式。"广泛肠切除术"因有引起致命的短肠综合征、肠衰竭等风险已被摒弃。"短路及旷置手术"能使肠内容物完全分流,被旷置肠段的病变能得到缓解。但如果旷置肠段广泛时仍不可避免地发生短肠综合征,且被旷置肠段有癌变的风险。"病变肠段切除"要求"彻底切除肉眼所见病变肠管的基础上把切除长度限制到最短"。CD的病理改变有其特殊性,病变虽可累及肠管的各个部位,但大多呈现跳跃状改变,病变与病变之间有正常的肠组织,这为局限性切除创造了条件。由于CD病变在肉眼观察正常肠管的黏膜下层、肌层可能仍有病变,传统认为切除范围应包括距离肉眼观察到的病变边缘10cm。但研究显示2cm的肠管切缘其术后复发率与12cm者无明显差异,目前大多主张距病变肠段2~4cm的切除范围即可,这样可进一步降低短肠综合征发生的机会。因术中冷冻病理检查可靠性差,无助于判断,亦无必要。

对于病变累及结、直肠的病例,尚可选择行节段性结肠切除、全结肠切除或结直肠切除,并根据病变情况决定是否行一期吻合恢复肠道连续性或是仅作结肠造口或回肠造口术。虽然造口并不被大多数外科医师及患者接受,造口有时是最佳的选择。在这样的原则指导下,手术者将会对少切或不切病变肠管是否会影响吻合口的愈合、残留病变是否会发生复发或癌变产生疑问。学者们认为，直接吻合具有活动性黏膜溃疡的肠段显然会增加吻合口瘘的发生概率，且 CD 的复发多位于吻合口附近，因此不主张吻合具有活动性黏膜溃疡的肠段，而应选择肉眼正常的肠段。大多数肠管吻合建议采用的是侧侧吻合。侧侧吻合可以有效延缓 CD 术后临床复发并降低 CD 术后吻合口瘘的发生率。一些荟萃分析的研究结果也证实了这一结论。因此推荐在 CD 肠吻合方式的选择上，优先考虑侧侧吻合。

旁路手术在 20 世纪 60 年代一度盛行。对营养情况较差不能耐受长时间手术或病变广泛、腹腔广泛粘连者，旁路手术可迅速解除梗阻、减少创伤、利于早日康复。但由于肠内容物常常得不到完全分流，其短期复发率及长期癌变风险较高，现已较少应用。主要适用于十二指肠 CD，行胃空肠吻合避免十二指肠瘘的发生。

"狭窄肠段成形术"是在当病变肠管出现多发的、短的狭窄，且病变广泛或以前曾行手术切除现又需保留肠道功能而施行的术式。特别是随着"肠段保留"观念的提出，狭窄成形术引起了不少外科医生的兴趣。狭窄成形术不仅明显改善梗阻症状，且可以尽量保留更多的肠段，减少不必要的黏膜面积的损失，避免因广泛肠切除而导致短肠综合征。狭窄成形术，与其他保留肠管术式一样，最大的缺点是病变组织长期留在原位有继发恶变的可能。癌变的问题下面具体讨论，可能与 CD 本身潜在的病理状态有关。由于结肠狭窄较小肠狭窄发生癌变的机会大，故认为结肠 CD 不宜行狭窄成形术。不管怎样，它为可疑发生短肠综合征或已经发生短肠综合征而又需要手术解除梗阻的患者带来了希望，在特定情况下是一种值得推荐的术式。

腹腔脓肿或炎症性包块在 CD 患者中比较常见，常提示病情复杂和严重，内科治疗常不理想，往往需手术治疗。腹腔脓肿容易穿破，因 CD 为慢性肠道炎症性疾病，腹腔粘连严重，很少引起急性弥漫性腹膜炎。然而，一旦确诊为游离性穿孔伴有急性弥漫性腹膜炎，则需急诊手术行肠管切除或造口。脓肿穿破大多形成肠外瘘或内瘘。CD 脓肿与非 CD 脓肿处理上不同，CD 脓肿单靠引流不能完全愈合。对于脓腔，先建议行清创引流，待炎症消退或缓解后，再行手术争取一期切除病变肠管。若术中判断腹腔污染严重，不建议肠管切除后行一期吻合，应作近段回肠造口。肠瘘发生与上述处理原则相同。合并肠外瘘时，行病变肠段一期切除吻合，同时将腹壁瘘管切除扩创或搔刮腹壁瘘管，原则上不放置或尽量短时间放置引流。内瘘发生时，多数观点认为，无症状者可以不手术，有症状者在受累器官或组织并无 CD 病变情况下可行原发病灶切除、瘘管修补术，一般无需同时切除受累的器官或组织。

回肠储袋肛管吻合术（ileal pouch-anal anastomosis，IPAA）是治疗 UC 的推荐术式，在 CD 的应用存在争议。有时由于鉴别 UC 和 CD 困难，部分患者行 IPAA 后才能确诊为 CD。对于这类尚未能明确诊断或不能明确诊断的 CD 患者行 IPAA，其并发症发生率及储袋失败率会明显上升。但手术成功的这部分患者，其焦虑程度降低，术后往往有较满意的贮袋功能，生活质量较高。结肠 CD 由于小肠与肛周可能同时具有潜在的病变危险，加上 IPAA 本身的失败率可高达 50%，因此不常规推荐 CD 患者行 IPAA 术。但也有部分学者认为对于广泛的结肠型 CD，若小肠与肛周没有受累，而患者充分知情同意并接受并发症发生率及储袋失败率高的现实，行 IPAA 替代全结肠直肠切除加回肠末段造口也是可以考虑的。

（三）术后复发及再次手术

手术的目的是治疗 CD 产生的并发症，而非从根本上治愈其原发病，因此切除 CD 病变肠管后，残余肠管仍有病变复发的风险。复发的定义至今尚无统一标准。若根据内镜复查结果评定复发，1 年复发率为 73%~93%，3 年复发率高达 85%~100%。若根据临床症状需要再次行手术干预者，初次手术后 5、10、15 年的复发率分别为 15%~45%、26%~65% 和 33%~82%。近期国内一个 CD 多中心研究发现初次手术后 2 年累积复发率为 18%，3 年累积复发率为 21.0%。术后复发通常发生在吻合口附近或回肠造口附近。CD 术后复发是外科医师应关注的一个问题。在术前即应告知患者，术后应维持治疗以延缓复发。虽然内、外科医师都很重视预防 CD 复发的问题，但 CD 的复发并未能得到有效的控制。CD 的复发与病变范围、侵袭性强度有关。据文献报道，术后

15 年的复发率约达 60%，其中回结肠型病变复发率最高，其次为小肠型病变，而局限于结肠的病变复发率最低。发作年龄小、病程短、出血、穿孔、吸烟等均是复发的高危因素。近来，Hofer 等对术后复发患者进行多因素分析发现，肠外表现也是 CD 术后早期复发的一个重要影响因素。

术后复发并不意味着患者一定需要再次接受手术。术后复发的患者大多通过内科药物治疗病情可以得到缓解。然而，因为影响术后复发的因素常常影响手术治疗方式的选择，术后复发其再次手术的机会很高。国内 CD 多中心临床研究发现再手术率为 33.9%，因穿孔行初次手术者可以作为 CD 患者术后复发再手术的独立预测因素，也可能提示行多次手术的风险高。穿透型 CD 患者再次手术风险为非穿透型患者的近 3 倍，同时发现回结肠 CD 患者再手术的风险为回肠型的 3 倍以上，考虑可能由于回结肠型 CD 容易发生穿孔所致。5 年再手术率为 25%~30%，20 年再手术率为 45%~50%，多数患者最终需要再次手术，约 25% 的患者在第二次手术后需要再次手术。术后复发为肠段保留理念提供最有力的根据，术后再次手术或多次手术可为患者缓解症状，解除并发症对生命的威胁提供最终有效的保障。

（四）癌变

长久以来一直认为 CD 有致癌倾向，小肠 CD 炎症部位可能并发癌，应重点监测小肠；结肠 CD 癌变危险性与 UC 相近，其监测方法应借鉴 UC。IBD 癌变风险与病程相关，随着时间推移而逐渐增高。一般认为，IBD 发病 8 年后癌变的风险显著增加，现其已经被认为癌前病变。在美国，结直肠癌已成为 IBD 患者最严重的并发症，CD 患者大肠癌变率接近 1%。胃肠道肿瘤是引起 CD 相关性死亡的最主要原因之一。长期患小肠 CD 的患者发生小肠癌的危险性增高。它可发生于病变连续的肠道，也可发生于旁路手术后的旷置肠襻，这又进一步提高了我们对手术切除肠襻吻合风险的警觉。再者，结肠 CD 患者有发生结直肠癌的危险性。若病变范围和病程相同，其发生结直肠癌的危险性与 UC 相似。2008 年，上海瑞金医院对 513 例炎症性肠病患者进行分析显示，UC 癌变率为 1.65%（4/242），另有 4 例癌前病变，271 例 CD 患者中未发现癌变。IBD 癌变具有多种高

危因素，包括发病年龄、病程、病变范围、炎症程度、合并原发性硬化性胆管炎等。

异型增生是结肠上皮的一种致瘤性转化，以细胞不典型增生、异常分化及结构异常为特征。在 IBD 中，异型增生分为不确定、低度、高度异型增生及黏膜内癌。通常异型增生发生在前，之后往往不表现为局部的息肉，而直接伴随着结直肠癌的发生。CD 的癌变不只局限于炎症明显部位，可呈多中心性、异时性和并发肠外癌变，因而术后定期监测肿瘤相关标志物、电子结肠镜及 CT 等是必要的。结肠镜检查在早期发现结直肠癌上功不可没，对于 IBD 患者我们主张定期行结肠镜检查。CD 中推测与癌变相关的危险因素有直系亲属肿瘤史及病变部位。据大宗病例统计，CD 癌变平均年龄为 47 岁，较一般人群提前 15 年，其中小肠 CD 癌变 70% 发生在回肠，结肠 CD 癌变则以右半结肠常见。长期存在的肛门直肠部病变也是癌变的好发部位，应加强随访检查。

有学者提出一种预防 IBD 癌变的手术策略，就是在发现病变 8~10 年后施行全结直肠切除术。肠切除术是否能预防癌变的发生？这涉及手术指征的选择。我们知道，CD 可侵及全消化道，且可表现为跳跃性病变。因此预防性肠切除术难以通，更甚者可能引起一直困扰我们的严重手术并发症——短肠综合征及相关的肠衰竭。但在处理其他并发症行剖腹手术时，应全面探查肠管，了解病变范围及可能遗漏的已发肿瘤。

（五）特殊部位的 CD

回盲部 CD 有一特殊的疾病表现形式——"阑尾炎"，有报道显示 CD 术前诊断为"阑尾炎"的发生率为 9.4%，甚至术中无法判断 CD 而单纯行阑尾切除术、术后伤口不愈合、发生肠瘘者并不鲜见。"阑尾炎"的误诊跟 CD 好发于回肠末段关系密切。因可疑急性阑尾炎行剖腹探查术发现回肠末段有 CD 表现时是否行阑尾切除，在学者之间有争论。传统观点认为只要 CD 病变未侵及盲肠部时行单纯性阑尾切除术，是可行也是应该的，这样既减少患者以后出现右下腹痛时再次发生诊断困难的问题，阑尾切除后也不至于发生瘘。然而，现在认为只要症状持续已有一段时间，而炎症的肠管呈典型的 CD 表现，或伴有肠系膜脂肪包裹，则可同时行局部回盲部切除术。当然，阑尾

CD 也可表现为阑尾炎,术中需注意相邻的回肠、盲肠是否有病变。单纯性阑尾 CD 通常术中都难以判断,因此风险更大。

CD 侵及胃十二指肠者临床上较少见,占 CD 的 2%~3%,可合并梗阻、穿孔、瘘和出血。该类患者有其解剖学特点,因此手术也有其特殊性。CD 患者本身愈合能力差,胃大部切除或十二指肠切除吻合发生十二指肠残端瘘概率大。普遍推荐胃部病变可行胃部分切除或加迷走神经切断术,十二指肠病变则首选短路手术(胃空肠或十二指肠空肠吻合术),但单纯外科短路手术效果并不满意,常规附加迷走神经切断术。

肛周病变是 CD 的另一特点。临床上可发现偏心性肛裂、排便不节制、复杂肛瘘、脓肿或僵硬而狭窄的肛管等。早期外科医生因担心手术会导致局部伤口的长期不愈和括约肌损伤,不太愿意对 CD 肛门表现或肛周 CD 行手术治疗。直至 20 世纪 80 年代后期,学者们开始提倡较为保守的外科治疗,明确脓肿形成是外科手术指征,及强调保护括约肌功能。无症状的肛周病变仅需要内科药物治疗,只有出现症状才需要外科干预。外科治疗重点在于缓解症状和引流脓性分泌物,即使外科治疗也必须积极配合药物治疗。一般肛周脓肿仅需简单切开引流。多数疼痛性肛裂的原因为存在括约肌间脓肿,当合并脓肿时行内括约肌切断引流术可促进症状缓解。处理比较困难的是复杂性肛瘘和直肠阴道瘘。CD 患者临床上发现肛瘘,可先行简单的瘘管切开术或挂线引流,注意不要损伤肛门括约肌功能。直肠阴道瘘如果侵及括约肌可行直肠黏膜瓣前徙术。

整体上控制病变的活动性及肛周病变的引流通畅,是治疗 CD 合并肛周病变的两大原则。近年来,随着 CD 多学科治疗模式的引入,肛周病变充分引流后加用生物制剂,术后肛周磁共振检查的随访,已经成为最佳的治疗模式。粪流改道是治疗复杂性肛瘘和直肠阴道瘘最后的、可供选择的措施。

(六)腹腔镜手术

自 1986 年 Erick Muhe 首次应用腹腔镜手术以来,腹腔镜手术无论是在国内还是在国外均迅速蓬勃的发展。Aleali M 评价微创手术正在戏剧性的改变胃肠外科的几乎所有领域时,IBD 包括 CD 的治疗同样也受益于此。腹腔镜手术用于 CD 的治疗始于 20 世纪 90 年代。与开放性手术相比,腹腔镜手术具有伤口美观、住院时间短、术后疼痛轻、肠道功能恢复快等优点。但 CD 炎症粘连、相关的并发症显著延长手术时间及增加中转开腹率。随着手术经验的积累,腹腔镜手术治疗 CD 的优越性也将逐渐得到体现,再者 CD 为良性病变,因此这种术式备受推崇。

很多专科医生一开始不主张对 CD 患者行腹腔镜手术,认为 CD 存在免疫抑制及本身特殊的病理特点,如肠系膜短厚、粘连,组织脆性高。一方面手术难度相应地增加,另一方面术后并发症也随之升高。然而,近年来 Bergamaschi 等对 92 例 CD 分别行腹腔镜下和开放性回结肠切除术,发现腹腔镜手术组术后 5 年小肠梗阻发生率(11.1%)较开放性手术(35.4%)组低,两者在复发率上的差异没有统计学意义(分别为 27.7% 和 29.1%)。从上述研究看,腹腔镜手术发生并发症或复发并不比开放性手术多见。腹腔镜手术再次手术时发现腹壁与肠管粘连更少,且再次手术时间缩短,血液丢失少,伤口美观。即使费用高、可能冒着中转开腹的危险,很多患者都愿意选择行腹腔镜手术。CD 患者通常需要多次手术,第一次手术后在 10~15 年内有 40%~50% 需要再次手术。有报道,复发 CD 腹腔镜手术在发生吻合口瘘、中转开腹率及术后并发症方面与开放性手术并无差异。因此,在患者第一次手术时只要病情允许建议首选腹腔镜路径,这对患者有长期的益处。

从手术切口小且美观、CD 属良性疾病及术后粘连轻有利于再次手术等方面考虑,腹腔镜 CD 手术具有良好的前景。国外很多研究中心已对所有手术治疗的 CD 患者在没有明确禁忌证,如急性梗阻及冰冻腹腔等情况下也可考虑采用腹腔镜手术进腹。然对于以往有过腹部手术、腹腔多处粘连者,较大炎症包块、脓肿或瘘管形成者,应谨慎盲从。选择腹腔镜手术治疗 CD 时应同时将 CD 组织脆性高、肠系膜短厚包裹肠管等特殊组织表现纳入权衡的范畴。

(七)大便情况及造口

部分 CD 患者的临床症状为腹泻,少数表现为排便困难、排脓血样便。肛管直肠手术功能保护包括排便功能及性功能。我们发现行直肠肛管手术的患者术后会出现大便次数增多，大多为暂时性的，但有些则为永久性的。部分患者甚至会出现肛门失禁，这与肛管括约肌损伤有关。关于大便控制情况，普遍认为当大便未成形或呈液体时出现大便失禁可能与切除肠管并重建、肛管括约肌受损有关；若大便成形或呈固体状者则可疑与感觉神经受害、肛管括约肌功能差及盆腔肌肉松弛有关；若大便失禁仅是紧急情况发现，那么大多与直肠病变有关，因为一旦炎症控制、病变肠段切除后可以避免。因此，如果直肠肛管严重受损，或保留手术后不能很好地控制大便，一味追求保留肛门直肠是不可取的。

CD 最常见的手术方式是肠切除术，其手术的目的是尽可能保留多的肠管及避免造口。对部分 CD 患者进行暂时性或永久性肠道造口往往是必须的、不可避免的。有时肠道炎症严重并不适合行急诊手术切除，这时采用暂时性造口将肠内容物由体内引流到造口袋是必要的。因此，CD 手术还涉及合适性造口的问题。所谓合适性造口，指的是在情况不容乐观的时候不要一味追求保留肛门或减少患者精神上的痛苦，而从患者全身情况出发，适当选择永久性造口或暂时性造口。合适性造口的提出，主要是因为 CD 的外科治疗不是治愈性的，而是为了解决并发症引起的症状。由于疾病继续破坏剩余的结直肠或其剩余部分病变持续活动，导致二期吻合延迟甚至有不能恢复其肠道连续性的可能。有学者提出，严重肛周合并症，如排便不节制、肛管狭窄、复发严重脓肿和瘘在局部处理失败后都最终需行直肠切除术，这可能导致永久性造口。永久性造口后的残余肠段也可以再发，而暂时性造口因为炎症持续性进展、复发或再发，大多都不能行关瘘手术而变为永久性造口。复发风险再高与永久性造口的利与弊，应与患者充分沟通。然而，一旦直肠肛管病变严重、水肿，吻合炎症肠段出现吻合瘘的机会大，则不应绝对禁忌造口。吻合口瘘在营养状况相对差的 CD 患者出现时，其危险性较病变复发更大。所以造口适应证可归纳为：肠道炎症水肿明显不适宜行一期吻合者、病情危重合并脓毒血症者或伴有严重肛周病变其他方法治疗无效者。

（八）性功能

CD 好发于年轻人，因此生活质量的保证是至关重要的。尽管 IBD 患者出现性功能障碍者少见，但一旦出现则比较棘手。据文献报道，IBD 患者可以出现性欲减退、性交困难或性无能。因出于尴尬患者未能向医生反映或医生不能将其与该疾病联系起来等因素，其确切发生率难以统计。CD 疾病本身可以引起性功能障碍。性欲减退很多由于全身性衰弱和营养性损耗所致，有肛周病变、大便失禁或存在造口的患者通常因为恐惧而逃避性接触。性交困难通常与肛周病变或回肠段病变与子宫、后穹窿的毗邻关系有关。CD 皮肤表现可能影响生殖器，如阴道念珠菌感染，最终导致性交困难。有限的研究提示 IBD 性功能障碍在内科治疗后如服用柳氮磺吡啶，更容易出现。

直肠癌手术保功能术式已经备受青睐，包括性功能、排便功能的保护。CD 手术是否影响患者的性功能？部分患者在手术之前已经出现性交困难。有文献报道当病变肠段切除引起全身情况好转的同时，术后性功能的改善更为明显。180 例行全结肠切除、肛管回肠储袋吻合术患者，23% 患者表示性欲有所改善。然而，性功能障碍是 IBD 众所周知的手术并发症之一。正常的性功能依赖于完整无损的副交感神经及交感神经，它们都是在直肠切除过程中容易损伤的。阴茎的勃起需要副交感神经及交感神经同时参与。另外，交感神经控制精液从精囊腺中射出。如果神经损伤，可引起勃起不完全、射精障碍或逆行性射精，或性无能。男性患者出现性无能及射精障碍可以通过阴茎填充术、穴内注射药物等处理得到缓解。因直肠切除引起的性交困难多数是可以避免的。直肠阴道隔的分离保证阴道后壁的完整。选择永久性回肠造口的女性患者，可能因为阴道水平成角导致性交困难，可用大网膜填塞阴道与骶骨之间的间隙来缓解。对患者的精神鼓励是必需的，而且当患者全身情况改善后性功能也随之得到改善。

（九）切口选择及术后切口愈合

CD 患者常需要接受多次手术治疗，因此切口的选择很重要。一般不选择旁正中切口或斜切口，以免影响日后造口的部位。切口一般选择接近压痛明显或肿物突出的部位。国内经常选用腹部正中切口,有利于探查。外科医师对多次手术者经常选择从同一个切口入腹,其最大的危险是切口下肠管与腹壁的粘连,开腹时容易损伤切口下肠管。有经验的外科医师在进腹之前用手指感觉腹膜的厚度以此判断腹膜下有无肠管,并选择薄弱的部位进腹,进腹后用手指逐步分离腹壁下的粘连。但奇怪的是,再次手术虽然选择原切口,CD 患者较少发生切口疝。

CD 是慢性肠道疾病,肠道炎症通常伴有长时间的消化吸收障碍,特别出现并发症时营养状况更差。因此,多数患者伴有营养不良。由于有并发症的 CD 患者大多有长期服用糖皮质激素史,加上 CD 患者本身伤口愈合能力差,因此手术后组织愈合不良与伤口感染并不鲜见。另外,因误诊"阑尾炎"行阑尾切除术的 CD 患者伤口愈合不良或出现肠瘘者时有耳闻。预防伤口愈合不良的唯一有效方法是改善患者营养状态,当然术后激素的应用应该慎重。

(十)激素应用与手术

内科药物标准治疗一般选用氨基水杨酸制剂,然而对氨基水杨酸制剂治疗反应不佳的轻、中型患者,或重型活动型患者及急性暴发型患者,通常选用糖皮质激素治疗。主要的手术指征是伴有并发症或出现内科治疗无效者,必然在手术前患者有服用糖皮质激素的药物史,有些则长期持续服用。这些因素将导致围术期可能因此而出现不良的作用,如手术后易有组织愈合不良与感染的发生,更重要的是术前停药后、术后的应激会出现肾上腺激素不足的症状。部分专家建议为了预防上述并发症,术前需要逐渐减少肾上腺皮质激素的用量,术后应根据患者的情况适量补充。综上所述,术后激素的应用只是为了避免肾上腺激素不足的出现,关于激素应用还存在另一个问题:术后应用糖皮质激素是否能持续维持缓解期、减少复发及再手术的机会?结果却不尽然。临床试验证实服用常规剂量糖皮质激素维持治疗仅对部分患者是有效的,且只是延长临床缓解期,不能持续维持缓解期。长期、小剂量维持治疗用药产生的不良反应却不容忽视。故激素一般适用于诱导疾病缓解,而非维持缓解。

(兰 平)

参 考 文 献

1. 中华医学会消化病学分会炎症性肠病学组.炎症性肠病诊断与治疗的共识意见(2018年·北京).中国实用内科杂志,2018,38(9):796-813.

2. Gomollón F, Dignass A, Annese V, et al.3rd European Evidence-based Consensus on the Diagnosis and Management of Crohn's Disease 2016: Part 1: Diagnosis and Medical Management. J Crohns Colitis, 2017, 11(1): 3-25.

3. Gionchetti P, Dignass A, Danese S, et al.3rd European Evidence-based Consensus on the Diagnosis and Management of Crohn's Disease 2016: Part 2: Surgical Management and Special Situations. J Crohns Colitis, 2017, 11(2): 135-149.

4. 钱家鸣,杨红.中国炎症性肠病研究现状和展望.中华炎性肠病杂志,2017,1(1):2-4.

5. Kaplan GG, Ng SC. Globalisation of inflammatory bowel disease: perspectives from the evolution of inflammatory bowel disease in the UK and China. Lancet Gastroenterol Hepatol, 2016, 1(4): 307-316.

6. Torres J, Mehandru S, Colombel JF, et al. Crohn's disease. Lancet, 2017, 389(10080): 1741-1755.

7. 吴现瑞,刘炫辉,兰平.我国炎症性肠病外科治疗决策.中华结直肠疾病电子杂志,2017,6(4):273.

8. Ponsioen CY, de Groof EJ, Eshuis EJ, et al. Laparoscopic ileocaecal resection versus infliximab for terminal ileitis in Crohn's disease: a randomised controlled, open-label, multicentre trial. Lancet Gastroenterol Hepatol, 2017, 2(11): 785-792.

9. Wu XR, Zheng XB, Huang Y, et al. Risk factors for colorectal neoplasia in patients with underlying inflammatory bowel disease: a multicenter study. Gastroenterol Rep(Oxf), 2019, 7(1): 67-73.

10. Coffey CJ, Kiernan MG, Sahebally SM, et al. Inclusion of the Mesentery in Ileocolic Resection for Crohn's Disease is Associated With Reduced Surgical Recurrence. J Crohns Colitis, 2018, 12(10): 1139-1150.

11. 中国炎性肠病临床研究协作组.炎性肠病术后并发症危险因素及预防的专家意见(2014年·广州).中华胃肠外科杂志,2015,18(4):388-394.

12. 吴现瑞,刘炫辉,兰平.炎性肠病手术并发症的防范与处理.中华胃肠外科杂志,2016,19(4):370-375.

13. Danese S, Fiorino G, Peyrin-Biroulet L. Early intervention in Crohn's disease: towards disease modification trials. Gut, 2017, 66(12): 2179-2187.

第八节 痔的发病机制与治疗现状

一、概述

痔可能是人类最古老而又最常见的疾病，民间常说"十人九痔"，虽然并不准确，但确实反映了痔的高发病率。据估计，50岁以上人群中至少50%的个体曾有过痔的症状。Johanson与Sonnenberg报道美国痔的发病率为4.4%，在45~65岁之间呈现高峰。英国学者报道痔的发生率是13.3%，国内调查数据甚至更高。但自20世纪后半期以来，在美国、英国和日本，有症状痔的患病率出现下降趋势，原因不明。

痔分为内痔（位于齿状线上方，直肠下端）、外痔（位于齿状线下方，含血栓性外痔）、混合痔（由彼此交通的内外痔共同组成）。

痔最常见的症状是无痛性血便及包块脱出，可并发血栓、嵌顿、绞窄及排便困难，还可致贫血。外痔常表现为肛门部软组织团块，可有肛门不适、潮湿瘙痒或异物感，如发生血栓及炎症可伴疼痛。痔的诊断并不困难，但即使痔的诊断成立，也要除外其他疾病，尤其是警惕结直肠癌的存在。

痔具有很强的自限性。要遵循"不治疗没有症状的痔"的原则。多数情况下，痔采取保守治疗，如改变生活方式，补充膳食纤维，使用包含抗炎药物的栓剂和使用改善静脉循环的药物。效果不佳可采用门诊器械治疗，推荐套扎疗法、硬化剂注射、经肛门痔动脉结扎术，当非手术治疗失败或出现并发症时，可选择手术干预。

二、发病机制及研究进展

痔的病因比较复杂，痔是人类特有的疾病，可能是人直立行走的代价。目前痔的发生机制主要有以下四个方面：

1. 肛垫下移学说 肛垫（anal cushion）是位于直肠末端肛管上端的由平滑肌、结缔组织和血管丛构成高度特化的纤维血管衬垫，表面由直肠黏膜和肛管移行上皮（ATZ）所覆盖。

肛垫最早由Stelzner（1963）在研究肛管解剖时发现，他发现肛管黏膜下为海绵状血管组织，并有丰富的动静脉吻合，称为直肠海绵体。这个结构由血管、平滑肌（Treitz肌）、弹性纤维和结缔组织构成。1975年，Thompson在他的硕士论文研究中称之为"肛管血管垫"，简称为"肛垫"。肛垫由扩张的血管、Treitz肌、弹性纤维和结缔组织构成，与Stetzner所称的直肠海绵体相同。Treitz肌形成网络状结构缠绕痔静脉丛，构成一个支持性框架，将肛垫固定于内括约肌之上，其主要功能是防止肛垫滑脱至肛门外。如果Treitz肌断裂，支持组织松弛，肛垫可出现回缩障碍并下移。继而又加重了肛垫内血液循环异常，加上血管脆性增加，一旦受到机械性损伤，极易发生出血等症状。

另一方面，肛垫内血管在充盈状态下，可构成15%~20%的肛管静息压，在肛门节制中有重要作用。当排便时，肛垫内的肌肉纤维组织收缩，充盈的血液明显减少，阻力下降，有助于粪便的排出。排便后，肛垫又恢复血液充盈，重新闭合肛管，对肛门功能起到微调和密闭作用。

肛垫下移学说已被广泛接受。一般推测，当腹内压增高、慢性便秘等持续性肛管静息压增高时，肛垫纤维支持结构变性、退化，甚至断裂，导致肛垫移位，脱出肛门外形成痔。导致肛垫下移的常见因素还有排便习惯不良、腹泻及括约肌动力失常等，均可增大下推肛垫的垂直压力，使Treitz肌过度伸展、断裂，导致肛垫下移。

病理学研究证实痔患者下移的肛垫存在明显病变，包括：①痔的Treitz肌出现扭曲、断裂，排列十分紊乱。②痔组织弹性纤维含量减少并出现明显的破碎、融合、变性和断裂等形态学改变。③痔组织内血管发生病变，包括窦样血管破坏，厚壁的窦样血管明显增加，血管的弹力板断裂。

肛垫固定支持结构破坏的机制是什么？Hass提出是由于年龄的改变而发生的，仅仅是一种年龄的标记。另外也有人提出排便过度用力会导致Treitz肌破坏，也是肛垫破坏的机制之一。有研究发现，痔组织中金属基质蛋白酶（MMP）家族的表达明显增高，提示其在炎症、创伤、缺氧等因素作用下可以激活，进而消化肛垫中的各种纤维性成分，导致肛垫固定支持结构的破坏，这是目前了解的与痔发生相关的内源性破坏机制。

肛垫理论对临床选择合理的治疗方式具有重

要的指导作用。既往对痔组织的过度破坏性治疗（包括导致肛垫发生坏死性变化的药物腐蚀性治疗、过度的手术切除甚至所谓"根治"的论点）需要限制，转而提倡能尽量保留正常肛垫及其功能的治疗方法，包括药物治疗、套扎疗法和有限的手术治疗等。

2. 肛垫循环障碍 肛垫下有丰富的动静脉吻合网，正常情况下，肛垫内动静脉吻合管的开放和闭合是交替进行的。

临床观察提示痔组织存在循环障碍，如血流淤滞，在这些血栓周围，可以观察到一些组织缺血缺氧的表现，如组织变性甚至坏死，同时痔组织确实呈缺血性改变（如缺氧诱导因子 -1 的表达显著增高、新生血管生成明显和增加等）。从病理生理上讲，动静脉吻合管平滑肌的收缩与舒张主要由局部产生血管调节因子（如一氧化氮、组胺等）来调节，当肛垫受到某种不良因素刺激时，引发血管调节因素的失调，导致毛细血管前括约肌痉挛、动静脉吻合管开放数量增加，致使肛垫局部组织缺血缺氧，继而出现血液淤滞，组织水肿，血栓形成等，严重者可发展成为局部糜烂、坏死、出血。分子水平研究也支持痔患者的肛垫存在血液循环调节异常，痔组织中 NO-cGMP 途径存在显著的调节失衡，其调节的关键酶也存在异常。综上提示，痔组织本身的血液循环调节失调，是痔发生和反复发作的重要因素。

3. 静脉曲张学说 静脉曲张理论曾是过去最普遍接受的痔的发病机制，这一理论实际上融合了局部静脉高压（Morgani）、静脉壁薄弱（Quenu）、痔的血管供应和动静脉压差（Miles，Parks）等假说。该学说认为，直肠末端和肛管移行上皮下的静脉属于门静脉系统，静脉管壁薄弱，缺乏静脉瓣，位置浅在，使该处的静脉容易发生曲张淤血。另外很多外因，如便秘、妊娠、长期腹压增高等可以妨碍静脉回流，导致或加重该处的静脉曲张。总的来讲该理论目前已经被肛垫理论替代，但其在痔发生中的作用仍然值得进一步研究。

4. 其他 有学者认为盆底动力学紊乱也是痔发生的一个因素，临床上部分痔患者确实存在盆底动力紊乱的问题，如肛管压力较正常人和痔切除手术后的患者明显升高，痔患者外括约肌Ⅰ、

Ⅱ型纤维有不同程度的肥大和数量增加。这些变化将压迫穿越其间的静脉，影响血液回流，加重肛垫充血肥大，反过来又引起括约肌反射性收缩增强，肛压升高，促使肛垫更加肥大。

Quenu 和 Nesselrod 等曾提出肛管慢性感染可以破坏血管壁，造成血管扩张而发生痔。虽然病理学研究并没有痔组织内新旧炎症的证据，但是临床医师的观察支持肛管慢性感染与痔的反复发作密切相关。感染可以造成肛垫组织破坏性因素激活（如 MMP 激活），也可以导致 NO-cGMP 系统的激活，可能是导致痔反复发作的一个重要因素。

其他还有一些可能与痔发生相关的因素，如组织学检查发现痔组织表面存在明显的黏膜破坏，结果可使致病因素直接作用于其神经感受器，这也可能是痔形成后易于在各种不良因素作用下反复发作的一个重要原因。

如何正确地理解痔的发生机制？第一，应该认识到痔的发生既有内因（如血管的解剖生理因素）的原因，也有外因作用（如局部损伤、炎症），是内外因共同作用的结果。第二，痔是反复发作后出现的疾病，不是一次发作或作用就能诱发出来的。第三，外源性因素可以引起破坏性机制的激活，引起肛垫组织的进行性破坏和退化，导致肛垫下移和出现临床症状，并反复发作而形成痔。

三、诊断和治疗现状

1. 痔的诊断原则 痔的诊断本身并不难，必须是有临床表现再加上存在肛垫充血、增大、移位和脱出的异常组织学表现，缺少两者任一项均不能诊断为痔。临床医师一定要高度警惕，避免把直肠出血的原因归结为痔而忽略可能存在的直肠癌。还有一些疾病和症状，如肛门和直肠的溃疡（便后疼痛或出血）、肛周脓肿和肛瘘（大便或便后排脓液）、肛管的尖锐湿疣（肛管潮湿）、早期的直肠脱垂（肛周潮湿、黏液）等，常与痔混淆。个别人可能有精神症状而表现为肛门不适或疼痛。高危患者应强烈建议纤维结肠镜检查，常见的高危因素包括：老年、自身有结直肠肿瘤史或有家族肿瘤史、炎性肠病、排便习惯改变、腹部胀痛、明显体重减轻、缺铁性贫血等。

2. 痔的分期 准确地分期利于选择治疗方案和共享研究数据，一般依据位置、临床表现及脱垂程度进行分类。国际上多采用痔的四度分期法（Goligher 分期），根据脱垂最严重的内痔表现，将内痔分为四度：Ⅰ度：便血，无痔脱出；Ⅱ度：便血，痔脱出后自行还纳；Ⅲ度：痔脱出后需用手还纳；Ⅳ度：痔脱出不能还纳。2018 年美国结直肠外科医生协会分期与其类似（表 6-2）。

表 6-2 美国结肠和直肠外科医师协会（2018）

分度	体征
Ⅰ	痔血管突出，无脱垂
Ⅱ	Valsalva 动作时脱垂，可自行复位
Ⅲ	Valsalva 动作时脱垂，需手助复位
Ⅳ	慢性脱垂，且手助还纳无效

Goligher 分期目前临床应用最广，但也存在一些不足，如并非有症状的痔均存在出血，且仅考虑了脱垂最严重内痔的特点，未考虑其他痔组织的存在和环形痔、血栓性痔、外痔皮赘（有症状的）等表现，不易准确比较和评价各种新技术的治疗效果。

新的分期系统如 PATE 分期（表 6-3）及 Single Pile Hemorrhoid Classification（SPHC）（表 6-4）等，结合了痔核数目及特征进行分类，能更准确描述和评估痔的严重程度及比较各种疗法的优劣。

表 6-3 PATE 2000 分期

P（内脱垂）	0	无内痔脱出
	1	单发内痔脱出
	2	2 枚内痔脱出
	3	3 枚内痔脱出
	4	环周内痔脱出
A（急性事件）	0	无急性事件
	1	出血
	2	水肿
	3	血栓形成
T（括约肌张力）	-1	括约肌张力减低
	0	括约肌张力正常
	+1	括约肌高张力
E（外痔）	0	无外痔
	1	单发外痔
	2	2 枚外痔
	3	3 枚外痔
	4	环周外痔

以上分期方法均较复杂，不能反映分期与临床表现的相关性和不同治疗方法疗效的比较

表 6-4 Single Pile Hemorrhoid Classification（SPHC）

病理性团块数量	单一内痔团块		单一外痔团块	
	Goligher 分期	纤维性非弹性冗余团块	外痔团块处齿状线充血破坏	不能耐受的外痔皮赘
N	Ⅰ-Ⅱ-Ⅲ-Ⅳ	F	E	S

3. 痔的治疗原则

（1）"不治疗没有症状的痔"：临床医师必须明确，临床检查中所谓的痔的表现和其临床症状严重程度可能明显不一致，因此坚决强调"不治疗没有症状的痔"。

（2）治疗痔的目的是消除或减轻其主要症状，不能追求解剖学上肛垫的过度切除。

目前，建议参考的痔的治疗指南包括中华医学会外科学分会结直肠外科学组制定的《痔诊治指南》，中华医学会外科学分会结直肠外科学组和中华中医药学会肛肠分会、中国中西医结合学会共同制定的《痔诊治指南（2006，珠海）》，法国《痔病临床治疗指南》，美国《痔的治疗指南》等。

4. 认识目前治疗的偏差，提倡微创的治疗方法 这包括：①目前国内手术治疗的比率偏高，一般国外接受痔手术的患者的比例在 10% 左右，国内调查的手术治疗比例约在 36%；②要进一步纠正过度治疗，如过度采用较昂贵方法的倾向；③要提倡微创手术理念，在痔的治疗中避免过度地增加套扎的痔数目、不扩大吻合器痔上黏膜环切术适应证、不过度扩大手术切除的范围等。

5. 痔的治疗方法

（1）改变生活习惯和药物治疗：痔是一种自限性很高的疾病，改变不良的生活习惯、温水坐浴、增加膳食纤维的摄入和进行提肛锻炼对痔症

状的控制具有积极作用。

根据痔的发生机制,具有止血、消炎、防治局部黏膜损害、改善局部循环的药物(主要是栓剂)都具有一定的疗效。

(2)门诊器械疗法

1)胶圈套扎疗法:目前常用的办法是通过负压吸引或牵拉的套扎装置将痔组织牵起并在根部用胶圈套扎,引起痔组织坏死脱落和组织固定,是内痔最重要、经济、常用的治疗方法之一。

本法主要用于保守治疗不理想的内痔和混合痔的内痔部分,尤其是Ⅱ、Ⅲ度内痔。Cochrane系统评价建议此法作为Ⅱ度痔的首选疗法,其至作为Ⅲ度痔的一线疗法,Coreman认为它能够使将近80%的患者免去外科痔切除手术。胶圈套扎不需要麻醉和住院治疗,复发后可重复操作。

目前,对胶圈套扎疗法的重视程度远远不够,该方法操作简便、并发症率低、长期疗效较好,套扎后患者的直肠充盈感和不适较轻,故应该作为最常用的非手术治疗手段之一。

2)硬化剂注射疗法:目的是达到局部组织硬化和粘连,目前使用的配方比较安全,包括苯酚(石炭酸)植物油、鱼肝油酸钠和中药提取物,可结合外痔切除术可达到传统痔切除术的疗效。

硬化剂注射疗法的最佳适应证为出血性的非脱出性内痔,体积较大或脱出性痔也可以通过注射疗法缓解。有明显炎症、表面溃疡坏死和血栓性内痔为注射的禁忌证。

本法总的来看短期疗效较好,尤其是体积不大的出血性内痔效果最好。Coreman则认为长期效果不佳,因此建议硬化剂注射治疗应限于出血内痔和不能耐受胶圈套扎疗法的患者,如症状改善不理想应改用其他方法。

3)经肛门痔动脉结扎术(transanal hemorrhoidal dearterialization,THD):通过使用带超声探头的特殊直肠镜对痔动脉进行定位,然后进行缝合结扎。适用于活动性Ⅱ、Ⅲ度痔患者,其主要优点是手术创伤小、术后疼痛轻,但短期效果显著,远期效果有待进一步验证。

4)其他:红外线凝固疗法属于光凝固疗法,双极透热疗法、Ultroid疗法和铜离子电疗法则通过电流来产生相应的治疗作用,都可以导致痔组织的萎缩,并产生局部组织的粘连。

(3)手术治疗:原则上应严格把握手术适应证,应尽量保护肛垫和肛门功能,避免并发症;要提倡微创的理念,在痔的治疗中不过度地增加套扎的痔数目、不扩大PPH手术适应证、不过度扩大手术切除的范围。目前国内外采用较多的是Milligan-Morgan手术、Ferguson手术及Parks手术。

1)痔外剥内扎术:最早由Miles在1919年提出,曾由Milligan和Morgan等改进,一般统称为Milligan-Morgan手术(或开放式外剥内扎术),是经典的三痔核切除术。此后,经过再改进,可对创面进行部分缝合或全部缝合,分别形成创面半开放式(Parks)手术、创面闭合式(Ferguson)手术,是经典的手术方式。

近年,很多临床医生利用现代器械进行痔切除术,包括使用LigaSure(Valleylab)、Harmonic(Ethicon Endo-Surgery)刀的痔切除术。前者通过双极能量和压力可封闭直径达7mm的血管,明显缩短手术时间,减少出血、减轻疼痛和尿潴留概率。使用Harmonic刀的痔切除术总的疼痛评分和患者的满意程度评分相对好,但其他指标如住院天数、疼痛评分、伤口愈合、恢复工作和术后并发症等方面与传统手术比较无显著改善。

2)PPH:1998年意大利学者Longo采用特殊设计的吻合切除装置,通过环形切除直肠下端2~3cm黏膜和黏膜下组织,使下移的直肠黏膜复位,从而恢复直肠下端的正常解剖结构。

国外文献有用"直肠黏膜固定术"一词,我国专家将其翻译为"吻合器痔上黏膜环切钉合术"(procedure for prolapse and hemorrhoids,PPH),并于2002年和2004年制定和修订了相应的操作规范,提出PPH适应证主要是环状脱垂的Ⅲ、Ⅳ度内痔。在实践中,各地对此适应证的掌握不尽相同,如将其用于Ⅱ度内痔和嵌顿性痔的处理,原则上不扩大其适应证。

大量临床研究认为PPH术出血少、住院时间短、术后疼痛轻、失禁发生率低、可迅速恢复工作和正常活动。但PPH有其特有的问题,如PPH常见的一些并发症(术后排便急迫感、肛门疼痛、吻合口大出血而需急诊手术干预等),也偶有手术后失禁和严重的盆腔感染报道。部分外科医生采用 STARR 技术或改进型容量吻合器（TPS），更需严格把握适应证，即环状脱垂痔或 ≥ 3 个部位进展性内痔，且必须由训练有素的外科医生进行操作。

总的看，PPH 已成为公认的经典微创手术，适于环状脱垂的 III、IV 度内痔，特别是对较大的脱出性内痔的治疗可起到立竿见影的效果。但在选择患者时，一定要严格遵守适应证，才能保证手术取得好的结果。

3）血栓性外痔切开术（或切除术）是一项简单而有效的治疗措施，可在门诊局麻下进行。适应证为伴有疼痛的血栓性外痔，单个或数量有限，并且不伴明显水肿。

4）痔环切术：主要适用于环形脱出的内痔或环形混合痔，后经多位学者进行改良，称 Whitehead 法，或称为 Saresola-Klose 法，可缝合关闭切口或者部分关闭切口，已少用。

5）复杂痔病患者的处理：如妊娠妇女、产后早期、合并肛裂或者肛周会阴脓肿、炎性肠病以及免疫缺陷等。

A. 妊娠和产后早期痔病：建议采用保守治疗，包括饮食调节、生活方式改变、Kegel 运动、左侧卧、通畅大便等。此外补充膳食纤维、润肠、缓泻剂安全有效。局部用药或口服微循环调节剂的安全性不明。妊娠为硬化剂注射禁忌，若发生严重并发症（如痔嵌顿、血栓性痔或顽固性出血）并严格保守治疗一个月无效者，可在局麻下进行闭合性痔切除术。

B. 痔病合并肛裂：伴发肛裂的痔病禁忌器械治疗，因为会诱发齿状线上方的炎症反应和纤维化挛缩，加重肛裂的症状。如果血栓性外痔伴有疼痛，可行血栓切开或切除术。

C. 痔病合并肛周会阴部化脓性感染：为器械治疗禁忌，应首先考虑治疗脓肿。

D. 痔病合并炎性肠病：是器械治疗的禁忌证，血栓性外痔可行切开手术。

E. 痔病合并免疫缺陷：免疫缺陷状态（艾滋病、骨髓抑制等）主要采取保守治疗，但近年来也有套扎、硬化剂及手术治疗安全有效的报道，应注意术后创面延迟愈合和肛周感染的风险稍高。

（王振军　崔金杰）

参 考 文 献

1. 喻德洪，杨新庆，黄莚庭.重新认识提高痔的诊治水平.中华外科杂志，2000，38（12）：890-891.
2. 汪建平.痔.外科学.第 6 版.北京：人民卫生出版社，2004.
3. Loder PB, Kamm MA, Nicholls RJ, et al. Haemorrhoids: pathology, pathophysiology and aetiology. Br J Surg, 1994, 81: 946-954.
4. 王振军，汤秀英，王东，等.内痔的病理学形态改变特征及其意义.中华外科杂志，2006，44（3）：177-180.
5. 韩炜，王振军，赵博，等.痔组织弹性纤维退变和血管生成的机制及其意义.中华胃肠外科杂志，2005，8：56-58.
6. Rowsell M, Bello M, Hemingway DM. Circumferential mucosectomy (stapled haemorrhoidectomy) versus conventional haemorrhoidectomy: randomized controlled trial. Lancet, 2000, 355: 779-781.
7. 张东铭.痔病.北京：人民卫生出版社，2004.
8. Longo A. Treatment of hemorrhoids disease by reduction of mucosa and hemorrhoidal prolapse with a circular suturing device: a new procedure. Proceedings of the 6th world congress of endoscopic surgery. Italy: Rome, 1998: 777-784.
9. 姚礼庆，唐竞，孙益红，等.经吻合器治疗重度痔的临床应用价值.中国实用外科杂志，2001，21（5）：288-289.
10. 中华医学会外科学分会肛肠学组.痔诊治暂行标准.中华外科学杂志，2003，41：699.
11. 杨新庆.吻合器痔上黏膜钉合术学术研讨会纪要.中华外科杂志，2002，40：795-796.
12. 黄莚庭.痔发病机制引发的思考.中华外科杂志，2006，44（15）：1019-1021.
13. 杨新庆，王振军.修订痔诊治暂行标准会议纪要.中华外科杂志，2003，41：698-699.
14. Brown SR: Haemorrhoids: an update on management. Ther Adv Chronic Dis. 2017, 8（10）：141-147.
15. Altomare DF, Picciariello A, Pecorella G, et al. Surgical management of haemorrhoids: an Italian survey of over 32 000 patients over 17 years. Colorectal Disease, 2018, 20（12）：1117-1124.
16. Gaj F, Trecca A. PATE 2000 Sorrento: a modern, effective instrument for defining haemorrhoids. A multicentre observational study conducted in 930 symptomatic patients. Chir Ital, 2004, 56（4）：509-515.
17. Quijano CE, Abalos E. Conservative management of symptomatic and/or complicated haemorrhoids in pregnancy and the puerperium. Cochrane Database Syst Rev, 2005（3）：CD004077.

18. Rivadeneira DE, Steele SR, Ternent C, et al. Standards Practice Task Force of The American Society of C, Rectal S: Practice parameters for the management of hemorrhoids (revised 2010). Dis Colon Rectum, 2011, 54(9): 1059-1064.

19. Elbetti C, Giani I, Novelli E, et al. The single pile classification: a new tool for the classification of haemorrhoidal disease and the comparison of treatment results. Updates Surg, 2015, 67(4): 421-426.

20. Lohsiriwat V. Treatment of hemorrhoids: A coloproctologist's view. World Journal of Gastroenterology, 2015, 21(31): 9245.

第九节　肛瘘的治疗现状

一、概述

肛瘘是一个"恼人"的病,对患者是难忍之疾、难言之痛,还直接导致患者的生活质量下降。对肛肠科医师来说,复杂性肛瘘的治疗一直是一个严峻的挑战,如何提高成功率、减少复发和避免肛门功能损伤令医生进退维谷。另一方面,肛瘘治疗方法可谓是"百花齐放",西医外科疗法、传统医学疗法和新出现的生物治疗方法在这个领域交织和互补,令人眼花缭乱。

肛瘘(anal fistula)是指肛门直肠因肛门周围间隙感染、损伤、异物等病因导致并形成的与肛周皮肤相通的异常通道,一般由原发性内口、瘘管和继发性外口三部分组成。内口为原发性,绝大多数位于肛管齿线处的肛隐窝内;外口是继发性的,在肛门周围皮肤上,常不止一个。肛瘘多由肛周脓肿溃破后形成,是肛周脓肿的慢性期,常反复发作和破溃,并易形成多个瘘管和外口。

早在公元前430年,希波克拉底就认为肛瘘是由"划船、骑马所致的结节或挫伤"引起他第一次提出使用"柔软的、未加工的软麻线折叠五次,然后用马鬃包裹"制成的挂线治疗肛瘘。1835年,Salmon在伦敦创立的专门治疗肛瘘及其他直肠疾病的"Fistula Infirmary"医务室,其后发展为肠病专科医院——ST. Mark医院。

二、病因病理

肛瘘发病率次于痔,居良性肛门疾病的第二位,Sainio报道在人口每年的发生率为8.6/10万,约占肛肠良性病的1.67%~3.6%,男女比例为2:1,首发症状在30~40岁,春夏季高发。

1. 肛瘘的病因　肛腺感染是肛瘘发生的主要原因,也被称为肛腺(或隐腺)理论。1880年,Herrmann和Desfosses发现肛腺,在正常肛管,通常有3~10个肛腺均匀分布在齿状线水平,肛腺通过隐窝或导管与肛管相通。80%的肛腺局限于黏膜下层,20%的则可穿透内括约肌,但很少穿透外括约肌。肛腺及其相关的分支隐窝由分层柱状上皮排列,含分泌黏液的杯状细胞。肛腺和导管通常被少量到中等数量的淋巴细胞包围。Herrmann和Desfosses就提出假说,认为一些肛瘘的病例可能是由肛腺从低位直肠黏膜深入到肛周组织引起。1961年Parks在30例瘘管标本上研究了这个假设,进一步证实超过90%的肛瘘起源于感染的肛腺。

肛腺感染目前被广泛接受,但也受到一些研究的挑战,如很多患者没有发现脓肿有括约肌间沟通或肛腺结构,从而提出存在其他病因的可能。临床分析显示,肛瘘的危险因素包括:体重指数大于$25kg/m^2$、盐摄入量高、糖尿病、高脂血症、皮肤病、肛肠外科手术史、烟酒史、久坐不动的生活方式、辛辣/油腻食物摄入过多、缺乏运动、排便时间过长。肛瘘的主要致病菌是细菌,以大肠埃希菌、结核分枝杆菌、变形杆菌为主,多为混合感染。

肛瘘的感染的区域及分类取决于瘘管与肛门括约肌的关系:括约肌间、经括约肌、括约肌上方、括约肌外方,最常见的类型是括约肌间瘘(占55%~70%),其次是经括约肌瘘(20%~25%);少见的括约肌上方瘘管发生率1%~3%;括约肌外方瘘管发生率2%~3%,多考虑外伤及炎症性肠病为其诱发因素。

肛瘘形成过程中存在机体物理和免疫屏障的破坏,在此过程中,伴有反复的炎症、复杂的炎症因子、细胞因子和相关酶的作用乃至上皮间充质转化(EMT),则为继发性反应。

2. 肛瘘的病理　肛瘘有原发性内口、瘘管、支管、和继发性外口,仅不足3%的患者同时存在两个肛瘘,即有不同的内口或者外口。

病理学上,肛瘘的内壁是由炎性肉芽组织构成,管壁外层有大量纤维组织。急性感染期时有大量白细胞、淋巴细胞、浆细胞浸润,慢性炎症时局部多以增生改变为主。结核性肛瘘,管壁内可见到结核性肉芽组织甚至干酪样坏死,确诊需 Ziehl-Neelsen 染色的镜下提示分枝杆菌的培养。克罗恩病导致的肛瘘常伴更多的肛周疾病表现,如水肿的肛乳头、广基的溃疡、肛管纤维化增生等。AIDs 和放线菌病患者亦可导致肛瘘。在个别患者,长期反复的慢性炎症可以诱发恶变,肛周克罗恩病也可使肛管癌的发生率增加。

3. 临床表现与诊断

(1)临床表现:肛瘘常有肛周脓肿自行溃破或切开排脓的病史,主要症状是反复发作的肛门肿胀、疼痛、流脓,反复发作的患者可形成多个瘘管和外口。继发于克罗恩病、肠结核、溃疡性结肠炎、AIDS 或放线菌病的患者,常有发热、贫血、消瘦、腹痛、腹泻、食欲不振等全身症状。

(2)诊断:确定肛瘘的诊断并不困难,肛周检查加肛门指诊可以了解外口的数目、部位距肛缘距离、瘘管的走行、内口的位置,肛门镜有助于医师直视检查内口位置,必要时还可采用探针或注射亚甲蓝和过氧化氢检查。这样,结合 Goodsall 定律,基本可以确定肛瘘的分类(高位或是低位)、内外口和瘘管(单个或多个)。

肛瘘诊断的难点是复杂性或 / 和高位肛瘘,特别是触诊不清者。对这些患者,过去多选择瘘管造影检查,但其准确率和与周围组织关系的辨别较差。目前常用的影像学检查是直肠腔内三维立体超声和磁共振成像,对瘘管及其与周围组织结构关系辨别准确。肛瘘镜是最新的肛瘘检查和治疗的重要进展,肛瘘镜可以伸入肛瘘内检查、冲洗甚至电切,可以祛除炎症内壁、发现隐匿的支管,有助于诊断和减少术后复发。

肛瘘诊断的还有两个需要特别注意的点,一是有些肛瘘的感染可以上行到直肠壁形成盲瘘,仅有内口或者既没有可见的内口也没有外口。这种患者一定要结合体检、影像学检查和术中探查的结果来确定处理办法。第二个是注意区分特殊感染导致的肛瘘和伴发的癌,如慢性肛瘘患者外口为黄色黏液性分泌物,要特别除外肛门周围的癌,磁共振成像和活检有助于确诊。

(3)分类:肛瘘的分类方法较多,大多数医生认为依据瘘管与括约肌的关系来分类对临床指导意义较大。传统的 Parks 分类按瘘管与括约肌的关系为:A 表浅瘘或皮下瘘,B 括约肌间瘘,C 经括约肌低位瘘,D 经括约肌高位瘘,E 括约肌外侧瘘,F 括约肌上方瘘。

美国结直肠外科医师协会(ASCRS)指南中关于复杂性肛瘘的分类,采用更简洁实用的指导保护肛门功能的分类方法,该指南提出从保护肛门功能的角度出发,将手术后容易导致肛门失禁的肛瘘均纳入复杂性肛瘘的范畴,包括瘘管穿越外括约肌的 30%~50%(高位括约肌间、括约肌上方、括约肌外方)、女性前侧瘘管、复发性瘘管、伴有肛门失禁、局部放疗后肛瘘、Crohn 病肛瘘、多个瘘管的肛瘘。

(4)鉴别诊断:肛瘘的鉴别诊断,需要注意区分克罗恩病、肛门化脓性汗腺炎、骶尾部囊肿、肛管直肠周围恶性肿瘤。

三、治疗

1. 肛瘘治疗的目标

特别要强调肛瘘治疗的目标,是治愈肛瘘同时保护肛门功能,肛门功能是否受损是肛瘘治疗的另一个不可或缺的指标。这一点在 2005 年美国 ASCRS 的肛瘘治疗指南中明确指出,如果预计肛瘘手术明显影响患者的肛门功能,则应采取挂线引流治疗。中华医学会外科学分会结直肠外科学组、中华中医药学会肛肠分会、中国中西医结合学会大肠肛门病专业委员会联合制定的《肛瘘临床诊治指南(2006 版)》以及大不列颠及爱尔兰肛肠协会(ACPGBI)关于肛瘘治疗的立场声明均是出于同样的考虑。从肛瘘治疗的发展上看,对肛门功能的保护会被越来越放到重要的位置。

应该认识到,肛瘘本身和肛瘘手术都可以明显影响肛门节制功能。Roig JV 前瞻性地跟踪研究了 120 名肛瘘患者(58.3% 为复杂性肛瘘)手术前后肛门功能,包括肛门功能评价、肛门直肠内超声、肛门直肠测压、阴部神经终末运动潜伏期检测,发现 14.2% 术前存在肛门节制功能缺陷,而手术后则上升到 49.2%（$p<0.001$），最常影响肛门节制功能的手术是直肠黏膜瓣前徙、瘘管切开术。

但在实际工作中，过分强调"根治"肛瘘而轻视肛门功能保护的现象并不罕见。肛瘘治疗应该避免切断外括约肌环。肛门外括约肌环切断后，圆形肛门的向心性收缩就被破坏，形成偏心性收缩，其中肌肉被切断形成瘢痕的部分则没有收缩功能，在肛门压力升高和稀便时就可能导致漏便。如果此时肛瘘再次复发再次切断括约肌则会导致严重的肛门功能破坏。切断外括约肌浅部对肛门的功能也有一定的影响，因为外括约肌属于随意肌，切断后在排便末主动性收缩和提肛的能力就出现缺陷，患者有感觉但目前的肛门功能评分系统和客观检查很难显示出来。

因此在手术中，要充分地权衡括约肌切断的程度、术后治愈率和功能损伤程度，而不应一味强调所谓的"根治"。

2. 传统的肛瘘手术

（1）肛瘘切开术：这种将瘘管全部切开开放，通过肉芽组织生长使伤口愈合的方法是最简单、实用的术式，适用于低位肛瘘，也可以结合挂线疗法、部分切开或者部分缝合，用于高位肛瘘的治疗。

（2）挂线疗法：古老的挂线技术仍是临床常用的手段，可起到引流脓肿、标志瘘管、异物刺激和慢性切割，从应用上主要是配合高位肛瘘的手术，可以分次、分时段慢性切割挂线或引流挂线。各种类型的挂线疗法可以说成为肛肠科医师手中的万应良药，灵活运用于各种肛瘘的治疗。

（3）肛瘘切除术：是在肛瘘切开术的基础上，将经括约肌的瘘管壁切除，直至健康组织，并使创面呈内小外大，以利引流，各类脱管疗法也属于本术式。土耳其伊斯坦布尔大学 ihsanTasci 还研制了机电一体小型可操纵的导管，其头部有一类似牙科钻插入瘘管每分钟旋转 150 圈，将瘘管内 2mm 厚的周围肉芽组织、异物等研磨打碎，通过输出管道排出体外，缝闭内口，使肛瘘形成一个圆柱状空腔，放置引流促进瘘管愈合。

总的来看，瘘管切除手术保护了肛门括约肌，但其愈合时间更长、肛门功能障碍的发生率更高，也有一定的复发率。

（4）直肠黏膜瓣前徙：Aguilar 等最早将此技术应用在肛瘘的治疗上，报道的复发率仅 2%，术后肛门失禁率 10%，近年有研究报道其复发率较高，肛门失禁率最高可达到 30%~40% 以上，但复发率在 30%~40%，肛门失禁率在 9%~42%。从总的结果看，本手术相对比较复杂，创伤稍大，复发和失禁率又较高，临床应用需要有经验的医师，技术也有一定难度，如黏膜瓣一定包含黏膜下层具有较高强度和生长能力的基质组织。本术式优越性不强。

3. 经括约肌间瘘管结扎术（LIFT 技术）

LIFT 是由泰国 Arun Rojanasakul 最早报道的在括约肌间隙结扎和离断瘘管的新技术，目前看，LIFT 技术是保留全部括约肌的，创伤较小也安全，临床效果满意，已经成为现代肛瘘治疗的经典术式。

4. 脱细胞基质肛瘘栓治疗

20 世纪 80 年代，采用的生物蛋白胶治疗肛瘘，成功率很低，但可吸收脱细胞基质材料制作的肛瘘栓的出现，代表一种生物学修复治疗的崭新理念。

美国报道了猪小肠黏膜下层制作的肛瘘栓填塞治疗肛瘘获得成功，该方法微创、不影响肛门功能，平均成功率约 50%，失败后再次应用的成功率依然接近 50%，目前已经成为欧美的主流手术方式。国内早期采用脱细胞人异体基质皮片，此后国内也批准了猪小肠黏膜下层肛瘘栓。

肛瘘栓肛瘘具有以下优点：①简单易行和微创性。本方法简单易行、手术侵袭小、术后痛苦轻，不损害肛门功能、也不会造成肛门畸形；②成功率相对较高，失败后可以再次应用；③具有良好的安全性，无细胞毒性和排斥反应；④显著的社会效益，由于愈合快，可为每位患者节约更多的工作时间，随着更多的肛瘘栓出现，其本身的成本将逐渐降低，成本效益将更加突出。

肛瘘栓对单发经括约肌间瘘的成功率为 62%。需要医师患者选择、处理经验上有简单的学习经验。为用于治疗复杂性肛瘘并取得更高的成功率，王振军等结合肛瘘栓和 LIFT 术式，提出了 LIFT-plug 术式，提高了治愈率，且加快了愈合时间，给肛瘘栓使用以及生物学治疗带来了新的思路,其结果两次被最近两次修订的美国结直肠外科医师协会《肛瘘治疗指南》引用、还被英国及爱尔兰结直肠协会(ACPGBI)关于肛瘘治疗的立场声明引用。

可吸收脱细胞基质材料的肛瘘栓治疗,标志着肛瘘生物学治疗时代的开始,代表了肛瘘治疗模式的重大转变,这种微创的、修复性的、不损害肛门功能和外观的治疗方式可能会在很大程度上取代创伤大的、破坏性的、损害肛门功能和外观的传统术式。除上述优点外,生物学疗法还有一个优点,如治疗失败,经引流后仍可以重复治疗,且仍有相似的成功率。对于 AIDS 和溃疡性结肠炎导致的肛瘘,肛瘘栓具有更好的优势。

5. 其他疗法 还有一些免疫抑制剂和英利昔单抗都被用于 Crohn 病患者肛瘘,新近也有采用脂肪干细胞治疗肛瘘的临床研究,尚需更多的观察。

四、治疗的再思考

1. 早期引流肛周脓肿,可增加部分患者经肛周脓肿切开引流而自愈的可能。传统外科脓肿的处理,是等待脓肿的成熟进行切口引流,但肛门直肠周围组织结构复杂、功能重要、感染又容易扩散,因此,应提倡对肛门周围感染早期切开、冲洗和引流,即可减少对肛周炎症的破坏,也增加少部分患者自愈的概率。

国内比较流行对肛周脓肿一期切开挂线,把切开和瘘管切开挂线叠加在一起完成。这种做法特别有利于内口明确的低位肛瘘或括约肌间瘘,对坐骨直肠窝脓肿和经过括约肌的高位肛瘘则并不优于将其变成脓肿引流和择期手术修复两个小手术。

2. 肛瘘治疗的全过程均应提倡微创化原则,从换药处理创面到避免切断括约肌等全过程均应高度提倡微创原则。

3. 西医、中医和中西医结合学科应互相学习,吸收彼此长处,共同为攻克肛瘘作出更多中国贡献。

4. 继续探索新疗法,正视并认真研究新疗法出现的问题 近年来,LIFT 方法、生物学治疗方法等新疗法发展很快,我们需要持续跟进和研究这些方法,并正确认识和认真研究这些方法带来的新问题。

(王振军 韩加刚)

参 考 文 献

1. Whiteford MH, Kilkenny J, Hyman N, et al. Practice parameters for The treatment of perianal Abscess and fistula-in-ano(Revised). Dis Colon Rectum, 2005, 48: 1337-1342.

2. Williams JG, Farrands PA, Williams AB, et al. The Treatment of Anal Fistula: ACPGBI Position Statement. Colorectal Disease, 2007, 9: 18-50.

3. Roig JV, Jordan J, Garcia-Armengol J, et al. Changes in Anorectal Morphologic and Functional Parameters After Fistula-in-Ano Surgery. Dis Colon Rectum, 2009, 52(8): 1462-1469.

4. Neil H, Sean O'B, Turner O. Outcomes After Fistulotomy: Results of a Prospective, Multicenter Regional Study. Dis Colon Rectum, 2009, 52: 2022-2027.

5. Han JG, Yi BQ, Wang ZJ, et al. Ligation of the intersphincteric fistula tract plus bioprosthetic anal fistula plug(LIFT-Plug): a new technique for fistula-in-ano. Colorectal Dis, 2013, 15(5): 582-586.

6. Tasci A. The Fistulectome: A new device for treatment of complex anal fistulas by "core-out" fistulectomy. Dis Colon Rectum, 2003, 46(11): 1566-1571.

7. Aguilar PS, Plasencia G, Hardy TG, et al. Mucosal advancement in the treatment of anal fistula. Dis Colon Rectum, 1985, 28(7): 496-498.

8. Ali S, Andreas M K. Endorectal Advancement Flap for Cryptoglandular or Crohn's Fistula-in-Ano. Dis Colon Rectum, 2010, 53(4): 486-495.

9. Rojanasakul A, Pattanaarun J, Sahakitrungruang C, et al. Total anal sphincter saving technique for fistula-in-ano; the ligation of intersphincteric fistula tract. J Med Assoc Thai, 2007, 90(3): 581-586.

10. Shanwani AMS, Azmi M Nor, Nil Amri. Ligation of the intersphincteric fistula tract(LIFT): A sphincter-saving technique for Fistula-in-Ano. Diseases of Colon & Rectum, 2010, 53(1): 39-42.

11. Swinscoe MT, Ventakasubramaniam AK, Jayne DG.

Fibrin glue for fistula-in-ano: the evidence reviewed. Techniques in Coloproctology, 2005, 9 (2): 89–94.

12. Champagne BJ, O'Connor LM, Ferguson M, et al. Efficacy of anal fistula plug in closure of cryptoglandular fistulas: long-term follow-up. Dis Colon Rectum, 2006, 49: 1817–1821.

13. O'Connor L, Champagne BJ, Ferguson M, et al. Efficacy of anal fistula plug in closure of Crohn's anorectal fistulas. Dis Colon Rectum, 2006, 49: 1569–1573.

14. Thilo S, Roblick, Michael H, et al. Surgical Treatment of Complex Anal Fistulas with the Anal Fistula Plug: A Prospective, Multicenter Study. Dis Colon Rectum, 2009, 52 (9): 1578–1583.

15. Han JG, Xu HM, Ma SZ, et al. Histologic analysis of acellular dermal matrix in the treatment of anal fistula in an animal model. J Am Coll Surg, 2009, 208 (6): 1099–1106.

16. Han JG, Wang ZJ, Zheng Y, et al. Ligation of intersphincteric fistula tract vs ligation of the intersphincteric fistula tract plus a bioprosthetic anal fistula plug procedure in patients with transsphincteric anal fistula: early results of a multicenter prospective randomized trial. Ann Surg, 2016, 264 (6): 917–922.

第七章　肝脏疾病

第一节　肝脏的应用解剖与认识的演变

肝脏是人体内最大的实质性脏器,也是最大的消化腺。古代人把它当作一个神圣的器官,认为其是生命之源。外文中称肝脏为 liver,而此字来源于 life,亦即生命的意思。很长时间以来,肝脏一直被视为外科的禁区。随着对肝脏解剖的逐渐认识,使得在肝脏上做手术成为可能。随着肝脏外科的不断发展,到目前为止,传统开腹肝切除术、腹腔镜肝切除术、联合肝脏离断和门静脉结扎的二步肝切除术(ALPPS)、离体肝切除乃至肝移植术已经成为常规手术,在肝脏外科领域,已没有绝对的禁区。随着生物医学的发展与手术技术的提高,肝脏外科已由传统经验外科转向现代精准外科模式,旨在精确评估确保肝脏储备功能的前提下进行解剖性肝切除,在彻底切除目标病灶的同时,充分保证剩余肝脏脉管结构的完整性,这就需要外科医生对肝脏外科解剖进行精确认识。

一、历史回顾

公元前几乎没有有关肝脏外科的历史记载,对肝脏的解剖知之甚少。盖仑从猿和猪的解剖得知肝脏分五叶,富含血管和血液。维萨里在《人体的结构》一书中提出肝脏右大左小,共五叶,并描绘了脐静脉、门静脉及胆道系统结构。1654 年格利森在《肝脏解剖》一书中,首次揭示了肝内解剖结构,同时描述了肝由纤维组织包裹,后人称为格利森鞘(Glisson capsule)。早期多以镰状韧带为界,将肝脏划分为左、右两叶。1898 年 Cantlie 通过对肝脏灌注标本的研究,证实了左、右半肝之间存在一主裂,起自胆囊床向后上方至下腔静脉左侧,又称 Cantlie 线。进入 20 世纪,对于肝脏解剖的认识取得了突破的进步。1951 年 Hjortsjö首次建立了肝脏管道铸型标本和胆道造影的方法,提出肝动脉和肝胆管呈节段性分布,并将右半肝分为前后两段,左半肝分为内外两段。1955 年 Couinaud 经过大量的尸体解剖的研究,根据肝内血管分布规律,提出肝脏的功能性分段应该以门静脉作为划分肝脏分段的依据,并将肝脏分为 8 段。1989 年,Couinaud 对肝脏解剖进一步研究,发表了肝脏 9 段的报道。

对肝脏解剖结构的认识促进了肝脏手术的发展,而随着手术技术的提高和各种新术式的开展,进一步丰富了对肝脏解剖的认识。在早期,肝脏外科只限于一些简单的处置,如肝脓肿引流、肝外伤止血缝合等。1716 年,Berta 实行了人类第一例肝切除术,切除了一名外伤患者的部分肝脏。至 19 世纪末期,通过动物实验研究,已经确立肝脏实质切除是可行的,切除 3/4 的肝脏后动物仍可存活,且余肝可通过再生达到其原来的体积。Carl Langenbuch(1888)首先实行了肝左叶切除,被认为是第一位有目的地实行肝切除术的外科医生。Goldsmith 和 Woodburne(1957)正式提出了规则性肝叶切除术(regular hepatic lobectomy)的概念。至 20 世纪 60 年代,肝脏外科已有较大发展,不但能实行简单的局部肝切除术,而且能够实行复杂的肝右三叶切除术、肝尾状叶切除术,甚至肝移植术(Starzl,1963)。

我国的肝脏外科起步较晚,在 20 世纪 50 年代之前,这一领域仍接近于空白。1956 年,在裘法祖教授的指点下,当时刚刚成为主治医生的吴孟超开始主攻肝脏外科,主要研究肝脏解剖和规则性肝切除术,使我国肝脏外科从无到有并快速发展,是名副其实的中国肝脏外科之父。为了研究肝脏的解剖结构,吴孟超把乒乓球剪碎了放入丙酮,等其溶解后,把这种溶液注射到肝脏血管中定型。然后,他用盐酸腐蚀肝表面组织,再用刻刀一点点镂空,美丽的肝脏血管构架就像珊瑚一样,呈现在面前。2 年中,经过对 200 多例肝脏腐蚀标本的解剖观察,1960 年吴孟超首次提出了肝脏的"五叶四段"解剖理论,直到目前仍有很大的指导意义。在熟悉肝脏解剖的基础上,1960 年吴孟超成功地进行了我国首例肝癌切除手术常温下间歇肝门阻断,1963 年他再次成功地施行了世界上第一例完整的中肝叶切除手术。

二、肝脏的应用解剖

(一)概述

肝脏呈楔形,有前、后、左、右四个缘和脏、膈两面。肝脏借助于其周围的韧带固定于右上腹。左、右两侧各有冠状韧带和三角韧带,前方有镰状韧带和肝圆韧带,下方有肝胃韧带、肝十二指肠韧带(图 7-1)。另外还有肝肾韧带和肝结肠韧带。肝脏手术时,为了充分暴露手术区域,常需切断肝周的韧带,使肝脏能充分游离。必要时还可以切断肝脏与下腔静脉之间的结缔组织和肝短静脉,使肝脏只有主要的肝静脉与下腔静脉相连,从而便于切除肝脏后部如尾状叶的肿瘤。行肝切除术后,应将肝脏重新固定,避免余肝移位和扭转影响肝静脉回流,甚至引起肝静脉阻塞综合征。

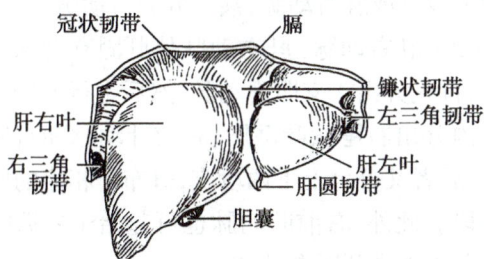

图 7-1 肝脏的大体解剖

肝脏与上腹部脏器关系密切,右侧毗邻右肾上腺、右肾、结肠肝曲、十二指肠、幽门等;左侧毗邻胃小弯、贲门部、脾脏等。在小网膜囊内,肝尾状叶与胃小弯后壁、胰腺上缘相邻。因此在进行肝脏手术时,要注意保护周围脏器,避免医源性损伤。如下腔静脉右侧的肝裸区右上方与右侧肾上腺紧邻,当游离肝裸区时,应注意避免损伤右侧肾上腺及其血管。

(二)肝内管道系统

肝脏由肝实质和错综复杂的管道系统组成,共同完成肝脏功能。肝内包括两个不同的管道系统,一个是格利森系统(Glisson system),另一个是肝静脉系统。前者包括门静脉系统、肝动脉系统和肝胆管系统,三者被包于同一结缔组织鞘内,称 Glisson 鞘,经第一肝门进入肝实质内。

1. 门静脉系统

(1)门静脉组成:门静脉由肠系膜上静脉和脾静脉汇合而成,与胰头后方斜向右上方,在网膜孔前方上升至肝门,分成门静脉左、右干入肝。门静脉位于肝十二指肠韧带内,其右前方有胆总管,左前方有肝动脉。门静脉主干抵达肝门横沟处分为左右两支者占82%,分成三支者占18%。后者是由于缺乏门静脉主干,而右前叶门静脉直接从门静脉主干分出,另有少部分人右前叶门静脉从左门静脉主干分出(图 7-2)。

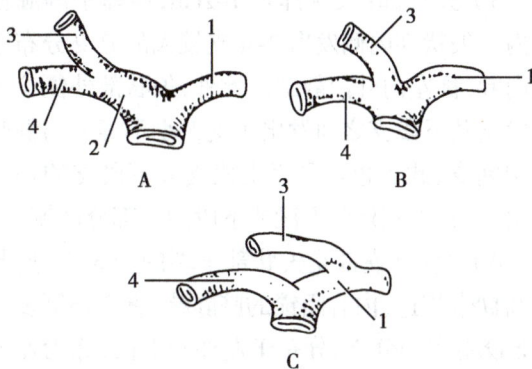

图 7-2 门静脉主干的分支类型
A. 分左、右门静脉;B. 分左、右门静脉和右前叶门静脉;C. 分左、右门静脉但右前叶门静脉起始于左门静脉横部;1. 左门静脉;2. 右门静脉;3. 右前叶门静脉;4. 右后叶门静脉

(2)门静脉左干:门静脉左干自门静脉主干分出后,沿肝门横沟走向左侧,至左纵沟处进入肝实质。一般可分为横部、角部、矢状部和囊部,供应整个左半肝和尾状叶左段(图 7-3)。

1)横部:横部位于肝门横沟内,长 2~4cm,横部近端发出数个分支至尾状叶左段,称尾状叶左段支。约半数尾状叶左段支较大,分布于整个尾状叶,此时右门静脉干分出的尾状叶支则很小,仅分布于尾状突。另有少数特殊类型,横部远端发出 1~3 支至左内叶脏面,称左内叶门静脉支,右前叶门静脉亦可起始于横部。

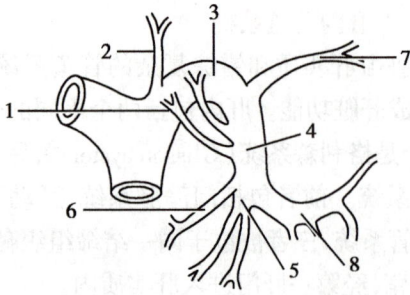

图7-3　门静脉左支及其主要分支

1. 门静脉左支横部；2. 尾状叶支；3. 角部；4. 矢状部；
5. 囊部；6. 左内叶支；7. 左内叶上段支；8. 左外叶下段支

2）角部：横部达左纵沟后，弯向上方转为矢状部，相交处即为角部，角度一般为90°~130°。角部凸面发出1支较大的分支，分布于左外叶上段，称为左外叶上段支，有时尚有1~2支小的分支，走行于左外叶上段的后上缘。称左后上缘支。在少数情况下，角部凹侧发出1~2支小分支，供应左内叶的脏面。

3）矢状部：矢状部长1~2cm，浅埋于静脉韧带内。矢状部内侧发出2~4支较大的分支分布于左内叶，称左内叶门静脉。此外，矢状部外侧位于上段支及下段支之间发出1支大小不等的门静脉称中间支，此支也可紧靠上段支或下段支的根部发出，分布于左外叶上段或下段的一部分区域。

4）囊部：囊部是矢状部末端的膨大部分，与肝圆韧带相连，内有闭锁的脐静脉，囊部外侧发出1支较粗大的分支，分布于左外叶下段，称为左外叶下段支。

（3）门静脉右干：门静脉右干自门静脉主干发出后，走向肝门横沟右侧，沿肝门右切迹进入肝脏实质并分布于整个右半肝。门静脉右干长1~3cm，有时右前叶门静脉支直接由主干或左干横部发出，此时则无门静脉右干。门静脉右干近端发出1~3支小分支，分布于尾状叶右段，称尾状叶右段支。无门静脉右干时，尾状叶右段的血管则来自右后叶门静脉。门静脉右干的前上缘发出1个较大分支，分布于右前叶区域，称右前叶门静脉。此分支又可分为两组，分别分布于右前叶的后上与前下区域。右前叶门静脉的起始点有三种类型，一是与右后叶门静脉同一起始点（74%）；二是直接从门静脉主干发出（18%），此时无门静脉右干；三是起始于门静脉左干的横部（8%）。因此，在行左半肝切除时，应注意上述变异，避免

损伤该处门静脉支。从门静脉右干或直接从门静脉主干发出一个较大分支，分布于右后叶，称为右后叶门静脉。其又可分为右后叶上段支和下段支，分别分布于右后叶上段和下段区域。部分标本中尚可见中间支。此外，有96%的人群有胆囊旁门静脉支，它发自门静脉右干或右前叶和右后叶门静脉，分布于胆囊窝右侧缘区域。关于左、右门静脉之间在肝内到底有无吻合支，尚有不同意见。如Elias和Petty以及Gans等认为肝内左、右门静脉之间无吻合支存在。国内不少研究认为左、右门静脉之间有吻合支存在。在临床手术操作时可见到，做半肝切除结扎肝门部位所属门静脉后，很多病例的肝脏表面不出现明显分界线，由此可见肝内左、右门静脉之间存在吻合支。

2. 肝动脉系统　正常情况下，肝动脉来源于腹腔干动脉，称为肝总动脉，沿胰腺上缘向右行走，随即转向前上方，先后分出胃右动脉和胃十二指肠动脉后，称为肝固有动脉。肝固有动脉位于胆总管左侧，门静脉前方，在其未进入肝门前，分为左、右肝动脉。

（1）肝左动脉：肝左动脉从肝固有动脉分出后，沿着门静脉左支横部及左肝管浅面走行，其叶、段分支大部分在肝外分出。一般先分出1支左尾状叶动脉，再分出左内叶动脉和左外叶动脉，后者又分成左外叶上、下段支，分布于相应的肝叶和肝段。此外，左内叶动脉可以起源于左外叶动脉的下段支或肝右动脉，甚至肝固有动脉。

（2）肝右动脉：肝右动脉从肝固有动脉分出以后，首先分出1支胆囊动脉，然后走行于肝门右切迹内分出右尾状叶动脉、右前叶动脉和右后叶动脉，后者又分为上下两段支，分布于相应的肝叶和肝段。此外，右前叶动脉也可起始于右后叶动脉的上段支或肝固有动脉。

（3）肝动脉的变异：以上对肝动脉行径及分支的描述，属于一般常见类型（约占55%）。但肝动脉及其分支常有变异，因此在肝脏及其他上腹部脏器的手术中，应警惕变异的肝动脉。

肝固有动脉除了分为肝左、右动脉外，有时尚可分出肝中动脉，该动脉亦可起源于肝左动脉或肝右动脉，少数起源于腹腔干动脉，胃十二指肠动脉及胃右动脉。除了不典型的肝动脉分支外，肝动脉在肝门区的重要变异是迷走肝动脉或异位起

始的肝动脉。迷走肝动脉是指起源于腹腔干动脉以外的肝动脉，如来源于肠系膜上动脉或胃左动脉。如果肝脏没有其他动脉供应时，此种异位起始的肝动脉称为代替肝动脉；如在常见类型的肝左、右动脉以外，还有其他的异位起始的动脉，即称为副肝动脉。

对于肝动脉分型，Michels 分型是目前国际学术界最常用的分型。Michels 等根据肝动脉的起源不同，将其分为 10 大类型。Michels 分型仍不够全面，没有包含起源于胃十二指肠动脉、腹主动脉、右肾动脉及脾动脉等的肝动脉变异，肝总动脉分叉变异以及多种变异共存等。具体分型如下：

Ⅰ.肝固有动脉分出肝左、肝中及肝右动脉 55%；

Ⅱ.替代肝左动脉起源于胃左动脉 10%；

Ⅲ.替代肝右动脉起源于肠系膜上动脉 11%；

Ⅳ.替代肝左动脉起源于胃左动脉＋替代肝右动脉起源于肠系膜上动脉 1%；

Ⅴ.副肝左动脉起源于胃左动脉 8%；

Ⅵ.副肝右动脉起源于肠系膜上动脉 7%；

Ⅶ.副肝左动脉起源于胃左动脉＋副肝右脉起源于肠系膜上动脉 1%；

Ⅷ.替代肝右动脉起源于肠系膜上动脉＋副肝左动脉起源于胃左动脉 2%；

Ⅸ.肝总动脉起源于肠系膜上动脉 2.5%；

Ⅹ.肝总动脉起源于胃左动脉 0.5%。

国内研究资料显示，迷走肝右动脉占 12%~14%；副肝右动脉占 4%~9%；迷走肝左动脉占 10%~14%；副肝左动脉占 18%~25%。迷走肝右动脉主要来自肠系膜上动脉，而迷走肝左动脉主要来自胃左动脉。在少数情况下，迷走肝动脉和副肝动脉尚可起始于胃右动脉、胃十二指肠动脉、腹主动脉、脾动脉和肝右动脉等。因此，在胃贲门部及食管下端手术时，应注意胃左动脉有无分支到肝，以免损伤迷走肝左动脉。起始于肠系膜上动脉的迷走肝右动脉，都是经过胰头及门静脉之后或胆总管之后，向上入肝十二指肠韧带内，所以在胰头手术及门脉分流术中，应避免损伤变异的动脉。

3. 肝静脉系统 肝静脉是肝脏血液的流出道，包括左、中、右三支主要肝静脉。另有一些直

接开口于下腔静脉的小静脉，包括引流尾状叶的静脉，总称为肝短静脉系统或肝背静脉系统（即第三肝门）。肝静脉系统的形态结构和分支分布较 Glisson 系统简单，变异情况也不如肝动脉复杂。三支主肝静脉于肝后上缘（即第二肝门处）直接注入下腔静脉（图 7-4）。肝左、中、右静脉汇入下腔静脉的情况不完全相同，三支静脉分别汇入下腔静脉者占 56.3%；肝左静脉与肝中静脉合干后进入下腔静脉者占 40.6%；而同时有 4 个开口于下腔静脉者占 3.1%，其中一个开口是左后上缘静脉。

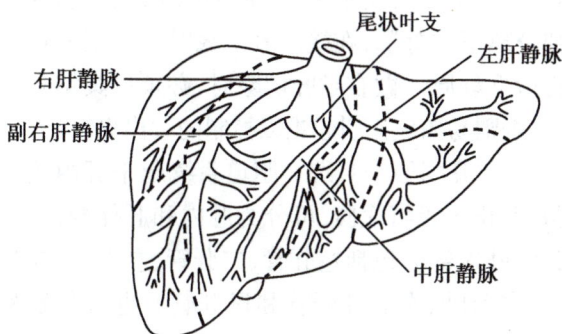

图 7-4 肝静脉在肝内的属支

（1）肝左静脉：肝左静脉的近侧部分位于左叶间裂内，引流肝左外叶的全部和左内叶的一部分血液。沿途接纳 3~4 支小静脉，包括左叶间静脉、左段间静脉和左后上缘静脉等属支。

（2）肝中静脉：肝中静脉走在正中裂内，常分为两个较大的属支，分别接受左内叶和右前叶的静脉回流。左支组通常有上、下两支，有时还有中支；右支组通常分为上、中、下三支。肝中静脉可单独汇入下腔静脉，也可与肝左静脉合干后汇入下腔静脉。合干与下腔静脉距离较短，因此在行扩大肝右叶切除术时必须十分小心，避免因过度切除损伤肝左静脉，造成严重后果。

（3）肝右静脉：肝右静脉位于右叶间裂内，一般有上后支、下后支、前支和右上缘支，主要收集右后叶的静脉回流，也收集右前叶上部的部分静脉回流。肝右静脉的位置较深，其肝外的行程短，故为肝外科手术时的难点和危险部位。其断端的处理不能应用一般的血管结扎法，应该用无创性血管钳部分钳夹下腔静脉壁后，以血管针线缝合。

（4）肝后静脉系统：肝后静脉系统又称肝背

静脉系统,是指除了三支主要肝静脉之外,肝后段下腔静脉还接受来自肝裸区的数目不恒定的静脉分支,主要引流肝尾状叶和肝右后叶的一部分,其中较重要的是肝尾状叶静脉和肝右后下静脉。肝右后下静脉,又称为右下肝静脉、副肝右静脉和右外侧肝静脉,在肝右前下角和胆囊窝右侧缘之间的肝下缘起始,引流右后叶下段静脉血,汇入下腔静脉肝后段右侧壁。肝脏手术时,即使切断右主肝静脉,肝右后下静脉及肝右后下区仍能被保留下来,对术后肝功能恢复有重要意义。在布-加综合征时,肝右后下静脉是肝右叶引流的重要静脉。因此,在预置肝下方下腔静脉阻断带时,要仔细分离下腔静脉,在接近肝下缘时应高度警惕肝右后下静脉。做右半肝切除时,必须将其结扎切断,否则易撕破而引起难以控制的大出血。

4. 肝内胆管系统 胆道系统起于肝内毛细胆管,止于乏特壶腹,可分为肝内和肝外两部分。其中肝内部分包括左肝管、右肝管、左内叶、左外叶、右前叶、右后叶肝管和段肝管。也可分别称为第一级分支、第二级分支和第三级分支。左、右肝管在肝门横沟内汇合成肝总管,左、右肝管的汇合点一般比肝动脉及门静脉的分叉点为高。将 Glisson 被膜打开,肝组织向上拉开,一般可以暴露出来,但有时其分叉点深埋于肝门内,难于显露。除左、右肝管外,所有直接注入肝总管或胆总管的肝叶肝管又称副肝管。副肝管多起自肝右叶,手术时注意辨认避免损伤。

(1)左肝管:左肝管主要引流左半肝的胆汁,由左外叶和左内叶肝管汇合而成。它位于肝门横沟左侧,左门静脉横部的深面,在与右肝管汇合前还接受 1~2 支来自尾状叶的小肝管。

(2)右肝管:右肝管由右前叶和右后叶肝管汇合而成,并接受来自尾状叶右段的肝管。右肝管较左肝管短,且变异较多。

(3)尾状叶肝管:尾状叶位于肝门横沟的后面,其尾状突的肝管汇入右肝管,但亦有少数汇入右后叶肝管或右前叶肝管。尾状叶的左、右段肝管分别开口于左、右肝管者占 70%。主要汇入左肝管者占 16.7%,还有 13.3% 主要汇入右肝管。

此外,有时可发现细小的迷走肝管。它们不是在肝门区,而是在肝脏其他部位的肝外肝管,如下腔静脉周围和肝脏韧带在肝上附着处的结缔组织内。综上所述,肝内胆管的解剖变异很多,因此在手术中要仔细辨认,小心分离,辨认有困难时,可采用术中胆管造影,从而最大限度地防止胆瘘及远期胆道狭窄等并发症。

(三)肝门区的解剖

1. 第一肝门 肝动脉、门静脉、胆管、神经及淋巴管经肝脏面的横沟出入肝实质,此处称为第一肝门,也可简称为肝门。但临床上通常所指的肝门范围较广,它包括其两端的两个矢状位的纵沟,右面为右切迹,左面为左矢状裂,其前部为脐静脉窝,后部为静脉韧带窝。因此肝门外观上为一 H 形沟,前缘为肝方叶,后缘为尾状叶和尾状突。肝门是肝内血管分支和肝管汇合的起始部位,也是手术中处理管道系统的重要部位,因此,熟悉其解剖对肝脏手术意义重大。

门静脉、肝动脉、胆管及神经和淋巴管均走行于肝十二指肠韧带内,又称肝蒂。肝脏手术时,压迫网膜孔水平的肝蒂可达到暂时控制肝脏出血的目的,此方法亦称为 Pringle 手法。第一肝门处血管与肝管的关系复杂,通常的位置关系是:肝动脉居左,胆总管居右,门静脉在两者的后方。此三者的汇合点由高到低为:肝管,门静脉,肝动脉(图 7-5)。

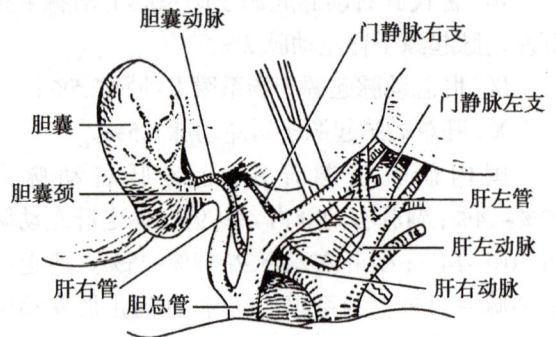

图 7-5 肝门区解剖关系

肝方叶的厚度对暴露肝门有一定影响,当仰卧位施行手术时,须将肝方叶的下缘向头端牵开,方能暴露肝门的"开口"。如果暴露有困难,可部分切开肝脏甚至切除肝方叶。在行左半肝或右半肝切除时,可预先分离并阻断相应的门静脉支和肝动脉支,以达到减少术中出血和保护健侧肝功能的目的,同时也符合微创的原则。

2. 第二肝门 第二肝门是三支主肝静脉汇入肝上下腔静脉的地方。从后面观,第二肝门与第一肝门距离很近,尾状叶的尾状突将下腔静脉与门静脉隔开。在多数情况下,肝右静脉单独汇入下腔静脉,肝中静脉多与肝左静脉汇合后,再汇入下腔静脉。因此,在行肝左外叶或左半肝切除时,应避免将肝中静脉与肝左静脉一并结扎,从而影响肝静脉回流。

3. **第三肝门**　第三肝门是指肝短静脉汇入肝后下腔静脉的部位。肝短静脉分别开口于肝后下腔静脉前壁的两侧,左侧主要接受尾状叶、肝短血管的血液,右侧则主要接受来自右后叶及尾状突的数支肝短静脉。其中包括肝右后下静脉,手术时应注意避免撕裂。

(四)肝脏的分叶与分段

过去人们常以镰状韧带为界,将肝脏分为左、右两叶。这种肝脏的分叶法,与肝内血管分布并不相符,因而不能适应肝脏外科的需要。目前,多根据门静脉系统的分布来进行肝脏分叶和分段,研究表明,肝脏内存在明显的裂隙,从而形成各叶、段间的分界线。肝脏有三个主裂:两个段间裂和一个背裂。正中裂在肝脏面以胆囊窝和腔静脉窝为界,将肝脏分成左、右两半。左叶间裂在膈面以镰状韧带附着线为界,将左半肝分成左外叶和左内叶。右叶间裂起自肝的右下缘,相当于胆囊切迹与肝外缘的外、中1/3交界处,斜向右后上方至肝右静脉入下腔静脉处,它将右半肝分成右后叶和右前叶。左段间裂将左外叶分为上、下两段,右段间裂将右后叶分成上、下两段。背裂位于肝脏后上缘中部,尾状叶前方,将尾状叶和其他肝叶隔开,尾状叶被正中裂分为左、右两段。根据上述情况,可将肝脏分成五叶六段(图7-6)。但根据临床实际情况及尾状叶血液供应情况来看,尾状叶似无分段的必要,因此,五叶四段较为实用。

此人们对于肝脏解剖认识的重要转折在于纠正了以往对于利用镰状韧带划分左右半肝的错误观点。1954年,Couinoud依据门静脉在肝内的走行提出了其肝脏的解剖观点。肝脏由左、右两部分(半肝)组成,这个观点实际在1888年Rex提出正中裂的概念后就已形成。门静脉再发出二级分支将左右半肝各分成2个"区(sector)"。Couinoud最初的主要工作为将肝"区(sector)"细划分为更下一级的单位肝"段(segment)"。Couinoud的肝段划分方法,是以Glisson系统在肝

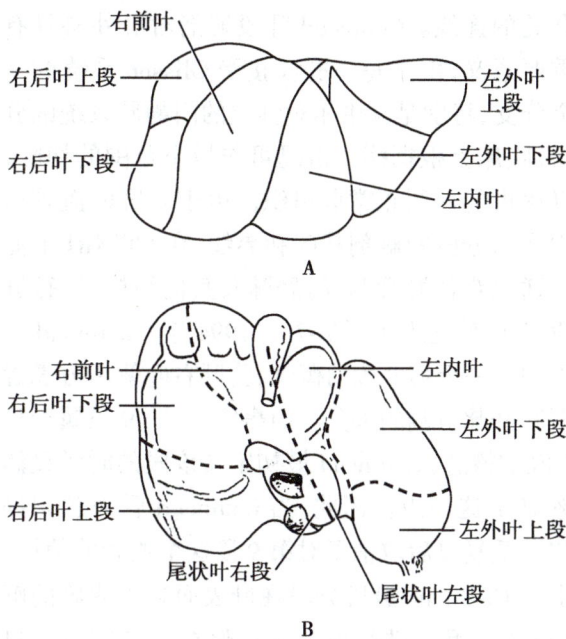

图7-6　肝脏的分叶及分段
A. 前面观;B. 后面观

内的分布为基础,以肝静脉为分段界限。肝的各段均有Glisson系统的一个分支供血,并引流胆汁,而位于各段之间的肝静脉则引流相邻肝段的回血,每一个段可视为肝的功能解剖单位。左、中、右3支主肝静脉走行区所形成的纵形切面(称为肝门静脉裂)将肝分隔成4个部分,称为四个扇区。每个扇区又被门静脉左、右支的水平切面分成上下2段,4个扇区不包括尾状叶。尾状叶编为I段,为一个自主段,不依赖于4个肝门静脉蒂和3支主肝静脉。尾状叶同时接受来自左右门静脉和肝动脉的分支供血,其静脉血经肝短静脉直接回流入下腔静脉。肝中静脉切面(肝中裂)将肝分为左半肝和右半肝,该切面与水平面形成一开口向左的75°夹角。该切面的肝表位置为胆囊窝中部至腔静脉左缘连线。肝左静脉切面(左叶间裂)将左半肝分为左外扇区和左内扇区。以门静脉左支水平面为界,左外扇区的上部为II段,下部为III段。左内扇区为IV段,在外科,临床上还可进一步分为上部的IVa亚段和下部IVb亚段。肝右静脉切面(右叶间裂)将右半肝分成右前扇区和右后扇区。以门静脉右支水平面为界,右前扇区上部为VIII段,下部为V段。右后扇区下部为VI段,上部为VII段。肝右静脉切面的肝表位置,大致相当于肝前缘右角到胆囊窝右边连线中点处与肝静脉和下腔静脉汇

合处的连线。Couinoud 肝段解剖对肝外科具有重要意义，由于每一肝段接受 Glisson 系统的一个分支，特别是其中相对独立的门静脉系统的分支，临床上根据病变情况可作最小范围的切除，以尽可能保留正常肝组织。由于以肝内血管结构作为分段的解剖基础和界线，在 CT/MRI 上能够通过辨认肝静脉、门静脉及其他结构，进行肝段的正确定位（图 7-7）。1994 年，Couinoud 又添加了一个第 9 段的概念，为肝右叶侧后方靠近下腔静脉右侧的部分。而事实上，第 9 段属于第 1 段的概念，Couinoud 最初定义该段的时候显然忽略了这一点。因此，当 Couinoud 后来意识到这一重复以后取消了对第 9 段这个概念的使用。由于 Couinaud 肝脏分段在肝表面缺乏明确的解剖标志，因此进行规则肝切除有一定困难。目前，可以应用术中 B 超及吲哚菁绿（ICG）荧光融合影像引导技术检测以确定肝切除范围，也有人采用 B 超引导下穿刺门静脉支注射染料（亚甲蓝或靛胭脂），并依据肝染色范围来指导肝的切除范围。

1982 年，Henri Bismuth 依据 Couinoud 的肝脏解剖观点发表了《外科解剖与肝脏外科解剖》，

文中介绍了一些 Couinoud 解剖观点可能存在的变异情况，并作出了一些修改。首先是对空间位置的修正，Couinoud 是一名解剖学家，他研究的对象是尸体肝脏，意味着他是将肝脏放到试验台上进行解剖，并且当他构建灌注模型的时候，肝脏实际为类似于扁平的形状。Couinoud 将肝右叶的 2 个肝区命名为前内侧区（anteromedial sector）和后外侧区（posterolateral sector），而实际上，在患者体内，前内侧区完全在后内侧区的正前方，这 2 个肝区实际上是前区（anterior sector）和后区（posterior sector）（图 7-8）。

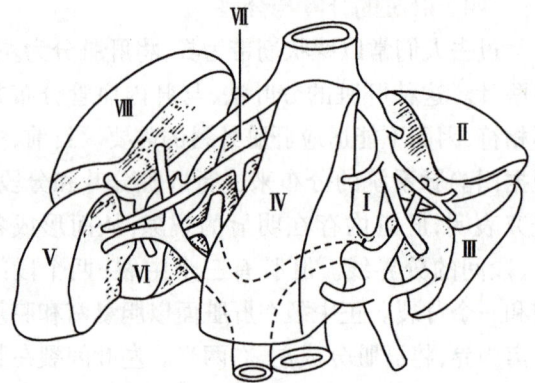

图 7-7　肝脏的 Couinaud 分段

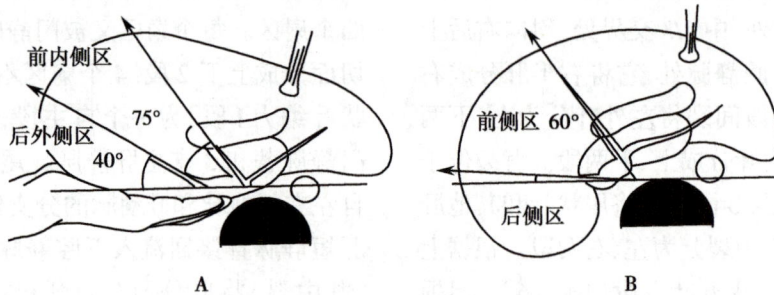

图 7-8　正中裂的方向
A. Couinoud 描述的在活体外扁平肝脏中正中裂的方向；B. 活体内正中裂的方向

针对 Couinoud 肝脏解剖的第二个修改更为重要。在左半肝，Couinoud 将其分为 2 个肝区：其中一个是外侧区（lateral），唯一一个与众不同的肝区，另一个是中间区（medial），门静脉左支与肝圆韧带延续的部分将其分为 2 个肝段。这实际上与 Couinoud 提取的划分原则不一致。因为通常我们将有门静脉分支走行的区域称为肝段，而在该区域，脐静脉自门静脉左支分出后经过，产生了 Couinoud 对于该区的划分，实际上，如果我们仅将脐静脉看作门静脉分支，这部分只是 1 个

肝段。即左中间区为 1 个肝段，而原有的第 3 段和第 4 段应被称作半肝段。仅由第 2 段组成的左外侧区应与实际上包含 1 个肝段的左内侧区整合为 1 个肝区，即肝左叶为 1 个肝区，2 个肝段，这与 Couinoud 的划分原则相一致。而为了不改变 Couinoud 对于肝脏的 8 段分法，我们保留了第 3 段与第 4 段的分法，但须明确，这两个肝段实际上为半肝段。

对 Couinoud 肝脏分段的总结：

（1）2 个半肝（左半肝和右半肝）；

（2）3 个肝区（右前区，右后区和左区）；

（3）7 个肝段

1）6 个肝段（每个肝区分为 2 个肝段）

a. 右后区：第 6 肝段和第 7 肝段

b. 右前区：第 5 肝段和第 8 肝段

c. 左区：第 3 半肝段和第 4 半肝段（构成一个肝段）和第 2 肝段

2）加上第 1 肝段。

（五）尾状叶的解剖

尾状叶位置深在，毗邻各个肝门及下腔静脉等重要管道，游离及显露极为困难，因此一直以来尾状叶切除是肝脏手术的禁区。随着对尾状叶解剖的不断认识，尾状叶切除术已在世界各地广泛开展。根据 Couinaud 的分段标准可确定尾状叶的边界范围：左界为脐静脉韧带沟，前界是肝横裂的后缘，后界环绕下腔静脉，右界与肝右叶没有明确分界，下界是肝脏脏面，上界是三支肝静脉。按照 Kumon 分布标准，尾状叶从左至右可分为三部分：Spiegle 叶，腔静脉旁部和尾状突。Spiegle 叶是尾状叶的左侧部，位于脐静脉韧带左侧，是突入网膜囊内的乳突状半游离结构，是尾状叶的主体部分，多数有相对固定的蒂。腔静脉旁部是尾状叶的中间部分，位于脐静脉韧带的右侧，肝后下腔静脉前方，其后下侧以门静脉后干为界与尾状突相连，上方是肝中静脉、肝左静脉形成的弧状面，右后侧与右后叶无明显分界。尾状突部是尾状叶的右侧部分，也可以认为是尾状叶在门静脉右后干后方向右下突出的部分，与肝右后叶融合，无明确分界。尾状叶静脉直接汇入下腔静脉，属肝短静脉系统，数目不等，可有 3~10 支。Spiegle 叶的门静脉支主要来自门静脉左支；腔静脉旁部门静脉支主要来自门静脉分叉部和门静脉干；尾状突门静脉支主要来自门静脉右支。尾状叶动脉左右各 1 支者最常见，约占 68%，共有 3 支者约占 32%；右侧尾状叶动脉多来自右后肝动脉，左侧尾状叶动脉来自肝左动脉或肝中动脉。尾状叶胆管变异较多，最常见者为左、右各 1 支，其中右侧尾状叶胆管多与右后段肝管汇合。其次为尾状突、尾状叶右部和左部各有 1 支胆管，尾状突胆管与右后段胆管汇合。

全尾状叶切除是 20 世纪 90 年代肝脏外科技术发展的结果。早期由于技术上的原因，尾状叶切除一般是连同肝左叶或肝右叶切除。尾状叶切除的关键步骤是切断尾状叶静脉。左尾状叶发生肿瘤时，因左尾状叶静脉一般较粗大并紧贴下腔静脉，故较难处理，可在游离肝右叶后，从右侧依次切断肝短静脉。尾状叶上极前方是肝中静脉进入下腔静脉处，此处血管壁薄，如发生破裂，可导致大量出血和空气栓塞。但是，在尾状叶上极与肝中静脉之间有一解剖间隙，内充填有疏松组织，可于此处进行分离。因此可以看出，尽管单独尾状叶切除术较为复杂和危险，但在熟知该区域解剖的前提下，手术仍是安全可行的。

三、展望

随着对肝脏解剖结构认识的不断深化，复杂的肝切除术及肝移植手术已不仅局限于少数医疗机构。针对肝脏特殊的解剖结构所设计的切割器械如超吸刀（CUSA），超声刀、水刀、氩气刀、Ligasure 系统的应用，以及在精通解剖后设计的一些手术技巧如绕肝提拉技术（liver hanging maneuver）及精细选择性肝脏血管离断等的实施，使得肝脏的手术不再像以往那样"祖国山河一片红"，而像是解剖在临床上的演绎，成为艺术的杰作。而伴随着肝脏手术水平的提高，人们对肝脏解剖的认识，必将日臻完善。在不远的将来，人们甚至有可能在电脑虚拟的 3D 生物打印肝脏上进行解剖和手术操作，从而帮助我们选择最佳的手术入路和最合理的操作技术。随着现代精准外科及三维可视化技术时代的到来，相信对肝脏解剖的认识会更加个体化、数字化、精准化，肝脏外科必将迎来崭新的明天！

（刘连新）

参 考 文 献

1. Rex H. Beitrage zur Morphologie der Saugerleber. Morphol Jahrb, 1888, 14：517-617.

2. Couinaud C. Surgical approach to the dorsal section of the liver. Chirurgie, 1993-1994, 119：485-488.

3. Bismuth H. Surgical anatomy and anatomical surgery of the liver. World JSurg, 1982, 6：5-9.

第二节 肝细胞癌诊断与治疗的历史回顾与展望

肝细胞癌（简称肝癌）是最常见的恶性肿瘤之一。世界卫生组织（WHO）发布的全球癌症状况的数据表明，2018年癌症死亡人数达960万，其中肝癌为78.2万人。同时，2018年全球新发肝癌病例84万，其中约55%发生于我国大陆。无论在城市还是农村，肝癌都是位列我国第二位的肿瘤死亡原因。虽然在过去的一个世纪，肝癌的研究无论在流行病学、病因、发病机制、诊断与治疗等方面都取得了长足的进步，但相对于其他恶性肿瘤而言，肝癌的预后依然很差，仍需要临床各学科共同努力，不断探索，以提高治疗效果。

一、历史回顾

早在两千多年前，希腊的著名医家Galen和我国著名医书《内经》都曾对肝癌进行了描述。但真正具有现代科学基础的原发性肝癌的定义则仅有百余年的历史。1888年Hanot和Gilbert对肝癌做了病理分类的描述。1910年Eggel将肝癌分为巨块型、结节型和弥漫型；1911年Yamagiwa根据肿瘤细胞的起源将肝癌分为肝细胞癌和胆管细胞癌，此病理分型一直沿用至今。自此后，人们开始真正地认识肝癌。在肝癌治疗方面，1888年Langenbech实施了第一例有计划的、成功的肝脏实体肿瘤切除；而Lucke则于1891年第一个报道了肝脏恶性肿瘤切除。但在其后半个世纪里，肝癌的诊断和治疗几乎没有什么进展。到20世纪50年代，肝癌的诊断与治疗才终于迎来了飞速发展的时期。

20世纪50年代初，首先是肝脏酶学检查、A超、核素显像、肝穿刺活检相继出现，使肝癌的术前诊断成为可能。特别是1953年，Seldinger经股动脉穿刺行肝动脉造影取得成功，此技术因其对肝癌诊断和治疗的巨大作用而沿用至今。到20世纪60年代，Tatarinov（1964）最先发现肝癌患者血中可测得甲胎蛋白（α-fetoprotein，AFP）。此后甲胎蛋白就作为至今最好的实体肿瘤标志物

出现在肝癌研究的舞台上，并对肝癌的诊断和治疗产生深刻的影响。20世纪70年代肝癌研究最大的进展就是将甲胎蛋白应用于肝癌的普查，使肝癌的早期诊断成为可能，并开辟了肝癌研究的新领域——亚临床肝癌（小肝癌）研究。20世纪80年代，医学影像学取得突飞猛进的发展，超声显像、彩色超声、电子计算机体层摄影（computed tomography，CT）、磁共振成像（magnetic resonance imaging，MRI）及单光子发射计算机体层摄影（single photon emission computed tomography，SPECT）问世，使肝癌的早期诊断和定位诊断有了极大进步，甚至可以发现1cm左右的肝癌。部分影像学检查不仅有定位作用，还可以进行定性诊断。20世纪90年代以后，肝癌诊断方面主要是向两个方向发展，一方面发展能更早或能发现更小肿瘤的检查方法；另一方面就是为配合对肝癌复发转移的研究和治疗，发展能早期诊断肝癌复发转移的检查方法。在这期间，除了在影像学和检查仪器方面的研究进展外，主要就是利用分子生物学和基因方面的研究技术，进行了大量的实验方面研究，但是还没有任何适用于临床的突破性进展。

原发性肝癌治疗上的进展建立在对肝脏解剖、生理研究，肝癌诊断和各种治疗技术发展的基础之上。其中，外科手术治疗在肝癌治疗中占有最重要的地位。1951年瑞士的Hjortsj用灌注腐蚀标本研究肝内管道系统的解剖，为肝脏外科的兴起奠定了基础。1953年，Haeley和Schroy提出以门静脉结构为基础的肝脏分段，Couinaud以数字标识并使之在临床上得到普遍的应用（Couinaud分段法）。于是从20世纪50年代开始，规则性肝部分切除术就成为世界各地外科专家们治疗肝癌最主要的方法。在这一时期肝癌的外科手术治疗有两个特点，一是采用规则性的肝部分切除术，二是大部分病例都是大肝癌（>5cm）。到20世纪70年代，随着甲胎蛋白等肿瘤标志物在临床上逐渐得到广泛的应用，以及影像学技术的发展，肝癌的早期诊断成为可能，发现了许多无症状的肝癌（亚临床肝癌）和小肝癌（<5cm），肝癌手术治疗也进入肝癌规则性肝部分切除阶段（20世纪70~80年代）。小肝癌规则性肝部分切除术使肝癌患者的生存率

达到了新的高度,但是肝癌生长部位的随机性和肝癌患者常伴有慢性肝炎、肝硬化等特点,也使手术后的患者常面临肝脏代偿功能不足、术后并发症多、死亡率高等情况。对此,我国外科专家于 20 世纪 70 年代就开始进行肝癌非规则性肝部分切除术的探索,切除范围仅包括肿瘤与其周围肝组织,与肝段、肝叶分布并不一致,兼顾了肿瘤的切除率和术后的安全性。自 20 世纪 80 年代后期,此种手术已成为我国最主要的肝癌手术方式,并逐渐得到了国际社会的认可。肝移植是肝癌外科治疗中另外一个重要的方法。自 1963 年 Starzl 开展了世界上第一例肝移植,肝移植就作为肝癌治疗的一个重要方法受到世界各地外科专家的重视,但是由于其较高的死亡率和早期复发率,使肝移植在肝癌治疗中的地位一直备受争议。

肝癌除手术治疗外,其他的治疗方法主要有药物治疗、放射治疗及局部治疗。肝癌的药物治疗于 20 世纪 50 年代起步,其治疗的进展一方面取决于新药物的出现,另一方面就在于给药途径的改进。虽然化疗药物的毒性及肝癌多药耐药的问题影响着药物治疗的效果,但是对于大多数不能切除的肝癌,药物治疗仍占有重要的地位。放疗曾是不能切除肝癌首选的治疗方法,此种情况一直持续到 20 世纪 70 年代局部治疗出现以后。自 1956 年 Ariel 利用外放射治疗肝癌以来,肝癌的放疗经历了全肝放射、局部放射、全肝移动条放射、局部超分割放射、适形放射等变迁。肝癌的局部治疗是近年肝癌非手术治疗的最重要的进展。1953 年 Seldinger 开始经皮股动脉穿刺行动脉造影,到 20 世纪 70 年代被用于肝动脉栓塞(transcatheter hepatic arterial embolization,TAE)以治疗肝癌,后来结合肝动脉注射化学药物,称为经肝动脉化疗栓塞(transcatheter hepatic arterial chemoembolization,TACE),自其出现后,就取代放疗成为不可切除肝癌的首选治疗方法。其他局部治疗还包括 B 超引导下的经皮瘤内乙醇注射(percutaneous ethanol injection,PEI)、经皮微波治疗、射频治疗、冷冻治疗,高功率聚焦超声(HIFU)治疗等,这些治疗方法均是 20 世纪 80 年代后期及 90 年代发展起来的,在临床上均取得了良好的效果。

二、现状

(一)诊断

诊断和治疗技术的发展及临床应用的要求,使当前肝癌的诊断由单一追求治疗前的早期诊断逐步扩大到对治疗后复发转移的早期诊断上。在过去的一个世纪,诊断方面的进展主要表现在肝癌肿瘤标志物的研究和影像学方面的研究进展上。

1. 肿瘤标志物 肿瘤标志物在肝癌临床诊断中占有十分重要的地位,其中甲胎蛋白的出现可以说是从根本上改变了肝癌诊断与治疗的格局。在其带动下,医学专家们在寻找新的肿瘤标志物上倾注了极大的热情,并发现了一批可能有助于肝癌早期诊断的肿瘤标志物,但是随着临床验证的深入,具有较大临床意义的并不多。

(1)甲胎蛋白(AFP)和甲胎蛋白异质体(AFP-L3):甲胎蛋白是迄今为止最为重要的肿瘤标志物,它的发现使肝癌的诊断取得突破性的进展。在早期诊断方面,AFP 的升高可以在症状出现前 6~12 个月出现,通过对其普查,可以对亚临床肝癌进行诊断,有利于患者的早期治疗;AFP 还可以用于判断手术或其他治疗方法的彻底性,对于 AFP 升高的患者,治疗后 AFP 能否降至正常是判断治疗是否彻底的重要指标,也是临床判断根治性与姑息性治疗的客观标准;在肝癌的复发转移监测中,AFP 也可以在复发转移临床症状出现前 6~12 个月作出诊断,对于复发转移进一步治疗具有重要的意义。甲胎蛋白异质体按照其结构特征可分为 AFP-L1、AFP-L2 和 AFP-L3。AFP-L3 主要由肝癌细胞产生,故测量 AFP-L3 占总 AFP 水平的百分比(AFP-L3%)有助于肝癌的特异性诊断。同时,AFP-L3 可作为独立标志物监测预后及复发。

(2)异常凝血酶原:异常凝血酶原是另一个有用的肝癌标志物,在肝硬化、慢性肝炎中多小于 300μg/L,而在肝癌中则多大于 300μg/L。对于 AFP 阴性的肝癌患者,联合检测异常凝血酶原有助于诊断,但因其浓度与肿瘤大小关系密切,故其早期诊断作用有限。

(3)α-L-岩藻糖苷酶(AFU):AFU 在肝癌中的活性高于肝硬化,其阳性率达 70%~80%,对

AFP阴性肝癌和小肝癌有一定的诊断作用。

（4）γ-谷氨酰转肽酶同工酶Ⅱ：γ-谷氨酰转肽酶同工酶Ⅱ在原发性肝癌的诊断上有较高的价值，其诊断特异性高，可达97.1%，对于AFP阴性的肝癌有一定的诊断意义。

另外，近年来发现的许多有潜在意义的肝癌诊断的标志物包括：肿瘤特异性生长因子（TSGF）、肝癌相关基因（HTA）、波形蛋白、高尔基糖蛋白GP73、蛋白水解酶体、磷脂酰肌醇蛋白聚糖-3（GPC3）、肝细胞生长因子（HGF）、热休克蛋白27（HSP27）、转化生长因子β1（TGF-β1）、骨桥蛋白（OPN）、人胎盘型谷胱甘肽S转移酶（GST-Ⅱ）等。

2. 影像学诊断　影像学诊断是肝癌诊断的一个必不可少的部分。医学影像学的进步是过去半个世纪医学最重要的进步之一，新的影像诊断仪器及诊断技术层出不穷，使肝癌的诊断步入了新的时期。主要的影像诊断方法有超声、CT、MRI、选择性血管造影、放射性核素显像等。

（1）超声显像：超声是目前公认的普查和随访定位诊断的首选方法。多普勒超声不仅可以显示肿瘤的部位，还可以明确肿瘤的血供情况，对肝癌有一定的"定性"诊断作用。对于大于2cm的肝癌，超声诊断的准确率可在99%以上。相对于其他影像学检查，超声具有无创、重复性好、价格低廉等优点。在此基础上，增强超声造影（contrast enhanced ultrasound，CEUS），明显提高了对肝脏肿瘤新生血管和血流灌注特点的检测能力，为早期诊断小肝癌提供了一种新的途径。增强超声造影目前已逐渐获得认可，认为其在肝癌诊断中与CT、MRI具有同等价值。

（2）电子计算机断层扫描（CT）：随着技术的发展，CT扫描的速度日渐增快，CT的分辨率越来越高，从成像质量来说，可以说是所有影像学检查中最佳者。螺旋多排CT对于肝癌不仅可以显示病灶的部位、大小，还可以对肝癌作出定性诊断，对于1cm左右的肿瘤都可以清楚地显示。正是由于其在肝癌诊断和早期诊断中的作用，使CT基本上成为肝癌首选的影像学检查。除诊断和分期外，CT更多应用于肝癌局部治疗的疗效评价。同时，借助CT还可进行三维肝体积和肿瘤体积测量、肺和骨等其他脏器转移评价，临床应用广泛。

（3）磁共振成像（MRI）：随着快速成像技术和造影剂的发展，MRI在小肝癌的诊断和鉴别诊断中的作用已经超越CT。MRI的优点主要在于可以任意断面检查，软组织对比良好、无电离辐射，对于小肝癌的诊断有较大的价值。若结合肝细胞特异性对比剂（Gd-EOB-DTPA）使用，可提高1.0cm以下肝癌的检出率和对肝癌诊断及鉴别诊断的准确性。

（4）选择性血管造影（DSA）：肝癌在DSA下的主要表现是肿瘤血管和肿瘤染色，还可以明确显示肝肿瘤数目、大小及其血供情况。DSA能够为血管解剖变异和重要血管解剖关系以及血管浸润提供正确客观的信息，对于判断手术切除的可能性和彻底性以及决定合理的治疗方案有重要价值。对于肝癌特别是肝癌破裂出血不仅有诊断作用，还可以进行治疗。但是由于其属侵入性检查，不作为首选检查。

（5）放射性核素显像：传统的放射性核素显像分辨率较差，对小肝癌的诊断落后于其他影像学检查。近年来由于单光子发射计算机体层摄影（SPECT）和正电子发射体层摄影（PET）的出现，使其在肝癌诊断中的作用又受到重视。特别是PET，作为一种功能性影像检查，在肝脏肿瘤诊断上有着独特和重要的位置，能够通过一次检查全面地评价淋巴结及远处转移，对肿瘤的分期、疗效以及预后的评价更加敏感和准确。随着对新示踪剂的不断开发，相信其在肝脏肿瘤的诊断方面将发挥更大的作用。

3. 病理诊断　具有典型肝癌影像学特征或伴有特异性肿瘤标志物明显升高的的肝占位性病变，符合肝癌的临床诊断标准，通常不需要病理即可确立诊断。对于缺乏典型肝癌影像学特征的占位性病变，获得病理对于确立肝癌的诊断、指导治疗、判断预后非常重要。常用的获取病理诊断依据的方法为肝穿刺活检，需要在超声或CT引导下进行。肝穿刺活检主要的风险是出血或针道种植。肝穿刺的病理诊断存在一定的假阴性率，阴性结果不能完全排除肝癌的可能。

（二）治疗

在过去的一个世纪，医学物理学、影像学、麻醉学、免疫学、分子生物学的不断发展及外科技术的日臻成熟,肝癌治疗取得了长足的进步,发展出外科手术、药物治疗、放射治疗及局部治疗等多种治疗方法,且不同的方法可以联合或序贯应用。现在,无论在国外还是国内,肝癌的治疗均由过去的单一治疗模式转变为以外科手术为主的综合治疗模式,治疗的对象也扩大到复发转移的肝癌患者。

1. 手术治疗 到目前为止,手术切除肿瘤仍是公认的治疗肝癌的首选方法。经过一个世纪的发展,当前手术治疗具有以下特点:

(1)强调肝癌的早期切除:无论在国外还是国内,小肝癌是手术治疗最主要的适应证,其治疗效果亦是所有肝癌人群和所有治疗方法中最佳者。世界范围内,小于5cm的肝癌其5年生存率基本都达到50%左右,国内吴孟超一组病例达到79.8%,小于3cm的肝癌5年生存率甚至达到88%。

(2)肝脏手术无禁区:任何部位的肝癌均可手术切除。随着对肝脏分段解剖的精确认识,术前影像学对肿瘤的准确定位或术中B超引导,术中肝门阻断观念的改变,区域血流阻断技术的运用,乃至离体肝切除术的开展,肝脏手术已无禁区。过去认为是手术禁区的尾状叶肿瘤和肝中叶肿瘤切除均可安全施行。

(3)原发性肝癌的二期切除:虽然肝癌诊断和手术技巧的进步使肝癌切除率明显增加,但就全部肝癌患者而言,其切除率不足10%。而其他各项治疗方法(放疗、药疗、局部治疗等)虽可延长患者的生存期,但获得根治者仍很少。随着肝癌综合治疗和局部治疗的进步,加上肿瘤外科生物学概念的更新,使不能切除肝癌缩小后再切除成为可能。国内一组数据显示,手术不能切除的肝癌,采用多种方法(TACE、肝动脉结扎、肝动脉栓塞、局部治疗等)缩小肿瘤后的手术切除($n=108$),其5年生存率与小肝癌切除($n=963$)相比,分别为64.7%和65.1%。TACE治疗缩小后切除($n=85$),其5年生存率亦达49.8%。不可切除肿瘤"缩小后再切除"为许多不能切除肝癌病例提供了新的治疗方法,极大地改善了预后,在肝癌的治疗中具有重要的意义。

(4)肝癌复发的再手术:肝癌切除后5年复发率可达72.3%,小肝癌的5年复发率亦有34.5%,其中2年内复发者占全部复发总数的3/4。对于肝癌术后复发转移的病例,以往多采取消极的态度。近年来,对肝癌复发转移基础的研究及复发转移早期诊断水平的提高,为复发转移病例的再手术治疗奠定了理论和临床基础。文献报道,小肝癌术后复发转移再手术5年生存率和TACE相比,达到65.1%~92%比13%~22.5%。再手术治疗相比于其他治疗方法具有最好的疗效,使患者获得再一次根治的希望。

(5)复杂情况下的肝癌切除术:巨大肝癌(>10cm)、肝癌合并门静脉癌栓、肝癌合并胆道癌栓、肝癌合并下腔静脉癌栓等,均是肿瘤进入中晚期的标志,亦是以往手术治疗的禁忌证。近年来,我国的外科专家在手术治疗这部分患者方面做了大量的探索。武汉同济医院自20世纪80年代末期以来,开展巨大肝癌肝切除1 000余例,证实了巨大肝癌肝切除的安全性和有效性;对于合并门静脉、胆道、下腔静脉癌栓的病例,各地均有肝癌切除同时行门静脉、胆道和下腔静脉取栓后长期存活的报道。此外,我国肝癌患者绝大部分都有肝硬化背景特点,许多都有门脉高压、脾功能亢进的表现。研究表明,对这部分病例,在切除肝癌的同时行脾切除术,可以促进T细胞亚群和Th细胞恢复平衡,白细胞和血小板计数恢复正常,术后并发症无明显增加,而术后5年无瘤生存率明显提高,并可能降低门脉高压出血的危险。

(6)残余肝体积不足的肝癌的分步切除:在临床实践中,对于较大直径或特定位置的肝癌,往往需要扩大肝脏切除的体积;与之相矛盾的,足够的剩余肝脏体积(FLR)是防止术后肝衰竭,保障手术安全性的重要决定因素。这对矛盾在肝硬化等肝脏基础较差的病例中尤其突出。利用肝脏快速增生的特性,外科医师不断探索切除术前扩增剩余肝脏体积的方法。1990年Makuuchi首次通过门静脉栓塞(PVE)促使左半肝增生后,成功实施右半肝切除。2007年Hans Schlitt实施了第一例联合肝脏离断和门静脉结扎的二步肝切除术(ALPPS),第一步沿镰状韧带离断左右半肝并结扎右门静脉,术后左半肝增生明显,第二步成功行扩大右半肝切除术。一般认为,PVE安全性较高,严重并发症较少,但FLR增大较慢,部分患者在等待期间肿瘤进展失去手术机会;相对的

ALPPS 的 FLR 增大迅速,手术间隔短,但第一步手术后胆瘘和腹腔感染的发生率较高。近年来,外科医师不断改进 ALPPS 手术方法,降低并发症率,发展出全腔镜或机器人 ALPPS、绕肝带法 ALPPS、杂交 ALPPS、左侧 ALPPS、单段 ALPPS、拯救性 ALPPS、射频/微波消融 ALPPS 等。

（7）腹腔镜在肝癌治疗中的应用:微创是当今外科学发展的方向。腹腔镜手术具有局部创伤小、全身反应轻、术后恢复快等优势。自从 1991 年美国妇产科 Reich 教授最先报道腹腔镜下肝良性肿瘤切除术以来,腹腔镜技术在肝脏疾病中的应用日渐广泛。大范围肝切除、解剖性肝段切除的比例正在增长。腹腔镜下复杂肝癌切除手术的报道也越来越多。腹腔镜肝切除的相关共识及标准不断被提出。2008 年在美国 Louisville 和 2014 年在日本 Morioka 相继召开第一届和第二届国际腹腔镜肝切除共识会议。中华医学会外科学分会肝脏外科学组也于 2013 年制订了《腹腔镜肝切除专家共识与手术操作指南》。这些共识及指南认可并支持了腹腔镜肝切除在治疗原发性肝癌中的价值。腹腔镜肝切除术还可在机器人手术系统下进行,其具有三维立体图像、手术视野放大倍数高、操作精细等优点。除此之外,近年来不断发展的 ICG 分子荧光影像技术还可以从肝脏组织三维的形态解剖和细胞功能水平指导肝脏肿瘤的诊断及手术导航,已应用于腹腔镜下肝脏肿瘤识别与定位、指导解剖性肝切除、肝外胆道的显影及肝切除术后胆瘘的检测等方面。

（8）肝移植在肝癌治疗中的作用:肝移植在肝癌治疗中的地位一直备受争议,但在世界范围内,特别是在我国,肝癌仍是肝移植最主要的适应证。理论上,肝移植不仅切除了肝癌病灶,还切除了肝癌发生的"土壤"——肝硬化,应是最有效的治疗肝癌的手段。目前,国际上较为常用的肝癌肝移植选择标准仍是 Milan 标准和 UCSF 标准,其 5 年无瘤存活率分别达 93.8% 和 88.5%,符合 Milan 标准的 10 年总体生存率甚至超过 70%。虽然一直以来都存在扩大 Milan 标准的呼声,但在供肝严重短缺的情况下,扩大标准并不能为大多数等待肝移植的患者带来好处。在肝移植治疗肝癌的问题上,小肝癌（≤5cm 的肝癌）的治疗策略虽仍有争议,但已达成共识的是:对于伴有严重肝硬化肝功能 Child-Pugh C 级的小肝癌,肝移植是唯一的也是最理想的治疗选择。肝癌患者在等待肝移植时,当预计供肝等待时间 >6 个月,应考虑应用各种过渡性治疗措施,如 PEI、RFA 及 TACE 等,以控制肿瘤生长。

2. 药物治疗　就抗肿瘤药物而言,肝癌对化疗的敏感性较差,加之常伴有肝硬化和慢性肝炎背景,患者对化疗的耐受性较差。迄今尚无统一成熟的化疗方案。近年来,肝癌的化疗无论在药理作用的基础研究、新药的临床试验、治疗途径的合理选择及综合治疗等方面均有新的进展,为以后肝癌的药物治疗带来新的希望。当前药物治疗肝癌主要通过两个途径:一是通过介入或手术方法,经肝动脉、门静脉给药可称为局部化疗;第二种途径就是通过口服或外周静脉途径给药,也就是传统的、全身性的、系统性的化疗。

（1）局部化疗:这是通过介入或手术方法,经肝动脉、门静脉给药。如经肝动脉、门静脉置管化疗或经肝动脉栓塞化疗（TACE）等,其中 TACE 已成为不可切除肝癌首选的治疗方法。这类化疗方法可以使化疗药物在第一时间到达肝肿瘤,并在肿瘤局部形成药物的高浓度,又降低了全身不良反应、提高了患者对药物的耐受性,成为当今临床上最常用和最有效的化疗方法。这些化疗方法常用的药物主要有氟尿嘧啶、顺铂、阿霉素、丝裂霉素等。这种药物治疗方法和传统的全身性、系统性化疗不同,是当今肝癌各种治疗方法相互联合形成的综合治疗,临床上常由外科医师、放射科医师实施,故常被当作外科治疗或局部治疗的一种。

（2）系统化疗:主要通过口服或静脉给药,是传统意义上的药物治疗。影响肝癌系统性化疗疗效的因素主要有两点,一是肝癌存在着原发性耐药;二是绝大多数的肝癌发生在已存在肝脏疾病的基础上,肝功能已有损害。以往系统性化疗最常用的药物是阿霉素。2013 年,一项随机对照、亚洲多中心的Ⅲ期临床研究（EACH 研究）,结果显示:与单药阿霉素相比,FOLFOX4 方案化疗显著延长了晚期肝癌患者的中位生存时间（4.97 个月 vs 6.4 个月,$p=0.07$）;并且在不良反应方面两者没有显著差异。该研究首次证明了以奥沙利铂为主的 FOLFOX4 方案在晚期肝癌治疗中的有效性,成为晚期肝癌的一线化疗方案。肝癌的其他化疗方案包括 XELOX 方案、GEMOX 方案、GP 方案、GA 方案等,还有待大型临床随机对照临床研究进行验证。

（3）分子靶向治疗:分子靶向治疗是针对肿瘤的特异性分子靶点设计的抗肿瘤治疗,具有特异性强、疗效确切、对正常组织损伤较小等优点。晚期肝癌的分子靶向治疗中,多靶点抗肿瘤药物索拉非尼具有划时代意义,索拉非尼可以通过阻断由 RAF/MEK/ERK 介导的信号通路抑制肿瘤细胞的增殖,同时还可以通过抑制 VEGFR 和 PDGFR 而阻断肿瘤新生血管的形成。2008 年的 SHARP 研究和 2009 年的 Oriental 研究,两项大型、随机对照的多中心Ⅲ期临床试验得出了一致的结论:索拉非尼可以显著延长晚期肝癌患者生存时间。索拉非尼也成为 FDA 批准的第一个可以延长晚期肝癌患者生存期的全身性治疗药物,也已作为晚期肝癌一线治疗的首选药物,写入国内外各种版本的肝癌治疗指南。随后,新的分子靶向药物研究层出不穷,仑伐替尼、瑞戈非尼、卡博替尼、雷莫卢单抗均通过Ⅲ期临床试验在部分国家上市使用。

（4）免疫治疗:肝癌免疫治疗主要包括免疫调节剂(干扰素 α、胸腺肽 α1(胸腺法新)等)、免疫检查点阻断剂(CTLA-4 阻断剂、PD-1/PD-L1阻断剂等)、肿瘤疫苗(树突细胞疫苗等)、细胞免疫治疗(细胞因子诱导的杀伤细胞,即 CIK)。这些治疗手段均有一定的抗肿瘤作用,但尚待大规模的临床研究加以验证。

3. 放射治疗 肝脏放射治疗的历史可以追溯到 20 世纪 20 年代,当时科学家发现肝脏的肿瘤组织具有一定的放射敏感性,而肝细胞具有一定的放射耐受性,放疗也因此被应用于肝癌的姑息治疗。早期的肝癌放射治疗以全肝放射为主,其放射剂量受限且放射性肝病等并发症发生率较高,因此其地位逐渐被 TACE、PEI、RFA 等局部治疗手段取代。近年来,随着技术的进步,放射治疗在肝细胞癌的治疗中又有了新的进展。

（1）外放射:外放射利用放疗设备产生的射线经体外聚焦后到达肿瘤位置,杀伤肿瘤细胞,达到控制肿瘤的目的。在肝细胞癌的治疗中,外放射得到了广泛的应用,目前其适应证主要包括:①立体定向放疗作为小肝癌不宜手术或不愿手术患者的根治性治疗;②联合 TACE 治疗;③肝移植前的桥接治疗;④中央型肝癌手术后窄切缘及切缘阳性患者的治疗;⑤门静脉 / 下腔静脉癌栓患者的治疗;⑥肝外转移患者的治疗。外放射技术主要包括三维适形放疗(3D-CRT)、调强适形放疗(IMRT)、图像引导放疗(IGRT)和立体定向放疗(SBRT)等。SBRT 技术将高放射剂量精确集中于肿瘤靶区,是一种分割次数少,单次计量高的放射治疗模式,该技术自 20 时机 90 年代以来应用于肝细胞癌的治疗,目前报道的 SBRT 后 2~3 年的局部控制率为 68%~95%,无进展生存率为 21%~38%,总生存率为 21%~69%。

与 X 射线放疗等技术中利用的光子相比,质子具有在短距离内释放出大量放射剂量的物理特征(Bragg 峰),有利于以更大放射剂量杀伤肿瘤细胞的同时保护正常组织,提升治疗效果。肝细胞癌的质子治疗始于 20 世纪 80 年代,目前报道的 3~5 年局部控制率可达 80%,平均 5 年总生存率约为 32%,虽然缺乏高等级的循证医学证据,但质子治疗在肝癌治疗领域展现了较大的潜力。

（2）内放射:内放射系指将放射性核素植入患者体内以治疗疾病的一种方法。早在 20 世纪 50 年代,就已经有肝癌内放射治疗的报道。内放射多将含 β 射线的放射性核素标志物输注到肿瘤内部。由于 β 射线在组织内射程短,吸收剂量随距离的增大而迅速降低。因此,内放射治疗可使肿瘤组织获得较大吸收剂量,正常肝组织则较少,从而避免引起放射性肝炎等副作用。

内放射治疗一般通过经肝动脉、门静脉、组织间质等途径进行,包括 ^{90}Y(钇 -90)玻璃微球、^{131}I- 单克隆抗体、放射性碘化油以及 ^{125}I 粒子植入等。^{131}I- 美妥昔单抗注射液以单克隆抗体作为放射性同位素的载体,临床研究表明 TACE 联合 ^{131}I- 美妥昔单抗治疗中晚期肝细胞癌介入术后复发有一定疗效,且安全可行,^{131}I- 美妥昔单抗亦联合 RFA 治疗肝细胞癌,或用于肝癌肝移植术后抗复发和转移。

4. 局部非手术治疗 肝癌的局部治疗主要包括 TACE、PEI、经皮微波治疗、经皮射频治疗、经皮氩氦刀冷冻治疗、经皮高功率聚焦超声治疗等。广义的局部治疗还包括非切除的姑息性手术治疗等,此处主要介绍非手术途径的局部治疗。肝癌的局部治疗主要是在20世纪70年代以后发展起来的,已取代放射治疗成为不可切除肝癌首选的治疗方法。

(1)经导管肝动脉化疗栓塞(TACE):TACE是当前多数不能切除肝癌的首选疗法。目前其适应证主要是不能切除的肝癌(如肿瘤巨大、多结节、累及左右肝或较大的肝门部肿瘤)、非晚期肝癌(无明显黄疸、腹水或远处转移)而肝功能尚好者(Child A级或部分B级)。有门静脉主干癌栓者要慎重,但并非绝对禁忌。对肝癌破裂出血而估计手术无法切除者,TACE不失为合适的治疗方法。如严格掌握指征,多数患者经TACE后症状缓解,原AFP异常者多可下降。少部分患者肿瘤缩小还可获得二期手术切除的机会。其5年生存率为7%~10%。文献中报道TACE的并发症有:急性肝功能衰竭(2.1%),肝癌结节破裂(1.5%),肝脓肿(1.1%)。

(2)经皮瘤内无水乙醇注射(PEI):过去认为PEI只适于小的肝癌(<3cm),近年认为PEI对较大的肝癌也有效。其治疗主要针对肝硬化比较严重或患者因其他原因不能耐受手术者。PEI的5年生存率:单个小于5cm,Child A级者47%,Child B级者29%,Child C级者为0;多结节者Child A级为36%。对于大肝癌,其4年生存率,单结节5~8.5cm者44%,多结节者18%,晚期肝癌伴门脉癌栓或Child C级肝硬化者为0。有文献报道,PEI可引起针道种植。

(3)经皮微波治疗:经皮微波治疗是近年来局部治疗的热点之一,具有热效率高、操作相对简单、安全可靠、凝固性坏死范围稳定、疗效好等特点。特别适合于手术后复发、病灶小且多发及病灶近肝门部的肿瘤患者,也适合手术切除有困难、肝功能条件较差、年老体弱的患者和PEI、TACE要多次治疗的患者。相对于PEI来说,其5年生存率为78%对35%。同射频消融相比,其治疗成本低,更适合基层医院使用。

(4)经皮射频治疗:射频技术应用于手术无法切除的肝癌及转移性肝癌。Rossi于1995年报道了经皮毁损治疗小肝癌取得成功,1996年又报道治疗肝脏肿瘤50例,其中原发肝癌39例(41个肿瘤),转移肿瘤11例(13个

肿瘤),术后平均生存时间44个月,1年生存率为94%,2年生存率为86%,3年生存率为68%,5年生存率为40%,与手术切除效果相仿,提示射频治疗对小肝癌可起到替代手术的作用。Cutely等于1999年报道射频治疗无法手术切除肿瘤者123例,共169个肿瘤(直径0.5~12cm,平均3.4cm),治疗后行影像学检查显示所有治疗的病灶坏死,术后平均随访时间为15个月,169个治疗病灶中有3个(1.8%)于原处复发,34名患者(27.6%)于其他部位出现转移灶,显示出射频治疗对没有手术切除指征的患者治疗的安全性及有效性。射频治疗相对于其他治疗手段并发症较少,主要为肝脓肿、术后出血、灼伤、肝功能衰竭等。

(5)经皮氩氦刀冷冻治疗:氩氦刀技术是低温冷冻技术的一种,通过使插入肿瘤的冷冻探针温度迅速下降到-140℃然后复温来破坏肿瘤组织。经皮冷冻治疗的适应证与射频和微波相同。应用时,根据肿瘤体积大小选用不同型号冷冻探针,通常使用的探针直径为2mm、3mm、5mm、8mm,可分别产生最大直径范围为2~3cm、5~6cm、7~8cm、9~10cm的冷冻消融靶区。冷冻完成后,应经穿刺道填入止血物行局部压迫止血。氩氦刀冷冻还具其独特的优点,即被其冻死的肿瘤细胞可以刺激宿主免疫系统产生细胞免疫和体液免疫反应,提高抗肿瘤的能力。现有文献资料表明,单独行经皮氩氦刀冷冻治疗或与其他治疗方法联合应用治疗肝癌,是一种安全、有效、微创的方法。

(6)经皮高功率聚焦超声治疗(HIFU):HIFU治疗肝癌属于一种全新的无创治疗方式,但属于热治疗的范畴,通过聚焦超声将能量聚集后透过皮肤、组织会聚于一点而对瘤体进行高温烧灼,使肿瘤细胞在高温高热下发生凝固性坏死。与其他物理微创治疗肿瘤的方法比较,HIFU具有无创性的特点,不需要手术暴露或穿刺介导。同时HIFU能进行实时治疗,根据治疗过程中超声图像的改变调整治疗剂量和治疗角度。但此法不适合大肝癌的治疗,在临床上应用范围并不广。

三、展望

过去的一个世纪是肝癌诊治水平迅速发展

的一个世纪。许多新技术、新仪器的应用使肝癌诊治的格局发生了彻底的改变。诊断上已发展至对亚临床肝癌的早期诊断，对治疗后复发转移的监测和早期诊断。治疗上更是使肝癌由"不治之症"，变成"部分可根治之症"，即使出现复发转移，也有可能获得二次根治的机会。但是，我们仍然应该看到，相对于其他肿瘤来说，肝癌的预后还很差。诊断肝癌的患者中不到10%能获得根治切除的机会，而根治切除的病例中有绝大多数都会在短期内出现复发和转移。这表明摆在我们面前的任务仍然是十分艰巨的，需要我们在诊断和治疗方面寻找新的突破口。

1. 加强对肝癌基础方面的研究　回顾历史，肝癌病因、诊断与治疗的进步，几乎无一不与基础研究的进步相关。如要进一步提高肝癌的治疗效果，就必须加强基础理论研究，从根本上防止癌肿的发生和阻断肿瘤转移的途径。肝癌癌基因和抑癌基因的研究、肝癌转移基因和转移抑制基因的研究，最终会阐明肝癌发生、发展、复发、转移的机制。某些细胞因子如血管内皮生长因子、白细胞介素、肿瘤坏死因子等研究，可能对肿瘤的诊断和治疗提供新的途径。各种因素对肝脏细胞分化、增殖的影响将可能揭示环境、理化或生物因素在肝癌发生、发展中的作用。对机体免疫状态的研究可能揭示肝癌细胞免疫逃逸的机制，也需要引起我们的重视。基础研究一旦有突破性进展，将会引起肝癌诊治方面质的飞跃。

2. 肝癌的早期诊断　尽管早期发现及早期诊断能提高肝癌患者的生存率，但是影像学检查和病理检查在准确性及敏感性上存在着一定程度的限制，同时普通的血清标志物在诊断上效果较差。要进一步提高肝癌的治疗效果，不仅要寻找和肝癌早期诊断有关的肿瘤标志物，还应该寻找和肝癌预后、肝癌复发转移有关的肿瘤标志物，同时还要发展新的影像学检查仪器和技术。在新的肿瘤标志物和新影像学技术、仪器未出现前，如何利用现有的诊断方法进行综合应用，也是我们值得探索的问题。

3. 探索新的治疗方法　新的药物治疗，特别是针对肿瘤发生、发展、复发、转移的生物制剂，将是以后药物治疗的主要研究方向。未来放射治疗的发展方向是进一步综合利用放射治疗的先进设备和技术，在肿瘤治疗上实现高精度、高剂量、高疗效和低损伤（三高一低）的现代放疗。如何解决局部治疗的不完全性，也是下一步需要研究的课题。

4. 肝癌的精准治疗　肝细胞癌的精准治疗基于基因组学、蛋白质组学及大数据分析等前沿技术，采用最先进和有效的检测手段，制订针对患者肿瘤临床特征和分子生物学特征的治疗计划。精准医学的实践过程中，应倡导多学科诊疗团队（MDT）模式，通过多学科合作避免单科治疗的局限性，为患者指定精准治疗方案，并在实践过程中促进学科间的交流，推动肝细胞癌的诊断和治疗的发展，提升肝细胞癌的治疗效果。

5. 微创技术在肝癌中的应用　微创是当今外科发展的方向，对外科手术产生了革命性的影响。目前的问题是如何合理地选择各种微创技术的适应证；发展适合肝脏的微创器械；深入研究肝脏微创所产生的病理生理效应；如何最大限度发挥其治疗作用，且最大限度降低并发症发生率。

6. 循证医学在肝癌诊治中的应用　肝癌的预后差、诊治方法多样，许多方面还有争议，需要我们利用循证医学证据去寻找对患者最有利的诊治方式。

（蔡秀军　虞洪）

参 考 文 献

1. Bray F, Ferlay J, Soerjomataram I, et al. Global Cancer Statistics 2018：GLOBOCAN Estimates of Incidence and Mortality Worldwide for 36 Cancers in 185 Countries. CA：A Cancer Journal for Clinicians, 2018, 0：1-31.
2. 原发性肝癌诊疗规范（2017年版）. 中国实用外科杂志, 2017, 37（07）：705-720.
3. Qin S, Bai Y, Lim HY, et al. Randomized, multicenter, open-label study of oxaliplatin plus fluorouracil/leucovorin versus doxorubicin as palliative chemotherapy in patients with advanced hepatocellular carcinoma from Asia. Journal of clinical oncology：official journal of the American Society of Clinical Oncology, 2013, 31：3501-3508.
4. Cheng AL, Kang YK, Chen Z, et al. Efficacy and safety of sorafenib in patients in the Asia-Pacific region with advanced hepatocellular carcinoma：a phase III randomised, double-blind, placebo-controlled trial. The Lancet. Oncology, 2009, 10：25-34.

第三节 肝脏外科微创手术治疗的现状及展望

现阶段传统外科领域内已经取得非常出色的成就,但是,人们随之而认识到外科手术是一把双刃剑,它在去除病灶的同时,亦必然对身体产生负面效应。创伤给人体造成巨大的,有时是永久性的损害,并且有些时候,治疗的效果往往并不与创伤大小成正比。1987 年法国的普通外科及妇产科医生 Phillip Mouret 首次在腹腔镜下完成了首例胆囊切除术,开创了微创外科的先河。

黄志强提出,微创外科是要达到造成最小伤害(局部及全身)的外科,而不是限于哪一种方式或哪一种器械实施的外科技术。可以说,微创外科是指要在任何外科创伤应激下,达到最佳的内环境稳定(局部及全身)和最佳的诊疗效应。

微创技术是一种以诊断和治疗为目的的全新的临床治疗方式,应用当代先进的电子、电热、光学以及超声等技术,以电子影像信号代替肉眼直视,以细长器械或电热超声能量代替手术刀,力求以最小的切口和最少的组织损伤,达到观察诊断体内病灶或对其进行治疗的目的。微创外科(minimally invasive surgery)是一广义概念,应该涵盖腹腔镜、小切口和内镜技术等广泛内容,如各种血管内介入技术、穿刺注射及引流技术等。同时微创外科又应该是一个相对的概念,其与传统外科技术并无绝对的界限,所谓“微创”是相对于传统外科技术创伤较小而言。其术中术后出血少、术后疼痛轻、恢复快、瘢痕细微或无瘢痕以及术后无肠粘连等不良并发症等特点在外科领域有着广泛的应用前景。微创外科有狭义和广义之分。狭义的微创外科通常指腔镜外科和内镜外科,是一种外科技术。广义的微创外科则相对于传统的外科手术而言,是一种外科理念,即在不降低传统外科疗效的前提下,尽量减少患者的手术创伤。因此,它通常即包含腔镜外科和内镜外科,也包含一切微小切口或创伤的治疗手段。

微创技术改变了外科医生的诊治观念和手术方式,尤其在肝脏外科得到了广泛应用,为肝脏疾病的治疗提供了一套全新的治疗模式,极大地提高了肝脏外科疾病的治疗效果。

一、腹腔镜肝切除术的现状及进展

腹腔镜肝切除术具有局部创伤小、全身反应轻及术后恢复快等优势。1991 年美国妇产科医生 Reich 教授首次报道了腹腔镜下切除肝良性肿瘤,揭开了腹腔镜肝切除的序幕;1993 年 Wayand 和 Woisetschlager 完成了腹腔镜下肝脏 6 段转移癌切除术,这是对肝脏恶性疾病的首次尝试。1994 年国内周伟平教授首先报道了 3 例腹腔镜下肝脏肿瘤切除术,包括肝血管瘤 2 例,肝癌 1 例。1996 年 Azagra 等报道了腹腔镜下肝左外叶解剖性切除。2008 年在美国肯塔基州路易斯维尔召开的第一届国际腹腔镜肝切除会议制定了首份腹腔镜肝切除术指南——路易斯维尔宣言。宣言中将腹腔镜肝切除术的指征限定为:单个肿瘤、大小在 5cm 及以下并处于周边的肝段(2~6 段)。2009 年,Kevin 等统计文献报道的 2 804 例腹腔镜肝切除手术,包括肝脏良、恶性肿瘤,肝切除范围亦由局部切除、楔形切除逐步扩大至半肝切除。2014 年盛冈世界腹腔镜肝切除大会将实施 3 个及以上肝段的腹腔镜肝切除术定义为探索阶段的手术方式。在腹腔镜肝切术开展的早期,大部分肝脏外科医师认为腹腔镜肝切除术属于高风险手术,术中出血和止血是十分棘手的问题。随着手术技术的提升,腹腔镜器械的改进,以及“精准肝切除”“快速康复外科”“损伤控制性外科”等治疗理念的出现,腹腔镜肝切除不断突破禁区,取得了飞速的发展。目前手术适应证的选择已经从周边小肿物的切发展到左外叶切除、左半肝切除、右半肝切除、扩大左、右半肝切除等极量肝切除以及全部肝段的解剖性切除,并且有部分单位开展了腹腔镜下肝门胆管癌根治性切除和供肝的切取。国内腹腔镜肝切除术经历了 20 多年探索,目前已进入推广阶段。2013 年中华医学会外科学分会肝脏外科学组制定了国内首部腹腔镜肝切除术专家共识,亦有国内学者提出了模式化、标准化腹腔镜肝切除术,这些都对国内腹腔镜肝切除术的推广起到了积极作用。2013 年,Mise 等的一项调查显示,全球范围内肝胆专科中已有 88% 的科室开展腹腔镜肝切除手术。

1. 腹腔镜肝切除术的类型

（1）全腹腔镜肝脏切除术：从肝脏探查、肝脏游离到病灶切除等操作完全在腹腔镜下完成，其特点是切口及创伤最小，但由于缺乏手的触觉帮助，手术难度大，发生大出血时不易控制，手术时间较长。

（2）手助腹腔镜肝脏切除术：根据手术需要，在腹部做一切口，通过手助装置进入一只手来以辅助腹腔镜手术操作，完成肝切除术。手助腹腔镜肝脏切除术的切口及创伤程度比全腹腔镜肝脏切除术大，但由于引入了手的触觉帮助，可加快手术速度，降低手术难度。如果发生出血，能及时控制。如果标本的大小与手助切口大小正好相当，手助腹腔镜肝脏切除术只是提前作了切口，不需额外增加切口的长度。但手助腹腔镜肝脏切除术需要特定的装置，价格较昂贵，很大程度上限制了手助腹腔镜肝脏切除术的使用。

（3）腹腔镜辅助肝脏切除术：在腹腔镜或手助腹腔镜下完成肝切除术的部分操作，而肝切除术的主要操作通过腹壁小于常规的切口完成。此技术利用了腹腔镜放大及视野的优势，缩小了手术切口，虽然微创性不如全腹腔镜肝脏切除术，但器械要求相对较低，适于在经济及设备相对落后的单位开展。

以上 3 种手术方式不是一成不变的，可以根据手术需要调整。若手术过程中出现难以控制的出血，全腹腔镜肝脏切除术可适时转为手助腹腔镜肝脏切除术及腹腔镜辅助肝脏切除术。手助腹腔镜肝脏切除术及腹腔镜辅助肝脏切除术还可作为初学者的练习方式，逐步过渡到全腹腔镜肝脏切除术。

2. 腹腔镜肝切除手术适应证和禁忌证

（1）适应证：良性疾病包括有症状或直径超过 10cm 的海绵状血管瘤，有症状的局灶性结节增生、腺瘤，有症状或直径超过 10cm 的肝囊肿，肝内胆管结石等；肝脏恶性肿瘤包括原发性肝癌、继发性肝癌及其他少见的肝脏恶性肿瘤。

（2）禁忌证：除与开腹肝切除禁忌证相同外，还包括，不能耐受气腹者；腹腔内粘连难以分离暴露病灶者；病变紧邻或直接侵犯大血管者；病变紧邻第一、第二或第三肝门，影响暴露和分离者；肝门被侵犯或病变本身需要大范围的肝门淋巴结清扫者。

虽然腹腔镜肝切除术的手术适应证有所拓展，但出于手术安全考虑，腹腔镜肝切除术的开展需结合实际医疗条件和患者的疾病情况。在开展腹腔镜肝切除术的早期阶段宜选取肝脏边缘的良性病变，技术熟练后再尝试大范围肝切除。

3. 腹腔镜肝切除术的手术方式

腹腔镜肝切除术也有解剖性切除和非解剖性切除之争。腹腔镜解剖性肝切除有术中出血少、术后复发率低等优势，但存在学习曲线长、肝切缘定位困难、不适合肝功能储备不足的患者等弊端。对于肝脏良性肿瘤或肝脏转移性肿瘤，非解剖性肝切除即可。对于肝癌患者，理论上解剖性肝切除在完整切除肿瘤外，还应最大可能地清除门静脉转移的微小病灶，提高术后存活率。但文献报道的结果并不一致，这是因为原发性肝脏肿瘤的术后复发机制复杂，并非循门静脉途径肝内转移这一单独因素决定。由于腹腔镜下完全显露肝静脉有一定难度，部分中心常采用不显露肝静脉的解剖性切除。对于大肠癌肝转移患者，目前有研究显示保证 1mm 的切缘即可获得和宽切缘相同的生存期，但仍需要高级别证据支持。

4. 手术设备及器械

（1）设备：高清晰度摄像与显示系统、全自动高流量气腹机、冲洗吸引装置、录像和图像储存设备、超声设备及腹腔镜可调节超声探头。

（2）应用术中超声，能发现术前影像学及术中腹腔镜未能发现的病灶，有助于确定肿瘤的可切除性。对于无法手术切除的患者，可减少不必要的剖腹探查术。对于可切除的患者，可明确病灶的大小、边界及子灶情况，提高手术根治性。另外，腹腔镜下超声应用还可确定肝内重要管道结构的位置，有效避免损伤，防止术中大出血及气体栓塞等严重并发症出现，建议常规使用术中超声。

（3）一般器械：气腹针、5~12mm 套管穿刺针、分离钳、无损伤抓钳、单极电凝、双极电凝、剪刀、持针器、腹腔镜拉钩、一次性施夹钳及钛夹、可吸收夹及一次性取物袋。常规准备开腹肝切除手术器械。

（4）特殊器械：主要指分离和断肝器械，包括内镜下切割闭合器（Endo-stapler）、超声刀、CUSA、Ligasure、TissueLink、腹腔镜多功能手术解剖器、水刀、氩气刀等（图7-9）。术者可根据医院自身条件及个人习惯选用其中一种或多种器械。

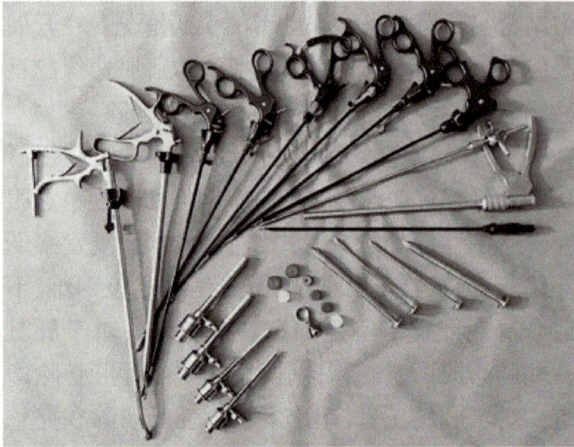

图7-9 特殊器械

（5）超声刀：工作原理是通过超声频率发生器使金属刀头以55.5kHz的超声频率进行机械振荡，使组织内的水分子汽化、组织破碎，从而可以精确切割、解剖组织，对周围组织的损伤小，2~3mm以内的血管可安全地凝固、闭合、离断，是国内外较常用的断肝器械，对于无肝硬化的病例有很好的切割效果。

全频超声乳化吸引刀（CUSA）简称超吸刀，是利用低频超声的"空化效应"有选择性地粉碎和分离组织。在肝胆肿瘤手术过程中，超吸刀能选择性地粉碎肝细胞，但对血管和胆管无损伤。因此，它可以帮助外科医师安全的分离血管和胆管，从而降低了组织的损伤程度。

结扎速血管闭合系统简称LigaSure，其原理是利用实时反馈和智能技术输出的高频电能，结合血管钳钳夹力，使人体组织内胶原蛋白和纤维蛋白溶解变性，血管壁融合形成透明带，产生永久性的管腔闭合，可用于直径约7mm的静脉、动脉或组织，闭合后血管可承受3倍于正常人体动脉的收缩压，效果等同于血管夹和缝线结扎，其优点是：能安全和永久的闭合直径达7mm的血管，直接闭合组织束，无需切开或剥离，精确作用于组织血管，热扩散和负损伤极小，不产生组织粘连和焦痂，体内无异物存留，减少了出血，闭合后形成可见的透明带等。利用此系统，能安全、快速处理肝内的管道组织，治疗过程出血少，效果满意，患者康复快。但是，扩张的肝内胆管有时不能完全闭

合，需用缝合等其他方法处理。

TissueLink刀又称无血解剖刀，其刀头呈特殊的钝圆形，工作时水珠不断从刀头滴出，利用高频电刀的能量，使滴出的水珠形成液态电极，从而产生极好的分离和凝血效果。因刀头温度不超过100℃，因此不会像普通电刀那样产生焦痂，而是通过收缩胶原质以达到永久性止血的目的。

腹腔镜多功能手术解剖器（PMOD）它集刮碎、钝切、吸引以及电凝4项功能于一体，能解剖出肝内的管道结构，根据管道的粗细不同，予以电凝或钳夹处理。同步吸引可以及时吸除肝组织碎屑、积血、积液及电灼产生的烟雾，保证术野清晰。由于此工具能进行肝切除术的各种操作，如肝周围韧带离断、肝切缘刮吸、血管电凝和切断，并同步吸引，术中不需要频繁更换手术器械。

水刀是利用高压喷射水流通过喷头而行切割的器械，它通过高压水流击碎、切割组织，在相同压力下血管、胆管、神经等韧性较强的结构可以完整保留。切割后的肝组织两断端间只剩下网络状的血管和胆管等，术者很容易对这些管道进行处理，因此，患者失血量很少；并可根据肝脏质地的不同调节水喷刀的压力，但对合并肝硬化的肝脏组织分离有困难。

氩气刀利用氩气通过电极时产生的高能光束来切割肝组织并凝固小血管止血。喷头距切面1cm以上即可使组织结痂、炭化，在肝切面形成3mm厚的焦痂，且能使直径小于2mm的血管凝固，达到快速止血的目的，是目前控制肝脏创面渗血较有效的方法，特别适用于肝创面弥漫性渗血的止血。由于氩气刀是非接触传递热能，大大减少了肝脏血管及胆管的损伤。若肝创面已形成较大血凝块，低流量氩气无法将其吹离，氩气刀会在血凝块上形成焦痂，起不到止血作用，须先将血凝块吸引清除。由于氩气流可升高腹腔内气压，术中应监测腹腔内压力，及时调节氩气流量以防腹腔内气压过高引起呼吸、循环等功能障碍。氩气流量过大还会导致肿瘤转移和空气栓塞的形成。

5. 术中体位、气腹压力、操作孔选取 一般采取仰卧位和头高足低位，病灶位于右肝的患者可将右侧垫高。CO_2气腹压力一般维持在12~14mmHg（小儿为9~10mmHg），应避免较大幅度的气腹压变化。术者站位可根据自身经验、习

惯决定。观察孔位于脐上或脐下,操作孔位置依待切除的肝脏病灶所处位置而定,一般情况下病灶与左右手操作孔位置间遵循等腰三角形原则,且主操作杆要与肝断面呈一定夹角。主操作孔应尽可能接近病变部位,病变在右肝者取剑突下,病变在左肝者取左锁骨中线肋缘下,总的原则是利于手术操作。有四孔法和五孔法切肝,对于肝边缘较小病灶者也可采取三孔法切肝。

6. 腹腔镜肝切除术的手术入路　传统肝切除术先充分游离肝周韧带,然后阻断肝血流再完成肝脏离断。对于恶性肿瘤患者来说,在阻断肝脏血流前即搬动肿瘤可能造成肿瘤的血行播散,因此有学者提出前入路肝切除术,即先离断肝脏后游离肝周韧带,并不事先搬动肿瘤,更符合"无瘤原则"。腹腔镜肝切除术中可根据情况选择传统入路或前入路。随着困难腹腔镜肝切除的数量增加,有学者提出经胸 Trocar 入路能够给 7/8 段腹腔镜肝切除带来便利,经胸入路的 Trocar 不仅用来进行操作,也可以用来作为观察孔,可以获得更好的视野和操作空间。经胸腔入路和腹膜后入路肝叶切除也是特殊腹腔镜肝切除情况下的不错选择。经胸腔入路更多针对于 7/8 段头侧部分肝脏占位,虽然原发性肝癌很难做到单纯的胸腔入路解剖性肝切除,但是对于 7/8 段偏头侧的转移性肝癌使用经胸腔入路是一个值得考虑的方法。腹膜后入路适合于 6/7 段的肝占位,需要特殊的侧卧位保证手术顺利。以上两种方法均不打开腹膜,但同时也因为无法解剖肝门阻断入肝血流导致术中出血较难控制。也有学者提出头侧入路腹腔镜肝切除术,从第二肝门寻找到肝静脉根部,然后从根部开始,依循肝静脉朝末梢方向切肝。这种方法初期应用于萎缩的左肝外叶、左肝切除,应用熟练之后可以应用于正常肝脏、右肝及右肝的 7/8 段切除。

7. 腹腔镜解剖性肝切除断肝平面确定　腹腔镜解剖性肝切除的关键在于断肝平面掌握。断肝平面包括肝表面切除线和肝内离断平面。肝脏表面的切除线需要通过差异性显示不同肝叶、段来判断,基本方法包括缺血线和染色两种。缺血线获得的前提是目标肝叶段供血血管的阻断,分为 Glisson 鞘内法和鞘外法。第一级肝蒂使用鞘内法解剖较为理想,因为第一级肝蒂大部分位于肝外,打开 Glisson 鞘有利操作,第二级、第三级

肝蒂则选择鞘外法自肝门向肝内游离。对于常为少数甚至单个 Glisson 分支的肝段切除,如 2/3/6/7 段,施行自肝门 Glisson 鞘外游离相对轻松。但对于多个 Glisson 分支的肝段切除如 5/8 段,在腹腔镜下不容易获得所有分支。目标门静脉穿刺染色也是获得肝表面切除线的方法。但是腹腔镜下穿刺相对于开腹而言更为困难,原因在于超声和穿刺针都是经过腹壁孔洞进入,肝外部分相对固定,难以微调到达目标部位。

肝内离断平面的确定包括肝静脉法和荧光染色法。大多数学者都提倡紧贴肝静脉进行解剖性肝切除,认为这样才能不偏离切肝的方向。但是反对者认为紧贴肝静脉操作难以止血。荧光染色之后的界限理论上来说是最适合以门静脉流域作为分段标准的解剖性肝切除,也可以说是真正的功能性解剖性肝切除。相对于亚甲蓝染色来说,荧光染色持久且不易洗脱,并且不受纤维化、淤胆肝颜色影响。ICG 荧光染色分为正染和反染两种,正染指的是直接穿刺目标门静脉分支注射 ICG 染色,反染指的是阻断目标肝段供血,外周静脉注射 ICG 染色。如果穿刺便利,且注射角度合适,首选正染。当前较为困难的还是腹腔镜下门静脉分支穿刺不易成功,并且染色效果并不尽如人意。

8. 中转开腹的指征　行腹腔镜或手助腹腔镜肝脏切除术时,如出血难以控制或出现患者难以耐受气腹情况,或因暴露不佳、病灶较大等情况切除困难时,应立即中转开腹进行手术。

腹腔镜肝切除经过 20 余年的发展技术已逐渐成熟,但由于肝癌治疗的复杂性及肝切除手术困难性均高于其他肿瘤的治疗,因此腹腔镜肝切除尤其在肝癌的外科治疗方面仍有较多的争议。例如手术适应证、肝癌肝硬化患者行腹腔镜肝切除能否受益、困难部位的肝脏肿瘤如何切除等一系列问题。出血和止血仍然是腹腔镜肝切除的棘手问题。随技术的进步和经验积累,超过 800ml 的大出血已不常见,但小的出血时时发生。大出血可导致中转开腹、围手术期并发症增加、影响肿瘤患者预后,严重者偶见气体栓塞。如何合理地控制血流是肝切除的重点。尽管新的断肝器械不断出现,但仍不能达到理想的断肝效果;此外,价格普遍昂贵,推广普及困难。

近年来,国内外一些中心开始了单孔腹腔镜

肝切除的探索。对于严格选择的病例,如肝脏边缘的小肿瘤、肝左外叶切除,单孔腹腔镜是安全可行的。随着器械的改进,单孔腹腔镜肝切除或许将占有"一席之地"。

二、机器人肝切除术的现状及进展

虽然目前几乎所有的手术过程都可在腹腔镜下完成,但传统腹腔镜的技术特点决定了打结、缝合等操作比较困难,耗时较长,"费力杠杆"以及长时间的操作可以使术者操作的准确度下降,从而影响手术的效率及安全性。因此机器人手术系统应运而生。外科手术机器人具有稳定性好、操作灵活、运动精准、手眼协调等特点,是微创手术未来发展的方向。国外手术机器人的研究起步相对较早,技术也相对成熟,其中达芬奇机器人手术系统、脊柱手术机器人、Magellan 机器人手术系统、Flex Robotic 系统、Verb Surgical、超微型机器人 ViRob 和 TipCAT 为典型代表。国内手术机器人因为起步相对较晚,还处于研发状态,技术成熟的产品相对较少,其中天玑骨科手术机器人、思哲睿手术机器人、神经外科导航定位机器人、妙手机器人、消化道胶囊机器人为典型代表。

外科手术机器人最为典型的代表就是达芬奇机器人手术系统,是以麻省理工学院研发的机器人外科手术技术为基础。Intuitive Surgical 公司随后与 IBM、麻省理工学院和 Heartport 公司联手对该系统进行了进一步开发。2000 年美国食品药品监督管理局(FDA)批准达芬奇机器人手术系统应用于临床,2002 年首例机器人辅助肝切除术实施。达芬奇机器人由三部分组成:外科医生控制台、床旁机械臂系统、成像系统。

外科医生控制台:控制台位于手术室无菌区之外,主刀医生使用双手(通过操作两个主控制器)及脚(通过脚踏板)来控制器械和一个三维高清内镜。

床旁机械臂系统:外科手术机器人的操作部件,其主要功能是为器械臂和摄像臂提供支撑。助手医生在无菌区内的床旁机械臂系统边工作,负责更换器械和内镜,协助主刀医生完成手术。

成像系统:装有外科手术机器人的核心处理器以及图像处理设备,在手术过程中位于无菌区外。外科手术机器人的内镜为高分辨率三维(3D)镜头,对手术视野具有 10 倍以上的放大倍数,能为主刀医生带来患者体腔内三维立体高清影像,使主刀医生较普通腹腔镜手术更能把握操作距离,更能辨认解剖结构,提升了手术精确度。

随着外科手术技术和腹腔镜外科技术的不断进步,肝脏开腹手术早已日趋成熟。微创腹腔镜辅助切除亦得到较好的发展,然而腹腔镜在充分暴露肝内病灶尤其是深部病灶时,因器械钳夹和牵拉导致的肝脏撕裂出血,如何控制术中出入肝血流和肝内脉管结构出血以减少缺血再灌注损伤,以及如何有效地进行肝断面止血等方面的缺点和所面临的问题较大程度上限制了肝脏微创外科技术进步。机器人辅助手术系统(简称机器人)克服了传统腹腔镜固定关节器械自由度小、人手颤动放大、学习曲线长等内在缺陷和局限性,具有手术辅助系统放大 10 倍以上的三维立体视觉和高清成像系统、仿真手腕的 7 个自由度最大限度地模拟人腕的灵活性和过滤人手颤动等优势,并可同时提供持续而稳定的牵拉,达到甚至超越人手的灵活度和精确度,使其更有利于在狭小空间进行精细操作,满足精准肝脏外科技术的要求,达到以最小的创伤实现病灶精准切除的目的。

目前,机器人辅助性手术系统已应用于肝脏各种良、恶性疾病,其肝切除适应证已包括了所有的腹腔镜肝切除适应证。据文献报道,机器人恶性肿瘤肝切除所占比例高达 70% 以上,且有超过 30% 的病例为扩大性肝切除。既往的观点认为术中出血是肝切除尤其是复杂部位(毗邻肝门部、大血管的肿瘤)肝切除主要并发症,严重者可导致术后肝衰竭。而机器人的独特优势,使术者面对复杂部位的肝脏肿瘤切除不再束手无策,不再是外科禁忌证。机器人肝切除的范围也从左外叶不断扩展到左半肝、右半肝、扩大性切除,并逐步扩大到肝门部胆管癌、活体肝移植肝切取等,且其手术系统的优势及安全性不断被证实。

尽管目前仍无循证医学证据提示机器人肝切除具有更高的优越性,但与传统腹腔镜手术相比,其具有类似的安全性和有效性,仍需要多中心的随机对照试验提供更可靠的临床证据。此外,对于外科医师与患者,机器人手术可能更具有益处,而关于手术时间延长和医疗总费用增加等问题,有赖于数字医学设备及技术平台的进一步发展。

三、局部消融

尽管外科手术是肝癌的首选治疗方法,但因肝癌患者大多合并有肝硬化,或者在确诊时大部分患者已达中晚期,能获得手术切除机会的患者为 20%~30%。近年来广泛应用的局部消融治疗,具有创伤小、疗效确切的特点,使一些不耐受手术切除的肝癌患者亦可获得根治的机会。消融的路径有经皮、腹腔镜或开腹三种方式。大多数的小肝癌可以经皮穿刺消融,具有经济、方便、微创的特点。位于肝包膜下的肝癌,特别是突出肝包膜外的肝癌,经皮穿刺消融风险较大,或者影像学引导困难的肝癌,可考虑经开腹消融和经腹腔镜消融的方法。对于肿瘤位于肝脏深部的早期肝癌患者,射频消融可以避免大块肝切除,减少对肝功能影响,减少并发症,降低围手术期死亡率。对于结直肠癌肝转移患者来说,保留更多的肝实质意味着再复发之后有更高的切除率,进而提高生存期。局部消融治疗位于膈顶的肿瘤有一定困难,一般可以通过呼吸控制、人工胸腔积液等方法解决。

1. 射频消融术(RFA) RFA 是肝癌微创治疗的最具代表性消融方式,在超声引导下将射频消融针穿刺至肿瘤部位,选择适宜的射频电压,开始射频消融治疗,通过电极作用,使组织中离子周围产生高频震荡,相互摩擦产生热能,治疗温度为 95~110℃,当温度高于 60℃时即可使肿瘤细胞蛋白变性死亡,治疗时间在 5 分钟左右。其优点是操作方便,住院时间短,疗效确切,花费相对较低,特别适用于高龄患者。若肿瘤邻近大血管或肿瘤区域血流灌注丰富所致热流损失即"热沉效应",影响治疗效果,可导致肿瘤的残留和复发(图 7-10)。

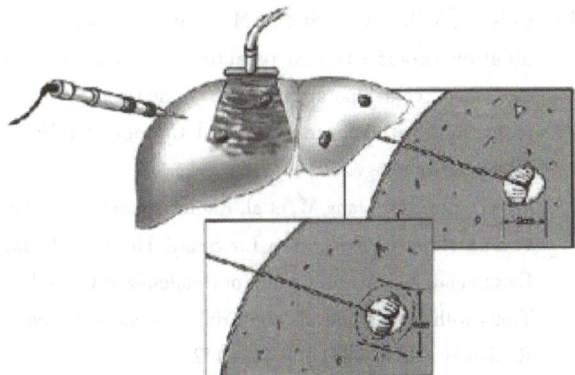

图 7-10　RFA 示意图

RFA 对于直径大于等于 3cm 早期肝癌患者来说,治疗效果显著,可实现根治性作用,无瘤生存率略逊于手术切除。有研究表明对于直径小于等于 2cm 的肝癌患者,射频消融可以取得和手术相同的生存期。但在直径大于 5cm 肝癌中,完全消融率仅为 45%。Johannes 等回顾分析 18 296 患者中 8 211 名接受 RFA,10 085 接受手术切除,匹配分析后,1 年内生存率,RFA 优于手术切除,但长期生存分析,RFA 的生存率低于手术切除,手术切除患者的 5 年生存率为 45.6%,RFA 患者的 5 年生存率为 30.7%。Xu 等也报道 RFA 和手术治疗第 1、3 年的总生存期相似,但是 RFA 的 5 年生存率略差于手术切除治疗。

RFA 治疗的精髓是对肿瘤整体灭活并尽量减少正常肝组织损伤,其前提是对肿瘤浸润范围和卫星灶的确认。因此,十分强调治疗前精确的影像学检查。超声造影技术有助于确认肿瘤的实际大小和形态,界定肿瘤浸润范围,检出微小肝癌和卫星灶,为制定消融方案灭活肿瘤提供了可靠的参考依据。

2. 微波治疗(MWA) MWA 是我国常用的热消融方法,在局部疗效、并发症发生率以及远期生存方面与 RFA 相比都无显著差异。Masaki 等研究 193 例接受 MWA 治疗的患者中,5 年生存率为 40.2%。其特点是消融效率高,避免 RFA 所存在的"热沉效应"。对于血供丰富的肿瘤,可先凝固阻断肿瘤主要滋养血管,再灭活肿瘤,可以提高疗效。建立温度监控系统可以调控有效热场范围,保证凝固效果。MWA 主要适用于手术后复发、病灶小且多发及病灶近肝门的肿瘤患者,也适合手术切除困难、肝功能条件较差、年老体弱的患者。

3. 经皮瘤内无水乙醇注射(PEI) 由于无水乙醇具有脱水、凝固作用,可直接引起局部肿瘤组织缺血、蛋白变性、肿瘤细胞坏死或组织消融而杀灭肿瘤,尤其对早期发现的小肝癌(直径小于等于 3cm)治疗效果更佳。其治疗主要针对肝硬化比较严重或患者因其他原因不能耐受手术者。PEI 局部复发率高于 RFA,但 PEI 对直径小于等于 2cm 的肝癌消融效果确切,远期疗效类似于 RFA。PEI 的优点是安全,特别适用于癌灶贴近肝门、胆囊及胃肠道组织,而热消融治疗(RFA

和 MWA）可能容易造成损伤的情况下。

4. 冷冻治疗 氩氦刀技术是低温冷冻技术的一种，通过使插入肿瘤的冷冻探针温度迅速下降到 −140℃，然后复温来破坏肿瘤组织。与手术切除相比，其适应范围更广、损伤更小、肝储备功能损伤更轻、患者依从性更好；与射频消融、微波消融、超声聚焦等热消融相比，其适用消融部位更多，疼痛更轻微，对周边脏器损害更小。对于晚期肿瘤较大者可姑息治疗，对于早期肿瘤较小者可作手术治疗，且治疗效果较为显著，还能延长患者生存率，并能减轻患者各种身体不适，从而达到提升患者生活质量的目的。

5. 高功率聚焦超声治疗（HIFU） HIFU 是一种非侵入性治疗实体肿瘤的超声波热消融技术，HIFU 将体外发射的超声波聚焦于体内靶组织，主要通过超声热效应及空化效应使病变部位组织在短时间内急剧升温至 60~100℃，发生蛋白质变性、细胞质和线粒体酶以及组蛋白复合体的结构破坏，从而发生凝固性坏死，并诱导边缘组织细胞发生凋亡，由单个点的组织坏死逐个累加，最后消融整个靶组织。与手术及放化疗相比，HIFU 有选择性杀伤肿瘤组织、无创、可重复性等优点，不需要手术暴露或穿刺介导，为原发性肝癌的治疗开辟了新的途径。

四、展望

微创技术是一种先进、成熟的治疗外科疾病的方式，可减小对患者造成的创伤，便于医师详细、直观地观察患者的病灶。随着科技的飞速发展，各种先进的科学技术与医学科学间形成学科交叉优势互补，包括微电子学、计算机技术、光电技术及电信技术等，将使得微创技术更趋现代化、合理化，模拟更逼真。随着微创技术的应用范围越来越广，微创技术的种类也将越来越多，这将越来越受到广大患者和医生的欢迎。已广泛用于治疗肝脏外科疾病，并取得了较好的治疗效果。肝脏外科疾病病情复杂，仅使用一种微创技术很难达到理想的治疗效果，因此，临床医师可使用多个微创技术共同进行治疗。

目前的主要问题是，如何合理选择各种微创技术的适应证；发展适合肝脏微创治疗的特殊器械，如腹腔镜器械、冷冻探头的改进；深入研究肝脏微创治疗所产生的病理生理效应，最大可能的发挥治疗作用，同时最大限度地降低并发症。

（李 强 陈 璐）

参 考 文 献

1. Reich H, McGlynn F, DeCaprio J, et al. Laparoscopic excision of benign liver lesions. Obstet Gynecol, 1991, 78（5 Pt 2）: 956-958.

2. Wayand W, Woisetschlager R. Laparoscopic resection of liver metastasis. Chirurg, 1993, 64（3）: 195-197.

3. 周伟平, 孙志宏, 吴孟超, 等. 腹腔镜肝脏肿瘤切除术三例报告. 肝胆胰外科杂志, 1994（01）: 3-5.

4. Azagra JS, Goergen M, Gilbart E, et al. Laparoscopic anatomical（hepatic）left lateral segmentectomy-technical aspects. Surg Endosc, 1996, 10（7）: 758-761.

5. Nguyen KT, Gamblin TC, Geller DA. World review of laparoscopic liver resection-2, 804 patients. Ann Surg, 2009, 250（5）: 831-841.

6. Mise Y, Sakamoto Y, Ishizawa T, et al. A worldwide survey of the current daily practice in liver surgery. Liver Cancer, 2013, 2（1）: 55-66.

7. 尹新民, 朱鹏, 张万广, 等. 腹腔镜肝切除术专家共识（2013 版）. 中国肿瘤临床, 2013, 40（06）: 303-307.

8. 陈孝平, 张万广. 腹腔镜肝癌根治术的难点与争议. 中华普外科手术学杂志（电子版）, 2018, 12（05）: 361-363.

9. 刘荣, 胡明根. 腹腔镜解剖性肝切除若干问题的探讨: 中国人民解放军总医院 10 年经验. 中华腔镜外科杂志（电子版）, 2010, 3（06）: 466-473.

10. 王恩运, 吴学谦, 薛莉, 等. 外科手术机器人的国内外发展概况及应用. 中国医疗设备, 2018, 33（08）: 115-119.

11. 周林, 郑永根, 杜国盛, 等. 机器人辅助肝切除临床研究进展. 中华肝脏外科手术学电子杂志, 2018, 7（05）: 360-363.

12. Uhlig J, Sellers CM, Stein SM, et al. Radiofrequency ablation versus surgical resection of hepatocellular carcinoma: contemporary treatment trends and outcomes from the United States National Cancer Database. European radiology, 2018.

13. Xu XL, Liu XD, Liang M, et al. Radiofrequency Ablation versus Hepatic Resection for Small Hepatocellular Carcinoma: Systematic Review of Randomized Controlled Trials with Meta-Analysis and Trial Sequential Analysis. Radiology, 2018, 287（2）: 461-472.

14. Kaibori M, Yoshii K, Hasegawa K, et al. Treatment Optimization for Hepatocellular Carcinoma in Elderly

Patients in a Japanese Nationwide Cohort. Ann Surg, 2018.

15. Puza CJ, Wang Q, Kim CY. Evaluation of the Heat Sink Effect After Transarterial Embolization When Performed in Combination with Thermal Ablation of the Liver in a Rabbit Model. Cardiovasc Intervent Radiol, 2018, 41 (11): 1773-1778.

第四节　肝移植发展的历史、现状思考与对策

一、肝移植的历史

自古以来，人类对器官移植，延续生命的热情从未消退。2 500多年前，华夏大地上就流传着神医扁鹊换心的故事，现如今世界各大移植中心开展的器官移植手术正在救治各类器官衰竭患者，传递生命的火炬。百余年前，实验性肾移植的报道开始出现。肝脏是人体中最大的实质性器官，具有双重血液供应，行使许多复杂的生理功能，因此肝脏移植的起步相对较晚，手术难度更大。追溯历史，早在1952年和1955年，意大利Vittorio Staudacher和美国Welch教授，Jack Cannon教授先后在犬模型上开展了同种异体肝移植。前人们开创性的尝试极具历史意义，其中最重要的是Thomas Starzl在1958年第一次在犬上成功了实施肝移植，它奠定了肝移植发展的基础。

1963年3月1日，Starzl教授在美国科罗拉多州丹佛市进行第一次人体肝移植的尝试，受者是一名患有胆道闭锁症的3岁儿童，但由于术中出血无法有效控制，手术以失败告终。在随后的时间里，Starzl教授共为4位患者实施了肝移植手术，美国Francis Moore教授和法国Demirleau教授也分别为1位患者实施了肝移植手术，但限于当时的技术条件，受者存活时间均未能超过1个月。1964年，临床肝移植被迫暂停进一步的尝试。然而，随着器官保存的改善、离体灌注系统的开发运用、免疫抑制的发展以及对供受者组织匹配的深入理解，科学家们又重新燃起了对肝移植的热情。

1967年7月27日，Starzl教授为一名19个月大的患有肝细胞肝癌的女童实施了肝移植手术，这是人类历史上人体肝移植手术的第一次成功，术后患儿安全度过危险期并顺利出院，但最终在术后因肿瘤转移复发存活了13个月后去世。20世纪60年代末，由于抗淋巴细胞球蛋白在临床上的应用，部分肝移植患者的术后存活时间超过了一年。1968年到1970年代末期，全球许多肝移植中心都成功开展了临床肝移植。截至1979年，全球共行170例肝移植，其中30例存活10年以上，但整体术后1年存活率仍低于30%。虽然诸多移植中心都有长期存活的案例，但是这一时期的手术死亡率仍然高达50%。伴随着肝移植手术方式的优化以及免疫抑制剂的发展，移植物的存活率得到了显著提高，特别是1979年，环孢素A在英国问世；1989年，他克莫司在日本问世，使得20世纪80年代的肝移植受者术后1年生存率达到70%，这是移植界的重要突破。

从20世纪80年代起，肝移植的主要适应证由肝癌转向为各种终末期肝硬化，也造福了更多的患者。1983年，美国国家健康研究所正式发布文告，认为肝移植是终末期肝脏疾病的有效治疗方法，应予推广。随着新移植中心的不断建立，移植例数的不断增加，手术成功率和受者生存率也得到大幅提高，如1965—1980年，Starzl报道的1年生存率为32.9%，到20世纪90年代已达到80%以上，个别中心的报道可高达90%以上。同时，长期存活率在这几十年的时间里，也获得长足进步。据Starzl报道，受者5年生存率从1965—1980年的20%，上升到1980—1986年的62.8%，20世纪90年代则达到了70%。

中国肝移植事业起步晚于西方国家10年以上，1973年，武汉同济医科大学裘法祖教授、夏穗生教授及吴在德教授等率先在国内开展了犬的肝移植实验。1977年，上海第二医科大学林篁言团队与武汉同济医科大学夏穗生团队相继开展了人原位肝移植术，并获得初步成功，正式揭开了我国临床肝移植的序幕。自此，肝移植逐渐在我国开展起来，但是由于供体缺乏、费用昂贵和预后不佳等原因，从1984年起，中国肝移植经历了长达近十年的低潮期。自1993年原浙江医科大学郑树森团队和中山医科大学黄洁夫团队掀起国内肝移植的第二次高潮之后，肝移植事业稳步发展。肝移植受者术后生活质量得到极大改善，能

够正常生活、工作。截至 2018 年 12 月,中国肝移植注册(China Liver Transplant Registry, CLTR)中心数据显示中国大陆累计完成肝移植手术 43 000 多例,特别 2015 年以来,供器官来源的成功转型让中国肝移植迈出稳健发展的步伐,2018 年国内肝移植总数达 6 279 例,较 2017 年肝移植总例数增加了约 18%。

儿童肝移植是临床肝移植的重要组成部分,也是治疗儿童终末期肝脏疾病的有效方法。相较于成人肝移植,中国儿童肝移植起步较晚,1996 年,中国大陆地区成功实施了第一例儿童肝移植。2001 年,郑树森团队为一个 9 个月大的先天性胆道闭锁患儿实施了活体肝移植,创造了当时国内儿童亲体肝移植最小年龄的纪录。儿童肝移植的适应证主要包括:①胆汁淤积性疾病(如胆道闭锁,原发性硬化性胆管炎);②遗传代谢性疾病(如 Wilson 病);③暴发性肝衰竭;④肝脏肿瘤。历经 30 余年的发展,中国儿童肝移植手术完成例数和受者术后生存率也得到了极大的提高。据 CLTR 中心数据显示,近五年来中国大陆累计完成儿童肝移植手术 4 000 多例,而仅 2018 年儿童肝移植的完成例数已经超过 1 000 例,中国儿童肝移植正在飞速发展,给更多终末期肝病患儿的家庭带去希望。

历经半个多世纪的发展和沉淀,肝移植几乎是所有终末期肝病唯一有效治疗方法。但诸多问题也浮现在眼前,供肝缺乏、供肝质量维护、术后并发症、器官捐献等,这些问题都亟需肝移植领域乃至全社会人员群策群力、共同努力解决,助力肝移植事业的发展。

二、肝移植手术适应证

肝移植手术主要针对各种原因引起的终末期肝病、肝脏功能失代偿且预期生存时间小于 1 年的患者。成人肝移植最常见的病因为肝硬化,而儿童肝移植最常见的病因是先天性胆道闭锁和先天性代谢性疾病。在欧美地区,慢性丙型肝炎后肝硬化和酒精性肝硬化是成人肝移植最常见的适应证。对于肝移植等待患者而言,其肝脏代偿功能越差,肝移植手术为围手术期死亡率越高,所以应在严重并发症出现以前进行肝移植手术治疗。现如今肝移植手术适应证正逐渐扩大,早期肝移植手术适应证主要以终末期肝病为主,如今转变为以各种良性终末期肝病、暴发性肝衰竭、早期肝脏恶性肿瘤、先天性和代谢性肝病等为主。以下列举几个目前肝移植适应证研究的热点。

1. 原发性肝癌(primary liver cancer) 原发性肝癌主要包含肝细胞肝癌和胆管细胞癌,恶性程度高,患者预后较差。而手术则是可能治愈原发性肝癌患者的唯一方法,但由于早期诊断困难,大部分患者在肝癌的中晚期阶段才被确诊,此时,患者肝脏除了恶性肿瘤的存在,往往还伴有严重的肝功能不良,普通根治性手术开展困难。而肝移植手术能同时移除肿瘤和其他病变肝组织,治疗更加彻底有效。据日本 Yamamoto 研究报道,对同时伴有肝硬化的小肝癌患者,分成两组分别行根治性肝切除术(294 例)和肝移植术(270 例),肝移植组 1、3、5、7 年内无瘤生存率均高于肝切除组,并且术后肿瘤的复发率也低于肝切组。但是如何选择肝细胞肝癌肝移植受者却是一个值得深思的问题。20 世纪 90 年代,意大利 Mazzaferro 等提出了米兰标准,其具体如下:①单个肿瘤直径≤5cm;多发肿瘤少于 3 个,最大直径≤3cm;②无大血管浸润、淋巴结或肝外转移。米兰标准改善了受者的预后,但米兰标准过于严苛,仅 6% 的肝癌患者符米兰标准,并且受者移植术后肝癌复发也时常发生。随着全世界肝移植中心的不断探索,肝癌肝移植受者标准逐渐突破了肿瘤形态学的束缚,将肿瘤病理学特征和肿瘤标志物水平纳入标准内,如 2008 年浙江大学医学院附属第一医院的郑树森院士团队提出的杭州标准,具体为:①无大血管侵犯和肝外转移;②肿瘤直径之和≤8cm 或肿瘤直径之和 >8cm,但术前甲胎蛋白≤400ng/ml 且组织学分级为高、中分化。杭州标准弥补了米兰标准中肿瘤形态学的不足,增加了肝癌患者肝移植的机会。并且根据德国汉诺威大学研究表明,符合杭州标准的受者 5 年生存率和米兰标准之间差异无统计学意义。胆管细胞癌是发生于肝内外胆管的恶性肿瘤,难以早期发现,手术切除率低,预后差。迄今为止,肝移植治疗肝内胆管细胞癌的效果并不理想,我们认为胆管细胞癌能做根治性切除者,首选根治性切除,在常规手术无法根治性切除并且无肝外和淋巴结转移患者,可考虑行肝移植手术。

2. 急性肝功能衰竭（acute liver failure，ALF）
ALF 是既往不存在肝硬化的患者，出现严重肝损伤，临床表现包括血流动力学不稳定、肾衰竭、凝血异常（一般 INR>1.5）、代谢紊乱、肝性脑病等，疾病持续时间少于 26 周。起病急、病情重、进展快、死亡率高是 ALF 的特点，其自然病死率超过 90%，常常需行急诊肝移植。最新的肝移植受者原发病诊断分类中指出，肝脏衰竭可分为急性、亚急性、慢性、慢加急性肝衰竭，而在我国，慢加急性肝衰竭占我国肝衰竭病例的绝大多数，具有特别重要的意义，其定义是在慢性肝病基础上出现急性肝功能失代偿。诱发急性肝衰竭的因素包括感染、毒物和药物、循环障碍、遗传代谢异常等，明确病因对于 ALF 的有助于诊疗及预后判断。2002 年，UNOS 的供肝分配系统引入了终末期肝病模型（Model of end stage liver disease，MELD）。其计算公式为：MELD 评分 =9.6×ln（血清肌酐 mg/dl）+3.8×ln（胆 红 素 mg/dl）+11.2×ln（INR）+6.4×（病因：胆汁淤积性和酒精性肝硬化为 0，其他原因为 1）。MELD 评分的分值范围为 6~40 分（>40 分者记为 40 分），结果取整数。对于所有终末期肝病患者，在经过严格评估排除禁忌证后，都应计算 MELD 评分并排序，分值高者优先得到供肝。美国器官共享网（United Network for Organ Sharing，UNOS）对 MELD 评分系统进行了许多改进，可有效预测移植前患者等待移植期间的死亡率及预测受者移植术后的死亡率，对肝移患者短期生存的评价具有一定的指导意义。

3. 失代偿期肝硬化
（1）乙型肝炎：世界上超过 80% 的 HCC 发生在 HBV 流行的地区。中国是乙肝大国，HCC 的发病率也很高。研究表明，乙肝肝硬化失代偿患者用非移植方法治疗，1、5、10 年生存率仅为 35%、14%、8%，而施行肝移植后其生存率提高为 95%、85%、75%。肝移植领域学者普遍认为肝移植是乙肝肝硬化失代偿患者首选治疗方法。

（2）酒精性肝病：酒精性肝病是由饮酒引起的肝脏疾病，包括酒精性肝炎和肝硬化等。酒精性肝病是西方国家终末期肝病主要的原因。在美国，每年因肝病死亡的患者中有超过 50% 为酒精性肝病。现如今，我国酒精性肝病的发病率日益增高，估计其发病率较 20 年前增加约 30 倍以

上。酒精性肝病合并乙肝的发病率较以往上升约 30%。

（3）丙型肝炎：在亚洲等乙型肝炎发病率高的地区，乙肝病毒是引起病毒性肝炎的主要病原微生物。而在欧美地区则不然，美国和欧洲的丙肝相关肝移植占地区所有肝移植总数的 30%~45%。丙肝患者移植肝脏的 HCV 再感染十分常见，并且显著降低了患者和移植物的存活率。丙肝患者肝移植后复发感染 3 个月内，就可引起移植物的损伤，其中 20%~30% 患者在肝移植后 5 年内进展为肝硬化。移植术后使用不恰当免疫抑制方案可能加剧 HCV 与免疫应答所致肝损伤从而导致移植术后疾病的进展。研究指出，2011 年 FDA 批准的两种蛋白酶抑制剂 boceprevir 和 telaprevir 能够提高经典方案（PEG-IFN 加利巴韦林）的持续病毒学应答（SVR）效率。

4. 非酒精性脂肪性肝病（non-alcoholic fatty liver disease，NAFLD） 美国国家健康和营养检查调查（NHANES）的数据表明，2011—2014 年美国肥胖的患病率（体重指数，BMI ≥30kg/m²）持续上升，成年人患病率达到 36%，未成年人达到 17%。NAFLD 是肥胖相关代谢综合征的肝脏表现，NAFLD 进展则可能导致非酒精性脂肪性肝炎（NASH）。自 2013 年起，NASH 是美国除了丙型肝炎之外最常见肝移植适应证，ALD 则是排在第三位。2013 年因 NASH 等待肝移植的患者数量与 2004 年相比增加了三倍。值得注意的是，全世界 NAFLD 的患病率已超过 25%。发达地区，尤其是美国地区的 NASH 在总肝移植中所占比率的上升，对于预测未来中国肝移植的发展动向具有借鉴意义，同时也呼吁全社会提高对 NASH 的认识。

5. 先天性、遗传性、代谢性疾病 先天性、遗传性、代谢性疾病是儿童肝脏衰竭的主要原因，也是导致儿童肝移植最重要的原因。胆汁淤积性病变、Wilson 病、Alagille 综合征、免疫介导的肝脏疾病（如原发性硬化性胆管炎）等是小儿肝移植常见的适应证。胆道闭锁是导致小儿肝移植手术最常见的病因，胆道闭锁在欧洲胆道闭锁占小儿肝移植的 74%；Wilson 病是具有众多临床表现的慢性肝脏疾病，5 岁以上儿童发生急性肝衰竭并伴有 Coombs 阴性溶血性贫血以及正常或偏低

的碱性磷酸酶,均提示为 WD。部分患者可表现为急性溶血性危象,预后不良,AASLD 联合成人及儿童肝移植指南指出此类患者建议进行肝移植治疗;原发性硬化性胆管炎(PSC)占等待小儿肝移植的 3.5%。PSC 是免疫介导的肝脏疾病,患者表现为肝内外胆道系统的慢性炎症和闭塞性纤维化,最终导致胆汁淤积和肝硬化。原发性胆汁性胆管炎(PBC)是一种慢性胆汁淤积性自身免疫性肝病,以肝内胆汁淤积、肝内小胆管进行性非化脓性炎症破坏、最终引起胆汁性肝硬化和肝衰竭为特点。而肝移植能有效治疗 PSC 和 PBC 所致的终末期肝病。肝移植能挽救患有肝功能衰竭和各种先天性、遗传性、代谢性肝病患者的生命,显著改善预后,提高生活质量。

三、肝移植术式

手术学的发展,包括术式的开发,供肝的切取、灌洗、保存和植入等技术逐渐熟练和改进。同时,新的肝移植术式也逐渐增加,除了经典原位肝移植、背驮式肝移植及其改良式式,活体肝移植、部分肝移植、劈离式肝移植以及自体肝移植等手术也在各大移植中心里逐渐开展开来。随着手术队伍经验的积累、现代显微外科技术及先进手术设备的广泛应用,术中出血量大大减少,与手术技术相关的早期血管、胆道并发症的发生率和死亡率已明显下降,住院期间与手术相关的死亡率已下降至 2%~5%。

1. 原位肝移植(orthotopic liver transplantation, OLT) 术中切除受者病肝,同时切除下腔静脉,使用供体肝的下腔静脉重建血液循环是该手术的特点。1963 年,美国 Starzl 医生实施了第 1 例人体原位肝移植。OLT 在肝移植早期阶段广泛应用,所以又称为传统或经典式式。OLT 在肝移植历史发展中发挥了重要作用,但是 OLT 也有其不可避免的缺点,比如在 OLT 中须阻断下腔静脉,并且需同时采用下腔静脉和门静脉系统的体外转流,但复杂的体外转流技术可能导致多种并发症的发生。

2. 背驮式肝移植(piggyback liver transplantation, PLT)和改良背驮式肝移植 背驮式肝移植也是经典的肝移植术式,1989 年 Tzakis 等首次做了背驮式肝移植的相关报道,PLT 特点是切除受者病肝时,保留受者的肝后下腔静脉,肝右静脉端结扎,保留肝中、肝左静脉共干,植入新肝也将肝右静脉残端结扎,同样保留了肝中、肝左静脉共干。然后将上述供肝与受者的肝中、肝左静脉共干做端端吻合。如发现共干的口径太小,可将残端作适当整形,予以扩大,也可保留肝右静脉,作适当整形术,与肝中静脉腔连通,形成三根静脉共干,相互端端吻合。但在做上述经典吻合时,如果供肝体积较小,或静脉共干较长,植入受者肝床容积过大,可使移植肝移位、摆动而致吻合口扭曲,引起整个静脉回流不畅通甚至阻塞,即发生所谓急性巴德 – 吉亚利综合征(acute budd-chiari syndrome),危及受者生命。改良 PLT 是在切除病肝时,采用受者肝左、肝中静脉共干或肝左、肝中和肝右静脉共干,并将腔静脉前壁向下剪开扩大成三角形开口。同时,沿供肝的肝上下腔静脉开口向下,将后壁剪开扩大成三角形,行供肝与受者的两个下腔静脉三角形开口的侧侧吻合,待血流开放后再行关闭供肝的肝下下腔静脉开口。此术式的主要优点在于,下腔静脉的开口均为侧侧吻合,手术时无需体外静脉转流,减少了手术中血流动力学的紊乱,并减少了下腔静脉吻合后的狭窄与扭曲。改良 PLT 除保留常规 PLT 的所有优点并克服其缺点以外,还有下述优点:①无需对受者肝静脉进行成形,简化了手术操作,进一步缩短了手术时间;②可避免供体腔静脉与受者肝静脉行端端吻合时可能产生的扭曲,保证了肝脏血液回流的通畅,明显减少了各种术后并发症的发生。

3. 减体积肝移植(reduced-size liver transplantation, RLT) 1984 年,Bismuth 和 Broelsch 采用减体积肝移植的方法,将成人供肝植入一患有 Byler 病的 10 岁儿童。RLT 通常以 Couinaud 肝分段作为解剖基础,肝脏可被分为 8 段,理论上每段都可以作为移植供体,但是常用的是左半肝,左外叶和右半肝。以左半肝为例,在结扎切断门静脉、右肝管后,沿镰状韧带分离肝实质至下腔静脉右缘,切断肝右静脉,将下腔静脉全长保留于左侧减体积供肝,供肝植入方法与全肝移植基本相似。随后,欧洲和美国的数家移植中心均开展此项技术,同时对经典技术进行了改进,如为解决供受者血管口径不一致的问题而对供肝肝后下腔静脉做一下整形,或根本不带肝后下腔静脉。尤其在 Tazkis

提出 PLT 的手术方法后,左外侧段移植肝通常不带下腔静脉,而用肝左静脉和受者的肝静脉或下腔静脉吻合。1988 年,Broelsch 和 Strong 开展了尸体部分肝移植术后,即将来自成人供体肝脏的左外侧叶(不带肝后下腔静脉全长)移植给受者,从而为随后活体肝移植的出现奠定了基础。从广义上来讲,劈离式肝移植和活体肝移植都属于 RLT 的技术延伸。

4. 劈离式肝移植(split liver transplantation, SLT) SLT 是将一个尸体供肝分成 2 个或多个部分分别移植给不同受者,这有助于缓解器官短缺的问题。Couinaud 分段也是劈离式肝移植重要理论依据。1984 年,Bismuth 等运用减体积肝移植的方法,将成人供肝植入儿童受者。1988 年,Pichlmay 等首先报道了将一个供肝分成左右半肝分别移植给 1 个成人患者和 1 个儿童患者,这就是第一例 SLT。20 世纪 90 年代末,SLT 已从最初主要应用于儿童肝移植逐渐成为欧洲和澳洲肝移植的常规术式,并扩展成双成人受者的肝移植。SLT 在亚洲的历史始于 1997 年,当时中国台湾地区医院利用离体分裂技术在亚洲进行了第一次 SLT。随后 SLT 在新加坡、韩国、日本和中国香港地区的 5 个移植中心开展。到 2000 年,亚洲共有 26 个移植中心在进行研究 SLT。2001 年以来,SLT 在国内多家移植中心如浙江大学附属第一医院、上海瑞金医院等逐渐开展。SLT 的成功在很大程度上取决于正确选择供肝进行分裂。一般认为,对于年龄小于 50 岁的死者以及血流动力学稳定的患者,可以考虑做 SLT。SLT 不仅是拓展供肝池和缓解供肝短缺的重要方法,而且能缩短受者等待时间,从而获得更满意的临床治疗效果。随着供肝劈离技术和部分肝移植技术的改进,SLT 术后并发症大大减少,受者及移植物存活率已可与全肝移植相媲美。欧洲 SLT 登记处统计 100 例劈离式肝移植的 10 年移植物和受者存活率显示:择期儿童受者为 80% 和 88.9%,择期成人受者为 72.2% 和 80%,急诊成年受者为 55.6% 和 67.6%;技术并发症包括肝动脉血栓形成 11.5%,门静脉血栓形成 4%,胆道并发症 18.7%。现如今,移植界面临着供肝短缺而活体供肝受限的实际情况,国内外移植界对于劈离式肝移植这一惠泽更多患者的手术方式倍加青睐。

5. 活体肝移植(living-donor liver transplantation, LDLT) 供肝的短缺促进 LDLT 的发展。1988 年,巴西 Raia 等首先实施了活体部分肝移植术,但最初的两次尝试都以失败告终。次年,澳大利亚 Strong 等医生成功地将一位母亲的左外叶肝脏移植给其儿子,打开了 LDLT 的崭新篇章。Mori 等于 1992 年率先提出使用手术显微镜,提高了 LDLT 的成功率,直径在 2mm 左右的动脉重建吻合的通畅率也能达到 99%,这在肝移植历史上具有里程碑意义。自此,LDLT 在全球范围内广泛开展。1995 年 1 月,中国大陆首例小儿 LDLT 获得了成功。1992 年和 1996 年,日本 Yamaoka 团队和中国香港范上达团队分别完成了成人活体右半肝移植。2001 年,郑树森团队施行了国内首例成人扩大右半肝 LDLT。据中国肝移植注册中心(CLTR)统计,截至 2018 年 12 月底,国内总计完成 LDLT 4 392 例。当单供体无法满足受者需要时,可以选择两个供体分别提供一部分肝脏给受者,减少供者的肝脏切除量,最大限度地保障供者的安全,并且减少术后"小肝综合征"的发生,这就是双供体 LDLT。双供体 LDLT 手术难度较大,这就要求更加精确的术前评估。2001 年,韩国 Lee 等人设计了主要以左肝为供体的双供肝手术方案来减少供体的风险。但该方案虽然扩大了 LDLT 的适应证,但对供体资源的需求量以及手术技术的复杂性远高于其他肝移植术式,而且对供体的风险也需要进一步的讨论。

6. 原位辅助性肝移植(auxiliary liver transplantation, ALT) 又称为辅助性部分原位肝移植,是指切除部分病肝,并在切除部位移植入减体积的健康肝脏。1985 年,世界上第一例原位辅助性肝移植由 Bismuth 等率先报道。1989 年 11 月,Gubernatis 等为一位 33 岁的妇女实施了 ALT,术后患者肝功能完全恢复,这是 ALT 的首次成功。异位辅助性肝移植存在腹腔空间不足、门静脉血流竞争和肝静脉血流受阻的缺点,而原位辅助性肝移植则巧妙地克服了这些缺点。ALT 术后如果原肝肝细胞再生,待肝功能恢复后,可以切除移植肝;如果原肝肝细胞失去再生能力,肝功能依旧不全,则可以切除失去再生功能的原肝,这也是 ALT 一个优势。

7. 自体肝移植 1988 年,德国 Pichlmayer 教

授率先报道离体和半离体肝切除后余肝自体移植技术,此后日本和欧洲等许多肝移植中心也有少量个案报道。2005年,我国首例离体肝切后自体肝脏移植在新疆医科大学附属第一人民医院成功实施。随后,国内多个移植中心也陆续报道实施了该手术。自体肝移植主要步骤如下:①夹闭出入肝大血管后对肝脏开始冷灌注;②仅切断肝上下腔静脉;③翻转肝脏,全部或部分将肝脏移出体外修整。该手术主要适用于复杂的良恶性肝胆肿瘤,包括位于肝静脉与下腔静脉汇合处肿瘤,肝后下腔静脉本身、其周围及侵犯肝后下腔静脉的肿瘤,距门静脉近或者侵犯门静脉的肝胆肿瘤,Bismuth Ⅳ型肝门胆管癌等肿瘤。自体肝移植手术难度高,风险大,但自体移植没有排斥反应,避免了术后免疫抑制剂的应用。

8. 多器官联合移植 临床肝移植已经开展50多年,但多器官联合移植难度更大,开始时间尚短,其中肝胆外科中最常见的肝肾联合移植也才开展20余年。20世纪80年代以前,终末期肝病同时伴有肾功能不全一直被认为是肝移植的禁忌证。1983年,奥地利Innsbruck大学开展了全球第一例肝肾联合移植。此后,肝肾联合移植手术也在各大移植中心相继开展起来。截至2013年7月,美国地区共开展超过5 204例肝肾联合移植。据浙江大学附属第一医院肝移植中心报道,已行肝肾联合移植27例,受者总体1年、3年和5年生存率达到73.7%、59.5%、59.5%。不同的病因同时累及肝肾两个脏器是肝肾联合移植的适应证,此外合理的移植方案对于合并肾衰竭的终末期肝病患者更为重要。除了肝肾联合移植,临床上还有胰肾联合移植、心肺联合移植、肝肠联合移植等。对于短肠综合征的患者,临床上首先采用全肠外营养(total parenteral nutrition, TPN)治疗,但是长期TPN会淤胆发生,损伤肝功能,病情严重者可在小肠功能衰竭的基础上并发肝功能不全,甚至肝衰竭。为了解决这种复杂疾病,肝肠联合移植应运而生。1998年,Grant成功施行世界第一例肝肠联合移植,他提出短肠综合征治疗过程中TPN引起不可逆的肝功能损害是肝肠联合移植的适应证。UNOS资料指出,截至2013年7月,美国共开展超过455例肝肠联合移植。1年小肠存活率和患者存活率在单独小肠移植中分别为56%和69%,在肝肠联合移植为63%与66%,有功能存活者中77%已可停用TPN。

手术术式的发展,扩大了肝移植手术的应用范围,增加了患者存活的希望,但由于供体器官缺乏,等待肝移植的患者绝大多数在等待过程中因为肝功能衰竭而死亡或丧失最佳移植时机。如何在移植术前稳定肝功能,缓解肝功能衰竭,为移植患者争取宝贵的等待时间和提供尽可能理想的术前准备,是进一步提高手术成功率和受者存活率的重要手段。浙江大学李兰娟院士团队创造性地发展了李氏人工肝系统(Li-artificial liver system,Li-ALS),是发挥这种桥梁作用最有效的过渡性方法。Li-ALS可以有效清除有毒代谢产物和内毒素,减低胆红素血症,改善肝功能,同时清除细胞因子,调节氨基酸代谢,稳定内环境,为缓解病情进展起积极作用。Li-ALS在移植术前应用可延长受者的等待供肝时间并增加对手术的耐受性,术后应用有助于受者度过肝功能恢复不佳和排斥反应期。

四、器官保存技术

1. 器官保存液 肝脏离体后迅速使用器官保存液置换血液,可迅速降低供肝温度(0~4℃),降低肝细胞代谢速率及酶活性,使供肝的新陈代谢维持在较低水平,增加供肝对缺血、缺氧的耐受性,延长供肝保存时间。UW液是临床上最常用的器官保存液。近年来,UW液的缺点逐渐显露出来,与此同时,在肝移植实践中使用HTK液和Celsior液器官保存经验表明,HTK液和Celsior液也是安全有效的替代保存方法。随着器官保存机制的不断深入研究和器官保存要求的不断提高,除了这三种临床上常用的器官保存液外,一大批以IGL-1为代表的新型器官保存液也逐渐运用于临床。《中国移植器官保护专家共识(2016版)》指出,UW液和HTK液是临床上肝移植器官保存修复较为常用的冷保存液,两者的保存效果接近,机械灌注对边缘供肝保存和修复有重要价值。

(1)UW液(the University of Wisconsin solution):1988年,美国Wisconsin大学研制出一种新的保存液——UW液,可使人肝脏的冷缺血最高时限提到30小时,且使供肝的保存质量得到明显改善,降低了由供肝保存不当所导致的并发症,如原发性移植物无功能。研究表明,在 UW 液中加入钙离子拮抗剂维拉帕米或在肝复流前用含抗氧自由基成分的 Carolina 冲洗液灌洗,再用 UW 液保存供肝,可有效抑制白细胞黏附,增加胆汁分泌和改善微循环。目前在供肝保存方面,UW 液应用十分广泛,是器官保存液的“金标准”。但 UW 液也存在一些不足,比如保存失当可能会导致移植肝无功能甚至其他更严重的后果,因此仍需小心使用。

（2）HTK 液:HTK 液最初作为一种心脏保存液应用于临床,其特点是黏滞度低,以组氨酸作为缓冲对,含有色氨酸和 α- 酮戊二酸作为低温保存中细胞能量底物的补充。它的组分简单有效,与 UW 液复杂的成分和高黏滞度形成鲜明对比。HTK 液在欧洲作为尸体供肝器官保存液,以及在日本和我国香港地区作为活体肝移植保存液,使用已有多年。

（3）Celsior 液:1994 年 Menasche 等首次报道了 Celsior 液,它是一种具有高钠、低钾、低黏滞度、含有组氨酸等羟自由基清除剂等特点的细胞外液型保存液,Celsior 液不仅易于进入受体循环系统,防止内皮细胞肿胀,而且还能减少氧自由基产生的损伤,虽然 Celsior 液最初也为心脏保存设计,临床上表明,在供肝保存上 Celsior 液也安全有效。

（4）IGL-1 液:IGL-1 液是 2002 年法国乔治洛佩兹研究所在 UW 液的基础上研发出来的一种改进型器官保存液。IGL-1 液的主要特点包括:①高钠低钾;②使用聚乙二醇(PEG)代替羟乙基淀粉作为胶体物质。这些特点使得 IGL-1 能更好地维护细胞膜和细胞骨架完整性,防止细胞水肿和调节免疫作用。并且 PEG 通过自发地结合到细胞和组织表面,覆盖于移植器官的免疫原表面,减少移植术后的免疫排斥反应。多项研究指出,IGL-1 液与 UW 液在移植术后多项并发症的发生率、排斥反应的发生率、受者和移植器官的存活率、移植功能恢复延迟等方面的差异无统计学意义。IGL-1 液应用成本较低(仅为 UW 液的 60%),可有效保存移植器官,相信在临床上有更为广阔的应用空间。

2. 机械灌注(machine perfusion, MP)保存 器官保存的目的是维持供体细胞以及供体器官功能。近年来,随着临床上扩大标准的供肝增加,最为常用的单纯低温保存难以达到满意效果。相对于静态冷保存,机械灌注更符合生理环境,能更好地保存边缘性供肝、拓展供肝来源、减少肝脏损伤、改善受者预后。随着机械灌注技术不断提高,目前已有了低温(4~6℃)、亚常温(20~25℃)、常温(37℃)等多种机械灌注类型。低温机械灌注方案中是目前最为成熟的一种机械灌注保存技术,目前具有延长供肝保存时间、改善边缘性供肝功能等优点。目前肝脏低温机械灌注系统主要有美国 Lifeport Liver Transporter 和荷兰 Liver Assist device,有研究指出肝脏转运器在临床上安全有效,可显著降低术后早期移植物失功。然而低温保存不可避免会引起移植物的损伤,影响肝移植疗效,常温机器灌注保存作为一种最接近生理状态下的保存方式已经引起了肝移植学者的重视。常温机器灌注保存可模拟正常的人体生理环境,灌注保存温度为正常的生理温度,为供者器官提供所需的氧气和营养物质,维持供器官的代谢活性。1976 年,Starzl 用稀释氧合血液灌注保存的肝脏成功完成肝移植手术,这开启了供肝常温机器灌注保存的先河。2018 年,Nasralla 等一项 220 例肝移植随机对照的Ⅲ期临床研究中,常温机械灌注保存组受者术后 7 天内 AST 峰值比静态冷保存组低 33%($p<0.001$),而在 DCD 供肝中则是减低 70%($p<0.001$),缺血性胆管病发生率有所下降(11% 与 26%)。常温机械灌注能够改善供器官质量、减少移植术后远期并发症、提高器官利用率、降低器官移植的治疗成本,是一种理想的器官保存方式。OrganOx 系统是第一款常温机械灌注系统,此款产品近期完成临床Ⅰ期临床试验,相信常温机械灌注系统在未来临床上有广阔的运用空间。

五、肝移植术后免疫抑制剂的应用

移植排斥反应的控制决定了肝移植术后患者和供肝的长期存活。移植排斥反应的本质是机体主要组织相容性复合物的特异性免疫应答,特异性免疫和固有免疫应答均参与了免疫排斥反应。术后免疫抑制剂的应用是减少术后免疫排斥反应的关键。

1. 肝移植术后常用的免疫抑制剂

（1）钙调磷酸酶抑制剂(calcineurin inhibitor,

CNI）：是肝移植术后重要的免疫抑制药物,主要有环孢素 A（cyclosporin A, CsA）和他克莫司（tacrolimus, Tac, FK506）。1983 年,美国食品药品监督管理局批准 CsA 的临床应用,使得 CsA 成为首个移植术后的免疫抑制药。20 世纪 80 年代,Starzl 等应用 CsA 和激素的联合方案,成功延长了受者 2 倍的生存时间,开启肝移植新时代。CsA 通过与细胞内结合蛋白钙调磷酸酶结合,Tac 通过与 FKBP 结合抑制钙调磷酸酶活性。CsA 具有不可忽略的副作用,主要表现为肾毒性,神经毒性,肝毒性。1989 年,作用强度是 CsA 的 10~100 倍的 FK506 首次在临床上应用于肝移植。在作用机制、代谢途径和副作用与 CsA 都很相似的 FK506,不仅副作用更小,而且它还具有一定肝营养作用。自 20 世纪 90 年代开始,以 CsA 或 FK506 为主的三联用药是目前我国经典的免疫抑制用药方案。全身免疫抑制剂的应用不可避免会带来一系列副作用,如何有效抑制免疫排斥的同时,减少药物相关不良反应仍是肝移植今后的重要研究方向之一。

（2）mTOR 抑制剂（mTOR inhibitor）西罗莫司（sirolimus）,又称雷帕霉素,是经典的 mTOR 抑制剂,发现于 19 世纪 70 年代,在 20 世纪 90 年代后期开始在临床上应用。西罗莫司是一种特异性作用于哺乳动物雷帕霉素靶蛋白（mammalian target of rapamycin, mTOR）的免疫抑制剂,不仅具有免疫抑制作用,同时又能通过 mTOR 途径抑制细胞增殖。众多研究指出,与 CNI 免疫抑制方案比较,西罗莫司免疫抑制方案能够显著提高肝移植受者的存活率,降低移植术后肝癌复发率。依维莫司（everolimus）是一种新型的 mTOR 抑制剂,2009 年通过 FDA 快速审批,用于晚期肾癌的治疗,而 2010 年之后被批准用于移植后免疫抑制。研究指出,mTOR 抑制剂具有抑制肿瘤生长的作用,而且肾毒性低,依维莫司可用于肿瘤器官移植患者和不能耐受钙调磷酸酶抑制剂的患者。2012 年,De Simine 等实施了一项多中心、前瞻性研究,结果指出依维莫司的使用改善了肝移植受者的肾功能,并且在术后就能减少 Tac 的使用量。

（3）霉酚酸（mycophenolic acid, MPA）：MPA 是霉酚酸酯（mycophenolate mofetil, MMF）在体内脱酯化后形成的具有免疫抑制活性成分。1998 年起,MPA 开始用于预防和治疗同种异体肝移植排斥反应。MPA 可选择性地作用于 T 和 B 淋巴细胞,发挥免疫抑制作用,主要是通过非竞争性、可逆性地抑制次黄嘌呤核苷酸脱氢酶（IMPDH）,阻断鸟嘌呤核苷酸的从头合成途径,使鸟嘌呤核苷酸耗竭,进而阻断 DNA 和 RNA 的合成。由于 T 和 B 淋巴细胞高度依赖于从头合成途径进行生物合成鸟嘌呤核苷酸,因而 MPA 能高效地抑制机体免疫反应,安全性较硫唑嘌呤更高。吗替麦考酚酯胶囊（骁悉）和麦考酚钠肠溶片是常用的 MPA 类免疫抑制剂,对急性排斥和慢性排斥均有疗效。最主要的副作用包括胃肠道反应,中性粒细胞减少症,致畸作用等。

（4）激素：激素的减量甚至停用已逐渐成为器官移植临床医生的共识,这是由于传统的免疫抑制方案中激素的毒副作用大,并可致儿童的发育障碍。1989 年,Maxgarit 等首先报道了 18 例儿童肝移植患者上使用环孢素 A 和硫唑嘌呤进行免疫抑制治疗逐渐替代和停用激素,73% 的患者成功地停用了激素,但 2 例发展为慢性排斥反应,1 例死亡。1991 年,美国 Fung 等使用 FK506 和硫唑嘌呤,成功地停用激素,同时并不增加排斥反应的发生率和移植肝的功能丧失。多项研究指出肝癌患者肝移植术后 3 个月内撤离激素是安全的,并不增加排斥反应的发生率,也不需要增加其他免疫抑制剂的用量,而且可明显降低肿瘤复发率,提高患者的长期存活率。虽然激素能较好地预防排斥反应,但是激素的使用也导致了众多不良反应,包括术后感染、代谢改变及术后肿瘤复发等。近年来,临床上使用他克莫司 + 吗替麦考酚酯片 + 巴利昔单抗的无激素治疗方案取得了良好的治疗效果,有研究指出,肝癌肝移植受者术后应用无激素免疫抑制方案安全可行,除了能有效防治免疫排斥反应,并且降低术后感染和乙肝的复发,减少肿瘤复发风险,提高患者生存率。

2. 免疫检测和免疫耐受 肝移植后长期存活的患者由于免疫抑制的长期使用可能累积诸多不良反应,包括心血管疾病、代谢综合征、骨质疏松症、感染、恶性肿瘤和肾衰竭等。免疫监测试验是通过检测和量化移植受者的免疫抑制状态,并将测量结果与患者死亡率相关联,可作为肝移植术后患者预后的动态预测系统。理想情况下，该系统可以准确实现最大限度减少免疫抑制剂的使用，同时不会有的免疫排斥风险。

自 1990 年起，多项研究显示并非所有的肝移植都需要长期应用免疫抑制剂。肝脏作为"免疫特惠器官"，具有与众不同的移植免疫特性。早期研究发现，肝移植术后的排斥反应明显较其他器官移植轻，且容易逆转，由于排斥反应致肝功能完全失代偿发生率低，术后移植物抗宿主病的发生也较为罕见。更多学者认为术后减少免疫抑制剂的应用，甚至完全撤销免疫抑制剂也可能诱导免疫耐受的形成，使得受者稳定生存。已公布的临床上关于诱导肝移植术后免疫耐受的实验数据指出，各个移植中心的免疫抑制剂的撤离成功率在 0 至 38% 之间。Tisone 等成功撤除了 23.4% HCV-DNA 阳性受者的免疫抑制剂。在活体肝移植的研究中也发现 38.1% 的受者在平均 23.5 个月中能完全撤除了 FK506 为主的免疫抑制剂。然而，这些研究也显示撤除免疫抑制剂的过程中有引起急性排斥反应的风险，因此目前大多数的中心仍选择免疫抑制剂终身应用。因此，许多移植中心和实验室都致力于对肝脏的天然免疫特性的研究，并获得了一系列的成果，如嵌合现象与能否撤除免疫抑制药物无关。免疫耐受形成的其他机制假说如下：

（1）T 细胞诱导免疫耐受：免疫排斥与耐受这一平衡关系主要取决于调节性 T 细胞内部的平衡，即辅助性 T 细胞（Th）和抑制性 T 细胞（Ts）的平衡。有研究指出，肝移植术后，由于激活细胞凋亡通路从而使得供肝中浸润的效应 T 细胞凋亡，从而被清除，使得移植肝被受者所接受。该细胞凋亡途径如下：①移植肝的肝窦内皮细胞（LSEC）、肝细胞及其致耐受 DC 亚群所表达的同种抗原可以被效应 T 细胞识别，启动被动性 T 细胞死亡（PCD）途径；②当移植物发生组织损伤和炎症反应时，初始性 T 细胞被激活，启动主动诱导 T 细胞凋亡（AICD）途径。以上两种途径都可以迅速清除效应 T 细胞，使移植肝得以稳定存活。

（2）抗原提呈细胞（APC）诱导免疫耐受：树突状细胞（DC）是肝脏中最主要的 APC，在诱导肝移植免疫耐受中起重要作用。其主要机制：

①清除效应 T 细胞；②诱导调节 T 细胞的产生；③诱导 T 细胞无能，产生免疫偏移。IL-10 能阻碍 DC 的成熟，从而诱导移植后免疫耐受，DC 经 IL-10 处理可降低效应 T 细胞的反应能力。此外，DC 可诱导 Th1 向 Th2 转化，从而诱导免疫耐受形成，在辅助性 T 细胞（Th）的亚群中，Th1 主要发挥着免疫排斥的作用，而 Th2、Th3 主要发挥免疫耐受相关作用。Th2 可以分泌 IL-10，IL-10 阻碍 DC 成熟，然而未成熟的 DC 又可分泌 IL-10。这种反馈机制对诱导免疫耐受十分重要。肝脏 APC 还包括肝脏固有的 Kuppfer 细胞（KC）、肝血窦内皮细胞（LSEC）及肝细胞等，它们也在肝脏移植后免疫耐受中发挥特定作用。

肝脏的天然免疫特性的形成机制与多种因素有关，其中包括其独特的生理学特点以及可溶性 MHC-I 类抗原等。

六、术后并发症

肝脏移植术后出血是最常见的早期并发症，其他术后并发症包括血管并发症、胆道并发症、排斥反应、感染性并发症、原发性移植肝无功能、慢性移植物失功能、原病复发、急性肾衰竭等，对于并发症的早发现，早诊断，早治疗对患者预后具有重要意义。

1. 术后感染　感染是大器官移植术后常见的并发症。根据病原微生物的不同，可分为细菌感染、真菌感染、病毒感染，而感染的危险程度取决于机体免疫抑制状态和暴露于感染源的程度。①细菌感染：常发生在术后 1 个月以内，以混合感染为主，致病菌以革兰氏阴性菌为主，而且往往也是耐药菌株。防治策略：肝移植术后应使用相应抗生素进行预防性治疗，在明确致病菌和实施药敏实验后，使用针对性抗生素进行治疗。②真菌感染：肝移植患者术后真菌感染发生率高，病死率也显著高于其他感染。念珠菌和曲霉菌是医院获得性真菌感染最常见的菌种。真菌感染在所有感染中的危险性最高，是肝移植术后患者死亡的一个重要因素。③病毒感染：病毒感染症状出现较晚，主要发生在肝移植术后 1~6 个月内。肝移植术后最常见的病毒感染是巨细胞病毒感染。值得强调的是，由于免疫抑制状态的存在，肝移植术后感染往往表现不典型，如很多患者肝移植术后的感染可不伴发热,因此及时识别感染并确定诊断、选择有效的抗病原微生物药物、适当调整抗排斥药物以及外科干预治疗是防治术后感染的重要策略。

2. 血管并发症 肝移植术后血管并发症主要发生于肝动脉、门静脉和静脉流出道,包括肝动脉血栓、门静脉狭窄和门静脉血栓、静脉流出道狭窄和梗阻等,移植术后的血管并发症严重影响了受者术后长期生存率。随着外科技术的成熟、血管吻合技术的创新,包括显微外科技术应用、肝动脉解剖变异整形、动脉内膜保护、供受者动脉口径精确匹配、保留动脉的合适长度以防止扭曲等,使得血管并发症大大减少。术后常规腹部彩色多普勒检查可协助发现血管并发症,腹部增强 CT 和血管造影能帮助确诊,血管并发症的治疗方法主要有手术治疗和介入治疗(如球囊扩张、支架植入)等。

3. 胆管并发症 胆道并发症是肝移植的致命弱点,被比为其"阿喀琉斯之踵"。肝移植术后的胆道并发症包括胆道吻合口狭窄、胆瘘、胆道广泛缺血性坏死、胆泥胆石形成等。据报道,肝移植术后胆道并发症的发生率为 10%~35%,其死亡率为 15%~32%。胆道并发症的危险因素包括胆道缺血时间、胆道重建技术、肝动脉血流动力学、急性排斥反应、巨细胞病毒感染等。胆道与血管并发症的正确诊断和及时处理,是保证移植肝和受者长期存活的关键。

4. 原病复发 原病复发包括移植后肿瘤复发和移植后乙肝复发等。

(1)肝移植术后乙肝复发:我国是乙肝大国,HBV 肝移植术后乙肝短期内复发是如今乙肝肝移植面临的最大问题。肝移植术后乙肝复发可能与以下因素有关:①术前 HBV 病毒复制活跃;②抗病毒治疗;③免疫抑制治疗;④合并丙、丁型肝炎病毒感染;⑤供肝或血液制品来源、质量;⑥组织配型差异。预防肝移植术后乙肝复发是提高受者长期存活率的关键。

(2)肝移植术后肝癌复发:研究指出,肝癌肝移植术后 5 年肿瘤复发率达 20.0%~57.8%,晚期肝癌肝移植是造成肝癌复发最主要的原因,因此合理把控肝癌肝移植指征是降低术后复发率的关键。并且肝移植术后免疫抑制挤的使用干扰了免疫细胞正常功能,受者体内循肿瘤细胞的存在和术后免疫抑制状态是影响肝移植术后肝癌复发的主要因素,因此肝移植术后肝癌肝移植术后肿瘤复发的预防策略主要包括免疫抑制方案的调整和辅助治疗。

5. 肾功能损伤(acute kidney injury, AKI) 围术期肾功能损伤[血清肌酐(sCr)>132.6μmol/L(1.5mg/dl)或肌酐清除率 CCr<80ml/min]关系到手术成功和患者存活,并直接影响免疫抑制方案的选择,在一些大的移植中心愈来愈引起关注。研究表明,术后急性肾功能损伤的发生率为 39%~56%,有接近 1/4 的受者系中度到重度的肾衰竭,需肾替代治疗者的病死率升高近 10 倍。众多因素影响移植受者的肾脏功能,比如终末期肝病、有肾毒性的抗排斥药物和抗感染药物的应用、脓毒症等感染并发症、移植术中的血流动力学改变、术后移植肝功能不良,AKI 作为移植后较为严重的并发症一直是肝移植界比较棘手的问题。2008 年,胱抑素 C 被引入肝移植领域,并确立了肝移植术后急性肾功能损伤标准,同时提出以肌酐 >88.4μmol/L(1.0mg/dl)、胱抑素 C>1.57mg/L 作为 AKI 的诊断标准,此标准大幅度提高 AKI 诊断灵敏度和准确度。

6. 移植物抗宿主病(Graft-versus-Host Disease, GVHD) 主要发生在骨髓移植术后,在实体器官移植中发生较少,发生率为 1%~2%,但是 GVHD 治疗困难,预后差,死亡率极高。既往由于认识不足和发生率低,很多受者的 GVHD 被误诊为药物性皮疹或感染。现如今,随着肝移植例数的增加,临床上应该给予 GVHD 足够的重视。

七、供肝来源的拓展

随着肝移植效果的不断提高,肝移植适应证的不断发展,肝移植的需求日益增加,供肝来源日趋紧张。如何拓展供肝来源是国内外移植学者共同关心的问题。除了轻中度脂肪肝、老年性供肝等边缘性供肝越来越得到有效的利用,劈离式肝移植、活体肝移植等技术也为缓解供肝不足的问题做出了很大的贡献。

心脏死亡器官捐献(donation after cardiac death, DCD)始于美国,1995 年 Pittsburgh 和 Madison 的医

疗团队首先报道了 DCD 移植案例。2010 年初，原卫生部召开了中国 DCD 工作指南研讨会。随后，全国人体器官捐献试点工作正式进行，浙江、广东等 11 个省市成为首批试点地区，开展试点工作。根据《2018 年中国肝脏移植医疗质量报告》，2015 年至 2018 年底，中国大陆共实现人体器官捐献 DCD 肝移植约 12 000 例。

DCD 肝移植历经发展，国际上见诸报道的受者 1 年存活率从 74% 到 92% 不等，并不亚于脑死亡捐献肝移植（donation after brain death，DBD）；DCD 的移植物 1 年存活率从 61% 到 87% 不等，略低于 DBD。相对于 DBD 而言，DCD 肝移植并不增加原发性无功能的发生率（0~12%）或肝动脉血栓的发生率（0~9%）；但 DCD 肝移植的胆道并发症（包括胆道狭窄、胆汁瘤）发生率，明显高于 DBD。以缺血性胆道改变为例，发生率达 9%~50% 不等，导致移植物失功、再次移植等一系列问题。

脑死亡是全脑功能包括脑干功能不可逆终止。脑死亡的器官是良好的器官移植供体，脑死亡供体是从有血供的供体中取出，器官组织状态好，成活率高。1959 年 P. Mollaret 和 M. Goulon 首次提出“脑死亡”的概念，2018 年，全国人大同意脑死亡立法，脑死亡的推广能够增加供体器官来源并提高供体器官的利用率和器官移植的成功率，相信在未来，脑死亡供体将是器官移植供体不可或缺的重要来源。

随着经济水平发展和公民器官捐献意识的提高，中国器官捐献事业不断发展，根据中国人体器官捐献管理中心数据，截至 2019 年 1 月 31 日，器官捐献志愿登记人数达 992 540 人，截至 2019 年 1 月 31 日，共实现器官捐献 22 032 例，捐献器官累计 62 869 个，宣传和倡导广大民众参与器官捐献，是缓解供体匮乏，挽救器官衰竭患者生命和保障中国公民医疗健康的重要举措。

移植学作为医学领域中一门年轻活跃、发展迅速的学科，器官移植不仅带动内外科学、病理学、影像学、护理学等临床学科的发展，它还促进了临床医学和基础科学的有机结合。器官移植俨然已是一家医院，一个地区乃至一个国家综合医疗实力的体现。历经半个多世纪的发展，肝移植已经取得了令人瞩目的成就，在中国移植工作者的共同努力下，中国肝移植从空想走向现实，从稚嫩走向成熟，现如今中国肝移植事业发展迅猛，呈现专业化和规模化发展态势，在移植数量和质量方面已达到发达国家水平。肝脏移植是一项复杂的工程，新时代肝移植的发展不仅需要临床各学科的协助合作，临床医学和基础医学的相互交流，还需要医学学科和非医学科的交叉融合。随着“大数据”和人工智能时代的到来，蛋白组学、影像组学等多组学技术也正在积极应用于临床肝移植的诊断和治疗。相信在未来，通过对数据库的深度挖掘和分析，构建终末期肝病肝移植诊疗模型和肝移植精准医疗知识网络；通过整合各学科信息化数据，建立以肝移植供受者为中心的数据网络，完善供肝获与分配系统，促进中国肝移植的精准化、智能化、信息化。

（徐骁 杨泵）

参 考 文 献

1. Tzakis A, Todo S, Starzl TE. Orthotopic liver transplantation with preservation of the inferior vena cava. Ann Surg, 1989, 210: 649.

2. Calne RY, Rolles K, Thiru S, et al. Cyclosporin a initially as the only immunosuppressant in 34 recipients of cadaveric organs: 32 kidneys, 2 pancreases, and 2 livers. The Lancet, 1979, 314: 1033-1036.

3. Wu J, Xu X, Liang T, et al. Long-term outcome of combined liver-kidney transplantation: a single-center experience in China. Hepatogastroenterology, 2008, 55（82-83）: 334-337.

4. Bismuth H, Houssin D. Reduced-size orthotopic liver graft in hepatic transplantation in children. Surgery, 1984, 95（3）: 367-370.

5. Starzl TE, Iwatsuki S, Shaw BW, et al. Analysis of Liver Transplantation. Hepatology 4, 1984（1）: 47S-49S.

6. Zarrinpar A, Busuttil RW. Liver transplantation: past, present and future. Nature Reviews Gastroenterology & Hepatology, 2013, 10: 434-440.

7. Strong R, Ong TH, Pillay P, et al. A new method of segmental orthotopic liver transplantation in children. Surgery, 1988, 104（1）: 104-107.

8. Busuttil RW. Liver transplantation for hepatocellular carcinoma: the Hangzhou experience. Hepatobiliary Pancreat Dis Int, 2008, 7（3）: 235-236.

9. Grewal HP, Willingham DL, Nguyen J, et al. Liver transplantation using controlled donation after cardiac death donors: an analysis of a large single-center experience. Liver Transpl, 2009, 15: 1028-1035.

10. Mazzaferro V, Regalia E, Doci R, et al. Liver transplantation for the treatment of small hepatocellular carcinomas in patients with cirrhosis. N Engl J Med, 1996, 334: 693-699.

11. Beecher HK. Ethical problems created by the hopelessly unconscious patient. The New England journal of medicine, 1968, 278: 1425-1430.

12. Xu X, Zheng SS, Liang TB, et al. Orthotopic liver transplantation for patients with hepatocellular carcinoma complicated by portal vein tumor thrombi. Hepatobiliary Pancreat Dis Int, 2004, 3(3): 341-344.

13. Selection of HCC patients for liver transplantation: the Milan criteria Hangzhou criteria and beyond. Hepatobiliary Pancreat Dis Int, 2008, 7(3): 233-234.

14. Lee SG, Hwang S, Park KM, et al. Seventeen adult-to-adult living donor liver transplantations using dual grafts EJ3. Transplant Proc, 2001, 33(7-8): 3461.

15. Zheng SS, Xu X, Wu J, et al. Liver Transplantation for Hepatocellular Carcinoma: Hangzhou Experiences. Transplantation, 2008, 85: 1726-1732. Fan ST.

16. Ling Q, Xu X, Li JJ, et al. Alternative definition of acute kidney injury following liver transplantation: based on serum creatinine and cystatin C levels. Transplant Proc, 2007, 39(10): 3257-3260.

17. Casavilla A, Ramirez C, Shapiro R, et al. Experience with liver and kidney allografts from nonheart-beating donors. Transplantation, 1995, 59: 197-203.

18. Chen J, Xu X, Ling Q, et al. Role of Pittsburgh Modified TNM Criteria in prognosis prediction of liver transplantation for hepatocellular carcinoma. Chin Med J, 2007, 120(24): 2200-2203.

19. Miller CM, Durand F, Heimbach JK, et al. The International Liver Transplant Society guideline on living liver donation. Transplantation 100: 2016, 1238-1243.

20. de Vera ME, Lopez-Solis R, Dvorchik I, et al. Liver transplantation using donation after cardiac death donors: long-term follow-up from a single center. Am J Transplant, 2009, 9: 773-781.

21. Skaro AI, Jay CL, Baker TB, et al. The impact of ischemic cholangiopathy in liver transplantation using donors after cardiac death: the untold story. Surgery, 2009, 146: 543-553.

22. Nasralla D, Coussios CC, Mergental H, et al. A randomized trial of normothermic preservation in liver transplantation. Nature, 2018, 557: 50-56.

第五节 转移性肝癌（非结直肠癌来源）的诊治策略

转移性肝癌（metastatic hepatic cancer）又称继发性肝癌（secondary hepatic cancer），指身体其他部位的肿瘤转移到肝，并且在肝内继续生长、发展，其组织学特征与原发肿瘤相同。除淋巴结外，肝脏是最易发生转移癌的器官。转移性肝癌大多由腹部脏器的癌肿如消化道癌、子宫癌、卵巢癌转移到肝脏形成，也可由腹部以外的脏器癌肿如乳腺癌、肺癌、鼻咽癌等转移到肝脏形成。转移性肝癌发生率高于原发性肝癌，西方国家高达 20：1 以上，我国为 2：1~4：1。

非结直肠癌来源的转移性肝癌包括神经内分泌癌（neuroendocrine carcinoma, NEC）肝转移和非神经内分泌癌肝转移。发生肝转移的神经内分泌癌大多起源于胃肠道或胰腺，因此也被称为胃肠胰（gastroenteropancreatic, GEP）肿瘤，又可以分为类癌和非类癌。研究表明，NEC 发病率逐年增加，已成为继胃肠道腺癌之后转移性肝癌中最常见的病理类型。

NEC 可发生于全身多处，甚至可发生于某些不含有神经内分泌细胞的器官和组织，现大多认为 NEC 来源于原始干细胞，在癌变过程中发生了神经内分泌分化，NEC 的发病率较低，最常见部位为消化道和肺部。

神经内分泌癌肝转移具有如下特点：①与其他胃肠道肿瘤相比，神经内分泌癌的自然病程较长；②在发生肝外转移之前，肝内转移病灶可以稳定较长时间；③临床出现内分泌疾病的症状的严重程度与肝内转移灶的大小相关；④虽然发生了肝转移，但原发的神经内分泌癌多可切除；⑤肝脏较少发生纤维化或硬化。因为上述原因，肝切除和肝移植越来越多的应用于神经内分泌癌肝转移的治疗。

除结直肠癌、神经内分泌癌肝转移外，其他来源的原发肿瘤包括：①肉瘤：胃肠道间质瘤和平滑肌肉瘤是最常见的组织类型。②乳腺癌：在 4%~5% 乳腺癌患者，肝转移是扩散的唯一表现。③黑色素瘤：黑色素瘤行根治性切除术后，复发率高达 1/3,且全身各处器官均可能受累。Ⅳ期黑色素瘤患者 10%~20% 伴有肝转移。④胃癌与胰腺癌。⑤肾癌:约 10% 肾癌患者发生肝脏转移且预后极差,仅有不到 10% 的患者生存期超过 1 年。⑥生殖系统肿瘤:大多数生殖系统肿瘤对化疗有效,影响预后的因素包括:原发肿瘤为单纯性胚胎瘤、肝脏转移灶直径 >3cm、化疗后仍有残余病灶存在。⑦其他肿瘤:包括肺癌及原发灶不明的肿瘤。

一、转移途径和机制

肿瘤转移到肝的途径有:①经门静脉转移:为主要转移途径。消化道及盆腔部位的恶性肿瘤多经此途径转移至肝,占转移性肝癌的 35%~50%,其中胃肠道恶性肿瘤转移者最为常见,约 60% 的胃肠道恶性肿瘤可发生肝脏转移。②经肝动脉转移:肺癌、乳腺癌、肾癌、恶性黑色素瘤、鼻咽癌等可经此途径转移到肝。③经淋巴转移:胆囊癌可沿胆囊窝淋巴管扩展至肝内,也可通过肝门淋巴结经淋巴管逆行转移到肝。④直接蔓延:如胃癌、胆囊癌等可直接蔓延侵犯肝。

研究表明,50% 的原发性恶性肿瘤病例最终会发展至肝转移,这一概率远超过转移至肺及其他脏器的概率。对于结直肠肿瘤及原发于胃肠道的恶性肿瘤,肝脏作为静脉回流的第一个滤过场所,容易发生转移。Willis 研究发现,48% 门静脉系统肿瘤的患者会出现肝脏转移,19% 有肺转移。而非门静脉系统的恶性肿瘤,40% 出现肺转移,肝转移为 31%。在过去几年间,越来越多的研究明确了肿瘤细胞和基质环境之间的联系,从而提示组织特异性转移的成因。大量的生长因子、细胞因子、信号通路和新的基因的发现,为器官特异性的转移提供了解释。肿瘤细胞需要靠一些特殊的黏附分子实现对肝脏的有效种植,包括:PDGFR、KAI1/CD82、PRL-3、IGFI/Ⅱ等。另一方面,肝脏易于发生肿瘤转移,也与肝脏门静脉内丰富的营养物质及低氧合状态有关。在低氧状态下,肿瘤细胞的生长会被抑制,肿瘤细胞进行无氧糖酵解,基因的稳定性降低,恶性程度更高的细胞会被筛选出来。在无氧糖酵解过程中,糖酵解的中间产物可以进入其他的生物合成途径,从而产生核酸和氨基酸,这些生物大分子的形成又为细胞的复制提供原材料。此外,低氧状态下,HIF 表达增加,诱导糖酵解,促进新生血管的形成。还有研究显示,不同亚群的髓系细胞(myeloid cells)通过分泌不同的细胞外基质降解酶、趋化因子、生长因子、免疫抑制因子及促血管生成因子等,促进肿瘤细胞的出壁、转移灶的形成与生长、机体对转移灶的免疫反应以及转移灶的血管生成,从而促进肿瘤转移。

二、病理表现

大多数转移性肝癌位于肝包膜下,质地较硬,灰白色或者黄灰色,膨胀性生长,呈球形或半球形。当血供不能满足生长需要时,转移灶中央会发生变性坏死,之后出现纤维化和收缩,使结节的表面形成凹陷。较大的结节中央有时可发生液化或形成囊肿,一旦感染则形成脓肿。转移灶内很少发生钙化。转移结节大小不一,有时可以很小,只能在显微镜下才能看到。但有时转移灶也可占据整个肝叶,此时肝脏会明显增大。

转移性肝癌的病理学特征与原发肿瘤相似,胃腺癌或结肠腺癌的转移性肝癌,其组织中可显示腺癌结构;眼部黑色素瘤的瘤组织,可因含有黑色素而呈棕色或黑色。但有时因肿瘤细胞分化太差而不能鉴别其原发肿瘤的特征。血行转移的继发性肝癌,原发灶处的癌可以很小而难以发现,但肝脏转移灶处癌的生长却很快,且侵及整个肝脏。与原发性肝细胞癌不同的是,转移性肝癌很少合并肝硬化。

不同起源的神经内分泌癌具有相似的组织病理学特征。组织学上,最典型的神经内分泌癌分化良好,罕见非典型增生和有丝分裂,嗜铬蛋白 A、神经元特异性烯醇酶和突触素染色阳性,可以通过以上特征明确神经内分泌细胞的起源。形态学上,神经内分泌癌可单发或多发,呈实质性或囊性。不能按肿瘤的大小判断其良恶性,但对胃肠胰肿瘤,体积越大恶变的可能性越大。任何胃肠胰起源的神经内分泌癌均可发生肉眼可观察到的浸润或者镜下浸润,因此只有病理证实后才能最终明确其恶性肿瘤的诊断。

三、临床表现

根据转移性肝癌与原发肿瘤间的不同时间关系,本病可分为:①早发型:先发现肝内转移灶,临床上未发现原发癌。②同步型:原发癌与肝转移同时被发现。③迟发型:原发癌术后数月或数年,发现肝转移灶。转移性肝癌结节较小时,一般无临床症状。转移灶长大后,患者可出现上腹疼痛或肝区不适,随着病情的发展,患者可出现乏力、食欲缺乏、消瘦、发热等。体检时可在上腹部触及肿大的肝脏,或者质地较硬、有触痛的转移癌结节。晚期患者可出现贫血、黄疸、腹水和恶病质。如果转移灶具有神经内分泌功能,则可出现因激素产生过多而引起的内分泌疾病。胃肠道类癌可以产生多种蛋白质和肽类激素,最常见的是血清素,常常引起典型的类癌综合征。

四、诊断

根据上述临床表现,结合以下几点多可以作出诊断:①有原发癌病史或具有肝区肿瘤临床表现者;②无明显其他肝功能异常而出现 ALP、GGT 阳性;③影像学检查提示肝内散在的实质性占位病变;④腹腔镜或肝穿刺活检证实;⑤原发病术中发现有肝转移。在临床上有时可遇到原发灶不明的转移性肝癌,此时要依靠病理检查作出诊断。

1. 实验室检查 通常转移性肝癌血 AFP 不高,但极少数来源于胃、食管、胰腺及卵巢等原发肿瘤的转移性肝癌可测得血 AFP 升高。出现临床症状的转移性肝癌往往伴有 ALP、GGT 升高。而癌胚抗原(CEA)升高有助于转移性肝癌的诊断。来自其他神经内分泌的肿瘤,会有相应的一些血生化的改变,如恶性胰岛细胞瘤转移到肝脏,会引起低血糖。

2. 辅助检查 不同的影像技术各有优缺点,联合影像检查可以起到互补的作用,从而提高诊断的准确性。影像技术的主要用途是检出肝内转移灶,确定转移灶的大小、范围,有无肝外转移灶,对肿瘤进行分期,评估切除的可能性。

(1)胸片:对怀疑有肝转移的患者,应常规拍胸片,以除外肺部转移。

(2)超声:超声显像上肝脏转移瘤多呈现强回声。超声可以准确发现直径 >2cm 的转移瘤,但常规超声对肝内病灶定性诊断有一定的局限性。然而,随着超声造影技术逐渐成熟,超声检查的准确性大大提高。文献报道,超声造影使得肝内转移灶的检出灵敏度从常规超声的 50%~76% 提高至 87%~91%,且新发现的转移灶多 <1cm。而且相对于 CT 和 MRI 更加经济、方便、安全。但据统计,由于肠气或呼吸的影响,有 5%~50% 的病灶难以检出。

(3)CT:CT 是肝脏转移瘤的优先考虑的影像学检查手段,因为它可以确认转移瘤的数目,即使肿瘤的位置比较深。肝转移瘤在 CT 上多表现为混合不匀等密度或低密度,典型的呈现"牛眼"征。对于直径 <1cm 的转移瘤,平扫 CT 有时难以发现,使用增强 CT,可以提高检测灵敏度。动态增强扫描时,因转移癌不同,可归纳为如下表现:①肿瘤边缘呈一过性增强,较多见。②肿瘤边缘呈持续性增强。③与肝实质密度相差不大,基本无强化效果。④肿瘤整体呈一过性增强,之后为低密度,与肝细胞癌相似。

(4)MRI:MRI 安全、无创,是肝脏影像学检查的重要手段。肝转移癌常显示信号强度均匀、边界清、多发,少数有"靶"征或"亮环"征。MRI 可运用多种序列、多参数对肝组织内的肿瘤病灶进行多方位、多角度显示,弥散加权成像(diffusion weighted imaging, DWI)和磁共振波谱特色扫描可从功能和代谢水平研究转移性肝癌。另外,肝脏特异性对比剂在 MRI 中的应用进一步提高了转移性肝癌的检出率。

(5)放射性核素:正电子发射断层扫描(positron emission tomography, PET)对诊断有一定价值。由于绝大多数恶性肿瘤细胞内葡萄糖–6–磷酸酶浓度低,导致氟脱氧葡萄糖(FDG)在细胞内积聚,高于正常细胞,而形成对比显像。PET/CT 对肝脏转移灶、原发肿瘤、全身肝外转移灶的显示敏感度高,有利于综合评价患者的全身状况,准确判断肿瘤分期进而制订治疗方案。

对于某些神经内分泌癌,还可通过检测放射性核素标记的奥曲肽(octreotide)与肿瘤组织生长抑素受体的特异性结合情况帮助诊断,其敏感性达85%,已被用于某些神经内分泌癌原发灶和转移灶的识别。

(6)血管造影:根据选择性肝血管造影的检测,可检出病灶直径的低限约为1cm,超声显像约为2cm。因此,早期肝转移多呈阴性,待增至一定大小始出现阳性结果。已有临床表现者,各项定位诊断方法的阳性率可达70%~90%。选择性腹腔或肝动脉造影多显示为少血管型肿瘤。

3. 组织学检查 在B超引导下肝脏组织活检或细针针吸活检对可疑病灶行组织学检查,但此法有针道播散风险。转移灶组织学常仅能判断恶性程度或细胞类型,难于确定原发部位。一些病例原发病灶为高分化,而转移瘤则为低分化或未分化,若无影像引导穿刺活检,有25%的漏诊。

综上所述,转移性肝癌的检查手段较多,各种检查均有其自身的优势和缺陷。在临床应用过程中,外科医生需依患者及本单位的具体情况,选择性地联合应用各检测手段,以进一步提高转移性肝癌的早期诊断率。

五、鉴别诊断

转移性肝癌主要应与下列疾病鉴别:

1. 原发性肝癌 ①常有肝病背景,乙肝或丙肝标志物阳性;②常伴有肝硬化;③血AFP常明显升高;④B超常显示肝内低回声病灶,实质不均质光团,部分伴有晕圈;⑤彩超常提示有丰富的血流信号;⑥增强CT扫描:动脉期常显示高密度病灶,但静脉期密度低于周围正常肝脏组织,呈现"快进快出"的特点。

2. 肝海绵状血管瘤 ①肿瘤发展慢,病程长,临床表现较轻;②乙肝或丙肝标志物常阴性;③CEA、AFP均阴性;④B超提示有网状结构;⑤彩超检查并不显示丰富的彩色血流,少见动脉频谱;⑥CT增强扫描可见造影剂填充,周边向中心蔓延,延迟相仍为高密度,呈现"快进慢出"的特点;⑦肝血池扫描阳性。

3. 肝脓肿 ①常有肝外(尤其胆道)感染病史;②常伴有寒战、高热;③常有肝区疼痛,体检可出现肝区叩击痛;④查血白细胞总数及中性粒细胞比值常增高;⑤B超可表现低回声占位,有时可见液平;⑥CT可见低密度占位,注射造影剂后无增强现象;⑦必要时行肝穿刺检查,有时可抽得脓液。

六、治疗

1. 手术治疗

(1)肝切除:对于转移性肝癌,如果转移灶可以切除,均应考虑手术切除。有肺转移的患者与单纯肝转移的患者相比预后差,但如有切除适应证,即便有肝肺同时转移也可行手术治疗。如果有骨或脑或腹膜种植转移时,或肝脏的转移灶累及肝门部时,则不考虑手术治疗。即使肝内有多个转移灶也并非手术切除的绝对禁忌证。尚无确切的证据表明转移瘤数目超过多少个时会明显降低切除术后的生存率,因此,Makuuchi等认为只要肝储备功能足够,应尽量切除肝转移瘤。目前认为,手术切除需要符合以下条件:①患者全身情况良好,心、肺、肝和肾功能基本正常;②转移灶为单发或虽为多发但经过评估残肝储备功能足够;③原发灶能切除或已经切除;④无肝外转移灶或肝外转移灶已经或可能得到有效治疗;⑤转移性肝癌手术切除后复发,但病灶较局限,符合手术条件者也可考虑再次手术切除。

神经内分泌癌肝转移大多为低度恶性肿瘤,目前认为,若原发肿瘤可以切除,且肝转移瘤体积的90%以上可被切除或消融,那么神经内分泌癌肝转移首选肝切除术。有研究表明,随着减瘤性肝切除术的安全进行,4年总体生存率可达到75%。

Weitz及其助手(2004)进行了一项研究,纳入从1981年4月到2002年2月141例非结直肠癌、非神经内分泌癌肝转移实施肝切除的病例。在141例患者中,3年的实际无瘤生存率为30%(中位时间17个月),3年的带瘤生存率为57%(中位时间42个月)。原发生殖系统的肿瘤实施R0切除疗效最佳,3年实际带瘤生存率为78%。而原发非生殖系统肿瘤患者中,R0切除后的生存率受原发肿瘤出现肝转移的间隔时间长短的影响。间隔时间≤24个月的患者3年实际生存率为36%,但3年后有95%的患者复发。间隔

时间 >24 个月的患者 3 年的实际生存率为 72%，3 年无复发率为 30%，其中 14 个患者生存时间 >5 年。

腹腔镜技术在转移性肝癌治疗的应用已取得较大进展，主要体现在腹腔镜探查提高了术前诊断的准确度并有助于个性化治疗方案的制订，娴熟的腹腔镜手术切除技术提高了手术切除率和术后存活率。腹腔镜技术的应用为转移性肝癌的综合治疗提供了有效而微创的选择。

对转移性肝癌与原发肿瘤是否行同期手术切除，还是延期肝切除，目前意见尚不统一。随着手术技术及检测手段的提高，越来越多的证据表明，同期手术与分期手术安全性相当，且预后亦相似。因此手术时机的选择取决于患者的具体情况，如手术耐受力，原发肿瘤与转移性肝癌的部位、大小，切口的位置是否有利于肝切除的术野暴露等因素。

（2）肝移植：由于不同来源的肝转移肿瘤行肝移植临床效果不同，临床上应严格把握手术适应证及治疗时机，通常认为满足以下条件的转移性肝癌可考虑行原位肝移植术：①原发部位肿瘤已行根治性切除或肝移植时原发灶能同时行根治性切除者。②转移灶巨大或弥散于肝内无法手术切除，其他治疗方法（如化疗、局部射频消融治疗、肝动脉及门静脉栓塞化疗）引起肝衰竭的风险很高，无明确疗效者。③无明确的肝外转移灶。④肝切除后，局部再次复发且残余的肝功能不足以维持生理需要者。⑤肿瘤恶性程度低，手术后不易复发者。

肝移植术后，患者需长期服用免疫抑制剂，有导致原发肿瘤复发的可能。有报道 25 例肝移植，术后中位生存期 10 个月。11 例结直肠癌肝转移，5 例存活 90 天以上，4 例肿瘤复发；3 例乳腺癌 9~40 个月均复发，2 例平滑肌肉瘤，1 例肝移植后 3 年存活良好；2 例神经内分泌瘤，1 例存活 2 年；另有 1 例肾上腺样瘤，1 例胰腺癌，5 例不明原发肿瘤行肝移植。另有报道 3 例神经内分泌肿瘤行肝移植后分别存活 34 个月、36 个月、10 个月无复发。目前认为神经内分泌来源的肿瘤，尤其是类癌来源者肝移植效果最好，是转移性肝癌行肝移植手术的主要适应证。无论哪种来源的转移性肝癌，要行肝移植手术治疗，均需排除肝脏以外的其他器官转移，可通过螺旋 CT、磁共振以及 PET-CT 等检查对全身进行详细的评估，明确有无肝外转移。

2. 非手术治疗

（1）消融治疗：消融治疗是指在影像技术引导下进行的局部直接杀灭肿瘤的一类治疗手段，目前以射频消融（radiofrequency ablation，RFA）和微波消融（microwave coagulation therapy，MCT）及无水酒精注射（percutaneous ethanol injection，PEI）应用最多。消融可经皮肤入路，也可在腹腔镜手术或开腹手术中应用。影像引导手段主要包括超声和 CT。在超声引导下经皮消融的方法，具有微创、安全、简便、易于反复施行、成本费用相对低廉等显著优点，临床依从性较高。

（2）介入治疗：经导管的动脉化疗栓塞（transcatheter arterial chemoembolism，TACE）和经导管的动脉放疗栓塞（TARE）。TACE 是一种区域性的治疗，其治疗原理来源于肝脏的双重血供特征，无论是正常肝实质还是肝细胞癌均接受门静脉和肝动脉的双重血流供应，但是两者之间又存在差异，通常情况下，门静脉供应正常肝脏的大部分，而肝动脉的血供则相对少。而对于肝细胞癌而言，则肝动脉实际成为肿瘤的唯一血供（占 90%~100%）。正是这一改变使得区域性治疗（包括 TAE、TACE、TARE）成为可能，通过肝动脉治疗肿瘤，使肿瘤因为缺乏血供而形成坏死，而非肿瘤的肝组织则很少受影响。TARE 可以选择性地将放射性核素运送到肝肿瘤中，放射性核素可以在肝肿瘤部位停留足够的时间并且释放预定的放射剂量，将对正常肝组织的放射损伤降到最低。

（3）立体定向放射治疗（stereotactic body radiation therapy，SBRT）：立体定向放射治疗是一种非侵入性的治疗方式。它是将大剂量射线准确地聚焦于靶点，短时间内一次性、致死性地毁损病灶，靶组织与周围组织所接受的照射剂量反差大，对周围组织损伤轻，照射后患者反应轻，也就是说是利用病变组织和正常组织所接受放射剂量的不同达到治疗目的。立体定向放射治疗和普通放疗可以结合使用，互相补充，提高

3. 全身治疗 全身化疗对某些来源的转移瘤有效。如应用氟尿嘧啶治疗胃癌、胰腺癌肝转移，可以提高生存率。许多化疗药物治疗眼葡萄膜黑色素瘤肝转移可延长生存期 2~5.2 个月，但无资料显示该作用是由于药物针对肝内转移灶而产生的。有报道，IL-2 治疗恶性黑色素瘤肝转移也有一定疗效。

七、小结

手术切除是治愈转移性肝癌的唯一方法。如不能切除，则姑息治疗只限于改善生活质量和延长生存期。各种治疗方法的联合应用有希望提高疗效，仍期待开发更多的新药和新的疗法。总之，转移性肝癌需联合外科、内科、肿瘤科医师共同拟定治疗方案，全面评估病情以制订最佳治疗方案，并严密监测预后。

（陈孝平　张志伟　涂振霄）

第六节　肝脏良性占位性病变的诊断及鉴别诊断难点

随着影像技术的普及和进步，肝脏良性占位性病变在临床中越来越常见，在正常人中约有 10%~20% 会发现肝脏良性占位性病变。肝脏良性占位性病变按照性质可以分为囊性和实性，实性占位性病变以血管瘤、局灶结节性增生和肝细胞腺瘤最为常见，囊性病变以单纯性肝囊肿最为常见。根据病变的细胞来源，肝脏良性占位性病变分为上皮来源和间叶组织来源。上皮来源包括肝细胞来源、胆管细胞来源和肝细胞胆管细胞混合来源。肝细胞来源的良性占位性病变主要指肝细胞腺瘤，胆管细胞来源的包括肝囊腺瘤、胆管腺瘤、胆管错构瘤。间叶组织来源的包括血管瘤、脂肪瘤、平滑肌瘤、淋巴管瘤、纤维瘤及错构瘤。其他肝脏良性占位性病变还包括肝局灶结节性增生、肝腺瘤样增生、肝孤立性坏死结节、畸胎瘤及炎性假瘤等。部分肝脏良性占位性病变来源于胚胎时期发育异常的其他组织，如肾上腺残余瘤、异位胰腺等。这些良性占位性病变早期一般多无明显临床症状，但发展到一定程度可产生临床症

状，如肝细胞腺瘤可发生破裂出血，导致腹腔内出血；部分良性占位性病变可恶变成恶性肿瘤，如肝囊腺瘤可恶变为肝囊腺癌；肝腺瘤样增生认为是肝癌的癌前病变。通过详细的病史、检验（如甲胎蛋白、癌胚抗原）和影像学检查，大部分肝脏良性占位性病变可能得到明确诊断，对于诊断困难的病例还可以通过穿刺活检或腹腔镜探查加以明确。由于肝脏良性占位性病变预后良好、临床多无明显症状，要严格把握手术指征，尤其要注意手术安全，避免严重的围手术期并发症。对于有手术指征的良性占位性病变，手术切除效果良好。

一、单纯性肝囊肿

单纯性肝囊肿（simple liver cyst）是肝内先天性非寄生虫性囊肿，表现为肝内有包膜的液性占位，囊肿可为单发或多发。病因尚不明确，可能的病因包括胚胎时期发育异常形成迷走胆管，最终扩张形成囊肿；胎儿胆管炎导致的肝内小胆管闭塞或变性所致。单纯性肝囊肿内衬上皮，以柱状或立方上皮多见，具有分泌功能。囊液性质多为浆液性、中性或碱性，颜色清亮或黄绿色，内含黏蛋白、酪氨酸、白蛋白、胆固醇、碎屑颗粒等。合并感染可为脓性；合并囊内出血可为血性、陈旧血性或咖啡样黏稠液体；与胆道相通，可含有胆汁。

单纯性肝囊肿多无明显症状，大部分患者为体检发现或偶然发现。多见于右肝，左右肝比例约为 1∶2。囊肿直径 0.5~30cm，囊壁光滑，呈乳白色或灰蓝色，表面可见胆管和血管。较大囊肿可于肋下触及，表现为上腹部无痛性包块。囊肿可压迫周围组织，导致相关症状：压迫胃及十二指肠，可表现为恶心、呕吐、腹胀、上腹疼痛；罕见压迫胆道，可导致黄疸；合并囊内出血或感染时，囊肿可迅速增大，并出现上腹部疼痛，向右后肩背部放射；极罕见囊肿破裂和带蒂囊肿扭转，可导致右上腹突发疼痛，表现为急腹症。

单纯性肝囊肿的诊断主要依靠影像学检查。超声检查表现为肝内圆形或卵圆形无回声病灶，包膜完整，囊壁光滑，无明显增厚，可有后壁增强现象和边缘影。如合并出血或感染，囊液信号不

均匀，可见絮状物。CT 检查对于诊断具有重要意义，特别是观察囊肿在肝内的具体位置。单纯性肝囊肿 CT 检查表现为肝内均匀一致的液性占位，与周围组织界限清晰，囊壁光滑菲薄，无明显增厚。平扫囊内密度接近于水，CT 值在 0~20HU。对比增强后，囊液无增强，较周围正常肝组织明显减低。核磁检查对单纯性肝囊肿诊断有较高价值，表现为肝内圆形或卵圆形占位，边界清晰，T1 相为低信号，T2 相为高信号，弥散序列上无明显弥散受限。

单纯性肝囊肿是一种良性疾病，无明显症状时可不治疗，仅需要定期复查以观察囊肿生长情况，同时应警惕囊腺瘤和囊腺癌的可能。如影像学提示为多房性、囊内有分隔或乳头、分隔或乳头有强化的患者应考虑囊腺瘤或囊腺癌可能。当囊肿增大产生压迫症状；囊内出血、感染时；不能除外恶变时，才需要处理。穿刺引流和硬化剂注射治疗虽已广泛应用，但容易复发，治疗效果缺少长期随访结果。手术治疗仍是单纯性肝囊肿重要的治疗方法，手术方式包括肝囊肿开窗、肝囊肿切除和肝切除。肝囊肿开窗术最早由林天佑于 1968 年提出，用于治疗多囊肝，现已被广泛用于单纯性肝囊中的治疗。手术原则为在肝囊肿最薄最低的位置切除约 1/4 至 1/3 囊壁，并保持囊壁开放，实现囊肿腹腔引流，借助腹膜和网膜吸收囊液。肝囊肿开窗术创伤小，能够有效引流吸收囊液，但不能除外囊腺瘤或者囊腺癌，囊肿合并出血、感染或者胆瘘时，该手术方式为禁忌。手术应注意出血和术后胆瘘等并发症，切开囊肿壁时，应注意避开囊肿表面粗大的血管和胆管。

二、肝血管瘤

肝血管瘤（liver hemangioma）是来源于血管内皮细胞的肝脏良性占位性病变，是最常见的肝脏良性占位性病变，包括海绵状血管瘤、毛细血管瘤、硬化性血管瘤和血管内皮细胞瘤，其中以海绵状血管瘤最为常见。肝血管瘤可发病于任何年龄，见于 30~50 岁，中位年龄为 47.5 岁，女性较男性多见，男女比例约为 1∶3。肝血管瘤多为单发，大部分不超过 5cm，左右肝均匀发病。肝毛细血管瘤和硬化性血管瘤较少见，硬化性血管瘤被认

为是海绵状血管瘤的退变，主要和血管瘤内血栓形成和纤维化有关。血管内皮细胞肿瘤多见于新生儿和婴幼儿，为多发结节，无包膜，界限清晰，还可累及肺、骨骼，内皮细胞增生活跃者可恶变成血管肉瘤。

肝血管瘤通常认为可能与胚胎时期肝脏血管发育异常有关，进而引起血管瘤样增生，导致血管瘤。其他可能的病因有：肝内血肿机化后，血管再通形成的血管扩张；肝内局部循环阻滞，导致血管扩张；毛细血管血管壁感染后，管壁扩张，呈瘤样结构；肝组织局部坏死后血管扩张。女性患者在怀孕或口服避孕药物时肝血管瘤体积可明显增大，血管瘤生长可能与雌性激素有关。

肝血管瘤早期多无明显临床症状，肿瘤体积较大时可产生压迫症状，如上腹部不适、疼痛等，症状多不典型。血管瘤在外伤或者医源性穿刺后可表现为破裂出血，但自发性破裂临床极其罕见。巨大血管瘤由于瘤体内血流缓慢，反复形成血栓并继发纤溶，导致消耗性凝血功能障碍，表现为血小板和血纤维蛋白原减低，称为 Kasabach-Merritt 综合征。约四分之一血管内皮细胞瘤可合并有动静脉短路，严重时可导致心力衰竭，危及生命。

肝血管瘤诊断主要依靠影像学检查，主要包括超声多普勒、增强 CT 扫描、磁共振及血管造影等。对于怀疑肝血管瘤而诊断不清的富血供病变，选择穿刺病理检查要慎重，肝血管瘤穿刺活检可能会引起严重的出血。肝海绵状血管瘤影像学检查较为典型，硬化性血管瘤影像学表现多不典型。超声检查表现为肝内圆形或类圆形占位，边界清晰，直径较小的血管瘤多呈现高回声信号，较大血管瘤可呈现高回声与低回声的混合信号，多普勒检查可见血流信号。增强 CT 是肝海绵状血管瘤的主要检查手段，平扫时呈均匀一致的低密度区，CT 值约 30HU，动脉期时强化由瘤体周边向中央填充，并逐渐播散扩大，静脉期时强化范围进一步向瘤体填充，整个过程呈现"快进慢出"。肝海绵状血管瘤磁共振 T1 相呈低信号改变，T2 相呈均匀高信号，即"灯泡征"。核磁增强扫描（钆-二乙三胺五乙酸，GD-DTPA）可见肿瘤自周边向中央强化，并向中央填充，在肝胆特异性对

比剂增强核磁（如普美显）肝胆实质期上表现为低信号。

成人肝血管瘤通常生长缓慢，未有文献报道出现恶变，因此对于临床诊断明确、无明显症状及 Kasabach-Merritt 综合征者的患者可采取临床观察。对于有临床症状、生长迅速、合并 Kasabach-Merritt 综合征者可考虑手术；部分不典型血管瘤、临床不能除外其他恶性肿瘤可考虑手术切除。手术方式包括为肝血管瘤切除术和肝切除术，其他手术方式包括血管瘤捆扎术、肝动脉结扎。腹腔镜也广泛用于肝血管瘤的治疗，可根据血管瘤的位置、大小和解剖关系决定手术方式。肝血管瘤作为良性占位性病变，手术时要注意安全，避免并发症，特别是位于肝脏中央、靠近大血管的巨大血管瘤。其他肝血管瘤治疗方式还有介入栓塞治疗、微波固化治疗、冷冻治疗、放射治疗、射频治疗等。微波固化治疗、冷冻治疗、射频治疗多在超声引导下穿刺治疗，穿刺过程中可能会产生血管瘤破裂出血。对肝血管瘤破裂患者应行急诊手术或介入栓塞治疗。

婴幼儿肝血管瘤多为多发，较大的血管瘤合并有动静脉分流，导致心力衰竭相关症状，未行治疗者死亡率高，对于婴幼儿肝血管瘤一旦出现症状应积极治疗，可采取介入栓塞或者手术治疗；育龄期女性怀孕期间血管瘤可能会有明显增大，对于青年女性、较大、浅表血管瘤可适当考虑积极手术。

三、局灶结节性增生

局灶结节性增生（focal nodular hyperplasia，FNH）是由结节性排列的肝细胞、胆管、血管、纤维结缔组织、肝巨噬细胞构成的肝脏良性占位性病变，最早由 Edmondson 在 1958 年报道。FNH 病因不明确，可能是肝细胞对局部动脉畸形的反应性增生，女性激素和口服避孕药可能参与了 FNH 的形成，但缺少确切证据。

FNH 在大体标本切面上可见中心星形瘢痕和放射状纤维分隔，是其典型特征，钙化少见，通常无包膜。光学显微镜下 FNH 由肝细胞、血管、胆管、肝巨噬细胞构成，肝细胞形态大致正常，但无正常肝小叶结构及中央静脉，纤维分隔内可见小血管、胆管炎性细胞浸润。动静脉壁增厚、偏心，可见闭塞的管腔，巨噬细胞散在分布于整个病灶。电子显微镜下 FNH 肝细胞类似于正常肝细胞，仅有细胞间隙增大。

FNH 临床少见，女性患者多见，可见于任何年龄，以 30 岁至 50 岁多见。大部分为单发病灶，多位于肝被膜下，直径多小于 5cm，少部分患者为多发。临床多无明显症状，少见坏死、出血及破裂。少部分患者可有上腹部不适、肝脏肿大或腹部包块，较大 FNH 压迫肝静脉可导致 Budd-Chiari 综合征。

FNH 肿瘤标记物阴性，一般主要依靠影像学诊断，包括超声多普勒、增强 CT、磁共振增强扫描和肝动脉造影，增强 CT 和核磁的典型影像学表现对于诊断 FNH 具有重要意义。FNH 超声检查表现为肝内圆形或卵圆形实性占位，低回声多见，边界清晰，血供丰富，病灶内可见扭曲或放射状动脉血流。CT 平扫呈圆形或类圆形等密度或略低密度实性占位，边界清楚，少见钙化。增强扫描部分病灶可以显示中央瘢痕，动脉期除中央瘢痕和纤维间隔外病灶迅速均匀一致强化，可见粗大迂曲的供血动脉，门静脉期可呈略高密度区，静脉期为等密度或略低密度区。中央瘢痕在平扫时呈低密度；增强扫描动脉期，瘢痕多为低信号，可显示辐射状纤维分隔；瘢痕内造影剂较周围组织清除较慢，在延迟扫描时呈高密度。中央瘢痕、动脉期除中央瘢痕外均匀一致的强化、中央瘢痕延迟强化对诊断有重要价值，但部分 FNH 无中央瘢痕，影像学检查不特异。FNH 核磁检查通常表现为 T1 相略低信号或等信号，中心瘢痕信号更低，T2 相是等信号或略高信号，中央瘢痕如含有较多血管成分，可表现为 T2 相上高信号。GD-DTPA 增强扫描后病灶迅速增强，中央瘢痕无明显强化，延迟扫描时中央瘢痕可有强化。肝胆特异性对比剂增强核磁对于诊断 FNH 具有重要意义，临床上常用的肝胆特异性对比剂包括钆贝葡胺（Gadobenate Dimeglumine，Gd-BOPTA）和钆塞酸二钠（Gadolinium ethoxybenzyl diethylenetriamine penta-acetic acid，Gd-EOB-DTPA）。FNH 具有正常的肝细胞，能够正常摄取肝胆特异性对比剂，在肝胆实质期 90% 的 FNH 和正常肝实质相比表现为等信号或略高信号，并可见低信号的中央瘢痕。FNH 含有肝巨噬细胞,其对铁元素的吸收类似于正常肝组织,采用阴性对比剂超顺磁氧化铁(superparamagnetic iron oxide, SPIO)扫描,病灶体积明显缩小,仅留瘢痕组织,可以与不含肝巨噬细胞的肝腺瘤和肝癌鉴别。FNH 血管造影可见迂曲的中央供血动脉,病灶血供呈放射状分布(轮辐征)。对于影像学难以明确诊断患者,可行超声引导或 CT 引导下穿刺活检,获得病理诊断。

FNH 是良性疾病,生长缓慢,极少发生破裂出血,无明显癌变倾向,对于诊断明确病例可临床观察病情变化。FNH 患者常合并其他肝脏实性良性占位性病变,如肝血管瘤、肝细胞腺瘤,较正常人群发病率升高,要注意对多发实性占位性病变性质的判断。对于临床上难以与肝细胞腺瘤或肝癌鉴别的患者,仍应积极手术切除,明确诊断,手术方式可选择肝局部切除或规则性肝切除。局灶性结节增生预后良好,术后较少复发。

四、肝细胞腺瘤

肝细胞腺瘤(hepatocellular adenomas, HCA)是来源于肝细胞的良性占位性病变,病灶边界清楚,多有完整包膜。肝细胞腺瘤男女比例约为 1:11,多见于 20~40 岁的育龄期女性,与口服避孕药有关,服用避孕药女性的发病率是正常人群的 10 倍。男性服用雄性类固醇激素也是重要原因,其他病因还包括肥胖和代谢类疾病,如糖原贮积症、青少年成人起病型糖尿病 3 型(mature onset diabetes of the young type 3, MODY3)。

肝细胞腺瘤单发多见,有 12%~30% 的病例为多发,其中女性口服避孕药相关肝细胞腺瘤均为单发,糖原贮积症相关肝细胞腺瘤多为多发。镜下肝细胞腺瘤的肿瘤细胞与正常肝细胞类似,体积略大,异型性不明显,瘤体内胆管结构消失,但富含糖原和脂肪,坏死和出血常见。根据分子病理学结果,将肝细胞腺瘤分为以下四种(表 7-1)。

表 7-1 肝细胞腺瘤的四种不同类型

名称	病理学特点	临床特点
肝细胞核因子基因突变型(HNFIA-HCA, H-HCA)	光镜下可见中到重度脂肪变;免疫组化肝脂肪酸结合蛋白染色阴性	占 35%~45%,女性多见,核磁化学移位成像对于诊断有重要意义
β-catenin 激活型(b-catenin-activated HCA, β-HCA)	多无脂肪变性和炎性细胞浸润,但具有不同程度的异型性,具有癌变倾向,部分病灶难以与高分化肝细胞肝癌鉴别;免疫组化 β-catenin 和谷氨酰胺合成酶阳性	β-HCA 好发于男性,占所有腺瘤的 10%~15%
炎症型(inflammatory HCA, I-HCA)	肝细胞增生、萎缩、肝窦显著扩张或呈紫癜样;免疫组化血清淀粉样蛋白 A 和 C 反应蛋白阳性	占 40%~50%,患者血清 C 反应蛋白升高;核磁上 T2 相为高信号,增强扫描持续强化,可见"环礁征"
未分类型(unclassified adenomas, U-HCA)	无典型特点	占 10%

肝细胞腺瘤早期多无明显症状,有 4%~8% 的肝细胞腺瘤会癌变,当肿瘤直径大于 5cm 时可发生破裂引起相关症状。肝腺瘤由动脉供血,体积较大时常出现瘤内出血,发生破裂会导致严重腹腔内出血。瘤内出血常表现为突发右上腹疼痛、发热,合并有破裂可出现全腹疼痛、腹膜炎体征和失血性休克表现。

育龄期女性、5 年以上口服避孕药病史对于诊断有重要提示,影像学检查是主要诊断依据,但缺乏特异性。常用影像学检查包括超声多普勒、增强 CT、磁共振和肝动脉血管造影,也可行超声或 CT 引导下穿刺活检,以获得病理诊断,但穿刺病理有时难以鉴别高分化肝细胞肝癌和肝细胞腺瘤。超声多普勒表现为肝内圆形或卵圆形实性占位,边界清晰,通常为低回声信号,瘤体血供丰富。肝细胞腺瘤多有脂肪变、出血及坏死,CT平扫多为混杂密度,新鲜出血为高密度影,增强扫描表现为富血供病变,动脉期肿瘤强化明显,部分病变可向中央填充。核磁T1相为低或等信号,瘤内出血时可呈高信号。T2呈稍高信号,压脂序列呈混杂信号、周围可见稍高信号的假包膜。H-HCA含有较多脂肪,在影像学上较为典型,化学移位成像(正反相位图像)能够反映细胞内脂肪含量,H-HCA在反相序列病变信号明显降低。增强核磁上肿瘤边缘呈现明显强化,延迟期尤为明显,高于肿瘤内部及周围肝实质,构成"环礁征"或"新月征",多见于I-HCA。肝细胞腺瘤在肝胆特异性对比剂在肝胆实质期多表现为低信号,部分表现为等信号或高信号。肝动脉血管造影可见肝细胞腺瘤供血动脉,血供丰富,瘤体区域为均匀一致肿瘤染色,周边可见透明带。

肝细胞腺瘤为良性疾病,其治疗还存在一定争议。肝细胞腺瘤存在破裂出血和恶变可能,肝细胞腺瘤应考虑手术治疗。对于口服避孕药物相关的女性肝细胞腺瘤患者,如肝细胞腺瘤较小,可在停用口服避孕药后密切观察;对于男性、肿瘤直径大于5cm、破裂出血风险较高、考虑β-HCA的患者应积极手术;肝细胞腺瘤在怀孕期间病变易于变化,因此对于备孕期间的肝细胞腺瘤患者,可考虑积极手术切除肝细胞腺瘤;对于破裂出血的病例,可先选择肝动脉栓塞,病情稳定后行手术切除。肝细胞腺瘤手术切除对于切缘无特殊要求,肝腺瘤的主要手术方式包括腺瘤在内的局部切除,肝腺瘤包膜完整,可沿包膜完整切除肿瘤;深部肝腺瘤或体积较大时可采取规则性肝切除,包括肝叶或半肝的切除;肝腺瘤体积巨大不能切除者,为避免致死性的破裂出血,可选择肝移植。肝腺瘤病为多发病灶,手术难以彻底切除病灶,可选择性切除破裂出血风险较大腺瘤,浅表、肝被膜下直径大于5cm腺瘤应予以切除;肝功能衰竭时可采用肝移植术。

五、肝脏良性占位性病变的鉴别要点

肝脏良性占位性病变是临床上常见的肝脏病变,通过病史、查体、检验和影像学检查对于病变性质作出判定,特别是和肝脏恶性肿瘤进行鉴别,对于选择治疗方式具有重要意义。增强CT、核磁特别是肝胆特异性对比剂增强核磁极大地提高了肝脏病变的检出率,影像学对于肝脏病变的诊断具有重要意义,外科医生要掌握这些肝脏病变典型影像特点,比如肝血管瘤(增强CT上为"快进慢出")、肝脏不均匀脂肪变(常见于肝第Ⅳ段、圆韧带旁,表现为CT平扫和增强扫描时楔形低密度区,肝胆特异性对比剂增强核磁肝胆实质期上和正常肝组织强化类似)、孤立坏死性结节(表现为在增强CT和核磁上无对比增强的实性病灶)、肝内胆管错构瘤(核磁上表现为肝内多发较小的、沿胆管走行分布、与胆管不通的长T2信号的囊性占位,表现为"满天星")。

肝血管瘤、局灶结节性增生、肝细胞腺瘤是常见的肝脏实性良性占位性病变,要与原发性肝癌、肝纤维板层癌、肝转移癌鉴别;肝细胞腺瘤和局灶结节性增生在影像学特点上相近,同时又易于同时发生,也应注意鉴别。局灶结节性增生影像学有中央瘢痕和典型强化扫描特征,易于鉴别;对于无典型瘢痕者,局灶性结节增生与肝腺瘤和部分肝癌影像学类似,鉴别诊断较困难。肝细胞腺瘤多见于育龄期女性,常有口服避孕药病史,肝细胞腺瘤影像学无中央星形或放射状瘢痕,肝腺细胞瘤和局灶结节性增生影像学鉴别困难时,采用肝胆特异性对比剂或超顺磁氧化铁(SPIO)进行磁共振增强扫描对鉴别有一定帮助。肝血管瘤典型CT增强扫描有"快进慢出"表现,磁共振可有"灯泡征",不典型肝血管瘤鉴别困难。原发性肝癌有肝炎病史和肝硬化表现,甲胎蛋白明显升高,典型CT扫描为"快进快出"表现,鉴别困难者,可行穿刺病理加以明确,分化良好的肝细胞肝癌与肝细胞腺瘤鉴别困难,需多处切片反复镜检才能确定。肝纤维板层癌肿瘤标记物阴性,影像学可见放射状纤维分隔,应注意与肝局灶结节性增生鉴别,肝纤维板层癌体积巨大,多在10cm以上,肿瘤有包膜,多有钙化,大部分纤维分隔内不含血管,纤维分隔无延迟强化(表7-2)。

表 7-2 不同类型肝占位病变的鉴别诊断要点

肝占位性病变	临床表现	检验	影像学特点
肝细胞肝癌	多有病毒性肝炎、肝硬化病史	甲胎蛋白升高	动脉期时肝癌强化明显强于周围正常肝组织，门静脉期和延迟期强化迅速减退，明显弱于周围正常肝组织，呈现"快进快出"
肝纤维板层癌	大多数患者无肝硬化和肝炎病毒感染	甲胎蛋白多阴性	CT 可见放射状纤维瘢痕，中央瘢痕可见斑点状钙化，中央瘢痕在动脉期及门静脉期多无明显强化
肝转移癌	肝转移癌最常见的原发灶是消化道，要注意原发灶的临床症状，如功能性胰腺神经内分泌肿瘤肝转移可有相关激素分泌表现；结直肠癌肝转移可有结直肠癌相关症状	结直肠癌肝转移可有血红蛋白降低，CEA、CA199 升高；神经内分泌肿瘤肝转移可有血 CgA 水平升高	除原发灶表现外，肝脏病灶表现为增强扫描门静脉期病变周围环形强化，表现为"牛眼征"
肝细胞腺瘤	多见于年轻女性、多有长期口服避孕药病史	I-HCA 可有血 C 反应蛋白升高	肝细胞腺瘤影像学不典型，多表现为动脉期上的富血供病灶，肝胆特异性对比剂肝胆实质期多表现为低信号，部分为等或高信号。H-HCA 在核磁反相序列信号明显降低，I-HCA 可见"环礁征"或"新月征"
局灶结节性增生	年轻女性多见	无特殊	典型局灶结节性增生表现为动脉期富血供病灶，可见粗大迂曲的供血动脉和中央瘢痕，中央瘢痕延迟强化。肝胆特异性对比剂增强核磁对诊断有重要意义，表现为肝胆实质期上的等信号或高信号病灶
肝血管瘤	任何年龄可见，女性多见	无特殊	增强 CT 动脉期时由瘤体周边向中央强化，并逐渐播散扩大，静脉期逐渐向中央填充，整个过程呈现"快进慢出"。磁共振 T2 像呈均匀高信号，表现为"灯泡征"

（修典荣）

第七节　肝包虫病的外科治疗策略

　　肝包虫病，又名肝棘球蚴病，是一种古老的人畜共患性寄生虫病。肝包虫病主要有两种类型，即由细粒棘球绦虫的虫卵感染所致较常见的囊型包虫病；另一种是由多房棘球绦虫的虫卵感染所致的泡型包虫病。近年来随着旅游业的发展、人口的流动和家犬的急剧增多，肝包虫病已成为全世界流行性疾病，严重危害全世界公共卫生和经济发展。按世界卫生组织（World Health Organization，WHO）以 2% 人群发病率为高发地区，我国西部人群包虫病的感染率为 3.1%~31.5%，患病率为 0.5%~5.0%，其中青藏高原部分地区人群患病率为 5.0%~10.0%。据 2010 年国家卫生和计划生育委员会"防治包虫病行动计划（2010—2015）"，我国西部地区包虫病平均患病率为 1.08%，受威胁人口约为 6 600 万，每年造成直接经济损失 30 亿元。半个世纪以来近代外科学发展迅猛，包虫病的诊断与治疗亦不断改进和创新，迈进了快速早期诊断、拓宽根治、减少并发症、减轻患者痛苦、加速康复的时代。我国肝包虫病主要分布在经济欠发达的西部农牧地区，医疗条件和医疗水平有限。包虫病本身生物学特征较特殊，主要手术方式繁多，因诊断流程、手术操作及药物治疗不规范等原因导致患者治疗后并发症多、复发率高。部分医院并发症发生率和复发率甚至甚至 >30%。肝包虫病患者首次就诊如不能得到有效的诊断与治疗，将大大增加多次手术的风险，亦是西部牧民群众"因病致贫、因病返贫"的原因之一。

一、肝囊型包虫病

肝囊型包虫病以手术为主要治疗方法，以药物治疗为辅助治疗方法。手术治疗能够彻底清除和杀灭包虫虫体而达到治疗目的，常用的手术方式有：①肝囊型包虫病内囊摘除术。②肝囊型包虫病外囊完整剥除术。③肝囊型包虫病内囊摘除+外囊次全切除术。④肝囊型包虫病肝部分切除术。⑤囊型包虫病经皮穿刺引流囊液术。⑥腹腔镜肝囊型包虫病摘除术。

1. 肝囊型包虫病内囊摘除术 肝囊型包虫病内囊摘除术是治疗肝囊型包虫病最常用的传统手术方法，已有 100 多年的历史，具有手术创伤小、操作简便等优点。但该手术方式却存在着术后复发或播散种植、胆瘘及残腔感染等难治性并发症（10.8%~65.8%）的风险。其主要原因是术中囊肿破裂或穿刺时囊液外溢、头节或子囊播散种植腹腔，子囊黏附在残腔内壁亦可能造成原位复发。且一旦合并胆汁瘘更易继发残腔感染，部分患者术后甚至需带管长达数年，给患者带来了较大的痛苦和生活不便。术中预防囊液外溢、原头节播散，处理胆瘘口和残腔是关键。

随着腹腔镜技术的成熟和发展，其在治疗肝囊型包虫病中取得了很大的进展。腹腔镜手术具有创伤小、减少术后疼痛、明显缩短住院时间和康复时间等优点。手术方式包括完整包虫外囊切除术、内囊摘除术和肝叶切除术。考虑到包虫病囊液外溢播散种植的生物学特点，需要严格把握适应证，首选完整包虫外囊切除术和肝叶切除术。适应证：①位于肝Ⅲ、Ⅳ、Ⅴ、Ⅵ段的单发肝囊型包虫病囊肿。②外囊壁要有一定厚度，一般 >3mm。③靠近边沿的局限在一个肝段或叶内多发性肝囊型包虫病囊肿。④心肺功能好，能耐受腹腔镜手术。

2. 肝囊型包虫病外囊完整剥除术 1965 年法国医师提出完整切除包虫外囊的"根治性手术"的概念。后来，俄国 Napalkof 提出外囊切除并列入手术规范（即 Napalkof Procedure）。肝囊型包虫病外囊剥除术（紧贴包虫外囊壁完整剥除外囊，或者减压后剥除外囊，称之为肝囊型包虫病外囊完整剥除术），可更好地解决术后复发、胆瘘、合并感染等难题。该手术方式可称为肝囊型包虫病的"根治术"，是根治性治疗肝囊型包虫病更为理想的手术方式。一般来讲，手术史、包虫囊大小、形态、分型、数目不应作为肝囊型包虫病外囊完整剥除术的禁忌证指标，但包虫囊巨大，手术操作空间窄小，或包虫囊肿与周围组织粘连严重无法游离，不能充分显露手术视野；包虫囊与周围肝组织间难以找到"潜在间隙"；包虫囊囊壁较薄易破裂者，建议改用其他手术方式。

3. 肝囊型包虫病内囊摘除+外囊次全切除术 肝囊型包虫病外囊完整剥除术虽然是一种较为理想的根治性手术方式，但对术者技术和器械条件的要求较高。强行剥除靠近肝门及重要脉管的肝囊型包虫病很可能损伤主要胆管或血管，带来严重并发症。肝囊型包虫病内囊摘除+外囊次全切除术是在内囊摘除术的基础上，最大限度地切除了外囊壁，使大部分包虫术后残腔变成"壁"，从而大大降低了术后因存在残腔带来的感染或胆瘘等并发症。另外，肝囊型包虫病内囊摘除+外囊次全切除术对于紧贴肝门或周围解剖层次不清的外囊壁予以保留，降低了手术风险，缩短了手术时间。适应证包括：多次手术、病灶大操作空间狭小、病灶与周围粘连紧密、难以剥离者，囊壁较薄易破裂的单囊型，间隙难以找到的钙化型包虫囊、尤其在包虫囊肿紧贴肝门主要血管胆管，而分离困难者。

4. 肝囊型包虫病肝部分切除术 肝囊型包虫病术后并发症发生率高的主要原因是外囊残腔存在。早在 1965 年法国医师已采用肝切除术达到根治肝囊型包虫病目的。尤其近年来随着肝切除技术的进步，该手术方式已成为根治肝囊型包虫病的主要方法之一。适应证：①多发包虫囊局限在一个肝段或叶内。②复发的厚壁包虫囊合并囊内感染或血性肉芽肿。③外囊残腔内胆汁瘘长期带管或反复清创不愈。

5. 肝囊型包虫病经皮穿刺引流囊液术 1985 年 Mueler 首次通过 B 超引导穿刺抽吸囊液，后用 10% 高渗盐水反复冲洗囊腔，称其为 PAIR（percutaneous aspiration injection and reaspiration）

法,并认为此法适用于不能耐受开腹手术患者。此方法主要用于单囊型肝囊型包虫病。对于多子囊型肝囊型包虫病的穿刺治疗,难以将多个子囊分别穿刺灭活,并且无论是 10% 高渗盐水或无水乙醇均不能有效破坏子囊壁,因此,穿刺治疗后原位复发率高达 40%。该方法是 1996 年和 2002 年 WHO/IWGE(World Health Organization/Informal Working Group on Echinococcosis)制定的关于《包虫病诊断和治疗纲要》(简称《WHO 包虫病诊治纲要》)所推荐的一种创伤小、操作简便的具有诊断意义的介入治疗方法。适应证:主要用于不能耐受开腹手术的有包虫病手术史,客观上已造成肝表面与腹壁粘连的患者,或者不能确诊包虫复发或是残腔的患者,是单囊型肝囊型包虫《WHO 包虫病诊治纲要》推荐的首选方法。

6. 药物治疗:包虫病的药物治疗已经成为主要的甚至是不可缺少的治疗手段。

抗包虫药主要包括苯并咪唑类化合物,其中甲苯咪唑、阿苯达唑最为常用。阿苯达唑则是《WHO 包虫病诊治纲要》推荐的首选有效抗包虫病药物。

药物治疗适应证:①全身状况无法耐受手术的包虫囊平均直径 >5cm 的单囊型、多子囊型、内囊塌陷型肝囊型包虫病。②包虫囊平均直径 >5cm,但患者不愿意接受手术治疗的单囊型、多子囊型、内囊塌陷型肝囊型包虫病。③包虫囊平均直径 <5cm 的单囊型、多子囊型、内囊塌陷型肝囊型包虫病。④手术及介入治疗前后辅助治疗。

二、泡型包虫病

1. 肝部分切除术　肝部分切除术适用于以下情况:

(1)病灶为周围性,局限于肝段(单个或多个)、半肝或同侧三个肝叶范围内,剩余肝有足够的代偿增大,无血管和胆道累及,无邻近器官、组织累及,无远处转移。

(2)有胆道累及,无临床黄疸。

(3)有胆道累及并伴临床黄疸。如梗阻性黄疸可耐受肝切除,可采取根治性手术治疗。如肝功能指标差,不耐受肝切除,则考虑行 PTCD 减黄,减黄后经评估可耐受则肝切除。

(4)有肝内静脉受累及,累及血管局限一支

(右肝静脉、左肝静脉、中肝静脉),可考虑根治性治疗。以上手术范围的选择,依据 WHO 的 PNM 分期,可界定于 $P_{1-2}N_{0-1}M_0$。对于有邻近器官组织受累及或侵犯,可一并切除或修补。对于不伴有乙肝的泡型肝包虫病患者,肝脏储备功能一般均良好,只要剩余肝体积大于 35% 以上,均可满足手术需要及术后肝功能恢复。采用射频消融、微波消融等方法对早期确诊的肝包虫病有一定疗效,但仍处于探索中。

2. 复杂肝切除术　复杂肝切除是指肝切除联合肝动脉、门静脉、胆道重建及部分腔静脉切除修补。适用于中央型病灶:①病灶局限半肝内,侵犯单侧肝动脉、门静脉或胆管系统,可按半肝切除术处理。②病灶侵犯左右半肝,伴肝门部血管、胆道累及,可能需行扩大半肝切除或肝三叶切除,血管及胆管重建。依据病灶侵犯左肝或右肝的范围,决定所保留肝叶的范围。如侵犯左侧较多,则保留右肝,右侧侵犯较多,则保留左肝。③肝脏病灶伴血管、胆道侵犯,胆道树扩张。需考虑行血管、胆管重建,胆肠吻合术。如血管缺失较长,可考虑行大隐静脉替代。④肝后腔静脉受累及,累及范围长度不超过 3cm,周径不超过 180°。这种情况可不考虑血管替代,充分游离下腔静脉后可直接行血管端端吻合或修补。笔者所在单位曾对多例下腔静脉受浸润患者进行腔静脉修补成形术,均获得了满意结果。如果第一肝门结构完全受累及,则考虑行肝移植。针对 $P_{3-4}N_{0-1}M_0$,涉及血管及胆道的重建,建议需在有条件的医院开展。

3. 异体肝移植术

(1)国内外现状和手术适应证:自 1986 年法国 Besancon 医学院肝移植中心率先实施了全球首例异体肝移植治疗肝 AE 至今,国内外已有 20 个肝移植中心相继实施了 62 例终末期肝 AE 肝移植,5 年存活率达到 75%。20 世纪 80 年代中期,肝移植首次用于无法治疗的泡型包虫病;患者病情十分严重(慢性 Budd-Chiari 综合征),病灶侵犯肝门部,导致复发以及胆道细菌(真菌)感染。对一般状态如此不令人满意的患者(营养不良及慢性感染)采用这种治疗方式是非常具有挑战的。在肝移植术后,免疫抑制药物实用能否使 AE 病程加速进展并没有被完全预料到。泡型包虫肝脏移植团队关注着苯并咪唑与免疫抑制剂

之间的潜在干扰,因为苯并咪唑中的混合物(左旋咪唑)可以起到免疫激活剂的作用。此外,在1986—1990年间,研究者对苯并咪唑在AE的治疗的地位和其相关的潜在致死性副作用方面的研究结果仍然不确定;因此,当时认为苯并咪唑不能用于接受过肝移植的患者。所以第一例接受肝移植的AE患者在术后并未接受苯并咪唑的治疗。然而,肝移植后泡型包虫复发和脑、肺等远隔气管远处转移使得研究者们认识到免疫抑制药物与术后复发和转移可能的关系。WHO-IWGE在1996年和2010年指南建议AE病灶复发/转移的患者是肝脏移植的禁忌证。从20世纪90年代中期开始,AE患者的肝移植数量出现明显下降,特别是在AE为流行病的欧洲国家;在中国、土耳其和美国,AE患者进行肝移植仅为个例。然而,Bresson-Hadni等人研究结果表明苯并咪唑可以控制肝移植术后的AE病灶残余/复发。Anti-Em2plus和Anti-rEm18抗体水平与FDG-PET影像可提高对病灶活动度和功能的评估。疾病潜在的复发,特别是AE病灶残余/复发的患者,当AE在短期内有致死可能时,肝移植不应作为治疗禁忌。我们也认为,对于晚期肝AE患者,若无任何临床症状则暂不考虑肝移植。这是由于HAE生长极为缓慢,此类患者若坚持长期服用阿苯达唑(L-ABZ)等抗包虫药物可有效抑制蚴虫生长,在相当长时间内得以维持现状。一旦患者出现危及生命的严重并发症(如肝功能不全或衰退)再考虑移植也不晚。本组例4 L-ABZ疗效欠佳,黄疸仍进行性加重,遂在短期内(1个月内)实施了活体肝移植术。例5、6移植前分别服用L-ABZ脂质体混悬液12个月和16个月,梗阻性黄疸一度消退,而后则分别因肝功能衰竭和肺转移接受移植术。

因此,肝AE肝移植适应证和手术时机的选择至关重要,对于无法肝切除治疗的晚期HAE患者均应列入肝移植等待名单,而对于合并有顽固性胆道感染、肝脓肿、败血症或继发于胆汁性肝硬化的门脉高压症和肝功能严重不全者,则应积极手术。控制E.m在这些患者体内生长的关键因子在肝移植术后尽早使用ABZ治疗,长期的管理和仔细监控血液水平、坚持免疫抑制剂的治疗和最小剂量。Anti-rEm18和FDG-PET/CT的联合

测量有助于发现AE的复发、转移,并且可以进行ABZ的疗效评价。注射FDG后肝脏病灶的PET/CT的延迟影像可对ABZ治疗的撤药进行更好的指导。因此,这些可以作为AE患者的常规随访。终末期AE患者疾病的复发可能不再是肝移植的禁忌证。

(2)供体的选择:供肝来源有三大类,即有心跳的脑死亡供者、无心跳的脑死亡供者和活体亲属供者。理想的供者年龄应小于60岁,但因严重的器官短缺,也可接受大于65岁、无其他疾病者。既往有肝病、恶性肿瘤(不包括中枢神经系统和皮肤)病史或有不能控制的严重感染患者通常不能作为供者。

ABO血型与受者应完全一致或能够相容。比较肾移植,肝移植的供、受者组织相容性选配所起的作用相对较小,因为回顾性研究未证实组织配型和移植物排斥反应之间有明显的相关性。不过供、受者之间身材大小的选配,对减少腹腔过分拥塞和移植肝植入后关闭切口技术上的困难有重要意义。一般对于全肝原位移植来讲,供受者体重比应在0.25~1.25之间,因晚期泡型包虫病患者体质消耗较明显、身材较小,大小选配更应该严格。但这些困难如今通过应用减体积肝移植或单个肝叶或肝段移植应被克服。

由于活体供肝肝脏切取技术的应用,移植团队也应认真考虑包括供者一般身体状况、心理状态、职业、家庭完整和社会的支持等其他因素。对所有活体供肝的捐献者,都应做充分的移植前评估和由有经验的临床心理学家咨询。要绝对保证术后供者的健康和安全,这应是首先必须考虑的。

(3)手术技术:肝脏泡型包虫病因在生长过程中常常高位脉管,其移植术中脉管重建比普通肝脏移植具有挑战性。通常可结合术前评估和术中情况决定供体肝脏的获取或减体积类型。减体积过程中合理选择肝实质切面,并获得合适的供受体肝体积匹配(表7-3)。确认肝门血管及胆道走行,途径仔细解剖,然后切面可用钳夹法或超声刀(cavitron ultrasonic surgical aspirator,CUSA)分离肝实质,途径脉管及胆道给予仔细结扎或逢扎以免复流后出现断面出血或胆瘘。左半或右半肝供体移植物应尽量保留下腔静脉及肝中静脉以免移植肝淤血;而左外叶移植物,肝

左静脉应予以保留。一般不对第一肝门处进行过度的解剖分离，以免造成胆道缺血，而增加其并发症。与其他肝移植相比，这些病例中患者的肝门由于门静脉侵犯的扩大而变得更短，这导致活体肝移植的吻合变得更加困难。成年受体通常移植右侧供肝，移植方法与经典原位全肝移植基本相同。第一肝门血管重建时，若门静脉主干或肝总动脉/腹腔干保留于右侧，其方法与全肝移入基本相同；若主干保留于左侧，则直接吻合多有困难，常需血管移植物搭桥。左侧供肝一般用于儿童（左外侧叶）和小体重成人（左半肝），移植受体需要保留其肝后下腔静脉，即采用"背驮式肝移植"，左肝静脉与受体肝上下静脉端侧吻合。若供受体胆管较粗且足够长，能确保吻合口无张力亦可选择行胆管端端吻合。至于是否放置T管各有理论和病例支持，目前仍有争议。采用肝管空肠Roux-en-Y吻合亦是候选方法。

表7-3　供受体肝脏体积匹配

| 供受体体重比 | 供肝 | 下腔静脉保留 | |
（D/R）		供体	受体
0.5~2	全肝	+	-/+
1~2	右半肝	+	-/+
1.5~4	左半肝	+	-/+
3~6	左内叶+左外叶	-	+
5~10	左外叶	-	+

总之，充分的术前准备和全面的围手术期管理可使得终末期肝脏泡型包虫病患者从肝移植手术中获益。移植术后控制E.m在这些患者体内生长的关键因子在肝移植术后尽早使用ABZ治疗，长期的管理和仔细监控血液水平、坚持免疫抑制剂的治疗和最小剂量。Anti-rEm18和FDG-PET/CT的联合测量有助于发现AE的复发、转移，并且可以进行ABZ的疗效评价。注射FDG后肝脏病灶的PET/CT的延迟影像可对ABZ治疗的撤药进行更好的指导。

4. 自体肝移植术　泡型包虫病几乎100%原发于肝脏，其病理解剖特点为无数直径0.1~1.0cm的小囊泡，而其角质发育不完整，生发层不断产生更多的小囊，向四周肝组织浸润发展，而小囊泡液不断外溢引起肝和邻近组织免疫应答反应。大体观一般呈单个巨块型，为淡黄色或白色的囊泡状团块，有时为结节型，或两者兼有。质较硬，由无数小囊泡集合而成海绵状，与周围组织分界不清。多房棘球蚴每个囊的大小基本相同，囊壁外面的角皮层很薄，囊体与周围组织间没有纤维膜形成的明显界限，小囊内含透明囊液和原头节，囊泡内容物为豆腐渣样蚴体碎屑和小泡。镜下，在肝组织中散在大小不等的泡状蚴小囊泡，一般仅见角皮层，偶尔有单细胞性生发层。囊泡周围有嗜酸性粒细胞浸润，伴有结核样肉芽组织形成及纤维组织增生。最后可导致肝硬化、黄疸、门静脉高压和肝功能衰竭及恶病质。陈旧病灶的中央因营养不佳常发生变性、坏死，或溶解呈胶冻状液体。如继发感染，可酷似脓肿。多房棘球蚴以出芽的方式或以浸润式增殖，不断产生新囊泡，长入组织，类似肿瘤，大多为外生性，并可侵入血管或淋巴管，转移到肺、脑、脾、肾、肾上腺及心脏等处，酷似恶性肿瘤，临床故有"寄生虫性肝癌"之称，不治疗10年存活率只有10%。

（1）自体肝移植术是终末期肝泡型包虫病的理想适应证：肝AE治疗有根治性切除、姑息性手术、肝移植、药物治疗等。首选方法是根治性肝切除，但肝AE呈侵袭性生长，早期症状轻微，往往侵犯肝内重要管道出现梗阻性黄疸、门脉高压症、巴德-吉亚利综合征等并发症时就诊已失去常规根治性切除的时机，甚至可向远隔脏器（肺、脑、骨等）转移，所以根治性切除率低。法国Partenskey等报道切除率50%，Kasai Y等人报道日本北海道地区的切除率55%。而20世纪90年代中期开始随着新型影像技术，现代精准肝切除和肝移植技术的发展，结合诸如肝门血流阻断和常温下全肝血流阻断、门静脉切除或肝后下腔静脉切除及修补等技术，实施了扩大半肝切除及高位胆肠吻合成功治疗了部分被认为"晚期不可根治手术的"超过半肝巨大及侵犯肝门或下腔静脉的AE患者，2007年温浩等报道肝AE肝切除根治率达到了65.5%，随访10年存活率100%，令人鼓舞。但仍有约40%AE患者因出现严重并发症及侵犯主要肝内脉管常规手术无法切除和重建，肝移植被认为终末期肝脏疾病的一种治疗方法也成为晚期肝包虫的最终的有效治疗手段。因此,从20世纪80年代中期开始探索以肝移植作为晚期肝包虫病的终末期治疗手段。自1986年法国Besancon医学院肝移植中心率先实施了全球首例肝移植治疗肝AE,国内2000年12月在新疆医科大学第一附属医院首次报道肝移植治疗肝泡型包虫病手术获得成功,随后四川大学华西医院,成都军医总医院相继报道。至今已有国内外20多个肝移植中心相继实施了近100例终末期肝包虫病肝移植,除西班牙马德里肝移植中心报道9例、土耳其1例、中国新疆医科大学第一附属医院1例肝CE合并慢性巴德–吉亚利综合征(Chronic Budd–Chiari Syndrome)、术后严重胆道并发症实施肝移植治疗外均为中末期肝AE肝移植,5年存活率达到75%。临床实践认为肝移植可以作为终末期肝AE伴严重并发症的最终治疗选择,证明终末期AE是肝移植的适应证之一。但肝源缺乏,移植排斥反应,免疫抑制剂治疗后高复发和转移等问题成为其发展的"瓶颈"。

离体肝切除和自体肝移植(Exvivo liver resection and autotransplantation, ELRA)是对患者因外科常规技术不能切除的病变部位进行切除,将剩余肝脏进行"修整"之后,再植入原来肝部位。其优点主要包括:①缓解了供体短缺问题,可以自由把握手术时机;②持续低温灌注,减少了肝脏热缺血损伤,延长了肝脏耐受缺血手术的时限;③提高了各种类型肝脏占位性病变的手术切除率;④与同种异体肝移植相比,手术费用低,且术后无需服用免疫抑制药物。由于该手术极具风险,加之肝外科专家们对肝内外解剖的熟悉程度问题,并由于对难以切除的肝脏肿瘤定位棘手、相关科室配合、体外静脉转流技术、肝半离体和离体缺血灌注损伤、肝灌注技术、肝病灶清除技术、肝血流阻断后血流动力学和内环境紊乱、残肝能否代偿等问题,使ELRA技术进展缓慢,问世已有30年历史,全世界已开展的ELRA仅200余例,来自中国、德国、英国、日本等国家的移植团队报道数最多。其中这些患者因不同原因接受自体肝移植术,例数由多到少依次为:肝脏泡型包虫病、结直肠癌肝脏转移、肝门部胆管癌、平滑肉瘤、局灶结节性增生和肝脏血管瘤等。新疆医科大学第一附属医院温浩教授团队基于肝AE生物学特征慢性浸润性生长,健侧肝脏往往代偿性增大,而多

有足够重量体积的健康肝组织,率先提出对外科常规技术不能切除的终末期肝AE患者进行离体肝切除自体肝移植治疗方法,并于2010年对一例患有终末期泡型包虫病的患者实施世界首例自体肝移植治疗终末期肝AE获得成功。到目前为止成功为103例终末期肝脏泡型包虫病患者实施自体肝移植手术并取得良好疗效并给予泡型包虫病的生长和临床特点提出终末期肝脏泡型包虫病是自体肝脏移植技术的最佳适应证。离体肝切除和自体肝移植,既无需立即寻找肝源,也不需免疫抑制剂治疗,为临床缓解供肝短缺提供了有效的途径,此外也解决了同种异体肝脏移植衍生出的一些难以解决的问题,例如"一次移植,终身服药",患者终生要靠药物控制排斥反应,不仅移植的价额高昂,药物维持的费用也很高,有些患者接受移植后,排斥反应严重,危及生命等。从根本上改变了传统肝脏外科的手术指征,扩大了肝移植手术适应证,为肝AE的根治性手术切除开辟了新的前景。

(2)自体肝移植手术适应证:自体肝移植手术适应证包括如下:①确定肝泡型包虫患者;②患者能耐受腹上区手术创伤;③肝脏目标病灶可完全去除;④预留肝脏脉管结构能完整保留或可重建;⑤测算剩余肝脏体积足够代偿。正常肝预计保留的自体移植物体积 >30% 肝脏体积,或胆汁淤积、肝纤维化者,预计保留的自体移植物体积 >40% 肝脏体积。有肝硬化但程度不超过中度或获有脂肪肝胆脂肪变性 ≤30% 预计保留的自体移植物体积 >50% 肝脏体积;⑥肝脏储备功能良好。判定不同肝病背景的肝脏能耐受的最小剩余功能性肝脏体积,是行自体肝移植术手术决策的关键环节。肝脏储备功能指肝脏应对生理或病理负荷增加时可动员的额外代偿潜能。肝脏储备功能主要取决于功能性肝细胞群数量及其组织结构完整性。评估肝脏储备功能的目的是评估患者对自体肝移植术的耐受能力,为规划和施行安全手术提供依据,降低患者术后肝衰竭发生率。要求 Child. Pugh 评分,肝功能为 B 级以上,ICG R15<15%,如 ICG R15>20% 则视为手术禁忌证;⑦预留肝脏主肝静脉与下腔静脉汇合部受累,在体无法进行切除和重建;⑧预留肝段门静脉受累,预计在切除和重建过程中出血难以控

制或所需人肝血流阻断时间超过安全时限；⑨合并梗阻性黄疸患者需行 PTCD 或其他措施以减轻或降低 TBIL 至 <60μmol/L（正常水平的 2 倍）；⑩肝外（如肺、脑等）远隔转移，经药物治疗可有效控制者或短期内不会威胁到生命，或可一并切除。其相关禁忌证包括：①全肝弥漫性泡型包虫病灶播散；②健侧肝脏代偿性增生不明显，质量低于标准肝体积的 40%；或健侧肝硬化或中、重度胆汁淤积者，经充分引流不能缓解者；③伴有中或大量肝性腹水等肝功能衰竭者或全身败血症者；④肝外有远隔转移，经药物治疗效果欠佳或无效者；⑤腹腔内有多发的播散性泡球蚴病灶，或合并其他恶性肿瘤者；⑥有脑、心、肺、肾等重要脏器的器质性病变，难以耐受手术；⑦严重精神呆滞，不可控制的心理疾病等。不符合上述情况的患者，应严格控制体外肝切除术指征；而预留肝段脉管重建存在难以控制的大出血风险患者，亦不应勉强行在体肝切除。

5. 个体化综合治疗 晚期肝泡型包虫病的个体化综合治疗：按循证医学的证据或结论进行疾病治疗已成为现代医学的显著标志，个体化治疗与循证医学是统一的。循证医学与个体化医疗的关系是宏观与微观，群体证据与个体应用的关系，两者实际上是一致的。一方面，临床医师在制订肝泡型包虫病的个体化治疗方案时必须掌握最新的循证医学证据。在循证医学原则的指导下进行治疗，可保证方案的科学性。另一方面，循证医学也不排除个体化治疗明确指出在应用证据时应结合当地的社会经济状况和患者自身意愿选择适宜的方案，循证医学绝不是菜单式治疗，医师在治疗过程中应仔细观察不同个体的差异，结合临床经验和最佳证据，为患者制订符合循证医学原则的个体化治疗方案。随着肝移植技术的发展，对大部分肝泡型包虫病患者能够做到根治性治疗的目的，但因肝泡型包虫病合并多器官转移失去肝移植机会、肝泡型包虫病合并严重胆道感染和/或病灶感染不能及时行自体肝移植或肝切除、缺少肝移植供源等目前仍是根治性治疗的最大难题，需要部分患者进行个体化药物、介入、多次手术等综合治疗达到最终的根治。

（温 浩 吐尔洪江·吐逊）

参 考 文 献

1. 温浩,徐明谦.实用包虫病学.北京:科学出版社,2007.
2. 温浩,栾梅香,杨文光,等.肝包虫病的标准化分型及临床意义探讨.新疆医科大学学报,2002,25(2):129-130.
3. 温浩,邵英梅,赵晋明,等.两型肝包虫病手术疗效.中华消化外科杂志,2007,6(1):138.
4. Koch S, Bresson-Hadni S, Miguet JP, et al. Experience of liver transplantation for incurable alveolar echinococcosis: a 45-case European collaborative report. Transplantation, 2003, 75(6): 856-891.
5. Bresson-Hadni S, Vuitton DA, Bartholomot B, et al. A twenty-year history of alveolar echinococcosis: Analysis of a series of 117 patients from eastern France. Eur J GastroenterolHepatol, 2000(12): 327-336.
6. Bresson-Hadni S, Koch S, Miguet JP, et al. Indications and results of liver transplantation for echinococcus alveolar infection: an overview. Langenbecks Arch Surg, 2003, 388(4): 231-238.
7. 夏天,严律南.肝移植治疗肝泡状棘球蚴病.中国普外基础与临床杂志,2005,12(2):132-134.
8. Liance M, Bresson-Hadni S, Vuitton DA, et al. Effects of cyclosporin A on the course of murine alveolar echinococcosis and on specific cellular and humoral immune responses against echinococcus multilocularis. Int J Parasitol, 1992, 22(1): 23-28.
9. 温浩,黄洁夫,张金辉,等.体外肝肿瘤切除加自体肝移植术治疗肝内胆管细胞癌一例.中华外科杂志,2006,44(9):642-644.
10. Pichlmayr R, Grosse H, Hauss J, et al. Technique and preliminary results of extracorporeal liver surgery (bench procedure) and of surgery on the in situ perfused liver. Br J Surg, 1990, 77: 21-26.
11. Hannoun L, Panis Y, Balladur B, et al. Ex-situ in vivo liver surgery. Lancet, 1991, 337: 1616-1617.
12. Sauvanet A, Dousset B, Belghiti J. A simplified technique of ex situ hepatic surgical treatment. J Am CollSurg, 1994, 178: 79-82.
13. 董家鸿,丁钧.全肝血液转流及冷灌注下的离体肝切除术.肝胆外科杂志,1999,7(1):73-75.
14. Boggi U, Vistoli F, Del Chiaro M, et al. Extracorporeal repair and liver autotransplantation after total avulsion of hepatic veins and retrohepatic inferior vena cava injury secondary to blunt abdominal trauma. J Trauma. 2006, 60(2): 405-406.
15. 叶启发,王玉柱,熊力,等.半离体肝切除余肝自体肝移植术治疗肝占位性疾病.中国现代手术学杂志,

16. 温浩,董家鸿,张金辉,等.体外肝切除联合自体肝移植治疗肝泡型包虫病.中华消化外科杂志,2011,10(2):148-149.

17. Wen H, Dong JH, Zhang JH, et al. Ex vivo liver resection followed by autotransplantation for end-stage hepatic alveolar echinococcosis. Chin Med J(Engl),2011,124(18):2813-2817.

18. 叶启发,明英姿,任祖海,等.自体肝移植研究现状及展望.中华肝脏病杂志,2008,16(4):317-318.

19. Gruttadauria S, Marsh JW, Bartlett DL, et al. Ex situ resection techniques and liver autotransplantation:last resource for otherwise unresectable malignancy. Dig Dis Sci,2005,50(10):1829-1835.

20. Kumada K, Yamaoka Y, Morimoto T, et al. Partial autotransplantation of the liver in hepatocellular carcinoma complicating cirrhosis. Br J Surg. 1992,79(6):566-567.

21. Forni E, Meriggi F. Bench surgery and liver autotransplantation. Personal experience and technical considerations. G Chir. 1995,16(10):407-413.

22. 董家鸿,蔡景修,段恒春,等.全肝血液转流及冷灌注下离体肝切除术:动物实验和病例报告.肝胆外科杂志,1997,5:209-212.

23. 王军,金焰,莫一我.离体肝切除自体肝移植治疗肝巨大血管瘤1例报道.中国实用医药,2007,2(32):204-205.

24. 叶启发,任祖海,明英姿,等.18例自体肝移植围手术期技术与处理.传染病信息,2009,22(2):104-107.

25. 张克明,董家鸿,蔡守旺,等.非转流冷灌注下离体肝切除术的临床观察.临床外科杂志,2011,19(10):669-671.

26. 韩东冬,樊华,李立新,等.体外肝切除自体肝移植在复杂肝切除中的应用.中华消化外科杂志,2012,11(3):260-263.

第八节　肝脏切除技术的历史和进展

1888年德国外科医生Langenbuch实施了世界第一例肝脏肿瘤切除术,标志着肝脏外科的诞生。在肝脏外科发展初期,由于对肝脏解剖和功能认知的缺乏,肝切除术只限于肝脏边缘的小块楔形切除。1908年Pringle采用阻断第一肝门的方法控制出血,肝切除术中大量出血的问题以此为基础,逐步得以解决。20世纪中期,对肝内管道铸型的研究掀开了肝内解剖的神秘面纱,遵循肝脏解剖结构的规则性肝叶切除应运而生。80年代,肝脏功能解剖学、肝脏病理学等学科迅速发展,肝段切除术开始登上外科舞台。90年代医学影像技术持续进步、肝脏功能评估及肝脏体积测算方法诞生,肝脏外科技术不断创新和改进令现代肝脏外科进入了飞速发展的时代。伴随腹腔镜技术的发展,1991年Reich等完成世界首例腹腔镜肝切除。近年来,腹腔镜肝切除技术渐臻完善,应用不断普及。

我国第一例肝切除术由夏穗生教授于1958年完成。随后吴孟超教授提出了我国的肝脏解剖分区,并建立了间歇性肝门阻断技术,实施了我国第一例肝中叶肿瘤切除。我国第一例腹腔镜肝切除术于1994年完成,近年来腹腔镜下大范围肝切除、联合肝脏离断和门静脉结扎的二步肝切除术、活体供肝的切取等复杂肝切除手术逐步开展、普及。

肝脏切除手术技术的发展主要依托于肝脏应用解剖学、肝脏血流阻断技术、肝实质离断技术、现代影像学以及围手术期综合评估管理的进步。通过肝脏灌注铸型等手段,外科医生对肝脏不断深入探究,每一次肝脏解剖新的认识都会引起肝脏外科技术理论的革新,肝脏外科也一次次突破手术禁区。现代肝脏外科所倡导的精准肝切除也正是基于肝脏解剖学理论。

肝脏作为人体最大的实体器官,具有独特的双重血供系统。肝脏切除术中出血会危及患者生命,序贯的大量输血不但影响患者术后康复,也会增加肿瘤复发、病毒感染等风险。控制出血是降低肝切除术病死率和并发症发生率的关键环节。从经典的Pringle血流阻断法开始,外科医生对肝脏血流控制做了大量的尝试和探索,从全肝血流阻断到肝段血流阻断,结合麻醉低中心静脉压、肝脏提吊等多种技术手段的应用,术中出血控制已成为现代肝脏外科医生所必备的常规技术。

肝实质离断作为肝脏外科的核心技术,其与肝脏离断器械的发展密不可分。从最初的钳夹法到能量器械的使用,肝脏离断越来越精细。肝实质离断层面的准确把控,肝脏离断技术的熟练掌握,可以有效地避免胆管及大血管的损伤,在根治性切除肿瘤的前提下,最大限度地减少创伤及保留肝脏功能。

肝切除术的围手术期综合评估管理包括术前评估、手术决策与规划、手术操作、麻醉处理及术后患者的综合处理。随着肝脏功能及影像学评估的精细化，肝脏外科医生术前能够准确评估肝脏病变范围，为病灶可切除性的判断、手术适应证的选择和手术方案的设计提供重要依据。术中通过超声、吲哚菁绿显色等技术可以辅助判断病灶位置，指导肝脏离断层面，达到精准肝切除。术后遵循加速康复外科理念，针对不同患者的情况，通过控制性输液、护肝、营养支持、镇痛等手段到达快速康复的目的。

本章将由肝切除理念变革入手，结合肝脏解剖学（详见肝脏解剖章节），就肝切除术中出血控制技术、肝实质离断技术、围手术期综合评估管理等的进展作一总结，并对特殊类型的肝切除技术及腹腔镜肝切除作一简要介绍。

一、肝切除理念的变革

肝切除技术改进源于手术理念的变革。随着非规则性肝切除、规则性肝切除、离体肝切除等概念的提出，手术要求不断提高，新的肝切除技术及器械应运而生。无论是开放还是腹腔镜肝切除，均经历了局部切除、非解剖性切除、解剖性肝切除的历程。1961年我国王成恩教授首先提出了原位规则性肝切除术治疗肝癌的理念。随后，汤钊猷教授根据甲胎蛋白筛查，提出小肝癌的概念，限于我国肝癌多合并肝硬化，并以局部肝切除术代替肝叶切除术治疗合并肝硬化的小肝癌，提高了手术安全性。90年代术中超声开始应用于临床，肝段及联合肝段切除相继开展。21世纪精准肝切除的概念提出并逐步被认可。目前，依据精准肝切除理念，根据患者肝脏肿瘤及肝功能情况制订个体化切除手术方案已逐步成为共识。

（一）非规则性肝切除

非规则性肝切除又称为非解剖型肝切除，是指在保留残肝主要血供基础上，以肿瘤为中心做距肿瘤边缘1~2cm的局部切除，有时可紧靠肿瘤的边缘肝切除。非规则性肝切除在切肝前不预先解剖及离断直接供应肿瘤及其周围组织的入肝血流，切除范围由肿瘤的边界而非肝段解剖学范围来确定，仅包括肿瘤及其周围肝组织。非规则性

肝切除临床应用广泛，尤其适用于合并肝硬化、肝功能不佳的患者。非规则性肝切除既要确保切除肿瘤的彻底性，又要顾及肝内各管道的解剖特点，以避免残肝发生供血和胆汁引流障碍，确保患者有足够的余肝功能。这种切除方法可最大限度地保留正常肝组织，有利于术后恢复，其并发症发生率低于规则性肝切除，远期疗效也与规则性肝切除相仿。

肝脏肿瘤能否切除很大程度上取决于肿瘤在肝内的分布及与周围管道的结构关系。外科肝切除的主要原则为保持肝脏血供回流及胆汁引流完整，残肝可供维持生命。肝脏有肝动脉和门静脉双重供血，经肝静脉、肝短静脉回流。在肝小叶周围，肝窦之前，末梢动门脉之间存在多种交通支。肝内血流方式相当复杂，在肝动脉、肝门静脉、肝静脉三个系统之间存在肝内动静脉瘘。结扎肝动脉在大多数情况下可引起暂时性的转氨酶升高，但不至于引起肝坏死。单纯结扎肝门静脉分支对局部肝血流影响较大，可致肝小叶脂肪变性和肝细胞萎缩，但形态上无肝坏死，被结扎区肝脏仍有功能。单纯胆管分支的结扎只引起该区域的肝脏萎缩，并不造成肝脏的坏死。但较大胆管的结扎将会由于肝脏的萎缩而影响肝功能。上述的肝脏解剖学研究成果构成了非规则性肝切除的解剖学依据。只要非规则肝切除术中不同时损伤肝动脉和门静脉，并保留一定的静脉回流，非规则肝切除是一种安全的手术方法。

近年来，外科医生普遍认为非规则性肝切除是目前肝癌手术治疗的常用术式，特别是对于肝脏功能欠佳、肿瘤位置不适合做规则切除的病患，在保证肿瘤切缘的基础上，尽量保留功能性残余的肝实质，利于术后恢复及复发后综合治疗的施行。非解剖性肝切除主要适用于以下几方面。

1. 肝癌合并肝硬化 在我国，绝大多数原发性肝癌的首要病因是肝炎后肝硬化。肝癌非规则性切除普遍应用正是基于此项原因，而且也是其最主要的适应证。肝硬化患者肝功能较差，多伴有凝血机制紊乱、脾功能亢进等问题，增加了肝硬化基础上肝癌行规则性肝切除的风险。与规则性肝切除相比，非规则肝切除手术时间短，出血量少，可最大限度地保护肝脏的储备功能。同时减少术中输血，减少并发症，降低肝癌的复发和

转移。

对于原发性肝癌合并肝硬化门静脉高压的手术适应证问题，2001 年中华外科学会肝脏外科学组已给出具体指导意见：可切除的肝癌，如有明显脾大、脾功能亢进者，可同时做脾切除术；有明显食管胃底静脉曲张，特别是发生过食管胃底静脉曲张破裂大出血者可考虑同时行贲门周围血管离断术，有严重胃黏膜病变者，如患者术中情况允许，应做脾肾分流术或其他类型的选择性门腔分流术。

2. 小肝癌　直径小于 3cm 的小肝癌是肝癌非规则性肝切除的另一重要适应证，其远期疗效优于局部消融、介入栓塞化疗等方法。小肝癌以单结节型、膨胀性生长为主，与周围肝组织分界清，约 65% 以上有完整的纤维包膜，距肿瘤边缘 1.5cm 以外的肝组织很少有卫星结节或转移，手术切除疗效最佳。只要局部切除有足够的切缘，就可保存较多的功能性肝组织，对免疫功能的损害也较轻。研究发现小肝癌采用非规则性切除患者长期生存率较规则性肝切除没有显著差异。手术方式的选择方面，一般认为位于肝边缘的病变可做楔形或肝部分切除，处于中心部位肿瘤行梭形切除或唇状切除，靠近肝门区或肝静脉的肿瘤可采用瘤体剜除术，切缘距肿瘤边缘 1cm 以上即可达到根治切除。

3. 位于多个肝段的肝癌　原发性肝癌的生长不一定严格遵循肝段、肝叶的解剖生长。有可能肿瘤生长在两个段、两个叶或者更多段和叶之间。采用正常解剖的肝段、肝叶切除治疗，可能会同时切除几个段的正常肝组织，引起术后肝功能不全。这种情况下适合行非规则性肝切除。

4. 复发性肝癌　研究表明，复发后的局部切除对于那些没有微血管侵犯的肝癌同样可取得满意的效果。复发后再行切除的剩余肝体积显得甚为重要。若第一次手术已行右半肝等大范围肝切除，则复发再行规则切除就显得较为冒险和困难，容易导致术后肝衰竭。此外，首次手术行非规则性肝切除为以后有可能的再切除选择提供了更为自由的肝脏条件。因此，对以上这些病例的手术治疗宜采用非规则性肝切除。

（二）规则性肝切除

规则性肝切除也称为解剖性肝切除，相对非规则性肝切除或局部肝切除而言，规则性肝切除是指解剖上的肝段、叶、半肝或肝三叶范围的切除。肝脏血管、胆管铸型研究结果表明血管和胆管在肝内的分布遵循一定的节段性，1957 年 Couinaud 首先提出肝脏分为 8 个功能性的肝段，认为肝段是规则性肝切除的最小功能单位。近年亚肝段的概念也被逐步提出。

规则性肝切除的基本原则包括最大限度切除肿瘤和兼顾保护剩余肝脏的储备功能两个方面。首先，完整切除肿瘤，保证切缘无残留；其次，保证安全性，最大限度减免组织损伤和出血，确保剩余肝脏结构完整、功能代偿，降低手术死亡率及并发症。以肝段为基本单位的规则性肝切除包括肝段切除、左外叶切除、左内叶切除、右前叶切除、右后叶切除、肝中叶切除、左三叶切除、右三叶切除等。具体的规则性肝切除的实施方法有三种。

1. 解剖第一肝门法，即在第一肝门解剖出门静脉、肝动脉和胆管左右支，再向肝内解剖则可分出肝段的分支。在阻断血管入流后，阻断肝段会因缺血而发生颜色改变。结扎相应的血管分支后，再离断肝实质。

2. 表面解剖标志结合术中超声，这种方法是依赖表面解剖标志及术中超声引导，追踪肝静脉和门静脉分支，然后决定肝段的范围，准确标定肝脏切面，然后离断肝实质，在肝内显露相关肝段的血管和胆管，加以结扎。

3. 影像学和染色技术相结合，这种方法依据待切除的肝段由单一肝门静脉分支供血的理论，通过门静脉穿刺染色确定肝段边界。此外，采用吲哚菁绿正反染色的方法也可以确定肝段边界。

规则性肝切除的优点在于区域性阻断所在肝段血供，各肝段分界界面中无大的血管和胆管，离断肝脏时可通过无血管界面减少术中出血。由于不会破坏大血管和胆管，规则性切除可以保留健侧肝组织完整的血供，避免术后残肝的缺血坏死，减少胆瘘、感染等术后并发症。肝癌早期通常局限在一个肝段内，通过门静脉系统播散，而早期的卫星灶和主体肿瘤通常位于同一个肝段或肝叶内，规则性肝切除不但可以最大限度地切除肿瘤和可能存在的微小转移灶，而且可以保留足够的肝组织。预先结扎了肿瘤所在肝段的区域血供，不会因为术中操作挤压肿瘤造成播散，减少术后复发和转移。

二、肝脏出血控制技术

出血控制是肝切除术的核心环节之一,目前临床使用的出血控制技术包括出入肝血流阻断、肝脏悬吊、降低中心静脉压等。出血控制技术也历经了众多变革与发展。Pringle 于 1908 年首次提出入肝血流阻断法,众多医学工作者在此基础上提出了改良,Cherqui 等开展了选择性肝血流隔断法。全肝血流阻断法在 1966 年由 Heaney 等首先提出,鉴于其较高的并发症发生率和对机体血流动力学的巨大影响,1978 年 Huguet 等报道了改良全肝血流阻断法。半肝血流阻断法最先由日本 Makuuchi 等在 1987 年报道,随着精准肝切除概念的提出,在半肝入肝血流阻断法的基础上,肝段血流阻断法近年来得到了广泛的关注与研究。

此外,通过肝脏悬吊等其他技术也有利于术中出血的控制。Belghiti 等在 2001 年首先提出绕肝提拉法,通过建立肝后下腔静脉前隧道,提吊肝脏控制出血。随后经肝裸区隧道肝脏双悬吊技术等改良方法也相继报道。近年来,麻醉医生通过限制液体入量及应用利尿剂、血管活性药物等手段达到低中心静脉压,在肝血流控制中亦起到十分重要的作用。

(一)肝血流控制技术解剖分类

1. 肝局部血流控制法 常用的肝局部血流控制方式有褥式缝合法。此外,还有肝钳法、肝止血带法等,局部血流阻断方法以往主要适用于局部肝切除,但目前已极少应用。

2. 入肝血流控制法 入肝血流控制法即为入肝血流阻断技术,通过控制肝脏入流血流减少断肝时出血。入肝血流阻断法可分全肝入肝血流阻断和选择性入肝血流阻断。其中选择性入肝血流阻断法还可再细分为半肝入肝血流阻断法和肝段入肝血流阻断法。

全肝入肝血流阻断法,也称为 Pringle 法,是肝切除中较为常用的肝血流阻断方法。其优点是无需过多解剖肝门即可完全阻断肝动脉和门静脉血流,紧急情况下可快速达到止血目的,操作简便易行。该法适用于伴轻度肝硬化的肝肿瘤,也可用于解剖第一肝门时预防损伤出血,以及半肝、选择性肝段血流阻断时应对术中出血的补充手段,除肝门部肿瘤侵犯外,基本适用于各种肝切除术。

其缺点是会造成肝脏缺血再灌注损伤,导致肝功能衰竭等严重并发症。此外,长时间阻断会损害肠道黏膜屏障导致肠道菌群易位。尽管 Pringle 法存在上述不足,但其操作简单,能够满足大多数开放或腹腔镜肝切除术中出血的控制需求,特别是对腹腔镜肝切除术的推广具有重要价值。

选择性入肝血流阻断是指首先解剖出需要切除肝叶或肝段的入流血管,再行肝实质离断。此方法一般多用于左、右半肝的切除。Makuuchi 等首次报道了半肝入肝血流阻断法,随着腹腔镜技术的进步,标准的肝段或联合肝段切除比例逐渐增加。选择性入肝血流阻断主要优点为可避免保留侧肝实质缺血再灌注损伤,原则上更符合微创手术的理念。同时阻断时间不受限制,术者可从容地解剖肝内管道结构,使肝切除更加精细。选择性入肝血流阻断可分为鞘内阻断法与鞘外阻断法。

鞘内阻断法是解剖 Glisson 鞘,在鞘内分离出将要切除区域对应的门静脉及肝动脉分支,予以结扎或离断。其优点是可以避免门静脉和肝动脉交通支出血,最大限度地减少阻断对保留侧肝脏的损害,特别是针对合并严重肝硬化的患者。其缺点在于操作耗时,易对变异的血管及胆管造成损伤。此法多适用于解剖性半肝切除术。鞘外阻断法直接经鞘外一并环绕并阻断需要切除的相应肝脏区域的入肝血流。按操作入路可分为经肝门板法和经肝实质法。

随着精准肝切除概念的提出,在半肝入肝血流阻断法的基础上,肝段血流阻断法近年来得到了广泛的关注与研究。当病灶位于某一肝段时,分离出供应该肝段的肝动脉并预置阻断带,术中超声定位该肝段的门静脉分支,同时阻断此肝段的肝动脉及门静脉分支后可见到明显肝段分界线,即可精准切除病变所在肝段。一般来讲,选择性肝段入肝血流阻断更多使用鞘外阻断,因为在肝实质内多数情况下很难将鞘内的肝动脉、门静脉和胆管三者分离开。

保留肝动脉的入肝血流阻断法,即门静脉阻断法是分离出肝固有动脉后单独对门静脉进行阻断。此法优点在于保证了肝动脉供氧,有效减轻了缺血再灌注损伤,适用于肝硬化和肝功能较差的患者,且阻断时间不受严格限制。其缺点在于因术中肝断面有来自肝动脉的出血,控制效果不如联合动脉阻断。为减少患侧肝动脉出血,有学者报道了保留半肝动脉血供的入肝血流阻断法,此法既可有效减少术中出血,又能保证健侧肝脏氧供,术中操作时解剖出左、右肝动脉,行半肝切除时阻断门静脉及患侧肝动脉即可。

3. 出肝血流控制即肝静脉阻断法　肝实质离断过程中最大的难点是来自肝静脉的出血,仅靠阻断入肝血流,对来自肝静脉分支的出血控制效果并不理想。出肝血流控制是对肝静脉回流的控制,通常在半肝和选择性入肝血流阻断时联合同侧肝静脉阻断,其优点是可以减少肿瘤的血运转移。腹腔镜下联合肝静脉血流阻断似乎是理想的选择,不但可进一步减少肝断面出血保持术野的清晰,而且可降低 CO_2 气体栓塞及术中器械挤压所致的肿瘤细胞沿肝静脉转移的风险。

4. 全肝血流控制　全肝血流控制包括全肝血流阻断术和选择性全肝阻断术。标准的全肝血流阻断法最初于1966年被提出,也称肝血管完全血流阻断。通过对肝脏入肝血流和肝下、肝上下腔静脉及腹主动脉的阻断,使肝脏基本处于无血状态。其适用于肿瘤侵及下腔静脉、肝静脉汇合部或存在下腔静脉癌栓等复杂手术。全肝血流阻断的优点在于使肝脏在完全无血的情况下进行肝切除,尽可能避免了肿瘤沿肝静脉血流播散及空气栓塞。其缺点不仅是会引起较大血流动力学改变,部分患者无法耐受,而且阻断腹主动脉有引起室性心动过速,下肢、腹腔器官缺血缺氧的风险。由于膈下腹主动脉显露较困难及阻断腹主动脉带来的风险,因而有学者建立了简化全肝血流阻断法。由于无需显露解剖腹主动脉而缩短了手术时间,但不阻断腹主动脉对全身血流动力学的干扰仍然较大,对麻醉的要求较高。

随后改良全肝血流阻断法被提出,即阻断第一肝门、肝下及肝上下腔静脉,不阻断腹主动脉。相对于全肝血流阻断法,此方法虽可保证腹主动脉对相应器官的供血,但对全身血流动力学的仍有较大影响,且阻断时间受限,部分老年患者及心脑血管疾病患者无法耐受,且使用时需严密监测血流动力学变化。

鉴于全肝血流阻断较高的并发症发生率和对机体血流动力学的巨大影响,有学者提出了入肝血流阻断加肝静脉阻断法。其大致操作过程是解剖第一肝门并预置阻断带,之后解剖第二肝门处的肝静脉主干及左、中、右分支,术中阻断第一肝门的同时阻断肝静脉干或某一分支,这样就达到入肝血流及切除肝段所在出肝血流同时阻断的目的,因不阻断腔静脉,对血流动力学的影响较小,多数患者能很好地耐受。但对侵犯肝静脉和下腔静脉的肿瘤效果欠佳,且肝静脉分支的游离有一定技术难度,故推广普及存在难度。

5. 肝脏悬吊　悬吊技术作为血流阻断的补充技术,并不直接对入肝、出肝血管进行阻断,而是通过压迫肝实质,来达到减少肝内交通支的血流。常用的悬吊技术是通过建立肝后隧道,置入牵拉带后提吊肝脏,压迫肝实质减少断面出血。Belghiti首次报道了在半肝切除术中采用建立下腔静脉前隧道并悬吊肝脏技术控制出血,其要点为在肝实质与下腔静脉前方之间用长血管钳进行分离作一隧道,上方自肝右静脉与肝中静脉间穿出,将一吊带自此隧道拉出,牵拉吊带可帮助显露肝断面深部,更好地控制出血。但此方法的缺点是建立隧道困难,操作费时且有损伤肝短静脉引发出血的风险。

经肝裸区隧道肝脏双悬吊技术,即沿下腔静脉右侧肝后间隙这一无血管区建立隧道并置放两根条带的肝脏悬吊技术。相比于Belghiti提出的肝脏悬吊技术,双悬吊技术完全避开肝短静脉,具有简单、安全和控制出血效果好等优点。在右半肝肿瘤切除术中,通过左右对抗牵引条带可较易的显露肝深部的断面,收紧牵引带可控制肝断面的出血,尤其是肝静脉来源的出血。严重肝硬化患者,因为其右侧肾上腺与肝裸区实质紧密粘连,无法建立肝后隧道时此方法不适用。

此外,手术当中麻醉医生通过限制液体入量及应用利尿剂、血管活性药物等手段达到低中心静脉压($CVP<5cmH_2O$),可避免容量超负荷,防止下腔静脉张力过大,利于肝脏游离和术中肝静脉损伤出血的控制,该方法已广泛应用于开放及腹腔镜下肝切除。

(二)肝血流阻断技术时间分类

1. 持续性阻断　顾名思义持续性阻断是指切肝过程中始终阻断血流,适用于手术时间不是特别长的手术。该方法的阻断时间较为有限,如

Pringle 法的安全阻断时限一般是 15 至 20 分钟。也有学者尝试在肝硬化患者延长 Pringle 法阻断肝门时间，认为入肝血流阻断的最大时限可能超过 60 分钟。

2. 间歇性阻断 即每次阻断 15 至 20 分钟后复流 5 分钟，如此反复。可使总阻断时间达 120 分钟或更长。与持续性阻断相比，间歇性阻断明显延长了总阻断时间，为复杂的肝切除手术提供了充裕的操作时间，但尚不能完全解决缺血再灌注损伤的问题。

3. 适时阻断 即先解剖出相应血管并预置阻断带，必要时才做阻断，适时阻断最重要的意义在于动态阻断，做到收放自如，既能有效控制出血，又能将阻断时间缩短至最低。

4. 预阻断 其原理为肝脏在经过一个短暂的缺血及再灌注后，能够更好地耐受之后较长时间的缺血。血流预阻断时限通常为 5 分钟，缺血 5 分钟再灌注 10 分钟或缺血 10 分钟再灌注 10 分钟，以前者应用居多。早期研究发现心肌经过短暂的缺血后，能对其后较长时间缺血引起的损伤起到保护作用。随后，有学者证实了血流预阻断对肝脏缺血再灌注损伤也具有保护作用。

三、肝实质离断技术

肝实质离断及断面处理是肝脏切除手术的重中之重。肝切除断面的形成基于肝实质离断方法和离断层面内管道系统的处理方式。断面处理不当会导致出血、胆瘘。从早期的钳夹法、指捏法等钝性分离法到能量器械的广泛应用，肝脏实质的离断要求越来越精细。理想的肝实质离断器械不仅具备切割、分离及吸引等功能，还需具有良好的止血效果。

（一）物理法离断肝实质

1. 指捏法 指捏法是利用拇指示指将肝实质捏碎并凭手指感觉寻找断面的管道，目前已被逐步废弃。

2. 钳夹法 钳夹法则是使用肝钳压碎欲离断切面肝组织，然后在肝钳钳夹下切除肝脏。此法于 20 世纪 70 年代开始应用于临床，使用方便，只要部位选择恰当，非规则性肝切除较易完成。但此法也有明显缺点，如肝钳容易脱落引起出血，易受腹部空间限制。但对于熟练掌握钳夹法的外科医生而言，其手术时间、出血量、术后并发症等均较能量器械切肝无明显差别。

3. 水射刀 水射刀是通过特有的压力发生装置对水压精细控制，使水流通过高压导管到达喷嘴，形成细小高速的水流到达分离肝实质保留血管、胆管的作用。其特点与超吸刀相似，但断肝过程中的水雾可能会影响操作。

4. 直线切割闭合器 直线切割闭合器的出现给腹腔镜肝切除带来了巨大的进步。在腔镜手术中，对于较薄的肝组织（<1.5cm）可采用切割闭合器进行离断。其优点在于止血可靠，可有效地封闭管道的残端。其次，在分离肝脏组织时，无需将肝段血管完全分离。

（二）能量器械离断肝实质

1. 超声刀 从单极电刀等初级能量器械使用开始，精细肝切除的技术也随着离断器械的改进逐步发展。20 世纪 90 年代以来，超声刀逐步普及，其原理为超声频率发生器令金属刀头发生机械振荡，使组织内水分汽化，细胞崩解，组织被切割凝固。超声刀对于 2~3mm 的血管可以安全的凝固、闭合、离断，是国内外较常用的肝脏离断器械。目前新型超声刀已经可以凝闭直径 7mm 的血管。

2. 微波刀 国内外均有学者报道使用微波刀进行肝脏离断。术中沿预定切除线每隔 10mm 逐次插入针型微波电极，使拟切除线的肝组织形成一条的微波固化带，然后沿此带离断肝实质，其优点是出血少，但容易导致胆瘘和脓肿形成。

3. TissueLink 其主要用于组织止血和凝固。使用时该器械会自动将生理盐水喷洒在创面，尖端的设备可加热生理盐水完成电凝作用。使用常规单极电刀时组织温度超过 300℃，导致组织干燥、焦痂形成，电刀头黏附肝组织。而 TissueLink 装置中的盐溶液是流动的冷却装置，不会引起组织穿孔或打断组织。

4. 结扎速血管闭合系统（LigaSure） 其原理是利用实时反馈和智能技术输出的高频电能，结合血管钳夹力，使组织胶原蛋白溶解变性，血管壁融合形成一透明带，闭合管腔，可用于直径 7mm 的血管凝闭。

5. 氩气刀 氩气刀是利用氩气通过电极时，产生高能光束切割肝脏并凝固小血管。喷头距离切面 1cm 以上即可使组织结痂、炭化，在肝切面形成 3mm 焦痂，达到快速止血的目的。

6. 射频穿刺针　此外还有报道通过射频穿刺针（Habib 4X）进行肝脏实质的离断。

7. 单极电刀　一般配合钳夹法使用，但易形成焦痂黏附导致撕脱断面出血。

8. 百克钳　可快速切合及迅速电凝止血，电切与电凝由同一器械完成。

（三）能量复合器械离断肝实质

1. 全频超声乳化吸引刀（CUSA）　CUSA 是由振动、灌注和吸引三部分组成。中空的钛管纵行振动，捣碎肝组织，细胞碎片经灌注的盐水冲洗后再经中空钛管吸取，同时坚硬的脉管组织可以完整的保存下来。临床操作时，常先用电刀切开肝包膜后再用其离断肝实质。超吸刀优点在于可以精细的分离肝组织，减少手术的出血，最大限度地保留了肝组织，其在精细肝切除、活体及劈离式肝移植中的使用具有重要意义。

2. 彭氏多功能手术解剖器（PMOD）　彭氏刮吸刀集刮碎、顿切、吸引、电凝四大功能于一体，能解剖出肝内的管道结构，根据管道粗细不同，行电凝或钳夹处理。同步吸引及时吸除肝组织碎屑、积血保证术野清晰。

（四）肝脏断面处理

肿瘤切除后，传统的肝断面常采用褥式缝合或对拢缝合，不仅导致肝组织失活，且失活后组织坏死易导致出血、胆瘘。基于精准肝切除的理念，遵循损伤控制原则，目前对于肝脏断面而言，一般 <2mm 的肝静脉、门静脉可直接使用能量器械离断，直径 2mm 以上的血管均需在骨骼化显露的基础上再行结扎离断，5mm 以上的胆管则需采用 5-0 或 6-0 Prolene 进行妥善缝合，清晰平整的肝切面直接敞开。

四、肝脏切除围手术期综合评估管理

在现代肝脏外科手术中，围手术期综合评估管理遵循精准肝切除的外科策略，在寻求最大限度地去除目标病灶，最大限度地保留残肝功能，尽量减少手术侵袭性三点之间的平衡。围手术期综合评估管理是以患者最大化获益为根本目的，包括术前病情评估、手术规划与实施、麻醉及术后期管理。

（一）术前评估肝脏储备功能评估及目标病灶可切除性评估

评估肝脏储备功能的方法众多，各有优劣，应进行多方面综合评估。评估方法包括血清学检验、临床综合评价系统如 Child 评分、吲哚菁绿排泄试验、肝切除安全限量的个体化评估等。血清学检验包括转氨酶、胆红素、白蛋白，能大体评判术前肝功能损伤及程度，可作为非肝脏手术的术前评估，但不能作为肝脏手术术前肝脏储备功能的评估及对术后肝衰竭的预测指标。

当前，临床应用最广泛的评估方法是肝脏储备功能检测是吲哚菁绿（ICG）排泄试验。通常以注射后 15min 血清中 ICG 的滞留率（ICG-R15）作为量化评估肝脏储备功能的指标。对于 Child-Pugh 评分 A 级的正常肝脏，预留肝体积/标准肝体积比值应该 ≥30%；对于 Child-Pugh 评分 A 级的肝硬化患者，若 ICG-R15<10%，预留肝体积/标准肝体积比值应该 ≥40%；若 ICG-R15 在 10%~20%，预留肝体积/标准肝体积比值应该 ≥60%；若 ICG-R15 在 21%~30%，预留肝体积/标准肝体积比值应该 ≥80%。若 ICG-R15 在 31%~40%，只能行限量肝切除；若 ICG-R15>40% 或 Child-Pugh 评分 B 级，建议只能行肿瘤剜除术。

通过多排螺旋 CT 或 MRI 等现代影像学技术精确测量拟切除和预留肝实质的体积并计算肝实质切除率，对于合理选择手术方式和确定肝脏切除安全限量具有重要价值。目前较为常用的计算肝实质切除率的方法是肝切除术前测算患者标准肝体积，通过预留肝体积/标准肝体积的比值确定安全合理的切肝量。

（二）手术规划与实施

1. 可视化影像技术　数字医学技术和智能化手术装备的不断发展，三维重建可视化系统可迅速将 CT 二维图像转化为 3D 可视化图像。肝脏肿瘤三维可视化是指用于显示、描述和解释肝脏肿瘤三维解剖和形态特征的一种工具。它借助 CT 和/或 MRI 图像数据，利用计算机图像处理技术对数据进行分析、融合、计算、分割、渲染等，将肝脏、胆道、血管、肿瘤等目标的形态、空间分布等进行描述和解释，并可直观、准确、快捷地将目标从视觉上分离出来，为术前准确诊断、手术方案个体化规划和手术入路选择提供决策。与传统二维图像相比,可准确地显示肿瘤的大小和位置,清晰地呈现肿瘤与肝脏脉管系统的空间关系,并能发现可能的解剖变异,使术者跳出传统思维的束缚,从多角度分析手术中的情形,预先进行手术预演和精准制订手术路径,以达到完整切除病灶的目的。此外,肝脏3D打印实现了三维可视化图像向三维可视化物理模型的跨越式转变,可更好地指导复杂性肝脏肿瘤精准手术。

2. 术中荧光成像技术 吲哚菁绿(ICG)是能在肿瘤组织中长期积聚的一种荧光染色试剂,可对全肝表浅占位进行监测和显示,更加精准的显示肝段,为术中肝脏离断层面的确定及肿瘤的切除范围提供指引。2009年日本学者首次在临床中使用ICG的荧光成像对肝癌进行相关研究,研究中指出通过荧光成像技术可令肝癌达到可视化的目的。ICG荧光影像在肝脏外科领域的临床应用主要包括了ICG荧光胆道显影、肝占位ICG荧光显影和肝分段ICG荧光显影。

ICG荧光胆道显影包括经胆道内注射显影和经静脉注射显影两种方式。胆道的ICG荧光影像虽然对肝内胆道显影效果不理想,但对肝外胆道导航,肝切除术后胆漏的检测具有优势。同时减少了传统术中胆道造影的辐射。

B超、CT、MRI为主的传统定位方法对于直径<10mm的病变检出率不高,可能影响手术方案的制订及患者预后。术前ICG静脉注射,肝肿瘤荧光影像对术中确认微小的肝细胞癌位置具有指导作用。在腹腔镜、机器人手术中,由于手术空间的限制导致术者丧失触感,对浅表微小占位的发现难度提高,ICG荧光影像的作用可以弥补此方面的不足。若术中将ICG荧光影像结合术前CT、MRI、3D重建、术中B超或超声造影和术中冷冻病检,可提高深部占位的检出率及切除率。ICG对肝段的精确显影在精准肝段切除中也发挥重要作用。2008年日本学者Aoki T等首次将ICG经门静脉注射使用近红外荧光影像的方法用于鉴别肝段。目前ICG荧光影像分段方法以目标肝段是否显影分为两类。正显示法:即目标肝段有荧光影像。术中解剖分离出目标肝段门静脉,将ICG经目标肝段门静脉推注。负显示法:即目标肝段无荧光影像,其他肝段有荧光影像。先将目标肝段门静脉结扎或阻断,术中将ICG经外周静脉或中心静脉推注。该方法较正显示法难度小,不需进行门静脉穿刺,适用于腹腔镜或机器人肝切除。

(三)肝切术后管理

术后液体管理可根据患者的引流量、尿量和中心静脉压补充液体,维持液体出入量平衡,避免过度输液。根据血气分析结果,血红蛋白和乳酸等指标评估患者的内环境状态,并做及时调整。大量研究表明,控制过度液体输注与肝切除术后患者康复密切相关。控制液体入量可避免产生胸腹腔积液、感染等并发症。目前观点认为术后早期(术后5天内)应准确记录患者的液体出入量。根据液体出入量和体重的变化,适当使用利尿剂,调控围手术期的液体平衡。总液体入量控制在30~50ml/kg(体重),其中可适当补充一定的人工胶体溶液。

肝切除术的多种损伤因素可引起促炎因子过度释放,导致局部和全身炎症反应,是引起各种并发症的重要原因,严重时可能危及患者生命。通过合理的围手术期评估、监测和处理,应用一系列涵盖手术治疗全过程的优化措施,可以控制过度炎症反应及其造成的不良后果,从而保护重要器官功能,促进患者术后康复。对于具有肝硬化等基础病变、手术创伤较大的肝切除患者,建议术后合理使用激素类和水解酶抑制剂等对抗过度炎症反应的药物。

术后护肝药物的使用,可促进患者肝功能恢复。目前常用的护肝药物包括抗炎类药物、磷脂类药物、解毒类药物和利胆类药物。不同抗炎护肝药物的联合应用有可能起到更理想的抗炎护肝效果。此外,术后感染的预防和控制、纠正低蛋白血症以及营养支持都为患者的顺利恢复提供了有力保障。

(四)快速康复外科在肝切除术后的应用

加速康复外科(enhanced recovery after surgery, ERAS)是基于循证医学依据的一系列围手术期优化处理措施,控制围手术期病理生理学反应,减少手术创伤和术后应激,实现外科术后充分止痛、早期活动以及促进器官功能恢复,从而减少术后并发症、促进患者康复、缩短住院时间以及节省医疗费用。目前国内外有关ERAS肝切除的应用研究文献报道较少,只有初步的临床实践和经验。

肝脏外科的ERAS策略贯穿术前、术中及术后的整个围手术期。术前项目包括:术前肝脏储备功能评估、手术规划、术前宣教、营养支持、术前肠道准备、抗焦虑用药和术前抗生素使用等方面。术中项目包括:麻醉选择、手术方式选择、肝脏血流控制策略、肝实质离断技术、术中低体温预防和引流管放置等方面。术后项目包括:阵痛模式选择、围术期抗血栓治疗、术后防治恶心和呕吐、围术期液体管理、调控炎症和应激反应、防治术后腹腔积液、早期拔除引流管、早期恢复饮食和活动等方面。

与传统围手术期处理相比,围手术期使用ERAS策略明显降低肝切除术后一般并发症的发生率,但肝切除术特有的并发症发生率并无明显减少,如出血、胆瘘、肝衰竭等。值得注意的是术前客观评价肝脏功能状态、合理设计肝脏切除方式、精准操作外科手术是降低外科并发症发生率的关键措施,ERAS临床策略并不能代替精准的手术操作。

五、其他类型肝切除及其技术

(一)前入路肝切除

传统的肝切除方法是先离断需要切除的肝脏周围韧带,游离出切除的肝脏后,进行肝叶切除。但是当肿瘤巨大紧密粘连甚至侵犯膈肌或相邻器官时,术野显露极为困难。肿瘤侧支循环又极丰富,按常规方法切肝常可能造成不可控制的出血,而强行分离紧密粘连或受侵器官,常难完整切除肿瘤,易致肿瘤组织残留或脱落种植。这种先离断肝脏,再分离粘连和切除受累相邻器官和组织的方法称为前入路肝切除术。手术过程与常规肝切除术相反,又称逆行肝切除术。

前入路肝切除主要适应证有:肝肿瘤巨大或与膈肌广泛粘连,显露不良易致不能控制的出血者;肝肿瘤与邻近器官如胃肠道、肾上腺、肾脏广泛紧密粘连;肝肿瘤覆盖第一肝门并有粘连但未侵犯肝门静脉与胆管主干;累及下腔静脉的中央型肝脏肿瘤;特殊部位的肝肿瘤如尾状叶。其主要优点有肝切除过程中减少对肿瘤的挤压翻转,减少肿瘤血行转移及脱落种植转移;增加手术切除率,对于膈肌胃肠道及周围组织广泛侵犯粘连

者可先切断肿瘤血供,再搬动受侵器官手术切除;减少术中引起大出血和空气栓塞的机会,减少因旋转肝脏引起的肝脏缺血;对一些肝硬化患者可不阻断入肝血流,最大限度保护术后肝功能。

(二)两步法肝切除

手术切除是肝癌的最佳治疗方式,但初诊肝癌的可切除率仅为15%~30%。临床上很多肝癌患者都有长达数十年的肝炎病史,伴有严重的肝硬化,肝脏代偿能力差,难以承受规则半肝切除,勉强切除会导致肝功能衰竭以至于死亡。对于伴有肝硬化的肝癌患者,如果预计手术后剩余的肝脏体积小于40%,则被认为是肝切除术的禁忌。目前逐步发展起来的二步法肝切除给这类患者提供了手术根治性切除的可能。二步法肝切除包括门静脉栓塞(portal vein embolization,PVE)后肝切除、联合肝脏离断和门静脉结扎二步肝切除术(associating liver partition and portal vein ligation for staged hepatectomy,ALPPS)。两者都是通过阻断肿瘤侧的血供,增加正常侧的肝脏血液灌注,进而促进健康侧的肝脏增大,从而达到手术要求,二期切除肝脏肿瘤。但其远期疗效尚不明确,手术风险较大。对于肝硬化基础患者肝脏代偿增生欠佳,存在健康侧肝脏体积仍无法增大到手术要求或等待肝脏增生过程中肿瘤进展的风险,进而导致失去二次手术机会。目前对于二步法肝切除仍存在较大争议。

(三)体外肝切除

研究报道采用离体切除加自体移植的方法来切除重建下腔静脉,并由此衍生出体外肝脏外科技术概念。体外肝脏外科手术最早出现于20世纪80年代。全球首例体外肝切除和自体残肝原位移植手术于1998年完成,该手术采用肝脏冷灌注技术进行肝脏体外保存,同时切除胃血管平滑肌肉瘤肝脏巨大转移瘤。从最初的全离体肝脏切除,逐步衍生出半离体肝脏切除。与全离体肝脏切除离断第一肝门不同,半离体切除术的技术要点为术中保留第一肝门结构完整,经门静脉插管行低温灌注,在门静脉下腔静脉之间建立体外转流,只切断肝上和肝下下腔静脉,将肝脏移出体外,置于4℃环境下进行病灶切除,再重新吻合肝上和肝下下腔静脉。体外肝切除技术主要适用于肿瘤或包虫病等良恶性病灶侵犯下腔静脉、肝静脉的肝切除术中。

六、肝脏血管重建技术

肝脏切除目前已无手术禁区,对于特殊部位的肝脏肿瘤切除,不但要求高超的切除技术,也需要术者具备完善的重建技术。血管重建技术主要包括对门静脉、肝动脉、肝静脉及下腔静脉的重建。

伴有门静脉重建的肝切除术多用于肝门部肿瘤浸润的患者。门脉右支一级分支较短,切除后可直接吻合,左支自起始部至矢状部基本裸露于肝外,若切除部分过多,则需补片修补或行静脉移植。门静脉右支长度较短,充分游离在切除完成前较为困难,故重建通常在肝切除完成后进行,若先行重建则游离背侧的尾状叶时容易导致血管张力增加、发生扭转。门脉重建时,阻断时间一般为 20 分钟。安全的门脉阻断时间是 30 分钟,如果合并肠系膜上动脉同时阻断则阻断时间可延长至 45 分钟。阻断若超过 60 分钟则较危险,应采用转流的方法减轻肠管淤血。为应对口径差异,重建多可采用楔形或纵行切开等方式。大隐静脉较容易切取,故多用作补片静脉。此外,髂外静脉的口径和长度也适用于门脉重建,也有报道采用左肾静脉进行重建的个案。补片静脉缝合顺序多由十二指肠侧向肝侧吻合,采用 5-0 或 6-0 的 Prolene 线连续缝合的方法,最后结扎时预留 3~5mm 的生长因子。

通常进行半肝以上的肝切除合并残肝动脉切除时,需行动脉重建。胆管血流的动脉依存性较高,若无动脉供应则易引发胆管空肠吻合口瘘或肝脓肿等并发症,致死性肝功能衰竭的发生率也会增加。对于左、右肝动脉而言,是否采用移植血管取决于动脉支是否有足够长度供吻合。肝动脉切除重建时可以利用胃十二指肠动脉,即切断胃十二指肠动脉,剥离肝总动脉或使肝固有动脉有足够长度与肝右或肝左动脉行端端吻合。此外,也可取较长的一段胃十二指肠动脉前支,将其切断、翻转后进行重建。另外也有采用胃网膜右动脉重建的报道。因重建的肝动脉在肝切除时会被牵拉扭转,增加血栓形成风险,故一般在肝切除完成后再行重建较为安全。

在肝切除过程中,相较门脉出血,肝静脉的出血更难控制。单纯封扎或切断会造成肝脏局部淤血,肝静脉的重建对于残肝功能的保留具有重要作用。肝静脉重建的方法包括移植血管置换、补片移植和直接吻合。一般 3cm 以上的静脉切除需要间置移植血管,2cm 以下可行端端吻合。端端吻合术式简单,只要确认吻合口血管无张力即可。若血管张力过大,则可通过游离右半肝来减张。

下腔静脉的重建包括下腔静脉的合并切除、下腔静脉内外栓的处理和术中损伤修补三种情况。重建成功的关键在于对重建部位进行安全可靠的全肝血流阻断、保持吻合口长期良好的开放性及防治肺栓塞的发生。下腔静脉重建包括肾上下腔静脉、膈下肝上下腔静脉、膈上下腔静脉三个部位重建,方法有单纯缝合、补片缝合及人造血管置换。此外也有报道采用体外切除肿瘤后重建腔静脉的方法来完成肝切除术。

七、腹腔镜肝切除

腹腔镜手术具有切口创伤小、术后恢复快等优势。腹腔镜技术在肝脏疾病中的应用日渐广泛。早期腹腔镜手术适应证仅限于孤立结节、病变直径小于 5cm,位于肝 II ~ VI 段。随着腹腔镜肝切除术的逐渐开展和技术水平的不断进步,腹腔镜肝切除术的适应证不断扩大。我国 2013 版《腹腔镜肝切除专家共识与手术操作指南》将适应证描述为:①良性疾病,包括有症状或直径 >10cm 的肝海绵状血管瘤,有症状的局灶性结节增生、腺瘤,有症状或直径 >10cm 的肝囊肿以及肝内胆管结石等。②恶性疾病,包括原发性肝癌、继发性肝癌及其他少见的肝脏恶性肿瘤。病患是否适合行腹腔镜肝切除应结合病变或肿瘤的大小和位置、操作空间和难度、自身经验与水平而灵活掌握。手术的关键是将患者的安全放在第一位。

我国与国外指南界定的腹腔镜肝切除术禁忌证相一致,包括不能耐受气腹者、腹腔内粘连难以暴露分离病灶者、病变紧贴或直接侵犯大血管者、病变紧贴三个肝门者、肝门部受侵犯或病变本身需要行大范围的肝门部淋巴结清扫者。原发性肝癌自发破裂出血者因有导致肿瘤腹腔内播撒的风险,不建议行腹腔镜下手术。近年来,随着腹腔镜肝切除技术水平的提高和经验的积累,一些以往曾被认为是禁忌证的情况,诸如双侧或中心性生长肿瘤、紧贴或直接侵犯大血管、紧贴第一、第二或第三肝门或需要行大范围的肝门部淋巴结清扫者,现虽未被国内外指南纳入适应证范围,但已被较多有丰富经验的肝脏中心所突破。但就具体病例而言,对复杂病例仍需采取个体化原则,谨慎选择。

行腹腔镜时,如出血难以控制或患者难以耐受气腹,或因暴露不佳、病灶较大等情况切除困难时,应立即中转开腹手术。中转开腹前采用压迫、血流阻断等方法对出血进行一定程度的控制,可以降低手术风险。此外,临床影像学资料和动物实验均证实腹腔镜肝切除术过程中体内 CO_2 气体栓塞的存在,术中需密切监测。

(一)腹腔镜肝切除发展历程

腹腔镜肝切除术最早在 1991 年由美国妇科医生 Reich 报道,三例病灶均为肝脏良性肿瘤,手术方式为肝脏浅表小肿瘤的局部切除。我国腹腔镜肝切除术最早于 1994 年报道,手术方式为左肝外叶切除术。发展初期,腹腔镜肝切除手术主要针对位于肝脏边缘的良性肿瘤。对于较大肝段或肝叶切除,仍为手术禁忌。初期阶段断肝器械、断面止血器械及出血控制手段均不成熟。

腹腔镜的手术范围逐渐扩大,逐步出现腹腔镜下肝段切除、左肝外叶切除等难度相对较大的腹腔镜肝脏切除术。手术方式逐步向解剖性切除发展。此外,这一阶段腹腔镜肝脏切除术手术适应证也由早期的肝脏良性肿瘤向恶性肿瘤扩展。国内于 2002 年首次报道了腹腔镜下解剖性左半肝切除,为我国大陆最早行半肝切除的病例。2005 年腹腔镜右半肝切除,右三叶切除陆续报道,将我国大陆地区腹腔镜肝切除术的适应证扩大至肝三叶切除。2013 年,我国首例全腹腔镜下的联合门静脉结扎和肝实质离断二步肝脏切除(ALPPS)手术成功实施。近年来,腹腔镜肝切除在活体供肝获取中也有应用。

(二)腹腔镜肝切除技术存在问题及展望

与开腹肝切除术一样,术中出血是腹腔镜肝切除术的主要问题之一,而且比开腹状态下更难控制。术中大出血常常是腹腔镜肝切除失败的主要原因。在腹腔镜肝切除术中如何准确、安全、有效的控制肝脏血流,降低术中出血是关键。同开腹肝切除术相同,腹腔镜肝血流阻断技术也包括入肝血流阻断、全肝血流阻断、区域性血流阻断

等。在腹腔镜肝切除术中最为常用的为入肝血流阻断法,即 Pringle 法。此法无需解剖,方便省时,是目前最常用的肝血流阻断技术。

腹腔镜下断肝方法有很多种,包括使用普通电刀、彭氏多功能手术解剖器、微波刀、超声刀、切割器等进行断肝,每种断肝方法都有一定的优缺点,可根据术者的习惯来选择。此外,腔镜下超声的使用对肝脏切除技术的发展起到了至关重要的作用。肝脏深部的小肿瘤,术中难以触及定位,利用术中超声定位准确,不仅可以判断肿瘤的数目、位置、深浅、肿瘤及周围管道的关系,还能了解肿瘤周围有无子灶,为手术方式和切除范围的选择提供可靠依据。术中超声不仅可以帮助外科医生诊断,同时在治疗方面也广泛应用,如术中超声定位下穿刺活检、注药等介入性治疗。

由于腹腔镜外科的局限性,肝脏某些部位的病变经腹腔镜切除存在难度大、风险高、操作复杂等问题,难以广泛开展。此外,尽管国内外研究一些结果表明腹腔镜肝切除治疗恶性肿瘤是安全可行的,但缺乏长期随机对照研究支持。肝脏恶性肿瘤行腹腔镜手术是否安全,仍存在一定争议。在密闭的气腹状态下,能量器械离断肝脏中过程中是否会造成肿瘤细胞播散,腔镜下淋巴结清扫程度能否彻底,以及是否增加切口肿瘤种植风险等问题均有待进一步证实。腹腔镜肝切除术在肿瘤治疗的远期疗效是否可以达到开放手术的效果,也需要更长期的前瞻性对照研究来证实。随着各方面的深入研究和腔镜技术的不断完善,腹腔镜能胜任更加复杂的手术操作,成为肝脏外科手术的重要组成部分,在肝脏肿瘤的诊断和治疗方面具有广阔的应用前景。

八、精准肝切除概念的提出

进入 20 世纪后期,单纯追求手术治疗的物理效果不再是外科手术的终极目标,对手术质量的评估已转为"最小创伤侵袭、最大脏器保护和最佳康复效果"的多维度综合考量。精准外科理念在肝脏外科的应用即为精准肝切除。

精准肝切除的外科策略的实施要求多项技术支持。术前超声、CT、MRI 等多种影像学检查手段的综合应用能够精确评估肝脏病变范围、恶性肿瘤分期及良性病变分型,同时准确了解肝内

复杂管道分布、走行、变异及其与病灶的毗邻关系。术前对肝脏功能的评估也由传统半定量式的Child评分转变为ICG 15分钟滞留率联合计算机辅助的肝脏体积精确评估,为确定肝切除安全限量和适当的切除范围提供了可靠依据。术中按照解剖间隙离断肝实质,通过能量器械的使用可以有效降低术中出血,准确完成肝脏切除。创伤控制外科的理念和技术在肝脏外科领域广泛渗透,降低剩余肝脏损伤并控制全身性创伤反应成为现代肝脏外科准则。腹腔镜肝切除和机器人肝切除具有切口小等优势,虽然其技术要求较高、普及尚不广泛,但其为精准肝切除开辟了新的道路。

精准肝切除的外科策略包括以下几点:①彻底清除目标病灶,主要通过精确评估目标病灶范围,对不可切除肿瘤进行降期处理,可切除病灶术中遵循无瘤原则。②最大限度保护剩余肝脏,该策略依赖于肝切除安全限量的个体化评估、增加剩余肝脏功能性体积以及保护剩余肝脏结构和功能来实现。③最大限度减低手术创伤反应,控制术中出血、减轻组织损伤以及加速机体康复。

精准肝切除基于上述三个基本策略的实施,体现以最小创伤侵袭和最大肝脏保护获得最佳康复效果的人文外科理念和微创化外科准则。精准肝切除理念和技术的应用将会进一步显著改善肝脏外科病患的预后和生活质量。

（陈规划）

参 考 文 献

1. 陈规划. 肝脏肿瘤外科学. 北京:人民军医出版社, 2001.
2. 吴孟超. 肝癌外科治疗的近期进展. 中国普外基础与临床杂志, 2006, 13(2):125-128.
3. 董家鸿. 精准肝切除的技术特征及临床应用. 中华实用外科杂志, 2015, 8(30):638-640.
4. 周伟平. 经腹腔镜肝叶切除首例报道. 肝胆外科杂志, 1994, 2(2):82.
5. de Santibanes E, Clavien PA. Playing Play-Doh to prevent postoperative liver failure: the "ALPPS" approach. Ann Surg, 2012, 255(3):415-417.
6. Cherqui D, Soubrane O, Husson E, et al. Laparoscopic living donor hepatectomy for liver transplantation in children. Lancet, 2002, 359(9304):392-396.
7. Koffron AJ, Kung R, Baker T, et al. Laparoscopic-assisted right lobe donor hepatectomy. Am J Transplant, 2006, 6(10):2522-2525.
8. Suh KS, Yi NJ, Kim J, et al. Laparoscopic hepatectomy for a modified right graft in adult-to-adult living donor liver transplantation. Transplant Proc, 2008, 40(10):3529-3531.
9. Giulianotti PC, Coratti A, Angelini M, et al. Robotics in general surgery: personal experience in a large community hospital. Arch Surg, 2003, 138(7):777-784.
10. Buchs NC, Oldani G, Orci LA, et al. Current status of robotic liver resection: a systematic review. Expert Rev Anticancer Ther, 2014, 14(2):237-246.
11. 吴孟超. 原发性肝癌外科治疗的若干问题. 中华普外科手术学杂质:电子版, 2009, 3(4):691-694.
12. 樊嘉. 原发性肝癌外科治疗的进展. 中国普外基础与临床杂志, 2009, 16:257-259.
13. Imamura H, Matsuyama Y, Tanaka E, et al. Risk factors contributing to early and late phase intrahepatic recurrence of hepatocellular carcinoma after hepatectomy. J Hepatol, 2003, 38(2):200-207.
14. Hasegawa K, Kokudo N, Imamura H, et al. Prognostic impact of anatomic resection for hepatocellular carcinoma. Ann Surg, 2005, 242(2):252-259.
15. Poon RT, Fan ST, Ng IO, et al. Significance of resection margin in hepatectomy for hepatocellular carcinoma: A critical reappraisal. Ann Surg, 2000, 231(4):544-551.
16. Grazi GL, Cescon M, Ravaioli M, et al. Liver resection for hepatocellular carcinoma in cirrhotics and noncirrhotics. Evaluation of clinicopathologic features and comparison of risk factors for long-term survival and tumour recurrence in a single centre. Aliment Pharmacol Ther, 2003, 17 Suppl 2:119-129.
17. Pringle JH. V. Notes on the Arrest of Hepatic Hemorrhage Due to Trauma. Ann Surg, 1908, 48(4):541-549.
18. Heaney JP, Stanton WK, Halbert DS, et al. An improved technic for vascular isolation of the liver: experimental study and case reports. Ann Surg, 1966, 163(2):237-241.
19. Huguet C, Nordlinger B, Galopin JJ, et al. Normothermic hepatic vascular exclusion for extensive hepatectomy. Surg Gynecol Obstet, 1978, 147(5):689-693.
20. O'Rourke N, Fielding G. Laparoscopic right hepatectomy:

surgical technique. J Gastrointest Surg, 2004, 8 (2): 213–216.

21. Reich H, McGlynn F, DeCaprio J, et al. Laparoscopic excision of benign liver lesions. Obstet Gynecol, 1991, 78 (5 Pt 2): 956–958.

22. Azagra JS, Goergen M, Gilbart E, et al. Laparoscopic anatomical (hepatic) left lateral segmentectomy-technical aspects. Surg Endosc, 1996, 10 (7): 758–761.

23. Dulucq JL, Wintringer P, Stabilini C, et al. Laparoscopic liver resections: a single center experience. Surg Endosc,

2005, 19 (7): 886–891.

24. Zhang YB, Hong DF, Fan XM, et al. Percutaneous Microwave/Radiofrequency Ablation Liver Partition and Portal Vein Embolization for Planned Hepatectomy for Colorectal Liver Metastases with Insufficient Future Liver Remnant. Zhonghua Zhong Liu Za Zhi, 2017, 39 (7): 545–546.

25. Cha C, Fong Y, Jarnagin WR, et al. Predictors and patterns of recurrence after resection of hepatocellular carcinoma. J Am Coll Surg, 2003, 197 (5): 753–758.

第八章 胆道疾病

第一节 胆石症研究的过去、现在与未来

胆石症是一种常见病。公元前 1500 年的古埃及木乃伊胆囊内约 30 枚胆石，以及我国马王堆出土的西汉女尸（公元前 206）胆囊结石可能是迄今发现最古老的胆石。15 世纪末，佛罗伦萨的 Benivenius 医生描述一名长期患有肝区疼痛的女性，尸检发现肝脏下方小囊内有形状颜色不一的细小结石，并推测为其死亡原因。可见胆石症是我国乃至世界范围的历史悠久的疾病。

胆石症的手术治疗可追溯到 1743 年 Petit 的胆囊造瘘术。受 19 世纪麻醉、抗菌等外科领域技术进步的推动，1882 年 7 月 15 日德国 Langenbuch 施行第一例胆囊切除术，奠定了手术治疗胆石症的基础，从此手术成为胆石症治疗的主体，延续至今。1987 年法国的 Mouret 施行第一例腹腔镜胆囊切除术，部分取代了 Langenbuch 传统开腹手术，成为当前胆石症治疗的"金标准"。然而，胆石症的防治研究一直未停止，其较高的发病率，手术治疗的创伤性，及其未知的对机体生理干扰的担忧，成为不断推动胆石症研究的动力，希望能通过非手术方法来治疗胆石症，更希望预防胆石症的发生，解决人类对胆石症的困扰。

一、早期研究

尽管在 19 世纪 Langenbuch 奠定了胆囊切除根治胆石症的指导思想和实践，但是人类对胆石症的认识在 20 世纪仍处于朦胧阶段。Aschoff（1909）提出胆道病理学，最先提出胆石分类，以胆流不畅解释临床症状，并以代谢因素作为胆囊结石的病因机制。关于胆固醇的化学研究，是在更早的年代从胆囊结石的研究开始。Fourcroy（1789）从尸体解剖的胆囊结石中提取一种晶形物，Chevreul（1815）用氯化钾溶液煮沸不见溶解，称为难溶物，名 cholesterine，希腊字 steros 表示坚硬的意思（翻译为固），后得知为醇，Windaus（1932）才确定其分子结构，现在称其为胆固醇即来自此。

国内受西方医学的影响，先期以为胆管结石都是从胆囊而来，或者认为原发性胆管结石是胆囊切除后才发生。20 世纪 50 年代中期，国内文献开始提出不同于西方含义的原发性胆管结石。广东梁伯强（1937）报道华支睾吸虫可致胆管结石。中国香港 Digby（1930）认为结石含胆红素。侯宝璋（1954）报道肝内结石源于细菌感染。Maki（1957）报道胆管结石核心有蛔虫卵。王训颍（1963）解剖各地搜集的胆石，发现结石核心中含蛔虫尸体及虫卵，达 84% 的阳性率。杨嘉良（1942 年冬）在急性胆囊炎手术时发现胆总管内蛔虫。冉瑞图、黄志强和杨振华分别较早报道胆道蛔虫病。1942 年，杨振华最早报道了 19 例胆道蛔虫病。1957 年，王训颍、刘福龄、唐之曦等报道 402 例胆道蛔虫病，可能是最多的病例。至 1968 年的 Small 三角和 1966 年的 Maki 学说问世，此后的胆固醇结石和胆色素结石探索步入当代的胆石症研究。

二、胆石症的流行病学与危险因素的研究现状

胆石分为胆固醇结石和胆色素结石两大类，其在发病机制、临床表现、治疗和预后等方面都有各自特点。胆固醇结石主要位于胆囊，经胆囊管移行，可形成继发性胆管结石，其形成与脂类代谢紊乱有关。胆色素结石包括原发性肝胆管结石和原发性胆总管结石，发病机制涉及胆道蛔虫病和

胆道感染等因素。国际上,尤其是欧美国家,多数是胆囊胆固醇结石,胆色素结石集中在东南亚地区,尤其我国南部和西南地区。国内胆石症类型从 20 世纪 80 年代后出现了较大变化(见后述)。由于世界胆石症类型分布的特点,胆固醇结石发病机制的研究进展较深入,胆石症危险因素的研究大多是关于胆固醇结石。

胆石症的流行病学研究有助于了解胆石症的发病现状和探索发病机制,是制订胆石症防治策略的基础。

(一)部分国家和地区的胆石症发病率

较大样本胆石症人群发病率的调查研究显示:胆石症的发病率在不同时段、不同地区存在差异,以欧美国家发病率为高。世界上最高发病率的是美国女性印第安人,达 64.1%。美国胆石症发病率在白种人男性为 8.6%,女性为 16.6%,墨西哥裔美国人中,男性为 8.9%,女性为 26.7%。欧洲的发病率为 11%~20%。亚洲的发病率较低,为 4%~15%,非洲苏丹的发病率低至 5.2%。

(二)国内胆石类型的转变及一些地区的胆石症发病率

国内胆石症在相当长的时期内以胆色素结石为主。为探索中国人胆结石的特点,了解我国胆石症的实际类型和分布,中华医学会胆道外科学组于 20 世纪后期组织了两次全国胆石症住院患者的调查。第一次胆石症临床调查自 1983 年 7 月 1 日至 1985 年 6 月 30 日,全国 26 个省市自治区 146 所医院总计 11 342 例手术胆石症例。为期 2 年的结果显示,胆石症患者占普通外科住院总数的 10.05%,据此认为胆石症是一种常见病。胆石类型中,胆囊结石占 52.8%,胆囊和胆总管结石占 11.0%,而原发性肝内外胆管结石为 36.2%,低于 20 世纪 60 年代的 50%。胆囊结石与胆管结石之比为 1.5∶1,较 20 世纪 70 年代的 0.9∶1 有了显著增加,北京、上海和天津的比值更是达到了 3.4∶1、3.2∶1 和 4.5∶1。这项研究说明我国的胆石类型已经从 20 世纪 80 年代开始,从胆管结石转向胆囊结石,而且这一转变首先从大城市开始。第二次调查自 1992 年 1 月至 12 月,共 7 个省市 33 所医院总计 3 911 例胆石手术病例。相隔十年后的胆石症收治率增加到 11.53%。胆石症的类型进一步向胆囊结石转变。胆囊与胆

管结石之比上升至 7.36∶1,胆固醇结石与胆色素结石之比从 1.4∶1 上升至 3.4∶1。约 80% 的结石分布于胆囊内,以胆固醇结石为主,以胆色素为主的胆管结石仅占 10%。第二次调查结论有 7 点:①收治率增加,有随年龄增加趋势,女性与男性之比增加(从 2∶1 增至 2.57∶1);②胆囊结石与胆管结石之比增加(从 1.5∶1 增至 7.36∶1);③胆固醇与胆色素结石之比增加(从 1.4∶1 增至 3.4∶1);④结石类型与部位相关;⑤影响结石部位与类型的因素是年龄、性别、职业及饮食成分;⑥胆道蛔虫感染及胆道感染下降,与胆石部位及类型的改变相关;⑦胆石症死亡占普外较大比例(5.33%),与胆石伴发胆囊癌以及胆管结石并发症相关。除第 5 点以及第 7 点部分强调要重视胆管结石的诊治外,其余都表示胆囊结石病例增加的特点。

(三)胆石症发生的危险因素

认识胆石症的危险因素可以向人们启示预防胆石症的途径和重点。胆石症的危险因素多指胆固醇结石,在 20 世纪主要见于欧美国家,因而在英语单词中,将胆石症与"F"相连。开始认为其危险因素具有"3F"特征,即 fat(肥胖)、female(女性)和 forty(40 岁),以后又增加 family(家族史)、fertile(多生育),成为"5F"。两个 F 涉及女性激素,表示女性高发。通常分析胆石发病的危险因素从年龄、性别、种族、遗传、地理、饮食、活动、肥胖和体重快速降低等因素展开。

胆石症的危险因素从疾病总体而言,包括环境因素和遗传因素。环境因素主要表现在饮食方面。高能量食物,即高碳水化合物、高脂肪、高蛋白、低食物纤维的食物导致肥胖等代谢综合征疾病,明显地成为发生胆石症的危险因素。我国从 20 世纪 80 年代开始的胆石症类型转变以及发病率的升高与生活水平提高、高能量食物的摄入有很大关系(见后述胆固醇结石病与代谢综合征),饮食结构的改变起很大作用。环境因素还包括感染因素,胆色素结石的胆道蛔虫病和胆道华支睾吸虫感染,胆囊结石也涉及螺杆菌、伤寒杆菌等感染因素(见后文感染、炎症与免疫的作用,及胆红素钙沉淀 – 溶解平衡学说、胆道寄生虫病的作用)。

胆石症的遗传性从 20 世纪早期就受到关注。

5F 的 family（家族史）就是表示遗传。2002 年费健等报道胆石症 93 个家系共 563 人的研究，发病 304 人，患病率 54.0%。2005 年秦俭等报道 135 个家系的患病率为 53.2%。一个 4 代大家系 113 人，发病 33 人，患病率 29.2%，Ⅱ代与Ⅲ代患病率为 52%，一级亲属遗传度为 86.38%±46.46%。研究显示：①双亲之一或两者均为胆石症的家系占 74.2%，表示父母双方均对子代的发病产生影响；②同胞患病率达 58.0%，即超过一半同胞发病，双生子都发病；③有多个同胞发病而亲代无胆石症，估计是由于环境因素，而外显不全所致。这些特点表示胆石症为多基因遗传病，常染色体显性遗传。发病多在 35 岁以后，表示为延迟遗传。此外，胆石症还存在部分母系遗传特征，母亲患病的子女多数有胆石症，母亲传递胆石症的作用显著大于父亲，女性后代有较高的发病率，而男性后代不发病。通过 96 个胆石症家系线粒体 DNA 的分析，显示线粒体 DNA B4b1 单体型亚群是胆囊结石病的易感因素。Nakeeb 等对美国 358 个胆石症家系 1 038 人的症状性胆石症危险因素关联研究显示，女性相对危险度（relative risk，RR）8.8，肥胖（体重指数 >30）的 RR 为 3.7，50 岁以上的 RR 为 2.5，家族史（一级亲属有胆囊切除术史）的 RR 为 2.2。其症状性胆石症的基因遗传度为 29%，年龄和性别变量可解释 9.3% 的表型变异。43 141 对瑞典双胎资料研究发现，同卵双生子发生胆囊结石的一致性为 15%~29%，异卵双生子为 10%~15%，遗传因素占胆囊结石发病的 25%。线粒体 DNA 研究、家系研究和双生子研究都支持胆石症的遗传因素。随着 20 世纪末分子生物学的发展和对人类基因组的研究，胆石症的相关基因研究在动物模型和胆石患者都得到了长足的发展，在胆固醇结石和胆色素结石都取得一定结果（见后文全基因扫描和重点相关基因）。

三、胆石的类型及其发病机制研究现状

（一）胆囊胆固醇结石的发病机制

探索胆石症发病机制的核心思想是胆汁胆固醇的含量超过胆汁酸和磷脂的溶解能力，成为胆固醇过饱和胆汁。此后，通过一系列的胆汁成核实验，运用电镜观察到胆汁胆固醇单体从聚焦成单个小囊泡，聚集融合，成为多囊泡，不断增大，最后形成胆固醇结晶的全过程。胆汁胆固醇、磷脂、胆汁酸是主要的脂类成分，是影响胆固醇溶解的主要因素，因此，胆汁脂类分泌也成为胆石研究的重要组成。胆汁脂类分泌、胆汁成核以及胆囊功能构成了胆石发病机制的主要研究方向。

1. **肠肝轴胆固醇代谢异常**　肝脏是形成胆汁的器官，胆囊储存胆汁并形成胆石症病灶的解剖部位，小肠吸收胆汁中胆固醇与胆汁酸。整个肠肝轴对胆固醇、胆汁酸的代谢过程及发生胆囊结石非常重要。通过肝脏胆固醇代谢相关基因研究显示，胆石症患者胆小管侧膜的胆固醇转运蛋白——腺苷三磷酸结合盒（ATP binding cassette，ABC）G5/G8 和高密度脂蛋白受体——B1 型清道夫受体（scavenger receptor B type 1，SRB1）的基因与蛋白表达增加，表示胆固醇在肝细胞的摄取与转出是导致胆汁胆固醇分泌增加的主要环节。此外，胆石患者小肠细胞顶端膜上尼曼匹克 C1 样蛋白 1（Niemann Pick C1 like 1 protein，NPC1L1）基因和乙酰辅酶 A：胆固醇转乙酰酶 2（acyl coenzyme A：cholesterol acyltransferase 2，ACAT2）基因表达增加，NPC1L1 负责小肠胆固醇的摄取，ACAT2 负责小肠细胞内胆固醇的酯化，两者都与胆固醇在小肠细胞内的转运有关。以上显示，胆石患者肠肝轴胆固醇的代谢变化涉及胆固醇在细胞内的转运。近期，Portincasa 等概括胆石形成的 5 个关键环节：①*LITH* 基因和遗传缺陷；②肝脏胆固醇高分泌，持续胆汁胆固醇非生理性过饱和；③小肠胆固醇吸收增加；④胆固醇相转变加速，即成核；⑤胆囊病理性改变，包括胆囊动力紊乱形成持续胆汁淤滞，胆囊免疫性炎症，胆囊黏蛋白分泌增加和胆囊腔内黏蛋白胶积聚。

2. **胆囊功能异常**　胆囊收缩功能异常是胆石形成的条件之一。胆囊舒张与收缩功能的紊乱，使胆固醇过饱和胆汁不易排出，提供胆固醇结晶形成及胆石生长的环境，成为促进胆石症发生的因素。胆囊舒张收缩功能减弱的相关因素有：①胆固醇沉淀在胆囊平滑肌，影响胆囊收缩素（cholecystokinin，CCK）受体的信号传递；②胆囊 CCK 受体数减少，对 CCK 反应减弱；③胆囊炎症和纤维组织增生。餐后胆囊再充盈（即胆

囊舒张）受纤维细胞生长因子19及G蛋白偶联胆汁酸受体的调节，可能在胆石症发生中起一定作用。

正常胆囊黏膜摄取胆汁水分以及胆固醇和胆汁酸等成分。肝脏每天分泌800~1 000ml胆汁，而胆囊容积仅20~30ml，因此胆囊浓缩功能极其重要。胆囊黏膜摄取水分由水通道蛋白（aquaporin，Aqp）完成。小鼠胆石模型显示，成石胆囊浓缩功能减退与Aqp1和Aqp8蛋白表达降低相关。胆囊黏膜吸收胆固醇，在一定程度上调节胆汁胆固醇饱和度。胆石患者胆囊的胆固醇摄取蛋白以及代谢相关蛋白的表达可能异常，直接参与了成石，如三磷酸腺苷结合盒（ATP binding cassette，ABC）G5/G8蛋白、尼曼匹克C1样蛋白1（Niemann Pick C1 like 1，NPC1L1）、ABCA1、ABCG1等。

3. 胆固醇成核异常　胆固醇单水结晶形成即胆汁的成核过程，是胆固醇结石形成的初始阶段。它需要两个条件：胆汁胆固醇的过饱和与胆汁中成核因子的活性异常。研究表明，胆固醇结石患者和对照组胆汁中都存在抗成核活性和促成核活性的两种蛋白，所不同的是胆石症患者促成核活性大于抗成核活性，从而导致成核过程迅速发生。促成核的蛋白主要有黏蛋白、转铁蛋白、IgA、IgG、IgM中与刀豆球蛋白结合者、氨肽酶N和33.5kD的泡蛋白，还有钙离子和游离脂肪酸等成核物质。抗成核蛋白较少，代表性的是载脂蛋白A1和A2，以及74kD分泌型IgA、15kD和16kD的蛋白等。近期，成核研究关注骨桥蛋白，它是1979年研究恶性肿瘤转化时所发现，为非胶原性、磷酸化的骨基质糖蛋白。上海华山医院的体外研究发现，骨桥蛋白延长成核时间，抑制钙离子的促成核作用；在豚鼠胆石模型的成石开始时，其在胆囊和肝脏表达增加，胆汁和血液的浓度也增加，在成石后期，其表达和浓度都降低。骨桥蛋白的抗成核作用可能与整联蛋白av和钙相关。日本Osaka的Kinki大学医学院研究组采用免疫组化的方法显示，从胆囊上皮或胆囊巨噬细胞来源的骨桥蛋白，可能作为胆囊色素石基质的蛋白，也成为胆固醇结石的核心蛋白质。总之，除钙离子以外的成核蛋白质对于胆石形成的成核，起到促成核与抗成核作用，以及参与形成胆石的核心

与胆固醇沉积的支架。

4. 感染、炎症与免疫异常　最初，学术界通常认为胆固醇结石的胆汁环境是无菌的，这些结石的病因与细菌无关。1978年Goodhart等从12例胆石患者的结石、胆汁和胆囊黏膜检测到丙酸杆菌，还以为是细菌污染，未引起重视。直到1995年，德国Swidsinski等采用巢式PCR技术检测出胆固醇结石中的细菌DNA，使人们重新考虑细菌是否参与胆固醇结石的形成。上海瑞金医院也对胆固醇结石病进行了系列巢式PCR和测序分析的研究，证实了胆石患者的胆汁、胆石和胆囊黏膜存在细菌DNA。所发现的细菌除了痤疮丙酸杆菌、螺杆菌与弯曲杆菌外，还有假单胞菌、微球菌、葡萄球菌、类杆菌、克雷伯菌、芽孢杆菌、棒状杆菌、不动杆菌、布鲁菌、微杆菌等。卢云等从胆固醇结石中检测出厌氧菌。此外，Kawai还在21例纯胆固醇结石中12例检测出细菌DNA，且全部为革兰氏阳性球菌。

（二）胆色素结石的发病机制

胆色素结石以胆红素钙为主要成分，胆固醇含量低于胆红素含量，胆红素占18%~80%。与胆固醇结石不同，胆色素结石分布于肝内外胆管，胆囊占少部分。按临床特点，胆色素结石分为两类：黑色素结石与棕色素结石。黑色素结石的胆汁为无菌，几乎无胆道感染，结石细小坚硬，色黑如煤渣，多见于胆囊。棕色素结石多有胆道感染病史，胆汁细菌培养阳性，结石松软，形状多样或呈泥沙样，外表和剖面见棕黄色，多见于肝内外胆管，且常常无胆囊结石，故称为原发性胆管结石或原发性肝内胆管结石。两类色素结石的临床特点不同，形成机制也不同，黑色素结石与胆道感染无关，代谢因素为主，而棕色素结石形成的原因是胆道感染。

1. β-葡萄糖醛酸苷酶与胆红素钙沉淀　Maki于20世纪60年代提出β-葡萄糖醛酸苷酶学说。实验证明，大肠埃希菌的β-葡萄糖醛酸苷酶使结合胆红素水解为葡萄糖醛酸和游离胆红素，后者的羧基与钙离子结合，生成中性或酸性胆红素钙而沉淀。由于感染胆汁中的糖蛋白含量增高，糖蛋白将胆红素钙沉淀物凝集，从而形成胆色素结石。β-葡萄糖醛酸苷酶学说作为胆色素结石形成的经典理论，沿用至今，但以后又得到了进一步

的发展。

胆红素是四吡咯化合物，带有两个丙酸基，该分子特性与结石的形成以及结石的溶解有很大关系。两个羧基都游离的称为游离胆红素，或未结合胆红素，1个羧基与钙结合的为酸性胆红素钙，2个羧基都与钙结合的为中性胆红素钙。4个吡咯环的氮各自与氢形成亚氨基。胆红素的2个羧基和4个亚氨基都能与钙、镁、铁等多种金属离子配位。一个金属离子同时与亚氨基的氮原子和羧基的氧原子配位，则形成有金属离子参与的环状化合物，即难溶解的螯合物。这是胆红素具有形成螯合物的分子基础，成为胆色素结石的重要病理机制。

曾经认为棕色素结石中是中性或酸性胆红素钙，而黑色素结石中是游离胆红素钙。周孝思等用红外光谱和凝胶电泳研究二甲基甲酰胺 - 氯化锂等溶剂实验证实，无论棕色还是黑色结石，仅少部分是酸性或中性胆红素钙，大部分是胆红素与金属离子形成的高分子螯合物，占胆石干重的50%。因此，胆石螯合物是胆色素结石的重要理化特性。

2. 胆红素钙沉淀 - 溶解平衡学说　周孝思等提出"胆红素钙沉淀 - 溶解平衡学说"（简称平衡学说），是对 β- 葡萄糖醛酸苷酶学说的进步，用以解释胆色素结石中 β- 葡萄糖醛酸苷酶学说不能解释的许多现象。平衡学说中关于胆色素结石形成机制的现象贯穿于胆红素钙溶解的动态平衡、胆汁成分的影响以及病理的影响。

胆红素钙沉淀与溶解的动态平衡——条件溶度积常数：中性、酸性以及游离胆红素与钙形成螯合物都存在条件溶度积常数，且是一个动态平衡。当沉淀与溶解过程达到平衡时，游离胆红素的负离子浓度与钙离子浓度的乘积（离子浓度积）即为条件溶度积常数。当离子浓度积超过后者时，便出现胆红素钙的沉淀，低于后者时出现胆红素钙的溶解，直至新的平衡。胆红素钙溶解的条件溶度积常数随 pH、离子、胆汁酸、自由基等反应条件的变化而不同，缺乏一个通用的常数；并且游离胆红素可进入胆汁中胆汁酸微胶粒的疏水中心，或与胆汁酸的表面极性相结合，使得游离胆红素浓度大于其离子浓度。这两个特性使得难以用条件溶度积常数来衡量胆汁是否为胆红素钙过

饱和。

3. 胆汁成分的影响　胆汁成分中影响胆红素钙沉淀与溶解平衡的因素有6个：①游离胆红素负离子浓度与钙离子浓度；②β- 葡萄糖醛酸苷酶活性；③胆汁 pH；④胆汁酸；⑤糖蛋白；⑥自由基。离子浓度增加，酶活性增强，pH 升高时都使平衡朝向沉淀，起促进成石作用；糖蛋白和自由基也使平衡向沉淀方向，这5个因素都成为胆色素结石的病理因素。相反，胆汁酸通过降低游离胆红素离子和钙离子浓度使平衡向溶解方向，是唯一起保护作用的因素。

4. 病理因素的影响　胆管狭窄导致胆道梗阻是胆色素结石形成的重要病理基础。北京大学第三医院进行了一系列胆管狭窄的动物实验。结果显示，胆红素 - 二磷酸尿苷葡萄糖醛酸基转移酶（uridine diphosphate glucuronosyl transferase, UGT）活性下降导致游离胆红素增加，钙离子和总钙浓度升高，胆汁酸合成限速酶活性升高的幅度较低，糖蛋白和自由基却相应增加，成为胆管狭窄产生胆色素结石的病理机制。

胆道感染涉及一系列病理变化，包括 β- 葡萄糖醛酸苷酶活性，钙、自由基与糖蛋白的增加，以及感染细菌产生使胆汁磷脂与胆汁酸水解的酶。肝硬化和胆道寄生虫的作用见后述。

囊性纤维化、Gilbert 综合征与胆石之间存在联系。Gilbert 综合征患者的胆色素结石发病率增加。UGT1A1 的通用启动子突变，可能为胆色素结石形成的危险因子。最近对胆固醇结石和胆色素结石的大样本队列研究，通过针对胆红素定位的基因组分析，显示编码结合胆红素的 UGT1A1 基因和编码肝细胞膜基底侧的多种外源性和内源性化合物转运器的 SLO1B1 基因变异，导致了血清胆红素增加、胆石胆红素增加以及形成胆石的危险性。Gilbert 综合征的 UGT1A1 等位基因增加，遗传性和外源性胆红素增高成为囊性纤维化患者的致石因素，是三者之间关系的基础。

5. 胆道寄生虫病的作用　胆道寄生虫，包括胆道蛔虫病和胆道华支睾吸虫病等，与胆色素结石发病的关系，在我国 20 世纪就有认识（见"早期研究的朦胧"）。

胆道蛔虫病是蛔虫从十二指肠乳头进入胆总管、肝内胆管和胆囊所引起。蛔虫残体如不排

出胆道,可成为核心而形成胆石。蛔虫进入胆道后,常带入细菌和虫卵,也是造成胆石的原因。残体和虫卵形成胆石的机制主要是异物的作用,带入细菌的作用可能涉及 β-葡萄糖醛酸苷酶。所形成的胆石多为胆色素结石,主要位于胆总管,继而可在肝内胆管和胆囊内。王训颍曾报道 141 例胆道蛔虫病中,14 例合并胆石,占 9.93%,其中死蛔虫与胆石并存 8 例,活蛔虫与胆石并存 6 例。分析 84 例胆石标本,73 例为胆总管结石,其中 51 例胆石核心见蛔虫残体,占 69.9%。1973 年报道 413 例胆石的解剖,见以蛔虫为核心的占 70.7%~84.0%。可见胆道蛔虫病对胆色素结石的作用。1989 年许鉴清报道 139 例胆道蛔虫患者,经 B 超排除胆石,经 8~34 个月的随访,117 例胆总管蛔虫中 11 例形成胆石;9 例左肝管蛔虫中 4 例并发胆石;2 例右肝管蛔虫中,1 例并发肝脓肿,1 例部分胆总管结石。国内胆石症类型的转变,胆囊结石的增多,原发性胆管结石的降低,不能否定与胆道蛔虫病的减少有一定的关系,从另一方面证明了胆色素结石与胆道蛔虫病的关系。

同胆道蛔虫病一样,胆道华支睾吸虫也是原发性胆总管结石和原发性肝内胆管结石的发病原因。英国曾报道胆石核心见华支睾吸虫残体,我国香港地区报道华支睾吸虫引起的小胆管性肝炎中 50% 合并胆管结石。广州市第一人民医院的 101 例原发性胆管结石中,华支睾吸虫感染占 13.6%。1964 年的 16 例胆石核心中 1 例见华支睾吸虫的虫卵。华支睾吸虫与胆色素结石的关系,与蛔虫一样,包括虫体、虫卵以及所产生的大肠埃希菌、厌氧性链球菌等感染,脱落的上皮细胞,分泌的黏液以及糖蛋白等成为结石的基质或核心。

近期广东番禺地区报道胆道华支睾吸虫病成为胆囊胆色素结石形成的病因。他们检测 179 例胆囊结石患者不同标本的虫卵,其虫卵阳性率分别为粪便 30.7%、胆汁 44.7% 和胆囊结石 69.8%,不但说明华支睾吸虫是该地区常见感染的寄生虫,而且表示胆囊结石与华支睾吸虫的关系,成为胆道华支睾吸虫病的一种表现。进一步采用扫描电镜、实时荧光 PCR 以及显微镜检测的方法,在 183 例胆囊结石患者中发现华支睾吸虫

卵 122 例,其中胆色素结石、胆固醇结石和混合结石分别有 97 例(79.5%)、4 例(3.3%)和 21 例(17.2%),说明华支睾吸虫感染与胆囊胆色素结石的相关性。华支睾吸虫导致结石形成的机制可能同蛔虫一样,是以虫卵作为异物,起结石的核心作用。

四、黑色素结石及其形成机制

黑色素结石是一类比较特殊的胆石。大多发生于胆囊,与胆道感染无关,是与棕色素结石主要的区别。由于细菌性和组织源性 β-葡萄糖醛酸苷酶活性均不高,因此 β-葡萄糖醛酸苷酶学说不支持其发生机制。临床多见于溶血性贫血(如镰状细胞贫血、遗传性球形红细胞增多症、Gilbert 综合征等)、肝硬化和慢性酒精中毒患者。胆汁中胆固醇往往不高,其胆汁酸浓度降低可能是重要原因。肝硬化时胆汁的胆红素钙增加,胆汁酸减少,是胆色素结石尤其胆囊黑色素结石形成的病理基础。

五、胆石症、胆囊慢性炎症和胆囊癌变相关机制的研究现状

目前,腹腔镜胆囊切除术已经成为治疗胆石症的标准方法。这是由于:胆石症本身并不是治疗的核心目标,切除含有结石的胆囊的根本目的是处理胆囊慢性炎症以及预防因反复炎症而可能演变形成的胆囊癌变。

现有的研究已经证实:胆囊黏膜慢性炎症和胆石症、胆囊癌的发生均有密切关系。胆石症患者的胆囊标本中,可见由反复炎症引起的胆囊壁的增厚和硬化,最终可引起胆囊的萎缩和癌变。在萎缩性胆囊炎标本中可检测到 Ki-67, iNOS 和 COX-2 等基因的显著表达,分别与细胞增殖、自由基和氧化应激反应以及炎症反应相关,也有力证明了上述理论。

2008 年,巴西的一项现况调查提示:在 15~40 岁、41~60 岁以及 61~85 岁的胆囊结石合并慢性胆囊炎的患者中,胆囊黏膜上皮中肠上皮化生的发生率分别为 85.71%、79.41% 和 56.00%,而肠上皮化生属于典型的癌前病变。2018 年,同样作为胆囊癌的高发地区,来自巴基斯坦最新的病例-对照研究则发现:在胆石症患者中,随着胆

囊黏膜慢性炎症的加重,当黏膜厚度 >3mm 时,不典型增生、化生和异性增生等癌前病变的发生率可增加 4 倍。

在病因学上,细菌感染是引起胆囊黏膜慢性炎症和胆石形成的重要原因。Maurer 等从小鼠模型中发现,感染胆螺杆菌、肝螺杆菌以及鼠螺杆菌能明显促进胆囊结石的形成,但幽门螺杆菌无致石作用。Maurer 的另一个小鼠实验显示 T 细胞是小鼠胆固醇结石形成的关键。胆固醇结晶以 T 细胞依赖的方式促进促炎细胞因子的表达。胆固醇结石的发病机制不仅是胆石形成导致获得性免疫和炎症反应,而且获得性免疫和炎症是胆石发病机制中的关键因素。Crawford 等研究墨西哥 103 例胆石患者,其伤寒杆菌携带率为 5%,并从小鼠模型证实伤寒杆菌的致石作用。上述研究表明,当前胆固醇结石发病机制不仅是胆汁脂质和胆囊细胞的关系,免疫与脂质成分和胆囊黏膜的相互作用可能更为重要。朱雷鸣等通过对照研究探索了多发和单个胆固醇结石患者胆道细菌感染及与免疫球蛋白含量的相关性。结果提示:单个和多发胆石两组的样本中,胆汁细菌、胆囊黏膜细菌、结石核心的细菌 DNA 阳性率均无显著性差异。两组间胆汁和黏膜 IgA、IgG、IgM 含量差异亦无显著性,菌落数与免疫球蛋白含量不相关。值得注意的是,多发胆石组黏膜细菌 DNA 阳性者的胆囊黏膜中,IgA、IgG 含量高于阴性者。而单个和多发胆石组、各组内胆汁细菌阳性与阴性者的胆汁胆固醇饱和指数亦无显著性差异。多发和单个胆固醇结石患者胆囊细菌感染率相似,由此说明:细菌感染不是多发胆固醇结石患者胆囊炎症严重的原因。多发胆固醇结石患者胆囊黏膜细菌与 IgA、IgG 含量增高有关,可能间接参与胆固醇结石的形成过程。

在病理生理学上,Sipos P 等研究了自由基和胆囊炎严重程度之间的关系。胆囊炎的程度主要通过观察浸润淋巴细胞的数量和黏膜上皮变化来确定。通过测量化学发光强度,丙二醛(MDA)和胆汁的浓度来确定自由基反应产物。随着胆囊炎的加重,胆汁中 MDA 和二烯等自由基反应产物的含量略有下降。结石的大小与炎症的严重程度成反比。化学发光光强度与胆红素浓度呈显著相关。在 501(mol/L 范围内)胆红素显示出比在较低浓度范围内和在较高浓度范围内更高的化学发光强度。在该胆红素浓度范围内,二烯浓度与化学发光光强度成反比,而 MDA 浓度随胆红素浓度升高。胆汁在 501~1 300(mol/L 胆红素浓度范围)的高化学发光强度意味着此浓度是胆红素参与自由基反应中最佳反应浓度。这些结果表明,自由基反应和胆结石形成与胆囊炎严重程度之间存在相关性。

在细胞学和生物化学方面,胆囊黏膜受胆结石刺激并伴有胆汁成分异常,是胆道疾病的起源,可引起化生,单纯性增生,不典型增生,甚至原位癌和胆囊黏膜浸润性癌。为确定胆结石是否可引起胆囊黏膜细胞增殖与凋亡平衡紊乱,Feng 等随机抽取 88 例胆结石标本切除胆囊,其中各种增生 54 例、胆囊癌 27 例、正常胆囊 7 例。通过原位杂交,免疫组化和 Western blot 检测关键细胞周期因子的表达。结果显示:随着胆囊黏膜的增生,CDK4 和 Cyclin D1 的表达增加;并且在胆囊癌中表现出最高的表达。相反,p16 降至最低水平。由此说明:胆结石引起的胆囊黏膜黏液上皮增生与 p16/CyclinD1/CDK4 通路相关。这些信号通路的变化可打破胆囊上皮细胞增殖和凋亡的平衡,甚至可以诱导胆囊癌。进一步揭示胆囊黏膜慢性炎症和结石形成机制中的相关性和相互作用对于预防和治疗胆石症和胆囊癌均有十分重大的意义。

从病理学角度看,胆囊的癌前病变与胆囊结石和慢性炎症也息息相关。黄色肉芽肿性胆囊炎(xanthogranulomatous cholecystitis,XGC),是胆囊癌前病变的类型之一,约 10% 的 XGC 可发展为胆囊腺癌。在病理学上,以在胆囊壁内形成黄色斑块或蜡样质性的肉芽肿为本病特征。XGC 的胆囊通常萎缩,同时伴有质硬的纤维性胆囊壁增厚,在胆囊内或胆囊管中长有胆固醇结石和 / 或混合性结石,甚至嵌顿,胆囊黏膜有清晰可见的溃疡。当胆石阻塞合并感染发生组织坏死时,胆汁浸润到组织间质 Rokitansky-Aschoff 窦(RAS),引起其破裂,其内的胆汁和黏蛋白释放并浸润胆囊壁及周围组织,同时胆汁中的胆固醇和脂质诱发组织细胞增生并吞噬胆固醇形成特有的泡沫细胞。因此,XGC 的形成是在胆石的作用下,由间质组织对胆汁外渗反应而逐渐形成的。胆囊腺肌症（gallbladderadenomyomatosis，GBA）是另一种胆囊癌前病变，其病理特征为胆囊腺体、肌层慢性增生，同时伴有黏膜上皮陷入肌层从而形成RAS。一般认为，胆囊结石及其伴随的胆囊慢性炎症长期刺激致使胆囊肌层形成RAS，窦内的结石或细菌可反过来引发炎症，刺激致上皮的增生和周边平滑肌纤维的异常增生，形成局限型、弥漫型或节段型病变。据报道，高达60%的GBA患者合并胆囊结石。

六、胆石症的预防研究

数百年来的胆石症研究，尤其是胆石发病机制研究，其目标和希望就是预防胆石症。1985年第一届国际胆石症会议明确了胆石症的三级预防概念：一级预防针对有成石危险，但尚未成石的高危人群；二级预防是防止无症状胆石症患者出现临床症状和并发症，也就是防止胆石症从无症状期发展到症状期和并发症期；三级预防着重在胆石症非手术治疗后的复发。20世纪末在以色列召开的第三届国际胆石症会议，再次将胆石症预防作为会议的重点。

七、胆石症研究的展望

经过百年发展，21世纪的医学较20世纪有了崭新的面目，基因医学、微创医学、机器人外科等一系列新事物进入医学领域。互联网以及现代科学的发展，网络信息的瞬时传递，国际会议的频繁召开，使当今的国内与国际成为一个整体。胆石症发生机制的认识，已经从20世纪末的低谷进入了平稳发展阶段。

胆石症的发病机制不但阐明了两类结石形成过程的比较清晰与完整的轮廓，而且从众多相关的发病基因聚焦到胆固醇结石和胆色素结石的两个主要基因。胆固醇结石聚焦到 *ABCG8 D19H* 基因位点，胆色素结石聚焦到 *UGT1A1* 基因。胆固醇结石的发病涉及感染、炎症与免疫的研究，将胆固醇结石与胆色素结石的发病在某种程度上联系为一个整体。胆石发病机制的研究结果为胆石症预防提供了翔实的基础。

提供胆石症预防的第2个基础是胆石症发病的遗传因素和环境因素。对胆石症家系的认识形成了胆石症预防的重点人群。日本从20世纪70年代，中国从20世纪的80年代出现的胆石症类型转变为胆石症预防提供了重要信息。一方面，原发性胆管结石与原发性肝内胆管结石的发病率下降明显与胆道寄生虫感染的降低有关，已经客观地施行了胆色素结石的预防，成为胆石症预防的显著进步。伤寒杆菌、螺杆菌等微生物的干预也可能成为胆石症预防的另一个环节。另一方面，胆囊胆固醇结石的大幅度增加，接近欧美国家的发病率水平，以及胆石症与代谢综合征的关系，强有力地说明了环境因素中高能量饮食类型的作用。因此，有效地降低高能量饮食，将是预防胆石症的重要环节。

目前，国内正在开展保留胆囊、胆囊结石清除术的临床研究。从预防胆石复发的角度来说，在掌握治疗指征——正常胆囊舒张收缩功能——的基础上，不单纯是保留胆囊治疗胆石症的关键，而且可以成为胆石症预防实施的很好途径。结石清除术后的预防相当于胆石症的三级预防，并且将胆石症的三级预防从非手术治疗的复发预防，扩展到非手术和手术治疗的复发预防。三级预防与一级预防具有明显的相关性。

胆石症预防还可以从胆固醇代谢环节着眼。最近报道的他汀类药物抑制胆固醇合成酶，FXR激动剂预防胆石，反义寡聚核苷药物降低小肠胆固醇吸收，抑制胆固醇酯化酶预防胆石，都可以成为胆石症预防的启示。

展望21世纪的胆石症研究，经过国内外基础和临床同道们的不懈努力，机制和防治将有新的突破。

（全志伟）

参 考 文 献

1. 张圣道，韩天权. 胆石症研究——百年来的困惑. 外科杂志, 1997, 2（4）: 187-189.

2. Admirand WH, Small DM. The physiochemical basis of cholesterol gallstone formation in man. Clin Invest, 1968, 47（5）: 1043-1052.

3. Maki T. Pathogenesis of calcium bilirubinate gallstone: role of E coli, beta-glucuronidase and coagulation by inorganic ions, polyelectrolytes and agitation. Ann Surg, 1966, 164（1）: 90-100.

4. 张中文，蒋兆彦，韩天权，等. 胆石症的流行病学和危险因素. 外科理论与实践, 2011, 16（4）: 408-412.

5. 顾倬云, 黄志强. 中国人胆结石的特点——全国 11 342 份胆结石手术病例临床调查. 中华外科杂志, 1987, 25（6）: 321-329.

6. 石景森, 刘绍浩. 从胆石症构成变迁看治疗中的问题. 西安医科大学学报, 1989, 10（3）: 245-249.

7. 中华外科学会胆道外科学组. 我国胆石症十年来的变迁. 中华外科杂志, 1995, 33（11）: 652-658.

8. 黄耀权, 张宪文, 廖贻彤, 等. 天津自然人群胆石发病率普查与胆石症易患因素的研究. 天津医药, 1991, 19（1）: 20-24.

9. 施维锦, 姜广杰, 谢敏, 等. 上海地区 "健康人" 胆石发生率的调查报告. 中华消化杂志, 1989, 9（2）: 105.

10. Shi JS, Ma JY, Zhu LH, et al. Studies on gallstone in China. World J Gastroenterol, 2001, 7（5）: 593-596.

11. 韩天权, 张圣道. 胆石症流行病学研究的现状和发展. 胃肠病学, 2003, 8（3）: 166-168.

12. Stinton LM, Myers RP, Shaffer EA. Epidemiology of gallstones. Gastroenterol Clin North Am, 2010, 39（2）: 157-169.

13. 费健, 韩天权, 蒋兆彦, 等. 胆囊结石病家系遗传特征的初步研究. 肝胆胰外科杂志, 2002, 14（1）: 4-6.

14. 秦俭, 韩天权, 费健, 等. 家族性胆囊结石病人发病因素研究. 中华医学杂志, 2005, 85（28）: 1966-1969.

15. 秦俭, 韩天权, 蔡杏兴, 等. 一个大型胆囊结石病家系的遗传特征及流行病学分析. 中华流行病学杂志, 2005, 26（6）: 448-450.

16. 张宇, 牛振民, 韩天权, 等. 胆囊结石病人线粒体高变区测序结果分析. 中华肝胆外科杂志, 2005, 11（9）: 580-582.

17. Nakeeb A, Comuzzie AG, Martin L, et al. Gallstones: genetics versus environment. Ann Surg, 2002, 235（6）: 842-849.

18. Katsika D, Grjibovski A, Einarsson C, et al. Genetic and environmental influences on symptomatic gallstone disease: a Swedish study of 43, 141 twin pairs. Hepatology, 2005, 41（5）: 1138-1143.

19. Portincasa P, Wang DQ. Intestinal absorption, hepatic synthesis, and biliary secretion of cholesterol: where are we for cholesterol gallstone formation? Hepatology, 2012, 55（5）: 1313-1316.

20. Jiang ZY, Parini P, Eggertsen G, et al. Increased expression of LXR alpha, ABCG5, ABCG8 and SRBI in the liver from normolipidemic nonobese Chinese gallstone patients. J Lipid Res, 2008, 49（2）: 464-472.

21. Parini P, Jiang ZY, Einarsson C, et al. ACAT2 and human hepatic cholesterol metabolism: Identification of important gender-related differences in normolipidemic, non-obese Chinese patients. Atherosclerosis, 2009, 207（1）: 266-271.

22. 蒋兆彦, 韩天权, 张圣道. 从胆囊功能认识切胆和保胆取石手术. 外科理论与实践, 2011, 16（4）: 348-351.

23. 雷铭, 徐子平, 蔡劢, 等. 正常人血浆成纤维细胞生长因子 19 与胆囊容积变化的关系. 外科理论与实践, 2011, 16（4）: 365-369.

24. Holan KR, Holzbach RT, Hermann RE, et al. Nucleation time: a key factor in the pathogenesis of cholesterol gallstone disease. Gastroenterology, 1979, 77（4 Pt 1）: 611-617.

25. 赵小团, 张圣道, 张臣烈, 等. 胆固醇结石病人和正常人胆囊胆汁蛋白的抗/促成核活性的研究. 中华医学杂志, 1989, 69（12）: 671-673.

26. 赵小团, 张圣道, 傅培彬. 转铁蛋白对胆汁胆固醇成核过程的影响. 中华消化杂志, 1991, 11（2）: 93-95.

27. Yang L, Chen JH, Cai D, et al. Osteopontin and integrin are involved in cholesterol gallstone formation. Med Sci Monit, 2012, 18（1）: BR16-23.

28. Yang L, Chen JH, Cai D, et al. Osteopontin plays an anti-nucleation role in cholesterol gallstone formation. Hepatol Res, 2011, 41（5）: 437-445.

29. Imano M, Satou T, Itoh T, et al. An immunohistochemical study of osteopontin in pigment gallstone formation. Am Surg, 2010, 76（1）: 91-95.

30. Ichikawa H, Imano M, Takeyama Y, et al. Involvement of osteopontin as a core protein in cholesterol gallstone formation. J Hepatobiliary Pancreat Surg, 2009, 16（2）: 197-203.

31. Khanuja B, Cheah YC, Hunt M, et al. Lith1, a major gene affecting cholesterol gallstone formation among inbred strains of mice. Proc Natl Acad Sci U S A, 1995, 92（17）: 7729-7733.

32. Lammert F, Carey MC, Paigen B. Chromosomal organization of candidate genes involved in cholesterol gallstone formation: a murine gallstone map. Gastroenterology, 2001, 120（1）: 221-238.

33. 秦俭, 韩天权, 袁文涛, 等. 胆囊结石病致病基因的定位研究. 中华外科杂志, 2006, 44（2）: 485-487.

34. Puppala S, Dodd GD, Fowler S, et al. A genomewide search finds major susceptibility loci for gallbladder disease on chromosome 1 in Mexican Americans. Am J Hum Genet, 2006, 78（3）: 377-392.

35. Buch S, Schafmayer C, VÖlzke H, et al. A genome-wide association scan identifies the hepatic cholesterol transporter ABCG8 as a susceptibility factor for human gallstone disease. Nat Genet, 2007, 39（8）: 995-999.

36. von Kampen O, Buch S, Nothnagel M, et al. Genetic and functional identification of the likely causative variant for cholesterol gallstone disease at the ABCG5/8 lithogenic

locus. Hepatology, 2013, 57（6）: 2407-2417.

37. Reaven GM. Banting lecture 1988. Role of insulin resistance in human disease. Diabetes, 1988, 37（12）: 1595-1607.

38. Biddinger SB, Haas JT, Yu BB, et al. Hepatic insulin resistance directly promotes formation of cholesterol gallstones. Nat Med, 2008, 14（7）: 778-782.

39. Méndez-Sánchez N, Chavez-Tapia NC, Motola-Kuba D, et al. Metabolic syndrome as a risk factor for gallstone disease. World J Gastroenterol, 2005, 11（11）: 1653-1657.

40. Tsai CJ, Leitzmann MF, Willett WC, et al. Prospective study of abdominal adiposity and gallstone disease in US men. Am J Clin Nutr, 2004, 80（1）: 38-44.

41. Goodhart GL, Levison ME, Trotman BW, et al. Pigment vs cholesterol cholelithiasis: bacteriology of gallbladder stone, bile, and tissue correlated with biliary lipid analysis. Am J Dig Dis, 1978, 23（10）: 877-882.

42. Swidsinski A, Ludwig W, Pahlig H, et al. Molecular genetic evidence of bacterial colonization of cholesterol gallstones. Gastroenterology, 1995, 108（3）: 860-864.

43. 田志杰,韩天权,姜志宏,等.胆囊结石病胆道系统细菌 DNA 的研究.中华外科杂志,2004,42（15）:956-957.

44. 卢云,石景森,卓键生.胆固醇结石中厌氧菌的检测分析.临床检验杂志,1999,17（3）:167.

45. Kawai M, Iwahashi M, Uchiyama K, et al. Gram-positive cocci are associated with the formation of completely pure cholesterol stones. Am J Gastroenterol, 2002, 97（1）: 83-88.

46. Maurer KJ, Ihrig MM, Rogers AB, et al. Identification of cholelithogenic enterohepatic helicobacter species and their role in murine cholesterol gallstone formation. Gastroenterology, 2005, 28（4）: 1023-1033.

47. Maurer KJ, Rao VP, Ge Z, et al. T-cell function is critical for murine cholesterol gallstone formation. Gastroenterology, 2007, 133（4）: 1304-1315.

48. Maurer KJ, Carey MC, Fox JG. Roles of infection, inflammation, and the immune system in cholesterol gallstone formation. Gastroenterology, 2009, 136（2）: 425-440.

49. Crawford RW, Rosales-Reyes R, Ramrez-Aguilar Mde L, et al. Gallstones play a significant role in Salmonella spp. gallbladder colonization and carriage. Proc Natl Acad Sci U S A, 2010, 107（9）: 4353-4358.

50. 吴瑾光,周孝思,林锦湖,等.胆色素类结石的组成、结构与形成机制的研究.北京大学学报:自然科学版,1980,（1）:34-43.

51. 黄志强,杨可桢,孟宪钧,等.胆汁 β- 葡萄糖醛酸酶活性的意义.中华外科杂志,1982,20（1）:49-52.

52. 周孝思,张挽华,邓绍庆.胆色素结石成因的研究进展.普外临床,1986,1（6）:438-443.

53. 周孝思.胆色素结石发病机制的平衡学说.外科理论与实践,1999,4（1）:7-9.

54. Van Erpecum KJ. Pathogenesis of cholesterol and pigment gallstones: an update. Clin Res Hepatol Gastroenterol, 2011, 35（4）: 281-287.

55. Buch S, Schafmayer C, V lzke H, et al. Loci from a genome-wide analysis of bilirubin levels are associated with gallstone risk and composition. Gastroenterology, 2010, 139（6）: 1942-1951.

56. Teoh TB. A study of gall-stones and included worms in recurrent pyogenic cholangitis. J Path Bact, 1963, 86: 123.

57. 王训颍,唐之曦.胆道蛔虫病与胆石的关系.中华外科杂志,1957,5:708.

58. 石景森,刘绍浩,田和平,等.胆石核心与蛔虫卵的关系.西安医科大学学报,1988,9（2）:172-173.

59. Qiao T, Ma RH, Luo XB, et al. Cholecystolithiasis is associated with Clonorchis sinensis infection. PLoS One, 2012, 7（8）: e42471.

60. 傅培彬.目前我国胆道疾病的研究方向.中华消化杂志,1982,2（1）:1-2.

61. Grundy SM, Kalser SC. Highlights of the meeting on prevention of gallstones. Hepatology, 1987, 7（5）: 946-951.

62. 韩天权,蒋兆彦,张圣道.胆结石成因研究进展（附第三届国际胆石症学术会议介绍）.中国实用外科杂志,2001,21（2）:123-125.

63. 张圣道,韩天权.执着追求胆石症的预防.外科理论与实践,2005,10（4）:299-300.

64. 韩天权,张圣道,陈胜,等.用 Logistic 回归模型前瞻预测胆固醇结石易患人群.中华消化杂志,1995,15（6）:313-316.

65. 韩天权,蒋兆彦,陈胜,等.胆固醇结石病高危人群预测的进一步研究.中华医学杂志,2001,81（16）:1010-1011.

66. 蒋兆彦,韩天权,陈胜,等.胆囊结石病高危人群预测结果的随访研究和预测准确性评判.消化外科,2002,1（6）:400-403.

67. Stender S, Frikke-Schmidt R, Nordestgaard BG, et al. Extreme bilirubin levels as a causal risk factor for symptomatic gallstone disease. JAMA Intern Med, 2013, 173（13）: 1222-1228.

68. 蒋兆彦,韩天权,张圣道.从胆石成因研究谈胆石症预防的新策略.中华肝胆外科杂志,2011,17（9）:697-700.

69. Bangash M, Alvi AR, Shahzad N, et al. Factors

Associated with Premalignant Epithelial Changes in Chronic Calculous Cholecystitis: A Case-Control Study. World J Surg, 2018, 42(6): 1701-1705.

70. Fernandes JE, Franco MI, Suzuki RK, et al. Intestinal metaplasia in gallbladders: prevalence study. Sao Paulo Med J, 2008, 126(4): 220-222.

71. Sipos P, Krisztina H, Blázovics A, et al. Cholecystitis, gallstones and free radical reactions in human gallbladder. Med Sci Monit, 2001, 7(1): 84-88.

72. Feng Z, Chen J, Wei H, et al. The risk factor of gallbladder cancer: hyperplasia of mucous epithelium caused by gallstones associates with p16/CyclinD1/CDK4 pathway. Exp Mol Pathol, 2011, 91(2): 569-577.

73. 朱雷明, 蔡端, 张延龄. 单个与多发胆固醇结石患者胆道细菌感染状况及与免疫球蛋白相关性的对照研究. 肝胆胰外科杂志, 2003, 15(1): 12-15.

第二节　胆道损伤的预防和处理

外伤或医源性因素破坏了胆道系统的完整性和通畅性即造成胆道损伤(bile duct injury)。

胆道损伤如能早期发现并进行恰当的处理,远期效果较好。但是如果未能及时发现或处理不恰当则会导致胆汁性腹膜炎、损伤性胆道狭窄、反复发作胆管炎、继发性胆汁性肝硬化和门脉高压,甚至危及患者生命。有些病例虽经多次手术和/或内镜治疗仍不能彻底治愈,不仅严重影响患者的生存质量,增加患者的经济负担,也常常造成医患纠纷和引发医疗诉讼。重视医源性胆道损伤的预防和处理是腹部外科临床实践中无法回避的永恒话题。

一、胆道损伤的原因

胆道损伤的原因包括外伤性和医源性因素,前者多为刀刺伤、腹部钝性伤、枪弹伤。胆道系统在腹部位置较深,故由外伤引起的损伤概率非常小,Sawaya 等统计肝外胆道损伤在外伤患者中的发病率约为0.1%。外伤引起的肝外胆道损伤超过80%发生于胆囊,损伤可表现为挫伤、裂伤或撕脱伤,严重的撕脱伤胆囊甚至完全游离于周围结构(创伤性胆囊切除)。锐性的腹部穿透伤如枪击伤或刀刺伤是外伤性胆管损伤最主要

的致伤因素。钝性肝外胆管损伤则主要源于交通事故造成剧烈的剪切力作用,因此好发于肝外胆道相对固定的部位如胆总管胰腺段或肝管汇合部。

医源性损伤是胆管损伤的主要原因。大多数医源性胆管损伤源于胆囊切除术或胆道手术。20世纪90年代以前开腹胆囊切除术(OC)为医源性胆道损伤的主要原因。90年代以后,随着腹腔镜胆囊切除术(LC)逐渐取代传统开腹胆囊切除术,LC引起的胆道损伤亦逐渐成为胆道损伤的主要原因之一。解剖上,胆道系统与上腹部诸多脏器或组织相毗邻,诸如胃、十二指肠、胰腺、肝脏、肝动脉、门静脉、下腔静脉、结肠肝曲以及腹膜后组织等。因此,在这些脏器或部位施行手术或操作时,也可造成医源性胆道损伤。此外,行肝动脉化疗栓塞治疗肝癌后胆管缺血性损伤、肝脏肿瘤消融术后邻近胆管的热损伤等也已经引起临床重视。根据对国内1995年1月至2000年1月来自165个医疗单位2 566例医源性胆管损伤的调查显示,开腹胆囊切除术后损伤胆管最为多见,共1 933例(占75%);腹腔镜胆囊切除术(LC)后胆管损伤共310例(占12%),居第2位;胆囊切除+胆管探查术中损伤胆管165例(占6%);胃切除术胆管损伤66例(2.5%);其他原因所致的损伤占4.5%。

(一)胆囊切除术

胆囊切除术曾被描述为"危险的病理、危险的解剖、危险的手术",是造成胆管损伤最常见的医源性因素。国外研究显示,开腹胆囊切除手术导致的胆道损伤发生率为0.2%~0.3%,而腹腔镜胆囊切除手术导致的胆道损伤发生率为0.5%~0.85%。1993年我国开展LC初期28所医院的3 986例LC,肝外胆管损伤发生率为0.32%,1998年我国18个省、市、自治区187所医院105 188例LC,肝外胆管损伤发生率为0.19%。但由于LC在更多医院的普及和腹腔镜模拟训练的逐渐淡化,胆管损伤确切的发生率仍不清楚。

胆囊及胆管存在复杂多变的解剖结构变异、胆囊疾病造成的病理性结构改变均与胆管损伤有一定关系,但是手术中的错误判断和不当操作仍是最主要的原因。胆囊切除导致胆道损伤的主要因素如下(表8-1):

表 8-1　腹腔镜胆囊切除胆道损伤的常见原因

胆管误认为胆囊管
 胆总管误认为胆囊管
 异位右叶肝管误认为胆囊管
技术原因
 未能清晰地分离胆囊管
 胆囊解剖平面误入肝床
 分离或止血时不慎重的电灼
 胆囊管的过度牵拉使胆总管成角
 止血时钛夹的不慎重应用

---

1. 医师的培训和经验不足　早期有关 LC 中胆道损伤的报道显示,医生的培训和经验为预防损伤的重要因素,当有超过 20 例的经验后,胆道损伤的发生率下降,即所谓的"训练曲线"。但是,住院医生的初期手术都是在经验丰富的医生直接指导下进行的,研究也显示 20 世纪 90 年代中期与初期相比,LC 手术胆管损伤的发病率并未下降。因此,医师经验的积累并不足以完全防止胆道损伤。手术医师的态度也是造成胆管损伤的因素之一。回顾性研究显示 50% 左右的致损伤手术最初被外科医师评价为"容易的手术"。

2. 对胆道的解剖变异缺乏认识　胆道解剖变异可达 40%,且变异类型很多。最常导致胆道损伤的类型是胆囊管与肝总管的汇入呈平行型或螺旋型,其他还有如胆囊管汇入右肝管、分裂型右肝管等较复杂变异。流行病学调查和来自转诊中心的资料显示,10%~20% 的胆管损伤可能与胆道变异有关。

3. 局部的病理因素增加手术困难
（1）胆囊病变:诸如 Mirrizi 综合征、急性胆囊炎、慢性萎缩性胆囊炎等胆囊病变可造成胆囊三角区解剖结构改变和解剖层次模糊,从而增加胆囊切除术胆管损伤的风险。
（2）合并胰腺炎、胆管炎和阻塞性黄疸。
（3）以前手术引起局部粘连。
（4）肝硬化、门静脉海绵样变等疾病造成胆囊的侧支循环血管增多,加之出血后凝血障碍,容易导致术野模糊。

4. 技术因素
（1）不适当的胆囊解剖游离技术:距离胆囊较远处游离胆囊,可导致胆总管或异位肝管损伤;如太深入胆囊床分离胆囊,可导致该处的 Luschka 管损伤。
（2）解剖 Calot 三角时,未能遵循精细视野（critical view of safety）原则,未清楚显示胆囊管、肝总管及胆总管三者的关系即施行钳夹或结扎。
（3）胆囊牵引不正确:过分向右侧牵引胆囊,就会将肝总管、胆总管和胆囊管拉成 Y 形,很容易使胆总管被看成胆囊管的延续而被部分钳夹甚至切断。
（4）出血时盲目的钳夹和电灼止血。
（5）电外科器械的不适当应用:①直接电灼或因热传导造成损伤;②电外科器械绝缘不良致漏电造成灼伤。

5. 没有进行术中胆道造影　术中胆道造影（intraoperative cholangiography, IOC）显示肝内外胆管树结构和变异的胆管,可作为手术解剖的路标以预防胆囊切除术中胆管损伤的发生。一组对超过 150 万例 LC 的病例调查提示,未进行 IOC 可使胆管损伤的可能提高 1.5~7 倍,以此估计常规 IOC 可以避免 1/3 的胆管损伤。但基于成本效益性分析（cost-benefit analysis）,常规 IOC 的价值仍有待确定。

（二）胆道探查术

胆道探查手术时如果操作不当,可导致胰腺段远端胆总管的损伤。损伤多发生胆总管远段向右外侧弯曲处,该处胆管壁薄,加之十二指肠壁内段因 Oddi 括约肌包绕形成前方阻力,如行胆总管探查时以暴力强行通过硬质探条可致胆总管末端的穿透伤;损伤的同时可合并胰腺和 / 或十二指肠损伤,因早期难以发现,易继发腹膜后广泛的坏死感染,严重的脓毒血症等造成患者死亡。探查术后如选用 T 管直径过粗、胆管壁缝合时张力较高,可致局部胆管撕脱、坏死等,早期可导致胆瘘,拔除 T 管后则易形成胆管狭窄。

（三）肝切除术

任何涉及肝门区的肝切除术均有可能造成主要胆管损伤。损伤可发生于因肝门处管道未预先解剖分离,术者在匆忙和视野不清的情况下误伤预留肝脏的胆管。肝胆管的异常汇合也是造成肝切除术损伤胆管的重要因素,常见于异位汇入左肝管横部的右后叶肝管或右前叶肝管损伤。肝切除术胆管损伤多涉及高位肝管,因同时伴有局部或大块肝实质缺失,常造成复杂的诊治局面。

(四)胃大部切除术

胃大部切除术中损伤胆管的原因包括:①溃疡周围明显炎性水肿或过多的瘢痕挛缩,十二指肠球部严重变形,解剖关系发生变化,胆总管移位或其末段与幽门部距离缩短;②十二指肠球后壁的穿透性溃疡,瘢痕波及胆管;③十二指肠球后的低位溃疡。此时行胃大部切除术企图强行剥离、切除溃疡,很容易损伤胆总管或/和胰管,甚至完全离断壶腹部。

(五)内镜逆行胰胆管造影

内镜逆行胰胆管造影(ERCP)、Oddi 括约肌切开、胆道扩张、放置支架均为有创检查及治疗,可因导丝穿破造成胆管穿孔、胆管狭窄时强行插管或球囊扩张、清除较大的结石时使用取石网篮暴力取石造成胆管撕裂、括约肌切开不当造成胆胰肠结合部损伤等,发生率约为 0.6%。

二、医源性胆管损伤的预防

要针对可能发生医源性损伤的各种因素,把预防措施落实在损伤发生之前。

(一)胆囊切除术时胆管损伤的预防

1. 基本准则　①严格专科医师培训体系及手术准入制度,只有经过正规腹腔镜技术培训和考核合格的医生才能获准实施 LC;②重视胆囊切除术的危险性,警惕胆管损伤的潜在可能性,严格遵循防止胆管损伤的手术操作规程;③正视腹腔镜技术和术者技能的局限性,当病变复杂程度超出术者腹腔镜技能时应选择开腹手术或中转开腹手术。

2. 预防技术性错误　①避免过度牵拉胆囊导致胆管解剖变形;②合理使用电外科器械,以冷分离为主解剖胆囊三角;③保持手术野清晰,避免盲目的电凝或钳夹止血;④沿正确的解剖层面剥离胆囊,避免分离肝床过深;⑤增粗水肿的胆囊管应以丝线结扎代替钛夹夹闭。

3. 预防解剖认知性错误　①术者应熟知肝外胆道系统的正常结构、解剖变异特点与病理改变特征;②利用 Hartmann 袋或前哨淋巴结等解剖标识来辨认胆囊管和胆囊动脉;③以 Rouviere 沟及其延长线为参照,在其平面以上安全地解剖胆

囊三角;④术中应反复确认肝外胆管结构和当前的解剖分离位置;⑤解剖结构辨认不清时应通过术中胆道造影或术中 B 超检查正确辨认胆管结构;⑥暴露不充分的小切口胆囊切除术应予避免。

4. 术中胆管造影或显像　术中胆管造影(intraoperative cholangiography, IOC)显示肝内外胆管树结构和变异的胆管,可作为手术解剖的路标以预防胆囊切除术中胆管损伤的发生。一组对超过 150 万例 LC 的病例调查提示,未进行 IOC 可使胆管损伤的可能提高 1.5~7 倍,以此估计常规 IOC 可以避免 1/3 的胆管损伤。但基于成本效益性分析(cost-benefit analysis),常规 IOC 的价值仍有待确定。近年来,ICG 荧光导航技术在肝胆外科中得到迅速发展。通过外周静脉注射 ICG,可在荧光腹腔镜下清晰显示肝外胆管、胆囊管、变异胆管的结构和走行,从而避免外科医师对胆管解剖认知的错误。

(二)胆道探查术时胆管损伤的预防

预防胆道探查术时胆管损伤应重视金属器械盲目探查远段胆管的危险性。①摒弃用胆道探条等金属器械探查胆管下端有无狭窄,代之以用胆道镜和胆道造影等可靠诊断方法。②进行远段胆管取石等操作时,应随着胆管远段走行的生理弧度向下轻柔试探,缓慢推进,必要时作 Kocher 切口游离十二指肠胰头后以手法引导。遇有阻力时,应该改用胆道镜直视下处理,切忌用金属器械向胆管远段粗暴推进。③遇结石嵌顿壶腹部时,切忌企图用探条深推将其顶出,而应选择胆道镜联合液电或钬激光等碎石术。④胆道探查后应选择与胆管内径匹配的 T 管。纤细胆管的切口应选用无损伤针线细致缝合,忌用大针粗线粗糙缝合。缝合胆管切口时应边距、针距适当,既要避免针距过大造成胆瘘,也需防止缝合过密造成胆管缺血。

(三)肝切除时胆管损伤的预防

精准的肝切除术是预防胆管损伤的关键。术前通过精确的解剖影像学检查明确肝内外胆管有无变异,评估拟切除病变组织与预留肝脏胆管和血管间的解剖关系,并依此制订完善的手术计划。术中通过自然解剖学标志和实时超声检查精确定位预留肝脏的主要胆管和血管,在恰当的层面离断拟切除的肝实质及其胆管和血管。预先解剖处理拟切除肝脏的肝蒂以及分离降低肝门板均有助

于预防胆管损伤的发生。

三、临床表现

未能术中及时诊断的胆管损伤术后早期可因胆道梗阻或胆瘘出现一些非特异性的临床症状，这些临床症状多在术后 2~3 天即可出现。如胆管损伤未能得到及时恰当的处理，胆瘘被包裹形成胆汁瘤或弥散至腹腔形成胆汁性腹膜炎，继发感染后可形成弥漫性化脓性腹膜炎、腹腔脓肿等。损伤处胆管瘢痕修复形成损伤性胆管狭窄及梗阻性黄疸。病情持续进展至后期，则多因长期的胆道梗阻、反复发作的胆管炎继发肝胆管结石、肝脓肿、肝脏萎缩增生综合征或是胆汁性肝硬化及门静脉高压症。不同病期的临床表现大致可归纳为：

1. 术后胆瘘　胆汁经引流管持续流出体外，或积聚于腹腔形成胆汁性腹水或腹膜炎，可引起患者腹痛腹胀、畏寒发热、持续恶心呕吐等征象，如继发感染，可造成脓毒症及休克。

2. 梗阻性黄疸　胆总管或肝总管被夹闭、横断者，术后 2~3 天开始巩膜及全身皮肤黄染，并逐渐加重，如完全梗阻，可出现大便陶土色、小便浓茶色、全身皮肤瘙痒等症状。实验室检查可显示进展性的肝功能异常、血清总胆红素和碱性磷酸酶等胆系酶谱升高。胆瘘型损伤则在损伤后期因胆管狭窄继发不同程度的梗阻性黄疸。

3. 反复发作的胆管感染　多为胆管被不完全结扎或缝扎导致胆管狭窄，胆道梗阻所致。患者术后反复发生上腹部疼痛、寒战高热、黄疸等，经治疗后炎症消退，腹痛减轻，体温下降，黄疸逐渐消退。

4. 持续胆道梗阻，阻塞性黄疸，可引起胆汁性肝硬化、门静脉高压症、脾功能亢进以及食管、胃底静脉曲张及上消化道大出血，这是胆管损伤时间较久，没有及时处理所造成的后果，为胆管损伤的晚期表现。

四、胆管损伤的诊断

胆管损伤的术中诊断主要依赖术中发现手术野存在胆汁、异常的解剖或是胆道造影存在异常影像特征。常规胆道造影能增加胆管损伤的术中诊断率，但胆道造影的结果必须能被手术医师正

确的解释。术中胆道造影能早期诊断和降低胆道损伤的程度。术中发现胆管损伤者，行 IOC 组为 81%，而未行 IOC 组只有 45%，提示 IOC 有利于早期发现、早期修复。

外伤性胆管损伤和医源性胆管损伤的术后诊断则依赖于病史、临床表现和各种辅助检查的结果。病史是非常重要的诊断依据，对于既往曾接受腹部或胆道手术者，需要详细了解手术的部位和方法，尤其需要获得当时手术的记录，这对诊断很有帮助。辅助检查不仅要明确胆管损伤的诊断，而且应全面检查胆道结构的完整性，明确损伤的部位和程度，以指导确定性治疗方法的选择。B 超、CT、MRI、PTC、ERCP、MRCP 均为可供选择的方法，各有其优缺点，应根据设备条件和患者的个体情况合理选择。

对怀疑胆道损伤的患者，B 超和 CT 扫描均可显示腹腔内积液（脓肿或胆汁瘤），胆管有无扩张，胆管树扩张的部位有助于判断胆管损伤的水平。增强 CT 和 MRI 扫描尚可显示继发性肝脏病变如肝脓肿、肝叶萎缩增生综合征、胆汁性肝硬化和门静脉高压等。对于胆总管下端损伤，CT/MRI 可显示腹膜后积液、积气、组织坏死等征象。对于合并血管损伤如右肝动脉损伤，CT/MRI 可显示血管闭塞和血流信号缺失等征象，从而有利于作出完整的诊断。

ERCP 的优势在于：①图像直观，清晰；对以胆瘘为主要特征的胆管损伤，ERCP 可通过造影剂的外溢提供诊断胆管破裂的直接证据；②可直接观察十二指肠乳头部病变，对下段胆管病变诊断率高；③可直接取活检病理检查以协助鉴别诊断；④对胆囊残端瘘或胆管轻微裂伤造成的胆瘘患者，在诊断的同时可放置支架治疗。但对于孤立性胆管损伤、完全结扎和横断伤的患者，ERCP 不能显示损伤部位近端的胆管及胆管损伤的范围。

PTC 可较清楚地显示梗阻近端胆管，确定胆管损伤平面；具有 ERCP 图像直观、清晰的优点；并可同时行 PTBD，作为辅助治疗的有效措施。缺点是有创性检查，有发生胆瘘、胆道感染、出血等并发症的可能，尤其是对新鲜胆管损伤，PTC 穿刺常常难以成功。

MRCP 是一种无创性检查，对胆管损伤的诊断具有多重优点：①可全程显示胆管树的解剖结

构改变,明确胆管损伤部位和程度;②不受外科手术后解剖结构改变的影响;③无胆道感染、急性胰腺炎等并发症;④三维重建后的图像可多角度、多轴位观察,更立体直观地显示病变。目前MRCP已成为多数医疗中心诊断胆管损伤的首选和必要技术。

联合应用各种影像学手段,确定损伤及狭窄段胆管的位置和狭窄长度、程度,全面了解整个胆道系统以及合并伤、损伤后继发性病变,获得全面、可靠的影像学资料,才能制订合理的处理方案,此点对胆道损伤患者的治疗至关重要。

五、胆管损伤的分型

各种胆道损伤的分型都取决于胆道损伤的部位、损伤性质、损伤程度和有无合并肝血管损伤。迄今为止,国际上有关胆管损伤的分型系统已达10余种,这些分型系统各有优缺点,其中最常用的有Bismuth分型(图8-1)和Strasberg分型(图8-2)。Bismuth分型系统建立于开腹胆囊切除时代,以胆道狭窄的部位为基础将胆管损伤分为5类。Strasberg分型系统则是以Bismuth分型为基础,结合了常见的腹腔镜胆囊切除所引起的胆道损伤。2008年中华医学会外科学分会胆道外科学组曾提出一种新的胆管损伤分型系统,并在2013年作出修订。该分型系统同时结合了

胆管损伤的部位、损伤程度、损伤后的病理特征等因素,是迄今为止唯一能够囊括多种致伤因素所致胆管损伤的解剖病理分型系统。该系统将胆管损伤分为3型4类:

Ⅰ型损伤(胰十二指肠区胆管损伤):根据胆管损伤部位以及是否合并胰腺和/或十二指肠损伤可分为3个亚型。Ⅰ1型,远段胆管单纯损伤;Ⅰ2型,远段胆管损伤合并胰腺和/或十二指肠损伤;Ⅰ3型,胆胰肠结合部损伤。

Ⅱ型损伤(肝外胆管损伤):指位于肝脏和胰十二指肠之间的肝外胆管损伤。依据损伤的解剖平面将Ⅱ型损伤分为4个亚型。Ⅱ1型,汇合部以下至十二指肠上缘的肝外胆管损伤;Ⅱ2型,左右肝管汇合部损伤;Ⅱ3型,左和/或右肝管损伤;Ⅱ4型,二级肝管损伤。

Ⅲ型损伤(肝内胆管损伤):指三级和三级以上肝管的损伤,包括在肝实质外异位汇入肝外胆管的副肝管和变异的三级肝管损伤以及来源于胆囊床的迷走肝管损伤。

依据胆道损伤的病变特征将其分为4类。a类:非破裂伤(胆道管壁保持完整的损伤,包括胆管挫伤以及因缝扎、钛夹夹闭或其他原因造成的原发性损伤性胆管狭窄);b类:裂伤;c类:组织缺损;d类:瘢痕性狭窄(指胆管损伤后因管壁纤维化而形成的继发性胆管狭窄)。

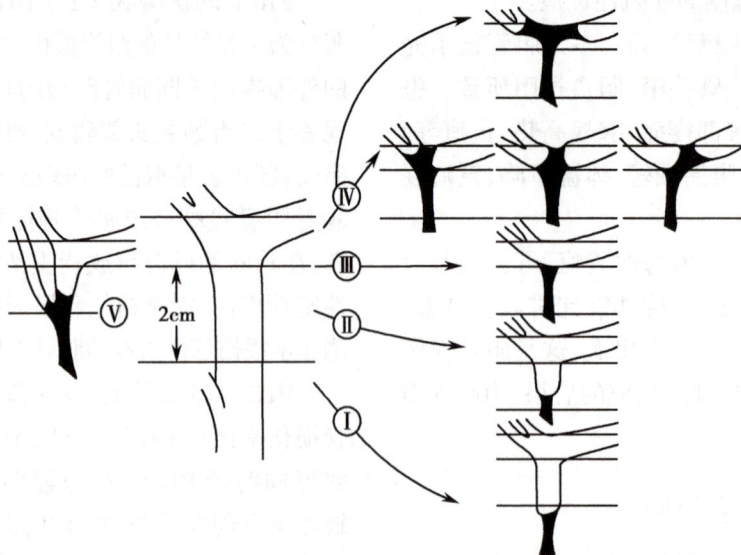

图8-1 Bismuth的胆道损伤分型

Ⅰ.低位肝外胆管狭窄——狭窄部位距离汇合处>2cm;Ⅱ.近端肝总管狭窄——狭窄部位距离汇合处<2cm;Ⅲ.肝门狭窄——肝管汇合处完整;Ⅳ.肝管汇合处破坏——左、右肝管分离;Ⅴ.涉及异位右侧段肝内胆管,无或合并肝总管狭窄

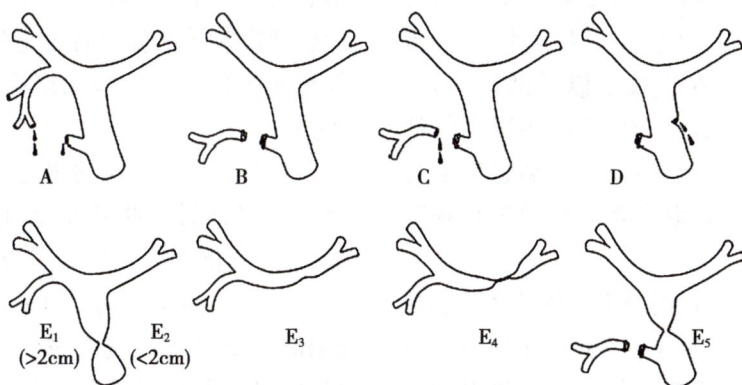

图 8-2　胆道损伤的 Strasberg 分型

A. 胆囊床和胆囊管残株小胆瘘；B. 右后支胆管闭塞；C. 右后支胆管胆瘘；
D. 无合并组织缺损的肝外胆管瘘；E1. 肝外胆管横断伤肝门以下狭窄段超过
2cm；E2. 肝外胆管横断伤肝门以下狭窄段小于 2cm；E3. 肝门汇合部胆管狭
窄；E4. 肝门部胆管狭窄并左右肝管分离；E5. 肝门部和右后支胆管狭窄

六、胆管损伤的治疗原则

由于胆道损伤时胆管系统的完整性和通畅性受到破坏，只有及时矫正病变、恢复胆管系统的完整性和通畅性，才能阻断继发的病理改变。因此，治疗胆道损伤时应遵循"及时发现、尽早处理"的原则。

（一）胆管损伤的术中处理

对术中发现的胆道损伤，无论其复杂程度如何，均应由有经验的肝胆外科专科医生即时处理。因为此时局部解剖比较清晰、周围炎症反应较轻、组织条件良好，重建后狭窄率较低。手术方式的选择应根据损伤的部位，组织的缺损情况而定。如果不能获得专科医师的支持，则应避免实施确定性的损伤修复，在放置腹腔引流管后，将患者及时转诊至专科医疗中心。

（二）胆管损伤的术后早期处理

2/3 的胆管损伤是在手术后确诊，因而胆管损伤的术后处理非常重要。初始手术至确诊胆道损伤常有一定间隔时间，此时受伤胆道往往已有炎症反应，周围组织亦有不同程度的污染或感染，大多存在充血水肿，手术难度加大，影响组织愈合，且影响预后的因素也更加复杂，导致术后胆管狭窄、再手术的比例增高。因此，既往对手术后确诊的胆管损伤，一般采取延期修复。但越来越多的证据表明，对于损伤后及时转诊、损伤局部炎症反应轻的患者，早期修复能获得与延迟修复相当的手术成功率。早期修复也被认为能降低围术期并发症发生率、缩短住院时间、减少住院费用。至于"早期"的期限，应根据损伤区域炎症反应状况判断是否具备早期修复的条件，符合条件的病例甚至胆管损伤后 2 周也可行修复手术。

（三）胆管损伤的术后延期处理

如果损伤后确诊时，患者伴有胆汁性腹膜炎、脓毒血症或生命体征不稳定，或者因化学性损伤、电灼性损伤、合并血管损伤等复杂情况导致损伤范围早期不明确时，修复手术则宜推迟到病情稳定、胆管周围炎症消退、损伤范围明确后进行。延迟修复的最佳时间早期多建议为损伤后 3 个月，但来自多个大型专科中心的经验性报道显示，通过恰当的围术期治疗，确定性手术修复的时机可提前到炎症控制后 6 周左右。

七、手术方式

胆管损伤确定性手术方法包括胆管空肠 Roux-en-Y 吻合、胆管对端吻合术、胆管修补术、自体带蒂组织补片修复术、胆管结扎术、肝切除术和肝移植。临床医师应根据胆管损伤的类型、胆道梗阻的时间、既往胆道修复手术史、肝脏功能的损害程度、患者的全身状况选择合理的治疗策略。

（一）Ⅰ型胆管损伤

Ⅰ型胆管损伤主要涉及胰腺段胆管和胆胰肠汇合部。损伤后术中和术后早期发现的Ⅰ型损伤可一期进行损伤的修复或重建。单纯胆管损伤可做 Kocher 切口，经胰头后径路将十二指肠及胰头向左翻起后在直视下修补破口，同时在胆总管内放置 T 管引流。难以成功缝合修补的重度破损可选择胆总管横断和近端胆管空肠吻合术。合并十二指肠损伤者应同时修补肠壁破损。

未能及时诊断和治疗的胰十二指肠区胆管损伤常合并严重的腹膜后感染。一期手术应按照损伤控制原则实施胆汁、胰液和肠液的分流以及损伤周围和腹膜后的充分引流。二期选择近端胆管空肠吻合术和胃空肠吻合术恢复胆肠连续性和胃肠连续性。

（二）Ⅱ型胆管损伤

Ⅱ1 型和 Ⅱ2 型胆管损伤涉及胆管汇合部及肝总管和胆总管的损伤，必须修复或重建。术中或术后早期发现的轻度裂伤，可作单纯缝合。合并组织缺损但能完成近、远端无张力对合的胆管横断伤应考虑胆管对端吻合术。组织缺损大、损伤严重而无法修补的胆管损伤宜选择胆管空肠 Roux-en-Y 吻合术。

Ⅱ3 型胆管损伤涉及一级肝管损伤，原则上应首选修复或重建。难以重建的一级肝管损伤如继发肝脓肿或弥漫性肝胆管结石如未受累区域的肝脏功能代偿充分，可考虑将病变胆管和受累区段的肝脏一并切除。

Ⅱ4 型胆管损伤涉及二级肝管的损伤，原则上不考虑修复重建。术中发现者，如未受累区域的肝脏功能代偿充分可考虑直接结扎；术后发现者，对于无症状孤立性二级肝管损伤性狭窄可密切随访观察，对于合并胆汁瘘、胆管炎、肝脓肿等可行区域性肝切除术；如未受累区域的肝脏功能代偿不全则应行肝管空肠吻合术重建胆肠连续性。

（三）Ⅲ型胆管损伤

术中发现的 Ⅲ 型胆管损伤可以直接结扎或缝扎，术后发现者如合并胆汁瘘首选通过内镜放置支架或经皮穿刺引流。如引起局限性胆管狭窄但患者无明显症状可密切随访观察。

八、围术期的处理

对于复杂类型和伴有并发症的胆管损伤，围术期应先予简约有效的方法控制局部损伤和继发性病理损害并恢复患者全身生理稳态，为安全有效地实施旨在重建解剖结构的确定性手术创造条件。

对于合并胆汁瘤的患者可采用 B 超或 CT 引导下经皮穿刺置管引流处理腹腔内的胆汁性积液，合并弥漫性胆汁性腹膜炎者则应及时剖腹清创和引流。在腹腔引流的同时，可通过 PTBD、ENBD 或胆道支架置入进行胆道减压引流、控制胆瘘。对于因胆道梗阻和胆道感染造成重度肝功能损害的胆管损伤患者，围术期应通过 PTBD 或 ENBD 进行胆道减压引流。在损伤控制性处理的同时，应给予积极的支持治疗，包括营养支持、抗生素、纠正水电解质紊乱。围术期处理要点包括：

1. 全面了解既往病情发展过程及治疗情况，尤其是对于既往接受过多次胆道重建的病例，应通过查看原始记录对每次手术的细节充分了解，包括手术治疗的真实情况、具体术式、胆管及吻合口口径、吻合使用何种性质及规格缝线、是否放置支撑引流管及导管规格、放置部位、放置时间、术后恢复过程、有无并发症等。

2. 合理安排影像学检查，正确解读影像结果，全面系统评估胆道树的情况。如有无胆道系统解剖结构变异、损伤和吻合口的部位、有无狭窄、狭窄的程度和长度等均需全面了解，否则可能导致漏诊、漏治等不良后果。

3. 依据影像学检查结果判定胆管损伤的分型，并根据分型施治的原则制订切实可行的手术方案，同时应对各种术中意外情况做好充分准备，避免探查性手术和以临时解决胆道引流为主要目标的"应急"手术。

4. 全面了解各主要器官系统功能情况，尤其是对肝脏功能的评估，对损伤后各种继发病症的评估。通过恰当的围术期治疗恢复患者的水、电解质代谢及血清白蛋白水平、凝血功能，改善患者的营养状况，控制胆道和腹腔感染。

（董家鸿）

参 考 文 献

1. Sawaya DE Jr, Johnson LW, Sittig K, et al. Iatrogenic and noniatrogenic extrahepatic biliary tract injury: a multi-

institutional review. Am Surg, 2001, 67（5）: 473–477.

2. 黄晓强, 黄志强. 医源性胆管损伤的处理. 中国实用外科杂志, 2001, 21（7）: 413–414.

3. Roslyn JJ, Binns GS, Hughes EF, et al. Open cholecystectomy. A contemporary analysis of 42 474 patients. Ann Surg, 1993, 218（2）: 129–137.

4. Strasberg SM, Hertl M, Soper NJ. An analysis of the problem of biliary injury during laparoscopic cholecystectomy. J Am Coll Surg, 1995, 180（1）: 101–125.

5. Deziel DJ, Millikan KW, Economou SG, et al. Complications of laparoscopic cholecystectomy: a national survey of 4 292 hospitals and an analysis 77 604 cases. Am J Surg, 1993, 165（1）: 9–14.

6. MacFadyen BV Jr, Vecchio R, Ricardo AE, et al. Bile duct injury after laparoscopic cholecystectomy. The United States experience. Surg Endosc, 1998, 12（4）: 315–321.

7. 刘国礼. 中国腹腔镜外科进展. 世界华人消化杂志, 1999, 7（3）: 263–264.

8. A prospective analysis of 1 518 laparoscopiccholecystectomies. The Southern Surgeons Club. N Engl J Med, 1991, 324（16）: 1073–1078.

9. Fletcher DR, Hobbs MS, Tan P, et al. Complications of cholecystectomy: risks of the laparoscopic approach and protective effects of operative cholangiography: a population-based study. AnnSurg, 1999, 229（4）: 449–457.

10. Nuzzo G, Giuliante F, Giovannini I, et al. Bile duct injury during laparoscopic cholecystectomy: results of an Italian national survey on 56 591 cholecystectomies. Arch Surg, 2005, 140（10）: 986–992.

11. Adamsen S, Hansen OH, Funch-Jensen P, et al. Bile duct injury during laparoscopic cholecystecotmy: a prospective nationwide series. J Am Coll Surg, 1997, 184（6）: 571–578.

12. Flum DR, Dellinger EP, Cheadle A, et al. Intraoperative cholangiography and risk of common bile duct injury during cholecystectomy. JAMA, 2003, 289（13）: 1639–1644.

13. 王坚. 胆胰肠结合部损伤延迟发现的处理. 中华消化外科杂志, 2009, 8（3）: 179–180.

14. Matthews JB, Gertsch P, Baer HU, et al. Biliary stricture following hepatic resection. HPB Surgery, 1991, 3（3）: 181–190.

15. Boonstra EA, de Boer MT, Sieders E. Risk factors for central bile duct injury complicating partial liver resection. Br J Surg, 2012, 99（2）: 256–262.

16. Florence MG, Hart MJ, White TT. Ampullary disconnection during the course of biliary and duodenal surgery. Am J Surg, 1981, 142（1）: 100–105.

17. Fatima J, Baron TH, Topazian MD, et al. Pancreaticobiliary and duodenal perforations after periampullary endoscopic procedures: diagnosis and management. Arch Surg, 2007, 142（5）: 448–454.

18. Archer SB, Brown DW, Smith CD, et al. Bile duct injury during laparoscopic cholecystectomy: results of a national survey. Ann Surg, 2001, 234（4）: 549–558.

19. 中华医学会外科学分会胆道外科学组. 胆管损伤的预防与治疗指南（2008版）. 中华消化外科杂志, 2008, 7（4）: 260–266.

20. 中华医学会外科学分会胆道外科学组. 胆管损伤的诊断与治疗指南（2012版）. 中华消化外科杂志, 2013, 12（2）: 81–95.

21. Thomson BN, Parks RW, Madhavan KK, et al. Early specialist repair of biliary injury. Br J Surg, 2006, 93（2）: 216–220.

22. Mercado MA. Early versus late repair of bile duct injuries. Surg Endosc, 2006, 20（11）: 1644–1647.

23. Biffl WL, Moore EE, Offner PJ, et al. Routine intraoperative laparascopic ultrosonograph with selective chalangiogarphy redeces bile duct complications during laparoscopic cholecystectomy. J Am Coll Surg, 2001, 193（3）: 272–280.

24. 王树生, 王钦尧, 曹亦军, 等. 胆总管远端穿通伤（肝外胆管医源性损伤的特殊类型）. 中华肝胆外科杂志, 2005, 11（3）: 164–166.

第三节 胆管扩张症治疗方式的演变和疗效评价

一、疾病概念

胆管扩张症（biliary dilatation）又称胆管囊肿，是临床较少见的原发性胆管病变，可由婴幼儿时期先天性胆管扩张延续而来，也可在成年期发病，是以胆管囊状扩张为主体的一系列肝胆胰系统的病理改变的总称。这些病理改变包括：①肝内/肝外胆管囊状扩张；②胆胰管末端合流异常；③胆管末端狭窄；④胆管组织病理改变，上皮缺失、炎症、纤维组织增生、黏膜增生、癌变等；⑤肝脏的组织学改变从正常到硬化不等，肝脏功能也可从正常到失代偿。该病多发于日本及中亚地区，女性多见，女:男约4:1，发病年龄多在10岁以前，儿童患者约占胆管扩张症患者的80%以上。

二、病因及发病机制

胆管扩张症的病因及发病机制至今未完全明

确,相关学说较多,如胆胰管末端合流异常学说、末端胆管梗阻学说、胆管壁神经节细胞缺乏学说、遗传学说以及胆道感染学说等。目前比较公认的是胆胰管末端合流异常学说,支持该学说的依据有:①大部分Ⅰ型和Ⅳ型胆管扩张症均伴有胆胰管末端合流异常;②患者胆汁内淀粉酶含量明显增高;③胰管和胆管囊肿之间存在压力梯度;④囊肿壁黏膜呈慢性炎症改变。该理论认为胆、胰管在十二指肠壁外汇合,具有过长的共同通道,胰液易反流入胆管,可导致胆管内压力增高。另一方面,受胆汁激活的胰液反复刺激胆道黏膜可破坏胆管壁,引起近端胆管壁黏膜脱落、细胞浸润及弹力纤维消失,管壁薄弱,进而形成囊状扩张。末端胆管梗阻假说认为胆管末段存在一个真正的先天性狭窄节段,因近端压力增高导致了胆管扩张。然而,无论何种学说,均难以完整阐明临床所见的形态、位置各异的囊状扩张胆管原因。因此,有关胆管扩张症成因的研究可能更有待深入的胚胎学及临床病理学的研究。

三、临床分型

（一）Todani 分型

1723 年 Vater 等首次报道了 1 例胆总管囊状扩张病变。Alonso-Lej 等根据胆总管囊状扩张病变的形态特点将其分为三型。1977 年 Todani 等改良了 Alonso-lej 分型,将胆管扩张症分为五型,Ⅰ型:肝外胆管囊状扩张,即胆总管囊肿,最常见,占 70%~90%,Ⅰ型又可分为:Ⅰa 囊性扩张,Ⅰb 节段性扩张,Ⅰc 肝外胆管弥漫型扩张;Ⅱ型:肝外胆管憩室,占 2%~5%;Ⅲ型:胆管末端囊状扩张,占 4%;Ⅳ型:占 10%~20%,Ⅳa 肝内外胆管多发性囊状扩张,Ⅳb 肝外胆管多发性囊状扩张;Ⅴ型:肝内胆管单发或多发性囊状扩张,即 Caroli 病,占 1%。该分型为此病的临床诊断提供了相应的解剖学依据,是当前广为应用的分型方法,对外科手术方法的选择具有一定指导意义。

基于该分型方法的外科治疗策略为Ⅰ型:囊肿全切除,肝管 – 空肠 Roux-en-Y 胆肠吻合术;Ⅱ型:憩室切除术;Ⅲ型:Oddi 括约肌切开或经十二指肠囊肿切除、胆胰管末端成形术;Ⅳa 型根据肝内病变范围可行肝叶切除、肝外囊状扩张胆管切除、肝管 – 空肠 Roux-en-Y 胆肠吻合术,或

行肝内胆管切开整形、肝外囊状扩张胆管切除、肝胆管 – 空肠 Roux-en-Y 吻合术;Ⅳb 型:肝外囊状扩张胆管全切除、肝管 – 空肠 Roux-en-Y 吻合术;Ⅴ型:肝内胆管切开整形、肝管 – 空肠 Roux-en-Y 胆肠吻合术,肝叶切除术或原位肝移植术。

（二）Todani 分型存在问题

Todani 分型虽在临床上应用广泛,但该分型方法未能区分复杂而不同的肝内胆管囊状病变的病理类型,对肝外胆管囊状扩张病变的分型显得繁复而易于混淆,有一定的局限性,影响对治疗的指导作用。近年来发现,不同部位的肝内外胆管囊状扩张病变,并非同一类疾病。1991 年,Guntz 等根据肝内囊状扩张病变的部位及形态特征,将肝内胆管囊状扩张病变分为 3 种类型:Ⅰ型:周围胆管葡萄样扩张;Ⅱ型:肝内大胆管的弥漫性扩张;Ⅲ型:大胆管的囊状扩张病变。并认为 Caroli 病对应Ⅰ型周围胆管囊状扩张病变。在此之前,所有肝内胆管扩张患者均被认为是 Caroli 病,尽管因为临床表现的差异,有时将其区分为 Caroli 病的Ⅰ型和Ⅱ型,但是并没有认识到其病变胆管树受累部位和合并肝脏病变的区别。Visser 等认为 Todani Ⅰ型中的亚型及Ⅳb 型,虽然囊状扩张病变形态上不同,但其临床病理特征及手术处理方法类似,应视为同一类型病变的几种表现形式,没有必要分为不同的类型和亚型,这种人为的区分夸大了病变的差异。近年来多项研究结果表明:Todani 分型的Ⅱ型病变其实质为胆总管憩室,这种特殊部位的憩室与胆管的囊状扩张病变有较大不同,不是一类疾病。而Ⅳa 型和Ⅳb 型发病率及临床处理差异甚大,应为两种不同的类型。

（三）一种新的胆管扩张症临床分型方法

针对以往胆管扩张症临床分型方法存在的问题和局限性,清华大学附属北京清华长庚医院董家鸿院士根据胆管囊状扩张病变累及胆管树的区位及范围,结合其临床病理特征、发病因素及适用的手术方式提出了一种新的临床分型方法,克服了 Todani 分型的弊端,对合理选择治疗方法和准确判断疾病预后具有明确的指导意义。董氏分型将胆管囊状扩张症分为 5 个类型和 9 个亚型（图 8-3）。

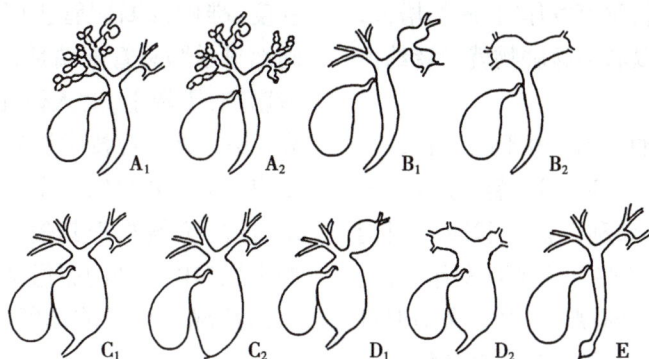

图 8-3 胆管囊状扩张症分型

A1 型：周围肝管型肝内胆管囊状扩张（囊状病变局限分布于部分肝脏区段）；A2 型：周围肝管型肝内胆管囊状扩张（囊状病变弥漫分布于全肝）。B1 型：中央肝管型肝内胆管囊状扩张（单侧中央肝管囊状扩张）；B2 型：中央肝管型肝内胆管囊状扩张（囊状病变同时累及双侧肝叶主肝管及左右肝管汇合部）。C1 型：肝外胆管型胆管囊状扩张（囊状病变未累及胰腺段胆管）；C2 型：肝外胆管型胆管囊状扩张（囊状病变累及胰腺段胆管）。D1 型：肝内外胆管型胆管囊状扩张（囊状病变累及单叶中央肝管和肝外胆管）；D2 型：肝内外胆管型胆管囊状扩张（囊状病变累及双叶中央肝管和肝外胆管）。E 型：壶腹胆管型胆管囊状扩张

1. A 型 周围肝管型肝内胆管囊状扩张（Caroli 病和 Guntz Ⅰ型），为局限于肝脏周围肝管的多发性囊状扩张病变，表现为肝脏周围肝管的葡萄样扩张，部分囊状病变肝管可持续增大为巨型囊状扩张病变，该型病变常伴有先天性肝纤维化，可并发门静脉高压症。A1 型：囊状病变局限分布于部分肝脏区段。A2 型：囊状病变弥漫分布于全肝。

2. B 型 中央肝管型肝内胆管囊状扩张（Guntz Ⅱ型和Ⅲ型），为局限于肝内胆管树主干肝管的囊状扩张病变，囊状病变累及左右肝管或段肝管，可为单发局部肝管病变，也可见多发囊状扩张，肝脏周边区域的肝管正常。B1 型：单侧中央肝管囊状扩张。B2 型：囊状病变同时累及双侧肝叶主肝管及左右肝管汇合部。

3. C 型 肝外胆管型胆管囊状扩张（Todani Ⅰ型、Ⅱ型、Ⅳb 型），为囊状扩张病变位于左右肝管汇合部远端，仅累及胆总管或肝总管。囊状扩张胆管可呈现球形、梭形、柱形、节段型等不同的形态。C1 型：囊状病变未累及胰腺段胆管。C2 型：囊状病变累及胰腺段胆管。

4. D 型 肝内外胆管型胆管囊状扩张（Todani Ⅳa 型），为囊状病变同时累及中央肝管和肝外胆管。D1 型：囊状病变累及单叶中央肝管和肝外胆管。D2 型：囊状病变累及双叶中央肝管和肝外胆管。

5. E 型 壶腹胆管型胆管囊状扩张（Todani Ⅲ型），为局限于胆总管壶腹部的囊状扩张（胆总管末端囊状扩张）。

四、临床表现

典型症状是腹痛、黄疸和腹部肿块三联征。但并非所有患者在其病史中或就诊时均具有三个主要症状，临床上往往只出现一个或两个，同时具备三联征者只占 20%~30%。临床表现还与首次发病年龄及胆道扩张的形态有关。在新生儿或婴儿期首发并且胆道囊状扩张的患儿往往表现为黄疸及腹部包块；在幼儿期首发并且胆道梭形或者圆柱形扩张的患儿往往表现为腹痛；成人同样以腹痛为主要临床症状，但随着腹部超声和 CT、MRI 等影像学检查的普及，10%~36% 的确诊患者无临床症状。

1. 腹痛 90% 患者有不同程度的腹痛，一般为右上腹或上腹中部隐痛、牵拉痛或轻微胀痛，继发梗阻感染时可伴有发热、剧烈绞痛。

2. 黄疸 约 50% 病例有黄疸，黄疸的程度与胆道梗阻的程度及肝脏损害有直接关系。黄疸可反复隐现，常为儿童就诊的主要症状，可于出生后数周即出现，也可延续至数月或数年。

3. 腹部肿块 位于右上腹肋缘下，上界为肝边缘所覆盖，巨大者可超越腹中线，肿物表面平滑，呈球状囊性感，小的胆总管囊肿由于位置深，

不易扪及。在感染、疼痛、黄疸发作时,肿物增大,好转后又可缩小。儿童以右上腹肿物就诊者约占70%。

以上症状多为间歇性发作,由于胆总管远端出口不通畅,内容物滞留,出现胆道感染使症状发作,经过治疗后,内容物顺利引流症状减轻或消失,有的患者发作频繁,有些可几个月发作一次。除以上症状外,发作时可伴有恶心呕吐,黄疸时可出现白陶土样大便、尿色加深。个别患者特别是婴幼儿发生囊肿穿孔时,即引起急性胆汁性腹膜炎症状,高热、腹胀甚至发生休克。

五、实验室检查

目前尚无针对胆管扩张症的特异性生化诊断指标。有研究结果显示:肝外胆管或胆囊中胆汁淀粉酶含量与胰胆合流共同管长度成正相关。检测胆汁淀粉酶含量有望作为 PBM 的辅助诊断方法。无症状胆管扩张症患者可表现为各项指标正常,实验室检查主要用于相关并发症的评估。胆红素升高为主考虑为梗阻性黄疸,胆道酶谱也会出现异常。肿瘤标志物 CA19-9 和 CEA 的升高有助于癌变的诊断,但此两者升高也可见于其他多种恶性肿瘤,并非胆管扩张症癌变的特异性血清肿瘤标志物。

六、影像学诊断

(一)B 超

具有简便、经济、无创、费用低、可动态观察等优势,可作为筛查方法。B 超可发现肝下方界限清楚的低回声区,确定囊肿的大小,胆管远端的狭窄程度,并可了解肝内胆管扩张的程度和范围及是否合并胆管内结石等,诊断正确率可达 94%。

(二)CT

密度分辨率高,可清楚显示肝内外胆管有无扩张及扩张的部位、程度及形态等,有较高的定位及定性价值。多排螺旋 CT(MDCT)合并三维结构重建技术能够显示肝内外胆管树及胰胆管系统的精细解剖结构和空间几何关系,对术式选择有重要指导意义。

(三)MRCP

不仅能够清晰显示胰胆管系统,囊肿的大小、形态及范围,以及有无肝内胆管扩张及其扩张的程度,准确诊断胆管扩张症,而且它同时能够准确地显示胆总管末端是否存在狭窄。MRCP 无需造影剂,无辐射,对人体无创,灵敏度高和特异度高,不受操作者技术影响,检查术后无任何不良反应。MRCP 图像可完全满足诊断胆管扩张症要求,诊断价值高于其他影像学检查。同时,磁共振常规 MR 序列的影像又可以了解胆总管周围组织的情况。是目前诊断胆管扩张症最有价值的方法。

(四)术中胆道镜检查

行术中胆道镜检查,观察胰胆合流共同管、胰管及肝内胆管,可直接了解胰胆管系统有无解剖变异、结石和狭窄,有助于更加安全、准确地切除病变胆管,同时清除胆道结石。术中胆道镜检查无严格意义上的禁忌证,凡可进行胆道手术均可行该检查。

(五)数字医学技术

三维可视化技术可利用现代光导技术和成像技术,克服人眼不能透视和直视的局限,全景式立体"透视"肝胆及其脉管系统的空间结构,清晰显示肝脏及胆道三维立体图像,分别予肝脏、肝内不同脉管系统、周围脏器、腹腔血管配置不同颜色;借助肝脏透明化和局部放大技术,通过不同角度和方位旋转立体观察,明确病变胆管形态和分布范围,显示受累胆管范围、扩张程度及胆管与肝动脉、肝静脉、门静脉的关系;并可应用 3D 打印立体成像技术实体化再现个体肝胆系统,在立体构象上准确判定与精准测量病变胆管分布范围及其与毗邻脉管结构的空间关系。同时,在其模型上行可视化虚拟仿真手术,可制订手术预案,确定最佳手术路径,指导实际手术,提高手术精确度和安全性。

(六)ERCP 及 PTC

优点是能够清晰地显示全程胆管、胰管,显示各型囊肿位置、大小和形态,可直观、多体位、多角度进行观察,空间分辨率高,对选择治疗方案有决定性作用;而且对胆胰管共同管长度的测量也较其他检查方法准确,可为寻找病因提供重要线索。但属有创性检查,有一定痛苦及风险,检查结果受患者个体差异的影响较大,会出现因十二指肠乳头变异(如先天性乳头形态、位置变异及后天消化道改道手术)较大而插管失败无法造影者等,同时也可能导致一些并发症如急性胰腺炎、消化道穿孔、出血、胆瘘和继发胆道感染等,已逐步被MRCP取代。故不推荐ERCP和PTC作为胆管扩张症的常规检查手段,可作为其他检查的补充。

(七)其他影像学检查

如胃肠道钡餐造影仍有一定价值,静脉法胆管造影等逐步被淘汰。

七、并发症

(一)胆汁淤滞及肝脏损害

由于胆道梗阻,胆汁滞留致囊肿逐渐增大,肝内呈淤胆状态,慢性梗阻迁延日久可引起胆汁性肝硬化及胆源性门静脉高压症,严重损害肝功能。

(二)胆道感染

由于排胆汁不畅,局部抵抗力降低,易发生细菌感染,轻度感染者为低热、右上腹不适、食欲缺乏。重度感染时可引起化脓性胆道炎症,甚至败血症、中毒性休克、多发性肝脓肿等。反复发作胆管炎常使胆管壁肿胀、肥厚、纤维化,使远端胆管更狭窄,甚至闭塞。

(三)结石形成

因胆汁淤滞、胆道感染及胆管狭窄,胆汁成分可发生变化,有利于胆色素结石的形成。成人胆管囊肿病例的囊腔内,半数以上伴有胆石。

(四)胰腺炎

胰胆管接合部异常,局部狭窄以及结石、蛋白栓等造成梗阻,可使高压的胆管内胆汁逆流入胰管,损害胰小管及腺泡,胰液渗入胰实质而引起胰组织自溶,并发胰腺炎。

(五)囊肿穿孔或破裂

囊肿逐渐增大,囊内压力逐渐增加,在囊壁的薄弱处,易因腹压突然增加或上腹部的外伤而发生穿孔,引起急性胆汁性腹膜炎。Friend、Gosutitz等都有过报道,发生率为1.8%。

(六)癌变

胰液反流和发作性胆管炎,使囊壁反复发生溃疡和修复,最终癌变。癌变的另一种解释是:由于胆汁内某种正常排泄物不能及时排出,代谢后衍化为致癌物质所致。有文献报道胆管扩张症患者总的癌变发生率高达16.2%,且癌变率随年龄段分布升高而升高,由20岁年龄段的2.3%升高到80岁年龄段的75.0%。有关分型和癌变的关系,Todani Ⅰ型和Ⅳ型胆管扩张症癌变发生率较高,而Ⅱ型和Ⅲ型癌变较少见。Caroli病癌变发生率大约为7%,是正常人群的100倍。癌变可发生于胆管、肝脏或胰腺,接受过囊肿内引流患者的癌变率增高,发生癌变时间明显提前。

八、外科治疗

(一)外科治疗原则

胆管扩张症外科治疗的原则是彻底切除病变胆管,实现胆胰分流。并在此原则指导下选择相应的手术方式。目前尚无充足的循证医学证据指导治疗时机,但胆管扩张症患者总体癌变发生率明显高于健康人群,癌变率随年龄段递增。而且残留囊状扩张病变可能导致复发性胆管炎、继发性胆管结石等并发症,当前强调病变胆管的早期根治性切除。对于肝内胆管囊状扩张症的肝切除应遵循精准肝脏外科原则,病变切除的手术方式选择取决于囊状扩张病变分布的部位、范围、伴发肝脏病变及剩余肝脏功能。疗效优劣主要取决于正确的术式选择。临床上可见因手术方式选择不当致反复胆道感染、结石、胰腺炎、胆汁性肝硬化、癌变及多次手术的病例。

(二)基于新的临床分型方法的外科施治策略

董氏分型方法为胆管扩张症的治疗选择提供了明确的指导。对于剩余肝功能允许的A1型患者,可通过选择病变肝段切除清除囊状扩张胆管。A2型患者由于病变弥漫分布,肝脏移植是唯一的治愈方法。B1型患者采用受累区段肝切除去除病变胆管;B2型患者在病变累及二级及以下肝管时,行囊状变肝管的节段性切除,附加胆管空肠吻合术;在病变累及三级或以上肝管时,需要行病变肝段切除或包括病变肝叶的左三叶或右三叶切除,附加胆管空肠吻合术。规则性、量体裁衣式切除受累肝脏区段及病变胆管,能够最大化保留功能性肝实质,剩余功能性肝体积不足时可保留柱状扩张胆管。在A1型、B1型肝内胆管扩张症患者,由于其肝外胆管正常保留,无需行胆肠吻合术。对于C型病变,应作肝外胆管囊状扩张病变切除和胆管空肠吻合术。在C2型患者,在做肝外胆管囊状扩张病变切除时,需要辨识胆管囊状扩张病变与胰管的解剖关系,以防胰管损伤。对于胆管汇入胰管型，应完整切除至囊状扩张病变末端，而胰管汇入胆管型患者，则需保留胰管汇入点远端囊壁。对于 D 型患者，同时切除肝内外囊状扩张胆管病变，能够显著提高 D 型患者术后疗效，降低结石和 / 或狭窄、再手术率。病变仅累及单侧或双侧一级或二级肝管时，可在肝门部解剖分离囊状扩张病变，与肝外胆管囊状病变一同切除，再附加高位胆管空肠 Roux-en-Y 吻合手术，无需行肝脏部分切除。当病变累及三级或三级以上肝管时，则需要切除囊状扩张病变胆管所引流的肝脏区段，才能彻底去除病变胆管。对于此型患者，若只行肝外囊状扩张胆管切除，难免造成肝内病变胆管残留，影响手术效果。在囊性病变切除后 Roux-en-Y 重建胆管引流时，应恰好在正常胆管与囊状扩张的胆管汇合部保留一小片状囊壁，以便于胆管和空肠吻合。E 型患者多采用 ERCP 或 EST 治疗，能够取得较好临床效果。

（三）肝外胆管扩张症的外科治疗

胆管扩张症中约 80% 为 Ⅰ 型（相当于新的分型中 C 型），即肝外胆管扩张症。下面将重点讨论肝外胆管扩张症手术方式演变及技术要点。

1. 手术方式 肝外胆管扩张症的手术方式概括起来主要有囊肿外引流、内引流及囊肿切除肝管空肠吻合术。内引流术式已趋于被淘汰；外引流手术只能作为应急措施用于解除严重胆道梗阻和引流感染，为二期根治性手术的过渡手术；囊肿切除肝管空肠吻合术是目前公认的手术方式。

外引流术适用于全身状况极差而不能耐受较复杂手术或合并严重并发症而不宜行复杂手术的患者，如胆管囊肿合并感染、重症黄疸、囊肿破裂并弥漫性腹膜炎伴中毒性休克时。囊肿外引流术可作为一期手术，待全身状况改善后应及时行二次手术。该术式能迅速通畅引流降低胆道压力，有效地控制胆道感染，缓解症状，且手术操作简便快捷。

内引流术包括囊肿胃吻合术、囊肿十二指肠吻合术及囊肿空肠吻合术。这类术式可部分解决胆汁引流问题，但因囊状扩张的病变胆管未切除，胰胆管未分流，后期并发症如复发性胆管炎、复发结石、囊肿癌变、胆汁性肝硬化等发生率和晚期死亡率很高，故内引流手术原则上是不可取的，只在新生儿和切除特别困难时才考虑应用。此时：①胆管下端必须切断，以阻止胰液反流；②吻合口要足够大，并尽可能做在最低位；③要密切随访，注意恶变，对术后症状发作严重而又不易控制者，要及时探查重新手术行囊肿切除肝管空肠 Roux-en-Y 吻合术。既往行病变胆管内引流术患者，应尽早再次行手术，彻底切除病变胆管，以防止其癌变。

目前，病变胆管切除、肝总管空肠 Roux-en-Y 吻合术已被公认为肝外胆管扩张症的首选治疗方法，其优点是切除了病变的扩张胆管，消除了胆胰汇合部解剖异常这一病理因素，实现了胆胰分流，解决了胰液反流和胆汁滞留，去除了囊肿癌变的病理基础，其抗反流效果良好，吻合难度不大，胆道逆行性感染的发生率低；而肝管正常黏膜与空肠吻合，可以有效地防止吻合口狭窄的发生，同时也降低了胆管结石形成的可能性。考虑到囊肿切除过程中有可能损伤门静脉及胰管，有些学者主张行囊肿次全切除术，但残留的胰腺段囊状扩张胆管有并发结石、胰腺炎及癌变之虞，因此我们认为完整切除囊性扩张胆管行肝管空肠吻合是根治肝外胆管扩张症的标准术式。

2. 技术要点

（1）囊肿切除方法：一般先切除胆囊，保留胆囊管与肝外胆管的连接以辅助牵引显露。根据囊肿大小及囊状扩张胆管累及肝外胆管的范围，采用两种不同的剥离切除方法。如囊肿内径不大，累及范围局限于胆总管十二指肠上段、后段以上，或虽已累及胆总管胰腺段，但囊状扩张胆管与胆胰管汇合部之间尚有一定距离，可先解剖分离囊肿远端，在囊状扩张胆管与远端正常胆管交界处横断，然后将囊肿向肝门方向翻转进行剥离切除；处理远端时宜先将囊肿切开、插入探条以助定向（见后面囊状扩张胆管远端处理）。如囊肿较大，累及肝外胆管全程或囊肿以胰腺段胆管囊状扩张为主时，可先解剖横断囊肿近端，将囊肿向远端翻转，进行剥离切除；在行胰腺段囊状扩张胆管剥离切除时最好先结扎或离断胃十二指肠动脉以减少剥离过程中出血。横断囊肿近端前也应打开囊腔，从囊内确认肝总管、胆囊管及左右肝管开口和位置，横断平面不能过高，也不能过低（见后面囊状扩张胆管近端处理）。一般沿囊壁的纤维层和周围组织之间的间隙进行解剖和剥离。Lilly 指出，若囊肿与周围组织粘连紧密，解剖有困难者，切除后壁时可仅将内膜剥脱，留下外层以防损伤其后方的门静脉及肝动脉。葛西更主张在内外两层间先注入生理盐水，使剥脱更为方便。

（2）囊肿剥离切除困难时处理方法：多数胆管扩张症患者囊状扩张胆管的范围可从肝门部延伸至胰腺段胆总管，甚或累及胆总管下段壶腹部，表现为全程性肝外胆管扩张；部分病例囊肿位置较低，以胰腺段胆总管囊状扩张为主要表现，只要患者无既往胆道手术史，无反复发作胆管炎及胰腺炎，施行常规囊肿切除，沿胆管囊肿的外壁与周围组织之间间隙进行剥离，大多可实现囊状扩张胆管全切除。但部分胆总管囊肿患者术前已经合并反复的胆道感染史，症状反复发作，病史较长，囊肿本身直径又较大，则可能与周围炎症性粘连严重。另外一些囊肿病例是胆道再次或多次手术者，尤其是曾行过囊肿内引流的病例，囊肿与周围的胰腺组织及重要的大血管粘连紧密，完整切除较为困难；如强行分离，则可能损伤门静脉及胰管，导致严重后果。在此情况下，可适当改变手术方式：①沿胆管囊肿壁黏膜层与纤维结缔组织层之间间隙进行解剖分离，类似剥离疝囊，切除与周围粘连紧密部分的囊壁内层黏膜，保留外纤维层，即所谓的 Lilly 法切除胆总管囊肿；②分离切除囊肿远端特别困难时，可切除胆管囊肿壁的大部分，保留少许胰腺段扩张胆管，采用电灼、搔刮后以碘酒、酒精处理方法破坏其黏膜，或在缝合封闭远端胆管时往远端缝合，进一步缩小残留囊性扩张胆管的范围；③行 Beger 或 Whipple 手术彻底切除病灶。

（3）囊肿近端处理：在处理囊状扩张胆管近端时，应尽可能以正常或炎症较轻的肝管与空肠吻合，如果用炎性扩张胆管做胆肠吻合，术后有可能合并吻合口炎症及狭窄。囊肿上部完整切除，对于管径纤细的肝门部胆管，不附加肝门部胆管切开整形，容易招致早期吻合口狭窄、胆瘘及术后反复发作的胆管炎。Todani 等建议将 I 型囊肿上缘完整切除后，沿左右肝管轴向剪开，扩大胆管侧吻合口，以期减少胆肠吻合术后吻合口狭窄的发

生率。笔者认为，更趋稳妥地做法是囊肿上缘可保留部分囊肿壁组织，并修剪成喇叭口样，再行囊肿空肠吻合，技术上易于操作，可避免术后吻合口狭窄等并发症。至于所保留的部分近端囊壁组织日后是否会发生癌变，已有文献病例的观察，尚未见癌变的报道，可能与该处已经和胰液逆流隔离有关。但对疑有恶变或已经恶变者，必须全部切除。

（4）囊肿远端处理：处理囊状扩张胆管远端时，既要尽可能将囊肿全切除，又要预防损伤胰管。文献报道 I 型胆管扩张症合并胆胰管合流异常的比例较高，胆胰管合流异常可分为三种类型：①B-P 型，即胆管于十二指肠外汇入胰管型；②P-B 型，为胰管汇入胆管型；③复杂型。根据术前影像学资料及术中胆道造影等确定有无胆胰管合流异常及其类型对术中判断识别胰管开口和狭小的胆管末端，指导处理胆胰管连接部和避免胰管损伤有重要参考价值。对无胆胰管合流异常及 B-P 型胆胰管合流异常患者，只要在囊状扩张胆管与狭窄的胆管末端交界处部结扎切断即可，损伤胰管的机会相对少。合并 P-B 型及复杂型胆胰管合流异常患者，囊状扩张胆管与胰管非常接近，或胰管直接汇入囊状扩张胆管，术中有损伤胰管的可能性。在切除囊肿远端时应注意其出口和胰管开口，囊肿出口多位于囊状扩张胆管的右前侧，一般以狭窄多见，甚至为针尖样细孔，识别确认困难。当胆管末端及胆胰管显露和辨别困难时，可采用以下方法处理：①在切除胰腺段扩张胆管时，应特别注意囊壁周围的每一个管道结构，可切开囊肿，从囊内仔细观察管道汇入处有无开口，必要时挤压胰腺观察有无胰液自囊内开口溢出，以确认并防止误伤胰管；②从囊肿内仔细观察有无狭小的胆管末端开口，并可通过此开口插入导管（导尿管、硅胶管或硬膜外导管等）探查能否进入肠道或胰腺，确认后才可缝扎或结扎，以免误缝十二指肠乳头及胰管；③有时胆管末端非常狭小，或表现为小隐窝，难以用肉眼辨认，此时，可选用纤维胆道镜或十二指肠镜辅助辨认；④打开十二指肠，切开乳头括约肌，找到胆管末端和胰管，然后分别于胆管和胰管内置支撑管，在支撑管引导下行胰腺段囊性扩张胆管全切除。在胆总管囊肿切除后下端胆总管断端关闭前，务必确认胆道下

端的通畅。

（5）胆肠重建：肝外扩张胆管切除后胆道重建的正确方式应是肝管空肠 Roux-en-Y 吻合。肝管–空肠吻合的基本原则是肝管–空肠全周黏膜对黏膜吻合，从而恢复黏膜上皮的连续性和完整性，其技术要点包括：①胆管空肠黏膜对合：空肠壁和胆管壁缝合后胆管与空肠黏膜须精确对合，以利愈合；②微创化手术处理：选择无损伤缝合针线和缝合技术，最大化减轻吻合口组织损伤；③非缺血性吻合：要求胆管壁和空肠壁血运良好，并避免缝合不良造成吻合口组织缺血；④组织无张力对合：胆管与空肠吻合口不应有牵引胆管与空肠相分离的张力，否则在张力作用下缝线切割组织必然造成吻合口组织损伤，甚至吻合口渗漏或破裂；⑤支撑管不常规放置。

九、术后常见并发症及处理

常见术后早期并发症有胆肠吻合口瘘、腹腔积液或脓肿、急性腹膜炎、胰瘘、急性胰腺炎、急性胆管炎、肠粘连、肠梗阻、切口感染、上消化道出血、肝衰竭和多器官衰竭。术后远期并发症主要有胆肠吻合口狭窄、胆管结石形成、胰腺炎、肝衰竭和癌变。

1. 胆瘘　胆总管囊肿术后胆瘘的发生较为常见，一般为胆肠吻合口瘘，除缝合技术、吻合口张力过高等因素外，更要注意胆管断面的血供情况。预防措施为：①留作吻合的胆管周围分离不宜过多，以免管壁缺血；②确保吻合口直径足够大，以免发生胆汁排泄不畅；③吻合完成后应使其处于无张力状态以及娴熟的缝合技术是防止胆瘘发生的基本保证，缝合要严密，连续缝合时应确保缝线拉紧，缝合后用白色纱布蘸吻合口周围，检查有无胆汁渗出。处理方法：保持引流通畅，经保守治疗后多可治愈。

2. 胰瘘　在一些胆总管囊肿囊壁与周围组织粘连致密行胰腺段扩张胆管切除时，可损伤胰腺组织、附胰管及变异的小胰管等，造成胰瘘。处理方法：保持引流通畅，必要时禁食、应用生长抑素等，多可保守治愈。少数患者可导致术后胰头部假性囊肿。

3. 胆肠吻合口狭窄、复发性胆管炎及肝内胆管结石　胆肠吻合口狭窄的主要原因为吻合口内

径太小，或局部胆管组织不健康，如局部炎症、缺血等。由于吻合口相对狭窄及肠液反流，导致胆管炎及肝内胆管结石，结石的机械摩擦和反复刺激又加剧胆管炎。部分患者可不同程度地出现胆管炎反复发作。为了防止术后胆肠吻合口狭窄及继发胆管炎和胆管结石，在术中尤其要注意以下几点：①胆肠吻合以端–侧吻合方式为佳，避免端–端的吻合方式；②在分离胆管时勿损伤胆管断端的血液供应，否则由于组织缺血，术后胆管狭窄的机会增大；③如胆管囊肿位置较高达左右肝管汇合处，左右肝管汇合部切除较多，此时应行肝门部胆管成形，扩大吻合口，尽量使吻合口达 2cm以上，或残留部分囊肿壁，以保证吻合口足够大，并使吻合口无张力，以减少吻合口瘢痕形成；当吻合口径小于 1cm 或非完全的黏膜对黏膜吻合时，应放置内支撑管，时间不少于 3~6 个月；④精密的胆管–空肠黏膜对黏膜吻合技术已如上述。吻合口狭窄及继发胆管炎和胆管结石一旦形成，往往需要再次手术行狭窄切开、整形，胆道探查取石及胆肠再吻合术，尽量取尽结石，矫正狭窄，保持引流通畅。

4. 癌变　主要见于残留的胰腺段囊状扩张胆管，由于囊肿末端未完全切除，胰液反流反复刺激囊壁，最终发生癌变。因此，行胆总管囊肿切除时应力争实现全切除，避免切除不彻底。确实无法实现全切除时，也应破坏残留囊壁的黏膜。一旦发现癌变，应争取行胰十二指肠切除术进行根治。

5. 胰腺炎　由于胆管末端或胆胰管结合部残留细小结石、组织碎屑或蛋白栓等阻塞或胆管末端炎性狭窄所致。预防措施：胆总管囊肿切除后下端胆总管断端关闭前，插入导管冲洗，将细小结石、组织碎屑或蛋白栓等阻塞物冲出，确认胆道下端的通畅。治疗：按急性胰腺炎处理常规进行保守治疗，必要时行 EST。

十、胆管扩张症外科治疗观念和技术演进

胆管扩张症的治疗近年来已经有了很大的进展，目前公认的最佳手术方法为囊状扩张的病变胆管完全切除、肝胆管空肠吻合术，治疗效果也大大提高，主要的进步是治疗观念的演进和手术方

法的改进。观念演进包括：①对该病应早期诊断，一经确诊应早期积极治疗，无论症状出现与否，这样既可防止囊肿感染粘连，又可避免肝功能损害，也使囊肿易于全切除，否则并发症反复发作使病变范围扩大殃及囊肿以外的胆道及周围组织器官，增加手术难度；②成人胆总管囊肿与小儿胆总管囊肿在病变程度、囊肿以外的肝胆胰病变及手术难度等方面是截然不同的；③成人型胆总管囊肿在初次手术时即应高度怀疑有癌变的可能，包括囊肿与囊肿以外的胆管、胆囊及胰腺的癌变，发生机制与胆胰合流异常有关；④已经认可对成人型、常规方法剥离切除困难的胆总管囊肿采用胰十二指肠切除术进行根治切除。

手术方法的进步主要为腹腔镜及手术机器人系统已成功应用于胆管扩张症的外科治疗，并已取得优良的治疗效果，显示广阔的应用前景。

由于传统的开腹手术治疗胆管扩张症切口大、肠管暴露、粘连机会多、术后恢复较慢且住院时间长。1995年，Farello等首次报道了经腹腔镜胆管囊肿切除、肝总管空肠 Roux-en-Y 吻合术治疗胆管扩张症。此后，腹腔镜治疗胆管扩张症手术陆续报道。相关研究表明腹腔镜下肝外扩张胆管切除，肝管空肠 Roux-en-Y 吻合术安全、可行，手术范围及远期疗效与开腹手术相当，具有创伤小、恢复快、切口美容、并发症发生率低等优点，近期疗效优于开腹手术，并有望替代开腹手术，成为肝外胆管扩张症的标准术式。笔者所在单位自2007年开展腹腔镜胆管囊肿切除、肝总管空肠吻合术治疗胆管扩张症，2011年引进达芬奇手术机器人系统后又开展了机器人手术治疗胆管扩张症，截至2019年3月，已累计完成腹腔镜手术及机器人辅助腹腔镜手术治疗胆管扩张症200余例。下面将重点介绍腹腔镜手术治疗胆管扩张症的技术方法及相关问题。

1. 腹腔镜胆总管囊肿切除、胆肠吻合术

（1）手术适应证及禁忌证

1）适应证：①任何开腹手术的适应证；②成年人胆管扩张症及具有一定身高、体重，腹腔有足够空间，能够置入腹腔镜手术器械，并能采用腹腔镜器械进行手术操作的小儿胆管扩张症患者；③既往曾行各种术式囊肿内引流术的再次手术；④囊肿部分切除术后症状仍持续者；⑤合并胆管

结石、复发性胆管炎、胰腺炎以及既往上腹部手术史不作为绝对禁忌证。笔者认为，除部分婴幼儿患者腹腔空间过小，腹腔镜手术器械无法置入或操作者，原则上任何适合开腹手术的胆管扩张症患者均可视腹腔镜手术的适应证，应首选腹腔镜下囊肿切除，肝管空肠 Roux-en-Y 吻合术，术中确因局部病变等因素无法完成腔镜手术时再中转开腹。

2）禁忌证：①任何开腹手术的禁忌证；②不能耐受 CO_2 气腹；③婴幼儿腹腔空间过小，腔镜手术器械无法置入及操作者；④术前影像学高度怀疑已有恶性者；术中证实合并癌变，腔镜下不能实现根治切除时应及时中转开腹。

（2）术前准备及麻醉：术前留置胃管和导尿管，以减小胃和膀胱的体积，清洁洗肠，排净肠道内积粪和积气，以利于扩大手术视野及术后肠道功能恢复。采用气管插管下全身麻醉。

（3）体位及操作孔布位：仰卧分腿位，头高脚低约20°，左侧抬高20°~30°，以利于暴露术野。手术者站立于患者左侧，助手站于右侧，扶镜手站于患者两腿之间，将监视器放于头侧，或左、右前方各放置一台监视器。一般采用五孔法，放置 trocar 首先在脐下缘行 5mm 或 10mm 弧形切口（分别匹配 5mm 或 10mm 腹腔镜镜头），建立 CO_2 气腹，腹压 12~14mmHg，置入 5mm 或 10mm trocar，然后分别于右上腹腋前线肋缘下，右脐旁腹直肌外缘处和左上腹剑突下，置入 3 个 5mm trocar，并于左脐旁腹直肌外缘置入 12mm trocar，右上腹的两个 5mm trocar 为助手操作孔，左上腹 5mm trocar 为术者主操作孔，12mm trocar 为术者辅操作孔及切割闭合器置入孔。术中为了全面立体地了解术野解剖情况，可从各个 trocar 置入镜头，从不同的角度观察胆总管周围组织的相互关系。

（4）肝脏悬吊及肝门区显露：在剑突下方肝镰状韧带的左侧经腹壁穿入直针带 7 号丝线，在近肝门处缝挂肝圆韧带，然后把针从肝镰状韧带的右侧穿出腹壁，上拉缝线后，上提肝脏；解剖胆囊三角，离断胆囊动脉及胆囊管，保留胆囊与肝床的联系，从右锁骨中线肋缘下经腹壁穿入同样针线，缝挂胆囊颈部及体部，然后把针从进针点附近穿出腹壁，上提悬吊胆囊（囊肿切除，胆肠吻合后

再切除胆囊），通过悬吊肝圆韧带及胆囊，可清楚显露肝门区，非常有利于手术操作。

（5）囊肿切除：切开囊肿表面的腹膜，游离暴露囊肿前壁。可采用与开腹手术相同的操作步骤和方法。较大囊肿的切除，先切开前壁有效减压，清除囊内结石或蛋白栓，敞开囊腔可指导游离囊壁，并可帮助囊肿后壁的切除。注意前壁切开时选择在左右胆管开口以下，以免损伤左右肝管。向囊肿远端游离切除时，助手右手钳向下牵拉十二指肠，左手钳提起远侧囊肿壁，手术者右手持电凝或超声刀紧贴囊肿壁剥离，左手持分离钳辅助牵引，一直游离到囊肿远端变细与胰管汇合处，插管识别、确认后，冲洗，用血管夹夹闭或 4-0 可吸收线结扎加缝扎，离断囊肿远侧。巨大胆总管囊肿均合并远端胆管狭窄，即使在开腹手术中有时也难以找到囊肿与胰管汇合的纤细管道，可直接用超声刀离断远端狭窄的管道，本中心 200 余例腹腔镜胆总管囊肿切除，有 5 例患者术中未找到囊肿与胰管汇合的连通管道，应用此方法进行处理，没有发生胰瘘。近端囊肿壁游离切除，以与远端囊肿壁切除同样的方法进行剥离，至与正常肝总管交界处进行离断，但需保留少许囊壁组织使肝管开口呈喇叭口状以利于胆肠重建，并防止吻合口狭窄。由于囊肿壁被切开，囊肿与肝总管的交界处常容易被辨认。术中可用腹腔镜镜头或胆道镜，检查胆道系统有无结石及胆管狭窄，并进行相应处理。切除囊肿后壁和远端胰腺后囊肿是整个操作最困难的步骤，对于反复发生胆管炎症的患者，囊肿周围炎症明显，完整切除囊肿可能会导致门静脉、肝动脉和胰管损伤，可按照 Lilly 方法切除囊肿的前、外侧壁，后壁、内侧壁切除囊肿黏膜层而留下与门静脉、肝动脉和胰管毗邻的纤维外层，能有效避免此类并发症的发生。强行切除致密粘连的囊肿后壁，无论在开放手术还是腹腔镜手术，都可能导致大出血及胰管损伤。

（6）胆肠重建：笔者中心在早期行腹腔镜胆肠吻合以 Roux-en-Y 术式为主，但是在操作中发现，腔镜下行结肠后肝管空肠 Roux-en-Y 吻合受到一定限制，如处理空肠、横结肠系膜，有损伤肠系膜血管造成出血、影响肠血运造成缺血坏死的风险；同时烦琐的操作使得手术时间延长，也增加了手术风险；特别是一些肥胖或空、结肠系膜挛缩的患者，处理系膜难度更大。近年来国内出现了不离断空肠的胆肠吻合术，既改良祥式胆肠吻合术，其不需离断空肠、不处理肠系膜使得在腔镜下操作简便易行。因此我们开始在腹腔镜下行改良祥式胆肠吻合术。两种术式对比，反流性胆管炎发生率、术中出血量、中转率等都没有差异，但改良祥式胆肠吻合术在手术时间和术后恢复饮食时间方面存在优势。这些结论和既往研究报道相吻合。在吻合方式的选择上，考虑到改良祥式的诸多优点，目前采用此种吻合术式为主，特别是对于一些肥胖或空、结肠系膜挛缩的患者。

肝管空肠 Roux-en-Y 吻合：助手向头侧牵拉横结肠，首先辨认 Treitz 韧带，术者用抓钳提起距 Treitz 韧带 20cm 处空肠，助手将空肠牵拉上提，逐渐拉出远端 50cm 范围空肠。在距 Treitz 韧带 20cm 处以切割闭合器横断空肠，将近端与距远侧 40~50cm 处空肠以直线切割闭合器行侧侧吻合，闭合器置入孔手工缝合关闭。在腹腔镜监视下，把胆支空肠祥理顺后经结肠后上提至肝门。根据肝总管断端直径，于距盲端 3cm 处切开空肠系膜对侧肠壁。用 5-0 或 4-0 可吸收缝线缝合吻合肝管空肠，先单层连续缝合肝管空肠后壁，然后用同法完成前壁缝合吻合。为减轻肝门吻合口张力，可将吻合口近、远端空肠胆支祥与肝圆韧带根部和胆囊三角处组织分别缝合固定，同时缝合固定空肠胆支祥与结肠系膜裂孔，以免发生扭转或形成内疝。

改良祥式胆肠吻合：确认 Treitz 韧带位置，距韧带 20cm 将远端空肠提至肝门部，切开空肠系膜对缘 1~2cm，使用可吸收缝线行肝管空肠黏膜对黏膜端侧吻合，后壁连续、前壁间断缝合。距吻合口 3~5cm 处，将空肠系膜与肝圆韧带、胆囊床缝合以降低吻合口张力。输入祥空肠距肝管空肠吻合口 10cm 位置用线型切割闭合器切断或者使用 ETHIBOND 缝线缝扎空肠。然后将距肝管空肠吻合口 40~45cm 处的输出祥空肠与距离 Treitz 韧带 10cm 的输入祥空肠再做空肠 – 空肠侧侧吻合。

（7）放置腹腔引流：彻底冲洗腹腔，尤其是盆腔，最后由右上腹戳孔置入橡皮引流管放置于肝门空肠吻合口下方固定,缝合关闭各 trocar 孔,手术结束。

2. 肝外胆管扩张症分型 笔者基于所在单位 200 余例胆管扩张症的腔镜手术经验,提出了一种新的肝外胆管扩张症方法,有助于指导腔镜手术适应证选择、预判腔镜手术的难度及风险等。

该分型方法将肝外胆管扩张症分为以下四型(图 8-4):

A 型(上段型):左右肝管汇合处多受累,远端胆管接近正常,易识别确认,较少合并胆管结石及炎症,腔镜切除易于完成。

B 型(中间型):病变胆管位于胆总管中间位置,左右肝管汇合部及胆管末端正常。

C 型(下段型):病变胆管累及末端,左右肝管汇合处及上端胆管基本正常。腔镜处理困难。

D 型(全程型):病变胆管累及全程胆管,胆管末端狭小,确认及处理较为困难,合并胆管结石及炎症概率较高,腔镜切除相对困难。

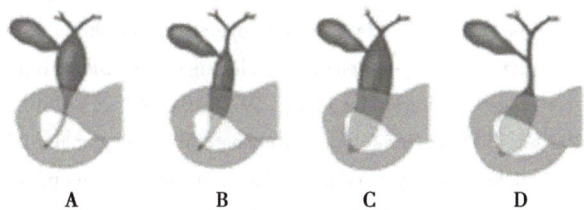

图 8-4 肝外胆管扩张症分型

对于 A、B 型,较少合并结石、胆管炎等疾病,微创手术对于细节处理优势更加明显,上段病变暴露清楚,胆管下段相对容易处理。微创手术时间短,出血少,恢复进食时间短,术后住院时间短,并发症发生与开腹比较无差异,因此腹腔镜或机器人治疗可作为第一选择;对于 C、D 型,一部分合并胆总管结石、胆管炎,中转开腹率高,微创手术技术难度大,但具备微创手术的其他优势。术前需通过影像学评估,辨认下段胆管,预估手术难度,如有必要,及时中转开腹。

3. 腹腔镜手术治疗胆管扩张症的优势及应用前景 腹腔镜下胆总管囊肿切除,肝管 - 空肠 Roux-en-Y 吻合术有如下的优点:①腹腔镜头可以深入肝门部,手术视野在镜下显露清楚,克服了开腹手术由于肝门部位深,暴露困难的缺点;②腹腔镜提供的视野放大效果使操作更精准,可减少出血和避免对肝动脉、门静脉及胰腺的损伤,

有利于矫治肝门胆管狭窄和胆肠吻合;③手术打击小,未敞开腹腔,肠管扰动少,术后肠功能恢复快,可更早进食,平均住院时间短;④切口小,术后疼痛轻,瘢痕不显,无需另切口取标本,腹部的美学效果更佳,适应证群体多为年轻女性,市场需求广阔。相信随着腹腔镜技术的推广及手术经验的积累,腹腔镜手术将成为胆管扩张症的首选治疗方式。

4. 机器人辅助腹腔镜下胆总管囊肿切除、胆肠吻合术 腹腔镜手术治疗胆管扩张症具有创伤小、恢复快、并发症少、切口美容等优点,已如上述。但随着腹腔镜手术逐步拓展至复杂、疑难胆总管囊肿的外科治疗,其局限性也逐渐显现,包括:操作稳定性差,术野为二维平面成像,器械活动自由度小,手部振颤被放大,且操作的动作幅度不稳定,很难完成比如狭窄胆管整形及缝合、吻合等精细操作。上述局限性限制了传统腹腔镜技术在复杂疑难胆总管囊肿病例的应用。手术机器人系统引入临床,解决了传统腹腔镜技术在视野、操作器械灵活性等方面的局限性,突破了腹腔镜外科发展受限的瓶颈,将微创手术的精度和难度提升到新的高度。与普通腹腔镜手术相比,手术机器人系统具有以下优势:①清晰准确的三维立体视野:可放大 10~15 倍,这使得术者对术野信息掌握更加清晰,操控更加准确。②智能动作:操控者手部动作可被实时转化为精确的机械动作,所有机械动作与开放手术中的动作技巧高度仿真。③动作校正和抖动过滤功能:操控者根据手术图像可随时校正操作角度,保证最大视野,使操作更加完美,此外,内部防抖动程序提供了更加精确的动作缓冲体系,使操作过程中的动作抖动被降至最低。④远程控制:操作者无需贴近患者进行操作节省空间避免术者和助手间的拥挤,以及对手术视野的阻挡。⑤适合小空间精细手术:胆总管囊肿疾病常见于幼儿及青少年,与成人相比,小儿(尤其是新生儿)体腔空间狭小,传统手术及普通操作受到限制,而机器人外科手术的应用可在小儿外科手术领域内更好地发挥优势,使得小儿外科手术向"微创精准"的目标更迈进一步。⑥减缓术者疲劳:与传统手术和腔镜手术相比,良好的三维视野和简化的配合方式,有效地减少了视野差异和手术人员配合差异,使得术者能更

集中精力去应对手术器械差异、触觉差异和手眼协调差异,若辅以熟练操作,能较大程度减轻术者疲劳。机器人辅助腹腔镜下胆总管囊肿切除,肝管空肠 Roux-en-Y 吻合术的操作程序和方法与传统腹腔镜手术相同,只是操作孔和机械臂的布位和普通腔镜不同。从我们和国际上的早期临床实践来看,手术机器人系统拓展了腹腔镜技术在胆总管囊肿的应用范围,完全适用于诸如累及肝外胆管全程,合并复发性胆管炎、胰腺炎,有既往手术史,囊壁周围严重粘连及需要行胆管整形的复杂、疑难胆总管囊肿切除手术。随着机器人外科的进一步规范和普及,完全可以预见以机器人手术系统为代表的微创外科技术将在 21 世纪得到更多发展。

(郑树国)

参 考 文 献

1. 董家鸿,郑秀海,夏红天,等.胆管囊状扩张症:新的临床分型与治疗策略.中华消化外科杂志,2013,12(5):370-376.
2. 中华医学会外科学分会胆道外科学组.胆管扩张症诊断与治疗指南(2017版).中华消化外科杂志,2017,16(8):767-774.
3. 施佳,张旻中,邢莉莉,等.腹腔镜下手术治疗胆管扩张症198例分析.临床小儿外科杂志,2016,15(3):250-253.
4. 王钊,王群,王佳辰,等.完全腹腔镜下改良胆肠襻式吻合与 Roux-en-Y 吻合治疗成人 I 型胆总管囊肿.中华普通外科杂志,2016,31(1):4-7.
5. 向东洲,王康太,卢宗耀,等.不同胆道重建方式治疗先天性胆管扩张症的疗效对比研究.中华普通外科文献(电子版),2018(04):255-259.
6. 陶开山,窦科峰,李开宗,等.成人先天性胆管囊肿术式的选择与疗效分析.中华普通外科杂志,2000,15(12):733-735.
7. 蔡景修.胆管扩张症的外科治疗.中国实用外科杂志,1995,15(10):587-589.
8. 乔岐禄,孙占祺,黄延庭.成人先天性胆管囊肿的诊断与治疗.中华外科杂志,1997,35:610-612.
9. 李龙,张金山.胰胆合流异常与胆管扩张症病因的关系及治疗原则.中国实用外科杂志,2010,30(5):26-30.
10. 张丹,陈亚军,王增萌,等.小儿自发性胆道穿孔25例治疗经验.中华肝胆外科杂志,2018,24(2):87-91.
11. Alonso-Lej F, Rever WB Jr, Pessagno DJ. Congenital choledochal cyst, with a report of 2 and analysis of 94 cases. Int Abstr Surg, 1959, 108(1):1-30.
12. Guntz P, Coppo B, Lorimier G, et al. Single-lobe Caroli's disease. Anatomoclinical aspects. Diagnostic and therapeutic procedure. Apropos of 3 personal cases and 101 cases in the literature. Journal de chirurgie, 1991, 128(4):167-81.
13. She WH, Chung HY, Lan LCL, et al. Management of choledochal cyst:30 years of experience and results in a single center. J Pediatr Surg, 2009, 44:2307-2311.
14. Miyano T, Yamataka A, Kato Y, et al. Hepaticoenterostomy after excision of choledochal cyst in children:a 30-year experience with 180 cases. J Pediatr Surg, 1996, 31:1417-1421.
15. Dabbas N, Davenport M. Congenital choledochal malformation:not just a problem for children. Ann R Coll Surg Engl, 2009, 91(2):100-105.
16. Yamagucbi M. Congenital choledochal cyst. Analysis of 1,433 patients in the Japanese literature. Am J Surg, 1980, 140(5):653-657.
17. Mesleh M, Deziel DJ. Bile duct cysts. Surg Clin North Am, 2008, 88(6):1369-1384.
18. Todani T, Watanabe Y, Narusue M, et al. Congenital bile duct cysts:Classification, operative procedures, and review of thirty-seven cases including cancer arising from choledochal cyst. Am J Surg, 1977, 134(2):263-269.
19. Farello GA, Cerofolini A, Rebonato M, et al. Congenital choledochal cyst:video guided laparoscop ic treatment. Surg Laparosc Endosc, 1995, 5(5):354-358.
20. Lee KH, Tam YH, Yeung CK, et al. Laparoscopic excision of choledochal cysts in children:an intermediate-term report. Pediatr Surg Int, 2009, 25(4):355-360.
21. Woo R, Le D, Albanese C T, et al. Robot-assisted laparoscopic resection of a type I choledochal cyst in a child. J Laparoendosc Adv Surg Tech A, 2006, 16:179-183.
22. Srimurthy KR, Ramesh S. Laparoscopic management of pediatric choledochal cysts in developing countries:Review of ten cases. Pediatr Surg Int, 2006, 22:144-149.
23. Chowbey PK, Katrak MP, Sharma A, et al. Complete laparoscopic management of choledochal cyst:Report of two cases. J Laparoendosc Adv Surg Tech A, 2002, 12:217-221.
24. Lee H, Hirose S, Bratton B, et al. Initial experience with complex laparoscopic biliary surgery in children:Biliary atresia and choledochal cyst. J Pediatr Surg, 2004, 39:804-807.
25. Kang CM, Chi HS, Kim JY, et al. A case of robot-assisted excision of choledochal cyst, hepaticojejunostomy, and extracorporeal Roux-en-y anastomosis using the da Vinci

surgical system. Surg Laparosc Endosc Percutan Tech，2007，17：538-541.

26. Jang J, Yoon Y, Kang M J, et al. Laparoscopic excision of a choledochal cyst in 82 consecutive patients. Surgical Endoscopy, 2013, 27（5）: 1648-1652.

27. Lee H, Kwon W, Han Y, et al. Comparison of surgical outcomes of intracorporeal hepaticojejunostomy in the excision of choledochal cysts using laparoscopic versus robot techniques. Annals of Surgical Treatment & Research, 2018, 94（4）: 190-195.

28. Ray S, Bhat B K, Yadav A, et al. Isolated dilatation of the cystic duct-Type VI choledochal cyst: a rare case presentation and review of the literature. Journal of Surgical Case Reports, 2017, 2017（4）: x67.

第四节　肝门部胆管癌的分型与外科治疗方法的选择

肝门部胆管癌（hilarcholangiocarcinoma，HC）是指累及肝总管、左右肝管及其汇合部的胆管黏膜上皮癌，亦称高位胆管癌、近端胆管癌或Klatskin肿瘤，约占全身恶性肿瘤的 2%，占所有肝内外胆道肿瘤的 60%。HC 早期临床表现隐匿，肿瘤多呈浸润性生长，常会累及神经束膜、淋巴结并侵犯邻近的血管及肝脏组织，一经发现往往多为中晚期，预后不甚理想。近半个世纪以来，随着诊断水平的提高及对该病认识的不断深化，外科治疗方法不断发展。

一、历史回顾

1957 年，美国辛辛那提大学医院 Altemeier 详尽报道了 3 例肝管硬化性癌，患者反复出现胆管炎症的表现，经姑息治疗控制胆道感染后获得了较长生存期，此现象引起众多学者的注意。Klastskin 于 1965 年详细地描述了其收集起源于肝门分叉部的 HC 病例的临床特征：该肿瘤分化良好，生物学行为趋于良性和较少远处转移、发展缓慢，但最后由于胆管梗阻未能解除使患者死于化脓性胆管炎和肝功能衰竭。由于患者极少死于肿瘤的肝脏侵犯和远处转移，因而姑息性手术可以有效地缓解症状和延长生命。HC 由此作为一个特殊解剖部位的特殊临床病理类型受到关注，Klastskin 瘤因此得名。

过去 50 年来，HC 的外科治疗基本可以分为三个阶段。第一阶段是在 20 世纪 80 年代以前，标准的治疗方法是姑息性胆道引流，外科手术切除尚处探索阶段，多为肝外胆管局部切除，手术切除率较低且预后差。国内 40 多家医院报道的 482 例高位胆管癌病例手术切除率仅 10.4%，法国 Bismuth 报道 1960—1985 年 178 例患者的手术切除率也仅为 10%。第二阶段是 20 世纪 80~90 年代，随着现代影像诊断学的发展和介入技术的进步，英国的 Blumgart 及日本的 Nimura 等学者尝试施行联合肝叶切除和扩大根治性切除治疗 HC，手术切除率得以提高而手术死亡率持续降低。国内几家医院报道手术切除率达 58.3%~77%，Mizumoto 更是报道了 92% 的手术切除率。同时，对 HC 的生物学行为的研究进一步深入，发现一些患者肿瘤进展迅速，早期便向胆管外浸润，侵犯邻近的脉管、结缔组织和肝脏，亦常在胆管树内呈跳跃式转移等。第三阶段是近十几年来，主要是对手术方法和结果进行评价、重视手术方式的合理选择，腹腔镜和机器人微创技术有限的开展、原位肝移植治疗 HC 也进行了初步探索，治疗效果尚需进一步观察评价。

现在认为 HC 存在生物学特性多样性，只有少数病例如 Altemeier 和 Klastskin 所描述，生长缓慢，表现为良性，而大多数具有相当的恶性行为。肿瘤能否获得根治性切除、肿瘤切除以后的发展与预后，不但与肿瘤的临床分型（肿瘤分布范围、周围脏器受累程度等）有关，而且与肿瘤的病理组织学类型关系密切。

为了更好地评估 HC 病变程度、选择合理的治疗方法和评价治疗结果，就必须对病期早晚不同、生物学特性多样的 HC 进行临床分期和病理组织学分型，以期指导外科治疗。

二、肝门部胆管癌的分期与分型

（一）临床分期与分型

目前，HC 的临床分型与分期常用的方法有三种：

1. **Bismuth-Corlette 分型**　由 Bismuth 于 1975 年提出，分型是基于肿瘤在胆管树内的解剖位置，1988 年作出修改并在随后的临床实践中由多位学者进一步加以明确，是目前临床最常用的分型方法。I型肿瘤位于左肝管与右肝管汇合部以下，左右肝管之间相通；II型肿瘤占据左右肝管汇合部，两者之间无通道；III型肿瘤侵犯肝内一侧二级胆管，即累及右前、右后肝管分叉处者为IIIa型，累及S4段胆管支与左肝管汇合部者为IIIb型；IV型肿瘤侵犯两侧二级胆管（图8-5）。

Bismuth-Corlette分型能很好地反映癌肿的解剖部位，为临床选择手术方式提供重要的初步参考，但由于HC的肿瘤病灶存在黏膜表面和黏膜下扩展、跳跃式转移的临床特点，根据术前影像学检查的Bismuth-Corlette分型与术中探查结果及手术后分型差异较大，常需对Bismuth-Corlette分型进行术后调整。另外此分型只考虑胆管受累单一因素，对胆道变异未作考虑，对肝动脉、门静脉是否侵犯、有无肝脏萎缩也未作考虑，不能评价肿块与周围其他结构的关系，对预测可否切除及制订治疗方案的作用存在一定局限性。

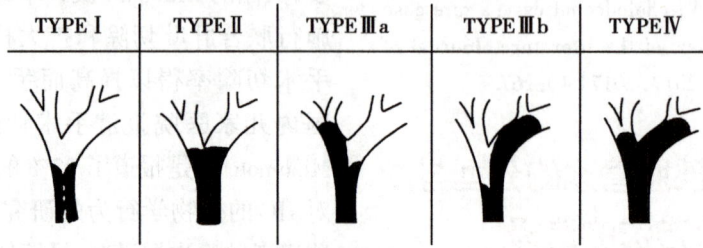

图8-5 肝门部胆管癌Bismuth-Corlette分型

国内有学者在原Bismuth-Corlette分型的基础上，将源于肝内胆管向外侵犯肝门的胆管癌定为V型，肿瘤自右肝管向肝外浸润生长者为Va，源于左肝管的为Vb，其中以Vb型较为多见。从病理学角度来讲，实为肝内型大胆管癌在深入广泛地侵入一侧肝内胆管的同时，也侵及肝门胆管分叉部和肝十二指肠韧带淋巴脂肪组织，初步的观察认为V型与外周型胆管细胞型肝癌的临床病理学特征有显著区别，手术根治率相对高、预后相对好。名古屋大学的研究也认为这种类型的肝内胆管癌可以归为HC一并进行临床处理和分析。当然也有不同意见，有学者认为这类发生于外周胆管但侵犯肝门部胆管的病例，虽然从临床症状和体征看与原发于肝门部胆管的病变难于区别，但在生物学行为、转归等方面都有很大的区别，尤其在预后方面较肝门部胆管癌更差，因此应归于新一类肿瘤分别制订分级与分期方案。这种类型的胆管癌需要进一步深入的研究。

2. 美国癌症联合会（AJCC）分期（表8-2）
根据肿瘤、淋巴结、转移情况分期。AJCC分期基于病理学检查，对于患者预后的评估有一定的价值，但对于术前分级应用价值不大，因为肿瘤的浸润和转移范围往往需在手术探查与切除标本的病理学诊断后方可确定。

表8-2 肝门胆管癌TNM分期（2017年AJCC第八版）

分期	T	N	M
Stage 0	Tis	N_0	M_0
Stage I	T_1	N_0	M_0
Stage II	$T_{2a, 2b}$	N_0	M_0
Stage IIIa	T_3	N_0	M_0
Stage IIIb	T_4	N_0	M_0
Stage IIIc	任何T	N_1	M_0
Stage IVa	任何T	N_2	M_0
Stage IVb	任何T	任何N	M_1

原发肿瘤（T）

T_x：原发肿瘤无法评估

T_0：无原发肿瘤

Tis：原位癌/重度不典型增生

T_1：肿瘤局限于胆管，可到达肌层或纤维组织

T_{2a}：肿瘤超出胆管壁达周围脂肪组织

T_{2b}：肿瘤侵犯邻近肝实质

T_3：肿瘤侵犯门静脉或肝动脉一侧分支

T_4：肿瘤侵犯门静脉主干或双侧分支，或肝总动脉，或一侧的二级胆管和对侧的门静脉或肝动脉

区域淋巴结（N）

N_x：淋巴结转移无法评估

N_0：无区域淋巴结转移

N_1：1~3枚区域淋巴结（区域淋巴结定义为沿肝门、胆囊管、胆总管、肝动脉、门静脉及胰头十二指肠后方分布的淋巴结）转移

N_2：≥4枚区域淋巴结转移

远处转移（M）

M_0：无远处转移

M_1：有远处转移

3. MSKCC T 分期（表 8-3）

表 8-3　MSKCC 改良 T 分期系统

分期	标准
T_1	肿瘤侵犯胆管汇合部 ± 单侧 2 级胆管根部
T_2	肿瘤侵犯胆管汇合部 ± 单侧 2 级胆管根部 同时肿瘤侵犯同侧门静脉 ± 同侧肝叶萎缩
T_3	肿瘤侵犯胆管汇合部 ± 双侧 2 级胆管根部 或者肿瘤侵犯单侧 2 级胆管根部与对侧门静脉 或者肿瘤侵犯单侧 2 级胆管伴对侧肝叶萎缩 或者肿瘤侵犯门静脉主干或双侧门静脉分支

理想的分级系统应能准确预测可切除性、切除范围、预后，这样有助于医生制订治疗方案，帮助患者理解治疗措施并了解治疗结果。Blumgart 等根据术前影像，综合考虑胆管分布、血管侵犯和肝叶萎缩情况提出了 T 分期系统，Jarnagin 等将 Blumgart T 分期中的 T_2、T_3 期合并，修改后 T 分期分为 T_1、T_2、T_3 期，并提出门静脉受侵与否是决定能否切除肿瘤的独立预测因子，而肝叶萎缩、肝管病变范围是决定是否需要同时行肝叶切除的独立预测因子。Jarnagin 的资料显示 T 分期不仅与可切除性及切缘阴性率相关，而且还与术中是否合并肝叶、门静脉切除有关。然而 Zervos 等却持不同意见，他们的资料显示 AJCC 分期、Bismuth-Corlette 分型和 T 分期与术后生存时间均无显著相关，与切缘阴性与否无关，认为目前的分期标准并未起到预测术后生存时间的效果，也不能为判断肿瘤能否完全切除提供参考。

4. 国际胆管癌协作组分型　由于 HC 病情的多样性特点，且病变部位、范围及周围结构受累还与诸多胆道及血管变异密切相关，目前尚无一种分类或分型方法能够全面准确地予以表述。针对这一现状，国际胆管癌协作组于 2011 年提出了一种新的 HC 分期系统，可从胆管病变部位，门静脉、肝动脉受累情况，肿瘤大小、形态，预留肝脏体积、并存肝脏基础疾病，淋巴结及远处转移等方面对 HC 的可切除性、手术方式选择及预后进行较为全面准确的评估和判断（表 8-4），其中对门静脉、肝动脉的受累情况参考了胆管受累的分型。

表 8-4　国际胆管癌协作组分型

标注	描述
胆管（B）	
B1	肝总管
B2	肝管汇合部
B3R	右肝管
B3L	左肝管
B4	左、右肝管
肿瘤大小（T）	
T_1	<1cm
T_2	1~3cm
T_3	≥3cm
肿瘤形态（F）	
硬化型	硬化型或管周型
肿块型	肿块型或结节型
混合型	硬化型和肿块型
息肉型	息肉型或胆管腔内型
门静脉受累（PV）	
PV0	无门静脉侵犯
PV1	门静脉主干受累
PV2	门静脉分叉部受累
PV3R	门静脉右支受累
PV3L	门静脉左支受累
PV4	门静脉左、右支均受累
肝动脉受累（HA）	
HA0	无肝动脉侵犯
HA1	肝固有动脉受累
HA2	肝动脉分叉部受累
HA3R	右肝动脉受累
HA3L	左肝动脉受累
HA4	左、右肝动脉均受累
预留肝脏体积（V）	
V0	无预期肝切除
V%	预留肝脏与标准肝脏体积之比
肝脏基础疾病（D）	纤维化 非酒精性脂肪性肝炎 原发性硬化性胆管炎
淋巴结（N）	
N_0	无淋巴结受累
N_1	肝门和 / 或肝动脉淋巴结受累
N_2	腹主动脉旁淋巴结受累
远处转移（M）	
M_0	无远处转移
M_1	远处转移包括肝脏和腹膜转移

（二）病理学分型

HC 的病程和预后常与该肿瘤的大体病理类型特点有关。

1. 息肉样或乳头状癌　约占 10%，肿瘤表现为息肉样向管腔内突出，胆管腔可因而扩大，胆管阻塞常不完全。肿瘤的特点是一般不向胆管周围组织浸润，但在附近的黏膜表面可有多数的息肉样病变并向上、下游扩展。若能早期手术切除，预后良好。

2. 结节型癌　约占 20%，呈结节状向管腔内突起，瘤体一般较小，基底宽，肿瘤可直接侵犯其周围的组织及肝实质，但其程度较硬化型为轻。此类肿瘤的手术切除率较高，预后亦较好。

3. 硬化型癌　约占 70%，是 HC 中最常见的类型，癌细胞在胆管壁上浸润扩展，使管壁增厚并管腔狭窄。同时，硬化型癌有明显的向胆管周围组织、神经淋巴间隙、血管和肝实质浸润的趋势，故当肿瘤阻塞胆管管腔时，常已侵犯周围组织和肝组织，手术切除常需联合肝叶切除。硬化型癌与正常胆管壁的分界多较清楚，但癌组织亦可在黏膜下扩展。

乳头状癌和结节状癌易出现黏膜层的扩展，甚至超过肿瘤前缘 2cm。Ebata 等将胆管癌从病理组织学上分为侵袭性（侵犯固有层、深部扩展）和非侵袭性（仅在黏膜层，表浅扩展）两种类型，非侵袭性癌的癌旁黏膜具有相当于原位癌或重度不典型增生的特征。

（三）组织学分型

肝门胆管癌的组织病理类型以腺癌居多，占 90% 以上，少见类型有透明细胞癌、印戒细胞癌、鳞癌、腺鳞癌、未分化癌等。Weinbren 将胆管癌的组织学特点归纳为：①细胞中及间质中存在游离的黏液物质；②正常胆管腺泡结构与肿瘤混杂；③肿瘤细胞直接浸润肝细胞索间，或沿胆管壁及胆管周围组织浸润，侵犯血管、神经和周围淋巴间隙；④癌细胞可以在完整的胆管黏膜上皮下扩展。根据癌组织生长的形态和分化程度，分为乳头状腺癌、高分化腺癌、低分化腺癌和单纯癌、黏液癌等。

三、肝门部胆管癌的外科治疗现状

经过不断努力，HC 手术切除远期疗效已经取得了长足的进步。Boerma 总结 1990 年以前的文献，581 例胆管癌患者手术死亡率 13%，平均生存时间 21 个月，1、3、5 年生存率分别为 67%、22%、11%。而 Seyama 总结 2000 年以后的文献报告发现手术切除的 529 例患者的 5 年生存率可达 28%~40%。目前的共识是：手术切除仍然是 HC 患者有望获得长期生存的唯一手段，故而 HC 一经诊断就应抱积极态度对患者的全身状况及肿瘤的局部进展进行评估以确定最佳的治疗方案。

（一）手术治疗

1. 根治性肿瘤切除　由于肝门部胆管癌具有早期出现尾状叶侵犯、淋巴结转移、血行转移、跳跃式转移、神经浸润、沿胆管黏膜下浸润、向胆管周围放射状扩散、侵犯肝动脉及门静脉等特点。根治性切除仍然是目前治愈肝门部胆管癌或改善患者预后的唯一途径。目前肝门部胆管癌的根治性切除率普遍介于 20%~60%，虽然日本有报道根治性切除率达到了 80%。HC 的手术根治切除方法已基本成形：①整块肝外胆道切除及肝十二指肠韧带的"骨骼化"；②联合肝实质切除需要切除尾状叶及肝门区胆管周围 1.5cm 的肝实质，必要时可以联合大范围的肝切除；③肝门区血管如果受累应尽可能进行切除重建；④注重围术期的处理，尤其是伴有大范围肝切除时。

（1）腹腔探查：腹腔内全面而系统探查以确定病变范围，对肿瘤分型、分期再次评估。若已有远处转移、广泛浸润或不适合复杂的根治性手术者，则考虑姑息胆道引流。胆管癌病例常伴有一定比例的术前无法预知的腹腔转移，所以也有作者先使用腹腔镜探查，排除转移后再行剖腹手术。

（2）肝门区清扫：淋巴结转移在肝门部胆管癌中较为常见，其在可切除的患者中高达 31%~58%，是影响预后的最重要因素之一，其中胆总管旁淋巴结最常受累（27.1%~42.7%），其次为门静脉周围淋巴结（30.9%~ 35.7%）、肝总动脉旁淋巴结（27.3%~31.3%）、腹主动脉旁淋巴结（17.3%）、胰十二指肠后方淋巴结（14.5%~50%）和腹腔干周围淋巴结（6.4%~ 14.3%）。手术时先清扫胰头后方的淋巴结，然后在胰腺上缘切断胆总管，下切缘送冷冻病理检查。若切缘阳性，患者又不适合同时行胰十二指肠切除术，则行姑息治疗。若切缘阴性，则由下至上行肝十二指肠韧带骨骼化,分离解剖出门静脉、肝动脉,分离至近端正常胆管处切断。根治性切除时淋巴结的清扫范围尚无一致意见,AJCC 第 8 版肝门部胆管癌 TNM 分期建议清扫淋巴结数目最少 5 枚,并对淋巴结转移分期进行了更改,即 N_1 为 1~3 枚淋巴结转移,N_2 为 ≥4 枚淋巴结转移。目前多数学者的清扫范围是胰头后、肝总动脉旁及肝十二指肠韧带内的淋巴结,研究发现主动脉旁淋巴结清扫并不能提高患者的远期疗效,是否行腹腔动脉旁淋巴结清扫还存在争议。

（3）肝动脉的处理:右肝动脉通常走行于瘤体与门静脉之间,故门静脉右支受侵往往合并右肝动脉受累;Nagino 等报道了 50 例联合门静脉和肝动脉切除重建患者的并发症发生率为 54%,1、3 和 5 年生存率分别为 78.9%、36.3% 和 30.3%,并且提出联合门静脉和肝动脉重建可提高 R0 切除率;对于肝门部胆管癌患者肝动脉切除后是否重建仍有争议,但目前肝动脉切除重建仍是主流方式,动脉重建应在显微镜下操作以保证血流通畅。

（4）门静脉的处理:HC 累及门静脉已经不是根治术的禁忌证,门静脉切除重建的临床价值已经得到确立,并且在大的肝胆外科中心已经成为常规。Hemming 等认为门静脉切除重建可提高 R0 切除率,且与患者的病死率无关。Neuhaus 等总结 80 例 HC 患者随访资料显示:联合门静脉切除重建的患者的 5 年存活率可高达 65%。门静脉受累大多情况下可于术前的 CTA 检查中发现。术中如确定门静脉主干或门静脉左支或右支受累,常常需行节段切除再端端吻合重建。

目前对于门静脉切除重建较一致的指征为术中静脉壁与瘤灶粘连且无法游离。如果肿瘤侵犯门静脉的范围较小或侵犯门静脉壁的范围不足周径的 1/3 时,为了避免切除重建后导致门静脉过度狭窄或门静脉高压的出现,可行局部切除加修补术;若门静脉受累而行门静脉切除长度小于 3~4cm 时,可行端端吻合重建术;若门静脉切除长度大于 4cm 时,需用人造血管或自体血管(如大隐静脉)来替代。

（5）联合肝脏区段切除:由于肝门部胆管癌有沿胆管周围组织放射状扩散以及容易经血管、神经等途径侵犯肝实质的特点,采用局部肝切除难以达到治愈的效果,因而通常需要联合半肝切除甚至扩大半肝切除来治疗,尤其是 Bismuth-Corlette Ⅲ、Ⅳ型,需要联合半肝或三区域切除术。围肝门切除术式的出现,使部分需左三叶或右三叶切除但切除后残肝体积不足的 Bismuth-Corlette Ⅳ 型肝门部胆管癌患者有了根治切除的机会。随着肝胆外科技术的日臻成熟,联合大范围肝切除现已经成为 HC 的标准内容,术后并发症发生率已大大降低。日本一些医疗中心的联合肝叶切除率为 60%~90%,相应的根治性切除率达 50%~80%,而手术死亡率降至 3% 以下,5 年生存率达 30%~50%。为了在追求根治性的同时确保手术的安全性,日本学者普遍采用术前胆道引流(BD)减黄、选择性门静脉支栓塞(PVE)等技术,在世界范围内已逐渐得到推广。

（6）联合肝尾状叶切除:肝门部胆管癌可直接侵犯肝尾状叶,也可经胆管上皮浸润至尾状叶胆管,还可沿胆管周围的神经和 / 或淋巴组织侵犯至尾状叶,Bismuth-Corlette Ⅱ、Ⅲ、Ⅳ型肝门部胆管癌侵犯尾状叶的概率高达 48%~96%。Nimura 对因高位胆管癌切除的尾状叶标本进行了详细的病理检查,结果显示 46 例中的 44 例(95.7%)尾状叶的胆管病理阳性,证实 HC 同时行肝尾状叶切除是必要的。Sugiura 等首先介绍了尾状叶切除的临床效果。在他们的回顾性研究中,伴有尾状叶切除患者的 5 年生存率为 46%,而未伴有尾状叶切除患者的 5 年生存率为 12%,Kow 等报道了尾状叶切除的肝门部胆管癌患者中位生存时间为 64.0 个月,而没有行尾状叶切除者的中位生存时间为 34.6 个月,提示是否合并尾状叶切除是影响 HC 患者长期生存的主要相关因素之一。考虑到尾状叶极易受累,且全尾状叶切除技术上难度不大,故不少学者主张常规行全尾状叶切除以增加手术根治性,尽管此观点尚未获得普遍赞同。

（7）胆道重建:HC 切除后,断面上可能有大小不等的多个肝内胆管开口。此时可将相邻的肝管开口对合整形成一个较大的开口,做肝肠吻合。如拼合困难,也可拼成 2~3 个开口再分别做胆肠吻合。也有作者做肝门空肠侧壁吻合,同时放置支撑引流管,以期减少胆道并发症,但此做法的疗效尚有待观察。

胆管-空肠吻合的基本原则是胆管-空肠全周黏膜对黏膜吻合,从而恢复黏膜上皮的连续性和完整性,其技术要点包括:肝管整形融合;微创化手术处理;胆管空肠黏膜对合;非缺血性吻合;吻合口无张力。

（8）扩大半肝切除及肝胰十二指肠切除（HPD）:HPD的主要适应证为肿瘤侵犯十二指肠,肿瘤由肝门向胆管下游弥漫性生长侵犯胰头,需同时清扫十二指肠后方和胰腺上缘的淋巴结,实施HPD估计可以达到根治者。此种手术方式需慎重对待,往往有较高手术死亡率,术后生存时间短。Ebata等报道20世纪80年代、90年代及2000年以后行HPD患者的手术死亡率为31%、18%和14%。Klempnauer、Bismuth分别总结了自己的病例,认为对肠系膜上动脉旁淋巴结已有转移或腹主动脉旁淋巴结有转移者,HPD不能提高患者的生存期和生存质量。因此HPD应严格掌握指征,谨慎应用。

2. 姑息性肿瘤切除　对于无法根治的肿瘤一般不作手术切除。姑息性切除手术一般发生在原拟行根治性切除,但术中病理显示标本边缘或胆管切端阳性（R1切除）、患者的情况不宜行广泛的肝叶切除及联合脏器切除时。姑息性肿瘤切除虽未达到根治,如获得充分胆道引流,也可提高患者生活质量。

3. 姑息性胆道引流手术　对于丧失根治性手术机会的患者,可选择姑息性胆道引流术来暂时解除胆管梗阻,在一定程度上改善由梗阻性黄疸引起的肝脏功能紊乱,提高患者的生存质量。

（1）左侧肝内胆管空肠吻合术:经典的手术方法是Longmire术式,手术创伤较大,引流效果欠佳,不宜用于HC的治疗。目前常用的方法是圆韧带径路左外叶下段胆管（Ⅲ段胆管）空肠Roux-en-Y吻合术。

（2）右侧肝内胆管空肠吻合术:肝门部胆管肿瘤偏向左肝管生长,或因肝右叶的体积较大,故而常需引流右侧肝内胆管系统。最常用的方法是经胆囊床底部肝实质切开显露Ⅴ段肝管与空肠作纵向胆肠吻合,有报道胆瘘发生率28%,死亡率21.4%,与Ⅲ段胆管胆肠吻合相比,远期胆肠引流失败机会也较大。

（3）记忆合金支架引流:剖腹经胆总管向肝内胆管置放记忆合金支架引流,取得了良好的疗效。合金支架经胆管穿过肿瘤上、下端,使梗阻的胆汁经支架流入肝管下段而进入十二指肠。此手术方法可获得较好的早期效果,患者的生活质量亦较好。缺点是易堵塞和胆管炎多发等。

（4）置管支撑胆道内外引流管:可选用T管或U形管。U形管支撑引流,引流管一头经肝表面经腹腔引出,另一头经胆总管引出体外,U形的中部支撑在梗阻部位。T管支撑引流,T管的一侧短臂置于远端胆管,另一侧短臂可通过梗阻部位置入近端胆管。这两种引流方法,既可将胆汁引出体外,又可将胆汁经支撑管侧孔引入远端胆管。缺点有导管脱落、堵塞、胆管炎等。

（二）非手术姑息性治疗

英国肝脏研究协会（BASL）在胆管癌治疗指南中强调生活质量应作为第一目标,生存期作为第二目标。所以对于无法手术切除的HC,其姑息疗法的目的应为减除阻黄、减轻瘙痒、止痛、控制胆管炎,改善生活质量从而延长生命。理想治疗方法应是简单、长期有效缓解症状,低并发症率、低死亡率。

HC主要姑息治疗方法有胆道引流和辅助治疗。胆道引流方法有内镜支架放置、经皮胆道支架和手术转流;而辅助治疗包括放射治疗、化疗、光动力治疗（PDT）等。

1. 内镜支架放置　经十二指肠镜（ERCP）胆道引流可以作为术前评估无法切除的肿瘤的治疗选择。有些中心甚至对于术中探查肿瘤无法切除的病例在术中不作任何处理而采用术后内镜下置入胆道支架引流。塑料支架技术上方便置入,价格低廉,但通畅持续时间短。生存时间估计超过6个月者宜采用金属支架,而生存时间估计小于6个月者则可采用塑料支架。此外,金属支架的开放网孔设计,使二级胆管得以从支架侧壁引流,不会造成小支胆管的梗阻。

近来,随着操作技术改进,感染并发症减少、操作安全增加且治疗效果提高。内镜引流的范围尚存争论,是引流一叶还是两叶肝脏,有报道证实引流25%体积肝脏组织足以改善症状,且选择性单侧引流比双侧引流置管成功率高、并发症低、生存时间类似或延长。

2. 经皮经肝穿刺胆道引流（PTBD）　肿瘤

生长导致孤立肝段感染或缺乏内镜操作专家时，可以采用 PTBD。PTBD 可以分为外引流和内引流。在超声引导下置管于梗阻胆管系统，可向体外引流梗阻近端胆管；也可向肝门梗阻部位放置胆管支架通过胆管狭窄段，向内引流梗阻胆管。PTBD 常作为内镜操作失败的补救措施，穿刺置管的创伤小；但后期的并发症率较高，如导管脱落、导管堵塞、感染、胆管炎、肝脓肿形成等。

3. 放疗或化疗 对于不能切除的肝门部胆管癌患者可选择放疗、化疗等姑息疗法。目前放疗方式主要包括单纯外照射、外照射联合腔内照射等，随着科学技术的不断发展，一些新方法及精准放疗技术也不断研发并应用，如：如伽马刀、X 刀、立体定向放射治疗（SBRT）、质子刀等。放疗主要运用于姑息性手术后、胆道引流后及肿瘤切除后再复发的肝门部胆管癌患者。但有研究表明，肝门部胆管癌对放疗不敏感，因此，其临床价值还需进一步研究。

四、肝门部胆管癌外科治疗选择

HC 外科治疗方式的选择应以注重手术安全实施为前提，正确临床判断，尽量实现根治性切除。同时，合理有效的姑息治疗也有其现实意义。

1. 根治手术的选择 根治手术的目标在于阴性切缘，同时需考虑患者的耐受性。手术方式的选择首先取决于肿瘤的位置和范围。Bismuth-Corlette 分型能很好地反映癌肿的解剖部位，为临床选择手术方式提供重要参考。若肿瘤位于肝总管（Bismuth Ⅰ型）、无血管侵犯，多数学者选择肝外胆管切除，同时行区域淋巴结及神经组织的清扫；对于 Bismuth Ⅱ型，为获得阴性切缘，需将邻近的尾状叶切除或部分方叶切除，Ⅱ型 HC 肿瘤切除后，肝门横沟处常可见多支二级胆管及尾状叶胆管，通常采用整形拼合，再行高位肝管空肠 Roux-en-Y 吻合；术前评估肿瘤侵犯左右肝管（Bismuth Ⅲa，Ⅲb）应考虑联合左半肝或右半肝切除；Bismuth Ⅳ型常需要联合左三区或右三区切除。确定肝切除的术式后，进一步判断预留肝脏的脉管是否受累，是否需要切除重建；同时需要评估预留肝脏体积是否足够，是否需要进行相应的术前预处理。此外，还要根据淋巴结转移、肝内转移的范围并结合患者的全身状态以最终确定手

术的方式。

2. 姑息性胆道引流方式的选择 姑息性手术引流的优点是能获得较长期引流通畅，其中自扩张金属支架（SEMS）操作相关并发症、死亡率低，远期通畅满意，患者可获得较好的生存和生活质量。但手术引流的早期并发症发生率高达 66%，死亡率 7%~15%，从而使其使用受到限制。

姑息性非手术胆道引流应作为无法手术的 HC 治疗的首选，引流方式可采用经内镜或经皮途径，经皮途径胆道引流通常是在内镜置管失败后的次选。

3. 异体肝移植治疗 HC 肝脏移植采用整块切除肝脏和肿瘤，能获得最佳的肝内胆管切缘，治疗 HC 有以下理论优势：①可用于常规手术无法根治切除的 HC 患者，为此类患者提供了根治性切除的机会；②可用于存在肝脏基础疾病，肝功能受损及手术耐受性差的患者；③术前无需减黄及 PVE 等预处理；④减少或避免常规手术可能导致的肿瘤种植转移。早期肝移植治疗肝门部胆管癌的预后较差，大部分医学中心的报道显示 5 年生存率 0~35%，复发率超过 50%，主要原因是肿瘤分期较晚、血管侵犯和淋巴结转移。近年来，多个中心探索新的治疗方案以减少肝移植术后肿瘤复发，延长生存期，初步经验显示新辅助放、化疗能提高肝移植治疗 HC 的疗效，患者术后 1、3、5 年生存率分别达 90%、80% 和 71%。但新辅助治疗在肝移植治疗 HC 中的积极作用还有待更多研究加以论证。

五、展望

肝门部胆管癌是一种恶性程度较高、手术风险大、术后并发症较多及远期预后较差的胆管恶性肿瘤；早期诊断是提高其远期疗效的关键；目前根治性 R0 切除是延长肝门部胆管癌患者生存时间的最关键因素。然而由于 HC 处于复杂的解剖位置、有着特殊的肿瘤生物学特性，导致肿瘤浸润范围的判断还有很大的不确定性，难以实现精准的外科治疗。相信随着现代影像技术的进步、功能分子影像方法的完善以及多种影像技术联合应用，术前影像信息将会更正确、更完善。结合其他术前检查、肿瘤分子标记检测，兼顾解剖学信息

和生物学信息,制定出更合理的分型应用于临床,指导治疗策略的制订。

近年来 HC 根治性手术有扩大切除范围以增加手术彻底性的趋势,血管外科技术的应用业已普遍,扩大肝叶切除、HC 切除联合肝胰十二指肠切除术、原位肝移植及肝移植联合胰十二指肠切除的胆管癌超根治手术方式也屡见报道。但总体例数不多,其安全性和有效性需通过临床多中心、大宗病例的前瞻性研究给出循证依据,正确把握手术安全性和适应证,严格规范手术操作。

（程南生　叶　辉）

参 考 文 献

1. Altemeier WA, Gall EA, Zinninger MM, et al. Sclerosing carcinoma of the major intrahepatic bile ducts. American Medical Association Archives of Surgery, 1957, 75(3): 450-460.

2. Amin MB, Edge S, Greene F, et al. American Joint Committee on Cancer(AJCC)Cancer Staging Manual. 8th ed. New York: Springer, 2017.

3. Baer HU, Rhyner M, Stain SC, et al. The effect of communication between the right and left liver on the outcome of surgical drainage for jaundice due to malignant obstruction at the hilus of the liver. HPB Surgery, 1994, 8(1): 27-31.

4. Bismuth H, Castaing D, Traynor O. Resection or palliation: priority of surgery in the treatment of hilar cancer. World J Surg, 1988, 12(1): 39-47.

5. Bismuth H, Corlette MB. Intrahepatic cholangioenteric anastomosis in carcinoma of the hilus of the liver. Surg Gynecol Obstet, 1975, 140: 170-178.

6. Bismuth H, Nakache R, Diamond T. Management strategies in resection for hilarcholangiocarcinoma. Ann Surg, 1992, 215: 31-38.

7. Boerma EJ. Research into the results of hilar bile duct cancer. Surgery, 1990, 108: 572-580.

8. Burke EC, Jarnagin WR, Hochwald SN, et al. Hilar Cholangiocarcinoma: patterns of spread, the importance of hepatic resection for curative operation, and a presurgical clinical staging system. Ann Surg, 1998, 228: 385-394.

9. Carriaga MT, Henson DE. Liver, gallbladder, extrahepatic bile ducts, and pancreas. Cancer, 1995, 75(1, Suppl): 171-190.

10. Chamberlain RS, Blumgart LH. Hilarcholangiocarcinoma: a review and commentary. Annals of Surgical Oncology, 2000, 7(1): 55-66.

11. De Palma GD, Pezzullo A, Rega M, et al. Unilateral placement of metallic stents for malignant hilar obstruction: a prospective study. Gastrointestinal Endoscopy, 2003, 58(1): 50-53.

12. Gazzaniga GM, Filauro M, Bagarolo C, et al. Surgery for hilar cholangiocarcinoma: an Italian experience. Journal of Hepatobiliary and Pancreatic Surgery, 2000, 7(2): 122-127.

13. Gerhards MF, den Hartog D, Rauws EA, et al. Palliative treatment in patients with unresectable hilarcholangiocarcinoma: results of endoscopic drainage in patients with type Ⅲ and Ⅳ hilarcholangiocarcinoma. European Journal of Surgery, 2001, 167(4): 274-280.

14. Gores GJ. Cholangiocarcinoma: Current Concepts and Insights. Hepatology, 2003, 961-969.

15. Iwatsuki S, Todo S, Marsh J W, et al. Treatment of hilarcholangiocarcinoma(Klatskin tumors) with hepatic resection or transplantation. J Am Coll Surg, 1998, 187(4): 358.

16. Jarnagin WR, Burke E, Powers C, et al. Intrahepatic biliary enteric bypass provides effective palliation in selected patients with malignant obstruction at the hepatic duct confluence. American Journal of Surgery, 1998, 175(6): 453-460.

17. Jarnagin WR, Fong Y, DeMatteo RP, et al. Staging, resectability, and outcome in 225 patients with hilarcholangiocarcinoma. Annals of Surgery, 2001, 234(4): 507-517.

18. Kawasaki S, Imamura H, Kobayashi A, et al. Results of surgical resection for patients with hilar bile duct cancer: application of extended hepatectomy after biliary drainage and hemihepatic portal vein embolization. Ann Surg, 2003, 238: 84-92.

19. Kitagama Y, Nagino M, Kamiya J, et al. Lymph node metastasis from hilarcholangiocarcinoma: result of 110 patients who underwent regional and paraaortic node dissection. Ann Surg, 2001, 233(2): 166-174.

20. Klatskin G. Adenocarcinoma of the hepatic duct at its bifurcation within the portahepatis. An unusual tumor with distinctive clinical and pathological features. Am J Med, 1965, 38: 241-256.

21. Kondo S, Hirano S, Ambo Y, et al. Forty consecutive resections of hilarcholangiocarcinoma with no postoperative mortality and no positive ductal margins: results of a prospective study. Ann Surg, 2004, 240(1): 95-101.

22. Makuuchi M, Thai BL, Takayasu K, et al. Preoperative portal embolization to increase safety of major hepatectomy for hilar bile duct carcinoma: A preliminary report. Surgery,

1990,107：521-527.

23. Nakeeb A, Tran KQ, Black MJ, et al. Improved survival in resected biliary malignancies. Surgery, 2002, 132：555-564.

24. Nagino M, Nimura Y, Kamiya J, et al. Segmental liver resection for hilarcholangiocarcinoma. Hepatogastroenterology, 1998, 45（19）：7-13.

25. Neuhaus P, Jonas S. Surgery for hilarcholangiocarcinoma—the German experience. J Hepatobiliary Pancreat Surg, 2000, 7：142-147.

26. PratF, Chapat O, Ducot B, et al. A randomized trial of endoscopic drainage methods for inoperable malignant strictures of the common bile duct. Gastrointestinal Endoscopy, 1998, 47（1）：1-7.

27. Sakamoto E, Nimura Y, Hayakawa N, et al. The pattern of infiltration at the proximal border of hilar bile duct carcinoma：a histological analysis of 62 resected cases. Ann Surg, 1998, 227（3）：405-411.

28. Singhal D, van Gulik TM, Gouma DJ. Palliative management of hilarcholangiocarcinoma. Surgical Oncology, 2005, 14（2）：59-74.

29. Tsao JI, Nimura Y, Kamiya, et al. Mamagement of hilarcholangiocarcinoma. Comparison of an American and a Japanese experience. Ann Surg, 2000, 232（2）：166-174.

30. 董家鸿, 项灿宏, 孟翔飞. 肝门部胆管癌外科治疗中的争议. 中华消化外科杂志, 2010, 9（3）：165-167.

31. Weber SM, Ribero D, O' Reilly EM, et al. Intrahepatic cholangiocarcinoma：expert consensus statement. HPB（Oxford）, 2015, 17（8）：669-680.

32. Yamashita YI, Wang H, Kurihara T, et al. Clinical Significances of Preoperative Classification of Intrahepatic Cholangiocarcinoma：Different Characteristics of Perihilar vs. Peripheral ICC. Anticancer Res. 2016, 36（12）：6563-6569.

33. 黄志强. 当代胆道外科学. 上海：上海科学技术文献出版社, 1998：619-637.

34. 黄志强. 肝门部胆管癌外科治疗——我们要走向何方？肝胆外科杂志, 2003, 11：321-322.

35. 项灿宏, 向昕, 王敬, 等. 联合门静脉切除重建的肝脏左三区切除治疗进展期肝门部胆管癌. 中华消化外科杂志, 2010, 9（5）：394-397.

36. 中华医学会外科学分会胆道外科学组, 解放军全军肝胆外科专业委员会. 肝门部胆管癌诊断和治疗指南（2013版）. 中华外科杂志, 2013, 51（10）：865-871.

37. Witzigmann H, Berr F, Ringel U, et al. Surgical and palliative management and outcome in 184 patients with hilarcholangiocarcinoma：palliative photodynamic therapy plus stenting is comparable to R1/R2 resection.

Ann Surg, 2006, 244（2）：230-239.

38. Golfieri R, Giampalma E, Renzulli M, et al. Unresectablehilarcholangiocarcinoma：multimodality approach with percutaneous treatment associated with radiotherapy and chemotherapy. In Vivo, 2006, 20（6A）：757-760.

39. Singhal D, van Gulik TM, Gouma DJ. Palliative management of hilarcholangiocarcinoma. Surg Oncol, 2005, 14（2）：59-74.

40. Popescu I, Dumitrascu T. Curative-intent surgery for hilarcholangiocarcinoma：prognostic factors for clinical decision making. Langenbecks Arch Surg, 2014, 399（6）：693-705.

41. Conci S, Ruzzenente A, Sandri M, et al. What is the most accurate lymph node staging method for perihilarcholangiocarcinoma？Comparison of UICC/AJCC pN stage, number of metastatic lymph nodes, lymph node ratio, and log odds of metastatic lymph nodes. Eur J Surg oncol, 2017, 43（4）：743-750.

42. Kitagawa Y, Nagino M, Kamiya J, et al. Lymph node metastasis from hilarcholangiocarcinoma：audit of 110 patients who underwent regional and paraaortic node dissection. Ann Surg, 2001, 233（3）：385-392.

43. Bagante F, Tran T, Spolverato G, et al. Perihilarcho-langiocarcinoma：number of nodes examined and optimal lymph node prognostic scheme. J Am Coll Surg, 2016, 222（5）：750-759. e2.

44. Wu XS, Dong P, Gu J, et al. Combined portal vein resection for hilarcholangiocarcinoma：a meta-analysis of comparative studies. J Gastrointest Surg, 2013, 17（6）：1107-1115.

45. 倪其泓, 王坚. 肝门部胆管癌诊断和治疗指南（2013版）的解读与思考. 肝胆胰外科杂志, 2015, 27（6）：450-454.

46. Kow AW, Wook CD, Song SC, et al. Role of caudate lobectomy in type ⅢA and ⅢB hilarcholangiocarcinoma：a 15-year experience in a tertiary institution. World J Surg, 2012, 36（5）：1112-1121.

第五节　我国胆石症发病的新趋势和肝胆管结石的规范治疗

一、我国胆石症的发病趋势和特点

（一）患病率

胆道从 Hering 管开始至胆总管末端开口于十二指肠大乳头, 形成复杂的胆道系统网络。复杂的管道结构中,胆石症是胆道系统最常见的疾病。在胆道系统的任一个位置,无论肝内胆管、胆囊、肝外胆管都有结石形成的可能。由于地域和人类种族的不同,生活习惯的差异,不同部位的胆石症的患病率存在差异。如西方国家胆囊结石的发生率为5.9%~21.9%,但亚洲只有3.1%~10.7%;肝胆管结石是我国常见的胆道疾病,在西方国家却很少见。在我国不同地域胆石症的发生率也不尽相同,上海市为7.5%,台湾地区为5%,而新疆维吾尔自治区的发生率高达15.45%。西方国家的胆石症发生率在男性约为7.9%,而女性约16.6%,不同种族如皮马印第安妇女高达73%,美国的印第安男性和女性分别为29.5%和64.1%。可见,胆石症除感染因素已被确定外,可能还受代谢及遗传等因素的影响。

近年来,随着工业化、城市化的进程,人们的生活方式发生了变化,导致我国胆石症的发病情况有了明显的改变。20世纪50年代,胆石、寄生虫病、胆道感染构成我国主要的胆道疾病。《中华外科杂志》报道的2 398例胆石症中原发性胆管结石占胆石症的49.3%。20世纪80年代全国胆石症普查结果显示,11 342例手术患者中52.8%为胆囊结石,20.1%为原发性胆管结石,11.0%为继发性胆管结石,16.1%为肝内胆管结石。胆固醇结石的相对发生率比50年代略有升高。1989年中华医学会第四次全国胆道外科学术会议报道的普查结果显示胆石症的总患病率为6.6%,市区的患病率为农村的2倍,女性患病率为男性的1.5倍。1992年全国第二次调查3 911例手术患者胆囊结石的相对发病率上升到79.9%,原发性胆管结石下降到6.1%,肝内胆管结石占4.7%。2016年解放军总医院总结了该院30年来收治胆道外科患者疾病谱的变化趋势,结果显示:胆石症患者中胆囊结石所占的比例由71.9%上升至82%,而胆管结石的比例则逐渐下降。肝内胆管结石的发病率虽有下降,但根据较大样本临床资料分析,在中国的胆管结石高发地区,肝内胆管结石仍占全部胆石症病例的30%左右。由于较高的发病率以及治疗难度高,肝内胆管结石是胆道良性疾病死亡的重要原因,因此目前仍然是胆道外科需要努力解决的难题之一。

(二)结石的成分、分类与分布

1. 结石的成分及分类 胆结石的化学成分非常复杂,包括胆固醇、胆红素钙、碳酸钙、磷酸钙、磷脂、蛋白质,以及铜、铁、锰、锌、铅、锶、钛、铬和镍等多种金属元素,且每一个患者身上胆结石的成分也不尽相同。通过应用化学微量定量分析、红外光谱等多种现代技术,发现一些结石的胆固醇含量超过60%~70%,甚至有超过90%的纯胆固醇结石;另有一些结石则以胆红素钙及其衍生物为其主要成分,胆固醇含量低于40%。于是将这两类结石分别称为胆固醇结石和胆红素结石。

(1)胆固醇结石:以胆固醇结晶为主要成分,呈圆形、椭圆形或多面体,色白或浅黄,质硬、表面多较光滑,剖面可见放射状排列的胆固醇结晶,也可杂乱无章排列。小的如沙、大者直径达数厘米,80%位于胆囊内,也可降入胆总管为继发性胆总管结石。罕见于肝内胆管结石。

(2)胆红素结石:主要成分是胆红素与钙、铜等多种金属元素结合而成的螯合型高分子聚合物,可分为棕色胆红素结石和黑色胆红素结石:①棕色胆红素结石多呈胆管状或无定型泥沙样、长条状甚至呈铸管型。表面棕黄或黑色,质脆或软、易碎。剖面为深棕黄色,可见颗粒呈年轮状或无序状排列,含有胆汁酸及细菌。棕色胆红素结石占肝内胆管结石90%以上和胆囊结石18.7%。②黑色胆红素结石直径在0.5~1.0cm,表面与剖面均为黑色,质硬,由多聚体、各种钙盐和黏液糖蛋白组成,不含胆汁酸、无细菌。常发生于胆囊,占胆囊结石的5%,亦可发生于肝内、外胆管。多见于合并有肝硬化、慢性溶血性贫血、人工心脏瓣膜安置术后、老年患者等。

2. 结石的分布 结石可分布于肝内外胆管及胆囊的任何位置。因解剖因素,肝胆管结石最多见于左外叶,其次为右后叶。近十年解放军总医院肝胆外科收治的813例肝内胆管结石患者中,结石局限肝左叶188例(23.12%),局限肝右叶101例(12.42%),左右双侧肝叶164例(20.17%),肝左叶伴肝外胆管153例(18.82%),肝右叶伴肝外胆管83例(10.21%),左右双侧肝叶伴肝外胆管结石124例(15.25%);所有伴肝叶萎缩的肝内胆管结石患者中,萎缩位于肝左叶

116 例（68.64%），位于肝右叶 48 例（28.40%），存在于双侧 5 例（2.96%）。

一般而言，由于饮食习惯、生活环境的差异，胆石症的发病率也存在明显的不同。西方国家的胆囊结石发病率较东方国家高；而肝胆管结石的发生率，东方国家以及贫穷地区远远高于西方国家和发达地区。我国的胆石症也有地域差别，新疆、内蒙古、甘肃等西北地区的胆石症发病率较高，而且主要以胆固醇结石为主，占 80% 以上，而辽宁、福建、广西等地区的结石则以胆色素为主，占 80% 以上。肝内胆管结石一般以南方、沿海、长江流域发病较高，而在北方和西北地区则较低。北方以肉、面食为主，因而结石以胆固醇类为主；而南方以稻米、蔬菜等为主，结石则以胆色素为主。可见我国不同地区胆石症发病率及胆石成分与环境、饮食因素有关。总体而言，我国胆囊结石的发病率有上升趋势，与胆管结石的比例从 10 年前的 1.5∶1 增至 7.36∶1，其中胆固醇结石与胆色素结石的比例也由 1.4∶1 上升到 3.4∶1。随着人们生活模式的改变，我国胆石症的发生率和结构将继续发生改变。

（三）结石的形成因素及机制

胆石症的发生首先是胆石的形成。目前对胆结石的生成已进行了深入研究，了解到其成因是多因素的、复杂的过程。研究表明，形成胆囊结石的因素包括 "5F"：年龄（forty，40 岁以上）、性别（female，女性）、肥胖（fat）、家族性（family）、多生育（fertile）以及生活习惯（高饱和脂肪酸和高胆固醇膳食）、相关疾病（胃切除手术后、糖尿病、肝炎肝硬化）等。而形成肝胆管结石主要的因素是感染，包括寄生虫、肠道常见细菌，其他因素如胆道畸形、先天性胆道疾病、各种原因导致的 Oddi 括约肌功能异常等。

当今的胆石发病机制研究深入到遗传物质和蛋白质分子水平，已从遗传学候选基因等方面展示其研究前景。流行病学研究证实，胆石症具有遗传性。2000 年调查上海地区 93 个汉族家系胆石症的总发病率为 54%，是正常人群发病率（5.6%）的近 10 倍。双生子研究从另一角度说明胆石症的遗传特征。丹麦的研究发现同卵双生子的胆石症发病率为 56%（14/25），明显高于异卵双生子（相同性别）15%（6/40）。最近来自瑞典的 43 411 例双生子研究显示，发病因素中 25% 表现为遗传作用。小鼠胆石模型研究初步明确 *Lith1* 基因的可能定位和功能。

（四）对胆石症发展新趋势的认识与预防

如前文所提及，我国胆石症发病的一些新趋势：患病率、结石的分布均有着明显的改变，胆囊结石、胆固醇结石的发病率上升，而胆管结石、胆色素结石的发病率下降。预防的主要措施有：

1. 改善卫生条件　随着社会经济的发展、人民生活水平的提高以及卫生条件的改善，胆道细菌感染和胆道寄生虫感染的发病率随之下降，使得胆管结石的相对发生率有所降低。全国胆石症临床调查的结果提示：肝内胆管结石的发生率与胆道寄生虫（蛔虫）的感染率一致并随其升降而波动，说明胆道蛔虫既有阻塞胆管引起胆汁淤滞，又有继发细菌感染和降解结合胆红素的双重致石作用。农村胆道蛔虫的发生率高于城镇。因此，缩小城乡差别、改善卫生环境，以减少寄生虫感染的人群比例，对预防胆石症有非常重要的意义。

2. 合理的饮食结构　随着人民生活水平提高，食物中蛋白质和脂肪含量增加，这可能致使胆囊胆固醇结石的发病率升高。肝内胆固醇结石的出现及发生率不断增加提示随着饮食习惯的改变，引起人体代谢调节等诸多方面的变化后，使老疾病出现新表现。近年来，以"肥胖、高血糖及高血脂"为特征的代谢综合征发生率日趋增高。多项国内外的研究显示，代谢综合征是新发胆石症的独立危险因素。合理的饮食结构更有利于防止胆石症的发生。

3. 降低心理压力　随着医学模式由"生物医学"向"生物－心理－社会医学"模式的转变，人们开始重视社会心理因素在人类疾病发生发展中所起的重要作用。当今社会生活节奏加快、工作压力增加，大大加剧了心理、精神疾病的发生，而这是否导致了胆石症的发生及发展值得研究和探讨。可以肯定的是，当心理压力增加时，可导致自主神经紊乱，甚至可能影响消化系统功能。

胆石症是我国常见的胆道疾病，应引起我国外科工作者的足够重视。许多肝胆管结石患者在经过多次手术后，肝胆管结石仍然不断复发。伴随着胆道感染、胆汁性肝硬化等并发症，患者生活质量显著下降,预后不良。胆囊结石患病率增加也可能是因为 B 超的广泛应用,发现了更多的患者,腹腔镜胆囊切除术的普及,导致各医院收治更多的胆囊结石患者。尽管许多种先进设备应用于胆石症的治疗,手术技术也有了显著的提高,胆石症及其并发症的治疗仍存在一定困难。因此,应当从循证医学的角度出发,重视病因学的研究,结合我国胆石症发病的特点和新趋势,建立新型的防治体系。傅培彬教授在 1981 年就指出胆石症的最终出路是预防。胆石症的研究可能包括四个阶段:首先是要认识胆石,其次要研究胆石症的发病机制,在此基础上要研究胆石症的预测,最后落实到胆石症的预防。1987 年于美国召开第一届国际胆石症预防会议,会上明确提出胆石症三级预防的概念;1993 年 Hofmann 强调胆石症的初级预防和二级预防;1999 年在以色列举行的第三届胆石症会议再次将胆石预防作为会议的重点。遗传因素和环境因素对两类结石都起作用。遗传因素较难改变,环境因素则应当成为预防胆石的主要环节。一方面是要大力宣传合理饮食的重要性,提高人们接受合理饮食的自觉性;另一方面,还有待于改变机体内脂类代谢的治疗。更重要的是,寄希望于基因治疗来改变体内脂类代谢异常。

(五)治疗方式

根据结石不同部位、不同的发病时段、不同的结石类型和合并不同的并发症,选择相应的治疗方法。

1. 药物治疗　中药排石汤主要用于排出胆总管结石,熊去氧胆酸长期服用用于胆固醇结石的治疗。

2. 微创治疗技术的应用　治疗胆石症的微创治疗技术包括:胆道镜、腹腔镜以及十二指肠镜。主要有三种途径:①经皮经肝胆管途径(如经皮胆道镜技术);②经皮经腹腔途径(腹腔镜、腹腔镜联合胆道镜技术);③经口经十二指肠乳头途径(十二指肠镜技术)。对于不同部位的胆石,可以选择单镜或双镜联合、三镜联合。

3. 根据结石部位采取合理治疗方法

(1)胆囊结石:无症状或症状轻微的胆囊结石患者,无需常规行预防性胆囊切除。胆囊结石症状明显,影响工作、生活或既往曾有胆绞痛、急性胆囊炎、胆源性胰腺炎等发作的患者,以及有胆囊癌高危因素或怀疑胆囊癌的胆囊结石患者,均应手术。腹腔镜胆囊切除术已经成为常用手术方式。

(2)肝外胆管结石:单纯的肝外胆管结石趋向应用腹腔镜或内镜治疗。

(3)肝胆管结石:详见后述。

二、肝胆管结石的规范化治疗

肝胆管结石病也称原发性肝内胆管结石(primary intrahepatic stone)是我国的常见病之一,其病情复杂,常伴有不同程度的肝内胆管系统和肝细胞的损伤,治疗困难、复发率高。对肝胆管结石的治疗需要借鉴最新的临床研究成果和各地的诊治经验,制订规范化的治疗方案。

(一)肝胆管结石的概念和定义

肝胆管结石病是指位于肝管汇合部以上的肝内胆管结石,不包括原发于胆囊的、排出至肝总管然后上移至肝内胆管系统的结石,也不包括继发于损伤性胆管狭窄、胆管囊肿、胆管解剖变异等其他胆道疾病所致胆汁淤滞和胆道炎症后形成的肝胆管结石。但肝胆管结石可以合并胆管囊性扩张、炎症性胆管狭窄和解剖变异。

(二)肝胆管结石的病因和基本病理改变

1. 病因　目前还没有完全明确,结石的形成与胆道慢性炎症、细菌感染、胆道蛔虫、胆汁淤滞、营养不良、Oddi 括约肌功能异常、内分泌改变等因素有关。胆管内慢性炎症是导致结石形成的重要因素,胆汁淤滞是形成结石的必要条件。肝左外叶、右后叶由于解剖原因,容易引起胆流缓慢,故肝胆管结石最多见部位是左外叶和右后叶。

2. 基本病理变化　胆道梗阻、胆道感染、肝细胞损伤和肝实质破坏是肝胆管结石的基本病理改变。受累区域的肝胆管扩张、胆管呈环形和节段性狭窄,管壁增厚、胆管壁及周围纤维组织增生并慢性炎症细胞浸润,汇管区大量炎症细胞浸润和纤维细胞增生,伴有肝实质损害,严重者形成肝段或肝叶的纤维化萎缩和功能丧失。

3. 临床病理特点

(1)结石沿肝内病变胆管树呈区域性或节段性分布。

(2)结石多合并存在不同程度的肝胆管狭

窄,胆管狭窄是引起结石形成和复发的重要因素。肝胆管结石合并一级分支以上肝管的狭窄时易导致受累肝段或亚肝段萎缩;合并双侧肝门部肝管狭窄的,晚期常发生胆汁性肝硬化及继发门静脉高压症。

（3）由于长期反复发作的胆道梗阻和/或感染可导致肝胆管结石病变区域内胆管树、伴行血管及肝实质弥漫而不可逆损害,包括胆管壁结构破坏、多发性胆管狭窄和不规则胆管扩张、胆管积脓、门静脉和肝动脉小分支狭窄、肝实质纤维化和萎缩、慢性肝脓肿、继发性肝内胆管癌等病变。这类病变只有手术切除病灶才能得到有效的治疗。

（4）在肝胆管结石病的病变范围内,肝组织发生萎缩,而正常肝组织增生肥大,两种情况同时出现形成肝脏萎缩－增生复合征。这一病理特征对于正确判断肝胆管结石的病变部位和选择合理治疗方法具有重要意义。

（5）胆管不完全或完全性梗阻可引发胆管细菌性炎症,炎症令胆管内压力增高可造成胆源性脓毒症、肝脓肿、胆道出血。如边缘胆管破溃或脓肿穿破可导致弥漫性腹膜炎、膈下脓肿;穿破粘连的膈肌可形成脓胸、胆管支气管瘘等一系列严重的并发症。2.0%~9.0% 的肝胆管结石患者在病程发展过程中并发肝胆管癌。

（三）肝胆管结石的临床表现及分型

肝胆管结石病的病程长,出现多种严重并发症,临床表现复杂多变,严重程度主要取决于肝胆管结石对肝内和肝外的胆管梗阻是否完全、合并胆道感染的严重程度、肝脏受累的范围、肝功能损害的程度以及并发症的类型等。

1. 根据基本临床表现可分为三大临床类型

（1）静止型:患者无明显症状或症状轻微,仅有上腹隐痛不适,常在体检时被发现。

（2）梗阻型:表现为间歇性黄疸、肝区和胸腹部持续性疼痛不适、消化功能减退等胆道梗阻症状。双侧肝胆管结石伴有肝胆管狭窄时可呈持续性黄疸。

（3）胆管炎型:表现为反复发作的急性化脓性胆管炎。急性发作时出现上腹部阵发性绞痛或持续性胀痛、畏寒或寒战、发热、黄疸。检查可有右上腹压痛、肝区叩击痛、肝大并有触痛等,严

重者可伴脓毒症表现。实验室检查外周血白细胞和中性粒细胞显著升高,血清丙氨酸氨基转移酶（ALT）、门冬氨酸氨基转移酶（AST）急剧升高,血清胆红素、碱性磷酸酶（ALP）、谷氨酰转肽酶（GGT）升高。一侧肝叶或肝段胆管结石阻塞合并急性肝胆管炎时,可无黄疸或黄疸较轻,血清胆红素处于正常水平或轻度升高,发作间歇期无症状或呈不完全梗阻表现。

2. 根据结石的分布分为三种解剖类型

（1）区域型（Ⅰ型）:结石沿肝内胆管局限性分布于一个或几个肝段内,常合并病变区段肝管的狭窄及受累肝段的萎缩。临床表现可为静止型、梗阻型或胆管炎型。

（2）弥漫型（Ⅱ型）:结石遍布双侧肝叶胆管内。根据肝实质病变情况,又分为 3 种亚型:

Ⅱa 型:弥漫型不伴有明显的肝实质纤维化和萎缩。

Ⅱb 型:弥漫型伴有区域性肝实质纤维化和萎缩,通常合并萎缩肝段主肝管的狭窄。

Ⅱc 型:弥漫型伴有肝实质广泛性纤维化而形成继发性胆汁性肝硬化和门静脉高压症,通常伴有左右肝管或汇合部以下胆管的严重狭窄。

（3）附加型（E 型）:指合并肝外胆管结石。根据 Oddi 括约肌的功能状态,又分为 3 种亚型:

Ea 型:Oddi 括约肌正常。

Eb 型:Oddi 括约肌松弛。

Ec 型:Oddi 括约肌狭窄。

2012 年发表在 Intractable & Rare Diseases Research（IRDR）的文章,作者进一步将以上分型中的 Ⅰ 型分为 Ⅰa 型（单叶型,即结石位于一侧肝叶）和 Ⅰb 型（双叶型,即结石位于两侧肝叶）。

肝胆管结石是逐渐形成的,重要的特征是沿病变胆管树呈节段性分布。随着结石的增多、增大和胆汁的流通,结石可以向更近端、邻近肝段甚至对侧移动,Ⅰ型可逐渐发展为Ⅱ型、E 型。

（四）诊断和评估

肝胆管结石的诊断主要依靠病史、临床表现、实验室和影像学检查。对肝胆管结石的诊断除了肯定结石的存在以外,还需要进一步诊断结石的部位、分布范围、肝脏受损的程度、有无胆道并存疾病和并发症等。需行手术治疗的患者还应评估患者的肝脏功能受损情况、肝功能的代偿状态、全

身营养状况和全身其他器官情况,才能决定施行手术的方法。

1. 病史和临床表现 肝胆管结石除了静止型外,其他均有不同程度的胆管阻塞和胆管炎发作病史。间歇发作胆管炎是此病的特征之一。详细了解病史和细致检查患者是重要的诊断手段。

2. 影像学检查 常用的包括 B 超、CT、MRI、ERCP、PTC、术后胆道引流管造影、胆道镜等。单一的检查方法常不能获得全面的诊断,往往需要一种以上的影像学检查相互印证才能达到正确的诊断。因此,应熟悉各种检查方法的性能和局限性,提高对影像学资料的解读和分析能力,结合患者具体病变状况,选择最佳的检查方法,作出正确的诊断。

(1)B 超:一般作为首选和筛选性检查,B 超能较准确诊断肝胆管结石。典型表现是与门静脉并行的强回声、伴有声影、近端小胆管扩张。B 超定位准确,但不能提供胆管树的整体影像,与其他胆管的相对位置难以直观确定,容易受肠气干扰,故仍不能作为诊断的唯一影像学依据。在手术中作为进一步的判断进行术中 B 超检查,此时能较直接明确结石部位,引导取石和判断有无结石残留,对指导手术具有重要价值。B 超在引导 PTC 方面也有重要作用。

(2)磁共振成像(magnetic resonance imaging,MRI):为无创性胆道影像诊断方法,可准确判断肝内结石分布、胆管系统狭窄与扩张的部位和范围以及肝实质病变。磁共振胆胰管成像(magnetic resonance cholangiopancreatography,MRCP),可以多方位显示肝内胆管树,可给手术医生提供直观影像学依据对肝胆管结石有重要诊断价值,可部分代替胆道直接造影方法。钆塞酸二钠作为特异性的对比剂,对发现肝胆管结石引起的肿瘤、Oddi 括约肌功能检查都有更明显的优点。

(3)X 线电子计算机断层扫描(computerized tomography,CT):可全面显示肝内胆管结石分布、胆管系统扩张和肝实质的病变,对肝胆管结石具有重要的诊断价值。但 CT 一般难以直接显示胆道狭窄部位,也不能发现不伴有明显胆管扩张的细小结石以及密度与肝实质相似的结石。

(4)肝胆管直接影像学检查:内镜逆行胰胆管造影(endoscopic retrograde cholangiopancreatography,ERCP)、经皮肝穿刺胆管造影(percutaneous transhepatic cholangiography,PTC)、手术中或经手术后胆道引流管造影是诊断肝胆管结石的经典方法。由于是直接影像,比间接成像更能清晰显示结石在肝内外胆管的分布、胆管狭窄和扩张以及胆管的变异等。对 CT 和 B 超易误诊的软组织密度结石、泥沙样结石以及胆总管十二指肠段和胰腺段的结石,采用上述胆道直接显像方法可获准确诊断。此外,在 ERCP 及 PTC 同时尚能对引流不畅或阻塞的肝胆管进行内镜下鼻胆管引流(endoscopic nasobiliary drainage,ENBD)或经皮肝穿刺胆管引流(percutaneous transhepatic cholangical drainage,PTCD)治疗。但是,胆道直接显像仅能显示肝管内病变,而不能直接显示肝管壁及肝实质病变,需结合 CT 或 B 超检查才能全面评估病变范围和性质。ERCP 只能显示阻塞部位下游的胆管,PTC 只能显示阻塞部位上游的胆管(二级肝管分支不显示易被忽视而造成漏诊)。需联合 PTC 和 ERCP 或作多点选择性 PTC 方可获得完整的胆管树图像。这些胆道直接造影方法均属侵入性诊断方法,有诱发急性胆管炎、胰腺炎等并发症的可能性,更合适在邻近手术之前或术中进行。而对于近期有胆管炎发作的病例,术前应避免作此类造影检查。

(5)三维可视化技术:肝胆管结石三维可视化是指用于显示、描述和解释肝胆管结石三维解剖和形态特征的一种工具。其借助 CT 和 / 或 MRI 图像数据,利用计算机图像处理技术对数据进行分析、融合、计算、分割、渲染等,将肝脏、胆道、血管、结石等目标的形态、空间分布等进行描述和解释,并可直观、准确、快捷地将目标从视觉上分离出来,为术前准确诊断、手术方案个体化规划和手术入路选择提供决策依据。

3. 肝功能的评估 除常规肝功能和凝血功能检查外,要注意结合黄疸程度、出血倾向、腹水、双下肢水肿、腹壁静脉曲张等表现,必要时行胃镜检查以明确有无食管胃底静脉曲张,以判断肝功能代偿状态以及是否合并肝硬化和门静脉高压症。对需要肝切除治疗肝胆管结石的患者,为遵循精准肝切除的原则,应检测肝脏储备功能,如 Child 改良评分(Child-Turcotte-Pugh,CTP)、吲哚菁绿滞留率试验（indocyanine green retention rate test，ICG）以及利用图像软件计算肝脏的标准体积（standard liver volume，SLV）和切除病变肝脏后的剩余肝体积（residual liver volume，RLV），以确保手术的安全。

4. 全身状况的评估 包括重要器官功能以及营养状况的系统检查和评估，特别需要注意检查有无合并糖尿病、心血管、呼吸道及肾脏疾病等。

（五）治疗

有明显临床症状的肝胆管结石需要治疗。对于无症状的肝胆管结石，除非有证据显示导致了肝脏萎缩或出现了恶性肿瘤，否则只需定期影像学检查即可。如合并其他肝胆管病变，如囊性扩张等则应积极治疗。

肝胆管结石的治疗原则是去除病灶，取尽结石，矫正狭窄、通畅引流，防止复发，手术治疗为主要治疗方式。针对复杂的肝内外胆道及肝脏病变，有多种手术和非手术治疗方法选择。应根据肝内胆管结石数量及分布范围、肝管狭窄的部位和程度、肝脏的病理改变、肝脏功能状态及患者的全身状况，制订针对性的个体化治疗方案。

1. 非手术治疗

（1）中药排石：肝外胆管结石患者口服中药"排石汤"有排石作用。但是"排石汤"的作用机制的局限性导致对治疗肝内胆管结石效果不佳，仅能在肝胆管结石合并感染时对症状缓解有帮助。有研究表明，熊去氧胆酸有益于治疗Caroli综合征所致的肝胆管结石病。

（2）胆道镜取石术：胆道镜是处理术后肝内外残留结石的有效方法，常与开腹手术配合使用。开腹手术时应为术后胆道镜检查治疗预留通道。近年来由于内镜技术的发展，亦有采用经皮胆道镜取出肝内结石（清除率达80%~85%），但复发率较高（22%~50%）。

2. 手术治疗 肝胆管结石的手术方法主要有4种：①胆管切开取石术；②肝部分切除术；③肝门部胆管狭窄修复重建术；④肝移植术。

（1）胆管切开取石术：胆管切开取石是治疗肝胆管结石的基本方法。单纯胆道取石引流手术多用于急症和重症病例，旨在暂时通畅胆流、控制胆道感染、改善肝功能以挽救患者生命，或为二期

确定性手术做准备。对于结石数量较少且受累的肝管及肝脏病变轻微、取尽结石后肝内外无残留、胆管无狭窄的病例，单独肝胆管切开取石可作为确定性手术方式。

通过联合切开肝门部胆管和肝胆管以及经肝实质切开肝内胆管，直视下探查结合术中胆道造影、术中B超、术中胆道镜检查可全面了解胆道结石的部位、数量、胆管狭窄梗阻及胆管下端的通畅情况。

经肝外胆管途径盲目的器械取石是肝胆管结石手术后高残留率的重要原因。充分切开肝门部狭窄胆管，必要时切开二级肝管直视下去除主要肝管的结石，术中B超检查及胆道镜直视下取石，才能有效地清除肝胆管内结石，降低结石残留率。

（2）肝部分切除术：治疗肝胆管结石的原则中，核心是去除病灶。切除病变肝段以最大限度地清除含有结石、狭窄及扩张胆管，是治疗肝胆管结石的最有效手段。

手术适应证包括Ⅰ型及Ⅱb型肝胆管结石。对于区域型结石，切除含结石的肝段或肝叶；对于弥漫型结石，切除局限于肝段或肝叶的区域性毁损病灶。需切除的区域性毁损病变主要包括：肝叶或肝段萎缩；难以取净的多发性结石；难以纠正的肝管狭窄或囊性扩张；合并慢性肝脓肿；合并肝内胆管癌。

肝胆管结石的肝切除范围主要取决于结石分布及毁损性病变范围。肝胆管结石的病变范围是沿病变胆管树呈节段性分布的。因此其肝切除要求以肝段、肝叶为单位作规则性切除，以完整切除病变胆管树及所引流的肝脏区域。这是取得优良疗效的关键。无论是针对区域型肝内胆管结石时病变肝段或弥漫型肝内胆管结石时毁损性病灶，肝脏切除范围不够，遗留病变，是术后并发症及症状复发的根源。

对于左肝管系统的广泛结石，应选择规则性左半肝切除，不应将只切除肝左外叶而联合胆管空肠吻合术作为首选术式。如果只施行肝左外叶切除，必然遗留了左内叶肝管结石、病变肝组织和左肝管狭窄。通过肝外胆管及肝断面上左肝管残端途径取石，不可能全部清除散布于左内叶第二和三级肝管内的结石，术后症状易复发。对于只

局限于左外叶且合并左肝管主干内的结石,只要左肝管没有狭窄、没有囊性扩张病变,在切除病变肝段、取净其下游肝管内结石后即可达到有效治疗目的,不一定作左半肝切除。

针对右肝内胆管结石的规则性右肝切除常有较大的技术困难。肝右叶结石时,右肝萎缩,而左肝代偿增大,使第一肝门以及肝段或叶间裂以下腔静脉为中轴向右后上方旋转移位;肝右叶与膈肌、腹后壁、邻近组织及肝后下腔静脉之间常形成紧密粘连,给游离肝右叶特别是分离右后叶与下腔静脉之间的粘连、显露肝门区以及正确判断肝段切除平面造成困难。手术时需借助影像学方法准确判断肝胆管和肝脏病变区域以及病肝切除范围。

对于分布在双侧肝叶的区域性结石伴引流肝段萎缩的病例,需特别注意有无胆管汇合的变异,在预留残肝功能体积足够的条件下,可同时作规则性双侧病变肝段切除。

(3)肝门部胆管狭窄修复重建术:肝门部胆管狭窄修复的先决条件是不存在上游肝管狭窄或上游肝管狭窄已去除,其具体手术方法主要有以下3类。

1)胆管狭窄成形、空肠 Roux-en-Y 吻合术:适用于肝内病灶已去除。在充分切开肝门部狭窄胆管并进行原位整形的基础上,将胆管切口与空肠袢以 Roux-en-Y 方式作端侧或侧侧吻合修复胆管缺损。不切断肝总管的侧侧吻合,由于远端胆管还存在,容易引起结石的积聚;积聚的结石可能影响吻合口的通畅。当有结石残留或复发可能时,可将空肠袢残端顺位埋置于皮下并做好标记,作为术后取石的通路。但胆肠吻合术废除了Oddi 括约肌对胆系的控制功能,在上游肝管狭窄未纠正和肝内结石未取净的情况下,行不恰当的胆肠内引流可引发或加重胆道感染等并发症。目前尚无确实的证据表明各种在胆管空肠吻合口或空肠袢上附加抗反流措施或无限延长引流肠袢能有效防止肠液向胆管的反流。因此不建议做此类附加手术。但已有报告行不切断空肠、维持肠道的解剖连续性、只作结扎阻断肠腔的改良袢式吻合能维持肠道的神经分布,保持肠道的正向蠕动来防止反流。

2)胆管狭窄成形、游离空肠段吻合术:适用于肝内病灶已去除,尚有结石残留或有结石复发可能而胆管下端通畅的病例。充分切开肝门部胆管狭窄并进行原位整形,截取长度适当的游离空肠段,用其输出端与胆管切口进行端侧吻合,修复胆管壁的缺损。将其输入端关闭并顺位埋置于皮下,作为日后胆道镜清除残留或复发结石的通路。尚可用胆囊代替空肠段来完成本手术。

3)胆管狭窄成形、组织补片修复术:适用于肝内病灶已去除,结石已取尽且无复发可能,而只存在肝门部胆管轻度狭窄的病例。充分切开狭窄段及其两端的胆管,切除瘢痕化的胆管组织,缝合肝胆管瓣形成胆管的后壁,胆管前壁的缺损用带血运的肝圆韧带瓣、胆囊瓣、胃瓣、空肠瓣或其他自体组织补片修复。

(4)肝移植术:肝移植的适应证包括:①广泛肝内胆管结石,伴反复发作的胆管炎,用常规治疗效果不佳者;②严重的多处胆管狭窄,导致胆管梗阻、黄疸,用其他治疗手段难以纠正者;③伴有严重失代偿期胆汁性肝硬化者。

(5)肝胆管结石病的腹腔镜治疗:肝胆管结石病腹腔镜外科治疗的手术方式包括:①腹腔镜肝切除术;②腹腔镜胆管切开 + 胆道镜探查和 / 或取石术;③腹腔镜胆管整形和 / 或胆肠吻合术。以上 3 种手术方式可在全腹腔镜下、手助腹腔镜下或达芬奇机器人手术系统辅助腹腔镜下完成。

腹腔镜手术的适应证为:①患者全身情况良好,无重要脏器器质性病变,符合开腹手术指征。②肝功能 Child-Pugh B 级以上,肝脏储备功能良好,需大范围肝切除者 ICG R15 ≤15%,剩余肝脏体积与标准肝脏体积之比≥40%。③Ⅰ型(区域型)肝胆管结石病,可合并或不合并肝外胆管结石,可出现病变区域的肝管狭窄、扩张,受累肝段萎缩、纤维化、慢性脓肿等。④结石数量较少且受累的肝管及肝脏病变轻微、取尽结石后肝内外无残留病灶、胆管无狭窄的Ⅱa 型肝胆管结石病。⑤无预留肝叶(段)胆管及肝外胆管严重狭窄,无需行复杂胆管整形者。⑥年龄为 10~70 岁者。⑦有既往胆道手术及上腹部手术史不作为绝对排除标准。

达芬奇机器人手术系统较传统腹腔镜具有三维手术视野、操控灵活度高等优势,可用于肝胆管结石的治疗。

（6）合并肝外病变的处理

1）肝外胆管结石：术中同时去除结石，应注意清除容易残留的胆管下端结石。经十二指肠镜 Oddi 括约肌切开后取石只适用于单纯肝外胆管结石；对于肝胆管结石及狭窄，Oddi 括约肌切开后失去了其功能，易发生反流性胆管炎，应视为禁忌。

2）Oddi 括约肌松弛：合并肝外胆管结石和肝外胆管扩张者多伴有胆管下端 Oddi 括约肌松弛。若 Oddi 括约肌重度松弛、曾做 Oddi 括约肌成形术或胆管十二指肠吻合术，造成反流性胆管炎，可考虑胆总管横断和胆管空肠 Roux-en-Y 吻合术。

3）Oddi 括约肌狭窄：此种情况少见，应采用胆道镜检查排除胆管下端结石梗阻。确认为胆管下端狭窄者可行胆管空肠 Roux-en-Y 吻合术。

（7）术中辅助措施的应用价值：术中 B 超、术中胆道造影、术中胆道镜和各种物理碎石术的应用，对提高肝胆管结石的手术效果有重要作用。

1）术中 B 超：能清晰判断结石在肝内的分布，引导取石，明显降低残石率。同时还能确定病灶范围，显示出入肝脏的重要血管与病灶的关系，减少手术误伤和术中出血。

2）术中胆道造影：对了解胆道系统有无变异、避免发生胆管损伤和防治胆管内结石残留有重要作用。

3）术中胆道镜：是当前治疗肝胆管结石的重要方法之一，能直接观察胆管内病理状况，辨别胆管结石、肿瘤和异物，观察胆管黏膜病变。对可疑病变可取活体组织或脱落细胞做病理检查。在镜下用取石网篮、碎石器械和气囊导管取石克服了常规器械取石的盲区，可提高取石效率，降低结石残留率。应用胆道镜术中检查胆总管远端和 Oddi 括约肌，可避免用胆道探条盲目探查造成损伤、取石钳盲目取石易遗漏的缺点。

4）物理碎石术：对于难以直接取出的大结石或嵌顿结石，可采用液电或激光碎石术将其击碎后取出。

（8）术后残留病变处理及复发病变的防治：肝胆管结石常需要多次手术治疗，原因是术后残留结石的发生率高。即使术中应用胆道镜检查，仍有 5% 的残留结石发生。因此，对于结石残留的病例，可在手术后经 T 管窦道、胆道瘘管或胆管空肠吻合的皮下埋置盲袢，用胆道镜进入胆管清除肝胆管内残余结石；对于复发结石也可通过皮下盲袢取石。经皮肝穿刺内镜取石，也是治疗复发结石的有效方法。术后定期复查、服用利胆排石药物，早期发现和处理复发结石，能明显改善远期疗效。

术后残留或复发病变约有 37.14% 仍需要再次手术处理。由于原来手术遗留的瘢痕粘连、再次手术需做更大范围处理。因此再次手术对技术上有较高的要求。胆道再次手术属于复杂和高危的手术，必须掌握好手术时机和适应证，手术方案应积极而稳妥。

（9）选择手术方法应遵循的原则（图 8-6）。

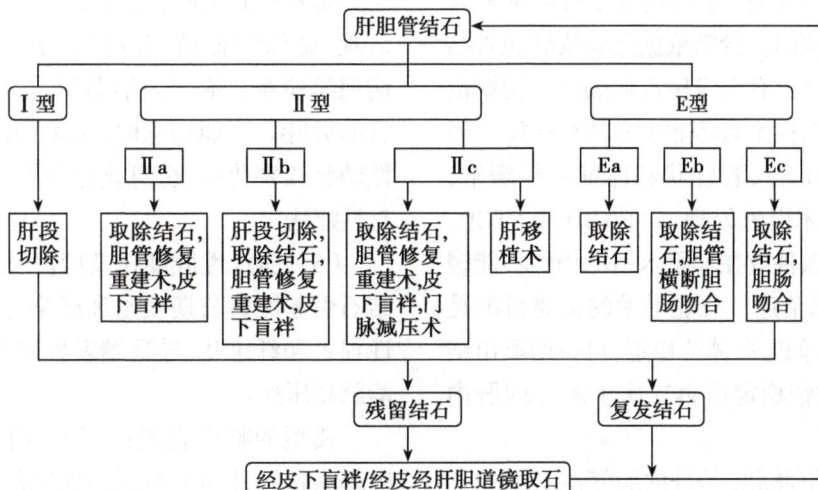

图 8-6 肝胆管结石病诊断治疗流程图

1）肝胆管结石病的外科治疗应以根治性清除病灶为主要目标。

2）对于Ⅰ型肝胆管结石，应首选病变肝段规则性切除以达到治愈的目的。对于肝脏和胆道病变广泛的Ⅱa和Ⅱb型结石常需联合多种术式和辅助方法进行治疗，其中Ⅱb型结石需充分切除区段性病灶。对于合并胆汁性肝硬化但肝功能仍处于代偿状态的Ⅱc型结石，应根据胆道病变的复杂程度、肝硬化及门脉高压症严重程度等，选择同期或分期胆道手术与治疗门脉高压症的手术。对于肝功能处于失代偿的Ⅱc型结石，肝移植术是唯一有效的治疗方法。

3）主要肝胆管的狭窄必须修复矫正。胆管空肠Roux-en-Y吻合术和胆管-游离空肠段吻合术的适应证应严格掌握。对于肝内病变已经去除，其下游胆管内结石已清除，肝门部肝管无狭窄，结石无复发危险的病例，应避免采用此类术式。

4）对于结石残留或有复发可能的病例，可在术中设置连通胆道的空肠皮下盲袢，作为术后胆道镜取石的通路。

（10）精准外科理念在肝胆管结石病中的应用：精准外科赖于以手术为中心的诊断、治疗以及康复全过程的精准性，涵盖了病情评估、临床决策、手术规划、手术操作和围术期管理等各个层面。肝胆管结石病诊治过程的精准外科理念体现在术前肝功能的精准评估、术前和术中的精准导航、精准肝切除等方面。

3. 肝胆管结石常见并发症的诊断及治疗

（1）重症急性胆管炎：即急性梗阻性化脓性胆管炎或胆源性脓毒症，是肝胆管结石的常见并发症和主要致死原因。诊断依据是确认肝胆管结石合并胆道感染并伴有全身脓毒症表现。初期治疗应予禁食、补液、抗生素等非手术治疗措施。经过短期的非手术治疗，若症状和体征未能缓解，宜及早采用非手术引流处理，如ENBD或PTCD。在无非手术引流条件或在非手术引流仍然不能缓解时，要及时手术治疗。急症手术的主要目的是胆管引流和减压，如生命体征稳定，可一期取出结石；否则，应在病情稳定后再二次手术处理肝内胆管结石。

（2）胆源性肝脓肿：是肝内胆管结石继发急性化脓性胆管炎的后期表现。脓肿发生在病变肝管引流范围内。根据病史、急性胆管炎、脓毒症症状及上腹部疼痛等典型临床表现，结合B超和CT检查不难作出正确诊断。必要时B超或CT引导下诊断性肝脓肿穿刺确诊。治疗措施包括全身支持治疗，选择针对多种肠源菌感染的抗生素，超声或CT引导下脓肿穿刺置管引流或手术治疗。对于局限于肝叶或肝段的多发性小脓肿，非手术治疗无效时宜尽早手术切除肝内病灶。

（3）胆道出血：由于结石梗阻继发胆道化脓性感染，受累区域胆管黏膜多发性溃疡侵蚀伴行肝动脉或门静脉支，可导致胆道大出血；胆源性肝脓肿也可溃入胆道及邻近的肝内血管分支而发生胆道大出血。胆道出血典型的临床表现为突然发作的胆绞痛，继之出现呕血或便血、黄疸或黄疸加深，呈周期性发作，间歇期为5~14天。其诊断依靠病史、典型临床表现，并结合影像学检查，并需排除其他原因的上消化道出血。B超和CT有助于出血的原发病灶定性和定位诊断。对估计为动脉出血时，经皮肝动脉选择性造影是胆道出血最有价值的诊断和定位方法。首选的治疗措施是经皮选择性肝动脉栓塞术，一般可达到止血的效果。手术治疗是针对非手术治疗未能有效控制胆道出血或原发病灶及合并的急性胆道感染需要急症手术处理的病例。

（4）肝胆管癌：肝胆管结石合并肝胆管癌是在迁延性胆管炎的基础上发生的。病变胆管上皮及管壁腺体的异型增生是胆管癌的癌前病变。患者常有长期反复发作的肝内胆管结石病史及多次胆道手术史，近期内肝胆管梗阻迅速加重，可表现为频繁发作的重症胆管炎或胆瘘。诊断依据临床表现、影像学征象、升高的CEA或CA19-9以及病理学检查。治疗应早期手术，切除含病变肝胆管的肝叶。不能切除时，可采用消融、放疗、选择性动脉栓塞化疗、全身化疗及靶向药物治疗等姑息性疗法。

（5）胆汁性肝硬化及门静脉高压：由于胆管结石引起胆管长期梗阻和感染，造成肝实质弥漫性损害和纤维化，导致继发性胆汁性肝硬化和门静脉高压症。

典型的临床表现：①较长时间的胆道病史，表现为持续性的黄疸或频繁发作的胆管炎；②脾大、食管胃底静脉曲张；③肝功能损害、腹水、低蛋白血症、贫血。

外科治疗方案的选择：①如果胆管狭窄及肝内病变处理比较简单、门静脉高压明显而肝脏代偿功能尚好者，可在一期手术同时处理胆道病变及治疗门静脉高压，如脾切除和贲门周围血管离断和/或各种分流手术。②如果胆道及肝脏的病变复杂、门静脉高压症明显、肝功能损害严重，则以分期手术为宜；胆管梗阻严重及肝功能损害者，特别是合并感染时，应先行胆管引流，待肝功能改善后择期进行确定性胆道手术；若门静脉高压显著，肝十二指肠韧带曲张血管妨碍胆道手术，则先做治疗门静脉高压手术，待门静脉高压缓解后择期进行确定性胆道手术。③肝内广泛性结石伴终末期肝硬化而肝功能失代偿状态时，可行肝移植手术。

（张水军）

第六节　胆道疾病的检查方法及进展

近年来，随着医学影像学诊断设备和技术的不断发展，胆道疾病的检查方法也日趋多样化，已由单纯的解剖学描述向功能影像学、分子生物学等方向进一步发展，在胆道疾病的早期诊断、鉴别诊断、治疗方法选择、疾病动态监测、疗效和预后判断等方面发挥着越来越重要的作用。

一、超声检查

超声检查是诊断胆道疾病的首选检查方法，其特点为简单、无创、无辐射、安全可靠、经济、易重复。超声可以对体内任意断面进行实时显像，同时可以动态观察脏器运动和血流动力学情况，从而对脏器形态和功能状态进行全方位系统评价。但是，超声检查也存在一定的局限性。首先，由于超声传播至骨骼和气体处时会发生全反射，穿过厚层脂肪时也会发生明显的衰减，影响深部脏器显像。其次，超声检查难以显示较大病变的全貌。此外，超声检查对操作人员的技术水平有很大依赖性，存在一定的主观因素，结果的可重复性不如 CT、MRI 等影像学检查。

超声诊断胆囊结石和肝内胆管结石的准确率高达 90%。胆囊结石的典型表现为强回声光团，

后方伴声影，且可随体位移动（图 8-7）。在胆囊内液性暗区和肝脏"透声区"背景的参照下，强回声的结石很容易被发现。但是对于不典型的胆囊内无胆汁的充满型结石、胆囊管结石，超声诊断有一定难度。由于胃肠气体干扰，超声诊断肝外胆管结石的准确率仅为 80%。位于肝外胆管上段的结石检出率较高，而位于肝外胆管下段的小结石，由于受十二指肠气体干扰明显，诊断比较困难。对于胆管内质地偏软、半固体的胆色素结石，即使体积较大，由于结石与软组织回声相近，也很难与肿瘤相鉴别。

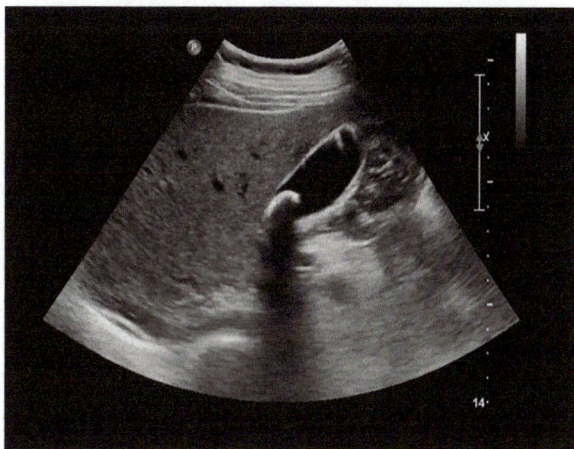

图 8-7　胆囊结石
胆囊腔内强回声光团，后方伴声影

超声对于胆囊炎、胆囊息肉样病变的诊断有重要的参考价值。通过胆囊增大、壁内水肿呈"双边影"以及 Murphy 征阳性等典型表现，超声检查可以很容易对急性胆囊炎作出准确诊断。此外，超声检查还能对急性胆囊炎的严重程度作出评估，有助于治疗方案的选择。超声对于不合并胆囊结石的胆囊息肉样病变的检出率高达 99%（图 8-8）。通过动态随访对癌前病变进行连续监测并适时采取相应治疗措施，可以达到预防和早期诊治胆囊癌的目的。超声对于胆囊癌的诊断也很有帮助。向胆囊腔内、浆膜外突出生长，或侵犯肝脏的肿瘤可直接通过超声确诊（图 8-9，图 8-10）。但厚壁型胆囊癌则需要与胆囊腺肌病、慢性胆囊炎、充满型胆囊结石和胆囊憩室等疾病相鉴别。超声检查受胃肠气体干扰，对胆道肿瘤的诊断价值有限，往往只能作为初筛手段，内镜超声、CT、MRI 等检查结果具有更大的临床意义。

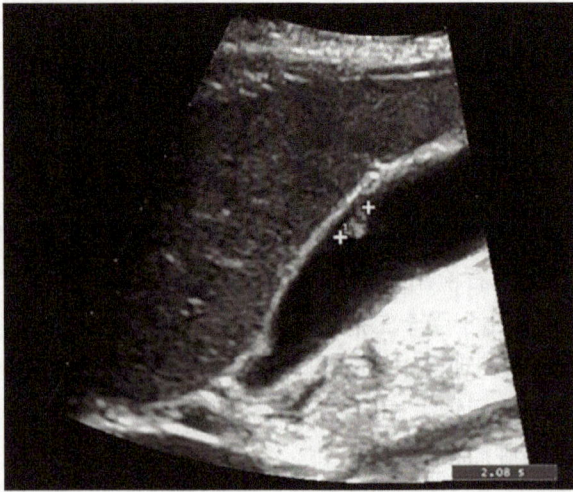

图 8-8 胆囊息肉样病变

胆囊腔内单发息肉样病变,直径约 0.73cm

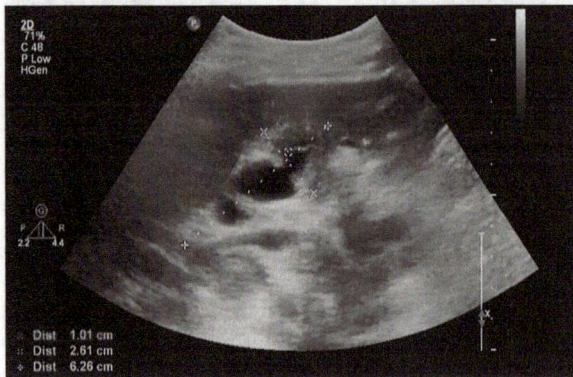

图 8-9 胆囊癌

胆囊壁明显增厚,癌组织向胆囊腔内生长

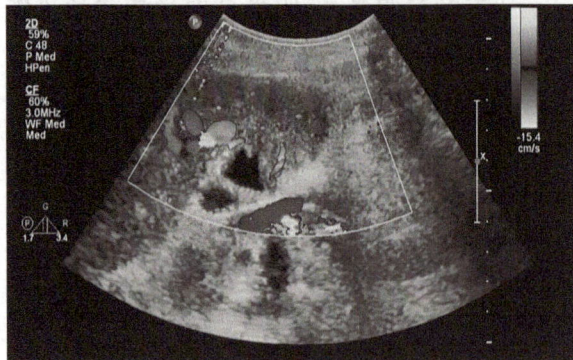

图 8-10 胆囊癌组织内血流

彩色多普勒超声显示胆囊腔内异常血流信号

超声检查也是诊断梗阻性黄疸的首选方法,准确率高达95%。根据胆管有无扩张、扩张的程度和部位,可以对黄疸性质、严重程度和梗阻部位作出判断。肝内胆管直径超过4mm,肝外胆管直径超过10mm 提示胆管扩张(图 8-11)。肝外胆管扩张时,若扩张胆管与伴行门静脉直径相近,可

出现典型的"平行管"征象;肝内胆管扩张时也会出现类似征象(图 8-12),扩张程度较重时胆管可呈"树杈状"分布。胆总管,左、右肝管和肝内胆管扩张提示胆总管下段或壶腹部梗阻;胆总管不扩张,左、右肝管和肝内胆管扩张提示肝门部梗阻;胆总管不扩张,仅有单侧肝内胆管扩张提示肝内胆管梗阻;胆囊增大提示胆囊管梗阻或低位胆道梗阻,胆囊缩小提示高位胆道梗阻。但在某些情况下,"扩张"与"梗阻"并不同时出现。在梗阻发生初期,胆管可以不扩张;梗阻解除后,胆管扩张也不会立即消失;胆囊切除术后和胆道镜、ERCP 等侵入性检查后也可出现胆管扩张。所以,在判断胆道有无梗阻时,应结合病史和临床表现,重复超声检查以动态监测病情进展。由于胃肠气体干扰,超声对梗阻病因的诊断较为困难,应进一步行增强 CT、MRCP、ERCP 等检查明确病因。此外,超声在诊断胆囊和胆管畸形、胆道蛔虫症以及评价术后胆道通畅情况时也有一定帮助。

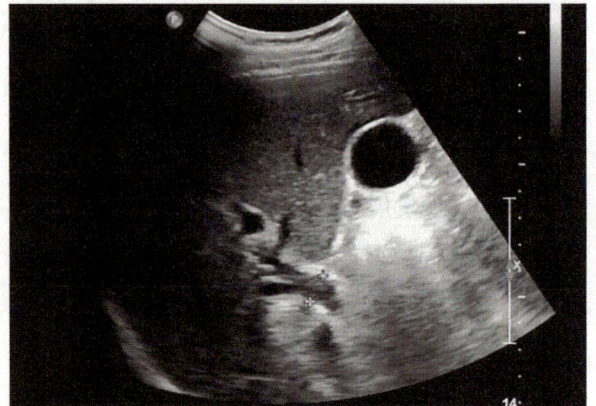

图 8-11 肝外胆管扩张

肝外胆管明显扩张,直径达 1.12cm

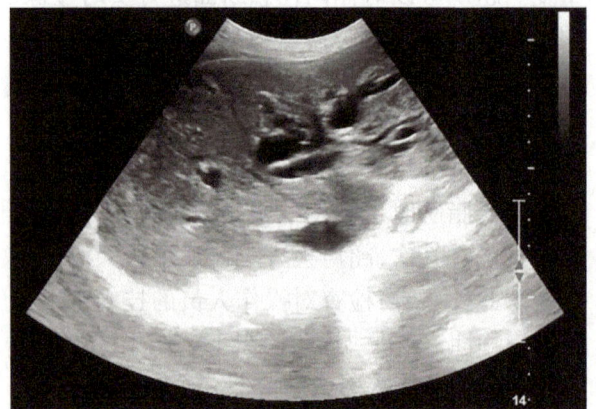

图 8-12 肝内胆管扩张

肝内胆管扩张,出现典型的"平行管"征象

超声造影（contrast enhanced ultrasonography，CEUS）是近年来应用于胆道疾病诊断的一项新技术。超声造影剂注入血管后，造影剂与血液间明显的声阻抗差使超声波散射增强，产生"云雾状"回声，从而使血供丰富的病变或组织器官明显显影，这就是超声造影诊断疾病的原理。第一代造影剂为普通空气微泡，直径与红细胞相近，可随血液循环分布至全身各处。第二代以氟碳类或氟硫类等高分子气体为主，在血液中的稳定性更高，显影效果更好。近年来，外壳上含有特殊配体的第三代微泡造影剂实现了组织器官的靶向显影。新型超声造影成像技术包括二次谐波成像、爆破谐波成像、触发成像、实时成像、微血管成像等，不仅能减少声影等伪像的产生、提高图像的质量，同时能减少造影剂用量并延长造影成像时间。超声造影最大的优势在于明显提高了超声对胆道恶性肿瘤的诊断率。胆囊癌、胆管癌在进行超声造影检查时具有典型的"快进快出"的特点，即动脉期肿瘤出现一过性强化，门脉期或延迟期强化迅速消退。门脉期或延迟期肿瘤相对于肝脏显影缺损，使其可见度增加。

近年来很多新的超声技术在胆道外科领域得到了广泛应用。腹腔镜超声（laparoscopic ultrasonography，LUS）将腹腔镜与术中超声相结合，在直视下对胆道及邻近脏器进行超声检查，避开了骨骼、脂肪和胃肠气体的干扰，成像清晰度大大提高。三维超声（three-dimensional ultrasound，3D-US）应用计算机技术对数据进行采集、重建，形成三维图像，凭借其立体成像的特点可以对病变进行任意角度、任意平面的观察。应用三维超声可以准确地显示胆囊结石和肿瘤的数量、位置、形态、大小以及肿瘤是否侵犯肝脏等信息，对胆囊疾病的诊断和治疗方案的制定大有帮助。介入性超声（interventional ultrasound）是指在超声引导下将各种诊疗器械导入目标位置，完成诊疗操作。介入性超声技术在胆道外科领域得到了广泛的应用，包括：超声引导下胆囊穿刺置管引流和经皮肝胆管穿刺造影、引流、支架置入、取石、活检等。介入性超声凭借其微创、无辐射、定位准确、操作简便的特点使其在胆道疾病的诊治方面具有极大优势。介入性超声技术联合胆道镜技术在肝内胆管结石的治疗上也具有很好的效果。

二、X线检查

胆道疾病的X线检查主要包括口服法胆囊造影术（oral cholecystography）和静脉法胆道造影（intravenous cholangiography），两者在临床均已经很少应用。

口服法胆囊造影术是1924年由Graham及Cole首创，并被证明对胆囊结石的诊断有肯定的意义。目前普遍使用的对比剂为三碘化合物碘蕃酸（iopanoic acid），其具有能从肠道吸收和主要由肝脏排泄的特性，口服后进入小肠被肠黏膜吸收入血，运至肝脏，随同胆汁排至胆管、胆囊，在胆囊内经胆囊的浓缩作用，使胆汁中对比剂浓度增大，在X线上显影。口服法胆囊造影术简单，当有阳性发现时，在诊断上有高度的可靠性。X线主要表现为：可透X线结石在胆囊显影后呈低密度充盈缺损，不透X线结石与对比剂重影呈更高密度影，透视下随体位改变而位置变化；另外一些胆固醇类结石在透视下或立卧位时可见在胆囊内呈漂浮状。由于口服法胆囊造影在诊断技术上要求较高，且易受多种因素的影响，因此作为诊断胆囊结石病的检查方面，已基本为超声检查所取代。

静脉法胆道造影是20世纪50年代碘肥胺类对比剂胆影酸、胆影葡胺问世后，又一种诊断胆道疾病的X线造影检查方法。碘肥胺类对比剂经静脉注射后，约有90%经肝从胆汁排出，10%通过肾排出。对比剂经肝分泌进入胆道系统，药物以高浓度从胆汁排出，可以直接显示胆囊及胆管，用于观察胆管有无狭窄、扩张、充盈缺损等病理改变。由于此法显影率和分辨率低，现已为核素胆道造影、ERCP、MRCP等所取代。

三、经皮肝穿刺胆管造影和经皮肝穿刺胆管引流

经皮肝穿刺胆管造影（percutaneous transhepatic cholangiography，PTC）是自20世纪50年代以来临床上逐渐开展起来的一项诊断方法，是用细针（Chiba针）在X线或超声引导下，穿刺肝内扩张胆管并注入造影剂，可显示梗阻近端胆道，以便判断梗阻的部位和原因。PTC的操作简便，结果不受肝功能和血胆红素浓度的影响。当有胆道梗阻时，能清晰显示梗阻部分以上胆道的情况

（图 8-13）。PTC 是一项侵入性的检查，可能引起胆汁瘘、出血、胆道感染等并发症。

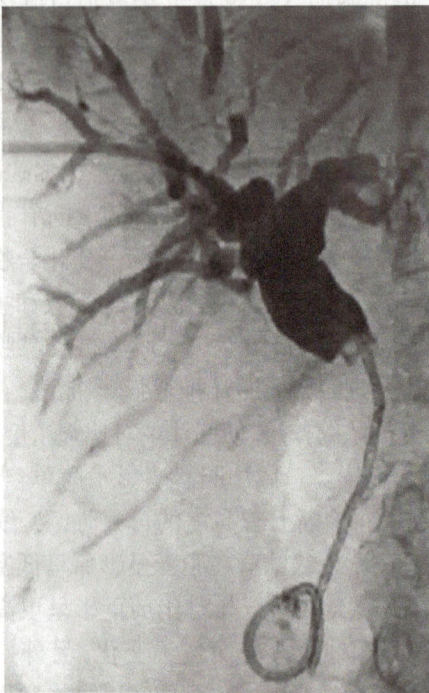

图 8-13　肝总管梗阻的 PTCD

经皮肝穿刺胆管引流（percutaneous transhepatic cholangial drainage，PTCD）是在 PTC 的基础上向扩张的肝内胆管置入导管减压并行胆道引流，主要包括外引流、内外引流和内引流，多用于术前减黄或置放胆管内支架用作治疗。

四、内镜逆行胰胆管造影

内镜逆行胰胆管造影（endoscopic retrograde cholangiopancreatography，ERCP）指在内镜下经十二指肠乳头导入专用器械进入胆管或胰管内，通过内镜下直接观察、X 线下注射显影剂造影、导入子内镜/超声探头观察或者进行脱落细胞/组织收集等操作，完成对胆、胰疾病的诊断，并在诊断的基础上实施相应介入治疗的技术的总称。1968 年，美国乔治·华盛顿大学的 McCune 医生首次报道了使用能侧视的加长纤维胃镜经十二指肠乳头插管完成胰管造影，标志着诊断性 ERCP 技术的诞生。在此基础上，1969 年日本学者 Itaru Oi 等发明侧视型带有抬钳器的十二指肠镜，此后多国医生开始尝试将这一技术用于胆道及胰腺疾病的诊断。1978 年陈敏章教授最早报道了应用 ERCP 技术对国人胰管解剖情况的观察；周岱云

和安戎教授分别于 1980 年、1981 年报道开展 EST 取石；1983 年，于中麟、鲁焕章教授率先应用 ENBD 技术，此后 ERCP 相关技术在国内逐渐推广普及。

ERCP 检查需要十二指肠镜、X 线机以及不同规格的导丝、造影导管、切开刀、气囊等设备和配件，在胆道疾病的检查方法中具有较高的敏感性和特异性，可获得良好的空间分辨率，通过对胆管进行实时、动态的观察可以了解到肝内外胆管的全貌（图 8-14~ 图 8-16），能够准确显示病灶的部位、范围以及形态。绝大多数良、恶性胆道疾病通过其特征性表现均能获得诊断，可作为诊断胆道疾病的"金标准"。临床上主要适用于：①梗阻性黄疸，疑有胆道结石或胆道肿瘤者；②先天性胆道异常，胆管扩张、狭窄或胆胰合流异常者；③胆囊切除或胆道取石术后再次出现黄疸或胆汁瘘者；④肝移植术后出现胆道系统并发症者。

与胃镜、结肠镜等常规内镜技术相比，ERCP 操作难度较大，同时还具有一定的危险性，其并发症主要包括急性胰腺炎、胆管炎、脓毒血症、上消化道出血和十二指肠穿孔，少见并发症包括低血压、低血氧、空气栓塞等。ERCP 属于有创的侵入性检查，随着 MRCP 等非创伤性胆道系统影像学检查技术的出现和普及，ERCP 作为单纯检查手段的使用率明显下降，临床上更多用于十二指肠乳头切开、胆总管取石、胆道支架置入等介入治疗。由中华医学会消化内镜学分会 ERCP 学组、

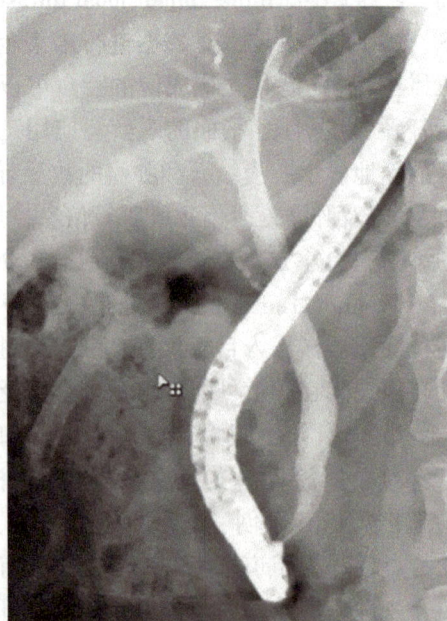

图 8-14　正常胆道 ERCP 显影

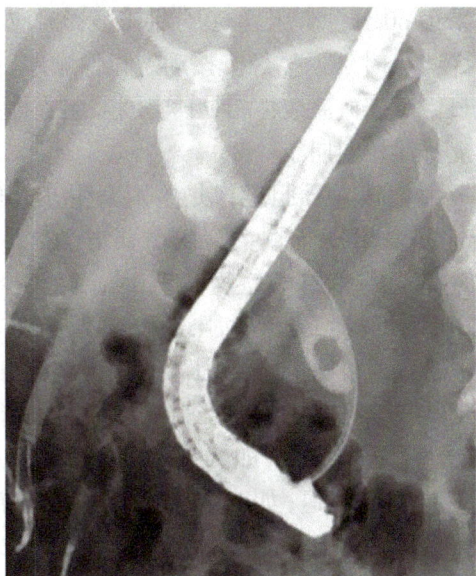

图 8-15　胆管结石 ERCP 下图像

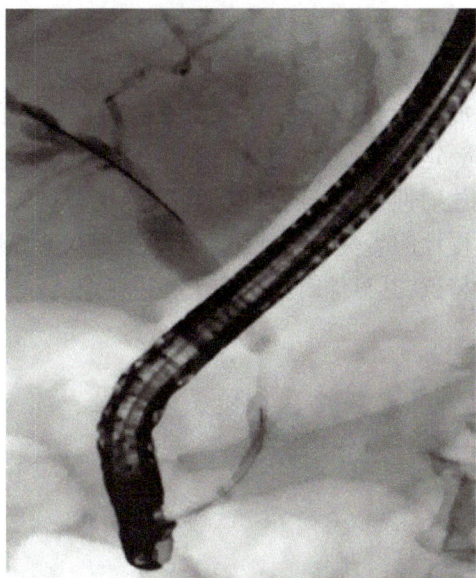

图 8-16　胆管肿瘤 ERCP 下图像

中国医师协会消化医师分会胆胰学组以及国家消化系统疾病临床医学研究中心联合发布的《中国 ERCP 指南（2018 版）》明确指出，原则上不建议实施单纯诊断性 ERCP，只在对于通过血液检验和一线的影像学检查（如腹部超声、CT、MRI 或 MRCP 等）仍不能确诊或已确诊需要介入治疗时作为二线的检查手段使用。NCCN 指南肝胆肿瘤部分也提到 ERCP 不推荐用于肝外胆管癌的诊断；对于黄疸患者，如需进行胆道造影对肿瘤进行诊断和评估，除非计划进行治疗性介入操作，否则应以非侵入性的 MRCP 作为首选。

近年来，随着内镜设备和器械的不断发展，ERCP 技术也取得了进一步的发展。例如与内镜超声技术（EUS）相结合的十二指肠镜下胆管内超声检查（IDUS），可将超声探头直接送入胆管内，用于判断胆管癌的位置及评估其切除的可能性，在敏感性及准确性上与传统 ERCP 相比均有明显优势。通过 ERCP 技术将视频采集工具置入胆管的 Spyglass 胆管镜系统实现了胆道疾病的可视化诊疗，被证实是诊断胆道系统疾病的有效工具，尤其可对可疑病变部位进行直视下活检，对于胆道肿瘤的早期诊断具有重要意义。在此基础上还可通过微探头共聚焦激光显微内镜（pCLE）实现对病灶的实时光学活检，更加丰富了胆道疾病的诊断方法。

五、术中及术后胆管造影

胆管造影是肝胆外科常用的技术之一，分为术中造影及术后造影。术中胆管造影能够及时发现胆道损伤并及时处理，避免严重并发症的发生。对于复杂胆管变异的患者行腹腔镜胆囊切除术时，可经胆囊管插管进行术中胆管造影（intraoperative cholangiography，IOC），如不适合经胆囊管插管或插管失败，可经胆总管插管造影，明确胆管变异情况，防止术中医源性胆道损伤；胆道手术术中行胆管造影，可进一步了解患者有无胆管狭窄、结石及胆总管下端的通畅情况，有助于确定手术方式。术中留置"T"管引流者，术后可经"T"管行胆管造影，明确术后胆管是否存在结石残留、蛔虫、狭窄等情况（图 8-17）。在"T"管拔管前，应常规行胆管造影。

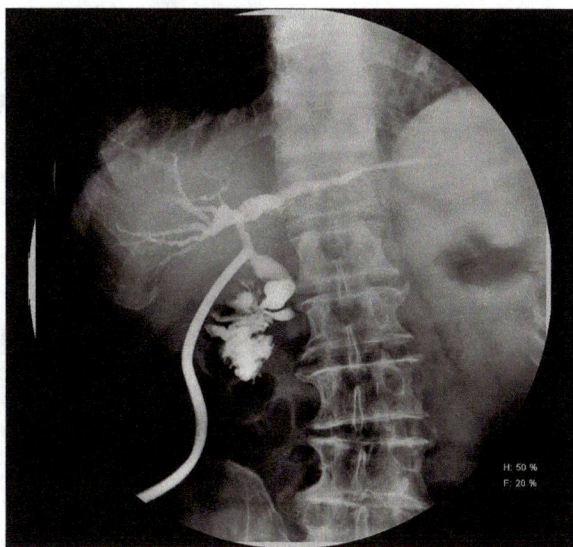

图 8-17　术后"T"管造影

六、放射性核素肝胆显像

放射性核素肝胆显像（hepatobiliary imaging）是利用肝细胞能够以与代谢胆红素相似的方式代谢显像剂的特点，使显像剂经过肝细胞摄取并代谢后排入胆道系统，最终流入肠道，利用高分辨率的 γ 照相机或 SPECT 观察胆道系统的动态影像，对胆道疾病进行诊断。

目前用于放射性核素肝胆显像的显像剂主要分为两大类：一类为 ^{99m}Tc 标记的乙酰苯胺亚氨二醋酸类化合物（^{99m}Tc-iminodiacetic acid，^{99m}Tc-IDAS），其中以 ^{99m}Tc 标记的二乙基乙酰苯胺亚氨二醋酸（^{99m}Tc-EHIDA）常用；另一类为 ^{99m}Tc 标记的吡哆氨基类化合物（^{99m}Tc-pyridoxylidene amino acid，^{99m}Tc-PAA），以 ^{99m}Tc 标记的吡哆 -5- 甲基色氨酸（pyridoxyl-5-methyl tryptophan，^{99m}Tc-PMT）常用。

检测前患者应禁食 4~12 小时和停用对 Oddi 括约肌有影响的麻醉药物 6~12 小时。取仰卧位平卧于探头下，静脉注入放射性药物后即刻采集血流灌注像，并于 5、10、20、30、45、60 分钟分别作动态显像或以每分钟 1 帧或每 5 分钟 1 帧连续动态采集 60 分钟。胆囊 60 分钟未显影时应在给药后 3~4 小时延迟显像。按动态显像顺序，正常肝胆显像可分血流灌注相、肝实质相、胆管排泄相和肠道排泄相四期。

放射性核素肝胆显像是鉴别新生儿肝炎和先天性胆道闭锁所致黄疸的主要方法之一，给患儿注入显像剂并观察至 24 小时，若肠道出现显像剂，则可排除先天性胆道闭锁；若肠道未出现显像剂，则可进行苯巴比妥试验。患儿连续 5~7 天口服苯巴比妥后，肝细胞胆红素代谢能力增强，胆汁分泌增加，如为新生儿肝炎，患儿黄疸可一定程度消退；如为先天性胆道闭锁，患儿黄疸不消退，再行放射性核素肝胆显像，24 小时后，肠道仍未出现显像剂则先天性胆道闭锁可能性大（图 8-18）。此外，还可结合血液生化检查、超声检查、肝穿刺活检等方法进一步明确诊断。

放射性核素肝胆显像对于急性胆囊炎的诊断有一定意义，急性胆囊炎常伴有胆囊管梗阻，因此在放射性核素肝胆显像中表现为胆囊持续不显像。慢性胆囊炎会出现胆囊显影延迟的特异性影像学特点，其显像时间常晚于肠道显像。

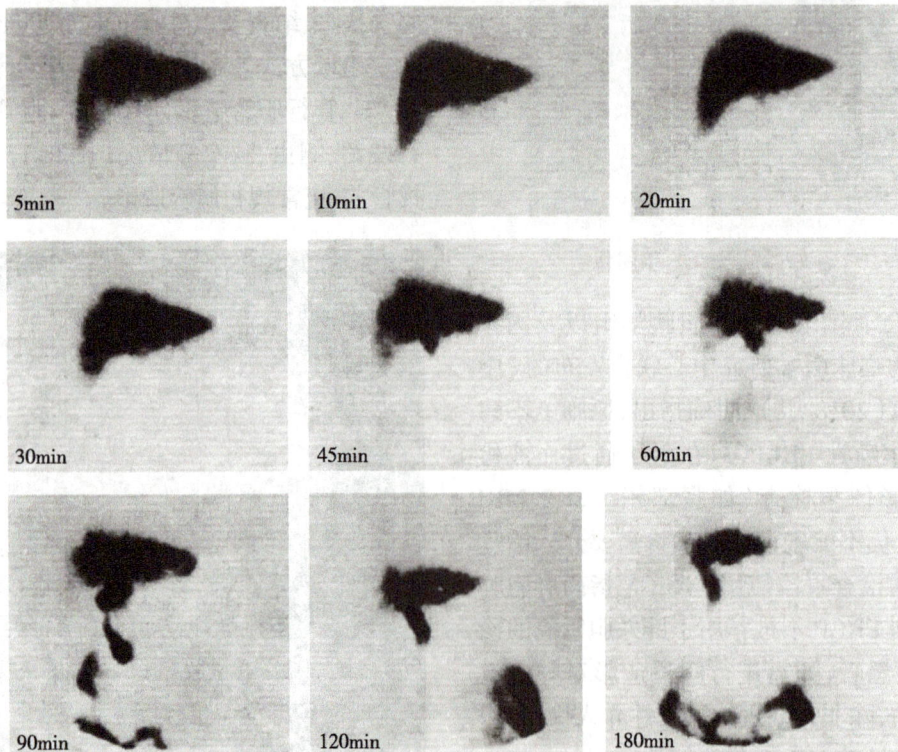

图 8-18　不完全性胆总管梗阻的放射性核素肝胆显像，肠道显像延长至 90 分钟

超声检查对伴有胆总管扩张的胆总管梗阻能够进行较为准确的诊断。但是对于有胆道梗阻病史的患者，其胆总管直径往往难以恢复至正常值，这时放射性核素肝胆显像能够对其进行鉴别诊断，典型表现为肝脏显像良好，但胆道及肠道未显像。此外，对于不完全胆总管梗阻的患者，彩超表现为胆总管直径可在正常值范围内或扩张并不明显，若放射性核素肝胆显像表现为肠道显像延迟，提示胆道不完全梗阻可能性大。

放射性核素肝胆显像对于胆道术后胆肠吻合口梗阻、胆汁瘘、胆肠吻合后 Roux-Y 肠袢淤积及毕 Ⅱ 式术后胆汁 - 胃 / 食管反流的诊断也具有特殊意义。

七、选择性肝动脉造影及门静脉造影

选择性肝动脉造影术（selective hepatic arteriography）是目前诊断胆道出血最为准确的影像学方法，其优势在于对于一般状态较差、难以耐受内镜检查及手术探查的患者，选择性肝动脉造影能够在较小创伤的前提下，较为精确地判断胆道出血的位置，同时能够栓塞出血动脉，达到止血目的。实施造影的时机应选择在出血活动期，一般经皮穿刺股动脉插管，选择胃十二指肠动脉或肝固有动脉注入造影剂。当病灶的出血速率达到 1.5~2.0ml/min 时即可见造影剂外溢的影像学表现。如造影发现出血且病情允许，可行选择性肝动脉栓塞进行治疗；如未发现活动性出血，可将导管留置一段时间，以便再次检查。除此之外，选择性肝动脉造影及门静脉造影对判断肝门部胆管癌是否侵及肝动脉及门静脉有一定意义。

八、胆道镜检查

胆道镜是最直观检查胆道疾病的方法之一，经过近一百年的发展已逐渐成熟。1923 年 Bakes 用有反射镜的近似耳镜样窥器通过间接光观察胆管，开创了使用胆道镜的先河。1953 年 Wildegans 试制成硬质胆道镜并应用于临床。1965 年光导纤维胆道镜研制成功，其末端可以弯曲，焦距可以调节，扩大了胆道镜的应用范围，成为胆道镜发展史的一个里程碑。近年来出现的电子胆道镜和胆道子母镜具有图像更加清晰、视野更加宽阔、使用更加轻便的特点，进一步提高了胆道镜的诊疗效果。

胆道镜最常用于胆管结石的诊疗，尤其是在肝内胆管结石的诊疗上具有明显的优势，同时还可应用于胆管肿瘤、异物及狭窄的诊疗。根据中华医学会外科学分会胆道外科学组、中国医师协会外科医师分会胆道外科医师委员会共同制定的《胆道镜临床应用专家共识（2018 版）》，胆道镜诊疗的适应证主要为：①肝内外胆管结石；②胆管狭窄或胆肠吻合口狭窄；③胆道占位性病变；④胆道畸形；⑤胆道内蛔虫及异物；⑥肝移植术后胆道并发症。胆道镜可以在直视下观察胆道内部情况，其对胆道系统疾病的诊断优势为：①确定胆道结石分布，降低胆道残余结石发生率；②观察胆管壁黏膜炎症情况，并且能够确定胆道出血部位；③可以发现早期胆管病变，并进行活检确定诊断，有助于决定手术方式；④可动态观察壶腹部情况，并可结合活检进行诊断；⑤鉴别 T 管造影因气泡、血凝块等出现的假阳性结果。

胆道镜操作可通过以下几种途径进行：①术中胆道镜（IOC）：开腹手术或腹腔镜手术中经过胆总管切口、胆囊管开口或肝断面胆管进入胆道观察。②术后胆道镜（POC）：术后经过 T 管窦道、U 管窦道、胆肠吻合术后肠袢引流管窦道、胆囊造瘘管窦道行胆道镜检查。③经皮经肝胆道镜（PTCS）：经皮肝穿刺胆道引流（PTCD）后，逐渐扩张窦道达到 16F 口径可进入胆道镜检查。④经口胆道镜（POCS）：通过十二指肠镜经十二指肠乳头插入胆道镜检查胆道。

胆道镜使用时注意事项包括：①胆道镜操作相对简单，操作时左手持胆道镜硬性部分，右手持软性先端部分，通过左手拇指控制角度钮，循腔进镜，避免过度弯折镜身，退镜时复原角度钮，从而避免镜身受损。液电或激光碎石时应使碎石线或光纤头端稍远离镜头。②腹腔镜术中使用胆道镜时，宜采用一次性塑质 trocar，术中使用专业持镜钳。③胆道镜检查通常按先胆总管，后肝内胆管，再胆总管的次序依次进行。④经窦道胆道镜检查时需要窦道完全形成，一般 6~8 周或以上进行，每次注水量不宜过多，建议估算进入肠腔水量不超过 3 000ml，局部冲洗时应当行脉冲式低压冲洗。与此同时，建议单次胆道镜操作时间不超过 2 小时，两次胆道镜操作时

间间隔 5 天以上。⑤胆道镜操作的主要并发症包括胆道感染、胆道出血、窦道损伤，要求操作前应该有充分的准备，良好的评估，轻柔规范的操作，以避免或减少并发症的发生。

镜下的"彗星征"是北京大学第一医院张宝善教授发现并命名的，是指连于胆管壁的黄白色絮状漂浮物。原因是肝内胆管炎反复发作导致胆管内形成脓絮物，当压力升高后脓絮物由狭窄开口溢出，顺着漂浮物即可找到狭窄的胆管开口，并且扩张该开口后可找到其后方的胆管内结石。"彗星征"是查找肝内胆管结石的重要征象。存在彗星征，一定存在结石；查到彗星征，提示取石困难；认识彗星征，能避免结石遗漏。

九、计算机体层成像

计算机体层成像（computed tomography，CT）自 20 世纪 70 年代出现以来，已成为最重要的影像诊断方法之一，也是胆道系统疾病诊断，尤其是复杂胆道疾病全面评估的重要手段之一。CT 成像是 X 线束对检查部位的一定厚度层面进行不同方向的扫描后出现衰减，衰减值由探测器接收及计算机分析转换后，以黑白不同灰度等级显现出来的图像。CT 呈现的是断面图像，显示一定厚度层面的组织密度分布，且不受肥胖、气体、骨骼及断面外组织结构的影响，图像清晰，分辨率高。近年来，多层螺旋 CT（multi-slice spiral CT，MSCT）广泛应用于临床，对比增强扫描及图像后处理技术在显示肝内外胆道形态、周围组织关系、病灶定位及定性诊断等方面有突出的优势。

MSCT 在胆道系统的应用主要体现在以下几个方面：

平扫：胆道系统的 CT 扫描范围上自肝顶，下至胰腺钩突，层厚为 5mm，以连续地全部显示肝脏及胆道系统。如需图像后处理，可加行 1mm 薄层扫描。CT 平扫可清晰显示肝脏、胆道的形态，如肝叶肥大及萎缩、肝脏肿瘤、胆囊增大及萎缩、胆管扩张等，并对肝内外高密度结石有较高的诊断率（图 8-19），但由于受部分容积效应影响，对等密或稍低密度的结石敏感性较低，容易漏诊，常需要结合其他影像学检查联合诊断。若平扫发现胆囊、胆道壁明显增厚或发现异常软组织肿块，通常行增强扫描进一步鉴别。

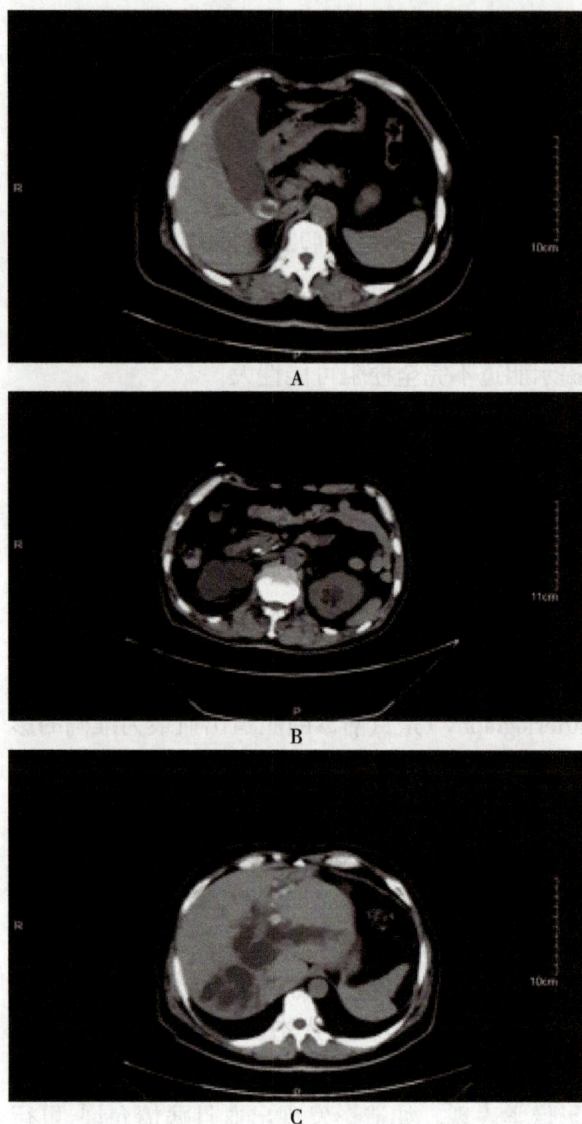

图 8-19 胆系结石
A. 胆囊结石，平扫见胆囊内高密度结石影；B. 胆总管结石，胆总管下段腔内高密度结石影；C. 肝内胆管结石，肝内胆管扩张，并可见肝内胆管内高密度结石影

增强扫描：是通过水溶性碘对比剂经静脉注入，经循环分布于血管内及组织细胞外液，以呈现肝内外正常组织及病变组织的血供情况，提高病变的对比度，以鉴别病变性质。对于血供丰富的病变，增强扫描呈现较正常组织的明显强化，而对于乏血供病变，则呈现周围组织较病变组织强化，通过不同病变的各期强化特点以提供定位及定性信息（图 8-20）。此外，扫描范围的血管情况可在增强扫描中清晰显示。三期增强对比可呈现动脉、静脉及门静脉系统的走行及变异，对于恶性病变，还可评估对血管的侵犯程度及可切除性。静脉注射经胆道排泄的胆影葡胺作为对比增强剂，

可清晰显示肝内、外胆管形态,利于显示胆管扩张情况、梗阻部位以及协助诊断平扫不易发现的等密度结石等。

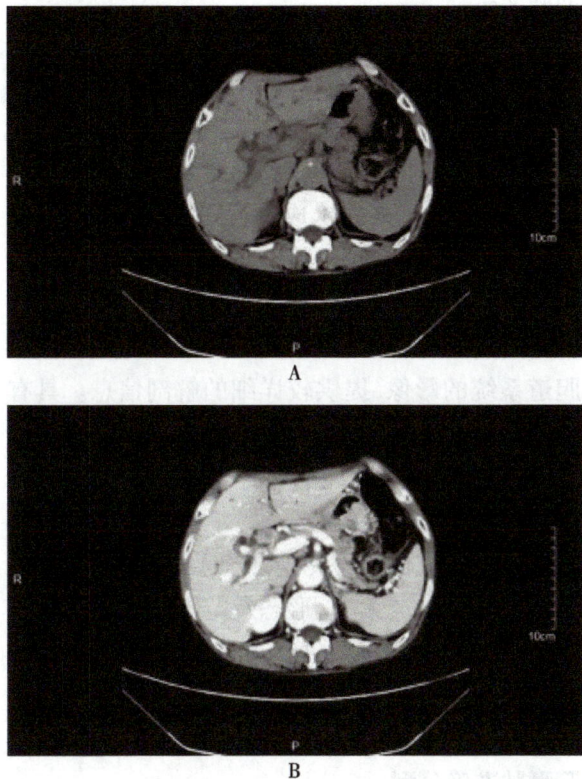

图 8-20 肝门区胆管癌

A. CT 平扫,示肝内胆管扩张,肝门区肿块,呈软组织密度影;B. 增强扫描,肝门区呈肿块呈中度强化,肝内胆管明显扩张表现

MSCT 后处理技术:为将轴位二维图像呈现得更加直观、立体,容积数据可进行多种后处理技术,MSCT 的重组方法主要包括:①表面遮盖显示法(shaded surface display,SSD);将 CT 值高于预先设定的阈值的像素设为等密度,并进行立体重组,形成立体感强的三维结构模型,在显示病变及解剖结构整体形态有较高价值,但由于阈值设定的影响,在部分细微结构显示方面存在限制(图 8-21A)。②最大密度投影法(maximum intensity projection,MIP);通过透视法将每条光束的最大密度像素编码重组成像,而获得二维投射图。此法多用于胆道及血管增强后的重组,多方位、多角度显示胆系及血管结构,可解决与前后高密度物体重叠的问题(图 8-21B、C)。③多平面重组法(multi-planar reconstruction,MPR)和曲面重组法(curved planar reformation,CPR);多平面重组法

是利用体积扫描获得的三维数据重组获得任意平面的二维图像。曲面重组法为任意曲面的单层像素构成的二维图像。多平面重组法及曲面重组法应用于胰胆管结构的重组,可以清晰显示胆管树及胰管结构的二维图像,显示梗阻部位以及病灶与周围组织关系。但该方法对于显示整体结构存在不足。④容积显示法(volume rendering,VR);通过计算每个像素内各种物质的百分比,显示不同的灰度,可完全利用容积内扫描数据来呈现血管及周围结构的三维关系,是接近血管造影的显示

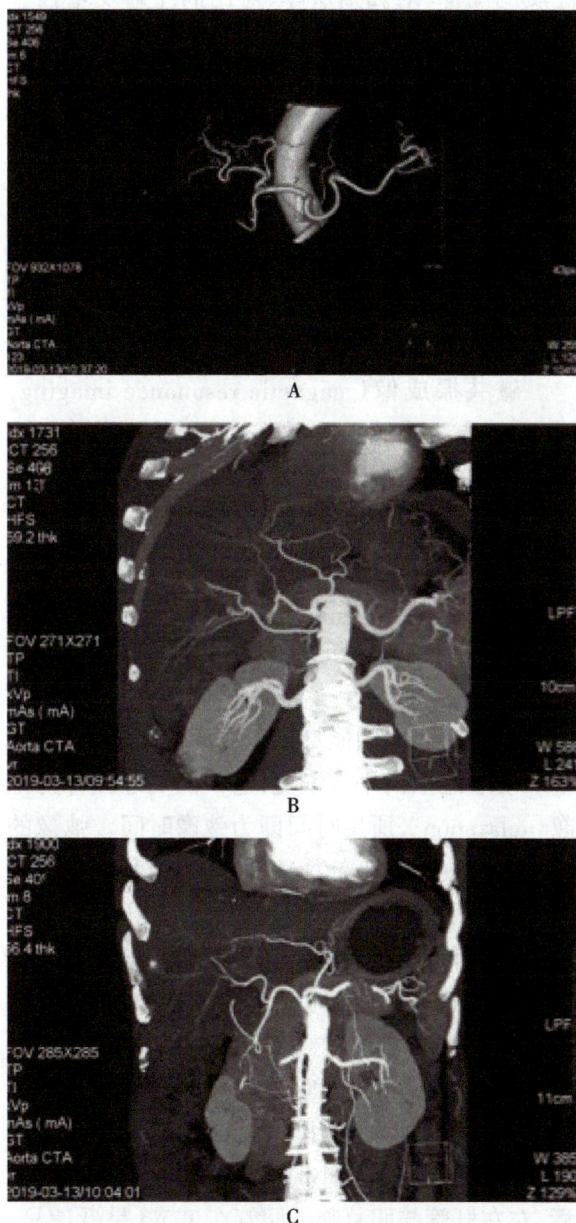

图 8-21 CT 图像后处理显示肝动脉

A. SSD,示肝总动脉及分支;B. MIP,示右肝动脉发自肠系膜上动脉;C. MIP,示左肝动脉发自胃左动脉

方法,常用于肝门血管的重建。其他后处理技术,如 CT 灌注成像、CT 血管造影(CT angiography,CTA)和 CT 仿真内镜成像(CT virtual endoscopy,CTVE),均在不同方面呈现出独特优势,使得 CT 的应用得到拓展,并更加有利于临床应用。

近年来随着数字医学的发展,三维可视化系统(3D visual system,3DVS)逐渐应用于腹部医学 CT 图像。通过获取的高质量 CT 数据,并进行预处理及图像分析,从而获得三维可视化图像,旨在更加直观、立体地显示解剖结构。为获得更优质的图像,对扫描层厚、对比剂注射及增强各期扫描时机均有严格要求。三维可视化系统可全面、立体地呈现病变及与周围组织关系、扫描范围内的解剖结构,不仅可用于胆道成像、病变评估,并且通过数字医学软件处理,可用于手术计划制订、手术风险评估、手术过程演示及临床教学。

十、磁共振成像

磁共振成像(magnetic resonance imaging,MRI)检查技术始于 20 世纪中期,是以磁共振成像为基础,依托电子计算机技术和图像重建数学而发展起来的一种新型影像检查技术。MRI 是通过对静磁场中的人体施加特定频率的射频脉冲后,人体组织中氢质子吸收射频脉冲的能量,由低能级跃迁到高能级,纵向磁化减少,产生横向磁化,即磁共振现象。而终止射频脉冲后,被激发的质子将吸收的能量逐步释放出来,即磁化矢量从动态逐渐向平衡恢复,这一恢复过程称为弛豫(relaxation),所用时间即为弛豫时间。弛豫的过程是释放能量和产生 MR 信号的过程。通过对 MR 信号的接收、空间编码和图像重建后产生 MR 图像。人体正常与病变组织的 T1(纵向弛豫时间)和 T2(横向弛豫时间)有差别,成为 MRI 的成像基础。

胆道系统扫描序列:

MR 平扫:胆道 MR 常规扫描技术与肝脏相似,检查前禁食水 4 小时。常规 MR 可以显示胆囊、左右肝管与胆总管。胆管在 T1WI 呈低信号,在 T2WI 呈高信号,因此胆管内发生病变后 T2WI 表现为胆管内的低信号影。

MR 增强:静脉内团注钆(gadolinium,Gd)对比剂后进行,除常规动脉期、门静脉期与平衡期外,胆道系统病变均应行注射对比剂后 5 分钟左右的延迟扫描,主要用于显示胆管癌等延迟强化的病变。

磁共振胰胆管成像(magnetic resonance cholangiopancreatography,MRCP):通过特殊的加权脉冲序列使体内静态或缓慢流动的液体呈现高信号,实质性器官和快速流动的液体呈现低信号的技术,即为磁共振水成像。MRCP 是磁共振水成像的成像技术之一,其中富含静态液体的肝内外胆管、胆囊、胰管呈高信号,而实质性脏器及含有流动液体的血管呈低信号。MRCP 可显示整个胆道系统的影像,提供较详细的解剖信息。具有无创、胆道成像完整的优点,在一定程度可以替代 PTC、ERCP 的诊断作用,已逐渐成为诊断胰胆管疾病的首选无创检查方法。

磁共振成像能够完整地显示肝内、外胆管的影像以及囊肿的大小、形态及范围。对于胆总管囊性扩张,还能显示是否合并远端胆管狭窄,其诊断准确性可以高达 90%~95%。MRCP 可以显示胆管系统全貌,重建后可以多角度旋转,有助于胆管囊肿准确分型。

磁共振成像能够清晰地显示结石的分布、肝内外胆管扩张的范围和程度、胆管梗阻的部位以及胆囊病变。对于肝内胆管结石,磁共振成像可以较为直观地反映结石的部位和大小、发现胆管狭窄及扩张、合并的肝脏病变如肝硬化、门静脉高压,并及时发现胆道系统肿瘤。对于肝外胆管结石,磁共振成像可以三维多平面重组、多角度观察胰胆管的形态,能清楚显示梗阻端及梗阻近端肝胆管分支的状态,对于直径大于 5mm 的胆总管结石,其诊断的敏感性和特异性高达 95% 和 89%(图 8-22)。另外,在胆道梗阻的鉴别诊断上,其对于胰头及壶腹部肿块也有较高的分辨率。

磁共振成像有助于胆道感染的诊断。胆囊炎的诊断多首选超声检查。MRCP 多用于症状不典型、诊断有困难的胆囊炎的诊断,并可进一步显示有无梗阻、是否合并胆管结石。在急性梗阻性胆管炎中,MRCP 对于梗阻的鉴别诊断(肝内外胆管结石、胆管狭窄、肿瘤、先天性胆道解剖异常等)至关重要;部分患者由于梗阻的部位较高、肝外胆管无梗阻,症状不典型,亦需结合 CT 协助诊断。

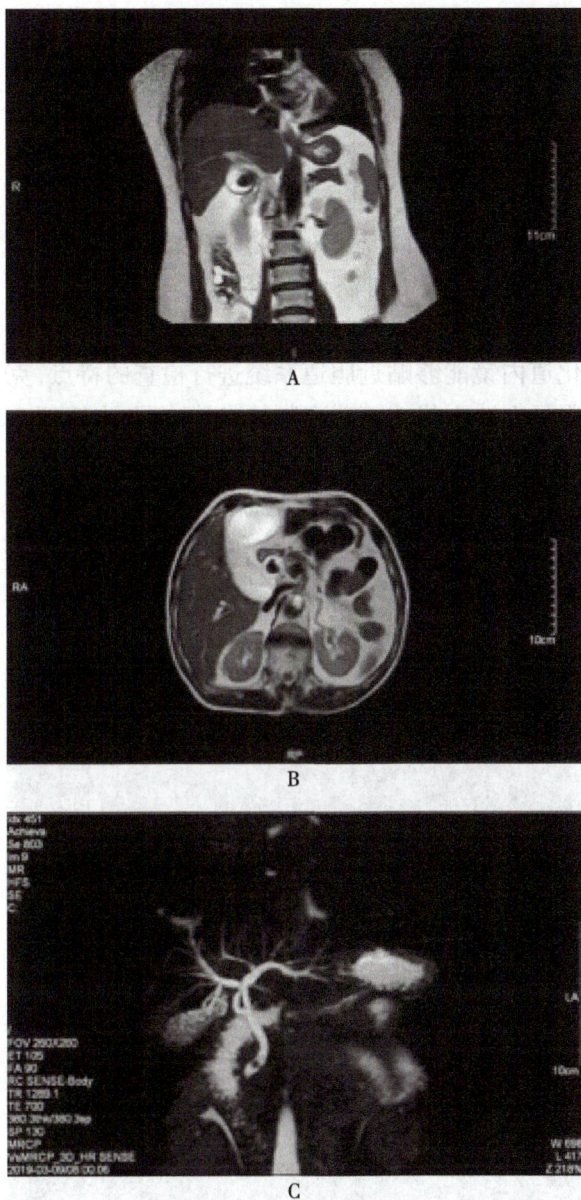

图 8-22 MRCP 胆系结石

A. T2WI，冠状位显示胆囊内低信号，提示胆囊结石；
B. T2WI，轴位显示胆总管内低信号影，提示胆总管结石；
C. MRCP，胆总管下段低信号影，提示胆总管结石

MRCP 是原发性硬化性胆管炎（primary sclerosing cholangitis，PSC）最常用的、首选的诊断方法，表现为肝内外胆管不规则、多发局部狭窄和扩张，形成典型的"串珠样"改变；30%~40%的患者可能出现胆管黏膜不规整、毛糙或结节，有时难与硬化性胆管癌区别。相较于 ERCP，MRCP 为无创性检查，但 MRCP 无法用于狭窄胆管的细胞刷检或活检，也无法进行梗阻（结石、狭窄或肿瘤）的治疗。

磁共振成像是诊断胆道系统损伤的重要辅助检查手段，其可以清楚地显示损伤近段及远端的胆管结构，结合三维重建技术后，可以多方位、多角度、立体、直观地显示病变，明确胆管损伤的部位和程度。近年来发展的钆塞酸二钠（Gadolinium-ethoxybenzyl diethylenetriaminepentaacetic acid，Gd-EOB-DTPA）作为肝胆特异性的对比剂，结合常规 MRI，对于胆道系统损伤的诊断优势明显。胆系损伤、吻合口狭窄、胆瘘是胆系术后常见的并发症。Gd-EOB-DTPA 静脉注射后可以被肝脏特异性摄取并排泄入胆管，可清楚显示术后的解剖变化，特别是胆系吻合口的结构；当胆系发生损伤、胆瘘时，损伤处显示为高信号对比剂的胆汁外漏，可以协助判断胆瘘的部位及胆系损伤的类型。

在诊断胆道系统肿瘤方面，MRI 具有重要的诊断价值。胆囊癌表现为胆囊壁不均匀增厚、有向腔内突出的息肉样或菜花样肿物，肿物在 T1WI 多呈低信号或等信号，T2WI 呈稍高信号。胆总管癌表现为病变近端胆总管和肝内胆管扩张、于梗阻部位扩张的胆总管突然截断，截断处有时可见腔内软组织肿块（图 8-23）。肝门部胆管癌表现为肝门区软组织肿块，肝内胆管扩张，病变远端胆管及胆囊萎缩；肝内胆管癌表现为相应部位占位及肝内胆管扩张。胆管癌的病变本身在 T1WI 多呈低信号或等信号影，动态增强 MRI 在胆管癌的诊断和鉴别诊断中很有帮助，多数胆管癌在门脉和延迟期强化。MRCP 还可以直观显示肝内外胆管的形态，梗阻的部位、程度、性质。另外，磁共振成像在胆道系统肿瘤的可切除评估中也发挥重要作用，其不仅可以反映肿瘤本身的大小、形态、部位，还可以评估胆道、血管、淋巴结、肝脏及邻近器官的受累情况。

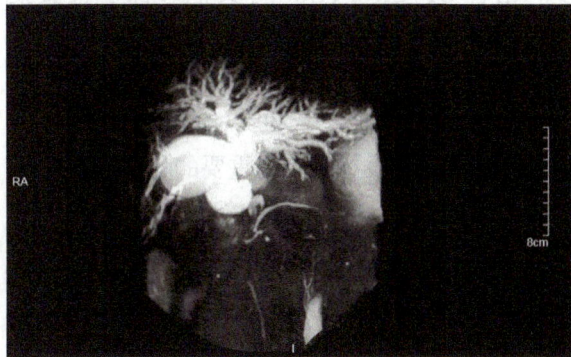

图 8-23 MRCP 胆管癌

MRCP 示肝内胆管不同程度扩张，胆囊增大，梗阻端明显狭窄

尽管磁共振成像在胆道系统疾病的诊断中发挥重要作用，但也有一定的局限性。磁共振成像单独应用时，对胆道系统疾病的诊断缺乏特异性，常需结合常规或增强 CT、ERCP、内镜超声检查或正电子发射计算机断层显像（positron emission tomography，PET）等其他影像学检查技术。例如，胆管内结石、肿瘤、气体、血栓等均可表现为胆管的充盈缺损；相邻血管的外部压迫可显示为胆管狭窄，这时候常需要其他检查方法补充诊断信息。另外，MRCP 虽然可以直观地显示整个胆管树的形态，但其重组时，胆管腔内信号较弱的病变（如泥沙样结石、新生物）易被掩盖；对于胆管壁本身及管腔外病变的侵袭范围、远隔转移均无法显示，需结合常规薄层原始图像及增强扫描。由于常规扫描时间较长，磁共振成像对于危重患者的应用受限。

除了 MRCP 以外，还可以通过注射肝细胞特异性对比剂显示胆管系统。常用的肝胆特异性磁共振对比剂包括 MR 钆贝葡胺（Gadobenate dimeglumine，Gd-BOPTA）和 Gd-EOB-DTPA，因其可以通过肝脏和肾脏两种排泄途径显示其清除过程，且在肝脏的排泄过程中引起胆道结构信号的增强，故而在多种胆道系统疾病的诊断中发挥重要作用：①在先天性胆道疾病中显示囊变与引流胆管之间的交通；②有助于真性梗阻（延迟或无胆汁排泄）与假性梗阻的鉴别；③通过有无对比剂的外漏对疑似胆管损伤进行确诊；④通过提供功能信息，协助胆道系统良恶性肿瘤的鉴别诊断。

磁共振成像在过去的几十年中发展迅速，在图像采集、信息处理等多方面都取得了长足的进步。结合 CT、ERCP、EUS 等其他影像学检查技术后，其对胆道系统疾病诊断的特异性明显提高。相信随着成像参数及序列的不断完善、特异性 MRI 对比剂的不断发展，磁共振成像在胆道系统疾病的诊断中将发挥越来越重要的作用。

十一、内镜超声

内镜超声检查术（endoscopic ultrasonography，EUS）是利用安装在内镜顶端的高频超声探头，获得体腔内管道各层次的组织学特征及毗邻脏器超声图像的检查方法。从 1980 年被用于胆总管检查至今，内镜超声在胆道疾病诊断方面的应用已有三十多年的历史，目前分为胆道外的常规消化内镜下超声检查（又称超声内镜）和胆道内的微型探头超声检查。其特点在于既能通过内镜直接观察胆道形态，又能实时进行超声扫描。胆道系统，尤其是肝外胆道，因毗邻结构复杂，而传统影像学检查手段因骨骼、脂肪组织或气体遮挡，导致难以清晰显示细节和微小病变。内镜超声借助消化道内镜能够贴近胆道系统进行检查的特点，克服了上述干扰。随着高频技术的应用，内镜超声对病灶的分辨能力进一步提高，更易于发现微小病灶。因此，内镜超声在胆总管微小结石、胆总管狭窄及胆囊早期占位性病变等疾病的诊治中具有一定的优势，并已逐渐推广普及（图 8-24）。

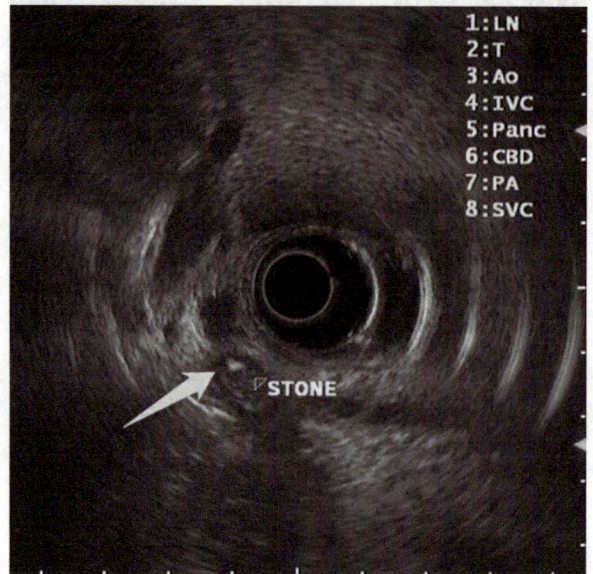

图 8-24　内镜超声下胆总管结石（箭头）

内镜超声在下列胆道疾病中可作为其他影像学检查的进一步补充：①胆总管结石；②胆管炎性疾病；③胆道狭窄的定位与定性；④胆道占位的良、恶性鉴别；⑤胆管癌的诊断与分期评价；⑥ERCP 失败或诊断未明者。根据胆道特点和检查目的的不同，在内镜超声的基础上衍生出多种检查方法。适宜的选择，将为提高疾病检出率、明确病灶周围关系和拟定治疗方案提供较大的帮助。

内镜超声按照扫查方式分类，分为纵轴内镜超声和环扫型内镜超声：纵轴内镜超声是指扫描平面与内镜长轴平行的检查方法，可提供彩色多普勒血流图、功率图和脉冲多普勒等功能，适用于探查胆总管下段与末端，以及其与壶腹部周围结构之间的关系，也可识别胆总管内较细小的结石，可作为常规超声、ERCP、MRCP的补充检查；环扫型内镜超声则是指扫描平面与内镜长轴垂直的检查方法，与纵轴内镜超声相比，扫查范围更广、距离更远、更易于掌握，适用于检查胆管全长和胆囊，对于发现胆管末端肿瘤、明确肿瘤浸润范围具有重要作用，可避免非必要的手术探查。胆管内超声探查术（intraductal ultrasonography，IDUS）属于环扫型内镜超声的应用，在内镜逆行胰胆管造影基础上采用小探头超声来完成，对肝门部等高位胆管病变的探查具有一定优势（图8-25）。内镜超声引导下的细针穿刺术（endoscopic utrasound-guided fine needle aspiration，EUS-FNA）则属于纵轴内镜超声的应用。在获得彩色多普勒血流图的基础上，可避免误伤大血管，穿刺活检安全性更高，同时由于其定位精准，可提高病理诊断的准确性，其临床地位已经逐渐超越了传统胆道占位性病变的病理获取方法（如毛刷法、胆汁脱落细胞法等）。按照内镜超声入路分类，包括：常规消化内镜下胆道超声检查、经乳头胆管内超声检查和经皮胆道镜下超声检查。

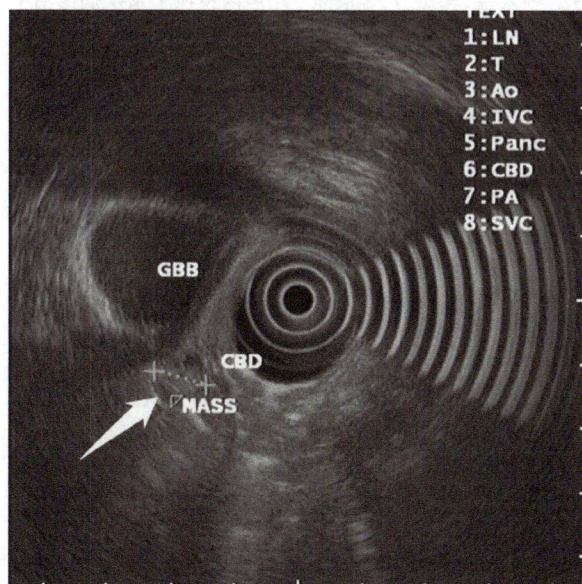

图8-25　内镜超声下胆总管占位（箭头，MASS）
GBB. 胆囊；CBD. 胆总管

近年来，三维腔内超声（3D-IDUS）和内镜超声实时组织弹性成像技术等新技术不断产生及在临床上应用，使得胆道疾病的诊断更为精准。三维腔内超声的原理是利用软件采集探头沿管腔轴线方向螺旋状扫描的图像，通过计算机叠加合成具有三维立体结构的图形，便于明确胆道形态以及病变所在胆管相对位置、毗邻结构等，能够辅助诊断或指导治疗。内镜超声实时组织弹性成像技术则是利用胆道组织的弹性信息帮助诊断的技术。由于细胞密度、水分含量等差异，胆道正常组织、病变组织和肿瘤组织之间有着不同的弹性系数，受外力压迫（如探头按压、动脉搏动或其他脏器挤压等）产生的形变也不同，利用超声探头收集组织弹性形变的信息，经过计算机软件分析形成直观的弹性视图，能够更准确判断胆道内病灶的性质。

十二、分子影像技术

分子影像学（molecular imaging，MI）是医学影像学与分子生物学、生物工程学、化学、物理学等多学科相互融合的新兴学科，是通过影像学技术，在分子水平上对人体生理或病理过程的无创的、实时的成像。近年来，ICG分子荧光成像技术的应用领域不断扩展，现在已逐渐应用于胆道外科的精准诊疗。ICG是一种近红外荧光染料，通过静脉注射后，被肝细胞选择性摄取，然后以游离形式经胆汁排泄，染料聚集部位可经激发后发出穿透深度为5~10mm的荧光信号，并可被特有摄像设备所侦测而在术中突出显露胆道系统。ICG分子荧光成像技术可作为一种特殊的术中胆道造影，有实时成像、无放射性损伤及操作简单等优点，在术中胆道定位、明确胆管病变及避免胆道损伤等方面起到实时指导作用。此外，通过术中门静脉分支穿刺注射，或门静脉分支结扎，外周ICG注射的方式可在术中标定肝叶/段，以确定肝切除的界限，在提高术中精准操作、避免并发症方面有巨大的前景。

（张学文）

参 考 文 献

1. 郭万学. 超声医学. 第6版. 北京：人民军医出版社，2011.

2. 姜玉新，王志刚. 医学超声影像学. 北京：人民卫生出版社，2010.

3. 白人驹,徐克.医学影像学.第7版.北京:人民卫生出版社,2013.

4. 黄洁夫主译.肝胆胰外科学.第4版.北京:人民卫生出版社,2010.

5. 陈孝平,汪建平,赵继宗.外科学.第9版.北京:人民卫生出版社,2018.

6. 吴孟超,吴在德.黄家驷外科学.第7版.北京:人民卫生出版社,2008.

7. 王新房,张青萍.中华影像医学.北京:人民卫生出版社,2002.

8. 杨伟,司芩,钱晓莉,等.胆囊癌实时灰阶超声造影征象研究.中国超声医学杂志,2012,28(8):741-744.

9. 周琦,姜珏,刘百灵,等.超声造影在胆囊癌诊断中的应用价值.中华超声影像学杂志,2008,17(5):416-418.

10. 邱识博,丁建民,王彦冬,等.超声造影对比增强CT在诊断肝外胆管癌中的应用价值.中国超声医学杂志,2018,34(10):908-911.

11. 武晓静,丹海俊,孙丽,等.肝内胆管细胞癌患者超声造影表现特征分析.实用肝脏病杂志,2018,21(5):803-804.

12. 张辉,陈琪,马啸,等.介入超声联合纤维胆道镜治疗肝胆管结石合并急性梗阻性胆管炎.中国普通外科杂志,2014,23(8):1038-1042.

13. 陈孝平,汪建平.外科学.第8版.北京:人民卫生出版社,2013.

14. Saxena P, Kumbhari V, Zein M E, et al. Preoperative biliary drainage. Digestive endoscopy: official journal of the Japan Gastroenterological Endoscopy Society, 2015, 27(2):265-277.

15. 张永学,黄钢.核医学.第2版.北京:人民卫生出版社,2010.

16. 中华医学会消化内镜学分会ERCP学组,中国医师协会消化医师分会胆胰学组,国家消化系统疾病临床医学研究中心.中国ERCP指南(2018版).中华内科杂志,2018,57(11):772-801.

17. 冯秋实,汤朝晖,楼健颖,等.胆道镜临床应用专家共识(2018版).中国实用外科杂志,2018,38(01):21-24.

18. 刘京山,张宝善.胆道微创外科学.北京:北京大学医学出版社,2014.

19. 徐克,黄启勇,韩萍.医学影像学.第8版.北京:人民卫生出版社,2018.

20. 金征宇,黄启勇.医学影像学.第3版.北京:人民卫生出版社,2018.

21. 方驰华,刘允怡.数字化胆道外科学.北京:人民卫生出版社,2016.

22. 赵玉沛,姜洪池.普通外科学.第2版.北京:人民卫生出版社,2014.

23. 赵玉沛,陈孝平.外科学.第3版.北京:人民卫生出版社,2015.

24. Courtney M. Townsend. Sabiston Textbook of Surgery. 20th ed. Elsevier, 2017.

25. Brunicardi FC. Schwartz's Principles of Surgery. 10th ed. McGraw-Hill, 2015.

26. 崔梦莹,盛基尧,张学文.基于精准肝切除理念的肝脏储备功能评估.国际外科学杂志,2018,45(2):83-86.

27. 中华医学会肝病学分会,中华医学会消化病学分会,中华医学会感染病学分会.原发性硬化性胆管炎诊断和治疗专家共识(2015).中华肝脏病杂志,2016,24(1):14-22.

28. 中华医学会放射学分会腹部学组.肝胆特异性MRI对比剂钆塞酸二钠临床应用专家共识.中华放射学杂志,2016,50(9):641-646.

29. Griffin N, Charles-Edwards G, Grant L A. Magnetic resonance cholangiopancreatography: the ABC of MRCP. Insights into Imaging, 2012, 3(1):11-21.

30. Prasad S R, Sahani D, Saini S. Clinical Applications of Magnetic Resonance Cholangiopancreatography. Journal of Clinical Gastroenterology, 2001, 33(5):362-366.

31. del PD, Tabernero S, Poves E, et al. Usefulness of endoscopic uhrasonography in the clinical suspicion of biliary disease. Rev Esp Enferm Dig, 2011, 103(7):345-348.

32. 姜宏雪,郭杰芳,金震东.超声内镜在胆系疾病诊治中的应用进展.中华消化内镜杂志,2016,33(8):572-574.

33. Layec S, D'Halluin PN, Pagenault M, et al. Massive hemobilia during extraction of a covered self-expandable metal stent in a patient with portal hypertensive biliopathy. Gastrointest Endosc, 2009, 70(3):555-556.

34. 金振东,李兆申.消化超声内镜学.第2版.北京:科学出版社,2011:3-5.

第七节　肝内胆管癌的外科治疗进展

一、定义及流行病学

肝内胆管细胞癌(ICC)是一种起源于肝内胆管上皮细胞的侵袭性恶性肿瘤,占所有胆管细胞癌的20%~25%。肝内胆管细胞癌的全球发病率在过去二十年中一直上升。根据国家癌症中心数据,我国肝内胆管细胞癌占肝癌发病率的14.27%,

肝癌死亡率的 16.02%,是仅次于肝细胞癌的肝脏恶性肿瘤。肝内胆管细胞癌的发病率随着年龄的增长而增加,大多数患者年龄在 55~75 岁之间,很少有患者诊断时小于 40 岁。男性的发病率略高于女性,农村地区发病率高于城市。肝内胆管细胞癌比肝细胞肝癌更具侵袭性。整体 3 年和 5 年生存率分别是令人沮丧 30% 和 18%。过去几十年来,肝内胆管细胞癌的死亡率有所上升。来自世界卫生组织的数据表明,自 20 世纪 70 年代以来,肝内胆管细胞癌的全球死亡率实际上仍在上升。在美国,肝内胆管细胞癌的年龄调整死亡率从 1973 年的 0.7/100 万增加到 1997 年的 6.9/100 万。

二、危险因素

既往研究结果提示 ICC 的发生主要与肝吸虫、原发性硬化性胆管炎、肝内胆管结石相关,与乙型肝炎病毒(HBV)、丙型肝炎病毒(HCV)慢性感染无关,但近期研究结果显示,HBV、HCV 感染也是 ICC 发生的高危因素。在我国,ICC 发生的主要危险因素包括:肝内胆管结石、HBV 感染(包括隐源性 HBV 感染),以及各种原因特别是 HBV 所致的肝硬化等;对这些高危人群的监测将有助于 ICC 的检出,提高其早期诊断率。

(一)肝内胆管结石

肝内胆管结石病是肝内胆管细胞癌的重要危险因素。肝内结石通常是由胆红素钙盐组成的棕色色素结石。由结石引起的胆汁淤滞会使患者容易发生复发性细菌感染和慢性炎症,从而诱发肝内胆管细胞恶变。肝内胆管结石病导致的肝内胆管细胞癌在西方较为罕见,但在东亚的许多地区比较常见。其病因尚未完全清楚,饮食、先天性胆管异常、细菌或寄生虫慢性感染都可能与之相关。

(二)原发性硬化性胆管炎

原发性硬化性胆管炎(PSC)与肝内胆管细胞癌之间的关联已被证实。PSC 患者肝内胆管细胞癌的年发病率约为 0.6%~1.5%。PSC 患者的肝内胆管细胞癌发病年龄(30~50 岁)显著低于没有 PSC 的肝内胆管细胞癌患者。超过三分之一的肝内胆管细胞癌病例是在发现 PSC 后两年内被诊断的,且发病风险似乎与 PSC 的持续时间无关。酒精摄入被认为是 PSC 患者发生肝内胆管细胞癌的危险因素。某些遗传多态性,如自然杀伤细胞受体 G2D(NKG2D),已被认为是 PSC 患者发生肝内胆管细胞癌的高危因素。

(三)先天性胆管畸形

先天性胆管异常(Caroli 综合征,先天性肝纤维化,胆总管囊肿)成年后恶变的风险约为 15%,诊断时的平均年龄为 34 岁。未治疗胆总管囊肿患者发生肝内胆管细胞癌的风险高达 28%,经过适当治疗后,发病率可低至 3% 左右。

(四)寄生虫感染

在亚洲的一些地区,感染肝脏华支睾吸虫与肝内胆管细胞癌有关。患者通过食用未煮熟的鱼后感染寄生虫成虫,在胆道系统中定居及产卵,在近端胆管树中诱导慢性炎症,并可能导致上皮的恶性转化。

(五)毒性物质或职业暴露

证据证明,接触放射造影剂 Thorotrast 和肝内胆管细胞癌发病相关,通常在暴露后 30~35 年发病。肝内胆管细胞癌的发病与职业暴露的关联性较小。

(六)慢性肝病和肝硬化

HBV 和 HCV,以及肝硬化都被证明是肝内胆管细胞癌的潜在危险因素。1991 年首次报道了 HCV 感染与肝内胆管细胞癌之间的关系,随后几项研究表明肝内胆管细胞癌患者中 HCV 相关性肝硬化的发生率很高。16 项病例对照研究的荟萃分析发现,HCV 感染患者发生肝内胆管细胞癌风险显著增加。还有报道 HBV 感染与肝内胆管细胞癌之间的关系,尽管证据强度相对弱于 HCV。非病毒性慢性肝病也会导致肝内胆管细胞癌风险增加,如非酒精性脂肪性肝病(NAFLD)。肝硬化是肝内胆管细胞癌的强烈致病因素,包括非特异性肝硬化和酒精性肝病。一项针对 11 605 名患有不同原因导致肝硬化患者的队列研究发现,这些患者在随访 6 年以上后肝内胆管细胞癌的风险增加了 10 倍。

(七)代谢异常和生活习惯

肝内胆管细胞癌与 HCC 有一些共同的危险因素,包括 2 型糖尿病和肥胖,还有吸烟和饮酒等生活习惯。一项纳入 11 项病例对照研究的荟萃分析显示肥胖,2 型糖尿病,吸烟和饮酒是肝内胆管细胞癌的危险因素。另一项基于 SEER 数据库的研究证实了肝内胆管细胞癌与代谢综合征之间的关联。其他代谢病症,如甲状腺毒症和慢性胰腺炎,也被发现与肝内胆管细胞癌有关。

三、分期

(一)临床分期

肝内胆管细胞癌(intrahepatic cholangiocarcinoma,IHCCA/ICC)是一种高度致死性肿瘤,发病率低,病因存在种族与地域差异。直到 2002 年第 6 版 AJCC 分期中仍未分出专门章节阐述,仅将 ICC 并入肝细胞癌章节,与肝细胞癌使用相同的 TNM 分期方法。截至 2010 年,国际上还没有统一的 TNM 分期。ICC 作为第二常见的肝脏原发性肿瘤,其病因、发病机制和侵袭转移方式与肝细胞癌显著不同。因此,2010 年出版的 AJCC 第 7 版 TNM 分期中,胆管癌首次依据其发生部位被分为肝内胆管细胞癌、肝门部胆管癌和远端胆管癌,并分别设置章节进行有针对性的 TNM 分期。随后日本肝癌研究会组(Liver Cancer Study Group of Japan,LCSGJ)制定出了自己的独立分期系统。而欧洲肝脏研究协会则采用了 AJCC 的 TNM 分期,颁布了 2014 年版"肝内胆管癌诊疗指南"。然而,第 7 版的 ICC 分期中存在不足,比如区域淋巴结的清扫是否必要,如何评价 T_4 分期,M_1 期的适用范围模糊等。2016 年底 AJCC 发布了第 8 版 TNM 分期.并依据惯例出版了第 8 版《AJCC 肿瘤分期手册》。新版的 TNM 分期延续了第 7 版对 ICC 单独分期,并进行了内容更新。目前认为 AJCC-TNM 分期对预测接受 IHCCA 切除术患者的预后是准确和有益的。

附录:

肝内胆管细胞癌(AJCC 分期 第八版)

适用于:肝内胆管细胞癌,混合肝细胞-肝内胆管细胞癌,肝原发神经内分泌肿瘤(不包括肝细胞癌、肝门部胆管细胞癌、肉瘤、胆囊癌)

T——原发肿瘤

Tx 原发肿瘤无法评估

T_0 无原发肿瘤的证据

Tis 原位癌

T_1

T_{1a} 孤立的肿瘤最大径≤5cm,无血管侵犯

T_{1b} 孤立的肿瘤最大径 >5cm,无血管侵犯

T_2 孤立的肿瘤,有血管侵犯;或者多发的肿瘤,有/无血管侵犯

T_3 肿瘤穿透脏层腹膜

T_4 直接侵犯局部肝外结构

N——区域淋巴结

Nx 区域淋巴结不能评价;

N_0 无区域淋巴结转移;

N_1 区域淋巴结转移;

M——远处转移

M_0 无远处转移

M_1 有远处转移

分期	T	N	M
0	Tis	N_0	M_0
IA 期	T_{1a}	N_0	M_0
IB 期	T_{1b}	N_0	M_0
II 期	T_2	N_0	M_0
IIIA 期	T_3	N_0	M_0
IIIB 期	T_4	N_0	M_0
IIIB 期	Any T	N_1	M_0
IV 期	Any T	Any N	M_1

肝内胆管癌分期(LCSGJ 分期)

肿瘤数量 单发

肿瘤最大直径 ≤2cm

血管或主要胆道侵犯 Vp0,Va0,b0-b2

肿瘤分类

T_1 所有三个条件均满足

T_2 3 个中只有 2 个满足

T_3 3 个中只有 1 个满足

T_4 所有条件均不满足

分期

I $T_1N_0M_0$

II $T_2N_0M_0$

III $T_3N_0M_0$

IVA $T_4N_0M_0$

  $T_1 \sim T_3N_1M_0$

IVB $T_4N_1M_0$

  $AnyTN_0$,N_1M_1

备注:va0,无动脉侵犯;vp0,无门静脉侵犯;b0-b2,胆管二级分支内无胆道侵犯或轻微胆道侵犯;

M:转移状态;N:淋巴结状态。

（二）病理分型

ICC 的生长方式不尽相同，日本肝癌研究会组（Liver Cancer Study Group of Japan，LCSGJ）依据肿瘤大体形态分为 3 型：肿块型（mass-forming，MF），管周浸润（periductal infiltrating，PI）和导管内生长型（intraductal growth，IG）。肿块型表现为肝实质结节性病变或肿块，癌体呈灰白色至灰白色，坚实。PI 型表现为癌细胞沿门静脉扩张，病变胆管狭窄，周围胆管扩张。IG 型表现为胆管管腔内的息肉样或乳头状肿瘤，其代表了胆管内乳头状肿瘤（intra ductal papillary neoplasm of the bile duct，IPNB）的恶性进展。出现在肝内小胆管或胆管的 ICC 通常为 MF 型，而出现在肝内大胆管（肝门周围 ICC）的 ICC 可为 PI、MF 或 IG 型。涉及肝门的 ICC 通常肝内胆管有胆汁淤积、胆汁纤维化和胆管炎。MF 型 ICC 体积可以很大，常见中央坏死或瘢痕，在切割表面可见黏蛋白。这三种类型 ICC 可以在病变中混合出现。在病变晚期，ICC 由大小不等的结节组成。

WHO 则依据大体形态将其分为肿块型、管周浸润型和管内生长型以及相互叠加的混合型。肿块型较常见，表现为边界清楚的肿块，约占 ICC 的 60%；而管周浸润型通常沿着大胆管的长轴生长，边界不清楚并可伴有远端胆管扩张，约占 20%；另外还有约 20% 为两者的混合型。管内生长型与胆管导管内乳头状肿瘤（IPNB）伴浸润性癌成分高度相关，且发病率很低。这在 AJCC 第 7 版和第 8 版 AJCC 分期中均没有详细谈及。ICC 不同的大体分型可能反映了肿瘤的不同发病机制和生物学行为，应当被加以重视。

四、手术治疗

（一）肝切除术

（1）适应证选择：肝内胆管癌的手术适应证，原则上是肿瘤局限于半肝（或肝叶）内，并且无肝外转移、无淋巴结转移，肝脏代偿功能良好（图 8-26）。

1）对于肿块型，主要是肿瘤个数问题，即使肿瘤巨大，但若为单发性肿瘤（或者只限于肿瘤主灶周边的肝内转移）也适于手术治疗。下腔静脉侵犯或门静脉侵犯时，可联合切除并进行相应重建，但是肿瘤若侵及预定保留侧肝脏的 Glisson 鞘二级分支以上，则不适合手术。对于有淋巴结转移的病例，因为即使切除也无法达到良好的预后，鉴于无有效的术后辅助化疗，此类病例也不适合手术。

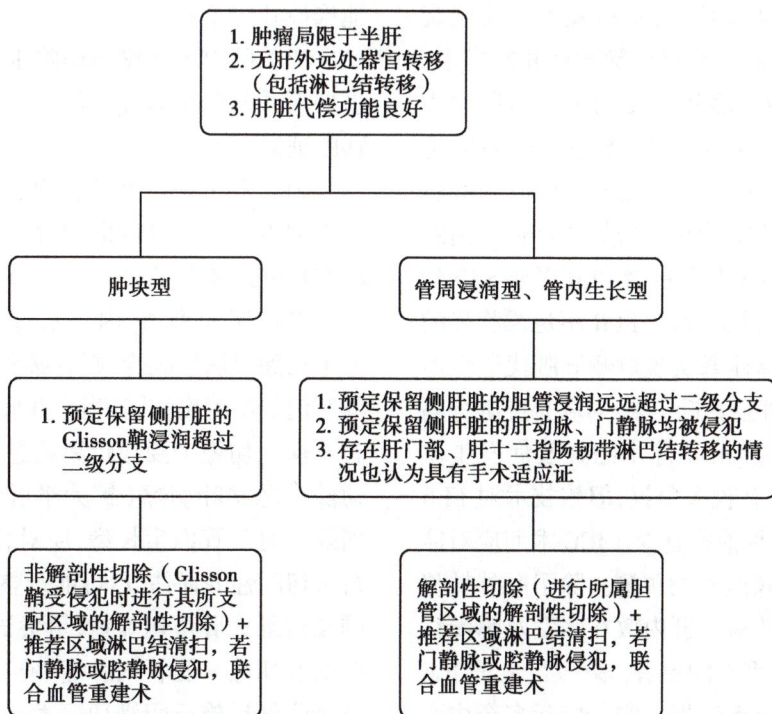

图 8-26　肝内胆管癌的肝切除手术适应证及术式

2）管周浸润型、管内生长型，以及两者的混合型 ICC，与肝门部胆管癌的情况相同，预定保留侧肝脏的胆管浸润超过二级分支，以及肿瘤虽局限于一级分支，但肝动脉及门静脉两者均被侵犯时，均不能手术。对于有淋巴结转移的病例，因为无法鉴别肝内胆管癌的胆管浸润和肝门部胆管癌的肝脏浸润，所以只要没有远处淋巴结转移，如主动脉旁淋巴结转移，此类病例也可纳为手术适应证。

总的来说，肝内胆管癌主要适应证是肝脏肿瘤可完整切除、无肝外转移、肝脏代偿功能良好患者。所以肝内胆管癌肝切除术前需要准确评估手术切除安全性和可切除性两个方面。

（2）术前评估

1）评估 ICC 切除术的安全性：R0 切除，即完整切除术前和术中可发现的肿瘤组织，切缘阴性，完整清扫区域淋巴结，且无远处转移的证据，才可能是一个规范有效的手术。为达到 R0 切除，就必须考虑手术的安全性，主要是术后肝功能能否有效代偿。除了经典的 Child-Pugh 分级、急性或慢性活动性肝炎病史、HBV-DNA 滴度和吲哚菁绿排泄试验外，肝切除后剩余肝脏体积（future liver remnant，FLR）和质量与术后发生肝功能衰竭的风险密切相关。为了保证外科治疗效果，常需扩大肝切除范围，术后发生肝功能衰竭的风险也随之提高。在肝切除术后并发症中，20% 的术后肝功能衰竭和 13% 的围手术期死亡与 FLR 不足相关。通常，对于无基础肝病的患者，FLR>20% 可维持术后正常肝功能，但当肝功能受损时，则需要保留更多肝实质，以降低术后肝功能衰竭的风险，对于脂肪肝者 FLR 需要 >30%，肝硬化者 FLR 则需要 >40%。FLR 不足或临界的患者，可通过门静脉栓塞实现对侧肝脏代偿性增生，从而获得手术机会。近年来，对联合肝脏分隔和门静脉结扎的二步肝切除术的并发症发生率和远期生存获益尚有较大争议，但该技术对 FLR 不足的患者亦是一种治疗选择。ICC 术前应对能否实现 R0 切除有较准确的预测。除了肝外转移（包括远处淋巴结转移）、肝内散在多发及弥漫性病灶等明显不适合手术的患者，多个、巨大的 ICC 是否适合肝切除，尚无证据证实。国际多个中心研究结果表明，ICC ≥7cm 或病灶 ≥2 个的患者

可安全耐受手术切除，术后并发症发生率及病死率并未增加，术后 5 年总体生存率和无瘤生存率分别为 18.7% 和 8.2%。临床上，ICC 常沿着胆管侵犯，甚至接近或侵犯至肝门，需要半肝乃至三叶切除，此时应当权衡利弊，以安全性为首要考虑因素。

2）评估 ICC 切除术的有效性：在对 ICC 患者的评估中，既往有提倡腹腔镜分期检查，对肿瘤分期，发现腹膜转移，远处淋巴结转移及判断肿瘤可切除性方面具备一定优势，或可避免部分不必要的开腹手术。研究结果表明，29%~36% 的 ICC 患者在腹腔镜检查中发现肝内、腹膜或其他隐匿性转移。此外，腹腔镜联合超声可更准确地评估血管侵犯及肝内转移。但由于目前影像学技术已经可以在术前较准确地评估 ICC 的侵袭性和可切除性，因此腹腔镜分期检查已较少应用。近年来，PET-CT 已较广泛地应用于术前评估，其对 ICC 的侵袭程度检测具有较高的灵敏度，也由此导致部分患者因 PET 检查结果显示有远处转移而失去手术机会。目前认为如术前发现有远处如腹主动脉旁淋巴结等的转移，则建议放弃一期手术，给予放疗等处理，如 PET 检查等显示淋巴结已控制良好，仍可考虑行肝切除术，由于 ICC 缺乏其他有效治疗手段，认为对 ICC 患者应趋向于较为积极地选择肝切除术。

（3）肝内胆管癌的切除术式：肝内胆管癌的进展形式与肝细胞癌不同，缺乏肿瘤经门静脉转移的证据。

因此对于肿块型的肝内胆管癌的切除方式，一定程度上，只要肝部分切除术能确保肿瘤距切缘有足够距离即可。

管周浸润型、管内生长型及两者的混合型，为了切除浸润的胆管，则有必要进行解剖性切除，与肝门部胆管癌相同，当合并肝门部胆管浸润时，若要保证切缘于浸润距离超过 5mm，需进行半肝切除＋尾状叶切除（扩大半肝切除）＋肝外胆管切除。对于管内生长型，应对含有肿瘤的胆管进行可切除性的评估，尽可能行整块切除，若切除范围超过最大肝可切除量，可尝试行最大可切除范围的肝切除＋胆管内肿瘤剜除术，再确保胆管断端为阴性后施行胆管切除术，但同时会增加腹膜播散复发的风险，这对术者和设备提出了更高的

要求。

（4）开腹和腹腔镜肝切除术：目前尚缺乏腹腔镜与开腹肝切除对ICC疗效的比较研究，经典的开腹肝切除术仍是ICC最常采用的手术方式，部分研究者认为：对具有肿瘤转移高危风险的患者，如癌结节巨大，呈侵袭性生长特征如无包膜、边界不清、多发性结节等，肝切除术前可先行腹腔镜诊断，证实有无相对完整切除肿瘤的可能。专家认为其优点是可避免不必要的开腹手术。然而，对于有根治性切除可能的患者，考虑腹腔其他器官、淋巴结探查在ICC手术中的重要性，传统的开腹手术可能使术中诊断更为精确，再者，由于多数学者认为ICC需淋巴结清扫，开腹手术更有利于手术切除的根治性。也有文献报道腹腔镜对识别远处转移具有较高的假阴性率，故尚不建议腹腔镜肝切除术常规应用于ICC。腹腔镜肝切除术在ICC外科治疗中地位的确立，还需依赖于ICC诊断和淋巴结探查技术及观点的进步。

（5）R0切除和肝切缘：目前研究者多已认识到R0切除对部分ICC患者远期生存的重要性。但R0切除受到肿瘤诊断较晚、侵袭转移能力强及手术经验和技术水平等因素的影响，目前国际上各中心报道的R0切除率区别较大，为50%~96%。此外，也与R0切除尚缺乏明确定义有关，通常R0切除被认为完整切除大体可见肿瘤及切缘阴性。然而，对于切缘距离的要求、同时完整切除淋巴结和肝外直接侵犯等是否属于R切除等问题，需要进行更准确的定义。国内沈锋团队认为，完整切除可探及的肿瘤、切缘病理学证实为阴性、肝外直接侵犯合并切除后切缘也为阴性、排除远处转移和大血管侵犯时，可认为是对原发肿瘤的R0切除，淋巴结的阳性或阴性可另做描述，原因是淋巴结状态是否是定义R0切除的因素尚缺乏临床研究，这与ICC的疾病特点和医疗中心对该病是否行常规淋巴结探查和清扫等手术方式的不一致相关。目前有研究者认为，对于N1病例，如果淋巴结完整切除且切缘为阴性，则应认为是R0切除，反之则为R1切除或为姑息性切除。一项多中心研究发现在淋巴结转移的患者中，R1切除与预后较差无相关性，但在无淋巴结转移的患者中，R1切除与预后较差相关，说明

切缘阴性和切缘宽度仅与无淋巴结转移患者预后相关。

对于切缘问题，有研究证实在R0切除的患者中，增加切缘距离可能有利于远期生存，保留0.5~1cm的切缘距离有利于提高远期生存。然而，对于肝硬化明显或紧贴肝内重要解剖结构的肿瘤，只能沿肿瘤包膜外切除肿瘤；对于无包膜的肿瘤，应尽量完整切除肿瘤；大血管或胆管等与肿瘤接触或被侵及的部位，若无法合并切除，可用氩气喷射或连续电凝烧灼，术后辅以放疗等治疗，也是可行的选择。

（6）淋巴结清扫：关于淋巴结清扫，仍有争议。有研究结果表明，淋巴结清扫可能降低局部复发风险，但尚未获得提高远期生存率的证据。以前有学者认为肿块型ICC暂无淋巴结清扫适应证。对于淋巴结转移阴性病例，有一项研究推测，即使术中探查淋巴结正常而未做切除（Nx），术后仍有13%的患者可能存在淋巴结转移。此外对于淋巴结转移阳性病例也没有淋巴结清扫可以改善预后的证据。但是，在管周浸润型、管内生长型还有两者混合型的情况，正如前面所述，因为难以与肝门部胆管癌的肝浸润等相鉴别，所以无论局部淋巴结是否转移，均进行伴肝门部淋巴结清扫的肝切除术。而且，病理学检查结果可提供可靠的N分期，因此，目前的指南和共识均推荐术中常规行区域性淋巴结清扫。国内的研究结果显示，部分ICC复发再切除患者中，在首次行淋巴结切除的部位并未发现复发病灶，提示淋巴结清扫至少在部分患者可以达到局部根治性。

目前认为，应尽量切除肝十二指肠韧带的淋巴结，同时推荐进行骨骼化处理。区域性淋巴结清扫时，应根据肿瘤位置对其相应的淋巴结清扫，如肝左叶淋巴引流通常经小网膜至胃小弯和贲门附近淋巴结，右叶引流至肝十二指肠韧带、门腔间隙和胰腺后淋巴结。而更大范围的淋巴结清扫是否对生存有益，尚需审慎评估。

由于术前和术中ICC常被误诊为肝细胞癌或其他肝脏肿瘤，所以目前在术中探查未发现淋巴结异常的情况下，参照肝细胞癌手术方式，许多外科医师不再考虑做淋巴结切除。因此，需积极推荐做常规淋巴结清扫，重视并合理实施术中肿

瘤和淋巴结的冷冻病理学检查,提高对 ICC 淋巴结处理重要性的认识。

(7)肝切除合并血管切除:ICC 的血管侵犯极为常见,数据表明为达到 R0 切除,9%~14% 的患者需行血管切除后重建。约 12% 的 ICC 手术患者需行大血管切除术(包括门静脉或腔静脉),且未观察到围手术期死亡风险的变化。对 1 087 例 ICC 的多中心研究表明,约 12% 的患者需行肝切除联合门静脉或腔静脉切除重建,数据表明联合手术并不增加围手术期病死率,与无血管侵犯的患者相比,联合术后远期生存无差异。以上结果均表明,大血管侵犯并非 ICC 手术的绝对禁忌证,针对充分评估的患者,可考虑行肝切除联合血管切除和重建以达到 R0 切除,提升远期生存率。

(二)肝移植

以往大多数学者并不提倡 ICC 进行肝移植治疗,因为复发率高、远期生存差、费用高昂等因素。但近几年国际上许多中心对 ICC 的肝移植治疗进行了积极的探索,发现对于分化良好的、单发的 ICC 似乎可以获得较为理想的预后,有小样本的研究结果显示:符合米兰标准(单个肿瘤直径 ≤5cm;多发肿瘤少于 3 个,最大直径 ≤3cm)的肝移植患者术后 5 年复发率 10%,5 年生存率 78%。另有研究表明:中度分化的 ICC 患者肝移植后 3 年复发率较分化良好的患者高出 78%。还有些通过积极放化疗联合肝移植的晚期患者五年中位 OS 可达到 40%,明显高于未接受辅助治疗患者的 20%。许多报道也证实了辅助治疗或新辅助治疗联合肝移植可显著降低复发率,提高远期生存率,尤其是新辅助治疗,可能由于术前放化疗降低了肿瘤的体积和活性,减少了术中种植转移的概率;另一方面新辅助治疗对肝脏本身的毒性和损害随着新的供体的植入而被清除。

因为肝移植指征的局限性和预后的争议,所以并未被纳入 ICC 的常规治疗模式中。梅奥中心最早开展了新辅助治疗联合肝移植治疗肝门部胆管癌的模式,取得了显著的效果,但对于 ICC 而言是否可以借鉴和应用,仍缺乏多中心的大样本量研究。不管怎样,通过严格筛选后(符合米兰标准、分化较好)的 ICC 患者经辅助治疗或新辅助治疗联合肝移植初步取得了良好的结果,提高了肝移植在治疗 ICC 的地位,可能为今后 ICC 的治疗开创了新的方向。

五、辅助治疗

ICC 术后复发风险高,远期生存差,术后辅助治疗在现阶段备受关注,但其有效性目前尚无定论。有研究结果表明,辅助性化疗或放化疗可改善预后,而单纯放疗对预后无显著影响。在淋巴结转移或接受 R1 切除的患者中,术后辅助治疗的受益较大。

(1)全身化疗:目前单独针对 ICC 进行的临床药物试验非常缺乏。胆管细胞癌的全身化疗一般参考晚期胰腺癌的方案。包括吉西他滨单药,吉西他滨与卡培他滨联合应用,以及吉西他滨与铂类似物(顺铂、奥沙利铂和卡铂)联合应用等。较为经典的晚期胆道肿瘤研究(ABC-02)结果表明:吉西他滨和顺铂联合应用后的患者生存率优于吉西他滨单药。另一项临床试验表明:吉西他滨和氟尿嘧啶为基础的化疗方案在胆管癌中能取得一定疗效,与顺铂联合应用可能增加患者获益。

胆管细胞癌的二线化疗方案包括吉西他滨与卡培他滨、氟尿嘧啶与奥沙利铂(FOLFOX 方案)和氟尿嘧啶与伊立替康(FOLFIRI 方案)等,治疗后晚期胆管癌患者平均无进展生存时间为 3 个月。

对 T_2、T_3、T_4 和 N_1 期及周围神经血管侵犯、切缘阳性等高复发风险的患者,虽然目前尚无统一的术后辅助化疗的纳入和排除标准,但是根据 Schweitzer 等的研究结果,应考虑行术后辅助化疗。

(2)放疗:放疗主要包括:①外照射放疗,包括三维适形放疗、调强放疗、立体定向放疗;②近距离放疗;③质子疗法。

目前尚缺乏前瞻性随机对照评估放疗或术中放疗是否为根治性切除术后的标准治疗方案。研究显示全身放疗可延长 ICC 患者的中位数生存时间并改善其预后,此外,外照射放疗还能够完全或部分缓解 ICC 患者的癌性疼痛及梗阻性黄疸症状。由于 ICC 癌细胞缺乏血管,总体来说对放疗不是特别敏感,但研究显示患者术后加放疗仍比单独手术切除患者的预后情况要好,如外科切除术联合立体定向放疗有利于提高发生局部淋巴结转移的 ICC 患者的生存率。

此外,对 ICC 患者尤其是切缘阳性或区域淋巴结转移的 ICC 患者而言,一项基于大数据的回顾性研究显示辅助性的放疗能够延长患者生存时间,因此专家建议,术后通过行辅助性放疗来杀死切缘阳性的肿瘤细胞,从而降低复发率。

(3)局部治疗:对于无手术指征的 ICC 患者,局部治疗的目的主要是减轻肿瘤负荷,提高患者生存率。主要包括:肝动脉灌注(hepatic arterial infusion, HAI)、TACE、药物洗脱珠 TACE 和放射性钇栓塞等方法。有荟萃分析结果表明:在不能手术切除的 ICC 患者中,行 HAI 患者中位生存时为 22.8 个月(9.8~35.8 个月),行放射性钇栓塞患者为 13.9 个月(9.5~18.3 个月),行 TACE 患者为 12.4 个月(10.9~13.9 个月)。此外,肝切除术后辅助性 TACE 可能改善复发高危患者的生存情况。

(4)靶向治疗:目前,尚未发现在 ICC 中有可用于靶向治疗效果评估及整体预后预测的特异分子亚类。当前靶向治疗的靶点主要包括血管内皮生长因子、表皮生长因子受体、Rsf 激酶及 Her2/neu。血管内皮生长因子抑制剂包括舒尼替尼、索拉非尼、贝伐珠单抗,其应用效果并不理想,临床有效率低而毒性高。表皮生长因子受体抑制剂包括西妥昔单抗、埃罗替尼、拉帕替尼和吉非替尼。一项 30 例小样本 II 期临床试验发现西妥昔单抗联合吉西他滨和奥沙利铂方案治疗胆道肿瘤的应答率可达 63%,其中 9 例患者获得了可能根治手术的机会。另一项 III 期临床试验则表明吉西他滨联合奥沙利铂方案加用埃罗替尼后仅能略延长胆道肿瘤患者的无进展生存期,而并不会延长总生存期。目前胆道肿瘤的分子靶向治疗效果尚不理想,仍需进一步研究。

近年来肿瘤免疫治疗进展迅速,主要包括 PD-1/PD-L1 免疫检查点抑制剂及嵌合抗原受体 T 细胞免疫疗法(chimeric antigen receptor T-cellimmunotherapy, CAR-T)的免疫靶向治疗。研究提示 PD-L1 在有高密度肿瘤浸润淋巴细胞的 ICC 中表达上调,因此 PD-1/PD-L1 抑制剂有望成为 ICC 患者免疫靶向治疗药物。此外,CAR-T 肿瘤免疫疗法是一种极具潜力的抗肿瘤活性疗法,是目前研究的热点。术后复发是影响 ICC 患者死亡的重要因素,在治疗 ICC 的临床试验中发现,CD3 特异性 CAR-T 细胞表现出了良好的抗复发性,其免疫治疗在控制 ICC 术后复发上具有潜在的应用前景。目前该领域的研究处于探索和临床试验阶段,尚无确定疗效的结论供参考。

六、新辅助治疗

目前缺乏前瞻性研究证据证实新辅助化疗对 ICC 预后有益。回顾性研究结果显示,新辅助化疗可控制隐匿性转移,降低复发风险。但有研究表明,新辅助化疗与仅手术切除相比,有延长生存时间的趋势,但差异无统计学意义。在肝内胆管细胞癌的研究中,新辅助治疗或许对部分有复发转移高危因素的患者有效,但仍需进一步研究。

七、抗病毒辅助治疗

国外多项研究显示,肝硬化特别是 HBV、HCV 感染后肝硬化使 ICC 的患病风险也明显提高,一项来自日本的回顾性研究显示,在平均随访 7.2 年、600 例丙肝后肝硬化患者中有 14 例(2.3%)发生 ICC。同样来自意大利的一项病例对照研究亦显示,ICC 与 HBV、HCV 感染密切相关。而一项来自美国的研究发现,11 例 ICC 患者手术切除时的肿瘤组织样本中有 3 例(27%)提取到 HBV 的 DNA 存在。同样来自我国的一项研究也显示,在 35%(8/23)的 ICC 病例的肿瘤组织中检测到了 HBV 中 DNA 存在。一项来自日本的队列研究结果亦显示,慢性 HBV 感染是 ICC 的危险因素。

而最近关于乙型肝炎相关性 ICC 的研究显示,与无合并慢性 HBV 感染的患者相比,其肿瘤组织低分化程度比例及肝周淋巴结转移率均较低,而完整的肿瘤包膜形成率高阳。从这些生物学特性可推测乙型肝炎相关性 ICC 应该有较好的预后。但乙型肝炎相关性 ICC 肝硬化比例高,肝储备功能差,而这必将影响其治疗而产生不良预后。

同时,在 ICC 中,HBV 感染与手术预后显著相关。有研究发现,约 9.5% 有 HBV 感染的 ICC 患者,肝切除术后发生病毒再激活,且与肿瘤高复发率及低生存率相关。对这类患者进行术前核苷类药物抗病毒治疗,可降低病毒再激活的发生率,而手术前后行抗病毒治疗可降低总体和肿瘤特异性病死率。而且,抗病毒治疗胆小管型 ICC 的效果最明显。

八、肝内胆管癌术后复发治疗

ICC 的术后生存差,5 年生存率仅为 30%~35%,其复发风险高是患者术后生存差的最重要原因,中位 RFS 15.6 个月,5 年复发率可高达 70% 以上。以往报道中肿瘤大小、有无淋巴结转移是影响 ICC 术后生存的最重要因素,近年发现血管侵犯可能也是预后不良的因素之一,但还需要更多研究结果的支持。

目前很少有研究讨论 ICC 患者复发的治疗方案选择,各大指南中也未对此部分进行具体说明。复发患者中,约有 60% 患者复发灶限于肝内,一般认为,对于这部分患者手术切除联合或不联合射频消融治疗仍是首选方案。然而,因肿瘤侵袭性强、转移率高、剩余肝体积不足等情况的影响,在复发患者中仅 9% 可进行再次手术,且疗效并不理想。有多中心研究结果显示相比较于 TACE 和化疗,手术再切除(联合或不联合射频消融)ICC 复发患者的再治疗后中位生存约 26.1 个月(单纯射频消融 25.5 个月,TACE 9.6 个月,全身化疗 16.8 个月),但超过一半的再切除患者在二次手术后 1 年内复发。术后辅以积极的综合治疗或可对患者生存获益,但目前并没有明确证据。无法手术时,TACE、放疗、化疗等亦是可考虑的方案,但效果劣于手术。事实上,有一半左右的患者在复发时已失去积极治疗的机会,仅予对症支持处理,这部分患者复发后中为生存仅 8.8 个月。

(蔡建强)

参考文献

1. Patel T. Increasing incidence and mortality of primary intrahepatic cholangiocarcinoma in the United States. Hepatology, 2001, 33: 1353-1357.

2. Khan SA, Taylor-Robinson SD, Toledano MB, et al. Changing international trends in mortality rates for liver, biliary and pancreatic tumours. J Hepatol, 2002, 37: 806-813.

3. Chen W, Zheng R, Baade PD, et al. Cancer statistics in China, 2015. CA Cancer J Clin, 2016, 66(2): 115-132.

4. Bergquist A, von Seth E. Epidemiology of cholangiocarcinoma, Best Pract. Res Clin. Gastroenterol, 2015, 29: 221-232.

5. Tamandl D, Herberger B, Gruenberger B, et al. Influence of hepatic resection margin on recurrence and survival in intrahepatic cholangiocarcinoma. Ann Surg Oncol, 2008, 15: 2787-2794.

6. Siegel RL, Miller KD, Jemal A, et al. CA Cancer J Clin, 2015, 65: 5-29.

7. Zhu QD, Zhou MT, Zhou QQ, et al. Diagnosis and surgical treatment of intrahepatic hepatolithiasis combined with cholangiocarcinoma. World J Surg, 2014, 38: 2097-2104.

8. Rizvi S, Eaton JE, Gores GJ. Primary sclerosing cholangitis as a pre-malignant biliary tract disease: surveillance and management. Clin Gastroenterol Hepatol, 2015.

9. Tyson GL, El-Serag HB. Risk factors for cholangio-carcinoma. Hepatology, 2011, 54: 173-184.

10. Boberg KM, Bergquist A, Mitchell S, et al. Cholangio-carcinoma in primary sclerosing cholangitis: risk factors and clinical presentation. Scand J Gastroenterol, 2002, 37: 1205-1211.

11. Melum E, Karlsen TH, Schrumpf E, et al. Cholangiocarcinoma in primary sclerosing cholangitis is associated with NKG2D polymorphisms. Hepatology, 2008, 47: 90-96.

12. Lipsett PA, Pitt HA, Colombani PM, et al. Cameron, Choledochal cyst disease. A changing pattern of presentation. Ann Surg, 1994, 220: 644-652.

13. Soares KC, Kim Y, Spolverato G, et al. Presentation and clinical outcomes of choledochal cysts in children and adults: a multi-institutional analysis. JAMA Surg, 2015, 150: 577-584.

14. Sithithaworn P, Yongvanit P, Duenngai K, et al. Roles of liver fluke infection as risk factor for cholangiocarcinoma. J Hepatobiliary Pancreat Sci, 2014, 21: 301-308.

15. Sahani D, Prasad SR, Tannabe KK, et al. Thorotrastinduced cholangiocarcinoma: case report. Abdom Imaging, 2003, 28: 72-74.

16. Nagaoka T, Ohkawa S, Ito Y, et al. A case of minute cholangiocellular carcinoma which was found in the follow-up periods of liver cirrhosis and was indistinguishable from hepatocellular carcinoma on hepatic angiography. Nihon Shokakibyo Gakkai Zasshi, 1991, 88: 1369-1374.

17. 曾勇,唐伟. 幕内肝脏外科学. 北京:人民卫生出版社,2016.

18. Joseph S, Connor S, Garden O J. Staging laparoscopy for cholangiocarcinoma. . HPB, 2010, 10(2): 116–119.

19. Facciuto ME, Singh MK, Lubezky N, et al. Tumors with intrahepatic bile duct differentiation in cirrhosis: implications on outcomes after liver transplantation. Transplantation, 2015, 99(1): 151–157.

20. Hashimoto K, Miller CM. Liver transplantation for intrahepatic cholangiocarcinoma. J Hepatobiliary Pancreat Sci, 2015, 22(2): 138–143.

21. Takahashi K, Obeid J, Burmeister CS, et al. Intrahepatic cholangiocarcinoma in the liver explant after liver transplantation: histological differentiation and prognosis. Ann Transplant, 2016, 21: 208–215.

22. Hong JC, Jones CM, DufyJP, et al. Comparative anlaysisofre—sectionandlivertransplantationfori ntrahepaticandhilarcholangio—carcinoma: a24-yearexperienceinasinglecenter. ArchSurg, 2011, 146(6): 683–689.

23. Fu BS, Zhang T, Li H, et al. The role of liver transplantation for intrahepatic cholangiocarcinoma: a single–center experience. Eur Surg Res, 2011, 47(4): 218–221.

24. Rea DJ, Rosen CB, Nagorney DM, et al. Transplantation for cholangiocarcinona when and for whom. Surg Oncol Clin NAm, 2009, 18(2): 325–337.

25. Heimbach JK, Gores OJ, Nagorney DM, et a1. Liver transplantation for perihilar cholangiocarcinom a after aggresiveneoadjuvanttherapy: anew paradigm for1iverand biliarym alignancies? Surgery, 2006, 140(3): 331–334.

26. Welzel TM, Graubard BI, El–Serag HB, et al. Risk factors for intrahepatic and extrahepatic cholangiocarcinoma in the United States: a population–based case–control study, Clin. Gastroenterol. Hepatol, 2007, 5: 1221–1228.

27. Shaib YH, Davila JA, McGlynn K, et al. Rising incidence of intrahepatic cholangiocarcinoma in the United States: a true increase? J Hepatol, 2004, 40: 472–477.

28. Li H, Hu B, Zhou ZQ, et al. Hepatitis C virus infection and the risk of intrahepatic cholangiocarcinoma and extrahepatic cholangiocarcinoma: evidence from a systematic review and meta–analysis of 16 case–control studies. World J Surg. Oncol, 2015, 13: 161.

29. Peng NF, Li LQ, Qin X, et al. Evaluation of risk factors and clinicopathologic features for intrahepatic cholangiocarcinoma in Southern China: a possible role of hepatitis B virus. Ann Surg Oncol, 2011, 18: 1258–1266.

30. Michelotti GA, Machado MV, Dieh AM. NAFLD, NASH and liver cancer. Nat Rev Gastroenterol Hepatol, 2013, 10: 656–665.

31. Shaib YH, El–Serag HB, Davila JA, et al. Risk factors of intrahepatic cholangiocarcinoma in the United States: a case–control study. Gastroenterology, 2005, 128: 620–626.

32. Ye XH, Huai JP, Ding J, et al. Alcohol consumption, and the risk of extrahepatic cholangiocarcinoma: a meta–analysis. World J Gastroenterol, 2013, 19: 8780–8788.

33. Welzel TM, Graubard BI, Zeuzem S, et al. Metabolic syndrome increases the risk of primary liver cancer in the United States: a study in the SEER–Medicare database. Hepatology, 2011, 54: 463–471.

34. Welzel TM, Graubard BI, El–Serag HB, et al. Risk factors for intrahepatic and extrahepatic cholangiocarcinoma in the United States: a population–based case–control study. Clin Gastroenterol Hepatol, 2007, 5: 1221–1228.

35. Valle J W, Wasan H, Johnson P, et al. Gemcitabine alone or in combination with cisplatin in patients with advanced or metastatic cholangiocarcinomas or other biliary tract tumours: a multicentre randomised phase II study–The UK ABC–01 Study. British Journal of Cancer, 2009, 101(4): 621–627.

36. Eckel F, Schmid RM . Chemotherapy in advanced biliary tract carcinoma: a pooled analysis of clinical trials, 2007, 96(6): 896–902.

37. Gemcitabine and oxaliplatin with or without cetuximab in advanced biliary–tract cancer(BINGO): a randomised, open–label, non–comparative phase 2 trial. The Lancet Oncology, 2014, 15(8): 819–828.

38. Wu ZF, Zhang HB, Yang N, et al. Postoperative adjuvant transcatheter arterial chemoembolisation improves survival of intrahepatic cholangiocarcinoma patients with poor prognostic factors: Results of a large monocentric series. European Journal of Surgical Oncology(EJSO), 2012, 38(7): 602–610.

39. El–Serag, Hashem B, Shaib Y H, et al. Risk Factors for Intrahepatic and Extrahepatic Cholangiocarcinoma in the United States: A Population–Based Case–Control Study. Clinical gastroenterology and hepatology: the official clinical practice journal of the American Gastroenterological Association, 2007, 5(10): 1221–1228.

40. Khan S A, Toledano M B, Taylor–Robinson S D. Epidemiology, risk factors, and pathogenesis of cholangiocarcinoma. HPB, 2008, 10(2): 77–82.

41. 沈锋,张汉,杨田,等. 肝内胆管癌的外科综合治疗. 中华消化外科杂志, 2018, 17(3): 213.

42. de Jong MC, Nathan H, Sotiropoulos GC, et al.

Intrahepatic cholangiocarcinoma: an international multi-institutional analysis of prognostic factors and lymph node assessment. J Clin Oncol, 2011, 29: 3140-3145.

43. Kun-Ming Chan, Chun-Yi Tsai, Chun-Nan Yeh, et al. Characterization of intrahepatic cholangiocarcinoma after curative resection: outcome, prognostic factor, and recurrence, BMC Gastroenterology, 2018, 18: 180.

44. El-Serag HB, Engels EA, Landgren O, et al . Risk of hepatobiliary and pancreatic cancers after hepatitis C virus infection: a population-based study of U. S. veterans. Hepatology, 2009, 49: 116-123.

45. Spolverato G, Kim Y, Alexandrescu S, et al. Management and outcomes of patients with recurrent intrahepatic cholangiocarcinoma following previous curative-intent surgical resection. Ann Surg Oncol, 2016, 23 (1): 235-243.

46. Si A, Li J, Xing X, et al. Effectiveness of repeat hepatic resection for patients with recurrent intrahepatic cholangiocarcinoma: Factors associated with long-term outcomes. Surgery, 2017, 161 (4): 897-908.

第八节 胆囊癌的外科治疗策略

一、概述

胆囊的结构较其他空腔脏器特殊,缺乏黏膜下层,并且在脏面因靠胆囊床和肝脏相邻,故而脏面缺乏肌层和浆膜层,特殊的解剖结构也导致了胆囊癌特别容易侵犯肝脏。因而胆囊癌恶性程度很高,已有取代胰腺癌、肝癌成为癌中之王的趋势,其发病率虽在消化系统恶性肿瘤中排第六位,但却是胆道系统恶性肿瘤的首位。慢性胆囊炎、胆囊结石是胆囊癌常见的致病因素,随着生活水平提高以及人口的老龄化,胆囊炎胆囊结石的发病率逐渐增高,因而胆囊癌的发病率近年来也逐年增加,成为威胁国民健康新的危险因素。胆囊癌有三大恶性特征:①可切除率低:根治性手术是目前有效治疗胆囊癌的唯一方法,但因其早期无特异性症状,并且该病极易侵犯肝脏和发生远处转移,因而大部分患者在明确诊断时已处于晚期,失去获得根治手术的机会,其切除率只在15%~47%左右;②术后极易复发和转移:据统计,胆囊癌根治术后两年复发率高达66%,其

中72%发生肝、肺等远处转移;③对放化疗不敏感:目前常用的放化疗方案对胆囊癌患者的效果都很低,有效率不足15%。鉴于此,胆囊癌五年生存率仅为5%~10%,中位生存期3~6个月,即使根治性切除术后,其五年生存率也只有约16.5%,预后极差。

二、胆囊癌的相关分期和外科治疗决策的抉择

胆囊癌的手术范围和分期密切相关,主要依据T分期制订。目前胆囊癌的分期和指南系统包括美国癌症联合会(AJCC)分期、国际抗癌协会(UICC)分期、日本的分期系统三大系统,Nevin分期因过于笼统,且近年无更新,应用开始减少。另外,还有参考价值的有美国国立综合癌症网络(NCCN)指南、我国胆道肿瘤专家制定的关于胆囊癌处理的共识等。

1. AJCC分期系统(第八版)(表8-5) 分期最大的修订是关于淋巴结的N分期,第七版及之前还是按照淋巴结位置为N分期依据,而这一版中以个数作为N分期依据(表8-6)。

表 8-5 第八版 AJCC TNM 分期

T分期	Tx	原发肿瘤无法评估
	T0	无肿瘤证据
	Tis	原位癌
T1	T1a	肿瘤侵犯黏膜层
	T1b	肿瘤侵犯肌层
T2	T2a	肿瘤(腹膜面)侵犯肌层周围组织,未侵犯浆膜层
	T2b	肿瘤(肝脏面)侵犯肌层周围组织,未侵犯肝脏
T3		肿瘤穿透浆膜层、侵犯肝脏、侵犯一个邻近脏器或组织如胃、十二指肠、结肠、胰腺、大网膜以及肝外胆管等
T4		肿瘤侵犯门静脉、肝动脉,或者2个及以上肝外的脏器或组织
N分期	Nx	区域淋巴结无法评估
	N0	没有区域淋巴结转移
	N1	1~3个区域淋巴结转移
	N2	4个及以上的区域淋巴结转移
M分期	M0	没有远处转移
	M1	远处转移

表 8-6　AJCC 依据 TNM 预后分期

0	Tis	N_0	M_0
I	T_1	N_0	M_0
IIA	T_{2a}	N_0	M_0
IIB	T_{2b}	N_0	M_0
IIIA	T_3	N_0	M_0
IIIB	T_{1-3}	N_1	M_0
IVA	T_4	N_{0-1}	M_0
IVB	Any T	N_2	M_0
	Any T	Any N	M_1

2. UICC 分期系统　第八版的 UICC 分期系统内容和第八版的 AJCC 分期类似。

3. 日本分期（JSBS）系统（表 8-7、表 8-8）　和 AJCC、UICC 分期的最大不同,就是关于 N 分期,JSBS 分期中的 N 分期依然是以淋巴结位置为依据。

表 8-7　第八版的 UICC 分期

T 分期	T_1	肿瘤侵犯黏膜层或肌层
	T_2	肿瘤侵犯肌层周围组织,未侵犯浆膜层或肝脏
	T_3	肿瘤穿透浆膜层,或侵犯肝脏(范围<5mm),或侵犯肝外胆管的右侧,未达左侧
	T_4	肿瘤侵犯门静脉、肝动脉,或侵犯肝脏(范围>5mm),或侵犯肝外胆管的左侧
N 分期	N_0	没有区域淋巴结转移
	N_1	胆囊管、胆总管周围淋巴结转移
	N_2	肝十二指肠韧带淋巴结、胰头后上淋巴结、肝总动脉淋巴结转移
	N_3	胰头周围淋巴结、腹腔干、脾动脉、肠系膜上动脉、腹主动脉周围淋巴结转移
M 分期	M_0	无远处转移
	M_1	有远处转移

表 8-8　JSBS 分期

I	T_1	N_0	M_0
II	T_1	N_1	M_0
	T_2	N_0	M_0
III	T_1	N_2	M_0
	T_2	N_{1-2}	M_0
	T_3	N_{0-1}	M_0
IVA	T_{1-2}	N_3	M_0
	T_3	N_2	M_0
	T_4	N_{0-1}	M_0
IVB	T_3	N_3	M_0
	T_4	N_{2-3}	M_0
	Any T	Any N	M_1

三、胆囊癌的术前分期评估

超声检查依然是胆囊癌的首选,对于中晚期胆囊癌的诊断比较有价值,比如胆管、肝动脉、门静脉是否侵犯等。另外对肝门区、胰头周围及腹膜后的淋巴结显示较好,但对肠系膜根部的淋巴结显示不理想,并且对于早期胆囊癌的诊断价值较低。

高分辨率的薄层 CT 对胆囊癌肿块的大小、位置,肝脏或者邻近器官如胃、横结肠、十二指肠是否侵犯,淋巴结转移以及肝动脉、门静脉是否有侵犯诊断价值很高,另外对于早期胆囊癌的判断也有一定价值。磁共振则对胆管树的显示比较清晰,可以判断胆囊癌是否侵犯肝管或胆总管而引起相应的梗阻等。超声内镜检查因其具有创性在临床应用较少,但对淋巴结转移、动脉或者门静脉的侵犯诊断准确率较 CT 高,并且可以进行活检检查。PCT-CT 可以应用于来源不明确以及是否远处转移等的明确诊断,可协助判断区域淋巴结和远处转移,对术前 N 和 M 分期有帮助,但因为价格昂贵,不是常规手段。综合而言,目前高分辨率的 CT 和磁共振是胆囊癌术前预判分期的常用手段。

腹腔镜探查,对于胆囊癌的评估更为准确,对于上述检查高度怀疑转移、是否可切除性判断不明确、取活检明确病理类型等有诊断价值。并且避免不可切除的患者采取了开腹手术。

四、外科常用的手术方案及适用症

手术依然是目前治疗胆囊癌的首选方法。随着手术技术的提高和手术器械的更新,加上外科医师们更为积极的治疗态度,胆囊癌的手术治疗效果已取得了令人瞩目的进展,完全切除肿瘤,即使对于晚期的患者,也可以明显延长生存期。具体手术方案的选择则依赖于胆囊癌的临床分期。

1. 意外胆囊癌　胆囊良性疾病行胆囊切除术中或术后经病理学检查确诊为胆囊癌被定义为意外胆囊癌。当前,腹腔镜胆囊切除术已成为胆囊切除的"金标准",随之而来意外胆囊癌的发生率也逐年升高,它的治疗也成为胆道外科的一个热点之一。意外胆囊癌再次行根治性手术具有改善患者生存的作用,总体而言相比较不行根治性手术的患者 15% 左右的 5 年生存率,其根治性手术患者 5 年生存率可达 41% 左右。目前临床工作中,是否行根治性手术还应根据胆囊癌的 T 分期决定,T_{1a} 行单纯胆囊切除术的 5 年生存率可达 100%;T_{1b} 是否行再次根治性手术还有争议,但目前的 NCCN 指南推荐对 T_{1b} 期胆囊癌常规行淋巴结清扫;对于 T_2 患者,再次手术的范围建议胆囊床的楔形挖除或 4b 段和 5 段规则肝切除,联合肝十二指肠韧带淋巴结清扫,根据术中胆囊管切缘或者术中探查情况决定是否需联合胆总管切除,其中 T_{2a} 患者是否要联合肝脏切除,争议还很大,目前还在研究中;T_3 患者,在 T_2 切除范围基础上,根据术中情况决定是否行扩大根治术。

2. 单纯胆囊切除术　目前针对 T_{1a} 胆囊癌,可以行单纯胆囊切除术;而对于 T_{1b} 患者,尽管还有争议,但是主流意见还是建议行根治性胆囊切除术。

3. 胆囊癌根治性手术　切除范围为胆囊、胆囊床的楔形挖除或 4b 段和 5 段规则肝切除、联合肝十二指肠韧带淋巴结清扫,根据术中胆囊管切缘或者术中探查情况决定是否需联合胆总管切除。

4. 胆囊癌扩大根治术　对于尚未发生远处转移,术中探查后认为有望达到 R0 切除者,应积极进行胆囊癌扩大根治术。扩大根治性手术的范围应根据肿瘤浸润转移的具体情况而定,一般是在胆囊癌根治术的基础上加行肝外胆管(必要时左右 I 级肝管)切除重建术、扩大的右半肝切除术、右三叶切除、胰头十二指肠切除术和右半结肠切除术、门静脉切除重建等,外加肝十二指肠韧带、肝门部、胰头后方等部位的淋巴清扫术。胆囊癌不仅容易直接浸润肝脏,而且常有胃十二指肠侵犯和胰头后淋巴结转移,对这些进展期患者行治愈性切除,需作肝部分和胰头十二指肠切除(HPD)。

5. 胆囊癌的淋巴结清扫范围　胆囊癌易发生淋巴结转移,即使是 T_{1a} 期转移率也有 0~2.5%,而到了 T_{1b} 期则有 5%~16%,T_2 期的转移率就增加到 9%~30%。因此对于胆囊癌患者,淋巴结清扫更显得尤为重要,其区域淋巴结定义为沿胆总管、肝动脉、门静脉和胆囊管周围的淋巴结。胆囊癌患者的淋巴结清扫除了区域淋巴结范围外,还要兼顾是否有 13a 组淋巴结转移,如果有则建议加做胰头周围和腹腔干周围淋巴结清扫,即扩大的淋巴结清扫。一般来说,腹主动脉旁、下腔静脉和肠系膜上动脉旁淋巴结视为远处转移,不建议清扫。

6. 姑息性手术　适用于晚期已失去行根治性手术机会的患者。手术目的为切除主要病灶、胆道引流、消化道转流等。手术中切除病变的胆囊可防止急性胆囊炎发作。姑息性手术主要针对黄疸、胃流出道梗阻、疼痛、门静脉受压迫、侵犯或形成癌栓后产生的门静脉高压几种问题。相应的方式有:

(1)黄疸的姑息处理。可分为三种姑息方法:①外引流术;②内引流术;③胆管植入内支架术。

(2)消化道梗阻的处理。梗阻的部位大多发生于十二指肠的第一、二段。可行胃空肠吻合术来解决梗阻问题。

(3)晚期顽固剧烈腹痛。可考虑使用内脏神经酒精封闭。

(4)门静脉受癌肿侵犯形成门静脉高压。可以选择放置内支架于门静脉的狭窄部以缓解门静脉高压。对于肝脏受侵犯的患者还可作右门静脉的栓塞,部分患者甚至因此而获得根治性切除的手术机会。

五、放化疗进展

胆囊癌化疗效果较差,至今仍没有确实有效的、统一的放、化疗方案。常用的化疗方案有吉西他滨 + 顺铂或奥沙利铂、氟尿嘧啶为基础或者是吉西他滨为基础的其他化疗方案,其中吉西他滨 + 顺铂或奥沙利铂是比较受推荐的方案。而新一代氟尿嘧啶和卡培他滨可以作为口服化疗的使用药物。放疗方案中比较受肯定是 EBRT 同步氟尿嘧啶的治疗方式。

六、精准治疗的进展

关于胆囊癌的精准治疗研究目前较少,很多都是和胆道其他肿瘤一起研究。设计的治疗靶点主要有 ERBB、VEGF 和免疫检查点几个方向。

1. ERBB 靶点的治疗　ErbB-2 和 EGFR 是胆囊癌等胆道肿瘤中是比较常见的突变点。一项多中心、随机对照、开放的Ⅲ期临床试验针对 EGFR 的突变点进行了研究,文中纳入了 268 例胆道肿瘤患者,分为单纯化疗组(GEMOX 方案)和联合治疗组(GEMOX+ 厄洛替尼方案),结果显示联合组 VS 单纯组 PFS 5.8 个月 vs 4.2 个月,差异无统计学意义,且联合组的不良事件增加。另外一些关于厄洛替尼、拉帕替尼在内的 EGFR 阻断剂都未能为胆道肿瘤患者带来疗效。而另外针对 EGFR 的单克隆抗体药物如西妥昔单抗、帕尼单抗等,在单臂的Ⅱ期临床试验中显示了一定的微弱的疗效,但在开放的、随机对照研究中却未能为患者带来获益。

针对 ErbB-2 靶点的临床试验,Javle 等曾总结了 14 例晚期胆道肿瘤(9 例胆囊癌、5 例胆管癌,均存在 *ErbB-2* 基因突变、扩增或过表达)的患者使用针对 ErbB-2 靶向抑制剂的效果,显示胆管癌无显著获益,但 9 例胆囊癌患者却显现了不同程度的疗效。

2. VEGF 靶点的治疗　另外一个在胆道肿瘤中临床试验做得多的就是针对 VEGF 靶点的治疗,这是胆道肿瘤中另一个突变率较高的位点,高达 57.6%,常用的治疗药物有索拉非尼、瑞戈非尼和贝伐珠单抗等。索拉非尼在胆道恶性肿瘤的研究中,无论是单一疗法,还是联合 GEMOX 方案,都未能提高治疗的有效性,反而增加了毒性。贝伐单抗在现有研究中也未能显现出令人满意的效果,而针对 EGFR 和 VEGF 靶点的联合治疗,比如贝伐单抗联合厄洛替尼治疗进展期胆道肿瘤患者的也未能获益。

3. 哌姆单抗　哌姆单抗是针对 PD-1/PD-L1 通路的单克隆抗体,可以阻断 PD-1 与配体 PD-L1 的结合,从而促使 T 细胞攻击肿瘤细胞。NCCN 新版指南中,建议对胆囊癌增加微卫星不稳定性(MSI)检测和错配基因修复(MMR),对于 MSI-H 或者 dMMR 的肿瘤,可以使用哌姆单抗进行治疗。

七、现在外科治疗还存在的争论点

1. 早期胆囊癌切除范围　胆囊癌的切除范围主要依据 T 分期,但是如何在术前和术中确定 T 分期,特别是早期胆囊癌的 T 分期比较困难,造成术中切除范围难以界定,推荐术中进行冷冻病理切片检查。另外争议多的是 T$_{1b}$ 的胆囊癌是否要进行根治性手术、T$_{2a}$ 的胆囊癌是否需要联合肝脏切除问题,西方主流观点是建议 T$_{1b}$ 行根治性手术以及 T$_{2a}$ 联合肝脏楔形切除,在 2019 版的 NCCN 指南中已将 T$_{1b}$ 行根治性手术作为推荐方案,但东方国家对这个问题还有很多不同意见,特别是日本和韩国,因此还需要更多的临床研究给出循证医学依据。

2. 腹腔镜和机器人系统辅助手术　胆囊癌曾经被认为是微创手术的禁忌证,主要原因是会有戳卡孔的种植,但是近年来东西方的研究都发现,微创手术戳卡孔的种植概率并不像之前报道的那么高,认为胆囊癌行腹腔镜根治术是安全可行的。但要严格把握适应证,要确定各个切缘阴性,同时淋巴的清扫数目和范围不能少于开放手术,并且要保证手术的安全性。另外需要指出的是,腹腔镜探查在晚期胆囊癌中是值得推荐的,可以避免不可切除的患者增加了创伤。

(刘颖斌)

参 考 文 献

1. Brierley JD, Gospodarowicz MK, Wittekind Ch. TNM classification of malignant tumors. 8th ed. New York: Wiley-Blackwell, 2017.
2. Amin MB, Edge SB, Greene FL, et al. American Joint Committee on Cancer (AJCC) cancer staging manual. 8th ed. New York: Springer, 2017.
3. Japanese Society of Biliary Surgery. Classification of biliary tract carcinoma. 2nd ed. Tokyo: Kanehara, 2004.
4. Duffy A, Capanu M, Abou-Alfa GK, et al. Gallbladder cancer (GBC): 10-year experience at Memorial Sloan-Kettering Cancer Centre (MSKCC). J Surg Oncol, 2008, 98(7): 485-489.
5. Li M, Liu F, Zhang F, et al. Genomic ERBB2/ERBB3 mutations promote PD-L1-mediated immune escape in gallbladder cancer: a whole-exome sequencing analysis. Gut, 2019, 68(6): 1024-1033.
6. Li M, Zhang Z, Li X, et al. Whole-exome and targeted gene sequencing of gallbladder carcinoma identifies recurrent mutations in the ErbB pathway. Nat Genet, 2014, 46(8): 872-876.

第九章　胰腺疾病

第一节　胰腺的生理功能及应用解剖对手术的影响

胰腺是人体的重要器官,位于上腹部深面,周围血管、淋巴及神经网络丰富,与诸多重要器官与结构相邻。生理上,胰腺对蛋白质、脂肪和糖类的分解消化及血糖的调节发挥重要的功能。胰腺在胚胎期的发育如发生异常,可导致多种先天性疾病的发生。此外,胰腺的生理及解剖特点,也是导致胰腺手术后并发症发生率高且凶险的主要原因之一。

熟练掌握胰腺的生理功能和应用解剖,对胰腺疾病外科治疗决策的制订和胰腺外科手术后严重并发症的防治具有重要意义。本章从临床外科的角度,详细阐述胰腺的发生、解剖结构及生理功能,并就其对外科手术的影响进行探讨。

一、胰腺的发生

胰腺是由卵黄囊顶部的内胚层演化而来。人胚第3~4周,胚盘向腹侧卷曲,形成胚体,卵黄囊内胚层被包绕成弓形的圆管状,称原始消化管或原肠(primitive gut)。其头端起自口咽膜,由外胚层和内胚层直接接触而形成的口凹所封闭,第4周破裂、消失;尾端止于泄殖腔膜,由外胚层和内胚层直接接触而形成的肛凹所封闭,第8周破裂、消失。所以,消化系统的上皮组织除口腔、肛管来自外胚层外,其余的消化管和消化腺都来自内胚层,而结缔组织和肌组织则来自原肠内胚层周围的脏壁中胚层。

原肠主要由腹腔动脉、肠系膜上动脉和肠系膜下动脉分段供应,并依次分为3段,分别称前肠(fore gut)、中肠(mid gut)和后肠(hind gut)。前肠将分化为部分口腔底、咽、呼吸系统、食管、胃、十二指肠球部及降部的近侧、肝、胆囊和胆管系统、胰腺及导管等器官。中肠将分化为十二指肠其余部分、空肠、回肠、盲肠、阑尾、升结肠和横结肠右侧半。后肠将分化为横结肠左侧半、降结肠、乙状结肠、直肠、肛管上段。

胚胎第4周时,从前肠末端的背腹两侧壁上,各突出一个内胚层芽,此两芽为胰腺的两个原基。背侧芽直接从十二指肠发出,称背胰芽(dorsal pancreatic bud);腹侧芽则从肝憩室基部的下方分出,称腹胰芽(ventral pancreatic bud)。背胰芽和腹胰芽的上皮细胞增生,形成细胞索。这些细胞索反复分支,其末端形成腺泡,与腺泡相连的各级分支形成各级导管。于是,背胰芽和腹胰芽分化成为背胰(dorsal pancreas)和腹胰(ventral pancreas),它们各有一条贯穿腺体全长的总导管,分别称背胰管(dorsal pancreatic duct)和腹胰管(ventral pancreatic duct)。胚胎第6~7周时,由于十二指肠的旋转,使腹胰转向右侧,而背胰转向左侧。后因十二指肠壁生长速度不均等,腹胰的附着点移位于十二指肠的左侧,转至背胰的下方,胚胎第7周时,腹胰与背胰融合为一体(图9-1)。通常情况下,大部分背胰管通入腹胰管的近侧段形成主胰管(main pancreatic duct),而背胰管近侧段常存留成为副胰管(minor pancreatic duct)。由以上可知,胰头的上半部分、胰颈、胰体和胰尾来自背胰,而胰头的下半部分和钩突来自腹胰。

胰芽的内胚层突入周围间充质,反复分支并中空形成原始胰管。原始胰管反复分支后形成各级导管。胎儿第9~10周时,原始胰管的二级或三级导管壁上,局部上皮细胞增生,向外突出并脱离导管系统,成为游离的管旁细胞团,即胰岛原基(pancreatic primordia)。胎儿12周时,胰腺出现被膜及疏松的小叶结构,其导管末端膨大,从而形

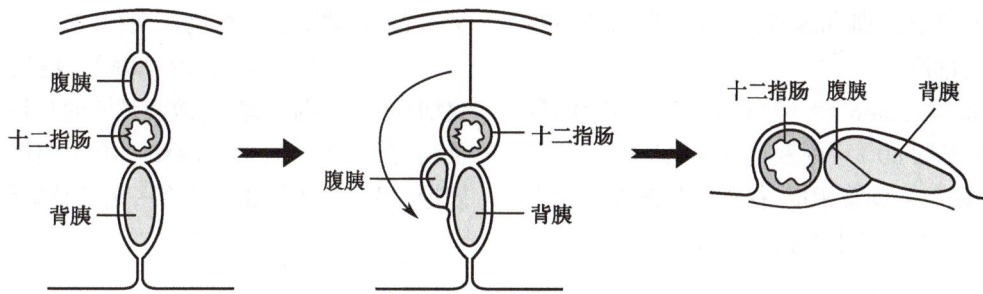

图 9-1 胰腺的发育

成外分泌部腺泡。原始胰管上皮细胞是胰腺所有分泌细胞的干细胞。胎儿第 8~10 周，原始胰管上皮细胞分化产生分泌胰高血糖素的 A 细胞、分泌胰岛素的 B 细胞和分泌生长抑素的 D 细胞，而分泌胰多肽的 PP 细胞则出现稍晚。背胰产生大多数的 A 细胞，而腹胰产生大多数的 PP 细胞。B 细胞在整个发育期间及新生儿期发生自导管上皮。胎儿第 10~15 周，部分原始导管上皮细胞分化成为腺泡细胞，其余的则最终分化成为导管细胞。

由于胰腺在发生过程中的一些异常，临床上可以遇到胰腺及胰管在解剖学上的变异，例如异位胰腺组织、环状胰腺、胰管与胆管和胰管间的汇合变异等。胰腺先天性发育异常种类较多，按照胰腺病理及功能异常分类，可分为：先天性胰腺发育不全、先天性胰腺功能低下、先天性胰腺增生、先天性胰腺肥大。按照胰腺解剖和病理异常分类，可分为：异位胰腺（heterotopic pancreas）、环状胰腺（annular pancreas），胰腺囊性纤维化（cystic fibrosis of pancreas）、胰腺分裂（pancreas divisum）、胰疝（pancreatic hernia）、胰胆管汇流异常、胰腺血管变异、先天性胰腺囊肿、马蹄胰等。

二、胰腺的结构

胰腺表面覆有薄层结缔组织被膜，结缔组织伸入腺内将实质分隔为许多小叶。胰腺实质由外分泌部和内分泌部（胰岛）组成。外分泌部构成胰的大部分，是重要的消化腺，它分泌的胰液经导管排入十二指肠，在食物消化中起重要作用。胰岛分泌的激素进入血液或淋巴，主要调节糖代谢。

（一）外分泌部
胰腺的外分泌部为纯浆液性复管泡状腺。

1. 腺泡 每个腺泡含 40~50 个胰腺泡细胞（pancreatic acinar cell），它们都具有典型的浆液细胞形态特点。胰腺泡细胞分泌多种消化酶，如胰

蛋白酶原、胰糜蛋白酶原、胰淀粉酶、胰脂肪酶、核酸酶等，它们分别消化食物中的各种营养成分。胰蛋白酶原和胰糜蛋白酶原在进入小肠后，被肠激酶激活，成为有活性的胰蛋白酶和胰糜蛋白酶。胰腺腺泡细胞的分泌活动受小肠 I 细胞分泌的缩胆囊素 - 促胰酶素的调节。

胰腺腺泡无肌上皮细胞。胰腺腺泡腔面还可见一些较小的扁平或立方形的泡心细胞（centroacinar cell），胞质染色淡，核圆或卵圆形。泡心细胞是延伸入腺泡腔内的闰管起始部上皮细胞。

2. 导管 腺腺的导管系统可分为：闰管，小叶内导管，叶间导管，总排泄管即主胰管、副胰管。

闰管是与腺泡直接相连的输出管道。其管径很细，另一端与小叶内导管相连。小叶内导管较闰管略粗，出小叶后在小叶间结缔组织内汇合成叶间导管，即胰管的一级属支。全部胰腺有 80~100 支小叶内导管，汇合成 15~30 支叶间导管后，以锐角或直角方式汇入主胰管、副胰管。胰管的一级属支可分为上、下头支，上、下体支和上、下尾支，但在胰头处可有一不对称的属支，称为钩突支。胰腺实质内的胰管属支分布较密集，头、颈和体、尾交界处较稀疏，可作为切断胰腺的平面。

主胰管（Wirsung 管）起自第 12 胸椎水平的胰尾部，其几乎总是在第 12 胸椎和第 2 腰椎之间横过脊柱。主胰管贯穿胰腺的全长，沿途接受来自胰腺各小叶的分支，其管径自左向右逐渐增大。在主胰管行至胰颈附近，转向下后方，在胰头内向右行进，抵达十二指肠降部，在此处与右侧的胆总管相遇，两者共同穿入十二指肠的后内侧壁，在肠壁内合并成一个梭形膨大，称肝胰壶腹。壶腹开口于十二指肠大乳头顶端，此处通常在第 2 胸椎平面，距幽门 8~9cm，距切牙 70~75cm。在壶腹周围有平滑肌环绕，称肝胰壶腹括约肌。在靠近壶腹的胆总管和主胰管的周围也有平滑肌环绕，分

别称为胆总管括约肌和胰管括约肌,用以调控胆汁和胰液的排泄。

副胰管(Santorini管)源自未消失的背胰管近段,出现率约80%。副胰管短而细,位于胰头的上部,右端与主胰管相接,在十二指肠大乳头上方2~2.5cm处开口于十二指肠小乳头。

(二)内分泌部

胰岛为胰腺的内分泌部,是呈小岛状散在分布于外分泌腺泡之间的内分泌细胞团,细胞间有丰富的毛细血管,有利于胰岛细胞分泌的激素进入循环血液。成年人胰腺有$(1~2) \times 10^6$个胰岛,胰岛内分泌细胞按形态学特征及分泌的激素至少有五种:α(A)细胞分泌胰高血糖素(glucagon),约占胰岛细胞总数的25%;β(B)细胞分泌胰岛素(insulin),占60%~70%;δ(D)细胞分泌生长抑素(somatostatin,SS),约占10%;分泌血管活性肠肽(vasoactive intestinal peptide,VIP)的D_1(H)细胞和分泌胰多肽(pancreatic polypeptide,PP)的F(PP)细胞数则很少。

(三)胰腺的大体结构

胰腺(pancreas)位于腹上区和左季肋区,横过第1、2腰椎前方,居网膜囊后面,形成胃床的大部分。除胰尾外均属腹膜外位。其右侧端较低,被十二指肠环绕;左侧端较高,靠近脾门。通常将胰分为头、颈、体、尾四部分,其间并无明显的界限。

1. 胰头(head of pancreas) 位于第2腰椎的右侧,是胰腺最宽大的部分,被十二指肠从上方、右侧和下方"C"形环绕。因其紧贴十二指肠壁,故胰头部肿瘤可压迫十二指肠引起梗阻。胰头下部向左突出而绕至肠系膜上动、静脉后方的部分称钩突(uncinate process)。胰头的前面有横结肠系膜根越过,并与空肠相毗邻;后面有下腔静脉、右肾静脉及胆总管下行。

2. 胰颈(neck of pancreas) 是胰头与胰体之间较狭窄的部分,宽2~2.5cm。它位于胃幽门部的后下方,其后面有肠系膜上静脉通过,并与脾静脉在胰颈后汇合成肝门静脉。

3. 胰体(body of pancreas) 较长,位于第1腰椎平面,脊柱前方,并稍向前凸起。胰体的前面隔网膜与胃后壁为邻;后面有腹主动脉、左肾上腺、左肾及脾静脉。胰体后面借疏松结缔组织和脂肪附着于腹后壁,上缘与腹腔干和腹腔神经

丛相邻,脾动脉沿此缘向左走行。

4. 胰尾(tail of pancreas) 是胰腺左端的狭细部分,末端达脾门,故脾切除时应注意不要伤及胰尾,以免术后形成胰瘘。由于胰尾行经脾肾韧带的两层腹膜之间,故有一定的移动性。

三、胰腺的血管

(一)胰腺的动脉供应

十二指肠和胰腺均由腹腔动脉和肠系膜上动脉的分支供血(图9-2)。十二指肠的大部分同胰头关系密切且与胰头分享动脉血供。独立于胰头之外的十二指肠上部则由单独的动脉供血。十二指肠上部动脉血供较少,动脉支也较小,发自肝固有动脉和胃十二指肠动脉的成束小支,也供应邻近的幽门管段,而且同幽门管的供应动脉在幽门管壁内有吻合。

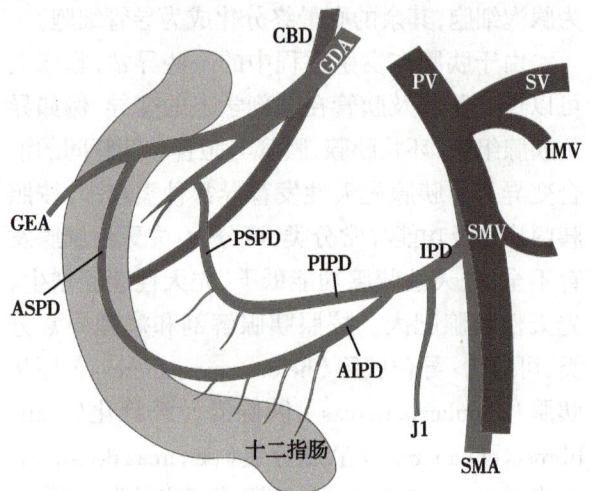

图9-2 胰头的动脉血供

CBD:胆总管;GDA:胃十二指肠动脉;GEA:胃网膜右动脉;SMA:肠系膜上动脉;IPD:胰十二指肠下动脉;ASPD:胰十二指肠上前动脉;PSPD:胰十二指肠上后动脉;PIPD:胰十二指肠下后动脉;AIPD:胰十二指肠下前动脉;PV:门静脉;SMV:肠系膜上静脉;SV:脾静脉;IMV:肠系膜下静脉;J1:第一空肠动脉

向十二指肠供血的动脉有胃右动脉、胃十二指肠动脉、胃网膜右动脉和肠系膜上动脉分支。所有主要的动脉,都经由十二指肠曲的凹侧到达十二指肠,故沿十二指肠凸侧切开腹膜,游离十二指肠和胰头是安全的。

1. 胰十二指肠上前动脉 一般来自胃十二指肠动脉,少数情况下与胰十二指肠后上动脉共干或与胰横动脉共干。胃十二指肠动脉由肝总动

脉分出后在十二指肠上部后方、胆总管之左侧下行,至十二指肠上部下缘分为胃网膜右动脉和胰十二指肠上前动脉。胰十二指肠上前动脉分出后,即在胰头前面或部分埋于胰实质内向十二指肠的水平部和升部的结合部行走,少数在十二指肠与胰头之间前面的沟内下行并分支供应该二器官。其终末支与胰十二指肠下前动脉吻合成动脉弓,称胰十二指肠前动脉弓。胰十二指肠上前动脉极少数起于肝总动脉、肠系膜上动脉或胰背动脉。

2. 胰十二指肠上后动脉　该动脉一般是单独由胃十二指肠动脉于十二指肠上部分出,向下经门静脉和胆总管之前到右侧,在胰头背面或胰头与十二指肠(降部)之间的沟内下行,并分支至该二器官。其主干向下经胆总管与胰管汇合部之后方,其终末支与胰十二指肠上后动脉吻合,形成动脉弓,称胰十二指肠后动脉弓。少数情况下该动脉还可起源于肝总动脉、肠系膜上动脉、第一空肠动脉及肝固有动脉者等。

在行保留十二指肠的胰头切除术时,要保护胰十二指肠上后动脉,以保证十二指肠、胰内胆总管和胰头残留胰头组织的血供。十二指肠坏死是保留十二指肠胰头切除术的严重并发症,但并不常见,主要是绝大多数患者的胰十二指肠上后动脉行走于胆总管的后方,不易受到损伤。但过度强调切除胰头组织则有可能损伤胰十二指肠上血管和胰十二指肠下血管,导致十二指肠缺血而引起十二指肠坏死。术中发现十二指肠缺血,则毫不犹豫地改为胰十二指肠切除术。

3. 胰十二指肠下动脉　该动脉起于肠系膜上动脉主干或其分支第一空肠动脉,通常立即分为两支,前支在胰头前面向右或浅穿于胰实质内,而后向上与胰十二指肠上前动脉吻合成动脉弓。后支在胰头后面或浅穿胰实质向上向右,与胰十二指肠上后动脉吻合成动脉弓。两支均分支供应十二指肠和胰头,包括胰腺钩突。胰十二指肠下动脉常有一支供应十二指肠远端和空肠近端。胰十二指肠下前动脉和下后动脉还可以起于第一空肠动脉、胰背动脉、第二空肠动脉、肝右动脉或胃网膜右动脉。

4. 十二指肠上动脉　是一不恒定的血管,通常较细小,单或双支。可起于胃十二指肠动脉

(60%)、肝动脉(肝总、肝固有或其右支或左支)(25%)或者胃右动脉(12%)。该动脉供应十二指肠球部。十二指肠上部近侧由胃网膜右动脉、胃十二指肠动脉供血。十二指肠上动脉一般行经胆总管前方,有升支至胆总管,此支可以是切开胆总管时引起出血的原因之一。

5. 十二指肠后动脉　是胃十二指肠动脉主干分为胃网膜右动脉和胰十二指肠上动脉之前分出的许多小支中的一些,供应十二指肠上部的后壁。此动脉亦可起自胰十二指肠上(前)动脉或胃网膜右动脉。

6. 第一空肠动脉　是肠系膜上动脉向左侧发起的第一个分支。该动脉常分支供应十二指肠升部和十二指肠空肠曲。在十二指肠全切除术时,亦需切断第一空肠动脉,故应同时切除部分空肠(约5cm)。

7. 胰背动脉　也称胰上背动脉、胰颈动脉、胰峡动脉等。胰背动脉多数在胰颈上缘起于脾动脉,是脾动脉的第一个分支,还可起于腹腔动脉、肝动脉起始部、肠系膜上动脉,约4.48%的人可无胰背动脉。胰背动脉的管径很大,可达脾动脉的1/3。胰背动脉一般行经胰体和门静脉或脾静脉的背侧,进胰腺下缘处,分为左、右两支。右支较短小,供应钩突和邻近的胰头,其中穿至胰头前面而与胰十二指肠前动脉弓吻合的占93.3%。左支较大,在近胰腺下缘偏后向左穿胰体(在胰管所在的冠状面的后方)直至胰尾称为胰横动脉。5%的胰背动脉也可发出一支中结肠动脉或副中结肠动脉供应结肠。手术中,在胰腺和门静脉后方结扎胰背动脉主干比较困难,不如结扎其左、右支较为方便。

胰背动脉的临床意义在于:①胰背动脉的管径与肠系膜上动脉或腹腔动脉狭窄有关,当上述动脉狭窄时胰背动脉管径相当大,其右支还与胰十二指肠动脉形成胰前弓,该弓可以成为脾动脉与肠系膜上动脉或腹腔动脉间的侧支循环通路;②如果胰背动脉起于肠系膜上动脉或起点异常的肝动脉,则胰背动脉行径恰在Whipple手术切线上或与之交叉、是一个值得注意的血管障碍;③较多的报道提示,胰背动脉是胰腺的优势动脉,供应胰颈、体和尾,特别是对胰颈和胰尾,胰背动脉有时可能是胰腺的单一动脉(有1%~2%)。

**8. 胰腺体尾部的动脉主要由脾动脉的分支供

血（图9-3）。脾动脉的胰支包括：胰背动脉、胰横动脉、胰大动脉、分界动脉和胰尾动脉。①胰背动脉见上述。②胰横动脉较粗，是脾的第二条大血管。大多数情况下起自胰背动脉左支，少数情况下还可起于胃十二指肠动脉、脾动脉中段、肠系膜上动脉、胰大动脉、胰十二指肠上前或下前动脉。它沿胰腺下缘，在胰体和胰尾背面上或陷于背面内向左行，故又称胰下动脉。胰横动脉常与脾动脉的分支吻合，也可发出2~5支进入横结肠系膜供应横结肠。结扎胰横动脉的起点很困难，尤其是起自肠系膜上动脉的胰横动脉主干极短，不如沿胰腺下缘按需要部位进行结扎比较方便。③胰大动脉是脾动脉供应胰腺的较大血管，外径平均为1.9mm。胰大动脉起自脾动脉第2段者约为14%，起自脾动脉第3段者约为28%，起自脾动脉第4段者约为8%。胰大动脉进入胰腺的中1/3与尾侧1/3交界处，分为左、右两支：右支与胰背动脉吻合，左支与脾门处的动脉吻合。两支呈人字形者占82%，呈丁字形者占18%；当胰大动脉分布到整个胰尾时，则缺少胰尾动脉。④分界动脉：脾动脉的其他小分支起自胰体、胰尾交界处，称为分界动脉。其起始处恰属脾动脉绕过胰上缘处，出现率为87%。分界动脉是供应胰尾的主要动脉，切脾时结扎脾动脉，最好在分界动脉起点的左侧进行，以免影响胰尾的血液供应。反之，由于分界动脉既短又粗，管径可达3.4mm，而其胰外段仅3~5mm，不利于分离和结扎，以致切除胰尾时不免要结扎脾动脉并切除脾。⑤胰尾动脉可以是多支或缺如，发自脾动脉或脾门处脾动脉的分支，或发自胃网膜右动脉，进入胰腺内与胰大动脉的分支吻合。

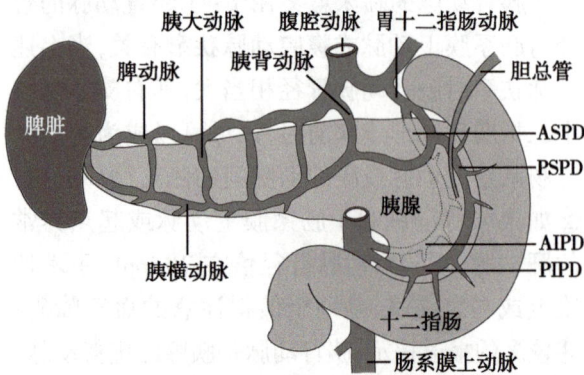

图9-3　胰腺的动脉血供（背面观）

AIPD：胰十二指肠下前动脉；ASPD：胰十二指肠上前动脉；
PIPD：胰十二指肠下后动脉；PSPD：胰十二指肠上后动脉

（二）胰腺的静脉回流

十二指肠的静脉十二指肠较大的静脉均伴随着胰十二指肠前、后动脉弓的动脉，静脉较同名动脉走行更趋向于表浅。十二指肠的静脉最终汇入到肝门静脉和肠系膜上静脉（图9-4）。

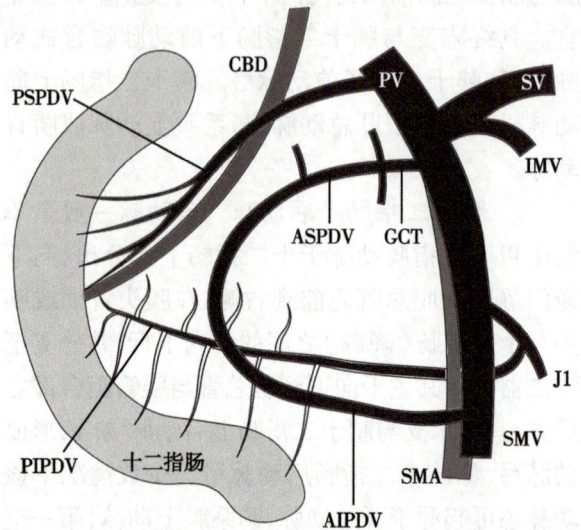

图9-4　胰头的静脉回流

SMA：肠系膜上动脉；SMV：肠系膜上静脉；IMV：肠系膜下静脉；SV：脾静脉；PV：门静脉；CBD：胆总管；J1：第1空肠静脉；PSPDV：胰十二指肠上后静脉；ASPDV：胰十二指肠上前静脉；PIPDV：胰十二指肠下后静脉；AIPDV：胰十二指肠下前静脉；GCT：胃结肠干

1. 胰十二指肠上前静脉　大多数注入胃网膜右静脉和中结肠静脉或胃右静脉汇合形成的胃结肠干。而后在胰颈下缘直接注入肠系膜上静脉，也可以注入胃网膜右静脉。

（1）胃结肠干（gastrocolic trunk）：胃结肠干的解剖如图9-5所示。该部位大网膜与横结肠系膜之间有生理性粘连，显露解剖此处时，应避免撕裂门静脉属支而发生出血。

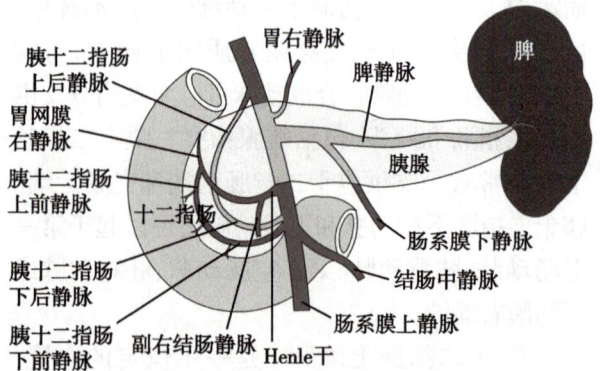

图9-5　胰腺的静脉回流

德国医生 Henle 于 1868 年报道,胃结肠干是由结肠右上静脉(right superior colic vein, RSCV)和胃网膜右静脉(right gastroepiploic vein, RGEV)形成的共干,因此也称为 Henle 胃结肠干(gastrocolic trunk of Henle)。实际上,这个共干的出现率只有 60% 左右(图 9-6 ②)。

1912 年,Descomps 和 DeLalaubie 报告胰十二指肠上前静脉(ASPDV)也汇入此共干,因而形成了由 3 支血管组成的共干(图 9-6 ①)。

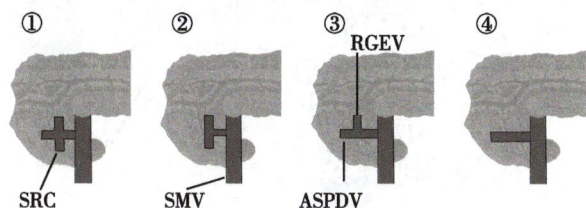

图 9-6 Henle 胃结肠干的变异
SRC:结肠右上静脉;SMV:肠系膜上静脉;
ASPDV:胰十二指肠上前静脉;
RGEV:胃网膜右静脉

当此共干直接汇入肠系膜上静脉(SMV)时,其汇入口的附近就称为 Henle 干区域(Henle's trunk area),自此区域至回结肠静脉(ileocolic vein)分叉部的这段肠系膜上静脉称为外科干(surgical trunk)(图 9-7)。在切除右半结肠时,必须掌握外科干的解剖。

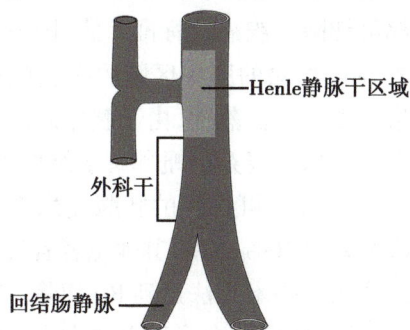

图 9-7 外科干和 Henle 静脉
干区域的示意图

(2)外科干:SMV 在十二指肠水平附近起始于回肠静脉,并有空肠静脉和回结肠静脉在此水平汇入。此处在 Henle 干汇入 SMV 处的静脉段称为肠系膜上静脉外科干,简称外科干(surgical trunk)。外科干的平均长度为 3.67cm,是肠、腔静脉分流的手术部分(图 9-7)。

2. 胰十二指肠上后静脉 在胰头后面上行,

在胆总管左侧注入门静脉。胰十二指肠上后静脉通常不和同名动脉一样经胆总管之前方,而是经胆总管后方,故在向左翻起十二指肠降部和胰头显露胆总管时(Kocher 法),需注意勿损伤胰十二指肠上后静脉。该静脉也是胰十二指肠切除术时最麻烦的出血来源。胰十二指肠上静脉:也称 Belcher 静脉,由胰十二指肠上前、上后静脉汇合而成。

3. 胰十二指肠下前、后静脉 该二静脉先合成总干或各自独立注入肠系膜上静脉,在肠系膜上静脉左缘注入。在此处常常是胰十二指肠下静脉通过空肠静脉注入肠系膜下静脉。在行胰十二指肠切除术时应注意结扎、切断胰十二指肠下后静脉。胰十二指肠下前、后静脉和胰十二指肠上前、上后静脉分别汇合成胰十二指肠前、后静脉弓。有时粗大的冠状静脉在脾静脉上方汇入门静脉,要注意缝扎。

行胰十二指肠切除术寻找肠系膜上静脉的途径有:①游离并离断结扎胃十二指肠动脉,在其深部分离门静脉主干后,术者示指沿门静脉向下稍加分离就容易地分离出肠系膜上静脉前壁;②(视)扪及肠系膜上动脉搏动,在其前方切开胰腺下缘的后腹膜,向右扩大切口,在其深部寻找;③结肠中静脉恰在胰颈下方注入肠系膜下静脉,沿着结肠中静脉向深部寻觅。在腹腔镜胰十二指肠切除术中常用后两者。

4. 胰颈、胰体和胰尾的静脉主要有 ①脾静脉胰支:脾静脉在脾动脉下方,胰体后面的沟内从胰尾向右行,在胰颈后方与肠系膜上静脉汇合形成门静脉。脾静脉沿途收集 3~13 支胰支。在少数人,胰尾的胰支可注入胃网膜左静脉。②胰横(下)静脉:在胰实质内,伴同名动脉在胰体后下缘上方向右行,大多数注入肠系膜上或下静脉,但也可注入脾静脉或胃结肠静脉干。③胰颈静脉(胰峡静脉):胰颈静脉不常有,如果有则是一短而大的静脉,离开胰颈的下缘,注入肠系膜上静脉。如果有胰颈静脉的存在,则在切除胰十二指肠分离胰颈与肠系膜上静脉时必须十分小心,以防撕裂该静脉造成大出血。

四、胰腺的淋巴

胰腺的腺泡周围分布有丰富的毛细淋巴管,在小叶间合成较大的淋巴管,沿血管走行到胰腺表面。胰头、胰颈、胰体及胰尾各部发出的淋巴管，呈放射状向各个方向引流，汇入胰腺周围的胰十二指肠前上、后上、前下、后下淋巴结，以及胰上淋巴结、脾淋巴结、中结肠淋巴结及肠系膜上淋巴结，然后沿脾动脉及肝总动脉汇入腹腔淋巴结或肠系膜上淋巴结。部分淋巴管不沿动脉汇入上述淋巴结，而向下汇入腹主动脉周围淋巴结。

（一）胰腺的淋巴引流

1. 胰头的淋巴引流 胰头前面上部的淋巴管注入位于十二指肠上曲与胰头前面之间的胰十二指肠前上淋巴结（1~5个）。胰头后面上部的淋巴管注入位于胰头后面与十二指肠上曲之间的胰十二指肠后上淋巴结（1~3个）。胰十二指肠前上及后上淋巴结的输出淋巴管注入幽门下淋巴结，或直接注入沿肝总动脉排列的肝总动脉干淋巴结（3~6个），最后注入腹腔动脉周围淋巴结。胰头前面下部的淋巴管注入位于十二指肠下曲与胰头之间的胰十二指肠前下淋巴结（1~3个）。胰头后面下部的淋巴管注入位于胰头后面与十二指肠下曲之间的胰十二指肠后下淋巴结（1~4个）。胰十二支肠前下及后下淋巴结的输出淋巴管注入肠系膜上淋巴结或腹主动脉前淋巴结。

2. 胰颈的淋巴引流 胰颈的淋巴引流方向与胰头相同，即向上至肝总动脉干淋巴结，向下至肠系膜根部淋巴结。

3. 胰体的淋巴引流 胰体左侧2/3上部的淋巴管注入沿脾动脉走行的脾动脉干淋巴结（3~6个），其输出管多沿脾动脉走行，注入胰上淋巴结，也可向上注入位于胃左动脉起始部的胃左淋巴结，或向下注入主动脉外侧及主动脉前淋巴结。胰体左侧2/3下部的淋巴管向上注入中结肠淋巴结（1~5个），然后注入腹腔淋巴结。胰体右侧1/3上部发出的淋巴管向上注入沿肝总动脉排列的肝总动脉干淋巴结（3~6个），然后注入腹腔淋巴结。胰体右侧1/3下部发出的淋巴管，直接注入肠系膜上淋巴结。胰体后面的淋巴管注入腹主动脉周围淋巴结。

4. 胰尾的淋巴引流 胰尾的淋巴管注入位于脾门的脾淋巴结，或注入胰上淋巴结，然后沿脾动脉走行注入腹腔淋巴结。胰尾的淋巴管还可经

横结肠系膜注入中结肠淋巴结，最后注入肠系膜上淋巴结。

日本胰腺学会将胰周淋巴结分为18组（英文第4版，2017）（图9-8）。与之前版本的分组方法相比，最新版的变化见表9-1。

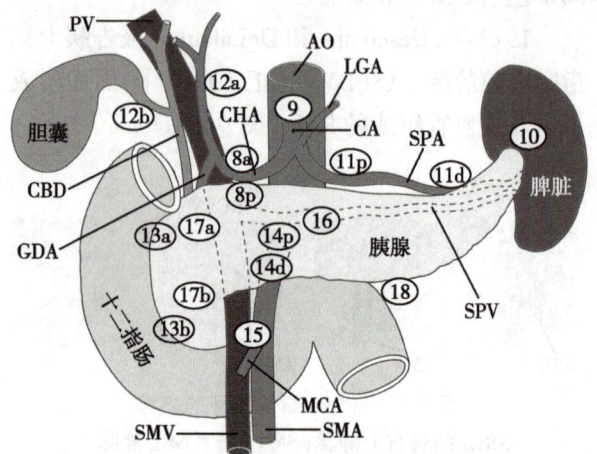

图9-8 日本胰腺学会胰周淋巴结分组（英文第4版，2017）

（二）胰腺癌手术淋巴结廓清的范围

1. 胰十二指肠切除术的淋巴结廓清范围 标准的胰十二指肠切除术切除范围包括钩突系膜，肠系膜上动脉右侧、后方和前方的淋巴脂肪组织，手术应达到胆管、胃（或十二指肠）、胰颈和后腹膜切缘阴性。标准的胰十二指肠切除术已成为治疗胰头部可切除胰腺癌的标准术式，国内外各指南均推荐对可切除的胰头区胰腺癌实施标准的胰十二指肠切除术。然而，由于胰腺癌高度恶性的生物学行为以及复杂的毗邻解剖结构关系，就诊时影像学评价为可切除的胰腺癌患者不超过所有就诊患者的20%~30%，其他患者若实施标准的胰十二指肠切除术无法达到R0切除。对于这部分患者，术者可根据自身手术技术水平与医院围手术期管理水平对患者实施扩大的胰十二指肠切除术，为患者争取R0切除机会。中华医学会外科学分会胰腺学组胰腺癌诊治指南对扩大的胰十二指肠切除术定义为超过标准胰十二指肠切除范围的手术，一般包含三个层面的含义，即扩大淋巴结清扫、联合血管切除重建以及联合其他脏器切除。关于扩大淋巴结清扫的界定见表9-2。

表9-1 胰腺相关淋巴结分组、名称及分界的变化

JPS 英文第1版		JPS第7版(英文第4版)		JPS 英文第1版		JPS第7版(英文第4版)	
组别	淋巴结定位	组别	淋巴结定位	组别	淋巴结定位	组别	淋巴结定位
1	贲门右				13a	壶腹部以上		
2	贲门左				13b	壶腹部以下		
3	沿胃小弯			14		肠系膜上动脉周围		
4	沿胃大弯				14a	肠系膜上动脉根部	14p	肠系膜上动脉近段周围
5	幽门上				14b	胰十二指肠下动脉根部	14d	肠系膜上动脉远段周围
6	幽门下				14c	结肠中动脉根部		
7	胃左动脉周围				14d	空肠动脉的第一条分支处		
8	肝固有动脉周围			15		结肠中动脉		
	8a	肝固有动脉前上方		16		主动脉旁		
	8p	肝固有动脉后方			16a1	膈肌的主动脉裂孔周围		
9	腹腔干周围				16a2	从腹腔干上缘到左肾静脉下缘		
10	脾门				16b1	从左肾静脉下缘到肠系膜下动脉上缘		
11	脾动脉周围	11p	近段脾动脉周围		16b2	肠系膜下动脉上缘至髂总动脉分叉处		
		11d	远段脾动脉周围	17		胰十二指肠前		
12	肝十二指肠韧带内				17a	壶腹部以上		
	12h	肝门			17b	壶腹部以下		
	12a1	肝动脉上半部分	12a	肝动脉周围	18		胰体尾下缘		
	12a2	肝动脉下半部分	12p	门静脉周围					
	12b1	胆管上端	12b	胆道周围					
	12b2	胆管下端							
	12p1	门静脉后上							
	12p2	门静脉后下							
	12c	胆囊管							
13	胰十二指肠后							

注1:14组淋巴结在英文第1版中进一步被分为14a、14b、14c和14d,但自第2版开始,则被分为14p和14d。两者间的分界为SMA根部和MCA起始的中点。MCA起始远段的SMA周围淋巴结认为不是区域淋巴结,因而,此处淋巴结转移被认定为远处转移

注2:按照英文第1版,14v组淋巴结(SMV周围淋巴结)包含在这一版的17b组中,第一版中的12c(沿胆管淋巴结)应归于12b

表9-2 胰腺癌根治术淋巴结清扫范围的鉴定

手术方式		淋巴结
胰十二指肠切除术	标准清扫范围	No.5、6、8a、12b、12c、13a、13b、14a、14b、17a、17b
	扩大清扫范围	上述标准清扫范围 +No8p、9、12a、12p、14c、14d、16a2、16b1
胰体尾切除术	标准清扫范围	No.10、11p、11d、18
	扩大清扫范围	上述标准清扫范围 +No.8a、8p、9、14a、14b、14c、14d、16a2、16b1

注:关于胰腺癌淋巴廓清范围目前争议较大,尽管2018年第8版 AJCC-TNM 胰腺癌分期系统采纳根据阳性淋巴结转移个数来评估胰腺癌转移潜能,但"阳性淋巴结个数/总淋巴结个数"比例也往往作为一个有效的评价指标被多项研究证实。事实上,无论采用何种转移指标,清扫的总淋巴结个数对胰腺癌N分期的评估最为重要。目前推荐在上述淋巴清扫范围下,应获取15枚以上的淋巴结

2. 胰体尾切除术的淋巴结廓清范围 扩大胰体尾切除术在理论上可以将淋巴结清扫得更为彻底,但目前没有循证医学证据支持胰体尾癌常规施行扩大的腹膜后淋巴结清扫的必要性,若患者年龄大、估计对并发症耐受能力差者不建议行扩大胰体尾切除术。虽然因胰体尾癌行胰体尾切除患者的长期生存率仍不满意,但手术对于患者的长期生存率以及无病生存时间的改善优于其他任何治疗方案。因此只要患者无手术禁忌证且无远处转移者,并且耐受力较好者均建议手术治疗,并力求达到R0切除。欲从根本上改善临床预后,在目前条件下唯一能做到是早期诊断以及早期手术治疗。

胰体、尾癌淋巴结廓清的组站:第一站:第8a、8p、9、10、11、18组淋巴结;第二站:第7、

$12a_2$、$12b_2$、$12p_2$、13a、13b、14a、14b、14c、14d、14v、15、$16a_2$、$16b_1$、17a 及 17b 组淋巴结;第三站:第 1~6 组、第 $12a_1$、$12b_1$、$12p_1$、12c、12h、$16a_1$ 及 $16b_2$ 组淋巴结。

五、胰腺的神经

胰腺受交感神经和副交感神经双重支配,同时有内脏感觉神经分布。副交感神经来源于迷走神经,其副交感神经纤维起自延髓迷走神经背核,构成迷走神经的主要成分;其节前纤维伴随迷走神经,经腹腔丛及脾支等到达终末神经元,换元,节后神经元分布于胰腺,控制胰腺的内外分泌功能。

交感神经有内脏神经导入,其节前纤维经内脏大神经至腹腔神经节,换元;其节后纤维组成腹腔神经丛,呈辐射状分布于胰的血管(图 9-9)。交感神经主要控制胰腺的动脉系统,扩张血管增加血流量,影响胰的外分泌。

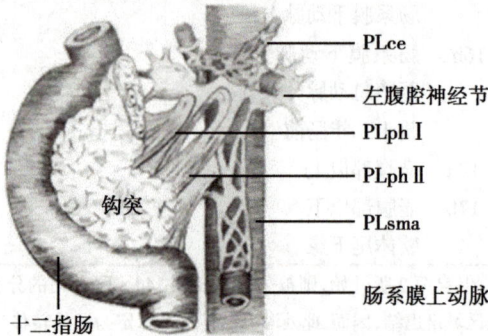

图 9-9　胰腺周围神经示意图
PLph:胰头周围神经丛;PLce:腹腔神经丛;
PLsma:肠系膜上动脉周围神经丛

腹腔神经节由交感神经纤维和副交感神经纤维混合而成,是人体内最大的自主神经节。同时也是与腹腔内脏器有关的自主神经系统的重要中继站。位于胰腺后方,从左右两侧包裹腹腔干。左、右两侧神经节发出分支,相互吻合,在腹腔干和肠系膜上动脉根部形成腹腔神经丛。从腹腔神经丛或肠系膜上动脉神经丛发出的直接分布到胰头或钩突的神经束称为胰头神经丛(图 9-10)。胰头神经丛与血管或结缔组织形成了束带状结构,与沿肠系膜上动脉右缘走行的淋巴管形成分隔。胰十二指肠切除术中当胰头向左侧翻起后,胰头丛也随之转向左侧而被拉紧,既避开了腹后壁的大血管,又有利于胰头丛的分离切断。

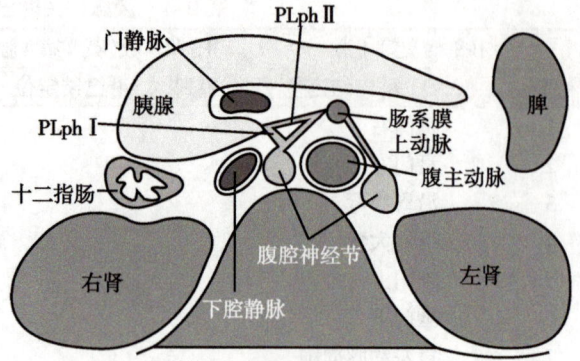

图 9-10　胰腺神经丛(横断面)
PLph:胰头周围神经丛

腹腔神经丛位于胰腺的后上方,胰腺炎症或肿瘤时,常可刺激或压迫该神经丛而引起背部放射性疼痛。右腹腔神经节一般在左肾静脉入下腔静脉的上交角内,常被下腔静脉部分或全部覆盖。胰腺癌具有嗜神经侵犯的特点,因此在胰头癌根治术中必须清扫胰头神经丛。

六、胰腺外分泌功能

胰腺是兼有外分泌和内分泌功能的腺体。胰腺的内分泌功能主要与糖代谢调节有关,将在内分泌章中讨论。胰腺的外分泌物为胰液,是由胰腺的腺泡细胞和小导管管壁细胞所分泌的,具有很强的消化能力。

(一)胰液的性质、成分和作用

胰液(pancreatic juice)是无色无臭的碱性液体,pH 为 7.8~8.4,渗透压与血浆大致相等。人每日分泌的胰液量为 1~2L。

胰液中含有无机物和有机物。在无机成分中,HCO_3^- 的含量很高,它是由胰腺内的小导管细胞分泌的。导管细胞内含有较高浓度的碳酸酐酶,在它的催化下,CO_2 可水化为 H_2CO_3,而后解离成 HCO_3^-。人胰液中的 HCO_3^- 浓度随分泌速度的增加而增加,最高可达 140mmol/L。HCO_3^- 的主要作用是中和进入十二指肠的胃酸,使肠黏膜免受强酸的侵蚀;同时也提供小肠内多种消化酶活动的最适 pH 环境(pH 7~8)。除 HCO_3^- 外,占第二位的负离子是 Cl^-。胰液中的 Cl^- 浓度随 HCO_3^- 浓度的变化而变化,当 HCO_3^- 浓度升高时,Cl^- 浓度下降。胰液中的正离子有 Na^+、K^+、Ca^{2+} 等,它们在胰液中的浓度与血浆中的浓度非常接近,不随分泌速度的改变而改变。

胰液中的有机物主要是蛋白质,含量从 0.1%~10% 不等,随分泌速度的不同而有所不同。胰液中的蛋白质主要是多种消化酶,由腺泡细胞分泌。各种消化酶的作用如表 9-3 所示。

表 9-3 胰液中各种消化酶及其作用

酶的种类	作用
糖类消化酶	
胰淀粉酶	水解淀粉的 1,4- 糖苷,产生麦芽糖、麦芽三糖和 1,6- 糖苷键的 α- 糊精
胰麦芽糖酶	分解麦芽糖为葡萄糖
胰乳糖酶	分解乳糖为葡萄糖和半乳糖
胰蔗糖酶	分解蔗糖为葡萄糖和果糖
脂类消化酶	
胰脂肪酶	水解脂肪为甘油和脂肪酸
辅酯酶	辅助胰脂肪酶,防止胆盐对其抑制作用
磷脂酶 A	水解卵磷脂和脑磷脂为溶血卵磷脂和溶血脑磷脂
磷脂酶 B	水解溶血卵磷脂为甘油磷酰胆碱
胆固醇酯酶	水解胆固醇为胆固醇和脂肪酸
蛋白消化酶	
胰蛋白酶原	激活后水解蛋白质为肵和胨,并以正反馈的形式进行自我激活,同时还能激活胰液中其他的蛋白酶原
糜蛋白酶原	激活后水解蛋白质为肵和胨
氨基肽酶原	激活后在肽链的 N 端水解多肽为氨基酸
羧基肽酶原	激活后在肽链的 C 端水解多肽为氨基酸
弹性蛋白酶原	激活后水解中性脂肪族氨基酸竣基的肽键
胶原酶	水解胶原
其他	
核糖核酸酶	水解 RNA 为单核苷酸
脱氧核糖核酸酶	水解 DNA 为单核苷酸
胰蛋白酶抑制因子	抑制蛋白酶活性

胰液由于含有水解糖、脂肪和蛋白质三类营养物质的消化酶,因而是最重要的消化液。临床和实验均证明,当胰液分泌障碍时,即使其他消化液分泌都正常,食物中的脂肪和蛋白质仍不能完全消化和吸收,常可引起脂肪泻,但糖的消化和吸收一般不受影响。

(二)胰液分泌的调节

在非消化期,胰液几乎不分泌或很少分泌。进食后,胰液便开始分泌。所以,食物是刺激胰液分泌的自然因素。进食时胰液分泌受神经和体液双重控制,但以体液调节为主。

1. **神经调节** 食物的性状、气味以及食物对口腔、食管、胃和小肠的刺激都可通过神经反射(包括条件反射和非条件反射)引起胰液分泌。反射的传出神经主要是迷走神经。切断迷走神经或注射阿托品阻断迷走神经的作用,均可显著减少胰液分泌。迷走神经可通过其末梢释放 ACh 直接作用于胰腺,也可通过引起促胃液素的释放,间接引起胰腺分泌。迷走神经主要作用于胰腺的腺泡细胞,对小导管细胞的作用较弱,因此,迷走神经兴奋引起胰液分泌的特点是水和碳酸氢盐含量很少,而酶的含量却很丰富。

内脏大神经(属交感神经)对胰液分泌的影响不很明显。一方面,内脏大神经中的胆碱能纤维可促进胰液分泌,另一方面,由于肾上腺素能纤维可促使胰腺血管收缩,导致胰液分泌的水源明显不足而影响胰液分泌。

2. **体液调节** 调节胰液分泌的体液因素主要有促胰液素和缩胆囊素。

(1)促胰液素:促胰液素是历史上第一个被发现的激素,当酸性食糜进入小肠后,可刺激小肠黏膜释放促胰液素。小肠上段黏膜含促胰液素较多,距幽门越远,含量越小。产生促胰液素的细胞为 S 细胞。生理学家王志均教授等曾在具有移植胰的狗身上观察引起促胰液素释放的因素,结果表明,盐酸是最强的刺激因素,其次为蛋白质分解产物和脂酸钠,糖类几乎没有刺激作用。引起小肠内促胰液素释放的 pH 在 4.5 以下。迷走神经兴奋不引起促胰液素释放;切除小肠的外来神经后,盐酸在小肠内仍能引起胰液分泌,说明促胰液素的释放不依赖于肠外来神经。

促胰液素主要作用于胰腺小导管上皮细胞,

使其分泌大量的水和 HCO_3^-，因而使胰液的分泌量大为增加，而酶的含量却很低。

（2）缩胆囊素：缩胆囊素的一个重要作用是促进胰液中各种酶的分泌，故也称促胰酶素（pancreozymin，PZ）；它的另一重要作用是促进胆囊强烈收缩，排出胆汁。缩胆囊素对胰腺组织还有营养作用，可促进胰组织蛋白质和核糖核酸的合成。引起缩胆囊素释放的因素按由强至弱的顺序为蛋白质分解产物、脂酸钠、盐酸、脂肪；糖类没有刺激作用。

影响胰液分泌的体液因素还有胃窦分泌的促胃液素、小肠分泌的血管活性肠肽等，它们在作用上分别与缩胆囊素和促胰液素相似。

近年来的资料表明，促胰液素和缩胆囊素对胰液分泌的作用是通过不同机制实现的，前者以cAMP 为第二信使，后者则是通过磷脂酰肌醇系统，在 Ca^{2+} 介导下起作用的。

促胰液素和缩胆囊素之间存在协同作用，即一个激素可加强另一个激素的作用。此外，迷走神经对促胰液素也有加强作用，在阻断迷走神经后，促胰液素引起的胰液分泌量将大大减少。激素之间以及激素与神经之间的相互加强作用，对进餐时胰液的大量分泌具有重要意义。

七、胰腺内分泌功能

胰岛内分泌细胞按形态学特征及分泌的激素至少有五种。A 细胞又称甲细胞、α 细胞，约占胰岛细胞总数的 20%，细胞体积较大，多分布在胰岛周边部。A 细胞分泌高血糖素（glucagon），能促进肝细胞的糖原分解为葡萄糖，并抑制糖原合成，使血糖浓度升高，满足机体活动的能量需要。B 细胞又称乙细胞、β 细胞，约占胰岛细胞总数的 70%，主要位于胰岛中央部。B 细胞分泌胰岛素（insulin），主要促进肝细胞、脂肪细胞等吸收血液内的葡萄糖，合成糖原或转化为脂肪贮存，使血糖降低。高血糖素和胰岛素的协同作用能保持血糖水平处于动态平衡。若胰岛发生病变，B 细胞退化，胰岛素分泌不足，可致血糖升高，并从尿中排出，即为糖尿病。胰岛 B 细胞肿瘤或细胞功能亢进，则胰岛素分泌过多，可导致低血糖症。D 细胞又称丁细胞、δ 细胞，约占胰岛细胞总数的 5%，分散在胰岛周边部，A、B 细胞之间，并与 A、B 细胞紧密相贴，细胞间有缝隙连接。D 细胞分泌生长抑素（somatostatin），以旁分泌方式经缝隙连接直接作用于邻近的 A 细胞、B 细胞或 PP 细胞，抑制这些细胞的分泌活动。PP 细胞数量很少，主要存在于胰岛周边部。此外，还可见于外分泌部的导管上皮内及腺泡细胞间。PP 细胞分泌胰多肽（pancreatic polypeptide），具有抑制胃肠运动、胰液分泌及胆囊收缩的作用。现就两种最主要的激素 – 胰岛素和胰高血糖素的生理作用介绍如下。

（一）胰岛素

人胰岛素是含有 51 个氨基酸残基的蛋白质激素，分子量 5.8kD。胰岛素由 A 和 B 两条多肽链经两个二硫键相连，如果二硫键断开，则胰岛素失去活性。在 β 细胞内，前胰岛素原（preproinsulin）在粗面内质网中水解为胰岛素原（proinsulin）。胰岛素原是由 86 个氨基酸构成的肽链，由 C 肽（connecting peptide，C peptide）将 A、B 多肽链连接。胰岛素原被运至高尔基复合体进一步加工，最后经剪切形成胰岛素和 C 肽。C 肽没有胰岛素的生物活性，但它的合成与释放和胰岛素同步，因此可通过测定血中 C 肽的含量间接反映胰岛 β 细胞的分泌功能。正常成年人空腹基础血浆胰岛素浓度为 5~20mU/L（35~145pmol/L），进餐后约 1 小时可上升至基础值的 5~10 倍。胰岛素在血液中以与血浆蛋白结合和游离两种形式存在，两者间保持动态平衡，只有游离的胰岛素具有生物活性。血中胰岛素半衰期只有 5~8 分钟，主要经肝、肾及外周组织灭活。Banting 等因发现胰岛素获得 1923 年诺贝尔生理学或医学奖，胰岛素的发现是医学史上一个伟大的里程碑。

胰岛素受体（insulin receptor）属于酪氨酸激酶受体家族成员，几乎分布于哺乳动物所有细胞膜中。不同组织细胞胰岛素受体的数量存在差异，如在肝细胞和脂肪细胞可有 $(2\sim3)\times10^5$ 个受体，而在红细胞仅有 40 多个，这就决定了不同组织细胞对胰岛素敏感性的差异。胰岛素受体是由两个 α 亚单位和两个 β 亚单位以二硫键相连形成的四聚体跨膜蛋白。α 亚单位位于细胞膜外，是与胰岛素结合的部位；β 亚单位分为三个结构域：N 末端的 194 个氨基酸残基为膜外结构域；中间的 23 个氨基酸残基组成跨膜结构域；C 末端的膜内结构域具有酪氨酸激酶活性的片段。

胰岛素的作用是通过胰岛素受体介导的细胞内一系列信号蛋白活化和相互作用的信号转导过程（图 11-20）：①胰岛素与靶细胞膜上胰岛素受体 α 亚单位结合；②胰岛素受体 B 亚单位的酪氨酸残基磷酸化，激活受体内酪氨酸蛋白激酶；③激活的酪氨酸蛋白激酶使细胞内耦联的胰岛素受体底物（insulin receptor substrate，IRS）蛋白的酪氨酸残基磷酸化；④经过 IRS 下游信号途径，如磷酸肌醇 3 激酶（phosphoinositide 3-kinase，PI3-K）、丝裂原激活蛋白激酶（mitogen-activated protein kinases，MAPK）等途径逐级信号转导，引发蛋白激酶、磷酸酶的级联反应，最终引起生物学效应，包括葡萄糖转运，糖原、脂肪及蛋白质的合成，以及一些基因的转录和表达。

（二）胰高血糖素

胰高血糖素是胰岛 α 细胞分泌的含 29 个氨基酸残基的多肽激素，分子量约 3.5kD，其中 N 末端第 1~6 位的氨基酸残基为其生物活性所必需。胰高血糖素在血清中的浓度为 50~100ng/L，主要在肝内降解，部分在肾内降解。

与胰岛素的作用相反，胰高血糖素是一种促进物质分解代谢的激素，动员体内能源物质的分解供能。胰高血糖素的主要靶器官是肝脏。胰高血糖素与肝细胞膜上的胰高血糖素受体结合后，经 Gs-cAMP-PKA 途径或 Gq-PLC-IP$_3$/DG-PKC 通路激活肝细胞内的糖原磷酸化酶、脂肪酶和与糖异生有关的酶，引起后续系列反应。胰高血糖素的作用主要有以下几个方面：①促进肝糖原分解、减少肝糖原合成及增强糖异生作用，提高血糖水平；②减少肝内脂肪酸合成甘油三酯，促进脂肪酸分解，使酮体生成增加；③抑制肝内蛋白质合成，促进其分解，同时增加氨基酸进入肝细胞的量，加速氨基酸转化为葡萄糖，即增加糖异生；④通过旁分泌促进胰岛 β 细胞分泌胰岛素、δ 细胞分泌生长抑素。

胰岛素和胰高血糖素通过不同途径对血糖的稳态有重要的调节作用，机体多种因素调节这两种激素的分泌（表 9-4）。

表 9-4　胰岛素和胰高血糖素的主要作用及调节因素

	胰岛素	胰高血糖素
1. 分泌细胞	胰岛 β 细胞	胰岛 α 细胞
2. 结构性质	51 个氨基酸残基的多肽	29 个氨基酸残基的多肽
3. 靶细胞受体	酪氨酸激酶受体	G 蛋白耦联受体
4. 主要靶细胞	肝脏,骨骼肌,脂肪	肝脏
5. 主要作用	↓血糖	↑血糖
6. 主要调节机制	↑糖原合成;↓糖原分解;↓糖异生;↑糖转运;↑糖氧化利用;↑脂肪合成	↓糖原合成;↑糖原分解;↑糖异生;↑脂肪分解
7. 主要调节因素		
a 营养代谢产物	葡萄糖↑,氨基酸↑,脂肪酸↑	葡萄糖↓,氨基酸↑
b 胰岛激素	胰高血糖素↑,生长抑素↓	胰岛素↓（直接）,↑（间接）;生长抑素↓
c 胃激素	促胃液素↑;缩胆囊素↑;抑胃肽↑;促胰液素↑	促胃液素↑;缩胆囊素↑;抑胃肽↑;促胰液素↓
d 神经调节	交感神经↓（α受体为主）;迷走神经↑（M受体）	交感神经↑（β受体）;迷走神经↓（M受体）

（王春友　杨　明）

第二节　重症急性胰腺炎外科治疗的历史、现状与争议

重症急性胰腺炎（severe acute pancreatitis，SAP）外科急诊治疗的难点。20 世纪 70 年代以前认为胰腺自消化是 SAP 发病的主要原因，因而提倡早期手术，进行坏死组织清除和胰周引流，但患者多因严重的出血、感染及器官功能衰竭等围术期并发症而死亡。到 20 世纪 90 年代，随着对 SAP 病理生理认识的加深，外科医生逐渐认识到全身性炎性反应综合征（systemic inflammatory response syndrome，SIRS）及多器官功能障碍综合征（multiple organ dysfunction syndrome，MODS）是 SAP 早期死亡的主要原因，早期治疗应该以调控炎症反应和维护脏器功能为主，手术主要针对后期胰腺坏死感染等局部并发症。

一、重症急性胰腺炎外科治疗的历史变迁

1652 年，荷兰内科医生和解剖学家 Nikolaus Tulp 记录了一名腹痛 5 天后死亡的年轻人的尸检结果，尸检发现他的腺体肿大、化脓，并且"腐烂"。这是第一个关于坏死性胰腺炎记录。但直到 1842 年，科隆内科医生 Heinrich Claessen 才提出急性胰腺炎（acute pancreatitis，AP）是一个单独的临床疾病。1883 年，布拉格病理学教授 Hans Chiari 发表了他的关于 AP 病理生理学的研究结果，将腺体的破坏归因于胰腺的"自消化"作用。美国外科医生 Nikolas Senn 和病理学教授 Reginald Fitz 分别于 1886 年和 1889 年提出将 AP 分为出血、坏疽和化脓三个类型。在这一分型的理论指导下，对 AP 进行早期手术干预，切除坏死器官被认为是合理的治疗措施。

1894 年，德国外科医生 Werner Koerte 报道了通过切开引流成功治愈胰腺脓肿的病例。一年后，美国霍普金斯医院的 Thayer 报道通过清创和闭式引流手术治愈了坏死性胰腺炎继发感染。1904 年，英国外科医生 Mayo Robson 报道了 4 例早期坏死性胰腺炎和 6 例胰腺脓肿手术病例，分别有 2 例和 5 名存活。这些成功的病例极大地鼓舞了外科医生对 AP 进行手术治疗。当时主流的手术方式是胰腺坏死清创引流。这种手术治疗方法一直持续到 20 世纪 20 年代。

限于当时的医疗水平，AP 手术后死亡率很高。1927 年，德国的 Viktor Schmieden 回顾了过去 8 年从 124 个家个中心收集的 1 510 例坏死性胰腺炎病例。在接受手术的患者中总死亡率为 51%，临床结局并无明显改善。随着 1929 年血清淀粉酶被发现是一种简单有效的 AP 的诊断方法后，大多数 AP 被发现病情较轻，保守治疗效果良好。这导致 AP 早期手术的观点受到质疑。1929 年，维也纳外科医生 Peter Walzel 首次指出，

保守治疗明显优于外科手术的死亡率。此后 AP 的非手术治疗被广泛接受。从 20 世纪 30 年代初到 20 世纪 50 年代末，对 AP 的外科干预很少实行。

尽管临床表现轻的 AP 非手术治疗效果良好，但是对于临床症状严重的病例，非手术治疗死亡率仍然很高。1959 年 Pollock 对连续 100 例 AP 病例进行了回顾，发现尽管保守治疗尽了最大努力，严重的 AP 患者仍将死亡。1962 年，Foster 和 Ziffren 报道 SAP 保守治疗的死亡率在某些情况下超过了 80%。据此外科医生开始再次思考，对于 SAP，选择性的进行手术是否会改善死亡率。对于严重的 AP 患者来说，坏死组织的存在被认为是导致其病情加重的根本原因，而清除坏死的胰腺组织对于治疗有重要作用，因此，外科医生开始探索对于严重的 AP 进行早期手术干预。1959 年，Chau 等首次报道了胰体尾切除术成功治疗坏死性胰腺炎。4 年后，英国外科医生 George Watts 为一名合并休克的 AP 患者成功实施了全胰切除术。当时的手术通常在 AP 发作后 48 小时内开始，手术方式包括胰体尾切除和全胰腺切除术，75% 以上的患者需要多次再手术。胰体尾切除术死亡率为 30% 至 50%，全胰腺切除术死亡率为 80%。虽然胰腺切除手术死亡率很高，手术治疗疗效仍被认为优于非手术治疗。1963 年，美国医生 Altemeier 和 Alexander 报道当时单中心最大一组胰腺脓肿治疗病例，21 例接受切开引流的患者中，18 例存活，而接受非手术治疗的 11 名患者全部死亡。1970 年，美国麻省总医院的 Lawson 等在清创引流的基础上加上胆囊造口、胃造口和空肠造口术（三造口手术），15 例经此手术方式治疗的坏死性出血性胰腺炎患者中有 11 例存活。4 年后，同样是来自麻省总医院一项研究，Warshaw 等报告清创引流加三造口手术死亡率为 34%。此后，对于 AP 的外科治疗，胰腺切除手术逐渐被放弃，清创引流术及三造口手术成为主要的手术方式。

纵观历史，由于对 AP 认识的局限性，外科医生认为 AP 和其他急腹症一样，可以通过早期手术缓解病情。这一阶段手术的目的是尽早清除胰腺坏死组织并引流。这也就决定了当时手术治疗疗效很差，总体死亡率高达 50% 以上。

二、重症急性胰腺炎外科治疗的现状

AP 现代外科治疗的发展与对 AP 认识的不断深入以及现代临床诊疗技术,特别 CT 扫描技术在 AP 中的应用密不可分。1984 年,芬兰医生 Leena Kivisaari 发现强化 CT 扫描技术可以准确显示胰腺坏死的状况。这为 AP 的诊断及外科治疗决策提供了重要的依据。对于诊断明确的胰腺坏死,尽管没有明确的客观证据,外科医生依然认为必须尽早清除,这样可以防止坏死产生的有毒物质释放,从而避免器官衰竭,改善死亡率。1985 年,德国的 Hans Beger 等报道了针对急性出血坏死性胰腺炎患者进行早期胰腺坏死组织清除手术,并予以置管引流,术后小网膜囊灌洗治疗。该报道强调了坏死与临床严重程度之间的关系以及一旦胰腺坏死继发感人,死亡风险明显增加。但是,随着临床研究的深入,发现事实并非如此。1986 年,Bradley EL Ⅲ 等报道了对 194 例 SAP 患者的观察研究,其中 11 例被 CT 扫描确诊有 30%~60% 的胰腺坏死,并且大多数伴有器官衰竭。在这 11 名患者细针穿刺抽吸培养持续为阴性,即胰腺坏死为无菌坏死。11 名患者经过非手术治疗都成功痊愈。因此,研究得出结论,除了胰腺坏死组织继发感染之外,无菌性胰腺坏死和器官功能衰竭都不是手术的指征。此后这一结论又被多个其他研究所证明。随着 AP 手术指征从无菌性胰腺坏死转变为感染性胰腺坏死,手术的时机也从早期手术逐渐转变为延迟手术。延迟手术的优点包括,随着时间的推移,坏死组织界限会变得更清晰,清创手术更容易操作,以及更好地控制胰腺坏死继发感染带来的全身中毒症状和器官功能衰竭。1997 年 Mier 等发表了一项随机对照研究对比早期和延迟手术。由于早期手术的患者死亡率过高,研究被提前终止。该研究证明对于胰腺感染性坏死,延迟手术具有明显优势。

根据临床研究结果,1992 年在美国亚特兰大召开了国际胰腺炎专题研讨会,经过讨论达成了 AP 亚特兰大共识。该共识对 AP 的轻型、重型、急性液体积聚、坏死、急性假性囊肿、胰腺脓肿的概念、定义、病理和临床表现作出了明确定义和说明。2002 年,在泰国曼谷召开的世界胃肠病学大会和国际胰腺病学会(International Society of Pancreatology)分别颁布了基于循证医学证据的 AP 诊治指南。指南中明确指出外科治疗主要是针对胰腺坏死继发感染,无菌性坏死和积液无需手术治疗。手术应遵循延期原则,特别是在发病 2 周内,此时处于 AP 的急性全身反应期,尽量不要采取外科手术治疗。一旦诊断胰腺坏死继发感染也应先予以非手术治疗,如针对性使用抗生素等。病情稳定者也可暂缓手术。手术方式则仍然为开腹胰腺坏死组织清除、胰周及小网膜囊开放式或封闭式的置管引流,术后辅以腹腔灌洗。这就形成了 SAP 外科治疗的“3D”原则(Debride、Drain、Delay)。同一时期,国内中华医学会外科学分会胰腺外科学组也分别于 1992 年、2001 年和 2007 年分别发布了《急性胰腺炎临床诊断及分级标准》《重症急性胰腺炎治疗原则草案》以及《重症急性胰腺炎诊治指南》。国内指南的提出和推广实施,使得 SAP 的治疗越来越规范化,并且与国际完全接轨,有效地提高了我国 SAP 的治疗水平,SAP 总体存活率达 70% 以上。

尽管随着 AP 规范化治疗的推广,针对 SAP 外科治疗的手术指征、手术时机和手术方式基本明确。但是,SAP 术后死亡率仍然高达 20%~30%。死亡率依然居高不下的相关因素主要包括:①因高龄、术前已经合并器官功能障碍等原因造成手术耐受力较差;②感染引起的休克等全身反应;③手术创伤造成的二次打击;④手术后出现出血、肠瘘等严重并发症。这些因素中大部分与开腹手术的手术方式有关。近年来随着微创外科的理念和技术的飞速发展,微创手术技术也被应用于 SAP 的治疗中,并取得了显著的效果。当前,胰腺坏死继发感染的微创治疗手术方式众多,按手术入路可以分为经腹入路、经腹膜后入路以及经自然腔道手术;按微创手术器械可以分为腹腔镜、肾镜、内镜等。此外,经皮穿刺置管引流术(percutaneous catheter drainage,PCD)往往也被认为是微创治疗的技术之一。

PCD 应用于胰腺假性囊肿治疗的最早报道见于 1976 年。1998 年,Freeny 等首次报道了 CT 引导下 PCD 治疗胰腺坏死继发感染。PCD 治疗使 47% 的患者避免了手术治疗,53% 的患者手术干预时间平均延后了 4 周。van Baal 等 2011 年报道的荟萃分析显示 55.7% 的患者 PCD 后可避免手术治疗，但考虑文献发表存在偏倚，其中收录的唯一一篇前瞻随机对照研究显示单纯 PCD 治疗的成功率为 35%。PCD 技术可以在 CT 或者超声引导下实施，首选经腹膜后入路，部分没有安全的穿刺入路的病例也可以选择经腹入路。PCD 除了可以使部分胰腺坏死继发感染的 SAP 患者免于手术，还可以作为减轻脓毒血症，缓解感染症状的手段，达到延期手术的目的。同时 PCD 也可以为下一步微创手术建立工作通道。

内镜经腔道引流术（endoscopic transluminal drainage，ETD）多应用于感染集中在胃后壁或十二指肠壁周围区域的病例，需要在超声内镜引导下定位经胃或十二指肠的最佳穿刺部位，穿刺成功后扩张穿刺通道，用内镜器械清除脓腔内的坏死组织，冲洗脓腔，然后放置支架管或引流管，形成脓肿和消化道的内引流。1996 年，Baron 首次报道了胃内镜下胰腺坏死组织引流术。2009 年，Seifert 等报道了一项多中心回顾性研究，研究纳入了 93 例坏死性胰腺炎患者，结果显示内镜治疗首次治疗有效率可达到 80%。Brunschot 等的荟萃分析发现整体成功率为 81%，死亡率为 6%。ETD 治疗最大的优点是术后胰瘘发生率很低，缺点是主要针对位于小网膜囊内的感染坏死腔，受器械限制，坏死组织清除效率不高，往往需多次重复手术才能完全清除坏死组织。

视频辅助腹膜后清创术（video-assisted retroperitoneal debridement，VARD）由 van Santvoort 等于 2007 年首次提出，指在经腹膜后入路 PCD 基础上或者直接经侧腹部做小切口，通过胰腺与肾旁间隙、肠系膜根部与横结肠系膜之间的解剖通路到达坏死区域，然后通过肾镜、腹腔镜或者消化内镜作为视频辅助工具，视频监视下清除胰腺坏死组织，引流脓液。2000 年，Carter 等首次报道了使用肾镜，通过腹膜后入路留置的 PCD 引路管窦道，逐步扩张后行胰腺坏死组织清除并置管引流。2010 年，Raraty 等报道了肾镜经腹膜后入路胰腺坏死清除手术与传统开放手术的疗效对比研究。无论是术后并发症发生率还是死亡率，肾镜手术均优于开放手术。与肾镜相比，腹腔镜具有图像更清晰，视野范围更广阔，配套手术器械更完备等优点，也能

很好地完成 VARD 手术。此外，全腹腔镜腹膜后入路手术（后腹腔镜手术）也是腹膜后入路清除胰腺坏死组织的方法之一。全腹腔镜腹膜后入路手术通常使用 3 孔法，Trocar 位置需根据感染区域灵活选择。进入脓腔后利用无创抓钳等器械清除坏死组织并防止引流。

腹腔镜经腹腔入路胰腺坏死清除手术分为两类，一类是腹腔镜经胃胰腺坏死组织清除术，手术方法与常规腹腔镜腹部手术操作相同，建立气腹后置入 Trocar，在腹腔镜下切开胃前壁，显露胃后壁，使用术中超声检查及穿刺定位感染区域后切开胃后壁，使用 Endo-GIA 完成胃后壁 - 囊肿壁吻合。然后再在腹腔镜监视下，经吻合口进入脓腔，清除坏死组织，手术结束后再使用 Endo-GIA 或缝合关闭胃前壁切口。这一手术方式多适于邻近胃后壁已成熟的包裹性坏死。另一类是经腹腹腔镜视频辅助胰腺坏死清除手术。经腹手术通常是在腹上区正中做切口（3~5cm），进入腹腔后，切开胃结肠韧带进入小网膜囊，将胃结肠韧带和壁层腹膜环周缝合，建立通路并保护腹腔，然后通过腹腔镜视频辅助，使用无齿卵圆钳等器械清除坏死组织。

三、重症急性胰腺炎外科治疗的争议

随着对 SAP 认识的不断深入，外科治疗的指征、时机等问题已基本明确，但是仍然有一些问题处于争议之中。尽管外科技术的进步、微创手术的应用，使得胰腺坏死继发感染性的治疗效果有了进一步提高，但实际上很多患者仍然需要多次手术，术后仍然需要长期引流，手术相关并发症，如出血、肠瘘、胰瘘，发生率仍然很高，死亡率仍有待于进一步下降。因此目前外科治疗中仍然有许多问题存在争议。

胰腺坏死继发感染患者病情复杂，采取手术治疗时既要考虑坏死感染的解剖位置和范围、感染区域内坏死组织的多少，也要考虑患者的身体状况、手术耐受力等问题。和传统开腹手术相比，微创手术最突出的优点是最大限度地减小了手术创伤造成的二次打击。但是不同的微创技术、不同的手术入路具有不同的优势和不足，现有研究报道多限于单一微创技术与传统开腹手术的疗效比较，不同微创技术在手术适应人群上的区别目

前上不明确,临床上因微创技术选择不当,不仅不能使患者获益,反而加重病情,给治疗带来更大困难的病例并不少见。

诸多微创技术,如何综合运用,发挥各自优势,达到最佳治疗,也是目前一个热点问题。2010年,荷兰胰腺炎工作组在《新英格兰医学杂志》上发表了"进阶式(Step-up)"策略治疗胰腺坏死继发感染的文章,该策略是对于胰腺坏死继发感染先行 PCD 治疗,感染控制不理想者再行视频辅助微创胰腺坏死清除术,如果感染仍不能控制则行开腹胰腺坏死清除手术。结果显示与传统开腹手术组相比,尽管"进阶式"策略组患者最终的死亡率没有统计学差异,但是术后新发生器官功能衰竭的比例明显降低。因此,"进阶式"成为胰腺坏死继发感染微创治疗的重要策略。除了"进阶式"治疗策略之外,对于全身情况稳定、坏死组织较多或者缺乏安全穿刺路径的病例,微创治疗不必机械的从 PCD 开始,可以采用"一步法"手术。笔者单位 2018 年报道了"一步法"腹腔镜辅助经腹入路手术,治疗成功率为 94.3%。

此外,外科治疗胰腺坏死继发感染,微创手术能否最终取代传统开腹手术,能否最终降低患者的死亡率,这些问题也尚存争议。尽管存在争议,微创手术的疗效总体上还是得到了广泛认可。2013 年,美国胃肠病学会颁布的《急性胰腺炎处理指南》,以及同年国际胰腺病学会和美国胰腺病学会联合颁布的《基于循证医学证据的急性胰腺炎处理指南》均指出,微创手术可以作为胰腺坏死继发感染的首选外科治疗手段。2014年,中华医学会外科学分会胰腺外科学组也发表了《急性胰腺炎诊治指南(2014)》,其中将微创手术与开放手术均列为胰腺坏死继发感染的治疗选择。

SAP 外科治疗的历史是现代医学发展的一个典型缩影,有艰难的进步,也有曲折和困惑。尽管医学科技的进步、病理生理认识的深入、先进治疗技术手段的应用和多学科综合治疗模式的建立大大降低 SAP 的死亡率,但 SAP 死亡率仍高达 10%~20%,因此需要广大临床医师针对 SAP 治疗中的难点进行深入的研究,进一步规范 SAP 治疗模式,以努力提高 SAP 的治愈率。

（李　非）

参 考 文 献

1. Bradley EL 3rd, Dexter ND. Management of severe acute pancreatitis: a surgical odyssey. Ann Surg, 2010, 251(1): 6-17.
2. 廖泉,赵玉沛. 重症急性胰腺炎外科干预时机选择. 中国实用外科杂志, 2012, 32(07): 584-586.
3. Bradley EL. A clinically based classification system for acute pancreatitis. Arch Surg, 1993, 128(3): 586-590.
4. Toouli J, Brooke-Smith M. Guidelines for the management of acute pancreatitis. J Gastroenterol Hepatol, 2002, 17 Suppl: S15-39.
5. Uhl W, Warshaw A. IAP Guidelines for the Surgical Management of Acute Pancreatitis. Pancreatology, 2002, 2(6): 565-573.
6. 中华医学会外科学分会胰腺外科学组. 急性胰腺炎的临床诊断及分级标准(1996 年第二次方案). 中华外科杂志, 1997, 35(12): 773-774.
7. 中华医学会外科学分会胰腺外科学组. 重症急性胰腺炎诊治原则草案. 中华外科杂志, 2001, 39(12): 963-964.
8. 中华医学会外科学分会胰腺外科学组. 重症急性胰腺炎诊治指南. 中华外科杂志, 2007, 45(11): 727-729.
9. van Baal MC1, van Santvoort HC. Systematic review of percutaneous catheter drainage as primary treatment for necrotizing pancreatitis. Br J Surg, 2011, 98(1): 18-27.
10. van Brunschot S, Fockens P, et al. Endoscopic transluminal necrosectomy in necrotising pancreatitis: a systematic review. Surg Endosc, 2014, 28(5): 1425-1438.
11. Raraty MG, Halloran CM. Minimal access retroperitoneal pancreatic necrosectomy: improvement in morbidity and mortality with a less invasive approach. Ann Surg, 2010, 251(5): 787-793.
12. 曹锋,李嘉. 视频辅助腹膜后清创术治疗重症急性胰腺炎继发感染. 中华普通外科杂志, 2015, 30(1): 4-6.
13. 刘建,李非. 胰腺和(或)胰周坏死继发感染的外科治疗. 中华肝胆外科杂志, 2017, 23(8): 566-569.
14. 李非,高崇崇. 急性胰腺炎并发症微创干预时机及技术探讨. 中华普通外科杂志, 2018, 33(9): 713-715.
15. 李非. 重症急性胰腺炎继发感染的外科处理. 中国实用外科杂志, 2012, 32(7): 548-551.
16. 李非,曹锋. 感染性胰腺坏死的腹腔镜手术及治疗展望. 中华消化外科杂志, 2018, 17(12): 1156-1159.
17. 王喆,李非. 急性胰腺炎感染性坏死的外科处理进展. 中华肝胆外科杂志, 2017, 23(1): 67-70.
18. van Santvoort HC, Besselink MG. A step-up approach or

open necrosectomy for necrotizing pancreatitis. N Engl J Med, 2010, 362(16): 1491-1502.

19. Banks PA, Bollen TL, Dervenis C, et al. Classification of acute pancreatitis-2012: revision of the Atlanta classification and definitions by international consensus. Gut, 2013, 62(1): 102-112.

20. Tenner S, Baillie J. American College of Gastroenterology guideline: management of acute pancreatitis. Am J Gastroenterol, 2013, 108(9): 1400-1415.

21. Working Group IAP/APA Acute Pancreatitis Guidelines. IAP/APA evidence-based guidelines for the management of acute pancreatitis. Pancreatology, 2013, 13(4 Suppl 2): e1-15.

22. 中华医学会外科学分会胰腺外科学组. 急性胰腺炎诊治指南(2014). 中华外科杂志, 2015, 53(1): 51-54.

23. 李非, 王晓辉. 急性胰腺炎多学科诊治的经验与思考. 中华外科杂志, 2015, 53(9): 649-652.

第三节　重症急性胰腺炎外科干预的基本原则

当代重症急性胰腺炎(severe acute pancreatitis, SAP)外科治疗的标志是 1963 年 Watts 报道以全胰切除治疗 SAP 一例获得成功。在我国,外科干预 SAP 于 1970 年后受到广泛重视,大致经历了早期手术引流、个体化治疗方案和针对特殊病情早期手术三个阶段。由于难以接受的高死亡率和高并发症发生率,早期手术基本已遭到摒弃。1990 年前后提出的个体化治疗方案着重于胰腺组织坏死感染的手术治疗,该方案以感染和器官功能障碍为基本内容,以病情变化为依据来确定最佳手术时机。目前,早期重症监护、疾病初期及时干预、液体复苏和脏器功能保护理念的提出,使得多数 SAP 患者能够度过早期并发症,如全身炎症反应综合征(systemic inflammatory response syndrome, SIRS)及多器官功能障碍综合征(multiple organ dysfunction syndrome, MODS)等。但 SAP 总体死亡率并无显著下降,其原因在于 40%~70% 的患者可于疾病后期合并感染性胰腺坏死(infected pancreatic necrosis, IPN)、腹腔出血及消化道瘘等并发症,导致病情复杂且治疗棘手。随着 SAP 诊治理念的不断更新,现代 SAP 的治疗以多学科治疗(multidisciplinary treatment, MDT)为依托,以创伤递升式治疗理念(step-up

approach)为指导,治疗观念上强调以微创为先导的综合治疗模式。在 SAP 的早期阶段,外科干预虽不再是综合治疗中最主要的治疗方式,但仍不可或缺,尤其在 SAP 继发感染或出现并发症时,外科干预仍然是治疗的主要方式。

然而外科干预仍存在诸多问题,特别是个体化治疗方案被提出和应用之后,相当一部分 SAP 患者仅经非手术治疗即得以痊愈,使得部分学者产生了重视非手术治疗而忽视手术干预的倾向,甚至质疑外科干预在 SAP 治疗中的地位,以至于一些具备手术指征的患者在犹豫中失去最佳手术时机,严重影响了 SAP 的预后效果。尽管 SAP 治疗主流意见不断变迁,我们始终应对外科干预的价值予以重视。实践证明,片面强调非手术治疗无益于 SAP 治疗效果的进一步提高,外科干预在 SAP 治疗中的地位仍不可动摇,关键是如何把握外科干预的时机与指征,选择正确的外科干预方式。近年来在国内较大胰腺中心 SAP 的死亡率已控制在 20% 以下,重要原因之一就是在非手术治疗的基础上适时有效地进行外科干预并选取恰当的干预方式。大量临床实践证明,科学合理地实施外科干预治疗 SAP 须遵循以下"三个不"原则。

一、是否采用外科干预——不可一概而论

SAP 自然病程可分为三个时期,每个时期各具特点,其治疗常常有赖于多学科协作诊疗团队,针对患者所处的不同时期和疾病发展的不同阶段,各阶段的主要矛盾各不相同,需要不同的学科参与,协同诊治,不应一概而论。在 SAP 病程中,发病至 2 周为早期,也称急性期,以全身炎症反应综合征和器官衰竭(organ failure, OF)为特点,为 SAP 的第一个死亡高峰。此期多以重症医学科(ICU)为主导进行治疗。发病 2~4 周为中期,也称进展期,以急性胰周液体积聚(acute peripancreatic fluid collection, APFC)或急性坏死物积聚(acute necrotic collection, ANC)等无菌性坏死为主要特点,此期患者可能需营养科及内科等学科联合治疗。发病 4 周以后为后期,也称感染期,以感染性并发症为主,如脓毒血症、感染性胰周积液及感染性胰腺坏死等,此期病情凶险,为

SAP 的第二个死亡高峰。对于明确感染的患者应采取抗生素治疗及 CT 或超声引导下经皮穿刺置管引流（percutaneous catherer drainage，PCD），若病情进一步加重，则需采取外科手术治疗。故此时期需要内科、外科、超声科、影像科及介入科等联合治疗。SAP 临床表现多样，病情进展较快，整个救治过程不能仅靠某一学科单打独斗，需要多学科医师通力合作、密切协作、有效互补，充分发挥 MDT 的优势，最大限度地提高救治成功率。关于 SAP 患者的学科归属问题不应再去争议，SAP 治疗的成功也不是某一学科的"独家产品"，相关学科医师应认识到 SAP 收治归属的决定性因素已不是学科专业而是疾病自身需求，应建立以疾病为中心的共同平台。外科医生作为 SAP 治疗过程中的重要一环，应积极树立自身在 MDT 综合诊断与治疗的主导地位，正确把握外科干预的时机与指征，避免外科干预不足与干预过度。

手术时机的选择是 SAP 争论的主要问题之一，手术时机的掌握要比手术方式更为重要。普遍认为发病 2 周内应以维持内环境稳定和脏器功能支持为主，避免外科干预，但在非手术治疗过程中出现下列情况者予以外科干预仍属必要：①明确的胰周感染，中毒症状严重；②经短期支持治疗，症状无缓解，出现多器官功能障碍及腹腔间隔室综合征（abdominal compartment syndrome，ACS）等；③出现需要外科干预的急性并发症，如腹腔内出血等；④胆源性胰腺炎合并胆道梗阻非手术治疗不能缓解者；⑤后期干预指征主要包括病灶 >6cm、有消化道压迫、消化道瘘、胰瘘以及全身性反应症状的无菌性坏死和胰腺假性囊肿，以及择期胆囊切除术等。

上述外科干预适应证已普遍被外科医生接受，然而 SAP 发病凶险，病情千变万化，单纯以此指导治疗有时难以满足实际临床工作中的需要，现阶段外科手术适应证的细化和量化正成为胰腺炎临床研究中的重要课题。以下几个问题近来受到关注：

1. 关于胰周感染 如何突破 SAP 后期合并 IPN 的第二个死亡高峰一直以来都是 SAP 治疗的瓶颈与挑战。多数 SAP 患者经非手术治疗可痊愈，但出现 IPN 时，外科干预依然是国际公认的最有效手段。明确的 SAP 并发感染的定义可参见胰腺炎相关诊治指南：SAP 病程中，胰腺实质、胰周脂肪组织坏死及胰周积液的继发性感染。临床确诊 SAP 并发感染可以高分辨率 CT 检查示气泡征为依据，金标准则是局部病变样本细菌培养阳性。临床工作中，气泡征往往提示明确的感染，此时患者多已表现出明显的感染性症状；而在任何有创干预之前，获取局部病变样本并开展细菌培养的方式仅有细针穿刺活检（fine needle aspiration，FNA），考虑到 FNA 较高的假阴性率，目前各大指南均不推荐常规行 FNA。因此，如何早期判断或筛选出感染及疑似或倾向于感染的患者是关键环节。在此问题上，应从以下三个方面综合考量：①准确读片。胰腺外科医师应具备对腹部 CT 准确读片的能力，尤其注重动态观察胰腺实质坏死及胰周积液的体积、分布及密度改变，以期早期发现感染迹象。②综合分析。判断 SAP 并发感染不应局限于影像学检查，还应包含其他阳性症状、体征及实验室检查结果的综合分析。SAP 并发感染者早期可有贫血、低蛋白及不规则性低热等非特异性症状与体征，降钙素原、C 反应蛋白及 D- 二聚体等实验室检查指标在一定意义上也有助于 SAP 并发感染的判断。③考虑到其他系统感染的可能。在 SAP 进程中，常合并或并发其他器官和组织的感染而出现感染性症状及体征，如肺炎及胸腔积液、胆系感染、静脉置管相关性感染及药物性发热等。因此，确诊 SAP 并发感染的前提应是考虑到其他器官及组织感染的可能。

2. 延迟手术的把握 以往认为对于胰周感染和胆源性胰腺炎合并胆道梗阻应急诊或早期手术，但在实际工作中存在诸多问题。例如 SAP 发病早期，胰腺坏死是一种弥漫性的固体和 / 或半固态的炎性包块，与正常胰腺组织无明显界限。如上述手术切除将导致严重并发症及较高死亡率，所以外科干预应以引流减压为主，此时手术常须做多部位引流，并且再次或多次手术率较高。若能将手术推迟到发病 4 周以后，坏死灶液化完全，周围纤维囊壁形成，外科干预才能达到理想效果。依据 SAP 的进展过程，IPN 外科治疗的"3D（Delay、Drain、Debride）"原则应运而生。Delay：外科干预时机应延迟至 SAP 发病后 4 周左右，待感染性坏死充分液化并覆以外周完整包裹时；

Drain：外科干预以引流减压为主；Debride：若引流效果不佳，则施行坏死组织清除术。胆源性胰腺炎（biliary pancreatitis，BP）约占急性胰腺炎患者的半数以上，是否手术需鉴别有无胆管梗阻。对于胆管的处理，国际上一致认为对于伴有胆管炎的 BP 患者应急诊行内镜逆行胰胆管造影术（endoscopic retrograde cholangiopan-creatography，ERCP）（<24 小时），而不伴有胆管炎的 BP 患者可行磁共振胰胆管造影术（magnetic resonance cholangiopancreatography，MRCP）或内镜超声（endoscopic ultrasonography，EUS）检查以明确胆管情况。随着内镜技术的不断发展，行 ERCP 进行碎石、取石和内镜下括约肌切开术（endoscopic sphincterotomy，EST）的成功率大幅度提升，ERCP 和 EST 也成为解决 BP 患者胆管梗阻的首选方式。合并胆囊结石的 SAP 患者如不及时接受胆囊切除治疗会导致 BP 复发率明显升高。关于胆囊切除的时机，目前各大版本指南中均建议对于轻症 BP 患者在同次住院期间行胆囊切除术，其方式以腹腔镜胆囊切除术为首选。而重症 BP 患者手术应延迟至局部炎症消退或 6 周以后。

3. 关于 ACS AP 早期，SIRS 可引发胰腺及

周围器官水肿、肠麻痹及胰周积液，加之不恰当的液体复苏，可引起腹内压力升高，甚至腹腔间隔室综合征继而影响多个器官血液灌注，导致多器官衰竭（multiple organ failure，MOF）。当非手术治疗不能有效逆转腹内压力升高及 ACS 时，以减压为目的的有创干预势在必行，鉴于 SAP 早期外科干预的相关风险，在影像学引导下进行经皮腹腔穿刺引流宜为首选有创干预手段。然而，SAP 早期以减压为目的的外科干预的可行性及其方式、时机与指征，仍是争议话题。外科医生应在认真听取重症监护室医生建议的情况下，对多次微创干预均效果不佳、并发 ACS 或 MOF 等经积极治疗无效的 SAP 早期患者果断出手，当腹内压（intra-abdominal pressure，IAP）>20mmHg 并出现新发的器官衰竭，则强烈建议行外科干预减压。至于外科干预方式，尚需兼顾损伤控制、分阶段创伤递升原则，尽可能选用微创化方式将手术相关性并发症发生率降至最低。还有学者建议根据 ACS 分型进行治疗：Ⅰ 型（腹腔型）ACS 可先采用强化的 ICU 治疗，病情恶化者再开腹减压引流；Ⅱ、Ⅲ 型（腹膜后型和混合型）、迟发性 ACS 应放宽指征，尽早手术，否则会丧失最佳干预时机（图 9-11）。

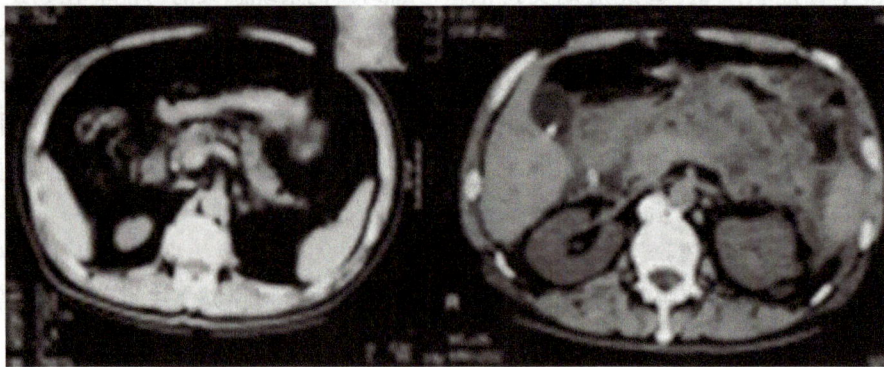

图 9-11 腹腔型和腹膜后型 ACS

二、外科干预的方式——不应一个模式

SAP 的外科治疗涉及的内容很多，核心始终围绕如何更为理想地进行病灶处理，清除含有炎症介质的积液和化脓感染灶。传统的方法包括规则胰腺切除、全胰腺切除及坏死组织清除，腹膜后、小网膜囊灌洗引流，蝶形开放引流术、腹膜后引流及有计划的再次剖腹手术等，同时结合胆

囊切除并胆总管切开，T 管引流去除病因，手术方式多种多样，不一而足。现代 SAP 的外科干预以创伤递升式治疗理念为指导，与"3D"原则相辅相成，是目前主流方式，但不是全部。我中心于 2007 年在国内首次提出创伤递升式处理技术治疗 SAP，近年来已得到多项指南的认同并推广。创伤递升式治疗 SAP 可表现为不同的形式与组合：第一阶段可选择 PCD、内镜下经自然管腔引流或外科经胃透壁性引流，效果不佳则升级为第

二阶段干预,包括小切口腹膜后入路清创、视频辅助下腹膜后入路清创、内镜下经自然管腔清创或经胃透壁性清创等,效果仍不佳则进一步升级为各型开放性清创(open pancreatic necrosectomy,OPN)。在干预方式逐层递升的同时,现代创伤递升式治疗SAP亦呈现出如下新特点与转变:①微创化甚至无创化:相对于传统早期开放性清创,现代SAP的外科干预多倾向于以CT或超声引导下的经皮穿刺置管引流术为首选的创伤递升式干预,其目的由彻底清创转向充分引流、控制感染。②阶段化:SAP并发感染的部位、时间及程度各不相同,其治疗也难于一概而论。临床实际中,外科医生常须综合患者的病情演进及其对既有干预的反应制订有针对性的阶段化干预方案,循序渐进、创伤递升。③多学科化:SAP常可累及多个重要器官及组织,故SAP治疗强调以MDT为依托的综合治疗,即由单一学科的单打独斗转向MDT模式下的协作共赢。④专业化:目前,SAP的治疗推荐在高水平医疗机构,以MDT模式下开展,要求各相关学科(外科、ICU、放射介入、内镜介入等)皆拥有两名以上专家。随着各大综合性医院专科化进程的推进,胰腺外科、胰腺重症监护室、腹部超声科应运而生,多学科团队的组建也随之更专业化,其职能也由多病种兼顾转向单一病种的精与专。⑤多元化:当代医学技术的高度发达与进步使SAP的治疗手段呈多元化发展趋势。从外科角度讲,SAP的治疗主要包括减压引流及清创,其操作可在影像学引导下、消化内镜下、腹腔镜下或外科直视下进行,且切口及入路也有多重选择。因此,SAP的治疗不再拘泥于单一模式,而是转向治疗手段及模式多元化背景下的个体化治疗。

PCD作为创伤递升式治疗的第一步,使25%~55%的IPN患者免于后续清创处理,是SAP合并胰周积液及胰周感染的重要治疗步骤。不同于相对明确的外科干预时机(发病后4周左右),PCD的建立时间尚无统一标准,各中心的平均建立时间为SAP发病后9~55天不等。荷兰胰腺炎研究小组建议,若无技术性难点,应相对较早建立PCD,以减低SAP后期并发症的发生率。过去5年间,我中心PCD建立的中位时间为发病后12天,较早应用PCD安全可行,其

作为微创化的干预方式不会增加严重操作相关并发症发生,可防止局部炎性病灶蔓延,增强患者生理储备,进一步为外科清创寻找入路并利于将外科清创延迟至理想时段,甚至免于后续外科处理。PCD后进一步行外科清创的时机十分重要,有研究认为,PCD后1周内脓毒症逆转,PCD时APACHE-Ⅱ评分或发病后1周内出现MODS是预测外科清创必要性的早期独立因素;荷兰急性胰腺炎研究小组分析发现,男性、MODS、CT见大面积胰腺坏死及坏死区呈混杂密度是需要由PCD转为外科清创的独立危险因素。

若PCD效果不佳则应升级为第二阶段干预,自穿刺点作较小切口,即沿PCD穿刺管逆行进入感染脓腔,行小切口微创入路胰腺坏死组织清除术。小切口腹膜后入路清创(minimal access retroperitoneal pancreatic necrosectomy,MARPN)适用于双侧结肠后腹膜后间隙感染坏死灶(图9-12);微创小网膜囊胰腺坏死组织清除术适用于胰周间隙、小网膜囊感染坏死灶,尤其是网膜囊脓腔壁紧贴壁腹膜者。若连续两次PCD效果不佳或经超声科医师会诊无法行PCD,伴有慢性消耗(贫血、间断发热、低蛋白)时,应考虑小切口微创入路。小切口微创入路的优势在于:①术前在彩超引导下行PCD,术中“顺藤摸瓜”式进入脓腔清创,对坏死感染灶定位明确,并可设计距体表最短距离且避开重要血管及脏器的手术路径,术中直接进入双侧腹膜后或小网膜囊脓腔,针对性强、精确度高、路径短且创伤小;②直接进入脓腔,

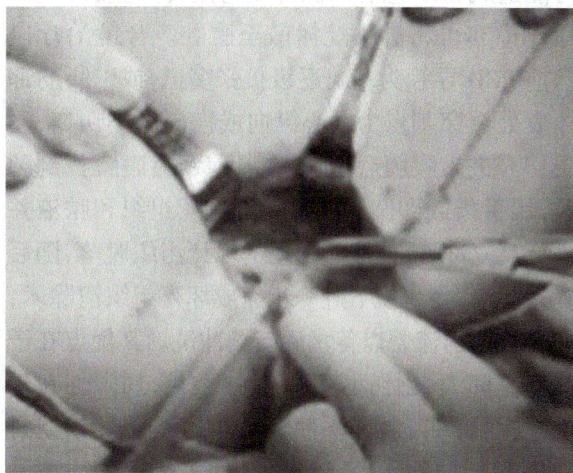

图9-12 小切口腹膜后入路清创

避免进腹对腹腔脏器的副损伤,可降低腹腔感染发生率,也避免对消化道压迫,降低消化道瘘的发生率;③术后可进行充分有效的冲洗引流,针对术后残余感染坏死灶可借助内镜对深在脓腔进行经窦道的内镜下清创。小切口微创入路胰腺坏死组织清除术以 PCD 管为引导,采用尽可能小的切口实现对胰周坏死组织的清创引流,是在常规开腹胰腺坏死组织清除术基础上的改进与提高。当小切口微创入路效果不佳时,亦可及时中转为常规开腹胰腺坏死组织清除术,无需特殊器械和设备且实用性强。内镜下坏死组织清创术(endoscopic transluminal necrosectomy,ETN)、视频辅助下腹膜后入路清创(video scopic assisted retroperitoneal debridement,VARD)、腹腔镜胰腺坏死组织清创术(laparoscopic pancreatic necrosectomy,LPN)及经皮肾镜胰腺坏死组织清除术是第二阶段外科干预的有效补充。ETN 经自然腔道内镜可视化清除,可在镇静状态下实施,无需全身麻醉,效率高、损伤小,但易致出血且不易控制,常需反复多次清创。VARD 可利用 PCD 治疗建立的通道,借助腹膜后入路,对腹部脏器干扰小,不会造成腹膜后积液与腹腔相通,使得感染不会波及腹腔。但对脓腔位置要求严格,并需多次清创,存在出血、肠瘘等严重并发症风险。LPN 是很有前景且安全的方法,具备微创手术的优势,而且降低了并发症发生率及死亡率。腹腔镜的优势包括术中探查范围广,可对整个腹腔、盆腔、小网膜囊及脓肿腔进行准确地探查和充分引流(图 9-13),同时还可针对病因选择适当的附加手术。但需建立气腹,可能造成 SAP 患者的循环不稳定并加重肺损害,操作中亦可将感染灶播散至腹腔。肾镜治疗以术前 PCD 导管为基础逐级扩张窦道,或以腰肋部体表处及穿刺点为中心纵向或横向做小切口,逐层切开进入腹膜后间隙,在肾前及后腹膜找到脓腔,用手指或卵圆钳清除胰周坏死组织和脓液并进行反复冲洗,使成熟松动的坏死组织脱落,随后置入肾镜,在直视下进一步完成坏死组织清除术,并可放置引流管以备术后持续冲洗。其优点在于操作空间大、创伤小、不干扰腹腔等,局限性在于手术视野狭小,操作不便。此外,由于受肾镜视野角度和器械限制,一旦继发出血,处理往往非常困难。

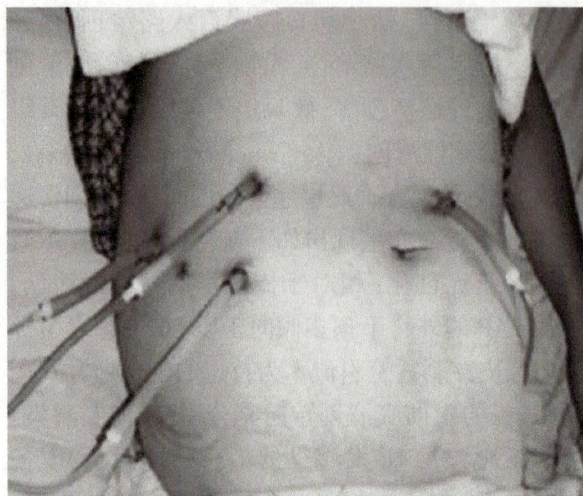

图 9-13 经腹腔镜置管引流

当上述方式效果仍不佳时则升级为开放性清创(open pancreatic necrosectomy,OPN)。OPN 适用于坏死范围广泛,涉及胰周、网膜囊、肾周、腹膜后、结肠旁沟、盆腔等间隙,及坏死液化不充分者。常规开放性清创仍具有重要作用,10%~20% 的 SAP 继发感染患者最终仍需 OPN 治愈,在干预方式多元化的背景下,它是其他干预无效后患者的唯一选择。既往 OPN 与术后并发症多,术中及术后病死率高相提并论。不同于传统的早期开放性清创,创伤递升式治疗序列中的 OPN 是在合理的指征及时机下开展的,具有较高的安全性和有效性。外科干预在治疗 SAP 中的作用不容忽视,在明确掌握外科干预时机的前提下,将微创化与开放手术有机结合可有效改善患者预后。

事实上,不断涌现的治疗方法使外科医生有了更多的选择,但如何科学地合理使用这些技术又成为新的难题,其解决办法需要辩证思维的指导。体现在:

(1)正确对待传统手术方法和新兴微创手段:虽然 SAP 外科干预总体上呈现出“巨创向微创过渡,内外科手段交织”的趋势,在某些方面微创技术有着传统手术无法比拟的优越性,但临床上也要充分重视微创手术入路与整体损伤效果的比值,严格掌握其适应证,一味强调微创化或非手术治疗,可能会错过最佳外科干预时机。对于多次微创化治疗效果不佳、腹腔或腹膜后残余感染致病情迁延或慢性消耗、甚至加重及病情复杂、病程前期未接受相对规范的创伤递升式治疗的基层转诊患者,应果断行开放性清创。

（2）治疗手段的多元化：SAP并发感染的外科干预手段可有多种选择：干预方式，可有引流和清创；干预路径，可有经腹和经腹膜后；引导媒介，可有影像学检查、消化内镜、腹腔镜、可折叠式内镜（如胆道镜、肾镜）和外科直视；进针部位或切口选择，可有后腰背部、腹部正中和肋缘下。治疗手段的多元化须与具体选择的个体化相结合，重视各种治疗手段的适应证及局限性。临床治疗中亦要优先选择简便、损伤小的方式。若效果不佳则再进一步升级为相对复杂术式，这种阶梯治疗方案有助于控制治疗风险。

（3）重视循证医学证据：循证医学是理论与实践的辩证关系在医学中的具体运用，国际胰腺病学联合会关于急性胰腺炎外科处理的指导建议为SAP的治疗提供了坚实的理论依据。临床工作中还应注意循证医学证据在新领域的积累，对于争议性的重要问题最好能多中心联合，进行前瞻性的随机分析。

（4）重视干预方法的合理组合：目前，针对创伤递升式治疗SAP并发感染各阶段干预方式如何选择与串联的问题，尚无统一的指南可遵循，各中心多以自身医疗资源状况及偏好、特长为出发点，结合自身实践经验来选择。荷兰胰腺炎研究小组比较了内镜下创伤递升式干预与外科创伤递升式干预的优劣，结果显示主要并发症发生率及病死率方面两组间差异并无统计学意义，内镜下干预的优势体现在降低术后胰瘘发生率及缩短住院时间上。创伤递升式治疗SAP并不是一种单一或孤立的治疗方式，而是一种全局治疗理念，不应局限于某一种模式：干预入路的选择以尽量不干扰腹腔为主，既要通畅引流，又要为后续的清创及残余再清创考虑；干预方式既要考虑病变的位置及分布，又要考虑各单位自身的硬件条件及擅长；创伤递升式治疗SAP并发感染的底线应是尽可能避免术后出血及肠瘘发生。

三、外科干预的过程——不能一蹴而就

由于对SAP的发病机制和病理生理过程尚缺乏完全了解，外科医生一度试图在手术中"毕其功于一役"，根治病变。但是诸如全胰腺切除术等巨创术式并未达到预期效果，反而增加了并发症率和死亡率。极其不良的预后使学者们意识到

通过外科干预治愈SAP不可一蹴而就，这也是急性胰腺炎现代治疗理念的重要进步之一。外科干预的曲折性主要体现在：

1. 外科手术不能阻断SAP病理生理变化
SAP是一种全身性而非局部性疾病，其发生发展涉及胰酶异常激活、酒精中毒、高脂血症、全身炎症反应（SIRS）、白细胞过度激活并凋亡延迟，胰腺组织血液循环障碍、肠道菌群移位等一系列变化。外科手术虽然能够清除局部病灶、缓解症状，却并不能阻断SAP的病程。胰腺炎症、周围组织坏死以及机体SIRS还会继续发展，到一定程度时可能需再次手术治疗（图9-14）。

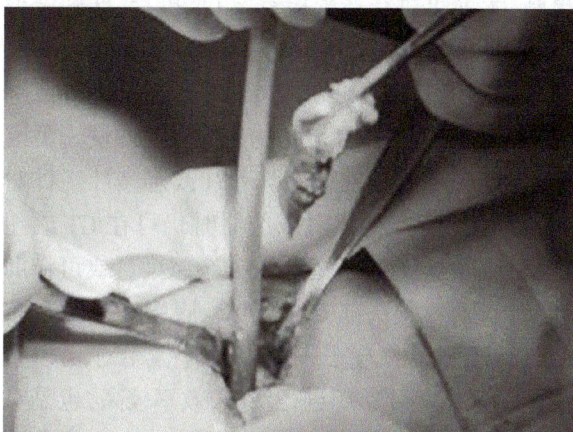

图9-14　SAP二次手术取出大量坏死组织

2. 器官功能障碍造成SAP病程复杂化　多器官功能衰竭是SAP患者早期死亡的主要原因，肺脏、心血管和肾脏是SAP患者最易受累的器官，也是治疗的重点与难点。SAP对呼吸系统的影响体现为通气量下降、通气与血流平衡破坏，中性粒细胞在肺泡聚集，临床主要表现为低氧血症、呼吸困难及发绀，进而进展会引起肺水肿，出现急性呼吸窘迫综合征（acute respiratory distress syndrome，ARDS）。循环衰竭主要表现为心动过速、低血压或休克，病情严重的患者会出现心肌梗死、心室颤动，也可出现心包炎或心包积液。肾功能损害表现为一过性少尿，病情严重者出现无尿和血清肌酐升高等肾衰竭症状。此外，还可能发生肝功能异常、弥散性血管内凝血（disseminated intravascular coagulation，DIC）、胃肠功能衰竭和胰性脑病等。器官功能障碍往往会严重影响患者的手术耐受性，延误最佳手术干预时机，增加外科干预的并发症发生率和死亡率。

3. 坏死组织的清除困难与残余感染　腹膜后间隙位于腹后壁的壁腹膜和腹内筋膜之间，范围上至膈肌，下至盆腔，两侧与侧腹壁腹膜外脂肪层相延续，其间含有大量疏松结缔组织。胰腺为腹膜后位器官，发生炎症时可沿腹膜后间隙迅速蔓延至升、降结肠后方和肠系膜的深面及左右肾区后方，亦可经腰大肌向下延伸至盆腔。SAP 患者较差的手术耐受性迫使外科医生尽量缩小手术范围，缩短手术时间，在如此大的区域内完全一次性清除坏死组织的难度可想而知，腹膜后持续闭合冲洗、蝶形开放引流术、计划性再次剖腹手术等方法针对上述情况而设定。SAP 再次手术应及时果断，术前可进行造影检查及 CT 摄片，准确定位病灶；手术要简捷，以充分引流和尽量彻底清除坏死组织目的为准。初次外科干预后 1 个月以上若引流不断出现脓性分泌物或经反复冲洗未见改善者，则应考虑存在残余坏死灶或感染灶。针对残余感染灶，在持续引流的同时仍可在 CT 或超声引导下经皮穿刺置管治疗残余感染。或可借助软质内镜，对胰头前方、脾门处、腹膜后等深在脓腔进行经窦道的内镜下清创。其优势在于可以直视下对残余坏死组织进行清除，效率较高，也是对微创术式的有益补充。

4. SAP 并发症使病情迁延不愈　腹腔出血、感染和消化道瘘是 SAP 后期三大并发症，治疗模式亦应遵循微创、创伤递升式处理原则。SAP 合并腹腔出血时，患者一般状况较差，其局部炎性渗出与周围组织粘连严重，胰周血管丰富且解剖复杂，盲目剖腹探查止血不仅难以明确出血部位并控制出血，且术后并发症多、病死率高。通常腹腔内出血可经 DSA 行经导管动脉栓塞术（transcatheteranerial embolism, TAE）控制，再经 PCD 充分引流腹腔积血。血管介入治疗出血的成功率为 79%~100%，安全有效、应用广泛、宜为优选。对于胰床、腹膜后广泛渗血的患者，应选择外科纱布压迫填塞止血或应用止血材料，其方法简洁、疗效确切。消化道瘘的致病因素包括胰酶释放腐蚀肠管、继发肠系膜血管栓塞、肠道水肿压迫、引流管摆放位置不当等，消化道瘘的治疗除积极的营养支持、肠道休息及应用生长抑素等措施外，建立有效的引流亦是关键。肠瘘的确定性手术应在胰腺炎症、感染已基本控制，全身情况得到

改善之后才可进行，大多需要在瘘形成后 3 个月或更长时间。否则容易导致感染扩散，修补处再破裂等，使病情迁延不愈。

5. 手术不能一次性解决病因　例如胆源性胰腺炎患者非手术治疗效果不佳时应早期行 ERCP 以改善预后。对于胆囊多发结石、胆总管多发结石、乳头可切开长度短的患者应早期行鼻胆管引流以缓解症状，为彻底去除病因争取时间，若操作中反复碎石和网篮取石易造成乳头水肿，术后症状缓解不明显。盲目的扩大乳头切开则会增加肠穿孔等严重并发症发生的可能。再如，胆源性胰腺炎患者出院后复发率约为 33%，根据国际胰腺病学联合会急性胰腺炎外科治疗指导建议重型胰腺炎应在炎症控制良好、患者恢复后再行胆囊切除术，不提倡急于解除病因。即便在急诊手术，如果急性坏死性胆囊炎的局部或全身条件不允许，亦不应勉强在病灶处理的同时切除胆囊。可行胆囊造瘘，状态稳定后再行二期手术治疗，此所谓"损伤控制（damage control）"。

在长期的临床探索过程中，SAP 曾被认为是内科疾病而过分依赖于非手术治疗，其后又被确定为外科急症而倾向于早期手术，这些观点指导下的治疗效果疗效甚微。近年来证实，过量炎症性细胞因子释放和激活造成机体 SIRS 状态，由此导致的 MODS 是 SAP 早期死亡的主要原因，有人试图通过拮抗毒性因子来提高疗效，细胞因子单克隆抗体虽能在动物实验中显著缓解 SAP 的严重程度，但在临床应用中却显效甚微。上述失败使外科医生意识到：思维方式决定着实践的成败，SAP 病理生理变化十分错综复杂，单一刻板的治疗思路难奏其效，因此促进了现代综合治疗理念的形成并催生了血滤等新技术的临床应用。"三个不"原则是在诸多实践基础上总结 SAP 治疗的辩证思维而形成的基本原则，对于 SAP 外科干预的方法、时机及过程有着重要的指导意义。该原则的进一步完善应在以下几个方面入手：

1. 临床工作中继续细化与量化外科干预的适应证，在此基础上外科医生对其掌握应更趋严格合理并具有时效性。

2. 有机结合手术与非手术治疗。例如抗生素等常无法抑制 SIRS 和 SAP 病情进展，血液滤

过技术能够清除血液中某些炎症介质,促进抗炎-促炎细胞因子平衡。对于具备手术适应证却状态很差的患者,通过血滤可增加手术耐受性,可能使其获得治愈的机会。

3. 多学科合作(multidisciplinary team, MDT)是 SAP 治疗发展的必然趋势,应应以重视。传统治疗方式是建立在以单一专业为基础、分散的诊治模式下,医生对疾病认识的角度不同、治疗条件和手段存在差异,彼此间常缺乏有效的沟通合作,导致治疗缺乏连续性、系统性。21 世纪,SAP 的治疗日趋整体化与规范化,由单一学科"独挡天下""单打独斗"的时代已成为历史,包括胰腺外科、消化内科、重症医学科(ICU)、医学影像科等多学科综合治疗团队在 SAP 的治疗过程中发挥着重要作用,逐步形成 SAP 多学科合作的治疗新模式。

4. 重视损伤控制外科理念(damage control surgery)和微创化在 SAP 中的应用。"损伤控制"是指外科用以控制的手段方法而不是实行确定性的损伤修复。SAP 出现严重的腹腔感染、生命体征不稳时,早期应用微创技术更加符合损伤控制理念。微创技术即在处理 SAP 并发症中实施分阶段处理技术,既避免病情加重,又以最小的创伤达到手术治疗目的。

5. SAP 治疗中也有一些特殊情况如妊娠期 SAP 以及胰性脑病等,这些方面的经验积累将使该原则的内容更加丰富。

6. SAP 阶段化的特点。早期 SIRS 期,以脏器功能保护为主,感染期则以腹腔感染的防治为主体。外科医生应积极树立自身在 MDT 综合诊断与治疗中的重要角色,针对不同阶段不同侧重点加以防治,正确把握外科干预原则及外科干预的时机与方式,降低病死率,为患者争取更好的预后。

(孙 备)

参 考 文 献

1. Babu RY, Gupta R, Kang M, et al. Predictors of surgery in patients with severe acute pancreatitis managed by the step-up approach. Ann Surg, 2013, 257: 737-750.

2. Haydock MD, Mittal A, Wilms HR, et al. Fluid therapy in acute pancreatitis: anybody's guess. Ann Surg, 2013, 257: 182-188.

3. Ji L, LvJC, SongZF, et al. Risk factors of infected pancreatic necrosis secondary to severe acute pancreatitis. Hepatobiliary Pancreat Dis Int, 2016, 15(4): 428-433.

4. Werge M, Novovic S, Schmidt PN, et al. Infection increases mortality in necrotizing pancreatitis: a systematic review and meta-analysis. Pancreatology, 2016, 16(5): 698-707.

5. Lankisch PG, Apte M, Banks PA. Acute pancreatitis. Lancet, 2015, 386(9988): 85-96.

6. van BrunschotS, van Grinsven J, van Santvoort HC, et al. Endoscopic or surgical step-up approach for infected necrotising pancreatitis: a multicentrerandomised trial. Lancet, 2018, 391(10115): 51-58.

7. van Grinsven J, van Santvoort HC, Boermeester M A, et al. Timing of catheter drainage in infected necrotizing pancreatitis. Nat Rev Gastroenterol Hepatol, 2016, 13(5): 306-312.

8. Hollemans RA, Bollen TL, van Brunschot S, et al. Predicting success of catheter drainage in infected necrotizing pancreatitis. Ann Surg, 2016, 263(4): 787-792.

9. Morató O, Poves I, Ilzarbe L, et al. Minimally invasive surgery in the era of step-up approach for treatment of severe acute pancreatitis. Int J Surg, 2018, 51: 164-169.

10. Madenci AL, Michailidou M, Chiou G, et al. A contemporary series of patients undergoing open debridement for necrotizing pancreatitis. Am J Surg, 2014, 208(3): 324-331.

11. Trikudanathan G, Tawfik P, Amateau S K, et al. Early (<4 Weeks) Versus Standard (≥4 Weeks) Endoscopically Centered Step-Up Interventions for Necrotizing Pancreatitis. Am J Gastroenterol, 2018, 113: 1550-1558.

12. Bakker OJ, Issa Y, van Santvoort HC, et al. Treatment options for acute pancreatitis. Nat Rev Gastroenterol Hepatol, 2014, 11: 462-469.

13. van Brunschot S, van Grinsven J, van Santvoort H C, et al. Endoscopic or surgical step-up approach for infected necrotising pancreatitis: a multicentrerandomised trial. Lancet, 2018, 391(10115): 51-58.

14. Gomatos I P, Halloran C M, Ghaneh P, et al. Outcomes From Minimal Access Retroperitoneal and Open Pancreatic Necrosectomyin 394 Patients With Necrotizing Pancreatitis. Ann Surg, 2016, 263(5): 992-1001.

15. van Dijk SM, Hallensleben NDL, van Santvoort HC, et al. Acute pancreatitis: recent advances through randomised trials. Gut, 2017, 66(11): 2024-2032.

16. 孙备,冀亮. 创伤递升式分阶段治疗重症急性胰腺炎的临床实践与思考. 中华外科杂志,2015(9):653-656.

17. 吕新建,孙备,李乐,等. 小切口微创入路治疗感染性胰腺坏死的临床研究. 中华外科杂志,2018(9):687-692.

18. 姜洪池,孙备,陆朝阳. 重症急性胰腺炎基本治疗原则初探. 中华外科杂志,2007(1):6-8.

19. 冀亮,孙备,程春东,等. 创伤递升式分阶段治疗重症急性胰腺炎局部并发症的临床经验总结. 中华外科杂志,2016,54(11):839-843.

20. 孙备,冀亮. 重症急性胰腺炎并发感染处理的争议与对策. 中国实用外科杂志,2018,38(01):53-56.

21. 吕新建,孔瑞,孙备. 坏死性胰腺炎外科干预方式研究进展. 中国实用外科杂志,2018,38(02):231-234.

22. 孙备,徐东升,姜洪池,等. 高脂血症性重症急性胰腺炎综合治疗的探讨. 中华外科杂志,2007,45(11):733-735.

23. 徐东升,孙备,姜洪池,等. 超声引导下经皮穿刺置管引流在重症急性胰腺炎治疗中的应用. 中华肝胆外科杂志,2009,15(3):173-175.

24. 孙备,张广权. 进一步提高急性胰腺炎整体治愈率的策略. 中华消化外科杂志,2018,17(12):1160-1165.

第四节　慢性胰腺炎的外科治疗

慢性胰腺炎是由多种原因所致的胰腺弥漫性或局限性炎症。由于炎症持续不断地发展,导致腺体发生了一系列复杂、不可逆的损害,并在临床上表现出进行性的内、外分泌功能衰退及多种临床症状,严重影响了患者的生活质量。

慢性胰腺炎的发生受地理环境、经济状况、生活习惯等多种因素的影响。不同国家和地区的致病因素有所不同,疾病亦各具特点。因诊断方法、诊断标准的不同,统计的发病率有较大差异。但一般认为,在法国、澳大利亚、南非、美国等国家,慢性胰腺炎发病率较高。以往,我国关于慢性胰腺炎的报道较少;近年随着国人饮食结构、生活方式的改变,慢性胰腺炎的发病率有所上升,为(13~23)/10万,其中,男性多于女性。

一、病因及发病机制

多种病因可导致慢性胰腺炎(表9-5)。综合20世纪80年代以后欧美国家的统计资料,其主要病因依次为:酒精性(41%~78%),特发性

(9%~45%),胆石性(0~8%)。国内的慢性胰腺炎以胆石性最为常见,急性胰腺炎引起的继发性胰腺结构破坏,炎症的持续、胰管结石、寄生虫等,亦常可导致慢性胰腺炎。自身免疫性胰腺炎是一种特殊类型的炎症,治疗原则与上述病因所致炎症不同,不在本节讨论。

表 9-5　慢性胰腺炎的病因

非阻塞性慢性胰腺炎	阻塞性慢性胰腺炎
酒精中毒	胆道疾病
吸烟	十二指肠乳头狭窄
热带/蛋白营养不良	先天或后天胰管狭窄
遗传	胰腺分裂
外伤	十二指肠憩室
免疫异常	寄生虫
放疗	急性胰腺炎
高脂血症	肿瘤
高钙血症	
慢性肾衰	
基因异常	
血管或缺血性疾病	
特发性	

虽然不同病因导致的慢性胰腺炎形态学上略有差异,但其基本改变大致类似。这些形态学的改变,在临床上既引起内、外分泌功能的恶化,又导致一些器质性的并发症。因此,慢性胰腺炎的治疗是一项多学科的工作,其中包括去除病因、改善胰腺内外分泌功能、消除腹痛等内科措施及处理器质性并发症和难以控制腹痛的外科治疗。其主要并发症及机制见图9-15。

慢性胰腺炎患者的胰腺癌发生率明显增加;发病越早、病程越长者,癌的发生率越高。两者间的因果关系尚无定论,推测长期、慢性炎症刺激增加了胰腺癌的发病风险。

二、诊断

慢性胰腺炎的主要诊断依据为:反复发作的上腹部疼痛,体重下降,胰腺内、外分泌功能衰退,影像检查特征性见表9-6。必要时需剖腹探查方可确诊。

慢性胰腺炎合并症

(A)器质的合并症　　　　　　　　　　　　　(B)功能的合并症

(1)胰管内蛋白栓　(2)炎症性渗出液纤维化　(3)胰实质纤维化　　(4)外分泌功能障碍　(5)内分泌功能障碍

胰管内压上升 ← 胰石胰管狭窄　　十二指肠梗阻　横结肠梗阻　胆总管梗阻　　脾静脉狭窄　连接动脉狭窄　　碳酸盐分泌不足　消化酶分泌不足　胰岛素分泌不足

小胰管破裂　　　　　　　　　　　　　　　黄疸　　　脾静脉血栓　假性动脉瘤　　十二指肠内中和能力低下

胰腺假性囊肿　　　　　　　　　　胆管炎胆汁性肝硬化　　胃静脉瘤　假性囊肿内破裂,消化道内破裂　十二直肠溃疡　消化酶失活→消化障碍　糖尿病

腹痛　胰性胸、腹水　　　　　　　　　　　消化道出血　　　　　　　营养不良免疫力低下

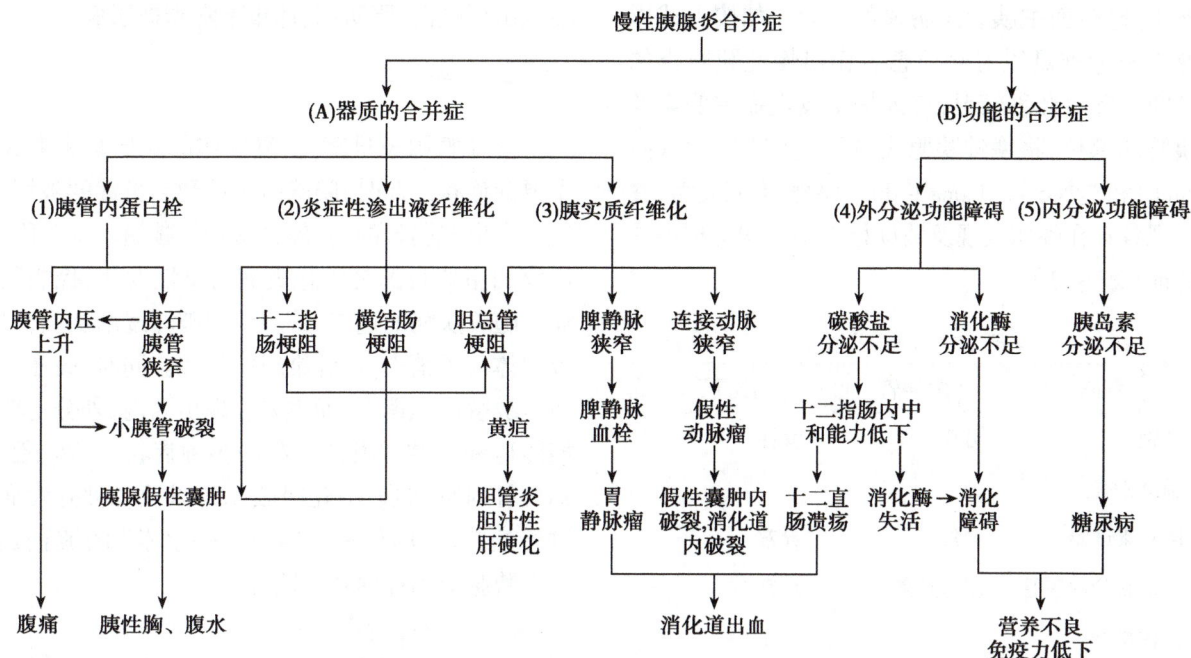

图 9-15　慢性胰腺炎合并症的分类及发病机制

表 9-6　2014 年中华医学会外科学分会制定的慢性胰腺炎临床诊断标准

1. 影像学特征性表现

典型表现（下列任何一项）：

a. 胰管结石

b. 分布于整个胰腺的多发性钙化

c. ERCP 显示主胰管不规则扩张和全胰腺散在的不同程度的分支胰管不规则扩张

d. ERCP 显示近侧主胰管完全或部分狭窄（胰管结石、蛋白栓或炎性狭窄），伴远端主胰管和分支胰管不规则扩张

不典型表现（下列任何一项）：

a. MRCP 显示主胰管不规则扩张和全胰腺散在的不同程度的分支胰管不规则扩张

b. ERCP 显示全胰腺散在不同程度的分支胰管扩张，或单纯主胰管不规则扩张或伴有蛋白栓

c. CT 显示主胰管全程不规则扩张伴胰腺形态不规则改变

d. 超声或超声内镜显示胰腺内高回声病变（结石或蛋白栓），或胰管不规则扩张伴胰腺形态不规则改变

2. 组织学特征性表现

典型表现：胰腺外分泌实质减少伴不规则纤维化；纤维化主要分布于小叶间隙形成"硬化"样小叶结节改变

不典型表现：胰腺外分泌实质减少伴小叶间纤维化或小叶内和小叶内纤维化

3. 典型上腹部疼痛或用其他疾病不能解释的上腹部疼痛，伴或不伴体重减轻

4. 血清和尿胰酶水平异常（任何一项）

a. 连续多点观察血清胰酶高于或低于正常值

b. 连续多点观察尿胰酶高于正常值

5. 胰腺外分泌功能试验异常

任何胰腺外分泌功能试验在 6 个月内有 2 次以上检测结果异常

注：1 或 2 任意一项典型表现即可确诊，亦可为：1 或 2 疑似表现合并 3、4、5 中任意两项可以确诊。可疑患者存在 1 或 2 任何一项疑似表现，需进一步临床观察和评估以确定诊断

有些患者胰腺炎症主要累及腺体和胰管的细小分支，而主胰管无明显的改变。如按上述影像诊断标准难以对此类患者作出慢性胰腺炎的诊断。针对此种情况，有人提出按炎症主要累及胰管的部位，将慢性胰腺炎分为"大导管"（big-duct）和"小导管"（small-duct）两种炎症类型，并发现各自在临床表现及辅助检查结果均呈现不同特征（表9-7）。

表9-7　"大导管"和"小导管"慢性胰腺炎的特征

特征	大导管	小导管
性别	男性	女性
辅助检查		
胰泌素试验	异常	异常
血清胰蛋白酶原	多为异常	正常
影像检查		
胰腺弥漫钙化	常见	罕见
ERCP	多为明显异常	轻度异常或正常
症状		
脂肪泻	常见	罕见
疼痛治疗		
胰酶制剂	无明显效果	疗效明显
手术治疗	有效	无效

中华医学会外科分会胰腺外科学组根据临床表现、形态学改变和胰腺内外分泌功能受损程度将慢性胰腺炎分为四期：

1. 早期　出现腹痛、血清或尿淀粉酶升高等临床症状，CT、超声检查多无特征性改变，EUS、ERCP或组织学检查可有轻微改变。

2. 进展期　主要表现为反复腹痛或急性胰腺炎发作，胰腺实质或导管出现特征性改变，胰腺内外分泌功能无显著异常，病程可持续数年。

3. 并发症期　临床症状加重，胰腺及导管形态明显异常，胰腺实质明显纤维化或炎性增生改变，可出现假性囊肿、胆道梗阻、十二指肠梗阻，胰源性门静脉高压，胰源性胸腹水等并发症。胰腺内外分泌功能异常，但无显著临床表现。

4. 终末期　腹痛发作频率和严重程度可降低，甚至疼痛消失；胰腺内外分泌功能显著异常，临床出现腹泻、脂肪泻、体重下降和糖尿病。

三、治疗

慢性胰腺炎早期，反复发作的腹痛是患者最主要的症状。此时，胰腺组织虽受到炎症的破坏，但尚未出现明显的内、外分泌功能减退。本阶段，治疗的主要目的是防止炎症的急性发作，控制腹痛。随着疾病的进展，胰腺组织破坏逐渐加重，以致腺体几乎消失，被纤维组织替代。同时，腹痛可明显缓解以至消失，而主要表现出因内、外分泌功能障碍和一些并发症引起的多种症状。这阶段，则要针对糖尿病、消化吸收障碍以及各种并发症进行治疗。"内科——内镜——手术"的流程是慢性胰腺炎治疗的基本路径。

（一）内科治疗

除某些有明确病因的阻塞性慢性胰腺炎外，多数患者首先应接受系统的内科治疗。内科疗法可使60%~70%慢性胰腺炎患者的症状得到缓解。

为防止腹痛发作，应避免过度劳累及精神紧张，严格禁酒。酒精性慢性胰腺炎的患者，戒酒既可有效地防止腹痛再发，又能延缓疾病的发展。慢性胰腺炎急性发作的治疗与急性胰腺炎相同。慢性胰腺炎晚期，可出现内、外分泌功能不足的症状。对出现胰源性腹泻者，可口服胰酶制剂替代治疗，并用质子泵抑制剂和碱性药物。市售的胰酶制剂主要有得美通、达吉等。理论上口服胰酶制剂，通过负反馈机制，可减少胰酶分泌，降低胰管压力，而缓解腹痛。但近年的研究认为，胰酶制剂对缓解腹痛无明显效果，仅可减轻腹胀及排气过多等消化不良症状。质子泵抑制剂可抑制胃酸分泌，提高胰酶制剂疗效；碱性药物可提高胃内pH，减少胃酸对胰酶制剂的破坏。

约10%的患者可出现典型的糖尿病症状。近年将其归类为3C型糖尿病。此类患者对胰岛素敏感。因受慢性炎症影响，胰腺A细胞也受到损害，引起胰高血糖素的分泌下降，易发生严重的低血糖。在治疗时要予以警惕。

对腹痛的辅助治疗，可给予止痛药物。选择药物时要遵循WHO倡导的止痛三阶梯治疗原则,选择药效由弱到强的药物,尽量口服给药。

(二)内镜治疗

近十余年,随着治疗性 ERCP 的普及,为慢性胰腺炎的治疗开辟了一个新的途径。导致慢性胰腺炎患者腹痛的导管和十二指肠乳头狭窄、胰石、假性囊肿及胰腺分裂、Oddi 括约肌功能异常等均可以选用内镜治疗。与外科手术相比,内镜治疗具有创伤小、并发症发生率低、安全、费用低等优点。内镜治疗有效也预示手术引流将会取得较好的效果。内镜治疗包括 Oddi 括约肌切开,网篮取石,狭窄段胰管扩张,胰管支架置入,机械性碎石及管内碎石等。胰头体部结石、数目少、直径小、胰管无狭窄者内镜治疗成功率高;嵌顿结石、大结石、胰尾侧及胰管分支结石内镜治疗难度较大。对结石直径 >5mm,内镜难以取出的主胰管结石,先行体外震波碎石术(ESWL),可提高胰石的清除率。对远端主胰管扩张≥6mm 的胰管狭窄病灶,可置入 8.5~10Fr 的支架,以缓解梗阻。若腹痛持续,可试行置入多根支架或覆膜型自膨式金属支架。

(三)外科治疗

据统计,28%~67% 的慢性胰腺炎患者需要手术治疗。在一组多中心大样本的资料中,48% 的患者接受了手术。其中 40%~47% 为酒精性慢性胰腺炎,20%~30% 为特发性慢性胰腺炎。近年的临床研究显示,外科手术可有效缓解患者的腹痛症状,对已行其他治疗腹痛仍持续的患者及胰腺和胰周病理形态改变严重者应尽早或首选手术。早期手术可改善胰腺的内、外分泌功能,其远期疗效优于晚期手术者。

1. 慢性胰腺炎的手术适应证

(1)各种治疗难以控制的顽固性腹痛。
(2)合并梗阻性黄疸、胆石症者。
(3)直径 >5cm、临床上有明显症状和出现感染、出血、破裂及消化道梗阻的胰腺囊肿。
(4)胰腺脓肿、胰瘘。
(5)不能除外癌的诊断。
(6)合并十二指肠、结肠梗阻。
(7)胰性胸腔积液、腹水。
(8)胰源性门静脉高压症。

2. 手术方式　慢性胰腺炎手术术式繁多,可大致分为胰管减压(引流)、胰腺切除及减压与切除结合的术式。下列手术也可应用腹腔镜或达芬奇机器人辅助的腹腔镜完成。

(1)胰管减压(引流)手术:是慢性胰腺炎的主要术式和术式的主要组成部分,适用于大导管型慢性胰腺炎。导管梗阻致内压增高是此类胰腺炎腹痛的主要原因。如能有效降低胰管压力,大多数患者的腹痛可以得到明显的缓解。胰管减压手术既缓解了症状,又最大限度地保留了胰腺组织,被认为是比较理想的术式之一。按照胰管减压、引流的部位,可将其分为胰头侧、胰尾侧、胰管全长及胰体中央四类减压、引流手术。以下主要介绍胰管空肠侧侧吻合的引流手术。

Partington-Rochelle 法:适用于胰管全程扩张,直径 >8mm 者。将扩张的主胰管全程剖开,并将胰实质内小囊肿表面的组织予以切除,以求得充分、彻底的减压。然后取一 Y 形空肠袢行胰管空肠侧侧吻合(图 9-16)。

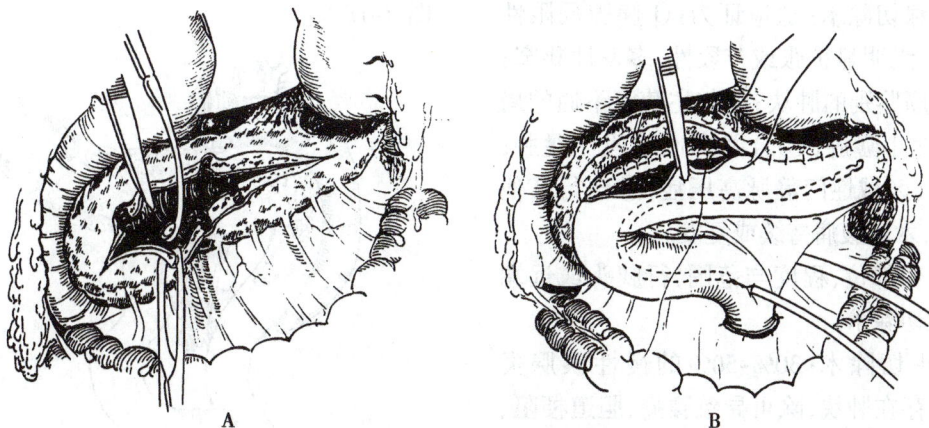

图 9-16　胰管空肠侧侧吻合术
A. 剖开主胰管;B. 胰管空肠侧侧吻合

Izbicki 法：对于胰管扩张不甚显著者，为防止术后胰肠吻合口闭塞，将胰管全程剖开后，楔形切除胰管周围腺体，以保证胰管在自然状态下的持续开放状态。空肠与 V 形切开的主胰管及胰实质行侧侧吻合。此法可对主胰管及胰实质小胰管进行引流。

胰管空肠侧侧吻合术减压效果充分，操作比较简单，并发症少，迄今仍是应用最广泛的一种胰管减压手术。少数患者术后发生轻度的胰瘘，只要引流通畅，多于数日内自行闭合，不致引起明显的腹腔感染。据大宗统计报告，手术死亡率 <5%。术后 75%~90% 患者的腹痛得到明显缓解。少数腹痛持续的患者，可能与胰头部炎性肿块未能得到充分引流有关。有些患者胰头肿大明显，且伴有钙化，胰头区胰管受炎性组织压迫、纤维化而难以剖开引流。对此类患者应将胰头切除，尾侧胰管与空肠行侧侧吻合，可改善手术疗效。

约 50% 的患者术后 5 年又发生不同程度的腹痛，ERCP 检查证实，多数患者为胰肠吻合口闭塞；少数患者胰肠吻合口通畅，可能与小胰管广泛阻塞及胰头部炎性肿块有关。可根据患者的身体状况再次实施相应的手术。有些患者术后腹痛症状持续，可能与术前长期应用阿片类药物有关。近年文献的统计，胰管减压多与不同范围的胰腺切除联合应用。

据 Mercadier 报道，多达 30% 的患者胰管减压术后将发生胆道梗阻和十二指肠梗阻。对术后的患者应进行有针对性的观察，予以及时相应处理。

（2）胰腺切除术：适应证为：①胰腺局限性炎症，但胰管无明显扩张或节段性、多发性狭窄；②难与胰腺癌鉴别的肿块；③与主胰管不通的局限性、多发性小囊肿；④合并出血的假性囊肿；⑤合并脾大、区域性门静脉高压症；⑥已行其他治疗或手术，术后腹痛持续或复发。

根据病变部位、程度与范围，行胰头或远端（尾侧）胰腺切除术。

1）胰头切除术：30%~50% 的慢性胰腺炎患者胰头部存在肿块，除可导致腹痛、胆道梗阻、十二指肠梗阻外，还被认为是胰腺炎症的始动区（pace-maker）及术后炎症复发的主要部位。胰头切除包括胰十二指肠切除、保留幽门的胰十二指肠切除及保留十二指肠的胰头切除术。

因前两种术式创伤大，术后并发症多，对胰腺远期功能影响较大，应仅适用于胰头部炎性肿块较大、多发性胰石或囊肿、合并胆总管及十二指肠梗阻的患者。

保留十二指肠的胰头切除术是由 Beger 率先倡导的一种术式。该手术仅切除病变的胰头，保留了胃、十二指肠及胆道的正常连续性，又可缓解炎性肿块对胆道及门静脉的压迫。此后 Waren、Frey、Burne 等以该术式为基础，施行了若干的变法。

开腹后，应探查腹腔。因胰腺炎性肿块与胰腺癌有时难以鉴别，对任何可疑的病灶均应送冷冻病理检查，并行经十二指肠胰头肿块穿刺细胞学检查或组织芯活检（core needle biopsy）。如各项检查阴性，可施行该术式。切除的胰头组织应再送术中冷冻病理检查，以除外胰头癌。

①保留十二指肠的胰头切除术（Beger 法）：按胰十二指肠切除术步骤游离胰头，分离门静脉与胰颈间隙。在门静脉前方切断胰颈，距十二指肠内缘 0.5~1.0cm 弧形向深部切开胰腺组织，将病变胰头次全切除。十二指肠内缘血管弓及胰头后方被膜均完整保留。然后，取一 Y 形空肠袢与头、尾侧胰腺断端分别吻合。如胆道下端梗阻可同时行胆总管空肠侧侧吻合（图 9-17）。②胰头中心部分切除，胰管空肠侧侧吻合术（Frey 法）：此术式将胰头切除与胰管空肠侧侧吻合相结合，适用于胰头部炎性肿块伴体尾部胰管明显扩张者（图 9-18）。

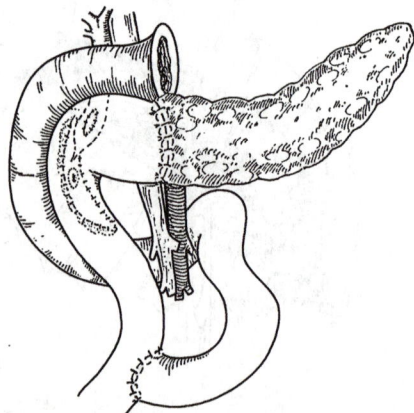

图 9-17 保留十二指肠的胰头切除术（Beger 法）

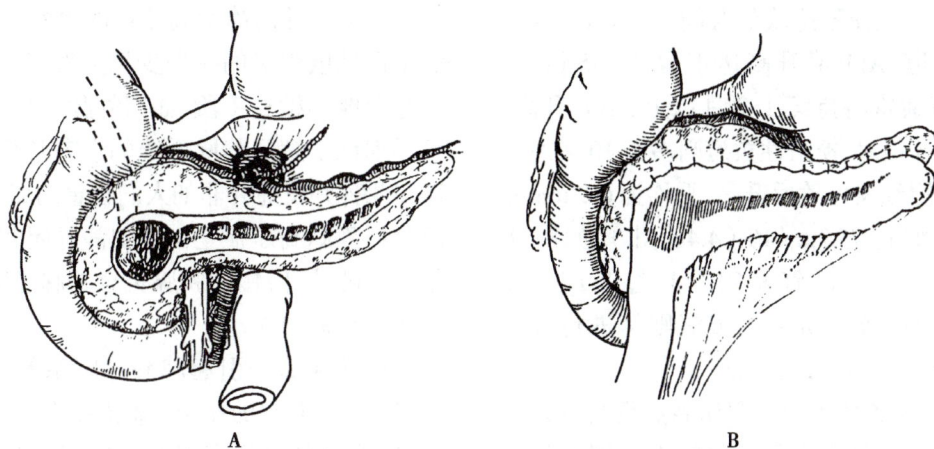

图9-18　胰头中心部切除，胰管空肠侧侧吻合术
A. 胰头中心部切除及主胰管剖开；B. 胰头中心部及胰管空肠侧侧吻合术

2）远侧胰腺切除术：远侧胰腺切除术包括胰体尾切除（20%~60%）及胰尾侧次全切除术（80%~95%）。胰体尾部局限性炎症少见，故这种术式很少采用。据有限的资料，以远侧胰腺切除治疗胰源性腹痛的疗效不佳，腹痛多在术后近期复发，远侧胰腺次全切除术后还常伴有严重的内外分泌功能障碍。目前，此种方法仅限于胰尾部囊肿及因炎症、外伤引起的远侧主胰管闭塞，且伴有明显临床症状者。对某些患者应酌情选用保留脾脏的胰体尾切除术。

据统计，至少有一半的慢性胰腺炎的患者因胰管无明显扩张而不适合行胰管引流术。胰腺切除术是治疗此类患者的主要术式。在非慢性炎症的患者，80%以下的胰腺切除不会产生胰腺的内外分泌功能障碍，但在已被慢性炎症损伤的胰腺，将引起明显糖尿及腹泻。据统计，慢性胰腺炎患者切除40%~80%的远侧胰腺后，糖尿病发病率可由术前的17%升至32%，而切除范围达80%~95%时，糖尿病的发病率可高达72%~100%，其中80%的患者须依靠胰岛素控制血糖；此外，尚有37.6%的患者伴有明显的胰源性腹泻。胰腺切除的部位不同，对内、外分泌功能的影响也有差异。近侧胰腺切除后，以外分泌功能减退为主，而远侧胰腺切除后，则主要引起糖代谢障碍。综上所述，尽管胰腺切除是治疗慢性胰腺炎的主要术式之一，但如何提高止痛效果，降低内、外分泌功能损害的程度则是采用胰腺切除术时面临的主要问题。

3）全胰切除术（TP）：适用于胰腺病变广泛、弥漫胰管结石、胰管无扩张，且经各种治疗后腹痛仍难以缓解者。全胰切除术后，消除了胰源性腹痛的根本原因，但不可避免地继发了胰腺内、外分泌功能的完全、永久性丧失。术后血糖代谢障碍或将成为患者的主要死因。据有限的资料，全胰切除术联合自体胰岛移植术（TP-IAT）可改善患者术后近期的生活质量，其远期疗效尚待观察。全胰切除术围手术期及术后长期管理技术复杂，对患者居住地医疗水平要求较高。在实施TP及IAT之前，需综合考虑，谨慎而行。

（3）合并胆总管狭窄、梗阻性黄疸的手术：3.2%~45.6%的慢性胰腺炎患者合并胆总管梗阻，其中5.8%~45.6%的患者需行手术治疗。文献中统计数字的差异反映出不同学者对梗阻的定义、检查方法及诊断标准等方面认识的差异。胆道梗阻可发生于以下3种情况：

1）慢性胰腺炎急性发作期，胆总管受炎症期肿大的胰头压迫，胆红素可轻度增高。黄疸多在慢性胰腺炎急性发作后1周左右消失。

2）因炎症的长期持续，胰腺段胆总管发生纤维性狭窄，临床上表现为持续的无痛性黄疸。切除标本及病理学检查，可见胰头区纤维化、胆总管纤维性狭窄。

3）胆总管受胰腺假性囊肿的压迫，这种因素往往与胆总管、胰腺的器质性改变有协同作用，加重黄疸的程度。

发现胆总管梗阻最敏感的方法是检查血碱性磷酸酶（ALP）的水平。ALP升高发生在胆红素升高之前，可达正常值2倍以上；ALP值升高的程度尚可预示胆道梗阻持续的时间。Afroudakis 与 Kaplowitz 报道，ALP 值升高达正常的 3~5 倍时，梗阻性黄疸通常将持续 1 个月以上；ALP 升高，但未达正常 3 倍时，梗阻性黄疸则多在 10 天左右降至正常。胆红素可随后升高，平均为 66.7μmol/L（3.9mg/dl），如达 75.2μmol/L（4.4mg/dl），黄疸将持续 1 个月以上。胆红素很少超过 171μmol/L（10mg/dl），而胰腺癌所致的黄疸则呈进行性加重，且常达到 171μmol/L 以上。

据统计，胰源性胆管梗阻所致胆管炎的发生率平均为 9.4%，胆汁性肝硬化的发生率平均为 7.3%。为防止上述并发症的发生，对某些胆管梗阻的患者应行有创性干预。

胰源性胆道梗阻的手术适应证：①反复发作的胆管炎，术中见胆汁混浊或为脓性；②肝活检证实发生胆汁性肝硬化；③合并胆总管结石，伴胰内胆管狭窄；④不能除外胰腺癌；⑤影像学检查显示进行性胆管扩张；⑥持续 1 个月以上的黄疸；对血 ALP 增高，但无明显临床症状者，是否手术仍有争议。

胆管空肠 Roux-en-Y 吻合术是一种安全、有效的手术方法，可作为治疗胰源性胆道梗阻的主要术式。对梗阻程度较轻或合并急性胆管炎者，可先向胆道内置入可回收支架，待急性炎症消退后取出。

少数慢性胰腺炎可同时合并胆道、胰管梗阻，或在疾病的不同时期先后出现胆道、胰管梗阻。此类患者在临床上既有腹痛，又伴有黄疸，影像检查属于胆、胰管扩张型（图 9-19）。术前应详细检查，对上述症状进行综合分析，找出导致症状发生的主要原因并予以处理。

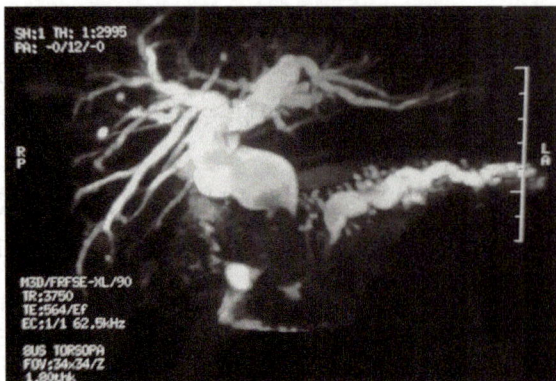

图 9-19　慢性胰腺炎,胆、胰管梗阻、扩张

（4）合并门静脉高压症的手术：门静脉高压症是慢性胰腺炎的一种少见并发症。近年，通过一些影像学检查手段，如门静脉系统 3DCT，可比较详细地了解门静脉系统的形态乃至血流状况，得知此种并发症并非如人们预想的那样罕见。大部分门静脉高压症是由于脾静脉闭塞所致，据近年欧美的统计，慢性胰腺炎合并脾静脉闭塞的发生率为 5%~45%。

慢性胰腺炎引起脾静脉闭塞的主要机制如下：①假性囊肿的压迫；②胰腺因炎症纤维化挛缩，使脾静脉受到束缚、压迫，管腔变窄；③受胰腺炎症的波及，脾静脉发生痉挛，血流淤滞，内膜损伤，进而引起静脉血栓形成。

经血管造影证实，脾静脉闭塞后，将通过以下途径进行血液分流：①通过胃短静脉，经胃黏膜下血管至胃冠状静脉，继而反流至门静脉；②经食管静脉丛，奇静脉，汇至上腔静脉；③经胃网膜左静脉、网膜静脉支，流入胃网膜右静脉，最后汇入门静脉；④少数情况下，可通过胃网膜左静脉，经网膜静脉支汇入左结肠静脉，经肠系膜下静脉反流至门静脉；⑤偶尔可经膈肌肋间支流入上腔静脉。

脾静脉闭塞后是否引起门静脉高压的临床症状，取决于侧支循环的开放程度及血液反流的状况。以上 5 条途径中，第一条为主要的反流径路。如冠状静脉畅通，一般不引起食管静脉曲张。据国人解剖学观察，冠状静脉汇入部分可分为 3 种类型：汇入门静脉者占 51.2%，汇入脾静脉者占 40%，汇入门脾静脉交角者占 8.8%。如为后两种情况，冠状静脉的反流同样受到脾静脉闭塞的影响，血液将流经食管静脉丛汇入奇静脉，而发生食管静脉曲张。

慢性胰腺炎的主要病因为酗酒。酗酒既可引起酒精性肝硬化，又可导致慢性胰腺炎，两者又均可合并门静脉高压症。因肝硬化引起的门静脉高压可选择分流术治疗，而慢性胰腺炎合并的门静脉高压症因脾静脉阻塞却为脾肾分流术的禁忌证。两者在临床表现、术中所见均有相似之处。为此，正确鉴别极为重要。

慢性胰腺炎合并门静脉高压的主要症状是消化道出血，其次为腹痛，并伴有一些慢性胰腺炎的其他症状。但脾静脉反流不充分时，则引起脾大

（20%~60%），其中少数患者可伴有脾功能亢进。

合并胃底静脉曲张者的上消化道出血率为16%~65%，且反复出血率很高。对已发生上消化道出血者均应进行手术治疗。对尚未发生上消化道出血者，一般不主张行预防性手术。

术中所见是特征性的：①胰腺的慢性炎症或囊肿；②不同程度的脾大；③胃底、食管周围静脉、胃网膜左静脉迂曲扩张；④肝脏外观正常；⑤门静脉外观正常，经胃网膜右静脉插管，门静脉主干压力正常；⑥门静脉、胆管及十二指肠周围无扩张的静脉。对仅有胃底周围静脉曲张而食管周围静脉未见曲张静脉者，更应高度怀疑此症。

对此类患者行脾切除术可收到令人满意的疗效。因胃底、脾门区扩张血管较多，控制出血是手术的关键步骤。

对因囊肿压迫所致门静脉高压症者，可行囊肿内引流术。根据 Grace 的观察，囊肿内引流后可使门静脉系统压力明显降低。此类患者均合并胃底静脉曲张，因此不宜选用囊肿胃引流，以防切开胃壁及吻合引起术中及术后出血。小肠静脉一般不受影响，可采用囊肿空肠吻合术。

慢性胰腺炎偶尔可并发肠系膜上静脉与门静脉的闭塞，机制与脾静脉闭塞基本相同；此外，脾静脉血栓亦可延至肠系膜上静脉与门静脉主干。据 Warshaw 的回顾，这种情况可发生在 5%~10% 手术治疗的慢性胰腺炎患者。

（5）合并十二指肠及结肠梗阻的治疗：因十二指肠与胰腺紧密相邻，胰腺的炎症很易波及十二指肠，并影响其运动功能。Bradley 对 93 例胰腺炎患者行胃肠透视，23 例（25%）显示有十二指肠异常，说明胰腺炎症累及十二指肠并非罕见。

十二指肠梗阻的发病率报道不一。在 Aranha 统计的 1 911 例诊断为胰腺炎的患者中，仅 16 例（0.8%）合并了十二指肠梗阻。但在需手术治疗的慢性胰腺炎患者中，合并十二指肠梗阻者可达 15%，必须同时给予处理。多数十二指肠梗阻为功能性，少数患者为器质性。前者见于慢性胰腺炎急性发作时，含有酶类的炎性渗出波及至十二指肠，引起黏膜水肿及肠壁运动障碍。这种梗阻多为短暂的、不完全性的，经保守治疗均可缓解。后者则发生于炎性肿块及囊肿的压迫，

引起肠腔的狭窄而导致机械性梗阻。此外，支配十二指肠的动脉均通过胰腺而达肠壁，这样则容易受到病变胰腺的压迫及炎症的波及，引起动脉管腔闭塞，继而发生十二指肠壁缺血、纤维化。此时，肠壁虽无狭窄，但肠壁因变性，丧失蠕动功能，而呈现动力性肠梗阻。

合并十二指肠梗阻的患者主要表现为恶心、呕吐，部分患者可伴有体重下降、消瘦。胃肠透视可见肠腔锥形狭窄、钡剂通过障碍。内镜检查可见肠腔狭窄，活检显示慢性炎症。

对于十二指肠梗阻的患者，应行 3~4 周的保守治疗。对无好转趋向而胃肠透视或内镜检查证实为持续梗阻者，应行手术治疗。

术式的选择取决于胰腺的病理状态。对因囊肿压迫而导致梗阻者，可行囊肿内引流术；以十二指肠梗阻为主要症状者，胃肠吻合术常可收到满意的疗效；合并消化性溃疡的患者，可同时行选择性迷走神经切断术。

结肠梗阻的发病率低于十二指肠梗阻，发病机制与十二指肠梗阻类似。胰腺的炎性渗出沿腹膜后、横结肠系膜波及结肠。胰头部炎症主要累及右半横结肠，而体、尾部炎症则以累及脾曲和降结肠为主。Bradley 收集了 34 例结肠梗阻的患者，27 例为短暂、不完全性梗阻，7 例是持续、完全性梗阻。切除标本病理学检查，显示肠壁血管炎症细胞浸润、血栓形成。结肠因缺血而发生纤维化，并可见脂肪坏死。

四、预后

慢性胰腺炎的预后受致病因素、并发症及严重程度、治疗方案和疗效等多种因素影响。据 Lowenfels 等对 2 015 例患者的统计，慢性胰腺炎患者 10 年生存率为 70%，20 年生存率为 45%，酒精性钙化性胰腺炎患者的预后较差；胰腺的钙化程度与胰腺组织结构的破坏程度及由此导致的内、外分泌功能衰退相平行。发病后，75% 的患者出现胰腺钙化的平均时间为 5.12 年；75% 的患者出现胰腺外分泌功能不全的平均时间为 5.72 年。随着病程的进展，胰腺组织进行性破坏，18 年内（平均 4.54 年）85% 的患者腹痛消失。据 Peiper 的资料，7 年内腹痛消失的患者占 2/3。约 20% 的患者为原发性无痛性胰腺炎，其中 80% 为

非酒精性慢性胰腺炎。

　　有效的内科治疗可控制并发症引起的损害，改善患者的营养状态，而有助于延长患者的生存。外科治疗可改善患者的生存质量，据 Prinz 等的资料，手术尚可提高生存率，5 年生存率为 55%~74%。但有的资料显示，手术组与非手术组的生存期无明显差异。据 Ammann 对 245 例慢性胰腺炎患者的前瞻性研究，酒精性慢性胰腺炎患者的平均寿命为 54（38~67）岁，非酒精性慢性胰腺炎患者为 66.5（39~79）岁。19% 的患者死于慢性胰腺炎及相关并发症。急性炎症发作的死亡率为 2%~5%。近年的研究发现，多数慢性胰腺炎的患者主要死于吸烟、酗酒等不良生活方式的并发症以及胰腺癌症及心血管疾病，而非胰腺炎相关的并发症。

（郭克建）

参 考 文 献

1. 田雨霖. 胰腺外科手术学. 沈阳: 沈阳出版社, 1995: 153-202.
2. 赵玉沛. 曾宪九胰腺病学. 北京: 人民卫生出版社, 2018: 300-342.
3. 中华医学会外科学分会胰腺外科学组. 慢性胰腺炎诊治指南（2014）. 中华外科杂志, 2015, 53（4）: 241-246.
4. Ekbom A, Mclaughlin JK, Karlsson BM, et al. Pancreatitis and pancreatic cancer: a population-based study. J Natl Cancer Inst, 1994, 86（8）: 625-627.
5. Lowenfels AB, Maisonneuve P, Cavallini G, et al. Prognosis of chronic pancreatitis: an international multicenter study. International Pancreatitis Study Group. Am J Gasroenterol, 1994, 89（9）: 1467-1471.
6. Clain JE, Pearson RK. Diagnosis of chronic pancreatitis. ls a gold standard necessary? SurgClin North Am, 1999, 79（4）: 829-845.
7. Etemad B, Whitcomb DC. Chronic pancreatitis: diagnosis, classification, and new genetic developments. Gastroenterology, 2001, 120（3）: 682-707.
8. Lin Y, Tamakoshi A, Matsuno S, et al. Nationwide epidemiological survey of chronic pancreatitis in Japan. J Gastroenterol, 2000, 35（2）: 136-141.
9. Ali UA, Nieuwenhuijs VB, Eijck CH, et al. Clinical outcome in relation to timing of surgery in chronic pancreatitis. Arch Surg, 2012, 147（10）: 925-932.
10. Dumonceau JM, Delhaye M, Tringali A, et al. Endoscopic treatment of chronic pancreatitis: European society of gastrointestinal endoscopy（ESGE）clinical guideline. Endoscopy, 2012, 44: 784-796.
11. Perwaiz A, Singh A, Chaudhary A. Surgery for chronic pancreatitis. Indian J Surg, 2012, 74（1）: 47-54.
12. Trikudanathan G, Navaneethan U, Vege SS. Modern treatment of patients with chronic pancreatitis. GastroenterolClin North Am, 2012, 41（1）: 63-76.
13. Oza VM, Kahaleh M. Endoscopic management of chronic pancreatitis. World J GastrointestEndosc, 2013, 5（1）: 19-28.
14. Conwell DL, Lee LS, Yadav D, et al. American pancreatic association practice guidelines in chronic pancreatitis: Evidence-based report on diagnostic guidelines. Pancreas, 2014, 43（8）: 1143-1162.
15. Ito T, Ishiguro H, Ohara H, et al. Evidence-based clinical practice guidelines for chronic pancreatitis 2015. J Gastroenterol, 2016, 51: 85-92.

第五节　胰腺癌诊疗的热点和难点问题

　　胰腺癌因其恶性程度高、疾病预后差、手术治愈困难，被国际外科界列为"二十一世纪医学的顽固堡垒"。胰腺癌好发于 65~74 岁人群，男女比约 1.3:1，在世界范围内发病率约 7.2/10 万，高发于欧洲及北美等西方发达国家，已成为西方国家中 10 种最常见的恶性肿瘤之一；该疾病预后极差，根据 2018 年最新统计其死亡率约 6.6/10 万，极接近发病率数值，总体 5 年生存率仅为 8.5%，现已位列全球癌症第四大死因，是 60 余种恶性肿瘤中预后最差的癌症之一。近十几年来，胰腺癌发病率呈逐年上升趋势，同时其死亡率始终居高不下，因而对于该疾病诊疗体系的探索已成为各国学者广泛关注的热点问题。

一、胰腺癌诊疗的热点问题

（一）重视胰腺癌的早期诊断

　　早期发现是胰腺癌获得最佳治疗效果的关键，早期胰腺癌手术切除率为 90%~100%，5 年生存率可达 70%~100%，与进展期胰腺癌相比，其治疗效果存在着巨大的差别。所谓早期胰腺癌是指肿瘤直径≤2cm，且局限于胰腺实质内，无胰腺外浸润及淋巴结转移。早期胰腺癌相当于 AJCC

第八版 TNM 分期中的 $T_1N_0M_0$ 期。临床上的小胰癌（small pancreatic cancer）并不一定是早期胰腺癌，小胰癌仅针对肿瘤大小而言，指直径≤2cm 的胰腺癌，而不管是否有胰外浸润或淋巴结转移。还有学者将直径≤1cm 的胰腺癌定义为微小胰癌（minute pancreatic cancer）。胰腺癌早期诊断的目的就是发现早期胰腺癌或小胰癌，并早期手术治疗，以改善预后。在各种影像学技术取得飞速发展的今天，胰腺癌的早期诊断率仍很低，高达 81% 的胰腺癌患者确诊时已出现局部淋巴结转移或远处转移。除了胰腺癌本身的特点之外，医务人员缺乏应有的警惕和足够的重视是导致这种状况的主要原因之一。对于初诊的患者，尤其是存在胰腺癌高危因素的患者，门诊医生应意识到有胰腺癌存在的可能性，并进行有针对性的检查，以降低胰腺癌的误诊率，缩短确诊时间。同时应加强宣教工作，提高全社会对早期胰腺癌的警惕性。胰腺癌高危人群包括：①年龄 >40 岁，有上腹部非特异性不适者；②有胰腺癌家族史者；③Ⅱ型糖尿病患者；④既往急、慢性胰腺炎病史患者；⑤患有导管内乳头状黏液瘤者；⑥患有家族性腺瘤息肉病者；⑦因良性病变曾行远端胃大部切除者（特别是术后 20 年以上的人群）；⑧长期吸烟、大量饮酒者及长期接触有害化学物质人群。对临床上怀疑胰腺癌的患者和胰腺癌的高危人群，应首选无创性检查手段进行筛查，如超声、CT、MRI、磁共振胆管胰管成像术（MRCP）和血清学肿瘤标志物等。肿瘤标志物的测定具有费用低、方法简单和技术易于推广的特点，并且已在临床广泛应用，因此是对胰腺癌高危人群进行筛查的理想指标。目前在胰腺癌诊断中临床应用比较多的有 CA19-9 和 CA24-2。但是即使这样，仍没有一种血清肿瘤标志物对胰腺癌具有满意的敏感性和特异性。有研究提示联合 CA-19-9、细胞间黏附分子 -1（ICAM-1, intercellular cell adhesion molecule-1）及骨保护素（osteoprotegerin, OPG）三种指标作为组合检测胰腺癌效果良好，其特异性、灵敏度分别可达 94%、78%。另有研究报道巨噬细胞抑制因子 -1（MIC-1, macrophage inhibitory cytokine 1）对胰腺癌的综合诊断能力优于 CA19-9，有望成为胰腺癌新的血清肿瘤标志物。此外，血清 microRNA、循环肿瘤细胞、外泌体等也被认为是潜在可用于胰腺癌诊断的血清肿瘤标志物，其中 Glypican-1 阳性的外泌体在胰腺癌诊断中有着 100% 的敏感度及特异度，但尚未广泛应用。如果将肿瘤标志物的联合检测与影像学检查结果相结合，可提高阳性率，有助于胰腺癌的尽早诊断。利用逆行胰胆管造影术（ERCP）检查收集纯胰液，刷取脱落细胞行细胞学检查、癌基因突变和肿瘤标志物检测，这是近年来胰腺癌早期诊断的一项重要进展，它能显著提高早期胰腺癌的检出率。ERCP 同时还可进行胰管组织活检，尤其是对累及十二指肠乳头的胰腺癌诊断准确率可达 100%。若将胰管活检与胰管刷检联合应用，则可进一步提高诊断的敏感性。外周血浆中 Kras 基因突变的检测具有创伤小、快速准确、可重复性好的优点，可用于胰腺癌高危人群的筛选，有可能为胰腺癌早期诊断开辟新的前景。另外，许多新的影像学检查手段已逐渐开始应用于胰腺癌的早期诊断，如超声内镜、胰管镜、胰管内超声、动态螺旋 CT、PET-CT/MRI 等。上述新兴影像学检查手段均有助于小胰癌的早发现、早诊断，进而得以显著提高患者的 5 年生存率。同时应加强胰腺癌的基础研究，探讨其发生、发展的分子生物学机制，从中发现胰腺癌早期诊断的有益线索，对实现胰腺癌的早期诊断意义重大，并为胰腺癌的治疗提供帮助，这是今后需要努力的方向之一。重视胰腺癌的早期诊断，使之能够早期发现、及时治疗，是攻克胰腺癌这一顽固堡垒的关键。

（二）胰腺癌的流行病学研究

胰腺癌早期诊断困难，预后不良，因此从环境与遗传的角度探讨胰腺癌的危险因素和病因因素，并进行有效的预防是降低胰腺癌发生的根本对策及措施。由于胰腺癌相对低的发病率和极高的病死率使得人们对于胰腺癌的了解进程非常缓慢，胰腺癌遗传流行病学研究是探讨其流行规律和危险因素的重要方法及途径。目前的研究表明，种族、性别和年龄等个体因素同胰腺癌的发生关系密切，胰腺炎及Ⅱ型糖尿病病史、烟酒嗜好、环境因素在胰腺癌的发生中起着重要的作用。

吸烟是公认的胰腺癌发病危险因素。早在 20 世纪 80 年代初，国际癌症研究机构就宣布，吸烟是胰腺癌的重要病因。美国在 1993 年对 17 633 名白人进行队列研究，结果表明，胰腺癌的危险性随着吸烟数量的增加而显著上升,平均每天吸烟1包(大于20支)以上的发病危险是不吸烟者的4倍。最近的人群病例对照研究也支持烟草对胰腺的致癌作用,大量前瞻性研究及病例对照研究表明,吸烟的胰腺癌患者与非吸烟患者死亡的危险比在1.6:1~3.1:1。欧洲12个医疗中心研究发现,吸烟超过40年是胰腺癌的危险因素之一,但与开始吸烟年龄无关。吸烟量的多少与胰腺癌的发病呈正相关。

30%~50%的胰腺癌可归因于饮食。近年来,一些国家的胰腺癌发病率上升可能是由于经济发展,饮食结构向着高蛋白、高脂肪、高胆固醇、低纤维素改变引起的。有研究提示,脂肪摄入与胰腺癌之间存在相关性。而大量摄入新鲜水果、蔬菜、豆类可能起到一定保护作用。美国的研究显示:红肉制品和奶制品消费的增加、大量饮酒与胰腺癌患病率增加有所相关。职业暴露是另一个危险因素,长期接触β苯胺类和对二氨基联苯等化学物会引起胰腺癌高发。

罹患胰腺炎是胰腺癌发病的风险因素之一,且国内外针对急性胰腺炎和慢性胰腺炎分别进行过专门的研究及报道。①急性胰腺炎:一项纳入250 009例患者的临床研究提示,曾患急性胰腺炎的群体,5年后其胰腺癌发病率显著高于正常对照组(0.87% vs 0.13%),证明急性胰腺炎是罹患胰腺癌的独立风险因素,该研究首次以大规模样本评价并肯定了急性胰腺炎与胰腺癌之间的关系;②慢性胰腺炎:长期罹患慢性胰腺炎是较为公认的胰腺癌风险因素之一,尤其是慢性家族性胰腺炎和慢性钙化性胰腺炎更为危险。一项最新荟萃分析提示:患慢性胰腺炎的人群5年后发生胰腺癌的风险约是正常人群的8倍。综上所述,胰腺炎是较为重要的胰腺癌风险因素,该类患者群应引起临床医生的充分警惕。

BMI较高人群的胰腺癌发病率高。一项荟萃分析纳入了23项前瞻性研究,分析BMI与胰腺癌发病风险的关系,结果显示,无论是全身或腹型肥胖都增加了胰腺癌患病风险。

Ⅱ型糖尿病与胰腺癌的关系十分复杂,已有研究提示长期患Ⅱ型糖尿病会增加胰腺癌发病率,且约80%的胰腺癌患者确诊时被证实存在糖尿病或糖耐量异常。Ⅱ型糖尿病可能通过诸多机制导致胰腺癌的发生,包括高血糖促进胰腺上皮细胞间质化、高胰岛素血症促进胰腺癌细胞增殖等。因此,老年、缺乏家族史、无肥胖、有体重减轻症状、很快形成胰岛素抵抗者要十分警惕。然而,由于糖尿病长期病程与胰腺癌发病关系的研究中,研究人群的糖尿病史没有超过8年,因而其证据可靠性还需将来进一步研究加以证实。此外,BMI升高是Ⅱ型糖尿病和胰腺癌的共同高危因素;糖尿病药物本身也有可能影响研究结果可靠性(如胰岛素和磺脲类药物与高胰腺癌发病相关;数个研究提示二甲双胍可降低包括胰腺癌在内的多种癌症的发病率等)。上述诸多混杂因素更加凸显了两个病种之间关系的复杂性,也为疾病后续的研究和诊疗工作带来一定的困难和不确定性。

遗传因素在胰腺癌发病中扮演着重要角色,5%~10%的胰腺癌患者具有家族遗传病史,若一级亲属罹患胰腺癌,则发病风险比一般人群高2倍,并随一级亲属患病人数增加而升高。此外,胰腺癌至少与7种遗传性癌症综合征相关,包括遗传性胰腺炎(PRSS1/SPINK1)、家族性多发性痣黑色素瘤综合征(P16)、遗传性乳腺癌和卵巢癌综合征(BRCA1/BRCA2/PALB2)、Peutz-Jegher综合征(STK11/LKB1)、遗传性非息肉性结肠癌(林奇综合征,MLH1/MLH2/MSH6)、共济失调毛细血管扩张综合征(ATM)、李-佛美尼综合征(P53)。*CDKN2A*(p16)基因突变被报道与胰腺癌和黑色素瘤相关。*STK11*等基因的突变也参与了胰腺癌发生的过程。

减少烟草使用,强调合理膳食,提倡多蔬菜、水果、低脂肪的食谱,避免肥胖、增加体力活动,预防或及时治疗胰腺炎,改变人们的生活方式和不健康的行为可能是降低胰腺癌发病和死亡率的有效措施。基于胰腺癌的发生受环境因素和多个遗传因素,包括药物代谢酶基因、DNA修复基因、与细胞周期相关的基因多态、原癌基因、肿瘤抑制基因及机体免疫因子等多方面的影响,因此成功确定胰腺癌的易感基因或致病基因,是实现从基因与环境交互作用解释胰腺癌发生的关键。随着分子生物学技术的不断成熟和突破,这方面的工作将会有新进展。

(三)胰腺癌的加速康复治疗

加速康复外科(enhanced recovery after surgery,

ERAS）的概念最早由丹麦 Kehlet 教授提出，于 2007 年引入我国。ERAS 是基于循证医学证据，针对手术患者的一系列围手术期优化处理措施。这些措施主要包括术前宣教、营养评估及支持、缩短术前禁食水时间、术中体温及液体管理、术后引流管理、镇痛、早期下床活动及早期经口进食等，可以减轻患者围术期生理及心理应激，从而达到加速术后康复的目的。一项病例对照研究纳入 996 例行胰十二指肠切除术患者（其中 ERAS 组 568 例、对照组 428 例）的 meta 分析结果显示：与对照组相比，ERAS 组患者住院时间明显缩短，术后并发症发生率更低，而两组围术期死亡率和再入院率无明显差异。另一项配对研究结果显示：与传统组（115 例）相比，ERAS 组（115 例）患者可实现术后早期下床活动、早期肠蠕动恢复、早期经口进食，住院时间显著缩短，证明在胰腺患者中开展 ERAS 是安全可行的。

胰腺术后是否放置引流管及早期拔管是 ERAS 研究的热点问题。在一项纳入 139 例胰十二指肠切除术和 40 例远端胰腺切除术患者中，放置引流组（88 例）与对照组（91 例）在术后死亡率、总体并发症发生率和再干预治疗率比较，差异均无统计学意义；而放置引流组患者术后腹腔积液、腹腔脓肿和胰瘘发生率高于对照组，差异均有统计学意义。目前关于术后引流管拔管指征仍有争议，有研究者提出若腹腔引流液淀粉酶浓度术后第 1 天 <1 400U/L、术后第 2 天 <768U/L，则可拔除腹腔引流管，对胰瘘的阴性预测值可达 97%~99%。也有研究者认为胰十二指肠切除术后第 1 天若腹腔引流液淀粉酶浓度 <600U/L 则应拔除腹腔引流管。

西方发达国家由于完善的社区医疗服务保证了患者胰腺术后早期出院的安全性，然而我国 ERAS 方案要体现中国特色，不能照搬国外指南，患者的住院时间以及 ERAS 效果评价指标尚需国内多中心的研究证实。目前关于 ERAS 用于胰腺外科安全性评估的研究多为回顾性研究，缺乏高级别的证据支持。鉴于胰腺外科手术的复杂性，微创理念作为 ERAS 的重要组成部分，在胰腺外科尚不能像胃肠外科等领域一样推广至全国基层医院，且胰腺外科中腹腔镜手术仍有较高的中转开腹可能。

（四）胰腺癌的免疫治疗

免疫细胞及其参与的免疫逃逸过程，在胰腺癌的发生发展中扮演重要角色。针对胰腺癌显著的免疫抑制肿瘤微环境，对其进行干预，逆转免疫抑制状态，有可能促进机体抗肿瘤反应，提高胰腺癌综合治疗效果。免疫治疗主要根据机体免疫系统免疫应答的基本原理来进行分类，包括体液免疫、细胞免疫、固有免疫和细胞因子等。胰腺癌免疫治疗研究主要集中在以下方面：抗原特异性免疫治疗、适应性 T 淋巴细胞治疗和细胞因子。抗原特异性治疗利用胰腺癌组织中高表达的蛋白，如间皮素（mesothelin）、黏蛋白 1（mucin-1）和吲哚胺 2，3- 双加氧酶（indoleamine 2，3-dioxygenase，IDO）等设计相应疫苗进行免疫治疗。部分疫苗已经进入临床试验，如 HyperAcute-Pancreas 和 GVAX Pancreas 疫苗，这两者在临床试验中均已应用于接受外科手术切除的患者，此外，GVAX Pancreas 疫苗联合易普利姆玛（Lpilimumab）已在晚期胰腺癌患者中进行临床试验。研究发现应用针对肿瘤相关巨噬细胞表达的 CD40 蛋白的抗体，可削弱胰腺癌的免疫抑制效应，提高化疗药物治疗效果。在一项临床试验中，利用针对 CD40 的抗体（CP-870-893）可改善晚期胰腺癌患者的预后。21 例接受吉西他滨联合 CP-870-893 的晚期胰腺癌患者，5 例（24%）获得部分反应，11 例（52%）显示疾病稳定，超过 75% 病例获得总体临床受益。接受吉西他滨联合 CP-870-893 的晚期胰腺癌患者，与吉西他滨治疗组相比，总生存期延长（分别为 7.4 个月和 5.7 个月）。另一针对可切除胰腺癌患者的 CP-870-893 临床试验正在进行，最终结果尚未公布。

适应性免疫治疗包括从患者体内获得 T 淋巴细胞，在体外进行扩增和调控，最终将其回输入患者体内。近来利用嵌合抗原受体 T 细胞的免疫适应治疗引起关注，利用基因工程技术使 T 细胞表达嵌合抗原受体，这一受体由两部分组成：一部分帮助 T 细胞识别肿瘤特异性抗原，另一部分在 T 淋巴细胞接触抗原后激活 T 淋巴细胞。一项利用嵌合抗原受体 T 细胞识别间皮素治疗胰腺癌的 I / II 期临床试验正在美国国立癌症中心进行。另一项临床前期研究发现，利用嵌合受体 T 细胞识别和清除表达成纤维细胞蛋白（fibroblast activation protein, FAP）的胰腺癌间质细胞,将削弱胰腺癌免疫抑制效应,抑制肿瘤生长。胰腺癌细胞因子的免疫治疗,目前主要包括白介素-15（IL-15）和粒细胞巨噬细胞-集落刺激因子（GM-CSF）。一项利用 IL-15 进行胰腺癌治疗的Ⅰ期临床试验于 2012 年启动。随着对胰腺癌免疫抑制的肿瘤微环境的不断深入研究,胰腺癌免疫治疗将在胰腺癌的综合治疗中占有一席之地。

（五）微创外科治疗

近年来,随着外科手术器械与技术的不断进步,微创手术在胰腺外科中的应用越来越广泛。相较于传统开腹手术,微创优势主要包括:①手术切口小,以最少的组织损伤完成对病变组织的切除。②腔镜的放大效应有利于精细操作,提高手术质量。③微创手术中超声刀、LigaSure 等血管闭合系统及血管夹等一次性器械的止血效果满意,有助于缩短手术时间。针对胰体尾部良性及低度恶性肿瘤,腹腔镜胰体尾切除术已成为首选术式。随着外科医师操作水平的提升,胰体尾部恶性肿瘤也不再是微创手术的禁忌。对于无慢性胰腺炎病史、无新辅助放化疗史、非重度肥胖、肿瘤未侵犯重要血管、无既往腹部手术史的患者可首选微创手术。荷兰的一项多中心 RCT 纳入了108 例患者（开放组 57 人,微创组 51 人）,结果显示微创组术中失血量少,而手术时间长。微创组术后 3~30 天生活质量显著提高,术后胃排空障碍发生率显著降低,但两组患者在术后胰瘘,术后出血,致死率,再入院率,总体花费均无明显差异。对于胰体尾部的良性肿瘤,保留脾脏能够降低切脾后感染的发生率,提升患者的生活质量。目前采用的保脾方式主要有两种:保留脾血管的保留脾脏的胰体尾切除术（Kimura 法）及不保留脾血管的保留脾脏的胰体尾切除术（Warshaw 法）。Kimura 法更符合正常生理结构,脾梗死发生概率较 Warshaw 法低,但保脾手术对医生的手术操作技巧要求较高,术中易损伤脾动静脉,破坏脾脏血供,甚至被迫转为 Warshaw 法。北京协和医院单中心 206 例腹腔镜胰体尾切除术经验总结显示:肿瘤直径是决定保脾方式的独立因素。

相比于腹腔镜胰体尾切除术,腹腔镜胰十二指肠切除术的难度更大、学习曲线更长。目前,关于腹腔镜胰十二指肠切除术的安全性及根治性仍

有争议。一项纳入美国国家癌症数据库中 22 013例胰十二指肠切除术患者的研究显示:微创胰十二指肠切除术住院时间短,R0 切除率、淋巴结切除数目、30 天死亡率、90 天死亡率以及再入院率无明显差异。欧洲一项纳入 4 220 例患者的回顾性研究则显示:微创胰十二指肠切除术组手术时间长于开腹组、术后 B/C 级胰瘘发生率高于开腹组。目前仍缺乏大样本的前瞻性随机对照研究评估微创胰十二指肠切除术的安全性,国内仍主要由较大的胰腺中心开展。

二、胰腺癌治疗中的若干难点问题

（一）胰腺癌术前可切除性的评估

胰腺癌术前的可切除性评估十分重要,准确地评估既可避免不必要的手术创伤,又能让患者得到恰当的治疗。在国内胰腺癌可切除的标准一般为:①无肠系膜上静脉-门静脉扭曲;②腹腔干、肝动脉和肠系膜上动脉周围脂肪间隙清晰;③肿瘤没有腹膜种植或肝脏等其他远处转移。2019 年美国国立癌症综合网络（NCCN）指南提出的可切除性标准为:可切除标准:①无远处转移;②肿瘤未侵犯腹腔干动脉、肠系膜上动脉、肝总动脉;③肿瘤未侵犯肠系膜上静脉和门静脉,或侵犯但没有超过 180°,且静脉轮廓规则。可能切除（borderline resectable）的标准为:①无远处转移;②胰头/钩突肿瘤接触肝总动脉但未侵犯腹腔干或肝动脉分支,可安全完整地切除并重建、肿瘤接触肠系膜上动脉但≤180° 或实体肿瘤接触且存在动脉解剖变异;③胰体/尾部肿瘤接触腹腔干但≤180° 或接触腹腔干 >180°,无主动脉受累,胃十二指肠动脉完整无受累,可行改良 Appleby 手术;④肿瘤接触肠系膜上静脉或门静脉 >180°,或接触≤180° 伴静脉外形不规则或存在静脉栓子但受累部位的近端和远端有合适的血管以保证安全完整地切除和静脉重建或肿瘤接触下腔静脉。

与此同时,在 2016 年召开的国际胰腺病学会第 20 次会议上,专家学者提出了综合评估胰腺癌可切除性的国际共识。共识提出可切除性的评价应将更多因素纳入综合考虑,遵循 "ABC" 原则:A. 解剖结构接触及侵犯（Anatomical）,即

充分评估阳性手术切缘高风险因素；B. 病灶生物学行为（Biological），即通过影像学或穿刺活检手段评估有无可疑淋巴结及远端转移，并测定血清 CA-199 水平是否高于 500U/ml；C. 身体状况（Conditional），ECOG 评分测定中若患者≥2 分以上，则考虑身体状况不佳，手术耐受能力差。

尽管肿瘤累及门静脉及广泛区域性淋巴结转移者不再是手术切除的禁忌，但扩大切除范围仍需得到长期生存率的验证。现代影像学和内镜诊断技术在术前的可切除性评估方面具有重要的作用，能在术前对胰腺癌的分期和血管侵犯作出较为明确的判断。腹腔镜分期和腹腔镜超声检查的敏感性为 100%，特异性为 88%，假阳性率为 6%，阳性预测值为 89%，阴性预测值为 100%，对减少不必要的剖腹探查和提高可切除性评估的准确性很有帮助。然而，针对诊断性腹腔镜检查的适应证尚存有争议，有待进一步研究确定。

（二）胰头癌根治术的切除范围

胰头癌扩大根治术的切除范围仍存在争议，主要集中在两个方面：淋巴结扩大清扫和联合血管切除。

1. 淋巴结扩大清扫　胰头癌淋巴结转移主要集中在肝、十二指肠韧带内，腹腔动脉及其分支周围，胰头前后方上下，肠系膜上动脉周围以及腹主动脉周围等淋巴结。因此，根治术中淋巴结廓清的范围应到第二站（NO.9、11、12a1、12b1、12c、14a、15、16a2、16b2 和 18 组）。此外，还应重视清除分布于腹主动脉、下腔静脉、左肾静脉三角区的淋巴结。然而，对有学者主张应适当清扫第三站淋巴结的论点仍存有争议。最近，来自意大利、美国和日本的前瞻性临床研究结果表明，与标准的淋巴结清扫术相比，腹膜后淋巴结扩大清扫术并不能延长胰腺癌患者的生存时间。因此，目前认为，淋巴结扩大清扫没有提高早期患者的长期存活率，且患者术后生活质量很差。NCCN 指南建议：扩大淋巴结清扫不应该是胰十二指肠切除术的常规，只需对腹主动脉、下腔静脉及肝总动脉周围的淋巴结进行清扫。

2. 联合血管切除　胰腺癌特别是胰头癌容易发生门静脉系统（SMPV）侵犯，但现有的诊断技术在术前尚无法准确判断 SMPV 是否受侵，因此受侵血管联合切除仍具有一定的盲目性。然而，近年来动脉优先入路的手术理念为术中探查和明确切除范围创造了良好的条件。动脉优先入路可早期探查重要血管有无侵犯，旨在术中判断肿瘤可切除性。该术式具备一系列明显优势，包括：能够可靠判断肠系膜上动脉、腹腔干及肠系膜上静脉侧后方侵犯程度，有助于实现肠系膜上动脉及腹腔干为轴的右侧神经丛及淋巴组织完全切除，有利于腹膜后切缘的 R0 切除，同时可减少术中出血、缩短手术时间。有大规模荟萃分析提示：较之于传统术式，采用动脉优先入路的患者，其术中出血量、术中输血率、R0 切缘率、术后 B/C 级胰瘘发生率、住院时间及围手术期死亡率等各项指标均显著改善，佐证了动脉优先入路的可行性和安全性。同时，随着外科手术技术和围术期处理水平的提高，联合 SMPV 切除与标准 Whipple 手术相比并发症发生率和手术相关死亡率无明显增加。联合 SMPV 切除显著提高了胰腺癌的手术切除率，但迄今对其手术价值仍有较大争议。虽然国内外均有联合切除受侵 SMPV 可延长胰腺癌患者生存时间的报道，但目前尚无一个前瞻性的大样本随机对照研究结果。大多数回顾性资料表明，受侵 SMPV 联合切除术后的中位生存时间为 6~22 个月，其中 1 年生存率为 30%~65%，3 年生存率为 10%~14.8%，长期生存率并无明显改善。针对受侵 SMPV 或腹腔干、肝动脉联合切除是否可提高生存率的问题，还需进一步研究。联合受侵肠系膜上动脉切除增加了手术死亡率，不提高术后生存率，不宜施行。

（三）新辅助治疗的进展

胰腺癌是系统性疾病这一理念已成为学术界共识，随着胰腺癌综合治疗理念的普及，胰腺癌新辅助治疗也逐渐为人所接受。胰腺癌新辅助治疗在理论上有如下优势：①缩小肿瘤体积，增加 R0 切除率；②消除微转移灶，减少术后复发、转移；③术前评估肿瘤对化疗药物的反应性，利于术后化疗方案的调整；④降低区域淋巴结转移率；⑤对肿瘤的生物学行为进行评估，对于在治疗过程中仍进展或转移的肿瘤，直接手术也难以获益；⑥术前肿瘤血供未受到破坏，化疗效果更好。

NCCN 指南明确指出：可能切除胰腺癌应接受新辅助治疗。韩国一项多中心 RCT 纳入了 50 例可能切除胰腺癌患者，采用吉西他滨 +

放疗的新辅助治疗方案,结果显示新辅助治疗组 R0 切除率明显高于对照组(82.4% vs 33.3%,p=0.01),中位生存期明显延长(21 个月 vs 12 个月,p=0.028),由于新辅助治疗组与对照组预后差别明显,试验被迫提前终止。目前仍无明确的新辅助治疗方案。传统的化疗是基于吉西他滨的化疗方案。前瞻性临床试验证实,FOLFIRINOX 方案疗效优于吉西他滨单药方案,总体生存期分别是 11.1 个月和 6.8 个月。但 FOLFIRINOX 方案毒性更大,患者不良反应更多,在我国的应用有所限制。因此一般状态良好的患者可推荐 FOLFIRINOX 为一线方案。此外,NCCN 指南还推荐吉西他滨 + 白蛋白紫杉醇的化疗方案,回顾性研究表明吉西他滨 + 白蛋白紫杉醇方案可增加 R0 切除率,延长生存期,但仍缺乏大规模前瞻性临床试验结果。也有研究显示全身化疗联合放疗较单纯化疗能够进一步提升患者预后,但放疗后肿瘤周围组织纤维化较严重,在一定程度上增加了手术难度。

对于可切除胰腺癌是否应行新辅助治疗目前仍有争议,NCCN 指南建议有以下高危因素患者应考虑新辅助治疗:有 CA19-9 明显升高、肿瘤较大、区域淋巴结较大、体重明显下降和剧烈腹痛。美国国家癌症数据库 15 237 例可切除胰腺癌患者 1:3 配比回顾性研究显示:新辅助治疗组总生存期明显高于直接手术组(p<0.01),直接手术患者 T 分期、淋巴结转移率和阳性切缘率均高于新辅助治疗组。

对于局部进展期胰腺癌,既往指南认为不可切除,而近年来研究显示,20%~40% 局部进展期胰腺癌经过转化治疗能够降期进而接受手术治疗,约 70% 的患者能够获得 R0 切除。因此,2019 版 NCCN 指南不再将局部进展期胰腺癌纳入不可切除胰腺癌范畴。约翰霍普金斯大学一项纳入 415 例局部进展期胰腺癌患者的研究显示:经吉西他滨单药或 FOLFRINOX 方案或两者联合治疗后,20% 的患者转变为可切除,患者预后明显提升。

新辅助治疗后的再评估是目前胰腺癌新辅助治疗的难点问题。影像学常采用的实体瘤疗效评价标准(RECIST)无法适用于胰腺癌新辅助治疗后的再评估,影像学上无明显降期的肿瘤有时也

能获得 R0 切除。因此,新辅助治疗后的再评估不能单纯依靠影像学检查,而应综合考虑肿瘤标志物、患者一般状况等因素。

(四)胰腺癌的术后辅助治疗

现有的临床研究结果显示,所有胰腺癌根治术后的患者都推荐辅助化疗,常用的化疗方案有:①吉西他滨单药:研究表明术后接受 6 周期吉西他滨(1 000mg/m²,第 1、8、15 天,每 4 周)的患者和单纯手术患者相比,无疾病生存期(DFS)从 6.9 个月延长至 13.4 个月。5 年和 10 年生存率均明显提高(20.7% vs 10.4%,12.2% vs 7.7%)。②S-1:由于吉西他滨单药在晚期胰腺癌中的有效率低于 10%,近年来的临床研究探索了其他化疗药物与方案在胰腺癌辅助治疗中的作用。日本一项多中心 III 期 RCT 对比 S-1 与吉西他滨的疗效,发现 S-1 组患者的 3 年(59.7% vs 38.8%)和 5 年生存率优于吉西他滨(44% vs 24%,p<0.000 1,HR 0.57)。③吉西他滨联合卡培他滨:ESPAC-4 研究共纳入了 730 例胰腺癌切除术后的患者,对比吉西他滨联合卡培他滨与吉西他滨单药的疗效。结果显示联合治疗组中位 OS 明显优于吉西他滨单药组(中位 OS:28 个月 vs 25.5 个月,p=0.032,HR 0.82),但两组严重不良事件发生率并无显著统计学差异。④吉西他滨 + 白蛋白紫杉醇:在晚期胰腺癌患者中,相较于吉西他滨单药,吉西他滨 + 白蛋白紫杉醇能够获得更长的中位生存期。但评估其在胰腺癌术后辅助化疗中作用的临床试验正在开展中,尚未有相应的研究结论。⑤FOLFIRINOX:该方案能够延长晚期转移胰腺癌患者的生存,但化疗毒性较大,对于身体基础状况良好的术后患者可考虑应用,但评估其在胰腺癌术后辅助化疗中作用的临床试验正在开展中。

关于术后联合放、化疗的价值尚有待进一步研究证实。在一项针对 4 组随机研究中的 289 例患者的意向治疗分析中,放化疗组较非放化疗组有生存情况更差的趋势(2 年生存率为 29% vs 41%,5 年生存率为 10% vs 20%)。因此许多欧洲医生不推荐胰腺癌切除术后进行同步放化疗。但该研究存在设计缺陷,而且是唯一一项显示放化疗结局更差的研究。在另一项 II 期研究中,放化疗组的中位 DFS 为 12 个月,对照组为 11 个月,

两组的中位总生存期均为 24 个月。但放化疗组中疾病首次进展时的单纯局部复发率显著更低（11% vs 24%）。

（五）晚期患者的辅助治疗

对于不可切除的患者,辅助治疗应根据患者的实际情况确定方案。对于体能状态良好的患者可考虑联合化疗措施,如吉西他滨 + 白蛋白紫杉醇、FOLFIRINOX 方案等。Ⅲ 期临床 MPACT 试验证实,在晚期胰腺癌患者中,吉西他滨 + 白蛋白紫杉醇相较于吉西他滨单药能够获得更长的中位生存期［6.7 个月 vs 8.5 个月（HR 0.72；p<0.001）］。FOLFIRINOX 方案也能够将转移性胰腺癌患者的中位生存期由 6.8 个月延长到 11.1 个月。但该方案毒副作用较大,适用于体力状况良好的患者。此外,晚期患者还可采用吉西他滨 +S-1 或吉西他滨、S-1 单药治疗的方案,或吉西他滨联合靶向治疗药物厄洛替尼。对于一线化疗药物效果不佳的患者可采用纳米脂质体伊立替康 +5-FU/LV 的方案。

三、解决胰腺癌诊疗中难点问题的策略

近 20 年来,胰腺癌的诊断、外科手术技术以及辅助治疗措施均取得了巨大的进步,然而胰腺癌的长期生存率并没有得到明显改善。胰腺癌诊治方面要想获得革命性突破,就需要更大范围的跨学科、跨领域交叉合作,开展"转化医学研究"。从临床工作中发现和提出问题,由基础研究人员：①利用系统生物学技术寻找肿瘤早期诊断和预后分析生物标志物；②建立高通量的基因筛选与分析平台,实现对肿瘤组织的分子分型,为个体化治疗提供依据；③开展针对特定胰腺癌的分子靶向治疗和生物治疗；④药理基因组学研究和药物 Ⅰ 期临床试验。通过"临床—实验室—临床"的循环研发模式在胰腺癌的基础与应用方面获得突破。

同时构建中国胰腺癌诊治的多中心、多学科临床研究平台。通过对现实医疗环境中产生的医学数据进行整合、存储、挖掘和专业分析,构建包含"防治信息的收集""信息数据库及网络建设""防治效果评价体系"在内的中国胰腺癌防治信息系统,重塑对胰腺癌的临床认知与治疗策略。

基于医学大数据,开展高质量的临床研究,为胰腺癌患者寻找新的诊断方法和更有效的治疗手段,从而迈向精准医疗。

长期来看,提高胰腺癌诊治效果需要新的诊断方法和更有效的治疗手段,然而在现阶段,推行胰腺癌诊治的标准化和流程化是提高我国胰腺癌诊治效果的简单有效的方法。通过制定和普及符合我国国情的胰腺癌诊治指南,有望在最短时间内解决各地区、各医疗机构之间诊治水平的差异,使全国的胰腺癌诊治达到一个普遍较高的水平。相信在全体胰腺外科同仁的不懈努力下,我国胰腺癌的诊治水平将会取得令人瞩目的进步。

（赵玉沛　吴文铭）

参 考 文 献

1. Kamisawa T, Wood LD, Itoi T, et al. Pancreatic cancer. Lancet, 2016, 388（10039）: 73-85.

2. Siegel RL, Miller KD, Jemal A. Cancer statistics, 2019. CA Cancer J Clin, 2019, 69（1）: 7-34.

3. Bray F, Ferlay J, Soerjomataram I, et al. Global cancer statistics 2018: GLOBOCAN estimates of incidence and mortality worldwide for 36 cancers in 185 countries. CA Cancer J Clin, 2018, 68（6）: 394-424.

4. Imlimaong A, Rahul S, Anju S, et al. A systematic assessment of statistics, risk factors, and underlying features T involved in pancreatic cancer. Cancer Epidemiology, 2019, 58: 104-110.

5. 赵玉沛. 重视胰腺癌的多学科诊疗. 中华外科杂志, 2016, 54（11）: 801-803.

6. Rahn S, Zimmermann V, Viol F, et al. Diabetes as risk factor for pancreatic cancer: Hyperglycemia promotes epithelial-mesenchymal-transition and stem cell properties in pancreatic ductal epithelial cells. Cancer Letter, 2018, 415: 129-150.

7. Kirkegård J, Cronin-Fenton D, Heide-Jørgensen U, et al. Acute Pancreatitis and Pancreatic Cancer Risk: A Nationwide Matched-Cohort Study in Denmark. Gastroenterology, 2018, 154（6）: 1729-1736.

8. Mokdad AA, Minter RM, Zhu H, et al. Neoadjuvant Therapy Followed by Resection Versus Upfront Resection for Resectable Pancreatic Cancer: A Propensity Score Matched Analysis. J Clin Oncol, 2017, 35（5）: 515-522.

9. Versteijne E, Vogel JA, Besselink MG, et al. Meta-analysis comparing upfront surgery with neoadjuvant treatment in patients with resectable or borderline resectable pancreatic

cancer. Br J Surg, 2018, 105（8）: 946–958.

10. Kowalsky SJ, Zenati MS, Steve J, et al. A Combination of Robotic Approach and ERAS Pathway Optimizes Outcomes and Cost for Pancreatoduodenectomy. Ann Surg, 2019, 269（6）: 1138–1145.

11. Jang JY, Han Y, Lee H, et al. Oncological Benefits of Neoadjuvant Chemoradiation With Gemcitabine Versus Upfront Surgery in Patients With Borderline Resectable Pancreatic Cancer: A Prospective, Randomized, Open-label, Multicenter Phase 2/3 Trial. Ann Surg, 2018, 268（2）: 215–222.

12. Dhir M, Zenati MS, Hamad A, et al. FOLFIRINOX Versus Gemcitabine/Nab-Paclitaxel for Neoadjuvant Treatment of Resectable and Borderline Resectable Pancreatic Head Adenocarcinoma. Ann Surg Oncol, 2018, 25（7）: 1896–1903.

13. deRooij T, Klompmaker S, Abu Hilal M, et al. Laparoscopic pancreatic surgery for benign and malignant disease. Nat Rev Gastroenterol Hepatol, 2016, 13（4）: 227–238.

14. Torphy RJ, Friedman C, Halpern A, et al. Comparing Short-term and Oncologic Outcomes of Minimally Invasive Versus Open Pancreaticoduodenectomy Across Low and High Volume Centers. Ann Surg, 2018, 270（6）: 1.

15. Klompmaker S, van Hilst J, Wellner UF, et al. Outcomes After Minimally-invasive Versus Open Pancreatoduodenectomy: A Pan-European Propensity Score Matched Study. Ann Surg, 2020, 271（2）: 356–363.

16. Poves I, Burdio F, Morato O, et al. Comparison of Perioperative Outcomes Between Laparoscopic and Open Approach for Pancreatoduodenectomy: The PADULAP Randomized Controlled Trial. Ann Surg, 2018, 268（5）: 731–739.

17. deRooij T, van Hilst J, van Santvoort H, et al. Minimally Invasive Versus Open Distal Pancreatectomy（LEOPARD）: A Multicenter Patient-blinded Randomized Controlled Trial. Ann Surg, 2019, 269（1）: 2–9.

18. Schultheis B, Reuter D, Ebert MP, et al. Gemcitabine combined with the. monoclonal antibody nimotuzumab is an active first-line regimen in KRAS wildtype patients with locally advanced or metastatic pancreatic cancer: a multicenter, randomized phase IIb study. Ann Oncol, 2017, 28（10）: 2429–2435.

19. Reni M, Balzano G, Zanon S, et al. Safety and efficacy of preoperative or. postoperative chemotherapy for resectable pancreatic adenocarcinoma（PACT-15）: a randomised, open-label, phase 2-3 trial. Lancet Gastroenterol Hepatol, 2018, 3（6）: 413–423.

20. Torphy RJ, Friedman C, Halpern A, et al. Comparing Short-term and Oncologic. Outcomes of Minimally Invasive Versus Open Pancreaticoduodenectomy Across Low and High Volume Centers. Ann Surg, 2019, 270（6）: 1147–1155.

21. vanHilst J, de Rooij T, Bosscha K, et al. Laparoscopic versus open. pancreatoduodenectomy for pancreatic or periampullary tumours（LEOPARD-2）: a multicentre, patient-blinded, randomised controlled phase 2/3 trial. The Lancet Gastroenterology & Hepatology, 2019, 4（3）: 199–207.

22. Hackert T, Sachsenmaier M, Hinz U, et al. Locally Advanced Pancreatic Cancer: Neoadjuvant Therapy With Folfirinox Results in Resectability in 60% of the Patients. Ann Surg, 2016, 264（3）: 457–463.

第六节　胰腺神经内分泌肿瘤诊断及治疗进展

一、概述

胰腺神经内分泌肿瘤（pancreatic neuroendocrine tumor, pNET）是起源于胰腺内分泌组织的一种罕见肿瘤，其发病率约为十万分之一，占胰腺肿瘤的 1%~2%。根据肿瘤是否有功能，临床上将 pNET 进一步分为两类：一类是有内分泌功能并且临床上表现出一系列相应症状的肿瘤，这类肿瘤可根据其分泌的激素命名，如胰岛素瘤、胃泌素瘤、胰高血糖素瘤、胰血管活性肠肽瘤、生长抑素瘤等；另一类是血清激素正常、无明显临床症状的肿瘤，统称为无功能 pNET。本章主要讨论功能性 pNET 的诊断及治疗进展。

二、胰腺神经内分泌肿瘤的诊断

胰腺神经内分泌肿瘤的诊断包括定性诊断和定位诊断两部分。

（一）定性诊断

1. 胰岛素瘤　①Whipple 三联征：空腹时低血糖症状发作、空腹或发作时血糖低于 2.8mmol/L、进食或静脉推注葡萄糖可迅速缓解症状；90% 患者根据 Whipple 三联征可得到正确诊断。②血清胰岛素水平（IRI）：90% 的胰岛素瘤患者 IRI 水平 >15~20μU/ml，若空腹血糖水平低于正常值,同时空腹血清 IRI>6μU/ml,则诊断胰岛素瘤的准确性接近 100%。③其他实验室检测:根据典型的低血糖症状及 IRI 水平可确诊绝大多数胰岛素瘤病例,对于极少数疑难病例,可能需要辅以其他实验室检测以明确诊断,包括 72 小时饥饿试验、静脉注射甲苯磺丁脲试验、胰高血糖素试验、C 肽抑制试验等。

2. 胃泌素瘤 ①空腹胃泌素测定:胃泌素瘤的定性诊断中最常用的即为空腹胃泌素测定。NIH 研究显示,若使用得当此项检查的敏感性>98%,少部分首次结果正常的胃泌素瘤患者在重复试验后也会出现阳性结果。正常血浆胃泌素水平的上限为 110ng/L,普通的消化性溃疡患者的空腹胃泌素浓度通常小于 150ng/L,若患者胃泌素水平超过 1 000ng/L,就可以诊断胃泌素分泌异常。通过测定胃液 pH,可以排除胃酸缺乏导致的继发性高胃泌素血症(如恶性贫血或萎缩性胃炎)。②胰泌素激发实验:90% 以上的胃泌素瘤患者在注射胰泌素 15 分钟后,其血浆的胃泌素浓度会显著升高(若较基础值升高 200ng/L 以上,则实验结果为阳性)。胰泌素激发试验敏感性及特异性均很高(分别为 83% 和 100%),且操作简单、副反应少,临床应用最为广泛。③其他实验室检测:其他用于胃泌素瘤诊断的实验室检测手段包括钙输注试验、血浆嗜铬素 A 测定、胃酸分泌试验等。

3. 胰高血糖素瘤 对有特征性皮肤游走性周期性发作的红斑,伴糖代谢异常者,应高度怀疑本病。常用的实验室检测包括:①血清胰高血糖素水平:临床中诸多情况(低血糖、创伤、脓毒症、肾衰竭、肝衰竭等)可诱导血清胰高血糖素水平呈生理性升高,但通常 <500pg/ml。若血清胰高血糖素水平 >1 000pg/ml 则几乎可确诊胰高血糖素瘤;而在有典型综合征的患者中,血清胰高血糖素水平 <500pg/ml 亦不能排除胰高血糖素瘤。②其他实验室检测:对于难以确诊的患者,还可结合胰泌素激发试验及患者对外源性胰高血糖素的反应来综合考虑。

4. 其他罕见的功能性 pNET 对于其他罕见的功能性 pNET,如胰血管活性肠肽瘤(VIP瘤)、胰多肽瘤、生长抑素瘤、胰腺 ACTH 瘤等,患者的临床综合征及血清中特异的激素水平是定性诊断的关键。

(二)定位诊断

1. 胰岛素瘤 在明确胰岛素瘤诊断之后,如何获得定位诊断,是手术成败的关键。胰岛素瘤定位诊断方法颇多,可大致分为三大类,术前非侵入性检查、侵入性检查和术中定位诊断检查,可根据术者的经验和所在医院的条件合理选择应用。

1)术前非侵入性检查:常用的有 BUS、CT 和 MRI 检查,文献中报道的阳性率差异较大。由于 80% 以上的胰岛素瘤直径小于 2cm,而且多位于胰腺实质内,与周围胰腺组织密度相似,因此常规的影像学检查阳性率较低,特别是肿瘤小于 1cm 时更加难以发现。BUS 检查时胰岛素瘤表现为低回声,由于受肥胖、肠内积气等因素干扰较大,因此其作为术前定位诊断检查的应用价值不大。普通平扫 CT 的阳性率也很低,但在增强 CT 时由于造影剂在肿瘤组织中停留时间较长,可以在动脉期、门静脉期或静脉期观察到肿瘤组织。近年来随着多排螺旋 CT 的应用,胰腺增强薄扫、三维重建和早期灌注等技术使胰岛素瘤的定位诊断率进一步提高,并能精准提供肿瘤与血管和胰管的毗邻关系,目前已成为术前首选的定位诊断方法。来自 Mayo 医学中心的研究显示腹部 BUS 和 CT 对胰岛素瘤的定位准确性约为 70%。常规 MRI 对胰岛素瘤的诊断率仅为 20%,但应用压脂技术,可有效提高 MRI 对胰岛素瘤的检出率。EUS 最早主要用于小胰癌的诊断与分期,近年来用于小的胰腺内分泌肿瘤定位诊断逐渐增多。国外文献报道 EUS 敏感性在 80% 左右,取决于操作者的经验以及肿瘤的大小与部位,胰头及胰体部阳性率较高,但胰尾部相对低。2012 版 NCCN、ESMO 等指南均建议常规使用 CT、MRI 进行胰岛素瘤的术前定位,同时认为 EUS 或内镜是有效的补充定位手段。

2)术前侵入性检查:主要有选择性血管造影(DSA),经皮经肝门静脉采血测定胰岛素(PTPC)以及 ASVS。DSA 时胰岛素瘤表现为多血运肿瘤,可见肿瘤染色,其阳性率在 80% 左右。对于二次手术的患者,可能出现假阳性,对于多发肿瘤,容易发生遗漏,位于脾门区的肿瘤,应注意与副脾相鉴别。PTPC 创伤较大,目前已基本弃用,代之以创伤相对小的 ASVS。在所有术前定位诊断方法中 ASVS 阳性率最高,可作为其他影像学检查阴性或二次手术探查前的定位检查方法。在行ASVS时,给予葡萄糖酸钙药物刺激之前,应先做DSA检查,如果发现明确的肿瘤,则可省去ASVS检查,同时DSA可以发现异常血管,并与ASVS相互补充,提高检查准确率;另外,每次钙刺激应注意间隔15分钟,以避免钙再循环的影响。2012版英联邦胃肠胰内分泌肿瘤指南建议DSA及静脉取血可作为常规定位检查(CT、MRI、SRS)的补充检查方法。

3)术中定位诊断:术中定位诊断方法主要有术者触诊及术中超声(IOUS)检查,有经验的外科医师术中探查准确率在90%以上,术中超声不仅可以发现隐匿的胰岛素瘤,还可以探查肿瘤与血管,特别是与主胰管的关系,避免术后胰瘘的发生。术中探查加IOUS,几乎可以发现绝大多数的胰岛素瘤,可以省去术前定位检查。但目前大多数临床外科医生仍主张进行术前定位检查的原因是:①仅有少数医院具有诊治胰岛素瘤的丰富经验;②仅有少数医院具有术中超声及应用经验;③术前定位可提高术中探查的准确性,并对手术过程产生直接影响。

2. 胃泌素瘤 胃泌素瘤的定位诊断较为困难。ZES患者预后不良的主要原因并不在高胃酸分泌,而是在肿瘤本身。所有的胃泌素瘤均具有潜在的转移倾向,而完整地切除肿瘤是治愈患者唯一机会。据文献报道,约30%的pNET患者无法通过术前检查对肿瘤进行精确定位,其中60%的肿瘤≤1cm。对于具有典型的临床综合征但术前定位不明的功能性pNET患者,其手术时机的选择一直存在争议。通常情况下,如果决定行手术探查,需联合术中超声、十二指肠透光试验并行区域淋巴结清扫。Norton等报道,对于术前影像学检查阴性的胃泌素瘤患者,由经验丰富的外科医生行剖腹探查可发现近100%的肿瘤,其中近半数患者可达到治愈效果。此外,对于影像学定位阴性的胃泌素瘤患者,大约7%的患者在剖腹探查时已发生肝转移,此类患者死亡率高、预后极差。因此,Norton等建议对于散发型胃泌素瘤患者,即使术前影像学定位阴性,一经确诊也应立即行剖腹探查术。

目前胃泌素瘤的定位方法包括:腹部B超、CT、MRI、超声内镜(EUS)、生长抑素受体核素显像(SRS)、PET/CT、腹部动脉造影、选择性动脉内胰泌素注射试验(SASI)、动脉刺激选择性门静脉取血(ASVS)测胃泌素等,同时还可以行十二指肠镜或术中超声排除十二指肠内病灶。

3. 其他罕见功能性 pNET 对于其他罕见功能性pNET,如VIP瘤、生长抑素瘤和胰高血糖素瘤等,由于发现时多数症状明显,肿瘤较大或已有转移,现有的影像学检查方法如多排螺旋CT多可明确病灶位置,由于病例较少,其定位诊断方法研究不多,有待于经验积累。

三、胰腺神经内分泌肿瘤的治疗

胰腺神经内分泌肿瘤(pNET)的治疗目标主要包括对肿瘤本身的控制和对激素过量释放引起的临床症状及并发症的治疗。其治疗方法主要包括手术治疗和药物治疗。该疾病可散发出现,亦可能与遗传综合征(多发性内分泌肿瘤Ⅰ型、Ⅰ型神经纤维瘤病、结节性硬化病等)相关。目前,大多数散发型pNET患者需接受手术治疗,与之相反,多数与遗传综合征伴随发病的患者因激素过度分泌引起的临床综合征难以治愈,不常规推荐手术治疗,而首选药物治疗。通常情况,药物治疗可在一定程度上减轻所有pNET患者的临床症状,但唯有手术治疗才可能达到彻底治愈的效果。而放疗、化疗、靶向治疗等其他治疗方法对于pNET的治疗经验有限,尚未广泛开展。

1. 手术治疗 手术切除可有效减轻激素过量分泌引起的全身症状、肿瘤本身引起的压迫,还可以有效预防肿瘤恶变或转移,是散发型pNET最主要的治疗方法。手术的首要目的是彻底切除肿瘤,对于已出现转移的患者,若内科治疗效果不佳,亦可考虑行减瘤手术。

肿瘤的功能状态、分级和分期是明确手术指征和手术方式的重要因素。手术方式及切除范围的选择主要取决于肿瘤的位置,理想情况下应尽可能切除所有肿瘤组织,术前或术中对肿瘤进行精准定位有助于更好地确定术中需采取的手术方式:

(1)剜除术:未毗邻胰管且直径小于2cm的pNET多数情况下是良性的,首先可尝试剜除术。剜除术能最大限度地保留正常胰腺组织,同时可避免胰管离断、胰肠吻合等扩大切除而引发的术后并发症。剜除术不适用于十二指肠壁的pNET，也禁用于体积较大（肿瘤直径超过2cm），存在淋巴结转移，或紧邻胆总管或胰管的pNET。

（2）胰十二指肠切除术：对位于胰头、胰颈或钩突的肿物，大多首选胰十二指肠切除术。

（3）胰体尾切除术：对位于胰体尾的病灶，可行胰体尾切除术。若病灶为良性，可尝试保留脾脏；若疑似恶性病灶，应行胰体尾联合脾脏切除术，同时还需清扫胰周淋巴结。部分小病灶可行胰腺中段切除或剜除术。

（4）全胰切除术：对较为罕见的多灶病变，若累及整个胰腺，则需行全胰切除术。

胰腺神经内分泌肿瘤可能为单发或多发，其中，90%的散发性胰岛素瘤为单发病灶，且定位于胰腺各部位的概率基本相同。而超过80%的胃泌素瘤通常好发于"胃泌素瘤三角"，即由胆囊管与胆总管连接处、十二指肠第二段与第三段连接处，以及胰体与胰颈连接处界定而成的三角区内。此外，胃泌素瘤还可起源于淋巴结、肝胆系统、胃壁，极罕见病例还可位于卵巢、心脏、大网膜及空肠。手术时，需全面探查腹腔及肝脏。术中应打开小网膜囊，双手触诊胰体和胰尾，还应用Kocher手法触诊胰头及钩突后方淋巴结。必要时应切开十二指肠，以观察和触诊十二指肠壁和黏膜下的微小肿瘤。此外，还应对多个可疑淋巴结进行活检以获得病理学诊断。

随着手术技术的进步及腔镜技术的出现，微创手术用于治疗pNET已得到越来越广泛的认可。大多数传统胰腺手术类型均有微创方式的尝试，因大多数胰岛素瘤沿胰体或胰尾的边缘生长，腔镜下较易切除，因此腹腔镜手术在胰岛素瘤中已广泛开展。而胃泌素瘤因其多灶性及黏膜下生长等特点，常需术中对全腹腔进行广泛探查，重点部位需双手触诊，因此胃泌素瘤治疗仍推荐行开腹手术。

绝大多数胰岛素瘤为良性，手术及内科治疗效果好，治愈率接近100%。而胃泌素瘤切除术后，因仍会残留过量的壁细胞，因此胃酸的分泌可能无法恢复到正常水平，从而导致胃酸水平持续性增高。胃泌素瘤切除术后，大约40%的患者还需要继续服用抗胃酸分泌的药物来控制胃酸分泌，并且同时需要对胃酸的分泌进行长期密切监

测。为避免术后继续用药（尤其当无法完整切除全部肿瘤组织时），部分外科医生推荐术中加行迷走神经切除术。然而，随着质子泵抑制剂的问世，该操作的必要性大大下降，目前鲜有外科医生行此类手术。

肿瘤转移是pNET患者最常见的致死原因。对于恶性散发性pNET患者，推荐的治疗方法如下：

（1）无转移的肿瘤病灶：对于无肿瘤远处转移证据的患者，可行剖腹探查和以治愈为目的的切除术。区域性淋巴结受累对总体生存获益不利，但非手术禁忌。对于晚期肿瘤患者，可考虑行联合血管切除及重建，对周围受累的器官行扩大切除，其手术并发症的发生率和死亡率在可接受范围内。

（2）可切除的转移性病灶：对于转移病灶可能被切除的患者（多为孤立性肝转移灶），为实现患者术后长期无瘤生存，需积极切除原发灶和转移灶。肝脏是pNET转移的最高发部位，对于已经发生肝转移的患者，可考虑行肝段切除、经肝动脉栓塞治疗以及灌注化疗。对于条件允许的医疗机构，还可考虑行肝移植治疗。肝脏部分切除的手术指征包括：肝脏无弥漫性受累、肝功能未严重受损及不存在广泛的肝外转移（如合并腹膜转移、肺转移、骨转移等）。对于不具备手术指征的肝转移患者，常采用经肝动脉栓塞术（联合或不联合经肝动脉灌注化疗），治疗有效率通常大于50%。此外，还可单独应用或与手术联合应用射频消融术和冷冻消融术，但这两项技术仅适用于较小的病灶，且长期疗效尚不确切。极少数患者还可接受原位肝移植（orthotopic liver transplantation, OLP），但供体肝源有限且远期随访数据不足，使得该治疗手段受到了极大的限制。

（3）不可切除的转移性病灶：对于该类患者，内科治疗是最常用的一线治疗方法。其他可延长生存期和改善生活质量的治疗措施包括射频消融术、栓塞术、激素治疗和化疗等。

2. 药物治疗　药物治疗的主要目的是控制pNET患者的临床症状和并发症。对于胰岛素瘤患者而言，预防症状性低血糖的药物主要为二氮嗪，该药物可通过减少胰岛素分泌而控制低血糖。

而胃泌素瘤的药物治疗目标主要是控制消化性溃疡,目前最常用的药物为质子泵抑制剂(proton pump inhibitors,PPIs)。PPIs(奥美拉唑、兰索拉唑、埃索美拉唑、雷贝拉唑等)通过不可逆的与胃壁细胞特异性结合,抑制 H+/K+ATP 酶的活性,从而有效抑制胃酸分泌。这些药物的疗效持续超过 24 小时,因此许多患者采用每日一到两次口服 PPIs 的治疗方案便可很好地控制胃酸的分泌,亦可采取间歇性静脉注射的给药方式,目前已成为药物治疗胃泌素瘤的首选方案。组胺 H2 受体拮抗剂曾在 PPIs 广泛应用之前是治疗胃泌素瘤的主要药物,但因其需要大剂量、频繁给药,还需评估胃酸分泌速率以确定给药剂量,现在已很少应用。然而,对于不能使用 PPIs 的极少数患者,组胺 H2 受体拮抗剂仍然有效。

生长抑素类似物(如奥曲肽)在胰高血糖素瘤、VIP 瘤等类型 pNET 中,能够非常有效的控制症状并抑制相关激素的过量分泌,但在胰岛素瘤和胃泌素瘤的治疗中,效果却不尽如人意。尽管奥曲肽能够降低胃泌素水平、在一定程度上抑制肿瘤生长,但在抗肿瘤活性方面,仍缺乏客观的证据。在最近的相关临床诊疗指南(ENETs 2016,NCCN 2016,NANETS 2013,ESMO 2012)中,生长抑素类似物被报道可能适用于低度转移风险、肿瘤负荷较低的稳定或进展期胃泌素瘤,但没有关于其具体指征的报道。因此,对于有症状的高胃泌素血症患者而言,生长抑素类似物不属于一线药物。

全身性化疗在转移性 pNET 中的治疗经验是有限的。传统的首选治疗方案是链佐星和多柔比星,但是该方案疗效不确切,且随着内分泌功能亢进的降低,化学反应率会随之下降。加之该化疗方案具有一定的化疗毒性(如恶心、骨髓抑制、肾衰竭等),因此在转移性 pNET 中一直无法推广。在卡培他滨和替莫唑胺的组合化疗方案中,部分化学反应率可达 70%,并且 54% 的患者经治疗后有明显的影像学改善。依维莫司和舒尼替尼通过Ⅲ期药物实验已经获准注册,用于治疗进展期 pNET。

3. 其他治疗 既往经验认为 pNET 具有抗放射特性,对外放射治疗反应性差,因此外放射治疗 pNET 的经验非常有限。迄今为止,仅有小型病例系列研究数据及少数个案报道显示,对于无法手术切除的患者,放射治疗可抑制局部病灶的进展并带来较高的症状缓解率。

对于无法接受外科治疗的恶性 pNET 患者,一般建议采用生长抑素类似物、化疗、靶向治疗或肽受体放射性核素治疗等综合治疗手段来控制肿瘤生长及疾病进展。

(张太平 王维斌)

参 考 文 献

1. Boujaoude J, Moucari R, Abboud B, et al. Utility of endoscopic ultrasonography on localization of insulinomas. Case report and review of the literature J Med Liban, 2004, 52(3): 165-167.

2. Ito T, Igarashi H. Pharmacotherapy of Zollinger-Ellison syndrome. Expert Opin Pharmacother, 2013(14): 307-321.

3. Fidler JL, Johnson CD. Imaging of neuroendocrine tumors of the pancreas. Int J Gastrointest Cancer, 2001, 30(1-2): 73-85.

4. Mansour JC, Chen H. Pancreatic endocrine tumors. Surg Res, 2004, 120(1): 139-161.

5. Norton JA, Fraker DL, Alexander HR, et al. Value of surgery in patients with negative imaging and sporadic zollinger-ellison syndrome. Ann Surg, 2012, 256: 509-517.

6. Choti MA, Mayorga MA, Bobiak S, et al. Baseline demographics of patients with neuroendocrine tumors presenting to seven National Comprehensive Cancer Network(NCCN)institutions: Development of a multi-institutional outcomes database. J Clin Oncol, 2012, 30: 187.

7. Zhao YP, Zhan HX, Cong L, et al. Risk factors for postoperative pancreatic fistula in patients withinsulinomas: analysis of 292 consecutive cases. Hepatobiliary Pancreat Dis Int, 2012, 11(1): 102-106.

8. Strosberg JR, Fine RL. First-line chemotherapy with capecitabine and temozolomide in patients with metastatic pancreatic endocrine carcinomas. Cancer, 2011(117): 268-275.

9. Huscher CG, Mingoli A, Sgarzini G, et al. Image-guided robotic radiosurgery(CyberKnife)for pancreatic insulinoma: is laparoscopy becoming old? Surg Innov, 2012, 19(1): NP14-17.

10. Ito T, Igarashi H, Jensen RT. Pancreatic neuroendocrine tumors: clinical features, diagnosis and medical

treatment: advances. Best Pract Res Clin Gastroenterol, 2012, 26 (6): 737–753.

11. Ellison TA, Edil BH. The current management of pancreatic neuroendocrine tumors. Adv Surg, 2012, 46: 283–296.

12. Lawrence B, Gustafsson BI, Chan A, et al. The epidemiology of gastroenteropancreatic neuroendocrine tumors. Endocrinol Metab Clin North Am, 2011, 40: 1–18.

13. Liszka L, Pajak J, Mrowiec S, et al. Discrepancies between two alternative staging systems (European Neuro–endocrine Tumor Society 2006 and American Joint Committee on Cancer/Union for International Cancer Control 2010) of neuroendocrine neoplasms of the pancreas. A study of 50 cases. Pathol ResPract, 2011, 207: 220–224.

14. Wang SC, Parekh JR, Zuraek MB, et al. Identification of unknown primary tumors in patients with neuroendocrine liver metastases. Arch Surg, 2010, 145: 276–280.

15. Cives M, Ghayouri M. Analysis of potential response predictors to capecitabine/temozolomide in metastatic pancreatic neuroendocrine tumors. Endocr Relat Cancer, 2016 (23): 759.

16. Thiruvengadam Muniraj, Sabitha Vignesh, Shilpa Shetty, et al. Pancreatic neuroendocrinetumors. Disease–a–Month, 2013, 59: 5–19.

17. John K Ramage, Ahmed A, Ardill J, et al. Guidelines for the management of gastroenteropancreatic neuroendocrine (including carcinoid)tumours (NETs). Gut, 2012, 61: 6–32.

18. Berg K, Knigge U, Kwekkeboom D, et al. Neuroendocrine gastro–entero–pancreatic tumors: ESMO Clinical Practice Guidelines for diagnosis, treatment and follow–up. Ann of Oncology, 2012, 23: 124–130.

19. Yao JC, Shah MH. RAD001 in advanced neuroendocrine tumors, third trial (RADIANT–3)study group. Everolimus for Endocrine, 2018 (60): 15–27.

20. Puli SR, Bechtold ML, Buxbaum JL, et al. How good is endoscopic ultrasound–guided fine–needle aspiration in diagnosing the correct etiology for a solid pancreatic mass? A meta–analysis and systematic review. Pancreas, 2013, 42 (1): 20–26.

21. Nikfarjam M, Warshaw AL, Axelrod L, et al. Improved contemporary surgical management of insulinomas: a 25–year experience at the Massachusetts General Hospital. Ann Surg, 2008, 247: 165–172.

22. Ruiini V, Baum RP, Castaldi P, et al. Role of PET/CT in the functional imaging of endocrine pancreatic tumors. Abdom Imaging, 2012, 37: 1004–1020.

23. Gabriel M, Decristoforo C, Kendler D, et al. 68Ga–DOTA–Tyr3–octreotide PET in neuroendocrine tumors: comparison with somatostatin receptor scintigraphy and CT. J Nucl Med, 2007, 48: 508–518.

24. Matthew H Kulke, Al B Benson Ⅲ, Emily Bergsland, et al. Neuroendocrine Tumors. J Natl Compr Canc Netw, 2012, 10: 724–764.

25. Srinivas R Puli, Nikhil Kalva, Matthew L Bechtold, et al. accuracy of endoscopic ultrasound in pancreatic neuroendocrine tumors: A systematic review and meta analysis. World J Gastroenterol, 2013, 19 (23): 3678–3684.

26. Placzkowski KA, Vella A, Thompson GB, et al. Secular trends in the presentation and management of functioning insulinoma at the Mayo Clinic, 1987–2007. J Clin Endocrinol Metab, 2009, 94: 1069.

27. Kulke MH, Bendell J, Kvols L, et al. Evolving diagnostic and treatment strategies for pancreatic neuroendocrine tumors. J Hematol Oncol, 2011, 4: 29.

28. 金征宇, 赵平, 李晓光, 等. 经动脉钙剂刺激试验术前诊断胰岛素瘤的价值. 中华放射学杂志, 2002, 36: 44.

29. 张太平, 赵玉沛, 蔡力行, 等. 胰岛素瘤定位诊断方法的选择与评价. 中华肝胆外科杂志, 2005, 11: 818–820.

30. 赵玉沛, 张太平. 胰岛素瘤 // 赵玉沛. 胰腺病学. 北京: 人民卫生出版社, 2007.

31. 薛华丹, 刘炜, 孙昊, 等. 多层螺旋CT与内镜超声对胰岛素瘤术前定位诊断的比较研究. 中国医学影像学杂志, 2009, 17 (4): 269–272.

32. 赵玉沛, 丛林, 张太平, 等. 胰岛素瘤: 404 例诊治分析. 中国实用外科杂志, 2008, 5: 357–359.

第七节　胰腺外科中微创手术治疗的现状及困境

一、腹腔镜胰十二指肠切除术

微创的理念广泛应用于普通外科各个领域, 胰腺外科借此也取得了长足的发展。作为胰腺外科难度最大的手术, 胰十二指肠切除术正经历由开放向微创的演变。腹腔镜胰十二指肠切除术(laparoscopic pancreaticoduodenectomy, LPD)是目前最复杂、难度最大的微创手术之一, 包括完全腹腔镜胰十二指肠切除术、腹腔镜辅助胰十二指肠切除术、腹腔镜机器人联合手术等。1994 年由

Gagner 和 Pomp 报道了为胰腺分裂症伴有慢性胰腺炎患者实施的保留幽门的 LPD 手术,这是世界上报道的首例 LPD。但自其以后 LPD 的临床研究结果并不理想,手术时间长、术后并发症发生率高、住院时间长等问题限制了 LPD 的开展。进入 21 世纪,得益于各种腹腔镜器械如超声刀、直线切割闭合器和高清 3D 镜头的问世,腹腔镜技术得到了极大的发展,关于 LPD 的报道逐渐增多。诚然,LPD 仍需在具有熟练掌握开放胰十二指肠切除术(Open pancreaticoduodenectomy, OPD)的基础上,循序渐进地度过学习曲线,避免因准备不足,导致并发症发生率高,给患者带来难以挽回的损伤。

(一)LPD 的适应证和禁忌证

目前已报道的 LPD 适应证涵盖了 OPD 的所有适应证,甚至包括了侵犯周围器官或血管结构的局部晚期恶性疾病。然而,考虑到胰腺导管腺癌的侵袭性,大多数外科医师还是会选择为可切除的壶腹部、远端胆管或十二指肠乳头肿瘤患者施行 LPD 手术。部分指南中也将神经内分泌肿瘤、实性假乳头状肿瘤和胰腺囊性肿瘤(包括导管内乳头状黏液性肿瘤、黏液性囊腺瘤等)列入了 LPD 手术的适应证。

根据 2017 年中华医学会发布的《腹腔镜胰十二指肠切除手术专家共识》,LPD 的绝对禁忌证包括:开腹胰十二指肠切除术的禁忌证,不能耐受气腹或无法建立气腹者,以及腹腔内广泛粘连和难以暴露、分离病灶者。相对禁忌证包括病灶紧贴或直接侵犯胰头周围大血管需行大范围血管切除重建者;病灶过大,影响器官和重要组织结构的暴露,无法安全行腹腔镜下操作者;超大体重指数影响腹腔镜操作者等(图 9-20)。

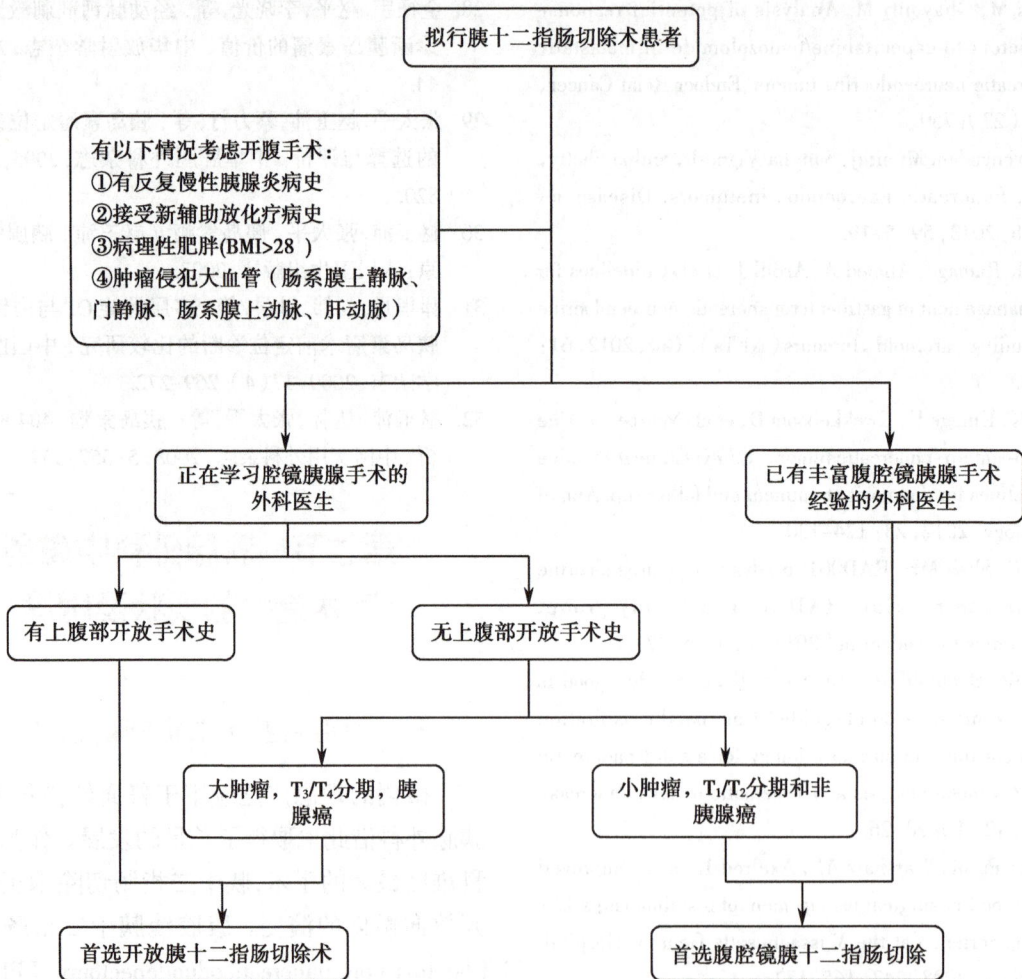

图 9-20 腹腔镜胰十二指肠切除术策略

(参考 de Rooij T, Klompmaker S, Abu Hilal M, et al. Laparoscopic pancreatic surgery for benign and malignant disease. gastroenterology & hepatology, 2016(13): 227–239.)

（二）LPD 的手术要点

患者取平卧位，根据手术需要可调整患者头高脚低、左右倾斜等体位，根据术中站位习惯选择患者是否采用分腿位。一般采用五孔法，V 形分布。具体位置可以根据术者习惯、病灶位置和患者体型调整，根据肿瘤和血管的关系合理选择入路。

LPD 分为胰十二指肠切除和消化道重建两部分，具体技术要点如下：

1. 胰十二指肠切除 ①Kocher 切口：打开胃结肠韧带后，根据术者习惯及术中肿瘤情况，选择按传统 Kocher 切口或反向 Kocher 切口（在离断空肠后，沿空肠和屈氏韧带后方分离十二指肠第 2、3 段和胰头后方的疏松结缔组织，直达十二指肠降部外侧缘）路径分离。②解剖肝十二指肠韧带：分离结扎胃十二指肠动脉和胃右动脉，清扫肝门部淋巴结。③离断胃：对于是否保留幽门，目前国内外学者仍存有争议，在保证切缘阴性的情况下，保留或切除幽门的术式均可采纳，保留幽门的 LPD 应在距幽门至少 2cm 位置离断十二指肠。④离断空肠：除了传统在屈氏韧带侧离断空肠外，另一种离断空肠顺序是在做 Kocher 切口时，充分游离十二指肠水平部及升部，离断屈氏韧带后，将空肠自小肠系膜根部后方拉至右侧后离断，减少了肠管翻动和体位的调整。⑤离断胰腺：明确肠系膜上静脉和门静脉位置，建立胰后隧道，离断胰腺。推荐使用剪刀离断胰管，其有利于进行胰肠吻合。常规行胰腺切缘快速冷冻病理切片，保证胰腺切缘的阴性。⑥解剖肠系膜上静脉 – 门静脉系统：离断副右结肠血管和胃结肠干（Henle 干），必要时结扎、离断汇入门静脉的胃冠状静脉。⑦解剖肠系膜上动脉 – 腹腔干系统：离断胰十二指肠下动脉，清扫肠系膜上动脉右侧 180° 的神经、淋巴结及结缔组织至肠系膜上动脉根部。⑧离断胆管：分离胆囊动脉，逆行剥离胆囊；分离胆总管，于胆囊管上方水平离断肝总管，胆管切缘送快速冰冻病理；移除标本。LPD 切除标本后见图 9-21。

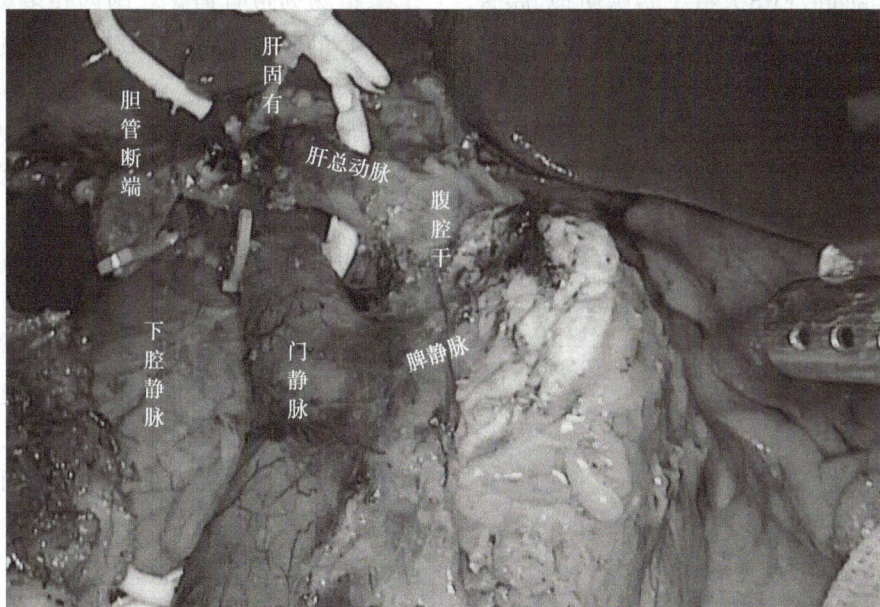

图 9-21　腹腔镜胰十二指肠切除标本移除后

2. 消化道重建 提倡采用 Child 的方式进行消化道重建，包括胰肠吻合、胆肠吻合和胃肠吻合。腹腔镜下胰肠吻合术是 LPD 成功与否的关键，报道其术后胰瘘发生率为 20%~30%。目前常见的胰 – 消化道重建方式主要包括胰肠吻合和胰胃吻合。胰肠吻合方式包括胰腺空肠的端端套入吻合与端侧吻合、胰管空肠导管对黏膜吻合和捆绑式胰肠吻合。其中胰腺空肠端端吻合适用于胰腺断端与空肠断端吻合口径匹配；胰腺空肠端侧吻合适用于不同大小的胰腺断端与空肠吻合，无特殊应用限制；胰管空肠黏膜对黏膜吻合适用于胰管口径较粗，其术后吻合口狭窄发生率较低，但腔镜下操作技术难度较高；捆绑式胰肠吻合将胰腺残端套入空肠后环绕空肠和胰腺进行捆绑，腔镜下应用较少。胰胃吻合开展较胰肠吻合晚，主要分为两种术式，一种是将胰腺残端套入胃腔内；另一种是将胰腺残端置于胃黏膜和浆肌层之间,而将胰管与胃黏膜吻合。由于胰腺与胃在解剖位置上较贴近,吻合后张力较小,操作相对简单。但目前尚无大样本的随机对照研究表明何种吻合方式更有助于减少术后并发症,应根据术者自身情况,选择最熟练的胰肠吻合方式。对于胆肠吻合,针对胆管细小患者和学习曲线早期阶段,合理使用吻合口支撑管可预防胆瘘和狭窄。胃肠吻合可全手工或利用直线切割闭合器进行胃后壁与空肠的侧侧吻合。

(三)LPD 的并发症

LPD 除了腔镜手术相关并发症以外,其余并发症同 OPD,但在术者学习曲线的早期,相关并发症的发生率更高。一项法国的对比研究显示,全腔镜 LPD 术后 C 级胰瘘和腹腔内出血发生率明显高于 OPD,可能与腹腔镜吻合的难度和熟练度有关。术后胰瘘的发生与患者个体情况、胰腺质地、胰管粗细、术者经验以及有无胰管支撑管引流等均存在一定联系。学者提出胰瘘风险评分(the fistula risk score, FRS),给予胰腺质地、胰管直径、病理学类型以及术中出血量等四个危险因素赋予评分(表 9-8)。FRS 评分 7~9 分的患者,会增加术后胰瘘的风险。通过腔镜切除和开腹吻合相结合的融合术式能降低胰瘘的发生率。另一项针对 7 000 例接受胰十二指肠切除患者的大型国家癌症数据库的多因素分析显示,LPD 术后 30 天

表 9-8　胰十二指肠切除术后临床相关胰瘘风险评分表

危险因素	参数	分值 (总分 10 分)
胰腺质地	硬	0
	软	2
病理学	胰腺癌或胰腺炎	0
	十二指肠癌、壶腹部癌、胰岛细胞瘤、胰腺囊性肿瘤等疾病	1
主胰管直径	≥5mm	0
	4mm	1
	3mm	2
	2mm	3
	≤1mm	4
术中出血量	≤400ml	0
	401~700ml	1
	701~1 000ml	2
	>1 000ml	3

死亡率高于 OPD,而对于 2 年内 LPD 手术超过 10 例的中心,在术式选择上对 30 天死亡率没有明显影响,同时,其他并发症的发生率(如胃排空延迟或再次手术率等)也无统计学差异。

(四)LPD 的疗效

国内外多项大样本研究结果表明,只要病例选择合适,LPD 不仅安全可行,而且其术后并发症发生率和病死率可达到与 OPD 相当的水平。美国梅奥医学中心报道 LPD 用于治疗胰腺癌的可行性和安全性同样良好,并且相对于开放手术住院时间更短、术后恢复更快、无进展生存期更长。近年来国内开展 LPD 的医院逐渐增多,目前累计病例数已超过千例。在一些大型医疗中心,已经度过 LPD 学习曲线的外科医师可以完成门静脉-肠系膜上静脉切除重建的手术。得益于 3D 高清腹腔镜放大功能,LPD 术中可将胰头钩突及肠系膜上动脉显露得更清楚,更易于进行钩突的全系膜切除,同时可更加清晰地进行肝十二指肠韧带骨骼化。国内外多家大型胰腺外科中心的数据表明,LPD 与 OPD 的淋巴结清扫数目和 R0 切缘率没有明显的差异。但是,该结果可能与选择偏倚有关,LPD 术者大部分选择早期胰腺癌患者,肿瘤较大和大血管受累的患者几乎全部接受了 OPD。因此,肿瘤的 R0 切除方面仍然没有强有力的证据证明 LPD 与 OPD 孰优孰劣。

目前对于具备硬件设施和技术条件的大型医疗中心,全面常规开展 LPD 的时机已成熟。同时仍需开展多中心大样本前瞻性随机对照研究,以进一步证实 LPD 的安全性、可行性和肿瘤根治效果,使更多的患者从中获益。

二、腹腔镜胰体尾切除术

腹腔镜胰体尾切除术(laparoscopic distal pancreatectomy, LDP)与胰十二指肠切除相比,技术难度相对较低,是腹腔镜胰腺手术中开展最为普遍的术式。相比开放胰体尾切除术(open distal pancreatectomy, ODP),LDP 的主要优势在于微创以及术后的快速康复,已成为胰腺良性和低度恶性肿瘤的标准术式之一。

(一)LDP 的适应证和禁忌证

适应证:①胰体尾部外伤严重而无法保留

者；②顽固性疼痛无法缓解的体尾部慢性胰腺炎；③胰腺囊肿和不适宜行内引流的胰腺假性囊肿；④假性动脉瘤；⑤胰腺囊性肿瘤；⑥胰腺交界性或低度恶性肿瘤，如实性假乳头状瘤、神经内分泌肿瘤和导管内乳头状瘤等。

相对禁忌证：①急性胰腺炎导致胰周水肿，致密粘连；②肿瘤累犯周边重要脏器，需联合多脏器切除；③胰腺癌累及门静脉-肠系膜上静脉需要切除重建。

（二）LDP 的手术要点

LDP 手术可以分为保脾和不保脾手术。早期 LDP 的报道多为联合脾脏切除的术式，主要原因为：①对脾脏的功能认识不足，认为脾脏切除后对机体影响不大；②担心保脾手术范围达不到根治性切除的要求；③胰尾和脾脏解剖关系密切，保脾手术操作相对复杂，因操作不当易发生致命性出血而致腹腔镜手术失败。

自从脾切除术后暴发性感染（over-whelming post-splenectomy infection，OPSI）报道增多，脾脏在造血、免疫、抗肿瘤和抗感染等方面的作用被逐渐重视。目前，保脾的必要性受到越来越多外科医师的认可，原因有：①脾脏是机体最大的免疫器官，其淋巴组织含量约占全身的 25%，含有大量的淋巴细胞和巨噬细胞，是机体细胞免疫和体液免疫的中心；②切除脾脏导致的免疫功能抑制是恶性肿瘤发生及复发、转移的重要机制。一项数据表明大部分被切除的脾脏为正常脾脏，仅仅因为解剖上贴近病灶而被切除，即所谓的"无辜性切脾"。有学者将联合脾脏切除的 LDP 和保留脾脏的 LDP 进行比对，结果两组在手术时间、术中出血量、术后死亡率上无统计学差异。

1. 联合脾脏切除的腹腔镜胰体尾切除术

①体位：患者取右倾 30° 头高脚低位。②套管布置一般为"五孔法"。③探查：打开胃结肠韧带，暴露胰腺的表面，定位胰体尾部肿瘤，拟定胰腺离断平面。必要时使用腹腔镜超声进行术中定位。④解剖脾动脉和脾静脉：沿胰体和胰颈部的上缘，辨明脾动脉的起点，适当游离后夹闭离断；分离胰腺下缘及背面，解剖脾静脉，显露脾静脉末端，辨清其与肠系膜下静脉、门静脉的关系，在与肠系膜下静脉汇合之前予以夹闭离断。脾静脉可单独处理，也可在断胰时与胰腺实质一并离

断。⑤离断胰腺：于胰颈或拟定胰腺切线处（一般距肿瘤 2cm）选用合适的腔镜切割闭合器离断胰腺。⑥游离胰体尾及脾脏：提起胰腺远端，将胰体尾部掀起并用超声刀在其背面从体部向尾部分离，切断脾脏周围附着的脾膈韧带、脾胃韧带、脾结肠韧带和脾肾韧带，使脾脏游离，完整切除标本。

由于胰腺缺乏致密的被膜，具有高侵袭性的胰腺癌容易突破胰包膜向后侵犯，常累及左肾上腺，甚至突破肾前筋膜进入肾脂肪囊，传统的远端胰体尾联合脾脏切除术的解剖层面为胰后包膜与肾前筋膜之间，后腹膜切缘阳性率高达 36%~90%。2003 年 Strasberg 团队首次提出根治性顺行性模块化胰脾切除术（radical antegrade modular pancreaticosplenectomy，RAMPS）治疗胰体尾癌，其要点有三：①N1 淋巴结的清扫；②根据胰体尾淋巴回流，自右向左的解剖方向游离；③整块的后腹膜切除。RAMPS 的优势在于强调更深层面的切除，包括肾前筋膜、肾前脂肪囊，甚至左侧肾上腺等，旨在提高 R0 切除率和改善预后。腔镜下 RAMPS 提高了手术切除率及淋巴结清扫数量，这已被广大外科同道所认可，但能否真正提高远期生存率仍需进一步研究。

2. 保留脾脏的腹腔镜胰体尾切除术

保留脾脏的腹腔镜胰体尾切除术可分为 Kimura 法和 Warshaw 法两种术式。①Kimura 法：主要特点是保留脾动静脉，分离胰腺时，注意确切离断脾静脉进入胰腺的小分支。切除标本后见图 9-22。②Warshaw 法：主要特点是于起始部离断脾动静脉，脾脏血供由胃短血管及胃网膜左血管提供。在胰尾近脾门处用切割闭合器再次离断脾动静脉。

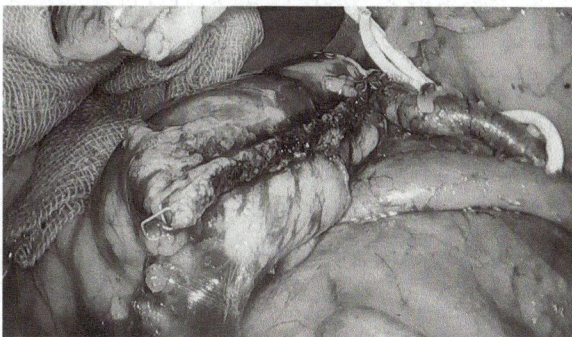

图 9-22 Kimura 法腹腔镜保脾胰体尾切除术

Kimura法和Warshaw法有各自的优缺点。Kimura法确保了脾脏的血管,避免脾梗死的发生,当胰体尾病变与脾动静脉无实质性粘连及局部无急性炎症改变时,首选该术式;但分离脾血管难度较高,且镜下止血困难,稍有不慎就可能导致难以控制的大出血,最终保脾失败。Warshaw法无需分离脾血管,所以技术难度较低,手术风险较小,当胰体尾病变与脾动静脉粘连,难以与脾动静脉安全分离时,或术中损伤脾动静脉而修补困难时即采取此种术式。由于切除了脾动静脉,脾脏只能依赖胃短血管和胃网膜左血管的血供,脾梗死概率约10%,高于Kimura法,且易导致胃底静脉曲张。即使Kimura法保留脾血管,术后依然存在脾静脉血栓形成进而导致脾梗死的风险,因此术中和术后应该密切关注脾血供。数据显示,Kimura法和Warshaw法在平均手术时间、出血量、术后住院时间甚至是术后胰瘘等方面无明显差异,两者都可以作为安全、有效的方法用于治疗远端胰腺良性以及低度恶性肿瘤。

(三)LDP的并发症

LDP并发症主要包括术后出血、胰瘘、脾梗死、胃排空延迟、腹腔脓肿。

1. 术后出血 LDP术后出血主要与术中操作有关,术中确切结扎血管、操作轻柔能够有效地避免术后出血的发生。另外术后胰瘘也可造成继发性出血,因此合理地离断与闭合胰腺断面十分重要。术后出血量小,生命体征平稳,可采取保守治疗,若出血量较大,危及患者生命,应积极行DSA下动脉栓塞或手术探查止血。

2. 术后胰瘘 LDP术后胰瘘的发生率为20%~27%,LDP与ODP相比,在降低胰瘘发生率方面没有明显的优势,表明腹腔镜未改变胰体尾切除术胰瘘的发病规律,胰瘘是器官特异性并发症,而非手术方式的相关并发症。为了降低术后胰瘘发生的可能,外科医师应用多种技术及器械离断胰腺并处理胰腺断面(如超声刀、电凝、切割闭合器),进行胰腺残端缝合、胰腺残端喷洒纤维蛋白胶及术后应用生长抑素,结果表明这些措施并未明显减低术后胰瘘发生率。LDP术后胰瘘,多为生化瘘,只需通畅引流,饮食控制,绝大多数能经保守治疗后痊愈。

3. 脾梗死 脾血管与胰腺实质关系密切,在分离过程中容易造成损伤而无法保留脾动静脉,而选择Warshaw法保脾。脾静脉肌层弹性纤维成分少,低血压以及术后的炎症反应容易导致血栓形成,因此无论Kimura法或Warshaw法,都存在术后脾梗死的可能,术中需要准确评估脾的血供是否良好,术后密切关注患者有无发热、腹痛症状,及时复查CT、超声,重度的脾梗死需再手术切除脾。

(四)LDP的疗效

LDP与ODP相比,在出血量、输血量、进食时间以及术后住院时间等方面更具优势,但在胰瘘发生率以及近期和远期肿瘤学预后方面的差异无统计学意义。因此对于良性和低度恶性的胰体尾病变,LDP明显优于ODP,可以成为胰体尾切除术的标准术式。对于胰腺癌是否应行LDP目前还存在争议,因为担心腹腔镜下淋巴结清扫不够彻底,以及后腹膜切缘阳性率高,部分学者推荐行RAMPS手术。

三、腹腔镜全胰切除术

近几年,为了提高患者的生存质量,避免部分胰腺切除后切缘阳性及原位复发等问题的发生,全胰切除术越来越多地被应用到胰腺疾病的治疗中。腹腔镜全胰切除术相对开腹手术具有切口小、术中出血少、术后恢复快等优点,因此近年来被逐渐开展。该术式的主要适应证包括疼痛难以忍受的慢性胰腺炎、多发胰腺癌、导管内乳头状肿瘤、多发神经内分泌肿瘤。

手术要点:腹腔镜全胰切除术的体位、Trocar布局与常规LPD相同。解剖显露肝总动脉、肝固有动脉和胃十二指肠动脉,显露胰颈后方门静脉。在肠系膜上静脉左侧沿胰腺下缘分离,显露脾静脉。沿胰腺上缘向左分离,显露脾动脉。由胰颈向胰尾全程游离胰体尾。注意保护脾动静脉,遇到分支血管予以结扎离断。如需联合脾脏切除,在解剖出脾动静脉时即可予以结扎离断,以减少出血,同时需离断脾胃韧带、脾结肠韧带、脾肾韧带和脾膈韧带,游离脾脏。离断空肠,显露门静脉和肠系膜上静脉,离断胰腺钩突与肠系膜上静脉间组织,打开肠系膜上动脉鞘,沿肠系膜上动脉右侧自下而上离断钩突系膜。逆行游离胆囊,于胆囊管上方水平离断肝总管,直至完整切除标本。

将空肠断端与肝总管断端行端侧吻合,空肠和残胃行端侧吻合。腹腔镜全胰切除术虽然避免了胰瘘,但是由于胰腺内、外分泌功能丧失也造成患者脆性糖尿病和相关消化营养问题。从长期疗效来看腹腔镜全胰切除术在胰腺神经内分泌肿瘤和慢性胰腺炎患者中是安全、可行的,但是并没有提高胰腺癌患者的无病生存率(disease-free survival, DFS)。

四、胰腺炎微创治疗

(一)感染坏死性胰腺炎的微创治疗

感染坏死性胰腺炎(infected necrotizing pancreatitis, INP)是重症急性胰腺炎(severe acute pancrea-titis, SAP)一常见类型,也是导致 SAP 后期死亡的重要原因。早期针对 INP 的外科干预主要通过开腹手术,但这种侵入性手术可能加重患者的应激状态,导致炎症扩散,感染加重,在一定程度上限制了其在 INP 治疗中的应用。随着微创技术的发展,以腹腔镜为代表的微创外科技术创伤小、疗效确切,开创了 INP 治疗的新途径。

视频辅助腹膜后清创术(video-assisted retroperitoneal debridement, VARD)是一项结合开放腹膜后入路胰周坏死组织清除术和微创可视化系统两者优点的一项技术,该技术不仅避免了开腹手术对患者造成的巨大创伤和炎症腹腔内播散,同时又提高了清除效率。有学者认为急性胰腺炎发生感染坏死后 4 周是该项技术介入的最佳时机。该术式的要点如下:①术前通过 B 超或 CT 引导下,做胰周脓肿经皮穿刺引流。②将患者置于仰卧位置,左侧抬高 30°~40°。在左腋中线腹侧靠近经皮引流管位置行 5cm 的肋下切口。③逐层解剖,进入后腹膜,避免进入腹腔。用吸引器清除胰周脓性物质,使用抓钳小心地去除胰腺坏死组织,同时进行冲洗和吸引。④建立气腹,引入腹腔镜,在视频辅助下,用腹腔镜钳进一步清除残留的坏死组织,留置两根引流管,备后期冲洗和引流。该手术的预期达到的目标并非一次性完整地清除坏死物,仅需去除松散黏附的坏死碎片,将损伤血管的风险降至最低。在术中出血时,应进行腹膜后腔隙的加压止血,既可作为治疗,也可为难以控制出血的情况下中转开腹止血或 DSAF 动脉栓塞。

经自然腔道内镜下坏死组织清除术(endoscopic transluminal necrosectomy, ETN):该技术是在超声内镜引导下在胃后壁选择最佳的穿刺点打孔置入导丝,利用球囊扩张通道,并放置支架。内镜通过支架进入坏死腔隙,利用抓钳等进行清创。ETN 主要适用于清除网膜囊内或与胃位置较近的左结肠旁沟内的坏死组织。Bakker 等进行的一项随机对照研究发现与开腹坏死组织清除相比,ETN 可显著减轻术后炎症反应并减少新发多器官功能衰竭、腹腔内出血、肠穿孔或胰瘘等的发生。然而,在内镜治疗过程中,仍然存在出血、穿孔及感染等风险;另外,支架可能发生移位、包埋或堵塞,导致治疗失败。

Raraty 等对 189 例患者进行了回顾性研究,结果表明 VARD 与开放手术相比较,减少 ICU 住院时间,并发症和病死率明显降低。Bausch 等比较了 VARD、ETN 和开放手术治疗胰周脓肿,结果显示 VARD 和 ETN 在并发症发生率和病死率上明显低于开放组;VARD 与 ETN 两者结果相似,但 ETN 组有 28% 的患者发生胃肠道穿孔,导致其再次开放手术的比例略高于 VARD 组。Gomatosetal 等研究发现,VARD 相对于开放手术,胰瘘、脓毒血症、多器官功能衰竭等并发症发生率更低,术后需要重症监护治疗天数更少。但是,VARD 需要更长的住院时间,这可能与术后需重复清创有关。而接受 ETN 患者并发症发生率约 36%,其中包括出血 18%、穿孔 4% 和气体栓塞等少见并发症。

(二)慢性胰腺炎的微创治疗

慢性胰腺炎是胰腺组织的慢性炎症性和纤维化病变,主要表现为胰腺不可逆转的形态学改变和内、外分泌功能的永久持续丢失以及顽固性疼痛。其发病机制尚未完全阐明,临床表现多样。针对慢性胰腺炎的外科治疗主要是围绕其并发症开展的,微创治疗已成为慢性胰腺炎治疗的重要手术方式。

胰腺假性囊肿(pancreatic pseudocyst, PPC)多继发于急慢性胰腺炎和胰腺损伤,5%~10% 的胰腺炎患者可并发 PPC。对于胰腺假性囊肿压迫胃,囊肿和胃紧密的粘连,可施行腹腔镜胰腺假性囊肿－胃吻合术；如囊肿与胃间距较远，可施行胰腺假性囊肿－肠 Roux-en-Y 吻合术。胰管结石常继发于慢性胰腺炎，结石可位于主胰管及分支胰管，结石阻塞胰管导致胰管高压，从而引起腹痛。腹腔镜下胰管切开取石后行胰管空肠 Roux-en-Y 吻合术是治疗胰管结石的一种有效选择，但远期疗效尚需进一步观察。

五、腹腔镜其他胰腺手术

（一）胰腺肿瘤局部剜除术

胰腺肿瘤的局部剜除术，是指切除肿瘤及周围少许正常胰腺。适用于胰腺任何位置的肿瘤切除，尤其适用于胰腺肿瘤体积较小、位于胰腺表面且与主胰管有一定距离的胰腺良性及低度恶性肿瘤：胰腺囊性肿瘤（浆液性囊腺瘤、黏液性囊腺瘤），实性假乳头状肿瘤和神经内分泌肿瘤。采用局部剜除术，既保证切除了病灶，又能最大限度地保留胰腺内外分泌功能，防止术后腹泻或糖尿病的发生。但是，局部剜除术因容易损伤分支胰管，甚至主胰管，其术后胰瘘发生率较高（约27%~41%）。

（二）胰腺中段切除术

一般将肠系膜上静脉右侧和腹主动脉左侧之间的胰腺部分称之为胰腺中段，包括胰腺颈部及体部的近端，是门静脉和肠系膜上静脉右缘连线与距胰尾侧 5cm 的胰腺组织。对于胰腺中段的良性或低度恶性肿瘤，若肿瘤体积过大或位置较深紧邻主胰管，胰腺中段切除术可以降低胰腺局部剜除带来的高胰瘘风险，同时也避免了胰十二指肠切除术或胰体尾切除带来的过多胰腺组织的损失。

腹腔镜胰腺中段切除术主要适用于位于胰腺颈部或体部近端、难以剜除的良性肿瘤、低度恶性肿瘤或非肿瘤性病变。远端至少应保留 5cm 以上的正常胰腺组织，并且需保证手术切缘阴性，实现根治性切除的目的。

手术要点：①显露胰腺中段，必要时可使用术中超声确定肿瘤位置，决定胰腺近端和远端切缘；②分离胰腺上下缘，暴露肠系膜上静脉和门静脉，打通胰腺后方隧道；③于胰头侧距肿瘤近端约 2cm 处用直线切割闭合器离断胰腺，于胰体尾部距肿瘤约 2cm 处使用超声刀或电钩切断胰腺；④于胰体尾侧胰腺断面寻找主胰管，行胰管－肠吻合或捆绑式胰胃吻合。腹腔镜胰腺中段切除存在两个胰腺断面，其术后的胰瘘发生率较 LPD 或 LDP 高。

六、机器人在胰腺外科中的应用

20 世纪末问世的达芬奇机器人高性能手术系统有力推动了胰腺微创外科的发展。2002年，Melvi 等首次将达芬奇机器人手术系统应用于胰腺手术，开启了机器人胰腺外科发展的序幕。2003 年 Giulianotti 等首先报道了 8 例达芬奇机器人胰十二指肠切除术（robotic pancreatico-duodenectomy，RPD）。目前机器人胰十二指肠切除术、胰腺中段切除术、胰体尾切除术、全胰切除术、胰腺肿瘤局部剜除术国内外均有报道，是目前临床探索研究的前沿和热点问题。

达芬奇机器人手术系统与传统的腹腔镜操作系统有很大的差别，其采用主从式操作系统，整套设备由医生控制台、成像系统和床旁手术器械臂系统三部分组成。外科医师可以通过控制台远程控制机器人仿真手腕器械，并通过腹腔镜对接端口来实施腹腔镜微创手术。达芬奇机器人手术系统有自己独到的特点和优势：①机器人手术系统可以将术野放大为 10~15 倍的高清晰三维立体图像，可以更好地显示细小的解剖结构，让手术操作更加精细，使传统腹腔镜手术难度较大的胰周血管脉络化操作变得简单方便，因而在实施较复杂的胰十二指肠切除术方面具有独特的技术优势；②具有手颤抖消除、动作比例设定和动作指标化功能，手术操作可以更加稳定，减少手术过程中的误伤；③达芬奇机器人手术器械具备 7 个自由度的仿真手腕，操作灵活性较腹腔镜手术得到了极大的提高，使传统腹腔镜下难度较大的消化道重建变得简单方便（图 9-23）；④在手术操作过程中，术者可以减少洗手消毒穿衣环节，同时可以坐位姿势完成手术，相对于传统腹腔镜手术，可以有效减轻术者疲劳，减轻上肢肌肉关节长时间手术的损伤；⑤可以减少助手的数量，有效节约人力；⑥对于有丰富腹腔镜经验的术者来说，机器人胰腺手术的学习曲线比传统腹腔镜胰腺手术短。

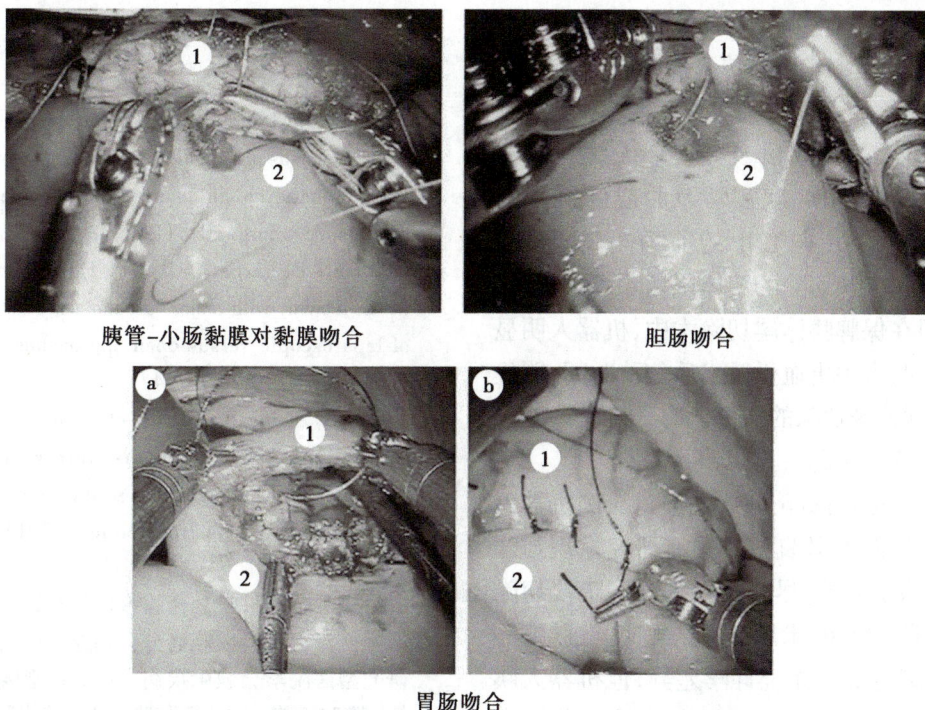

胰管-小肠黏膜对黏膜吻合　　　　　　　胆肠吻合

胃肠吻合

图 9-23　机器人胰十二指肠切除术中消化道重建

目前机器人胰腺外科手术仍有其劣势：①较高的体位要求，达芬奇机器人在手术体位摆好后，不可随意移动；②机器人系统缺少力度的传导及触觉反馈，在机器人操作初期，术者可能无法熟练掌握控制机械手力度，以至于造成缝合断裂、撕裂，甚至更严重的后果；③主刀和助手的沟通受限，机器人主刀控制台和助手操作台之间有一定的距离，相对于传统腹腔镜手术主刀及助手的相邻站位，术中沟通存在一定障碍；④价格昂贵，机器人操作系统引进成本高，目前接受机器人手术的患者需自费，后期维护成本同样高昂。

（一）机器人胰十二指肠切除术

1. RPD 的适应证　RPD 作为一种新型手术方式，有关手术适应证的选择尚无统一标准。达芬奇机器人手术系统属于一种更智能化、精细化的腔镜手术系统，目前适应证可参考 LPD，主要适用于良性、交界性壶腹部周围肿瘤，或者壶腹部恶性肿瘤但术中无需复杂血管重建的患者。术前患者的评估非常重要，必须常规行腹部 CT 增强扫描和 / 或超声内镜检查，对肿瘤部位和分期作出尽可能准确的判断。术前评估肿瘤是否有门静脉、肠系膜上静脉受侵犯非常关键，一旦有侵犯则可能需要开放手术完成切除和血管重建。也有部分学者在获得 RPD 的丰富经验后尝试完成复杂

血管重建，并且取得了不错的效果。急慢性胰腺炎也会使得 RPD 手术操作困难而需要开腹手术。

2. RPD 的疗效　RPD 近年来仅在国内外少数单位开展，取得了良好的临床疗效。2003~2012 年间应用 RPD（机器人参与重建或切除，或者全机器人手术）的 13 项研究共 207 例手术中，传统的胰十二指肠切除术占 66%，保留幽门的胰十二指肠切除术占 34%。中转开腹率为 14%，并发症发生率为 58%，再次手术率为 7.3%，与开腹或 LPD 相似。Napoli 等报道了 112 例 RPD，平均手术时间为（ 526.3 ± 102.4 ）分钟，有 9 例患者需要肠系膜 - 门静脉血管切除重建，其中 3 例中转开腹。90 天死亡率为 3.6%，术后并发症发生率为 74.1%，其中总胰瘘发生率为 19.6%，值得注意的是后期接受手术的 72 位患者无 C 级胰瘘。学者们普遍认为，在 RPD 学习曲线中，在术者积累40 例手术经验后，其手术时间、失血量、住院时间、胰瘘发生率、术后出血发生率、胃延迟排空发生率、再次手术率均出现明显下降。Shin 等提出与开腹手术或 LPD 相比，RPD 手术时间更长，但术中失血量更少，住院时间更短，临床及肿瘤学预后三者相似。

（二）机器人胰体尾切除术

机器人胰体尾切除术（robotic distal pancreatectomy，RDP）的适应证与 LDP 相似。一项数据表明，与 LDP 相比，RDP 中转开腹率更低，但 R0 切除率、淋巴结清扫数目、总体生存率、术后住院时间、30 天再次入院率以及死亡率无统计学差异。据文献报道，RDP 度过学习曲线的例数为 37~48 例。一项 RDP 与 LDP 的前瞻性非随机对照研究发现，联合脾切除的胰体尾切除术，机器人不占优势，但在保脾胰体尾切除术中，机器人明显减少手术时间、术中出血量及术后住院时间，明显降低术中非预期脾切除的概率。

（三）机器人辅助下其他胰腺手术

2010 年，Giuliannotti 等首先报道 3 例机器人胰腺中段切除术，疗效良好。另有研究发现与开腹胰腺中段切除术相比，尽管机器人胰腺中段切除手术时间未明显缩短，术后肠道恢复时间、胰瘘等并发症发生率方面也无统计学差异，但机器人胰腺中段切除术术中出血量明显减少，术后住院时间显著缩短。Boggi 等报道的机器人与开腹全胰切除的病例对照研究结果显示，虽然机器人手术时间长（600min vs 469min），术后并发症发生率和病理结果无统计学差异，但术中出血量明显减少（220ml vs 705ml），体现机器人在全胰切除上的优势，并且有 2 例接受机器人下肠系膜上静脉切除重建。Tian 等研究发现，与开腹手术相比，对于直径 <2cm 的神经内分泌瘤，机器人胰腺神经内分泌瘤剜除术术后胰瘘等并发症发生率无统计学差异，但机器人手术较开腹手术时间明显缩短（117min vs 150min），术中出血量明显减少（32.5ml vs 80.0ml）。

展望

胰腺微创外科手术发展迅速，国内外开展单位和例数均明显增多，但大样本的报道仍较少，手术方式尚待规范，需要建立专业的培训基地，培养更多胰腺微创外科手术团队并积极开展前瞻性随机对照研究及相关基础研究，从而提高我国胰腺微创外科手术的整体临床及科研水平。随着腹腔镜和机器人技术不断成熟和各种设备器械的更新与发展，相信微创技术将在胰腺外科治疗中起到更加重要的作用。

（王伟林）

参考文献

1. Adam MA，Choudhury K，Dinan MA，et al. Minimally invasive versus open pancreaticoduodenectomy for cancer：Practice patterns and short-term outcomes among 7061 patients. Ann Surg, 2015（262）：372-377.

2. Croome KP，Farnell MB，Que FG，et al. Pancreaticoduodenectomy with major vascular resection：a comparison of laparoscopic versus open approaches. J Gastrointest Surg, 2015（19）：189-194.

3. Vege SS，Ziring B，Jain R，et al. American Gastroenterological Association institute guideline on the diagnosis and management of asymptomatic neopastic pancreatic cysts. Gastroenterology, 2015（148）：819-822.

4. 中华医学会外科学分会胰腺外科学组，中国医疗保健国际交流促进会胰腺病分会胰腺微创治疗学组，中国研究型医院学会胰腺疾病专业委员会胰腺微创学组，等 . 腹腔镜胰十二指肠切除手术专家共识（附：手术流程与主要步骤）.（2017）. 中华外科杂志,2017,55（5）：335-339.

5. de Rooij T，Klompmaker S，Abu HM，et al. Laparoscopic pancreatic surgery for benign and malignant disease. Nat Rev Gastroenterol Hepatol, 2016, 13（4）：227-238.

6. Wang M，Zhu F，Qin R，et al. Which is the best surgicol approach for the pancreatic cancer? A classification of pancreatic cancer to guide operative decisions is needed. Ann Surg, 2017, 265（6）：E81-E82.

7. Dokmak S，Ftériche FS，Aussilhou B，et al. Laparoscopic pancreaticoduodenectomy should not be routine for resection of periampullary tumors. J Am Coll Surg. 2015（220）：831-838.

8. Sharpe SM，Talamonti MS，Wang CE，et al. Early national experience with laparoscopic pancreaticoduodenectomy for ductal adenocarcinoma：a comparison of laparoscopic pancreaticoduodenectomy and open pancreaticoduodenectomy from the National Cancer Data Base. J Am Coll Surg. 2015（221）：175-184.

9. Song KB，Kim SC，Hwang DW，et al. Matched case-control analysis comparing laparoscopic and open pylorus-preserving pancreaticoduodenectomy in patients with periampullary tumors. Ann Surg, 2015（262）：146-155.

10. de Rooij T，Klompmaker S，Abu Hilal M，et al. Laparoscopic pancreatic surgery for benign and malignant disease, gastroenterology & hepatology, 2016（13）：227-239.

11. McMillan MT，Soi S，Asbun HJ，et al. Risk-adjusted

Outcomes of Clinically Relevant Pancreatic Fistula Following Pancreaticoduodenectomy：A Model for Performance Evaluation. Annals of surgery, 2016, 264（2）：344–352.

12. Pratt WB, Callery MP, Vollmer CM. Risk prediction for development of pancreatic fistula using the ISGPF classification scheme. World journal of surgery, 2008, 32（3）：419–428.

13. 姜洪池. 保留脾脏胰腺远端切除术专家共识. 中国实用外科杂志, 2014, 34（1）：6–9.

14. 牟一平, 陈其龙. 腹腔镜胰体尾切除术的手术经验. 肝胆外科杂志, 2008, 16（3）：168–170.

15. Cuschieri A, Jakimowicz JJ, Van Spreeuwel J. Laparoscopic distal 70% pancreatectomy and splenectomy for chronic pancreatitis. Ann Surg, 1996, 223（3）：280–285.

16. Gagner M, Pomp A, Herrera MF. Early experience with laparoscopic resections of islet cell tumors. Surgery, 1996, 120（6）：1051–1054.

17. 展翰翔, 王磊, 胡三元. 腹腔镜保留脾脏胰体尾切除术：手术策略与技巧. 腹腔镜外科杂志, 2016, 21（1）：1–3.

18. 洪德飞, 林志川, 张宇华, 等. 腹腔镜胰体尾切除术选择策略临床研究（附56例报告）. 中国实用外科杂志, 2015, 35（12）：1325–1328.

19. Racci C, Casadei R, Taffurelli G, et al. Laparoscopic versus opendistal pancreatectomy for ductal adenocarcinoma：a systematic review and meta-analysis. J Gastrointest Surg, 2015, 19（1）：770–781.

20. 李强, 李群, 全竹富, 等. 加速康复外科理念在胰体尾切除手术中的应用. 中国普通外科杂志, 2012, 21（9）：1144–1146.

21. Horvath KD, Kao LS, Ali A, et al. Laparoscopic assisted percutaneous drainage of infected pancreatic necrosis. Surg Endosc, 2001, 15：677–682.

22. Van Santvoort HC, Besselink MGH, Horvath KD, et al. Videoscopic assisted retroperitoneal debridement in infected necrotizing pancreatitis. HPB, 2007, 9：156–159.

23. Raraty MG, Hallomn cM, Dodd S, et al. Minimal access retrope-ritoneal pancreatic necrosectomy：improvement in morbidity and mortality with a less invasive approach. Ann surg, 20l0, 251（5）：787–793.

24. 李非, 刘建. 腹腔镜微创技术在重症急性胰腺炎干预时机若干问题［J/CD］. 中华普通外科手术学杂志（电子版）, 2017, 11（4）：275–277.

25. Melvin WS, Needleman BJ, Krause KR, et al. Computer enhanced robotic telesurgery. Initial experience in foregut surgery. Surg Endosc, 2002, 16（12）：1790–1792.

26. Giulianotti PC, Coratti A, Angelini M, et al. Robotics in general surgery：personal experience in a large community hospital. Arch Surg, 2003, 138（7）：777–784.

27. Giulianotti PC, Gonzalez-Heredia R, Esposito S, et al. Trans-gastric pancreaticogastrostomy reconstruction after pylorus-preserving robotic Whipple：a proposal for a standardized technique. Surg Oncol, 2018, 32（4）：2169–2174.

28. Cirocchi R, Partelli S, Trastulli S, et al. A systematic review on robotic pancreaticoduodenectomy. Surg Oncol, 2013, 22（4）：238–246.

29. Napoli N, Kauffmann EF, Menonna F, et al. Indications, technique, and results of robotic pancreaticoduodenectomy. Updates Surg, 2016, 68（3）：295–305.

30. Napoli N, Kauffmann EF, Palmeri M, et al. The Learning Curve in Robotic Pancreaticoduodenectomy. Dig Surg, 2016, 33（4）：299–307.

31. Shin SH, Kim YJ, Song KB, et al. Totally laparoscopic or robot-assisted pancreaticoduodenectomy versus open surgery for periampullary neoplasms：separate systematic reviews and meta-analyses. Surg Endosc, 2017, 31（9）：3459–3474.

32. Liu R, Zhang T, Zhao ZM, et al. The surgical outcomes of robot-assisted laparoscopic pancreaticoduodenectomy versus laparoscopic pancreaticoduodenectomy for periampullary neoplasms：a comparative study of a single center. Surg Endosc, 2017, 31（6）：2380–2386.

33. 刘荣, 赵国栋, 尹注增. 机器人LR式1+2胰肠吻合方法的理论与技巧：附104例病例报道. 中华腔镜外科杂志（电子版）, 2017, 10（1）：7–10.

34. 彭承宏, 施昱晟. 开放、腹腔镜及机器人辅助行胰十二指肠切除术后胰瘘特点及对策. 中国实用外科杂志, 2015, 35（08）：824–827.

35. Raoof M, Nota C, Melstrom LG, et al. Oncologic outcomes after robot-assisted versus laparoscopic distal pancreatectomy：Analysis of the National Cancer Database. J Surg Oncol, 2018, 118（4）：651–656.

36. Shyr BU, Chen SC, Shyr YM, et al. Learning curves for robotic pancreatic surgery-from distal pancreatectomy to pancreaticoduodenectomy. Medicine（Baltimore）, 2018, 97（45）：e13000.

37. 徐强, 吴文铭, 韩显林, 等. 机器人胰体尾切除术学习曲线分析（附71例报告）. 中国实用外科杂志, 2018, 38（07）：801–805.

38. Chen S, Zhan Q, Chen JZ, et al. Robotic approach

improves spleen-preserving rate and shortens postoperative hospital stay of laparoscopic distal pancreatectomy: a matched cohort study. Surg Endosc, 2015, 29(12): 3507-3518.

39. Zhou JY, Xin C, Mou YP, et al. Robotic versus laparoscopic distal pancreatectomy: a meta-analysis of shortterm outcomes. PLoS One, 2016, 11(3): e0151189.

40. Giulianotti PC, Sbrana F, Bianco FM, et al. Robot-assisted laparoscopic pancreatic surgery: single-surgeon experience. Surg Endosc, 2010, 24(7): 1646-1657.

41. Boggi U, Palladino S, Massimetti G, et al. Laparoscopic robot-assisted versus open total pancreatectomy: a casematched study. Surg Endosc, 2015, 29(6): 1425-1432.

42. Tian F, Hong XF, Wu WM, et al. Propensity score matched analysis of robotic versus open surgical enucleation for small pancreaticneuroendocrine tumours. Br J Surg, 2016, 103(10): 1358-1364.

第八节 胰腺癌的各种手术方式及选择

外科手术是胰腺癌患者唯一可能获得治愈的治疗方式,具体术式需依据肿瘤部位、大小、与周围血管的关系、邻近脏器的受累状况及患者全身状况等综合判断,个体化选择手术方式。常用手术方式包括标准及扩大的胰十二指肠切除术、标准及扩大的胰体尾切除术、保留器官的胰腺切除术等。近年来随着腹腔镜及机器人手术技术的提高及普及,以腹腔镜或机器人完成上述术式的报道呈显著增多态势。本文述评胰腺常见术式的应用指征、技术要点及相关热点问题。

一、胰腺癌的临床分期和可切除性评估

目前胰腺癌的临床分期主要采用美国癌症联合会(American Joint Committee on Cancer, AJCC)提出的 TNM 分期系统,第 8 版 AJCC 胰腺癌 TNM 分期系统对既往 T 及 M 的分期标准有所调整,临床实用性更强,能够更为准确地反映不同分期患者的预后差异。具体分期标准如表 9-9 及表 9-10 所示。

表9-9 第8版 AJCC 胰腺癌 TNM 分期标准

原发肿瘤(T)	Tx	原发肿瘤无法评估
	T_0	无原发肿瘤证据
	Tis	原位癌
	T_1	肿瘤最大径≤2cm
	T_{1a}	肿瘤最大径≤0.5cm
	T_{1b}	肿瘤最大径>0.5cm 且<1.0cm
	T_{1c}	肿瘤最大径≥1.0cm 且≤2.0cm
	T_2	肿瘤最大径>2cm 且≤4cm
	T_3	肿瘤最大径>4cm
	T_4	肿瘤无论大小,累及腹腔干、肠系膜上动脉,和/或肝总动脉
区域淋巴结(N)	Nx	区域淋巴结无法评估
	N_0	无区域淋巴结转移
	N_1	1~3 枚区域淋巴结转移
	N_2	4 枚及以上区域淋巴结转移
远处转移(M)	M_0	无远处转移
	M_1	有远处转移

表9-10 第8版 AJCC 胰腺癌 TNM 分期标准

分期			
IA	T_1	N_0	M_0
IB	T_2	N_0	M_0
IIA	T_3	N_0	M_0
IIB	T_{1-3}	N_1	M_0
III	T_4	任何 N	M_0
	任何 T	N_2	M_0
IV	任何 T	任何 N	M_1

胰腺癌的可切除性评估应在多学科诊疗(multiple disciplinary team, MDT)模式下,以影像学资料为基础,结合患者年龄、一般状况、合并症、治疗意愿等情况,综合进行评估。可切除性的影像学评估以美国国立综合癌症网络(National Comprehensive Cancer Network, NCCN)指南的标准应用最为广泛,根据肿瘤部位和与主要血管的关系,将胰腺癌分为可切除、交界可切除及不可切除三种类型,如表 9-11 所示。

以上可切除性评估主要基于胰腺癌原发病灶与周围重要血管的解剖关系,临床决策中,除了考虑原发肿瘤的可切除性外,还需要根据淋巴结转移和远处转移情况决定是否可行根治性手术。一般而言,对于存在远处转移(M_1)的胰腺癌患者不推荐手术治疗,或在积极转化治疗的基础上选择部分能够达到 R0 切除的患者进行尝试性手术治疗。对于合并周围淋巴结转移的患者,还需要

表 9-11 胰腺癌 NCCN 可切除性评估

可切除状态		动脉	静脉
可切除胰腺癌		肿瘤未触及腹腔干动脉、肠系膜上动脉和肝总动脉	肿瘤与肠系膜上静脉和门静脉存在间隙，或有触及但未超过180°，且静脉轮廓规则
交界可切除胰腺癌		胰头和胰颈部肿瘤： 肿瘤触及肝总动脉，但未累及腹腔干或左右肝动脉起始部，可以被完全切除并重建；肿瘤触及肠系膜上动脉，但没有超过180°；肿瘤触及变异动脉如副右肝动脉、替代性右肝动脉、替代性肝总动脉及其他替代或副动脉起始部等，应注意明确是否肿瘤侵犯及侵犯程度，可能影响手术决策	胰头和胰颈部肿瘤： 肿瘤触及肠系膜上静脉或门静脉超过180°或触及范围虽未超过180°，但存在静脉轮廓不规则；或存在静脉血栓，切除后可进行安全的静脉重建；肿瘤触及下腔静脉
		胰体/尾部肿瘤： 肿瘤触及腹腔干未超过180°； 肿瘤触及腹腔干超过180°，但未侵犯腹主动脉，且胃十二指肠动脉完整不受侵犯	胰体/尾部肿瘤： 肿瘤触及脾静脉门静脉汇入处，或触及门静脉左侧未超过180°，但存在静脉轮廓不规则；受累血管远侧及近侧正常，完整切除后可安全重建；肿瘤触及下腔静脉
不可切除胰腺癌	局部进展期	胰头和胰颈部肿瘤： 肿瘤触及肠系膜上动脉超过180°； 肿瘤侵犯触及腹腔干超过180°； 肿瘤触及肠系膜上动脉第一空肠支	胰头和胰颈部肿瘤： 肿瘤触及或栓塞（瘤栓或血栓）导致肠系膜上静脉或门静脉不可切除重建； 肿瘤侵犯大部分肠系膜上静脉的近侧端空肠引流支
		胰体/尾部肿瘤： 肿瘤触及肠系膜上动脉或腹腔干超过180°；肿瘤侵犯腹腔干和腹主动脉	胰体/尾部肿瘤： 肿瘤侵犯或栓塞（可能是瘤栓或血栓）导致肠系膜上静脉或门静脉不可切除重建
	合并远处转移	远处转移（包括区域以外淋巴结转移）	远处转移（包括区域以外淋巴结转移）

评估转移淋巴结是否在清扫范围内，必要时可扩大淋巴结清扫的范围，当转移淋巴结超出切除范围时，应视为远处转移，不建议再行手术切除。需注意的是，胰腺癌的可切除性评估，一方面取决于肿瘤与血管之间的解剖学关系、淋巴结转移和远处转移情况，另一方面还取决于手术团队的技术水平，可否切除的标准在不同的诊治中心可能会存在差异。此外，随着生物治疗领域的迅速发展，临床医生应在影像学评估的基础上，从肿瘤的生物学特征以及机体免疫等方面综合评价胰腺癌的可切除性。

二、胰十二指肠切除术

（一）切除及淋巴清扫范围

70%~75%的胰腺癌发生于胰头部，胰十二指肠切除术是治疗包括胰头癌在内的壶腹周围肿瘤的经典术式。1912年Kausch首次报道了胰十二指肠切除手术，1935年Whipple分二期施行了两例胰十二指肠切除术，使这一术式逐渐得以推广，因此经典胰十二指肠切除术又称Whipple术，切除范围包括胰头、远端胃、十二指肠和部分近端空肠、胆囊和远侧胆管，同时需行胰周及肝十二指肠韧带内淋巴结清扫。消化道重建包括胰腺断端与胃或空肠吻合、胆管与空肠吻合、胃（或十二指肠）与空肠吻合。对于可切除性胰头癌，应行标准范围的区域淋巴结清扫术。根治性手术应做到胆管、胃（或十二指肠）、胰颈和后腹膜切缘阴性。

标准范围的淋巴清扫如图9-24所示，包括：幽门上、下淋巴结（LN5，LN6），肝总动脉前方淋巴结（LN8a），肝十二指肠韧带淋巴结（肝总管、胆总管及胆囊管淋巴结，LN12b1，12b2，12c），胰十二指肠背侧上缘及下缘淋巴结（LN13a-b），肠系膜上动脉右侧淋巴结（LN14a-b），胰十二指肠腹侧上缘及下缘淋巴结（LN17a-b）。上述淋巴结与标本整块切除。不建议常规清扫肝总动脉后方（LN8p）及腹主动脉旁（LN16b1）淋巴结，不建议清扫腹腔动脉干（LN9）、胃左动脉（LN7）及脾动脉周围（LN11）淋巴结，不建议全周清扫肠系膜上动脉周围淋巴结（LN14d-c）。

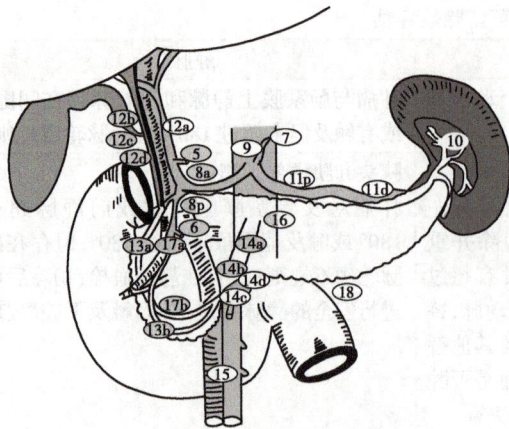

图 9-24 胰十二指肠切除术标准的淋巴结清扫范围（灰色表示）

基于近 10 年来源于欧美及日本的前瞻性研究结果，扩大清扫虽未致患者围手术期合并症显著增加，但未能改善患者预后，故目前指南或共识多不建议行扩大的淋巴结清扫，除特别进行的临床研究之外，多建议清扫至第二站淋巴结。虽有上述共识，但仍存在争议。临床实践中不乏通过扩大清扫以试图减少复发、改善预后的尝试，一方面前述 RCT 研究存在缺陷，如样本量较小，各研究间存在可比性问题等；此外扩大清扫多可安全实施，且在一定程度上可以提高切除率并能够体现术者的技术水平。目前针对此问题的争论已非学界热点，近年来源于欧美的文献极少，相比于新辅助治疗方面的研究，关注度显著下降。亚洲国家如日本、韩国及我国仍有部分关于扩大清扫的临床研究，对扩大清扫基本持否定意见。目前对此问题的共识：在设计严谨的临床研究中，鼓励进行扩大清扫的尝试，以客观评价其价值和意义；临床常规工作中，行标准清扫更符合规范。

钩突切除是胰十二指肠切除术最关键的步骤之一。既往操作多在横断胰颈后采用边夹边切边缝扎钩突组织的方法，此方法结扎组织过多势必导致钩突胰腺组织残留，这不仅造成肿瘤残留影响根治效果，还可能因残留胰腺组织分泌胰液或坏死感染后侵蚀血管，增加腹腔出血的风险。所以胰腺钩突应予完整切除。此外，胰腺癌有嗜神经性，只有在血管鞘内操作才有可能切除有潜在浸润可能的血管周围神经丛。笔者经验是血管鞘内直视下操作是保证钩突完全切除的关键。首先紧贴 PV/SMV 处理胰头 3~7 支回流静脉，接下来

以血管阻断带或静脉拉钩向左侧牵拉 PV/SMV，当术者触及 SMA 搏动后切开其右侧血管鞘，进而在直视下完整切除包括胰头神经丛在内的钩突及部分神经组织。配合超声刀等能量平台的使用可能使手术更为简便（图 9-25）。

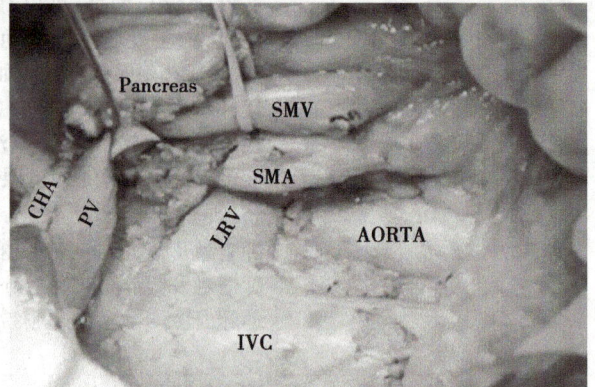

图 9-25 胰十二指肠切除淋巴清扫范围

（二）联合 SMV/PV 的胰十二指肠切除

目前指南或共识均提倡行联合 SMV/PV 切除的胰十二指肠切除术。临床实践中应把握的原则为：扩大切除应建立在根治的基础上。有些报道联合血管切除并未改善患者预后，短期内即复发或转移，主要原因为这部分患者未能做到 R0 切除，即扩大仍然是姑息性的扩大，实际上为 R1 甚或 R2 切除，无益于患者改善预后。

技术层面应注意的问题如下：

1. SMV/PV 部分切除后应可重建，通过游离肝周韧带、右半结肠及小肠系膜，一般认为即使切除 3~5cm 后仍有直接端端吻合的可能，切断结肠中静脉、胃冠状静脉特别是脾静脉可提高 SMV/PV 松弛度，减少吻合张力。

2. 提倡重新建立脾静脉和 SMV 的吻合，以避免术后左侧门脉高压症致消化道出血的可能，但如吻合张力大，可放弃重建，强行吻合可致 SMV 向左侧扭曲，影响通畅性。离断脾静脉后不予重建并非术后一定合并左侧门脉高压。左侧门脉高压是否发生尚取决于术后侧支循环的建立情况，如预测难以重建，应注意保留胃冠状静脉及肠系膜下静脉与脾静脉之间的汇合，术后有代偿作用。文献有多量采用异体血管或自体颈内静脉、髂内静脉、左肾静脉等进行重建的报告，亦可应用人造血管进行血管重建。

3. 胰腺钩突部的肿瘤易累及 SMV，其由空肠

支及回肠支汇合而成,任何一支如有受累均可切除,保留任何一支即可。如两支均需切除,多行回肠支的重建,这是因为其在技术上易行,空肠支多位于 SMA 后侧,吻合较为困难。

4. 动脉受累特别是肠系膜上动脉受累的患者,不建议行联合动脉的切除手术,尽管此方面文献不多,研究样本量不大,但较为一致的观点是联合动脉切除术后并发症发生率及死亡率更高,特别是无助于改善患者预后。

三、胰体尾切除术

如肿瘤位于胰体及胰尾部,应行胰体尾切除术,区域淋巴结群为肝总动脉、腹腔干、脾动脉及脾门处淋巴结,因此标准淋巴结清扫范围需包括脾动脉周围、胰腺下缘及脾门淋巴结,故应同时行脾切除术以满足淋巴清扫要求。扩大范围的淋巴清扫还应包括肝总动脉、腹腔干和部分肠系膜上动脉左侧淋巴结。2003 年 Strasberg 等首先报道了根治性顺行模块化胰脾切除术(radical antegrade modular pancreaticosplenectomy,RAMPS),根据手术解剖层面分为前 RAMPS 及后 RAMPS:①前 RAMPS,切除平面位于 Gerota 筋膜后方、左侧腺上腺前方,适用于肿瘤未侵犯胰腺后包膜的患者;②后 RAMPS,切除平面位于 Gerota 筋膜后方、肾上腺后方,适用于肿瘤侵犯胰腺后包膜的患者(图 9-26)。目前 RAMPS 因其理论上的合理性和良好的临床效果而逐渐成为胰体尾部胰腺癌的标准治疗术式。胰体尾 + 脾切除术后胰腺断端不需重建,只需将断端封闭即可。

目前指南均推荐当胰腺癌侵及腹腔动脉干超过 180° 归类为不可切除范畴。然而,胰体尾癌

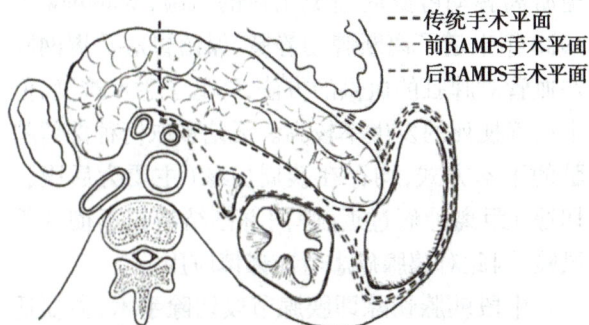

图 9-26 顺行模块化胰脾切除术(RAMPS)切除范围(黑色虚线为前 RAMPS 范围,红色虚线为后 RAMPS 范围)

由于其特殊的解剖部位及生物学行为,极易累及腹腔动脉干及其分支,致使其切除率极低。有研究显示,腹腔动脉干或肠系膜上动脉受累的胰腺癌患者中,约 28% 并无远处转移,因此在保障安全的前提下施行联合腹腔动脉干切除的胰体尾癌根治术可显著提高胰腺癌的切除率。1953 年,加拿大外科医生 Lyon H.Appleby 首次报道了 13 例全胃切除联合胰体尾及腹腔动脉干切除术治疗胰体尾和腹腔动脉干受累的胃癌患者,术中未行血管重建,围手术期患者并未出现相关组织脏器缺血并发症,此后,该术式逐渐受到关注和应用,并被命名为 Appleby 手术。1976 年日本外科医生 Nimura 等将 Appleby 手术改良,应用于治疗累及腹腔动脉干及其分支的胰体尾癌患者,即保留全胃,仅行联合腹腔动脉干的胰体尾及脾切除术,即改良 Appleby 手术。该术式切除腹腔动脉干后不常规行血管重建,其解剖学基础在于腹腔动脉干切除后,肠系膜上动脉血流可经胰十二指肠动脉弓、胃十二指肠动脉逆向流入肝固有动脉及胃右动脉,以维持肝脏和胃的血供。改良 Appleby 手术为部分局部进展期胰腺癌患者提供了根治切除的机会,但该术式能否改善胰腺癌患者的长期生存率仍存在一定争议,主要焦点为是否可以做到 R0 切除,如术前影像学评估认为即使联合腹腔干动脉切除亦不能做到 R0 切除,则应放弃该术式。

当胰腺体尾部癌超出胰腺范围累及周围器官但仍可根治性切除时,可行扩大切除范围的胰体尾切除术,除上述联合腹腔动脉干切除的改良 Appleby 手术外,还包括任何范围的胃切除、部分结肠系膜及结肠切除、任何范围的小肠切除、部分门静脉 - 肠系膜上静脉和 / 或肠系膜下静脉切除、部分肝动脉和 / 或肠系膜上动脉切除、部分下腔静脉切除、左肾上腺切除、左肾及其血管切除、肝部分切除、部分膈肌切除等。与胰头癌一样,扩大范围切除术应以 R0 切除为目的,避免 R2 切除,才能使患者生存获益。

四、全胰切除术

1942 年 Rockey 实施了首例全胰切除术,但患者术后 15 天死于胆瘘引发的胆汁性腹膜炎。20 世纪 60 年代开始,为了治疗多中心病灶的胰

腺肿瘤以及提高胰腺癌手术的根治性,同时避免胰腺手术后发生严重的胰瘘,全胰切除术逐渐得到广泛应用。然而其缺点也逐渐显现,全胰切除术后手术相关并发症发生率和病死率与胰十二指肠切除术相当,但并未提高胰腺癌的根治效果。此外,全胰切除术造成患者出现严重的代谢问题,如难以平稳控制的脆性糖尿病,患者常反复发作低血糖甚至昏迷,此外胰腺外分泌功能障碍导致营养吸收不良,严重影响了患者术后生活质量。由于全胰切除术存在上述严重并发症,且并未提高胰腺癌根治效果,曾经在相当长的一段时间被认为不适用于胰腺癌的治疗。近年来,外科技术的进步和围手术期管理水平的提高显著提高了手术安全性,同时新型合成胰岛素、皮下微型胰岛素泵及口服胰酶制剂的临床推广,解决了全胰切除术后胰腺内、外分泌功能丧失的问题,术后患者近期和远期并发症发生率和病死率均明显降低,这一手术方式才重新被胰腺外科医生接受和应用。全胰切除术治疗胰腺癌应以达到根治性切除(R0)为首要目的,主要适应证包括:①胰头癌沿腺体侵犯胰颈部;②胰体尾癌侵犯胰颈部,使胰头侧切缘难以达到R0;③实施胰十二指肠切除术或胰体尾切除术时,术中胰腺切缘送冷冻病理学检查为阳性或有重度异型增生,为达到R0切除可考虑全胰切除术;④胰头部和胰体尾部多发癌灶,或遗传性胰腺癌可能存在多发病灶,需考虑全胰切除术;⑤主胰管型IPMN患者。

全胰切除术的手术切除和淋巴清扫范围相当于联合实施胰十二指肠切除术和胰体尾+脾切除术。根据术前规划,胰腺可以整体切除而不在颈部横断,也可以先行胰十二指肠切除术或胰体尾切除术,在无法获得阴性切缘的情况下再行全胰切除术。消化道重建过程与胰十二指肠切除术比较减少了胰腺与消化道的吻合,仅需完成胆管空肠、胃(或十二指肠)与空肠的吻合即可。全胰切除术后虽然减少了发生胰瘘的风险,但由于手术创伤大、淋巴结清扫范围广、多同时联合血管切除重建等原因,术后感染、出血等并发症的风险明显增加,同时由于患者术后常合并胰腺内外分泌功能丧失导致的腹泻、消化不良、脆性糖尿病等并发症,因此全胰切除术对生活质量的影响较为严重,故需谨慎应用。

五、保留器官的胰腺切除术

传统的胰腺切除术多需联合胰周脏器切除,存在创伤大、恢复慢和并发症高等缺陷。胰腺是重要的消化器官,切除过多的胰腺组织可导致腹泻、消化不良、新发糖尿病等胰腺内外分泌功能不全相关的远期并发症。因此,提倡在完整切除病灶的前提下,尤其对胰腺良性和低度恶性肿瘤,尽可能保留正常胰腺组织和周围脏器的功能。保留器官的胰腺切除术主要包括胰腺肿瘤摘除术、保留幽门的胰十二指肠切除术、保留十二指肠的胰头切除术、中段胰腺切除术、保留脾脏的胰体尾切除术等。目前应用最广泛的是保留幽门的胰十二指肠切除术,由于保留幽门能够有效防止食物及消化液反流,完整保留胃的生理功能,同时避免胆汁逆流入胃内造成上腹不适和碱性反流性胃炎,有利于改善患者术后营养状况,提高术后生活质量。目前大量的临床研究结果表明,保留幽门的胰十二指肠切除术并不影响胰腺癌根治效果,与经典胰十二指肠切除术相比,患者长期生存率无显著差异。因此,在保障达到R0切除的前提下,应尽可能采用保留幽门的胰十二指肠切除术。

对于胰体尾癌,通常采用胰体尾+脾切除术。然而脾是人体重要的免疫器官,保留脾脏可避免脾切除术后凶险性感染、免疫和凝血功能异常等风险,尤其对于儿童患者有着更重要的意义,因此保留脾脏的胰体尾切除术逐渐得到重视,主要适用于胰体尾部良性或低度恶性的肿瘤。Kimura于1996年首先报道了保留脾脏的胰体尾切除术,他将脾动静脉从胰体尾剥离出来,从而保留脾脏及脾动静脉,但手术难度较大。为了避免游离脾动静脉时造成出血的风险,Warshaw于1988年报道了离断脾动静脉、保留胃短及胃网膜左血管对脾脏的血供的方法,降低了手术难度,但术后脾梗死的发生率较高。无论采取何种保留脾脏的手术方式,均存在胰周切缘(主要为后腹膜切缘)距离肿瘤过近、脾门淋巴结清扫不彻底等风险,因此对胰腺癌患者应谨慎应用。

中段胰腺切除即胰腺节段切除手术,主要适用于胰颈、体部的胰腺良性或低度恶性肿瘤,通过尽可能保留正常的胰腺组织,降低患者术后胰腺内外分泌不足的风险。相对于传统的胰十二指肠切除术,中段胰腺切除保留了胃肠道、胆道的结构和功能;与胰体尾+脾切除术相比保留了胰尾和脾脏,降低了感染风险、免疫和凝血功能的异常。

需特别强调的是,由于胰腺癌的总体治疗效果较差,术后局部复发及远处转移率较高,外科治疗仍以达到 R0 切除和规范合理的淋巴清扫为首要目的,即应以根治第一、功能第二为治疗原则。

六、腹腔镜或机器人辅助胰腺癌根治术

随着腹腔镜技术和设备的不断发展以及手术技术的进步,腔镜手术在腹部外科领域的应用范围日益扩大。1994 年 Gagner 报道了首例腹腔镜胰十二指肠切除术,此后腔镜技术逐步应用于胰腺外科领域。目前腹腔镜辅助下的胰十二指肠切除术、胰体尾+脾切除术、全胰切除术和各种保留器官功能的胰腺切除手术在各大胰腺中心均有开展,手术安全性大大提高,标志着腔镜技术日臻成熟。近年来机器人手术系统也广泛应用于胰腺外科。与传统腹腔镜手术相比,机器人手术系统更灵活,操作更为精准,学习曲线更短,更适合于各种复杂的胰腺癌根治手术。然而,各种胰腺癌手术仍是普通外科最为复杂的手术之一,术后并发症发生率高,易于出现局部复发率和/或远处转移,因此腔镜手术或机器人手术的应用仍存在较大争议,主要集中在手术安全性和胰腺癌的根治效果等方面。

腔镜胰十二指肠切除术的安全性问题主要体现在手术时间、术中出血量、术后住院时间、围手术期并发症发生率和死亡率等方面。既往多数回顾性临床研究数据表明,腔镜和开放手术在术后并发症(胰瘘、出血、胃排空延迟、腹腔感染等)发生率及围手术期死亡率方面均无显著性差异,腔镜手术组的手术时间略长,但术中出血量明显减少、术后伤口感染发生率低且术后住院时间显著缩短。有部分研究认为腹腔镜胰十二指肠切除术可能增加高胰瘘风险患者的 C 级胰瘘发生率,甚至在腔镜经验不足的中心可能导致患者围手术期死亡率显著增加。另一方面,在少数研究中腔镜胰十二指肠切除术组的手术时间甚至与开腹手术组并无统计学差异,说明单纯从技术层面评价,在大型胰腺中心开展腔镜胰腺外科手术具有可行

性。目前发表的 3 项比较腔镜与开放胰十二指肠切除术近期效果的前瞻性随机对照临床研究中,尽管其中 1 项试验由于腔镜组患者 90 天死亡率达到 10% 而被提前终止,但荟萃分析结果表明,两组患者在围手术期并发症发生率、死亡率、再手术率和再入院率、术后住院时间等均无统计学差异,腔镜组的手术时间更长,但术中出血量显著减少、术后住院时间明显缩短。可见在大型胰腺中心开展腔镜胰十二指肠切除术是安全可行的。然而,对一些尚未完成学习曲线或年手术例数过少的中心,如何保障腔镜手术后患者安全,降低术后并发症和死亡率,仍是不容忽视的问题。

腔镜手术治疗胰腺癌的另一个争议焦点是肿瘤根治性问题和对患者远期预后的影响,临床研究中主要体现在 R0 切除率、淋巴结清扫数目和术后生存率(包括无复发生存率和总生存率)等因素。目前发表的 3 项前瞻性随机对照临床研究中,尚未对胰腺癌患者长期预后进行比较分析,但两组患者在淋巴结清扫情况和 R0 切除率上均无显著性差异,显示出腔镜手术在肿瘤根治程度上并不劣于传统开放手术。对于术后生存率的比较,部分回顾性研究结果显示腔镜手术组患者术后恢复快、更早开始辅助化疗,术后局部复发率显著低于开放手术组,尽管两组患者总生存时间无统计学差异,但腔镜组患者的术后无复发生存时间显著延长。然而,在多数回顾性研究中,腔镜组胰腺癌患者的肿瘤直径明显小于开放手术组,存在选择偏倚。因此,尽管目前多认为腔镜手术在肿瘤根治性及术后远期生存方面至少不劣于传统开放手术,但尚需更多病例积累和高级别证据的支持。

（杨尹默　田孝东）

参 考 文 献

1. Mahul BA, Stephen E, Frederick LG, et al. AJCC Cancer Staging Manual. 8th ed. New York: Springer, 2016.
2. Tol JA, Gouma DJ, Bassi C, et al. Definition of a standard lymphadenectomy in surgery for pancreatic ductal adenocarcinoma: a consensus statement by the International Study Group on Pancreatic Surgery (ISGPS). Surgery, 2014, 156: 591-600.
3. 中华医学会外科学分会胰腺外科学组. 胰腺癌诊治

指南（2014版）. 中华消化外科杂志, 2014, 13（11）: 831-837.

4. Raufi AG, Manji GA, Chabot JA, et al. Neoadjuvant Treatment for Pancreatic Cancer. Semin Oncol, 2019, 46（1）: 19-27.

5. Pedrazzoli S. Extent of lymphadenectomy to associate with pancreaticoduodenectomy in patients with pancreatic head cancer for better tumor staging. Cancer Treat Rev, 2015, 41（7）: 577-587.

6. Nimura Y, Nagino M, Takao S, et al. Standard versus extended lymphadenectomy in radical pancreatoduodenectomy for ductal adenocarcinoma of the head of the pancreas: long-term results of a Japanese multicenter randomized controlled trial. J Hepatobiliary Pancreat Sci, 2012, 19（3）: 230-241.

7. Jang JY, Kang MJ, Heo JS, et al. A prospective randomized controlled study comparing outcomes of standard resection and extended resection, including dissection of the nerve plexus and various lymph nodes, in patients with pancreatic head cancer. Ann Surg, 2014, 259（4）: 656-664.

8. 杨尹默. 胰十二指肠切除应注意的几个问题. 中华普通外科杂志, 2016, 31（5）: 361-364.

9. Mollberg N, Rahbari NN, Koch M, et al. Arterial resection during pancreatectomy for pancreatic cancer: a systematic review and meta-analysis. Ann Surg, 2011, 254（6）: 882-893.

10. Strasberg SM, Drebin JA, Linehan D. Radical antegrade modular pancreatosplenectomy. Surgery, 2003, 133（5）: 521-527.

11. Mitchem JB, Hamilton N, Gao F, et al. Long-term results of resection of adenocarcinoma of the body and tail of the pancreas using radical antegrade modular pancreatosplenectomy procedure. J Am Coll Surg, 2012, 214（1）: 46-52.

12. Appleby LH. The coeliac axis in the expansion of the operation for gastric. Cancer, 1953, 6（4）: 704.

13. Nimura Y, Hattory T, Miura K, et al. Our experience of resection of carcinoma of the body and tail of the pancreas by Appleby's procedure. Operation, 1976, 30: 885-889.

14. Rockey EW. Total pancreatectomy for carcinoma: case report. Ann Surg, 1943, 118（4）: 603-611.

15. Johnston WC, Hoen HM, Cassera MA, et al. Total pancreatectomy for pancreatic ductal adenocarcinoma: review of the National Cancer Data Base. HPB（Oxford）, 2016, 18（1）: 21-28.

16. Heidt DG, Burant C, Simeone DM. Total pancreatectomy: indications, operative technique, and postoperative sequelae. J Gastrointest Surg, 2007, 11（2）: 209-216.

17. Maker AV, Sheikh R, Bhagia V, et al. Perioperative management of endocrine insufficiency after total pancreatectomy for neoplasia. Langenbecks Arch Surg, 2017, 402（6）: 873-883.

18. Kimura W, Inoue T, Futakawa N, et al. Spleen-preserving distal pancreatectomy with conservation of the splenic artery and vein. Surgery, 1996, 120（5）: 885-890.

19. Warshaw AL. Conservation of the spleen with distal pancreatectomy. Arch Surg, 1988, 123（5）: 550-553.

20. Shi N, Liu SL, Li YT, et al. Splenic Preservation Versus Splenectomy During Distal Pancreatectomy: A Systematic Review and Meta-analysis. Ann Surg Oncol, 2016, 23（2）: 365-374.

21. Gagner M, Pomp A. Laparoscopic pylorus-preserving pancreatoduodenectomy. Surgical Endoscopy, 1994, 8（5）: 408-410.

22. Ricci C, Casadei R, Taffurelli G, et al. Minimally Invasive Pancreaticoduodenectomy: What is the Best "Choice"? A Systematic Review and Network Meta-analysis of Non-randomized Comparative Studies. World J Surg, 2018, 42（3）: 788-805.

23. Liu M, Ji S, Xu W, et al. Laparoscopic pancreaticoduodenectomy: are the best times coming? World J Surg Oncol, 2019, 17（1）: 81.

24. Dokmak S, Ftériche FS, Aussilhou B, et al. Laparoscopic pancreaticoduodenectomy should not be routine for resection of periampullary tumors. J Am Coll Surg, 2015, 220（5）: 831-838.

25. Adam MA, Choudhury K, Dinan MA, et al. Minimally Invasive Versus Open Pancreaticoduodenectomy for Cancer: Practice Patterns and Short-term Outcomes Among 7061 Patients. Ann Surg, 2015, 262（2）: 372-377.

26. Langan RC, Graham JA, Chin AB, et al. Laparoscopic-assisted versus open pancreaticoduodenectomy: early favorable physical quality-of-life measures. Surgery, 2014, 156: 379-384.

27. Croome KP, Farnell MB, Que FG, et al. Total Laparoscopic pancreaticoduodenectomy for pancreatic ductal adenocarcinoma: oncologic advantages over openapproaches? Ann Surg, 2014, 260（4）: 633-640.

28. Palanivelu C, Senthilnathan P, Sabnis SC, et al. Randomized clinical trial of laparoscopic versus open pancreatoduodenectomy for periampullary tumours. Br J Surg, 2017, 104: 1443-1450.

29. Poves I, Burdio F, Morato O, et al. Comparison of perioperative outcomes between laparoscopic and open approach for pancreatoduodenectomy: the PADULAP

randomized controlled trial. Ann Surg, 2018, 268: 731-739.

30. van Hilst J, de Rooij T, Bosscha K, et al. Laparoscopic versus open pancreatoduodenectomy for pancreatic or periampullary tumours（LEOPARD-2）: a multicentre, patient-blinded, randomised controlled phase 2/3 trial. Lancet Gastroenterol Hepatol, 2019, 4: 199-207.

31. Nickel F, Haney CM, Kowalewski KF. Laparoscopic Versus Open Pancreaticoduodenectomy: A Systematic Review and Meta-analysis of Randomized Controlled Trials. Ann Surg, 2019 Apr 8. doi: 10. 1097/SLA. 0000000000003309.［Epub ahead of print］

32. Peng L, Zhou Z, Cao Z, et al. Long-Term Oncological Outcomes in Laparoscopic Versus Open Pancreaticoduodenectomy for Pancreatic Cancer: A Systematic Review and Meta-Analysis. J Laparoendosc Adv Surg Tech A, 2019 Mar 5. doi: 10. 1089/lap. 2018. 0683.［Epub ahead of print］

33. Stauffer JA, Coppola A, Villacreses D, et al. Laparoscopic versus open pancreaticoduodenectomy for pancreatic adenocarcinoma: long-term results at a single institution. Surg Endosc, 2017, 31（5）: 2233-2241.

第九节　胰腺囊性肿瘤的诊断及治疗

胰腺囊性肿瘤（cystic neoplasms of the pancreas, PCN）并不是某一种特定的肿瘤，而是一组在影像学上有类似囊性或囊实性表现的胰腺肿瘤的统称。世界卫生组织 2010 年公布的胰腺肿瘤分类中的囊性肿瘤包括浆液性囊性肿瘤（serous cystic neoplasm, SCN）、黏液性囊性肿瘤（mucinous cystic neoplasm, MCN）、导管内乳头状黏液性肿瘤（intraductal papillary mucinous neoplasms, IPMN）、实性假乳头状瘤（solid-pseudopapillary tumor, SPT）、囊性胰腺神经内分泌肿瘤、腺泡细胞囊腺癌、导管癌囊性变和一些非上皮来源的胰腺囊性肿瘤等。其中，浆液性囊性肿瘤、黏液性囊性肿瘤、胰管内乳头状黏液性肿瘤和实性假乳头状瘤占了我国 PCN 中的绝大部分。既往认为，PCN 仅占胰腺肿瘤的 5%~10%。近年来，随着对胰腺囊性肿瘤认识的提高和影像学诊断技术的发展，PCN 的发现较过去有了明显的增加。基于肿瘤类型的不同，其恶变的概率及相应的手术指征各不相同。由于胰腺手术的并发症发生率较高，如何评估 PCN 的恶变风险并权衡手术的风险获益成为了 PCN 诊疗中的重点与难点。

一、常见的胰腺囊性肿瘤的类型

（一）浆液性囊性肿瘤

浆液性囊性肿瘤（SCN）多见于 50~60 岁的中老年女性，故临床亦称"祖母瘤"或"奶奶瘤"。一般无特征性临床表现，当肿瘤逐渐增大压迫周围器官时方产生相应的症状，如：腹痛、腹胀不适、食欲减退等。

SCN 从形态上分为微囊型和寡囊型两类。微囊型多见，占 70%~80%，由许多直径 <2cm 的小囊组成，切面呈蜂窝状或海绵状，有时可见中央纤维瘢痕，囊壁菲薄，囊腔内液体多清亮。寡囊型由单个或数个直径 2cm 左右的囊组成。镜下见囊壁衬以富含糖原的单层立方上皮细胞。

经典的胰腺疾病参考书及 2018 欧洲循证医学胰腺囊性肿瘤指南（以下简称欧洲指南）均认为：SCN，即浆液性囊腺瘤（serous cystic adenoma, SCA），其本身无恶性倾向，是单纯的良性疾病。但近年也有 SCN 恶变的报道。中华外科青年医师学术研究社胰腺外科研究组（以下简称青研社）回顾了 2006—2016 年这 10 年来全国 16 家胰腺中心共计 678 例 SCN 病例，发现有 4 例存在恶变。不过，由于缺乏具体的病理资料，这些所谓的恶变是否由 SCN 发展而来，这种恶变究竟是形态学改变还是生物行为学意义上的恶性仍有待考证。

SCN 典型影像学表现为圆形或类圆形的囊性病灶，微囊型 SCN 常呈蜂窝状、中央有星状瘢痕、可有中央型钙化，边界清楚。病灶中常有分隔，其特征是分隔比较薄，且分隔及囊壁均有强化。有报道称"囊外囊征"是 SCN 的相对特征性表现，有助于 SCN 的鉴别，但该研究中也仅有 28.4% 的 SCN 存在这种特征，且尚无进一步的验证。子囊直径 >2cm 的寡囊型浆液性囊性肿瘤常常与黏液性囊性肿瘤不易鉴别，有时也容易与胰腺假性囊肿相混淆。一般情况下，SCN 囊液的 CEA 较低，因此有助于黏液性肿瘤（包括 MCN 及 IPMN）的鉴别。

（二）黏液性囊性肿瘤

黏液性囊性肿瘤（MCN）多见于胰腺体尾

部,为巨囊或多房性,临床上多以压迫症状或检查发现就诊,偶有因恶变或黏液致胰管梗阻产生相应症状。MCN 的囊腔多在 2cm 以上,与胰管不相通,囊腔内可见纤维分隔,囊液为黏稠淡黄色液体。镜下见囊壁内衬分泌黏液的柱状上皮,偶见乳头状结构。内衬上皮多为不连续。MCN 间质呈卵巢型,由较丰富的梭形细胞组成,这是镜下与 IPMN 鉴别的主要特征。组织学上黏液性囊腺瘤分为良性(腺瘤),低度恶性(交界瘤)和恶性(囊腺癌)。囊腺癌有非浸润癌和浸润癌之分。

黏液性囊腺瘤具有较高的恶性潜能,Sarr 等报道了 84 例 MCN,其中腺瘤 54 例(65%),交界瘤和非浸润癌 23 例(27%),浸润癌 7 例(8%)。瘤体越大,诊断为黏液性囊腺癌的可能性也越大,以往认为黏液性囊腺癌的直径均超过 3cm,但随着偶然发现的 MCN 的增多,肿瘤增大的速度比单纯肿瘤大小更有助于良恶性的判断。一项来自美国 8 家胰腺中心的研究发现,手术切除的 MCN 标本中有 15% 已经发生恶变。男性患者、肿瘤位于胰腺头颈部、瘤体快速增大、囊内存在壁结节和胰管扩张是 MCN 恶变的独立风险因素。

MCN 的影像学特征为单房或多房性低密度肿瘤,内有纤维分隔,囊壁较厚,囊内可有壁结节,偶见钙化。较大的 MCN 可挤压、推移周边正常的胰腺组织,使其呈喇叭口状,称"喇叭口征",是鉴别胰腺来源肿瘤与后腹膜来源囊性肿瘤的重要特征。如囊壁不规则,分隔厚而不均匀,存在壁结节,实性成分强化明显和囊壁呈蛋壳样钙化,或有周围侵犯征象者,提示恶性可能。

MCN 有较高恶变倾向,存在高危因素者需手术治疗。非浸润性 MCN 经手术切除后的预后较好。Sarr 等对手术切除的 54 例腺瘤和 23 例交界性和非浸润性黏液性囊性肿瘤随访平均 11 年,均未见复发。手术切除的浸润黏液性囊性癌的 5 年生存率可达到 15%~33%。

(三)导管内乳头状黏液性肿瘤

1982 年,日本学者首先报道了 4 例起源于胰腺大导管的恶性肿瘤,称之为"胰腺产黏液癌"。1996 年,WHO 正式将其命名为导管内乳头状黏液性肿瘤(IPMN)。IPMN 多位于胰头、钩突部,其次为胰体尾部,也可多发甚至累及整个胰腺,是欧美国家 PCN 中常见的病理类型。IPMN 的男女发病率较为接近,以中老年患者多见。相对于 SCN 和 MCN,IPMN 患者由于病变位于胰管,影响胰液引流,更容易产生相应的临床症状。其中,腹痛是最常见的首发症状。笔者所在的复旦大学附属中山医院收治的 IPMN 患者中最常见的主诉依次为:腹痛、黄疸和检查偶然发现。在 Sohn 等报道的 136 例 IPMNs 中,51% 表现为腹痛。腹痛可能与胰管堵塞造成的胰管高压有关,也可能是胰管堵塞后继发胰腺炎的表现之一。部分患者因胰管长期阻塞,导致反复发作的胰腺炎乃至慢性胰腺炎。如胰腺外分泌和内分泌功能受损,则表现为脂肪泻、糖尿病和体重下降。有反复发作胰腺炎病史的患者,如影像学提示胰腺囊性占位,应考虑到 IPMN 的可能。

IPMN 基本的病理特征是胰管内出现分泌黏液的异常上皮,导致胰管内大量黏液潴留、胰液淤滞和胰管扩张。根据起源部位,IPMN 可分为主胰管型(main duct, MD)、分支胰管型(branch duct, BD)和混合型(mixed type, MT)三种类型。病理巨检可见肿瘤与胰管相通,切面可见主胰管及部分分支胰管显著扩张,伴有大量黏液潴留,导管壁部分增厚或有乳头状突起。显微镜下,IPMN 是由立方或柱状上皮细胞围绕一纤维血管轴心形成的乳头结构构成的,无卵巢型间质,组织学分型同 MCN。恶性 IPMN 往往能从镜下观察到从低级别异形增生到恶性肿瘤的连续变化。

MD-IPMN 的影像学检查可发现胰管节段性和弥漫性扩张,有时呈串珠样改变,扩张的导管内可见多发乳头状结节。主胰管直径 >5mm,或胰管内出现强化结节,提示恶性可能。MD-IPMN 有时与慢性胰腺炎伴胰管扩张、胰腺潴留囊肿的病例很难鉴别。但慢性胰腺炎扩张的胰管往往呈粗细不等的改变,胰管内无乳头状结节,偶有胰管内结石或钙化有助于鉴别。BD-IPMN 的典型影像学表现为分叶状、葡萄串状或指突状的多发囊性肿物,囊肿的多样性是其特征,病灶的境界一般较清。肿瘤直径 >3mm、壁结节高度 >5mm、壁结节或囊内实性成分存在强化以及肿瘤快速增长均提示恶性可能。BD-IPMN 与 MCN 的影像学鉴别要点是肿瘤与胰管是否相通,如肿瘤与胰管相通则基本可以诊断为 BD-IPMN,MRCP 或薄层 CT 的重建均有助于诊断。

不同类型的 IPMN 均有恶变倾向,主胰管型及混合型的恶变风险显著高于分支胰管型。国际胰腺病学协会（International Association of Pancreatology, IAP）指南中的数据显示:MD-IPMN 的恶变率高达 43.1%（11%~81%），而 BD-IPMN 的恶变率为 17.7%（1%~37%）。在青研社统计的 2 251 例手术切除 PCN 中:MD-IPMN 和 MT-IPMN 恶变率为 42.6%，而 BD-IPMN 的恶变率为 17.2%，与国际上的数据高度吻合。当然,这是手术切除标本的恶变率,真实世界中的恶变率应明显低于这个水平。一项由日本胰腺病学会主持的 10 个中心的观察性研究纳入了 1993—2008 年间 402 例首诊时肿瘤直径 <30mm,壁结节高度低于 10mm,且主胰管扩张小于 10mm 的无症状分支胰管型 IPMN 患者,至少随访 1 年以上并有 2 次以上的影像学检查,对于合并壁结节的患者至少随访 40 个月。其中,首诊时发现壁结节的 53 例患者中仅 1 例发生导管腺癌。病理提示导管腺癌与 IPMN 病灶单独存在,IPMN 病灶本身仅为低级别异型增生,其影像学表现为囊内出现实性成分。而首诊时无壁结节的 349 例患者中,仅 0.3% 进展为导管腺癌,另有 2.0% 为合并导管腺癌。即便存在着选择性偏倚以及缺乏未手术患者病理资料等问题,该研究也能够证明 BD-IPMN 较低的恶变率和相对惰性的生物学行为。

对 MD-IPMN,目前主张切除所有的病灶,最大限度地减少残留胰腺的复发。对 BD-IPMN 的治疗原则是切除怀疑恶变的病灶,而存在相关危险因素的患者应密切随访。文献报道非浸润性 IPMN 的 5 年生存率在 70%~77%；而浸润性 IPMN 的 5 年生存率仅为 30% 左右。IPMN 伴高级别异形增生究竟是作为癌前病变还是恶性的原位癌处理目前也存在着一定的分歧。不过,即便是进展为导管腺癌的 IPMN,其中位生存期也明显优于散发的胰腺导管腺癌（36~46 个月 vs 12~20 个月）。

（四）实性假乳头状肿瘤

既往认为胰腺实性假乳头状瘤（SPT）是一种罕见的低度恶性胰腺肿瘤。随着我国胰腺外科学临床研究的开展,发现 SPT 是我国 PCN 的重要类型,在部分胰腺中心甚至成为最常见的 PCN。SPT 好发于 30~40 岁的年轻女性。自 2008 年至 2015 年,我院共收治了 121 例 SPT 患者,其中女性 93 例,男性 28 例,平均发病年龄 33.7 岁,与欧美报道的类似。SPT 早期无特异症状,部分患者以腹部肿块为首发表现,就诊时肿瘤体积可超过 10cm。偶有上腹部轻微腹痛、腹胀等非特异性消化道症状；部分患者有腹泻、消瘦等症状；或因其他疾病、体检等行影像学检查时偶然发现。

SPT 为实性或囊实性,多有包膜。较小的肿瘤以实性区为主,较大的肿瘤以充满陈旧血液的囊性区为主,仅在边缘残留少数肿瘤细胞。其细胞来源尚不明确,可能起源于生殖嵴相关细胞。实性成分和囊性成分的镜下表现存在很大的差异。实性区内为围绕血管纤维分隔生长的层状或条索状腺上皮细胞巢,细胞较均匀一致,核分裂象少见,与神经内分泌肿瘤在冷冻切片上往往难以鉴别。囊性区残留的少量肿瘤成分由均匀细小的假乳头组成,部分细胞空泡变而呈泡沫状。囊实性混合占位是 SPT 的特征性表现,同时可伴有"喇叭口"征、囊内出血、钙化、变性液化以及周围弧形钙化等改变。当 SPT 表现为厚壁囊肿时则与其他 PCN 尤其是 MCN 较难鉴别。SPT 以膨胀性生长为主,可侵犯、突破包膜,浸润周围组织、血管和器官等,并可通过肠系膜上静脉、门静脉首先转移到肝脏。因此,2010 年 WHO 将 SPT 整体划归为于低度恶性肿瘤,而不再根据是否发生浸润侵犯或转移的生物学行为具体划分为良性或恶性的 SPT。

手术切除是 SPT 最有效的治疗方法。血管受累、肝转移或复发病例,亦可采用手术治疗,联合切除。脉管侵犯、胰周脂肪侵犯及远处转移等是术后复发的预测因素。虽然是恶性肿瘤,SPT 总体预后良好。即使肿瘤发生转移,只要能够手术切除,大部分患者也能获得 5 年以上的长期生存。

二、胰腺囊性肿瘤流行病学的特点及变化趋势

随着超声、CT、磁共振成像（magnetic resonance imaging, MRI）等影像学检查技术的发展和健康体检的普及,以及临床对 PCN 的认识不断提高,PCN 的发病率和手术例数正在不断上升。以笔者所在的复旦大学附属中山医院为例:1998 年之

前的 40 年间，我院仅收治了 18 例 PCN；自 1999 年 1 月至 2006 年 12 月，我院收治的 PCN 已达 104 例；而自 2006 年 12 月至 2016 年 12 月的 10 年间，手术切除的 PCN 已陡然攀升至 480 例，其增长速度可见一斑。与此类似，美国麻省总院回顾了 1978—2008 年共计 851 例 PCN 病例，发现收治 PCN 的数量在 1990—2004 年间呈现每 5 年翻一倍的增长趋势。PCN 的发病率虽然缺乏人群中大样本的流行病学调查，但从以上数据中不难看出，PCN 在近 20 年来的发病率和手术切除数量上均有明显上升的趋势。据估计，美国人口中的胰腺囊性疾病占 3%~15%。一项研究中，高达 24.3% 的尸检标本存在胰腺囊性病灶。

由于 PCN 是一组不同类型的肿瘤的统称，不同类型的 PCN 的发病年龄和性别存在着相当大的差异，具体分布在介绍各类肿瘤时已有阐述。根据美国消化病协会（American Gastroenterological Association, AGA）预计，意外发现的 PCN 的年恶变风险约 0.24%，累积恶变风险约为 0.25%，高于正常健康人群。我国目前尚无基于人群的 PCN 数据。

与国外的统计资料相比，我国 PCN 的疾病谱与其他国家存在着显著的差异。前述的美国麻省总院的这组数据中，最常见的 PCN 类型依次为 IPMN（38%）、MCN（23%）、SCN（16%）、囊性神经内分泌肿瘤（cystic neuroendocrine tumor, cNET, 7%）和 SPT（3.9%），约翰霍普金斯医院和纪念斯隆-凯特琳医院的数据也有类似的构成比。本组数据中，IPMN、cNET 的比例存在上升趋势，SCN、MCN 的比例逐渐下降。一方面，这可能与社会环境、生活方式及医疗健康管理模式改变相关，另一方面，考虑到 SPT 和 IPMN 直到 1996 年才被 WHO 确认为 PCN 的病理类型，既往的诊断中可能部分是由于对疾病的认识不足所造成的误诊。韩国的全国性统计资料中，常见的 PCN 类型依次为 IPMN（41%）、MCN（25.2%）、SPT（18.3%）、SCN（15.2%），其分布除 SPT 外其他与欧美大致相同。由青研社统计的、我国目前最大宗病例的多中心回顾性研究表明，我国最常见的 PCN 类型依次为：SPT（31.7%）、SCN（30.1%）、IPMN（22.0%）和 MCN（16.2%），与国外存在明显的不同。这可能是由于人口或遗传背景的差异所致，统计时对囊性肿瘤理解的不同（例如大部分中心并未将 cNET 作为 PCN 进行统计）和早期对 PCN 的认识不足造成误诊（尤其是 IPMN 被误诊为 MCN、NET 与 SPT 相混淆等）也可能影响数据的分布。由于目前各类 PCN 的病因及高危因素尚不清楚，进一步分析造成国内外 PCN 疾病谱差异的原因可能有助于发现导致 PCN 的危险因素。

三、胰腺囊性肿瘤的鉴别诊断与恶变风险评估

通过影像学检查明确 PCN 的诊断并不难，但临床实践中需要进一步回答如下几个问题：①是肿瘤性病变还是非肿瘤性病变？②是哪种类型的肿瘤？③是良性肿瘤还是恶性肿瘤？④是否需要手术？

影像学检查是鉴别不同种类 PCN 最重要的手段。腹部超声作为廉价、方便易行的检查手段，可用于 PCN 的筛查。但其易受肠道气体干扰，且对结果的判读依赖检查者的水平限制了其鉴别诊断的价值。CT 和 MRI 都是进一步鉴别 PCN 类型、评估是否恶变的重要手段。CT 能够提供较高的空间分辨率，有利于评估钙化及肿瘤的形态。薄层 CT 和冠状位重建有助于判断肿瘤与胰管及周围组织的关系。MRI 的组织分辨率更高，且无电离辐射，不同的序列可以兼顾形态、与胰管关系、肿瘤良恶性判断等多方面的诊断需求，是鉴别 PCN 的利器。韩国腹部影像学学会（Korean Society of Abdominal Radiology, KSAR）认为，包含 T1 加权、T2 加权、DWI 和磁共振胆胰管成像（magnetic resonance cholangiopancreatography, MRCP）的 MRI 平扫已足够用于 PCN 的常规随访。MRCP 有利于 PCN 与胰管关系的判断，然而，实际应用中却会受到胃肠道，尤其十二指肠液体的影响及重建角度的限制而妨碍观察。另一方由于扫描时间长，部分患者不能配合屏气，造成大量伪影，影响结果的判读。因此，在临床上，常常需要针对不同的患者选择不同的检查方法，或者需要多种影像学检查相结合。超声内镜（endoscopic ultrasound, EUS）近年来越来越多地被应用于 PCN 的鉴别诊断。由于探头贴近病灶，EUS 能够进一步评估 PCN 中实性成分及壁结节的特征，并

判断肿瘤与胰管、血管、周围脏器的关系。通过超声造影剂和多普勒还能评估血供及血流情况。另外，采取细针穿刺（fine needle aspiration，FNA）还能够获取囊液标本和细胞学标本，有助于进一步判断 PCN 的性质。当然，EUS 也受病灶部位和操作者水平的限制。目前，仅推荐通过 CT、MRI 仍无法明确诊断，或需要进一步获取肿瘤相关信息的患者接受 EUS 检查。内镜下胆胰管造影（endoscopic retrograde cholangiopancreatography，ERCP）作为一种有创检查，由于存在较高的并发症及 MRCP 分辨率的提高、所提供的信息与 ERCP 相当，故已不被推荐用于 PCN 的鉴别诊断。

各类 PCN 的影像学特点在前文已有描述，结合病史，具有典型特征的病例一般不难诊断。但 PCN 与非肿瘤性胰腺囊性疾病，以及各类不甚典型的 PCN 病例的鉴别往往存在一定困难，需注意以下几类容易混淆的胰腺囊性疾病：①MCN 与 BD-IPMN，其影像学鉴别要点为肿瘤是否与胰管相通。②MD-IPMN 与胰管潴留囊肿较难鉴别，需结合病史、肿瘤标志物及随访情况。③SCN 与 cNET 由于都存在强化因此有时容易混淆。MRI 的 T2 加权上，SCN 具有更多的囊性成分且囊液信号更高；另外，SCN 内的囊液成分在弥散上不受限。④寡囊型 SCN 与 MCN 的鉴别，超声内镜评估分割情况结合囊液 CEA 有助于鉴别。⑤SPT 与 cNET 的鉴别，因两者均存在囊实性混合成分，血清及囊液嗜铬蛋白 A 可能有助于鉴别。⑥存在钙化的 SPT、SCN 及 MCN；需注意其钙化方式、囊壁厚度、实性成分等，必要时可行囊液分析。⑦PCN 尚需与胰腺假性囊肿、淋巴管瘤、囊性纤维化、子宫内膜异位等疾病相鉴别。

另一个需要注意的问题，是评估 PCN 的是否存在较高的恶变风险或已经恶变，这是指导临床是否需立即外科干预还是进一步随访的核心问题。在常见的 PCN 中，SCN 是良性肿瘤，SPT 为低度恶性肿瘤，因此，需要评估恶变风险的主要是 MCN 和 IPMN。对此，IAP 在 2006 年制定了指导临床实践的第一份针对 IPMN 和 MCN 的国际专家共识指南，又称仙台标准（Sendai Consensus Guidelines，SCG）。该标准以主胰管扩张程度、肿瘤大小、是否存在壁结节、是否具有临床症状及细胞学检查结果判断是否需要手术。SCG 出台

后，在世界范围内被广泛接受，并且开展了大量临床试验，发现其存在阳性预测值偏低的问题。因此，IAP 于 2012 年重新修订了这一专家共识指南，又称福冈标准（Fukuoka Consensus Guidelines，FCG）。FCG 将提示恶变的危险因素划分为高危标志和疑似危险特征两级指标。高危标志包括：病灶引起的梗阻性黄疸、存在强化的结节及胰管扩张 ≥10mm。疑似危险特征包括：肿瘤大小 ≥3cm、胰腺炎病史、无强化的结节、增厚伴强化的囊壁、主胰管扩张 5-10mm、远端胰腺萎缩及淋巴结病变。多项研究及荟萃分析均证实，FCG 较 SCG 提高了阳性及阴性预测值，因此 FCG 现仍被广泛采用。2015 年，中华医学会外科学分会胰腺外科学组也提出了《胰腺囊性疾病诊治指南》（以下简称学组指南），该指南对于 IPMN 采用的是一级危险因素评估，相对 FCG 所提及的危险因素外，还增加了肿瘤每年增大 ≥2mm 及血清 CA19-9 高于正常水平。2017 年，KSAR 的影像学诊断共识也指出肿瘤直径每年增加 2mm 以上或 2 年增加 5mm 以上也需要进一步排除恶性可能。随着临床研究的开展，2018 年，欧洲胰腺囊性肿瘤研究组发表了基于循证医学的胰腺囊性肿瘤指南（以下简称欧洲指南），替代了原先 2013 版的专家共识指南。在鉴别 IPMN 良恶性方面，欧洲指南较 FCG 增加了 CA19-9 ≥37U/L，并将肿瘤直径放宽到了 ≥4cm，同时将黄疸纳入 BD-IPMN 的绝对手术指征。对于 MCN，欧洲指南将肿瘤大小 ≥4cm、壁结节以及出现相关症状作为手术指征。

尽管不同学术团体制定的指南对于鉴别 PCN 良恶性的标准不尽相同，但提示恶性的特征大致相符。为了进一步鉴别，越来越多的研究聚焦于 PCN 的良恶性诊断问题。例如，囊液中的 CEA 用于鉴别浆液性与黏液性的 PCN，敏感度可以达到 52%~78%，特异度可以达到 63%~91%。也有研究指出血清 CA19-9 联合 FCG、外周血血小板淋巴细胞比、淋巴单核细胞比等都有助于 IPMN 和 / 或 MCN 良恶性的判断。许多胰腺中心的经验表明，MRI 的弥散加权和表观弥散系数都有助于 PCN 良恶性的鉴别。此外，囊液的蛋白组学分析、基因突变测序、PET/CT 测定病灶的最大标化摄取值等也被用于这一领域，并有待进一步

的验证。

四、胰腺囊性肿瘤的治疗原则

一旦诊断明确，PCN 的治疗就相对简单得多：无非手术或随访两种处理方式。

SCN 由于是良性肿瘤，一般不需要手术治疗。如果因肿瘤体积较大产生相应症状，则考虑手术切除。学组指南部分扩大了 SCN 的手术指征，包括：肿瘤位于胰头及不能完全除外恶变，但并没有具体阐述 SCN 恶变的判别方法。SCN 的手术治疗包括小肿瘤的剜除与规则的胰腺部分切除，而无需额外的淋巴结清扫。SPT 由于是低度恶性肿瘤，原则上也均应行规则的切除手术。如肿瘤存在可切除的远处转移灶或血管侵犯应一并切除或联合血管重建，一般可取得较好的疗效。MCN 与 IPMN 的手术指征目前尚存争议，但均有赖于对恶变风险的判断：存在 FCG 中高危标志的为绝对手术指征；存在疑似危险因素的建议进行 EUS 评估，如明确存在壁结节、主胰管受累或细胞学阳性则建议手术。对于肿瘤大于 2cm，特别是大于 3cm 的年轻患者，考虑随访将持续终生直至出现相应的手术指征，可适当放宽手术条件。欧洲指南与 FCG 大致相似，但建议切除所有的 MD-IPMN 及 MT-IPMN；同时由于 MCN 在孕妇中容易增大、破裂，建议妊娠前切除 MCN。学组指南则推荐切除所有的 MCN。原则上 MCN 与 IPMN 应行标准的胰十二指肠切除术或胰体尾切除术附加常规淋巴结清扫，一般不推荐采用保留脾脏的术式，但尚需进一步研究证明。冷冻切片在此类肿瘤的切除范围判断上起到了决定性的作用，然而阴性切缘的标准也并不一致。约翰霍普金斯大学对 616 例 IPMN 术后患者的随访发现，IPMN 伴高级别异形增生的长期生存率接近于轻中度异形增生，与侵袭性 IPMN 存在显著差异，但其进一步恶变为导管腺癌的风险明显增加。因此，切除至残胰切缘为中度异形增生可能是相对合理的选择。对于多中心的 IPMN 或多次切缘为高级别异形增生，而残余胰腺量又较少的患者，有时甚至须行全胰切除。

对于术后随访的问题，目前也尚未达成共识。一般而言，SCN 和 MCN 术后很少复发，故一般无需长期随访。IPMN 术后有 8%~17% 的复发率，且以非浸润性 IPMN 多见，SPT 术后也存在一定的复发倾向，因此术后建议长期随访。

暂时不需要手术的患者，需长期随访以评估是否需要手术或发生恶变，然而对于随访间隔及随访的终点仍莫衷一是。FCG 建议根据肿瘤大小决定随访间隔：小于 1cm 的肿瘤，2~3 年随访 1 次；1~2cm 的肿瘤，在头 2 年内 1 年随访 1 次；2~3cm 的肿瘤，3~6 个月内复查 EUS；如无进展均可延长随访间隔，并且可用 MRI 代替 EUS 随访；大于 3cm 的肿瘤，建议每 3~6 个月复查 MRI 及 EUS。学组指南建议未手术的 IPMN 每 6 个月复查 1 次，未手术的 SCN 每 1 年复查一次。欧洲指南则认为，除非诊断存疑，SCN 无需随访；而 IPMN 首诊后每 6 个月随访 1 次，如无进展则可延长至 1 年 1 次。AGA 指南的独特之处在于：建议初诊 5 年后随访无进展的 PCN 可终止随访；另外，对于病理证实不伴有侵袭性或高级别异型增生的 PCN 术后无需常规随访。由于这份指南中的证据级别都很低，因此也没有被广泛采纳。多数专家认为，MRI 是 PCN 首选的影像学随访方式，但对于是否增强及所需纳入的序列仍有一定出入。我们认为，应结合患者的年龄、性别、血清 CA19-9 等相关因素，为患者选择个体化的随访间隔及方式。

五、胰腺囊性肿瘤诊疗中存在的问题

虽然临床收治的 PCN 与手术切除数量呈明显上升趋势，但并不意味着 PCN 的诊疗水平也就水涨船高。麻省总院的资料发现，虽然 PCN 的手术量在上升，但切除病例中恶性肿瘤的比例却从 41% 逐渐下降至 11.7%。在青研社的数据中，切除标本的恶性比例为 12.8%，与国外基本持平；但 2011—2016 年 16 家胰腺中心手术切除的浆液性囊腺瘤的数量是之前 5 年的 3 倍。虽然疾病谱的分布，以及 SPT、cNET 等特殊肿瘤类型的恶性判定及统计方式可能存在差异，但不难看出仍有相当数量的手术并非必需，外科医师在手术指征的把握不够严格，术前对 PCN 良恶性的鉴别仍嫌不足，手术存在着一定的盲目性。

麻省总院的这组数据中手术的死亡率为 0.5%，手术的并发症率高达 38%；而在青研社的数据中，虽然没有手术死亡率的数据，但手术的并发症率甚至高达 46%！两组数据中，并发症最高的术式均为节段胰切除术。在我们的数据中，SCN 术后的并发症率最高，IPMN 的胰瘘发生率最低。某种程度而言，手术指征的把握即手术风险与癌变风险的取舍，如何在术前进行 PCN 种类及良恶性的鉴别，避免不必要的手术是接下来胰腺外科医师努力的方向。当然，考虑到国际上对 PCN 切除指征的相对共识在近 10 年间才逐渐形成，早期手术指征的把握难免有一定困难也是可以理解的。

另外，腔镜手术、保留其他脏器的不规则胰腺切除手术等需要严格掌握适应证，不能因为微创就无限地扩大适应证。大部分 PCN 是考虑到存在较高的恶变风险而选择手术治疗的，因此，对于此类肿瘤应首先考虑规范的胰腺切除手术，避免因治疗不彻底而影响患者的生存，不能为了微创而牺牲肿瘤学疗效。

有关 PCN 的临床研究较以往取得了长足的进展，但其不足仍显而易见。①大部分为回顾性研究，且研究对象以手术切除的患者为主，存在着一定的选择偏倚。缺乏前瞻性、以观察未手术 PCN 患者自然病程进展为目的的研究，使得对 PCN 的认识往往局限于疾病的某些阶段。②不同机构对壁结节、囊肿内实性成分等关键特征的定义和解读存在差异，以及目前影像学手段对肿瘤大小和胰管粗细的测量精度不足，也是造成许多研究结论不一致的原因。在今后的研究中，需要进一步加强多中心合作，重视研究设计，并对临床数据库等信息化工具善加利用，更好地解决 PCN 临床诊疗中所遇到的实际问题。

（楼文晖　吴文川）

参 考 文 献

1. Valsangkar NP, Morales-Oyarvide V, Thayer SP, et al. 851 resected cystic tumors of the pancreas：a 33-year experience at the Massachusetts General Hospital. Surgery, 2012, 152（3 Suppl 1）：S4-S12.

2. Tanaka M, Castillo CF, Adsay V, et al. International consensus guidelines 2012 for the management of IPMN and MCN of the pancreas. Pancreatology, 2012, 12（3）：183-197.

3. Barresi L, Tarantino I, Granata A, et al. Pancreatic cystic lesions：How endoscopic ultrasound morphology and endoscopic ultrasound fine needle aspiration help unlock the diagnostic puzzle. World J Gastrointest Endosc, 2012, 4（6）：247-259.

4. Goh BK, Tan DM, Thng CH, et al. Are the Sendai and Fukuoka consensus guidelines for cystic mucinous neoplasms of the pancreas useful in the initial triage of all suspected pancreatic cystic neoplasms? A single-institution experience with 317 surgically-treated patients. Ann Surg Oncol, 2014, 21（6）：1919-1926.

5. Kobayashi G, Fujita N, Maguchi H, et al. Natural history of branch duct intraductal papillary mucinous neoplasm with mural nodules：a Japan Pancreas Society multicenter study. Pancreas, 2014, 43（4）：532-528.

6. Rezaee N, Barbon C, Zaki A, et al. Intraductal papillary mucinous neoplasm（IPMN）with high-grade dysplasia is a risk factor for the subsequent development of pancreatic ductal adenocarcinoma. HPB（Oxford）, 2015, 18（3）：236-246.

7. Tanaka M. International consensus on the management of intraductal papillary mucinous neoplasm of the pancreas. Ann Transl Med, 2015, 3（19）：286.

8. Vege SS, Ziring B, Jain R, et al. Clinical Guidelines Committee；American Gastroenterology Association. Gastroenterology, 2015, 148（4）：819-822.

9. 中华医学会外科学分会胰腺外科学组. 胰腺囊性疾病诊治指南（2015 版）. 临床肝胆病杂志, 2015, 31（9）：1375-1578.

10. Oruç N, Aydın A, Barutcuoğlu B, et al. Cystic fluid chromogranin A levels in different pancreatic cystic lesions. Turk J Gastroenterol, 2015, 26（6）：522-527.

11. Hackert T, Michalski CW, Büchler MW. Mucinous Cystic Neoplasms of the Pancreas：A Surgical Disease. JAMA Surg, 2017, 152（1）：26.

12. Chiang AL, Lee LS. Clinical approach to incidental pancreatic cysts. World J Gastroenterol, 2016, 22（3）：1236-1245.

13. Park HS, Kim SY, Hong SM, et al. Hypervascular solid-appearing serous cystic neoplasms of the pancreas：Differential diagnosis with neuroendocrine tumours. Eur Radiol, 2016, 26（5）：1348-1358.

14. Chandwani R, Allen PJ. Cystic Neoplasms of the Pancreas. Annu Rev Med, 2016, 67：45-57.

15. You L, Xiao J, Cao Z, et al. Analysis of clinical characteristics and treatment of pancreatic cystic tumors. Chin J Cancer Res, 2016, 28(5): 519-527.

16. Nougaret S, Mannelli L, Pierredon MA, et al. Cystic pancreatic lesions: From increased diagnosis rate to new dilemmas. Diagn Interv Imaging, 2016, 97(12): 1275-1285.

17. Zhang W, Linghu E, Chai N, et al. New criteria to differentiate between mucinous cystic neoplasm and serous cystic neoplasm in pancreas by endoscopic ultrasound: A preliminarily confirmed outcome of 41 patients. Endosc Ultrasound, 2017, 6(2): 116-122.

18. Zhou W, Rong Y, Kuang T, et al. The value of systemic inflammatory markers in identifying malignancy in mucinous pancreatic cystic neoplasms. Oncotarget, 2017, 8(70): 115561-115569.

19. Sighinolfi M, Quan SY, Lee Y, et al. Fukuoka and AGA Criteria Have Superior Diagnostic Accuracy for Advanced Cystic Neoplasms than Sendai Criteria. Dis Sci, 2017, 62(3): 626-632.

20. Basar O, Brugge WR. My Treatment Approach: Pancreatic Cysts. Mayo Clin Proc, 2017, 92(10): 1519-1531.

21. 楼文晖,赵玉沛. 重视胰腺囊性肿瘤诊治过程中存在的问题. 中华外科杂志, 2018, 56(1): 2-4.

22. 中华外科青年医师学术研究社胰腺外科研究组. 中国胰腺囊性肿瘤外科诊治现状分析: 2 251 例报告. 中华外科杂志, 2018, 56(1): 24-29.

23. Xu YD, Zhao GC, Pu N, et al. One Hundred Twenty-One Resected Solid Pseudopapillary: An 8-Year Single-Institution Experience at Zhongshan Hospital, Shanghai, China. Eur J Radiol, 2018, 106: 167-172.

24. 梁廷波,白雪莉,马涛. 胰腺囊性肿瘤诊治的困惑与对策. 中国实用外科杂志, 2018, 38(1): 48-52.

25. European Study Group on Cystic Tumours of the Pancreas. European evidence-based guidelines on pancreatic cystic neoplasms. Gut, 2018, 67(5): 789-804.

26. 张太平,冯梦宇,曹喆,等. 胰腺囊性肿瘤诊断进展及评价. 中国实用外科杂志, 2018, 38(7): 749-753.

27. Chen HY, Zhao J, Lu YF, et al. The "extracapsular cystic" sign in pancreatic serous cystic neoplasms: A clinicopathologic study of 177 patients with cystic pancreatic lesions. Eur J Radiol, 2018, 106: 167-172.

28. Lee ES, Kim JH, Yu MH, et al. Diagnosis and Surveillance of Incidental Pancreatic Cystic Lesions: 2017 Consensus Recommendations of the Korean Society of Abdominal Radiology. Korean J Radiol, 2019, 20(4): 542-557.

第十章 脾脏及门静脉高压症

第一节 脾脏的应用解剖与脾功能的再认识

一、脾脏的应用解剖

（一）脾脏的大体形态

脾脏（spleen）是富含血窦的腹腔实质脏器，暗红色，质软而脆，外覆一层结缔组织被膜，内含少量弹力纤维组织和少量平滑肌组织。大多数脾脏外形似蚕豆状，也有不规则形，如楔形、橘瓣形、四面体形或三角形等。我国正常成年人脾脏体积大小男性约 13.36cm×8.64cm×3.07cm，女性约 13.09cm×8.02cm×3.05cm，重量 100~250g，病理情况下可增大至正常的十倍至数十倍。

脾脏位于左季肋部，相当于第 9~11 后肋，大体与第 10 肋平行，通常不能被触及。肋缘下能摸到脾脏表明脾脏已肿大一倍以上。

脾脏有脏、膈两面，前、后两缘，上、下两极，毗邻胃、胰尾、左肾和左肾上腺、结肠脾曲、膈等脏器或结构。脾脏除脾门外皆有腹膜覆盖，属腹膜间位器官，其腹膜返折形成脾周韧带，与胃大弯间形成脾胃韧带，与左肾间形成脾肾韧带，与横膈间形成脾膈韧带，与结肠脾曲构成脾结肠韧带。在某些病理情况下韧带内扩张的侧支血管可构成脾脏血液循环的重要通路，对脾动、静脉主干被阻断后脾血运的维持具有重要意义。

（二）脾脏血管与脾的分叶、分段和分区

1. 脾动脉（splenic artery） 脾动脉主要发自腹腔干，少数起于腹主动脉、肠系膜上动脉或胃左动脉，按照其行程大致可分为胰上段、胰后段、胰尾前段和脾门段。脾动脉一般在近脾门处分为脾叶动脉，再分支形成脾段及脾亚段动脉。

（1）脾叶动脉：脾动脉在脾门附近分出脾叶动脉（Ⅰ级分支），该动脉以两支型最多见，也有一支型和三支型。两支型即脾上叶和脾下叶动脉。

（2）脾段动脉：每个脾叶动脉又再分为脾段动脉（Ⅱ级分支），多为 1~3 支，通常与脾纵轴相垂直进入脾内，分别供应相应的脾段。脾段动脉可分为三至八段型，以四段型多见（图 10-1），即脾上叶动脉分为脾上段、脾中上段动脉，脾下叶动脉分为脾中下段、脾下段动脉。

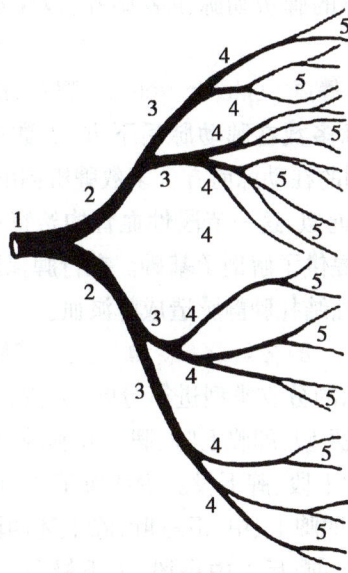

图 10-1 脾动脉及其分支
1. 脾动脉；2. 脾叶动脉；3. 脾段动脉；
4. 脾亚段动脉；5. 小梁动脉

（3）脾亚段动脉：脾段动脉再可分出 2~3 个亚段动脉（Ⅲ级分支），与脾膈面平行走行于脾组织中。脾亚段动脉可以有 9~21 支，平均 16 支，再分为小梁动脉（Ⅳ级分支）、中央动脉（Ⅴ级分支）、笔毛动脉（髓动脉、鞘动脉，Ⅵ~Ⅶ级分支），再经动脉毛细血管末端开放于脾索或血窦。

（4）脾极动脉：指不经过脾门而直接进入脾上、下极的动脉。脾上极动脉出现率为12%~65%，多数起自脾动脉主干，少数起自脾上叶动脉、腹腔动脉，并可发出胃短动脉、贲门食管后动脉。下极动脉出现率为22%~82%，多数发自胃网膜左动脉，少数起自脾下叶动脉或脾动脉主干。有的脾脏上、下极动脉同时存在，占12%~26%。

脾脏的血供非常丰富并有极广泛的侧支循环（胃短动脉和胃网膜左动脉是脾动脉主要侧支），因此远离脾门单纯结扎脾动脉一般不会造成脾脏缺血坏死。脾极动脉的出现率及支数的变异对临床颇为重要，脾保留手术时应注意：①部分脾切除时如拟保留脾脏的上极或下极时，不宜游离，被迫游离时要注意有关血管；②外伤性脾破裂出血行脾动脉结扎后脾脏继续出血，要考虑到存在脾上、下极动脉及其交通支的可能性；③脾叶、段切除时除结扎脾叶动脉、脾段动脉外，相应的脾极动脉也要结扎，以免造成意外出血。

2. 脾静脉（splenic vein） 脾动、静脉常伴行，脾静脉多数在脾动脉后下方，少数被动脉盘绕，极个别的在动脉前方。多数脾脏内的动、静脉分支形成近似，这一节段性血管构筑特点为脾节段性切除提供了解剖学基础。在行脾保留手术时应避免单独结扎脾静脉造成脾淤血。

3. 脾脏的分叶、分段和分区 脾脏可根据脾动、静脉的分支类型进行分叶、分段，多数属于"二叶四段"型，即脾上叶、脾下叶和脾上段、脾中上段、脾中下段、脾下段。少数属于"三叶五段至八段"型，即脾上、中、下三叶，除上述四段外再加上中间段（前、后）、中央段、上下极段。各叶、段均有相应动脉供应和静脉引流，段与段之间无血管交通。

依据脾实质内血管系统走行及分布规律，脾脏从脏面到膈面可以划分为三个区：脾门区、中间区、周围区（图10-2）。脾门区为脾叶段血管和多数亚段血管经过之处，中间区为脾小梁血管、中央动脉和小静脉分布处，周围区为笔毛动脉（髓动脉、鞘微脉和动脉毛细血管）、髓静脉、血窦等分布处。

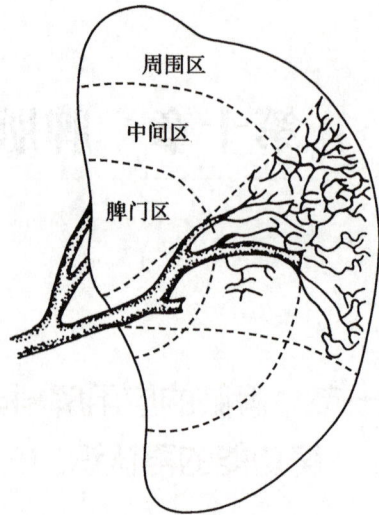

图 10-2 脾脏的分区

（三）脾的解剖异常

1. 副脾（accessory spleen） 副脾与正常脾同源，均来自胃背侧系膜内的间充质，故副脾的位置多位于正常脾附近，最常位于脾门及脾胃韧带内，其他依次为脾蒂、大网膜、胰尾、脾结肠韧带、肠系膜及盆腔。副脾在正常人群中有10%~15%的发生率。副脾与正常脾脏有着同样的组织结构、色泽和质地，但大小不一，数量不等，通常是1个，也有4~5个。副脾的血供可来自脾动脉主干或其分支、胃网膜动脉或其他动脉。副脾的临床意义：①副脾的功能与脾脏相同，通常没有临床表现，当因脾功能亢进（如血小板减少性紫癜、溶血性黄疸）行脾切除术时应一并将副脾切除，防止复发；②副脾本身也存在自发破裂、梗死或蒂扭转的可能，临床应注意与其他急腹症予以鉴别；③副脾常被误诊为胃底肿瘤、结肠肿瘤、胰腺肿瘤、肿大淋巴结等。副脾也有游走的。

2. 无脾（asplenia）和多脾（polysplenia） 是在胚胎第6周以前脾原基未形成（无脾）或原基未融合（多脾）的结果，多合并部分内脏转位，通常无临床表现，常常由于并发的心、肺或胃肠道畸形需要治疗时才发现。多脾应区别于副脾，多脾是单个的多叶脾或是脾由多个独立等大的部分组成，而副脾是1个或多个独立于正常脾以外的脾结节。多脾也不同于损伤性脾破裂或脾切除时自体种植的脾脏。

3. 游走脾（wandering spleen） 可位于腹腔的任何部位，与胚胎发育过程中胃背侧系膜发育缺陷、脾胃韧带和脾膈韧带松弛导致脾蒂变长有关,容易出现脾扭转。

4. 脾生殖腺融合症(splenogonadal fusion)

胚胎第七至八周时中肾脊演变来的结构与脾原基发生粘连,使睾丸下降时将脾带入阴囊内或左髂窝内,脾组织与左侧睾丸或卵巢合并便产生脾生殖腺融合症。如脾与睾丸融合则需切除其中之一。脾生殖腺融合症常伴连接脾与阴囊之间的纤维索,残留的纤维索压迫横结肠可能会引起肠梗阻,故手术时必须切断脾纤维索。

(四)脾的组织学

脾脏是机体最大的结外周围淋巴器官,占全身淋巴组织总量的25%,含有大量淋巴细胞、巨噬细胞、树突状细胞等免疫细胞。脾脏位于血液循环通路上,每分钟约有5%的全身血量流经脾脏。这些均有利于脾脏发挥抗感染、抗肿瘤等多项重要的生理功能。

脾脏的外面包有一层几毫米厚的薄层结缔组织被膜,从被膜伸出很多小梁结构进入脾脏实质。脾脏实质的组织结构可分为红髓、白髓和边缘带三部分。在脾脏的新鲜切面上,肉眼可见脾脏实质分为明显的两种结构,一种是暗红色的红髓,分布非常广泛,由大量的含血液的、形状不规则的脾窦和脾索组成,另一种是分散在红髓中间呈灰白色的白髓,它是围绕在动脉周围、呈现为弥散的或小结状的淋巴组织(图10-3)。

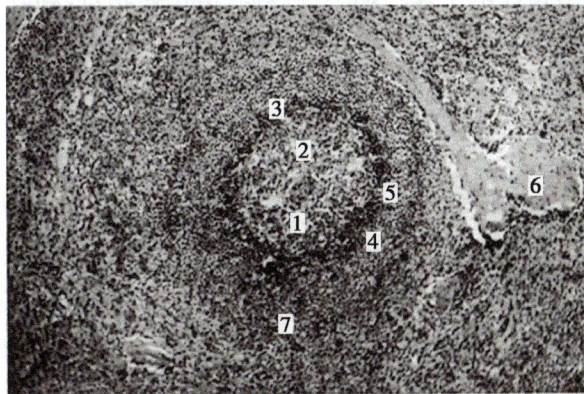

图10-3 正常大鼠脾组织
1. 暗区;2. 明区;3. 帽;4. 边缘区;
5. 边缘窦;6. 小梁;7. 红髓

1. 白髓(white pulp)

白髓是围绕中央动脉及其分支而分布的淋巴组织形成的动脉周围淋巴鞘和淋巴小结,含B和T淋巴细胞,一般情况下占脾脏的20%~30%,当机体受到外界抗原刺激时淋巴细胞成熟并增殖,白髓体积明显增大,甚至可以占至整个脾脏体积的一半。

(1)动脉周围淋巴鞘(periarterial lymphatic sheaths):淋巴组织围绕中央动脉形成似刀鞘或衣袖样结构,主要由T淋巴细胞组成,为胸腺依赖区。当受抗原刺激,引起免疫反应时,T淋巴细胞在此大量增殖,淋巴鞘明显增厚,其中网状细胞也明显增多。动脉周围淋巴鞘内的中央动脉为肌性动脉,分出若干毛细血管侧支供给整个白髓,其中一些毛细血管侧支进入周围的边缘窦。

(2)淋巴小结(lymphoid nodule):又叫脾小结(splenic corpuscle),是B淋巴细胞聚集形成的淋巴滤泡样结构,为非胸腺依赖区,与周围淋巴结的结构相同,也称淋巴滤泡,多呈圆形或椭圆形,直径0.25~1mm,呈白色半透明点状,与周围深紫红色的红髓形成鲜明对照。滤泡动脉从淋巴滤泡的一侧穿过,即所谓的偏心性,并分支形成毛细血管供血,这也是淋巴滤泡有别于动脉周围淋巴鞘(PALS)的特点。同身体其他部位的淋巴小结一样,脾小结在受到抗原刺激时不仅数量增多,也会出现生发中心,其中的B细胞增殖活跃,树突细胞及巨噬细胞此时也会出现在生发中心,随着感染的消退,生发中心也会消失。淋巴小结随年龄增长而萎缩、减少,老龄者甚至消失。

2. 红髓(red pulp)

红髓位于白髓四周、被膜下及脾小梁周围,占整个脾实质的2/3,新生儿脾脏白髓比例较大,成年之后逐渐退化,红髓逐渐成为脾脏的主要部分。红髓由脾索和脾窦构成。

(1)脾索(splenic cord):呈条索状,相互连接成网,网眼内即为脾窦。脾索由网状细胞、网状纤维构成多空隙的支架,其间充满各种血细胞和巨噬细胞。脾索是脾脏滤过血液的主要结构,脾脏内大多数毛细血管开放于脾索,血液在脾索内流动缓慢,脾索内巨噬细胞可吞噬各种异物和衰老的红细胞和血小板等,正常血细胞则通过脾索边缘血窦内皮细胞间隙,进入脾血窦。当体循环中有太多异常红细胞需要巨噬细胞吞噬时,脾索内的网状细胞就会增殖,导致红髓扩大,进而造成整个脾脏的增大。此外,脾索也是B淋巴细胞居留区。

(2)脾窦(splenic sinus):细长、卵圆形、相互

连接形成网状的血管通道。脾窦壁没有肌层,仅有一层内皮细胞和基底膜。脾窦汇集成为髓静脉(又称脾索静脉),直接移行于小梁静脉汇成脾静脉属支,再形成脾静脉主干从脾门出脾。

3. 边缘区(marginal zone) 紧靠白髓的边缘,是白髓和红髓的移行区。中央动脉的某些毛细血管侧支开口于边缘区。边缘区是血液中携带的抗原物质进入脾脏,与各种淋巴细胞接触的部位,也是脾内识别、捕获抗原,诱发免疫反应的场所。同时,它也是许多淋巴细胞离开血液循环迁移到白髓的重要通路。

4. 血 – 脾屏障(blood–spleen barrier) 血 – 脾屏障位于边缘区,环绕白髓存在,由窦周血管内皮细胞及其基膜、巨噬细胞、网状细胞和网状纤维(网状组织)及胶原纤维组成,它通过细胞间致密结合的机械屏障作用和巨噬细胞的生物吞噬作用发挥抗原滤过功能,维持白髓内环境稳态。

(1)血 – 脾屏障的功能

1)机械屏障作用:研究发现,无论是代表生物源性的新型隐球菌还是代表非生物源性的炭粒,注射后 3 小时都是以游离状态聚集在边缘区的脾窦内,即使窦内皮细胞本身或内皮细胞之间存在孔眼或间隙,也未能直接侵入白髓。这一点与脑组织及软脑膜所见到的情况极为相似,说明血 – 脾屏障有机械屏障功能。

2)生物屏障作用:区别于血 – 脑屏障最显著的一点。研究发现抗原物质是被血 – 脾屏障系统的巨噬细胞、窦内皮细胞等吞噬清除,而软脑膜未发现类似现象,显示了血 – 脾屏障具有积极主动的生物屏障作用。

3)传递抗原:边缘区的巨噬细胞是血 – 脾屏障系统的重要构成部分,发挥重要功能。研究发现吞噬抗原的巨噬细胞向淋巴滤泡迁移后,持续较长时间停留在生发中心,可能是在为特异性免疫细胞传递抗原信息。

4)维持白髓内在微环境恒定:来自血液循环中的颗粒、抗原等不能直接透过边缘区的血 – 脾屏障到达白髓,有效地维持了白髓内微环境的恒定,确保白髓内 T、B 淋巴细胞的特异性免疫应答有序进行。

(2)与其他的生物屏障相比,血 – 脾屏障有如下特点:

1)分子结构相对松散:与血 – 脑屏障、血胸腺屏障相比,血 – 脾屏障在结构上的特点是当脾窦扩张时,窦内皮细胞之间存在约 0.5μm 的间隙,内皮细胞本身也可见 2~3μm 窗孔,且基底膜不完整。

2)较强的滤过作用:虽然没有血 – 脑屏障、血胸腺屏障那样的细胞间紧密连接,但血 – 脾屏障可阻挡和吞噬异物的细胞种类较多,且跨越的空间范围较大,滤过作用较强。

3)选择性滤过:研究发现血 – 脾屏障既可以通过较大的抗原,如被疟原虫感染的红细胞,又能阻挡较小的抗原,如辣根过氧化物酶,说明它的选择性是针对具体的成分,而不是完全针对颗粒的大小。不同时期血 – 脾屏障的选择性滤过功能也不尽相同。形态完整的生发中心周围存在成熟的血 – 脾屏障,其选择性滤过功能完善,而形态不完整、形成时间较短的生发中心周围的血 – 脾屏障功能不完善。

5. 脾脏的神经支配 支配脾脏的神经主要是腹腔交感神经节后纤维,经脾门伴随脾动脉进入脾脏,其中胆碱能神经除与脉管系统伴随分布外,脾组织实质内也有分布,不同结构分布的神经纤维相互连接。脾交感神经对脾脏免疫功能的影响主要通过两个方面,即调节脾脏血液灌流量和免疫细胞功能。脾交感神经电生理活动与内毒素呈剂量依赖关系,内毒素剂量越大,脾交感神经电生理活动强度越高,潜伏期越短,脾脏血液灌流量越低,说明脾交感神经对内毒素的敏感性较高,能快速调节脾脏血流量。研究发现,交感神经通过刺激脾脏基质细胞释放趋化因子,进而作用于白髓的淋巴细胞,发挥免疫调节功能。由于机体不断地接受刺激,神经内分泌系统与免疫系统不断地应答和协调,所以脾脏的神经纤维常常处于结构不断重塑、功能不断改建之中。

二、脾脏的生理功能

1952 年 King 和 Schumacker 报道了 5 例脾切除后发生全身凶险性感染(overwhelming post-splenectomy infection, OPSI),使人们对脾脏的功能有了全新的认识,对脾脏的免疫功能、Tuftsin 以及脾脏对周围脏器的协同调节作用等方面有了更深入的研究。

（一）储血和造血功能

1. 储血功能　脾脏中有非常丰富的血管，类似海绵，构成一个可以储存血液的储血库。脾脏的大小不同，储血量差异较大，少者几十毫升，多者上千毫升，一般为40~200ml。在剧烈运动、急性失血、低温或注射肾上腺素时，脾脏能节律性收缩，将储存的血液（尤其是红细胞）迫入血液循环，增加血容量和红细胞比积，适应血液循环的紧急需要。当机体处于某些病理状态时，脾脏储血会明显增加（病理性储血），甚至达全身血量的20%以上。

脾脏还储存大量的血小板。血小板从骨髓中生成并释放后并不全部进入血液循环，而是有相当数量暂时储存在脾脏内，大约2日后才进入血液循环。脾脏储存血小板数量约占总量的1/3，当脾脏肿大时血小板储量可高达80%。血小板黏附在网状纤维上，可重复进入血液循环。脾脏储存的大量血小板有利于凝血，当脾脏浅表裂伤时常能自行止血并修复愈合，因此对脾外伤患者，经过慎重选择可行非手术治疗。

2. 造血功能　胎儿期脾为造血器官之一，特别在最初2~5个月内是主要造血器官。5个月后脾脏生成红细胞的功能减弱，逐渐产生淋巴细胞和单核细胞，转化为淋巴器官，但在大量失血、溶血、严重缺氧或因某些疾病需要机体紧急造血时，脾脏也能产生多种血细胞（髓外造血）发挥代偿造血作用。成年人患原发性骨髓纤维化时，脾脏穿刺涂片显示淋巴细胞和粒、红、巨核三系细胞增生，说明成年人脾脏仍有髓外造血功能。

（二）滤血和毁血功能

1. 滤血功能　脾脏血流量较大，流经脾脏的血液90%需先经红髓进行过滤。脾脏具有独特的微循环系统，血液由脾小动脉末端开口进入脾索的网状细胞之间，然后逐步渗透移行到静脉窦中，在此过程中各种血细胞、颗粒及病原菌呈单行排列，缓慢地通过脾脏微循环。这种特殊的滤过过程给脾窦内的吞噬细胞、淋巴细胞、单核细胞和中性粒细胞吞噬各种微生物和颗粒抗原提供了足够的时间，血液中的细菌、异物、颗粒型抗原、抗原抗体复合物和衰老的血细胞不断被脾脏的巨噬细胞、淋巴细胞捕获、扣留、吞噬、破坏。因此脾脏是血液的有效滤过器，对维持血液的净化发挥重要作用，其中可能还有免疫和代谢等因素参与。

2. 毁血功能　脾、肝、骨髓、网状内皮系统及肺都具有清除红细胞的功能，脾脏是清除红细胞的主要场所。正常情况下，衰老或不合格的红细胞被脾脏清除，如有脾脏肿大或其他病理情况，正常的红细胞也可能遭到脾脏的破坏。然而脾脏切除后红细胞寿命并无延长，可能是由于脾脏的毁血功能被肝脏等器官所替代。

红细胞、白细胞的直径（7~12μm）远大于脾索基膜小孔直径（2~3μm），故红细胞必须在极度变形的情况下才能通过脾索。正常红细胞易于变形，而衰老、不成熟、受损及形态异常的红细胞变形能力下降，不易通过基膜上的小孔而被阻留。这些红细胞在脾索中长时间停留，有利于巨噬细胞吞噬。脾脏将血液中衰老或受损伤及形态不正常的红细胞拣选并破坏的过程称为剔除或拣选（culling），而在不破坏红细胞膜完整性的前提下将红细胞中某些异常成分如红细胞核残余小体（Howell-Jolly小体）、Heinz小体、Cabot环等去除称为摘除或去核（pitting）。脾功能亢进时网状内皮细胞过度增生活跃，上述毁血作用显著增强，以致大量白细胞、血小板也在脾内被破坏，临床上可见脾切除后循环血液中血小板和白细胞数量明显增加。

（三）脾脏的免疫功能

脾脏是人体最大的淋巴器官，占全身淋巴组织总量的1/4左右，也是唯一能滤过血液的淋巴组织。脾脏拥有巨噬细胞、淋巴细胞、树突状细胞、自然杀伤细胞等大量功能各异的免疫活性细胞，并可分泌多种细胞因子，既可通过吞噬完成非特异性免疫功能，又可通过T细胞介导的细胞免疫和B细胞介导的体液免疫完成特异性免疫功能。脾脏在抗感染和抗肿瘤中发挥的作用已经得到临床和实验证明。

1. 非特异性免疫功能　脾脏具有重要的非特异性免疫功能，这种功能主要通过脾脏内细胞因子协同巨噬细胞吞噬作用而实现。

（1）Tuftsin：1970年美国Tuftsin大学的Najiar发现机体中有一种四肽物质，能促进中性粒细胞的吞噬功能，脾切除后这种物质明显减少甚至消失，现已明确它是 IgG 分子 Fc 段第 289~292 节苏氨酰胺 – 赖氨酰胺 – 脯氨酰胺 – 精氨酸的四肽缩氨酸。在白细胞膜酶（白细胞激肽酶）和脾脏内羧基肽酶作用下 Tuftsin 才能从 IgG 分子上裂解下来，因此脾切除后，一方面因脾内浆细胞合成 IgG 不足或丧失，使产生 Tuftsin 的母体减少，另一方面脾脏产生内羧基肽酶减少或丧失，致 Tuftsin 从 IgG 分子上裂解下来减少。近年来发现 Tuftsin 还可来源于其他未知细胞的分泌，远非仅 IgG。

Tuftsin 的作用主要有：①促中性粒细胞的吞噬作用。其在 0.05~0.1μg/ml 的微量浓度时即对中性粒细胞吞噬功能有显著影响，且这种影响与浓度改变呈正相关。脾切除后中性粒细胞周围虽有很多可吞噬的细菌，但其吞噬现象少见，脾种植及脾组织移植可维持 Tuftsin 功能。②促进巨噬细胞及单核细胞的功能作用。在巨噬细胞、单核细胞等多种免疫细胞表面均发现了特异性的 Tuftsin 受体，Tuftsin 通过该受体促进这些细胞的吞噬作用和杀伤力。③抗肿瘤免疫作用。Tuftsin 可增强中性粒细胞、单核巨噬细胞的游走性、化学趋向性及吞噬作用，促进巨噬细胞释放肿瘤坏死因子、氧自由基及淋巴因子，诱导 T 细胞增殖分化，增强 NK 细胞的细胞毒作用。④Tuftsin 新发现的功能还包括刺激单核细胞产生组织因子样作用，对血压和组胺的调节作用，抗感受伤害与止痛作用，对 AIDS 的治疗作用等。

（2）调理素（opsonin）和补体（complement，C）：调理素是抗原抗体结合后产生的促进巨噬细胞和粒细胞吞噬作用的一类物质的总称，包括表达于细胞表面的调理素，如特异性抗体 Fc 受体及 C3b 受体，以及某些可溶性补体成分，如 iC3b 等。补体是指存在于血清与组织液中的一组活化后具有酶活性的蛋白质。脾脏中 B 细胞是产生抗体的主要场所，补体中许多成分，如 C1、C2、C4、C5、C8 等可在巨噬细胞合成。抗原抗体结合后再与补体结合可增强细胞吞噬功能，对调节免疫效应具有重要作用。补体系统激活过程中可产生多种生物活性物质，参与机体抗感染免疫、扩大体液免疫效应、调节免疫应答，同时也可介导炎症反应，导致组织损伤。脾脏切除后机体吞噬微生物的功能明显下降。

（3）备解素（properdin）：又称 P 因子，是补体旁路激活途径中一个重要组成，主要在脾脏合成，脾切除后外周血 P 因子水平降低。备解素可与 C3bBb 结合并使之发生构象改变，使 C3bBb 的半衰期延长 10 倍，从而加强 C5 转化酶裂解 C5 的作用，对补体旁路具有正性调节作用。

（4）树突状细胞（dendritic cell，DC）：脾脏中这类细胞几乎都具有丰富而稳定的 Ia 抗原，具有吸附、保留、提呈抗原的作用，特别是对可溶性抗原能发挥很大的辅助作用。

（5）巨噬细胞（macrophage，Mφ）：单核细胞进入脾脏后分化为巨噬细胞，其功能主要有非特异性吞噬功能、识别处理和递呈抗原、储存抗原并参与免疫调节。

（6）其他非特异性免疫细胞和免疫因子：包括自然杀伤细胞（NKC）、杀伤细胞（KC）、淋巴因子活化杀伤细胞（LAK）、免疫核糖核酸（iRNA）、环磷酸鸟苷（cGMP）和内源性细胞毒因子（ECF）等。

2. 特异性免疫功能 可分为由 B 细胞介导的体液免疫和 T 细胞介导的细胞免疫，两者无法截然分割。脾脏中 B 淋巴细胞主要分布在脾小结、边缘区和红髓，B 细胞在抗原刺激下转化为浆细胞，产生具有特异性免疫功能的 IgG 和 IgM，活化的 B 细胞还可提呈可溶性抗原并分泌一些细胞因子参与免疫调节。脾脏内 T 细胞主要分布在中央动脉周围淋巴鞘，边缘区也有一定数量，当机体受到抗原侵袭时，巨噬细胞摄取和加工抗原并呈递给 T 细胞，T 细胞携带抗原信息在脾脏以及其他胸腺依赖区增生分化，成为致敏淋巴细胞，一部分通过血液到达抗原所在部位，释放多种细胞因子，与巨噬细胞、杀伤性 T 细胞及中性粒细胞共同作用清除抗原异物，另一部分进入其他淋巴组织诱导更多致敏淋巴细胞产生。有研究证明脾切除后辅助 T 细胞（Th）下降，抑制 T 细胞（Ti）相对增高。

（四）脾脏在疾病中的作用

脾脏虽然不像心、肝、脑、肺、肾等器官那样为生命所必需，但愈来愈多的研究发现，它对于维持机体内环境的稳定意义重大。脾脏不仅是机体最大的免疫器官，并且是机体免疫 – 神经 – 内分泌网络调节中心的重要组成部分，与体内许多其他脏器如肝脏、肺脏、肠道、内分泌、淋巴器官、胰腺等有着密切联系,甚至影响着这些脏器重要功能的发挥及疾病的发生和发展。

1. 脾脏与肝病　脾脏与肝脏在解剖上位置相邻,脾静脉血流与肠系膜上静脉血流汇合成门静脉后进入肝脏,向肝脏输送处理过的抗原,由肝脏进行灭活或激发免疫反应。脾脏内的细胞及细胞因子也可通过门静脉血入肝,影响肝脏功能的发挥。多种肝脏疾病伴有脾脏的异常,如肝硬化门脉高压症(portal hypertension,PH)时常伴随脾大及脾功能亢进,异常的脾脏反过来对肝脏也会造成一定的影响,因此脾脏与肝脏关系密切。实验表明脾脏影响多种肝细胞功能的发挥,将肝实质细胞、库普弗细胞(Kupffer cell,KC)和肝星形细胞加入脾细胞或 Tuftsin 液培养,发现脾脏对肝细胞合成 AKP、LDH 和白蛋白有促进作用。脾脏对肝库普弗细胞的调节作用还表现在向肝脏输送多种生物活性因子,维持库普弗细胞功能活跃,脾脏切除后肝库普弗细胞的吞噬作用也会减弱。以四氯化碳诱导肝硬化模型,比较不同时间切脾组和保脾组肝硬化组织形态学及脾功能方面的差异,发现诱导前切除脾可明显延缓肝硬化发展,诱导过程中切脾仍有部分缓解作用,进一步研究表明肝硬化时切脾组肝星形细胞数量低于保脾组,而肝星形细胞的主要功能正是产生网状纤维和胶原,促进肝纤维化的形成。这些都表明脾脏参与了肝硬化的病理过程,对肝硬化的形成具有明显的促进作用。从免疫学角度出发,临床保留巨脾的免疫功能固然重要,但由于脾脏促进肝硬化,保脾只能使患者肝硬化更加严重。一些新近研究还显示脾脏参与了病毒性肝炎、肝损伤修复、肝硬化门脉高压、肝癌的发生发展及肝移植的免疫排斥。例如我们的研究发现:脾切除后患者外周血炎症因子表达谱趋向正常,且对乙肝肝硬化患者 HBV DNA 定量有调节作用。另外,脾切除能增加丙肝抗病毒治疗的敏感性。因此对于门静脉高压症的巨脾非但不应保留,而是应当尽早切除,这是近年来脾脏外科对门静脉高压症巨脾研究的主要趋势或一个重要的转变。然而这种转变是否最为理想还有待于更多研究和探索。

2. 脾脏与肿瘤　众多动物实验及临床研究结果表明脾脏在抗肿瘤免疫中发挥着重要的作用。长期大宗病例随访资料显示,外伤脾切除患者实体瘤及血液系统肿瘤发病率较正常人群明显升高。临床上也观察到大肠癌患者中脾脏肿大组平均生存率明显高于脾脏正常组。有报道荷瘤鼠脾脏越重者,肺表面转移性结节数目越少。大鼠转移癌模型早期(第 0、3 天)切脾组较未切脾组明显增加了肺转移灶数目,且显著降低了存活率。系列实验研究发现,小鼠脾切除后种植性肝癌、子宫颈癌生长较快,癌细胞淋巴结转移率较高,而给脾切除小鼠注射 Tuftsin 后,其癌细胞转移率明显下降,平均生存期延长,与不切脾组相似。脾脏的抗肿瘤作用与其能分泌如 Tuftsin、FN 及 INF-γ 等非特异性抗肿瘤物质及含有大量的免疫细胞有关,失去脾脏将削弱机体的抗肿瘤免疫作用,加速肿瘤生长。

脾脏对肿瘤的进展作用有时相性和双向性,在肿瘤早期脾脏具有抗肿瘤作用,然而到了肿瘤晚期,脾脏呈现免疫抑制状态,甚至能够促进肿瘤的生长和侵袭转移,切除脾脏将会消除脾脏的免疫抑制,减慢肿瘤生长和转移,改善预后。Toge 等研究发现胃癌随着病期进展,脾脏和脾静脉血中抑制性 T 细胞(CD8+ CD11+)的活性较外周血明显增高,而辅助性 T 细胞活性却明显降低。有实验发现给小鼠注射艾氏腹水癌细胞 5 天后切除脾脏,肿瘤生长明显受到抑制。有人统计胃癌切脾组与保脾组术后 CD4+/CD8+ 比值变化,可以看出术后 1 年内两组 CD4+/CD8+ 比值均较术前明显增高,但在随后的 2~5 年切脾组 CD4+/CD8+ 比值逐渐下降,而保脾组比值均在正常范围,其结果表明如果能够切除进展期的恶性肿瘤使荷瘤所致的免疫抑制因素消失,脾脏对残留在体内的肿瘤细胞仍可发挥抗肿瘤的作用。因此对于非脾脏肿瘤,预防性脾切除是不可取的,在可能的条件下尽量切除肿瘤而保留脾脏对患者健康有益。

关于脾脏肿瘤免疫进入抑制性调节作用的原因,目前研究认为有以下几个方面:①脾脏分泌的 Tuftsin 可以增加巨噬细胞的肿瘤趋向性、吞噬力和分泌能力,并且能够增加巨噬细胞产生氧自由基 - 超氧阴离子(O_2^-)的能力,这对杀伤肿瘤细胞具重要的意义,但 Tuftsin 的这种作用随着肿瘤的生长逐渐减弱；②在肿瘤发生的早期，血清中存在低浓度的 TNF-α，能够刺激脾脏分泌 Tuftsin 发挥抗肿瘤的作用，但随着肿瘤的发展，TNF-α 的浓度逐渐增高，反而会抑制 Tuftsin 的产生，降低脾脏的抗肿瘤作用；③脾脏是抑制性免疫细胞分化、增殖的场所，能够产生免疫抑制因子、前列腺环素等抑制免疫功能的物质，随着肿瘤进展，这些免疫抑制因子从脾脏释放增多，导致机体呈肿瘤免疫抑制状态。

目前大多数学者接受脾脏在抗肿瘤免疫中的"双向性"和"时相性"特点。双向性具体取决于多种因素，如肿瘤的来源、肿瘤的相对抗原性、机体免疫状态等，而时相性具体表现为在肿瘤的早期脾脏起抗肿瘤作用，但随着肿瘤的生长，脾脏的抗瘤作用逐渐减弱，甚至呈免疫抑制状态，利于肿瘤发展。笔者的研究也发现，在二乙基亚硝胺建立大鼠肝硬化肝癌模型的不同时期，脾脏巨噬细胞的功能不断变化，在肝硬化及肝癌早期脾脏巨噬细胞的吞噬、代谢、分泌、抗原呈递功能普遍增强，其中以肝癌早期增强更为显著，而在肝癌晚期，脾脏巨噬细胞的各项功能普遍减弱，进一步支持了脾脏抗肿瘤作用呈时相性的观点。然而对整个机体而言，脾脏在抗肿瘤免疫中的作用究竟有多大？脾脏抗肿瘤作用的机制具体如何？对于肿瘤进展期中脾脏的免疫抑制调节作用是否可以逆转？如何逆转？如何利用和调节脾脏的免疫功能从而发挥抑制肿瘤生长的作用也是目前肿瘤生物治疗中一个备受关注的研究热点，对这些问题的进一步探讨应该成为今后的努力方向。

3. 脾脏与急性胰腺炎 "炎症因子级联瀑布反应"不仅是急性胰腺炎的致病机制之一，也是所有致病因素的共同病理阶段，目前认为与急性胰腺炎有关的炎症因子主要有 IL-1、IL-6、IL-8、IL-10 和 TNF-α 等。过度生成的炎症因子促进全身炎症反应综合征（SIRS）和多器官功能障碍综合征（MODS）的形成，导致病情危重甚至死亡。

脾脏是人体最大的免疫器官，脾脏内与炎症反应有关的免疫细胞主要有巨噬细胞、NK 细胞、B 细胞及 T 细胞等，它们能够分泌大量炎症因子如 TNF-α、IL-1、IL-6、IL-8、IL-12 参与免疫调节及炎症反应过程，因此人们推测脾脏可能与急性胰腺炎的发生发展有一定的联系。鲁正等人发现，预先切脾组大鼠急性胰腺炎时 TNF-α、IL-1β 含量及细菌移位率均显著低于未切脾组，且肠黏膜病变较轻，说明脾脏在急性炎症反应中可明显提升炎性介质的水平，预先切除脾脏对于阻止病情发展有一定作用。Tuftsin 是脾脏特有的炎症因子，有研究表明脾脏在急性胰腺炎中的作用可能与 Tuftsin 有关。另有实验表明，大鼠急性胰腺炎出血坏死阶段（术后 12 小时），脾脏起免疫抑制调节作用，机体处于免疫抑制状态。笔者也观察了大鼠急性胰腺炎后不同时间切脾对胰腺炎病情及肺脏、肝脏、肠道菌群移位等胰外脏器病变的影响，发现发病后 6 小时以内切脾者胰腺及胰外脏器病变较轻，预后较好，与预先切脾组类似，而 9 小时以后切脾者胰腺病变及病情类似单纯模型组。以上均显示脾脏对急性胰腺炎的发生发展有一定的促进作用，提示急性胰腺炎早期在常规治疗的基础上围绕脾脏的过度反应采取相应的控制措施有望缓解病情、改善预后。

4. 脾脏与肺脏感染 动物实验发现，肺炎球菌感染的动物预先脾切除者肺组织充血肿胀严重、肺内细菌清除减少、细菌向肺门淋巴结移位和侵入血流的速度加快，这说明脾切除后动物抗肺炎球菌功能降低。利用大鼠进行不同量脾组织网膜内移植，结果显示气管内感染肺炎球菌后脾移植组的存活率明显高于脾切除组，血中肺炎球菌清除率在脾切除组明显下降，而在各移植组接近正常，且自体脾组织移植能较好地恢复肺泡巨噬细胞发育成熟及功能的发挥。此外还发现脾移植能改善小鼠抗肺泡内大肠埃希菌的能力。

5. 脾脏与肠黏膜屏障及细菌移位 正常情况下由于肠黏膜屏障功能，肠道内大量细菌及有毒物质难以侵入体内。近年来发现脾脏对肠黏膜屏障功能有一定影响。实验结果表明，在小鼠脾切除后的一段时间里肠道细菌移位、肠黏膜损害加重，肝、肠系膜淋巴结的细菌培养阳性率均显著增高。因此有人认为脾切除后凶险性感染可能是肠源性的，脾切除后削弱了脾脏对肠道屏障的协同调控作用，导致了肠道内细菌移位。

6. 脾脏与代谢内分泌 临床上早已发现很

多腺萎缩患者同时患有毒性突眼性甲状腺肿,实验研究亦证实甲状腺素释放激素在一定条件下对脾脏的免疫功能有调节作用。切脾或无脾患者易患自身免疫性疾病和肾上腺皮质功能减退症,脾大患者孕酮、绒毛膜促性腺激素、黄体生成素增高,一些动物实验还发现雌二醇对脾外伤后免疫功能的恢复有十分明显的作用。现已证实脾脏与内分泌系统有密切关系,脾脏可通过产生许多内分泌系统的激素或激素受体影响靶器官的功能,目前报道的有促甲状腺激素(TSH)及其受体、促性腺激素及其受体、生长激素及其受体、血管升压素(ADH)及其受体、催产素及其受体、促肾上腺皮质激素(ACTH)及其受体等。此外脾脏还与某些遗传代谢疾病(葡糖脑苷脂病、神经鞘磷脂症等)、感染性疾病等有密切的关系。

7. 脾脏与淋巴器官 通过研究脾对胸腺和淋巴结免疫功能的影响,发现脾切除后中枢免疫器官胸腺无明显反馈作用,但腹腔淋巴结出现了代偿,体现在淋巴结细胞数量增多及对刀豆蛋白A增殖反应增强,而单个淋巴结抗体产生能力则有降低,提示生理条件下脾脏对淋巴结抗体产生具有辅助作用。尽管脾切除对中枢免疫器官胸腺无明显反馈作用,但有实验表明小鼠胸腺基质细胞单抗对脾细胞增殖具有抑制作用。

8. 脾脏与其他疾病 新近的研究结果显示脾切除还可以降低全身炎症反应、抗组织细胞凋亡、减轻肝缺血再灌注损伤等。脾脏参与对骨髓造血的调控和红细胞、血小板的破坏、清除,因此多种造血系统疾病(溶血性贫血、血小板减少型紫癜、骨髓异常增生综合征等)均伴有脾脏的变化。还有研究报道脾切除术后的二战退伍军人心脑血管栓塞性疾病的发病率异常增高,提示脾脏与心血管疾病可能也存在一定联系。脾脏储备了大量起免疫作用的单核细胞,当人体心脏病发作或遭遇伤口大量出血等严重创伤时,脾脏会向血液中释放出这些单核细胞以应对危机。在慢性高血压病变中,交感-RAAS系统促进脾脏分泌PlGF(胎盘生长因子),进而引起T细胞浸润至肾脏、血管,加重高血压的病变。我们的研究还发现在束缚应激中,脾脏可促进外周血CD4/CD8比例改变。

一般来讲,脾脏的功能在脾脏缺失后可以被其他脏器不同程度的代偿或取代,然而脾脏毕竟是人体最大的免疫器官,含有大量的免疫活性细胞并能分泌许多细胞因子,在一些病理情况下,如重症感染、肝硬化、肠道细菌移位、胰腺炎、肿瘤等,脾脏对相关脏器的功能及其病变的进程起着重要的影响。相信针对上述领域开展的研究有望为诸多疾病的发病机制揭开崭新的一页,也为临床效果提供新思路,推动脾脏相关研究向更全面、更深入、更系统的方向发展。

(五)肝硬化门脉高压症时的脾功能

有关肝硬化门静脉高压症(portal hypertension, PH)患者肿大脾脏的功能状况至今仍然存在很大分歧。一方认为脾脏会发生纤维化改变并逐渐加重,抗感染能力降低,对肝硬化具有促进作用;另一方则认为门脉高压患者巨脾实际上为充血性肿大,脾仍具免疫功能,对维持机体正常免疫状态有利。近年来研究提示,门脉高压时脾脏的结构和功能发生了明显变化。在组织学层面,脾脏发生不同程度的纤维化,以脾小体周围胶原纤维和网状纤维增生最为明显,可能会导致脾血屏障机械屏障作用加强,这可能是脾脏内血细胞破坏增多(脾亢发生)的病理学基础之一;在细胞水平,脾脏内巨噬细胞和淋巴细胞相对数量虽然减低,但由于脾脏重量及体积明显增加,其绝对数量明显增多,且巨噬细胞吞噬、分泌和抗原呈递功能以及淋巴细胞的增殖功能均有不同程度的增强;在分子层面,此时脾脏与正常脾脏在mRNA、microRNA、细胞因子表达等方面存在显著差异,差异表达的因子涉及单核/巨噬细胞系统趋化、血管新生、纤维化和基质成分改建等方面。

综上所述,门脉高压时脾脏的结构和功能发生了明显变化,一方面会造成脾脏吞噬破坏血细胞增多,导致脾亢的发生,另一方面也说明脾脏并未完全丧失免疫功能,只是处于某种紊乱的状态,这种紊乱状态与肝炎病毒复制、肝纤维化、肝癌、骨髓造血细胞成熟发育抑制等相关疾病有关,会对机体产生不良后果。围绕这一领域的深入研究可能会对门脉高压症患者脾脏处理以及从脾脏入手治疗肝病提供理论依据,具有重要的理论价值和实际应用前景。

(李宗芳 张澍 李韧 张健)

参 考 文 献

1. 姜洪池,陈孝平.实用肝脾外科学.北京:科学出版社,2003:497-591.

2. 陈辉树,姜洪池.中国脾脏病学.北京:人民军医出版社,2012:5-22.

3. 陈维佩,韩殿冰.脾脏的血管解剖与保脾手术.中国实用外科杂志,1999,19(12):710-712.

4. 蒋登金,郭光金,陈维佩,等.血脾屏障结构与功能的实验研究.中华肝胆外科杂志,2002,8(1):49-52.

5. 朱安龙,姜洪池,刘连新,等.血脾屏障形态学的实验研究,中华外科杂志,2005,43(9):591-594.

6. Mebius RE, Kraal G. Structure and function of spleen. Nature Reviews Immunology, 2005, 5(8):606-616.

7. 张澍,周蕊,李宗芳.脾脏与其相关疾病.中国实用外科杂志,2009,29(5):395-397.

8. 李宗芳,任松,张澍.脾脏基础研究新进展.中华实验外科杂志,2012,29(3):361-364.

9. 韩殿冰,陈维佩,郭光金,等.脾切除对小鼠肠道细菌移位的影响.中华肝胆外科杂志,2002,8(1):52-54.

10. Zhang S, Li ZF, Pan D, et al. Changes of splenic macrophage during the process of liver cancer induced by diethylnitrosamine in rats. Chinese Medical Journal, 2009, 122(24):3043-3047.

11. 鲁正,朱言亮,何长林,等.大鼠急性胰腺炎反应中脾脏对肠屏障功能的影响.中国普通外科杂志,2005,14(5):327-330.

12. 张澍,李宗芳.脾脏研究的问题与思考.中华实验外科杂志,2015,32(2):230-231.

13. 杨升吉,孙勇,成雨.大鼠急性胰腺炎脾脏T淋巴细胞亚群的改变.中国现代普通外科进展,2004,7(2):356-357.

14. Liu H, Lee SS. The spleen is a player in portal hypertension. Exp Physiol, 2012, 97(9):999-1000.

15. Li ZF, Zhang S, Huang Y, et al. Morphological changes of blood spleen barrier in portal hypertensive spleen. Chinese Medical Journal, 2008, 121(6):561-565.

16. 李宗芳,周蕊,任松,等.脾脏与肝病的研究进展.国际外科学杂志,2012,39(4):217-220.

17. Li ZF, Zhang S, Lv GB, et al. Changes in Count and Function of Splenic Lymphocytes from Patients with Portal Hypertension. World Journal of Gastroenterology, 2008, 14(15):2377-2382.

18. 李宗芳,张煜,高君,等.门静脉高压症脾功能亢进患者脾巨噬细胞Toll样受体4的表达及其意义.中华医学杂志,2004,84(13):1088-1091.

19. Jiang A, Zhang S, Li ZF, et al. miR-615-3p promotes the phagocytic capacity of splenic macrophages by

20. Ren S, Zhang S, Li M, et al. NF-κB p65 and c-Rel subunits promote phagocytosis and cytokine secretion by splenic macrophages in cirrhotic patients with hypersplenism. Int J Biochem Cell Biol, 2013, 45(2):335-343.

21. Murray K, Godinez DR, Brust-Mascher, et al. Neuroanatomy of the spleen: Mapping the relationship between sympathetic neurons and lymphocytes. PLoS One, 2017, 12(7):1-17.

22. Ji F, Zhang S, Huang N, et al. Splenectomy prior to antiviral therapy in patients with hepatitis C virus related decompensated cirrhosis. Braz J Infect Dis, 2013, 17(5):601-605.

23. Kristinsson SY1, Gridley G, Hoover RN, et al. Long-term risks after splenectomy among 8,149 cancer-free American veterans: a cohort study with up to 27 years follow-up. Haematologica. 2014, 99(2):392-398.

24. Swirski FK, Nahrendorf M. Leukocyte behavior in atherosclerosis, myocardial infarction, and heart failure. Science. 2013, 339(6116):161-166.

targeting LCoR in cirrhosis related portal hypertension. Experimental Biology and Medicine, 2011, 236(6):672-680.

第二节 脾脏占位病变的临床诊断与治疗选择

脾脏占位病变(space-occupying lesion of the spleen)是少见的临床疾病。根据其性质不同可分为非肿瘤性与肿瘤性占位性病变,后者又有良性和恶性之分。其中非肿瘤性的主要包括脾囊肿、脾脏炎性病变等。良性肿瘤性占位性病变主要包括脾血管瘤、淋巴管瘤、错构瘤等。恶性肿瘤性占位性病变则可分为原发性和继发性两类。原发性脾脏恶性肿瘤主要包括脾脏淋巴瘤、血管肉瘤等,继发性脾脏肿瘤主要指来源于体内其他脏器恶性肿瘤的脾脏转移瘤。随着医学影像学技术的进步,脾脏占位病变的检出率明显增高,应引起临床重视。

一、脾脏非肿瘤性占位性病变

(一)脾囊肿

脾囊肿(splenic cysts)是指脾脏的囊性病变,临床较罕见,发病率十分低,一般人群中发病率仅为 0.07%。据统计脾囊肿仅占所有脾切除病例的 0.3%~0.5%。根据病因不同，脾囊肿可分为非寄生虫性和寄生虫性脾囊肿，两者比例约 1:2。

1. 非寄生虫性脾囊肿（non-parasitic cysts） 根据囊壁有无内皮或上皮细胞衬里，又可分为真性和假性脾囊肿，两者比约 1:4。

（1）真性囊肿（true cysts）：又称为先天性囊肿，主要见于儿童和青少年。根据起源可分为表皮样、皮样和内皮样囊肿，其中表皮样囊肿约占非寄生虫性脾囊肿病例总数的 90%，而皮样囊肿占剩余病例的大部分。表皮样囊肿主要因胚胎相邻结构的上皮细胞脾内异位，上皮组织不断更新，脱落角化的细胞使内容物逐渐增多，继而发生囊样扩张所致。其也可由间皮样囊肿的间皮内陷而成。其囊壁层具有许多小梁样结构的纤维化，可能是由于基质或管腔重组所致，内含血性的黄色蛋白质液体。皮样囊肿十分罕见，由含有三个胚层起源构成的混合囊性结构。而内皮样囊肿是由一些扩张的血管、淋巴管组成的囊性血管、淋巴管病变。

（2）假性囊肿（pseudocyst）：假性脾囊肿囊壁仅由纤维组织构成，多继发于外伤，占非寄生虫性脾囊肿的 75%。大部分发生在青年和中年人，其中 60% 发生在育龄期女性，造成这种趋势的原因不明。可能与女性激素水平以及孕期女性脾脏脆弱易受到微损伤有关。当腹部外伤时，根据外伤的类型和强度、脾实质血管损伤的部位、凝血状态和脾脏包膜完整性的不同，可能导致实质内或包膜下血肿，进而通过机化、液化、吸收和包裹导致假性囊肿形成。假性囊肿也可能由脾梗死或感染（如单核细胞增多症、结核、疟疾等）发展而来。

2. 寄生虫性脾囊肿（parasitic cysts） 寄生虫性脾囊肿最常见的为脾包虫囊肿，主要由细粒棘球绦虫感染所致。常见发病地带主要位于南美和地中海的畜牧地区，在我国主要见于西北、西南畜牧地区。尽管寄生虫感染致囊肿很少见，但却是脾囊肿中最为常见的类型。

（1）临床表现：大部分的脾囊肿患者无明显临床症状，多是在体检或治疗其他疾病时无意发现的。小的囊肿一般不至于产生临床症状，直到肿块持续增大压迫或刺激邻近脏器时才出现一系列相关症状，主要表现为上腹或左上腹隐痛，有

时可累及脐周或放射至左肩及左腰背部，或呈腹部"束带"感，若压迫胃肠道可出现早饱、恶心、呕吐、腹胀、便秘等，压迫刺激膈肌时可出现咳嗽、胸腔积液甚至呼吸困难等，压迫左肾可出现蛋白尿、肾性高血压等，继发感染时可出现发热、白细胞升高等，少数病例可出现脾大、脾功能亢进和贫血等。但本病极少发生自发性脾破裂。体格检查时约半数患者可发现腹部肿块，触之有痛感，略有弹性，可活动，但活动范围极小。

（2）实验室检查：非寄生虫性囊肿化验检查大部分无明显异常，合并感染者可出现白细胞、中性粒细胞比例增高，少数合并脾功能亢进者可出现红细胞、血小板、粒细胞减少等。寄生虫性脾囊肿化验检查可见嗜酸性粒细胞显著增加。包虫囊液皮内试验（Casoni 试验）阳性具有诊断意义。血清 CA19-9 和 CEA 的检测对鉴别表皮样囊肿与胰腺尾部黏液性囊腺癌有重要意义。

（3）影像学检查：是脾囊肿的主要诊断方法。腹部 X 线检查可发现左侧膈肌抬高、左上腹有钙化影等。B 超典型表现为脾内边界清楚的圆形或类圆形囊性占位，囊壁光滑，内为无回声。CT 上脾囊肿呈球状，边界清楚，内容物接近水密度，可见薄囊壁且增强后无强化。在 MRI 的 T1WI 和 T2WI 上，脾囊肿具有与水相同的信号密度，然而根据囊液组成的不同，T1WI 的信号密度可能增加，但 T2 仍然呈高信号，且 MRI 能有效鉴别脾囊肿与毗邻脏器的关系。此外还可采用超声造影进行诊断。临床上最常用和诊断准确性最高的仍是脾脏 CT 检查，当脾囊肿与其他疾病鉴别较困难时可采用脾动脉造影助诊断。

如能确切除外寄生虫性脾囊肿，可采用在 B 超或 CT 等影像学引导下经皮囊肿穿刺，通过对穿刺内容物进行生化和病理学检查对诊断十分有帮助，但必须注意当穿刺脾恶性囊性病变时肿瘤细胞有针道与腹膜种植转移及出血的风险，应慎重使用。脾棘球蚴病则严禁采用囊肿穿刺诊断。

（4）鉴别诊断：脾囊肿需与脾大及其他脾脏实质性占位病变如血管瘤、淋巴管瘤以及早期脾脓肿等相鉴别，同时也需与脾脏邻近脏器的占位性病变如胰腺假性囊肿、胰尾部囊腺癌等相鉴别。

（5）治疗：目前对于脾囊肿的治疗存在有一定争议。大部分学者认为随着脾囊肿逐渐增大，

有并发感染及破裂的可能,破裂后可引起腹腔内出血、腹膜炎甚至穿破膈肌致胸膜炎可能,如为寄生虫性囊肿还可能引起过敏性休克,此外部分脾囊肿难以与脾脏恶性囊性病变相鉴别,因此主张任何类型的脾囊肿一旦确诊应及早处理,原则上均应行脾切除。

近年来随着对脾功能认识的不断加深以及诊断治疗方法的进步,考虑到脾脏具有重要的免疫功能及抗肿瘤功能,良性病变行全脾切除术可能弊大于利,加之部分脾切除术、经皮治疗技术的进步,使得上述观念逐渐发生改变。目前有学者主张非寄生虫性脾囊肿,囊肿位于脾门、脾中央部位、巨大囊肿及多发囊肿可予以脾切除治疗;若囊肿位于脾脏上、下极可予以切除感染性脾囊肿,或病变位于脾门区以外,其他类型的脾囊肿可考虑施行部分脾切除术、或囊肿切除术。尤其是对寄生虫性脾囊肿以施行脾囊肿切除术为宜,以期保留健康脾脏的功能。此类保脾手术对儿童、青少年患者的免疫功能保护尤有意义,同时又能有效预防脾囊肿的复发。如脾脏与周围粘连十分严重,分离极为困难时,若囊肿为单房且合并感染,则可行囊肿切开引流术。寄生虫性囊肿处理时应特别注意将囊肿与腹腔内脏器隔开,首先穿刺减压并向囊内注射1%~2%甲醛保留5分钟,待灭活细粒棘球绦虫的头节后将囊液与甲醛吸净,内囊即与外囊分离而塌陷,此时可行内囊摘除术,避免了术中囊肿破裂囊液与体液、组织接触引起过敏性休克或种植复发的风险。而对于多发、位于脾脏边缘或合并感染迁延不愈的病灶及脾脏部分萎缩者,可采取脾切除或部分切除术。有学者认为在囊壁与正常脾脏组织交界线0.5cm处切除囊壁,尽可能减少囊壁组织的残留,可有效降低复发。在行囊肿开窗引流术时用电极对剩余囊壁内皮细胞进行烧灼可以预防复发。有报道采取B超引导下经皮低浓度四环素注射治疗先天性囊肿取得良好疗效的例子,但尚需进一步观察。随着腹腔镜技术的兴起,已证明腹腔镜下全脾切除术、脾部分切除术、脾囊肿摘除术及脾囊肿开窗术等在技术上安全有效,手术创伤小,出血少,恢复快诸优点,得到了临床的广泛应用,业已成为除开腹手术以外脾外科可供选择的手术方式。

(二)脾脏炎性病变

脾脏炎性病变在罕见情况下也可导致占位性改变,常见的为脾脓肿与脾结核。

1. 脾脓肿(splenic abscess) 脾脓肿临床少见,尸检统计的发生率为0.14%~0.4%。脾脓肿多由细菌栓子在脾内存留引起,临床可分为三类:转移性脾脓肿,约占75%;脾脏外伤或梗死引起的脓肿,占10%~25%,脾亢患者的脾动脉介入栓塞治疗导致的脾梗死感染是此型的重要组成部分;邻近脏器感染直接侵袭脾脏引起的脓肿,约占10%。在脓肿早期,脾脏不与周围组织粘连,随着病程的进展,炎症可达脾脏表面,常致脾脏与周围组织间发生致密粘连。当脓肿累及脾脏表面时还可穿入其他脏器或腹壁形成内、外瘘。

(1)临床表现:脾脓肿早期无特殊表现,主要为感染相关症状,如反复寒战、高热、盗汗等,之后可出现左上腹脾周持续疼痛、触痛和腹肌紧张,若刺激膈肌可有左肩背部放射痛,并可引起咳嗽、呼吸急促甚至胸腔积液、脓胸等。如脓肿穿破脾脏包膜可出现急性化脓性腹膜炎。少数病例可出现脾脏明显肿大、脾功能亢进等。

(2)实验室检查:脾脓肿的化验检查可见血白细胞和中性粒细胞显著增加,并出现核左移,合并脾功能亢进时可出现白细胞减少,感染严重时外周血可出现幼稚细胞并有网织红细胞增多。

(3)影像学检查:胸腹X线片可见左侧膈肌抬高、运动受限,脾脏阴影增大,并可见左侧胸腔积液、肋膈角消失、左下肺不张等。B超检查可见脾脏增大,脾内有单或多个圆形、类圆形或不规则的边缘不整的厚壁液暗区,在无回声区后方有回声增强。CT诊断脾脓肿的敏感性与特异性均较高,可见脾脏增大、膨隆,脾内圆形或椭圆形密度不均的低密度区,有时尚可见液平或气平,增强扫描时脓肿壁可强化,偶有钙化斑。当与其他病变难以鉴别时也可行腹腔动脉造影、放射性核素扫描等,临床上也可考虑在影像学定位下穿刺抽液进行诊断或治疗,但应注意出血和感染扩散的风险。

(4)鉴别诊断:脾脓肿的诊断除了应与脾周围脏器的化脓性病变鉴别外,还需与脾囊肿、脾外伤后血肿、梗死、脾转移瘤等相鉴别。

（5）治疗：脾脓肿的治疗包括全身治疗与局部处理两个方面。首先是在支持治疗的基础上选用高效、广谱、敏感的抗生素，取得药敏结果后及时改用敏感抗生素治疗，同时注意有无合并深部真菌感染。局部治疗即手术治疗，首选脾切除术，若脾脏与周围组织致密粘连不易切除或患者一般情况较差不能耐受脾切除术时，也可考虑行脓肿切开引流术。对于不能耐受手术、脓肿为单房且体积较小的患者还可采取经皮穿刺置管引流，每天予抗生素、生理盐水冲洗，待症状体征消失、脓腔闭合后拔除引流管，如引流不佳则应及时转手术治疗。

脾脓肿若不能及时诊断治疗，则预后不良，报道死亡率可达41%。

2. 脾结核（splenic tuberculosis） 脾结核为全身性结核在脾脏的局部表现。首先于1846年由Coley经尸检证实而报道。该病较为罕见，但近年发病率有增高的趋势，任何年龄均可发病，年轻人多见，男性多于女性。脾结核分为原发性和继发性，前者虽然可能有其他器官的结核病灶存在，但在临床表现上以脾结核最为突出或比较孤立，后者为全身性结核的一种。脾结核可为单发或多发，以散在多发病灶多见。病理可分为四型：干酪纤维结节型脾结核、粟粒型脾结核、增生型脾结核以及寒性脓肿。

（1）临床表现：脾结核的临床表现缺乏特异性，初期主要表现为长期原因不明的发热、食欲缺乏、消瘦、乏力、精神倦怠等，随着病变进展及脾脏增大部分患者表现为左季肋部沉重感及左上腹、左腰或胸背部疼痛，严重者可出现高热或间歇热。部分患者脾静脉受压后回流障碍，侧支循环开放，导致食管胃底静脉曲张甚至破裂出血。贫血也是脾结核患者常见症状，多为轻中度消耗性贫血。体征以脾大多见，触之表面光滑，质地较硬，伴压痛，少数患者脾表面可呈高低不平的结节状，部分患者可出现脾大、多血症及发绀综合征的脾结核"三主征"，也有脾结核致脾功能亢进和脾破裂的报道。

（2）实验室检查：化验检查可发现红细胞沉降率加快、结核菌素试验（BCG-PPD）阳性。

（3）影像学检查：X线检查可发现左膈升高、活动受限，左侧胸腔积液及左下肺炎性变，偶可见脾区钙化。B超检查表现为脾大，脾内可见单个或多个不规则减低或稍强回声区，边界清楚，内部回声不均，如有钙化则表现为强光点或强光团。CT检查有多种表现，粟粒型脾结核仅表现为脾大；干酪型脾结核可见脾内多发斑点状或小蜂窝状低密度灶，增强后病灶无强化，少数可见环形强化；脓肿型脾结核为单发或多发类圆形低密度灶，边界清楚，密度均匀，增强后脓肿壁强化；增生型脾结核为边界不清、大小不等的多发低或等密度灶，增强后病灶多无强化，少数可见环状强化。对于影像学诊断困难的病例还可行脾脏穿刺、腹腔镜检查等。病理检查是诊断脾结核的"金标准"。

（4）需与脾结核鉴别的疾病：①淋巴瘤：常单发或多发，很少为弥漫病变，增强后病灶轻度强化，肿大淋巴结多无环状强化。结合临床表现、骨髓象、血象等可作出诊断。②转移瘤：多有原发肿瘤史，表现为脾内单发或多发低密度灶，病灶相对大，可出现"牛眼征"或"靶心征"，淋巴结多无环状强化。③脾脓肿：临床表现为寒战、高热，白细胞计数明显升高，影像学表现为单发或多发较大低密度灶，脓肿壁强化明显。较小的孤立性球形脾结核极难与脾脏恶性肿瘤鉴别，误诊率较高，应予重视。

（5）治疗：脾结核治疗应遵循结核治疗原则，加强营养支持治疗的同时进行正规的抗结核治疗。脾切除术是脾结核的有效治疗手段，但应严格掌握其适应证。脾结核行脾切除术的手术指征包括：结核性巨脾；脾结核合并脾脓肿；严重脾功能亢进；合并食管胃底静脉曲张、出血；合并胰尾结核或腹腔脓肿；经正规抗结核治疗后脾脏无缩小，仍有症状；恶性肿瘤不能除外；婴幼儿脾结核中毒症状严重者。手术方式为开腹或腹腔镜下全脾切除术，术后需继续抗结核治疗。

二、脾脏肿瘤性占位性病变

脾脏肿瘤临床上少见，尸检也极少发现，发病率低于1%。不仅原发性肿瘤罕见，继发性肿瘤也极为少见。原发性脾脏肿瘤以恶性居多，约占2/3，良性肿瘤仅1/3，国内报道良恶性比例为1∶1.91。肿瘤可起源于血管、淋巴管、网状内皮细胞、平滑肌、神经、纤维、胚胎残余等，以淋巴组织最多见,血管内皮和淋巴管次之。

(一)脾脏良性肿瘤

1. 脾脏良性肿瘤临床罕见,据统计血管瘤占 49.6%,淋巴管瘤占 28.1%,错构瘤占 18.9%,其他约占 3.4%。

(1)血管瘤(hemangiomas):脾脏血管瘤系脾血管发育异常所致,在尸检报告中发生率为 0.03%~14%,是脾脏最常见的原发良性肿瘤,常在影像学检查或病理检查时无意发现,30~60 岁多见,男女比例为 1:1.37。脾血管瘤常呈孤立病灶,在极其罕见的情况下也可以表现为多个或弥漫性血管瘤,或广泛的血管瘤病综合征。病理大体观上血管瘤常为红蓝色海绵状病变,直径 0.1~4cm,组织学上可分为海绵状和毛细血管型血管瘤,海绵状血管瘤表现为扩张的血管腔隙内充满红细胞,毛细血管型血管瘤由薄壁小血管腔隙组成,常为分叶状且合并纤维化。

(2)淋巴管瘤(lymphangiomas):脾脏淋巴管瘤是一种多发生于儿童的罕见的、生长缓慢的良性病变。它是由于淋巴管先天性发育异常、错构或是淋巴管损伤后淋巴引流障碍而导致的淋巴管异常扩张甚至瘤样增大,又称为脾海绵状淋巴管瘤或脾囊性淋巴管瘤。脾脏淋巴管瘤可以是孤立存在的,也可以是全身多发性淋巴管瘤的一部分。如果脾内呈多发性瘤结节或同时伴有其他器官(如肝、纵隔、后腹膜、胃肠等)的淋巴管瘤则称为淋巴管瘤病(lymphangiomatosis)。脾脏淋巴管瘤常表现为包膜下大小不等的多房性囊肿,囊腔壁衬以一层细薄的内皮细胞,有的可伴有一些增生的平滑肌,腔内主要是淡黄色清亮的淋巴液,囊液中可含有蛋白性成分。淋巴管瘤内可有纤维血管增生而导致出血。根据淋巴管扩张的程度不同,可将淋巴管瘤分为三种类型:①毛细管样:由密集细小的淋巴管构成;②海绵样:由扩张呈窦状的较大淋巴管构成;③囊样:由大的淋巴管腔隙构成。

(3)错构瘤(hamartomas):脾脏错构瘤是由不含淋巴滤泡的脾红髓组成,由 Rokitansky 于 1861 年首次报道,发病机制仍不清楚。脾错构瘤常是偶然发现,极少数情况下因为腹部肿块或脾大而发现,其发病年龄范围较宽,中位年龄为 47 岁,无男女性别差异。脾脏错构瘤系脾脏胚基早期发育异常所致,使脾正常构成成分的组合比例发生混乱。病变呈单发的无包膜实性病变,较周围脾组织色泽略红,切面颜色可依据瘤组织的血液含量、纤维化程度及含铁血黄素沉积的多少而不同,有呈灰白色、深白色或棕红色等。周围脾组织偶有受压现象。镜检见病灶由红髓增生形成,脾索、脾窦结构存在,窦腔扩张内充血液,脾小体很少见到,脾小梁缺如,偶伴灶性纤维化。

(4)其他:脾脏窦岸细胞血管瘤、炎性假瘤、脂肪瘤、血管内皮瘤、血管外皮瘤、纤维瘤等也偶有报道,但均极其罕见,且许多病变的病理学特征尚不能完全确定。

2. **临床表现** 脾脏良性肿瘤常为单发,大小不一,形态各异,往往表现隐匿,大部分患者无明显临床症状,多是通过体检或施行其他检查或手术中意外发现。随着肿瘤增大可压迫周围脏器,出现左上腹不适或疼痛、左上腹肿块以及腹胀、恶心、呕吐等胃肠道症状,其中脾血管瘤患者可因局部血管内凝血而表现为血小板和 / 或白细胞下降,即 Kassabach-Merritt 综合征,少数患者可出现脾大及脾功能亢进并引起贫血及出血倾向,亦有报道肿瘤发生破裂出血危及生命。

3. **实验室检查** 脾脏良性肿瘤的化验检查绝大部分无明显异常,合并脾功能亢进者可出现红细胞、白细胞、血小板下降及凝血功能异常。

4. **影像学检查** 影像学诊断对脾脏肿瘤的筛查、诊断及鉴别诊断具有重要的价值。腹部 X 线检查可见脾影增大及局部压迫征象,如左膈上抬、胃底及大弯部受压,横结肠脾曲移位,左肾移位等,但均无特异性。B 超检查常为首选,可显示脾脏大小及肿瘤的性质,常表现为脾实质不均或结节状的低回声改变。CT 和 MRI 检查是脾脏肿瘤病变最有价值的影像学检查,能比较准确地提供肿瘤大小、形态及与周围脏器的关系。脾血管瘤 CT 表现为均匀的低密度或等密度团块或多囊性团块,边缘清晰,增强扫描动脉期可见边缘强化并向中央推进,延迟期呈等密度改变;MRI 上 T1WI 呈典型的等 - 低信号,T2WI 上呈高信号,强化后动脉期大部分区域呈边缘强化,在延迟期造影剂逐渐由边缘向中央弥散并持续强化。脾淋巴管瘤 CT 表现为脾内多个囊状低密度灶,增强后分隔可有强化,偶见边缘环状钙化;MRI 上

T1WI囊腔呈低信号,囊内可见等信号的分隔,当囊肿内部出血或囊液富含蛋白质时可呈高信号,增强后分隔及病灶间的脾实质均有强化,分隔强化相对轻。脾错构瘤CT表现为脾内混杂密度肿块,无包膜,边界尚清,增强扫描时病灶明显不均匀强化且时间延长;MRI的T1WI呈低或等信号,T2WI呈不均匀的高信号,增强扫描呈弥漫性早期强化,而在延迟期仅能见到肿瘤的轮廓影。对于少数难以鉴别的病例还可选用B超或CT引导下脾脏细针穿刺活检,但应注意有腹腔内大出血及肿瘤播散的风险。脾动脉造影、核素扫描、腹腔镜检查在少数情况下也可应用。病理诊断为脾脏良性肿瘤性病变确诊的"金标准"。

5. 鉴别诊断 脾脏良性肿瘤诊断时应注意与寄生虫性脾囊肿、原发恶性脾肿瘤及脾转移瘤相鉴别。寄生虫性脾囊肿可根据病变为囊性、血常规嗜酸性粒细胞增多及Casino试验阳性等加以鉴别;恶性肿瘤可根据病变进展的速度、全身症状及有无其他脏器病变加以鉴别,但仍很困难,核素扫描及PET-CT也有助于诊断。

6. 治疗 由于脾脏良性肿瘤的性质很难通过术前各项检查得到确诊,有时极难与恶性病变相鉴别,因此大部分学者主张脾脏肿瘤的治疗应首选手术切除,手术方式宜选用全脾切除术。对于部分肯定为良性肿瘤的患者,可考虑行脾节段性切除或部分切除术,或在全脾切除术后行健康脾组织自体异位移植,以保留脾脏功能。也有学者认为对脾良性肿瘤可不做任何治疗,密切随访,定期复查。尽管行部分脾切除术有助于保留脾脏的功能,预防脾切除术后感染等并发症,但脾脏肿瘤在术中即使通过冷冻切片有时亦难以明确诊断,且保脾治疗可能给肿瘤患者带来长期复诊及担忧复发的心理压力,故此时应慎重选择保脾性手术。

绝大部分脾脏良性肿瘤预后良好,但部分肿瘤如脾血管瘤可发生自发性脾破裂,引起致命性的腹腔内大出血,也有少数病例也可发生恶变,引起肿瘤播散而导致死亡。

(二)脾脏恶性肿瘤

脾脏的恶性肿瘤较少见,可分为原发性肿瘤和转移性肿瘤。原发性脾脏恶性肿瘤广义上可分为来源于白髓的恶性淋巴瘤和来源于红髓的血管恶性肿瘤。转移性恶性肿瘤主要为来源于体内各脏器肿瘤的转移,临床罕见。

1. 分类

(1)淋巴瘤(lymphomas):脾脏原发性淋巴瘤是最常见的脾脏恶性肿瘤,占脾脏恶性肿瘤的2/3以上,包括霍奇金和非霍奇金淋巴瘤,此外还有极其罕见的γ/δ脾T细胞淋巴瘤,临床主要表现为巨脾。Ahmann等将脾非霍奇金淋巴瘤分为4型:均匀弥漫型、粟粒结节型、多发肿块型和巨块型,其中均匀性的脾大是淋巴瘤累及脾脏最常见的表现形式,其次是多发弥漫局灶性结节(<0.5cm),再其次是多发肿块和单发肿块。脾淋巴瘤临床可分为三期:Ⅰ期,肿瘤局限于脾脏;Ⅱ期,累及脾门淋巴结;Ⅲ期,累及肝或脾门外淋巴结。多数患者确诊时已属Ⅲ期。

(2)血管肉瘤(hemangiosarcoma):脾脏的血管肉瘤极其罕见,又称脾恶性血管内皮细胞瘤,是高度恶性的血管源性肿瘤,为脾窦内皮细胞恶性增生所致,约占脾恶性肿瘤7%,多发生于老年人,男性居多,男女比例约为1.4:1,偶见于幼儿及青少年,病因尚不明确。多认为与放疗、化疗及接触过氧化物、二氧化钍和砷等有关。病理大体观可见脾脏极度增大,实质内呈现出多个边界不清的紫红色结节,伴有大片出血和坏死;镜下可见肿瘤组织由裂隙样腔隙或由互相吻合的小血管构成不规则管腔结构,管腔内见有成堆的内皮细胞呈乳头样增生,肿瘤细胞呈梭形或多边形,有显著间变,核分裂多见。

(3)其他肉瘤:其他间叶组织肿瘤如纤维肉瘤、梭形细胞肉瘤和恶性纤维组织细胞瘤也偶见于脾脏。纤维肉瘤及梭形细胞肉瘤是脾脏纤维组织恶性增生,镜下瘤细胞多呈梭形,束状排列或弥漫成片,有明显异型性,核多呈枣核状,粗颗粒,分布不均,核仁明显,胞质淡红色,间质胶原纤维较多,网染瘤细胞间较多网状纤维,多核瘤巨细胞及核分裂象多见。恶性纤维性组织细胞瘤又称恶性纤维黄色瘤,是一种独立类型的恶性肿瘤,多发于老年患者,常为分叶状,质地较坚实,切面可呈灰白、红、黄色,常有中心坏死或囊变,镜下瘤组织内含多种细胞成分,如成纤维细胞、组织细胞、多核巨细胞、黄色瘤细胞及炎性细胞,其中成纤维细胞呈梭形,形成胶原纤维束,轮辐状排列。

（4）脾脏转移性肿瘤（metastases）：脾脏转移性肿瘤是指起源于上皮系统的恶性肿瘤发生脾脏转移，不包括起源于造血系统的恶性肿瘤。正常情况下因脾脏对肿瘤转移有一定的免疫防御能力，因此脾脏转移性肿瘤临床极少见。血源性播散是最常见的转移途径，淋巴转移较少见，少数邻近脏器肿瘤亦可直接侵犯转移。在未治疗的肿瘤患者中2%~9%可出现脾转移，最常见的脾脏转移瘤包括黑色素瘤、乳腺癌、肺癌、卵巢癌、结肠癌、胃癌、胰腺癌、腹膜假黏液瘤等。邻近肿瘤直接侵犯脾脏并不常见，只在胰腺、胃、结肠或左肾及腹膜后的肿瘤中发生。转移病灶肉眼常表现为多个或单个结节，也可表现为多发微小结节或弥漫性浸润，镜下组织病理呈与原发肿瘤一致的特征。

2. 临床表现 脾脏原发性恶性肿瘤早期常无特殊症状，随着病变进展及其性质、部位、大小不同而导致不同临床表现，如脾大、左上腹胀痛、局限性疼痛、腹胀、恶心、呕吐等，侵犯左膈可出现胸腔积液、肺不张等，侵袭左肾可出现蛋白尿、血尿等，若肿瘤合并感染可出现发热，肿瘤破裂出血可突发左上腹疼痛或疼痛忽然加剧并有休克等，如合并脾功能亢进可出现贫血、白细胞减少、血小板减少、凝血功能障碍等。体格检查方面，脾脏不规则肿大是其最具特征性的表现，左上腹可触及肿大脾脏，可达脐水平以下，质硬，表面凹凸不平，触痛明显，活动度差。

脾脏转移性肿瘤患者临床常无特殊症状，仅表现为原发肿瘤症状及全身症状，当脾脏明显增大时可出现左上腹肿块、左上腹痛等，少数患者可伴脾功能亢进、溶血性贫血等。若发生自发性脾破裂可出现急性腹痛、腹腔出血、休克等。

3. 实验室检查 脾脏恶性肿瘤的实验室检查多无特异性改变，合并感染或脾功能亢进等可出现相应血象改变，若为淋巴瘤骨髓穿刺检查可见相应病理改变，少数情况下可出现肝功能明显异常。

4. 影像学检查 是脾脏恶性肿瘤诊断最有价值的方法。X线检查可发现脾影增大及局部压迫征象，但无特异性。B超是最简便、无创的首选诊断方法，可确定脾脏有无肿块，为实性或囊性，但因脾肿瘤具有多种超声表现且多数无特

异性，因此难以判定良恶性。CT和MRI是目前最有效的影像学诊断方法，不仅能显示脾脏本身的病变，还能显示肿瘤与邻近脏器关系，有无淋巴结、肝脏、腹膜后侵犯等。特殊情况下也可应用经皮穿刺活检、超声造影、核素扫描及动脉血管造影等以协助诊断，为治疗提供依据。各种脾脏恶性肿瘤最终诊断完全依赖于病理组织学检查。

粟粒型和结节型脾脏淋巴瘤CT可仅表现为脾脏体积增大、密度减低，增强扫描表现为均匀或不均匀强化的小结节，动脉期难以区分病灶和正常脾结构，门脉及延迟期则容易观察到较小的病灶；多发肿块型表现为脾内多发低密度肿块，增强后病灶轻度强化或不强化，环形强化较少见；巨块型表现为左上腹巨大占位性病变，平扫边界不清，病灶中央可见小片状坏死，少有出血及钙化，增强后肿块呈均匀或不均匀强化。在MRI中，病变在T1WI和T2WI上呈等信号强度，强化后呈低信号。脾血管肉瘤CT平扫示脾内单或多发低密度病灶，可伴有囊变、钙化、出血、纤维变等，强化后表现为富血管性肿块。脾血管肉瘤MRI的表现为T1WI和T2WI混杂密度占位，不均匀强化。脾脏转移性恶性肿瘤CT表现为脾弥漫性肿大，可见单发或多发类圆形低密度影，增强扫描可见典型的"牛眼"征或"靶心"征。在MRI上平扫很难分辨，强化后在T1WI中为低密度病变。CT和MRI诊断困难时，^{18}F-FDG PET-CT可作为有效的补充，利用^{18}F-FDG浓聚度和标准摄取值的最大值不同而加以鉴别。

5. 鉴别诊断 由于恶性肿瘤早期无明显临床表现，甚至部分病例晚期也无特异性表现，因此更应注重鉴别诊断，需与伴脾大的全身性疾病（如充血性脾大、恶性淋巴瘤、白血病侵及脾脏），脾脏本身疾病（如脾脓肿、脾结核、脾囊肿及其他良性肿瘤），以及一些邻近脏器疾病（如胰尾部肿瘤、胰腺假性囊肿、腹膜后肿瘤等）相鉴别。

6. 治疗 脾脏原发性恶性肿瘤的治疗原则目前较为统一，一旦诊断成立应首选根治性脾切除术辅以术后放化疗，术中应注意保持脾包膜完整，并进行区域淋巴结清扫，必要时联合脏器切除。术后根据组织病理学检查及免疫组化检查结果确定最终诊断，并联合肿瘤内科、血液科等进

行多学科协作（MDT）确定下一步的放化疗方案。由于大部分脾脏恶性肿瘤在早期多无明显临床表现，且易早期发生转移，诊治时多已为晚期，生存预后不容乐观，据统计经规范治疗后5年生存率仅约30%。因此，早期发现、早期诊断、早期治疗、规范治疗是提高脾脏原发性恶性肿瘤长期生存率的最重要措施。

脾脏转移性恶性肿瘤发现时均已为晚期，多有其他脏器的转移或亚临床转移，因此一般预后极差，大部分患者已失去根治性手术机会，因此应仔细评估手术指征。如果原发肿瘤能根治性手术切除，则可考虑同时行脾脏切除术；若原发肿瘤无法根治切除，但脾脏病变的临床表现较重或出现脾破裂、出血等亦应行脾切除术；如原发肿瘤已切除，术后发现脾脏转移灶，在确定无原发肿瘤复发及其他脏器转移的情况下可考虑施行脾切除术。部分患者确诊后行辅助放化疗使原发肿瘤及脾转移灶降期，亦可考虑手术治疗。

（杨连粤）

参 考 文 献

1. 夏穗生，曹秀峰，姜洪池．现代脾脏外科学．南京：江苏科学技术出版社，2000.
2. 陈永亮，黄志强，冯玉泉，等．脾脏肿瘤31例临床分析．中华肿瘤杂志，2001，3（6）：510-512.
3. Manciu S, Tudor S, Vasilescu C. Splenic Cysts: A Strong Indication for a Minimally Invasive Partial Splenectomy. Could the Splenic Hilar Vasculature Type Hold a Defining Role? World J Surg, 2018, 42（11）: 3543-3550.
4. 郑传彬．脾脏肿瘤的CT和MRI表现及鉴别诊断．医学影像杂志，2018，28（3）：440-443.
5. 杨连粤，吕新生，黄耿文．原发性脾脏肿瘤的诊断与治疗．中华肝胆外科杂志，2001，7（6）：331-333.
6. Facchetti F. Tumors of the spleen. Int J Surg Pathol, 2010, 18（3 Suppl）: 136S-141S.
7. Chun YS, Robu VG. Spectrum of primary vascular neoplasms of the spleen. J Clin Oncol, 2011, 29（5）: e116-e117.
8. 杨毅军，石景森，王健生，等．原发性脾脏肿瘤的临床诊治总结．中华肝胆外科杂志，2002，8（1）：34-36.
9. 郑见宝，孙学军，马茂，等．原发性脾脏肿瘤47例诊治体会．中华肝胆外科杂志，2015，21（12）：833-835.
10. 张启瑜，钱礼．腹部外科学．北京：人民卫生出版社，2017.

第三节　保脾手术的历史争议、共识与手术方式

随着人们对脾脏解剖结构和功能的不断深入研究，脾脏外科一些疾病的处理原则和观念发生了很大的变化，大致经历了"随意切脾"—"非选择性保留脾脏"—"选择性保留脾脏"三个发展阶段。伴随着这种观念的转变，各种保脾手术应运而生，向传统脾切除术提出挑战，促进了现代脾脏外科的发展。

一、保脾手术的历史沿革及发展

保脾手术（spleen preserving operation）是指通过外科手术或介入放射技术，使脾脏及其功能得到全部或部分保留，从而减少脾切除术后所带来的脾功能丧失。最早施行的保脾手术可追溯到1590年，Rosetti成功地为外伤患者施行部分脾切除术。随后在1787年，Dorsch为一名34岁男性腹部贯穿伤患者成功地施行了脾大部切除术，该患者术后存活23年；1892年Sames、1895年Zikoff分别对脾破裂成功地施行了脾修补手术。在脾切除术盛行的年代，对脾脏功能重要性认识不足，普遍认为脾脏是人体一个可有可无的器官，且脾脏质脆，损伤后出血量大，死亡率高，不易手术修复保留。因此脾切除是当时脾损伤后经典而安全的治疗方法，以致难度大、风险高的保脾手术未能得到广大外科医师的重视和采纳。1911年著名外科学家Kocher在外科手术学教材中明确提出"脾切除对机体没有危害，因此当脾损伤时就应切除这个器官"的观点。

1919年Morris和Bullock通过详细的临床观察，认识到脾切除后患者对感染的易感性增加，因而提出对于脾切除应持谨慎态度。而后在鼠疫杆菌感染的实验鼠中，发现脾切除后的鼠死亡率高达80%，而未切脾的对照组仅为38%，从而证实无脾脏时机体对感染的易感性增加，但当时未引起医学界的重视。直至1952年，King和Schumacker总结了100例脾切除术的治疗效果，其中5例为遗传性球形红细胞增多症婴儿，在脾切除后6周至2年内发生了脑膜炎、脓毒血

症和败血症，2例死亡。他们认为感染易感性的增加与脾切除有关，并把这种严重的感染称为脾切除后凶险感染（overwhelming post-splenectomy infection，OPSI）。OPSI这一新概念的提出在当时得到了国际外科学界的高度评价和认可，被称为现代脾脏外科发展史上的重要事件。脾切除后静脉血栓形成及栓塞发病率明显升高。从此，研究脾脏的功能以及脾切除术后对机体的影响成了热门话题，保脾手术开始得到重视。

近半个世纪以来，尤其是近20年来随着对脾脏解剖和生理功能研究的深入，对脾脏储血、造血、滤血、免疫调节、抗感染、抗肿瘤、内分泌等功能及其与疾病的关系已有了进一步的理解和认识。脾切除对人体免疫功能的损害使人们意识到保脾的重要性，如何最大限度地保留脾组织和脾功能，已经成为当前脾外科关注的焦点，也极大地促进了保脾手术的发展。保脾比例不断增加，成功率提高，手术方法也多种多样，而且应用范围也不断扩大，从最初主要针对外伤性脾破裂，延伸到肝硬化门静脉高压症、某些血液病、早期胃癌以及胰体尾部良性肿瘤等疾病的治疗。但目前共识与争议并存，主要体现在以下方面：

1. 脾脏损伤的外科治疗 脾脏血运丰富，组织脆弱，又易遭受外伤，尤其在腹部闭合损伤中，脾破裂居于首位，占20%~40%。目前对于脾脏损伤的外科治疗已达成共识，即在确保生命的基础上努力保留脾脏，或最大限度地保留脾组织，以期保留脾脏的功能，从而避免或减少因无脾而导致的不良后果。我们既要强调保脾手术的适应证及必要性，也要把握脾破裂时全脾切除的指征。对于脾损伤患者进行脾保留手术应遵循的原则为：先保证生命安全后再保存脾脏；年龄越小越优先选择保脾手术；根据脾脏损伤程度、类型选择最佳术式；必要时联合应用几种术式；脾保留手术后要严密观察和随访；高龄患者、重要器官功能低下或障碍、严重感染、腹部复杂多发伤、凝血酶原时间显著延长者，为避免造成危及生命风险，可以考虑脾切除。

2. 门静脉高压症（portal hypertension，PH）手术的保脾 PH手术是否保脾的问题一直存在争议，焦点主要在于PH患者脾脏免疫功能的评价以及脾脏对肝纤维化是否有促进作用。曹志新等（2002）对肝癌合并肝硬化的患者行肝脾联合切除，术后发现切除脾脏不但没有降低机体T细胞亚群和Th细胞的平衡，反而促进其恢复平衡，并改善机体抗肿瘤免疫功能。也有研究表明肝硬化患者接受肝移植后，脾脏可逐渐恢复正常大小，脾功能亢进症状消失，因而认为脾脏继发充血肿大是可逆的，在消除门静脉高压后可恢复正常功能。此外PH脾切除时血浆中TNF-α显著升高，不仅维持门静脉的高动力循环状态，还可诱导大量NOS产生，除引起血管持续扩张外，还具有细胞毒性，可引起组织器官损伤，造成严重低血压和多系统组织器官损害。PH手术是否保脾的研究和争论还在继续，姜洪池建议从两方面开展工作，一方面加强脾脏功能的基础研究，重点在PH条件下病理性脾脏功能的"双向性"和"时相性"，即随PH病期、病程和脾脏纤维化程度的不同，脾脏免疫功能状况和对肝纤维化的调控作用也可能有异；另一方面，从循证医学（evidence-based medicine，EBM）角度出发，严格按照脾纤维化程度进行分组，研究不同程度纤维化脾脏的保留与否对机体免疫力及肝纤维化的影响。在临床工作中，PH手术中脾脏保留与否及保留量的多少，应遵循个体化的原则，即根据患者的年龄、肝功能分级、门静脉压力、脾脏大小、脾功能亢进程度、出血情况、既往手术史和全身情况综合评估，保脾手术应尽可能减少对机体的打击和肝功能损害，以求达到良好的治疗效果。

3. 治疗恶性肿瘤的保脾手术问题 脾脏邻近器官肿瘤如早期胃癌、胰腺癌和结肠肿瘤，因肿瘤根治术要求或因脾血管无法保留，多采取联合脾切除手术。但鉴于脾脏在肿瘤免疫中具有重要的作用，如何选择脾脏切除手术适应证以及如何评价脾脏切除的效果仍有争议。胃癌根治术是否联合脾脏切除决定于两个因素，即根治上有无清扫脾门淋巴结的必要性和脾脏在肿瘤免疫中的作用。脾门淋巴结清扫可以分为两种情况：肿瘤直接侵犯脾脏或者脾门淋巴结明确转移时称为治疗性清扫；脾门淋巴结有转移可能性称为预防性清扫。脾脏免疫功能在肿瘤发展过程中具有"双向性"和"时向性"，即在肿瘤早期脾脏具有正向免疫功能，对机体抗肿瘤免疫有益，在肿瘤晚期脾脏具有负向免疫功能，无益于机体抗肿瘤免疫。但基于肿瘤异质性,不同部位、不同组织来源的肿瘤,以及肿瘤早、晚期具体量化的时间点会使情况更复杂。近年一些 RCT 研究显示,切脾组术后并发症有增高趋势,但对于脾门有淋巴结转移者有更好的预后趋势;保脾组患者的免疫功能获益更大,在无脾门淋巴结转移的胃癌根治性切除者中,切脾组与非切脾组相比长期生存率无显著差别。因此,对无明确脾门淋巴结转移的胃癌患者,做联合脾切除的扩大根治术应持谨慎态度。近年日本学者 JCOG0110 研究表明,非大弯侧近端胃癌患者进行全胃切除无需联合脾切除,也不要求常规清扫第 10 组淋巴结。目前对于胰体尾低度恶性肿瘤应用保留脾脏的胰体尾切除术已有成功报道,近 10 年文献显示,其保脾组比切脾组近期临床结局更好。但仍缺乏大样本随机对照资料的远期结局研究,故需慎重使用。因此,目前保脾手术还是提倡以良性胰体尾病变为主。

二、保脾手术的理论基础及手术方式

(一)理论基础

通过对脾脏解剖和生理功能的深入研究以及大量的临床资料表明:

1. 脾脏具有可缝合性和易生长性。

2. 脾脏是具有确切叶、段的器官。脾动脉主干在距脾门 1~4cm 处分为 2~3 支,即叶血管,然后各分两支经脾门进入脾实质,将脾分为 4 段,段与段之间有相对无血管区分界。这是实施脾部分切除或脾段切除的解剖学基础。

3. 脾脏血供丰富,除脾动脉供血外,脾周围韧带内有较为丰富的血供来源,可为脾蒂切断后的残脾供血。

4. 脾脏具有免疫、抗肿瘤、造血、储血、滤血以及内分泌调节功能,保脾手术对于某些脾脏疾病在理论上是有根据的,实际上也是完全可行的。对于某些脾脏疾病,如脾某一极、某一叶或某一段的外伤、脾血管瘤、脾囊肿等完全可以进行部分脾切除术,既安全彻底地切除了病灶,又能保留部分健康的脾脏。但对于某些脾脏疾病,如严重的脾破裂或脾恶性肿瘤,考虑到挽救生命是首位要求以及治疗的彻底性,进行全脾切除术是必要的。切除一个器官并不难,但是保留一部分器官却不易,需对病情有准确的了解,采取适宜的术式,方

能达到满意的效果。

(二)手术方式

保脾手术的术式多样,包括脾破裂黏合凝固止血术、脾破裂缝合修补术、部分脾切除术、全脾切除 + 自体脾组织片网膜囊内移植术、带血管蒂自体脾组织移植术、脾动脉结扎术、部分脾栓塞术、保留脾脏的胰体尾切除术、脾网罩包裹止血及捆扎术、腹腔镜脾保留手术。

国外在 20 世纪 60~70 年代已开展上述一些保脾手术,而我国晚于国外约 10 年才开展起来,但发展较快,应用较广,尤其是在部分脾切除术、脾组织大网膜内移植、自体脾脏移植方面颇具特色,并获得了满意效果。夏穗生等首先报道了脾外伤后行带血管自体半脾移植术 2 例,术后脾功能立即恢复,长期随访效果理想。姜洪池等首次报道采用去被膜薄片移植到大网膜前后叶间隙中进行自体脾组织移植,放射性核素扫描表明脾功能在术后 2~3 个月恢复。

1. 脾破裂黏合凝固止血术 包括生物胶黏合止血术和物理凝固止血术。前者使用生物胶与脾破裂出血处的血管破裂口接触,局部加压,使脾破裂创面相互粘贴,模拟血浆高浓度凝固时的过程,最终形成一种黏性弹力凝块,由物理及化学作用粘连于周围组织,使血管破裂口堵塞而止血。各国都有自己的黏合止血产品,如微细纤维胶、Avitene、Histoacryl、Bucrylate、Tissucol-kit、Tissomat、Collatamp、氧化纤维素、纤维蛋白胶等及用上述胶剂制成的网片。我国沿用的有吸收性明胶海绵片。近年来,临床上应用的快速医用 ZT 胶和 PW 喷雾胶效果满意。该方法适合于脾包膜撕脱和轻度表浅裂伤、广泛的单处撕裂伤、未伤及大血管的裂口伤。物理凝固止血是借助于微波、红外线、激光、氩气电凝等物理方法使脾破裂处表面凝固而达到止血目的,该法既可单独施行,也可与其他保脾方式联合应用,大多尚处于试验阶段。

2. 脾破裂缝合修补术 脾破裂缝合修补术保留了结构与外形都完整的脾脏,技术较简单,在条件具备、手术适应证符合时,应首先采用这种术式。

(1)适应证:①胃结肠等手术操作中不慎将脾撕裂,这一类裂口往往小而浅;②外伤性脾破裂时,脾脏小而浅的裂口,一般深度不超过 1.5cm;

③在进行部分脾切除时,残留脾脏较小的裂口;④在进行同种异体脾移植切取器官时供脾出现小的裂口;⑤脾被膜下血肿被膜切开后脾实质浅而小的裂口。

(2)技术要点:缝合的深度宽度要合适,打结时用力要均匀适度,轻拉慢打。打第1个结后,为了防止第1个结滑松以及在打第2个结时的张力切割脾组织,可用弯止血钳压在第1个结上再打第2个结。为预防缝线切割,可用吸收性明胶海绵为垫,缝在线上后再打结,也可放入部分网膜组织后打结。如果缝合修补失败或手术造成新的撕裂而酿成出血,应该及时果断地改换其他术式。

3. 部分脾切除术 部分脾切除术包括规则性部分脾切除术和非规则性脾切除术两种。前者是依照脾内血管分布规律所施行的脾段切除、脾叶切除和半脾切除术。但是在实际工作中,脾破裂的损伤范围和程度在大部分患者中已超越了解剖学的界限,过分强调保留脾脏手术的应用解剖在一定程度上限制了保留部分脾切除术的临床应用和推广。此外在实际工作中刻意辨明脾门血管分布再判断无血管区分界位置有时也不现实且不必要。因此根据损伤的实际情况进行选择,进行非规则性部分脾切除术更为实际,也便于掌握和应用。

(1)适应证:①脾上部或下部深而大的裂口、星形损伤或破裂无法缝合修补者,应切除损伤部分,行保留性部分脾切除术;②脾上部和下部同时重度损伤难以修补缝合者,应切除损伤部分,行保留脾中部的脾部分切除术;③局限在脾脏某一部分的良性囊肿;④局限性脾内血肿;⑤脾门处某一叶、段血管损伤无法修补,脾脏已出现界限明显的供血障碍时,应切除这部分脾脏;⑥脾脏实质深而大的裂伤,经缝合后止血不可靠或反而出血加剧,或缝合后部分脾脏出现血液循环障碍;⑦脾脏部分重度裂伤,但无危及生命的多脏器损伤,无严重的胸腹联合伤和脑外伤者;⑧部分脾脏损伤,年龄在60岁以下而且重要生命器官功能基本完好,允许保留性脾手术顺利进行者。

(2)技术要点:一般认为脾脏部分切除不宜超过2/3,因为只有保留1/3以上的脾脏方能维持脾脏的功能。首先在脾门处紧贴脾脏处理相应血管,分束处理,每一束勿太多,边处理边观察脾

脏相对无血管平面,自此向血运良好的健侧退缩0.5cm做交锁U形缝合。姜洪池等推荐直针,然后用钳夹法切脾,所遇血管均应结扎,脾断面如仍有渗血可用热盐水纱布压迫止血或"8"字缝扎,或用切下脾的被膜覆盖脾断面,并以圆针细线固定,也可喷洒医用生物胶。该法曾用于部分脾移植断面处理,虽历经数次排斥反应,断面却安然无恙,证明效果可靠。

4. 全脾切除加自体脾组织片网膜囊内移植术 在20世纪80年代初Chattejee等对脾切除术后自体脾组织片移植进行了研究,将兔、大鼠自体脾组织片移植到皮下、肌肉,手术成功率超过90%。随后Patel、Minikan等分别进行了临床应用,将脾组织片移植到网膜囊内,获得了满意效果。国内自1984年开始,刘乐欣、姜洪池、马宏敏等先后作了较系统的报道,也获得了满意效果,自体脾组织片网膜囊内移植术已被普遍认为是全脾切除后弥补脾脏功能的有效方法之一。鉴于约有50%的脾破裂患者需迅速切除脾脏控制出血,因此若全身条件及脾脏条件允许,在全脾切除术后进行自体脾组织片移植,不失为一种可靠、有效、安全的补救措施。

(1)适应证:①严重的脾破裂;②多处深而大的脾破裂,无法进行脾缝合修补或部分脾切除者;③脾门撕裂,脾蒂血管离断,发生急性大出血者;④脾脏血管损伤合并脾上部损伤者;⑤外伤性迟发型脾破裂,但部分脾组织尚有活力者;⑥闭合性腹部外伤,无空腔脏器破裂者。

(2)技术要点:全脾切下后用冷生理盐水冲洗,然后放入4℃Hartmann溶液中,一组人员清洗腹腔,另一组人员剥去脾被膜并制备脾组织片,总量不少于脾总量的1/3,制成2.0cm×2.0cm×0.5cm组织片,放在大网膜前后叶间隙中。注意放在血运丰富处并缝合固定。实验研究和临床观察证明,去除被膜利于移植物与网膜的血运建立,最近研究表明,脾脏尚有内分泌功能,去除脾被膜有利于激素进入血液循环。因此自体脾组织移植以去被膜小脾块移植至大网膜前后叶间隙内为妥。

5. 带血管蒂自体脾移植术 带血管蒂的自体脾移植于1985年首先由同济医科大学夏穗生等报道。该手术是难度较大的保留性脾手术,在

一般医院及无良好血管外科技术的手术者中难以进行，但是这种手术效果可靠，术后脾功能恢复较快。

（1）适应证：①局限性严重的脾撕裂（脾实质或脾动、静脉主要分支离断），发生大出血，在原位无法修补或做部分脾切除者，必须迅速切除全脾，切除后若发现破裂位于脾的一极，而其他大部分或半脾完好者，即可用作脾移植；②严重游走脾，各韧带过度松弛，有可能发生脾蒂扭转，但若行各韧带紧缩手术又可能发生脾血管扭曲而影响脾脏的供血或静脉回流者。

（2）技术要点：脾脏切除后，将连接输液瓶的细硅胶管或钝头9号针头插入脾动脉，在约9.8kPa的压力下进行低温（1~4℃）灌注，至脾静脉流出液清亮为止。一般说来，脾脏即使洗得彻底，仍略呈暗红色，因此不宜以灌洗器官的颜色作为是否灌洗满意的标志。灌洗毕，切除脾的撕裂部分，缝合创面，保留的半脾或部分脾即可用作移植。游离髂血管时采用下腹部斜行切口，逐层切开腹外斜肌腱膜与肌纤维和腹内肌，勿入腹腔。将腹膜向上、向内侧推开，逐步进入腹膜后间隙，显露髂血管，游离髂内动脉和髂总静脉，在游离过程中注意结扎淋巴管，以免发生淋巴漏或形成囊肿。供脾经灌洗和血管修剪后，放入预制的双层纱布袋内，两层纱布间放入适量冰屑，将脾蒂血管从纱布袋的剪洞处露出，便于吻合。脾上极仍然向上，脾门朝向对侧，将供脾置入髂窝最合适的位置，必要时可固定数针以防脾扭转。血管吻合时，常规先吻合静脉，后吻合动脉，这样可以使部位较深在的静脉吻合容易进行。脾静脉与髂总或髂外静脉行端侧吻合，脾动脉与髂内动脉行对端吻合。吻合完毕后，先放开阻断的静脉，后放开动脉，术后注意抗凝治疗。

6. 脾动脉结扎术　脾动脉结扎术作为一种保脾手术，其特点是保全了脾脏的完整结构，通过结扎脾动脉主干，降低脾动脉压力，减少脾脏的血流量，同时由于脾脏体积缩小，张力减低，利于缝合修补等其他保脾措施，最终达到彻底止血、治疗外伤性脾破裂出血的目的。1978年Nordinger报道脾损伤行脾动脉结扎8例，其中1例因脾缺血坏死施行了全脾切除术。1980年Keramids首先成功地用脾动脉结扎治疗脾外伤。1983年李保华用同样的方法治疗4例脾外伤，取得了满意的效果。

脾脏是一个血供丰富的器官，有极广泛的侧支循环。脾动脉结扎后，由于脾脏血管床减少和压力降低可促进侧支循环开放，因此不致引起脾脏缺血性坏死，这一点已被多项动物实验所证实。脾脏作为一个强大的血液过滤器，其循环血量相当于心排出量的5%，可清除血液中的颗粒抗原和细菌等微生物。有研究表明，脾动脉结扎术后，虽然脾脏的清除功能有所下降，但仍保留了一定的清除功能，尤其是对细菌的清除功能。结扎脾动脉对于脾脏其他功能的影响还需进一步的研究。此外，脾脏的侧支循环在多长时间内能达到维持正常脾血供，是否和脾动脉结扎前具有相当功效仍然有待探究。

目前脾动脉结扎主要应用于脾外伤出血的治疗。我国自1982年至今临床报道不断增加，相当一部分与其他保脾手术如脾修补术、脾部分切除术联合应用，效果满意，但许多学者考虑到脾动脉结扎有影响脾脏净化血液功能而持反对态度。

（1）适应证：①脾门裂伤，出血量大，采用其他手术方法不易达到止血目的；②多处脾裂伤修补困难者，结扎脾动脉有可能保留部分脾脏；③脾被膜下血肿，有破裂和延期破裂的可能；④其他，如脾外伤后，采用其他方法不能有效控制出血，可先结扎脾动脉主干或分支控制出血。

该术式还可用于治疗PH时的脾功能亢进。最初将此术式用于PH的治疗是借助脾脏易与周围组织形成侧支循环，从而形成一条分流通道。Write（1976）在动物实验的基础上应用于临床，除结扎脾动脉外，切断全部或部分胃短动脉，治疗了8例肝硬化患者，对伴有食管胃底静脉曲张或破裂出血者同时结扎胃冠状静脉，术后有功能的脾脏体积缩小，脾功能亢进缓解，外周血象好转。然而有3例患者在脾动脉结扎后因再次形成侧支循环致脾功能亢进复发。国内伏文均等（1988）应用脾动脉结扎治疗小儿脾功能亢进症5例，其中4例外周血象维持正常达3年以上，有1例已随访7年仍保持正常。该报道启示：本手术创伤小，易操作，适用于幼儿，可以暂时缓解脾功能亢进症状，推迟切脾年龄，减少幼儿切脾后感染尤其是OPSI的发生率，但随着时间的延长，可能因侧支循环致脾功能亢进复发。张昌菖等（1988）对5例肝炎后肝硬化合并脾功能亢进和上消化道出血的患者采用脾动脉结扎联合断流术治疗，术后随访1年半，效果满意。实验和临床均证明脾动脉结扎可以降低门静脉压力，缓解脾功能亢进症状，但有关手术适应证的选择以及是否应联合其他手术方式等问题有待于更多临床资料积累。

（2）技术要点：取上腹部探查切口，将脾脏游离并托出切口外，详细探查损伤程度以及是否合并其他脏器损伤后，再决定是否结扎脾动脉。为了保证脾动脉结扎的安全有效，首先可用肠钳夹住脾门血管，充分显露术野。其次在距脾门约3cm的胰尾上缘找到脾动脉主干，切开血管鞘后既容易游离脾动脉，又可避免损伤脾静脉。施行脾动脉结扎时务必保留胃短动脉和胃网膜左动脉，以保证脾有足够的侧支血供。无论是结扎脾动脉主干还是其终末支，结扎前都要以手、束带或无损伤钳做暂时阻断，证明可完全止血而脾无缺血表现后方可结扎。结扎可用粗丝线做永久性结扎，或用吸收肠线，裂伤愈合一定时间后可再通。

7. 部分脾栓塞术 1973年Maddison首先应用介入放射技术做全脾动脉栓塞治疗1例晚期肝硬化伴PH患者，但由于这种方法死亡率较高已基本被废弃，取而代之的是脾部分栓塞术，即通过栓塞剂阻断供应脾实质的小动脉，使脾组织迅速发生不可逆的缺血梗死，6个月左右出现纤维化，产生部分脾切除效应。该法由Spigos于1979年首创，用于治疗脾功能亢进。Jonasson于1985年将其应用于同种肾移植，有效地控制了急性排斥反应。在此基础上，有人采用脾动脉主干栓塞治疗外伤性脾破裂，也达到了止血的疗效。

多年研究证明，脾脏发挥功能除依赖于完整的组织学结构外，还应有足够的血液供应。脾部分栓塞术是选择性栓塞脾动脉分支，使其对应的脾实质梗死，保留下来的脾组织结构完整并有脾动脉供血，符合现代脾外科保脾及其功能的基本要求，显示了治疗脾破裂的合理性。同时由于可反复栓塞，对某些血液病、门静脉高压合并脾大或食管静脉曲张以及同种肾移植患者也有广泛的应用前途。部分脾栓塞术的突出优点在于可以降低

全脾栓塞后严重的并发症和较高的死亡率，国内外已有较多报道，效果良好。

8. 保留脾脏的胰体尾切除术 以往脾周器官或胰体尾部病变，只要累及脾脏或手术不便，便将脾脏连同邻近器官一并切除，称之为无辜性脾切除。在治疗原发疾病的前提下，尽可能地保留其他器官及功能是外科发展的必然趋势。因此在胰体尾部良性病变手术时，尤其是在儿童患者中，应根据病变情况尽量保留脾脏。早在20世纪40年代，Mallet-Guy就已介绍保留脾脏的胰腺远端切除术，但直至1982年Robey等对胰腺外伤患者行此术式成功救治被报道后才引起普遍关注，于20世纪80年代末至90年代中期达到应用高潮。Warshaw（1988）曾对22例胰尾部疾病患者行胰尾部切除时保留了脾脏。Alexakis等（2003）成功地为胰腺功能完全丧失的慢性胰腺炎患者进行了保留十二指肠和脾脏的全胰腺切除术。姜洪池等（1989）开展了57例该手术，术后效果良好，所有患者均痊愈出院。

（1）适应证：①无法局部切除的胰体尾部良性肿瘤，如胰岛素瘤、囊腺瘤、胃泌素瘤、非功能性胰腺内分泌瘤等；②胰体尾部假性囊肿或主胰管狭窄合并远侧胰腺体尾部囊肿；③疼痛剧烈的胰体尾部慢性胰腺炎、复发性急性胰腺炎；④新生儿胰岛细胞增殖症；⑤胰体尾部外伤无法保全者；⑥胰瘘、胰腺体尾部假性动脉瘤；⑦局限于胰体尾的早期癌。因炎症、肿瘤等造成脾血管与胰腺或周围组织粘连严重者，可试行合并脾动静脉切除的保留脾脏的胰体尾切除术，但需确认侧支血管血液循环良好。早期胰体尾癌确诊率低，手术切除机会少，虽有成功报道，如早期胰腺导管腺癌，但缺乏大样本资料和随机对照研究，况且脾脏抗肿瘤免疫具有特殊"双向性"和"时相性"，是否保脾意见仍难统一。

（2）技术要点：在实施保留脾脏的胰腺远端切除术时，有两种手术方式可供选择：一是保留脾脏及其血管的胰体尾切除术，二是切断脾血管的保留脾脏胰体尾切除术。前者有可靠的血供保障，是较为理想的保脾术式，但解剖脾血管，尤其是分离其进入胰腺的众多分支比较困难，在慢性胰腺炎中更是如此，术后发生脾静脉栓塞亦有报道。后者操作相对简便，术中损伤较小，近期效

果与保留血管的术式相近，但远期随访患者常发生胃周及黏膜下静脉曲张。Miura 等（2005）对10 位行切断脾血管法的患者进行了平均 52 个月的随访，7 名患者术后发生了胃周血管曲张，2 名患者发生胃黏膜下血管曲张。需特别指出的是切断脾血管术中需避免损伤胃短血管和胃网膜血管，以保证脾的血供。

9. 脾网罩包裹止血及捆扎术　该方法采用可吸收材料编制的网罩包裹损伤的脾脏。顾传杰（1982）在国内率先用于临床并取得成功。Lange（1988）报道应用可吸收网罩包裹损伤脾脏，使手术保脾率由 33%（12/36）上升到 67%（22/33），术后并发症和全脾切除、脾缝合或网罩加脾缝合组无明显差异，他认为网罩包裹脾是安全、有效的保脾方法，适用于脾包膜大面积撕裂或实质较深的破裂，甚至伤及脾门的损伤。金庆丰等（1986）用肠线编制网罩修补实验动物的破裂脾脏，均可立即止血，术后未见并发症，脾组织学检查显示肠线术后 40 天左右可完全吸收。Delany（1982）还报道用脾帽控制伤脾出血获得成功。

网罩法修补脾损伤的适应证为：①一般脾破裂均适用；②脾包膜大面积撕裂，创面出血不止；③脾包膜下血肿，包膜切开后仍有扩展者；④脾实质严重破裂及挫伤；⑤伤及脾门的破裂，缝合有困难者；⑥脾修补后创面仍出血不止者；⑦可与脾包膜缝合、脾缝合、脾部分切除术等联合应用。

10. 腹腔镜技术的应用　1991 年 Delaitre 等完成了首例腹腔镜脾切除术，此后腔镜技术开始应用于脾脏外科。随着腹腔镜技术的普及，目前腹腔镜可施行上述多种保脾手术，避免了开腹手术给患者带来的痛苦，且具有诊断和治疗双重作用。

三、脾损伤分级及其对保脾手术的重要性

脾脏损伤的程度是选择保脾手术的病理学依据，随着保脾手术不断开展，对脾脏损伤确切分级的要求愈加迫切。确认哪些情况下可以保留脾脏或脾组织及如何选择治疗方法，哪些情况下必须切除脾脏等，其理论意义和临床应用价值是不言而喻的。

目前，各国都有自己的分类标准，也有一些将临床表现、影像学表现、手术所见等因素综合考虑的临床分级方法。影响较大的有 Schackford 分级（1981，五级）、Feliciano 分级（1985，五级）、Gall & Scheele 分级（1986，四级）、Uranus 分级（1990，五级）、美国创伤外科学会（AAST）分级（1994，五级）、Patcher 分级（1998，五级）等，但无论是手术分级还是 CT 影像学分级，无论是定性还是定量，在分级标准上尚未达到共识，不利于横向交流协作，也不利于纵向回顾分析。评价脾损伤治疗方法也缺乏统一的标准。

为了适应脾脏外科的发展，规范我国脾外伤临床诊断和治疗，利于学术交流以及文献统计分析，第六届全国脾外科学术研讨会（天津，2000）制订了新的脾脏损伤分级标准，具体如下：

Ⅰ级：脾被膜下破裂或被膜及实质轻度损伤，手术所见脾裂伤长度≤5.0cm、深度≤1.0cm；Ⅱ级：脾裂伤总长度>5.0cm、深度>1.0cm 但未累及脾门，或脾段血管受损；Ⅲ级：脾破裂伤及脾门部，或脾脏部分离断，或脾叶血管受损；Ⅳ级：脾广泛破裂或脾蒂、脾动静脉主干受损。

此分级标准优点是：①简洁易记，便于实际应用。Ⅰ级损伤不涉及段以上血管，累及脾段以上血管者即为Ⅱ级以上，累及脾门者或脾脏离断者即为Ⅲ级以上。②囊括了从被膜到实质、从分支到主干血管的所有损伤。③损伤程度采用量化指标，可迅速判断脾损伤的级别。④适应我国目前常见的脾损伤机制及分类习惯。⑤来源于实践，是对以往实践的总结，对治疗原则及术式的选择更有实际指导意义。

临床工作中，针对以上分级标准，我们建议对Ⅰ级脾损伤，可采用非手术治疗或黏合止血、缝合修补术；对Ⅱ级脾损伤，多数病例可采用黏合止血、缝合修补术，部分需行脾脏部分切除术；对Ⅲ级脾损伤，常采用脾脏部分切除术或全脾切除术，或全脾切除术加自体脾（组织）移植；对Ⅳ级脾损伤，应果断行全脾切除术，可附加自体脾（组织）移植。

脾脏损伤分级的提出是选择统一、规范术式的前提，其目的是更好地指导临床实践，而临床病情是复杂的，脾损伤程度不可能如同分级那样典型，特别是脾损伤的位置可能有多处，程度有多种，不能机械地套用各种保脾术式，而应在

掌握每种术式的适应证和基本技术的基础上根据实际情况灵活地选用多种术式、联合应用，方具有实用性。掌握脾损伤标准应成为我们开展临床工作的指导原则，而不应变为束缚。实事求是、灵活掌握、应时而用、不断完善是应遵循的原则。

（姜洪池 董 明）

参 考 文 献

1. 姜洪池.腹部创伤学.北京：人民卫生出版社，2010.
2. 姜洪池.当前脾脏外科诊疗的进展和前景.中华肝胆外科杂志，2006，12（4）：219-222.
3. Pan HY, Ma Y, Wang DW, et al. Effect of IFN-α on KC and LIX expression：role of STAT1 and its effect on neutrophil recruitment to the spleen after lipopolysaccharide stimulation. Mol Immunol, 2013, 56（1-2）：12-22.
4. Kaneko J, Sugawara Y, Akamatsu N, et al. Spleen volume and platelet number changes after living donor liver transplantation in adults. Hepatogastroenterology, 2004, 51（55）：262-263.
5. Wang YL, Meng QH, Qiao HQ, et al. Role of the spleen in cyclophosphamide-induced hematosuppression and extramedullary hematopoiesis in mice. Arch Med Res, 2009, 40（4）：249-255.
6. Hartgrink HH, van de Velde CJ, Putter H, et al. Extended lymph node dissection for gastric cancer：who may benefit？ Final results of the randomized Dutch gastric cancer group trial. J Clin Oncol, 2004, 22（11）：2069-2077.
7. Sakar B, Karagol H, Gumus M, et al. Timing of death from tumor recurrence after curative gastrectomy for gastric cancer. Am J Clin Oncol, 2004, 27（2）：205-209.
8. 姜洪池，刘昶.门静脉高压症保脾的有关问题.中华肝胆外科杂志，2003，9（10）：577-580.
9. 韩方海，詹文华，李玉明，等.胃癌根治手术联合脾脏切除远期疗效分析.中华外科杂志，2005，43（17）：1114-1117.
10. Yu W, Choi GS, Chung HY. Randomized clinical trial of splenectomy versus preservation in patients with proximal gastric cancer. Br J Surg, 2006, 93（5）：559-563.
11. Sano T, Sasako M, Shibita T, et al. Randomized controlled trail to evaluate splenectomy in total gastrectomy for proximal gastric cancer（JCOG0110）：analysis of operative morbidity, operation time, and blood loss. J Clin Oncol, 2010, 28（15 Suppl）：4020.
12. 姜洪池，陈孝平.肝脾外科学.北京：科学出版社，2003.
13. 陈辉树，姜洪池.中国脾脏学.北京：人民军医出版社，2012.
14. 姜洪池，代文杰.保留脾脏的胰体尾部切除问题：基础与临床研究进展.中国实用外科杂志，2001，21（1）：22-24.
15. 田雨霖.保留脾脏的胰体尾切除术.中国实用外科杂志，2004，24（12）：759-760.
16. 沈汉斌，卢晓明，蔡晓棠，等.腹腔镜保脾术在有腹部手术史脾破裂病人中的应用.肝胆外科杂志，2002，10（5）：361-362.
17. Uranues S, Grossman D, Ludwig L, et al. Laparoscopic partial splenectomy. Surg Endosc, 2007, 21（1）：57-60.
18. Sretenovic ALj. Warren shunt combined with partial splenectomy for children with extrahepatic portal hypertension, massive splenomegaly, and severe hypersplenism. Surg Today, 2013, 43（5）：521-525.

第四节 复杂性脾切除术值得注意的问题与技术改进

自 Spencer Wells 于 1887 年开展首例脾脏切除术至今已有 100 余年，脾切除术在临床上得到广泛开展，其技术操作上的要点为大多数腹部外科医生所掌握。但对于巨脾、脾周广泛纤维化和/或血管性粘连固定的脾、有脾周围炎的脾、部分血液病脾脏和极其罕见的异位妊娠脾脏的切除手术风险依然大，难度高。该手术难点在于游离全脾、减少术中出血及避免脾脏周围组织器官医源性损伤等。

一、复杂性脾切除术值得注意的问题

复杂性脾切除（complex splenectomy）是指脾脏巨大（Ⅲ度以上脾大）、解剖结构或位置异常、周围侧支循环形成并迂曲扩张，术中极易出血，或脾周广泛纤维化和/或血管性粘连使脾脏固定，此种情况下脾切除十分困难，称为复杂性脾切除。巨脾的原因包括肝硬化门静脉高压症、原发性区域性门静脉高压症、门静脉海绵样变性引起的淤血性脾大、慢性粒细胞性白血病、骨纤维异常增殖症等。在我国门静脉高压症引起的巨脾极为常见，包括乙型肝炎病毒、血吸虫感染等，尤其是晚期肝脏血吸虫病导致脾大极为明显。脾周粘连的原因包括：腹部手术史、腹腔感染、急性胰腺炎

（大量胰液消化腐蚀局部组织引起坏死甚至继发感染，胰体尾部和脾门组织炎症反应显著，周围炎性增生组织压迫脾静脉，使脾脏血液回流受阻，导致胰源性脾大及脾功能亢进，同时脾脏表面由于炎性刺激也可渗出、增生进而引起局部粘连）、大量腹水（继发无菌性或有菌性炎症反应，使得脾脏表面大量纤维素沉积并机化，正常脾脏被膜结构受到破坏，与周围组织器官广泛粘连并建立丰富的侧支血液循环）、脾脏疾病的微创治疗（包括脾功能亢进动脉栓塞、脾囊肿穿刺抽液、脾脏射频治疗或微波固化治疗，均可诱发脾脏周围无菌性炎症反应，引起广泛增生粘连，尤其在脾梗死部位大网膜覆盖处显著，使得脾脏与大网膜广泛粘连融合，脾周围血管迂曲扩张形成血管性粘连）等。脾脏解剖学结构或位置异常所致的复杂性脾也不容忽视，遇此情况应做好术前相关影像学检查，如CTA和99mTc扫描，充分了解脾脏的血管走行及与周围组织器官的毗邻关系。

与普通脾切除术相比，复杂性脾切除术面临以下难点：脾脏体积过于庞大，造成脾脏周围解剖间隙狭窄，给手术视野暴露带来诸多不便；多伴有脾周围粘连，同时脾组织脆性大、贮血多，使得游离脾脏颇为困难，多见于门静脉高压症；由于门静脉压力的增高，任何小的门静脉属支处理不当或止血措施不确切，均可酿成术中或术后出血，需引起注意和防范；脾蒂情况复杂，脾门血管多增粗，侧支循环丰富，操作中极易损伤血管、胰尾或胃壁；由于脾脏体积增大，脾门更加靠近胰尾，损伤胰尾，胰瘘的机会大大增加；因凝血功能障碍，脾切除后脾床不易止血，尤其对于门静脉高压症及血液病患者该情况更为严重。以上存在的问题一直影响复杂性脾切除术的可行性及安全性，故是否能成功实施复杂性脾切除术，除需遵循普通脾切除术的基本原则外，还取决于分离脾周粘连时能否避免大出血，防止脾脏周围组织脏器的医源性损伤等。因此进行复杂性脾切除术时，必须有充分的术前评估及准备，精湛的外科技巧以及灵活地掌握脾切除术有关技术。我国在脾外科的长期实践中积累了丰富的经验，在复杂性脾切除术中改进和创造了许多方法，如原位脾切除术、脾血管的预处理等，获得了极佳的效果。

二、复杂性脾切除的技术改进

（一）术前对患者进行全面的评估

对于巨脾，外科医师都比较重视，但术前切勿轻视中度肿大的脾脏，因为脾脏切除的难易程度取决于脾周粘连和脾蒂处理的难易程度。对于伴有门静脉高压症，尤其是区域性门静脉高压症的患者，脾周韧带内的侧支循环常广泛扩张，血管壁菲薄，脾实质与脾周韧带及腹壁、膈肌等形成致密粘连，组织厚韧而血运丰富。因而对于胰源性门静脉高压症的患者更要充分估计脾切除的困难性和复杂性。术前检查患者若发现患者平卧时脾上翘，常提示可能有广泛粘连。CT、MRI和超声检查结果显示脾周若有曲张静脉迂曲、增粗的影像学特征，则强烈提示脾脏切除将会变得十分困难。因此，要充分评估术中情况，同时要多贮备RBC悬液和准备血液回输装置。对于严重的脾功能亢进PLT下降明显时要准备单采PLT输注。即使PLT$<10 \times 10^9$/L，一般在脾脏切除后2天PLT可以迅速上升$>50 \times 10^9$/L，从而确保手术的安全性。

（二）术中自体血液回输

自从1900年Lands Teiner发现了血型，人类异体输血的梦想终于变为现实。但异体输血在治疗疾病、拯救患者生命的同时，也面临着诸多的副作用，甚至目前为止，异体输血仍可能有其他潜在的危险而未被发现。术中自体输血既可解决血源紧张及术中血液流失，又能有效地防止因异体输血引起的传染性疾病和免疫相关不良反应。因此，采用术中自体血液回输越来越受到外科医生的重视。20世纪80年代以来，国外积极推广使用术中自体输血，其疗效得到了广泛的肯定。

术中自体血液回输就是利用特殊离心装置将腹腔中的血液回收并加入抗凝剂，经洗涤、过滤装置去除血凝块、细胞碎屑、游离血红蛋白、破坏的细胞基质及抗凝剂，再离心、浓缩回收红细胞，回输至患者体循环的一种技术。其应用颇为广泛，包括创伤出血，如肝脾破裂、大血管损伤、胸腔内出血、脊柱外伤、大出血抢救；心脏、大血管外科大手术；神经外科手术；骨科手术，如全髋关节置换术、脊柱手术、骨折切开复位内固定术；妇产科手术，如异位妊娠破裂大出血等；腹部外科手术，如肝脾手术、门静脉高压症分流术等；器官移植手术,如心、肝、肾移植;泌尿外科手术等。对于患者术中出血较多,血小板和凝血因子损耗严重的手术,可分离提取血小板再回输给患者,防止术后出血。禁忌:当手术区域被细菌或恶性肿瘤细胞污染时,不可使用该技术。

实施复杂性脾切除手术的患者多伴有肝硬化、肝功能不全、脾功能亢进、上消化道出血及凝血功能障碍等,尤其是血小板减少、凝血功能障碍可导致术中创面渗血和出血,并对围术期血流动力学的稳定产生严重影响,对手术操作带来了极大的挑战,甚至使得手术不能顺利完成。因此既往实施复杂性脾切除术时,常需术中输注大量异体库存血,而大量输血常又可进一步加重肝硬化门脉高压症患者凝血功能的紊乱,导致术中、术后脾床等部位渗血、出血。库存血中含有的枸橼酸钠进入肝脏参与分解代谢,更加剧了肝硬化患者的肝脏负担。此外,大量输入异体库存血液还可引发过敏反应、传染性疾病(如艾滋病)等。因此近年来,自体输血作为一种安全方便的输血方法在临床中应用越来越广泛。术中应用自体血液回收机可将手术 70% 以上的出血回收重利用,过滤浓缩后回收的血细胞比容可达 55%~65%,且自体回收血液能迅速发挥携氧功能,补充患者血容量,维持围术期的有效循环血量,减少甚至避免了异体血液的使用。术中血液回收既能缓解血源紧张的现状,还避免了大量输入异体血液可能诱发的一系列并发症,但需要注意的是,如为肝硬化患者,多合并不同程度的腹水,应首先用普通吸引器将腹水吸净,同时为了尽量避免血液回收过程中红细胞的破坏、降低回收血液中游离血红蛋白的浓度,应避免血液与空气同时吸入,即使用适当的负压。尽管回输的血液中不含血小板及凝血因子,但大量临床数据表明实施此项操作的患者较少发生凝血异常。

手术中血液的回收不仅仅在手术过程中,在脾脏切除之后,可沿脾门长轴方向在脾门处切割数刀,把脾内残留血尽量全部回收。

复杂性脾切除术中采用自体血液回收虽有诸多优点,但仍有一些问题需要注意:①经分离、洗涤处理后的回收血液已不含血小板和凝血因子,虽然文献报道并无明显的出血倾向发生,但大量回输自体血液时也应密切注意凝血功能的变化,

必要时可输注新鲜血小板,防止发生凝血功能障碍,同时建议回输血液总量小于 3 000ml;②由于在血液回输处理过程中血浆蛋白丢失,导致血液胶体渗透压降低,因而需补充适量的胶体、血浆或白蛋白,避免组织水肿;③在血液洗涤过程中,虽然去除了大部分的抗凝剂,但仍有少量残留,因此大量输入回收血液后可能引发出血倾向,需密切注意;④肝脏储备功能较差者或术前有潜在出血倾向的患者,血液回收机管道及回收过程中抗凝剂的用量需酌减;⑤术中浸有血液的纱垫,不要用力挤压其中血液,防止血细胞破坏及异物微纤维进入回收血液,导致出血倾向。

(三)切口选择

恰当的切口选择是确保手术野充分显露和手术顺利进行的先决条件。进行复杂性脾切除术时的切口选择应遵循"损伤小、进腹易、暴露好"的原则,不应过分苛求切口大小和美观,需将切口入路带来的局部损伤与手术总体损伤进行权衡比较,同时在切口选择上应注意以下几个方面的问题:

1. 脾脏本身的状况。例如脾脏的增大程度、与周围的粘连关系、原发疾病类型、有无凝血障碍等。

2. 脾切除的同时是否需要伴随进行其他手术。例如门静脉高压症的患者脾切除后是否需行断流术或分流术,合并胆囊结石时是否需切除胆囊等。

3. 患者的总体情况及胸腹部外形。胸廓狭小者不易暴露巨脾上极,应选择利于扩大和延伸的切口,门静脉高压症的患者多伴有凝血功能障碍、出血倾向、肝功不全,一般不采用胸腹联合切口,防止手术打击过大引起各种并发症。

4. 门静脉高压症时,如前腹壁已形成显著的静脉侧支循环,原则上不选择带有横切口的各类切口,以免破坏有效的侧支循环使门静脉压力更高,加重出血倾向。

5. 根据术者的个人习惯和实践经验选择切口。

复杂性脾切除术常用的切口类型包括:

1. 上腹部正中切口或左上腹旁中线经腹直肌切口 开腹探查后根据具体情况将切口延长,一般情况下不辅以横切口,可轻松解决巨脾手术

野暴露不充分和手术操作问题。

2. 左上腹斜切口　自剑突左缘起始，距肋缘2~3cm，沿左肋缘延伸至腰部为止。该切口适用于择期手术和大小适中的脾脏，尤其是对体型偏肥胖或脾周粘连严重的患者可充分显露手术野，且较少发生切口裂开等并发症。该切口类型在国外运用普遍，当前国内亦有较多医院选择该类型切口。另一类斜切口自剑突左缘起始，纵行向下切开7~8cm，而后向左侧延伸直至腰部，呈L形，脾上极如有严重粘连还可向上扩大切口，切断肋弓，充分暴露手术野。

3. 胸腹联合切口　自腋后线与第7或第8肋间隙交汇处起始，向前、内、下方向切开直至肋缘，如脾脏体积过大，还可延长切口至剑突与脐的连线中点处；也可于第7肋间隙进入胸腔，不切除肋骨。该切口适用于巨脾，或脾周粘连严重的患者，尤其是脾脏与膈肌之间粘连严重时，可充分显露手术野，但该切口创伤较大，严重影响呼吸、循环功能，目前极少采用。

（四）原位脾切除技术

开展首例脾脏切除术至今的100余年以来，无论是病理脾还是外伤脾的脾脏切除术，一直沿用传统的脾脏切除术，该术式虽然有其很大的优越性，但对于复杂脾脏尤其是对侧支循环比较丰富的巨脾，该术式则存在一定的局限性，术者必然要面临出血、胰瘘、胃瘘、结肠瘘以及术后脾静脉血栓等危险。为了防止上述情况的发生，原位脾切除术应运而生。

传统的全脾切除术强调首先在胰体尾上缘后方游离出脾动脉，并在切脾之前预先结扎处理脾动脉，然后游离并切断脾周韧带，将脾脏托出腹腔，再分段或集束处理脾门血管及胃短血管。但当患者脾脏体积较大或伴有脾周严重粘连需行复杂性脾切除术时，该传统术式则难以顺利实施，主要原因是：①巨脾或脾周粘连时难以分离脾动脉，且操作过程中极易出血；②如为肝硬化门静脉高压症患者，其脾周韧带内可能存在迂曲扩张的血管，强行进行钝性分离可造成血管破裂并回缩，进一步止血甚是困难；③巨脾时由于脾脏相对于切口体积过大，且脾门位置固定，脾脏活动度相对小，难以将其成功搬出腹腔外，强行搬出可能撕裂损伤脾静脉，导致大出血，止血过程中又易误伤胰

尾及结肠；④实施传统脾切除术搬出巨脾后，脾蒂可被脾脏遮掩，无法暴露出二级脾蒂，只能成束结扎处理一级脾蒂，而成束结扎之后容易滑脱，导致术后出血等并发症；⑤脾脏在原位时，脾门与胰尾的距离仅为1cm左右，而脾脏体积变大后该距离更加缩小，如将脾脏搬出腹腔后脾门与胰腺距离进一步减小，导致处理脾蒂时极易损伤胰尾；⑥脾周严重炎性粘连时，未处理脾门区血管而直接分离脾脏与后腹膜间隙及脾膈韧带可导致大量出血。

鉴于传统脾切除术在处理复杂性脾切除时的局限性，国内学者孙文兵等（2003）首先提出了原位脾切除的概念，即保持脾脏在原位状态下结扎离断脾门血管和胃短血管，可有效地预防术中可能出现的胃瘘、胰尾瘘、肠瘘、大出血等并发症，提高了手术的安全性，降低了手术死亡率。国内江勇等（2005）应用原位脾切除术处理门静脉高压症患者27例，疗效显著，并无胰瘘、胃瘘、结肠瘘等严重并发症发生。甘险峰等（2012）对186例肝硬化门静脉高压症患者实施了原位脾切除术，通过统计学分析发现原位脾切除的术中出血量及住院时间较传统脾切除明显减少，且胰瘘、门静脉血栓的发生率也显著降低，进一步证实了原位脾切除与传统脾切除相比的优越性，可以在临床上广泛推广应用。

手术操作要点：①选择合适的手术切口进入腹腔，先处理左侧的胃结肠韧带，在胰尾后上方找到脾动脉并予以结扎。如局部粘连严重或血管曲张明显，可用缝线缝扎脾动脉。②贴近脾包膜处分离并结扎切断脾结肠韧带。③由下向上切开脾肾韧带的前后叶并逐步分离、结扎，离断脾下叶动静脉、中叶动静脉和上叶动静脉，结扎切断可能存在的曲张静脉。充分游离脾脏是复杂性脾切除的关键点，大多数情况下只要脾动脉结扎后仔细分离脾周韧带，将脾胃韧带最上极的1~2枚胃短血管首先保留，将脾托起，托起脾脏的技巧是将右手伸至脾窝最深部，向上向右旋转托起脾脏，将脾脏置于右前臂，同时将大棉垫置于脾窝，按二级脾蒂离断术先处理脾蒂，最后处理先前暂留的1~2支胃短血管。血管离断时，对空间狭小、手术野暴露不全的区域，可采用LigaSure血管闭合系统或超声刀进行处理，可闭合直径5mm以内的任何血管，

效果可靠。④保持在原位条件下离断脾胃韧带和胃短血管,使胃底与脾上极完全分离。⑤最后剪开脾外侧后腹膜及脾膈韧带,使脾脏完全游离并取出,脾窝处后腹膜创面采用连续缝合充分止血。当脾周韧带、侧后腹膜和膈肌血管的侧支循环丰富,或因反复脾周围炎而致脾脏固定,应遵循"由浅入深,先易后难"的操作程序循序渐进,避免造成深部出血而束手无措的尴尬情景。由于复杂性巨大脾脏,常伴有较为严重的静脉曲张,纤维条索状组织内常有丰富的侧支血管,必须结扎,切忌撕破和大片分离,一并处理等简单粗暴的做法。分离脾周围韧带应尽量靠近脾脏游离,操作精确,防止拉钩等操作不当伤及脾脏造成意外出血。门静脉高压症患者,脾胃韧带常伴有异常增粗血管,为了防止术后早期胃膨胀致使结扎线脱落,故要避免大块结扎,必要时缝扎。脾结肠韧带处理时要避免损伤结肠和其系膜血管。脾肾间隙狭窄严重时,宜优先处理即结扎离断背侧脾肾韧带,脾侧则留待充分显露后直视下处理。最后处理脾膈韧带,由于其位置深且难以显露,宜尽可能直视钳夹、切断和结扎。目前国内外也有腹腔镜下原位脾切除的报道,其技术要点是原位状态下紧靠脾门分束处理脾蒂,即二级脾蒂处理法。二级脾蒂血管离断法分离脾蒂血管分支时先用电凝钩或超声刀切开近脾门处的脾蒂表面浆膜层,仔细分离血管周围间隙的脂肪、疏松结缔组织。用吸引管一边低压吸引,一边在脾蒂血管分支周围推剥可以起到钝性分离和吸净积血显露术野的作用。由于腹腔镜的放大作用,镜下可以较容易地分出脾蒂的二级血管分支,显露血管分支上下缘后用大直角钳分离血管后壁,进而游离出血管。根据血管粗细选择适合的血管夹,近端上双夹,远端上单夹后切断。对于一些较小的血管分支可以用LigaSure直接凝闭后切断。注意要将血管完全夹住,采用先凝闭暂时不切断或相邻部位凝合多次的方法。

原位脾切除的优势:①在不搬出脾脏的情况下原位分束离断脾蒂、胃短血管,可避免传统手术搬脾过程中因不恰当牵拉而导致的脾血管、胃短血管撕裂出血,同时也降低了胃壁医源性损伤的发生率。②在原位条件下处理脾蒂可清晰辨认脾蒂与胰尾的位置关系,且此时脾蒂与胰尾之间距离最大,不易误损胰尾。③在原位状态下可充分显露脾门区的二、三级脾蒂,有利于分束处理脾蒂,避免了成束结扎脾蒂血管可能带来的滑脱危险。④原位分束离断脾蒂血管后进一步分离脾周粘连,可有效地减少分离粘连时引发的出血,而且此时脾脏体积缩小,更利于手术操作。⑤先结扎脾动脉,脾脏位置不变而体积缩小,活动度明显增加便于操作。⑥减少血管牵拉和内膜损伤,减少了术后脾热的发生,明显缩短住院时间。

(五)脾血管的预处理

脾脏本身质地较脆,充血肿大或脾周严重粘连时更易破裂出血,有时难以控制,导致术中情况复杂,甚至危及生命,故可在游离脾脏前预先在胰体尾后上方找寻脾动脉并予以结扎处理,待脾脏中大部分血液经脾静脉回流入体循环后,脾脏缩小变软,更利于操作。

技术要点:于胰腺上缘脾动脉搏动最明显处切开后腹膜,探及并游离脾动脉,预置两根7号线,一根在近心端,一根在远心端,两者距离约为1cm,拉紧近心端,在近端结扎处理。患者如无心脑血管疾病,可从脾动脉远端注入0.3mg稀释的肾上腺素,待1~2分钟后脾脏变软,张力下降,再结扎脾动脉的两根7号线。注意对有动脉粥样硬化的患者,结扎时用力应适度,避免过度切割血管导致破裂。当然,应根据患者实际情况选择是否行脾血管预处理,不可一味追求结扎脾动脉,如遇见以下情况则不应行脾动脉预处理:①脾门炎症和粘连极为严重;②脾门发育不良,位置深在,动脉不易寻及;③脾动脉主干较短,不易结扎;④脾脏体积过大导致脾门显露不完全。

(六)靠近脾门脾蒂血管的分束离断

脾动脉行至脾门附近可有多个分支,即脾叶动脉,按比例多少依次为两支型、三支型和四支型,每支脾叶动脉向各自对应的脾叶供血。传统脾切除术处理脾蒂时采用大块集束结扎切断,即一级脾蒂离断法,其优点在于简单易行且可迅速控制出血。但行复杂性脾切除术时,采用一级脾蒂处理则显得较为困难:①脾脏体积巨大,周围血管迂曲扩张,脾脏周围炎性改变,粘连严重,使得脾脏固定,移动困难;②脾脏与胃之间的胃短血管增多增粗,而脾脏体积增大使脾胃之间间隙变小,处理胃短血管颇为困难;③脾脏体积增大,使得胰尾与脾门部距离缩小，脾动脉主干结扎极为不易，强行粗暴结扎极易损伤胰尾，还可能引发术后感染、出血、胰瘘、胃瘘、结肠瘘、脾热等；④脾脏体积变大，脾门增宽，脾蒂血管分布增宽，血管周围组织增厚，一次性处理脾蒂难度变大，危险性增高。

技术要点：首先结扎脾动脉，然后在脾下极处剪开脾门周围浆膜，自下而上、由浅入深探查脾门部亚一级脾蒂血管，在紧靠脾门的上、下叶血管（也可为上、中、下三叶血管或上、中上、中下、下四段血管）分叉部，将拇指置于分叉处前方，示指在后方仔细触摸，可于脾血管间清晰触及一个间隙（也可为两个或三个），即为各脾叶动脉间的空隙，亦称之为亚一级脾蒂间隙。从前方剪开浆膜，便可清楚显露该间隙，然后利用缝线穿过各间隙，分别双重缝扎并切断各脾叶动脉。应当注意的是，脾叶动脉可有各种变异，应保证各动脉分支均被缝扎切断。

原位亚一级脾蒂离断的优点：①保持脾脏原位条件下处理亚一级脾蒂血管，避免了搬脾过程因过度牵拉导致的脾血管、胃短血管和迂曲扩张血管的撕裂损伤，降低了胃瘘和大出血的发生率，减少了术中出血量；②能够充分显露脾门部的脾叶血管，通过分束处理脾蒂，避免了主干结扎可能导致的滑脱、出血；③在处理亚一级脾蒂时，能够清晰显露脾蒂与胰尾的位置关系，避免了大片结扎带来的胰尾损伤；④原位亚一级脾蒂离断术减少了对脾血管的牵拉和损伤，降低了术后脾静脉血栓的发生率，同时减少了术后脾热的发生，可以缩短住院时间，降低医疗成本。

（七）脾周严重粘连的处理

复杂性脾切除术时脾脏多伴有严重粘连。分离粘连时应从表浅位置及容易分离的部位着手，避免"孤军深入"，造成深部出血时无法止血的尴尬局面。一般先分离脾脏前方、侧方、下方粘连，再处理深在的脾肾韧带、脾胃韧带上极和脾膈韧带，最后对脾外侧后腹膜进行分离。动作需轻柔仔细，循序渐进，避免损伤出血。膜性粘连只需手指剥离或电刀切断，而形成纤维条索状的组织内多含有丰富的侧支循环，需要逐一钳夹切断并结扎，尽量避免"先出血，后止血"或"大片分离，一并处理"的做法。如巨脾与膈面严重粘连，同时合并钙化，形成致密粘连层，脾膈间隙消失，难以分离脾上极时，可采用脾包膜下切除，残留粘连包膜于膈肌表面，创面出血可用氩气刀止血，多能奏效，若有血管断端出血则务必缝扎，以免脱落再出血。需指出的是，巨大脾脏或脾周严重粘连时，手术不可按部就班，处理粘连及迂曲血管时需遵循"由浅入深，先易后难，难而变易，步步为营"的基本原则，综合考虑各种因素，灵活操作。为确保手术安全，手术入路及切口充分显露至关重要。

（八）手术创面的处理

脾脏切除后如何处理创面十分重要。我们需要注意以下两点：①将创面腹膜化，由于后腹膜有已形成侧支的 Retzins 静脉丛，进针时要格外小心，建议使用无损伤的 4-0 Prolene 缝线。②创面渗血较多时，建议采用大纱布填塞，最好用有带的纱布填塞，用带子相互打结固定，PLT 恢复正常和渗血停止后将纱布按次序逐块去除。

（九）异位妊娠脾脏切除手术要点

异位妊娠是受精卵种植于宫腔外部的妊娠，是妇科常见的急腹症。其中输卵管妊娠最常见，占 90% 左右。在极少数情况下绒毛组织种植于腹腔内脏器继续发育，形成继发性腹腔妊娠。该病发病急，进展快，若不及时发现或抢救，随时会破裂出血甚至危及生命。脾脏异位妊娠极为罕见，能够在术前诊断的极少。由于对此病认识不足，患者多因出血急症入院，经腹腔探查证实为脾脏异位妊娠。

1. 手术体位 采取60度右侧卧位，头高30度。这样容易暴露脾脏及其后方。脐上取 10mm Trocar 进镜。术者站在患者右侧，剑突下取 5mm Trocar，左手持械辅助暴露脾脏。锁骨中线与肋弓交界处下方 2cm 取 10mm Trocar 为主操作孔，第一助手站在对侧，腋前线与肋弓交界处下方 2cm 取 5mm Trocar 为副操作孔协助暴露及吸引。此体位及操作孔选择的好处就是一旦术中出现不可控制的出血，随时可以取肋缘下斜切口中转开腹；

2. 手术要点 ①术中游离脾脏从脾胃韧带开始，先游离周边，遵循"先易后难，由浅入深，步步为营"的原则，最后处理脾蒂；②术中尽量完整切除，避免弄破妊娠囊，将妊娠囊全部取出，避免绒毛组织残留及脱落。

3. 术后注意事项 ①鼓励早下床活动，早进食，加速康复治疗。②注意脾窝引流，警惕术后再出血。③术后每隔两天复查血 HCG 水平，直至降到正常水平。HCG 动态变化是早期诊断脾脏异位妊娠及术后治疗的重要参考依据。脾脏切除术后患者体内滋养细胞活性下降，血 HCG 呈下降趋势并逐渐降至正常。若血 HCG 逐渐升高或持续不降，表明胚胎还存活或有残留，必要时需再次手术。④脾切除术后血栓发生率为 2%~8%，应注意血小板变化，合理应用抗凝药物，并观察有无出血倾向。总之，脾内妊娠一旦确诊应尽早手术治疗。提倡在破裂大出血前采取腹腔镜脾切除微创治疗。

三、总结

总之，对于复杂性脾切除，最为重要的是做到术前认真仔细的评估脾脏与周围脏器的解剖关系，术中操作要精细，避免术中大出血，对脾蒂的处理我们切忌大块解剖和结扎，另外要注意胰尾部，处理时尽可能靠近脾脏。若注意上述几点，那么复杂性脾切除是安全可行的。

（孙诚谊　喻　超）

参 考 文 献

1. Sretenovic ALj. Warren shunt combined with partial splenectomy for children with extrahepatic portal hypertension, massive splenomegaly, and severe hypersplenism. Surg Today, 2013, 43（5）: 521-525.

2. Al-Salem AH. Massive splenic infarction in children with sickle cell anemia and the role of splenectomy. Pediatr Surg Int, 2013, 29（3）: 281-285.

3. Wu L, Jiang X, Ni J. Successful diagnosis and treatment of early splenic ectopic pregnancy: A case report, 2018, 97（17）: 1-3.

4. 姜洪池，陆朝阳，孙备. 如何安全地进行巨脾切除术. 中华肝胆外科杂志, 2006, 22（9）: 586-588.

5. 陈辉树，姜洪池. 中国脾脏学. 北京: 人民军医出版社, 2012.

6. 孙文兵，张珂，张效东，等. 原位脾脏切除 256 例体会. 中华肝胆外科杂志, 2003, 9（10）: 602-604.

7. Wang Y, Ji Y, Zhu Y, et al. Laparoscopic splenectomy and azygoportal disconnection with intraoperative splenic blood salvage. Surg Endosc, 2012, 26（8）: 2195-2201.

8. Igenbaeva GA, Saadulaeva MM. Blood autologous transfusion at portal hypertension. Khirurgiia（Mosk）, 2009,（11）: 27-30.

9. Liu YB, Kong Y, Wang XA, et al. Role of dissection of secondary branches of splenic pedicle in portal hypertension cases undergoing splenectomy. Chin Med J（Engl）, 2008, 121（22）: 2250-2253.

10. Owera A, Hamade AM, Bani Hani OI, et al. Laparoscopic versus open splenectomy for massive splenomegaly: a comparative study. J Laparoendosc Adv Surg Tech A, 2006, 16（3）: 241-246.

11. 江勇，秦锡虎，钱惠玉，等. 原位脾脏切除在择期脾脏切除术中的应用. 肝胆胰外科杂志, 2005, 17（1）: 65-66.

12. 胡继东，吴波，韩丁落. 原位脾切除术的临床价值及特点. 吉林医学, 2015, 36（7）: 1418-1419.

13. 王超峰，仵有学，安东均. 原位脾切除术. 中华肝胆外科杂志, 2007, 13（5）: 342-343.

14. 关蛟，周尊强，佟大年，等. 235 例复杂性脾切除术的临床疗效. 中华消化外科杂志, 2016, 15（7）: 680-683.

15. 周光文. 复杂性脾切除 126 例. 中华普通外科杂志, 2013, 28（8）: 590-592.

16. 姜洪池，乔海泉. 脾脏外科. 沈阳: 辽宁科学技术出版社, 2007.

17. 乔海泉，姜洪池，代文杰，等. 巨脾切除 12 例体会. 中国普通外科杂志, 2001, 10（4）: 368-370.

18. 姜洪池，陆朝阳. 巨脾切除外科操作技术的改进. 中国实用外科杂志, 2005, 25（8）: 468-470.

19. 孙备，姜洪池，许军，等. 27 例巨脾切除的临床体会. 中华肝胆外科杂志, 2002, 8（12）: 751-752.

20. 杨连粤，郭磊. 复杂性脾切除 102 例回顾性分析. 中国实用外科杂志, 2009, 29（5）: 403-405.

21. 徐玉刚，宫久玲，张营，等. 腹腔镜脾切除治疗脾脏异位妊娠一例. 中华肝胆外科杂志, 2014, 20（8）: 561.

22. Wu L, Jiang X, Ni J. Successful diagnosis and treatment of early splenic ectopic pregnancy: A case report. Medicine（Baltimore）. 2018, 97（17）: 1-3.

第五节　门静脉高压症外科治疗的历史演变与肝移植疗效的评价

门静脉高压症（portal hypertension, PH）是指门脉系统血流受阻和 / 或血流量增加，导致门脉系统压力持续病理性升高。正常门静脉压力（portal vein pressure, PVP）为 5~10mmHg, PVP 或肝静脉楔压大于 12mmHg 即为门脉高压。门静脉高压症是重要的消化系统疾病，其引发的上消化道大出血是晚期肝病患者死亡的重要原因之一。随着对该疾病认识的不断深入以及医学科学技术的迅速发展,门静脉高压症的外科手术治疗经历了多个阶段的变迁,特别是进入肝移植时代以后,门静脉高压症的治疗策略发生了根本的变化。回顾这些术式的历史演变,有助于更进一步认识该病的病理生理学变化,亦有助于启迪对该病更深入的思考。

一、外科治疗的历史演变

有关门静脉高压症所引发的诸如上消化道出血等并发症的医学记录,最早见于中世纪的埃及,1840 年 Power 在一份尸解报告中描述了食管静脉曲张破裂出血,1900 年 Preble 通过 60 例尸体解剖研究发现肝硬化与食管静脉曲张、胃肠道出血之间存在紧密联系,1902 年 Gilbert 和 Villaret 第一次使用"门静脉高压症"一词阐明了肝硬化和门静脉压力升高与腹水之间的关系。

上消化道大出血是门静脉高压症最为凶险的并发症,也是患者死亡最主要的原因。门静脉高压症的治疗手段主要是针对这一并发症,其目的包括预防和控制出血、预防再出血、降低肝性脑病发生率、提高患者生活质量。因此,治疗门静脉高压症食管静脉曲张破裂出血的理想术式应该既能有效降低门静脉压,又可保证足够的肝脏血供。百余年来,随着对门静脉高压症病理生理学认识的提高,治疗门静脉高压症上消化道出血的手术方法不断推陈出新,无论是分流术还是断流术都在不断改进。但是,由于无法改善肝脏的基础病变,故除肝移植外,其他治疗方案均无法彻底解决上述并发症的发生。

(一)门体分流术

门体分流术是将门静脉或其主要属支与下腔静脉或其主要属支进行吻合的一类手术的总称。通过门静脉向体循环分流降低门静脉压力,达到降低曲张静脉破裂出血风险的目的。门体分流术大致可分为三类:全门体分流术(代表术式为门腔分流术,还包括中心型脾肾分流术和经颈静脉肝内门体支架分流术(TIPS))、部分门体分流术(包括限制性门腔侧侧分流术、小口径肠腔人工血管搭桥手术等)和选择性分流术(包括远端脾肾分流术、远端脾腔分流术、冠腔分流术等)。

1. 门腔分流术 1877 年 Nickolai Eck 等首次报道了在狗体内实行门腔端侧分流术(end-to-side portacaval shunt)。1893 年巴甫洛夫和其他学者通过对 20 例存活狗的观察,详细描述了"肉中毒"(meat intoxication)或称"门体分流后脑病"这一现象,认为这与肠源性毒素绕过肝脏解毒有关。进一步研究发现,那些分流道通畅、肝脏萎缩的动物易于出现该症状,而分流道血栓、交通支血栓形成者发生较少,因此得出结论:肝脏因分流术后缺血可导致肝功能迅速恶化。由于手术难度大、死亡率高,此手术曾被放弃 30 余年,直至 1945 年 Whipple 等在总结前人经验教训的基础上再次开展门腔分流术获得成功,此后该术式不断改进,至 20 世纪 70 年代,门腔分流术成为门静脉高压症外科治疗的重要组成部分,在西方甚为流行。20 世纪 50 年代,该术式传入我国,董方中等于 1954 年在临床上采用,均为门静脉 - 下腔静脉侧侧吻合术,至 1955 年共报道 15 例。当时施行此术式的最主要目的在于降低门静脉压力,要求其吻合口在 1.5~2.0cm。该术式最大优点在于可以显著降低门静脉压力,食管胃底静脉曲张缓解明显,止血效果满意。同时手术存在两个严重的并发症,一是术后肝性脑病发病率,西方国家报道为 11%~77%,70 年代日本报道为 44%,我国孙衍庆等报道为 47%,严重影响患者的生活质量;二是肝功能衰竭,原因是肝脏血供急剧减少致使肝功能迅速恶化。

经典的门静脉 - 下腔静脉端侧吻合术或大口径侧侧吻合术均属于全门体分流术,因其较高的并发症率,且有部分患者可因术后分流口血栓形成引发再出血,现已较少采用,而被部分门体分流术和选择性分流术所替代。

2. 中心型脾肾分流术 1947 年 Linton 提出脾肾分流术,即经左侧胸腹联合切口切除脾脏,利用脾静脉近端与左肾静脉行端侧吻合,即中心型脾肾分流术或近端脾肾分流术。该手术由于切除了脾脏,不仅有效缓解了脾功能亢进的症状,而且减少了脾脏回流带来的门静脉血流负荷。门静脉高压症的巨脾患者中脾脏血流量可高达门静脉血流的 50% 左右,据统计,脾脏切除可以使正常人门静脉压力降低 1/3 以上,利用脾静脉断端与左肾静脉吻合可以引流食管胃底曲张静脉的反常血流,直接降低胃脾区静脉压力,达到治疗出血的目的。该术式与门腔分流术一样,本质上属于全门体分流。

该术式历经多次改进,手术适应证也扩大到预防分流及急诊分流,也有人主张用来治疗腹水及脾功能亢进,术式也发展出侧侧分流等。在切口设计方面,我国黄萃庭教授首先采用经腹入路,摈弃了胸腹联合入路,减少了手术损伤及并发症,做出了卓越的贡献。

3. 经颈静脉肝内门体支架分流术 (transjugular intrahepatic portosystemic stent shunt, TIPS) 该法由 Colapinto 于 1982 年首先应用于临床,1992 年国内引进后曾一度广泛应用。较开腹手术而言,微创是 TIPS 的最大优势,其近期止血效果较好,可达 90% 以上。但狭窄和血栓形成是 TIPS 术后突出的问题,据统计,大约一半的患者在术后 2 年内出现分流通道狭窄,引发再出血,虽然这种狭窄可通过球囊扩张等方式予以纠正,但这必然带来更高的费用和更多的卫生资源投入。另一方面,由于 TIPS 属于非选择性分流,术后肝性脑病的发生率也较高。因此,TIPS 仅用于短期内等待肝移植的患者和内科治疗无效且无法接受手术的大出血患者,术后需定期复查。

4. 限制性门腔侧侧分流术 (restrictive portacaval side to side shunt) 限制性门腔侧侧分流术是一种具有我国特色的部分性门体分流术,由北京友谊医院首创,适用于治疗肝内型门静脉高压症伴有食管静脉曲张及由此引起上消化道出血的患者。对已做过脾切除或其他手术而再出血者,如门静脉尚无血栓形成,也可行此术式。该术式自首创以来几经改进,至今仍较广泛地应用于临床。

限制性门腔侧侧分流术治疗门静脉高压症,即在门腔侧侧分流术的基础上,通过对吻合口口径的限制,在有效降低门静脉压力的同时,保证一定的门静脉向肝血流量,维持一定的肠系膜静脉压力,以便在达到迅速、有效、持久地控制出血目的的同时,尽可能减轻对肝细胞功能的损害,降低术后脑病的发生。所谓“限制性”是指自由门静脉压力在 3.43kPa 以上者吻合口直径不大于 1.2cm,自由门静脉压力在 2.94~3.43kPa 者吻合口直径不大于 1.0cm,门静脉压力在 2.94kPa 以下者吻合口直径为 0.8~0.9cm。在此基础上,王宇等人

进一步通过动物实验和对术后出现脑病患者的临床观察,发现分流术后吻合口直径有随时间推移而不断增大的趋势,通过对 6 例限制性门腔分流患者吻合口的探查发现,吻合口均较初次手术时明显扩大,最少扩大 6mm,最多扩大 11mm,平均扩大 8mm,较原吻合口平均扩大 9.16%。他们认为这是造成肝功能损害和脑病的重要原因,因此提出了附加限制环的限制性门腔侧侧分流术,采用限制环内径为 10mm,全部手术过程顺利,术后所有患者肝性脑病症状很快消失,效果显著,长期观察该术式住院死亡率为 1.3%,总死亡率为 2.6%,术后再出血率、肝性脑病发生率以及术后 4 年以内生存率均明显优于以往报道,与目前其他疗法相比效果亦较好。

5. 门体间 H 形搭桥术

（1）肠腔 H 形搭桥术:该手术是在肠系膜上静脉和下腔静脉间,用自体静脉或人造血管等移植物进行“H”型吻合。其优点为手术显露好、易于操作、便于推广,适用于肝功能较差的患者以及已施行断流术或其他分流术后仍有出血的患者,后期脑病发生率低,近期止血效果确切。移植物可选用自体颈内静脉、髂总静脉、大隐静脉等,也可采用人工血管,如 Dacron、Gore-Tex 人工血管,较为方便。据 Drapanas 报道的 80 例患者,手术后肠系膜上静脉压力平均下降 1.7kPa (174mmH$_2$O),约 50% 的门静脉血转流,95% 的患者仍能保持门静脉向肝血流灌注,肝性脑病发生率为 11%。血管架桥的口径大小曾经是争论的热点问题,国外早期多采用 Drapanas 推荐的 20~22mm 口径 Dacron 管以期增加分流量,避免血栓形成。国内谭毓铨等的临床研究认为,肠系膜上静脉外科干直径多在 8~12mm,因此血管桥口径应根据患者肠系膜上静脉外科干直径决定,8~12mm 已足够。

（2）门腔 H 形搭桥术:门腔侧侧分流术的应用往往受到患者解剖条件的限制,采用自体血管或人造血管行门腔 H 形搭桥术可降低手术难度。Sarfeh 于 1986 年总结不同口径聚四氟乙烯人工血管行门腔静脉间搭桥分流手术的 88 例经验,认为以 8mm 及 10mm 口径为最好,随访 4~61 个月,远期通畅率在 97% 以上,其中采用 8mm 口径人工血管分流术后脑病发生率仅为 9%,全组仅

1 例复发出血。现在门腔 H 形搭桥术被称为 Sarfeh 手术，在西方国家甚为流行，公认采用的血管桥的直径为 8mm。

6. 远端脾肾静脉分流术　1967 年 Warren 提出远端脾肾静脉分流术，即术中游离切断脾静脉，将其远端与左肾静脉行端侧吻合。Warren 将远端脾肾静脉分流术的理论合理性归结为选择性降低了胃食管曲张静脉的压力和血流量、保持了门静脉的向肝血流灌注、保持了肠系膜血管床的向肝血流状态，因此认为该手术在有效控制食管胃底曲张静脉出血的同时减少了对肝细胞功能的损害，降低了术后肝功能衰竭和肝性脑病的发生率。

该术式的理论基础是门静脉高压症时内脏循环功能分区现象。目前认为，由于门静脉高压症时食管胃底区大量离肝侧支血管形成，使胃左静脉、奇静脉阻力降低，大量血液经此进入体循环，造成胃区高动力状态，是内脏循环功能分区的原因。尽管理论上认为远端脾肾分流术具有多种优势，但实际应用中发现，大约 50% 的患者在术后不到 1 年的时间内即出现丰富的侧支循环，这些侧支血管大多经过胰腺分流，即所谓的"胰腺窃血"或称为"胰腺虹吸现象"，于是在改进的手术中附加了脾胰断流术。一项 507 例远端脾肾分流术疗效的回顾性研究报道，该术式 5 年、10 年、20 年存活率分别为 58.9%、34.4%、12.5%，术后再出血率 12%，腹水发生率 17.5%，脑病发生率 13.9%。但是这仅为单中心回顾性研究的报道，而且作者也指出熟练的手术小组是治疗成功的重要因素。尚有部分观点认为，远端脾肾分流术因术后肠系膜静脉压力较高，对腹水的控制不满意，且对于脾静脉直径小于 7cm 的患者，端侧吻合易致术后吻合口血栓形成。

7. 冠状静脉下腔静脉搭桥术　1967 年 Inokuchi 经脾门静脉造影时发现侧支在胃左静脉占优势者，其静脉曲张率高达 95%，出血机会也比非胃左静脉占优势者高 2 倍，说明胃左静脉在食管静脉曲张形成中所起的作用远高于胃短静脉，如将胃左静脉血分流至下腔静脉必能更有效降低胃左静脉及食管静脉内压力而使曲张静脉消失或缩小，因此又重新提出此术式。该手术要点是在胃左静脉和下腔静脉间通过移植一段静脉血管进行搭桥。Inokuchi 报道 231 例手术结果，手术死亡率 2.2%，远期病死率 34.6%，术后再出血率 17%，无肝性脑病发生，5 年生存率 69.8%。该手术技术要求较高，胃冠状静脉分离较困难，血管吻合难度也较大，手术后吻合口血栓发生率较高，目前已很少有人应用。

（二）门奇断流术

门奇断流术主要通过离断胃底和食管下端的静脉血管来治疗胃底食管静脉曲张，达到止血的目的。代表术式包括贲门周围血管离断术和经胸门奇静脉联合断流术等。

1. 贲门周围血管离断术　1964 年埃及医生 Hassab 提出胃底和食管下段周围血管离断术，认为脾切除后应将肝胃韧带内血管，包括胃左动脉所有上行通过裂孔或膈肌的动静脉、胃短动静脉以及腹段食管周围的血管全部切断结扎，使食管胃底黏膜下曲张静脉得以改善。到 1977 年为止该手术已报道 605 例，手术死亡率为 10%，术后再出血率为 7%。国内裘法祖等从 20 世纪 70 年代开始开展贲门周围血管离断术，在长期的临床实践中积累了丰富的经验，并系统阐述了该术式的优点：止血效果确切、维持门静脉血向肝灌注、有利于肝细胞的再生和肝功能的改善、操作简便、易于推广，同时也强调断流的彻底性，尤其是要离断胃冠状静脉的高位食管支和异位高位食管支。武汉同济医院报道了 431 例贲门周围血管离断术，急诊手术止血率 94.9%，手术总死亡率 5.1%，平均随访时间为 3.8 年，5 年、10 年生存率分别为 94.1% 和 70.7%，术后复发出血率为 6.2%（5 年）和 13.3%（10 年），肝性脑病发生率为 2.5%（5 年）和 4.1%（10 年）。

随着对贲门周围解剖认识的不断深入，杨镇对贲门周围血管离断术作了一些改进，提出选择性贲门周围血管离断术，手术操作包括：①全脾切除术，离断胃短静脉；②离断左膈下静脉；③离断胃后静脉；④切开食管贲门区的前浆膜，逐一离断食管周围静脉。该术式和传统的贲门周围血管离断术的主要区别在于保留食管旁静脉，仅离断其穿支静脉，既能阻断腹腔段食管的反常血流，又可维持机体的自发性分流，降低门静脉的压力，初步报道疗效满意。如果不加选择地离断食管旁静脉势必将阻断门奇静脉间的自发分流，使门静脉压力升高。门静脉压力过高不仅增加胃黏膜病变的发生率,同时又易促进食管胃底区域形成新的侧支血管,导致曲张静脉再度形成和曲张静脉破裂复发出血。

对于是否切除脾脏,尚存在争论。冷希圣等赞同保留食管旁静脉而仅离断穿支静脉的断流术,但是主张保留脾脏,因为脾周围侧支循环丰富,是重要的分流区,并且脾切除术后易形成脾静脉甚至门静脉血栓,对日后肝移植术不利。

2. 经胸门奇静脉联合断流术 Sugiura 于 1973 年创立了一种联合断流术,他认为食管肌层的交通支应予以切断,只剥离壁外或腔内的食管静脉是不够的,其关键步骤包括食管横断与食管、胃周围广泛去血管术,一般可分两期进行,第一期经胸离断下肺静脉-下食管周围血管,横断胸段食管下端,第二期经腹离断胃近端周围血管。目前多改为经腹一期手术,以吻合器吻合食管下端。1984 年 Sugiura 报告 671 例手术结果,总手术死亡率 4.9%,其中预防性手术死亡率为 3.9%,选择性为 3.0%,急症手术为 13.3%,静脉曲张再发率为 5.2%,再出血率仅 1.5%,10 年生存率肝硬化急症组为 55%,选择性和预防性组均为 72%,但这一单中心报道的优异效果迄今无人能重复。

断流术还包括多种术式,如 Tanner 术和 Phenmister 术等,前者是经胸腹联合切口,将贲门上下 5cm 的食管和胃底周围的曲张静脉结扎切断,再在贲门下方 5cm 处横断胃底,重行吻合,后者是将食管下端和胃底切除后再行食管胃吻合。这些术式的损伤均较大,也未见更突出的疗效。直视下胃底冠状静脉栓塞术和经皮胃底曲张静脉栓塞术从广义上讲也属于断流术。

(三)内镜治疗食管胃底静脉曲张

内镜下食管胃底静脉曲张治疗术是经内镜用药物或套扎方法治疗食管胃底静脉曲张的方法。该治疗方法主要针对急性食管胃底静脉曲张破裂出血者、重度食管胃底静脉曲张出血且全身状况不能耐受外科手术者、门静脉分流术或脾切除术等外科手术后静脉曲张再发或再出血者、有出血倾向者的预防性治疗等患者。但对于严重心肺疾病、休克、昏迷、上消化道急性穿孔、神志不清、严重或急性咽喉疾病、食管及胃的重度急性炎症、主动脉瘤及严重颈、胸椎畸形者、出血性休克未纠正者、肝性脑病≥Ⅱ期,即出现意识障碍者、伴严重

肝肾功能障碍、大量腹水者,该治疗方法是绝对禁忌证。消化内镜技术不仅可用于食管胃底静脉曲张及出血的诊断,更大的价值在于治疗。经内镜注射硬化剂、栓塞药、套扎及联合治疗,治疗效果确切、安全、简便,其并发症较少,是治疗食管胃底静脉曲张出血的重要方法。

1. 内镜下硬化治疗术(endoscopic variceal sclerotherapy,EVS) 该治疗方法是经纤维内镜将硬化剂(如 5% 乙醇胺油酸盐、2.5%~5% 鱼肝油酸钠、3% 或 0.5%~1.5% 十四烃基硫酸钠、乙氧等硬化剂)注入食管曲张静脉或其破裂处及其周围,使曲张静脉栓塞而达到控制曲张静脉出血目的。该治疗方法先做内镜检查食管、胃底的出血灶,然后在破裂水平的曲张静脉内或其周围注射硬化剂 4~5 处,每处一般 2ml,不超过 3ml,尤其是静脉周围注射者,2~5 分钟即止血。每周 1 次,4~5 次为一个疗程。经内镜注射硬化剂适用于不宜手术的危重患者,其近期止血率达 90%。可在急性出血时或经三腔二囊管压迫止血及用加压素初步奏效 6~24h 内使用。但再出血率为 40% 左右。

2. 内镜下曲张静脉套扎术(endoscopic variceal ligation,EVL) 该术是指在内镜的引导下,用弹性橡胶圈结扎曲张的静脉根部,使其缺血、坏死,以达到止血和预防再次出血的手术方法。通过进镜至食管和胃结合部,充分显露欲套扎的曲张静脉,将塑料帽全方位与之接触,持续负压吸引将曲张静脉吸入塑料帽内,视野变为一片红色,顺时针旋转手动控件的旋钮,完成第一次套扎。根据需要退镜重新安装套扎器再行套扎,直至套扎完成需要治疗的曲张静脉。套扎结束后应休息 12~14 天再行第 2 次套扎,直至曲张静脉消失或基本消失。疗程结束后 1 个月复查胃镜,然后每隔 3 个月进行第 2 次、第 3 次胃镜复查,之后定期随访。

3. 内镜下组织胶注射治疗术(endoscopic variceal histoacryl injection therapy,EVHT) 该方法先行胃镜检查寻找合适的注射部位,选曲张静脉破裂处、破口周围 1cm 内或曲张静脉最隆起处。确定注射点后,向胃镜钳道孔注入碘化油 2ml 并用空气冲出,使钳道内面形成碘化油保护层,并向注射针针芯和外套内注入碘化油,使针芯内层管壁形成一层保护膜,以防组织黏合剂在针

芯内凝固。准备完毕后将 1ml 1:1 的组织黏合剂和碘化油混合剂快速、强力推入曲张静脉，快速更换注射器，推入 2ml 碘化油，以确保黏合剂全部注入曲张静脉内。迅速退针，用 5% 葡萄糖反复冲洗注射针，以防注射针堵塞。20 秒后以相同方法进行其他部位栓塞治疗，每次注射 1~4 点，每点注射 1:1 组织黏合剂 1ml。7~10 天后复查胃镜，如仍有胃底静脉曲张，再次行组织黏合剂注射，至全部曲张静脉注射完，之后 1 个月、3 个月、半年各复查 1 次胃镜。组织胶注射术止血疗效肯定，尤其近期疗效显著，再出血率低，安全性较高。

二、肝移植疗效的评价

当肝硬化患者出现腹水和静脉曲张出血后，早期可通过分流术、内镜治疗以及药物治疗手段进行干预。然而，一旦肝硬化失代偿期继续进展，若不进行肝移植，患者的生存率将非常低。尽管有关分流术、断流术以及内镜治疗的争论十分火热，但是分流术、断流术以及内镜治疗的直接目的都是控制食管胃底静脉曲张破裂出血，而对肝脏功能没有有效改善或者逆转。Linton 早在 20 世纪 50 年代就预言"门静脉高压症患者的预后主要取决于肝功能状况，与术式关系不大"。肝移植技术的出现与迅速成熟为门静脉高压症患者带来曙光，是门静脉高压症治疗历史中飞跃性的进步。它成功地解决了门静脉高压症发生的根源，是一种标本兼治的办法。自 1967 年 Starzl 报道第一例人类肝移植术以来，该技术在全球迅速开展，我国肝移植手术也已在很多医院大规模开展，其中很多患者有上消化道出血史或在移植前已经接受过门静脉高压症的外科手术治疗。肝移植和近年来迅速发展的药物治疗以及内镜治疗技术，无疑对传统的门静脉高压症外科治疗格局产生重大影响。

（一）肝移植时代门静脉高压症的治疗策略

伴随各种术式出现，经过长期临床实验，出血时应以非手术治疗，即药物、内镜和介入治疗为主。外科治疗主要有分流、断流和肝移植三种手术方式。西方国家已经进入肝移植时代，大多数大型医学中心外科对门静脉高压症患者采取的各种治疗手段，包括综合内科治疗、内镜治疗、介入治疗（TIPS）及外科治疗如分流术、断流术等，最终目的是实行肝移植术或为肝移植术做准备。西方国家普遍认为，曲张静脉破裂出血的患者应首先予液体复苏和必要的药物治疗以及内镜治疗，上述治疗无效或复发出血者中肝功能 Child A、B 级无腹水者优先考虑施行远端脾肾静脉分流术，不适合远端脾肾分流者则行改良 Sugiura 手术，前期远端脾肾分流失败者（复发出血），只要肝功能允许可行断流手术。Child B 级伴腹水或 Child C 级患者行肝移植手术，若短期内无供肝或发生急性大出血则行 TIPS 作为过渡。

（二）肝移植疗效的评价

上消化道出血是肝硬化患者死亡的主要原因，其病死率高达 50%。肝移植是目前治疗门静脉高压症的唯一根治手段，其疗效也是确切的。在发达国家，肝移植已成为良性终末期肝病唯一有效的治疗途径。移植术后的 1 年生存率平均在 90% 左右，5 年生存率也在 75%~80%。

我国门静脉高压症的显著特点是，大部分患者为乙型病毒性肝炎肝细胞坏死后性肝硬化。这类肝硬化患者在肝移植术后不经任何药物干预，其乙肝复发率高达 70%~80%，导致肝硬化和继发性移植物丧失功能，是影响门静脉高压症肝移植治疗疗效的主要因素。近年来新药物，如乙型肝炎病毒免疫球蛋白和核苷类抗病毒药，如拉米夫定、阿德福韦、恩替卡韦的开发和应用，对预防乙肝复发以及复发后延缓肝功能恶化有一定的疗效。中国多个肝移植中心的长期随访结果显示，乙型肝炎病毒免疫球蛋白和核苷类抗病毒药的使用可将复发率降为 10%。美国匹兹堡的一组资料显示，乙型肝炎肝硬化后肝移植的 1、4、7 年生存率分别为 83%、71% 和 63%。肝移植手术是一项步骤复杂、手术风险极大的外科手术，任何自身和外界因素均可导致肝移植手术的失败。肝移植术后最主要的并发症有重症感染、急性肾衰竭、腹腔出血、血管性并发症、移植肝脏无功能等。大多数失代偿期肝硬化患者凝血功能较差，免疫力较低，术后在免疫抑制剂的使用下，机体更容易受到病原微生物感染，继而加重并发症风险。同时，急性肾衰竭也是肝硬化患者行肝移植后的常见并发症之一，因此，围手术期的管理至关重要。

（窦科峰　杨西胜）

参 考 文 献

1. 吴阶平,裘法祖.黄家驷外科学.第6版.北京:人民卫生出版社,2003:1242-1251.

2. 孙衍庆.门静脉高压症的外科治疗研究.北京:北京出版社,1997:324-337.

3. 王维民,黄莛庭.肝移植与门静脉高压症.中华普通外科杂志,2003,8(7):446-448.

4. 王维民,黄莛庭.肝移植时代的门静脉高压症.临床外科杂志,2004,12(7):392-393.

5. 别平,蔡景修,张莹,等.肝移植时代常规手术治疗门静脉高压症作用的探讨.消化外科,2006,5(3):168-170.

6. 李宏为,周光文.肝硬化门静脉高压症现状与进展.临床外科杂志,2007,15(1):19-21.

7. 汪谦.门静脉高压性脾功能亢进外科治疗的沿革.临床外科杂志,2006,14(7):405-406.

8. 王宇.门静脉高压症的外科治疗.中华外科杂志,2005,43(19):1234-1236.

9. 黄莛庭.门静脉高压症外科治疗的出路何在.中华肝胆外科杂志,2005,11(4):217-218.

10. 杨镇.选择性贲门周围血管离断术.临床外科杂志,2004,12(7):393-394.

11. 王宇,张忠涛,李建设.不断发展和改良的门腔静脉侧侧分流术.中华肝胆外科杂志,2002,8(1):9-12.

12. 冷希圣.肝移植时代门静脉高压症外科治疗的评价.消化外科,2006,5(3):153-155.

13. 张忠涛,王宇.门体分流手术治疗门静脉高压症.中国医刊,2004,39(2):10-13.

14. 杨镇.门静脉高压症外科治疗手术术式的选择与评价.临床外科杂志,2002,10(3):132-133.

15. 黄莛庭.我国门静脉高压症外科治疗的特色.中华肝胆外科杂志,2002,8(1):1-2.

16. 吴志勇.肝移植治疗门静脉高压症.肝胆外科杂志,2006,14(6):401-402.

17. 王宇.TIPS治疗门静脉高压症的现状、地位与发展趋势.中华肝胆外科杂志,2002,8(1):19-20.

18. 张俊勇,王宝恩,贾继东.终末期肝病模型评分与肝移植.中华肝脏病杂志,2005,13(3):235-237.

19. Livingstone AS, Koniaris LG, Perez EA, et al. 507 Warren-Zeppa distal splenorenal shunts: a 34-year experience. Annals of Surgery, 2006, 243 (6): 884-894.

20. Wright AS, Rikkers LF. Current Management of Portal Hypertension. J Gastrointest Surg, 2005, 9: 992-1005.

21. Nina Dib, Frédéric Oberti, Paul Calès. Current management of the complications of portal hypertension: variceal bleeding and ascites. CMAJ, 2006, 174 (10): 1433-1443.

22. Rosemurgy AS, Bloomston M, Clark WC, et al. H-graft portacaval shunts versus tips: ten-year follow-up of a randomized trial with comparison to predicted survivals. Ann Surg, 2005, 241: 238-246.

23. Ingrand P, Gournay J, Bernard P, et al. Management of digestive bleeding related to portal hypertension in cirrhotic patients: A French multicenter cross-sectional practice survey. World J Gastroenterol, 2006, 12 (48): 7810-7814.

24. Samonakis DN, Triantos CK, Thalheimer U, et al. Management of portal hypertension. Postgrad Med J, 2004, 80: 634-641.

25. Senzolo M, Burra P, Cholongitas E, et al. New insights into the coagulopathy of liver disease and liver transplantation. World J Gastroenterol, 2006, 12 (48): 7725-7736.

26. Yoshida H, Mamada Y, Taniai N, et al. New methods for the management of gastric varices. World J Gastroenterol, 2006, 12 (37): 5926-5931.

27. Schreibman IR, Schiff ER. Prevention and treatment of recurrent Hepatitis B after liver transplantation: the current role of nucleoside and nucleotide analogues. Annals of Clinical Microbiology and Antimicrobials, 2006, 5 (8): 1186-1194.

28. Collins JC, Sarfeh IJ. Surgical management of portal hypertension. West J Med, 1995, 162: 527-535.

29. Ferral H, Gamboa P, Postoak DW, et al. Survival after Elective Transjugular Intrahepatic Portosystemic Shunt Creation: Prediction with Model for End-Stage Liver Disease Score. Radiology, 2004, 231 (1): 231-236.

30. Berry PA, Wendon JA. The management of severe alcoholic liver disease and variceal bleeding in the intensive care unit. Curr Opin Crit Care, 2006, 12: 171-177.

31. Schemmer P, Radeleff B, Flechtenmacher C, et al. TIPSS for variceal hemorrhage after living related liver transplantation: A dangerous indication. World J Gastroenterol, 2006, 12 (3): 493-495.

32. Tesdal IK, Filser T, Weiss C, et al. Transjugular Intrahepatic Portosystemic Shunts: Adjunctive Embolotherapy of Gastroesophageal Collateral Vessels in the Prevention of Variceal Rebleeding. Radiology, 2005, 236 (1): 360-367.

33. Saravanana R, Nayara M, Gilmorea IT, et al. Transjugular intrahepatic portosystemic stent shunt: 11 years'

experience at a regional referral centre. Eur J Gastroenterol Hepatol, 17(11): 1165–1171.

34. Kamath PS, Wiesner RH, Malinchoc M, et al. Amodel to predict survival in patients with endstage liver disease. Hepatology, 2001, 33(2): 464–470.

35. Sauerbruch T, Schierwagen R, Trebicka J. Managing portal hypertension in patients with liver cirrhosis. F1000Res, 2018.

36. Koulava A, Sannani A, Levine A, et al. Diagnosis, Treatment, and Management of Orthotopic Liver Transplant Candidates With Portopulmonary Hypertension. Cardiol Rev, 2018, 26(4): 169–176.

37. Bosch J, Iwakiri Y. The portal hypertension syndrome: etiology, classification, relevance, and animal models. Hepatol Int, 2018, 12(1): 1–10.

38. Kang SH, Kim MY, Baik SK. Novelties in the pathophysiology and management of portal hypertension: new treatments on the horizon. Hepatol Int, 2018, 12(1): 112–121.

39. Stine JG, Northup PG. Coagulopathy Before and After Liver Transplantation: From the Hepatic to the Systemic Circulatory Systems. Clin Liver Dis, 2017, 21(2): 253–274.

40. Hori T, Ogura Y, Onishi Y, et al. Systemic hemodynamics in advanced cirrhosis: Concerns during perioperative period of liver transplantation. World J Hepatol, 2016, 8(25): 1047–1060.

第十一章 血管外科疾病

第一节 主动脉瘤和主动脉夹层

一、主动脉瘤和主动脉夹层的病理生理及血流动力学的再认识

主动脉瘤（aortic aneurysm，AA）和主动脉夹层（aortic dissection，AD）是严重威胁人类健康的两大血管疾病。其病情复杂、治疗棘手。对于其发病机制及治疗方式的研究从未中断。本节主要讲述两者的病理生理及血流动力学的研究现状和热点。

（一）主动脉瘤的病理生理和血流动力学研究

主动脉瘤的发生发展与动脉粥样硬化密切相关。主动脉发生硬化后导致动脉壁中层弹力纤维变性、断裂或坏死，丧失弹性，导致动脉管壁薄弱，在长期主动脉内血流压力作用下，薄弱的主动脉逐渐膨大而形成主动脉瘤。当动脉膨大到一定程度时，主动脉瘤可发生破裂导致出血性休克甚至危及生命；血液在扩张的动脉瘤腔内可产生涡流，致使形成附壁血栓，血栓随血流脱落可以引起远端肢体或内脏动脉栓塞。

1. 主动脉瘤的病理生理学相关研究

（1）蛋白酶解在主动脉瘤发生发展中的作用：多位学者在主动脉瘤标本内发现了一系列蛋白酶的表达，包括基质金属蛋白酶、丝氨酸蛋白酶、半胱氨酸蛋白酶等。其中研究较多的是基质金属蛋白酶（MMPs）系列，主要包括 MMP-9、MMP-1、MMP-2、MMP-3、MMP-13。MMP-9 是目前研究的热点。有研究表明大动脉瘤中主要表达 MMP-9，而小动脉瘤中主要表达 MMP-2。也有研究证实 MMP-9 的表达主要位于中等大小的动脉瘤中（5.0~6.9cm）。有实验表明用弹性蛋白酶灌注敲除 MMP-9 基因的大鼠腹主动脉，无

法诱导腹主动脉瘤的发生。若应用骨髓移植将 MMP-9 基因再次导入，则能逆转此变化。这表明 MMP-9 与动脉瘤的发生发展关系密切。

（2）炎症和免疫反应在主动脉瘤发生发展中的作用：动脉粥样硬化的本质是血管的慢性炎症，因此，炎症反应也是所有动脉瘤的一个重要特征。体外试验证实炎症浸润的程度与动脉瘤的大小成正比。大鼠腹主动脉瘤（AAA）模型中，炎症细胞的浸润伴随着 AAA 的始末。停止灌注弹性蛋白酶以后，弹性蛋白的水解仍然存在，这表明炎症反应激活了内源性的弹性蛋白水解。在氯化钙诱导的兔 AAA 模型中，巯基醋酸盐诱发的正常主动脉段炎症反应无法使其形成动脉瘤，但是可以加速已形成的动脉瘤的扩张。因此，炎症本身无法诱导正常主动脉形成动脉瘤，但却可以加速已损伤动脉段的扩张。另有研究表明仅用弹力蛋白酶灌注正常主动脉无法诱发动脉瘤，必须加用能引起炎症反应的物质如巯基醋酸盐才能诱发动脉瘤。另外在腹主动脉瘤组织标本中发现有大量促炎因子的表达如白介素 -1（IL-1）、白介素 -6（IL-6）、肿瘤坏死因子（TNF）等。IL-1、TNF 能够促进细胞间黏附因子的表达，后者能够招募炎症细胞进入动脉瘤组织。应用特定抗体抑制淋巴细胞黏附分子 CD18 能够显著减缓实验性腹主动脉瘤的进展。将 IL-1 与血管平滑肌细胞共同培养，能够诱导剂量依赖性的胶原蛋白表达的增加。在大鼠弹力蛋白酶诱导的 AAA 模型中，非甾体抗炎药物能够抑制 AAA 的进展，其作用的发挥主要是通过抑制 COX-2 受体。同时有研究分别检测腹主动脉疾病的 T 细胞、B 细胞、巨噬细胞、T 辅助细胞、T 抑制细胞的水平，发现炎性腹主动脉瘤的炎症水平最高，其次是常规腹主动脉瘤，然后是主动脉闭塞性病变，最后是正常主动脉。这表明在腹主动脉瘤的形成中存在免疫源性机制。另有研究在

AAA 标本中分离出 IgG 和自身抗原 MAGP-3，同时发现 AAA 与 HLA-DR 有关，表明 AAA 中可能存在自身免疫因素。由此可见，炎症反应在主动脉瘤的发生发展中起着重要作用。

（3）遗传因素在主动脉瘤发展中的作用：腹主动脉瘤在白高加索人中的发病显著高于黑加勒比海人。调查发现腹主动脉瘤患者一级男性亲属的发病率为 24%，而配对对照组男性患者发病率为 5%。这表明腹主动脉瘤的发生与遗传密切相关。研究发现很多基因与腹主动脉瘤有关，这些基因编码的蛋白包括基质蛋白、蛋白水解酶、蛋白酶抑制物、触珠蛋白和胆固醇酯转化蛋白等。胶原蛋白是细胞外基质的重要组成成分，尤其是 I 型和 III 型。家族性腹主动脉瘤标本中常有 III 型胶原蛋白的缺失伴有 COL3A1 基因的变异。另有研究在腹主动脉瘤标本中筛查了 265 个基因，其中与腹主动脉瘤相关的有 9 个。其中表达下调的有 Collagen type VIα、Glycoprotein IIIA、α-2 macroglobulin、Integrin α-5、Ephrin A5、Rho/rac guanine nuclear exchange。表达上调的有 MMP-9、Intercellular adhesion molecule-1、Interferon-β recepter。

（4）氧化应激在主动脉瘤发展中的作用：大量研究已经证实氧化应激能够损伤血管内膜，影响内皮细胞的功能，进而可以导致血管的损伤。主动脉环缩实验表明相对于环缩下游低压区域，高压区的一氧化氮降解增加并伴有氧化应激产物的增多。这表明氧化应激引起了内皮的损伤。氧化应激产物之一轻度氧化型低密度脂蛋白（mildly oxidized LDL）参与了动脉粥样硬化的过程，它能够激活体外培养的血管内皮细胞的血小板源性生长因子 β 受体。研究证实牛主动脉内皮细胞在高浓度葡萄糖中培养两周后其氧化活性产物增加 70%，氧化活性产物能够促进 MMP-9 的表达，并增强其活性。应用抗氧化物质能够显著抑制 MMP-9 的活性，而应用蛋白 C 抑制剂却无此反应。这些研究表明动脉瘤的发生与氧化应激有关。分析大鼠主动脉瘤标本，发现有 200 多个基因表达明显增加，其中有很多是与氧化应激有关的。包括血红素加氧酶、诱导性一氧化氮合酶、12-磷酸加氧酶、细胞色素 C 氧化酶等。相反抗氧化基因则下调，包括超氧化物歧化酶、谷胱甘肽

还原酶等。这证实了氧化应激在主动脉瘤发生发展中起一定作用。

（5）肾下腹主动脉瘤易患性相关研究：约 95% 的腹主动脉瘤发生于肾下。这表明不同节段主动脉其动脉瘤易患性不同。研究表明弹力蛋白与胶原蛋白的比例随着主动脉的延伸而降低，进而导致远段腹主动脉弹性及管壁运动相对减弱。同时来自于主动脉分叉及下游动脉的反射波导致远段腹主动脉压力的升高，进一步增加了其动脉瘤的易感性。在大鼠中，肾下腹主动脉与胸主动脉及主动脉弓相比，MMP-9 的表达及活性明显增加。当胸主动脉段移植到腹主动脉时，其 MMP-9 的表达增加。当腹主动脉段移植到胸主动脉时，MMP-9 的表达降低。在整个心动周期中，肾上腹主动脉的血流始终是前向的，产生持续的前向的层状的管壁剪切力。而肾下腹主动脉的管壁剪切力较低，在收缩晚期和舒张期，出现部分逆向血流。体外研究表明，稳定的管壁剪切力能够抑制内皮细胞分泌促炎因子。增加的前向管壁剪切力能够上调主动脉抗氧化、抗炎、抗凋亡基因的表达。这表明近远段主动脉中血流动力学的差异也是肾下腹主动脉瘤易患性的一个重要原因。

2. 主动脉瘤的血流动力学研究 血流动力学能够影响主动脉瘤的发生及发展，其作用的发挥主要是通过血流量和管壁剪切力的变化。临床观察发现，腹主动脉的血流受阻与 AAA 的发生及发展密切相关。同时发现因外伤截肢的患者其 AAA 发生风险是非截肢者的 5 倍。大量研究表明，症状性周围血管疾病患者（peripheral artery disease，PAD），其 AAA 的发病风险显著增加。尽管 PAD 和 AAA 有共同的发病危险因素，但其原因主要是 PAD 患者下肢血流量减少、肾下腹主动脉的血流阻力增加及剪切力降低所致。有研究发现脊髓损伤者的腹主动脉的直径较正常人群显著增大，原因是下肢和腹主动脉下段血流量减少。

有学者建立三种腹主动脉瘤动物模型，高血流组（通过在远端做动静脉瘘增加腹主动脉远段的血流量和管壁切力）；低血流组（结扎一侧髂动脉来减少腹主动脉的血流量和管壁切力）；空白组。结果发现高血流组的腹主动脉直径大于空白组；空白组大于低血流组；高血流组的直径是低血流组的两倍。在空白组 AAA 形成后再做远端

动静脉瘘,发现 AAA 的直径会显著缩小。这些研究表明腹主动脉下段血流阻力增大、血流量减少、管壁剪切力降低可以促使腹主动脉瘤的发生。而腹主动脉瘤内实际的管壁剪切力也是降低的。高血流量的 AAA 模型其管壁平滑肌细胞凋亡减低,弹力蛋白及胶原蛋白也较低流量 AAA 表达增多。低流量 AAA 中,VEGF 等促血管生成基因表达显著升高,进而促进管壁内新生血管形成。低流量 AAA 活性氧(ROS)含量高于高流量组,而血色素氧化酶-1(HO-1)等抗氧化基因表达明显低于高流量组,说明低血流量可增加血管壁氧化应激水平。另管壁剪切力的降低也会导致 MMPs 活性及细胞外基质蛋白合成的增加,同时增加细胞凋亡。这表明流量依赖性的抗氧化基因的表达和 ROS 的清除也是血流动力学改变引起腹主动脉瘤的一种可能机制。

(二)主动脉夹层(aortic dissection,AD)的病理生理和血流动力学研究

1. 主动脉夹层的病理生理学研究

(1)病因学研究:AD 的发病有两方面原因。其一,主动脉壁中层结构的异常。当中层平滑肌细胞发生退变、弹性纤维减少和发生囊性坏死时,中层结构受到破坏,其顺应性降低,减弱了主动脉壁对血流剪切力的抵抗力,易发生夹层。其二,高血压。有研究表明血管壁周向应力和轴向应力的增大可能导致夹层破口的形成,壁周向应力与收缩压密切相关。血压升高时,血流对血管的作用力增加,易使主动脉分层。主动脉弓部位的复杂几何结构及其运动和约束是引起主动脉夹层的一个重要因素,自发的升主动脉夹层的内膜撕裂较降主动脉或腹主动脉多见,这是因为随着心脏的收缩,主动脉内血流动力学最大的效能会作用于升主动脉上。同时,升主动脉也是随着心脏收缩接受外部运动和曲屈运动最多的部位,其结果是导致中层变性、主动脉反复屈曲,以至于发生内膜破裂。AD 多发生于主动脉峡部,刚好在左锁骨下动脉的远端,这是活动的主动脉弓与相对固定的胸降主动脉相连接的缘故。壁面切应力被很多人认为是 AD 形成和发展的主要原因。这种观点认为,一方面横向切应力的增加使中层平滑肌细胞代偿性增加,弹性纤维增多,以代偿地对抗此切应力的增加。当切应力增加超过中层的代偿力时,

则引起中层结构的破坏,易发生夹层。另一方面,纵向切应力的增加易使主动脉沿血流方向的分层扩展。高血压引起 AD 与主动脉中层结构特征也有很大关系,中层内 1/3 和外 2/3 的扩张性不同,外 2/3 的扩张性比内层强,当作用于血管壁的切应力异常增加时,由于这两部分的扩张程度不同,从而易产生夹层。

在 AD 基因水平的研究方面,目前认为编码主动脉平滑肌重要组分的基因的变异和细胞外基质的异常是主动脉夹层的可能机制之一。AD 是细胞外基质降解和管壁平滑肌缺失的结果,这可以导致主动脉壁的退行性变。血管平滑肌和细胞外基质相互联系并通过动力传导复合体对机械刺激(信号)作出反应。与动力传导有关的蛋白的异常能够导致平滑肌密度的降低进而导致主动脉夹层的发生。马方综合征最常见的并发症是 AD。其发病机制是 FBN1 基因的变异。这个基因编码一种糖蛋白,此糖蛋白是主动脉弹力纤维的组成部分。尽管 FBN1 的变异既往被认为是与马方综合征相关,但最近研究发现其变异与散发主动脉夹层也相关。转化生长因子β(TGF-β)与细胞的增殖分化和凋亡有关,现研究发现其与主动脉疾病密切相关。TGF-β 的生物活性在体内是被严格调控的。它的无活性形式与含纤维蛋白原-1 的细胞外基质关系密切。在纤维蛋白原-1 缺乏的大鼠中发现 TGF-β 的活性增高,这是由于含纤维蛋白原-1 的微纤维减少了。同时编码 TGF-β 受体(TGFBR1 和 TGFBR2)的基因变异能够引发 Loeys-Dietz 综合征和家族性主动脉夹层。最近发现编码 TGF-β2 的基因变异也是家族性主动脉夹层的一个原因。另一个与主动脉夹层有关的基因是 SMAD3,它是 TGF-β 的转录因子。SMAD3 的变异会导致动脉瘤-骨关节炎综合征(aneurysm-osteoarthritis syndrome)。患者此综合征的患者常因主动脉夹层而猝死。细胞外基质-动力传导复合体-平滑肌网络的其他组分发生变异同样可以引起主动脉夹层,如胶原蛋白、肌动蛋白等。与主动脉夹层有关的其他基因尚有 COL3A1、ACTA2、MYH11、MYLK、FLNA 等。

(2)主动脉分支缺血:分支血管缺血是主动脉夹层的一个非常重要的病理生理特点。AD 治疗的一个很重要的目的也是恢复分支的血供。缺

血的原因主要是夹层对分支动脉的破坏。破坏的形式主要有假腔内血液压迫分支血管的内膜、分支血管内膜的撕裂、分支血管内膜完全断裂。分支血管内膜被破坏后分支血管的血供形式主要有完全真腔供血、完全假腔供血、真假腔同时供血、无供血。因真腔受压变窄而引起分支血管缺血的称为动力性缺血。若分支血管由假腔供血、真假腔同时供血或无供血称为静力性缺血。

（3）夹层动脉瘤破裂：夹层破裂是主动脉夹层的另一个非常重要的病理生理特点。假腔流出道不通畅导致假腔内压力过高，使主动脉持续扩张直至破裂。夹层破裂可以破向心包、纵隔、左侧胸腔、右侧腹腔、后腹膜腔、腹腔，气管、食管等。一旦破裂极难抢救。破裂也是主动脉夹层修复术后晚期死亡的一个重要原因。其假腔是否继续扩大主要取决于假腔内是否有血流，若有血流则取决于其通畅程度。对 201 例主动脉夹层进行随访分析，发现假腔完全通畅的其 3 年死亡率是（13.7 ± 7.1）%；假腔部分血栓形成的为（31.6 ± 12.4）%；假腔完全血栓形成的为（22.6 ± 22.6）%。

2. 主动脉夹层的血流动力学研究　目前关于 AD 的血流动力学的研究基本都局限于体外实验和计算机模拟研究。研究主要集中在对真假腔血流速度、压力情况、血流量及撕裂口的位置和大小对病情的影响。对 AD 进行计算流体力学数值模拟分析，可在早期评估 AD 真腔是否稳定，局部管壁血流动力学改变则提示夹层撕破口的危险程度，为临床治疗 AD 方案选择提供理论依据。

（1）正常主动脉血液流场特点：主动脉血液流场在主动脉弓内的压力周期性变化很大，收缩加速期与减速期相比，主动脉弓壁面压力值较大。当进口血流速度达到最大值时，在主动脉弓弯曲和分叉管段，出现了局部压力值突变的现象，这是由复杂的几何结构导致血流碰撞引起的。降主动脉与主动脉弓连接段血管壁面压力呈现很强的脉动变化，可引起主动脉中层弹力纤维不断收缩和拉伸以适应血管壁面压力，最终导致主动脉中层退变，继而引发内膜裂口。有研究对人体胸主动脉模型进行数值模拟和分析，结果显示，人胸主动脉的血流速度经过弓段后在分支血管分流作用下不再呈轴对称分布，血流速度在主动脉弓内左颈

总动脉分出点及左锁骨下动脉分出点近心端的局部区域达到最大值，主动脉狭部大弯侧压力变化幅度最大。同时通过数值比较发现主动脉弓的外侧较内侧更容易发生内膜破裂。

（2）主动脉夹层血流速度场：血液流线显示真腔内血流量虽会低于假腔，但血流流动形态主要以层流为主，假腔内血流则会出现明显的涡流。当血流处于低速期时，血流湍流的现象更加显著。流场内出现湍流，表明有效流量减少，血液流动动能损失增多，患者心脏做无效功增加，增加了患者的心脏负担。随着真腔受压变窄，真腔内血液流线可部分中断，表明此部分真腔内无明显血液流动，远端主要靠假腔供血，真腔内血流停滞，可能诱发血栓形成，导致真腔永久性闭塞。有学者采用 4D-flow MRI 分析 AD 患者腹部真腔和假腔内的血流动力学特点，以及各血流指标与夹层破口大小、数量及假腔内血栓之间的相关性。破口大小对真假腔血流指标的影响意义较大。夹层破口越大，真腔血流速度及流量越小，而假腔的平均血流速度、平均净流量及最大流量越高。随破口数量增多，真腔各血流指标增高，假腔最大流量变小。假腔有血栓形成，则真腔平均血流速度、峰值速度增高。相对于真腔中高速而规则的血流，假腔血流则表现较低流速和螺旋的特性。血流从降主动脉真腔的破裂入口进入假腔后就表现出螺旋的特性，并且沿着血流方向其强度逐渐减小，随后血流从破裂出口回到真腔。

（3）主动脉壁表面压力分布：AD 中的压力分布与流动状态密切相关，并且沿着流动方向压力普遍降低。正常主动脉血流在升主动脉和主动脉弓中压力较高，而在膈肌的上方区域压力急剧下降。假腔中的压降相对于真腔并不明显。在降主动脉近端区域，真腔中的压力普遍高于假腔中的压力，但在远端区域中情况却是相反的，假腔相对于真腔具有更高的压力，在假腔扩张和动脉瘤产生中起关键作用。单破口型夹层假腔压强持续高于真腔压强，呈现出"吹气球"效应；当真腔显著受压时，夹层远端真腔压强会低于假腔壁面压强，即表明夹层真假两腔内血液压强不平衡，假腔有持续扩张并压迫真腔的趋势，可能是 AD 慢性期出现管腔瘤样扩张的原因。真腔持续受压，也会引起重要脏器（肾脏、肠道、下肢）出现缺血性

改变。血液流经撕破口后会对血管局部壁面产生冲击,造成局部壁面的压强高于四周壁面压强。血流对管壁的冲击效应不但能在夹层近端撕破口出现,也能在夹层中远端撕破口附近壁面出现。局部壁面压强升高预示此部位可能为主动脉夹层管壁上的危险区域,血流持续不断地对局部壁面形成冲击,可能导致局部管壁结构受损,强度下降,最终可能发生破裂。此现象揭示 AD 中远端撕破口也可以是造成夹层局部危险因素的原因,可能需要进一步手术治疗以降低远期 AD 患者发生并发症的风险。

(刘昌伟 倪冷 杨根欢)

参 考 文 献

1. Kuivaniemi H, Platsoucas CD, Tilson MD, et al. Aortic aneurysms: an immune disease with a strong genetic component. Circulation, 2008, 117(2): 242-252.

2. Golledge J, Tsao PS, Dalman RL, et al. Circulating markers of abdominal aortic aneurysm presence and progression. Circulation, 2008, 118(23): 2382-2392.

3. Abdul-Hussien H, Hanemaaijer R, Kleemann R, et al. The pathophysiology of abdominal aortic aneurysm growth: corresponding and discordant inflammatory and proteolytic processes in abdominal aortic and popliteal artery aneurysms. J Vasc Surg, 2010, 51(6): 1479-1487.

4. Kuivaniemi H, Elmore JR. Opportunities in abdominal aortic aneurysm research: epidemiology, genetics, and pathophysiology. Ann Vasc Surg, 2012, 26(6): 862-870.

5. Criado FJ. Aortic dissection: a 250-year perspective. Tex Heart Inst J, 2011, 38(6): 694-700.

6. Choi JC, LeMaire SA. Thoracic aortic dissection: genes, molecules, and the knife. Tex Heart Inst J, 2012, 39(6): 838-839.

7. Baumann F, Makaloski V, Diehm N. Aortic aneurysms and aortic dissection: epidemiology, pathophysiology and diagnostics. Internist(Berl), 2013, 54(5): 535-542.

8. Rudenick PA, Bijnens BH, Garcia-Dorado D, et al. An in vitro phantom study on the influence of tear size and configuration on the hemodynamics of the lumina in chronic type B aortic dissections. J Vasc Surg, 2013, 57(2): 464-474 e5.

9. 王亮,陆清声,冯睿,等. DeBakey III型主动脉夹层血流动力学数值模拟分析初步研究. 介入放射学杂志, 2010, 19(9): 683-687.

10. 乔爱科,李晓阳,张宏家. 主动脉夹层形成、扩展和治

疗的力学机理. 北京工业大学学报, 2007, 33(9): 959-964.

二、主动脉瘤外科治疗时机的把握和手术方式的选择

概述

根据血管外科协会审计报告特别委员会(the Ad Hoc Committee on Reporting Standards of the Society for Vascular Surgery)的报告,动脉瘤被定义为"主动脉永久性局限性扩张,血管直径超过正常动脉管径的50%"。正常胸主动脉及腹主动脉的直径分别为 24~28mm 及 10~24mm,胸主动脉扩张超过 42mm 或腹主动脉直径超过 36mm 即可诊断为主动脉瘤。在权衡手术风险与获益后,目前认为并非达到上述标准的主动脉瘤均需要手术处理。具体手术时机的把握取决于手术风险和动脉瘤致死或致残的自然病程两者平衡的结果。随着近年来主动脉瘤样疾病药物治疗的长足发展以及手术方法的多样化及微创化趋势,主动脉瘤手术时机和方式的选择也在发生不断的变化,值得所有血管外科医生关注和探讨。

三、主动脉瘤的病理特点

多数主动脉瘤在病因学上属于复杂的动脉壁退形性变,可能是动脉粥样硬化、动脉瘤壁炎症改变、血流剪切力等因素相互作用的结果。其退变的病理特点主要是内皮细胞的损伤、弹力纤维的降解和中膜平滑肌细胞的凋亡或衰老。此外,主动脉瘤也可以由主动脉夹层发展而来,特别是胸主动脉,将近 20% 的胸主动脉瘤继发于主动脉夹层。夹层假腔的外侧壁可以逐渐扩张并最终变成动脉瘤。感染性(或真菌性)主动脉瘤可以是原发性感染或者动脉瘤的继发性感染所导致的动脉管壁的破坏及进一步扩张。

主动脉瘤可以发生于主动脉的全程。胸主动脉瘤包括升主动脉瘤、主动脉弓动脉瘤及胸降主动脉瘤。胸主动脉瘤可以是动脉粥样硬化性,也可能是继发于主动脉夹层后的瘤样扩张。目前资料显示最常见的主动脉瘤是动脉硬化性的腹主动脉瘤。按照其与肾动脉开口的关系还可以把这些动脉瘤分成肾动脉下腹主动脉瘤、近肾动脉腹主动脉瘤和肾动脉上腹主动脉瘤。胸腹主动脉瘤比

肾下腹主动脉瘤少见，是指同时累及胸腔段和腹腔段的主动脉，以及侵犯到肾动脉以上的腹主动脉瘤，由于经典的手术治疗需要显露胸腹二腔而得名。

四、主动脉瘤的手术指征

破裂大出血是主动脉瘤的致命性结局，以腹主动脉瘤为例，其破裂导致的死亡率高达90%。破裂腹主动脉瘤一旦确诊，应尽早手术治疗，尤其直径大于5cm者。目前认为具有下列情况的主动脉瘤应考虑手术修复：①胸主动脉瘤瘤体最宽处直径大于6cm，腹主动脉瘤瘤体最宽处大于5.5cm，或瘤体迅速增大（每年直径增大10mm以上）；②动脉瘤趋于破裂；③有症状者，包括疼痛（夹层血肿、感染、压迫邻近器官）、远端动脉栓塞等。同时，无症状的偏心性动脉瘤或感染性动脉瘤，由于破裂风险增加，可适当放宽指征。

主动脉瘤手术的目的是预防动脉瘤破裂，因此，对合并严重脏器功能障碍的患者应视为手术相对禁忌证，需要权衡手术直接风险和动脉瘤潜在破裂风险的关系。随着近年来腔内手术经验的成熟以及腔内支架移植物技术的提高，对于全身状况无法耐受传统手术的主动脉瘤患者可能从腔内手术中获益。值得注意的是，对胸腹主动脉瘤患者指征掌握应相对严格，因其手术更复杂，并发症及死亡率更高。

五、术前评估对手术决策的影响

（一）主动脉瘤瘤颈的解剖位置

主动脉瘤外科治疗的关键是确定瘤体上界与近端主要分支动脉的关系。腹主动脉瘤瘤颈被认为是低位肾动脉开口至腹主动脉瘤瘤体上界的距离，而胸主动脉瘤瘤颈被认为是做锁骨下动脉开口至胸主动脉瘤瘤体上界的距离。累及肾动脉或锁骨下动脉或其他分支的主动脉瘤，如腹腔干肠系膜上动脉、左颈总动脉等，与肾下型腹主动脉瘤或孤立性降主动脉瘤相比，在手术指征、手术方式选择、术前准备、手术技术和手术结果等方面都有很大差别。因此，术前明确动脉瘤瘤颈的解剖学形态至关重要。

（二）术前脏器功能

由于主动脉瘤多为高龄患者，且常合并其他心脑血管等疾病，同时胸、腹主动脉瘤为血管外科领域中最为繁杂的手术，因此，术前全面了解患者全身状况，如心、脑、肺、肝功能状况十分重要，以评价其是否可耐受手术，采用何种手术方式，预计手术并发症及相应预防措施等。当患者合并有冠脉病、心功能不全、肾衰竭或呼吸功能不全等情况，而主动脉瘤又无破裂之疑时，应更加谨慎的评估手术风险。

六、手术方式的选择

（一）腹主动脉瘤

16世纪，解剖学家Vesalius首次报道腹主动脉瘤。在现代外科技术出现以前，前人尝试主动脉瘤结扎、诱导血栓化或包裹手术治疗腹主动脉瘤，但收效甚微。直至1951年，Dubost首次成功切除腹主动脉瘤并行同种异体动脉移植术，开创了腹主动脉瘤外科治疗的新纪元。截至目前，腹主动脉瘤外科治疗已有60多年历史，主要治疗方式有3种：

1. 传统方式（即腹主动脉瘤切除人工血管移植） 1951年，Dubst首次成功切除腹主动脉瘤并行同种异体动脉移植术。1953年，Blakemore和Voorhees首次运用人工血管移植物修复腹主动脉瘤。随后，由于多种人工血管材料的问世，腹主动脉瘤的切除、人工血管移植已成为唯一有效的方法，但手术相关的死亡率仍近20%。19世纪70年代，随着麻醉和手术技术的改进，围手术期死亡率降至4%~9%。进一步的，由于术前心功能评估得以重视，加之术中体液平衡的调节、手术方法定型规范，目前，腹主动脉瘤围手术期死亡率在经验丰富的血管外科中心已降至5%以下。

2. 腔内修复术 1991年，阿根廷医师Parodi等成功地对肾动脉水平以下腹主动脉瘤采用人工血管支架腔内修复术，象征微创外科成为治疗腹主动脉瘤又一革新方法。随后，Scott和Chuter将原先单一的管状支架移植物进一步改良成分叉型结构，使更加复杂的主髂动脉瘤也能适用。近年来，随着腔内技术的进步，该方法在世界各地广泛开展。复旦大学附属中山医院血管外科于1997年起开展该手术，目前每年开展的腹主动脉瘤腔内手术量已经超过传统开放手术。由于更低的围手术期死亡率和并发症发生率,该术式在国内外均已形成治疗腹主动脉瘤的规范方案,并有逐渐取代传统开放手术的趋势。值得注意的是,腹主动脉瘤的腔内修复术受限于解剖学形态,因此对于一些解剖学不适合的病例,开放手术仍是一线治疗方案。

3. 采用腹腔镜手术治疗腹主动脉瘤 1991年,加拿大 Pederod 医生首先报道。但由于此法操作复杂、费时、方法未定型,国内外仅限于少数病例报道。

目前,腹主动脉瘤的治疗主要采用传统的开放手术和腔内修复术。究竟是采用传统手术还是腔内修复术,首先取决于动脉瘤的整体解剖形态。瘤颈扭曲成角大于60°、瘤颈长度小于15mm、梯形瘤颈、髂动脉严重扭曲、狭窄或闭塞者,是目前多数腔内移植物的相对禁忌证。但随着商品化移植物技术的不断提高、影像技术的革新及手术医生技术的熟练,目前挑战复杂解剖腹主动脉瘤的腔内手术呈增多趋势。对支架近端锚定技术的改良和新一代支架产品的问世,使得瘤颈长度的限制放宽至10mm;新的商品化定制开窗支架使得近端锚定区进一步延伸至肾动脉水平以上甚至是腹腔干或肠系膜上动脉区域相对正常的主动脉段,并通过分支支架使开窗口与靶血管开口牢固连接;在急诊情况下,平行支架技术使得肾动脉和肠系膜上动脉的保留成为可能;新的髂动脉分支支架(IBD, Iliac branch device)有助于保留髂内动脉的血流,降低术后臀肌坏死、肠道缺血、阳痿或截瘫的风险;内铆钉系统和 EVAS(endovascular aneurysm sealing)系统可以减少Ⅰ型和Ⅱ型内瘘发生的风险。现在,超传统腔内修复适应证的技术和产品都在开展和研发,但必须注意术前充分评估,避免盲目扩大腔内手术的指征,且务必要经过机构伦理委员会的同意和患者的充分告知才能进行。应充分了解到一旦腔内手术失败,会增加再次开放手术修复的困难。

目前,针对腹主动脉行腔内治疗和传统开放手术的研究比较多,最近较大规模的比较两者疗效的 OVER 试验与早期所进行的 DREAM 及 EVAR 1 研究结果相似:腔内手术近期的死亡率和并发症率均较传统开放手术低,但后期呈现逐渐追赶开放手术的趋势,手术2~3年后,两种治疗方法的死亡率和并发症发生率基本持平。即无论患者接受何种治疗,其远期的生存率是一致的。所以,目前对手术方案的选择,除了解剖形态的评估和对医生经验要求以外,患者对手术方式选择的意愿,也理应被予以重视。

由于腔内手术的远期生存率并未明显优于传统开放手术,特别是那些被认为可能从腔内手术获益的年老患者,目前尚没有证据说明外科干预的指征可因为腔内手术的开展而得以扩大。目前的证据虽然有将腔内手术列为腹主动脉瘤首选治疗的趋势,但尚不足以放宽腹主动脉瘤外科治疗的指征。最后,对于很多腹主动脉瘤的患者,其最终死亡原因多为其伴随疾病,而动脉瘤直接相关的死亡很低,仅为1%~5%。故而主动脉瘤一经诊断,即应开始对患者整体心血管风险的控制。未来,随着人们对腹主动脉瘤基因层面、发病机制、血流动力学和危险因素的认识加深,采用非手术方式控制腹主动脉瘤的扩大速度将成为可能。此外,腔内治疗的一些辅助技术,包括影像融合技术和3D打印技术,有助于减少患者术中的辐射暴露剂量和造影剂用量,提高靶血管重建的成功率。此外,由于分子影像技术的发展,对腹主动脉瘤干预的指征可能不再以单一的解剖学直径为标准,而是通过分子影像技术,从生物学层面识别增长活跃的腹主动脉瘤,尽早予以药物干预和风险控制。

(二)胸主动脉瘤

累及升主动脉和主动脉弓的主动脉瘤需要在体外循环下进行外科手术修复。血管外科治疗的胸主动脉瘤,目前仍以降主动脉瘤为主。成年人中,胸降主动脉瘤的发生率为(3~4)/10万。19世纪50年代,血管外科的先驱 DeBakey, Cooley 等开展了胸降主动脉的开放手术治疗。此后的几十年,手术技术和患者的围手术期管理有了很大的发展,包括脑脊液引流、体外循环技术、深低温停循环技术等,使得开放手术的结局得以改善,进一步降低了并发症发生率。然而,很多胸降主动脉瘤的患者因为高龄或合并多种并发症无法耐受开放手术,腔内治疗的出现为这些高危患者提供了可能。1991年,Parodi 等成功地实施了首例腹主动脉瘤的腔内治疗;1994年和1998年 Dake 等将该技术分别成功地应用于胸降主动脉瘤和主动脉夹层的治疗,通过外周动脉入路,采用覆膜支架隔绝胸主动脉瘤腔,使瘤腔减压、促进其血栓化,避免了胸主动脉切开和夹闭。第一代覆膜支架受限于僵硬的输送系统,无法通过扭曲的主动脉,对于成角的主动脉弓无法获得稳定的锚定。随着技术的日益成熟和推广、器材的不断开发和改进,腔内治疗所具微创、安全、有效的优点得到越来越广泛的认可。2005 年,美国 FDA 批准了第一款商品化的胸主动脉支架移植物治疗胸降主动脉瘤,后来陆续出现了多款以 PTFE 或聚酯纤维为覆膜材料,镍钛合金或不锈钢为支架材料的商品化支架移植物。这些支架具有更细的输送系统,密闭性更佳,柔顺行更好以及更广的可选尺寸等特点。虽然尚没有足够的证据支持腔内手术替代传统胸主动脉人工血管置换手术,但传统开放手术创伤大,并发症发生率高,如截瘫和围手术期死亡率高达 17% 和 26%,故而国内外越来越多的中心已经将胸主动脉腔内修复术作为胸主动脉瘤治疗的首选方案。

胸降主动脉瘤行腔内修复的成败的关键在于支架有无足够的近、远端锚定区,一般认为其长度应 >15mm,且降主动脉扭曲程度不高,是胸降主动脉瘤行腔内治疗的前提,同时也应考虑入路血管的直径。对近端瘤颈不足的胸降主动脉瘤,扩展近端锚定区的方法有:①直接覆盖左锁骨下动脉开口,此方法可能引起脑或左上肢缺血性并发症,但多数情况下可通过对侧椎动脉代偿而不发生。即使发生,再行颈部血管重建也可补救;②如果左侧椎动脉优势且 Willis 环不完整的病例,可先重建主动脉弓上分支血流再行左锁骨下动脉覆盖,甚至覆盖左侧颈总动脉。近年来逐渐开展的分支血管烟囱支架技术、人工血管支架开窗或分支型人工血管支架,在一定程度上拓展了腔内治疗在胸降主动脉瘤中的应用。目前笔者单位开展的弓部血管原位开窗腔内修复术,取得了较好的近期效果。

(三)胸腹主动脉瘤

1955 年,Etheredge 首次成功使用同种异体移植物修复一例Ⅳ型胸腹主动脉瘤患者。1956 年,DeBakey 及其同事报道了 4 例手术切除并同种异体移植物修复胸腹主动脉瘤。直至 19 世纪 70 年年代末,同种异体主动脉移植物才逐渐被涤纶人工血管所替代。1965 年,Crawford 开创了胸腹主动脉瘤手术治疗的新纪元,直至 19 世纪 90 年代,该术式一直是胸腹主动脉瘤手术治疗的首选方案,即分离阻断近、远端主动脉后,切开动脉瘤用 Fogarty 导管分别插入各内脏动脉阻断血流。完成近端吻合后,将带有腹腔干、肠系膜上动脉和右肾动脉开口的原动脉剪成一片,缝合于人工血管右前壁上(剪去适当大小开窗),而左肾动脉另作一补片缝合于人工血管左前壁,即所谓"补片法"。

而近年来可以通过去分支技术对部分胸腹主动脉瘤患者进行腔内手术。即事先从髂动脉、正常降主动脉、升主动脉等区域做旁路人工血管搭桥,重建内脏动脉血供,随后使用腔内移植物修复胸腹主动脉瘤,该方法也称为"杂交手术"。但尚无明确的证据表明该方法的持久性和安全性,故而应严格筛选接受该方法的患者。此外,多分支支架和潜望镜技术的出现,使得胸腹主动脉瘤的全腔内治疗成为可能,但累及分支的主动脉瘤仍是开放手术和腔内手术的难点,也是未来腔内治疗的发展方向。可定制的开窗支架、预开窗技术、3D 打印联合腔内修复等多种创新性技术和产品正在世界范围内予以兴起,中远期效果有待研究结果的证实。

目前,主动脉瘤的外科治疗还有很多问题需要解决。至关重要的是如何根据动脉瘤解剖形态、脏器血供受、手术综合风险要全面评估,对外科干预的方式作出选择。最后,虽然主动脉瘤的手术选择进展迅速,但不少新技术尚缺乏可靠的循证医学证据,血管外科医生在运用新技术的同时,特别是对于腔内手术,为了避免滥用,应慎重把握手术指征,为患者选择合理的最佳获益方案。血管外科医师在先驱的引领下,已走在了微创外科的前列,可预见的是新一代的产品和更高水平的技术可有效地治疗现在的疑难疾病。笔者相信,微创方法治疗主动脉瘤是未来发展的必然趋势。

七、主动脉夹层的分期分型与治疗策略的历史争议与现状

主动脉夹层指主动脉腔内的血液从主动脉内膜撕裂处进入主动脉中膜,使中膜分离,沿主

动脉长轴方向扩展形成以内膜瓣片为分隔的真假两腔状态。作为心血管疾病中病死率最高的疾病之一，主动脉夹层至今仍是一种极具挑战的主动脉病变。Shekelton 于 19 世纪早期首次报道了主动脉夹层，并提出真腔、假腔的概念。1819 年，Laennec 提出了夹层动脉瘤这个术语，是指夹层基础上发生瘤样病变的主动脉。此外，胸主动脉的一些其他病理过程，比如壁间血肿和穿透性溃疡，有着与急性夹层相似的临床和影像学表现，而创伤性主动脉夹层特指因外力作用导致的胸主动脉夹层。

（一）主动脉夹层的分类

主动脉夹层可根据患者从症状开始到诊断的时间、原发内膜破口的位置或夹层累及主动脉的范围来分类。这些分类对与夹层的进展、自然预后及治疗策略的选择具有重要的意义。

1. 按时间分期　既往的分期认为，出现症状到诊断的时间在 2 周以内的夹层称为急性期夹层，超过 2 周的即称为慢性期。早期的尸检研究发现，因主动脉夹层死亡的患者中 74% 是在最初的 14 天内。随着近年来主动脉夹层外科治疗的开展，特别是腔内修复手术的增多，人们认识到夹层的发病时间对手术的疗效也具有决定性作用。特别是急性期发病的主动脉夹层，由于主动脉壁的充血和水肿，无论开放手术或是腔内手术，均增加了影响手术的不确定因素。于是，基于腔内修复后对主动脉重塑的影响，目前进一步细化主动脉夹层的时间分期：将发病 2 周以内的主动脉夹层定义为急性期，而慢性期夹层则定义为发病 3 个月以上，将 2 周至 3 月之间的夹层定义为亚急性期。亚急性期夹层瓣片具有一定的可塑性，是腔内修复的最佳时期，而慢性期夹层瓣片纤维化、质地变硬，开始出现主动脉正向或反向重构。今后随着腔内技术和器械的改进以及影像学进展，对夹层的分期可能进一步的更新。

2. 按解剖分型　主动脉夹层的解剖分类依据是内膜撕裂的位置和夹层沿主动脉长轴累及的范围。有两种分类方法用于主动脉夹层（图 11-1）。最初的一种分类法，由 DeBakey 及其同事在 1965 年提出，描述了第一破口的位置和降主动脉夹层的范围。该方法分类如下：

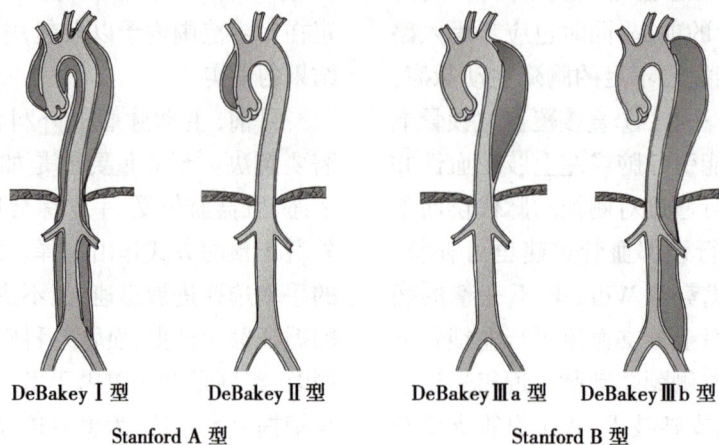

DeBakey Ⅰ 型　　DeBakey Ⅱ 型　　　DeBakey Ⅲa 型　　DeBakey Ⅲb 型

Stanford A 型　　　　　　　　　　　Stanford B 型

图 11-1　主动脉夹层分型

Ⅰ 型：夹层原发破口位于升主动脉，并累及主动脉弓及降胸主动脉和 / 或腹主动脉的不同范围。

Ⅱ 型：夹层破口位于升主动脉，同时累及范围也限于升主动脉。

Ⅲa 型：夹层破口位于降主动脉，同时累及范围限于降主动脉。

Ⅲb 型：夹层破口位于降主动脉，夹层累及降胸主动脉和不同程度的腹主动脉。

另一种称为 Stanford 分型，由 Daily 等学者于 1970 年提出，简化了解剖分类标准，只依据原发破口的起始部位来分类。

Stanford A 型夹层定义了破口位于升主动脉的病变，因此包括 DeBakey Ⅰ 型和 Ⅱ 型夹层。

Stanford B 型夹层破口位于左锁骨下动脉以远的降主动脉，因此包括了 DeBakey Ⅲa 型和 Ⅲb 型。

因为原发破口的位置是早期预后的关键预测因素，所以目前多采用 Stanford A 或 B 型来指导初始的治疗。按照目前的认识，对于绝大多数 Stanford A 型夹层患者来说，首选治疗方案为及时行升主动脉移植物置换术，因为 A 型夹层患者在出现症状后的数小时、数天内具有非常高的致命性并发症风险（主要包括主动脉破裂、心包填塞或夹层累及冠状动脉所致的心肌缺血）。而对于非复杂性 Stanford B 型夹层患者，可以采用药物治疗作为初始治疗措施，当出现并发症（如灌注不良、大量胸腔积液、难治性高血压、不可抑制的疼痛、先兆破裂），应考虑及时外科干预。

（二）主动脉夹层的手术治疗

1967 年，Palmer 和 Wheat 首次提出对于急性非复杂 Stanford B 型夹层采用药物控制血压治疗。一般经积极的内科治疗，85%~90% 的患者可以安全渡过急性期，出现致死性的破裂较为少见。急性期的外科干预限于那些存在致残或致死性并发症的病例（如远端内脏或肢体灌注不良）。慢性 B 型夹层的传统治疗措施是药物控制血压和密切随访，但近年来随着人们对该疾病远期预后的不断认识及微创腔内技术的逐渐成熟，对慢性 B 型夹层是否应行外科干预又有了新的认识。目前，慢性 B 型夹层外科干预的绝对指征尚无统一的标准。夹层瘤样变且瘤体过大和假腔快速增大者应进行外科干预；但也应综合患者的年龄、血压控制程度、随访的依从性、是否合并有先天性结缔组织病等诸多因素，对患者进行风险 / 受益分析。

1935 年，Gurin 及其同事首次尝试主动脉夹层的手术治疗，在患者的髂动脉处开辟一个远端流出道以降低假腔内的压力。1949 年，Abott 尝试采用玻璃纸包裹的方式治疗主动脉夹层，限制夹层扩张，避免夹层破裂。1955 年，DeBakey 及其同事开创性地采用切除内膜，封闭假腔，直接吻合或者植入人工血管移植物治疗主动脉夹层。此后的很长时间里，近端夹层段切除及人工血管移植手术一直是 Stanford B 型夹层的标准外科术式。此类手术创伤巨大，围手术期死亡率高达 20% 至 80%；特别是对高龄或合并系统性疾病的患者，除非夹层引发致死或致残性并发症，单纯手术所带来的风险已超过夹层本身。

自 1999 年 Dake 和 Nienaber 报道急、慢性主动脉夹层的腔内治疗以来，至今已有二十余载。腔内治疗最初仅用于复杂 Stanford B 型夹层，以纠正灌注不良综合征，治疗先兆破裂，但其促进主动脉重构的疗效使得指征逐渐扩大至非复杂性 Stanford B 型夹层。随着腔内血管外科技术的日益成熟和支架材料的不断完善，主动脉腔内修复术因其在覆盖原发破口、扩大真腔、恢复内脏动脉血供以及诱导假腔血栓化方面的成效，因而在治疗 Stanford B 型夹层中表现出极大的应用潜力。在许多血管外科中心，已取代传统手术，成为治疗 Stanford B 型夹层的首选术式。

无论传统手术或腔内治疗，其外科目的均在于减少由夹层所带来的致死和致残率。相比传统手术，腔内手术具有很好的微创优势，同时其较高的技术成功率也被学者们所认可。腔内手术治疗主动脉夹层的原则是覆盖近端原发内膜破裂口、隔绝瘤样病变及保证远端脏器和主动脉主要分支的血供，同时尽可能促进假腔内的完全血栓化。作为一个新兴技术，有必要反复考察其对夹层患者生存率及生活质量的影响，从而合理评价腔内手术在主动脉夹层治疗中的地位并规范其手术适应证。随着该技术在全球众多血管外科中心的广泛应用，近年来有关其疗效和预后的研究也逐年递增。虽然初步的观察结果令人满意，但由于各中心所使用的支架种类、技术熟练程度、随访方案及图像测量手段等均无统一的标准，目前主动脉夹层的腔内手术标准也未完全统一，有待于国际多中心的合作研究进一步检验。

值得一提的是，实际上约 60% 的主动脉夹层为 Stanford A 型，其仍是传统开放手术的绝对指征。腔内治疗 A 型夹层，如平行支架技术、分支支架技术、台上开窗和原位开窗技术，以及杂交技术，目前仍处于试验阶段，主要用于不能耐受传统手术者。同时，仅累及升主动脉的 DeBakey Ⅱ 型夹层可通过急诊手术获得纠正，但这类患者仅占 A 型夹层的 1/3。其余 2/3 的 DeBakey Ⅰ 型夹层因同时累及降主动脉，术后约有 63% 的患者在残留的远端夹层内存在持续的假腔血流，但这并不明显增加这部分患者的远期死亡率，其生存期与慢性 Stanford B 型夹层相当。所以这部分患者是否值得考虑腔内治疗以及何时腔内治疗，有待进一步的临床试验来验证。

（三）主动脉夹层腔内手术的预后对夹层治疗策略的影响

1. 急性期腔内治疗的预后 急性 Standford B 型夹层中，约 73% 的患者发病初期无严重并发症，这部分患者经药物治疗疗效满意，一般并不主张对这些患者行急性期腔内治疗。再者，急性期水肿的动脉壁支撑力较差，支架置入易松动移位，且薄弱的主动脉壁也易受到支架的损伤，可能导致致死性的主动脉夹层逆撕。有报道称急诊腔内治疗术后各种并发症发生率可达 76%，30 天内死亡率可高达 21%。故而急性期腔内治疗的适应人群是那些存在严重并发症者（远端脏器"低灌注"、夹层动脉瘤破裂或趋于破裂、无法抗拒的疼痛及难以控制的高血压），这一观点已为多数学者所接受。IRAD 注册研究显示，急性 B 型主动脉夹层接受开放手术后的住院期间死亡率为 33.9%，明显高于腔内手术 10.6% 的住院期间死

亡率。Luebke T 总结了 76 项观察性研究的 Meta 分析也显示，腔内手术相比开放手术明显减少了围手术期 30 天的并发症风险。诸多学者认为，对有致死性并发症的 B 型（或逆行性 A 型）夹层在急性期行腔内治疗，其目的不在于消除假腔内血流，而仅是覆盖原发破口、恢复真腔优势血流、缓解远端低灌注和预防破裂，从而为进一步的抢救和随访提供机会，最终提高救治成功率。基于对这一理念的延伸，有人提出 PETTICOAT 支架（图 11-2），即当覆膜支架覆盖近端破口后，若远端真腔仍然存在低灌注，可在远端真腔内使用裸支架辅助真腔恢复优势血流。而对于无并发症的急性 B 型夹层，ADSORB 研究提示药物治疗和腔内治疗的 1 年死亡率类似，但腔内治疗的主动脉重塑（真腔的开放和假腔的回缩）明显优于药物治疗。这至少说明，对于急性 B 型夹层，腔内治疗的疗效并不亚于药物治疗。

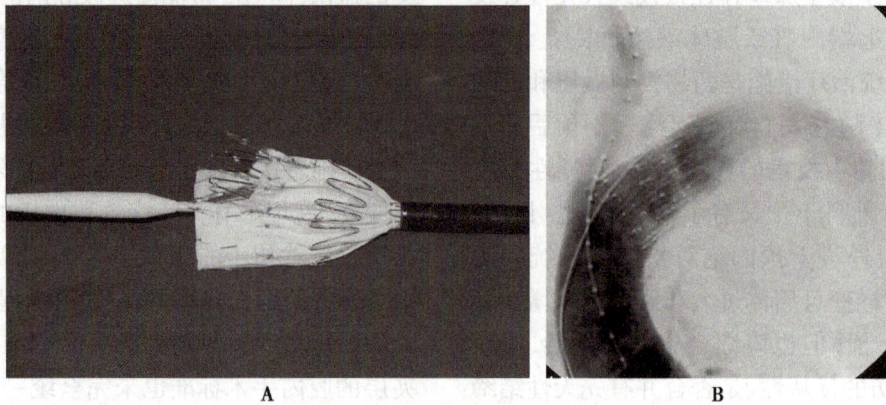

图 11-2　PETTICOAT 技术

2. 慢性期腔内治疗的预后 接受药物治疗的 B 型主动脉基层患者中有 20%~50% 日后会发生瘤样变性、新夹层形成、假腔扩大而最终导致破裂。单纯药物治疗的 5 年免于瘤体增长的比例为 51%，大约 30% 的患者需要再干预，且多为胸腹主动脉瘤开放手术。所以对于慢性 B 型夹层是否应预防性腔内治疗，目前观点不一。有学者提出与夹层慢性瘤样改变相关的因素包括血压控制不良，急性期最大直径 ≥4cm，假腔持续通畅，原发破口 ≥10mm 和远端假腔部分血栓化。对于合并高危因素的患者，或能从早期腔内治疗中获益。研究发现，在慢性 B 型夹层的自然病程中，假腔内自发血栓形成者较假腔存在灌注者有更好的远

期预后，但前者仅发生于不足 4% 的患者。基于这些概念，慢性夹层行腔内治疗的目的不专注于改善远端脏器低灌注，而是促进假腔内血栓形成，预防假腔瘤样扩张所致的破裂。近年来，已有大量促进假腔血栓化的尝试，包括假腔内弹簧圈填塞、Candy-Plug 技术（图 11-3）、Knicherbocker 技术（图 11-4）、主动脉破口全封闭，这些技术短期内显现出较好的疗效和安全性，但远期能否促进主动脉重构，减少夹层动脉瘤的形成仍有待观察。

于 2004 年在欧洲开始的 INSTEAD 研究，是唯一比较慢性 B 型夹层药物治疗和腔内治疗疗效的多中心前瞻性随机临床研究。其 2 年期结果显示，药物治疗组和腔内治疗组在总体生存率、主

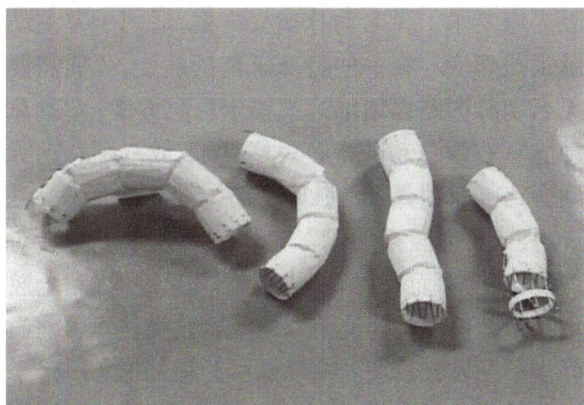

图 11-3 Candy-Plug 技术

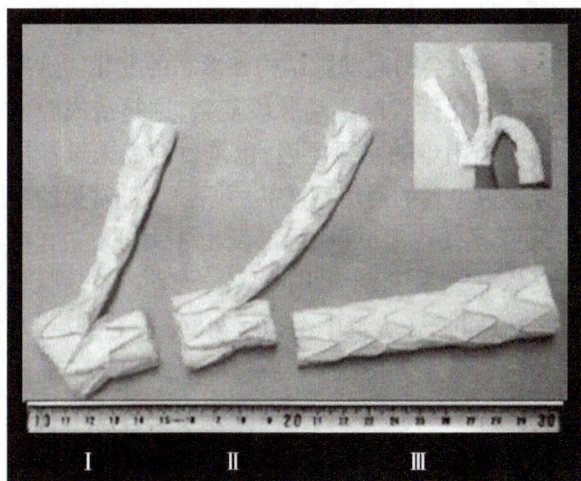

图 11-4 Knicherbocker 技术

动脉相关死亡率及夹层病变的进展程度方面无明显差异,但腔内手术组 5 年生存率优于药物治疗组,且具有更好的主动脉重塑。目前主张腔内治疗慢性主动脉夹层应定位于病情进展的人群,包括夹层动脉瘤直径达 5.5~6cm,主动脉直径扩张每年在 1cm 以上,假腔持续灌注,或胸痛症状反复加重及血压控制不良的患者;同时应综合考虑患者的年龄、并存疾病及随访的依从性。值得注意的是,有效的控制血压永远是主动脉夹层长期治疗和随访的基石,应当将主动脉夹层看作是一个系统性疾病,患者的整个主动脉存在新发夹层、瘤样病变或破裂的风险。指南推荐进一步加大降压的力度,对于普通的夹层患者,应将血压控制在 125/80mmHg,而对于马方综合征等结缔组织病患者应控制在 120mmHg 以下。

无论是药物治疗、传统手术治疗或是腔内治疗,治疗主动脉夹层主要目的是降低围手术期死亡率,减少远期并发症,延长预期寿命。与腔内治疗其他类型的主动脉疾病一样,相比支架材料的进步,其预后更依赖于手术指征的掌握和操作者的经验。腔内手术技术已经为主动脉夹层患者带来了前所未有的相对理想的早期和中远期疗效。我们期待越来越多的高级别循证医学证据的出现,用以评估其远期预后,最终确立多种治疗策略在主动脉夹层治疗中的地位。

（符伟国）

参 考 文 献

1. Anton N. Sidawy, Bruce A. Perler. Rutherford's Vascular Surgery and Endovascular Therapy, 9th ed. Elsevier, 2019.
2. Elliot L. Chaikof, Richard P. Cambria. Atlas of Vascular Surgery and Endovascular Therapy: Anatomy and Technique. Elsevier, 2014.
3. 林长洨, 符伟国. 主动脉夹层的诊疗现状. 国际外科学杂志, 2016, 43（12）: 793-798.
4. 符伟国, 岳嘉宁. 主动脉夹层腔内治疗的中远期疗效和面临的问题. 外科理论与实践, 2011, 16（2）: 112-116.
5. Dong ZH, Fu WG, Wang YQ, et al. Retrograde type A aortic dissection after endovascular stent graft placement for treatment of type B dissection. Circulation, 2009, 119（5）: 735-741.
6. 符伟国. 腹主动脉瘤腔内隔绝术的治疗. 中国实用外科杂志, 2000, 20（6）: 329-331.
7. Christoph A Nienaber, Rachel E Clough. Management of acute aortic dissection. Lancet, 2015, 385（9970）: 800-811.
8. Kölbel T, Lohrenz C, Kieback A, et al. Distal false lumen occlusion in aortic dissection with a homemade extra-large vascular plug: the candy-plug technique. J Endovasc Ther, 2013, 20: 484-489.
9. Harky A, Chan JSK, Wong CHM, et al. Systematic review and meta-analysis of acute type B thoracic aortic dissection, open, or endovascular repair. J Vasc Surg, 2018.

八、血管腔内治疗在主动脉瘤和主动脉夹层治疗中的挑战、对策及思考

主动脉瘤（aortic aneurysm, AA）与主动脉夹层（aortic dissection, AD）是血管外科的常见病。随着人口日渐老龄化和影像诊断技术的发展,此类疾病的发病率和检出率明显上升。以往传统经胸、腹外科手术是主要的治疗方法,但存在创伤大、严重并发症发生率（如截瘫等）和病死率高等

问题,尤其对于高龄患者,往往全身重要脏器功能减退甚至衰竭而不能耐受外科手术。随着血管腔内技术的日益成熟和推广,腔内器材的不断研发和改进,腔内治疗具有的微创、安全、有效的优点得到了越来越广泛的认可和应用。

（一）累及主动脉弓部的病变

为了便于描述病变位置和设计手术方案,Mitchell 等提出主动脉弓 Ishimaru 分区法,将主动脉弓部划分为 Z0、Z1、Z2 和 Z3 四个区,胸降主动脉可认为是 Z4 区。主动脉弓部"寸土寸金",病变累及不同的区域将影响手术策略的制定。总结目前世界上"非停循环"重建主动脉弓的腔内技术,可以归纳为两大类:①开放性手术与腔内修复术相结合的"杂交"去分支化术式（arch debranching hybrid operations）,该类技术目前文献报道较多,又可划分为两支:颈 - 胸杂交术式（cervical-thoracic hybrid operation）和胸 - 胸杂交术式（thoracic-thoracic hybrid operation）;②完全腔内重建技术,该大类由于技术难度高,对医者和病例选择性较强,故相关文献报道偏少,而且多为个体化术式,尚无成熟的产品可供临床应用。但该技术也是腔内修复（endovascular repair, EVR）技术研究的重点,集中了大量的创新思维,很多新的产品设计和手术方案目前仍处于临床验证阶段。

1. 杂交去分支化术式

根据病变累及主动脉弓部的范围,可以选择不同的杂交术式。如左锁骨下动脉的杂交方案:适用于降主动脉近端病变。最常用方案:左颈总动脉 - 左锁骨下动脉旁路 + 腔内修复术;其次可考虑右锁骨下（腋）动脉 - 左锁骨下（腋）动脉旁路 + 腔内修复术、股 - 腋动脉旁路 + 腔内修复术。左颈总动脉、左锁骨下动脉的杂交方案:适用于降主动脉近端、弓部远端病变。最常用方案:右颈总动脉 - 左颈总动脉 - 左锁骨下动脉旁路 + 腔内修复术;其次可考虑右锁骨下动脉 - 左颈总动脉和 / 或左锁骨下动脉旁路 + 腔内修复术、右锁骨下（腋）动脉 - 左锁骨下（腋）动脉 - 左颈总动脉旁路 + 腔内修复或股 - 腋 - 左颈总动脉旁路 + 腔内修复术。无名动脉、左颈总动脉、左锁骨下动脉的杂交方案:适用于弓部及升主动脉远段病变。最常用方案:升主动脉 - 双颈总动脉 + 或锁骨下动脉旁路术 +

腔内修复术。无名动脉杂交方案,适用于升主动脉远段病变。在一些特殊解剖的病变,可能需要无名动脉旁路以增加远端锚定区。方案:左颈总动脉 - 右颈总动脉 + 腔内修复术,或双颈总动脉间旁路 + 双锁骨下动脉间旁路 + 腔内修复术。

2. 完全腔内技术

完全腔内技术就是针对"杂交"技术而言,指不进行血管旁路术,完全腔内技术就可以将病变予以修复。这类技术目前尚处于早期研究阶段。主动脉弓的解剖形态决定了腔内技术实施的难度。胚胎学上,主动脉弓的形成经历了一系列复杂的演变过程,考虑到这一点,弓部的结构变异就不足为怪了。另外主动脉弓部病变本身就会引起动脉结构和形态的变化。这些变异和变化远较腹主动脉段复杂,这是造成腔内技术实施困难的主要原因,也是目前尚未设计出适合多数患者的通用型产品的原因。最常见的主动脉弓形态是 A 型弓,弓部发出 3 大分支。B 型弓又称牛型弓,弓部发出两大分支,左颈总动脉与无名动脉共干（人群中占 10%~15%）。C 型弓,左椎动脉发自主动脉,而不是起自左侧锁骨下动脉（人群中占 4%）。A 型弓中,根据弓上分支的相对位置分为 Ⅰ、Ⅱ、Ⅲ 型,以预测腔内治疗的困难程度。主动脉弓类型以颈总动脉直径为参照标准,主动脉弓顶至头臂干开口的垂直距离在颈总动脉直径以内者为 Ⅰ 型,介于 1~2 倍颈总动脉直径之内者为 Ⅱ 型,超过 2 倍颈总动脉直径者为 Ⅲ 型。Ⅲ 型主动脉弓病变行腔内治疗是极其困难的。其他主动脉弓变异还包括:迷走锁骨下动脉,双侧颈总动脉共干,右位弓,主动脉缩窄等。对于这些困难的解剖结构更需要个体化处理。

目前尚没有经过大量临床试验证实安全、有效、成熟的产品和技术可应用于主动脉弓部,所以近年来有大量的研究报道,但多数是临床小样本量或动物实验结果。我们回顾这些文献,并根据各种腔内技术的特点做一些分类以便于总结,但很多方案的设计思路是有交叉的,所以无法确切划分。

（1）烟囱技术（chimney technique）:所谓烟囱技术,也有学者称为"双管技术"（double-barrel technique）,即当主动脉支架需覆盖某一分支动脉时,在释放主动脉支架的同时,在将覆盖的分支动脉内置入一枚平行支架。这一技术也可用于瘤颈较短的近肾腹主动脉瘤病变，以重建肾动脉。主动脉弓烟囱技术中，在释放主动脉支架前，需将导丝及动脉鞘经目标分支进入升主动脉，然后释放主动脉支架型血管部分或完全覆盖分支血管，然后第二枚小支架平行穿越主动脉支架的近端锚定区并释放，这样形成了与主动脉支架并行的"烟囱或双管"模式，使得分支血管得以重建。目前该术式已广泛应用于左锁骨下动脉（left subclavian artery, LSA），部分应用左颈总动脉，极少数同时应用于这两个分支。该术式存在的主要问题在于：两个并行支架不完全匹配，径向支撑力存在差异，可能造成血管内膜损伤或者支撑力弱的支架被挤压变窄甚至闭塞；chimney 支架的远期通畅率有待进一步观察；chimney 支架与主动脉内支架间存在缝隙，本身就可能造成近端的 I a 型内瘘；以及由于两个支架不同步运动引发的逆行夹层的形成。尽管 chimney 技术存在先天不足，在主动脉弓病变中的应用经验也不充分，但至少有以下两个优点：一是 chimney 技术的应用使 TEVAR 技术中的支架型血管的锚定区更充分。显然，锚定区的延长意味着更有效地防止锚定区内瘘。二是技术可行性强。chimney 技术利用了现有器材，通路在主动脉支架型血管释放之前已经建立，因此不会发生 chimney 支架不能置入的情况。

对于 LSA 而言，以往的临床经验表明在右侧椎动脉正常的情况下，一期覆盖 LSA 通常不造成严重的窃血综合征，但这样的操作显然永久失去了 LSA 起始部的正向血流。而在 LSA 应用 chimney 技术能很安全而有效地恢复 LSA 正向血供。保留和重建分支血管比破坏分支血管有更大的意义。因此，对 LSA 而言，非常适合应用 chimney 技术，即使对左侧优势椎动脉而言，同样不失为良好的选择。对左颈总动脉（left common carotid artery, LCCA）而言，覆盖 LCCA 的同时显然也覆盖了 LSA，因此针对 LCCA 的 chimney 技术有更高的手术风险。由于考虑到 chimney 支架的远期通畅性，通常不推荐主动脉支架型血管超过 LCCA 开口近段太长的距离。因此，当主动脉支架型血管覆盖 LCCA 开口近侧缘即能取得良好的近端锚定时，更适合在 LCCA 内应用 chimney 技术，否则可考虑选择颈 - 胸杂交手术。对无名动脉（innominate artery, IA）以远的病变而言，覆盖 IA 通常也同时覆盖了 LCCA 和 LSA。因此在 TEVAR 之前必须先重建 LCCA 和 LSA 的血流。即使如此，在 IA 内应用 chimney 技术也有极高风险。推荐针对 IA 应用 chimney 技术时主动脉支架型血管释放后不完全覆盖 IA 开口。除非这种设计能够保证充分的锚定，否则不轻易在 IA 内应用 chimney 技术。我们不推荐在两条以上弓上分支血管内应用 chimney 支架，因为这种状况通常预示近端锚定区的条件极其不良，同时存在很大脑血管并发症的风险。

（2）豁口技术（scallop technique）：为了保留分支血管的血供，可以将支架型血管的第一节覆膜剪除，形成一个"豁口"（scallop），使用时将豁口朝向分支开口，使其得到保留，而其余部分已进入分支开口近端以延伸锚定区的长度。手工裁剪容易破坏支架的结构，如果能够定做的话将更合理和安全。这种技术在术中定位上有较高要求，必要时可以将豁口周围缝合标记点用于定位。该技术对解剖条件的要求较苛刻，对于主动脉弓大弯侧的病变容易造成内瘘。另外，如果术中出现定位不准确覆盖了部分开口，这时就需要加用支架来予以纠正。scallop 技术应用于 LSA 相对而言比较安全，部分患者可以应用于 LCCA，但应用于 IA 时就要结合颈部血管旁路术。

（3）开窗技术（fenestrated technique）：开窗支架技术不同于豁口技术，其是在支架型血管的中段制作"窗口"以保留分支血管的供血。这种技术理论上可以重建所有的弓上分支血管。开窗技术最早于 1996 年首先应用于近肾腹主动脉瘤的腔内治疗中，而后很快就在临床推广应用。由于主动脉弓邻近心脏，形态变异较多，而且其分支血管远较肾动脉和内脏动脉风险要高，所以适用于弓部分支的开窗型支架早有报道，但时至今日未有大的、系列性资料。根据开窗的方式可分为：预开窗和原位开窗。

1）预开窗技术：预开窗就是指在支架型血管进入体内前已经预先设计和制作好"窗口"，术中支架定位完成后即可进行释放。这种技术能够成功实施的核心要素主要包括：术前的精良设计和术中的精准定位。术前需要对患者进行 CTA 或 MRA 检查，并进行三维重建，从不同角度分析主动脉弓及分支的相对解剖关系,然后设计支架开窗的位置及大小,并制作标记点辅助术中定位。3D 打印技术的出现,能将患者特有的主动脉弓及分支的解剖特点直观地展现出来,非常有利于预开窗技术的术前规划和术中实施。有的支架设计可以在窗口内预先留置导丝和导管,这样进一步确保了支架的定位。然后经窗口在分支动脉内放置裸支架或覆膜支架,纠正窗口与分支之间的错位,并防止由于支架移位而造成的分支被覆盖。

目前,开窗支架型血管治疗主动脉弓病变的临床研究较少,最著名的一组研究报道来自于日本东京医科大学,共有 288 例,应用的产品是自制的支架型血管(图 11-5)。手术成功率为 95.2%,并发症包括脑卒中(0.9%)、截瘫(2.6%)、主动脉损伤(1.2%)、髂股动脉损伤(6.0%)、无弓上分支血管闭塞。2 年随访结果显示瘤体缩小者占 62%,无变化者占 33%,增大者占 5%。移植物并发症发生率为 8.4%,包括支架断裂(1.4%)、移位(7.0%)。5 年存活率为 62.4%。但本组病例多位于远端弓和降主动脉起始部位,因此开窗重建的血管主要是 LSA。预开窗技术有一定的前景,但影响其应用的瓶颈问题是支架的定做和窗口的定位。

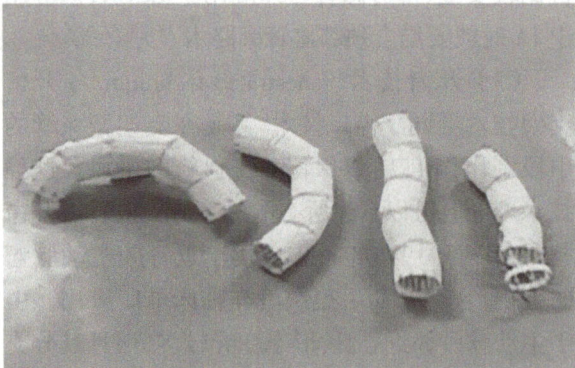

图 11-5 Kawaguchi S 等自制的主动脉弓开窗支架型血管

2)原位开窗技术(in situ fenestration technique):原位开窗技术是指主动脉支架型血管释放后覆盖分支血管,然后经分支动脉的远端逆行入路在支架上破膜,最后再放置支架重建分支动脉的血供。破膜可以采用针、激光和射频等方式。早在 2003 年 McWilliams 等就已经报道了原位开窗的实验研究。2004 年 McWilliams 等首次报道了应用该技术重建左锁骨下动脉。2010 年 Manning 等也有类似的个案报道。2009 年 Sonesson 等报道应用该技术重建了所有弓上分支血管,但在弓上分支血管被覆盖之前做了由左股动脉至双侧颈总动脉的临时旁路术以确保原位开窗过程中的脑部血供。2012 年笔者工作单位完成了在内转流管保证脑部供血的基础上原位开窗技术重建了左颈总动脉和左锁骨下动脉的病例,避免了 Sonesson 等报道的临时旁路手术,进一步降低了手术创伤(图 11-6)。

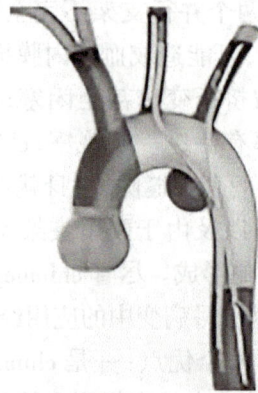

图 11-6 内转流管用于原位开窗的示意图

原位开窗技术已能完成弓上三分支动脉重建(图 11-7),但其先天技术缺点也很明显,即在破膜前分支动脉是不同程度的缺血状态。如何保持持续的脑部灌注或者避免脑梗死是需要解决的问题,内转流管体现了微创的优势;另外,如何更有效地破膜、主动脉覆膜支架金属丝横亘于分支开口如何处理以及破膜是否造成支架型血管的损伤目前也存在很多争议。该技术操作难度很高,目

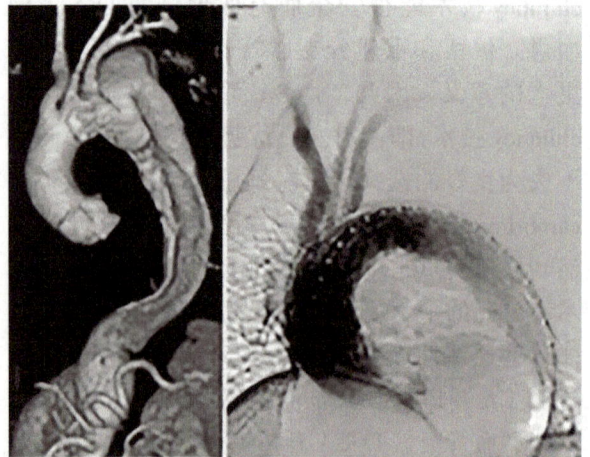

图 11-7 笔者单位完成的原位开窗技术重建主动脉弓上三分支动脉的术前 CTA 及术中 DSA 图像

前尚无法广泛开展,也没有前瞻性研究。Crawford等发表的综述共纳入了16篇文章,共44例原位开窗患者,结果显示该技术的成功率为95.6%,平均随访11个月,没有发现分支血管支架闭塞的情况,技术相关并发症发生率最高的为Ic型内瘘,为9.1%,经过栓塞,均得到有效处理。

（4）分支支架技术(branched stent-graft technique)：分支支架的设计思路不同于之前的技术,其特点是在主体支架上设置分支,通过这些分支重建颈部血管。该技术是目前研究的重点和热点,有很多的实验和早期临床研究报道,众多创新性的理念让人眼前一亮,我们相信不久的将来分支支架技术将成为主动脉弓部病变腔内治疗的首选手段。

1）一体化分支支架(unibody branched stent-graft)：一体化分支支架的特点是主体与分支一体成型,无需再加用别的支架来完成血管重建,其技术的核心要点是如何将分支支架准确地引入弓上分支动脉内。1996年,Inoue等报道了世界上首例应用单分支支架型血管治疗弓部动脉瘤并重建左锁骨下动脉的患者(图11-8)；随后其研究进一步深入,1999年报道了14例单分支支架和1例多分支支架治疗的结果。主体支架最多带有3个分支,为了保证支架能够准确进入分支动脉内,其设计了引导导丝,术中每个分支分别被牵拉入相应的动脉内。14例单分支支架患者均是在局麻下完成操作,以当时的技术手段来说,已经非常地令人不可思议。后来遇到了包括卒中以及支架所用材料的耐久性等诸多问题,并逐一得到改进,所用装置的精巧性及操作技能均得到极大提升。2017年进一步报道了89例采用该分支支架系统治疗的胸主动脉瘤,其中18例采用两分支、7例采用三分支。其技术成功率达100%,围术期脑卒中发生率为16%,随访5年免于动脉瘤相关死亡率可达93%。国内也有相关的类似研究,景在平教授研发的单分支支架修复半弓技术已完成实验研究,现已逐步开始应用于临床,并取得良好的结果。徐克教授也进行了这样的实验研究,其创新点是分支支架的头端有一鱼钩样的设计,便于将支架牵拉至分支动脉内。这种分支支架技术有一定应用前景,尤其是重建左锁骨下动脉安全、成功率高,但如果行全弓分支重建,操作过程中在分支支架展开前脑部供血会受到一定程度的影响,所以有待于进一步改进。

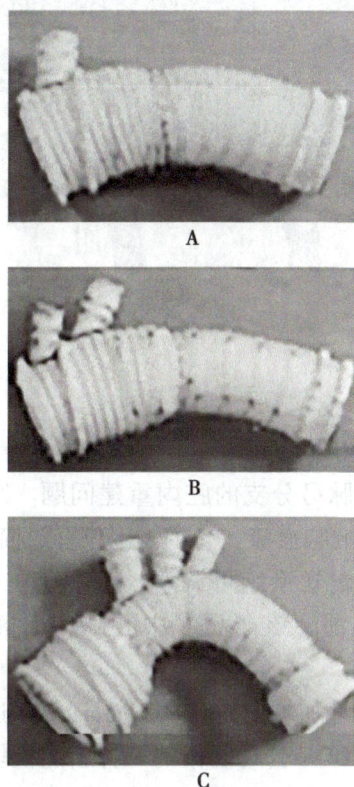

图11-8　Inoue一体化分支支架

2）模块化分支支架(modular branched stent graft)：模块化分支支架的设计思路与目前主流腹主动脉瘤腔内修复术所使用的分叉式器材类似,需要多个支架系统相互拼接才能完成手术。该设计特点的一项优势是将个体化解剖差异对支架的要求降低,使其更易于在临床推广,也是被很多专家认为是最具有广泛应用前景之一的技术。目前已有很多的研究报道,其设计思路五花八门,部分技术仍需要结合外科旁路术,但未来有可能转化为完全腔内技术。

Chuter等于2003年报道了首例应用模块分支型支架治疗弓部动脉瘤的成功病例。双分支支架主体的输送系统经右侧颈总动脉进入,近端位于升主动脉的中段,同侧分支放入无名动脉；然后,经股动脉选择性进入对侧分支中,沿此路径输送主动脉支架的远端部分,定位后释放。已有2例这样的病例报道。笔者工作单位应用改良的腹主动脉分叉支架型血管以右颈总动脉为主体支架入路,成功治疗了一例逆行主动脉夹层的患者。根据这例患者的治疗思路,郭伟教授设计制作了新的模块内嵌分支支架型血管系统(WeFlow™ Arch,图11-9),已成功完成临床FIM

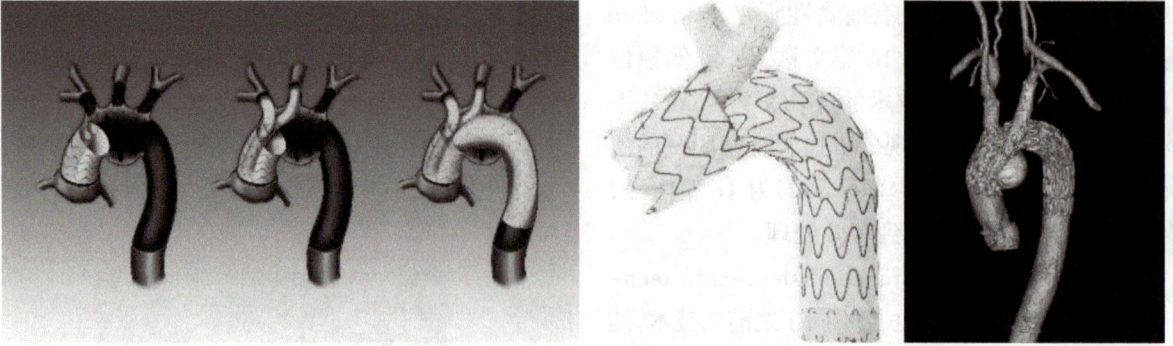

图 11-9　模块内嵌主动脉支架型血管示意图、实物图和随访病例 CTA

研究并取得了良好结果。该产品主要特点：①解决了主动脉弓分支的腔内重建问题。②分段式释放不影响脑血流。③主体定位释放简单、稳定性好。④输送系统可调弯。⑤不存在 GUTTER 引起的内漏。该产品多中心临床研究正在进行中。

2012 年加拿大的医生 Lioupis 等报道了由他们设计、COOK 公司制作的一种新型模块化分支支架系统（图 11-10）应用于 6 例患者的早期临床结果。所有患者术前都先行左侧颈总 - 锁骨下动脉旁路术。6 例患者中的 5 例、12 条目标血管中的 11 条都成功地完成重建，1 例患者发生近端 I 型内瘘，1 例患者的无名动脉重建失败，后加做解剖外旁路术以恢复右侧颈动脉和椎动脉的血供，但术后仍发生了明显的卒中。这种支架的设计的优点是下沉式的凹槽和内嵌式的分支支架，增加了分支动脉重建的成功率，但由于主动脉弓内空间有限，两个凹槽由于受血管壁的挤压可能无法完全展开，所以有患者无法完成重建。Tsilimparis 等人发表了其单一中心的临床研究，

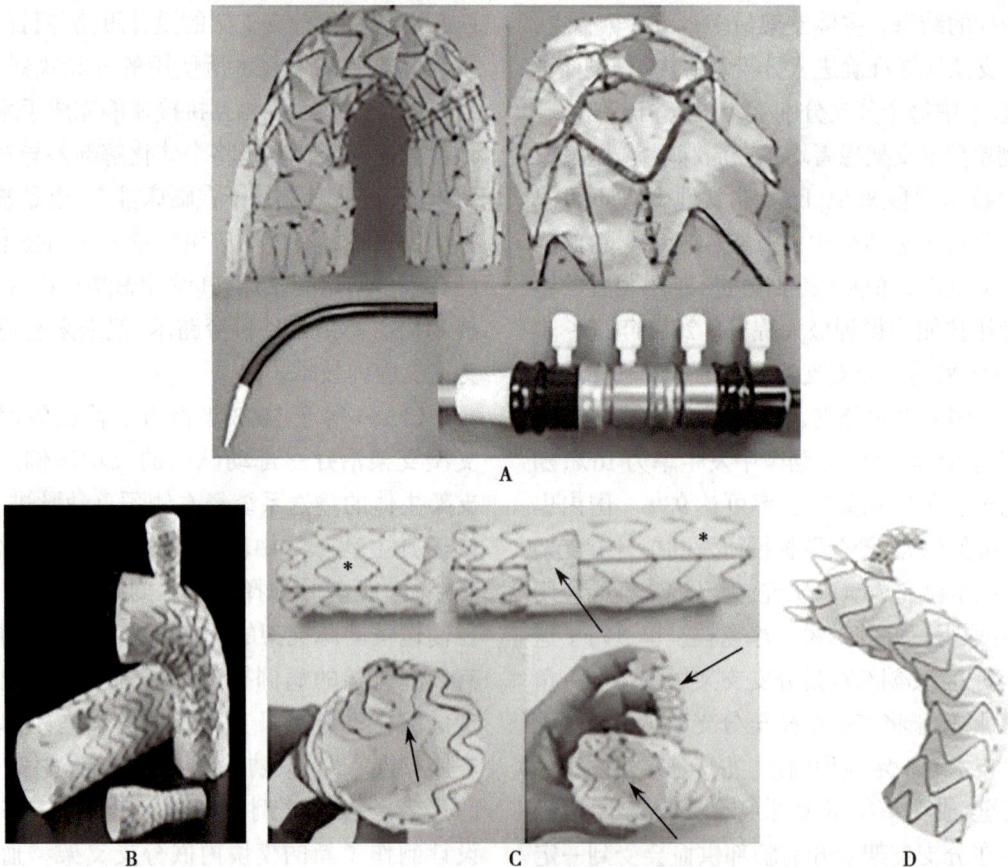

图 11-10　不同类型的模块化分支支架系统（分别来自 COOK 公司、Gore 公司、Bolton 公司和 Medtronic 公司）

共纳入 54 名患者，技术成功率为 98%，术后 30 天死亡率和脑卒中发生率均为 5.5%，出现 2 例短暂性脊髓缺血（后完全恢复），没有逆行夹层。平均随访 12 月，死亡 4 例，其中 1 例与主动脉相关。

2013 年 Piffaretti G 等在 Relay 支架（Bolton 公司）的基础上设计定做了一种新的模块化分支支架（图 11-10），其特点是凹槽型的设计及凹槽内有内嵌式的单分支支架。主体支架释放完成后，经右侧颈动脉选择性进入分支内，然后再置入小的支架型血管来重建无名动脉，当然术前需要先行右侧颈总 - 左侧颈总 - 左锁骨下动脉旁路术。这种设计的最大优势是由于较大的凹槽和内嵌式分支的存在，整个操作过程中颈部血管的供血基本不受影响，而且凹槽的设计类似于"地漏"，更易于选择性进入。其不足之处是仍需要进行杂交手术，无法通过完全腔内的技术完成。我们的这项实验研究的设计思路与其不谋而合，但是双内嵌式分支，可以重建无名动脉和左颈总动脉，进一步降低创伤。一组纳入 15 例应用 Bolton 公司模块化支架重建主动脉弓患者的研究结果显示，院内死亡率为 6.7%，失能脑梗死发生率为 6.7%，非失能脑梗死为 13.3%，随访 263 天未发生动脉瘤相关死亡。

Gore 公司、Medtronic 公司等也相继推出了用于不同设计特点的模块化分支支架系统，分别名为 Gore Thoracic Branch Endoprosthesis 和 Valiant Mona LSA（图 11-10）。Patel 和 Roselli 等人分别报道了应用 Gore Thoracic Branch Endoprosthesis 和 Valiant Mona LSA 的初步结果，显示技术成功率均能达 100%。

（二）胸腹主动脉瘤

胸腹主动脉瘤是传统主动脉外科的难题，主要因为病变常累及部分或全部腹腔内脏动脉。改良的 Crowford 技术作为治疗胸腹主动脉瘤经典的手术方式已经接受了几十年的检验，但临床效果并不十分理想。主要挑战之一是因主动脉阻断而造成的内脏和脊髓缺血并发症，之二是因广泛解剖、大量出血、过长的手术时间所带来的使患者其他脏器功能无法逾越的手术创伤。因此，如何减少创伤、降低手术对内脏血供的影响成为研究胸腹主动脉瘤治疗新技术的重要目标。

杂交技术提高了胸腹主动脉瘤的手术安全性。但与主动脉弓部杂交手术不同的是：胸腹主动脉瘤的杂交技术并没有避免巨大手术切口、没有避免多个内脏血管的人造血管旁路术、没有避免对肋间动脉和腰动脉的破坏、目前也无法回答肋间动脉或腰动脉反流性内瘘危害的问题。杂交技术处理胸腹主动脉瘤目前全球范围内的临床总例数还不够多，随访时间也不够长。还没有充分的循证医学资料证实：杂交技术总体优于传统的外科技术。而杂交技术处理胸腹主动脉动脉瘤正呈现一种趋势，在实现胸腹主动脉瘤的完全腔内修复之前，这种杂交技术将会存在很长的时间。

（三）腹主动脉疾病

如何重建重要腹主动脉的内脏分支动脉，使重塑后的病变动脉符合原始血管生理和血流动力学功能是腔内主动脉外科的热点问题，目前具有代表性的技术有开窗支架（fenestrated stentgraft）系统、多分支支架（multiple branched stentgraft）系统和"烟囱"技术等。

1. 开窗支架系统 早在 1998 年，John Anderson 等人即提出开窗支架系统用于治疗复杂腹主动脉瘤。目前开窗支架一般被用于腔内修复近端瘤颈条件不佳（长度 <10~15mm、附壁血栓或漏斗形 = 或锚定区累及重要分支动脉的情况。以 AAA 开窗支架系统为例，基本设计包括四个部分，开窗的管状主体支架、桥分支支架、分叉支架和髂动脉支架。开窗目的是保护分支血管的通畅并有效延伸主体锚定区，常见类型分别为小窗（适合直径 6mm×6mm 或 6mm×8mm 的内脏动脉，开口无金属支架跨过，术中通常需要在该内脏动脉内使用其他覆膜支架以保证主体支架的稳定性）、大窗（适合直径 8mm×10mm 或 10mm×10mm 的内脏动脉或两条开口邻近的内脏动脉，开口处有金属支架跨过，不能在其内额外使用支架）和 U 槽 [10×（6~12）mm，位于主体支架上缘]。市场上授权使用的产品有 ZENITH（图 11-11）、ZENITH P-branch 和 ENDOLOGIX 三种系统，后两者较前者增加了肾动脉预置导管，使适应证扩展到 70%~85% 的肾周和肾上腹主动脉瘤。

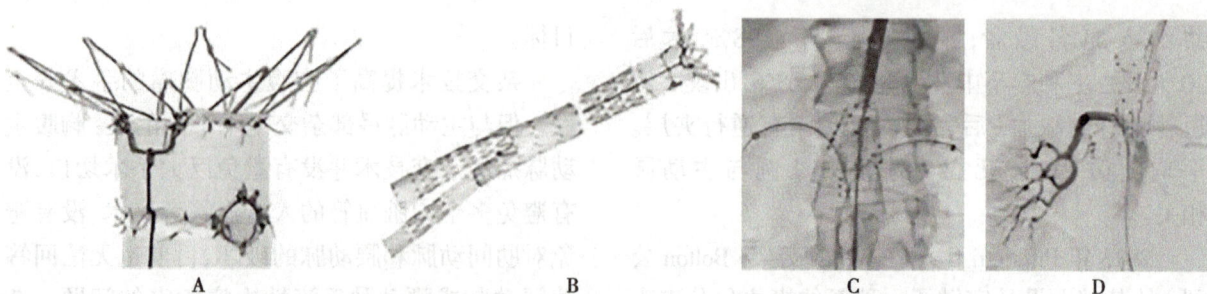

图 11-11 COOK ZENITH 开窗分叉支架型血管及开窗技术重建双肾动脉的 DSA 图像

没有专门设计用于桥接分支动脉的支架,一般选择球扩式支架,覆膜支架的使用多于裸支架,可选用顺应性球囊(10mm×2mm)扩张其近端成喇叭口形。远端分叉支架在传统 Zenith 支架基础上去掉了近端的裸支架和倒刺。操作时需要术前通过薄层 CT 严格明确空间结构关系并在术中通过 marker 反复多角度准确定位,确保窗口与各分支血管开口对位对角准确。预释放后支架的约束线设计可辅助术中二次定位。

一项纳入 100 例患者、开窗 275 例次的回顾性研究,表明右肾动脉开窗 97 例次,左肾动脉 95 例次,肠系膜上动脉 78 例次,及腹腔动脉 5 例次。结果表明,围术期并发症发生率为 13%,其中肾动脉事件最多为 6%,Ⅰ型内瘘率为 2%(术后一个月随访内瘘消失)。随访 5 年,分支动脉累积通畅率为 93.3%。

笔者单位最早在国内开展开窗技术处理近肾腹主动脉瘤,目前为止,国内超过一半的开窗病例均完成于笔者单位,技术成功率为 100%。

2. 多分支支架系统 "多分支支架型血管"(multiple side branch stentgraft)是另一种腔内重建内脏动脉的产品。Chuter 医生最早提出这种设计并成功应用于胸腹主动脉动脉瘤的腔内修复,目前商用产品是来自 COOK 公司的 Zenith t-Branch 多分支支架系统(图 11-12),国内尚没有类似产品。"多分支支架型血管"设计理念的优势在于对各分支之间的空间关系要求并不像"开窗支架型血管"对各个"窗口"之间的空间关系那样严密准确。因此使用时对分支的对位关系要求相对低。但使用"多分支支架型血管"时要求有良好的空间以保证分支和主体支架型血管的完全展开。

2013 年笔者工作单位完成了国内首例采用多分支支架型血管治疗胸腹主动脉瘤的手术。该患者选择此手术方案的关键在于内脏动脉水平

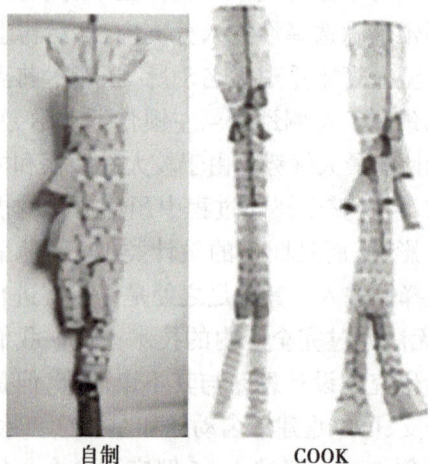

图 11-12 笔者采用 MARQUET 人工血管自制的"多分支"支架型血管,及 COOK t-branch 多分支支架系统

动脉瘤无明显迂曲且瘤腔足够大,缝制于 COOK ZENITH 分叉支架型血管的分支血管在支架释放后可自然悬浮于瘤腔,不受瘤壁的挤压而闭塞。此外血流能够通过分支血管进入瘤腔保证内脏动脉的血供,让术者有足够时间从容进行选择内脏动脉重建。该手术采用自制多分支支架型血管,难点在于术前对动脉瘤各解剖数据的精确测量以及分支血管在分叉支架型血管主体的布局设计,既要保证分支血管的长度以利于内脏动脉支架的锚定,又要避免分支血管重叠外径过大不能重新安装入鞘(图 11-12)。

一项纳入 4 篇文章、185 例患者的 Meta 分析结果显示,多分支支架技术的技术成功率为 98.9%,30 天死亡率为 9%,内瘘发生率为 10%,分支支架通畅率为 98%,不可逆脊髓缺血发生率为 6%,肾功能不全发生率为 15%,再次干预率为 21%。

另外,多分支支架技术还可以采用"逆向分支"(图 11-13),尤其适用于那些内脏动脉区主动脉直径不够大又需要重建内脏动脉的主动脉瘤或夹层病例。目前,笔者单位已完成多例该类型手术,短期结果令人振奋。

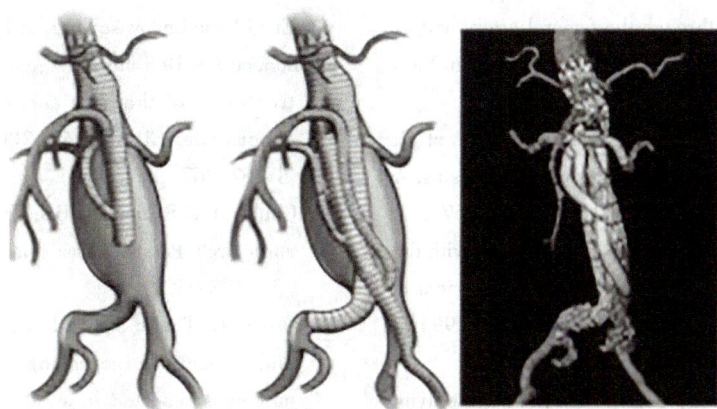

图 11-13　逆向分支技术示意图及术后随访 CTA

3. "烟囱"技术　"烟囱"技术是基于目前直筒状产品设计状况下可以重建分支动脉的方法。原理是在主动脉腔内放置直型主动脉支架型血管，同时在分支动脉内放置直型分支动脉支架型血管（图 11-14）。两个不同直径的支架型血管在主动脉锚定区并行排列，从而实现保留分支动脉的目的。这种技术不仅可以应用在一条分支动脉，也有应用在多条内脏动脉的报道。显然，"烟囱"支架型血管保留了分支动脉，但也同时可能是引起内瘘的原因。据笔者研究发现，"烟囱"术后 I 型内瘘发生率可达 19%，随访 6 个月时仍有 11.9% 的 I 型内瘘率。同时"烟囱"支架型血管的中远期通畅性仍不清楚。因此，并不推荐广泛应用，尤其是在两条以上内脏动脉内应用"烟囱"支架。在已有有限的文献报道中，同时在多条内脏动脉内应用"烟囱"支架型血管一般是既不能接受传统手术，也不能接受"开窗"或"多分支支架型血管"腔内修复术的患者。

从"烟囱"技术衍生出来的是"三明治"技术。即经过两枚主动脉支架型血管的接口部位放入分支血管的支架性血管与分支动脉相连，"烟囱"支架型血管被上下两枚主动脉支架型血管夹在中间。这种方法只在一些个案病例中报道，尚不能评述其安全性与有效性。

尽管目前在主动脉夹层和主动脉瘤的腔内治疗上取得了巨大的进展，但仍有许多的不足。杂交技术不能算是完全的腔内治疗，仍有较大的创伤，而且其旁路移植物的远期通畅率也有待进一步观察。不管是开窗型支架、分支型支架还是烟囱技术等在临床上应用仍缺乏大宗的病例报告，其死亡率、内瘘发生率、分支血管通畅率等情况也需要中长期随访结果的观察。血管腔内治疗过程也存在一定的截瘫、心脑血管意外的发生率，随着针对主动脉病变的腔内器材设计上日趋完善、合理，技术操作将更趋安全、简单，将会有越来越多的主动脉疾病得到血管腔内修复治疗。

（郭　伟）

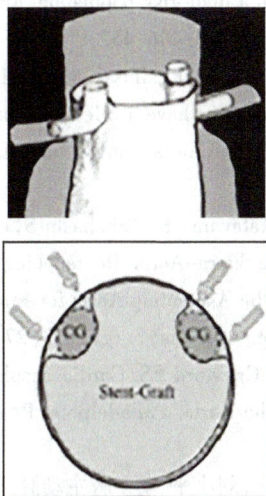

图 11-14　"烟囱"技术示意图及横断面
显示支架间的 Gutter

参 考 文 献

1. Volodos NL, Karpovich IP, Shekhanin VE, et al. A case of distant transfemoral endoprosthesis of the thoracic artery using a self-fixing synthetic prosthesis in traumatic aneurysm. Grudn Khir, 1988,（6）: 84-86.

2. Parodi JC, Palmaz JC, Barone HD. Transfemoral intraluminal graft implantation for abdominal aortic aneurysms. Ann Vasc Surg, 1991, 5（6）: 491-499.

3. Volodos NL, Karpovich IP, Troyan VI, et al. Clinical experience of the use of self-fixing synthetic prostheses for remote endoprosthetics of the thoracic and the abdominal

aorta and iliac arteries through the femoral artery and as intraoperative endoprosthesis for aorta reconstruction. Vasa Suppl, 1991, 33: 93–95.

4. Edwards WH Jr, Naslund TC, Edwards WH Sr, et al. Endovascular grafting of abdominal aortic aneurysms. A preliminary study. Ann Surg, 1996, 223 (5): 568–573.

5. May J, White GH, Yu W, et al. Early experience with the Sydney and EVT prostheses for endoluminal treatment of abdominal aortic aneurysms. J Endovasc Surg, 1995, 2 (3): 240–247.

6. Lumsden AB, Allen RC, Chaikof EL, et al. Delayed rupture of aortic aneurysms following endovascular stent grafting. Am J Surg, 1995, 170 (2): 174–178.

7. Boudghène F, Sapoval M, Bigot JM, et al. Endovascular graft placement in experimental dissection of the thoracic aorta. J Vasc Interv Radiol, 1995, 6 (4): 501–507.

8. Nienaber CA, Fattori R, Lund G, et al. Nonsurgical reconstruction of thoracic aortic dissection by stent–graft placement. N Engl J Med, 1999, 340 (20): 1539–1545.

9. Lachat M, Pfammatter T, Turina M. Transfemoral endografting of thoracic aortic aneurysm under local anesthesia: a simple, safe and fast track procedure. Vasa, 1999, 28 (3): 204–206.

10. Ruchat P, Capasso P, Chollet–Rivier M, et al. Endovascular treatment of aortic rupture by blunt chest trauma. J Cardiovasc Surg (Torino), 2001, 42 (1): 77–81.

11. Dorweiler B, Dueber C, Neufang A, et al. Endovascular treatment of acute bleeding complications in traumatic aortic rupture and aortobronchial fistula. Eur J Cardiothorac Surg, 2001, 19 (6): 739–745.

12. Park JH, Chung JW, Choo IW, et al. Fenestrated stentgrafts for preserving visceral arterial branches in the treatment of abdominal aortic aneurysms: preliminary experience. J Vasc Interv Radiol, 1996, 7 (6): 819–823.

13. Donas KP, Eisenack M, Panuccio G, et al. The role of open and endovascular treatment with fenestrated and chimney endografts for patients with juxtarenal aortic aneurysms. J Vasc Surg, 2012, 56 (2): 285–290.

14. Greenberg RK, Sternbergh WC 3rd, Makaroun M, et al. Intermediate results of a United States multicenter trial of fenestrated endograft repair for juxtarenal abdominal aortic aneurysms. J Vasc Surg, 2009, 50 (4): 730–737.

15. Pratesi G, Fargion A, Pulli R, et al. Endovascular treatment of aorto–iliac aneurysms: four–year results of iliac branch endograft. Eur J Vasc Endovasc Surg, 2013, 45 (6): 607–609.

16. Parlani G, Verzini F, De Rango P, et al. Long–term results of iliac aneurysm repair with iliac branched endograft: a 5–year experience on 100 consecutive cases.

Eur J Vasc Endovasc Surg, 2012, 43 (3): 287–292.

17. Bortone AS, De Cillis E, D'Agostino D, et al. Endovascular treatment of thoracic aortic disease: four years of experience. Circulation, 2004, 110 (11 Suppl 1): II 262–267.

18. Chuter TA, Schneider DB. Endovascular repair of the aortic arch. Perspect Vasc Surg Endovasc Ther, 2007, 19 (2): 188–192.

19. Olsson C, Thelin S, Stahle E. Thoracic aortic aneurysm and dissection: increasing prevalence and improved outcomes reported in a nationwide population–based study of more than 14 000 cases from 1987 to 2002. Circulation, 2006, 114 (24): 2611–2618.

20. Mitchell RS, Ishimaru S, Ehrlich MP, et al. First International Summit on Thoracic Aortic Endografting: roundtable on thoracic aortic dissection as an indication for endografting. J Endovasc Ther, 2002, 9 (Suppl 2): II 98–105.

21. Wang S, Chang G, Li X, et al. Endovascular treatment of arch and proximal thoracic aortic lesions. J Vasc Surg, 2008, 48 (1): 64–68.

22. Melissano G, Civilini E, Bertoglio L, et al. Results of endografting of the aortic arch in different landing zones. Eur J Vasc Endovasc Surg, 2007, 33 (5): 561–566.

23. 张宏鹏, 郭伟, 刘小平, 等. 杂交技术治疗主动弓部病变的近远期结果. 中国普外基础与临床杂志, 2012, 18 (10): 1039–1042.

24. Lee JD, Williams JB, Winkler JL. One–stage triple hybrid arch debranching. Innovations (Phila), 2013, 8 (1): 67–69.

25. Preventza O, Bakaeen FG, Cervera RD, et al. Deployment of proximal thoracic endograft in zone 0 of the ascending aorta: treatment options and early outcomes for aortic arch aneurysms in a high–risk population. Eur J Cardiothorac Surg, 2013, 44 (3): 446–452.

26. Trimarchi S, Righini P, Grassi V, et al. Do branched and fenestrated devices have a role in chronic type B aortic dissection? J Cardiovasc Surg (Torino), 2011, 52 (4): 529–538.

27. Uchida N, Katayama K, Takahashi S, et al. Total Arch Repair Using Supra–Aortic Debranching Technique With Banding of the Ascending Aorta for Endovascular Stent Graft Fixation. Ann Vasc Surg, 2013, 27 (3): 354.

28. Svensson L, Crawford ES. Cardiovascular and Vascular Disease of the Aorta. Philadelphia, PA: WB Saunders, 1996.

29. 杨代华, 郭伟, 刘小平, 等. 胸主动脉瘤及夹层腔内修复术中左锁骨下动脉的处理. 中华外科杂志, 2007, 45 (3): 175–178.

30. Rehders TC, Michael Petzsch, Hüseyin Ince, et al. Intentional occlusion of the left subclavian artery during stent-graft implantion in the thracic aorta: risk and relevance. J Endovasc Ther, 2004, 11 (6): 659–666.

31. Gorich J, Asquan Y, Seifarth H, et al. Initial experience with intentional stent-graft coverage of the subclavian artery during endovascular thoracic aortic repairs. J Endovasc Ther, 2002, 9 (Suppl 2): II 39–43.

32. Tiesenhausen K, Hausegger KA, Oberwalder P, et al. Left subclavian artery management in endovascular repair of thoracic aortic aneurysms and aortic dissections. J Card Surg, 2003, 18 (5): 429–435.

33. Pamler RS, Kotsis T, Gorich J, et al. Complications after endovascular repair of type B aortic dissection. J Endovasc Ther, 2002, 9 (6): 822–828.

34. Greenberg RK, Clair D, Srivastava S, et al. Should patients with challenging anatomy be offered endovascular aneurysm repair? J Vasc Surg, 2003, 38 (5): 990–996.

35. Yang J, Xiong J, Liu X, et al. Endovascular chimney technique of aortic arch pathologies: a systematic review. AnnVasc Surg, 2012, 26 (7): 1014–1021.

36. Zhu Y, Guo W, Liu X, et al. The Single-centre Experience of the Supra-arch Chimney Technique in Endovascular Repair of Type B Aortic Dissections. Eur J Vasc Endovasc Surg, 2013, 45 (6): 633–638.

37. Baldwin ZK, Chuter TA, Hiramoto JS, et al. Double-barrel technique for endovascular exclusion of an aortic arch aneurysm without sternotomy. J Endovasc Ther, 2008, 15 (2): 161–165.

38. 郭伟, 张宏鹏, 刘小平, 等. 烟囱技术在主动脉弓病变腔内修复术中的应用. 中华普通外科杂志, 2010, 25 (7): 536–539.

39. Kruger AJ, Holden AH, Hill AA. Endoluminal repair of a thoracic arch aneurysm using a scallop-edged stent-graft. J Endovasc Ther, 2003, 10 (5): 936–939.

40. Browne TF, Hartley D, Purchas S, et al. A fenestrated covered suprarenal aortic stent. Eur J Vasc Endovasc Surg, 1999, 18 (5): 445–449.

41. Faruqi RM, Chuter TA, Reilly LM, et al. Endovascular repair of abdominal aortic aneurysm using a pararenal fenestrated stent-graft. J Endovasc Surg, 1999, 6 (4): 354–358.

42. Kawaguchi S, Yokoi Y, Shimazaki T, et al. Thoracic endovascular aneurysm repair in Japan: Experience with fenestrated stent grafts in the treatment of distal arch aneurysms. J Vasc Surg, 2008, 48 (6 Suppl): 24S–29S.

43. McWilliams RG, Fearn SJ, Harris PL, et al. Retrograde fenestration of endoluminal grafts from target vessels: feasibility, technique, and potential usage. J Endovasc Ther, 2003, 10: 946–952.

44. McWilliams RG, Murphy MD, Hartley, et al. In situ stent-graft fenestration to preserve the left subclavian artery. J Endovasc Ther, 2004, 11 (2): 170–174.

45. Manning BJ, Ivancev K, Harris PL. In situ fenestration in the aortic arch. J Vasc Surg, 2010, 52 (2): 491–494.

46. Sonesson B, Resch T, Allers M, et al. Endovascular total aortic arch replacement by in situ stent graft fenestration technique. J Vasc Surg, 2009, 49 (6): 1589–1591.

47. Inoue K, Sato M, Iwase T, et al. Clinical endovascular placement of branched graft for type B aortic dissection. J Thorac Cardiovasc Surg, 1996, 112 (4): 1111–1113.

48. Inoue K, Hosokawa H, Iwase T, et al. Aortic arch reconstruction by transluminally placed endovascular branched stent graft. Circulation, 1999, 100 (19 Suppl): II316–II321.

49. Lin C, Lu Q, Liao M, et al. Endovascular repair of the half aortic arch in pigs with an improved, single-branched stent graft system for the brachiocephalic trunk. Vascular, 2011, 19 (5): 242–249.

50. Li W, Xu K, Zhong H, et al. A new unibody branched stent-graft for reconstruction of the canine aortic arch. Eur J Vasc Endovasc Surg, 2012, 44 (2): 139–144.

51. Chuter TA, Schneider DB, Reilly LM, et al. Modular branched stent graft for endovascular repair of aortic arch aneurysm and dissection. J Vasc Surg, 2003, 38 (4): 859–863.

52. Ferreira M, Chuter T, Hartley D, et al. Hybrid repair of aortic arch aneurysms: a totally extrathoracic approach with branched endografts in two patients. Vascular, 2007, 15 (2): 79–83.

53. Guo W, Liu X, Liang F, et al. Transcarotid artery endovascular reconstruction of the aortic arch by modified bifurcated stent graft for Stanford type A dissection. Asian J Surg, 2007, 30 (4): 290–295.

54. Wei G, Xin J, Yang D, et al. A new modular stent graft to reconstruct aortic arch. Eur J Vasc Endovasc Surg, 2009, 37 (5): 560–565.

55. Lioupis C, Corriveau MM, MacKenzie KS, et al. Treatment of aortic arch aneurysms with a modular transfemoral multibranched stent graft: initial experience. Eur J Vasc Endovasc Surg, 2012, 43 (5): 525–532.

56. Haulon S, Greenberg RK, Spear R, et al. Global experience with an inner branched arch endograft. J Thorac Cardiovasc Surg, 2014, 148 (4): 1709–1716.

57. Crawford SA, Sanford RM, Forbes TL, et al. Clinical outcomes and material properties of in situ fenestration of endovascular stent grafts. J Vasc Surg, 2016, 64 (1): 244–250.

58. Tsilimparis N, Detter C, Law Y, et al. Single-center experience with an inner branched arch endograft. J Vasc Surg, 2019, 69（4）: 977–985.

59. Patel HJ, Dake MD, Bavaria JE, et al. Branched endovascular therapy of the distal aortic arch: preliminary results of the feasibility multicenter trial of the gore thoracic branch endoprosthesis. Ann Thorac Surg, 2016, 102: 1190–1198.

60. Roselli EE, Arko FR 3rd, Thompson MM, et al. Results of the Valiant Mona LSA early feasibility study for descending thoracic aneurysms. J Vasc Surg, 2015, 62（6）: 1465–1471.

61. Verhoeven EL, Vourliotakis G, Bos WT, et al. Fenestrated stent grafting for short-necked and juxtarenal abdominal aortic aneurysm: an 8-year single-centre experience. Eur J Vasc Endovasc Surg, 2010, 39（5）: 529–536.

62. Martin Czerny, Bartosz Rylski, Julia Morlock, et al. Orthotopic branched endovascular aortic arch repair in patients who cannot undergo classical surgery. Eur J Cardiothoracic Surg, 2018, 53（5）: 1007–1012.

63. Mastracci TM, Eagleton MJ, Kuramochi Y, et al. Twelve-year results of fenestrated endografts for juxtarenal and group IV thoracoabdominal aneurysms. J Vasc Surg, 2015, 61（2）: 355–364.

64. Hu Z, Li Y, Peng R, et al. Multibranched Stent-Grafts for the Treatment of Thoracoabdominal Aortic Aneurysms: A Systematic Review and Meta-analysis. J Endovasc Ther, 2016, 23（4）: 626–633.

第二节　下肢动脉硬化闭塞症

一、下肢动脉硬化闭塞症的危险因素及非手术治疗策略

动脉硬化闭塞症（arteriosclerosis obliterans, ASO）是临床常见病。严重的动脉硬化闭塞症会影响患者的生活质量，甚至危及生命。全球约 2.4% 的人口患有动脉硬化闭塞症。流行病学研究证实中国动脉硬化闭塞症患者有 2 600 万 ~ 2 800 万人。动脉硬化闭塞的发病率中，40~59 岁为 2.5%，60~69 岁为 8.3%，70~79 岁为 18.8%。其中约 1% 的 ASO 患者会发展为重症肢体缺血（critical limb ischemia, CLI），而 CLI 患者的截肢率和死亡率分别高达 21.5% 和 13.5%。很多危险因素会影响 ASO 的进展，而积极控制危险因素和药物治疗可以改善预后。

（一）危险因素

1. 吸烟　吸烟是下肢动脉硬化闭塞症最重要的独立危险因素。吸烟可明确导致多种病理改变：促进交感神经系统兴奋致血管收缩，降低高密度脂蛋白（HDL）水平，抑制内皮来源的组织纤溶酶原激活物释放，增加纤维蛋白原浓度，增加血小板活性，以及增加斑块组织因子表达和造成内皮功能障碍等。吸烟量及烟龄与 ASO 患者疾病的进展程度直接相关。戒烟可降低肢体症状的严重程度和延缓下肢动脉硬化闭塞症的进展。研究表明，持续吸烟者中，有 16% 会进展至 CLI。戒烟后，踝动脉压力即得到改善，运动耐受能力也有所增加。同时，戒烟可降低动脉硬化长期并发症的发生率，包括进展至 CLI、截肢、心肌梗死和死亡等不良事件的发生。此外，吸烟会影响血管重建后靶病变的通畅率，研究证实，吸烟可使 ASO 患者动脉移植物再闭塞率增加 3 倍，且与移植物类型无关，烟龄越长，吸烟量越大，移植物通畅率越低。因此，建议 ASO 患者长期有效戒烟，以延缓疾病进展，降低重大不良事件的发生。

2. 年龄　高龄是下肢动脉硬化闭塞症的危险因素，研究证实，ASO 的发病率与年龄直接相关。无论性别如何，ASO 的发病风险均随着年龄的增长而增加。男性年龄从 30~44 岁到 65~74 岁，ASO 发病率增加十倍，女性患者的发病率增加则更为显著。

3. 高血压　高血压是下肢动脉硬化闭塞症的重要危险因素之一。经典的"Framingham study（弗雷明汉研究）"随机选取了美国弗雷明汉市 5 209 名调查对象，最终证实高血压患者较非高血压患者发生 ASO 的风险会高 2~3 倍。根据指南，所有合并高血压的 ASO 患者血压应控制在 140/90mmHg 以下，如果同时伴有糖尿病或肾功能不全的患者，则血压应低于 130/80mmHg。值得注意的是，在强调控制血压的同时，需要进行有效的改善血运治疗，以避免出现由于肢体血流灌注降低导致的 CLI 恶化，或因急性血压下降导致的截肢。在降压药物的选择上，心脏结局保护（HOPE）试验随机选取了 4 046 例患者，分别接受血管紧张素转化酶抑制剂（angiotensin converting enzyme inhibitor, ACEI）和安慰剂治疗，结果证实 ACEI 类药物可降低 22% 的心血管事件风险，其

效果独立于血压的降低。这个结果提示 ACEI 有心血管保护作用，超过其抗高血压的作用。基于此结果，建议对下肢动脉硬化闭塞症的患者应用此类药物。

4. 高血脂　血脂水平（总胆固醇、低密度脂蛋白［LDL］、甘油三酯和脂蛋白 a［LP（a）］）的升高是下肢动脉硬化闭塞症的独立危险因素。高密度脂蛋白（HDL）和载脂蛋白 a-1 是保护性因素。在 HOPE 研究中，6 748 名动脉硬化闭塞症患者的亚组分析研究显示，应用辛伐他汀可显著降低总死亡率、血管相关死亡率、冠心病事件发生率、脑卒中发生率和非冠状动脉血管重建术发生率。因此，对于 ASO 疾病的患者，无论其是否有症状，其 LDL 均应控制在低于 2.59mmol/L（100mg/dl），对合并有更广泛动脉硬化病变的高危患者（例如冠状动脉疾病），需达到更低的目标值 1.81mmol/L。对于有症状的下肢动脉硬化闭塞症患者，他汀类药物应作为降低 LDL 的首选药物来降低心血管事件发生率。氯贝丁酯和烟酸可升高 HDL，降低甘油三酯，推荐血脂异常的患者使用。

5. 糖尿病　糖尿病是动脉硬化闭塞症的潜在危险因素。血糖异常通过多种机制增加动脉粥样硬化的风险，例如干扰内皮细胞一氧化氮（NO）的生物利用度，降低磷脂酰肌醇 -1 激酶水平来激活平滑肌细胞的致动脉粥样硬化活性，增加氧化应激，以及上调高级糖化终产物和核因子 -κB 的蛋白激酶 C 受体，增强血小板的聚集，导致高凝状态，增加血液黏稠度和纤维蛋白原的水平。研究证实，糖尿病患者中，下肢动脉硬化闭塞症发病率高，年龄超过 50 岁的患者发病率接近 30%。值得注意的是，患有下肢动脉硬化闭塞症的糖尿病患者的腿部症状可能伴随周围神经病变，需要鉴别。糖尿病患者下肢动脉硬化闭塞病变的分布通常累及股深动脉和远端血管（如胫前动脉和腓动脉），更容易发展为多节段病变。因此，伴有糖尿病的下肢动脉硬化闭塞症患者比非糖尿病患者预后差。糖尿病患者的阻塞的血管更易于出现钙化（导致动脉中层钙化），远端血管压力可能假性增高，ABI 值偏高。系统规律地监测血糖，保持平稳的血糖水平是 ASO 患者延缓病情的重要手段。

6. 高同型半胱氨酸血症　同型半胱氨酸水平的升高是动脉硬化闭塞症、冠心病和脑血管疾病的独立危险因素。同型半胱氨酸可通过氧化反应破坏血管内皮细胞，促进动脉粥样硬化斑块形成，促进 LDL-C 的氧化，增加血管平滑肌细胞的增殖，导致动脉粥样硬化的加速。血浆同型半胱氨酸浓度升高的因素包括同型半胱氨酸代谢的基因缺陷、维生素 B12 代谢的改变以及缺乏叶酸的饮食。补充饮食中的维生素 B 和叶酸可降低血浆同型半胱氨酸水平。

7. 脂蛋白 a　脂蛋白 a［Lp（a）］是动脉硬化闭塞症进展的独立危险因素。Lp（a）含有与早期动脉粥样硬化和血栓形成相关的附加黏附糖蛋白。研究表明，接受血浆分离置换和他汀类药物联合治疗 2 年组与单独口服他汀类药物组相比，其新发动脉狭窄的病例数显著降低。因此，降低 Lp（a）对 ASO 是有益处的。

8. C 反应蛋白　血浆 C 反应蛋白（CRP）联合总胆固醇与高密度脂蛋白比值是间歇性跛行症状进展的独立预测指标。CRP 是一种全身炎症反应的标记物，在动脉粥样硬化和心血管危险因素存在时水平升高。ASO 患者 CRP 水平的监测，对于疾病的进展有一定的预测作用。

9. 慢性肾功能不全　慢性肾功能不全是动脉硬化闭塞症的独立危险因素。研究证实，透析患者动脉硬化闭塞症的发病率为 30%。透析治疗的老年（年龄超过 70 岁）终末期肾病患者中，46% 患有动脉硬化闭塞症。因此，改善肾功能对于 ASO 患者的预后有所帮助。

（二）非手术治疗策略

1. 戒烟　戒烟是下肢动脉硬化闭塞症最重要的可调节危险因素。治疗方法包括戒烟劝解和短期戒烟药物治疗。戒烟药物治疗包括通过各种途径例如树脂等持续释放的盐酸安非他酮和尼古丁替代物、吸入剂、鼻腔喷雾剂和经皮贴。单独应用持续释放安非他酮或联合应用尼古丁透皮贴的长期有效率要高于单独应用尼古丁透皮贴。最近，Varenicline——一种 α4β2 乙酰胆碱尼古丁受体部分拮抗剂，分别与盐酸安非他酮或安慰剂进行了一对一的对比研究，结果显示其在短期和长期戒烟率上要优于盐酸安非他酮或安慰剂。2006 年 5 月，FDA 批准 Varenicline 用于戒烟治疗。安非他酮和 Varenicline 在心血管疾病的患者中的安全性基本与普通人群相同。可初始给予 Varenicline1mg 每日一次口服应用 12 周。如果初步治疗成功,应再继续给予 12 周治疗。如果传统的戒烟方法失败,可以考虑给予如催眠疗法、针灸或激光疗法等替代方法。

2. 运动疗法　运动疗法对于增加 ASO 患者间歇性跛行的距离,提高运动能力有显著作用。规律的有氧运动不仅可增加最大平板步行距离,也可改善生活质量和社区生活能力。运动疗法不仅可增加氧的摄取,也可通过降低相同工作负荷的耗氧量来提高步行能力。同时,在老年 ASO 患者中,除可增加无痛步行距离和最大步行距离外,身体锻炼也降低了血浆胆固醇浓度和收缩压。很多随机试验的结果证实,运动疗法是间歇性跛行的最佳初始治疗方法。运动训练可以采用步行的方式,每周 3~4 次,每次 30~45 分钟,每个疗程不少于 12 周。在每次训练时,建议患者坚持到疼痛无法忍受的程度,然后稍事休息使疼痛缓解,随后继续重复训练。专业医生指导下的严格的身体锻炼计划的获益与旁路术、血管成形术基本相同。

3. 抗血小板治疗　推荐所有下肢动脉硬化闭塞症患者均应予以抗血小板治疗,尽管目前没有证据支持将其作为跛行的初始治疗,但抗血小板治疗在降低总体心血管病风险的益处让人瞩目。

(1)建议 ASO 患者长期应用阿司匹林每日 100mg 顿服。

(2)噻氯吡啶是一种通过阻断血小板 ADP 受体抑制血小板活化的药物,对比安慰剂其可有效降低下肢动脉硬化闭塞症患者致死性心肌梗死或脑卒中的发生风险。噻氯吡啶可减轻间歇性跛行的严重程度,并降低血管外科手术需要率,但其却增加了血小板减少症、中性粒细胞减少症(2.3%)和血栓性血小板减少性紫癜(1/4 000~1/2 000)风险,因此需要严密的血液学监测。

(3)氯吡格雷是一种血液学副作用比噻氯吡啶小的噻氯吡啶衍生物。氯吡格雷可用来替代阿司匹林预防心血管事件。氯吡格雷是唯一一个 FDA 批准的降低下肢动脉硬化闭塞症患者心血管事件发生率的抗血小板药物。每一个适合的下肢动脉硬化闭塞症患者,均应将抗血小板治疗作为心血管事件和死亡的一级预防措施。最近的研究发现,每日联合应用阿司匹林(72~165mg/d)和氯吡格雷(75mg/d)对有症状的下肢动脉硬化闭塞症患者有益。氯吡格雷相关的血栓性血小板减少性紫癜的风险为 4/100 万,不需常规监测凝血。

4. 糖尿病患者血糖的调控　对于 1 型和 2 型糖尿病患者,强化控制血糖可预防糖尿病微血管并发症(肾脏病变、视网膜病变和神经病变),但其对大血管并发症的影响尚不确定。基于以上观点,应依据患者实际情况,制订个体化的血糖控制目标来降低高风险患者的心血管事件发生率。

5. 高血压的治疗　在高血压检测、评估和治疗联合国家委员会的第七次报告中,认为高血压患者中下肢动脉硬化闭塞症与缺血性心脏病的风险相同,推荐对这些患者进行积极的血压调控。一项研究显示,β 受体拮抗剂对 PAD 患者是安全的,且对轻度至中度 PAD 患者的步行能力或间歇性跛行的症状无负面作用。下肢动脉硬化闭塞症患者应用 ACEI 药物对心血管事件有保护作用,其作用要超过由于血压降低带来的益处。心脏结果保护评估(HOPE)研究的结果显示,雷米普利可显著降低包括下肢动脉硬化闭塞症在内的心血管事件高风险患者的死亡率、心肌梗死率和脑卒中发生率,其作用独立于抗高血压治疗作用。应用雷米普利的研究显示,对症状性下肢动脉硬化闭塞症患者治疗 24 周后,可改善其无痛步行时间和最大步行时间。因此,如可耐受,下肢动脉硬化闭塞症患者应使用 ACEI 治疗。对于伴有下肢动脉硬化闭塞症的高血压患者来说,ACEI 应成为一线用药。

6. 高血脂的治疗　下肢动脉硬化闭塞症与冠心病具有相同的风险,10 年死亡风险大于 20%,所有下肢动脉硬化闭塞症患者,无论基线胆固醇水平如何,均应给予积极的降血脂治疗以降低心肌梗死、脑卒中和血管相关死亡的风险。国家胆固醇教育计划指南推荐下肢动脉硬化闭塞症患者应使血浆 LDL 水平降至 2.6mmol/L(100mg/dl)以下,血浆甘油三酯浓度降至 1.7mmol/L(150mg/dl)以下。他汀类药物应作为基础治疗。烟酸可在不恶化血糖代谢的情况下增加血浆 HDL 的浓度并降低血浆甘油三酯的浓度,因此也是一种重要的治疗药物。

7. 抗凝治疗　动脉粥样硬化患者应用华法林效果的证据主要源于对冠心病患者的实验研究。2个meta分析显示中等强度和高强度的华法林治疗可降低死亡、心肌梗死或脑卒中的风险，但其获益被增加的出血风险所抵消。

对比华法林（目标INR为3.0~4.5）与阿司匹林（每日80mg）对接受腹股沟以下旁路术的下肢动脉硬化闭塞症患者移植物通畅率影响的研究中，两组间的移植物闭塞率几乎相同。但是口服抗凝药物组出血的风险几乎是阿司匹林组的2倍。因此，对下肢动脉硬化闭塞症患者应用抗凝药物预防心血管事件或动脉闭塞的证据不充足。

近年来，新型口服抗凝药在下肢动脉硬化闭塞患者的应用越来越受到瞩目，最新的一项RCT（COMPASS试验）结果表明在慢性PAD患者中，利伐沙班2.5mg每日2次联合阿司匹林100mg每日1次双联疗法较阿司匹林单药治疗显著降低卒中、心血管死亡及心肌梗死等临床终点事件24%，但相关出血风险也显著性增多。

一篇系统综述验证了间歇性跛行患者应用肝素的疗效。在步行距离方面，无法提供获益或是有害的证据。因此，不推荐肝素用于间歇性跛行患者的治疗。

8. 间歇性跛行的药物治疗

（1）西洛他唑：西洛他唑是一种3型磷酸二酯酶抑制剂，可增加细胞内cAMP浓度，1999年，FDA批准其用于治疗间歇性跛行。其可抑制血小板聚集、动脉血栓的形成和平滑肌的增殖，可使血管扩张及ABI小幅度的增高，且可提升血浆HDL胆固醇的浓度。研究显示西洛他唑（100mg每日2次）对比安慰剂可改善无痛平板步行距离和最大平板步行距离。应用西洛他唑（100mg每日2次）12~24周后，平均可增加无痛平板步行距离和最大平板步行距离40%~70%和65%~83%。对于高风险的老年人和出现副作用的患者，推荐剂量为西洛他唑50mg每日2次。常见的副作用包括疼痛、腹泻、心悸和头晕。其禁忌证为充血性心力衰竭。

（2）前列腺素：前列腺素有抗血小板和扩血管的双重作用。系统综述结果表明前列腺素类药物对治疗静息痛（RR 1.32, 95%CI 1.10~1.57）和溃疡的愈合（RR 1.54, 95%CI 1.22~1.96）有一定效果。但应用前列腺素类药物在截肢率与死亡率方面未显示出统计学意义。副作用包括头疼、面部潮红、恶心、呕吐和腹泻。

（3）血管生长因子：血管生长因子对于促进血管生成及侧支循环是近年来的研究热点。通过肌内注射可编码生成生长因子的各种质粒［其可使局部产生生长因子，包括肝细胞生长因子（HGF）、血管内皮生长因子（VEGF）和FGF-1］或联合应用生长因子来促进新生血管的生成，改善肢体缺血，大部分研究已证实此类疗法的安全性，但仅在部分研究显示获益。总的来说，尽管生长因子显示出了良好前景和安全性，但需要进一步进行大规模的RCT来评估其有效性。

9. 免疫调节　有研究通过调节免疫系统来治疗下肢动脉硬化闭塞症，应用全血细胞体外应激来进行，如紫外线照射，暴露于臭氧和加热诱导等方式，随后将血液肌内注射，结果显示间歇性跛行距离显著增加，但效果在治疗停止后无法维持。

10. 抗生素治疗　部分研究证实抗生素对ASO患者可能有效。单中心的研究表明，经过2.7年的随访，罗红霉素组血管成形再干预率为20%，而安慰剂组为45%。而且，安慰剂组的下肢动脉硬化闭塞症进展率为罗红霉素组的3倍。

11. 间歇性气压治疗　间歇性气压治疗可通过增强侧支血流和抗血小板功能来改善下肢动脉硬化闭塞症患者的肢体循环。单中心研究结果表明间歇性气压治疗4.5个月，最大步行距离改善了106%。间歇性气压治疗结合药物治疗和精心的伤口护理对CLI患者有明显的益处，尤其是无法进行血运重建时。

ASO是血管外科常见疾病，由于疾病的直接结果和伴发心血管事件的高风险，本病具有较高的死亡率和并发症发生率。除了开放手术和腔内治疗外，非手术治疗方法对于ASO患者病情的控制和改善也具有不容忽视的作用。根据国内外ASO最新诊治指南，可根据患者病情合理应用各种非手术方法，以降低相关风险和不良事件的发生率，延缓病情进展。研究证实，非手术治疗对于改善患者症状、提高生活质量甚至免于外科干预上均有着不可替代的作用。即使是进行外科血运重建的患者，非手术治疗对于改善患者远期结局，提高靶病变通畅率也有重要作用。新的技术和方法，如生长因子、基因治疗和干细胞治疗等正在研究中或已逐步应用于临床，安全性和有效性已得到初步证实，但其中远期疗效尚待进一步观察。期待这些新的技术和方法能给 ASO 患者带来新的希望。

（吴丹明 沈世凯 张立魁）

二、下肢动脉硬化闭塞症外科治疗的历史沿革、方式选择及评价

下肢动脉硬化闭塞症（arteriosclerosis obliterans，ASO）主要指血管中动脉粥样物质的不断增大，继发血栓形成，引起动脉管腔狭窄、闭塞，使肢体出现慢性或急性缺血症状。患者常表现为间歇性跛行，即行走时感到肢体无力或疼痛，歇息后症状缓解，行走后再次出现上述症状。当缺血症状不能得到有效改善时，患者可能出现静息痛、缺血性溃疡及坏疽等严重下肢缺血的症状，患者常常需要行截肢术以挽救生命。下肢动脉硬化闭塞性疾病由来已久，我国最早的医学专著《黄帝内经》在几千年前就有所谓"脱疽"的记载，即因下肢缺血导致肢端的坏死。但直到 1891 年 Mantenfel 首先发现下肢动脉硬化性闭塞症可引起肢体坏死，该病才逐渐引起关注和认识。1940 年 Leriche 首先对远端腹主动脉和髂动脉硬化性病变做了较为系统的描述，后将表现为双下肢跛行、阳痿及股动脉搏动消失病变称之为 Leriche 综合征。

1911 年 Georges 与 Labey 首次尝试直接动脉切开取栓，并获得手术成功。1963 年 Forgarty 发明取栓导管并开创了下肢动脉取栓术，直到今日急性下肢动脉栓塞或血栓形成的取栓治疗仍是常用的经典术式。1947 年 Santos 最先开展动脉硬化内膜剥脱术。1952 年 Wylie 首先报告主髂动脉内膜切除术治疗主—髂动脉闭塞。而动脉旁路移植手术开展得更早，早在 1902 年 Satrustegai 就首先采用股动脉–静脉端端吻合术即所谓的静脉动脉化治疗下肢缺血患者 2 例。1949 年 Kulin 开始用倒置大隐静脉行股腘动脉搭桥治疗股浅动脉闭塞。20 世纪 50 年代起，Dudot、Julian 及 DeBakey 等人分别报道了同种异体动脉移植术的临床病例。1959 年 Rob 首先用大隐静脉原位转流治疗股腘动脉病变，但当时

因预后不好放弃了此术式，1962 年 Hatl 报道了大隐静脉原位转流获得成功。1961 年 Leeds 和 Gifillan 利用股深动脉重建下肢动脉血运。1962 年 Blaisdele 提出了解剖外途径即腋–股动脉旁路移植术治疗下肢缺血。1971 年 Casten 和 Alday 报道了大网膜铺植术的临床应用。1975 年 Dardik 兄弟制作出经戊二醛处理的脐静脉用于股腘动脉闭塞病变并取得了类似于大隐静脉转流的通畅率。20 世纪 60~70 年代后，各种人工血管如涤纶人工血管、膨体聚四氟乙烯人工血管（ePTFE）开始普遍应用于临床，1957 年 Voorhee 引进了纤维材料制成的人工血管行动脉移植术。1970 年 William 研制成功非织物的膨体聚四氟乙烯人工血管。而正是因为这些人工血管的诞生使下肢血管重建手术得到了极大的推广。20 世纪 90 年代以来有中心提出应用腹腔镜主动脉手术治疗 TASC II C 和 D 病变，全腹腔镜、腹腔镜辅助和腹腔镜机器人技术均有报道。但是由于技术难度以及大部分患者解剖条件不适合，仅在部分有经验的中心应用。我国血管外科事业的发展并不缓慢，1958 年为腹主动脉骑跨栓实行取栓术并获得成功。1963 年对颈内动脉施行动脉内膜剥脱术。1964 年对下肢动脉硬化闭塞症施行了大隐静脉转流术。

下肢动脉硬化闭塞症治疗的目的是改善肢体缺血及挽救患肢，外科治疗的机制为血管再通及增加侧支循环。下面简要介绍外科治疗的方式选择及评价：

1. **动脉切开取栓术** 此手术目前仍为治疗下肢动脉栓塞或急性动脉血栓形成的主要手段。随着介入治疗的进展，目前常应用双腔取栓管介入下取栓实时造影了解取栓效果。但由于肢体缺血时间过长，会导致无氧代谢所产生的酸性代谢物质等毒性物质在血管再通后回流，对心肾功能产生严重的危害，甚至危及生命。故目前主要对缺血再灌注损伤严重的患者通过术中或术后透析的方法来减少这些酸性及有毒代谢物质所带来的危害。

2. **动脉内膜剥脱术** 此手术在人工血管诞生之前被广泛采用，主要适合于病变范围较局限者，但对于病变范围长或广泛者则术后再闭塞率较高，目前对于此类病变范围较局限者多被介入

治疗如支架术所替代。

3. 解剖途径动脉旁路移植术　从20世纪60~70年代起由于人工血管的应用,动脉旁路移植手术开始广泛应用于临床。主要所用移植物材料为自体大隐静脉和各种人工血管。对于主髂动脉病变常采用腹主-髂或股动脉旁路移植术,常用的移植物材料为涤纶人工血管和ePTFE人工血管,一期通畅率超过80%。对于股浅动脉及腘动脉闭塞性病变,可采用倒置或原位大隐静脉股-腘动脉旁路移植手术或人工血管旁路移植术。对于膝下等较小动脉的搭桥术多建议采用自体血管材料,其中应用大隐静脉材料者包括两种经典式即倒置大隐静脉旁路搭桥术和原位大隐静脉搭桥术,原位大隐静脉旁路移植术特别适用于腘动脉远端及胫动脉的重建手术,该手术的优点为:①远、近端血管口径和其相吻合的动脉口径基本相等;②移植静脉管腔逐渐变细,可使血流逐渐加速;③不受管腔口径限制,远端可与踝部或足背动脉进行吻合;④原位大隐静脉的滋养血管没有被破坏,减少血管内皮的损伤,有利于防止移植血管狭窄。

4. 非解剖途径动脉旁路移植术　对于一侧髂动脉狭窄、闭塞或年老体弱及其他原因不能接受常规主髂动脉重建手术的患者,可采用股-股人工血管旁路移植术,该手术的特点是手术入路简单,操作容易,远期疗效较好,5年通畅率60%~73%。对于主-双髂动脉病变的高龄或体弱患者如无法耐受经腹手术也可采用腋-双股动脉人工血管旁路移植术,但由于移植物较长,血管内血栓形成风险增加。

5. 间接改善下肢血运的手术　主要有腰交感神经节切除术和大网膜铺植术。目前应用均较少,前者作用机制是促进血管扩张,传统腰交感神经切除需开腹,目前也主要用于无远侧流出道患者。而后者的作用机制主要是利用大网膜血管建立侧支循环,因需开腹,效果不确切而且还可能发生大网膜坏死,仅有时对于无任何远侧流出道者可试行。

对于下肢动脉硬化闭塞症的外科手术治疗方法经历了从简单到复杂、从单纯内膜剥脱术到移植物的应用、从解剖途径到解剖外途径、从单一的外科手术治疗到有血管腔内治疗的不同方法选择等不同的发展演变过程。总体来讲,是一个不断改进、不断进步、不断发展的过程,但各种治疗方法还是有各自的特点,并不存在一种手术方法绝对优于其他手术方法。尤其近年来,随着血管腔内治疗技术的发展,腔内治疗技术在下肢动脉硬化闭塞症中的治疗作用越来越大。越来越多的既往以开放手术治疗为"金标准"的下肢动脉硬化闭塞症,都可以通过腔内治疗手段,得到接近开放手术水平的近远期疗效。但与传统手术相比,腔内治疗也存在不足,如价格高、有相关并发症等,故临床医生须在熟练掌握传统手术方法的基础上,根据患者情况选择合适的治疗方式。

（陈忠）

参 考 文 献

1. 段志泉. 实用血管外科学. 沈阳:辽宁科学技术出版社, 1999.
2. 杨牟. 下肢缺血性疾病诊断与治疗. 北京:人民卫生出版社, 2010.
3. 汪忠镐. 血管外科的基础和临床研究进展. 中国普外基础与临床杂志, 2004, 11（4）: 281-285.
4. Aquino R, Johnnides C, Makaroun M, et al. Natural history of claudication: Long-term serial follow-up study of 1244 claudicants. J Vasc Surg, 2001, 34: 962-967.
5. Dion YM, Gracia CR. A new technique for laparoscopic aortobifemoral grafting in occlusive aortoiliac disease. 1997, 26（4）: 685-692.
6. 陈忠. 髂动脉闭塞的外科治疗. 临床外科杂志, 2006, 14（5）: 268-269.
7. 陈忠, 杨耀国. 下肢动脉硬化闭塞症腔内治疗进展. 中国普外基础与临床杂志, 2018, 25（1）: 1-7.

三、下肢动脉硬化闭塞症腔内治疗的现状及展望

传统手术治疗ASO是一种开放式的治疗方式,存在着创伤大、并发症多等不足,而且ASO患者常伴有高血压、冠心病、糖尿病、脑血管疾病等多种危险因素,常因不能耐受手术而只能选择保守治疗。腔内介入治疗是在这样的需要下出现和发展的。1964年Dotter利用同轴导管对不能耐受开放手术患者行狭窄动脉的扩张治疗,由此建立了经皮腔内血管成形术（percutaneous transluminal angioplasty, PTA）的雏形和新概念。

而 1974 年 Gruntzig 发明了球囊导管进行血管扩张,其具有柔软、灵便、微创等优点,由此拉开了血管腔内介入治疗的序幕。PTA 的基本原理是依靠加压的气囊压迫粥样斑块,使斑块受压破裂,同时动脉中层的弹力纤维、胶原纤维及平滑肌细胞等被过度拉伸,而使管腔扩大。一般认为导丝通过狭窄闭塞段动脉是 PTA 的先决条件。但是机械扩张后的血管弹性回缩、内膜撕裂、夹层、增生和再狭窄等诸多问题也摆在了大家面前,于是支架置入技术应运而生。1983 年 Dotter 和 Croog 分别报道了用镍钛合金丝制成的热记忆合金支架的实验成果,1985 年 Palmaz 支架、Wallstent 支架和 Strecker 支架等相继问世,血管支架的应用使血管腔内介入治疗的疗效进一步得到了提高。1989 年 Bolia 等首次报道了应用内膜下血管成形术(SIA)治疗股腘闭塞症的病例,使血管闭塞的再通率又得到了提高,随后该技术被扩大应用于髂、股、腘、胫前、胫后动脉等甚至冠状动脉的治疗。近些年来,随着覆膜支架工艺的进步,一些学者提出了"腔内搭桥"的概念,开始尝试采用覆膜支架代替裸支架治疗主髂动脉硬化闭塞症,并取得相当不错的预后。

泛大西洋介入学会协议(Trans-Atlantic Inter-society Consensus,TASC)针对下肢动脉缺血性疾病的复杂性和难治性等问题,于 2000 年制订了"周围动脉疾病(peripheral arterial disease,PAD)的诊治",对临床具有重要指导意义。2007 年,TASC Ⅱ 在现有研究的基础上再次更新针对下肢动脉缺血性疾病的分级标准及治疗建议。对于外科术式的选择 TASC 分级标准具有重要的临床指导意义:对于 TASC ⅡA 级(短而单发的狭窄性)的病变应首选介入治疗,B 级病变优先选择介入治疗,对于 D 级(长或多发的闭塞性)的病变首选旁路血管重建手术方式。而对于 C 级病变则可以进一步权衡腔内治疗和手术治疗的利弊。但是该分类方法仅是病变影像学的分类,没有结合患者的行走功能及全身一般情况进行分类,临床治疗中的每个患者都有其病变的特殊性,各种治疗方式没有一定的可比性,因此需结合患者自身特点寻找最合适的治疗方案。

(一)腔内治疗的现状

1. 髂动脉病变 PTA 和支架置入术已成为 ASO 治疗的常规方法,尤其是对于髂动脉的短段狭窄、闭塞性病变,其技术成功率可以达到 90% 以上,且通畅率高,有报道髂动脉扩张选择性支架置入 7 年累积二次通畅率为 99%,保肢率达 93%。与单纯 PTA 比较,支架置入远期血管通畅率明显提高,其通畅率增加了 39%。因此目前许多研究者已采用直接支架置入而非选择性支架置入。近年来得益于覆膜支架的工艺进步,部分学者尝试采用覆膜支架代替裸支架并取得相当不错的预后。一项名为 COBEST 的随机对照试验,将 125 例主髂动脉病变患者分为覆膜支架组和裸支架组,结果发现针对 TASC B 级病变两组 18 个月的通畅率无明显差异,而针对 TASC C、D 级病变以及高位腹主动脉闭塞病变,覆膜支架组的通畅率要明显优于裸支架组。但覆膜支架价格较贵,而且在放置时需要直径更大的鞘管,可能导致动脉穿刺部位并发症的发生。对于那些在重度狭窄或闭塞基础上继发长段血栓形成的患者,单纯行 PTA 及支架治疗效果并不理想。对于这样的患者,笔者之前曾应用在腔内治疗前先行 Fogarty 导管取栓,再行 PTA 和/或支架治疗的方法取得了较满意的疗效,现在可以采用动脉导管内溶栓或则机械性血栓清除器材治疗后再行动脉造影,根据情况行 PTA 和/或支架治疗。

2. 股腘动脉病变 股腘动脉由于直径较细,解剖上存在跨关节部位,故腔内治疗股腘动脉病变通畅率较髂动脉低。有研究认为单纯 PTA 对于长段股腘动脉病变的效果较传统手术组差。而应用镍钛合金自膨式支架 6 个月及 1 年的一期通畅率可以达到 93% 和 85%,二期通畅率可达 96% 和 93%,而应用覆膜支架通畅率可进一步提高,与旁路移植通畅率相当,但远期通畅率仍需进一步研究。股腘动脉术后再狭窄/闭塞问题一直存在,药涂球囊、包括覆膜支架在内的新支架材料及其他辅助性腔内治疗可能解决这一难题。

3. 膝下动脉病变 膝下动脉病变的治疗一直是 ASO 治疗的难点,因其病变距离心脏远、压力低,管径细,流出道差,且呈多节段性,多血管广泛受累,且病变多由糖尿病性动脉硬化闭塞症所致,斑块一般钙化严重,所以更坚硬更难扩张。根据膝下动脉的特点,微导管、微导丝、小球囊是膝下介入治疗的必备条件,介入治疗时较多的选择直径小,长度长,顺应性好,低剖面,更容易通过狭窄和闭塞段的球囊,可以在血管自然形态下扩张血管,对血管壁扩张力量均匀,从而减少了内膜的损伤、斑块脱落和夹层。膝下动脉病变 PTA 后是否应用支架仍然一定存在着争议,其与单纯 PTA 的技术成功率和救肢率不存在显著的优势,且增加了操作难度及手术费用。更为重要的是 PTA 失败后可重复救治,支架置入再阻塞却较难解决。所以现在普遍的观点是对于膝下动脉病变应该慎用支架。近期药物涂层支架(drug-eluting stent)的报道显示其再狭窄率可明显降低,但这些支架的研究仍缺乏长期的随访。

(二)腔内治疗的最新进展

动脉腔内介入治疗发展迅速,被认为是肢体动脉手术的一次革命。尽管 PTA 和支架置入已广泛应用,而且效果良好,但它也有严格的指征,技术要求和很大的局限性。因此临床医师更多地参与了介入器械的设计改进工作,孕育催生出一系列针对性强、操作简便的腔内治疗利器。

1. 药物涂层球囊(drug coated balloon,DCB) 球囊表面涂有抗增殖药物,主要成分为紫杉醇或西罗莫司,这些药物属于脂溶性,在球囊与管壁密切接触时能快速被血管壁吸收,抑制 DNA 的合成,抑制有丝分裂,从而抑制内膜增生,降低管腔再狭窄风险。目前药物涂层球囊在冠状动脉治疗中的疗效已得到广泛肯定,不过其在下肢动脉硬化闭塞症的治疗中仍处于不断探索中。

2. 其他新型球囊 切割球囊(cutting balloon angioplasty)表面镶嵌纵行排列的刀片,在球囊扩张中切碎斑块的表面。对血管壁损伤小,尤其适用于支架内在狭窄/闭塞病变,但是该球囊长度短,随着介入治疗器械的技术进步,高压球囊、双导丝球囊、巧克力球囊、冷冻球囊等新型球囊不断涌现,各有特点,但其适应证范围和疗效还需进一步研究。

3. 药物洗脱支架(drug eluting stent,DES) 长期以来,腹股沟以下动脉裸支架的通畅率较低,再狭窄率高,DES 旨在通过抑制内膜增生的药物(如西罗莫司、依维莫司和紫杉醇)来突破上述治疗"瓶颈",但支持其用于治疗下肢动脉病变的证据相对有限,且疗效取决于疾病部位和范围。

4. 生物可吸收支架(bioabsorbable coronary stents) 主要是镁合金或者聚乳酸类的支架,置入后可吸收防止支架内血栓形成,但是临床上目前尚未上市,需要进一步观察临床疗效。

5. 动脉硬化斑块清除器材 微创斑块切除系统通过机械切割斑块,达到血管再通的目的,具有操作成功率高,动脉穿孔及夹层发生率低,治疗指征宽,如果配合药涂球囊等使用再狭窄相对率低等优点,现在主要有斑块旋切、旋磨、激光清除等器材。其中激光对组织可以产生热能、光学切割能、电机械能和光化学能作用,使病变组织、硬化斑块气化,使血管腔再通。

6. 经皮机械血栓清除术 经皮机械血栓清除术是指通过经皮穿刺并将特殊的血栓消融导管置入血管腔内,通过浸渍、切碎、去除、溶解或液化血栓等机械方式清除血栓。现有的机械血栓清除系统主要包括血栓抽吸,机械性旋转清除器材等。对于下肢动脉狭窄同时伴有血栓形成的患者,单纯的血管成形或支架植入因受血栓的影响不能取得较高的通畅率,相较于传统的外科切开取栓治疗或导管接触溶栓治疗方法,经皮机械血栓清除术具有创伤小、失血少等优点。

7. 钝性微分离技术及返回远端真腔系统 对于慢性完全闭塞病变往往采用内膜下开通技术,约有 20% 患者无法再次返回远端真腔。为此,器械生厂商各辟蹊径。例如:Frontrunner 导管采用钝性微分离技术,利用头端独特的开合式颌骨设计破坏纤维帽向纵深拓展腔隙;Pioneer 及 Outback 导管利用超声或射线定位管腔,以头端微穿刺针准确穿越内膜返回真腔。

以上这些技术在很大程度上已经超越了传统的介入治疗理念,呈现出治疗器械针对性更强、操作更加安全有效的特点,从目前的器械研究和临床治疗趋势来讲,腔内治疗是下肢动脉硬化闭塞症目前的主要手段之一,而且是极具潜力的发展方向,今后的治疗创伤会更加微创、临床效果会更进一步提高。

(陈 忠)

参 考 文 献

1. Norgren L, Hiatt WR, Dormandy JA, et al. Inter-society consensus for the management of peripheral arterial disease (TASC II). J Vasc Surg, 2007, 45 Suppl S: S5-67.

2. Zeller T. Current state of endovascular treatment of femoro-popliteal artery disease. Vasc Med, 2007, 12（3）: 223-234.

3. Kudo T, Chandra FA, Ahn SS. Long-term outcomes and predictors of iliac angioplasty with selective stenting. J Vasc Surg, 2005, 42（3）: 466-475.

4. 陈忠. 主髂动脉硬化闭塞症治疗中疑难问题的解决策略. 血管外科, 2006, 7: 21-25.

5. Kedora J, Hohmann S, Garrett W, et al. Randomized comparison of percutaneous Viabahn stent grafts vs prosthetic femoral-popliteal bypass in the treatment of superficial femoral arterial occlusive disease. J Vasc Surg, 2007, 45（1）: 10-16.

6. 张福先. 周围动脉硬化闭塞症腔内治疗的解读与展望. 中华外科杂志, 2010,（11）: 803-805.

7. Malgor RD, Ricotta JJ, Bower TC, et al. Common femoral artery endarterectomy for lower-extremity ischemia: evaluating the need for additional distal limb revascularization. Ann Vasc Surg, 2012, 26（7）: 946-956.

8. 王深明. 我国首部血管外科疾病诊断标准发布——《下肢动脉硬化闭塞症诊断》标准解读. 中国卫生标准管理, 2011, 2（6）: 18-20.

9. Pascarella L, Aboul Hosn M. Minimally Invasive Management of Severe Aortoiliac Occlusive Disease. J Laparoendosc Adv Surg Tech A, 2018, 28（5）: 562-568.

10. Clair DG, Beach JM. Strategies for managing aortoiliac occlusions: access, treatment and outcomes. Expert Rev Cardiovasc Ther, 2015, 13（5）: 551-563.

11. Bibombe P. Mwipatayi. A comparison of covered vs bare expandable stents for the treatment of aortoiliac occlusive disease. J Vasc Surg, 2011, 54: 1561-1570.

12. 陈忠, 杨耀国. 下肢动脉硬化闭塞症腔内治疗进展. 中国普外基础与临床杂志, 2018, 25（1）: 1-7.

13. 陈忠, 寇镭. 血管外科临床研究热点与展望. 中国实用外科杂志, 2017, 37（12）: 1313-1318.

14. Yaping Z, Zhong C, Zhang W W, et al. Bioabsorbable Drug-Eluting Stent Versus Bare Metal Stent in Iliac Artery Evaluated by Optical Coherence Tomography: An In Vivo Study in Porcine. Vascular and Endovascular Surgery, 2018: 52（7）: 512-519.

四、糖尿病足发病机制研究与综合治疗进展

（一）概述

1. 定义 糖尿病足的概念由 Oakley 于 1956 年首先提出, 1972 年 Catterall 将其定义为因神经病变而失去感觉和因缺血而失去活力, 合并感染的足。WHO 的定义是: 与下肢远端神经异常和不同程度的周围血管病变相关的足部感染、溃疡和/或深层组织破坏。随着人们对糖尿病足的认识深入, 发现糖尿病足是一组足部的综合征, 不是单一症状。它至少应当具备几个要素: 第一是糖尿病患者, 第二是应当有足部组织营养障碍（溃疡或坏疽）, 第三是伴有一定下肢神经和/或血管病变; 三者缺一不可, 否者就不能称其为糖尿病足。

2. 流行病学 国外资料, 在糖尿病足国际临床指南中明确了国外的流行病学资料: 在所有的非外伤性低位截肢手术中, 糖尿病患者占 40%~60%。在糖尿病相关的低位远端截肢中, 有 85% 是发生在足部溃疡后。在糖尿病患者中, 5 个溃疡中有 4 个是因为外伤而诱发或恶化。糖尿病患者中足部溃疡的患病率为 4%~10%。

而最近几年, 我国对糖尿病足的研究也有了快速的发展, 其中也包括了对流行病学的研究: 我国多中心资料为 50 岁以上糖尿病人群下肢动脉病变的比例为 19.47%。单中心研究 60 岁以上糖尿病人群下肢动脉病变的比例为 35.36%。北京地区多中心研究的 2 型糖尿病下肢血管病变发生率高达 90.8%, 其中重度以上者占 43.3%。糖尿病足患者的双下肢动脉病变呈对称发展。

（二）发病机制的研究

1. 发病机制概述 糖尿病足的发病机制主要是糖代谢紊乱和脂代谢紊乱导致的一系列的机体变化。在高血糖状态下, 肢体动脉内皮细胞受到损伤, 使血脂沉积在动脉内皮下并形成斑块, 日积月累导致斑块增大并阻塞动脉腔, 导致下肢动脉粥样硬化; 而机体持续处于高血糖与蛋白质的非酶糖化状态, 脂代谢紊乱, 血液的高黏稠、高凝状态以及下肢循环障碍的特点等诸多因素使糖尿病患者的下肢动脉容易发生血管病变, 致使远端组织缺血缺氧。同时长期的高血糖也可导致下肢神经的敏感性下降, 传导速度也下降, 从而出现神经病变, 而糖尿病性神经病变则会导致肢体末梢的保护性感觉减弱或丧失及足部生物力学的改变等, 使机体缺乏对足部的保护措施, 易引起机械的或温度的损伤, 一旦受损, 上述的病理生理改变又使病变不易修复, 感染难以控制, 最后发展成为足坏疽。而且缺血缺氧本身又可加重神经的病变。上述的血管和神经因素均可导致下肢远端组织缺乏营养, 从而出现足部组织的溃疡或者坏疽。当然, 在上

述的因素存在下,如果同时伴有其他外在的因素,如足部畸形、足部异常压力或者烫伤等可以加速溃疡或者坏疽的发生,使其治疗更加复杂化。

2. 糖尿病足分型 目前糖尿病足一般分为三种类型,即神经型、缺血型和神经缺血型(也叫混合型)。近年有研究发现,糖尿病足是以混合型为主,其次为缺血型,而单纯神经型比较少见。对于神经病变目前尚缺乏有效的治疗手段,而对于缺血型病变患者则可以通过重建下肢血流达到一定疗效;混合型病变,如果血流重建成功,其神经病变也可得到部分缓解。在我国最新的研究发现:包括神经缺血型和缺血型在内容与缺血有关的类型占总的糖尿病足的77%。而缺血是导致糖尿病足截肢和死亡最主要原因。

3. 糖尿病足与动脉硬化 糖尿病患者的动脉硬化主要包括动脉粥样硬化和动脉中层硬化。前者所引起的缺血是由于动脉狭窄和阻塞引起;后者是动脉中层钙化使血管变成坚硬的管道。因此,动脉中层硬化不会引起缺血,但硬化的动脉会严重干扰动脉血压的间接测量。同时微血管病变不是皮肤损伤的主要原因。在糖尿病足国际临床指南中,明确了与非糖尿病患者的血管硬化相比,糖尿病患者的动脉硬化具有以下几个特点:①更为常见;②发病年龄更小;③没有性别的差异;④多个节段发生病变;⑤病变发生在更远端(主动脉-髂动脉几乎不受累)。在我们国内的研究中也发现了类似的特点,而且我们发现在小腿动脉病变中最先累及的是胫前动脉,其次是胫后动脉,最后才是腓动脉。

意大利一个科研小组对1 107例糖尿病性下肢缺血患者进行为期8年的前瞻性研究(多中心)表明,糖尿病性下肢缺血患者最终的结局是:溃疡、截肢和死亡。决定糖尿病足溃疡预后的因素是复杂的,能否早期有效治疗会明显影响预后,因此,我们必须对糖尿病足的早期干预给予足够的重视。

(三)糖尿病足的综合治疗进展

从临床研究中发现,糖尿病足是一种以血管病变为主伴有或者不伴有下肢神经病变的,以足部的创面为特征的综合征。因此治疗上应当以解决下肢组织的血液供应为要点。

当然,在治疗糖尿病足的方法中,要重视综合治疗。而那些认为糖尿病足仅仅是内科疾病,靠内科保守治疗或是外科疾病,仅仅靠外科手术都能够解决问题的想法是一种狭隘的表现。空军总医院内分泌科提出的"改善循环、控制血糖、抗感染、局部清创换药、营养神经、支持治疗"六环法就是非常好的措施。作者认为在此基础上应当加上:①控制病因,如降压、降脂和戒烟;如果病因不去除,病变继续发展,治疗的效果就不佳。②截肢(截趾),当坏疽的病变已经发生,截肢仍然不失为一种明智的选择。然而无论如何,下肢动脉血流的重建在治疗糖尿病下肢缺血的方法中,是最重要和关键的措施。

1. 下肢血供的重建方法 综合目前国内外的各种治疗下肢缺血的方法,有如下几种。

(1)下肢动脉腔内介入治疗:主要具体方法包括经皮穿刺动脉内成形(主要指单纯球囊扩张术)和在球囊扩张的基础上支架成形术/直接的动脉腔内支架成形术。作为一种微创手段,尤其是当患者年老体弱或伴有其他疾病无法耐受动脉搭桥手术创伤打击者,可以作为首选。

1)下肢动脉腔内介入治疗适应证:①动脉存在严重狭窄或闭塞,且存在与之相应的缺血症状,如静息痛;②有较好的动脉流入道和流出道;③由于年老体弱,合并其他疾病,无法耐受手术的患者;④虽然动脉流出道较差,但是近段有局限性病变(狭窄或闭塞)时,也可以考虑。

2)疗效评价:如果介入治疗成功,一般症状可以缓解或改善。目前的评估指标包括主观指标和客观指标。前者包括主观症状的改善,如疼痛缓解程度,肢体发冷感觉改善情况等;后者包括踝肱指数(ankle brachial index, ABI)的增加,溃疡面愈合情况,截肢平面的降低等。对于糖尿病下肢缺血患者来讲,只要有一项指标得到改善就属于临床成功。

3)腔内治疗的方法进展:目前血管腔内技术主要包括球囊成形术和支架成形术。不过,最近在国际上出现了两种新技术即动脉硬化斑块切除术和激光消蚀技术,这两种技术称为减容手术,主要是将动脉硬化斑块去除,增加了动脉腔内的容积,管腔扩大,能够保证病变血管通畅率提高。目前多项临床的大型研究表明,如果减容技术联合药涂球囊,其效果会大大提高。首都医科大学宣武医院最近几年开展了斑块切除技术,目前已经治疗300余例患者,这在亚洲也是最多的一组病例。膝下动脉的药物球囊将是另外一种值得期待的新技术。而且我们在国内率先采用斑块切除联合药涂球囊,发现其近期疗效很好,其远期疗效还有待进一步观察。从2016年开始我们在国内率先引进了激光消蚀联合药涂球囊,目前已经治疗了80例患者,也取得了良好的近期效果。无论如何,减容技术联合药涂球囊都是一种具有广阔前景的新技术,值得我们期待。

(2)下肢动脉旁路移植:作为治疗糖尿病性下肢缺血的传统方法,主要有2种方法。一种是目前最常用的股动脉-膝上或膝下腘动脉旁路移植,此方法是血管外科最常见的手术之一,尤其是股动脉-膝上腘动脉旁路移植,目前几乎所有的血管外科医生都能够完成。另外一种是下肢远端小动脉旁路移植,由于下肢动脉移植最远端的吻合口是吻合在小腿动脉或足部动脉上,所以手术有较大的难度。

1)动脉旁路移植的适应证:①动脉存在严重狭窄或闭塞,且存在与之相应的缺血症状;②有较好流入道的同时,下肢远端有比较好的动脉流出道;③下肢远端有比较好的动脉流出道;④患者体质较好,能够耐受手术创伤的打击。

2)疗效评价:基本同下肢动脉腔内介入治疗的评价。这里要强调一点,由于手术创伤较大,对于同时伴有严重的心脑血管疾病或其他疾病的患者要慎重,可以选择下肢动脉腔内介入治疗或其他微创措施。

3)动脉旁路移植的进展:目前由于血管腔内技术的快速发展,动脉旁路移植的技术又作为一种比较成熟的方法,无过多的进展。与腔内技术相比,优势也不明显。由于手术创伤比较大,术后恢复也相对慢,因此目前面临着被腔内技术取代的危险,不过对于某些,身体条件和动脉流出道较好的患者,下肢动脉旁路移植也许是更好的选择。如果肾功能不全,更是动脉旁路移植的首选。

2. 自体干细胞移植 自体干细胞移植作为最近十几年发展起来的新技术。经过多年来的发展,其安全性和有效性均得到了验证。但是鉴于前几年应用有些泛滥,原卫生部暂停了这项技术的临床应用,改为临床研究。干细胞移植一般包括骨髓血、外周血、脐血和胚胎干细胞。目前用于临床的主要是自体骨髓血和外周血干细胞移植。血管外科主要使用自体干细胞治疗下肢缺血。自体干细胞至少有以下几个优点:①不存在免疫排斥;②没有胚胎干细胞的伦理道德问题;③创伤小,操作简单;④疗效初步肯定。

但是其适应证的选择必须严格要求。由于将在第五节中详细阐述,这里不再赘述。

综上所述,糖尿病足的治疗经过最近20年的发展,尤其是近10年得到了快速发展,不仅在外科动脉旁路移植方面,在下肢动脉腔内技术的发展方面,而且在干细胞移植方面均有比较大的进步,疗效也进一步得到提高。

(谷涌泉 郭建明 郭连瑞)

参 考 文 献

1. 管珩,刘志民,李光伟,等.50岁以上糖尿病患者群周围动脉闭塞性疾病相关因素分析.中华医学杂志,2007,87(1):23-27.
2. 王爱红,许樟荣.老年糖尿病合并下肢动脉病变及其危险因素的调查分析.老年医学与保健,2005,11(3):147-149.
3. 潘长玉.2型糖尿病下肢血管病变发生率及相关因素调查.中国糖尿病杂志,2001,9(6):323-325.
4. 谷涌泉,Tong Yi-Sha.双下肢动脉硬化远端动脉的影像学特点的研究.中国实用外科杂志,2003,23(3):165-166.
5. 齐立行,谷涌泉,俞恒锡,等,糖尿病性和非糖尿病性动脉硬化下肢血管造影特点比较及其临床意义.中华糖尿病杂志,2005,6:412-416.
6. 谷涌泉,张建,齐立行,等.糖尿病下肢动脉粥样硬化特点及相关因素的研究.中华老年多器官疾病杂志,2007,6(4):266-268.
7. 王爱红,李强.中国部分省市糖尿病病足调查及医学经济学分析.中华内分泌代谢杂志,2005,21(6):496-499.
8. 谷涌泉,张建,俞恒锡,等.下肢远端动脉搭桥治疗46例糖尿病足.中国实用外科杂志,2003,23:487-489.
9. 谷涌泉,张建,齐立行,等.远端流出道不良致严重下肢缺血39例的旁路移植术分析.中华普通外科杂志,2004,19(5):276-278.
10. 谷涌泉,张建,汪忠镐,等.糖尿病性下肢缺血的外科治疗.中华糖尿病杂志,2004,5(12):328-331.
11. 谷涌泉,张建,俞恒锡,等.膝下动脉腔内成形术治疗严重下肢缺血.中华普通外科杂志,2007,22(2):123-125.
12. 庄百溪,杨森,马鲁波,等.小口径球囊经皮腔内血管成形术治疗下肢远端严重肢体缺血28例报告.中国微创外科杂志,2007,7(7):615–616.

13. 谷涌泉,张建,齐立行,等.小腿动脉球囊成形术治疗2型糖尿病下肢缺血的疗效观察.中国糖尿病杂志,2010,18(2):132–134.

14. Zeller T, Frank U, Burgelin K, et al. Initial experence with percutaneous atherectomy in the infragenicular ateries. J Endovasc Ther, 2003, 10:987–993.

15. Zeller T, Rastan A, Schwarzwalder U, et al. Long–term results after directional atherectomy of femoro–popliteal lesions with the Silverhawk catheter. J Am Coll cardiol, 2006, 48:1573–1578.

16. James F. McKinsey, Lee Goldstein, Habib U, et al. Novel treatment of patients with lower extremity ischemia:Use of percutaneous Atherectomy in 579 lesions. Annals of surgery, 2008, 248:519–528.

17. 谷涌泉,郭连瑞,佟铸,等,Silverhawk治疗长段股动脉和股浅动脉支架内再狭窄一例.中华普通外科杂志,2011,26(3):265–266.

18. Gu YQ, Zhang J, Qi LX, et al. Surgical treatment of 82 patients with diabetic lower limb ischemia by distal arteial bypass. Chin Med J, 2007, 120(2):106–109.

19. 谷涌泉,张建,齐立行,等,远端动脉旁路移植附加动静脉吻合治疗严重下肢缺血21例.中华普通外科杂志,2005,9:578–580.

20. 谷涌泉,张建,齐立行,等.自体骨髓干细胞移植治疗慢性下肢缺血94例不同病变分期患者的效果比较.中国临床康复,2005,9(38):7–10.

21. 谷涌泉,张建,齐立行,等.不同移植浓度自体骨髓干细胞治疗下肢缺血临床疗效的影响.中国修复重建外科杂志,2006,5(20):504–506.

22. 谷涌泉,张建,苏力,等.自体外周血单个核细胞移植治疗下肢缺血53例的临床研究.中华普通外科杂志,2006,12:844–847.

23. 谷涌泉,张建,郭连瑞,等.骨髓动员刺激后自体骨髓源单个核细胞移植治疗下肢缺血的临床研究.中国修复重建外科杂志,2006,8:12–14.

24. 谷涌泉,张建,齐立行,等.自体骨髓干细胞和外周血干细胞移植治疗下肢缺血疗效的对比性研究.中国修复重建外科杂志,2007,7:675–678.

25. 黄平平,李尚珠,韩明哲,等.自体外周血干细胞移植治疗下肢动脉硬化性闭塞症.中华血液学杂志,2003,24:308–311.

26. 杨晓凤,吴雁翔,王红梅,等.自体外周血干细胞移植治疗62例缺血性下肢血管病的临床研究.中华内科杂志,2005,44(2):95–98.

27. Yongquan Gu, Lianrui Guo, Lixing Qi, et al. Plaque excision in the management of lower–limb ischemia of atherosclerosis and in–stent restenosis with the SliverHawk atherectomy catheter. Int Angiol, 2013, 32(4):362–367.

28. Gu Y, Malas MB, Qi L, et al. A comparative study of percutaneous atherectomy for femoropopliteal arterial occlusive disease. Int Angiol, 2017, 36(4):340–345.

29. 姜玉峰,许樟荣,付小兵.整体观、系统观及多学科合作在糖尿病足诊治中的重要性.感染、炎症、修复,2012,13(2):67–69.

30. 许樟荣.糖尿病足病的病因及流行病学.中国实用内科杂志,2007,27(7):485–487.

五、干细胞移植治疗下肢动脉硬化闭塞症的价值和疗效评价

(一)概论

下肢缺血是一种常见疾病,具有发病率高,致残率高和治愈率低的特点。在我国造成下肢缺血的主要病因是动脉粥样硬化闭塞症、血栓闭塞性脉管炎、糖尿病足等。临床表现主要为早期的间歇性跛行、中期的静息痛和晚期的组织缺损,后者包括溃疡和坏疽。一般来讲,通过下肢动脉旁路移植或下肢动脉介入治疗可以达到增加行走的距离,缓解疼痛,或者促进溃疡的愈合等的目的。然而,对于部分患者,由于下肢远端动脉流出道不良,动脉旁路移植和介入治疗无法完成,或者效果不良,就面临着截肢的危险,甚至危及生命。尤其是糖尿病足和血栓闭塞性脉管炎患者,病变多累及下肢远端小动脉,在过去这部分患者就难以避免截肢的不良结局。自体干细胞移植作为血管再生的新技术,为他们提供了一种新的救肢方法。然而干细胞移植对于下肢动脉硬化闭塞导致的下肢缺血是否具有价值,如何评估其疗效,正是本节探讨的问题。

(二)血管新生的价值

干细胞移植治疗下肢缺血的主要目标是促进下肢血管新生。血管新生有三种不同的形式:一种是血管生成(angiogenesis),在既存成熟血管床基础上芽式生长成毛细血管;另一种是血管形成(vasculogenesis),指在原来没有血管系统的情况下内皮祖细胞(EPC)以非芽式生长,通过血管壁向内凹陷,贯穿毛细血管支柱导致血管腔裂开而形成血管网,称为血管发生,其与胎儿期血管发生机制一致。对于下肢缺血性疾病,既存动脉内皮细胞已粥样硬化,故目前治疗多采用血管形成。EPC是指能直接分化为血管内皮细胞的前体细胞,包括从血液血管母细胞(hemangioblast,可分

化为造血干细胞和 EPC）到成熟内皮细胞之间的多个阶段的过渡细胞。故 EPC 是机体生成新生血管的基础。

EPC 注入微循环后，邻近的体细胞决定其是保持静止状态还是自我复制或定向分化，微环境中的一些因子可维持 EPC 未分化状态并能把诱导其发生分化的因子排斥在外，但微循环的容纳能力有限，一旦 EPC 数量超过这个微循环的容纳能力，便会从微循环中分离出来并发生分化。Asahara 等发现 EPC 大量存在于正常的骨髓、脐血、外周血和脾中，支持了成人体内存在循环 EPC 的假说。国外研究报道已从骨髓造血干细胞、外周血 AC+133 细胞、CD+34PFLK21+ 细胞分离出 EPC，可在体内外分化为成熟的血管内皮细胞并形成血管。高增殖潜能和定向归巢特性使 EPC 成为缺血性疾病基因治疗理想的靶细胞。局部注入后，EPC 能定向移动到血管生成部位并整合到血管壁中，由其携带并释放出的蛋白质很容易通过血流扩散到全身从而更有效地促进血管发生。Kalka 等将人的 EPC 移植给无胸腺裸鼠的缺血下肢后，缺血下肢的毛细血管密度和血流恢复明显增加，肢体丢失较对照组明显减少。郭连瑞等进行了类似的研究，不仅证实了其有效性，而且还发现在裸鼠体内无论采用缺血局部的肌内注射移植，或是采用动脉腔内注射移植，其效果基本一致，但是与对照组在统计学上均有明显差异。

干细胞移植主要包括胚胎干细胞和成体干细胞，由于胚胎干细胞存在伦理问题，目前主要应用于基础研究，临床应用可能要在几年或十几年以后。目前临床上主要使用自体干细胞移植。自体干细胞移植有 2 个优点：①不存在异体干细胞的免疫排斥；②没有胚胎干细胞的伦理道德问题。此外，还具有取材方便的特点。因此，目前自体干细胞移植治疗疾病呈现出广阔的前景。

根据干细胞的来源不同，自体干细胞移植一般分为骨髓的干细胞、外周血的干细胞移植和改良的骨髓干细胞移植。

1. 自体骨髓干细胞移植　目前研究认为，骨髓单个核细胞中的 CD34 阳性细胞是 EPC 的主要来源，CD34（CD34 为造血干细胞及内皮细胞表面标记物）细胞，在末梢血中只有骨髓的 0.2%。可测定的最幼稚细胞在 1ml 末梢血中仅有

2.9 个，为骨髓的 1%。这就提示，骨髓细胞有可能提供更多的 EPC 用于血管新生疗法。骨髓单个核细胞（BM-MNC）移植是由 EPC 移植衍生出来的一种血管新生疗法。成年个体的 BM-MNC 中含有多种干细胞成分，其中 EPC 含量约占 BM-MNC 总数的 3%，为外周血的 15 倍，同时 BM-MNC 移植还可以提供多种促血管生长因子，故 BM-MNC 移植兼具 EPC 和细胞生长因子的作用。故应用自体骨髓细胞移植的优点可归纳为：①包括 EPC，能够参与缺血病变中的血管形成；②能产生诱发血管生成的一些生长因子和细胞因子；③不会发生异体骨髓移植的移植物宿主疾病；④分离 EPC 花费高昂，耗时费力，且分离 EPC 的同时也去除了可能促进血管生成的细胞和细胞因子。故目前治疗下肢缺血时多采用含有 EPC 的单个核细胞进行移植。Shintani 等将兔的自体骨髓单个核细胞注入缺血下肢的腓肠肌，2 周后发现移植的骨髓单个核细胞存在于骨骼肌的新生内皮细胞毛细血管网，毛细血管密度较对照组增加，提示自体骨髓单个核细胞局部移植增加缺血下肢的新生血管形成和侧支血管形成，取得了较好的临床疗效。

Tateishi 等首次报道应用自体骨髓干细胞移植治疗下肢缺血性疾病，开创了血管新生在临床应用的先例；谷涌泉等首先在国内应用自体骨髓干细胞移植治疗下肢缺血性疾病并取得了成功。目前已经治疗了 800 余例患者，取得了令人兴奋的疗效。谷涌泉等不仅采用了国外的方法，即下肢肌肉局部注射，而且还在国际上率先采用了经下肢动脉导管注射的新方法，并对这 2 种不同自体骨髓干细胞移植的方法治疗严重下肢缺血性疾病进行了对比。发现这 2 种方法的疗效在统计学上没有明显差异。

为了证实上述的治疗作用是否是干细胞的作用或是其他因素的影响，谷涌泉等也进行了相应的临床研究，选择了 22 例同时有双下肢缺血的患者作为对象，随机分成 2 组，采用 2 种不同浓度干细胞同时进行双下肢对照性移植，发现浓度（细胞总数）低于 105 的移植几乎没有效果或仅有轻微的主观方面的好转。而大于 108 的移植可以得到一定的临床疗效。说明了自体骨髓干细胞移植效果是可以肯定，而且疗效与浓度有关。

2. 自体外周血干细胞移植 正常生理状况下，"定居"骨髓的绝大多数骨髓干细胞（99.15%）处于休眠状态（G0期），仅0.65%的骨髓干细胞在血液中"游行"和"巡逻"。当某些组织中的细胞因衰老等原因死亡时，此部位会产生一"位置缺陷"信号，此信号的产生不仅来自细胞死亡后留下的位置空缺信号且细胞破裂后释放的胞内细胞因子及蛋白分子，也可产生此部位局部浓度梯度的改变。这些因变化而产生的信号将使骨髓干细胞被"征募"到循环中参与远处多种组织的再生。但这种"自发"的"征募"作用较弱，人们想到用骨髓干细胞动员剂将骨髓干细胞"驱赶"到外周血中，从而使外周血干细胞达到治疗数量，利用干细胞"自发"的向损伤组织"归巢"，并在特定的组织微环境作用下分化为受损组织细胞的特性，达到修复缺血损伤的作用。利用骨髓和外周血干细胞池之间的动态平衡，动员骨髓干细胞促进其进入外周血以供采集、移植，从而使自体外周血干细胞移植成为一种治疗缺血性疾病有效的途径之一。

中国医学科学院天津血液病研究所黄平平等在采用外周血干细胞治疗白血病的基础上，采用类似的技术手段，在国际上最早开展了自体外周血干细胞移植治疗下肢缺血并取得了成功。他们研究的临床效果很令人鼓舞。谷涌泉等和杨晓凤等也相继开展此技术。谷涌泉等于2003年12月开始，到目前为止已经治疗100余例患者，大多数患者的临床症状明显改善。因此我们认为：自体外周血单个核细胞移植治疗下肢缺血性疾病也是一种简单、安全、有效的方法；然而由于骨髓动员期间，外周血液循环中单个核细胞的量增加明显，外周血的黏稠度明显增加，血管内血栓形成的机会大大增加，从而增加心肌梗死或脑梗死发生的危险。他们在临床研究中就出现了1例心肌梗死和2例脑梗死，由于在骨髓动员早期就采用了正规的抗凝措施，这些并发症表现比较轻微，没有引起严重后果。因此，作者认为在整个过程中需要注意心脑血管并发症的发生。

3. 改良的骨髓干细胞移植 在单纯骨髓干细胞移植中，骨髓血的抽取量一般在400~500ml，得到的骨髓单个核细胞总数在（1~3）×10^9个。由于下肢动脉硬化闭塞患者的年龄比较大，体弱并多伴有其他疾病，如冠状动脉硬化性心脏病和/或脑动脉硬化症等，如果一次抽取过多的骨髓血，势必造成其他并发症。在过去的研究中发现：在同等条件下，疗效与细胞总数正相关，即量越大，效果应当越好。如何在减少每次骨髓血抽取总量的同时又能增加或至少不降低疗效？这对于我们临床医生来讲是一个挑战。经过不懈的努力，谷涌泉等终于找到了一种新的方法，就是骨髓动员刺激以后的骨髓干细胞移植，临床上也称之为"改良的骨髓干细胞移植"。主要步骤是在抽取骨髓前使用粒细胞集落刺激因子（GSF）刺激骨髓2~3天，每天300μg；然后抽取骨髓血110~200ml，在干细胞实验室分离纯化后再进行移植。从已经发表的资料中发现：无论是主观评价指标或是客观评价指标均比以前研究结果的疗效明显提高，而且不良反应也较外周血干细胞为少。因此作者认为，经过骨髓动员刺激后的骨髓单个核细胞移植下肢缺血，具有抽取骨髓血少、细胞量多、近期效果好且安全性高的优点，是除自体骨髓单个核细胞移植和外周血干细胞移植以外的又一种治疗下肢缺血的新方法。而且随访结果也显示这是一种值得推广的方法。

此外，近几年来，国内外一些医生采用异体间充质干细胞，或者脐血来源的干细胞治疗下肢缺血取得了成功。我们也采用这两种技术治疗一些患者，发现这两种技术也是非常安全有效的技术，只是国家的政策要求目前只能接受临床研究，不能够收费，所以目前这种技术几乎处于停滞状态。而最近国家卫生健康委员会同意几个国家自由贸易区可以先行先试，相信对于干细胞的临床应用起到一定的推动作用。

（三）临床中的疗效评价

作为一种新的技术，如何评价其疗效和安全性？这是非常值得关注的问题。我们在临床上对于自体干细胞移植治疗下肢动脉硬化闭塞症的评价主要包括2个方面，即安全性和有效性，分别阐述如下。

1. 安全性评价 干细胞移植的安全性问题不容回避。对干细胞移植安全性的忧虑主要是免疫排斥和肿瘤生长的问题。因此，对于安全性的评价，必须注意下面几点：①是否有致瘤性；②有无局部的不良反应，包括局部有无红、肿、热、痛等炎症反应及过敏反应；③有无全身的不良反应；④术后肝肾等功能的变化。

采用自体干细胞移植将不存在免疫排斥的问题；但由于干细胞是未分化细胞，移植的干细胞是否会在移植部位分化为其他组织如骨组织或出现肿瘤样生长？有一些患者移植后未能避免截肢，对30余例截肢标本的病理学检查，并未发现移植部位有成骨现象和肿瘤征象；500多例未观察到严重不良反应。根据我们的经验，目前临床上出现的不良反应主要有以下几个方面：①局部不良反应：主要表现局部红、肿、热、痛等炎症反应。对于此类反应可以采用酒精纱布外敷、抬高患者肢体等措施，并试用抗生素等。②全身不良反应：主要有疲劳、全身乏力等，可以使患者卧床休息、静脉输液加速体内一些毒素的排泄。而且我们的病例中有相当一部分随访时间超过了5年，可以说明本技术方法是安全的。而且这些年来，在我们的指导下，国内采用这项技术已经治疗了近10 000例患者，均没有发现非常严重的不良反应和肿瘤的生长，因此可以认为这是一种安全的技术，值得我们进一步研究和推广。

2. 有效性评价 临床观察有效性的主要指标和方法主要包括主观指标和客观指标。

（1）主观指标：包括以下几点：疼痛、冷感、麻木等主观症状的改善程度。而尽管是主观指标，也要尽量地客观化。我们采用一些分数标准来评价这些主观指标。

1）疼痛：疼痛评分标准：0分：无疼痛；1分：偶有疼痛，被问及能回忆起；2分：疼痛经常出现但能耐受，不需或偶用一般止痛剂；3分：经常用一般止痛剂；4分：因疼痛影响睡眠，一般止痛药剂难以缓解。治疗前：（　）分；治疗后：（　）分。

2）冷感评分：0分：无冷感；1分：患者偶述受累肢体有发凉、怕冷的感觉 2分：受累肢体经常有发凉、怕冷的感觉；3分：受累肢体有明显的冷、凉感觉，需要采用局部保温措施，症状能得到一定程度的缓解；4分：受累肢体有明显的冷、凉感觉，采用局部保温措施，症状也无明显改善。治疗前：（　）分；治疗后：（　）分。

3）麻木的评分标准：0分：无麻木；1分：偶感轻度麻木；2分：经常有轻度麻木不适；3分：麻木感觉明显，但可以忍受；4分：麻木非常明显，难

以忍受，严重影响日常生活。治疗前：（　）分；治疗后：（　）分。

（2）客观评价标准

1）间歇跛行的距离：干细胞移植前后跛行距离的变化。主要测定无痛步行时间（分）或跛行距离（m），此项指标带有一定的主观性，但是如果使用平板实验，则是一种非常简单和客观的指标。

2）皮肤的温度差（双下肢）：移植前后的变化。

3）经皮氧分压（$TCPO_2$）：作为全球通用的三大评估血管疾病的"金标准"之一，直接反映血管向组织供氧情况，可以对肢体缺血情况进行定量评估，可以评估组织存活率；是一种无创、低成本并可重复使用的检查方法；经皮氧分压测定是一种比较客观的指标，国外经常用此项检查作为截肢与否和预测截肢平面，一般临床上以20mmHg作为临界值，不过受周围环境影响较大，因此检查前患者一定静息平卧30分钟以上，检查室内温度要保持恒温。

4）患肢发绀及溃疡的面积和深度（mm），坏疽范围测量并标记，作为客观的评价指标之一，能够证明干细胞移植后是否有效；不过，即使血供得到了改善，溃疡面的愈合仍需要一定的时间，尤其是较大溃疡者，一般近期疗效中仅适用于小溃疡者。

5）测定静息状态下踝肱指数（ABI）：是一种简单、方便和有效的客观评价指标，但是不少患者在短期内不会增加得很明显。

6）激光多普勒血流量的测定：作为一种评价下肢血供的"金标准"之一，具有灵敏度高、操作简单的优点，是一种非常好的无创检查的评价指标。

7）动脉造影（DSA）：观察侧支血管形成情况并评分。根据新生侧支血管评估分4级：0（无新生侧支血管）、+1（少许新生侧支血管）、+2（中量新生侧支血管）和+3（丰富新生侧支血管）。

8）截肢平面的变化：由于血管性截肢与血液供应具有相关性，截肢平面经常受到血液供应的影响。如果移植前后的截肢平面有一定的变化，能够达到降低截肢平面的目的，也能够说明干细胞移植的有效性。

（四）自体干细胞移植临床应用的启示——如何改进技术，提高疗效和安全性

目前自体干细胞移植的疗效还没有达到十分完美的程度，如何改进技术和提高疗效是我们今后需要进一步研究的工作。我们目前采用改良的骨髓干细胞移植使疗效能够提高5%~10%，这也是我们今后更要加强研究的措施之一。此外我们认为，提高干细胞的疗效必须注意以下几点：

1. 严格适应证的选择 如果适应证的选择不合适，就不可能有比较好的疗效；比如不要选择主髂动脉等大动脉闭塞者。

2. 尽量采用骨髓动员的方式 骨髓动员后取骨髓干细胞优点：①动员时间短，外周血白细胞数不致太高；②采髓量降低，并发症少；③干细胞数量增加，疗效提高。

3. 尽量选择膝下病变者 ①膝下病变效果明显高于大腿动脉闭塞者；②大腿动脉——股浅动脉病变的疗效优于股总动脉病变者。

4. 实验室条件与管理——干细胞的制备 ①注意无菌观念；②每一步都要严格操作，尽量减少干细胞在制备过程中的丢失；③与血液科的白血病干细胞制备有一定区别，尽量选用大试管离心，也是达到减少干细胞的丢失。

5. 注射部位要掌握好 总而言之，干细胞移植在治疗下肢缺血疾病既安全又有效，是一种具有非常广阔的前景方法，而且操作简单、费用低廉，值得我们推广。

（谷涌泉　郭建明）

参 考 文 献

1. 谷涌泉,张建,汪忠镐,等.糖尿病性下肢缺血的外科治疗.中华糖尿病杂志,2004,5(12):328-331.

2. Adam DJ, Beard JD, Cleveland T, et al. Bypass versus angioplasty in severe ischaemia of the leg(BASIL): multicenter randomized controlled trial. Lancet, 2005, 366: 1925-1934.

3. 谷涌泉,张建,齐立行,等.动脉自膨式支架置入治疗下肢缺血.中国微创外科杂志,2006,6(11):824-826.

4. Schillinger M, Sabeti S, Loewe C, et al. Ballon angioplasty versus implantation of Nitinol stents in the superficial femoral artery. The New England Journal of Medicaine, 2006, 354: 1879-1888.

5. Becquemin JP, Favre JP, Marzelle J, et al. Systematic versus selective stent placement after superficial femoral artery balloon angioplasty: a multicenter prospective randomized study. J Vasc Surg, 2003, 37: 487-494.

6. Tateishi-Yuyama E, Matsubara H, Murohara T, et al. Therapeutic angiogenesis for patients with limb ischaemia by autologous transplantation of bone-marrow cells: a pilot study and a randomized controlled trial. The Lancet, 2002, 360: 427-435.

7. Asahara T, Takahuashi T, Masuda H, et al. VEGF contributes to postnatal neovascularization by mobilizing bone marrow derived endothelial progenitor cells. EMBO J, 1999, 18(14): 3964-3972.

8. Reyes M, Dudek A, Jahagirdar B, et al. Origin of endothelial progenitors in human postnatal bone marrow. Clin Invest, 2002, 109(3): 337-346.

9. Guo ZK, Yang JQ, Liu XD, et al. Biological features of mesenchymal stem dells from human bone marrow. Clin Med, 2001, 114(6): 950-953.

10. 郭连瑞,谷涌泉,张建,等.不同途径移植骨髓单个核细胞治疗大鼠后肢缺血.中国临床康复,2005,9(10):57-59.

11. 谷涌泉,张建,郭连瑞,等.骨髓动员刺激后自体骨髓源单个核细胞移植治疗下肢缺血的临床研究.中国修复重建外科杂志,2006,8:12-14.

12. Shintani S, Murohara T, Ikeda H, et al. Augmentation of postnatal neovascularization with autologous bone marrow transplantation. Circulation, 2001, 103: 897-903.

13. 谷涌泉,郭连瑞,张建,等.自体骨髓干细胞移植治疗严重下肢缺血1例.中国实用外科杂志,2003,23(11):670.

14. 谷涌泉,张建,齐立行.自体骨髓单个核细胞移植治疗慢性下肢缺血94例不同病变分期患者的效果比较.中国临床康复杂志,2005,9(38):7-10.

15. 谷涌泉,郭连瑞,张建,等.自体骨髓干细胞移植治疗下肢严重缺血:附32例报告.中国临床康复,2004,12(20):7970-7972.

16. 谷涌泉,张建,齐立行,等.自体骨髓单个核细胞不同移植浓度对治疗下肢缺血的临床疗效的影响.中国修复重建外科杂志,2006,5(20):149-152.

17. 黄平平,李尚珠,韩明哲,等.自体外周血干细胞移植治疗下肢动脉硬化性闭塞症.中华血液学杂志,2003,24:308-311.

18. 谷涌泉,张建,苏力,等.自体外周血单个核细胞移植治疗下肢缺血53例的临床研究.中华普通外科杂志,2006,12:844-847.

19. 杨晓凤,吴雁翔,王红梅,等.自体外周血干细胞移植治疗62例缺血性下肢血管病的临床研究.中华内科杂志,2005,44(2):95-98.

20. Gu YQ, Zhang J, Qi LX, et al. Surgical treatment of 82 patients with diabetic lower limb ischemia by distal arterial bypass. Chin Med J, 2007, 120（2）: 106-109.

第三节　静脉血栓栓塞症

一、静脉血栓栓塞症的病因研究和预防策略

（一）发病原因

深静脉血栓形成（deep vein thrombosis, DVT）和肺栓塞（pulmonary embolism, PE）统称为静脉血栓栓塞症（venous thromboembolism, VTE）。全世界每年的发病人数 >100 万，除了初发时死亡危险外（估计 30 天内 >30%），存活者中 1/3~1/2 由于血栓栓塞反复发作或长期的血栓后综合征，为此付出的医疗费用 >2 亿美元 / 年（包括新病例及旧病例的复发）。随年龄增大，发病率由出生时的 1/ 万增加到 80 岁时的 1/100，且 VTE 的死亡率亦随年龄增高，对健康及经济均造成沉重负荷。近些年，随着对病因、发病机制的进一步了解以及相关知识和举措的普及，临床防治取得了一定的进展。

自 18 世纪中期以来，Virchow 的血流异常、血管壁损伤和血液成分改变是引起静脉血栓原因的观点，已经成为阐述静脉血栓栓塞病因的病理生理学方面的经典理论。血流改变主要指静脉血流瘀滞，即有类如因制动等产生的生理性原因，也有因曲张等产生的病理性原因；血管壁损伤主要指内膜受损，不仅包括物理性损伤，类如外力穿破、血流应力性破损，也包括生物性损伤，类如病原体、肿瘤细胞甚至自体免疫细胞的侵害；血液成分改变主要指高凝状态，既有遗传性因素如 V 因子 Leiden 突变、Ⅱ 因子 G2021A 突变、抗凝血酶Ⅲ 缺乏、蛋白 C 或 S 缺乏，也有获得性因素如血黏度增高、肾病综合征、创伤或烧伤后机体改变、恶性肿瘤、妊娠晚期和分娩、高龄、吸烟、避孕药、肥胖等。在过去几十年间，分子生物学的发展帮助我们对这一经典理论有了更深刻的认识。分子水平看，易栓的风险因素主要有内源性凝血因子抑制因子质或量的缺陷、凝血蛋白浓度升高或功能亢进、纤溶系统缺陷、血小板功能异常以及

高同型半胱氨酸血症。然而，实际上分子水平导致易栓倾向的因素可以分两大类：导致失功的，主要是突变导致内源性抗凝血蛋白异常如抗凝血酶、蛋白 C、蛋白 S；以及导致亢进的，主要指凝血蛋白的突变如 V 因子 Leiden 突变及凝血酶原 G20210A 突变。

我们对于 VTE 病因的认识仍在不断进步。对 V 因子 Leiden 和凝血酶原 G20210A 突变的识别，明确了其为遗传缺陷的特性。相反天然存在的抗凝蛋白 C 和蛋白 S，这两个突变位点不再被认为是真正的遗传性缺陷，因为它们是核苷酸的替换而造成凝血过程的加强。另外，静脉正常内皮的内源性抗凝物质，如前列腺素 I2（PGI2，前列腺环素）、抗凝血酶辅助因子、血栓调节素和组织型纤溶酶原活化剂（t-PA）等，在炎症情况下，经由白介素 -1（IL-1）和肿瘤坏死因子（TNF）可令静脉内皮层从抗凝状态转化为前凝血状态，内皮细胞产生组织因子、von Willebrand 因子和纤维连结蛋白等，内皮层通透性增加，并可见到白细胞黏附于内皮细胞表面，而内皮细胞原有的抗凝功能受到抑制。此外，高浓度血浆脂蛋白（a）也被认为是 VTE 的风险因素。生理因素背后也有其分子背景：造成静脉血流缓慢的某些因素，如小腿腓肠肌静脉丛、静脉瓣袋等解剖因素，肢体制动或长期卧床的外来因素，使得内皮细胞造成低氧状态，引起白细胞黏附并释放细胞因子，继而损伤静脉内皮层。血流淤滞造成活化的凝血因子积聚，并不断消耗抗凝物质，凝血 - 抗凝平衡被打破，从而导致静脉血栓形成。因此血流淤滞是血栓形成的又一因素。活化的凝血因子在血栓形成过程中起着重要的作用，如没有活化的凝血因子，即使存在血流淤滞和血管损伤，血栓仍不会形成。同样单有活化的凝血因子，也无法形成血栓，活化的凝血因子很快会被机体清除。因此静脉血栓是在遗传和环境危险因素作用下形成的，而血液成分的改变是血栓形成的最重要因素。体内凝血 - 抗凝 - 纤溶 3 个系统在正常情况下处于平衡状态，任何使凝血功能增强、抗凝 - 纤溶作用抑制的因素都将促使血栓形成。

尽管有了如上进步，然而我们仍然只能在不到 60% 的患者中找到明确的 VTE 致病原因。

（1）静脉血栓栓塞症的遗传因素

1）自然发生的抗凝蛋白缺陷：在 20 世纪 60~80 年代，发现自然存在的抗凝血蛋白 C 或蛋白 S 的突变与 VTE 的发生相关联，纯合子蛋白 C 或蛋白 S 缺陷可能会导致非常严重的血栓形成表现，如新生儿暴发性紫癜或华法林诱导的皮肤坏死。在一般情况下，自然发生的抗凝蛋白缺陷导致的血栓形成的年龄在 45 岁以内，发生部位可见于脑静脉窦、腹腔静脉、肢体深静脉，这些个体的 VTE 易复发，往往有阳性家族史。这一缺陷由常染色体显性遗传模式传承，占 VTE 患者 5%~10%。蛋白 C 缺乏症的血栓形成的风险普遍被认为较蛋白 S 缺乏症要高。

2）凝血因子 V Leiden：1993 年，Dahlb ck 等发现在原先被诊断为蛋白 C、蛋白 S 缺乏的患者中，加入外源性活化 C 蛋白，并不能延长 APC-PT 与 APC-APTT，抗凝作用也未有增强，即所谓活化 C 蛋白抵抗现象（APCR）。1994 年 Bertina 等对 APCR 纯合子与杂合子患者进行基因分析，发现患者的 V 因子基因的 1 691 位上的核苷酸发生点突变（G → A），由此产生氨基酸第 506 位上的精氨酸被谷氨酸替换的异常 V 因子分子成为因子 V Leiden。其造成 APCR 的机制是：突变正好位于 APC 切割点，导致 APC 不能水解精氨酸 506，同时突变 V 因子被 APC 切断的速度降低 10 倍，故 V 因子与磷脂结合的速度大大降低；此外，因子 V Leiden 还可使 APC 降解Ⅷ a 能力下降，造成高凝状态，目前认为因子 V Leiden 突变是造成 VTE 的主要遗传因素。

因子 V Leiden 突变携带者以高加索人群为多数，非高加索人群的频率比较低。除了人种差异外，V Leiden 突变携带者的地域差异也很大，我国主要地域人群中，V Leiden 突变的发生率就很低。所以 V Leiden 突变是欧美人群中引起 APCR，导致 VTE 发生的主要遗传因素。

3）凝血酶原 G20210A 突变：该突变于 1996 年被发现，在凝血酶原基因 3′ 端非编码区（nutranslation region）的 20210 核苷酸 G → A 突变，即 G20210A 突变，可引起血浆凝血酶原水平升高，明显增加 VTE 发生率。这种突变发生在高加索人种中为 2%~4%，而南美发生率在其 2 倍以上；在 VTE 患者中的检出率高达 20%。因子 V Leiden 与凝血酶原 G20210A 突变共存的概率并不罕见，个体携带两个突变的首发或复发性 VTE 的情形要高于单个突变的风险。

（2）静脉血栓栓塞症的获得性因素

1）年龄：VTE 的风险随着年龄的增加，45 岁前估计每年的 VTE 发生率是 1/ 万，80 岁以后高达 1/1 000。年龄对深静脉血栓发病的影响是多方面的，原因可能是老人恶性肿瘤发病率较高，并可能接受关节置换手术。研究还发现，携带杂合子因子 V Leiden 的男性存在与年龄增加有关的 VTE 风险。老年人血液中的凝血因子活性较高，小腿肌肉的泵作用减弱使血液在比目鱼肌静脉丛和静脉瓣袋内淤滞较重，因此 DVT 的发病率较年轻人高。

2）恶性疾病：统计发现，19%~30% 的 DVT 患者合并恶性肿瘤，肺癌是最易引发 DVT 的一种恶性肿瘤，其他如泌尿生殖系统和胃肠道系统恶性肿瘤也容易并发 DVT。有时，DVT 可以作为恶性肿瘤的信使，当无明显诱因发生 DVT 时，应警惕可能患有恶性肿瘤。恶性肿瘤引发 DVT 的原因是多方面的，其中最主要的原因是恶性肿瘤释放促凝物质，提高血液凝血因子的活性。肿瘤患者血液中纤维蛋白原的浓度和血小板计数常高于正常，而抗凝物质如抗凝血酶、C 蛋白及 S 蛋白浓度却低于正常。另外，肿瘤的手术治疗及化疗也是导致 DVT 的重要因素。乳腺癌、淋巴瘤、浆细胞病等化疗患者中 DVT 的发病率明显增高，这可能与化疗药物对血管内皮细胞的毒性作用、诱导高凝状态、抑制纤溶活性、肿瘤细胞坏死及静脉插管等因素有关。

3）抗磷脂抗体：该部分患者往往伴有全身性红斑狼疮或其他自身免疫性疾病。其中所谓的狼疮抗凝物质和 / 或抗心磷脂抗体，在血浆中检测中统称抗磷脂抗体。在 VTE 患者中的检出率从 5% 至 15%，临床上，这种获得性易栓状态可能会发生静脉或动脉血栓形成、习惯性流产和其他产科并发症。年龄分布广泛，血栓可能发生于任何静脉区，是胎盘血栓形成的主要原因。抗磷脂抗体检出者的血栓形成风险比正常人增加 9 倍，而且其血栓的反复发作率更高。

4）静脉血栓病史：既往 VTE 患者血栓复发率会增加，这已经被认为是 VTE 的独立危险因素。VTE 后的静脉瓣膜功能不全、抗凝控制不理想,都是静脉血栓复发概率增加的风险因素。有 23%~26% 的急性 DVT 患者既往有静脉血栓病史,且这些新形成的血栓往往来自原来病变的静脉。研究发现,复发的 DVT 患者血液常呈高凝状态。

（3）静脉血栓栓塞症的其他因素

1）高同型半胱氨酸血症:轻度至中度的高同型半胱氨酸血症,可归咎于遗传缺陷和 / 或后天获得性因素。①营养性因素:由于人体无法自身合成维生素 B_{12},只能通过食物摄取,若患有慢性酒精性肝炎、内因子缺乏、炎症性肠病等可导致叶酸等维生素吸收减少造成辅因子含量不足;②遗传性因素:同型半胱氨酸代谢过程相关的酶发生基因突变,使得基因编码的酶活性减低或不表达,其中最常见的是胱硫醚合成酶缺乏症。早在 1994 年 Falcon 等发现,高同型半胱氨酸血症和 VTE 之间的关联。高同型半胱氨酸促进血栓调节因子的表达,激活蛋白 C 和凝血因子Ⅻ、Ⅴ,血小板内前列腺素合成增加,从而促进血小板黏附和聚集,增加了 VTE 的发生风险。

2）高水平Ⅷ因子:血浆凝血因子Ⅷ是静脉血栓栓塞的危险因素之一,其与血栓形成呈正相关关系。因子Ⅷ水平和 Von Willebrand 水平是血栓形成的两个独立危险因素。高Ⅷ因子水平的患者血栓形成发生率,从 19% 至 25% 不等。高水平Ⅷ因子还使 VTE 复发的风险增高。

3）因子Ⅸ、因子Ⅺ和凝血酶激活的纤溶抑制物水平高（TAFI）:高血浆凝血因子Ⅸ因子Ⅺ增加 VTE 风险,两者在 VTE 患者中的发生率分别为 20% 和 19%。已经发现 TAFI 抗原水平低于 90% 时 VTE 的发病率较低（14%）,而 TAFI 抗原水平高于 90% 则 VTE 的风险就增加。

4）活化蛋白 C 抵抗（不包括凝血因子 V Leiden）:活化蛋白 C 抵抗现象不是由因子 V Leiden 引起,可能是遗传因素或后天获得性原因。其中活化蛋白 C 抵抗现象由获得性后天因素造成的最常见证明是妊娠与长期口服避孕药。超过 15 000 个体的研究发现,活化蛋白 C 抵抗现象的总数是携带因子 V Leiden 的 2 倍。莱顿血栓形成研究表明,VTE 患者中活化蛋白 C 抵抗现象的发生率总体为 36%,排除因子 V Leiden 为 24%,因此,不携带因子 V Leiden 的活化蛋白 C 抵抗现

象的患者,概率不低于 10%,所以 APC 功能性试验应尽可能作为血栓形成筛查的一个项目。

5）异常纤维蛋白原血症,高纤维蛋白原水平:大多数异常纤维蛋白原血症患者是无症状的。然而,高血浆纤维蛋白原水平增加 VTE 风险,据报道,患者血浆纤维蛋白原浓度大于 5g/L,VTE 的风险为正常人的 4 倍。

（4）其他少见的因素

1）脂蛋白（a）:脂蛋白在动脉血栓发生方面的作用有比较一致的观点,但在 VTE 方面的作用还有争议,但一系列 meta 分析系统回顾显示脂蛋白（a）与 VTE 有显著的关联。

2）黏性血小板综合征:这是一种常染色体显性遗传病,导致动脉和静脉血栓形成。其静脉血栓常形成于不典型部位,如颅内静脉窦、视网膜静脉。

3）纤溶酶原激活物抑制因子 1（PAI-1）:目前已有证据认为,PAI-1 的浓度与纤溶系统损害有关,尤其影响微循环,增加与承压状态相关（存在炎症或致命疾病）的血栓形成风险。

4）载脂蛋白 E（ApoE）:Zhu 及 Nagato 的研究都显示,ApoE 的 E3/ E4 基因型与 DVT 风险相关。

5）组织因子路径抑制因子（TFPI）:有研究表明血浆 TFPI 下降与静脉和动脉血栓形成相关,甚至有研究认为其可能作为 DVT 的预测指标。

（5）静脉血栓栓塞症的暂时因素

1）手术与重大创伤:手术可能是最强的 VTE 风险因素之一。特别是全膝关节或髋关节置换,不抗凝的术后 VTE 的风险为 45%~70%,并有 1%~3% 的患者会发生致命性肺栓塞。手术中用核素扫描能发现约有半数患者在下肢有 125I 标记的纤维蛋白原沉积,其余的在术后 3~5 天均能发现纤维蛋白原沉积,但这并不表明 DVT 会在术后马上发生。手术引发 DVT 的原因包括围术期的制动,术中术后体内凝血、抗凝及溶栓系统的异常,以及静脉血管的损伤等。

严重创伤经常并发 VTE,如头部外伤,脊髓损伤,骨盆骨折,近 60% 的腿部严重创伤均可发生无症状的深静脉血栓形成。2%~22% 肺栓塞发生在严重创伤患者生存的第一个 24 小时。

2）妊娠与产褥期:妊娠期或产褥期 VTE 的

发病率为 0.7/1 000~1.3/1 000。因子 V Leiden 杂合子妇女怀孕相关 VTE 的风险为 1/100，凝血酶原突变体杂合子为 1/500。血栓风险增加是多方面的，高凝状态和低纤溶、肥胖，增大子宫对髂静脉的压迫；妊娠时胎盘产生大量雌激素，足月时达最高峰，体内雌三醇的量可增加到非孕时的 1 000 倍，雌激素促进肝脏产生各种凝血因子，同时妊娠末期体内纤维蛋白原大量增加，加重高凝状态，都是妊娠 VTE 的重要因素。

产后 VTE 的发生与血液呈高凝状态密切相关。产后子宫内胎盘剥离能在短期内迅速止血，不致发生产后大出血，除子宫本身收缩外，与血液高凝状态直接相关。

3）口服避孕药和激素替代疗法：早在 20 世纪 60 年代就有报道口服避孕药易引发 VTE，现已发现，患 VTE 的育龄妇女中有 1/4 与服用避孕药有关，停用避孕药后 DVT 引发的肺栓塞明显降低。避孕药易引发 DVT 的原因可能与凝血因子 V 变异有关，使凝血因子 V 降低了 C 蛋白的抗凝作用。避孕药中雌激素的剂量与血栓形成呈量效关系，统计发现育龄妇女服用第三代避孕药并发 VTE 概率是不用避孕药的 8 倍。

雌激素用于治疗男性前列腺肥大和女性围绝经期综合征，以及哺乳妇女的退乳，会增加 VTE 的发病率。雌激素有升高血液黏滞度、提高血液纤维蛋白原、血浆凝血因子 VII 和 X 的浓度、增加血小板的黏附性和聚集作用，因此容易形成血栓。

4）长期卧床：临床上常能见到长期卧床的患者容易患 DVT，尸体解剖发现卧床 0~7 天的患者 DVT 的发病率为 15%，而卧床 2~12 周者，DVT 的发病率达 79%~94%。卒中患者中，下肢麻痹者，DVT 发病率为 53%，无下肢麻痹者，DVT 发病率只有 7%。在长途坐车或坐飞机旅行的人群中，DVT 的发病率也较高。小腿肌肉的泵作用对下肢静脉的回流起着重要的作用，制动后静脉血回流明显减慢，从而增加了 DVT 发病的风险。

此外，各种炎性因子对于 VTE 的影响目前观点尚有分歧，Tsai 通过前瞻性研究认为，炎性因子造成 VTE 是偶然的与偏颇的，事实上它们与 VTE 的发生率并无相关性。现在已经很清楚，VTE 的结果往往是不同风险因素之间的相互作用，基于这个原因，它被认为是一种多因素疾病。VTE 的每一个风险因素，迄今它们之间的相互作用强度的临床相关性只有部分被理解。VTE 可根据风险状况分为三类，高危类别包括最严重的血栓形成倾向的原因，如抗凝血酶缺乏患者的 C 蛋白或 S 蛋白，纯合的因子 V Leiden，抗磷脂抗体，恶性肿瘤，以及复发性 VTE 的发作。低风险类别包括一个或多个 VTE 临时风险因素的存在，如：制动，妊娠，口服避孕药的使用。对于被视为高风险类别，可用抗凝药物长期预防；而那些低风险类别，可在短期预防（最多 6 个月）至危险因素消失。而那些没有明显的危险因素的患者在生命危害的部位（例如，门静脉、肠系膜上静脉）血栓形成或大面积肺栓塞，可以分为中级风险类别。对于他们来说，目前很难提出一个防止其血栓复发的二级预防策略。对于不同危险因素的 VTE 的预防，目前主要的预防措施有 4 种：物理预防、药物预防、器械预防及下腔静脉滤器置入预防致死性肺栓塞。

（二）VTE 的预防策略

（1）VTE 预防的种类

1）物理预防：对于手术患者，术中避免粗暴挤压损伤邻近血管，尽量缩短手术及麻醉时间，术后卧床时在条件允许的情况下抬高患肢，促进血液回流。尽量少或不用止血药，在床上多做下肢功能锻炼，情况允许时尽量下地活动。

2）药物预防：目前临床上常用预防药物有抗凝、抗炎、降脂、降同型半胱氨酸、激素等。对于预防血栓再发、伴卒中风险的房颤、急性冠脉综合征、无出血倾向、无溃疡病史及疑为 VTE 的患者应用抗凝药物预防血栓形成。抗凝药物包括肝素、低分子肝素、华法林、凝血酶抑制剂及凝血因子 Xa 抑制剂等。普通肝素作用位点多，出血风险大，现已较少使用，但对于特殊患者仍有临床价值，低分子肝素单独或桥接口服华法林 3~6 个月，据国际化标准比值（INR）调整华法林剂量，预防血栓形成已被公认有效，近年凝血因子 Xa 抑制剂也已获得确切循证证据证明其在 VTE 预防和质量中的能力。但是大多数预防指南不推荐在缺血性休克的患者中使用抗凝治疗以避免颅内外出血的发生。此外，对于检查及治疗过程中发现高脂、高同型半胱氨酸及结缔组织病时应及时予他汀类药物、叶酸、激素等降脂、降同型半胱氨酸、改善自身免疫等治疗。

3）对于无法早期进行充分活动且抗凝禁忌的患者可采用分级加压袜（graduated compression stockings，GCS）、间歇充气加压装置和静脉足泵等来增加静脉血流和减少下肢静脉血的淤滞，目前已证实该方法对骨科、产科、神经科、脊髓损伤和普外科患者有效，可减少 VTE 的发生。然而，一项多中心随机化的对照试验表明，GCS 并不能使急性休克患者 VTE 的发生率降低，反而增加了皮肤破溃、水疱及局部坏疽等软组织损伤，故不推荐在长期卧床的危重患者中使用 GCS。加之患者的非依从性及各种装置本身的差异（不合适的环周压力及特定泵参数等），不太容易使其正确、合适地发挥作用。故据患者不同情况选择合适、正确的方法才能达到一定的预防效果。

4）下腔静脉滤器：下腔静脉滤器植入预防下肢 DVT 后致死性 PE 已被公认为有效的方法，并得到广泛应用。适应证为：抗凝禁忌者（尤其对于肿瘤或术后有出血倾向及抗凝禁忌的患者）；反复下肢 DVT 造成的 PE；大范围的下肢 DVT 使用抗凝溶栓的同时；使用抗凝溶栓治疗后无效者。其并发症为下腔静脉滤器移位或穿破血管壁、下腔静脉阻塞等。研究显示，在非外伤者中下腔静脉滤器移位的发生率是 3%~8%，下腔静脉阻塞的发生率为 4%~15%，使放置永久滤器的患者长期处于并发症的危险之中。故术前常规造影了解下腔静脉及肾静脉解剖情况、娴熟的操作技术及术后合理的抗凝治疗、充分评估、把握下腔静脉滤器植入术的适应证（临时滤器、永久滤器）可有效地减少并发症的发生。

（2）VTE 预防策略：美国胸科医师协会（American College of Chest Physicians，ACCP）按照循证医学支持证据的方法学力度，将推荐力度分为 1、2 级，证据质量级别分为 A、B、C 级。1 级：益处超过或不超过风险、负担、成本，则采用强力推荐（中文用语为推荐或不推荐）；2 级：对益处与风险、负担、成本的幅度确定性较小，则采用较弱的推荐中文用语为建议）。有循证医学高质量证据的级别为 A；中等质量证据的级别为 B；较低质量证据的级别为 C。对常见发生 VTE 的几种

状况，通过全球提供的循证医学证据，做了指南性的预防策略，并根据研究与临床医学的发展，每 4 年更新一次，对 VTE 的预防有着指导性作用。第 9 版于 2012 年 2 月发表，并于 2016 年 1 月进行了更新，然而更新并未涉及 VTE 的预防，具体内容详细叙述如下：

1）非骨科手术的 VTE 预防：VTE 是外科手术患者常见的可预防的死亡原因。ACCP-9 在权衡了血栓和出血风险后，对非骨科手术的最佳血栓预防策略做了如下推荐。

当 VTE 发生风险很低（发生率 <0.5%）时，推荐不予特殊的药物（1B 级）或器械（2C 级）抗栓预防，而不是早期下床活动。

当 VTE 发生风险较低（发生率为 0.5%~1.5%）时，建议使用器械抗栓预防（倾向于用间歇充气加压装置），优于不做预防（2C 级）。

当 VTE 发生风险为中度（发生率为 1.5%~3%）且不伴有大出血风险时，建议使用低分子量肝素（2B 级）、低剂量普通肝素（2B 级）或间歇充气加压装置（2C 级），优于不做预防。

当 VTE 发生率较高，为 3%~6% 且不伴有大出血风险时，推荐使用药物抗栓预防，如低分子量肝素（1B 级）或低剂量普通肝素（1B 级），优于不做预防。并建议联用器械抗栓预防，如弹力袜或间歇充气加压装置（2C 级）。

当对于 VTE 发生风险较高且将行腹部或盆部肿瘤手术的患者，推荐延长术后低分子量肝素抗栓预防时间（至术后 4 周），优于有限的药物预防期限（1B 级）。

当对于有中度至高度的 VTE 发生风险且伴有大出血风险或出血后果极其严重的患者，建议使用器械抗栓预防（倾向于使用间歇充气加压装置），优于不做预防；当出血风险降为较低时，药物抗栓预防才可启用（2C 级）。对于任一危险层次的患者，建议不予下腔静脉滤网作为初级预防（2C 级）或静脉加压超声作为检测（2C 级）。

2）骨科手术的 VTE 预防：对于大型的骨科手术，虽然并发深静脉血栓形成的发生率在下降，但一旦发生后果很严重。ACCP-9 制订了侧重于骨科手术后并发 PE 和 DVT 的最优预防策略，包括药物治疗和器械方法。

对于将行骨科大手术的患者，推荐使用以下

任一抗栓药物：低分子量肝素、璜达肝癸钠、达比加群、阿哌沙班、利伐沙班（用于全髋关节置换术或全膝关节置换术，但不包括髋部骨折手术）、低剂量肝素、调整剂量维生素 K 拮抗剂或阿司匹林（推荐级别均为 1B 级），或至少使用 10~14 天的间歇充气加压装置（IPCD）（推荐：1C 级），优于不用抗栓预防治疗。对于所推荐的预防性抗栓药物，建议使用低分子量肝素，优于其他替代药物（推荐：2C/2B 级）。

对接受药物预防的患者，建议住院期间加用间歇充气加压装置（推荐：2C 级），并延长血栓预防时间至术后 35 天（推荐：2B 级）。

对于出血风险较高的患者，建议使用间歇充气加压装置预防或不做预防（推荐级别：2C 级）。

对于拒绝打针的患者，推荐使用阿哌沙班或达比加群（推荐级别均为 1B 级）。

对于药物和器械抗栓预防均有禁忌证的患者，不建议使用下腔静脉过滤器作为初级预防（推荐级别：2C 级）。不推荐出院前使用多普勒（或二维）超声行血栓筛查（推荐级别：1B 级）。

对于单纯性下肢外伤而需要下肢固定的患者，建议不予血栓预防治疗（推荐级别：2B 级）。

对于将行膝关节镜手术且没有 VTE 病史的患者，建议不予血栓预防治疗（推荐级别：2B 级）。

3）非手术患者的 VTE 预防：ACCP-9 为内科住院患者、门诊癌症患者、长期活动受限者、长途旅行者以及无症状血栓形成者的深静脉血栓形成的预防提供了治疗推荐。

对于血栓形成风险较高的急性住院患者，推荐使用低分子量肝素、低剂量普通肝素（每日 2 次或 3 次）或磺达肝癸钠（1B 级）进行血栓预防，不建议在患者活动受限期过后或出院后继续使用抗凝药进行血栓预防（2B 级）。

对于血栓形成风险较低的急性住院患者，不推荐使用药物或器械进行血栓预防（推荐级别：1B 级）。

对于血栓形成风险较高同时伴有出血且有大出血可能的急性住院患者，建议使用分级加压袜（GCS）（推荐级别：2C 级）或间歇充气加压装置（IPC）（推荐级别：2C 级）进行器械血栓预防。

对于重症患者，建议使用低分子量肝素或低剂量普通肝素进行血栓预防（推荐级别：2C 级）。

对于出血且有大出血可能的重症患者，建议使用分级加压袜（GCS）和 / 或间歇充气加压装置（IPC）进行器械血栓预防，直至出血风险降为最低（2C 级）。

对于无其他 VTE 危险因素的门诊肿瘤患者，不建议使用低分子量肝素或低剂量普通肝素进行血栓预防（2B 级），也不推荐预防性使用维生素 K 拮抗剂（1B 级）。

因此，对于非手术患者的 VTE 预防性治疗时需权衡血栓形成和出血的风险、患者的临床特点以及主观意愿。

（李　雷　黄晓钟　张纪蔚）

参 考 文 献

1. Nassen IA, Christiansen SC, Romundstad P, et al. Incidence and mortality of venous thrombosis: apopulation-based study. J Thromb Haemost, 2007, 5: 692-699.

2. Vossen CY, Conard J, Fontcuberta J, et al. Familial thrombophilia and lifetime risk of venous thrombosis. J Thromb Haemost, 2004, 2: 1526-1532.

3. Brtina RM. Genetic approach to thrombophilia. Thromb Haemost, 2001, 86(1): 92-103.

4. Stein PD, Patel KC, Kalra NK, et al. Deep Venous Thrombosis in a general hospital. Chest, 2002, 122(3): 960-962.

5. Vossen CY, Conard J, Fontcuberta J, et al. Risk of a first venous thrombosis event in carriers of a familial thrombophilic defect. The European Prospective Cohort on Thrombophilia (EPCOT). J Thromb Haemost, 2005, 3: 459-464.

6. Den Heijer M, Lewington S, Clarke R. Homocysteine, MTHFR and risk of venous thrombosis: a meta-analysis of published epidemiological studies. J Thromb Haemost, 2005, 3: 292-299.

7. Bezemer ID, Doggen CJ, Vos HL, et al. No association between the common MTHFR 677C-T polymorphism and venous thrombosis: results from the MEGA study. Arch Intern Med, 2007, 167: 497-501.

8. R Vormittag, T Vukovich, V Schonauer. Basal high-sensitivity C-reactive protein levels in patients with spontaneous venous thromboembolism. Thromb Haemost, 2005, 93: 488-493.

9. Zee RY, Glynn RJ, Cheng S, et al. An evaluation of candidate genes of inflammation and thrombosis in relation to the risk of venous thromboembolism: The Women

Genome Health Study. Circ Cardiovasc Genet, 2009, 2: 57-62.

10. Brown J. Assessment of pretest risk for venous thromboembolic disease. Emerg Med Clin North Am, 2001, 19 (4): 861-868.

11. Lieberman JR, Hsu WK. Prevention of venous thromboembolic disease after total hip and knee arthroplasty. J Bone Joint Surg Am, 2005, 87 (9): 2097-2112.

12. Pieper B, Kirsner RS, Templin TN, et al. Injection drug use: an understudied cause of venous disease. Arch Dermatol, 2007, 143 (10): 1305-1309.

13. Refuerzo JS, Hechtman JL, Redman ME. et al. Venous thromboembolism during pregnancy clinical suspicion warrants evaluation. J Reprod Med, 2003, 48 (10): 767-770.

14. Einstein MH, Pritts EA, Hartenbaeh EM. Venous thromboembolism prevention in gynecologic cancer surgery: a systematic review. Gynecol Oneol, 2007, 105 (3): 813-819.

15. Van Stralen KJ. Rosendaal FR, Doggen CJ. Minor injuries as a risk factor for venous thrombosis. Arch Intern Med, 2008, 168: 21-26.

16. Bannink L, Doggen CJM, Nelissen RGHH, et al. Increased risk of venous thrombosis after orthopedic and general surger: result of the MEGA study (abstract). J Thromb Haemost, 2005, 3: 1653-1659.

17. Eikelboom JW, Quinlan DJ, Douketis JD. Extended-duration prophylaxis against venous thromboembolism after total hip or knee replacement: a meta-analysis of randomized trial. Lancet, 2001, 358: 9-15.

18. Pomp ER, Lenselink AM, Rosendaal FR, et al. Pregancy the postpartum period and prothrombotic defects: risk of venous thrombosis in the MEGA study. J Thromb Haemost, 2008, 6: 632-637.

19. Toff WD, Jones CI, Ford I, et al. Effect of hypobaric hypoxia, simulating conditions during long-haul air travel, on coagulation, fibrinolysis, platelet function, and endothelial activation. JAMA, 2006, 295: 2251-2261.

20. Van Stralen KJ, Le Cessie S, Rosendaal FR, et al. Regular sports activities decrease the risk of venous thrombosis. J Tromb Haemost, 2007, 5: 517-522.

21. Van Stralen KJ, Doggen CJM, Lumley T, et al. Exercise in relation to venous thrombosis risk in the elderly. J Am Geriatr Soc, 2008, 56: 517-522.

22. Van Tilburg NH, Rosendaal FR. High levels of fibrinogen are associated with the risk of deep venous thrombosis mainly in the elderly. J Thromb Haemost, 2003, 1: 2677-2678.

23. Dahm A, Van Hylckama Vlieg A, Bendz B, et al. Low levels of tissue factor pathway inhibitor (TFPI) increase the risk of venous thrombosis. Blood, 2003, 101: 4387-4392.

24. Tesselaar MET, Romijin PHTM, Van der Linden IK, et al. Microparticle-associated tissue factor activity: a link between cancer and thrombosis ? J Thromb Haemost, 2007, 5: 520-527.

25. Blom JW, Doggen CJ, Osanto S, et al. Malignancies, prothrombotic mutations and risk of venous thrombosis. JAMA, 2005, 293: 715-722.

26. Pomp ER, le Cessie S, Rosendaal FR, et al. Risk of venous thrombosis: obesity and its joint effect with oral contraceptive use and prothrombotic mutations. Br J Haematol, 2007, 139: 289-296.

27. Lee KW, Lip GY. Effects of lifestyle on hemostasis, fibrinolysis and platelet reactivity: a systematic review. Arch Intern Med, 2003, 163: 2368-2392.

28. Rosendaal FR, ran Hylckama Vlieg A, Tanis BC, et al. Oestrogens, progestogens and thrombosis. J Thromb Haemost, 2003, 1: 1371-1380.

29. Tsai AW, Cushman M, Rosamond WD, et al. Coagulation factors, inflammation markers, and venous thromboembolism: the longitudinal investigation of thromboembolism etiology (LITE). Am J Med, 2002, 113 (8): 636-642.

30. Gross PL, Weitz JI. New anticoagulants for treatment of venous thromboembolism. Arterioscler Thromb Vasc Biol, 2008, 28: 380-386.

31. Sakuma M, Nakamura M, Yamada N, et al. Venous thromboembolism deep vein thrombosis with pulmonary embolism, deep Vein thrombosis alone, and pulmonary embolism alone and pulmonary embolism alone. Circ J, 2009, 73: 305-309.

32. Mackman N, Becker RC. DVT: a new era in anticoagulant therapy. Arterioscler Thromb Vasc Biol, 2010, 30: 369-371.

33. Altintas F, Gürbüz H, Erdemli B, et al. Venous thromboembolism prophylaxis in major orthopaedic surgery: a multicenter, prospective, observational study. Acta Orthop Traumatol Turc, 2008, 42: 322-327.

34. Pandey A, Patni N, Singh M, et al. Assessment of risk and prophylaxis for deep vein thrombosis and pulmonary embolism in medically ill patient during their early days of hospital stay at a tertiary care center in a developing country. Vasc Health Risk Manage, 2009, 5: 643-648.

35. Datta I, Ball CG, Rudmik L, et al. Complications related to deep venous thrombosis prophylaxis in trauma: a systematic review of the literature. J trauma Manage Outcomes, 2010, 4: 1-11.

36. Bounameaux H, Perrier A. Duration of anticoagulation

therapy for venous thromboembolism. Am Soc Hematol，2008：252–257.

37. GLOTS Trials Collaboraticn Dennism, Sandercock DA, et al. Effectiveness of thigh–length graduated compression stockings to reduce the risk of deep vein thrombosis after stroke（CLOTS trial）：amulticentre, randomised controlled trial. Lancet, 2009, 373：1958–1965.

38. Pandey A, Patni N, Singh M, et al. Assessment of risk and prophylaxis for deep vein thrombosis and pulmonary embolism in medically ill patients during their early days of hospital stay at a tertiary care center in a developing country. Vasc Health Risk Manage, 2009, 5：643–648.

39. Salvagno GL, Pavan C, Lippi G. Rare thrombophilic conditions. Ann Transl Med, 2018, 6（17）：342.

40. Kearon C, Akl EA, Comerota AJ, et al. Antithrombotic therapy for VTE disease：Antithrombotic Therapy and Prevention of Thrombosis, 9th ed：American College of Chest Physicians Evidence–Based Clinical Practice Guidelines. Chest, 2012, 141（2 Suppl）：e419S–e496S.

二、静脉血栓栓塞症的抗凝治疗规范及进展

（一）抗凝药物

1916 年，美国约翰霍普金斯大学（Johns Hopkins University）的学生 Mclean 发现了一种能使小牛患上出血性疾病的物质。在此基础上，Mclean 的导师 Howell 继续进行研究。1918 年，Howell 最终从肝脏中提取出这种抗凝物质，并将其命名为肝素。1937 年，多伦多科学家 Best 成功提纯了肝素。随后，肝素开始广泛用于治疗血栓性疾病。1987 年，法国 Choay 研究所发现了全球第一个低分子量肝素——那屈肝素。20 世纪 30 年代，美国威斯康星大学的 Link 从腐败的甜苜蓿叶中发现了双香豆素（dicoumarol）——一种可以使小牛患上出血性疾病的物质，随后开发了具有抗凝作用而原仅作为杀鼠的药物，并被命名为华法林（wafarin）。1955 年，华法林开始用于临床治疗血栓性疾病。2008 年，新型口服抗凝药利伐沙班（rivaroxaban）在欧洲和意大利上市，标志着第一个口服直接 Xa 因子抑制剂的出现。

1. 抗凝药物的分类　一旦确诊为 VTE，就应开始抗凝治疗，可用的抗凝药物主要有以下几种：

（1）普通肝素：普通肝素是常用的抗凝剂（unfractionated heparin, UFH），一种高度硫酸化的多聚糖，药用肝素主要来源于猪肠黏膜和牛肺。由相对分子量不一的成分构成，相对分子量介于 5 000~30 000，平均 15 000。

1）作用机制：通过其戊多糖序列与抗凝血酶（antithrombin, AT）结合，介导 AT 活性部分构象改变，加速 AT 对 Xa 因子的中和。肝素必须同时结合 AT 和凝血酶才能发挥抑制凝血酶的作用，只有当肝素的化学链上至少含有 18 个糖基（对应分子量 5 400）时，才能发挥这一桥接作用。由于肝素平均分子量 15 000，所以 UFH 能发挥抗凝作用。此外肝素还能中和 XIa、Xa 和 IXa 因子。

2）用法用量：作为预防性治疗，通常皮下注射 5 000U 每日 2 次 / 每日 3 次，这种小剂量使用情况下不需要监测。用于治疗目的时，通常一次性静脉注射 5 000U，继而静脉滴注 12~15U/（kg·h），此时监测至关重要。抗凝效果可以通过活化部分凝血酶原时间（APTT）、血清肝素和抗 Xa 因子水平监测，以 APTT 最为常用。APTT 延长至正常对照组的 1.5~2.5 倍时，抗凝效果最佳而出血风险最小。肝素的主要缺点是低剂量时生物利用度低，药效存在个体差异，半衰期与剂量相关，静脉注射 25~100U/kg 时，其半衰期为 30~60 分钟。

3）主要不良反应

A. 出血：出血是所有抗凝药物的主要不良反应和并发症，对于肝素引起的出血，处理方式取决于出血部位和严重程度、潜在血栓风险以及当前的 APTT。对于需要紧急逆转肝素作用的出血：停用肝素并给予硫酸鱼精蛋白，静脉缓慢输注，速度不应超过 20mg/min，任意 10 分钟内的总剂量不应超过 50mg。对于不需要紧急逆转的出血：停用肝素，预计 4~5 小时肝素的作用可基本消除。

B. 肝素诱导的血小板减少症（heparin induced thrombocytopenia, HIT）：应用肝素治疗后，血小板计数进行性减少低于 10 万 /mm³ 或减少超过 30%，为 HIT–1 型（良性或一过性）和 HIT–2 型（严重或持久性）。后者血小板严重减少，并发生静脉血栓，病残率和死亡率很高。发病机制不明，可能是因为肝素是一种弱抗原，与血小板膜成分结合，形成抗体，激活补体后启动血小板花生四烯酸代谢系统，增强具有强烈收缩血管和聚集血小板的 TXA2 生成。在血小板活化后，

又会加强 ADP 和 5-HT 诱聚血小板的效应。另一方面 PF4 具有中和 UFH 的活性。PF3 参与内源性凝血系统使 Fbg 转变为 Fb。最终会导致或加重动、静脉血栓形成，从而使血小板消耗及出血。

HIT 常发生于 UFH 用后 6~15 天（平均 8~9 天）。Ⅰ型是一过性：血小板减少多在应用 UFH2~6 天出现，且减少缓慢，一般不低 10 万 /mm³，停药后 1~5 天可恢复正常。Ⅱ型是持久型：用药几天血小板呈严重和持续性下降。可在不同部位的动静脉发生血栓，血凝块中多含血小板和纤维蛋白仅有少量红、白细胞，此称为"白色血块综合征（white clot syndrome）"。发生于肢体者截肢率 5%~20%。肺动脉栓塞率 25%~30%，死亡率高。因此，一旦怀疑 HIT，应进行相关抗体的实验室检测进行确诊，HIT 诊断一旦成立，应立即停用，改为非肝素抗凝药（如阿加曲班等）治疗。其实，在临床上，通过肝素应用的病史，以及 4Ts 评分就可以高度怀疑 HIT 的存在，此时就可以停止应用肝素，改

为其他抗凝制剂。

（2）低分子量肝素（low molecular weight heparin, LMWH）：国内上市的依诺肝素、那屈肝素、达肝素等属于这一类药物。低分子量肝素由普通肝素直接分离而得或由普通肝素降解后再分离而得，其平均分子量为 4 000~5 000D，相当于普通肝素的 1/3。

1）作用机制：普通肝素一样，LMWH 也是通过 AT 的激活发挥作用，但低分子量肝素分子链较短，很少与 AT 和凝血酶同时结合成复合物，因此低分子量肝素抑制凝血酶作用弱，主要与 AT、Xa 因子结合形成 LMWH-AT-Xa 复合物发挥抗凝作用。低分子量肝素半衰期较长（约 4 小时），一般情况下不需频繁监测凝血指标，生物利用度高（90%），HIT 的发生率是普通肝素的 1/5，已逐步取代普通肝素。

2）用法用量：由于低分子量肝素品种较多，剂量不统一，因此使用时应根据药物说明和临床经验（表 11-1）。

表 11-1 不同种类低分子量肝素在 VTE 防治中的应用

别名	平均分子量	VTE 预防（皮下注射）	VTE 治疗（皮下注射）
依诺肝素 Clexane	4 500	中度风险 20mg 每日 1 次 高度风险 40mg 每日 1 次	1mg/kg，12 小时一次
达肝素 Fragmin	5 000 （2 000~9 000）	中度风险 2 500U 每日 1 次 高度风险 5 000 每日 1 次	200U/kg 每日 1 次（或 100U/kg，12 小时一次）
那屈肝素 Nadroparin	4 300	0.3ml（中度风险） <50kg 0.2~0.3ml 51~70kg 0.3~0.4ml >70kg 0.4~0.6ml（高度风险） 每日 1 次	0.1ml/10kg，12 小时一次

3）不良反应：LMWH 应用过量后，同样会导致严重的出血，尽管其和鱼精蛋白结合的效率不如 UFH，但仍可用鱼精蛋白进行中和。8 小时内给予依诺肝素：1mg 鱼精蛋白 /1mg 依诺肝素；8 小时前给予依诺肝素或认为有必要给予第 2 剂鱼精蛋白时：0.5mg 鱼精蛋白 /1mg 依诺肝素；达肝素或那屈肝素：1mg 鱼精蛋白 /100U 抗 Xa 因子的低分子量肝素。LMWH 的 HIT 发生率远

低于 UFH，对肝素敏感者容易产生肝素依赖性抗体，与 LMWH 有极高的交叉反应（约 90%），一旦发生 HIT，同样需要积极有效的治疗。

（3）维生素 K 拮抗剂（vitamin K antagonists, VKAs）：包括双香豆素、华法林、醋硝香豆素等，目前临床应用最广泛的仍是华法林。

1）作用机制：它从结构上类似维生素 K（VK），肝脏在全部正常的凝血因子 Ⅱ、Ⅶ、Ⅸ、

X和蛋白C、蛋白S等糖蛋白活化的过程中,均需要VK存在,因而这些因子统称VK依赖因子。在正常生理情况下,在VK的形成过程中环氧型VK(VKO)是一个重要的物质,它必须在VK环氧物还原酶的作用下才能还原成VK。口服华法林具有抑制VK环氧化物还原酶的作用,使VKO转化成VK发生障碍,从而产生抗凝效应。

2)用法用量:第1~3日,每日3~4mg,3日后可参考INR是否达标(2.0~3.0)来调节剂量,在口服抗凝药过程中应常规测定INR,每2~3周1次,保持在2.0~3.0。

3)不良反应:华法林最严重的不良反应是出血;华法林相关出血时,需要考虑INR升高的程度、出血是否具有临床意义以及基础血栓风险(表11-2)。

表 11-2 不同情况下华法林相关出血的处理

INR	出血	推荐处理
<5.0	无	降低华法林剂量 停用下1剂华法林,当INR在治疗范围时恢复低剂量华法林 如果INR轻微超出范围可维持现有剂量
5.0~9.0	无	停用下1~2剂华法林,增加检测INR频率,当INR回归治疗范围时,恢复低剂量华法林 停用下1剂华法林,口服1~2.5mg维生素 K_1
>9.0	无	停用华法林,口服2.5~5mg维生素 K_1,频繁检测INR根据需要应用维生素 K_1,当INR回归治疗范围时,恢复低剂量华法林
任何	严重/危及生命出血	停用华法林,缓慢静脉注射10mg维生素 K_1,使用4因子凝血酶原复合物(PCC)如果没有PCC可根据临床情况输入新鲜冷冻血浆(FFP),检测指标,如果需要此过程可重复进行

(4)直接凝血酶抑制剂(direct thrombin inhibitors, DTIs)

1)达比加群:为竞争性、直接凝血酶抑制剂。因凝血酶(丝氨酸蛋白酶)可促使凝血因子Ⅰ在凝血级联反应中转化为纤维蛋白,抑制凝血酶可阻止血栓的形成。其活性成分可抑制游离和结合的凝血酶,以及凝血酶诱导的血小板聚集。降低非瓣膜性房颤患者脑卒中和全身性栓塞风险以及VTE的治疗剂量为1次口服150mg,每日2次。预防髋关节置换术后VTE:术后1~4小时且止血后首剂110mg(第1日),随后220mg,每日1次口服,连用28~35日,如手术当日未开始使用,止血后应以一次220mg、每日1次开始使用。

2)阿加曲班:是合成的精氨酸衍生物,机制为直接抑制凝血酶产生抗凝作用的,可逆地与凝血酶活性部分(FⅡa)呈立体性结合,通过抑制凝血酶催化或诱导的反应(包括纤维蛋白的形成,凝血因子Ⅴ、Ⅷ和ⅩⅢ的活化,蛋白酶C的活化及血小板聚集)发挥抗凝作用。其抗血栓作用不需要辅助因子抗凝血酶Ⅲ。阿加曲班对凝血酶具

有高度选择性,对游离的、与血凝块相联的凝血酶均具有抑制作用,对相关的丝氨酸蛋白酶几乎无影响。阿加曲班可以调解内皮细胞功能,抑制血管痉挛,下调各种导致炎症和血栓的细胞因子。对血小板没有影响,不会诱发HIT。

3)比伐芦定:与凝血酶特异结合,产生很强的抑制作用。

(5)Xa因子抑制剂

1)利伐沙班

A. 作用机制:通过与Xa因子直接、可逆的结合阻断凝血连锁反应。它对Xa因子的作用具有高度选择性,是其他凝血因子的10 000倍。可抑制游离、结合的Xa因子和促凝血酶原活性而不需要辅助因子。

B. 用法用量

a. 预防择期髋膝关节置换术后VTE:10mg每日1次口服。如伤口已止血,首剂应在术后6~10小时之间,髋关节疗程35天,膝关节疗程12天。

b. 治疗VTE:前三周15mg每日2次口服,

之后 20mg 每日 1 次。

c. 降低非瓣膜性心房颤动患者栓塞事件风险：20mg 每日 1 次。

2）阿哌沙班

A. 作用机制：为选择性 Xa 因子抑制剂，可抑制游离或血栓内 Xa 因子和促凝血酶原激酶活性，减少凝血酶生成和血栓形成。对血小板聚集无直接作用，但可抑制凝血酶诱导的血小板聚集。

B. 用法用量

a. 髋膝关节置换术患者预防 VTE 剂量：2.5mg，每日 2 次口服，术后 12~24 小时给予首剂，髋关节置换术后疗程为 35 日；膝关节置换术后疗程 12 日（CFDA 批准）。

b. 降低非瓣膜性心房颤动患者栓塞事件风险：5mg，每日 2 次口服（FDA 批准）。

c. VTE 的治疗剂量为：一次 10mg，每日 2 次口服，7 日后调整剂量为一次 5mg，每日 2 次（FDA 批准）。

d. 降低 VTE 复发风险：治疗 VTE 至少 6 个月后给药，2.5mg 每日 2 次口服。

3）磺达肝癸钠

A. 作用机制：间接 Xa 因子抑制剂，是人工合成的抗凝制剂，保留了抗 Xa 的活性成分——戊糖。通过选择性与 ATIII 结合，增强 ATIII 对凝血酶的抗 Xa 因子火星，阻碍凝血级联反应，抑制凝血酶形成和血栓增大。磺达肝癸钠对 II 因子和血小板无作用。因此，可以用于治疗 HIT。

B. 用法用量：VTE 的预防剂量为皮下注射一次 2.5mg，每日 1 次，术后给药，持续至可活动为止，至少 5~9 日，髋关节术后可在增加 24 日。

2. 抗凝治疗中药物的选择　在 VTE 的规范治疗过程中，不同情况下对于药物的选择存在差异。根据 2016 年 ACCP 指南的推荐，VTE 抗凝治疗过程中药物的选择有如下几点原则：

（1）对于急性 VTE 的非肿瘤患者首选直接口服抗凝药（如达比加群、利伐沙班、阿哌沙班或艾多沙班），或使用低分子量肝素联合华法林，在 INR 达标后 24 小时，停低分子量肝素。

（2）对于肿瘤相关的急性 VTE 患者首选低分子量肝素行抗凝治疗，也可以使用华法林或新型口服抗凝药物（利伐沙班、达比加群、阿哌沙班、艾多沙班等）。

（3）延长期治疗患者无需更换药物。

（二）抗凝治疗的时长

VTE 抗凝的疗程与血栓清除程度及复发率密切相关，VTE 的抗凝治疗时程取决于发病诱因类型，以及患者个体的出血风险。

1. 继发于手术的中心型 DVT 或 PE 推荐抗凝治疗 3 个月后停药。

2. 非手术一过性因素引起的中心型 DVT 或 PE 推荐抗凝治疗 3 个月后停药。

3. 对于继发于手术或者一过性非手术危险因素的远端孤立 VTE 推荐抗凝治疗 3 个月后停药。

4. 对于特发性 VTE 推荐抗凝治疗 3 个月后评估患者情况再行决定。

5. 对于首发的特发性中心型 DVT 或 PE，中低出血风险者推荐长期抗凝治疗。

高出血风险者推荐 3 个月抗凝治疗。

6. 第二次特发性 VTE 的患者，出血风险低者推荐超过 3 个月的延长期抗凝治疗（没有规定停药时间），中等出血风险者建议超过延长期的抗凝治疗，出血风险高者建议 3 个月抗凝治疗。

7. 伴有活动性肿瘤的 DVT 或 PE 患者，无论出血风险如何，均推荐抗凝治疗超过 3 个月（没有规定停药时间）的抗凝疗程。

（李拥军）

参 考 文 献

1. Heit JA. The epidemiology of venous thromboembolism in the community. Arterioscler Thromb Vasc Biol, 2008, 28: 370-372.

2. Emadi A, Streiff M. Diagnosis and management of venous thrombo-embolism: an update a decade into the new millennium. Archives of Iranian Medicine, 2011, 14 (5): 341-351.

3. Silverstein MD, Heit JA, Mohr DN, et al. Trends in the incidence of deep vein thrombosis and pulmonary embolism: a 25-year population-based study. Arch Intern Med, 1998, 158: 585-593.

4. Stien PD, Beemath A, Olson RE. Trends in the incidence of pulmonary embolism and deep venous thrombosis in hospitalized patients. Am J Cardiol, 2005, 95 (12): 1525-1526.

5. Barritt DW, Jordan SC. Anticoagulant drugs in the treatment

of pulmonary embolism: a controlled trial. Lancet, 1960, 1: 1309-1312.

6. Alpert JS, Smith R, Carlson J, et al. Mortality in patients treated for pulmonary embolism. JAMA, 1976, 236: 1477-1480.

7. Kernohan RJ, Todd C. Heparin therapy in thromboembolisc disease. Lancet, 2007, 1: 621-623.

8. Samama M. The mechanism of action of rivaroxaban-an oral, direct Factor Xa inhibitor-compared with other anticoagulants. Thrombosis Research, 2011, 127(6): 497-504.

9. Bauersachs R, Berkowitz SD, Brenner B, et al. Oral rivaroxaban for symptomatic venous thromboembolism. N Engl J Med, 2010, 363: 2499-2510.

10. Jessica M. Titus, Mireille A. Moise, James Bena, et al. Iliofemoral stenting for venous occlusive disease. J Vasc Surg, 2011, 53: 706-712.

11. Tillett WS, Sherry S. The effect in patients of streptococcal fibrinolysin and streptococcal desoxyribonuclease on fibrinous, purulent, and sanguinous pleural exudations. J Clin Invest, 1949, 28: 173-190.

12. Tillett WS, Johnson AJ, McCarty WR. The intravenous infusion of the streptococcal fibrinolytic principle (streptokinase) into patients. J Clin Invest, 1955, 34: 169-185.

13. Clifftion EE. The use of plasmin in humans. Ann NY Acad Sci, 1957, 68: 209-229.

14. Kearon C, Kahn S, Agnelli G, et al. Antithrombotic therapy for venous thromboembolic disease: American College of Chest Physicians evidence-based clinical practice guidelines(8th edition). Chest, 2008, 133; 454S-545S.

15. Wang X, Hsu MY, Steinbacher TE, et al. Quantification of platelet composition in experimental venous thrombosis by real-time poly-merase chain reaction. Thromb Res, 2007, 119: 593-600.

16. Watson H, Chee Y. Aspirin and other antiplatelet drugs in the prevention of venous thromboembolism. Blood Reviews, 2008, 22(2): 107-116.

17. Ufuk Yetkin, zalp Karabay, Hakan nol. Effects of oral anticoagulation with various INR levels in deep vein thrombosis cases. Curr Control Trials Cardiovasc Med, 2004, 5(1): 1-7.

18. 中华医学会外科学分会血管外科学组. 深静脉血栓形成的诊断和治疗指南（第三版）. 中华普通外科杂志, 2017, 32(9): 807-812.

三、静脉血栓栓塞症溶栓治疗的方式选择和疗效评价

（一）溶栓药物

1. 历史回顾　1933 年, 约翰霍普金斯大学的 Tillett 无意中发现, 链球菌分泌物能使凝血块溶解。一年后他成功分离出链激酶。1949 年, Tillett 和 Sherry 首先用链激酶局部溶解机化分隔的血胸。1955 年 Tillett 首次在世界上将这种溶栓药通过血管内给药应用于 11 例患者, 获得相应的溶栓疗效的同时也出现了发热与低血压的不良反应。1956 年 Clifftion 在纽约确认了血管内给予链激酶的溶栓作用, 次年报告了 40 例的临床应用经验, 从此被广泛应用于临床。1885 年 Shiali 提出人尿有溶解血块的作用, 1947 年 Macfarlance 首次报道尿内含有纤维活性物质, 1952 年 Sobel 将之命名为尿激酶, 1958 年 Sokal 把尿激酶应用于临床。

2. 分类　理想的溶栓药物应具备以下特征: ①纤维蛋白特异性: 溶栓药物的作用范围局限于血栓, 全身性出血并发症少; ②便于给药: 如: 经静脉全身给药创伤小但效果欠佳, 导管溶栓效果虽好但需在 X 线或超声引导下进行, 且创伤相对大; ③溶栓迅速, 剂量-效应关系明确: 由于患者对溶栓药物的反应存在个体差异, 临床医生在决定溶栓治疗前很难确定药物剂量; ④易于检测: 通过目前的实验室检查如 D-二聚体、纤维蛋白原降解产物、凝血酶原时间（PT）、活化部分凝血酶原时间（APTT）、国际标准化比值（INR）能评估溶栓程度和有效性, 并能预测出血并发症; ⑤费用低廉。遗憾的是目前我们临床上使用的溶栓药物都不能同时具备以上特征。根据溶栓药物根据发现时间的先后和药物的特点, 可将分为三代。

（1）第一代溶栓剂

1）链激酶（streptokinase, SK）: SK 是含有 414 个氨基酸的单链蛋白, 分子量 47kD, 由 β 溶血性链球菌产生的蛋白激酶中提纯分离而来。SK 不直接激活纤溶酶原, 而以 1∶1 的比例与纤溶酶原形成复合物, 再催化纤溶酶原转变为纤溶酶。SK 曾被 FDA 批准用于急性心肌梗死（AMI）、VTE 和动脉血栓栓塞性疾病。由于其具有抗原性, 易引发变态反应, 且容易引发全身纤溶亢进, 加之更好的溶栓药物的出现, SK 已很少在美国使用, 但在发展中国家, 由于其价格低廉, 仍广泛应用于临床。

2）尿激酶（urokinase, UK）: UK 是从人尿或

肾细胞组织培养液中提出的一种丝蛋白酶,在我国较常用。UK通过直接激活纤溶酶原变成纤溶酶而溶解血栓。其特点是无抗原性,缺点是选择性差,治疗的同时会降解纤维蛋白原,诱发全身性纤溶状态。1999年,美国FDA因担心可能传染感染性疾病而停止其使用。这促使了其他溶栓药物如葡激酶、rt-PA的研发。2002年,UK重返美国市场,唯一的应用指征是PE,而在1999年之前,它被批准用于PE和AMI。目前UK主要用于血栓栓塞性疾病的溶栓治疗。包括急性广泛性PE、胸痛6~12小时内的AMI、症状短于3~6小时的急性脑血栓栓塞、视网膜动脉栓塞、外周动脉栓塞以及急性DVT等。急性PE初次剂量4 400U/kg,以生理盐水或5%葡萄糖溶液配制,10分钟注射完毕,以后每小时2 200U/kg连续静脉滴注12小时。急性DVT治疗剂量尚无统一标准,一般首剂量4 000U/kg,于30分钟内静脉推注,维持剂量为60~120万U/天,持续42~72小时,必要时持续5~7天。溶栓时需同时静脉给予肝素抗凝,维持APTT值在正常高限的1.5~2.5倍之间。

(2)第二代溶栓剂

1)阿替普酶(alteplase):又称重组组织型纤溶酶原激活剂(recombinant tissue-type plasminogen activator, rt-PA),商品名艾通立。直接激活纤溶酶原转变为纤溶酶。生理条件下内皮细胞产生t-PA, rt-PA与t-PA有相同的分子结构和特性,故少有过敏反应的报道。FDA批准rt-PA用于AMI、PE和脑梗死。rt-PA主要在肝脏代谢,半衰期4~5分钟,用药20分钟后血浆中的含量可以减少到低于最初值的10%。目前临床上常用剂量有20mg和50mg两种。对于急性PE,FDA建议在2h内给予100mg,即10mg在1~2分钟内静脉推注,90mg在2小时内静脉滴注;而我们国内的RCT研究显示与FDA推荐剂量相比,50mg持续静脉滴注2小时,其疗效相仿,但安全性更好。

2)重组人尿激酶原(recombinant human pro-urokinase):尿激酶原是UK的前体,在血栓表面会被附着的激肽释放酶或纤溶酶激活变成双链尿激酶,后者催化纤溶酶原转变成纤溶酶。用于AMI治疗时,先将20mg溶于10ml生理盐水,3分钟静脉推注完毕,再将30mg溶于90ml生理盐水,于30分钟内滴注完毕。

3)重组链激酶(recombinant streptokinase, r-SK)是利用基因工程技术在大肠埃希菌中表达的,避免了使用β溶血性链球菌生产可能带来的危害,其抗原性也明显弱于天然SK,因此不良反应发生率也低于SK。r-SK目前主要AMI静脉溶栓治疗,一般推荐150万IU溶解于5%葡萄糖100ml,静脉滴注1小时。

4)乙酰化纤维蛋白溶酶原-链激酶活剂复合物(anisoylated plasminogen streptokinase activator complex, APSAC)是一种新型纤溶酶原激活剂,其特点是通过乙酰化使纤溶酶原的活性部位得到保护,进入体内后缓慢脱乙酰而起效,从而降低出血风险。APSAC的血浆半衰期为105~120分钟,一次注射30mg即可产生较好的溶栓效果。同时,SK与纤溶酶原的偶联,掩盖了SK的抗原位点,从而降低了其免疫原性。因此,APSAC具有特异性强、纤维蛋白亲和力高、副作用小、半衰期长、血栓溶解效率高等特点。

(3)第三代溶栓剂

1)瑞替普酶(reteplase, rPA):作用机制与阿替普酶相同,半衰期较长,不需要调整剂量。AMI是FDA批准的唯一适应证。rPA在治疗AMI中的用法是:10MU+10MU分两次静脉注射,每次取本品10MU溶于10ml注射用水中,缓慢静脉推注2分钟以上,两次间隔为30分钟。目前已有大量rPA应用于急性PE的报道,其具体用法是:rPA 18mg(10MU)溶于生理盐水10ml中缓慢静脉推注2分钟以上。

2)替奈普酶(tenecteplase, TNK-tPA):是组织型纤溶酶原激活剂的多点变异体,半衰期更长,临床主要用于AMI和急性PE、急性缺血性脑卒中。根据患者的体重调整用量:①体重<60kg,给予30mg;②60kg≤体重<70kg,给予35mg;③70kg≤体重<80kg,给予40mg;④80kg≤体重<90kg,给予45mg;⑤体重≥90kg给予50mg。

(4)新型溶栓剂

1)靶向溶栓剂:靶向溶栓剂是新型溶栓剂的研发热点,它是利用化学耦联法将传统溶栓药与抗纤维蛋白抗体或抗血小板表面抗原结合成的复合物,既具有血栓特异的结合位点,又具有溶解血栓的效应位点,从而使溶栓药物导向性浓集于血栓部位而发挥更强的溶栓作用。以抗纤维蛋白单克隆抗体与 t-PA 的结合体（t-PA-MA-59D8）为代表。MA-59D8SH1 是抗纤维蛋白 Bβ 链 N- 末端的氨基酸单抗，它不与纤维蛋白原发生交叉反应，能与纤维蛋白特异性结合，具有溶栓导向性。结合体的溶栓能力增强 3~10 倍。近年来有研究用精氨酰 - 甘氨酰 - 天冬氨酰 - 丝氨酸（Arg-Gly-Asp-Ser，RGDS）肽修饰的脂质体作为载体包裹溶栓剂而实现导向溶栓，有较好的临床前景。RGDS 肽与活化的血小板膜糖蛋白 Ⅱb/Ⅲa 受体相结合，利用占位效应阻止血栓形成的最后通路。RGDS 肽是机体内同源存在的物质，因此无免疫原性，对身体无明显毒副作用，是目前用于构建靶向溶栓分子复合物的优良选择。

2）嵌合体溶栓剂：嵌合体溶栓剂是指将两种溶栓剂的不同结构区域用人工选择性地进行分子嵌合而构建成的新型溶栓剂，它兼具两种溶栓剂的优点而提高溶栓效能，并减少或消除了不良反应，是研制新型溶栓药物的新方向。人组织尿激酶型纤溶酶原激活剂（human tissue urokinase type plasminogen activator，HTUPA） 是通过基因工程技术将 UK 的部分片段与 rt-PA 融合而成的一种新型溶栓剂，具有更强的纤维蛋白亲和力和半衰期，一次 25mg 静脉推注后纤溶活性持续时间超过 60 分钟，不需要静脉点滴和重复给药，而在疗效上却与 rt-PA 相当，安全性较好。

（二）溶栓药物的给药方式

1. 系统溶栓　是指通过外周静脉途径全身应用溶栓药物。目前经外周静脉进行系统溶栓主要用于急性高危 PE 患者的治疗。对于 DVT 患者而言，经外周静脉应用溶栓药物时，由于溶栓药物抵达血栓部位的有效浓度明显降低、作用时间短，因此，临床上很难达到好的治疗效果。

2. 导管接触性溶栓　导管接触性溶栓（catheter-directed thrombolysis，CDT）是在 DSA 透视下或超声引导下将溶栓导管经深静脉直接插入血栓从而加速血栓溶解的一种接触性溶栓方法，在减少出血风险的前提下进一步提高血栓清除率。其原理是通过溶栓导管把高浓度的溶栓药物直接注射到血栓形成的部位，并使药物与血栓充分接触以取得最大的溶栓效果。与系统溶栓相比，CDT 在快速溶解急性深静脉血栓的同时，可以缩短药物的灌注时间、减少溶栓药物的总量，以降低出现全身纤溶状态、减少出血等并发症，由于快速开放受阻的静脉从而避免或减少了深静脉血栓后综合征的发生率，所以溶栓效率显著提高，正因为具备了上述以往溶栓方法所无法比拟的优势，近些年来 CDT 得到了迅速发展。对于急性期中央型或混合型 DVT，在全身情况好，预期生存时间 ≥1 年，出血风险较小时，建议首选 CDT。CDT 时尿激酶的给药方式：先快速给予首剂量，然后每日的剂量有快速泵入和持续泵入两种方法。前者是每日的尿激酶总量分 2~4 次，每次 1 小时快速泵入；后者是每日的尿激酶总量在 24 小时内持续泵入。两种给药方式在血栓溶解率和并发症等方面无显著差异。

3. 药物机械血栓清除（pharmacomechanical thrombectomy，PMT）　是将一定量的溶栓药物（通常使用尿激酶 20 万 ~25 万 U，溶于 100ml 生理盐水中），使用专用血栓清除导管将其高压喷射于血栓内部，击碎血栓并增加溶栓药物与血栓的接触面积，再进行血栓抽吸。

（三）溶栓禁忌证

①溶栓药物过敏；②近期（2~4 周内）有活动性出血，包括严重的颅内、消化道、泌尿道出血；③近期接受过大手术、活检、心肺复苏等治疗；④近期有严重的外伤；⑤难以控制的高血压（血压 >160/110mmHg）；⑥严重肝肾功能不全；⑦出血性或缺血性脑卒中病史；⑧动脉瘤、主动脉夹层和动静脉畸形患者；⑨妊娠妇女。

（四）溶栓治疗的监测

1. 纤维蛋白原（fibrinogen，FG）　FG 是溶栓治疗的主要监测指标，FG<1.5 应注意出血风险，减少药物剂量，FG<1.0g/L 时应停药。

2. 血小板计数　血小板计数 <80×10⁹/L 或较基础值降低超过 20% 时，应注意出血风险；血小板计数 <50×10⁹/L 时，应停止溶栓及抗凝药物。

3. D- 二聚体　能够灵敏地反映溶栓是否有效，若 D- 二聚体值由治疗中的高点降低并逐渐趋于较低水平，则提示药物不再对残余血栓起效，此时可考虑停用溶栓药物。

（李拥军）

参考文献

1. Betancourt BY, Marrero-Miragaya MA, Jiménez-López G, et al. Pharmacovigilance program to monitor adverse reactions of recombinant streptokinase in acute myocardial infarction. BMC Clin Pharmacol, 2005, 5:5.

2. Julian DG. Increased survival after APSAC: 30-day and 12-month mortality data from the APSAC Intervention Mortality Study. Am J Cardiol, 1989, 64:27A-29A.

3. Wang C, Zhai Z, Yang Y, et al. Efficacy and safety of low dose recombinant tissue-type plasminogen activator for the treatment of acute pulmonary thromboembolism: a randomized, multicenter, controlled trial. Chest, 2010, 137:254-262.

4. Weaver WD. Results of the RAPID 1 and RAPID 2 thrombolytic trials in acute myocardial infarction. Eur Heart J, 1996, Suppl E:14-20.

5. Schröder R, Wegscheider K, Schröder K, et al. Extent of early ST segment elevation resolution: a strong predictor of outcome in patients with acute myocardial infarction and a sensitive measure to compare thrombolytic regimens. A substudy of the international joint efficacy comparison of thrombolytics (INJECT) trial. J Am Coll Cardiol, 1995, 26:1657-1664.

6. Enden T, Haig Y, Kløw NE, et al. Long-term outcome after additional catheter-directed thrombolysis versus standard treatment for acute iliofemoral deep vein thrombosis (the CaVenT study): a randomised controlled trial. Lancet, 2012, 379:31-38.

7. Sun Y, Liu X, Guo L, et al. HTUPA as a new thrombolytic agent for acute myocardial infarction: a multicenter, randomized study. Int J Cardiol, 2014, 172:326-331.

8. Haig Y, Enden T, Grøtta O, et al. Post-thrombotic syndrome after catheter-directed thrombolysis for deep vein thrombosis (CaVenT): 5-year follow-up results of an open-label, randomised controlled trial. Lancet Haematol, 2016, 3(2):e64-71.

9. Garcia MJ, Lookstein R, Malhotra R, et al. Endovascular management of deep vein thrombosis with rheolytic thrombectomy: final report of the prospective multicenter PEARL (peripheral use of angioJet rheolytic thrombectomy with a variety of catheter lengths) registry. J Vasc Interv Radiol, 2015, 26:777-785.

10. Zhao L, Zhao Z, Chen X, et al. Safety and efficacy of prourokinase injection in patients with ST-elevation myocardial infarction: phase IV clinical trials of the prourokinase phase study. Heart Vessels, 2018, 33:507-512.

11. 中华医学会呼吸病学分会肺栓塞与肺血管病学组. 肺血栓栓塞症诊治与预防指南. 中华医学杂志, 2018, 98:1060-1087.

12. 中华医学会外科学分会血管外科学组. 深静脉血栓形成的诊断和治疗指南(第三版). 中华普通外科杂志, 2017, 32:807-812.

13. Kearon C, Akl EA, Ornelas J, et al. Antithrombotic therapy for VTE disease: CHEST guideline and expertpanel report. Chest, 2016, 149:315-352.

14. Bode C, Smalling RW, Berg G, et al. Randomized comparison of coronary thrombolysis achieved with double-bolus reteplase (recombinant plasminogen activator) and front-loaded, accelerated alteplase (recombinant tissue plasminogen activator) in patients with acute myocardial infarction. The RAPID II Investigators. Circulation, 1996, 94:891-898.

15. 赵海歌, 王淑仙, 卢志南, 等. 瑞替普酶治疗中危急性肺栓塞的疗效及安全性. 中华心血管病杂志, 2017, 45:314-317.

16. Meyer G, Vicaut E, Danays T, et al. Fibrinolysis for patients with intermediate-risk pulmonary embolism. N Engl J Med, 2014, 370:1402-1411.

17. Konstantinides SV, Vicaut E, Danays T, et al. Impact of thrombolytic therapy on the long-term outcome of intermediate-risk pulmonary embolism. J Am Coll Cardiol, 2017, 69:1536-1544.

四、静脉血栓栓塞症手术治疗的价值、方式和技巧

(一)深静脉血栓形成的外科治疗

急性深静脉血栓形成(deep venous thrombosis, DVT)的治疗目的主要包括以下几个方面:降低DVT复发率,降低肺动脉栓塞(pulmonary embolism, PE)的发病率,缓解急性期下肢肿胀和疼痛等症状,降低中远期下肢深静脉血栓形成后综合征(post-thrombotic syndrome, PTS)的发病率。因此,其治疗措施的选择也是基于以上治疗目的。抗凝是DVT的基础治疗,可以有效降低DVT复发率和PE发病率,抬高下肢和主动收缩腓肠肌促进静脉回流降低静脉压力可缓解临床症状,而降低中远期PTS发病率则需要在急性期清除下肢深静脉管腔里血栓。

深静脉血栓清除措施经历了以下几个阶段:首先是股总静脉切开取栓术,股总静脉及其近心端深静脉采用Fogarty导管取栓,其远心端深静脉采用挤压法将血栓从股总静脉切口挤压出来。该

方法的优点是可以即刻开通下肢深静脉系统。但对于髂静脉有慢性闭塞者，Fogarty 导管往往无法通过，血栓清除效果欠佳，往往不能同期处理髂静脉潜在的狭窄闭塞，因此术后复发率较高。其次是经皮穿刺导管接触性溶栓术（catheter-directed thrombolysis，CDT）。经小腿深静脉或腘静脉穿刺置鞘，将带有侧孔的溶栓导管置入血栓里面，溶栓药物自侧孔直接注入血栓内从而起到溶解血栓的作用。该方法的优点是创伤小，血栓清除效果比较确切，可以根据髂静脉造影结果决定是否需要进一步支架成形术。由于深静脉血栓负荷往往较大，溶栓治疗时间长，溶栓药物剂量大，且个体

差异性大，存在一定的出血风险，因此手术指征严格，很大部分患者并不适用。最后，是近年来兴起的机械性血栓清除术（percutaneously mechanical thrombectomy，PMT），是根据流体力学或负压抽吸原理将血栓吸入导管并排至体外，目前国内应用较多的设备主要是 AngioJet（Boston Scientific 公司）和 Aspirex（Straub 公司）。PMT 集合了切开取栓和 CDT 的优势，不仅快速清除血栓，而且减少对溶栓药物的依赖，降低了由于溶栓药物引起的出血风险。CDT 和 PMT 目前临床较为常用，且手术操作流程类似，在此以 CDT 举例说明手术操作过程（图 11-15，DVT 的机械性血栓清除和 CDT 治疗）。

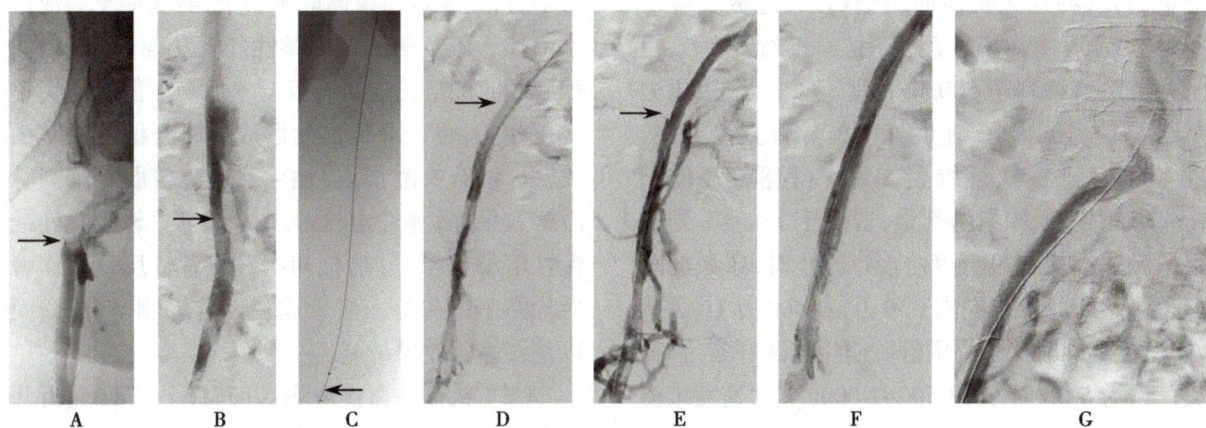

图 11-15 DVT 的机械性血栓清除术和 CDT 术

急性左下肢 DVT 的腔内治疗。A. 左下肢急性 DVT，髂 – 股静脉内见血栓填塞（黑色箭头）；B. 血栓蔓延至下腔静脉，下腔静脉内见漂浮的血栓（黑色箭头，仰卧位）；C. 机械性血栓清除术特殊导管（白色箭头，俯卧位）；D、E. 机械性血栓清除术后髂股静脉基本通畅，但管腔内仍可见残余血栓，盆腔内见部分侧支开放（俯卧位）；F、G. 留置溶栓导管 24h 后再次造影见髂股静脉内残余血栓基本溶解，侧支未见明显显影（俯卧位）

1. 经皮穿刺导管接触性溶栓术（CDT）和机械性血栓清除术（PMT）

（1）插管途径：穿刺插管部位主要有顺血流方向的患侧胫后静脉、小隐静脉、大隐静脉、腘脉或股静脉和逆血流方向的健侧股静脉、右侧颈内静脉。不同穿刺入路均有自身的优缺点，临床上以患侧腘静脉穿刺入路为最常用。右侧颈内静脉和健侧股静脉穿刺入路的优点是一个穿刺入路可以同时完成滤器植入术、置管溶栓术和髂静脉支架成形术。缺点包括：①合并有髂静脉慢性狭窄闭塞通过困难；②由于股静脉及其远端深静脉瓣膜的原因，导丝导管下行过程中一方面通过瓣膜困难另一方面可能损伤瓣膜；③导管通过病变段后才能造影明确 DVT 累及范围；④髂静脉支架植入需要 9F 甚至更粗的导管鞘，颈部穿刺点不易

压迫且需要抗凝、溶栓，颈部血肿发生概率高，尤其是穿刺时误伤颈动脉时；⑤健侧股静脉穿刺入路者无法同时置管溶栓治疗下腔静脉血栓。患侧股静脉和大隐静脉穿刺入路仅适用于髂股静脉和/或下腔静脉 DVT 病变者。患侧胫后静脉和小隐静脉穿刺入路的优点是可以顺血流方向操作，溶栓范围可以自腘静脉至下腔静脉，术后即使胫后静脉和小隐静脉闭塞也不影响整个溶栓效果。缺点是只能完成 CDT，下腔静脉滤器植入术和支架成形术均需要增加额外的穿刺入路。穿刺时一般建议在超声引导、实时顺行造影或路图（Road-map）下操作。

（2）溶栓方法：以穿刺腘静脉为例，患者取俯卧位，超声引导下穿刺腘静脉成功后，置入 5F 导管鞘行下肢深静脉造影，明确诊断后于鞘内注

射肝素生理盐水（80~100U/kg）以全身肝素化。取 5F 导管和 0.035 系统的导丝通过髂股静脉闭塞段，导管内造影明确导管在下腔静脉真腔内，再置入导丝跟进溶栓导管。将溶栓导管直接置入血栓闭塞的静脉腔后，经溶栓导管灌注溶栓药物尿激酶 25 万 U 后肝素水封管。为了防止肺栓塞发生，必要时部分患者在溶栓开始时，可置入下腔静脉滤器。目前一般建议尽可能使用可回收滤器并及时回收。

（3）溶栓药物与剂量：溶栓药物最常用的是链激酶和尿激酶，而以尿激酶应用最为普遍。除链激酶的溶栓效果略逊于尿激酶外，且链激酶价格更昂贵，易产生抗体而影响药效，过敏反应等不足限制其在临床广泛应用。一般情况下，将尿激酶溶解稀释于 500ml 生理盐水中，使用压力泵以 5 万 ~10 万 U/h 速度经溶栓导管直接灌注，每 4~6h 复查一次纤维蛋白原 Fg 检测，若低于 1.5mg/L 则降低尿激酶剂量，若低于 1.0mg/L 则停用尿激酶。文献报道溶栓治疗终止时，尿激酶总剂量可达 700 万 U 左右（50 万 ~4 400 万 U）。此外，溶栓的同时必须周围静脉应用普通肝素，首剂负荷量为 5 000U，并以 500~1 000U/h 的速度维持使得 APTT 控制在正常值的 1.5~2.0 倍。

（4）监测：患者需每 24 小时监测一次溶栓效果，并与前次静脉造影相比较。如果血栓已经溶解，则可将溶栓导管往前移，尽量置入仍然存在的血栓内，溶栓治疗持续到血栓完全溶解为止。若出现出血等并发症，或者经静脉造影检查发现溶栓治疗 24 小时仍溶栓无效，则应终止溶栓。在血栓完全溶解后，可能遗留部分髂股静脉管腔狭窄，若残余狭窄超过 50%，可同期行支架成形术治疗，以降低早期血栓复发风险。溶栓结束后仍需要抗凝，以低分子量肝素抗凝为主，并尽快回收滤器。患者出院时可以改为口服抗凝药，如华法林、利伐沙班等。若选择华法林则需要与低分子量肝素重叠使用 3~5 天以 INR 控制在 2~3 时方可停用低分子量肝素。一般建议抗凝 6 个月至 1 年。

（5）静脉通畅度评估及疗效评价：为了相对客观评价溶栓效果，根据静脉造影将下肢静脉分为 7 段：下腔静脉、髂总静脉、髂外静脉、股总静脉、股浅静脉近侧段、股浅静脉远侧段、腘静脉。

静脉完全通畅为 0 分，部分闭塞为 1 分，完全闭塞为 2 分。溶栓百分率 =（溶栓前得分 – 溶栓后得分）/ 溶栓前得分。根据溶栓百分率不同分为 3 组，Ⅰ级溶解 <50%；Ⅱ级溶解 50%~99%；Ⅲ级完全溶解。Mewissen 报道经 CDT 治疗 473 例下肢 DVT 患者，其中Ⅲ级溶解 31%，Ⅱ级溶解 52%，Ⅰ级溶栓 17%。术后 1 年一期通畅率为 60%，其中达到Ⅲ级溶栓者通畅率为 79%，达到Ⅱ级者为 58%，而达到Ⅰ级者仅为 32%；而累及股腘静脉段远期出现反流者，Ⅲ级溶解为 30%；Ⅱ级溶解者 45% 出现反流，而Ⅰ级溶解者则反流可达 60% 以上。一些 "慢性" 病例（病程 2 周 ~1 年）达显著溶解者，约半数遗留髂静脉狭窄，需同期支架成形术治疗。Haig 等通过回顾性分析发现，经 CDT 治疗后即时的溶栓效果不仅与术后 2 年静脉通畅率呈正相关，也是降低血栓形成后综合征发病率的关键。综合文献报道：髂 – 股静脉较股 – 腘静脉溶解效果好；急性血栓形成（<14 天）较亚急性或慢性溶解效果好；血栓初次发生者较反复发作者血栓溶解效果好。置管途径首选患侧腘静脉，而以足背静脉效果最差。

（6）机械性血栓清除术（PMT）：PMT 是近几年发展起来的腔内治疗急性深静脉血栓形成的措施，其操作过程类似于导管接触性溶栓术，是使用特殊的血栓清除导管，通过伯努利原理产生负压将血栓抽吸至体外，可以辅助局部溶栓药物的使用增加血栓清除效果，其优点是可以快速清除血栓，且无需溶栓药物或减少溶栓药物的剂量、缩短溶栓治疗时间来降低出血风险，可以同期行支架成形术纠正髂静脉狭窄闭塞，解除髂静脉回流障碍性病变。目前国内临床上主要使用波士顿科学公司的 AngioJet 和 Straub 公司的 Aspirex 两种设备。

（7）并发症：经溶栓导管直接灌注溶栓的并发症一般仅为穿刺部位轻度出血或血肿，以及药物反应所致的发热、恶心和呕吐等，通常对症处理即可，无需终止溶栓。严重的出血或巨大血肿，则需要输血处理；有症状的肺梗死和颅内出血发生率较低，但后果严重，甚至可引起死亡。Mewissen 等报道 473 例患者中，没有因大出血而死亡的病例，但需输血处理者为 11%（54/473），其中 21 例为静脉穿刺点血肿；7 例为后腹膜血肿；另 15 例为骨骼肌、胃肠、泌尿系统等部位出血；此外，尚有11例出血部位不详。轻度出血为16%（77/473），大多数均发生在静脉穿刺部位。神经系统并发症（0.4%）包括1例颅内出血导致死亡和1例硬膜下血肿，需要手术做血肿清除。肺动脉栓塞6例（1%），其中1例在溶栓16小时后死亡，经尸检证实为肺梗死。整个研究组中2例死亡，死亡率为0.4%。

2. 股总静脉切开取栓术

（1）手术适应证：随着腔内技术的革新和介入材料的发展，开放性手术取栓术治疗急性DVT在临床上应用越来越少，其手术适应证较局限，主要包括股青肿患者且当地无腔内治疗介入技术和医疗设备者，临床症状较重且有抗凝或溶栓治疗禁忌证者，腔内手术或静脉感染导致的脓毒性DVT，合并有DVT的深静脉外伤需要手术重建时。手术取栓的目的是在短时间内取出大量血栓，迅速降低静脉腔内压力，从而尽快缓解肢体肿胀疼痛等症状，尽可能地保存深静脉瓣膜功能，并为侧支循环的建立争取时间，因此，对于特殊患者仍有积极的治疗价值。

（2）手术方法：股总静脉切开取栓术是血管外科经典术式之一。若条件允许建议在具备造影系统或者杂交手术室进行。无抗凝禁忌证者在确诊DVT后、取栓术前尽快给予普通肝素抗凝。麻醉方式选择全身麻醉，并术前开始使用广谱抗生素预防感染。患者取平卧位，患侧腹股沟区纵行切口，需要同时解剖并控制股总静脉、股深静脉、股静脉和大隐静脉，于股总静脉分叉处纵行剖开，最好能显露股深静脉和大隐静脉汇入口。①一般先从腹股沟韧带以远深静脉取栓开始，采用自足部至大腿根部的驱血带挤压法将血栓从股总静脉切口挤压出来。若取栓效果不理想可以采用以下两种方法；一是自股总静脉切口置入一根导丝至小腿深静脉，在导丝引导下跟进Fogarty导管进行取栓手术；另一种是自小腿切开或穿刺胫后静脉，置入导丝并从股总静脉切口引出，在股总静脉一端的导丝引导下跟进3F~4F的Fogarty导管至小腿深静脉完成取栓术，腹股沟韧带以远深静脉取栓后再将导管置至小腿深静脉，自导管内注入肝素水冲洗深静脉系统共抬高下肢排出未取出的残余血栓和血栓碎块。股深静脉和大隐静脉开口

往往也有血栓填塞，直接血管镊取出血栓或者置入Fogarty导管取栓。②髂股静脉DVT往往合并有髂总静脉受压或者慢性狭窄闭塞，因此在C臂机透视下上行6F以上大小的Fogarty导管，如导管顺利通过髂总静脉至下腔静脉，需要自导管内造影明确下腔静脉内是否有血栓，下腔静脉内无血栓或者已植入滤器者直接行Fogarty导管取栓术，下腔静脉内有血栓且无滤器者，既可以自对侧股静脉穿刺植入下腔静脉滤器，也可以自对侧股静脉穿刺置入球囊行下腔静脉血栓近心端临时阻断，然后行髂股静脉和下腔静脉Fogarty导管取栓术；如在通过髂静脉段受阻无需强行推送，直接于受阻部位至股总静脉段行Fogarty导管取栓术，取栓术后造影明确髂静脉受压情况，仍有残余血栓者，可以自股总静脉切口置入一枚导丝通过髂静脉病变段，然后再导丝引导下跟进Fogarty导管取栓术。对于髂静脉慢性狭窄闭塞者，同期行髂静脉病变段球囊扩张术和支架成形术。③术后自股总静脉切口排血排气，切口吻合后再次行患肢深静脉顺行造影检查。④建立动静脉瘘以增加髂股静脉内血流进而提高髂股静脉通畅率。一般选择大隐静脉一根属支并与股浅动脉端侧吻合，动静脉瘘构建术是为了提高髂股静脉内血流量而非静脉压力，术前术后需要检测股总静脉内压力，若术后压力增加超过10mmHg则提示髂静脉存在残余狭窄或动静脉瘘瘘支偏大，需要解除残余狭窄或缩小瘘支血管，瘘支血管可以采用1号或0号线套绕并留2cm长于皮下组织中，待必要时行瘘支血管结扎术，多数患者是不需要二次手术结扎瘘支的。术后给予规范性治疗剂量抗凝，一般需要1年以上。

（二）肺动脉栓塞的外科治疗

肺动脉栓塞（pulmonary embolism，PE）是内源性或外源性栓子堵塞肺动脉或其分支，引起肺循环障碍的临床和病理生理综合征。在西方国家，PE的病死率占全部疾病死亡原因的第三位，仅次于肿瘤和心肌梗死。据报道，美国每年有5万~20万人死于PE，约11%死于PE发病后1小时以内，得到正确治疗的PE患者病死率8%，而未经治疗的病死率为25%~30%。

1. 经静脉导管溶栓治疗

在保证生命体征平稳的同时，积极的溶栓治疗可以迅速溶解部分

或全部血栓，恢复组织再灌注，减小肺动脉阻力，降低肺动脉压，改善右心室功能，降低严重肺动脉栓塞患者的死亡率和复发率。溶栓治疗的时间窗为 14 天之内。临床研究表明，症状发生 14 天之内溶栓，其治疗效果好于 14 天以上者，而且溶栓开始时间越早治疗效果越好。溶栓治疗的最大并发症是出血，为了避免并发症的出现，应该严格掌握适应证、禁忌证。与下肢 DVT 不同的是，经周围静脉溶栓治疗 PE 多数即可获得有效结果，因为经周围静脉注射的药物都会经过肺动脉循环而起到溶栓作用。

（1）急性 PE 导管内溶栓、碎栓治疗的适应证是：①经全身系统溶栓或积极的内科治疗无效；大块肺栓塞（超过两个肺叶血管）；②不管栓塞的血管大小，凡伴有血流动力学改变者；③并发休克和体动脉低灌注[即低血压、乳酸酸中毒和 / 或心排血量下降]者；④原有心肺疾病的次大块肺栓塞，引起循环衰竭者；⑤有症状的肺栓塞。

（2）目前常用的溶栓药物有尿激酶（UK）、链激酶（SK）、重组组织型纤溶酶原激活物（rt-PA）。在 3 种药物中 rt-PA 效果最好，无论使用哪种药物都需要衡量出血的风险。

（3）插管途径：患侧或健侧股静脉穿刺插将导管通过右心房、右心室至肺动脉，特别是血栓部位时，置换带侧孔的猪尾巴导管，并将导丝留置在导管里以不影响导管末端卷曲形状即可，同时旋转导丝导管，利用导管尾端卷曲尾端在血栓组织中搅动，使血栓组织变小，快速开通通路，若无溶栓禁忌证则碎栓后经导管推注尿激酶 25 万 U。

（4）溶栓药物与剂量：溶栓药物最常用的是尿激酶或 rt-PA，而以尿激酶应用最为普遍。经导管溶栓治疗 PE 目前多推荐台上首剂负荷剂量（bolus dose），即经导管推注负荷剂量，而不建议留管溶栓。尿激酶一般使用 25 万 U 左右，或者 rt-PA 20~50mg 经导管灌注 1~2 小时。整个溶栓过程在 2 小时内完成，术后根据患者情况和造影结果再决定是否继续使用全身系统性溶栓治疗。

（5）导管溶栓疗法的优点是：①同时可行碎栓及吸栓；②可迅速恢复肺血流和右心功能，减少并发休克和大块肺栓塞的病死率；③对血压和右心功能正常的肺栓塞患者降低病死率和复发率；④加快小血栓的溶解，改善运动血流动力学反应；⑤血块溶解比单用肝素快。

2. **肺动脉血栓消融（ATD）** 通过介入的方法，将无创性导管置入肺动脉栓塞部位，无创导管远端为圆形，内置叶片，该叶片在外界动力系统作用下，产生 10 万 ~15 万 r/s，在导管前端产生反复循环的负压涡流，快速持续地将血栓浸软溶解成直径 <15μm 的微粒，从而达到治疗效果。该种方法对不能进行溶栓的患者非常有效。

3. **开放手术** 在体外循环下行肺动脉切开取栓。此种方法临床应用较少。手术适应证：①诊断明确有危及生命者，血流动力学不稳定如右心衰竭、休克等；②大面积 PE 者，肺动脉主干或主要分支全部堵塞；③有溶栓禁忌证或溶栓及其他治疗方法疗效不满意者；④右房、左房或心室内有大量血栓，或血栓有脱落危险者。手术死亡率差异较大，为 11%~55%。手术存活者中，大约 80% 保持正常的肺动脉压和活动耐量。

（三）血栓形成后综合征的外科治疗

1. **血栓形成后综合征（post-thrombotic syndrome，PTS）的定义和临床评估** PTS 是 DVT 患者中远期最常见最严重并发症，是由于静脉回流障碍和静脉反流，导致下肢静脉持续性静脉高压所引起的肢体活动后肿胀、疼痛（即静脉性跛行）和皮肤营养障碍甚至静脉性溃疡等一系列临床综合征。5 年内发病率为 20%~50%，约 5% 患者表现为静脉性溃疡。患者急性深静脉血栓形成的严重程度、急性期血栓清除情况以及有无规范性抗凝往往是预测 PTS 发病率的重要因素，髂股静脉 DVT 患者的 PTS 发病率最高。

PTS 的诊断主要依据 DVT 病史及患者临床表现的评分。由于 PTS 是一种慢性疾病，推荐 DVT 急性期疼痛和肿胀消失至少 3 个月进行诊断，因此 PTS 诊断一般应延迟至 DVT 急性期之后。PTS 的评分工具较多，如 Villalta 评分、Ginsberg 评分和 Brandjes 评分等以及其他一些诊断慢性静脉疾病工具，如 CEAP 分类、VCSS 评分和 Widmer 评分等，临床上以 Villalta、CEAP 和 VCSS 最为常用。Villalta 评分主要评估内容包括 5 项主观静脉症状（疼痛、痉挛、沉重感、感觉异常和瘙痒）和 6 项客观静脉体征（胫前水肿、皮肤硬结、色素沉着、浅静脉炎、静脉曲张和小腿腓肠肌按压疼痛）以及有无静脉性溃疡（表11-3）。Villalta评分为0~4分提示无PTS，评分≥5分提示存在PTS：5~9分为轻度、10~14分为中度、≥15分或溃疡为重度。对于无明确DVT病史且有PTS临床表现的患者，推荐深静脉彩超检查。对于怀疑髂股静脉阻塞的患者，可行CT、MR静脉显像、静脉造影或腔内超声检查，不仅可以明确诊断，并具有治疗指导价值。

表11-3 Villalta评分

	无	轻度	中度	重度
症状				
疼痛	0	1	2	3
痉挛	0	1	2	3
沉重	0	1	2	3
麻木	0	1	2	3
瘙痒	0	1	2	3
体征				
胫前水肿	0	1	2	3
色素沉着	0	1	2	3
静脉曲张	0	1	2	3
浅静脉炎	0	1	2	3
皮肤硬结	0	1	2	3
腓肠肌压痛	0	1	2	3
静脉性溃疡	无			有

0~4分提示无PTS，≥5分提示存在PTS：5~9分为轻度、10~14分为中度、≥15分或溃疡为重度

2. PTS的手术治疗 并不是所有PTS患者都需要手术治疗。对于症状较轻或不能耐受手术者以非手术治疗为主，主要包括抬高患肢、药物治疗和压力治疗，非手术治疗对不同临床严重程度的PTS患者都适用。抬高患肢方法至少应做到两点：①抬高患肢，高于心脏平面，每天至少4次，每次不少于20分钟；②养成清晨起床前就穿循序减压弹力袜或包扎弹力绷带（或其他支持物）的良好习惯。药物治疗主要是静脉活性药物，如迈之灵等，以改善临床症状为主。弹力支持治疗一般认为弹力袜或绷带包扎到膝部即可，压力要求达40mmHg，踝部压力应大于小腿压力。推荐

每天早晨起床前使用，晚上卧床后拆除。使用时需要掌握以下原则：①必须从趾、足跟起到膝下为止，压迫整个小腿和足的浅静脉；②压迫的强度以能压瘪浅静脉而又不致影响动脉供血和深静脉血液回流为标准；③足靴区应保证稳妥和坚实的压迫；④弹力绷带或弹力袜都应及时更换，以保证充分的弹力压迫作用。

手术疗法：

（1）改善血液回流障碍

1）腔内治疗：即髂-股静脉支架成形术。髂股静脉PTS患者常表现为髂股静脉长段慢性完全闭塞（chronically total occlusion, CTO）病变，腔内开通的难度远大于非血栓性髂静脉病变（nonthrombotic iliac vein lesion, NIVL）。合适的入路选择很重要，髂-股静脉闭塞球囊扩张和支架成形术，推荐在超声或造影路图的引导下，由患侧大腿中段股静脉或腘静脉顺向途径开通髂-股静脉闭塞段，也可通过颈静脉和对侧股静脉的逆向途径操作。但对于长段髂-股静脉CTO患者，入路以到达病变处"最短距离"为原则（增加支撑）。静脉因为低压力，入路并发症的发生率较低。

股静脉或腘静脉穿刺成功后，于鞘内造影明确髂-股静脉闭塞累及范围，在闭塞段远心段可见较多侧支显影，有时侧支可能与髂总静脉甚至下腔静脉沟通，需要注意避免把侧支误以为是残留的髂-股静脉，此时通过不同角度造影明确侧支还是残留的深静脉，因此在导丝导管通过闭塞段的过程中，需要注意导丝是否沿着髂-股静脉解剖学结构前行。一般选择具有一定强度的工作导丝，如泰尔茂加硬泥鳅导丝或V18导丝，配合0.035英寸或0.018英寸支撑导管，调整导丝导管方向并将导丝呈"直形"结构进入髂-股静脉闭塞段开口内，这是手术成功的关键之一。导丝导管一旦进入髂-股静脉闭塞段内，可以将导丝呈"袢形"结构前行，并跟进支撑导管以提高导丝的推送力。在髂总静脉汇入至下腔静脉时往往有一定的阻力，也是决定手术是否成功的另一个关键。此时需要增加导丝导管的推送力，多数可以一次突破闭塞段进入下腔静脉。如果没有突破闭塞段而是沿着下腔静脉管壁内上行则需要回撤导管导丝，重新调整导管导丝方向重新选择突破口。在

导丝导管上行过程中可以少量推注造影剂和多角度透视可以确定导丝导管在静脉内前行。术中出现穿孔和少量造影剂外渗并不影响手术进程,可以回撤导丝导管,重新调整导丝导管方向继续操作,如有大量的造影剂外渗则应终止手术操作,可等1周甚至1个月后再次尝试开通髂-股静脉闭塞段。

导丝一旦突破闭塞段进入下腔静脉内,跟进导管并通过导管造影明确导管位于下腔静脉真腔内,然后跟进球囊导管行闭塞段球囊逐步扩张。偶尔导丝进入下腔静脉后导管无法上行至下腔静脉,则继续上行导丝直至右心房,可以看到导丝随着心脏搏动的跳动,间接证实导丝已经进入下腔静脉,此时可以选择3mm球囊稍微扩张闭塞段后再跟进导管至下腔静脉内造影。切忌不能确认导丝在血管内就盲目行球囊扩张,尤其是大口径球囊扩张可导致严重的并发症。

髂-股静脉在支架植入前对球囊扩张的要求较高,支架植入前血管床的准备尤其重要,需要充分扩张,即球囊扩张的直径需达到拟植入支架的直径,一般推荐髂总静脉直径14~16mm,髂外静脉直径12~14mm,股总静脉10~12mm的球囊导管扩张后植入相应尺寸支架。球囊扩张和支架植入需要完整覆盖髂-股静脉病变段,支架近心端达下腔静脉内1~2cm,尤其是编织型支架。若病变累及腹股沟韧带以远,远心端支架需要覆盖至股骨小转子附近,即股深静脉开口处(图11-16,PTS的腔内支架成形术)。股静脉(即传统的股浅静脉)一般不需要植入支架。支架植入后选择同尺寸的球囊行后扩张。多枚支架间应重叠至少3cm(以防支架分离),即使二支架间有相对的非病变区(<5cm)也不应留有支架"裸区",容易引起支架再狭窄和闭塞,也增加二次干预时的手术操作难度。

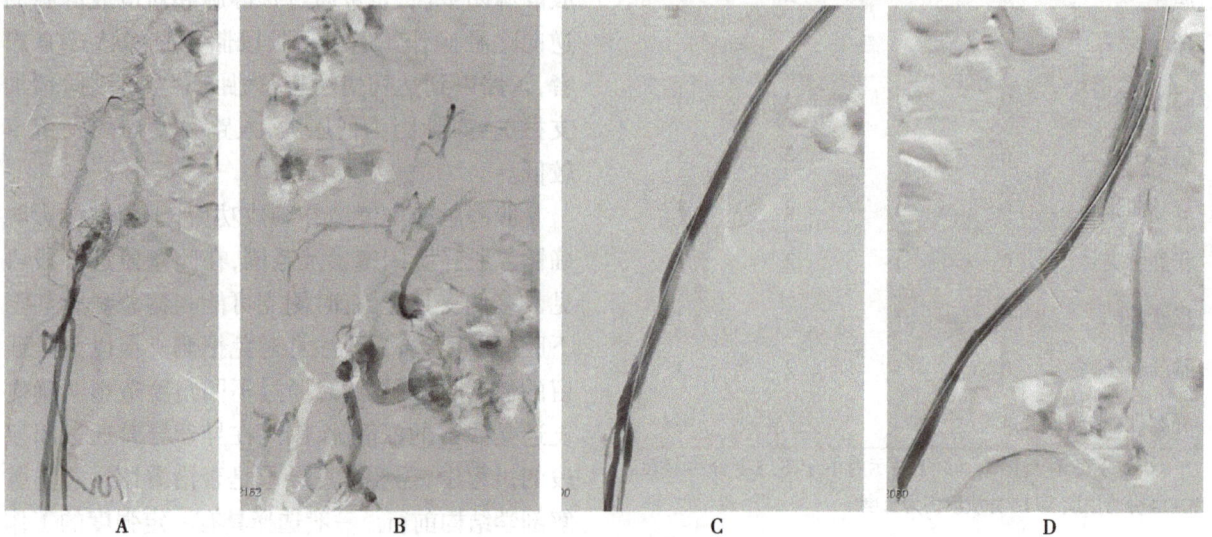

图 11-16 PTS 的腔内治疗

左下肢 PTS 的腔内治疗(俯卧位)。A、B. 左侧髂股静脉慢性完全闭塞,周围见侧支显影;
C、D. 支架成形术后,支架通畅,侧支未见明显显影

慢性髂-股静脉CTO的开通有时比较耗时,是否能开通并不能根据闭塞的范围和静脉造影的表现准确预测,有时静脉造影表象很令人失望的病例,在通过采用强推送力导丝、支撑导管、长鞘和球囊辅助的情况下可以顺利开通。导丝是否已通过闭塞段应通过看导丝前行状态及导丝前行的阻力。慢性静脉CTO的开通耐力是关键,万一第一次手术失败,再一次或多次尝试能提高技术成功率。

髂-股静脉CTO的患者应用上述管径球囊进行扩张时,出现破裂出血现象者很罕见,即使有破裂出血往往也被静脉周围的组织所包裹(静脉压力低),而不导致任何严重的并发症,血肿可通过CT证实,通常作观察保守治疗。在局麻下髂-股静脉CTO的患者,应用上述管径球囊进行扩张时,可出现明显的腰背部疼痛,放置支架后有的患者出现腰背部酸痛,持续数天甚至数月,可应用止痛药缓解症状。

近年来由于材料和技术的进步,特别是推送力导丝、强支撑导管、非顺应性高压球囊和静脉型支架的出现,髂-股静脉CTO腔内治疗的效果达到了显著的改善。即使是合并有下腔静脉慢性闭塞或滤器相关的下腔静脉闭塞以及双下肢髂-股静脉CTO病变,目前也多数可以通过上述方式开通。Raju等报道了1 500例NIVL和PTS患者的支架治疗,PTS患者的的三年和五年的通畅率为74%和89%。我们统计了近5年来完成的血栓后髂-股静脉CTO腔内治疗112病例(118条肢体),技术成功率约95%,腔内开通后髂-股静脉3年的一期和二期通畅率分别是70%和90%,并且患者肢体肿胀、疼痛和溃疡均有较高的缓解率。

髂-股静脉PTS腔内治疗术后,常规华法林或利伐沙班抗凝或抗血小板药物(往往双抗)治疗6个月以上。

2)旁路转流术:目的是在闭塞近、远段静脉之间搭桥,使远段的高压静脉血液,可以经此而回流,达到减压作用。综合多数学者经验,的确可取得一定成效。由于腔内技术和介入材料的革新,绝大多数髂-股静脉和下腔-髂-股静脉CTO病变都可以通过腔内技术开通闭塞段,因此旁路转流术仅应用于腔内治疗失败或无法腔内治疗的病例。转流手术主要包括大隐静脉交叉转流术和大隐静脉-腘静脉转流术。

A. 大隐静脉交叉转流术:1958年Palma首先倡用,1968年起Dale对此加以推广,因而称Palma Dale手术,又称大隐静脉交叉转流术。

适应证:手术原理是利用健侧大隐静脉,通过耻骨上腹壁隧道,与闭塞远段的髂-股静脉吻合。对深静脉血栓形成后综合征来说,适用于局段型中央病变,也可应用于一部分全肢型病变。手术的适应证必须严格掌握,首选是临床症状较重,腔内治疗失败或无法腔内治疗,且要求通过静脉造影证实:①单侧性局限于髂-股静脉阻塞;②远段股浅静脉通畅;③健侧的髂-股静脉,包括腔静脉系统在内,都必须处于通畅状态;④健侧的大隐静脉通畅且无扭曲病变,大隐静脉内径大于3~4mm。

手术方法:先进行患侧手术。在腹股沟韧带下,纵行切开,显露股总静脉,找到闭塞段,向远端追踪,直至充分显露通畅段为止。暂用消毒巾覆盖,然后在健侧腹股沟韧带下切开,显露隐-股静脉连接处,仔细解剖大隐静脉,结扎属支。用手指在耻骨上区形成皮下隧道。用悬带或橡皮导管测定健侧隐股静脉连接点到患侧闭塞远段通畅静脉间的距离,用来指导解剖大隐静脉所需长度,其属支均需结扎切断。所有出血点均妥善结扎止血后,静脉注射肝素溶液达到肝素化。用无损伤钳在隐股静脉连接处阻断大隐静脉,小心地将大隐静脉穿过皮下隧道,切勿发生旋转或扭曲。用肝素溶液注满大隐静脉,在距离断端4cm处暂用弹力血管夹阻断。用无损伤钳部分阻断患侧闭塞段远段通畅静脉,在前外侧切除椭圆形一小片静脉壁,形成的开口约相当于大隐静脉断端。然后用7-0无损伤血管缝线做大隐静脉和股静脉的端侧吻合。于其远端可作暂时性股动静脉瘘,以保障吻合口通畅,术后6~8周可将动静脉瘘结扎。

术后处理:包扎小腿弹力绷带,鼓励早期活动,抗凝治疗1~2周。

B. 原位大隐静脉-腘静脉转流术:1968年,Husni提出对下肢深静脉血栓形成后,股-腘静脉功能不全或阻塞的患者,施行原位大隐静脉-腘静脉转流术,又称Husni手术。

适应证:施行Husni转流术的患者,必须临床症状较重,且静脉造影证实:①病变仅局限于大腿的股腘静脉;②近端从隐-股连接处开始,股总静脉、髂静脉和下腔静脉系统通畅;③远端腘静脉和小腿的胫、腓静脉也完全通畅;④同侧大隐静脉通畅,没有曲张性病变,瓣膜功能健全,内径3~4mm以上。

手术方法:取膝内侧切口,显露远段腘静脉及其胫、腓静脉分支,在通畅段选定吻合处,用悬带或导管穿过。从切口中解剖游离出1段大隐静脉,切断后远端结扎,近端必须留有充分长度,使它能和腘静脉作端-侧吻合。然后,在两个切口之间做斜行皮下隧道。最后,将大隐静脉和腘静脉作端-侧吻合。必要时,可在吻合口远侧建立暂时性动静脉瘘,既保证吻合口不易发生血栓形成,又可使大隐静脉的管径扩大,增加血液回流量。

术后处理:小腿用弹力绷带包扎,鼓励早期活动,常规抗凝治疗。综合文献报道,手术成功率约为80%。

3）暂时性动静脉瘘：闭塞静脉远侧段暂时性动静脉瘘的机制，在于高压动脉血进入静脉后，可使向近心端回流的静脉侧支开放、扩张，增加回流量，降低患肢的静脉高压，使病情缓解。1985年，Edwards 观察到一种现象，即在治疗髂静脉慢性闭塞时，以聚四氟乙烯（PTFE）人造血管作 Palma Dale 手术，又在吻合口的远心端建立动静脉瘘，术后不久 PTFE 血管虽因血栓形成而闭塞，但病情却有好转，静脉造影显示盆腔内出现不少粗大的侧支。1987 年，Sawchuk 等通过大白鼠动物实验证实，在制成髂–股静脉闭塞模型后，于其远心端做动静脉瘘，数周后闭塞段近、远侧段之间形成丰富的侧支，从而大幅度增加患肢静脉的回流量，发挥有效的治疗作用。

适应证：①自体大隐静脉为多支型或口径细小，无法施行 Palma Dale 手术；②大隐静脉自身病变，或已经切除者；③双侧髂–股静脉闭塞者。

手术方法：在大腿根部，沿缝匠肌内侧肌间沟做纵行切口，解剖和游离各 1 段股浅动、静脉，选择组织结构正常或接近正常血管处以建立吻合口转流。取同侧或对侧大隐静脉 1 段，长 4~6cm，内径应大于 3mm。如大隐静脉条件有限，则可取其他相应的静脉替代。然后，阻断股浅动、静脉，在两者之间搭桥，形成动静脉瘘。最后在近动脉瘘口处，将 1 根 1 号尼龙线，宽松绕移植桥两圈，两线头共置于切口皮下。4~6 个月后，打开创口将尼龙线抽紧打结，关闭动静脉瘘。

（2）纠正血液反流：这类手术的适应证是深静脉血栓形成后，远端静脉管腔完全再通，但瓣膜功能破坏，血液反流。手术前需行静脉造影证实。手术方法有以下两种：

1）腘静脉外肌袢成形术。

2）自体带瓣静脉段移植术。疗效并不能令人满意。自 20 世纪 60 年代以后，不少学者即开始对采用自体带瓣静脉段移植术治疗深静脉血栓形成后综合征，进行过多方面的探索。近年来，学者们对瓣膜替代物做了大量探索性研究。主要包括：①将静脉壁的全部或部分向腔内翻转形成一个瓣膜样结构；②利用不锈钢、铂等，制造人工瓣膜；③移植冷冻保存的静脉或心脏瓣膜；④设计在管壁外规律性压迫静脉的装置，模拟静脉瓣膜功能；⑤利用组织工程技术构建瓣膜支架，置入培养的静脉内皮细胞；⑥带瓣膜静脉段支架移植。这些方法目前都还处于实验阶段。

小腿足靴区有营养障碍性病变者，若有交通静脉或浅静脉功能不全者，可适应行交通静脉和浅静脉曲张手术，如激光、射频等微创治疗方法以改善临床症状。

（陆信武　叶开创）

参 考 文 献

1. 陆信武,蒋米尔. 临床血管外科学. 第 5 版. 北京:科学出版社, 2018.

2. Gloviczki P. Handbook of venous and lymphatic disorders. 4th ed. Taylor & Francis Group, 2017.

3. Sidawy AN, Perler BA. Rutherford's Vascular Surgery and Endovascular Therapy. 9th ed. Elsevier, 2019.

4. Couturaud F, Leroyer C, Tromeur C, et al. Factors that predict thrombosis in relatives of patients with venous thromboembolism. Blood, 2014, 124(13): 2124-2130.

5. Kahn SR, Comerota AJ, Cushman M, et al. The Postthrombotic Syndrome: Evidence-Based Prevention, Diagnosis, and Treatment Strategies: A Scientific Statement From the American Heart Association. Circulation, 2014, 130(18): 1636-1661.

6. Buesing KL, Mullapudi B, Flowers KA. Deep Venous Thrombosis and Venous Thromboembolism Prophylaxis. Surg Clin North Am, 2015, 95(2): 285-300.

7. Braekkan SK, Grosse SD, Okoroh EM, et al. Venous thromboembolism and subsequent permanent work-related disability. J Thromb Haemost, 2016, 14(10): 1978-1987.

8. 中华医学会外科学分会血管外科学组. 深静脉血栓形成的诊断和治疗指南（第 3 版）. 中华普通外科杂志, 2017, 32(9): 807-812.

9. Garg N, Gloviczki P, Karimi KM, et al. Factors affecting outcome of open and hybrid reconstructions for nonmalignant obstruction of iliofemoral veins and inferior vena cava. J Vasc Surg, 2011, 53(2): 383-393.

10. Bond RT, Cohen JM, Comerota A, et al. Surgical treatment of moderate-to-severe post-thrombotic syndrome. Ann Vasc Surg, 2013, 27(2): 242-258.

11. Ye K, Lu X, Jiang M, et al. Technical details and clinical outcomes of transpopliteal venous stent placement for postthrombotic chronic total occlusion of the iliofemoral vein. J Vasc Interv Radiol, 2014, 25(6): 925-932.

12. Seager MJ, Busuttil A, Dharmarajah B, et al. A Systematic Review of Endovenous Stenting in Chronic Venous Disease Secondary to Iliac Vein Obstruction. Eur

J Vasc Endovasc Surg, 2016, 51（1）: 100-120.

13. Strijkers RH, de Wolf MA, Arnoldussen CW, et al. Venous In-stent Thrombosis Treated by Ultrasound Accelerated Catheter Directed Thrombolysis. Eur J Vasc Endovasc Surg, 2015, 49（4）: 440-447.

14. Rollo JC, Farley S, Oskowitz A, et al. Contemporary Outcomes of Elective Iliac Vein Stenting in Chronic Venous Occlusive Disease. J Vasc Surg, 2016, 64（2）: 542.

15. Ye K, Lu X, Li W, et al. Outcomes of Stent Placement for Chronic Occlusion of a Filter-bearing Inferior Vena Cava in Patients with Severe Post-thrombotic Syndrome. Eur J Vasc Endovasc Surg, 2016, 52（6）: 839-846.

16. Murphy EH, Johns B, Varney E, et al. Endovascular management of chronic total occlusions of the inferior vena cava and iliac veins. J Vasc Surg Venous Lymphat Disord, 2017, 5（1）: 47-59.

17. Ye K, Shi H, Yin M, et al. Treatment of Femoral Vein Obstruction Concomitant with Iliofemoral Stenting in Patients with Severe Post-thrombotic Syndrome. Eur J Vasc Endovasc Surg, 2018, 55（2）: 222-228.

18. Kurstjens R, de Wolf M, Kleijnen J, et al. The predictive value of haemodynamic parameters for outcome of deep venous reconstructions in patients with chronic deep vein obstruction - A systematic review. Phlebology, 2017, 32（8）: 532-542.

19. Verma H, Tripathi RK. Common femoral endovenectomy in conjunction with iliac vein stenting to improve venous inflow in severe post-thrombotic obstruction. J Vasc Surg Venous Lymphat Disord, 2017, 5（1）: 138-142.

20. Yin M, Huang X, Cui C, et al. The effect of stent placement for May-Thurner syndrome combined with symptomatic superficial venous reflux disease. J Vasc Surg Venous Lymphat Disord, 2015, 3（2）: 168-172.

21. Wang R, Wang X, Liu G, et al. Technique and Clinical Outcomes of Combined Stent Placement for Postthrombotic Chronic Total Occlusions of the Iliofemoral Veins. J Vasc Interv Radiol, 2017, 28（3）: 373-379.

22. Soosainathan A, Moore HM, Gohel MS, et al. Scoring systems for the post-thrombotic syndrome. J Vasc Surg, 2013, 57（1）: 254-261.

23. Eklof B, Rutherford RB, Bergan JJ, et al. Revision of the CEAP classification for chronic venous disorders: consensus statement. J Vasc Surg, 2004, 40: 1248-1252.

24. Kahn SR, Shrier I, Julian JA, et al. Determinants and time course of the postthrombotic syndrome after acute deep venous thrombosis. Ann Intern Med, 2008, 149（10）: 698-707.

25. Strijkers RH, Wittens CH, Kahn SR. Villalta scale: goals and limitations. Phlebology, 2012, 27（Suppl. 1）: 130-135.

26. Bergan JJ, Schmid-Schönbein GW, Smith PD, et al. Chronic venous disease. N Engl J Med, 2006, 355（5）: 488-498.

27. Stain M, Schönauer V, Minar E, et al. The post-thrombotic syndrome: risk factors and impact on the course of thrombotic disease. J Thromb Haemost, 2005, 3（12）: 2671-2676.

28. Mohr DN, Silverstein MD, Heit JA, et al. The venous stasis syndrome after deep venous thrombosis or pulmonary embolism: a population-based study. Mayo Clin Proc, 2000, 75（12）: 1249-1256.

29. Gabriel F, Labis M, Portols O, et al. Incidence of post-thrombotic syndrome and its association with various risk factors in a cohort of Spanish patients after one year of follow-up following acute deep venous thrombosis. Thromb Haemost, 2004, 92（2）: 328-336.

30. Prandoni P, Lensing AW, Prins MH, et al. Below-knee elastic compression stockings to prevent the post-thrombotic syndrome: a randomized, controlled trial. Ann Intern Med, 2004, 141（4）: 249-256.

31. Tick LW, Kramer MH, Rosendaal FR, et al. Risk factors for post-thrombotic syndrome in patients with a first deep venous thrombosis. J Thromb Haemost, 2008, 6（12）: 2075-2081.

32. Latella J, Desmarais S, Miron MJ, et al. Relation between D-dimer level, venous valvular reflux and the development of post-thrombotic syndrome after deep vein thrombosis. J Thromb Haemost, 2010, 8（10）: 2169-2175.

33. Shbaklo H, Holcroft CA, Kahn SR. Levels of inflammatory markers and the development of the post-thrombotic syndrome. Thromb Haemost, 2009, 101（3）: 505-512.

34. Kahn SR, Shbaklo H, Shapiro S, et al. SOX Trial Investigators. Effectiveness of compression stockings to prevent the post-thrombotic syndrome（the SOX Trial and Bio-SOX biomarker substudy）: a randomized controlled trial. BMC Cardiovasc Disord, 2007, 7: 21.

35. Cohen AT, Tapson VF, Bergmann JF, et al. ENDORSE Investigators. Venous thromboembolism risk and prophylaxis in the acute hospital care setting（ENDORSE study）: a multinational cross-sectional study. Lancet, 2008, 371（9610）: 387-394.

36. Raju S, Hollis K, Neglen P. Use of compression stockings in chronic venous disease: patient compliance and effcacy. Ann Vasc Surg, 2007, 21（6）: 790-795.

37. Prandoni P, Noventa F, Quintavalla R, et al. Thigh-length versus below-knee compression elastic stockings for prevention of the postthrombotic syndrome in patients with proximal-venous thrombosis: a randomized trial. Blood, 2012, 119（6）: 1561-1565.

38. Enden T, Haig Y, Kløw NE, et al. Long-term outcome after additional catheter-directed thrombolysis versus standard treatment for acute iliofemoral deep vein thrombosis (the CaVenT study): a randomised controlled trial. Lancet, 2012, 379 (9810): 31-38.

39. Vedantham S, Goldhaber SZ, Julian JA, et al. Pharmaco-mechanical Catheter-Directed Thrombolysis for Deep-Vein Thrombosis. N Engl J Med, 2017, 377 (23): 2240-2252.

40. Comerota AJ, Kearon C, Gu CS, et al. Endovascular Thrombus Removal for Acute Iliofemoral Deep Vein Thrombosis. Circulation, 2019, 139 (9): 1162-1173.

41. Mewissen MW, Seabrook GR, Meissner MH, et al. Catheter-directed thrombolysis for lower extremity deep venous thrombosis: report of a national multicenter registry. Radiology, 1999, 211 (1): 39-49.

42. Haig Y, Enden T, Slagsvold CE, et al. Determinants of early and long-term efficacy of catheter-directed thrombolysis in proximal deep vein thrombosis. J Vasc Interv Radiol, 2013, 24 (1): 17-24.

五、下腔静脉滤器使用的历史沿革、争议和现状

腔静脉滤器是一款专为预防动脉栓塞发生而设计的器材,它可以被植入腔静脉内,拦截肢体静脉内可能脱落的栓子,从而阻止栓子进入肺动脉。它如同我们家用的水池,为了防止下水道阻塞,在排水口处放个滤网。本节主要针对腔静脉滤器的发展与临床应用的相关问题进行论述。

1819 年 Laennec 首先报道了一种突然导致患者死亡的肺部疾病,当时被称之为肺卒中(pulmonary apoplexy);1829 年 Cruveilhier 报道该种疾病是由于肺动脉内存在凝固的血块所致,称之为肺血栓症(pulmonary thrombosis);1842 年 Rokitansky 进一步证实了 Laennec 的发现,并提出了肺梗死的概念;1858 年 Virchow 通过实验研究证明该种疾病是由于肺动脉内栓子阻塞所致,由此提出肺动脉栓塞的概念(pulmonary embolism, PE)。Virchow 如此描述肺栓塞的概念:①首先是血管出现损伤,这种损伤主要来自小分支,非均匀的而少见广泛阻塞。但由于阻塞造成的血液凝集,新的血栓会不断形成并蔓延,由末梢进入分支,由分支进入主干。②肺动脉栓子是由于人体某部位的静脉血栓脱落通过心脏进入肺动脉的。为证明这种理论的正确,Virchow 将从人体尸解中取出的血栓通过一个胶管注入犬的颈静脉内,几小时后将狗处死,在其肺动脉内找到血栓。1872 年 Cohnheim 通过研究发现,这种疾病的发展可以导致肺内淤血,右心室衰竭。1908 年 Trendelenburg 在世界上首次进行了肺动脉栓子切除手术(pulmonary embolectomy),但遗憾的是患者于术后 37 小时死于乳内动脉出血。随后 Kirschner 于 1924 年成功地进行了肺动脉栓子切除术,并使患者得到长期存活。1962 年 Sharp 通过体外循环完成了肺动脉栓子切除手术,从此人们对肺动脉栓塞疾病的认识和诊治得到了科学、系统的确立。另外在肺动脉栓塞的诊治发展过程中,我们更要铭记和感谢 Mclean 在 1916 年发现了肝素及与 Murray 合作在 1937 年阐述了肝素在治疗血栓栓塞性疾病中的重要作用与意义。急性肺动脉栓塞是临床上难于早期发现,发病急促,死亡率很高的疾病。尽管目前我们已经对它的发病机制、诊断、治疗与管理都有了很大的发展和进步,但它依然是住院患者发生严重并发症和死亡的主要原因。早在 20 世纪 70 年代美国就报道每年诊治肺动脉栓塞 60 万例,其中死亡 20 万例。在住院死亡患者 40 岁以上的常规尸解中发现,约 2/3 病例存在着或大块或微小的肺动脉栓塞。因此它已被列为临床上常见致死原因的第三位。

(一)静脉滤器的发展史与临床分类

肢体深静脉血栓(deep venous thrombosis, DVT)形成后发生栓子脱落导致 PE 的理念早在 1700 年就被医学专家所认识并得以建立。1784 年 John Hunter 在世界上实行了第一例股静脉结扎预防 PE 手术,Trousseau 在 1868 年创立了应用腔静脉障碍法预防 PE 的概念。1893 Bottini 在世界上首次报道了结扎下腔静脉(inferior vena cava, IVC)预防 PE 的方法。自 1910 年 Trendelenburg 为一位患盆腔血栓性静脉炎并伴有脓毒血症的产后妇女结扎了下腔静脉,预防 PE 及感染的扩散后,在国际上陆续研究开发了一些不同的阻断腔静脉方法,如:下腔静脉分格法、外夹法等。但上述方法都不太理想,阻断后腔静脉内血栓发生率很高,同时这些方法都需要开腹手术、暴露腔静脉、创伤很大。因此如何研发出既可以捕获脱落的血栓又不影响静脉血流,实施简单、快速有效的方法是人们思考的重点课题。这个研究过程在 1950—1960 年间出现突破。1960 年世界上第一个腔静脉滤器——

Mobin-Uddin 伞状滤器诞生,尽管它在设计上很粗糙、材料为金属,在实际应用上有很多问题,但这款滤器的诞生标记着在 PE 的预防上发生了重大的发展与进步,同时也创建了早期在腔静脉内植入滤器预防 PE 发生的微创理念,为日后的进一步研究和发展奠定了良好基础。腔静脉滤器于 1967 年和 1970 年开始被应用于临床,随后多年来在各国学者的积极努力下,腔静脉滤器得到不断发展、改进和更新换代,1973 年世界上第一款不锈钢滤器——Greenfield filter 诞生,1989 年钛合金 Greenfield filter 产生,1995 年低惰性不锈钢 Greenfield filter 研制成功。随后滤器的研究与开发得到进一步发展,特别是 2003 年美国 FDA 批准了国际上第一个可回收滤器(retrievable IVC filters)在临床应用后,使滤器的发展进入了重大变革时代。如今在临床上已有多种类型永久性、可选择性滤器供医生选择应用。

尽管当前国内外学者对于腔静脉滤器的临床应用还存有非议、尽管腔静脉滤器在临床应用

时偶有相对棘手的并发症出现、尽管腔静脉滤器在临床应用中还存在着各种困惑、尽管到目前为止我们还没有得到一款最为理想的滤器,但是作为预防 DVT 形成后栓子脱落引起的 PE 发生,腔静脉滤器的诞生无疑是一个划时代的进步。理想的滤器目前被认为应该具备如下条件:①能拦截 >4mm 的栓子。②最大限度保留下腔静脉的横断面积,不影响静脉回流。③不会引起血栓,有生物相容性。④经久耐用,滤过率高,保持血流平稳。⑤可靠固定于腔静脉壁,不易移动、漂浮。⑥安置容易,无或少有并发症。⑦无铁磁性,不影响核磁成像。⑧在相应的时间窗内容易被取出。⑨费用比较合理。

理想总是一种美好的愿望,但难于实现,因为人们对理想的要求是在随着时代的发展而在不断发生变化的。腔静脉滤器目前在国际上可以应用于在临床上主要有:永久型(permanent IVC filters)、临时型(temporary IVC filters)、可回收型(retrievable filters)、可转换型(convertible filters)(图 11-17~11-19)。

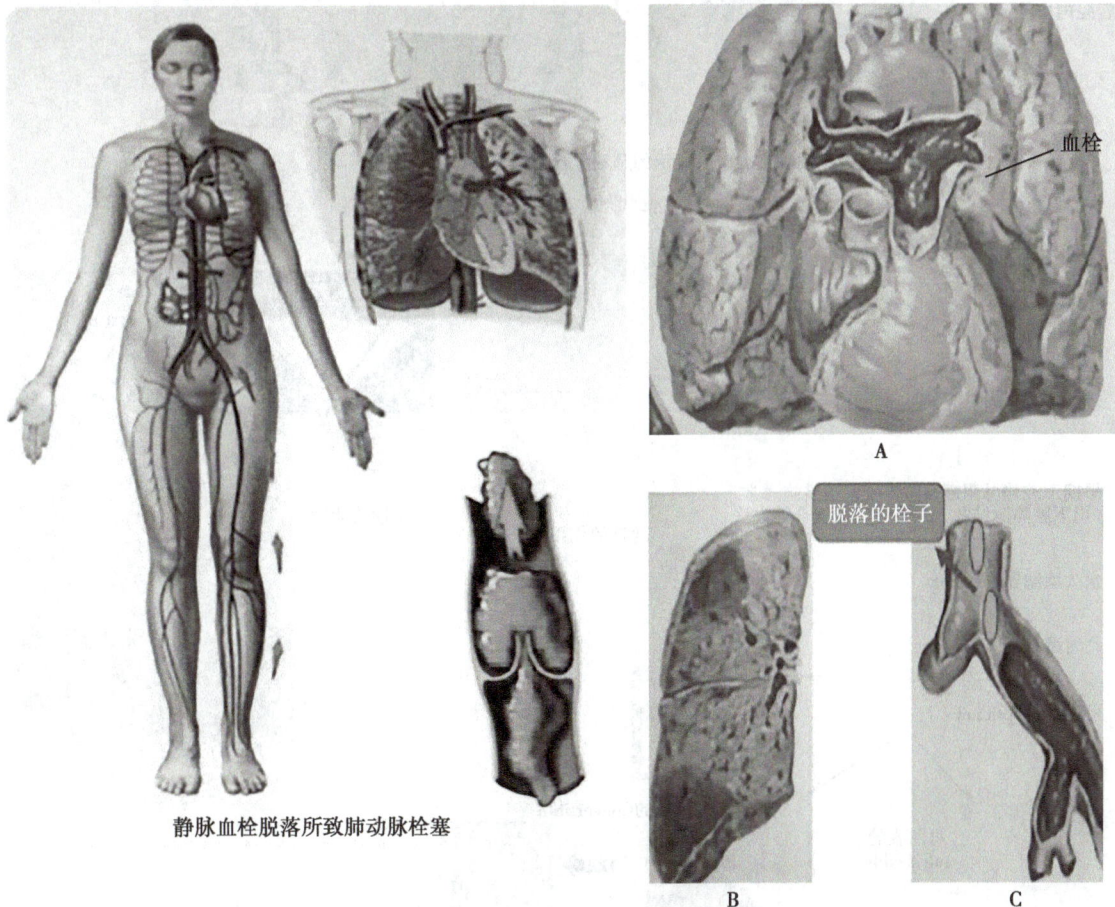

图 11-17　肺动脉栓塞形成
A. 肺动脉主干栓塞　B. 肺动脉栓塞合并梗死　C. 下肢静脉血栓是栓子的主要来源

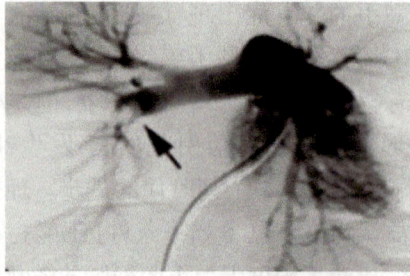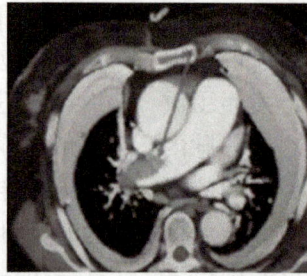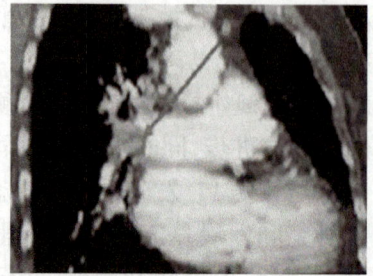

DSA血管造影示右肺动脉栓塞 　　　　　　　　　　　　　　　　CTA显示肺动脉栓塞

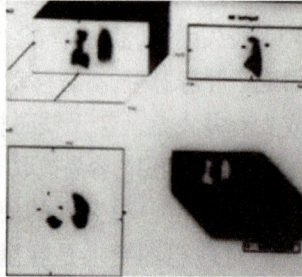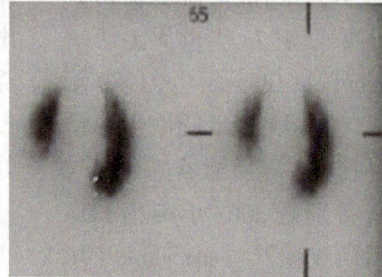

肺动脉栓塞的核素显像

肺动脉壁　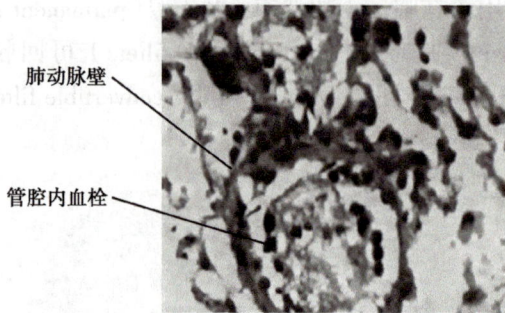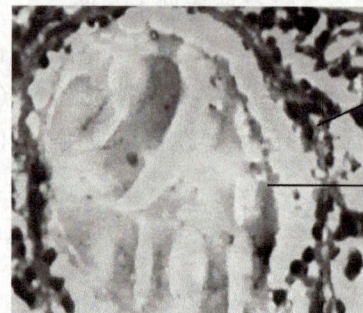　肺动脉壁

管腔内血栓　　　　　　　　　　　　　　　　　　　　　　　　　管腔内血栓

动物实验中所显示的肺动脉栓塞镜下形态（家兔）

图 11-18　肺动脉栓塞的影像学及病理表现

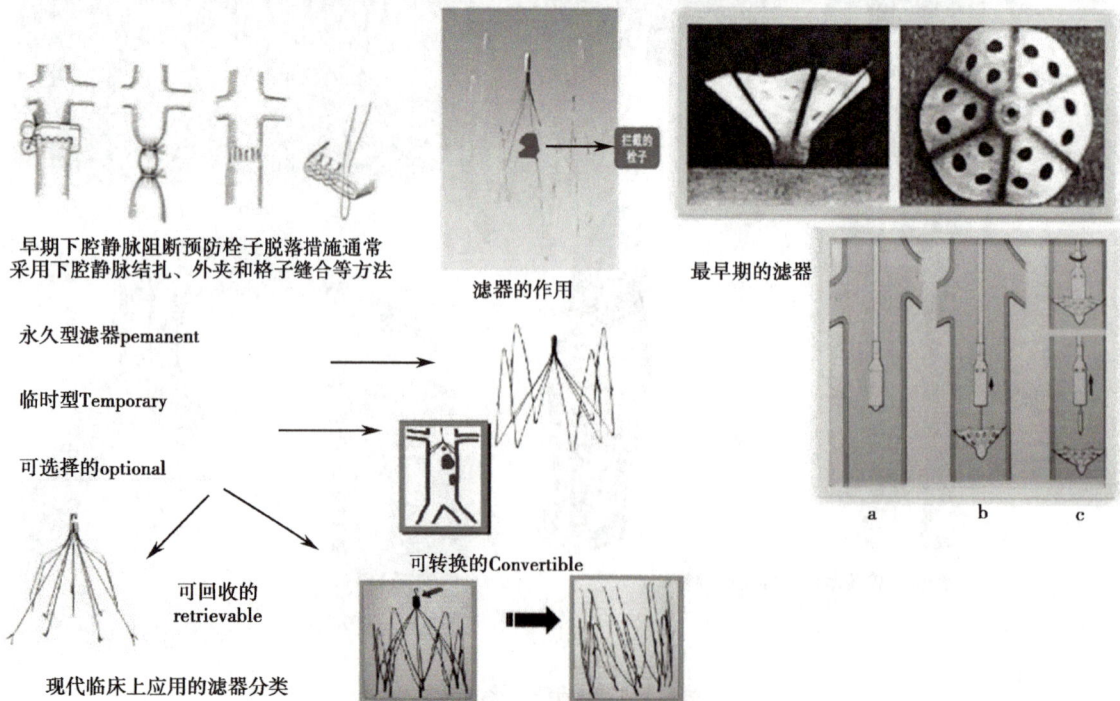

早期下腔静脉阻断预防栓子脱落措施通常
采用下腔静脉结扎、外夹和格子缝合等方法

滤器的作用

最早期的滤器

永久型滤器pemanent

临时型Temporary

可选择的optional

可转换的Convertible

可回收的
retrievable

现代临床上应用的滤器分类

图 11-19　预防 DVT 形成后栓子脱落的方法

（二）腔静脉滤器临床应用理念

1. PE 来自内源性或外源性栓子通过血液循环进入肺动脉、阻塞其分支，并由此引发的一系列病理生理变化和血液动力改变。

2. PE 主要病因是由于肢体或盆腔静脉血栓形成后脱落所致，这一观点目前在医学界已达到共识，同时也被临床研究所证实。William 报道 46%~60% 肺动脉栓塞与肢体静脉血栓形成有关。日本学者竹中统计 935 例肺动脉栓塞，因肢体静脉血栓形成所致为 72%。程显声报道肺动脉栓塞的栓子 70%~90% 来自下肢深静脉。众所周知：肢体静脉血栓形成是临床上常见的疾病，在肢体静脉血栓形成过程中，伴随静脉管壁的生理性收缩与舒张，邻近肌肉组织的运动对血管的按摩效应以及负压回心的血流方向，不可避免的导致血栓脱落造成肺动脉栓塞。国外文献报道：46%~50% 的肢体静脉血栓可致肺动脉栓塞发生。Mattos 对 110 例腓肠肌静脉丛血栓进行彩超检查，发现 33% 病例有移动的凝血块存在。张福先教授于 1996—1998 年对 100 例肢体静脉血栓患者与肺动脉栓塞发生关系进行了前瞻性研究，结果表明：肢体静脉血栓患者中肺动脉栓塞发生率是 45%，其中 75% 没有任何症状，致死性仅为 4%。然而在临床工作中，人们普遍认为并没有看到如此多的肺动脉栓塞病例出现，原因可能有以下几点：①大量的肺动脉栓塞发生只是一过性的，对患者没有构成明显的打击。这些脱落的小血栓在肺内可能被溶解或被血流冲碎、或阻塞 20% 以下的肺动脉。②而当肺动脉被栓塞 50% 以上时方有明显临床症状，可是此时通常容易被误诊或漏诊，仅按肺内感染或心功能不良来处理。③而当肺动脉被栓塞 80% 以上时患者发生死亡，此时可以被人们认识到，但这种致死性肺动脉栓塞发生率仅为 4%。因此我们应该更新观念：肺动脉栓塞是较为常见的疾病，我们既往所认识的肺动脉栓塞多数是致死性肺动脉栓塞，它仅是肺动脉栓塞的一种类型，发病率较低。为此作者将肺动脉栓塞分为无症状型、有症状型和致死型，临床上常见的是无症状型，但重视对无症状 PE 和有症状 PE 干预可以有效降低致死性 PE 的发生。

3. 腔静脉滤器临床应用目的是拦截肢体静脉脱落的血栓，阻止其进入肺循环，防止由此引发的肺动脉栓塞。通过多年的临床研究，人们发现可以造成肺动脉最小分支阻塞的血栓直径约为 6mm，滤器的设计理念是拦截直径 4mm 以上的栓子。因此腔静脉滤器的临床应用对绝大多数患者来说是可以有效预防 PE 发生的，但不能绝对预防 PE 的发生。因为当大量直径低于 4mm 的栓子同时或多次脱落或来自滤器近端的血栓脱落，以及来肺动脉内的血栓繁衍等都可以引发 PE 发生。

4. 腔静脉滤器植入部位正常情况下应该为肾静脉下 1~1.5cm 的下腔静脉内，特殊情况下可以植入肾静脉上段下腔静脉或上腔静脉内。

（三）腔静脉滤器临床应用的争议

众所周知，腔静脉滤器在临床上应用可以有效拦截一些脱落的栓子，预防肺动脉栓塞发生。但多年来，有关腔静脉滤器临床应用的困惑与争议一直在伴随着我们，具体为反对呼声大于支持。Jha 报道，248 例 DVT 患者，33 例植入滤器，植入率为 13.3%，2 年跟踪随访表明，滤器组无死亡率，非滤器组 11 例在住院期间死亡，死亡率为 4.4%。Timothy 报道；对于抗凝禁忌证患者，应用滤器组与非滤器组进行大于 30 天的随访。结果表明：滤器组明显减低死亡率。Melado 等报道：DVT 患者在外科干预后复发者为 17.7%~12.2%，在复发的 DVT 患者中，死亡率在滤器组合非滤器组分别为 2.1% vs 25.3%。近年来美国 VTE 患者中 12%~17% 被植入滤器，总植入率是欧洲的 25 倍。Stein 统计美国国家医疗中心数据库内 50 个洲、地区医院资料表明：全美滤器应用量在 1979 年为 2 000 个，1999 年为 49 000 个，增长了 20 倍。而后十余年来，这个数字还在增长（图 11-20）。

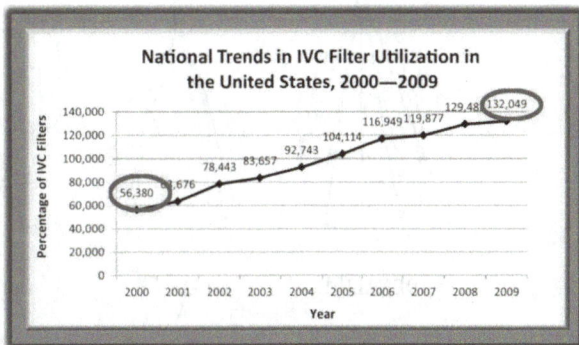

图 11-20　美国腔静脉滤器临床应用情况

而反对者则认为,临床上并没有看到很多PE。在滤器没有引进我国的 20 世纪 90 年代前,在 DVT 的患者诊治中也没有看到很多的 PE 出现。滤器长期存在体内合适吗?单纯的预防与花费相比值得吗?同时近年来在国际上也时常有很多关于滤器植入后并发症发生的报道。Philippe Girard 在题为"滤器的神秘与悲哀"的文章中曾感慨表述:"腔静脉滤器是一个不可思议的器材,诚然:它是阻止静脉内的凝血块进入肺循环的理想装置,并在近五十年内,每天都在临床上被应用。但是至今日仍然缺乏相应的证据告诉我们这样做是对还是不对?"当然造成这些困惑和争议是有很多原因的。作者认为主要可以归纳以下几点:①因为滤器的植入对技术和设备要求不高,学习曲线短,容易得到普及和掌握。而 DVT 患者发病率又很高,因此在现有的医疗环境和医患关系尚未完全科学、合理、有序、依法的建立和完善前,不排除在临床上滤器的应用有不规范的现象,甚至导致一些不良并发症发生,由此产生一些不良影响。②虽然多年来伴随科技进步和发展,滤器得到不断的改进和完善,但至今我们尚未得到一款最为理想的滤器在临床上应用。③国内外有关滤器真正有价值的研究很少。滤器在临床上应用已有半个世纪,但至今为止,相关前瞻性对照研究报道在国际上仅有四个,其中有两个报道来自一个中心,因此我们将之归纳为三个。三个报道结果为两个反对,一个赞成。同时一些相关研究受到很多限制:如滤器植入后是否进行抗凝,抗凝是否有效和规范。一些 VTE 的复发是多种因素的,如:活动与进展的肿瘤、抗磷脂综合征等都可以造成 VTE 的复发。所以有学者认为;那种武断地认为滤器存在体内是可以导致 VTE 复发的主要原因只能被认为是一种没有充分证据的假设!难怪 Bikdeli 发出感慨之言:"在当今科技爆发的大数据时代,有关腔静脉滤器的研究还是数据的荒原与沙漠"。

(四)腔静脉滤器临床应用现状

腔静脉滤器的植入是在 DSA 下,通过股静脉或颈静脉穿刺完成的。植入部位在正常情况下应该为肾静脉下 1~1.5cm 的下腔静脉内,特殊情况下可以植入肾静脉上或上腔静脉内。1995 年翟仁友教授在我国第一次报道 3 例腔静脉滤器的临床应用。当时是国内仅有的一篇相关发表的论文。从 1995 年至 2007 年,全国共发表了 172 篇滤器论文,报道滤器临床应用 4 175 个。我国 2010 年前临床上应用滤器主要以永久性为主。伴随着滤器的不断改进,2010 年后在国内,可取出滤器的临床应用成为主流。我国目前估计每年约有 4 万 ~5 万个左右滤器应用于临床。北京世纪坛医院 1997 年在院内应用了第一个滤器(鸟巢),1999 年作者向贝朗香港总部大卫介绍滤器在中国的研究情况,随后该品牌滤器进入中国大陆,并成为我国永久性滤器临床应用的主打产品。2018 年末,中华医学会外科学分会血管外科学组集体讨论,由作者执笔,完成了我国第一个腔静脉滤器临床应用指南,并在指南中对我国腔静脉滤器在临床的应用做了详细规定。目前常用的临时型和永久型滤器见图 11-21。

1. 滤器临床应用的注意点

(1)滤器的临床应用应该严格遵循相应正规发表的共识与指南。

(2)滤器永久性植入 指当患者需要终身保

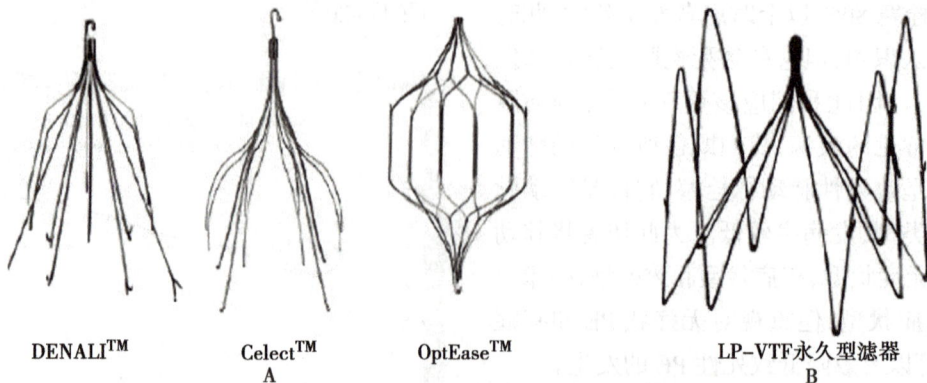

DENALI™　　　Celect™　　　OptEase™　　　LP-VTF永久型滤器
　　　　　　　　　　A　　　　　　　　　　　　　　　　B

图 11-21　目前常用的临时型和永久型滤器
A. 目前常用的几种永久与临时性互换型腔静脉滤器　B. 目前国内常用的永久型滤器

护防止血栓栓塞发生的情况。

（3）可回收滤器的植入　是指当患者在有限时间内需要保护防止血栓栓塞发生的情况。

（4）临床上在必须选择滤器应用的情况下，推荐应用可回收滤器、并在渡过滤器保护时期后及允许可回收时间窗内尽早取出，滤器在体内植入时间产的长短与可能导致并发症的发生成正比关系。美国FDA推荐可回收滤器在允许回收时间窗内的29~54天内取出为好。

（5）可回收滤器推荐植入指征　①患者无永久性滤器的植入指征。②临床评估PE发生率为低风险。③VTE复发为低风险。④患者有较好的生存期。⑤植入滤器可以被安全取出或转换功能。⑥患者同意取出滤器。

（6）永久性滤器推荐植入指征　①高龄、经过基本治疗仍长期处于有临床意义PE高风险状态。②预期寿命短（≤6个月），不能依从基本治疗或随访安排。③患者因体弱、多脏器功能衰竭等因素，难于进行滤器取出手术。④患者要求植入永久性滤器。

（7）尽管可回收滤器也能够提供对PE永久性保护作用，但推荐严格按临床适应证选择应用。可回收滤器不能常规取代永久性滤器，因为相比之下，永久性滤器比可回收滤器更具稳定性、并发症发生率明显降低。

2. 滤器植入指征

注：主要针对有明确诊断的VTE患者

（1）绝对指征或基本指征

1）抗凝禁忌证：①抗凝过程发出血，或近期有出血病史包括下列情况：胃肠、颅内、较严重的急性出血、血肿、咯血、血尿等。②中枢神经系统梗死、新生物、创伤、近期准备进行中枢神经系统外科手术。③血小板减少（<50 000/mm^3）。④人体组织脏器发生严重的创伤，如：实质脏器损伤伴血液动力学不稳定。⑤胸主动脉瘤、颅内动脉瘤。

2）抗凝失败：①尽管应用抗凝，但依然发生PE或复发PE。②尽管应用抗凝，但DVT依然进展。③无法达到有效、足量抗凝。

3）DVT患者已经发生大面积PE，并存在再发PE的危险。

4）下腔静脉及髂股静脉有漂浮血栓。

5）DVT同时伴有严重的心肺疾病、肺动脉高压患者。

6）发生肝素诱导下的血小板减少综合征。

（2）相对指征或相对扩大指征

1）不适合进行有效抗凝者：①高龄伴有发生运动失调病史。②对于抗凝药物有不良反应发生或不耐受者。③有发生出血的高危肿瘤患者（如：胃肠道、泌尿系统肿瘤）。④围手术期因抗凝容易发生出血的高危患者。

2）血栓栓子反复脱落导致广泛PE发生。

3）肾细胞癌侵犯肾静脉。

4）准备行静脉机械性消栓（PTM）、导管溶栓（CDT）或取栓手术。

5）髂静脉狭窄与闭塞需要腔内干预者。

6）VTE肿瘤患者，已发生或具有发生PE高风险者。

7）VTE妊娠患者，已发生或具有发生PE高风险者。

8）VTE烧伤患者，已发生或具有发生PE高风险者。

（3）预防性指征（注：主要针对尚未获得VTE发生证据患者）

1）严重创伤：①闭合性颅脑损伤。②脊髓损伤或发生截瘫者。③多发性长骨或骨盆骨折。

2）可能发生VTE的高危患者：①长期制动、具有发生DVT的高风险的患者。②病理性肥胖与不能活动者。③行脊柱外科手术者。④行减肥手术者。⑤危重患者。⑥既往有DVT病史。⑦肿瘤患者。⑧易栓症。

（4）滤器植入相对禁忌证

1）腔静脉解剖异常，无滤器植入位置。

2）腔静脉内充满血栓。

3）腔静脉慢性闭塞。

4）腔静脉无滤器植入入路。

5）无法纠正的严重凝血异常、菌血症或未经治疗的感染。

3. 腔静脉滤器植入与回收必备条件和关注点

（1）腔静脉滤器植入必须由受过专业训练的医生（血管外科医生、介入科医生等）完成，所在医疗机构应具备开展血管腔内介入治疗的资质、相应设备、介入导管室或杂交手术室以及配套的病房和ICU。

（2）实施该医疗行为的医生必须熟悉所植入

滤器的特点、性能、结构、长度、最大开发直径、植入与释放技术。应用可取出滤器时,必须充分了解滤器规定的可取出期限。

(3)患者手术前应该常规进行各项功能检查,碘过敏试验,评估各脏器功能。特别要注意抗凝血酶Ⅲ、D二聚体、凝血功能的检查。

(4)滤器植入手术成功　指所植入的滤器被判定为能够有效地拦截其远端的血栓脱落,通过机械性保护防止 PE 发生。

(5)滤器植入手术无效　指所植入的滤器被判定为不能够有效的拦截其远端的血栓脱落,不能通过机械性保护防止 PE 发生。

(6)国际上报道,肾上植入滤器导致肾功不良 6%,再发 PE 6%,滤器移位 28%,滤器折断 6%,滤器穿透静脉壁 6%。因此肾上静脉植入滤器要权衡利弊,慎重实施。

(7)实施滤器回收医生,除具备相应的介入技术以外,还应有具有外科手术处理血管能力或有相应能力的医生做后援协助。

(张福先　罗小云　牛鹿原)

参 考 文 献

1. 大城 孟. 图说血管外科. 日本アクセル. シュプリンガー-出版株式会社, 1992: 73.

2. Sharp E H. Pulmonary embolectomy. Successful removal of a massive pulmonary embolus with the support of cardiopulmonary bypass- a case report. Ann Surg, 1962, 156: 1.

3. Murray G D, Jacques L B, Perrett T S, et al. Heparin and thrombosis of veins following injury. surgery, 1937, 2: 163.

4. Crafoord C, Jorpes E. Heparin as a prophylactic against thrombosis. Journal of Internal Medicine, 1941, 107 (107): 116-122.

5. Dalen JE, Alpert JS. Natural history of pulmonary embolism. Prog Cardiovasc Dis, 1975, 17: 259.

6. Rutherford's Vascular Surgery and Endovascular Therapy. 9th ed, 2018: 6527-6529.

7. Greenfield LJ, Michna BA. Twelve-year clinical experience with the Greenfield vena filter. Surgery, 1988, 104: 706-712.

8. John Andrew Kaufman. Inferior Vena Cava Filters-Current and Future Concepts. Intervent Cardiol Clin, 2018, 7: 129-135.

9. Dodson MG, Mobin-Uddin K, O'Leary JA. Intracaval umbrella-filter for prevention of recurrent pulmonary embolism. South Med J, 1971, 64(8): 1017-1018.

10. Greenfield LJ, McCurdy JR, Brown PP, et al. A new intracaval filter permitting continued flow and resolutionof emboli. Surgery, 1973, 73(4): 599-606.

11. Mobin-Uddin K, Smith PE, Martinez LO, et al. A vena caval filter for the prevention of pulmonary. Surg Forum, 1967, 18: 209-211.

12. Yunus TE, Tariq N, Callahan RE, et al. Changes in inferior vena cava filter placement over the past decade at a large community-based academic health center. J Vasc Surg, 2008, 47(1): 157-165.

13. Jack Ansell. Vena Cava Filters: Do We Know All That We Need to Know? Circulation, 2005, 112: 298-299.

14. 张福先, 张昌明, 胡路. 肺动脉栓塞的预防与诊治进展. 中华普通外科杂志, 2003, 18(9): 575-576.

15. William, Simon. Current status of pulmonary Thromboembolic disease: Pathophysiology, diagnosis, prevention and treatment. Ame-H-J, 1992, 103: 239-259.

16. 竹中秀裕. 肺动脉栓塞症と下肢静脉血栓症. 阪市志, 1974, 23: 217.

17. 程显声. 肺动脉栓塞诊断与治疗的进展. 第一届全国肺栓塞学术会议论文汇编, 2001: 1-5.

18. Mattos M A, Melendres G, Sumner D S, et al. Prevalence and distribution of calf vein thrombosis in patients with symptomatic deep venous thrombosis: A color-flow duplex study. Journal of Vascular Surgery, 1996, 24(5): 738-744.

19. 张福先, 金英姬, 马佐田, 等. 肢体静脉血栓形成与肺动脉栓塞的关系探讨. 中华结核和呼吸杂志, 2000, 23(9): 531.

20. 张福先, 张昌明, 胡路. 腔静脉滤器植入预防致死性肺动脉栓塞 70 例分析. 中国实用外科杂志, 2005, 25(4): 215-216.

21. 张福先. 腔静脉滤器植入并发症的预防与处理. 中华普通外科杂志, 2005, 9(20): 566-567.

22. 牛鹿原, 张福先. 腔静脉滤器临床应用现状. 中华外科杂志, 2008, 1(46): 793-795.

23. Jha VM. Adjunctive Inferior Vena Cava Filter Placement for Acute Pulmonary Embolism. Cardiovasc Intervent Radiol, 2010, 33: 739-743.

24. Morris, Timothy A. Do Inferior Vena Cava Filters Prevent Death From Pulmonary Embolism? Journal of the American College of Cardiology, 2014, 63(16): 1684.

25. Mellado M, Pijoan JI, Jiménez D, et al. Outcomes associated with inferior vena cava filters among patients with thromboembolic recurrence during anticoagulant therapy. J Am Coll Cardiol Intv, 2016, 9: 2440-2448.

26. Alkhouli M, Bashir R. Inferior vena cava filters in the United States: Less is more. International Journal of Cardiology, 2014, 177(3): 742–743.

27. Stein PD. Twenty–one–year trends in the use of inferior vena cava filters. Arch Intern Med, 2004, 164: 1541–1545.

28. Girard P, Meyer G. The vena cava filter mystery and misery. Thrombosis Research, 2017, 153: 129–131.

29. 翟仁友, 戴定可. 下腔静脉滤器置入术预防致死性肺动脉栓塞(附三例分析). 中华放射学杂志, 1995 (7): 448–451.

30. Bikdeli B, Ross JS, Krumholz HM. Data desert for inferior vena caval filters: limited evidence, supervision, and research. JAMA Cardiol, 2017, 2(1): 3–4.

31. Morales JP, Li X, Irony TZ, et al. Decision analysis of retrievable inferior vena cava filters in patients without pulmonary embolism. J Vasc Surg Venous Lymphat Disord, 2013, 1: 376–384.

32. Kaufman J A, Kinney T B, Streiff M B, et al. Guidelines for the use of retrievable and convertible vena cava filters: Report from the Society of Interventional Radiology Multidisciplinary Consensus Conference. Journal of Vascular & Interventional Radiology, 2006, 17 (3): 449–459.

33. Steinberger J D, Genshaft S J. The Role of Inferior Vena Cava Filters in Pulmonary Embolism. Tech Vasc Interv Radiol, 2017, 20(3): 197–205.

34. Sicard G A. Rutherford's Vascular Surgery and Endovascular Therapy. Journal of Vascular Surgery, 2018, 68(5): 1611–1612.

35. Ha C P, Rectenwald J E. Inferior Vena Cava Filters: Current Indications, Techniques, and Recommendations. Surgical Clinics of North America, 2018, 98(2): 293–319.

36. Desai T R, Morcos O C, Lind B B, et al. Complications of indwelling retrievable versus permanent inferior vena cava filters. Journal of Vascular Surgery: Venous and Lymphatic Disorders, 2014, 2(2): 166–173.

37. Andreoli J M, Lewandowski R J, Vogelzang R L, et al. Comparison of complication rates associated with permanent and retrievable inferior vena cava filters: a review of the MAUDE database. Journal of Vascular & Interventional Radiology, 2014, 25(8): 1181–1185.

38. Yunus T E, Tariq N, Callahan R E, et al. Changes in inferior vena cava filter placement over the past decade at a large community–based academic health center. Journal of Vascular Surgery, 2008, 47(1): 157–165.

39. Ferris E J, Mccowan T C, Carver D K, et al. Percutaneous inferior vena caval filters: follow–up of seven designs in 320 patients. Radiology, 1993, 188(3): 851–856.

40. Ray C E, Kaufman J A. Complications of inferior vena cava filters. Abdominal Imaging, 1996, 21(4): 368–374.

41. Kalva SP, Chlapoutaki C, Wicky S, et al. Suprarenal inferior vena cava filters: a 20–year single–center experience. J Vasc Interv Radiol, 2008, 19: 1041–1047.

42. Kaufman JA, Geller SC. When to use an inferior vena cava filter. AJR Am J Roentgenol, 1995, 164: 256–257.

43. Kaufman JA, Rundback JH, Kee ST, et al. Development of a research agenda for inferior vena cava filters: proceedings from a multidisciplinary research consensus panel. J Vasc Interv Radiol, 2009, 20: 697–707.

44. Norris CS, Greenfield LJ, Herrmann JB. Free–floating iliofemoral thrombus. A risk of pulmonary embolism. Arch Surg, 1985, 120: 806–808.

45. Rutherford RB. Prophylactic indications for vena cava filters: critical appraisal. Semin Vasc Surg, 2005, 18: 158–165.

46. Fraser, Richard S. Fraser and Paré's diagnosis of diseases of the chest. W. B. Saunders, 1999.

47. Kearon C, Akl EA, Comerota AJ, et al. Antithrombotic therapy for VTE disease: antithrombotic therapy and prevention of thrombosis, 9th ed. American College of Chest Physicians Evidence–Based Clinical Practice Guidelines, Chest, 2012, 141: 419S–494S.

48. Kearon C, Akl EA, Ornelas J, et al. Antithrombotic Therapy for VTE Disease. CHEST Guideline and Expert Panel Report. Chest, 2016, 149(2): 315–352.

49. Sicard G A. Rutherford's Vascular Surgery and Endovascular Therapy. Journal of Vascular Surgery, 2018, 68(5): 1611–1612.

50. Caplin D M, Nikolic B, Kalva S P, et al. Quality Improvement Guidelines for the Performance of Inferior Vena Cava Filter Placement for the Prevention of Pulmonary Embolism. Journal of Vascular and Interventional Radiology, 2011, 22(11): 1499–1506.

51. Matchett WJ, Jones MP, McFarland DR, et al. Suprarenal vena caval filter placement: follow–up of four filter types in 22 patients. J Vasc Interv Radiol, 1998, 9: 588–593.

六、血栓形成后综合征的预防和治疗进展

急性血栓形成(deep vein thrombosis, DVT)是一种常见的疾病,在美国每年约有25万至200万人发生。血栓后遗症(postthrombotic syndrome, PTS)作为DVT最常见的并发症,尽管抗凝治疗的使用,其发生率为25%~60%,美国每年因本症

直接花费 2 亿美元,同时间接损失导致每年丧失 200 万工作日以上。PTS 是典型特点是每天发生的肢体肿胀、疼痛、身体沉重和 / 或疲劳,其程度主要依赖该侧肢体的使用情况。程度严重的 PTS 可发展静脉性跛行、淤滞性皮炎、皮肤色素沉着、皮下纤维化、静脉性溃疡和 / 或丧失工作能力,往往导致生活质量的下降。多数的患者在最初的 2 年内形成 PTS。一些研究证实在 10~20 年仍然会形成 PTS。在诊断为 DVT 后 10 年发生静脉溃疡的概率几乎可以达到 5%。

同其他疾病一样,预防是关键,最有效的减少 PTS 的方式是预防 DVT。当 DVT 发生时,应当立即采用有效地治疗方法,控制并减少 PTS 发生的危险因素(表 11-4),多种治疗方式的联合可以有效地减少血栓后并发症。

表 11-4　血栓后综合征发展的危险因素

DVT 诊断过程中	随访期间
年龄较大	同侧深静脉血栓复发
性别	1 个月后深静脉血栓形成的腿部症状和体征仍然存在
原有静脉曲张程度	初始抗凝的强度及效果质量
BMI	抗凝口服时间
深静脉血栓形成的位置和程度	抗凝口服强度
血栓形成倾向	D-二聚体升高水平

(一)PTS 的定义

不像动脉疾病有着明确的定义:周围动脉疾病(例如,使用踝肱指数),腹主动脉瘤(直径),PTS 很难来定量。目前比较一致的定义是 Villalta 评分,使用了阶梯的评分系统,这个系统结合了患者肢体的症状和体征。评分越高,PTS 的症状就越重。15 分为严重的 PTS。CEAP 评分也是慢性静脉疾病常用的评分标准之一,其参数包括肢体的临床特点,病原学、解剖以及病理生理学。CEAP 评分非常有用,但是作为一种静态的测量,不能够反映日常生活的质量或肢体的功能状态(表 11-5)。静脉超声除了能够诊断 DVT 外,在判断静脉反流程度和位置方面也是非常重要的。然而,影像学并不是定义 PTS 的组成成分,也不和严重程度相关。

表 11-5　血栓形成后综合征分级

Villalta	CEAP
症状:	临床:
沉重	0- 无
疼痛	1- 毛细血管扩张
抽筋	2- 静脉曲张
瘙痒	3- 水肿
麻痹	4- 色素沉着,脂性硬皮病
体征:	5- 愈合溃疡
胫前水肿	6- 溃疡
硬结	病原学
色素沉着	先天性 / 原发 / 继发
新的静脉扩张	解剖分布:
发红	浅静脉、深静脉,交通支,或共存
小腿腓肠肌压痛	病理生理:
(溃疡得分为 15)	反流,阻塞,或两者共存
各因素得分:0(无)~3(严重)	重度:>C4
轻度:得分 5~9	
中度:得分 10~14	
重度:得分 15	

(二)预防 PTS

预防 DVT 初发及复发

1. 弹力袜　除了日常生活预防 DVT 外,弹力袜的使用是一个重要的措施。由于分发生同侧深静脉血栓形成是一个 PTS 形成重要的因素,明智地使用弹力袜治疗加上足够强度和持续时间的抗凝是防止 PTS 发生的重要手段。弹力袜(elastic compression stockings,ECSs)的机制并不广为人知。据推测,压力治疗降低静脉反流和减少下肢静脉血容量,从而改善小腿肌肉泵。长期使用的有效性已得到证实。就现有资料,有不少研究评估了长期使用弹力袜预防 DVT 后发生 PTS 的有效性。2005 年,Prandoni 的一项研究发现,180 例有症状的中央型 DVT 患者随机分为两组,一组使用循序减压弹力袜,压力为 30~40mmHg,另一组不穿弹力袜作为对照,应用 Villalta 评分进行诊断评估,2 年后 PTS 发生率 25%,而对照组则高达 49%。现在公认的是深静脉血栓形成后使用弹力压迫,结合早期活动有利血栓消融,进而降低 PTS 发生率。弹力压迫使用时间最好 2 年以上。

尽管目前的治疗有抗凝以及弹力穿戴治疗,仍有相当一部分 DVT 患者发展成为血栓后遗症导致严重的生活治疗的限制。严重的血栓形成后遗症会导致行走后静脉高压,压力越高,症状就越严重。

2. 抗凝药物　抗凝治疗被广泛采用和支持,其目的是防止血栓蔓延、预防血栓复发,降低 PTS 的发生率。Gómez-Outes 等的一项荟萃分析研究表明,下肢深静脉血栓形成后,长期应用低分子量肝素治疗,经静脉造影和临床效果随访,可增加静脉内血栓块消融的概率,降低 DVT 发生率。Moaveni 等在动物实验中也证明,使用低分子量肝素能加快 DVT 后静脉壁再内膜化。但抗凝维持的时间仍然有争议,趋于一致的意见是抗凝治疗维持至 DVT 后 3~6 个月。

3. 溶栓的作用　传统的抗凝治疗在防止深静脉血栓复发和肺栓塞是非常有效的,但对内源性纤维蛋白溶解和静脉再通影响不大。使用溶栓治疗的根据是其潜在的主动消除血栓,从而提高静脉通畅,保护瓣膜的功能,并有可能减少出现 PTS。基于上述理论,位于髂股静脉水平的深静脉血栓发生 PTS 的风险较高,溶栓部位主要集中到这一水平。目前存在三种不同的经皮溶栓方法:全身溶栓、导管溶栓(CDT)和药物机械性溶栓(pharmacomechanical thrombolysis,PMT)。全身溶栓治疗的效能(即,给药的药物通过的静脉通路远离 DVT 的部位),这个观点是在 2004 年的 Cochrane 系统评价报道出来的,包括 12 个研究和超过 700 名患者在全身溶栓治疗(主要是高剂量链激酶或尿激酶),联合肝素用于治疗急性深静脉血栓形成比单用肝素静脉通畅率高。这些研究只有两个评估 PTS 和报道全身溶栓后 PTS 发生率较低。然而,评估 PTS 发生率目前并没有有效可靠的手段,另外样本量也较有限。全身溶栓的使用受到长时间灌注、完全性溶栓率低和严重出血并发症风险高的限制(10%)。CDT 是一种影像引导技术,溶栓药物直接通过多孔导管进入血栓

组织中。

在超声引导下一般采用腘静脉入路。这项技术潜在的益处包括:由于直接在血栓组织中灌注溶栓药物增加的溶栓效能,且由于减少给药剂量出现的较低的出血并发症。最近一次系统综述中,发现目前有关 CDT 的报道整体证据强度偏低,并发症报道较少。直到最近,仍然没有一项充分设计的评估 CDT 预防 PTS 发生的多中心随机临床试验公开发表。最近出版的第一个多中心比较 CDT 联合抗凝与单独使用抗凝结果的随机对照试验(CaVenT 试验)发表。这项挪威试验纳入超过 200 多名包含股静脉、股总静脉和 / 或髂静脉 DVT 患者,病程都在 21 天之内。随访 2 年,CDT 组发生 PTS 风险较对照组显著减少(42% vs 56%;p=0.047)。在 CDT 组报道的严重出血发生率是 3%。这些结果保证一定的谨慎性,往往是因为患者在 CDT 组穿着 ECSs 和口服抗凝药(INR 水平 2 和 3 之间)具有更好的顺从性,6 个月的随访率在 CDT 组高。最后,该组患者接受辅助腔内治疗(球囊血管成形术和 / 或支架成形)的比例(42%)较高。静脉支架的长期通畅率目前仍然不清楚。

PMT 是一个新的技术,它结合了机械血块碎栓的导管溶栓治疗,戴或不戴吸栓装置。在同一设备中使用的导管定向溶栓。第一个多中心随机对照试验目前正在进行评估 PMT 对髂股深静脉血栓形成患者的效果(NCT00790335[201])。该试验比较 PMT 和抗凝与单独抗凝患者急性近端 DVT(股静脉或更高)计划在约 50 个美国中心,包括 692 例患者。PTS 患者 2 年内每 6 个月使用 Villalta 评分进行评估。另外一个国际性的临床试验(CAVA 试验)使用超声加速的 CDT 来预防 DVT 后发生 PTS,该试验正在荷兰有序进行。

根据最新的 ACCP 指南(2012 年出版),导管溶栓在一些选择的患者作为一种治疗方案(如髂股深静脉血栓形成的患者,症状少于 14 天,具有良好的功能状态,预计寿命 >1 岁,出血的危险性低)。新方法的开展需要掌握治疗益处和发生严重并发症(严重出血事件)的平衡,最终使更多的患者受益。

(三)PTS 治疗进展

目前治疗 PTS 的手段较为局限。目前的治

疗方案包括：压力治疗、静脉活性药物治疗、腔内或手术治疗。

1. 压力治疗 压力疗法是一种众所周知的患者的治疗选择原发性慢性静脉疾病。ECSs 似乎显示一种主观的改善，例如患者的症状，如疼痛、脚踝肿胀和沉重感，但缺乏强有力的证据。压力治疗常用的方法有：绷带，自粘绷带，多层绷带，阶梯压力弹力袜或锌绷带。其中，最常用的是阶段压力弹力绷带。

2. 静脉活性药物治疗 除了压力治疗，血管活性药物，如七叶皂苷钠（马栗种子提取物）或芦丁往往是患者慢性静脉功能不全的常用药物。有试验比较应用七叶树籽提取物与安慰剂、治疗慢性静脉功能不全患者，发现：七叶树籽提取物在短期内对 PTS 的症状缓解似乎是有效的，且副作用轻微对于长期有效性和安全性需要进一步评估。腔内或手术治疗对于部分病例是有效的。如，直接处理静脉闭塞，palm 手术，或腔内静脉管腔内旋切，反流的处理［腋静脉转移，瓣膜重建，穿支静脉功能不全（筋膜下结扎术）但远期效果还有待进一步研究。

（四）一般建议

治疗 CVD 的常规措施也应适用于 PTS 患者。这些措施包括控制体重、步行锻炼、患肢抬高和物理治疗。20%~50% 的 DVT 患者 2 年内会发生 PTS。和发生 PTS 相关的因素包括：年龄，肥胖，深静脉血栓形成的位置，初始抗凝情况，同侧深静脉血栓复发等。每日使用 30~40mmHg 膝至踝阶梯压力弹力袜，会使 PTS 的出现概率减半。导管溶栓有可能会减少部分 DVT 患者 PTS 发生概率，预防同侧深静脉血栓形成复发是预防 PTS 的重要目标。

（蒋米尔 刘 光）

参 考 文 献

1. 蒋米尔,张培华. 临床血管外科学. 第 3 版. 北京:科学出版社,2011.
2. 王辰. 肺栓塞. 北京:人民卫生出版社,2003.
3. Kahn SR, Partsch H, Vedantham S, et al. Definition of post-thrombotic syndrome of the leg for use in clinical investigations: a recommendation for standardization. J Thromb Haemost, 2009, 7: 879–883.
4. Eklof B, Rutherford RB, Bergan JJ, et al. Revision of the CEAP classification for chronic venous disorders: consensus statement. J Vasc Surg, 2004, 40: 1248–1252.
5. Kyrle PA, Eichinger S. Deep vein thrombosis. Lancet, 2005, 365: 1163–1174.
6. White RH. The epidemiology of venous thromboembolism. Circulation, 2003, 107 (23 Suppl. 1): I4–I8.
7. Prandoni P, Lensing AW, Cogo A, et al. The long-term clinical course of acute deep venous thrombosis. Ann Intern Med, 1996, 125(1): 1–7.
8. Kahn SR, Shrier I, Julian JA, et al. Determinants and time course of the postthrombotic syndrome after acute deep venous thrombosis. Ann Intern Med, 2008, 149(10): 698–707.
9. Kahn SR, Shbaklo H, Lamping DL, et al. Determinants of health-related quality of life during the 2 years following deep vein thrombosis. J Thromb Haemost, 2008, 6(7): 1105–1112.
10. Guanella R, Ducruet T, Johri M, et al. Economic burden and cost determinants of deep vein thrombosis during 2 years following diagnosis: a prospective evaluation. J Thromb Haemost, 2011, 9(12): 2397–2405.
11. Ashrani AA, Heit JA. Incidence and cost burden of post-thrombotic syndrome. J Thromb Thrombolysis, 2009, 28(4): 465–476.
12. Eklof B, Perrin M, Delis KT, et al. Updated terminology of chronic venous disorders: the VEIN-TERM transatlantic interdisciplinary consensus document. J Vasc Surg, 2009, 49(2): 498–501.
13. Browse NL, Burnand KG, Irvine AT, et al. Diseases of the Veins. London: Arnold, 1999: 473–479.
14. Labropoulos N, Gasparis AP, Pefanis D, et al. Secondary chronic venous disease progresses faster than primary. J Vasc Surg, 2009, 49(3): 704–710.
15. Villalta S, Prandoni P, Cogo A, et al. The utility of non-invasive tests for detection of previous proximal-vein thrombosis. Thromb Haemost, 1995, 73(4): 592–596.
16. Tan M, van Rooden CJ, Westerbeek RE, et al. Diagnostic management of clinically suspected acute deep vein thrombosis. Br J Haematol, 2009, 146(4): 347–360.
17. Prandoni P, Lensing AW, Bernardi E, et al. The diagnostic value of compression ultra-sonography in patients with suspected recurrent deep vein thrombosis. Thromb Haemost, 2002, 88(3): 402–406.
18. Linkins LA, Stretton R, Probyn L, et al. Interobserver agreement on ultrasound measurements of residual vein diameter, thrombus echogenicity and Doppler venous fow in patients with previous venous thrombosis. Thromb Res, 2006, 117(3): 241–247.

19. Rathbun SW, Whitsett TL, Raskob GE. Negative D-dimer result to exclude recurrent deep venous thrombosis: a management trial. Ann Intern Med, 2004, 141(11): 839-845.

20. Brandjes DP, Büller HR, Heijboer H, et al. Randomised trial of effect of compression stockings in patients with symptomatic proximal-vein thrombosis. Lancet, 1997, 349(9054): 759-762.

21. Ginsberg JS, Hirsh J, Julian J, et al. Prevention and treatment of postphlebitic syndrome: results of a 3-part study. Arch Intern Med, 2001, 161(17): 2105-2109.

22. Villalta S, Bagatella P, Piccioli A, et al. Assessment of the validity and reproducibility of a clinical scale for the post-thrombotic syndrome. Haemostasis, 1994, 24: 158a.

23. Porter JM, Moneta GL. Reporting standards in venous disease: an update. International Consensus Committee on Chronic Venous Disease. J Vasc Surg, 1995, 21(4): 635-645.

24. Rutherford RB, Padberg FT Jr, Comerota AJ, et al. Venous severity scoring: an adjunct to venous outcome assessment. J Vasc Surg, 2000, 31(6): 1307-1312.

25. Kahn SR, Partsch H, Vedantham S, et al. Definition of post-thrombotic syndrome of the leg for use in clinical investigations: a recommendation for standardization. J Thromb Haemost, 2009, 7(5): 879-883.

26. Strijkers RH, Wittens CH, Kahn SR. Villalta scale: goals and limitations. Phlebology, 2012, 27(Suppl. 1): 130-135.

27. Meissner MH, Moneta G, Burnand K, et al. The hemodynamics and diagnosis of venous disease. J Vasc Surg, 2007, 46(Suppl. S): S4-S24.

28. Bergan JJ, Schmid-Schnbein GW, Smith PD, et al. Chronic venous disease. N Engl J Med, 2006, 355(5): 488-498.

29. Piovella F, Crippa L, Barone M, et al. Normalization rates of compression ultrasonography in patients with a frst episode of deep vein thrombosis of the lower limbs: association with recurrence and new thrombosis. Haematologica, 2002, 87(5): 515-522.

30. Prandoni P, Lensing AW, Prins MH, et al. Residual venous thrombosis as a predictive factor of recurrent venous thromboembo-lism. Ann Intern Med, 2002, 137(12): 955-960.

31. Prandoni P, Frulla M, Sartor D, et al. Vein abnormali-ties and the post-thrombotic syndrome. J Thromb Haemost, 2005, 3(2): 401-402.

32. Prandoni P, Prins MH, Lensing AW, et al. AESOPUS Investigators. Residual thrombosis on ultrasonography to guide the duration of anticoagulation in patients with deep venous thrombosis: a rand-omized trial. Ann Intern Med, 2009, 150(9): 577-585.

33. Meissner MH, Zierler BK, Bergelin RO, et al. Coagulation, fbrinolysis, and recanaliza-tion after acute deep venous thrombosis. J Vasc Surg, 2002, 35(2): 278-285.

34. Deroo S, Deatrick KB, Henke PK. The vessel wall: a forgotten player in post thrombotic syndrome. Thromb Haemost, 2010, 104(4): 681-692.

35. Haenen JH, Janssen MC, van Langen H, et al. The postthrombotic syndrome in relation to venous hemodynamics, as measuredby means of duplex scanning and strain-gauge plethysmography. J Vasc Surg, 1999, 29(6): 1071-1076.

36. Yamaki T, Nozaki M, Sakurai H, et al. High peak refuxvelocity in the proximal deep veins is a strong predictor of advanced post-throm-botic sequelae. J Thromb Haemost, 2007, 5(2): 305-312.

37. Kolbach DN, Neumann HA, Prins MH. Defnition of the post-thrombotic syndrome, differences between existingclassifcations. Eur J Vasc Endovasc Surg, 2005, 30(4): 404-414.

38. Stain M, Schnauer V, Minar E, et al. The post-thrombotic syndrome: risk factors and impact on the course of thrombotic disease. J Thromb Haemost, 2005, 3(12): 2671-2676.

39. Aschwanden M, Jeanneret C, Koller MT, et al. Effect of prolonged treatment with compression stockings to prevent post-thrombotic sequelae: a randomized controlled trial. J Vasc Surg, 2008, 47(5): 1015-1021.

40. Mohr DN, Silverstein MD, Heit JA, et al. The venous stasis syndrome after deep venous thrombosis or pulmonary embolism: a population-based study. Mayo Clin Proc, 2000, 75(12): 1249-1256.

41. Gabriel F, Labis M, Portols O, et al. Incidence of post-thrombotic syndrome and its association with various risk factors in a cohort of Spanish patients after one year of follow-up following acute deep venous thrombosis. Thromb Haemost, 2004, 92(2): 328-336.

42. Labropoulos N, Waggoner T, Sammis W, et al. The effect of venous thrombus location and extent on the development of post-thrombotic signs and symptoms. J Vasc Surg, 2008, 48(2): 407-412.

43. Asbeutah AM, Riha AZ, Cameron JD, et al. Five-year outcome study of deep vein thrombosis in the lower limbs. J Vasc Surg, 2004, 40(6): 1184-1189.

44. Prandoni P, Lensing AW, Prins MH, et al. Below-knee elastic compression stockings to prevent the post-thrombotic syndrome: a randomized, controlled trial. Ann Intern Med, 2004, 141(4): 249-256.

45. Tick LW, Kramer MH, Rosendaal FR, et al. Risk factors for post-thrombotic syndrome in patients with a first deep venous thrombosis. J Thromb Haemost, 2008, 6 (12): 2075-2081.

46. Ageno W, Piantanida E, Dentali F, et al. Body mass index is associated with the development of the post-thrombotic syndrome. Thromb Haemost, 2003, 89 (2): 305-309.

47. van Dongen CJ, Prandoni P, Frulla M, et al. Relation between quality of anticoagulant treatment and the development of the postthrombotic syndrome. J Thromb Haemost, 2005, 3 (5): 939-942.

48. Kahn SR, Kearon C, Julian JA, et al. Extended Low-intensity Anticoagulation for Thrombo-embolism (ELATE) Investigators. Predictors of the post-thrombotic syndrome during long-term treatment of proximal deep vein thrombosis. J Thromb Haemost, 2005, 3 (4): 718-723.

49. Ten Cate-Hoek AJ, Ten Cate H, Tordoir J, et al. Individually tailored duration of elastic compression therapy in relation to incidence of the postthrombotic syndrome. J Vasc Surg, 2010, 52 (1): 132-138.

50. Wille-Jørgensen P, Jorgensen LN, Crawford M. Asymptomatic postoperative deep vein thrombosis and the development of postthrombotic syndrome. A systematic review and meta-analysis. Thromb Haemost, 2005, 93 (2): 236-241.

51. Hafner J, Kühne A, Schär B, et al. Factor V Leiden mutation in postthrombotic and non-postthrombotic venous ulcers. Arch Dermatol, 2001, 137 (5): 599-603.

52. Kahn SR, Lim W, Dunn AS, et al. American College of Chest Physicians. Prevention of VTE in nonsurgical patients: antithrombotic therapy and prevention of thrombosis, 9th ed: American College of Chest Physicians Evidence-Based Clinical Practice Guidelines. Chest, 2012, 141 (Suppl. 2): e195S-e226S.

53. Gould MK, Garcia DA, Wren SM, et al. American College of Chest Physicians. Prevention of VTE in nonorthopedic surgical patients: antithrombotic therapy and prevention of thrombosis, 9th ed: American College of Chest Physicians Evidence-Based Clinical Practice Guidelines. Chest, 2012, 141 (Suppl. 2): e227S-e277S.

54. Falck-Ytter Y, Francis CW, Johanson NA, et al. American College of Chest Physicians. Prevention of VTE in orthopedic surgery patients: antithrom-botic therapy and prevention of thrombo-sis, 9th ed: American College of Chest Physicians Evidence-Based Clinical Practice Guidelines. Chest, 2012, 141 (Suppl. 2): e278S-e325S.

55. Rodger MA, Kahn SR, Wells PS, et al. Identifying unprovoked thromboembolism patients at low risk for recurrence who can discontinue anticoagu-lant therapy. CMAJ, 2008, 179 (5): 417-426.

56. Hull RD, Pineo GF, Brant R, et al. LITE Trial Investigators. Home therapy of venous thrombosis with long-term LMWH versus usual care: patient satisfaction and post-thrombotic syndrome. Am J Med, 2009, 122 (8): 762-769. e3.

57. Hull RD, Liang J, Townshend G. Long-term low-molecular-weight heparin and the post-thrombotic syndrome: a systematic review. Am J Med, 2011, 124 (8): 756-765.

58. Righini M, Perrier A, De Moerloose P, et al. D-Dimer for venous thromboembolism diagnosis: 20 years later. J Thromb Haemost, 2008, 6 (7): 1059-1071.

59. Verhovsek M, Douketis JD, Yi Q, et al. Systematic review: D-dimer to predict recurrent disease after stopping anticoagulant therapy for unprovoked venous thromboembolism. Ann Intern Med, 2008, 149 (7): 481-490, W94.

60. Latella J, Desmarais S, Miron MJ, et al. Relation between D-dimer level, venous valvular refux and the development of post-thrombotic syndrome after deep vein thrombosis. J Thromb Haemost, 2010, 8 (10): 2169-2175.

61. Shbaklo H, Holcroft CA, Kahn SR. Levels of infammatory markers and the development of the post-thrombotic syndrome. Thromb Haemost, 2009, 101 (3): 505-512.

62. Roumen-Klappe EM, Janssen MC, Van Rossum J, et al. Inflammation in deep vein thrombosis and the development of post-thrombotic syndrome: a prospective study. J Thromb Haemost, 2009, 7 (4): 582-587.

63. Kahn SR, Shbaklo H, Shapiro S, et al. SOX Trial Investigators. Effectiveness of compression stockings to prevent the post-thrombotic syndrome (the SOX Trial and Bio-SOX biomarker substudy): a randomized controlled trial. BMC Cardiovasc Disord, 2007, 7: 21.

64. Cohen AT, Tapson VF, Bergmann JF, et al. ENDORSE Investigators. Venous thromboembolism risk and prophylaxis in the acute hospital care setting (ENDORSE study): a multinational cross-sectional study. Lancet, 2008, 371 (9610): 387-394.

65. Kakkos SK, Daskalopoulou SS, Daskalopoulos ME, et al. Review on the value of graduated elastic compression stockings after deep vein thrombosis. Thromb Haemost, 2006, 96 (4): 441-445.

66. Kolbach DN, Sandbrink MW, Hamulyak K, et al. Non-pharmaceutical measures for prevention of post-thrombotic syndrome. Cochrane Database Syst Rev, 2004, 1: CD004174

67. Kearon C, Akl EA, Comerota AJ, et al. Antithrombotic therapy for VTE disease: antithrombotic therapy and prevention of thrombosis, 9th ed: American College of Chest Physicians Evidence-Based Clinical Practice Guidelines. Chest, 2012, 141 (Suppl. 2): e419S-494S.

68. Raju S, Hollis K, Neglen P. Use of compression stockings in chronic venous disease: patient compliance and effcacy. Ann Vasc Surg, 2007, 21 (6): 790-795.

69. Prandoni P, Noventa F, Quintavalla R, et al. Canano Investigators. Thigh-length versus below-knee compression elastic stockings for prevention of the postthrom-botic syndrome in patients with proximal-venous thrombosis: a randomized trial. Blood, 2012, 119 (6): 1561-1565.

70. Meissner MH. Rationale and indications for aggressive early thrombus removal. Phlebology, 2012, 27 (Suppl. 1): 78-84.

71. Vedantham S. Endovascular procedures in the management of DVT. Hematology Am Soc Hematol Educ Program, 2011, 2011: 156-161.

72. Popuri RK, Vedantham S. The role of thrombolysis in the clinical management of deep vein thrombosis. Arterioscler Thromb Vasc Biol, 2011, 31 (3): 479-484.

73. Watson LI, Armon MP. Thrombolysis for acute deep vein thrombosis. Cochrane Database Syst Rev, 2004, 4: CD002783.

74. Arnesen H, Høiseth A, Ly B. Streptokinase of heparin in the treatment of deep vein thrombosis. Follow-up results of a prospective study. Acta Med Scand, 1982, 211 (1-2): 65-68.

75. Schweizer J, Elix H, Altmann E, et al. Comparative results of thrombolysis treatment with rt-PA and urokinase: a pilot study. VASA, 1998, 27 (3): 167-171.

76. Semba CP, Dake MD. Iliofemoral deep venous thrombosis: aggressive therapy with catheter-directed thrombolysis. Radiology, 1994, 191 (2): 487-494.

77. Casey ET, Murad MH, Zumaeta-Garcia M, et al. Treatment of acute iliofemoral deep vein thrombosis. J Vasc Surg, 2012, 55 (5): 1463-1473.

78. Enden T, Haig Y, Klow NE, et al. CaVenT Study Group. Long-term outcome after additional catheter-directed thrombolysis versus standard treatment for acute iliofemoral deep vein thrombosis (the CaVenT study): a randomised controlled trial. Lancet, 2012, 379 (9810): 31-38.

79. Karthikesalingam A, Young EL, Hinchliffe RJ, et al. A systematic review of percutaneous mechanical thrombectomy in the treatment of deep venous thrombosis. Eur J Vasc Endovasc Surg, 2011, 41 (4): 554-565.

80. Grommes J, Strijkers R, Greiner A, et al. Safety and feasibility of ultrasound-accelerated catheter-directed thrombolysis in deep vein thrombosis. Eur J Vasc Endovasc Surg, 2011, 41 (4): 526-532.

81. Cohen JM, Akl EA, Kahn SR. Pharmaco-logic and compression therapies for postthrombotic syndrome: a systematic review of randomized controlled trials. Chest, 2012, 141 (2): 308-320.

82. Cullum N, Nelson EA, Fletcher AW, et al. Compression for venous leg ulcers. Cochrane Database Syst Rev, 2001, 2: CD000265.

83. Shingler S, Robertson L, Boghossian S, et al. Compression stockings for the initial treatment of varicose veins in patients without venous ulceration. Cochrane Database Syst Rev, 2011, 11: CD008819.

84. Gloviczki P, Comerota AJ, Dalsing MC, et al. Society for Vascular Surgery; American Venous Forum. The care of patients with varicose veins and associated chronic venous diseases: clinical practice guidelines of the Society for Vascular Surgery and the American Venous Forum. J Vasc Surg, 2011, 53 (Suppl. 5): S2-S48.

85. O'Donnell MJ, McRae S, Kahn SR, et al. Evaluation of a venous-return assist device to treat severe post-thrombotic syndrome (VENOPTS). A randomized controlled trial. Thromb Haemost, 2008, 99 (3): 623-629.

86. Prandoni P. Elastic stockings, hydroxyethylrutosides or both for the treatment of post-thrombotic syndrome. Thromb Haemost, 2005, 93 (1): 183-185.

87. Pittler MH, Ernst E. Horse chestnut seed extract for chronic venous insuffciency. Cochrane Database Syst Rev, 2006, 1: CD003230.

88. Bond RT, Cohen JM, Comerota A, et al. Surgical treatment of moderate-to-severe post-thrombotic syndrome. Ann Vasc Surg Ann Vasc Surg, 2013, 27 (2): 242-258.

89. Negln P, Hollis KC, Raju S. Combined saphenous ablation and iliac stent placement for complex severe chronic venous disease. J Vasc Surg, 2006, 44 (4): 828-833.

90. Negln P, Hollis KC, Olivier J, et al. Stenting of the venous outfow in chronic venous disease: long-term stent-related outcome, clinical, and hemodynamic result. J Vasc Surg, 2007, 46 (5): 979-990.

91. Vedantham S. Valvular dysfunction and venous obstruction in the post-thrombotic syndrome. Thromb Res, 2009, 123 (Suppl. 4): S62-S65.

92. Vedantham S. Interventional approaches to deep vein thrombosis. Am J Hematol. 2012, 87 (Suppl. 1): S113-S118.

93. Rosales A, Sandbaek G, Jørgensen JJ. Stenting for chronic post-thrombotic vena cava and iliofemoral venous

occlusions：mid-term patency and clinical outcome. Eur J Vasc Endovasc Surg, 2010, 40（2）: 234-240.

94. Vedantham S, Goldhaber SZ, Kahn SR, et al. Rationale and design of the ATTRACT Study: a multicenter randomized trial to evaluate pharmacomechanical catheter-directed thrombolysis for the prevention of postthrombotic syndrome in patients with proximal deep vein thrombosis. Am Heart J, 2013, 165（4）: 523-530.

95. Baldwin MJ, Moore HM, Rudarakanchana N, et al. Post-thrombotic syndrome: a clinical review. J Thromb Haemost. 2013, 11（5）: 795-805.

96. Soosainathan A, Moore HM, Gohel MS, et al. Scoring systems for the post-thrombotic syndrome. J Vasc Surg, 2013, 57（1）: 254-261.

第四节 慢性静脉功能不全

一、慢性静脉功能不全的分类及发病机制的认识与研究进展

慢性静脉功能不全（chronic venous insufficiency disease, CVID）是一组病症的总称，是最常见的周围血管疾病，包含了先天性、原发性及继发性CVI，因静脉的结构或功能异常而使静脉血回流不畅，造成下肢静脉血液反流和 / 或回流障碍、静脉压力过高导致的一系列症状和体征为特征的综合征，以下肢沉重、疲劳和胀痛，水肿、静脉曲张、皮肤营养改变和静脉溃疡为主要临床表现，其病因和发病机制目前尚未完全清楚。

（一）慢性静脉疾病的外科分类系统的发展

既往对于静脉疾病的治疗难以取得一致的意见，多是由于对静脉疾病的诊断标准往往无法统一和不可重复。有些常用的术语如 "慢性静脉功能不全" "静脉炎后综合征" 等都不能明确说明疾病的病因、病理和位置。到底静脉功能不全是反流性还是阻塞性的？静脉系统异常是原发性，还是由于反流或阻塞引起的？这些患者有无血栓性静脉炎的病史？有哪些客观诊断指标？以及病变发生于静脉系统的哪一段等。为了解答这些问题，有必要对静脉疾病的病因、部位，病程和病理生理状况给一个明确的定义。下肢静脉系统由于解剖结构变异多，瓣膜功能改变细微或明显交织出现，以及具有侧支循环代偿功能和阻塞后再通能力等特点，应当建立一个统一、完整、能包括静

脉疾病诊断各方面特点的诊断和分类体系，以指导静脉疾病的诊断、治疗和疗效判断。1978 年，德国 Widmer 提出了静脉疾患的分类方法，依据体表可见的静脉曲张和慢性静脉疾病的外部表现特征进行分类。1985 年俄罗斯的 Sytchev 发表了一个比较完整的分类法，但由于未在俄罗斯外进行广泛的宣传，未能引起人们的重视。1988 年美国血管外科学会（Society for Vascular Surgery, SVS）和国际心血管学会（International Society for Cardiovascular Surgery, ISCVS）组成的一个联合委员会制定了一个临床分类方法，成为临床诊断静脉疾病的标准，其中增加了解剖分类，临床严重程度分级，并建议应有反映并判断静脉功能不全存在的静脉血流动力学的客观指标。随着近年对静脉疾病深入研究和取得的成果，对于静脉疾病准确诊断和分类已成为可能。1994 年美国静脉论坛（American Venous Forum, AVF）的国际专家委员会，提出了基本 CEAP 分类法，旨在对静脉疾病提出更为准确、简单易行，能为大多数学者普遍接受的分类方法，有利于在病例报告和评价不同的诊断和治疗方式方面统一化。CEAP 法现已在全世界大多数国家和地区广泛使用。静脉疾病是动态进展的，随后的 2004 年提高版 CEAP 分类，包括把解剖分为 18 项分类，有助于体现静脉疾病治疗后的分类变化。慢性静脉疾病总体分类 CEAP 的内容见表 11-6：

表 11-6　基本 CEAP 分类

临床分级（C）[*]	
C0	无可见的静脉疾病症状
C1	毛细血管扩张（症）和 / 或网状静脉丛
C2	静脉曲张
C3	水肿
C4[++]	皮肤或皮下组织的改变
A	色素沉着
B	皮下脂肪硬化症或白色萎缩症
C5	愈合期溃疡
C6	活动性溃疡
病原学分类（E）	
Ec	先天性（Klipel-Trenaunay 综合征）
Ep	原发性
Es	继发性（血栓形成后综合征、创伤）
En	无明确血管原因

续表

解剖学分类（A）	
As	浅表的
Ad	深的
Ap	交通的
An	无明确血管位置
病理生理学分类（P）	
Pr	反流
Po	阻塞、血栓
Pr, o	反流和阻塞
Pn	无静脉病理生理学改变

＊毛细血管扩张 <1mm，网状静脉丛在 1~3mm，直立体位下曲张静脉 >3mm；然而按临床严重程度评分时，曲张静脉 >4mm

＋描述符 A（无症状的）或 S（有症状的）置于临床分级 C 之后。

＋＋ C4 分为 A、B 级，B 级表示疾病程度更高，发生溃疡的风险更高

C　临床特征分类（clinical signs）

分 6 级（C 0~6）

附加 A 代表无症状表现（asymptomatic）

S 代表有症状表现（symptomatic）

E　病因分类（etiologic）

分　先天性（congenital，C）、原发性（primary，P）、继发性（secondary，S）

A　解剖部位分类（anatomic distribution）

分　浅静脉（superficial，S）深静脉（deep，D）、交通静脉（perforator，P）

单发或合并出现

P　病理生理功能不全分类（patho physiologic dysfunction）

分　反流性（reflux，R）、阻塞性（obstruction，O）

单发或合并出现

提高版 CEAP 分类中主要的变化是将解剖分类为 18 个部位。

分类　　浅静脉（As）

1　毛细血管扩张 / 网状静脉

2　膝上大隐静脉（greater saphenous vein，GSV）

3　膝下大隐静脉

4　小隐静脉（lesser saphenous vein，LSV）

5　非隐静脉

分类　　深静脉（Ap）

6　下腔静脉

7　髂总静脉

8　髂内静脉

9　髂外静脉

10　盆腔静脉——性腺静脉、阔韧带静脉、其他

11　股总静脉

12　股深静脉

13　股浅静脉

14　腘静脉

15　小腿部静脉——胫前静脉、胫后静脉、腓静脉（全部成对）

16　肌肉静脉——腓肠肌、足底、其他

分类　　交通静脉（Ap）

17　大腿（thigh）

18　小腿（calf）

根据彩色多普勒超声检查可判断反流性或阻塞性，可使用上表所列解剖分段来报告病理生理分类。如反流到哪一段，血栓栓塞在哪一段，即可用该段分类表示，如 PO-CAV（下腔静脉阻塞），PO-I、PO-F、PO-P、PO-C（分别表示髂、股、腘和小腿部静脉阻塞）；如多段阻塞，也可用 PO-I，F，P 表示。

例 1：无并发症的静脉曲张病例：C2（a/or/s）-EP-As-Pr（2-5）

表示：临床表现静脉曲张（a 或 s），原发性，浅静脉受累，反流性（膝上、下部大隐静脉、小隐静脉和非隐静脉系统）

例 2：C2，3，4，6-s-Es-As，d，p-Pr2，3，11，13，14，15，18-O7，9

表示：临床表现静脉曲张、水肿、皮肤改变，活动性溃疡，有症状性。病因为血栓形成，解剖部位在浅静脉、深静脉、交通静脉全部受累。反流存在于膝上、下大隐静脉、股浅静脉、腘静脉，小腿部静脉和交通静脉，阻塞存在于髂总和髂外静脉。

Rutherford 血管外科学 2000 年对静脉疾病的严重程度进行了修改，提供了客观性评价系统，即静脉临床严重程度评分（the venous clinical severity score，VCSS，表 11-7），静脉功能不全评分（VCSS）可为肢体状况的科学比较和疗效评价提供量化指标。评分系统主要基于三个因素，即受累解剖段的数量（解剖评分），症状、体征分级（临

表 11-7 静脉临床严重程度评分

属性	无 =0	轻 =1	中 =2	重 =3
疼痛	无	偶发,活动未受限,未使用止痛药	每天,活动中度受限,偶用镇痛药	每天,活动严重受限,常规使用止痛药
静脉曲张	无	几乎无,单支血管曲张	多发,GSV 或 SSV 曲张,仅限腓肠肌	广泛的,GSV 或 SSV 曲张,腓肠肌和大腿
静脉水肿	无	夜间,踝部	下午,踝部以上	上午,踝部以上,需活动,抬高
皮肤色素沉着	无或集中,低密度棕褐色	弥漫性,位置局限,陈旧色(棕色)	弥漫分布,小腿下 1/3 大部分,或新的色素沉着(紫色)	范围更广,超出小腿的 1/3,新的色素沉着
严重	无	轻度蜂窝织炎,溃疡边缘	中度蜂窝织炎,小腿下 1/3	严重的蜂窝织炎,超出小腿的 1/3,湿疹
硬结	无	病灶,绕踝部 <5cm	中侧部,小腿的下 1/3	整个小腿超出下 1/3
溃疡数	0	1	2	>2
溃疡期	无	<3 个月	>3 个月,<1 年	未治愈 >1 年
溃疡规模	无	<2cm	2~6cm	>6cm
加压治疗	没有或依从性差	间断的	大部分时间	依从性好且包括腿部抬高

当静脉直径 >4mm 即考虑静脉曲张。静脉性水肿是指静脉起源的水肿,有静脉疾病病因(在站立时严重水肿、出现静脉曲张、有 DVT 史等)。如水肿每天出现并持续存在即有临床意义。色素沉着必定影响到腿部真皮层,且曲张静脉的色素沉着情况没有减轻。活动性溃疡的尺寸表明了多发性溃疡患者的溃疡最大尺寸直径。压力治疗时基于可调节模式以适应不同背景的治疗使用

床评分),功能丧失情况(功能丧失评分)。VCSS 能更准确地反映 CVI 肢体的严重程度和病变范围。作为一名血管外科医生,应善于根据患者的临床症状与体征,实验室检查及影像学检查等资料,综合分析和判断,依据 CEAP 和 VCSS 法对静脉疾病进行全面的、正确的诊断及评估,正确鉴别静脉疾病的各种病因,以选择出最适合患者的个体化治疗方案。

(二)慢性静脉功能不全病理和发病机制的研究进展

1. 病因 根据病因可将 CVD 分为三类:原发性、继发性及先天性,以原发性居多,约为 66%;继发性 25%,先天性不足 1%,混合性 8%。导致 CVD 发生的因素存在以下几种:①静脉反流:由静脉瓣膜功能不全引起的血液逆流导致下肢静脉高压,其中深静脉瓣膜功能不全又分为原发性、继发性(深静脉血栓形成后综合征,PTS)及混合性。②静脉回流障碍:因先天性或后天性因素导致近端静脉阻塞造成的回流障碍引起静脉高压,包括深静脉血栓形成后综合征(PTS)、布-加综合征、下腔

静脉综合征等。③先天发育异常:静脉畸形、K-T 综合征等。④遗传因素:虽然目前还未发现明确的遗传特定因素,但家族聚集现象表明 CVD 与遗传有关。双亲有 CVD 病史的,后代发病率可高达 90%;单亲有 CVD 病史的,后代发病率为 25%;而无家族史的后代发病率仅 20%。

2. 发病机制

(1)下肢静脉高压:下肢静脉高压是导致 CVD 的各种病理生理改变的重要因素,持续的静脉高压增加毛细血管后血管透壁压,引起皮肤毛细血管损伤、局部血液循环和组织吸收障碍、慢性炎症反应,代谢产物堆积、组织营养不良、下肢水肿和皮肤营养改变,最终溃疡形成。静脉高压产生的机制有以下几点:

(2)静脉瓣膜功能不全:由静脉瓣膜功能不全引起的反流是导致下肢静脉高压的主要原因(占 70%~80%),可由于瓣膜本身的病变,如伸长、分裂、撕裂、瓣膜变薄及瓣膜叶黏附等,和静脉壁结构改变,静脉管壁扩张所致。静脉瓣膜病变常见于先天性小瓣膜或瓣膜缺如,继发于 DVT

的瓣膜破坏和原发性静脉瓣膜功能不全。反流的血液可来自浅静脉、深静脉或交通静脉。据统计，单纯浅静脉反流占45%，单纯深静脉反流占12%，深、浅静脉同时有反流占43%。深静脉瓣膜功能不全时，下肢血液排空后又迅速被动脉供血及反流的血液填充，导致站立后静脉压迅速升高并维持在一个较高的水平，常见于原发性深静脉瓣膜功能不全和继发于DVT的深静脉瓣膜破坏。浅静脉瓣膜功能不全，特别是浅、深静脉系统交界处瓣膜功能不全，如隐股静脉瓣和隐腘静脉瓣，可使血液从深静脉进入浅静脉系统，导致静脉高压和静脉曲张。交通静脉瓣膜功能不全时，深静脉的血流可通过交通静脉进入浅静脉系统，并可将腓肠肌收缩时产生的高压直接传递给浅静脉。静脉反流也可来源于静脉的属支，研究表明，19.9%的属支存在反流的情况，其中大隐静脉属支占65%，小隐静脉属支占19%，混合型占7%。

（3）静脉回流障碍：在静脉高压的原因中所占比例较少，可由先天性或后天性因素导致。由于静脉回流受限，肌肉收缩时可加重静脉高压；此外，继发性的肌关节泵功能不全也可导致静脉高压。

（4）肌、关节泵功能不全：肌、关节泵是下肢静脉回流的动力来源，腓肠肌泵的收缩可排出超过小腿总容量60%的静脉血，使静脉压下降。腓肠肌的收缩能力、前负荷、后负荷的变化都会对肌泵的效能产生影响。当存在反流时，表现为前负荷增加；当存在近端静脉阻塞时，表现为后负荷增加。静脉反流及回流障碍都可严重损害肌泵的功能。如静脉瓣膜功能不全，肌泵活动降低静脉压的作用被削弱。如果合并交通静脉瓣膜功能不全，腓肠肌收缩产生的高压静脉血可反流至浅静脉系统及皮肤微循环系统。此外，如踝关节活动受限也会影响肌泵的功能。

（5）慢性炎症反应：长期的静脉高压是导致静脉性溃疡的关键因素。在疾病初始阶段，静脉高压和血液淤滞可使静脉壁扩张、瓣膜受损，血管内皮细胞暴露于静脉反流下而受损，从而激活白细胞，导致循环血中白细胞表达L-选择蛋白和CD11b减少，同时血浆中可溶性L-选择蛋白、黏附分子ICAM-1、内皮-白细胞黏附分子-1和血管细胞黏附分子-1增多，提示白细胞活化，与内皮细胞黏附并浸润至局部组织，进而血小板、单核细胞等聚集，产生更多的炎症介质和细胞黏附因子，形成炎症反应的放大效应导致慢性炎症反应，导致静脉瓣膜、静脉壁和微循环进一步受损，加重静脉反流，致使静脉压力持续增加。随着疾病的发展，在迂曲和扩张的毛细血管周围形成了"纤维蛋白袖套"，障碍了血氧的弥散；此外，慢性炎症反应产生较多的基质金属蛋白酶，导致细胞外基质过度降解，继而促进足靴区皮肤营养障碍性病变和溃疡形成等。

（6）静脉微循环受损：静脉高压传递至微循环，导致毛细血管床变形以及内皮间隙增宽、通透性增高，组织间隙液体、代谢产物等聚积，引起皮肤病理性损害；腓肠肌的毛细血管床损害，则使小腿肌泵功能减退。

（7）遗传易感性：虽然目前还未发现明确的遗传特定基因，但家族聚集现象表明CVD与遗传有关。双亲有CVD病史的，后代发病率可高达90%；单亲有CVD病史的，后代发病率为25%；而无家族史的后代发病率仅20%。

（三）慢性静脉溃疡发病机制的研究进展

下肢静脉性溃疡是CVI晚期常见的并发症，发病机制较复杂。常迁延不愈，治疗效果不佳，随着对静脉疾病溃疡了解加深，近年来对静脉性溃疡的病因及发病机制研究取得了一些进展。

关于静脉性溃疡的发病机制有许多学说：

1. 静脉血流淤滞学说 Homans于1916年提出，认为淤滞的血流在曲张、膨胀的血管中停滞，造成皮肤的相对封闭，使组织产生缺氧和细胞坏死。

2. 动静脉瘘学说 是最早的静脉性溃疡形成的微循环理论。CVI的皮肤改变是小动静脉瘘畸形继发改变，微动静脉瘘将动脉压传导至静脉，导致血管通透性增加，从而使皮肤和皮下毛细血管异常，而影响组织营养。动静脉瘘畸形阻断了皮肤血流产生缺氧以及继发细胞坏死。但并无现代资料表明CVI患者存有微动静脉瘘。这个学说不再为人们所接受成为与CVI皮肤改变有关的原发性发病机制。

3. "纤维蛋白袖套"学说 为纤维蛋白病理性沉着及纤溶活性降低。1982年Browse和

Burnand 首先提出了"纤维蛋白袖套"学说。该学说认为，由于静脉压持续升高使血管内皮细胞的间隙增宽，致使纤维蛋白原渗出，并在毛细血管周围包绕、沉积形成纤维蛋白"袖套"。这一屏障无疑会妨碍了氧的扩散，在纤维蛋白的屏障作用的检测中，主要是通过皮肤的（$TcPO_2$）测试皮肤的氧弥散，结果在溃疡的肢体上是下降的，因此得出"纤维蛋白袖套"可以造成局部组织缺氧和溃疡形成。业已证实：纤维蛋白的病理性沉积是皮肤营养障碍的病理基础，并且，其在毛细血管周围的沉积程度与静脉性皮肤营养障碍程度密切相关。然而机体内担负清除纤维蛋白功能的是纤溶酶原–纤溶酶、组织纤溶酶原激活物（t–PA）、纤溶酶原激活剂抑制因子（PAI）组成的纤溶系统平衡。t–PA 减少可以导致去纤维蛋白的能力下降。在下肢静脉性溃疡的患者中 t–PA 的活性明显下降，而 PAI 则相对升高。这就使得沉积在毛细血管周围的纤维蛋白难以清除。根据这一理论，临床上已有应用重组人 t–PA 药物在溃疡局部使用，且其效果有令人满意的报道。

4. 白细胞捕获学说 认为皮肤内的白细胞捕获在静脉性溃疡形成中有重要作用。20 世纪初，由于曲张静脉内血流缓慢，Homans 提出病变组织内血流低氧存在，但组织氧是由动脉血供应。但这一观点未被认同。随后，由于组织学显示纤维袖套的存在，一些学者认为纤维袖套阻止氧气到达组织，造成组织缺氧。然而，用这一原因解释 CVI 组织损害太简单，而且实验并不能证明有组织缺氧存在，组织缺氧学说也已被多数学者抛弃。与此同时，损伤组织内大量白细胞的聚集引起研究者注意。Colerridge Smith 等 1988 年提出了白细胞捕获学说，并经许多学者的实验从各方面加以论证和支持。此学说的主要观点是：正常血管内循环白细胞表面有黏附分子分布，与血管内皮细胞表面的相应黏附分子受体，主要是 E–selectin 疏松结合，使白细胞能够在血管内皮细胞表面滚动行走，搜索潜在的炎症介质，变形，从血管内皮细胞之间穿出，到周围组织中，参与炎症反应。而 CVI 时，血管内皮细胞表面黏附分子 ICAM–1 表达增加，这样，白细胞和血管内皮细胞之间由原来的 E–选择素的疏松结合，变为白细胞表面的

CD11b 和血管内皮细胞 ICAM–1 之间的紧密结合，而且 CVI 中静脉高压所造成的微循环中血流流速减慢，白细胞边集增加，黏附到血管内皮，白细胞肌动蛋白聚合而造成细胞硬度增加都加强白细胞捕获在毛细血管内致毛细血管阻塞，并游走到微循环周围组织内。在这一过程中，正如血管内皮细胞一样，白细胞被 CVI 时的流体剪力激活，释放大量蛋白水解酶和自由离子基，造成内皮细胞破坏，周围实质细胞死亡，进而组织破坏，溃疡形成。这些白细胞多数为中性粒细胞、T 淋巴细胞、单核细胞（巨噬细胞和肥大细胞）。慢性白细胞与内皮细胞黏附、激活，是对皮肤有潜在性损害的慢性炎症过程。许多观察的数据推导出白细胞捕获是通过以下两个机制形成溃疡：①捕获的白细胞阻塞血管造成缺血损害引起组织坏死；②激活的白细胞分泌细胞因子，包括炎症介质与抗炎的因子等的系统失衡，及氧自由基、超氧化物等对血管和组织的破坏，从而造成损害。

（王深明　王劲松）

参 考 文 献

1. Widmer LK. Overview: varicosis (author's transl). Langenbecks Arch Chir, 1978, 347: 203–207.

2. Sytchev GG. Classification of chronic venous disorders of lower extremities and pelvis. Int Angiol, 1985, 4 (2): 203–206.

3. Reporting standards in venous disease. Prepared by the Subcommittee on Reporting Standards in Venous Disease, Ad Hoc Committee on Reporting Standards, Society for Vascular Surgery/North American Chapter, International Society for Cardiovascular Surgery. JVasc Surg, 1988, 8 (2): 172–181.

4. Kistner RL, Eklof B, Masuda EM. Diagnosis of chronic venous disease of the lower extremities: the "CEAP" classification. Mayo Clin Proc, 1996, 71 (4): 338–345.

5. Rutherford RB. Venous severity scoring: An adjunct to venous outcome assessment. J Vasc Surg, 2000, 31 (6): 1307–1312.

6. Nicolaides AN. Management of chronic venous disorders of the lower limbs: guidelines according to scientific evidence. Int Angiol, 2008, 27 (1): 1–59.

7. Pistorius MA. Chronic venous insufficiency: the genetic influence. Angiology, 2003, 54 Suppl 1: S5–12.

8. Serra RA. Genetic study of chronic venous insufficiency. Ann Vasc Surg, 2012, 26 (5): 636–642.

9. Bergan JJ. Chronic venous disease. N Engl J Med, 2006, 355 (5): 488–498.

10. Bergan JJ, Pascarella L, Schmid–Schonbein GW. Pathogenesis of primary chronic venous disease: Insights from animal models of venous hypertension. J Vasc Surg, 2008, 47 (1): 183–192.

11. Raffetto JD, Khalil RA. Mechanisms of varicose vein formation: valve dysfunction and wall dilation. Phlebology, 2008, 23 (2): 85–98.

12. Garcia–Gimeno M. Reflux patterns and risk factors of primary varicose veins' clinical severity. Phlebology, 2012, 28 (3): 153–161.

13. Lurie F. Multicenter assessment of venous reflux by duplex ultrasound. J Vasc Surg, 2012, 55 (2): 437–445.

14. Kanchanabat B. Clinical presentation and patterns of venous reflux in Thai patients with chronic venous insufficiency (CVI). Eur J Vasc Endovasc Surg, 2010, 40 (3): 399–402.

15. Kahn SR. Natural history of postthrombotic disease: Transition from acute to chronic disease. J Vasc Surg, 2010, 52 (5 Suppl): 62S–64S.

16. Uhl JF, C Gillot. Anatomy of the foot venous pump: physiology and influence on chronic venous disease. Phlebology, 2012, 27 (5): 219–230.

17. O'Donnell TF. The role of perforators in chronic venous insufficiency. Phlebology, 2010, 25 (1): 3–10.

18. Pascarella L, Penn A, Schmid–Sch nbein GW. Venous hypertension and the inflammatory cascade: major manifestations and trigger mechanisms. Angiology, 2005, 56 Suppl 1: S3–10.

19. Browse NL, Burnand KG. The cause of venous ulceration. Lancet, 1982, 2 (8292): 243–245.

20. Raffetto JD, Marston WA. Venous ulcer: what is new? Plast Reconstr Surg, 2011, 127 Suppl 1: 279S–288S.

21. Wollina U, Abdel–Naser MB, Mani R. A review of the microcirculation in skin in patients with chronic venous insufficiency: the problem and the evidence available for therapeutic options. Int J Low Extrem Wounds, 2006, 5 (3): 169–180.

22. Raffetto JD. Dermal pathology, cellular biology, and inflammation in chronic venous disease. Thromb Res, 2009, 123 Suppl 4: S66–71.

23. Blomgren L. Coagulation and fibrinolysis in chronic venous insufficiency. Vasa, 2001, 30 (3): 184–187.

24. Coleridge SP. Causes of venous ulceration: a new hypothesis. Br Med J (Clin Res Ed), 1988, 296 (6638): 1726–1727.

二、浅静脉系统功能不全的治疗历史发展及现状

（一）历史发展

下肢静脉曲张是最常见的周围血管疾病之一，也是最古老的疾病之一。人类的直立行走使得体内血液在重力的作用下不断对下肢静脉造成冲击而出现特有的下肢静脉曲张，人类关于下肢静脉曲张的治疗最早可追溯到公元前 2 500 年，古希腊 Hipprocrate 描述避免站立可以预防治疗静脉曲张；在 1 世纪时期，古罗马 Celsuss 报道采用抽出术、烧灼术、绷带包裹等方法治疗该病。1853 年 Cassigness 首先报道采用硬化剂注射疗法进行治疗，1863 年 Fegan 采用加压硬化疗法，Trendelenburg 采用高位结扎治疗。现代医学手术治疗该疾病开始于 20 世纪初，在 1906 年最初由 Mayo 随后由 Babcock 首先报道了手术治疗方法，该方法基于手术切除、结扎以及剥脱静脉；到了 1938 年 Linton 报道了结扎交通支静脉的方法，此两种方法奠定了下肢静脉曲张的手术基础，取得了满意的手术疗效，广大患者因此受益。但近年来，医学的方向是手术微创化的治疗，患者更愿意接受创伤小的治疗方法，随着科技的不断进步，1991 年美国的 Robert Min 首先报道腔内激光闭合术微创治疗静脉曲张以来，近二十多年来，微创治疗的理念及方法的应用得到了迅速推广，微创治疗得益于血管腔内技术的开展，取得了很好的疗效。另外，随着研究的不断深入和对疾病的新的认识，更新的方法及更为简单微创和保守的治疗方法也不断有报道。

浅静脉系统功能不全引发的静脉曲张其病理基础包括大隐静脉的反流、交通支的反流浅表静脉曲张。因此，各种治疗主要是针对此三部分疾病展开。针对大隐静脉主干反流的治疗方法有：高位结扎术、高位结扎术及大隐静脉剥脱、大隐静脉内翻剥脱、静脉腔内激光治疗（endovenous Laser treatment, EVLT）、静脉腔内射频闭合术（radiofrequency endovenous occlusion）、硬化剂注射治疗、静脉腔内微波治疗、电凝治疗、冷冻治疗、腔镜治疗等方法；针对交通支反流的治疗方法有：直接切开、切断结扎、射频、激光、微波闭合、腔镜下手术（subcutaneous endoscopic perforator surgery, SEPS）等；针对曲张静脉的治疗方法包括：直接手术切除，皮下连续缝扎，点状切除，硬化剂注射治疗，应用电凝、激光、微波等治疗，透光直视下旋切（transilluminated powered phlebectomy, TIPP）等。

压力治疗、静脉活性药物治疗和静脉溃疡的伤口护理治疗也是浅静脉系统功能不全治疗的重要治疗方法，可以减轻症状，预防并发症发生。

（二）手术治疗现状及存在的问题

目前手术的治疗方法从传统高位结扎及剥脱已经逐渐逐渐转为微创治疗，包括静脉腔内治疗（激光治疗、射频治疗、胶闭合）、硬化剂治疗、透光直视下旋切等方法。

1. 传统手术治疗　传统手术治疗大隐静脉反流包括高位结扎及大隐静脉的剥脱、交通支的处理以及静脉团的手术切除。根据剥脱器的改进分为普通剥脱和内翻剥脱器，内翻剥脱对周围组织损伤较普通剥脱器小。现在强调大隐静脉剥脱后沿大隐静脉走行注射肿胀麻醉（tumescent local anesthesia, TLA）液，以减少出血、术后血肿及减轻术后疼痛。传统手术长期随访结果差异性很大，复发率从6%~60%不等，2006年Fisher报道一项多中心的近7年的随访结果，复发率在19.2%。目前国际上比较认可的结果大约在20%左右。复发的原因为：手术不彻底（包括大隐静脉剥脱不完全和交通支未处理）、解剖异常、存在双大隐静脉、静脉曲张疾病继续发展和血管新生等。

大隐静脉的属支的处理及大隐静脉剥脱的范围是传统手术仍存在的问题。大隐静脉的5个属支是否要处理存在争议，反对完全处理者的理由是因为5个分支的切除导致术后新生血管的发病率增高，而新生血管则是静脉曲张复发的主要原因，另外有学者研究对比完全切除5个分支与部分切除在术后复发率上并没有统计学差异，且处理属支增加了股静脉损伤的风险。而关于大隐静脉剥脱的范围的问题有一组5年随访的研究表明，总体5年复发率为23%，大隐静脉全程剥脱（隐股交界点至踝关节）的复发率为20%，而大隐静脉剥脱至膝下则复发率为32%，但两组没有统计学差异，全程剥脱患者术后隐神经损伤的发生率可达40%，明显高于部分剥脱患者，但其影响

到生活质量的比例仅为6.7%。因为不是所以静脉曲张患者都存在大隐静脉反流，且不是所有患者反流到踝静脉水平，因此，建议根据超声检查，明确大隐静脉反流部位来决定剥脱范围更为科学，有研究表明，根据超声提示反流水平进行剥脱患者术后复发率为9%，因此，根据超声定位决定剥脱范围既可以减少隐神经损伤又可以降低手术复发率。

2. 浅静脉主干、主要属支，和交通静脉的微创治疗　浅静脉主干、主要属支，和交通静脉的微创治疗主要是指腔内治疗。腔内治疗分为两类：①热肿胀治疗，包括激光、射频、微波等；②非热非肿胀治疗，包括机械闭塞化学辅助闭合（Mechanical occlusion chemically assisted ablation, MOCA），cyanoacrylate embolization 氰基丙烯酸酯胶（CAE），和V block辅助硬化剂（VBAS）等治疗。

（1）腔内激光治疗：激光的特性是可以通过很小直径的光纤（600μm）能够传递足够的热量，热能量使管腔收缩、内膜损伤继而迅速机化并形成纤维条索，最终使静脉闭合，以达到消除大隐静脉反流的目的。目前，临床上采用的激光治疗仪的波长有所差异，主要有810、915、940、980、1 320、1 470、1 560nm。由于1 000nm以内波长的激光是通过血红蛋白介导，其余波长通过血红蛋白及水介导。因此在采用激光治疗应特别注意根据波长的大小采取是否驱血治疗。另外有学者报道波长越长，能量越高其治疗疗效越好。激光治疗疗效因术者而有一定差异，激光以连续方式发射，光纤也连续回撤，此时作用能量取决于设定发射量和回撤速度；是否作用均匀取决于术者回撤光纤的状况。除参数设定正确外，大隐静脉直径也是治疗效果的重要因素，对于直径粗大且静脉壁较厚的患者可适当减缓退行速度，而对主干细且壁较薄的患者可适当加快激光退行速度；助手用手沿大隐静脉行程压迫，闭合大隐静脉全程。激光治疗前沿大隐静脉走行注入TLA液，既可使大隐静脉与激光光纤有更好的接触，又可减少皮肤烧伤，减少术后疼痛的发生。

对于激光治疗静脉曲张的疗效，文献有4项报道激光与传统手术的对比研究，短期随访术后

3个月时两组疗效无差别,仅在手术治疗组有轻微的疼痛增加。长期随访术后26个月无论从美观、患者满意度及疼痛感觉等方面比较两组疗均无差别。另外这4项对比研究随访时间仍然很短,因此对于复发率的判断仍无结论可下。

有学者认为,单纯激光闭合大隐静脉主干不做高位结扎会影响术后疗效且有深静脉血栓发生的危险;目前尚不统一,有研究对比结扎与不结扎隐股交界点的术后大隐静脉闭合率分别为92%及84%,没有统计学意义($p=0.096$)。

（2）射频腔内闭合术:原理与激光相同,通过射频能量传递到静脉壁,足够的热量作用于静脉壁,从而导致静脉管腔闭合。治疗电极导管的直径有2mm（6Fr）和2.7mm（8Fr）两种规格治疗不同直径的大隐静脉,与激光不同的是此仪器完全由计算机控制,根据所识别的型号自动分配治疗时所需的参数。因此,该治疗消除了因术者操作不同而疗效不同的问题,结果相对稳定,和激光相比,由于温度低,可以减少激光所造成的皮肤烧灼。目前报道3~5年射频治疗后的大隐静脉闭合率在90%左右。

（3）机械闭塞化学辅助闭合（MOCA）:是最早的非热量非肿胀治疗技术,2009年开始应用于临床。由2个部分组成:①机械破坏内皮细胞的旋转导丝;②同时注入的硬化剂。机械旋转导丝对内皮的破坏可以使硬化剂进入中膜,破坏中膜,瘢痕形成导致静脉闭合。导丝以3 500r/min速度旋转可以使静脉痉挛,减少静脉内的血液,硬化剂更好接触静脉壁,见图11-22。

（4）氰基丙烯酸酯胶（CAE）:CAE是另一种非热量非肿胀治疗技术,它是由导管内注射特

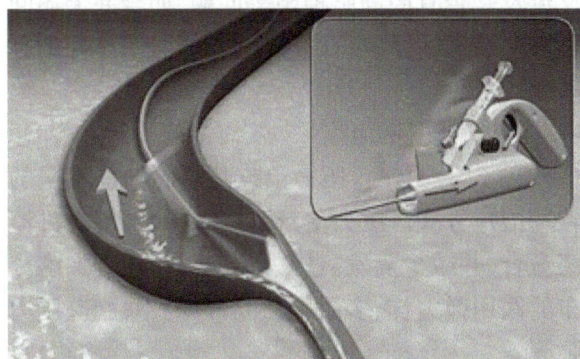

图11-22　机械闭塞化学辅助闭合（MOCA）示意图

别的cyanoacrylate（CA）,该物质在血管腔内立即凝固,造成炎症反应,最终导致静脉纤维闭塞,见图11-23。

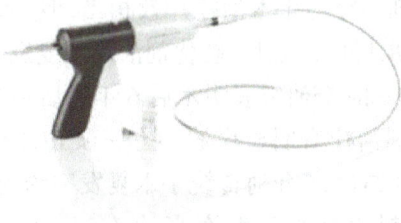

图11-23　氰基丙烯酸酯胶（CAE）示意图

非热量非肿胀治疗技术和能量技术相比,不造成神经损伤,不用肿胀剂,可以治疗膝下大隐静脉,患者舒适程度反馈高,但是对于直径过大的静脉,效果不如能量治疗技术好,而且也需要长期随访观察其长期疗效。

3. 硬化剂治疗　原理通过硬化剂的注入,使药物刺激静脉壁,使得静脉痉挛,内膜变性,炎症反应发生和内膜硬化而形成纤维条索,最终被吸收。注射硬化剂后的局部反应与硬化剂的浓度和作用时间相关,治疗不足可能没有效果,治疗过度可以引起血管周围组织破坏及炎症反应强烈。硬化剂分为液体与泡沫硬化剂两种,泡沫硬化剂是液体硬化剂按1:4比例与气体混合制成。它不会与血液混合而导致硬化剂浓度被稀释;由于泡沫制剂进入血管内后可迅速占据血管腔而驱走血液,使得药物与静脉壁广泛接触会增加作用时间和接触面积已提高疗效。此外,泡沫制剂在超声下很容易直视到,可以在整个治疗过程中监测治疗状况。在超声引导下注射硬化剂可以准确地穿刺到靶血管,监测到制剂在血管腔内弥散情况,监测到与静脉壁的接触状况,减少了穿刺到静脉外或误穿动脉而造成的并发症。在治疗直径小于3mm曲张静脉时液体制剂与泡沫制剂疗效相当。大于3mm时泡沫制剂有优势。硬化剂治疗时严重并发症很少见,过敏反应是其主要并发症,其他如误穿动脉,周围组织炎症反应等在超声引导下治疗时几乎不会发生。中日友好医院曾报道采取高位结扎后在DSA直视下应用造影导管逆向置入大隐静脉内,先造影找到曲张静脉然后注射硬化剂的办法,取得了很好的临床疗效,此方法可避免造影剂误入深静脉而致严重并发症,且硬化剂不会到血管外而引起并发症。

对于硬化剂注射治疗的疗效,由于早年采用液体硬化剂,因此 20 世纪 60~70 年代有很多研究对比液体硬化剂与传统手术的疗效,研究表明液体硬化剂治疗与手术治疗疗效相当,但其结果是术后早期,随时间延长,硬化剂治疗组复发率明显增高。Hobbs 等研究表明术后 6 年以后传统手术比硬化剂治疗有明显疗效。另一项 RCT 研究也得出同样结论,5 年时传统手术复发率约为 10%,而硬化剂治疗组复发率高达 74%。有学者将 10 项对比研究荟萃分析表明:传统手术与硬化剂治疗疗效无明显差别,但当将 3 项随访时间小于 3 年的研究排除后,则发现手术组复发率明显降低。

4. 透光直视旋切术 此手术方法适合于曲张静脉团块的治疗,尤其适合大面积广泛而严重静脉曲张团有其独特的优势,尤其更适合面积广泛严重曲张静脉团、皮肤色素沉着和 / 或皮肤溃疡、硬化剂注射后复发的静脉曲张。但有学者认为其治疗创伤较大,术后并发症较多。根据我们的经验,掌握以下原则可以使其治疗发挥其最大的优势:高负压、低转速的原则,对于直径 4.5mm 的刀头我们采用 300~500r/min,而采用 5.5mm 刀头则应采用 200~300r/min。而无论采用何种型号的刀头,其连接负压吸引的压力均需达到 600mmHg 以上;另外强调 TLA 液在治疗前、中及治疗后大量冲洗。这样处理后的该方法对周围组织损伤明显降低,术后血肿发生率明显下降,可以取得很好的临床疗效。

5. 静脉曲张的新理论 近年来,有学者发现在应用激光、射频等腔内血管技术治疗时闭合大隐静脉后,隐 – 股连接点处的反流有减少的现象,也有学者发现在切除完大隐静脉的属支后,大隐静脉主干内的反流消失,还有报道大隐静脉反流处理后,深静脉反流消失,以及大隐静脉远端属支处理后,近段大隐静脉直径缩小。以上种种现象促使人们提出了下肢静脉曲张的新的病理生理概念,即静脉曲张开始于最薄壁,最浅表的静脉网水平。根据超声波的检查,数目众多的文章发表已经对传统认为的大隐静脉反流从上至下发展的共识提出异议,同时他们提出了曲张静脉起源于远端或多点自下而上发展的假说。有相当多的下肢静脉曲张患者在超声波检查时并未发现有隐 – 股连接点处的反流现象也支持这样的假设。在一项有关静脉反流的程度与年龄的研究中,研究者对 2 275 例研究对象进行下肢静脉超声检查时也发现静脉反流有从下至上顺行发展的趋势,即反流先从浅表的大隐静脉属支开始,扩展到大隐静脉,最后止于隐 – 股连接点处。根据这样的假设,我们认为如果患者大隐静脉未发现有反流现象而发生静脉曲张,则切除静脉曲张可以避免反流向大隐静脉发展。另外,如果患者的大隐静脉有反流但程度不重,切除属支曲张静脉则有可能使大隐静脉的反流恢复,从而减小手术创伤,保留大隐静脉。局麻下选择性静脉曲张切除术由此产生,此手术是真正意义上的微创手术方法,且保留了大隐静脉,最大限度地减少因处理大隐静脉而造成的隐神经损伤的并发症。据部分文献报道该手术术后 2~3 年的随访结果,大隐静脉血流动力学改善率达 90%,临床症状缓解率达 80%~90%,外观改善率达 90%,静脉曲张复发率 15.7%,与传统手术结果相近。但该方法远期结果有待研究,另外该理论还需得到绝大多数专家的认可。

综上所述,对于静脉曲张的处理,应分为对大隐静脉反流、交通支反流及曲张静脉的处理三部分。每一部分的处理方法多种多样,其每种方法都有其独特的优点同时也有其不足。一种选择策略是根据治疗目的不同,采用方法不同。其治疗目的包括美容(改善外观)、缓解临床症状、改善下肢功能及预防并发症。最有争议的是 C2 级病变,可采取的方法很多,根据患者病情、患者意愿、术者对某种技术的掌握情况而选择治疗方法。但对于 C4~C6 级病变,我们建议有条件的单位需对患者行静脉造影检查,以了解患者交通支、深静脉反流及是否有腔静脉梗阻等问题,如合并上述问题需在手术过程中一并处理才能保证有很好的临床疗效。

(三)非手术治疗

1. 压力治疗 压力治疗是静脉功能不全的首选治疗方式。压力治疗可以减少水肿,促进溃疡愈合,并减少复发。压力治疗包括压力梯度分布的医用弹力袜、多层弹力绷带、腿不袖套、压力泵等。

踝部静脉压力增高是静脉功能不全的发病

机制基础。压力治疗造成间质和静脉内压力差，促进间质内液体回到静脉和淋巴循环中。合适压力是压力治疗的争议焦点。目前的研究建议35~60mmHg是安全有效的压力治疗范围。对于合并下肢动脉疾病患者，ABI>0.5，踝部压力大于60mmHg，安全压力应该在40mmHg左右。

2. 静脉活性药物 静脉活性药物可以减少毛细血管通透性，增加静脉张力，包括：黄酮类化合物（benzopyrones）、马栗种子提取物、香豆素类（a-苯并吡喃酮）和其他植物提取物。微粒化的黄酮类化合物可以减轻肿胀感，结合其他治疗方法，可以促进溃疡愈合。但具体的机制尚需要进一步研究。

（王劲松 刘鹏）

参 考 文 献

1. 刘鹏,叶志东,樊雪强,等.腔内激光、射频及内翻剥脱联合旋切术治疗下肢静脉曲张近期疗效的比较.中华普通外科杂志,2008,23（3）:171-174.

2. 叶志东,刘鹏,王非,等.下肢静脉曲张的外科综合治疗.中国医学科学院学报,2007,29（1）:40-43.

3. Labropoulos N, Giannoukas AD, Dells K, et al. Where does venous reflux start ? J Vasc Surg, 1997, 26: 736-742.

4. Labropoulos N, Leon L, Kwon S, et al. Study of the venous reflux progression. J Vasc Surg, 2005, 41: 291-295.

5. Cooper DG, Hillman-Cooper CS, Barker SG, et al. Primary varicose veins: the sapheno-femoral junction, distribution of varicosities and patterns of incompetence. EurJ Vasc Endovasc Surg, 2003, 25: 53-59.

6. Engelhorn CA, Engelhom AL, Cassou MF, et al. Patterns of varicose veins: five-year results of a randomized trial. J Vasc Surg, 1999, 29: 589-592.

7. Rutgers PH, Kitslaar PJ. Randomized trial of stripping versus high ligation combined with sclerotherapy in the treatment of the incompetent greater saphenous vein. Am J Surg, 1994, 168: 311-315.

8. Jones L, Braithwaite BD, Selwyn D, et al. Neovascularisation is the principal cause of varicose vein recurrence: result of a randomised trial of stripping the long saphenous Vein. EurJ Vasc Endovasc Surg, 1996, 12: 442-445.

9. Escribano JM, Juan J, Bofill R, et al. Durability of reflux-elimination by a minimal invasive CHIVA procedure on patients with varicose veins. A 3-year prospective case study. EurJ Vasc Endovasc Surg, 2003, 25: 159-163.

10. Proebstle TM, Moehler T, Herdemann S. Reduced recanalization rates of the great saphenous vein after endovenous laser treatment with increased energy dosing: definition of a threshold for the endovenous fluence equivalent. J Vasc Surg, 2006, 44: 834-839.

11. Mekako A, HatfieldJ, BryceJ, et al. Combined endovenous laser therapy and ambulatory phlebectomy: refinement of a new technique. EurJ Vasc Endovasc Surg, 2006, 32: 725-729.

12. Min RJ, Khilnani N, Zimmer SE. Endovenous laser treatment of saphenous vein reflux: long-term results. J Vasc Interv Radiol, 2003, 14: 991-996.

13. Merchant RF, Pichot O. Long-term outcomes of endovenous radiofrequency obliteration of saphenous reflux as a treatment for superficial venous insufficiency. J Vasc Surg, 2005, 42: 502-509.

14. Monahan DL. Can phlebectomy be deferred in the treatment of varicose veins ? J Vasc Surg, 2005, 42: 1145-1149.

15. Welch HJ. Endovenous ablation of the great saphenous vein may avert phlebectomy for branch varicose veins. J Vasc Surg, 2006, 44: 601-605.

16. Nicolini P. Treatment of primary varicose veins by endovenous obliteration with the VNUS closure system: results of a prospective multicentre study. EurJ Vasc Endovasc Surg, 2005, 29: 433-439.

17. Wong JK, Duncan JL, Nichols DM. Whole-leg duplex mapping for varicose veins: observations on patterns of reflux in recurrent and primary legs. Surg, 2003, 25: 267.

18. Pichot O, Kabnick LS, Creton D, et al. Duplex ultrasound scan findings two years after great saphenous vein radiofrequency endovenous obliteration. J Vasc Surg, 2004, 39: 189-195.

19. Lurie F, Creton D, Eklof B, et al. Prospective randomised study of endovenous radiofrequency obliteration（Closure）versus ligation and vein stripping（EVOLVES）: two-year follow-up. EurJ Vasc Endovasc Surg, 2005, 29: 67-73.

20. Puggioni A, Kalra M, Carmo M, et al. Endovenous laser therapy and radiofrequency ablation of the great saphenous vein: analysis of early efficacy and complications. J Vasc Surg, 2005, 42: 488-493.

21. Barrett JM, Allen B, Ockelford A, et al. Microfoam ultrasound guided sclerotherapy of varicose veins in 100 legs. Dermatol Surg, 2004, 30: 6-12.

22. Smith PC. Chronic venous disease treated by ultrasound guided foam sclerotherapy. EurJ Vasc Endovasc Sug, 2006, 32: 577-583.

23. Guex JJ, Allaert FA, Gillet JL, et al. Immediate and midterm

complications of sclerotherapy: report of a prospective multicenter registry of 12, 173 sclerotherapy sessions. Dermatol Surg, 2005, 31: 123-128.

24. Forlee MV, Grouden M, Moore DJ, et al. Stroke after varicose vein foam injection sclerotherapy. J Vasc Surg, 2006, 43: 162-164.

25. Morrison N, Cavezzi A, Bergan J, et al. Regarding "stroke after varicose vein foam injection sclerotherapy". J Vasc Surg, 2006, 44: 224-225.

26. Zamboni P, Cisno C, Marchetti F, et al. Reflux elimination without any ablation or disconnection of the saphenous vein. A haemodynamic model for venous surgery. EurJ Vasc Endovasc Surg, 2001, 21: 361-369.

27. Walsh JC, Berganil, Beeman S, et al. Femoral venous reflux abolished by greater saphenous vein stripping. Ann Vasc Surg, 1994, 8: 566-570.

28. Sales CM, Bilof ML, Petrillo KA, et al. Correction of lower extremity deep venous incompetence by ablation of superficial venous reflux. Ann Vasc Surg, 1996, 10: 186-189.

29. Puggioni A, Lurie F, Kistner RL, et al. How often is deep venous reflux eliminated after saphenous vein ablation? J Vasc Surg, 2003, 38: 517-521.

30. Wong JK, Duncan JL, Nichols DM. Whole-leg duplex mapping for varicose veins: observations on patterns of reflux in recurrent and primary legs, with clinical correlation. Eur J Vasc Endovasc Surg, 2003, 25: 267-275.

31. Mosti G, Iabichella ML, and Partsch H. Compression therapy in mixed venous lucers increases venous output and arterial perfusion. J Vasc Surg, 2012, 55(1): 122-128.

32. Ramelet AA, Boisseau MR, Allegra C, et al. Venoactive drugs in the management of chronic venous disease. An international consensus statement: Current medical position, prospective views and final resolution. Cin Hemorheol Microcirc, 2005, 33: 309-319.

三、慢性静脉功能不全外科治疗的意义和方法选择、疗效评价

(一)浅静脉系统病变的外科治疗

大量研究表明下肢 CVI 合并静脉溃疡的患者普遍存在浅静脉系统功能不全, Myers 等报道在 39% 的 CVI C4 级患者和 38% 的 CVI C5~6 级患者中,仅存在浅静脉反流。Puggioni 等超声检查结果发现 30% 的原发性深静脉反流患者和 36% 的原发性节段性深静脉反流患者,在清除大隐静脉反流后深静脉反流消失。这些结果表明,单纯针对浅静脉系统病变的外科治疗对部分 CVI 患者是有效的。

1. 开放手术 传统的大隐静脉高位结扎 + 抽剥术是治疗浅静脉病变的标准术式,至今仍为治疗下肢浅静脉曲张的主要手术。近年来尽管对此手术方式有所改良、改进,但基本原则并未改变,即利用隐静脉的轴性抽剥阻止浅静脉反流,以及切除曲张浅静脉,达到消除静脉高压来源和曲张浅静脉的目的。

2. 腔内治疗 近十余年,传统的抽剥术已开始被越来越多的微创技术取代,如腔内射频消融术、腔内激光封闭术、电凝闭塞术、硬化剂治疗术、透光刨吸术等。这些术式均能有效地治疗下肢浅静脉曲张,但并不能完全替代传统手术方式而成为疗效确切的标准术式。

腔内射频消融术(RFA)是一种能够有效闭合反流静脉的微创技术,除能够减轻患者术后不适感、缩短康复期,其显著的优点在于能够在门诊开展该项治疗措施。其临床应用禁忌证主要包括浅表静脉血栓形成、深静脉血栓形成、静脉瘤样扩张、以及心脏起搏器植入术后。RFA 并发症主要表现为血管壁损伤、血栓形成、肺栓塞(PE)、静脉炎、感染、神经损伤及皮肤烫伤、异常色素沉着等。

腔内激光封闭术(ELA)与 RFA 临床结果相似,其工作原理不同。

硬化剂治疗能够适应多种类型的静脉,其常见的并发症主要有色素沉着、毛细管扩张性血管丛生、穿刺疼痛、注射后局部刺痒。严重的少见并发症包括皮肤坏死、浅表血栓性静脉炎、神经损伤、过敏反应、DVT、PE 及动脉内注射。

透光刨吸术(TriVex)相对于浅表曲张静脉抽剥最大的优势在于大大减少手术切口,在手术时间方面仅在严重、广泛浅表静脉曲张患者中表现出相对优势,TriVex 术后术区血肿发生率及术后疼痛评分均高于浅表静脉抽剥术。

MOCA(Mechanicochemical ablation)技术则是应用特殊的腔内装置(ClariVein),通过导丝的高速旋转对血管内皮造成机械性损伤后,经该装置同时注射硬化剂。一项最大的 ClariVein 装置的相关临床研究中表明,第 6 周及第 6 个月的大隐静脉闭合率分别为 96% 和 94%。

另外，VenaSeal Sapheon Closure System 则是通过静脉内导管注射医用黏着剂，达到阻塞大隐静脉主干的目的。Almeida 研究结果表明，该项技术成功率高达 100%。

上述两项技术现并未在国内广泛开展。

3. 其他　随着多普勒超声技术应用于下肢曲张静脉血流动力学的研究，部分学者对于经典的"由上及下、由深及浅"的"下降式"反流理论提出了质疑，认为现有下肢的浅表静脉曲张而后造成了大隐静脉或者小隐静脉反流的"上升式"理论。基于此理论 CHIVA、ASVAL 等保留大隐静脉或者小隐静脉主干单纯切除浅表病变曲张静脉的治疗措施也被应用于临床，其主要应用于 C2 期有美容要求的患者。由于缺乏大规模的 RCT 研究，其长期疗效仍有待研究。

无论何种术式下列观点已成为共识，即下肢浅静脉系统病变的外科治疗是治疗下肢 CVI 的有效方法，可改善深静脉和交通静脉功能，对于重度 CVI，特别是合并静脉性溃疡者，疗效确切。研究表明，浅静脉手术后溃疡愈合平均时间为 18 周，在 6、12 和 18 个月时的溃疡愈合率分别为 57%、74% 和 82%，而且浅静脉手术后 2 年内溃疡的复发率明显降低，同时发现浅静脉系统功能不全为静脉性溃疡形成重要原因，这与浅静脉系统中存在的重力流体静力学反流有关。

（二）穿支静脉功能不全的外科治疗

下肢静脉系统中各自血管是彼此相通的。由于血管走行于各层筋膜之间，穿支静脉（PV）在小腿的深浅静脉系统之间起到桥梁的作用。每条腿大约有 60 支 PV，而且大多数都具有瓣膜，保证血流由浅静脉流向深静脉系统。在缺乏功能性瓣膜的情况下，PV 的血流方向完全由深、浅静脉的压力差所控制。静脉壁的主动收缩和周围肌肉的压力不能完全替代正常的瓣膜功能，尤其对于管壁功能退化导致 PV 管腔扩张的情况下。

在 CVD 患者中，40%~60% 的患肢中可检查出 IPV，其中 PTS 的 IPV 检出率更高，单纯的 PV 功能不全的情况极少见。有研究表明，大隐静脉轴向反流的肢体超过 60% 存在 IPV，但浅静脉阶段性反流的肢体只有 38% 存在 IPV。

在 CVI 发展过程中，PV 有重要作用。随着静脉功能不全的进展，PV 发生充盈和扩张，筋膜缘也可因压力负荷改变而发生结构改变，一方面筋膜孔隙可在增高的压力作用下扩大，另一方面增高的动静脉压力负荷也可引起营养障碍和疼痛。随着累及的 PV 数目增多，肢体皮肤营养性变化的程度加重，PV 的直径增大，静脉性病变的程度不断加重，并可导致皮肤局部微循环改变，血液含氧量降低，白细胞附壁和渗出，皮肤营养障碍，出现静脉性溃疡。

现阶段穿通静脉功能不全的干预指征：

（1）C6 级促进溃疡愈合；

（2）C5、C6 级预防溃疡复发；

（3）C2~C5 级减缓 CVD 严重程度，并消除症状；

（4）C2~C4 级预防病情进展。

手术方式：

1. 开放手术　采取小切口，术前行多普勒扫描准确定位，应用静脉勾抽剥 IPV，也可使用可吸收缝线结扎 IPV。术中可再行多普勒扫描明确 IPV 是否被成功抽剥。

2. SEPS 即内镜深筋膜下穿支静脉离断术　通过向深筋膜下充气在电视下微创或切断交通静脉的手术，其伤口感染、愈合和神经损伤等并发症明显低于穿传统开放手术，已成为近年纠治 IPV 的有效手段，但其 DVT、血栓性浅静脉炎、神经痛等并发症及其相对昂贵的费用引起了广泛的关注。Tenbrook 等研究者对 20 篇文献进行荟萃分析认为，SEPS 治疗溃疡愈合率达 88%，在平均 21 个月的随访期内溃疡复发率达 13%。Zhiliang 等研究者通过对 4 个 RCT 临床实验中 322 位患者的研究结果进行荟萃分析得出，SEPS 联合压力治疗对于单纯压力治疗能有效提高溃疡的愈合率；相对于传统开放手术（Linton），两者在 24 个随访期内的溃疡愈合率没有显著性差异，但 SEPS 的手术并发症要远小于传统开放手术；SEPS 联合大隐静脉手术相对于单纯性大隐静脉手术而言，前者 12 月内溃疡愈合率并未优于单纯大隐静脉手术。

3. 穿支静脉的经皮微创技术（PAPS）　主要包括激光消融术、射频消融术及硬化剂注射治疗。所有这些操作方法都必须在超声引导下进行。治疗成功的超声标准是管腔内无血流信号，腔内回声增强和血管壁增厚。有研究报道激光治疗 IPV 的早期闭合率为 100%，6月后超声复查闭合率大于 90%。早期射频治疗成功率也高达 90%。Guex 报道的超声引导下硬化剂治疗 2~3 次后 IPV 早期闭合率也能达到 90%。PAPS 术后必须尽快进行深静脉影像检查排除 DVT，24~48 小时内持续穿弹力袜。第一次随访须在 1 周内进行，根据血管超声检查确保无 DVT 并了解术后血管的解剖变化。

（三）深静脉系统病变的外科治疗

许多原发性静脉功能不全的患者，静脉瓣膜可能因塌陷、肥大以及瓣叶狭长而导致瓣叶脱垂，甚至多种情况合并出现，患者因自然站立或者血管压力增高，血液都会出现倒流，除先天性瓣膜缺失或者发育异常的原因外，其瓣膜均能通过原位瓣膜修复来恢复瓣膜功能。急性深静脉血栓形成后血栓再通，由于炎症和瘢痕的形成引起瓣膜的瓣叶缩短和纤维化，瓣膜间隙缩小、瓣膜粘连、管腔狭窄，在瓣膜破坏很严重的情况下，瓣膜原位移植不能施行，可施行自体血管瓣膜移植或远端功能正常血管的替换手术。当前新的人工瓣膜的研制亦是瓣膜重建的研究热点，尚多处于实验研究阶段，目前仍没有成功应用于临床治疗。

深静脉瓣膜重建

深静脉瓣膜重建包括腔内修复术和腔外修复术。腔内重建术包括腔内重建术，腔外重建术包括包窄术、环缝术等，用于原发或继发性下肢静脉功能不全的治疗。

瓣膜重建术通过修复已下垂、松弛而导致闭合不全的瓣叶，部分恢复瓣膜的功能。适应人群为无下肢 DVT 形成病史，深静脉通畅，有慢性下肢深静脉瓣膜功能不全表现，静脉功能不全反流分级为 Kistner Ⅲ ~ Ⅳ级者。包窄术操作较简便，而且保持血管壁的完整性，术后需要抗凝治疗，但是包瓣材料的选择非常重要，人造血管材料不会发生挛缩和变性，远期疗效令人满意。直视下瓣膜成形术采用直视或血管镜辅助下的股静脉瓣膜成形术，适用于 CEAP 分级 C4 级以上、造影显示股浅静脉第一对瓣膜存在，且反流程度在 Kistner Ⅲ ~ Ⅳ级的患者。该术式具有直观、准确、疗效确切的优势。直接切开损伤静脉壁，增加了术后

DVT 的风险，血管镜引导下手术有机械性损伤、容量超负荷等风险。根据我国专家数十年的临床经验，目前大多数专家倾向一期先做浅静脉手术，如果复发或一期手术后还有症状，检查达到 Kinstner Ⅲ ~ Ⅳ级的患者，考虑二期瓣膜修复。

腘静脉肌袢代瓣术

适应人群为下肢深静脉瓣膜功能不全重度反流者。国内仍有部分学者主张应用该术式治疗严重反流病变，深静脉无瓣膜症，以及下肢 DVT 形成后再通。远期有可能因肌袢粘连或挛缩引起腘静脉受压或血栓形成，必要时可作粘连松解。

大多数学者认为外科手术对 CVI 是积极有效的。浅静脉手术对轻中度 CVI 能消除浅静脉反流，改善深静脉功能，改变 CVI 的发展过程；而重度 CVI 应在重建深静脉瓣膜的同时，联合浅静脉和交通静脉手术更有利于溃疡的愈合和避免术后复发。

（刘 鹏 叶志东）

参 考 文 献

1. Luebke T, Brunkwall J. Meta-analysis of transilluminated powered phlebectomy for superficial varicosities. The Journal of cardiovascular surgery, 2008, 49（6）: 757-764.

2. Elias S, Raines JK. Mechanochemical tumescentless endovenous ablation: final results of the initial clinical trial. Phlebology, 2012, 27（2）: 67-72.

3. van Eekeren RR, Boersma D, Konijn V, et al. Postoperative pain and early quality of life after radiofrequency ablation and mechanochemical endovenous ablation of incompetent great saphenous veins. Journal of vascular surgery, 2013, 57（2）: 445-450.

4. Thomson H. The surgical anatomy of the superficial and perforating veins of the lower limb. Annals of the Royal College of Surgeons of England, 1979, 61（3）: 198-205.

5. Cooper DG, Hillman-Cooper CS, Barker SG, et al. Primary varicose veins: the sapheno-femoral junction, distribution of varicosities and patterns of incompetence. Eur J Vasc Endovasc Surg, 2003, 25（1）: 53-59.

6. Tenbrook JA, Jr, Iafrati MD, O'Donnell TF, Jr, et al. Systematic review of outcomes after surgical management of venous disease incorporating subfascial endoscopic perforator surgery. Journal of vascular surgery, 2004, 39（3）:

583-589.

7. Lin ZC, Loveland PM, Johnston RV, et al. Subfascial endoscopic perforator surgery (SEPS) for treating venous leg ulcers. The Cochrane database of systematic reviews, 2019, 3 : Cd012164.

8. Corcos L, Pontello D, D DEA, et al. Endovenous 808-nm diode laser occlusion of perforating veins and varicose collaterals : a prospective study of 482 limbs. Dermatologic surgery : official publication for American Society for Dermatologic Surgery, 2011, 37 (10): 1486-1498.

9. Guex JJ. Ultrasound guided sclerotherapy (USGS) for perforating veins (PV). Hawaii medical journal, 2000, 59 (6): 261-262.

10. Calhoun AD, Baur GM, Porter JM, et al. Fresh and cryopreserved venous allografts in genetically characterized dogs. The Journal of surgical research, 1977, 22 (6): 687-696.

11. Hill R, Schmidt S, Evancho M, et al. Development of a prosthetic venous valve. Journal of biomedical materials research, 1985, 19 (7): 827-832.

12. Taheri SA, Rigan D, Wels P, et al. Experimental prosthetic vein valve. American journal of surgery, 988, 156 (2): 111-114.

13. Taheri SA, Wormer T, Lazar L, et al. Experimental prosthetic vein valve. International angiology : a journal of the International Union of Angiology, 1989, 8 (1): 7-9.

14. Taheri SA, Schultz RO. Experimental prosthetic vein valve. Long-term results. Angiology, 1995, 46 (4): 299-303.

15. Pavcnik D, Uchida BT, Timmermans HA, et al. Percutaneous bioprosthetic venous valve : a long-term study in sheep. Journal of vascular surgery, 2002, 35 (3): 598-602.

16. Pavcnik D, Machan L, Uchida B, et al. Percutaneous prosthetic venous valves : current state and possible applications. Techniques in vascular and interventional radiology, 2003, 6 (3): 137-142.

17. de Borst GJ, Moll FL. Percutaneous venous valve designs for treatment of deep venous insufficiency. Journal of endovascular therapy : an official journal of the International Society of Endovascular Specialists, 2012, 19 (2): 291-302.

18. Boersma D, Vink A, Moll FL, et al. Proof-of-Concept Evaluation of the SailValve Self-Expanding Deep Venous Valve System in a Porcine Model. Journal of endovascular therapy : an official journal of the International Society of Endovascular Specialists, 2017, 24 (3): 440-446.

19. 张宇. 规范慢性静脉疾病的诊断与疗效判定——《慢性下肢静脉疾病诊断与治疗中国专家共识》解读. 血管与腔内血管外科杂志. 2015, 1 (1).

四、深静脉功能不全外科治疗的回顾、争议与展望

（一）深静脉功能不全外科治疗的回顾

深静脉功能不全的患者可从无症状到出现严重下肢溃疡的改变。压力治疗是深静脉功能不全的首选治疗方法，对于出现溃疡的患者，压力治疗的初期效果比较明显，但随着时间的延长，70%~100% 的患者溃疡会复发；另一方面深静脉瓣膜功能不全的患者常伴浅静脉和交通静脉系统瓣膜功能不全，尽管治疗浅静脉和穿通支静脉的反流对于多数深静脉功能不全的患者有效，但仍有约 33% 原发性深静脉功能不全和 70% 深静脉血栓后综合征（PTS）患者在浅静脉及穿通支静脉处理后复发，另外深静脉梗阻也是造成深静脉功能不全的原因之一，深静脉梗阻解除后能缓解 60% 的患者。本文所阐述的深静脉功能不全的外科治疗是除以上情况外，深静脉功能仍不恢复、或复发的原发性深静脉功能不全患者的治疗。

原发性慢性深静脉瓣膜功能不全的发病原因至今尚未阐明，但其病理特征为深静脉瓣膜的反流，分为先天性与继发于深静脉血栓后两种；在临床实际工作中发生深静脉瓣缺如或发育不良的情况比较少见，更多的情况是静脉瓣的松弛、瓣峰冗长导致瓣叶脱垂而造成深静脉反流、或者深静脉扩张明显造成瓣膜关闭不严导致静脉瓣膜反流。继发于深静脉血栓后的瓣膜功能不全约占急性 DVT 患者的 40%~70%，血栓在再通过程中产生的炎症和瘢痕造成静脉瓣叶纤维化、短缩、粘连和管腔狭窄，这种情况下深静脉瓣膜损伤严重，几乎不可能进行原位修复。

治疗深静脉瓣膜功能不全的技术主要分为两类。一类为静脉开放手术，包括静脉腔内瓣膜修复成形术、静脉瓣膜移植术、静脉瓣膜移位术、冷冻保存的同种异体瓣膜移植术等。第二类为静脉壁外部手术，包括静脉瓣膜包裹环缩、戴戒、环缝、腘静脉肌瓣替代术、静脉外瓣膜修复成形术（可借助血管镜）、经皮放置瓣膜外缩窄装置等。这些手术的目的是纠正深静脉瓣膜功能不全所致的反流。然而，深静脉反流多与浅静脉和交通静脉反流合并存在，为取得更好的疗效和有效降低静脉高压，浅静脉和交通静脉手术常需联合进行。在

这种情况下，要想客观评估深静脉反流纠正手术的疗效是比较困难的，因为难以区分究竟哪个系统的手术更为有效。目前 5 年以上随访资料可证实，瓣膜修复成形术（包括静脉内和静脉外瓣膜修复成形术）可使 70% 的病例取得良好疗效，主要体现在溃疡无复发、症状减轻、静脉瓣膜功能恢复以及血流动力学指标改善。对于瓣膜本身无病变的病例，其瓣膜功能不全是由于管腔扩张，使深静脉瓣膜游离缘松弛和瓣膜间的夹角扩大所致，则以静脉瓣膜外修复成形和间接性修复成形术（外包裹、环缩、带戒术等）疗效较好。

（二）深静脉功能不全外科治疗的争议

深静脉功能不全外科治疗存在的争议主要为瓣膜修复重建手术有无必要性的问题。深静脉功能不全常常合并浅静脉功能不全，有研究发现对于此类患者施以浅静脉手术就可达到改善临床症状和促进溃疡愈合的疗效。因此，有学者认为对于合并深、浅静脉功能不全的肢体，浅静脉手术应作为一线治疗，而深静脉重建手术应待浅静脉手术疗效不佳时再进行。现代的观点认为浅静脉功能不全会导致深静脉内血流负荷增加，从而导致深静脉功能不全（所谓的"overload theory"）。因此大部分患者经大隐静脉切除术后深静脉反流可被纠正。另外，也有学者在临床研究中发现，有相当一部分的静脉性溃疡患者仅有浅静脉功能不全，据估计约有 20% 的人群股总静脉内无瓣膜。由于股总静脉内无瓣膜，起始于股隐静脉连接处的逆向血流会导致深静脉反流，但这种反流不是由深静脉瓣膜功能不全引起。因此，许多学者认为浅静脉手术不仅可以有效治疗浅静脉功能不全所致的慢性静脉功能不全，而且可以减少或消除浅静脉系统向深静脉的回流量，从而降低深静脉的容量和压力，改善深静脉功能。但也有许多学者坚持深静脉瓣膜重建手术的作用。在一项前瞻性随机对照研究中将 128 例浅、深静脉功能不全的患者随机分为两组；一组仅行浅静脉手术，而另外一组在浅静脉手术基础上同时行股静脉瓣膜修复成形术，术后均随访 7~8 年。结果表明：两组间的总疗效有显著性差异；在单纯行浅静脉手术组中 29 条肢体股静脉反流无改变，但 33 条肢体静脉反流加重；而在瓣膜修复组中 71.4%（45条）的瓣膜功能保持良好，修复瓣膜的肢体仅 8%

临床表现加重。因此，在浅静脉手术同时修复一对股静脉瓣膜可大大改善远期疗效。

目前多数学者对深静脉瓣膜功能不全的治疗已经有了一个基本的共识，即在治疗深静脉瓣膜功能不全时，应认识到不是所有的深静脉功能不全患肢都必须选择深静脉瓣膜重建术，否则可能会使一些能够经过简单的浅静脉手术即可改善深静脉功能的病例不必要地接受了更复杂和创伤较大的深静脉瓣膜重建术。当浅静脉反流与交通静脉反流纠正后，临床症状仍无改善时方可考虑手术纠正深静脉反流。

作者认为对于深静脉功能不全的患者，应做好充分的评估，包括深静脉造影检查以明确是否同时存在浅、深静脉功能不全，同时了解病变瓣膜的部位、瓣膜结构是否完整，另外该类患者应该是在各种保守治疗（药物、弹力袜等）无效，如有合并浅静脉及穿通支静脉反流，在浅静脉治疗后效果不明显，同时发现深静脉瓣膜为严重反流时（Kistner Ⅲ级以上），才应当考虑对深静脉瓣膜进行修复治疗。

（三）治疗的进展与展望

静脉腔内瓣膜修复成形术的长期疗效还是比较满意的。Kistner 等报道及大多数研究表明，静脉腔内瓣膜成形术后 5 年有 60%~70% 的患者瓣膜功能正常；静脉腔外瓣膜成形术手术操作要比腔内瓣膜成形术简便，Raju 等报道他们的一组研究，术后 3 年深静脉瓣膜功能完好率达 63%，约 70% 的患者临床症状明显改善且无复发。另一项有关静脉瓣膜包裹环缩、戴戒手术的研究，42 条肢体的 125 个瓣膜进行此方法修复，90% 的患者在术后 86 个月时临床症状明显改善，但此研究并未描述瓣膜功能情况，另外该研究还发现，患者下肢溃疡的愈合与修复瓣膜数呈正相关，修复 1 对瓣膜的患者溃疡恢复率为 51%；2 对为 65%，3 对则 86% 的患者溃疡愈合；还有一项研究采用此方法治疗，术后 50 个月 78% 的患者瓣膜功能正常。

以上治疗结果比较满意是有前提条件的，那就是该类患者的深静脉瓣膜是完整，未破坏严重；而大多数下肢深静脉功能不全的患者，尤其是继发性瓣膜功能不全的患者并不适合进行上述手术治疗；临床上对于瓣膜破坏严重甚至瓣膜缺如的患者,尽管可以采取静脉移位术、带瓣静脉移植术、瓣膜再造术,等使患者从中获益;但也受到正常功能瓣膜不足、手术创伤大、效果不理想,术后血栓形成等因素的影响,而导致手术失败。因此,有必要研究开发新的治疗方法。带瓣膜的支架植入与替代瓣膜是治疗这种深静脉瓣膜损伤严重或缺如的深静脉功能不全的治疗新思路。

1. 带瓣膜的支架植入　微创介入治疗是血管外科治疗的一大特点,瓣膜支架植入属于微创介入治疗。美国印第安纳大学团队是这一领域研究者之一,他们将静脉瓣膜完全衬在金属 Z-支架里面,利用 10%~15% 的放大率就可以将此金属支架稳定固定在静脉内,从而恢复瓣膜功能,支架带有倒刺可以很好地将其固定于静脉壁,确保瓣膜装置位置准确,防止移位,但其倒刺对血管壁是损伤并有害的。此支架的长期问题是局部瘢痕形成与支架顺应性差。另一项动物实验是利用自膨式支架,支架内衬有同种自体静脉瓣植入静脉内,靠自膨支架外扩张力稳定在静脉内,植入 1 周后,仅在支架裸露部位可见非阻塞性的血栓形成,给予实验动物抗凝治疗 1 周,有 6 个动物观察到 6 周,所有植入瓣膜均通畅、其中 5 个瓣膜功能正常,组织学研究表明,与支架金属部分接触的静脉壁均增厚,这一结果再次证明金属支架衬静脉瓣这种设计的缺陷。应用球囊扩张式支架配异种瓣膜的临床试验被证明失败,植入后 2 个月均以静脉堵塞而告终。许多不利因素影响试验结果,金属刺激、球囊扩张对静脉损伤更大,异种瓣膜排斥等。

带人造瓣膜静脉支架成为近年来研究的热点,但其中绝大多数都仅停留在动物实验阶段,目前仅有少数带人造瓣膜静脉支架在人体内进行了实验验证。Serino 和 Gale 等报道了人造瓣膜静脉支架置入术的一期临床试验结果。该人造瓣膜是将戊二醛固定的牛静脉瓣膜固定在镍金属支架上,通过 18F 的鞘管将带人造瓣膜静脉支架置入 5 名静脉溃疡患者的股深静脉中。但结果显示该移植物并不适合在静脉内使用,患者术后采取了足够的抗凝治疗措施,但仍有 4 名患者置入的瓣膜内形成血栓,1 名患者的置入物脱落并且导致肺动脉栓塞。Pavcnik 等人近年来在带瓣膜静脉支架的研制方面取得了大量成果,共研制了三

代带瓣膜静脉支架,采用小肠黏膜下层材料制成静脉瓣膜,然后固定于三种不同类型的支架上。2002 年,第一代支架在羊体内进行实验,结果显示术后 6 个月瓣膜通畅率及功能完好率达 88%。第二代是在第一代基础上对支架进行改进以避免置入过程中瓣膜的移位和倾斜。2004—2005 年间进行的动物实验结果瓣膜通畅及功能完好率达 92%。第三代的瓣膜可阻止瓣膜叶片游离缘与静脉壁的接触从而保证瓣膜闭合良好;其支架部分由激光切割的镍金属制成,有 4 个倒刺固定瓣膜。支架带有可视标志保证置入位置的准确性。有 15 名症状严重的并且经手术治疗失败的深静脉功能不全患者(其中 8 人为静脉溃疡)参与了为期 1 年的临床研究。术后 12 个月随访发现,无瓣膜移位,有 11 例瓣膜仍通畅,9 名患者的置入瓣膜功能完好。15 名患者中有 12 人在术后以及术后 3 个月临床症状明显改善,术后 12 个月时仍有 9 名患者临床症状明显改善。8 名术前存在静脉性溃疡的患者中有 3 人溃疡愈合,4 人溃疡明显好转。15 名患者的临床症状在接受静脉瓣膜置入术后均未较术前加重。

以上动物及人体试验显示现短期效果理想,但长期效果均不佳,而最常见的失败原因是瓣膜部位血栓形成,因为瓣膜材料影响了远期疗效。目前可用于制造瓣膜的材料包括涤纶、小肠黏膜下层、PTFE、戊二醛固定后的异种瓣膜以及冷冻保存的同种瓣膜。生物材料优于人工合成材料,置入后能够更快更好地完成内皮化,减少免疫反应,易于与静脉壁融合,不易感染。生物材料中自体材料优于异体材料,但冷冻处理后的静脉组织会出现内皮损伤同时静脉壁还会出现退化从而导致瓣膜失去功能。Pavcnik 等人采用经冻干或脱水处理的小肠黏膜下层材料制成的静脉瓣膜不易形成血栓,但不足之处是此种材料会出现纤维化改变以及新生内膜的过度增生,这些可导致瓣膜叶片变厚、变硬,从而导致瓣膜功能不全。

除此之外,支架倾斜、移位、瓣膜通畅情况、瓣膜功能情况、局部炎症等均是影响术后远期疗效的重要因素。因此未来带人造瓣膜静脉支架的设计需要减小整个装置收缩后的直径,从而使得带人造瓣膜静脉支架可以顺利置入直径小于 2mm 的静脉中,而且还应优化支架的固定方式,避免瓣

膜移位和瓣膜周围内瘘。人造瓣膜可采用合成材料或生物材料，这些材料应具备无免疫原性、不易形成血栓等特点，并且应保证瓣膜功能应持久稳定，在不同的生理状态下均能保持正常功能。

2. 替代瓣膜 替代瓣膜的研究能解决深静脉功能不全患者没有自体瓣膜供修复或植入治疗中的困难。目前已开展了许多实验研究，但都未获得成功；这些研究包括新鲜同种异体移植物、脐静脉模塑成瓣膜、液态聚氨酯模压瓣膜、铂金/热熔涂层的钛金属瓣膜。戊二醛保护的移植移植物在实验及临床应用中也均未获得成功；冷冻保存的同种异体静脉瓣膜移植在犬的动物实验研究中初期结果令人振奋，然而在可行性研究及6个月的结果提示存在低度排斥反应，似乎会影响其通畅率及瓣膜功能；Plagnol等尝试用自体静脉制作替代瓣膜，他们将大隐静脉残端嵌入股静脉制成二叶瓣膜，实验与临床结果均比较满意，20例患者中19例瓣膜在术后10个月时仍通畅且功能完好。1例瓣膜出现反流是因为在制作瓣膜时瓣膜的长度不足所致。

Maleti团队报道了一种解剖增厚静脉壁的内膜/中膜作为瓣叶而建立成二叶或单叶静脉瓣的技术。前7例患者效果相当好；2006年16例PTS后反复发作静脉性溃疡或活动性溃疡患者，采取此方法重建18个静脉瓣膜，术后患者接受6个月抗凝治疗，平均随访22个月，超声检查提示95%的患者瓣膜通畅且功能完好；88.9%患者平均术后12周下肢溃疡全部愈合且无复发。在另外一组19例手术平均随访57个月时瓣膜功能正常的比例约为84%，因此需要对该方法进行改良，最近该团队在瓣叶两端边缘用针固定防治瓣膜塌陷从而增强了瓣膜的功能，采用改良后的方法完成21例手术，平均随访11个月，所有瓣膜均功能正常且溃疡愈合率高达95%。

（叶志东　刘鹏）

参 考 文 献

1. Kistner RL. Surgical repair of a venous valve. Straub Clin Proc, 1968, 24: 41-43.
2. Taheri SA, Elias SM, Yacobucci GN, et al. Indications and results of vein valve transplant. J Cardiovasc Surg, 1986, 27: 163-168.
3. Tripathi R, Sieunarine K, Abbas M, et al. Deep venous valve reconstruction for non-healing leg ulcers: techniques and results. Aust N Z J Surg, 2004, 74: 34-39.
4. Perrin M. Surgery for deep venous reflux in the lower limb. J Mal Vasc, 2004, 29(2): 73-87.
5. Padberg FJ, Pappas PJ, Araki CT, et al. Hemodynamic and clinical improvement after superficial vein ablation in primary combined venous insufficiency with ulceration. J Vasc Surg, 1996, 24(5): 711-718.
6. Lehtola A, Oinonen A, Sugano N, et al. Deep venous reconstructions: long-term outcome in patients with primary or post-thrombotic deep venous incompetence. Eur J Vasc Endovasc Surg, 2008, 35(4): 487-493.
7. Sales CM, Bilof ML, Petrillo KA, et al. Correction of lower extremity deep venous incompetence by ablation of superficial venous reflux. Ann Vasc Surg, 1996, 10(2): 186-189.
8. Shami SK, Sarin S, Cheatle TR, et al. Venous ulcers and the superficial venous system. J Vasc Surg, 1993, 17(3): 487-490.
9. Labropoulos N, Tassiopoulos AK, Kang SS, et al. Prevalence of deep venous reflux in patients with primary superficial vein incompetence. J Vasc Surg, 2000, 32(4): 663-668.
10. Basmajian JV. The distribution of valves in the femoral, external iliac, and common iliac veins and their relationship to varicose veins. Surg Gynecol Obstet, 1952, 95(5): 537-542.
11. Makarova NP, Lurie F, Hmelniker SM. Does surgical correction of the superficial femoral vein valve change the course of varicose disease? J Vasc Surg, 2001, 33(2): 361-368.
12. Danielsson G, Arfvidsson B, Eklof B, et al. Reflux from thigh to calf, the major pathology in chronic venous ulcer disease: surgery indicated in the majority of patients. Vasc Endovascular Surg, 2004, 38(3): 209-219.
13. Lurie F, Kistner R, Perrin M, et al. Invasive treatment of deep venous disease. A UIP consensus. Int Angiol, 2010, 29(3): 199-204.
14. Zervides C, Giannoukas AD. Historical overview of venous valve prostheses for the treatment of deep venous valve insufficiency. J Endovasc Ther, 2012, 19(2): 281-290.
15. Badylak SF. Small intestinal submucosa (SIS): a biomaterial conductive to smart tissue remodeling//Bell E. Tissue engineering: current prospective. Cambridge, MA: Burkhauser, 1993: 179-189.
16. Pavcnik D, Machan L, Uchida B, et al. Percutaneous prosthetic venous valves: current state and possible applications. Tech Vasc Interv Radiol, 2003, 6(3):

137–142.

17. Pavcnik D, Kaufman J, Uchida B, et al. Second–generation percutaneous bioprosthetic valve: a short–term study in sheep. J Vasc Surg, 2004, 40（6）: 1223–1227.

18. Pavcnik D, Kaufman JA, Uchida BT, et al. Significance of spatial orientation of percutaneously placed bioprosthetic venous valves in an ovine model. J Vasc Interv Radiol, 2005, 16（11）: 1511–1516.

19. de Borst GJ, Moll FL. Percutaneous venous valve designs for treatment of deep venous insufficiency. J Endovasc Ther, 2012, 19（2）: 291–302.

20. Pavcnik D, Uchida B, Kaufman J, et al. Percutaneous management of chronic deep venous reflux: review of experimental work and early clinical experience with bioprosthetic valve. Vasc Med, 2008, 13（1）: 75–84.

21. Pavcnik D, Uchida BT, Timmermans HA, et al. Percutaneous bioprosthetic venous valve: a long–term study in sheep. J Vasc Surg, 2002, 35（3）: 598–602.

22. Brountzos E, Pavcnik D, Timmermans HA, et al. Remodeling of suspended small intestinal submucosa venous valve: an experimental study in sheep to assess the host cells' origin. J Vasc Interv Radiol, 2003, 14（3）: 349–356.

23. Kistner RL, Ferris EB, Randhawa G, et al. A method of performing descending venography. J Vasc Surg, 1986, 4: 464–468.

24. Maleti O, Lugli M. Neovalve construction in postthrombotic syndrome. J Vasc Surg, 2006, 43: 794–799.

25. Masuda EM, Kistner RL. Long–term results of venous valve reconstruction: a four to twenty–one year follow–up. J Vasc Surg, 1994, 19: 391–403.

26. Raju S, Fredericks RK, Neglèn PN, et al. Durability of venous valve reconstruction techniques for "primary" and post–thrombotic reflux. J Vasc Surg, 1996, 23: 357–367.

27. Raju S, Hardy JD. Technical options in venous valve reconstruction. Am J Surg, 1997, 173: 301–307.

28. Maleti O, Lugli M. Neovalve construction in postthrombotic syndrome. J Vasc Surg, 2006, 43: 794–799.

29. Masuda EM, Kistner RL. Long–term results of venous valve reconstruction: a four to twenty–one year follow–up. J Vasc Surg, 1994, 19: 391–403.

30. Raju S, Fredericks RK, Neglèn PN, et al. Durability of venous valve reconstruction techniques for "primary" and post–thrombotic reflux. J Vasc Surg, 1996, 23: 357–367.

31. Raju S, Hardy JD. Technical options in venous valve reconstruction. Am J Surg, 1997, 173: 301–307.

32. Sottiurai VS. Results of deep–vein reconstruction. Vasc Surg, 1997, 31: 276–278.

五、静脉性溃疡的病因探讨及治疗进展

（一）慢性静脉溃疡的发病机制

下肢静脉性溃疡是慢性静脉功能不全（CVI）晚期常见的并发症，发病机制较复杂，常迁延不愈，临床治疗效果不佳。近年来，静脉性溃疡的病因及发病机制研究取得重要进展。静脉性溃疡的病因主要有如下学说：

1. 静脉血流淤滞学说 该学说由 Homans 于 1916 年提出，认为淤滞的血流在曲张膨胀的血管中停滞，造成皮肤的相对封闭，使组织产生缺氧和细胞坏死，导致溃疡形成。

2. 动静脉瘘学说 该学说为最早的静脉性溃疡形成的微循环理论之一。CVI 皮肤改变是小动静脉瘘畸形继发改变，微动静脉瘘将动脉压传导至静脉，导致血管通透性增加，使皮肤和皮下毛细血管异常，影响组织营养。动静脉瘘畸形阻断了皮肤血流产生缺氧以及继发细胞坏死。但并无资料表明静脉溃疡患者均存有微动静脉瘘，这个学说不再为人们接受成为与 CVI 皮肤改变有关的主要发病机制。

3. 纤维蛋白袖套学说 该学说于 1982 年由 Browse 和 Burnand 首先提出，认为静脉压持续升高使血管内皮细胞的间隙增宽，致使纤维蛋白原渗出，在毛细血管周围包绕、沉积形成纤维蛋白"袖套"。这一屏障妨碍了氧的扩散，皮肤的氧弥散测试显示溃疡的肢体氧弥散能力存在下降，"纤维蛋白袖套"可以造成局部组织缺氧和溃疡形成。纤维蛋白的病理性沉积是皮肤营养障碍的病理基础，其在毛细血管周围的沉积程度与静脉性皮肤营养障碍程度密切相关。机体内担负清除纤维蛋白功能的是纤溶酶原、纤溶酶、组织纤溶酶原激活物（tPA）、纤溶酶原激活剂抑制因子组成的纤溶系统平衡，tPA 减少可以导致去纤维蛋白能力下降。在下肢静脉性溃疡的患者中 tPA 的活性明显下降，使得沉积在毛细血管周围的纤维蛋白难以清除。根据此理论，临床上已有应用重组人 tPA 药物在溃疡局部使用并取得满意效果的报道。

4. 白细胞捕获学说 该学说认为皮肤组织内的白细胞捕获在静脉性溃疡形成中有重要作用。Colerridge Smith 等于 1988 年提出了白细胞

捕获学说,此学说的主要观点是:正常血管内循环白细胞表面有黏附分子分布,与血管内皮细胞表面的相应黏附分子受体,主要是 E-selectin 产生疏松结合,使白细胞能够在血管内皮细胞表面滚动行走,产生变形作用后从血管内皮细胞之间穿出到周围组织中,参与炎症反应。CVI 患者血管内皮细胞表面黏附分子 ICAM-1 表达增加,白细胞和血管内皮细胞之间由原来与 E-selectin 的疏松结合变为白细胞表面 CD1b 和血管内皮细胞之间的紧密结合,静脉高压造成微循环中血流流速减慢,白细胞聚集增加,白细胞肌动蛋白聚合造成细胞硬度增加,导致白细胞在毛细血管内阻塞,激活释放大量蛋白水解酶、炎症介质和自由离子基,造成内皮细胞破坏,周围实质细胞死亡,进而组织破坏,溃疡形成。

5. 微静脉反流学说 近期有研究发现表浅静脉的瓣膜功能减退所导致的微静脉反流与局部皮肤溃疡形成密切相关。文献报道静脉性溃疡区域的皮肤中存在大量小于 100μm 的微静脉反流,这些微静脉反流导致了皮肤营养不良,可以直接导致静脉性溃疡的产生。通过药物减少这些微静脉反流能够加快溃疡的愈合。

(二)静脉性溃疡的治疗进展

静脉性溃疡是一种常见的慢性疾病,其发病率高、易复发、治疗周期长的特点造成患者个人活动的限制和社会心理压力,对医疗系统也造成了巨大的经济负担。目前加压治疗依然是静脉性溃疡的一线疗法。当前研究表明,临床上基于创面分期,联合清创、抗感染、应用新型敷料和负压封闭引流技术,能够提高传统压迫治疗、手术及介入治疗无效的难治性静脉溃疡的愈合速率,阻止或延缓 CVI 进展,改善患者生活质量。

1. 加压治疗 是静脉性溃疡的一线治疗方法。加压的生理效应包括加速静脉血流、减少静脉反流和静脉性水肿、促进溃疡周围皮肤组织的氧合作用,最终刺激纤维蛋白溶解。常用的三种加压治疗方式为:加压绷带、医用弹力袜、间歇性气体压缩装置。目前已有加压治疗的相关指南及综述。虽然加压治疗能够缓解静脉高压,去除静脉溃疡的病因,但由于存在心力衰竭、下肢动脉硬化闭塞等相对治疗禁忌,且治疗后溃疡创面迁延不愈的现象仍然存在,因此对静脉性溃疡创面进行其他局部治疗仍尤为重要。

2. 药物治疗 常用药物主要包括己酮可可碱、黄酮类化合物,主要作用促进局部静脉回流,缓解静脉高压。近年来阿司匹林在静脉溃疡治疗中被证明起到作用,其活性主要基于其抗炎及抗凝的作用。实验室检查的结果显示静脉溃疡复发的患者中具有血栓形成倾向,60% 的静脉溃疡患者具有深静脉血栓病史,这类患者进行抗凝治疗对于溃疡愈合也有帮助,目前常用药物有:低分子肝素、舒洛地特等。

3. 针对病因的外科治疗 针对静脉曲张的经典手术强调高位结扎、切除曲张浅静脉,术中对大隐静脉近端属支需逐一切断结扎,对曲张静脉应彻底剥除。对瓣膜功能不全的深浅静脉可采用瓣膜修补、瓣膜重建或进行瓣膜移植等手术纠正,文献报道股浅静脉静脉瓣膜修复术后,下肢静脉压与术前相比明显降低,术后溃疡愈合率在 90% 以上,但瓣膜修复手术目前在临床已很少应用。随着技术和器械发展,大隐静脉热消融(激光、射频、微波等)及硬化剂注射等微创术式在临床得到广泛应用。通过改变血流动力学,保留大隐静脉主干及主要属支的 CHIVA 手术也已在国内很多中心开展。小腿内侧皮肤色素沉着或溃疡区相应的范围内通常有瓣膜关闭不全的交通静脉存在。其一般位于小腿内侧距足跟 13cm、18cm 和 24cm 这三个相对固定位置。对于小腿交通静脉瓣膜功能不全导致的下肢静脉性溃疡,可以通过开放手术或筋膜下内镜交通静脉结扎术(SEPS)接扎交通静脉来达到阻断静脉压力传递的目的,促进溃疡的早日愈合。

4. 外科清创 使用锐性器械去除失活的组织、细菌、异物,刺激创面收缩,促进血运重建及创面上皮形成,对覆盖有渗出物、坏死组织的溃疡创面处理的常规方法。在无法进行外科清创时,酶学清创是一种可替代的方式。酶学清创在创面应用外源性酶类物质,如木瓜蛋白酶、链激酶、纤溶酶等刺激细胞迁移和增殖,血管生成及调节炎症反应来促进创面愈合,通过保留正常的健康组织以获得干净的颗粒状创面床,有效减少溃疡面积。

5. 抗感染治疗 减少伤口感染是促进溃疡愈合的重要环节,最常见的创面定植菌为金黄色葡萄球菌和铜绿假单胞菌。存在于溃疡表面的细菌会产生生物膜覆盖于创面，每克组织中的细菌数超过 10^5 时，细菌释放的毒性物质，如金葡菌产生的凝固酶、过氧化氢酶、白介素以及铜绿假单胞菌产生的弹性蛋白酶等，会损伤创面组织，导致慢性炎症和延迟愈合。溃疡创面存在明确感染时，可以选择多种抗菌药物及制剂促溃疡愈合。如使用银离子敷料和制剂、碘离子敷料和制剂等。局部抗菌药物（如莫匹罗星，夫西地酸等）或抗菌制剂（如过氧化物化合物、次氯酸钠、氯己定等）虽然能在局部提供较高的药物浓度、降低全身毒性反应，但会提高细菌耐药性，引发局部过敏反应。从现有的随机对照试验数据中，无法确定全身性应用抗菌药物是否可以促进静脉溃疡的愈合，目前仅建议对有临床感染症状患者全身应用抗菌药物。

6. 创面敷料 大量临床研究证明，密闭的湿润创面比非密闭创面愈合速度快，表皮细胞在湿性环境中更容易迁移。使用湿润密闭敷料还能够加速创面愈合过程中的炎症期和增殖期向上皮形成期进展，减少瘢痕形成。目前暂无适用于所有创面阶段的最佳敷料，临床医生需要对创面进行评估，根据创面分期以及不同类型敷料的特点和适用范围进行选择，如水凝胶敷料、泡沫敷料、藻酸盐敷料、水胶体敷料等，临床使用时应注意监测创面周围皮肤情况。

7. 负压创面治疗 是一种加快伤口愈合的新型方法。临床上也称其为负压封闭引流或负压辅助愈合。原理是通过对局部伤口腔内或覆盖于创面表面的敷料 = 施加间歇性负压，消除组织间隙及组织渗液，封闭创面，减少组织水肿并增加局部血流，促进蛋白质和基质分子合成和血管生成。

（张 岚）

参 考 文 献

1. Mani R, Margolis DJ, Shukla V, et al. Optimizing Technology Use for Chronic Lower-Extremity Wound Healing: A Consensus Document. Int J Low Extrem Wounds, 2016, 15 (2): 102-119.

2. Crawford JM, Lal BK, Duran WN, et al. Pathophysiology of venous ulceration. Journal of vascular surgery Venous and lymphatic disorders, 2017, 5 (4): 596-605.

3. Raffetto JD. Pathophysiology of Chronic Venous Disease and Venous Ulcers. The Surgical clinics of North America, 2018, 98 (2): 337-347.

4. Tan MKH, Luo R, Onida S, Maccatrozzo S, et al. Venous Leg Ulcer Clinical Practice Guidelines: What is AGREEd? European journal of vascular and endovascular surgery: the official journal of the European Society for Vascular Surgery, 2019, 57 (1): 121-129.

5. Lurie F, Bittar S, Kasper G. Optimal Compression Therapy and Wound Care for Venous Ulcers. The Surgical clinics of North America, 2018, 98 (2): 349-360.

6. Raffetto JD, Eberhardt RT, Dean SM, et al. Pharmacologic treatment to improve venous leg ulcer healing. Journal of vascular surgery Venous and lymphatic disorders, 2016, 4 (3): 371-374.

7. Smith D, Lane R, McGinnes R, et al. What is the effect of exercise on wound healing in patients with venous leg ulcers? A systematic review. International wound journal, 2018, 15 (3): 441-453.

8. Westby MJ, Norman G, Dumville JC, et al. Protease-modulating matrix treatments for healing venous leg ulcers. The Cochrane database of systematic reviews, 2016, 12: Cd011918.

9. Norman G, Westby MJ, Rithalia AD, et al. Dressings and topical agents for treating venous leg ulcers. The Cochrane database of systematic reviews, 2018, 6: Cd012583.

10. Jiburum B, Opara K, Nwagbara I. Experience with vacuum-assisted closure device in the management of benign chronic leg ulcers. J West Afr Coll Surg, 2011, 1 (1): 89-100.

第五节 颈动脉体瘤

一、颈动脉体瘤的病因和病理生理研究现状

颈动脉体瘤（carotid body tumor）是一种较罕见的化学感受器肿瘤，发病率约三万分之一。最初由 Von Haller 于 1743 年报道，多为良性病变，约 5% 为恶性。颈动脉体瘤多生长缓慢，可数年不变。多数患者因局部发现包块或压迫血管、神经引起症状就诊。因局部解剖复杂，血管神经较多，有的存在粘连，手术难度大，术中出血多，术后并发症和死亡率较高。近年来随着健康意识的增强，影像技术的发展和外科技术的进步，越来越多的颈动脉体瘤患者在瘤体较小时即就诊，手术并

发症和死亡率显著降低。

（一）病因

颈动脉体瘤好发于中青年人，无性别差异。散发为主，部分具有家族遗传性。可单侧亦可双侧，散发患者双侧发病率约5%，家族性发病者，双侧发病率约32%。

颈动脉体瘤病因尚不清楚，一般认为与慢性缺氧，长期居住于高原地区以及遗传因素有关。长期生活于高原地区人群，由于长期慢性缺氧，血中PO_2降低，刺激颈动脉体组织代偿性增生，是颈动脉体瘤发病的重要因素。平原地区亦存在散发病例，病因尚不明确。目前，从颈动脉体组织增生到肿瘤形成的过程仍不明确，有假说认为与癌基因激活和肿瘤抑制基因灭活协同作用有关。颈动脉体瘤中发现癌基因c-myc、bcl-2、c-erbB2、c-erbB3以及c-jun异常表达，可能与颈动脉体瘤发生相关。c-myc影响细胞分化增殖，多见于神经嵴源性肿瘤。bcl-2在成神经细胞瘤和神经源性肿瘤中可见表达，其蛋白产物为线粒体内膜蛋白。对于家族遗传性的CBT，目前研究表明患者常见常染色体11g23上的琥珀酸泛醌氧化还原酶 *SDHx* 基因突变，其中以SDHD最为常见，SDHB与SDHC较少见。这一部分患者可多发自主神经系统副神经节瘤，应密切随访。

（二）病理生理

颈动脉体来源于中胚层的第三鳃弓和外胚层的神经嵴细胞，后者分化形成嗜铬细胞。颈动脉体主要由上皮样细胞构成，成团的上皮样细胞之间存在丰富的毛细血管，使颈动脉体有着丰富的血供。上皮样细胞为Ⅰ型细胞，又名主细胞、球细胞，其内含有微小嗜酸性颗粒。上皮样细胞多聚集成团，在这些成团的上皮样细胞之间是间质细胞，为Ⅱ型细胞，不含或只含有少量颗粒细胞。Ⅰ型细胞是化学感受器，其内有肾上腺素、去甲肾上腺素和5-羟色胺，对血浆PO_2降低、CO_2张力升高、血液温度升高、血浆pH下降等敏感。尤其是PO_2降低，刺激颈动脉体化学感受器，通过迷走神经反射作用调节呼吸、循环，出现一系列生理反应，如呼吸频率和换气量增加，心率加快、心排血量增加和血压升高，内脏和四肢血管收缩，大脑和心脏冠状动脉扩张血流增加等。术中挤压包块或颈动脉体瘤有神经内分泌活性时，上述生理反应

尤其明显。有神经内分泌活性的颈动脉体瘤，可能只存在儿茶酚胺分泌，不一定表现出术前明显的血压升高，但是术中可能出现明显的血压波动和高血压，因此即便术前没有明显的高血压，儿茶酚胺代谢产物的筛查仍有一定意义。

颈动脉体瘤和颈动脉体一样，亦主要由聚集成团的主细胞和填充其间的支持细胞组成，其内存在丰富的滋养血管。颈动脉体瘤多数生长缓慢，可多年不变。颈动脉体瘤的良恶性判定不能单纯从瘤体的病理组织学判定，即光学显微镜下发现细胞核形态和有丝分裂情况，还要根据其临床表现，如术中发现肿瘤存在局部血管壁浸润、局部淋巴结和远处转移等，应考虑为恶性颈动脉体瘤。恶性颈动脉体瘤文献报道差异较大，发生率低的约2%，高的达50%。

（王深明　李梓伦）

二、颈动脉体瘤的临床分型

肉眼观察颈动脉体瘤，为椭圆形结节或分叶状，边界清楚，但没有真正的包膜。瘤体呈浅红褐色或灰红色，瘤内有来自颈外动脉丰富的滋养血管。随着瘤体增大，颈总动脉分叉被瘤体撑开，颈总动脉分叉呈杯状增宽。

1971年，Mayo Clinic的Shamblin根据肿瘤累及颈动脉的程度，将颈动脉体瘤分为3型。此分型简单易行，便于规范病例报告和比较不同诊治方法的效果，临床意义显著，已在世界范围内广为应用。Shamblin分型如下：

Ⅰ级：肿瘤体积小，局限于颈动脉分叉内，很容易和血管分开；

Ⅱ级：肿瘤体积较大，部分包绕血管，侵犯颈动脉外膜而未侵及血管壁，粘连甚多但尚可分开，手术中可能需要临时性动脉内转流；

Ⅲ级：肿瘤体积巨大，完全包绕血管，侵犯颈动脉血管壁，难以和血管分开。手术时多数需要将肿瘤及受累颈动脉一并切除，同时用人造血管或自体静脉重建颈内动脉。

（王深明　李梓伦）

三、颈动脉体瘤的诊断与鉴别诊断

诊断

颈动脉体瘤（CBT）的诊断应结合患者临床

症状、体格检查和辅助检查，影像学检查是诊断CBT 的重要手段，确诊需要依靠术后病理。

1. 症状和体征　绝大部分 CBT 患者临床表现为缓慢增长的颈部无痛性肿物，肿物生长速度缓慢，Jansen 等推测颈动脉体瘤的体积增大一倍的中位时间为 7.18 年，平均每年增加的直径大小为 0.83mm，因此多数患者具有数年的颈部肿物病史，多在肿物体积较大时才就诊。然而，随着肿瘤的生长，瘤体可能侵犯脑神经，导致脑神经麻痹症状。可能受侵犯的脑神经包括迷走神经、舌下神经、舌咽神经和面神经下颌支等，患者可能出现声音嘶哑、饮水呛咳、吞咽困难、伸舌偏向患侧、患侧口角低和鼻唇沟变浅等症状，其中迷走神经和舌下神经较易受侵犯，因其与体瘤关系更密切。部分肿瘤可能侵犯颈部交感链，出现患侧面部无汗、瞳孔缩小、眼球凹陷、眼睑下垂及眼裂狭小等Horner 综合征表现。此外，肿瘤生长还可能侵犯和包绕颈动脉，导致大脑低灌注，患者可能出现头晕、头痛、晕厥及短暂性脑缺血发作。其他可能出现的局部症状包括肿胀、疼痛和耳鸣等，但较为少见。体格检查可以触及位于颈动脉分叉处的肿物，肿物通常质韧、无明显压痛。肿物通常在水平方向具有较大活动度，但是垂直方向活动度较差，因瘤体附着于颈动脉分叉。听诊可闻及血管杂音。

2. 影像学检查　由于缺乏特异性临床表现，颈动脉体瘤的术前诊断主要依靠影像学检查。影像学检查除了有助于肿瘤诊断，还能显示肿瘤形态及其与周围组织的关系，对于手术方案制定有指导意义。目前，已有多种影像学手段被应用于体瘤的诊断和评估，包括数字减影血管造影（DSA）、电子计算机断层扫描（CT）、磁共振（MRI）、生长抑素受体显像、肾上腺髓质显像等，每种检查手段各有其优点和局限。

DSA 曾经是诊断颈动脉体瘤的"金标准"，血管造影能够显示肿物位于颈动脉分叉且血供丰富，同时还能显示肿瘤的滋养动脉、侧支循环以及引流静脉。肿瘤在 DSA 上染色明显，造影剂填充迅速且静脉回流速度快，提示肿瘤血供丰富，且滋养血管粗大（图 11-24）。咽升动脉被认为是颈动脉体瘤的主要供血动脉，此外来自耳动脉、枕后动脉、椎动脉分支及甲状颈干等血管的分支也可参与肿瘤供血。通过血管造影，还可以评估大脑

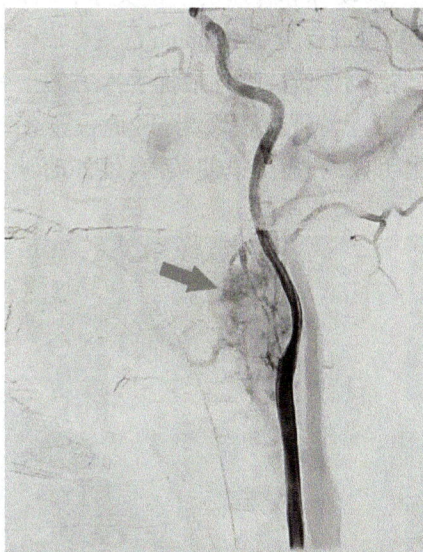

图 11-24　DSA 显示颈动脉体瘤（箭头）

Willis 环的代偿情况，结合颈内动脉球囊阻断实验能够在一定程度上预测术中结扎或阻断患侧颈内动脉造成缺血性脑梗死的风险，对手术治疗起到一定指导作用。此外，血管造影可以清晰显示肿瘤供血动脉和侧支循环，有助于对体积较大的肿瘤进行术前栓塞以达到缩小肿瘤体积和降低手术切除难度的效果。但是 DSA 是一种有创检查手段，存在造影剂过敏、肾毒性、栓塞及血管损伤等风险，且 DSA 成像为二维成像，难以显示肿瘤的三维形态及其与周围组织的空间解剖关系。目前 DSA 在颈动脉体瘤诊断中的地位已逐渐被多层螺旋 CT 技术及 MRI 技术所取代。

CT 是颈动脉体瘤的一种重要检查手段，其分辨率高，扫描速度快，不仅能够清晰显示肿瘤的大小和形态特点，而且能够清晰展示肿瘤与周围血管、骨骼及其他软组织的解剖比邻关系，对于手术方案的制订有指导意义。颈动脉体瘤在 CT 平扫上表现为位于颈动脉分叉处的软组织肿块，密度均匀，与周围肌肉组织接近。增强扫描表现为动脉期明显强化，且强化不均匀，肿瘤内部可见片状或块状低密度区。动脉期强化不均可能是因为动脉期图像延迟时间较短且扫描速度过快，造影剂未在肿瘤内部充分填充所致。进入静脉期，造影剂填充更充分，肿瘤强化程度减低，但强化更均匀。CT 能很好显示肿瘤生长范围，尤其对于向上生长侵犯侧颅底的肿瘤，其与侧颅底骨质的关系能够得到很好的呈现。此外，CT 血管成像可

清晰显示颈动脉和肿瘤的解剖关系，从而有助于术前对肿瘤进行分级（Shamblin Ⅰ、Ⅱ和Ⅲ级），充分评估手术风险，制订最优手术方案。颈动脉体瘤在 CT 上特征性表现为：肿瘤位于颈动脉分叉，强化明显，肿瘤压迫使颈内、颈外动脉发生移位，颈动脉分叉夹角增大，形成典型的"金杯征"（图 11-25）。CT 检查的局限在于其需要往血管注射造影剂，可能存在造影剂过敏或导致肾功能损伤等风险，且检查具有放射性，可能造成对身体潜在的危害。

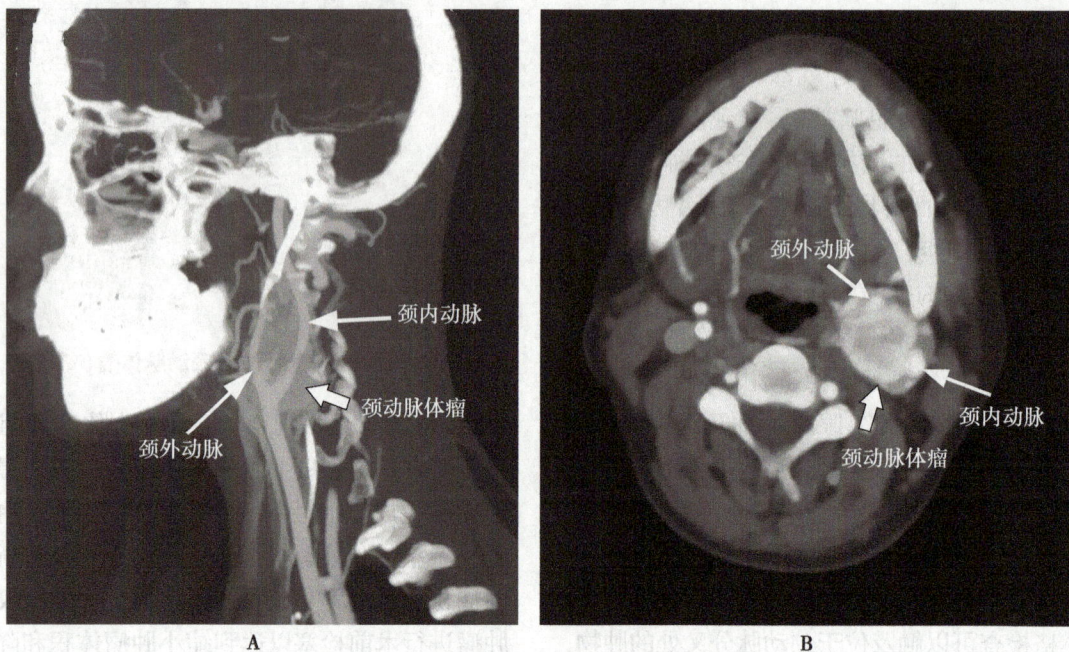

图 11-25 增强 CT 显示颈动脉体瘤和颈动脉
A. 矢状位；B. 冠状位

锥形计算机断层成像技术（DynaCT）是一种近 20 年新出现的血管造影技术。成像系统由锥形 x 射线源、探测器和连接两者的 C 形臂组成，通过 C 形壁的旋转产生二维投照影像而重建三维 CT 样图像。在 DynaCT 检查中，造影剂被直接注射于目标血管，所以相较于传统 CT，能够在使用较低剂量造影剂的情况下获得满意的图像。图像采集完毕后，通过多容积重建技术对原始图像进行后期处理获得三维重建图像，能够更清晰地呈现血管、肿瘤和骨骼三种结构的解剖关系细节，更好地指导手术方案的制定。2013 年 10 月至 2016年 3 月，北京协和医院血管外科应用 DynaCT 技术对 7 例 CBT 患者进行检查和术前评估，包括 6例 Shamblin Ⅲ型和 1 例 Shamblin Ⅱ型，结果显示 DynaCT 与传统 DSA 相比，能够获得三维重建图像，因而对肿瘤的形态、大小及其空间解剖关系显示更清晰；与传统 CTA 相比，DynaCT 具有更高的分辨率，能清晰显示瘤体内部微血管结构，并能够清晰显示肿瘤的静脉引流系统以及肿瘤与周围软组织的解剖关系（图 11-26）。在 DynaCT 的指导下，7 例患者肿瘤均被成功切除，且围术期无脑卒中和死亡病例发生。

MRI 在颈动脉体瘤的检查和术前评估中也发挥重要作用。体瘤在 T1WI 序列上呈现等信号或稍低信号，在 T2WI 序列上呈混合高信号。在肿瘤内部可以看到血流流空信号，其中 T2WI 序列上流空信号更明显。肿瘤内部的血管流空信号与肿瘤实质高信号混合在一起，形成颈动脉体瘤在 MRI 上特征性的"胡椒盐征"表现。"胡椒盐征"在体积较大的肿瘤表现较明显。磁共振血管成像技术（MRA）能够显示颈动脉体瘤的解剖位置和血流状态，其中最常用到的时间飞跃法（Time-of-flight, TOF）能够清晰显示肿瘤与附近颈内动脉的关系，且对于肿瘤内部血流信号的显示更清晰（显示为高信号）。与 CT 相比，MRI 不需使用血管造影剂、且无辐射，可以避免造影剂过敏、造影

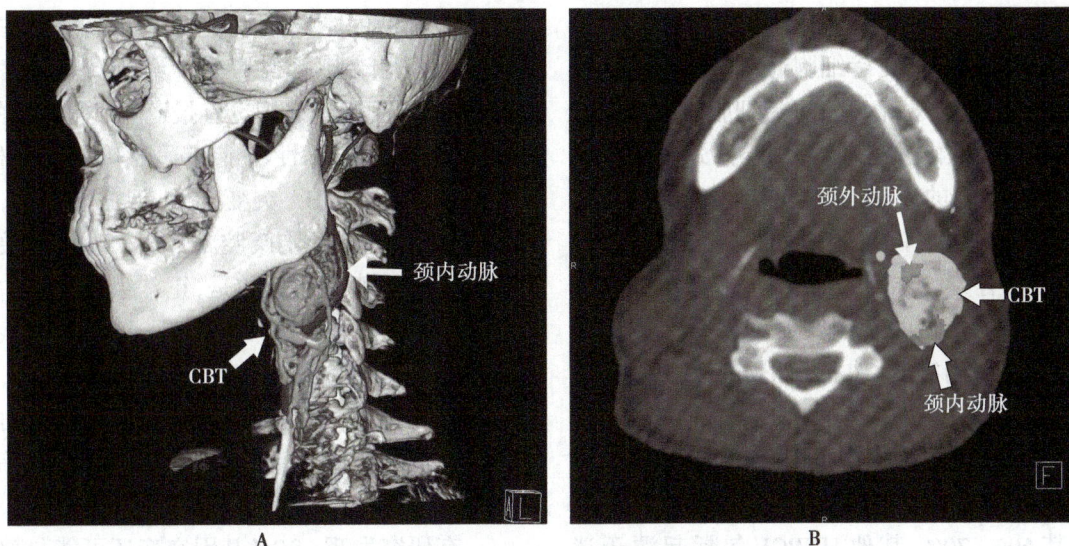

图 11-26　DynaCT 清晰显示颈动脉体瘤、颈动脉及骨骼
A. 矢状位；B. 冠状位

剂肾损及辐射危害等，但是磁共振存在检查耗时长、成本高及学习曲线长等局限性，且患者若体内放置金属移植物，可能成为检查禁忌。

　　超声是一种无创、方便和廉价的检查手段，对颈动脉体瘤的诊断具有一定价值。肿瘤在超声上表现为位于颈动脉分叉的椭圆形、圆形或分页状低回声肿物，肿物边界清晰，部分内部可见不规则片状无回声区域。多普勒超声可探及肿瘤内丰富的血流信号，表现为分支状、杆状、簇状、或网状等血流信号。体瘤在超声上的特征性表现为颈动脉分叉处的血流丰富的肿物，颈动脉分叉夹角增大，颈内、外动脉移位，肿物可能包绕颈动脉。但超声检查具有一定局限性，其在显示肿瘤与周围血管和软组织解剖关系方面表现不及 CT 和 MRI 等其他检查，且对于位置较高、侵犯侧颅底的肿瘤，超声往往难以探及。

　　核医学检查包括生长抑素受体显像和肾上腺髓质显像（MIBG）等，主要用于多发性、转移或复发性副神经节瘤的评估，有助于全身多处的病灶的定位和定性诊断。在颈部副神经节瘤中，生长抑素受体显像阳性率较 MIBG 显像高。若患者肿瘤具有儿茶酚胺分泌活性，则 MIBG 显影阳性率较高。对于转移性副神经节瘤，若 ^{123}I-MIBG 显影发现阳性病灶，则提示 ^{131}I-MIBG 治疗可能有效。同时核医学检查有助于颈动脉体瘤和其他颈部肿瘤的鉴别诊断，如神经鞘瘤等。

　　3. 组织病理　颈动脉体瘤在显微镜下典型表现为由大小和形状一致，且核染色质细致的主细胞聚集形成的细胞巢状结构（zellballen pattern），细胞巢大小不一，周围有支持细胞和纤细的血管网（图 11-27）。主细胞通常为上皮样，少数情况下可呈梭形，其细胞质胞质丰富，细胞核通常呈圆形或椭圆形，染色质细致。支持细胞通常为梭形，数量较少，显微镜下不易见。肿瘤在镜下核分裂象少见，其他镜下特征包括细胞多形性、坏死和脉管侵犯偶见，但并不能作为恶性颈动脉体瘤诊断标准，因其不能预测肿瘤转移与否。在免疫组化染色中，主细胞通常嗜铬粒蛋白（chromogranin）和突触素（synaptophysin）染色

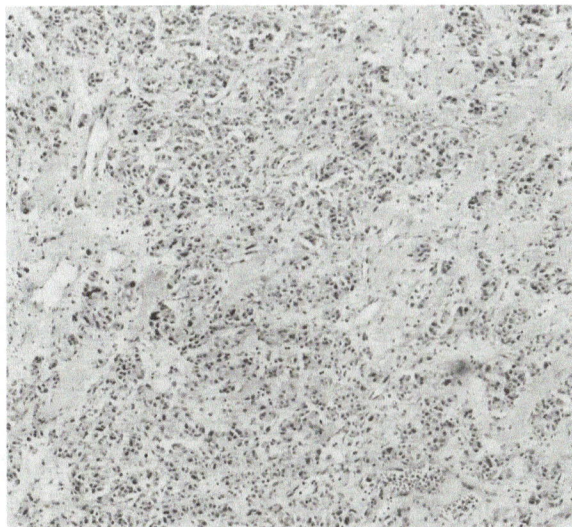

图 11-27　颈动脉体瘤组织病理（HE 染色，×100）
肿瘤细胞排列呈巢状或条索状

阳性，其他可能阳性的包括神经元特异烯醇化酶（NSE）和 CD56 等。支持细胞通常 S-100 染色为阳性。肿瘤在电子显微镜下可见细胞质内含具有致密核心的神经内分泌颗粒。此外，颈动脉体瘤是头颈部最主要的一种副神经节瘤（60%~70%），研究发现大约 40% 的头颈部副神经节瘤的发病与基因突变有关，包括部分无明显家族史的散发病例。其中最常见的基因突变为琥珀酸脱氢酶（SDH）家族基因突变，包括 SDHA、SDHB、SDHC 和 SDHD 突变。

基因检测：颈动脉体瘤是头颈部副神经节瘤（head and neck paragangliomas，HNPGL）的一种，占其 60%~70%，其他 HNPGL 包括起源于迷走神经小体、颈静脉球、鼓室区域及咽部的副神经节瘤。研究发现，HNPGL 发病具有家族遗传性（17%~32%），提示肿瘤发病原因可能与基因突变有关。研究发现与 HNPGL 发病相关的最常见基因突变为琥珀酸脱氢酶（SDH）相关基因突变，包括 SDHA、SDHB、SDHC 和 SDHD 亚单位基因突变。SDH 是一种细胞色素氧化酶，是连接氧化磷酸化与电子传递的枢纽之一，是参与三羧酸循环的关键酶。32%~35% HNPGL 患者具有 SDH 基因相关突变，其中最常见的突变基因为 SDHD（71%~75%），其次为 SDHB 和 SDHC 基因（分别占 12%~20% 和 8%~12%）。值得注意的是，部分散发病例仍可检测出 SDH 基因突变（6%~21%）。SDH 基因突变的携带者与非携带者相比，具有更早的发病年龄，更易合并家族史和多处病灶。

近年的研究发现，携带不同基因突变的患者具有不同的副神经节瘤表型，大致可以将携带基因突变的肿瘤分为四类副神经节瘤综合征（paraganglioma syndrome）：PGL1、PGL2、PGL3 和 PGL4。PGL1 是由 SDHD 基因突变导致一种常染色体显性遗传表型，主要表现为颈动脉体瘤。SDHD 突变与家族性 HNPGL 具有显著相关性，这些 HNPGL 可能合并胸腹腔副神经节瘤或嗜铬细胞瘤（40%~50%）。此外多发性 HNPGL 也与 SDHD 基因突变显著相关，包括双侧颈动脉体瘤、单侧颈动脉体瘤合并其他 PGL 等。PGL3 是一种由 SDHC 突变导致的常染色体遗传性表型，其特征表型为良性的、多发的 HNPGL，但 PGL3 少见具有家族性。PGL4 是一种由 SDHB 基因突变

导致的常染色体显性遗传表型，该型肿瘤主要表现为胸腹腔交感神经旁副神经节瘤和嗜铬细胞瘤，头颈部副神经节瘤也有报道。值得注意的是，PGL4 与肿瘤的恶性潜能和远处转移明显相关。PGL2 可能由 SDHA 突变导致，但截至目前，基因突变与 HNPGL 及胸腹腔副节瘤表型的相关性尚未被明确。值得注意的是，正常组织细胞中均有 SDHB 亚单位的表达，而任何一个 SDH 家族的基因突变均会导致细胞内 SDHB 亚单位缺陷，导致肿瘤组织 SDHB 免疫组化染色阴性。因此对肿瘤组织进行 SDHB 免疫组化染色可以识别和筛选那些具有 SDH 家族基因突变的肿瘤。

有研究发现，SDH 基因突变还可能与部分胃间质瘤、肾细胞癌和垂体腺瘤的发病相关，因而存在该基因突变的患者应注意这些肿瘤的筛查。

推荐对具有明显家族史、多发肿瘤、恶性肿瘤或发病年龄较早的患者进行基因检测，有助于筛查其他位置的副节瘤或其他种类肿瘤，同时对基因突变携带者的直系亲属进行筛查，有助于疾病的早期诊断和治疗。

鉴别诊断：结合颈动脉体瘤生长缓慢、位于颈动脉分叉及特征性影像学特点，术前诊断颈动脉体瘤并不困难，最终可以依靠手术病理对其进行确诊。但颈动脉体瘤需要与下列疾病进行鉴别诊断：①其他颈部副神经节瘤（HNPGL）：HNPGL 可以起源于颈动脉分叉（颈动脉体瘤）、迷走神经神经节旁（迷走神经副节瘤）、颈静脉球（颈静脉球瘤）和内耳鼓室（鼓室副节瘤）等位置，其中颈动脉体瘤占 60%~70%。起源于不同部位的 HNPGL 具有相似的组织学特征和强化特征，难以鉴别。鉴别其他 HNPGL 主要依靠其解剖位置和临床症状特点：迷走神经副节瘤和颈动脉体瘤解剖位置类似，且多数均表现为颈部无痛性肿块，但其通常起源于颈动脉分叉后方，使颈内、颈外动脉同时向前、向内移位，而不会使颈动脉分叉间距增大；颈静脉球瘤以颈静脉球为中心生长，临床上通常表现为颈静脉孔综合征，包括Ⅸ~Ⅺ神经麻痹引起的吞咽困难、饮水呛咳和声嘶等症状，还可以表现为搏动性耳鸣，高分辨 CT 可见肿瘤对颞骨侵蚀形成"虫蚀征"；鼓室副节瘤可能导致搏动性耳鸣，部分患者可能出现传导性耳聋，其在 CT 上表现为耳蜗岬部的小肿物，肿物较大时可能破

坏听小骨。②颈动脉瘤：真性颈动脉瘤是颈动脉本身局限性扩张，假性动脉瘤为颈动脉旁局限性后壁血肿。颈动脉瘤解剖位置可能与颈动脉体瘤相似，且均表现为颈部搏动性肿物，在增强 CT 也表现为明显强化，容易与颈动脉体瘤混淆。但动脉瘤强化均匀，与颈动脉强化程度一致，且颈动脉瘤不会导致颈内、颈外动脉夹角增大，据此可以鉴别。③淋巴结病变：颈部淋巴结病变可以表现为多发结节，也可融合成块，是成人较常见的颈部包块。淋巴结病变多为转移瘤、炎性病变或淋巴瘤。当肿大的包块位于颈动脉分叉时，容易与体瘤混淆。但肿大淋巴结通常不包绕颈动脉，也不会使颈内、颈外动脉间距增大，此外 B 超可显示淋巴结结构，据此可以鉴别。④神经源性肿瘤：最常见的是神经鞘瘤，影像学特点表现为沿长轴生长呈梭形肿块，多位于颈动脉后方，内部可见钙化灶和坏死，可能与体瘤混淆。但神经鞘瘤在增强 CT 扫描上强化程度不及体瘤，且鞘瘤通常会将颈总、颈内和颈外动脉一起推动移位，而不引起颈动脉分叉夹角增大，据此可以鉴别，最终依靠手术病理可作出诊断。⑤恶性纤维组织细胞瘤：是一种颈部罕见肿瘤，好发于中老年人，是一种主要由纤维细胞和组织细胞构成的恶性肿瘤。肿块呈分叶状，边界清楚，内部可见坏死灶，增强 CT 扫描可见中度强化。其强化程度不及颈动脉体瘤，且不具有体瘤影像学上特征性的"金杯征"，可借此鉴别，手术病理可确诊。

（郑月宏）

参 考 文 献

1. Metheetrairut C, Chotikavanich C, Keskool P, et al. Carotid body tumor: a 25-year experience. European archives of oto-rhino-laryngology: official journal of the European Federation of Oto-Rhino-Laryngological Societies (EUFOS): affiliated with the German Society for Oto-Rhino-Laryngology-Head and Neck Surgery, 2015, 273 (8): 2171-2179.

2. Woolen S, Gemmete JJ. Paragangliomas of the Head and Neck. Neuroimaging Clin N Am, 2016, 26 (2): 259-278.

3. van den Berg R. Imaging and management of head and neck paragangliomas. Eur Radiol, 2005, 15 (7): 1310-1318.

4. Cui L, Gu G, Ye L, et al. An evaluation on novel application of cone-beam CT imaging with multi-

5. Davila VJ, Chang JM, Stone WM, et al. Current surgical management of carotid body tumors. J Vasc Surg, 2016, 64 (6): 1703-1710.

6. Martinelli O, Irace L, Massa R, et al. Carotid body tumors: radioguided surgical approach. Journal of Experimental & Clinical Cancer Research, 2009, 28 (1): 148.

7. Jansen JC, Van dBR, Kuiper A, et al. Estimation of growth rate in patients with head and neck paragangliomas influences the treatment proposal. Cancer, 2015, 88 (12): 2811-2816.

8. Lenders JWM, Duh QY. Pheochromocytoma and paraganglioma: an endocrine society clinical practice guideline. The Journal of Clinical Endocrinology & Metabolism, 2014, 99 (6): 1915-1942.

9. 李娜, 戴晴. 颈动脉体瘤的超声影像学特征研究. 中国耳鼻咽喉头颈外科, 2010, 17 (1): 26-28.

10. Williams MD. Paragangliomas of the Head and Neck: An Overview from Diagnosis to Genetics. Head Neck Pathol, 2017, 11 (3): 278-287.

11. Fakhry N, Niccoli-Sire P, Barlier-Seti A, et al. Cervical paragangliomas: is SDH genetic analysis systematically required? European Archives of Oto-Rhino-Laryngology, 2007, 265 (5): 557-563.

12. Boedeker CC, Neumann HPH, Maier W, et al. Malignant Head and Neck Paragangliomas in SDHB Mutation Carriers. Otolaryngology-Head and Neck Surgery, 2007, 137 (1): 126-129.

13. 胡绍童, 皮厚山, 华道亮, 等. 颈动脉体瘤 CT 和 DSA 的影像学表现对比研究. 中国临床医学影像杂志, 2010, 21 (4): 271-273.

四、颈动脉体瘤的外科治疗

（一）手术的地位

由 Von haller 于 1743 年最早注意到颈动脉体瘤，并认为是小腺瘤。1880 年 Reigners 报道了第 1 例颈动脉体瘤手术治疗，但术后患者未能幸存。1886 年，Maydl 第一次成功地切除颈动脉体瘤，但术后患者并发失语和偏瘫。在美国，Scudder 于 1903 年成功地进行了第一例颈动脉体瘤切除术，术中保留颈动脉并且无重要的神经损伤。20 世纪 40 年代，人们认为颈动脉体瘤恶变率很高，故主张不论肿瘤大小以及有无症状，均应手术切除。20 世纪 50 年代，人们发现手术死亡率及神经系统并发症发生率高而恶变发生率低，认为颈动脉体瘤本身很少导致患者死亡。即使已有肿瘤转移者,多数也能无症状地存活多年。因此,不主张积极手术。直至60年代,关于手术治疗仍有争论,认为部分颈动脉体瘤手术切除非常困难,且可能需结扎颈动脉,死亡率和偏瘫发生率极高。随着对颈动脉体瘤的病理生理认识的深入,发现颈动脉体瘤恶变率仅约为5%。更为重要的是,随着术前辅助检查、术前准备手段、麻醉技术和手术技巧等的进步,手术相关死亡率和神经系统并发症发生率不断下降,已取得较为满意的效果。因此,现代血管外科学已逐渐肯定手术在治疗颈动脉体瘤中的核心地位。此外,放射治疗曾作为颈动脉体瘤的一个重要的治疗方法,但颈动脉体瘤对放疗敏感性不高,放疗只能抑制肿瘤的生长,复发率高,故目前放疗仅限于针对手术残余病灶,对防治术后复发有一定疗效。此外,对恶性颈动脉体瘤的远处转移灶可用放射治疗。放疗一般于术后进行,术前放疗会增加手术的难度。对一些全身情况较差,不能耐受常规手术治疗的患者,放疗可能有助于缩小肿瘤的体积,减轻部分症状。而化疗对颈动脉体瘤则无明显效果。因此,手术是治疗颈动脉体瘤唯一确切有效的手段。

1997—2017年,中山大学附属第一医院收治颈动脉体瘤患者149例,其中Shamblin Ⅱ级颈动脉体瘤占41.6%,Ⅲ级颈动脉体瘤占37.6%。149位患者手术均取得成功,无一例死亡,脑血管意外发生率为2.7%,脑神经损伤发生率为16.1%。可见手术安全、有效,并发症发生率在可接受范围内。

(二)手术时机

原则是尽早行外科手术完整切除瘤体。为数不少的颈动脉体瘤体积小并且生长缓慢,但手术一旦发生脑神经损伤并发症后果严重,因此有人质疑早期积极手术的必要性和合理性。然而,颈动脉体瘤即使不恶变,日渐增大的瘤体包绕、压迫周围的血管和神经,也可引起相应症状,并显著增加手术的难度和风险。早期肿瘤体积较小,手术切除可减少术中脑神经和颈动脉损伤的危险性。现在的共识是,颈动脉体瘤一经确诊,应该尽早手术完整切除以降低术中脑神经和颈动脉损伤的发生率。

(三)手术适应证

1. 临床或病理证实肿瘤恶变,无远处转移。

2. 肿瘤包绕和压迫周围神经和血管,产生相应症状。

3. 肿瘤为Shamblin Ⅰ、Ⅱ级或Shamblin Ⅲ级但颈动脉造影显示Willis环完整,估计阻断颈总动脉不致造成死亡或脑缺血相关并发症。

对于患者年龄>60岁的Shamblin Ⅲ级颈动脉体瘤,若Willis环开放不良,颈动脉转流易引起动脉内膜硬化斑块脱落致脑梗死,手术应慎重。一般情况差、心肺功能不全和对侧颈动脉已闭塞或结扎者均考虑为手术禁忌证。

(四)颈动脉体瘤的术前准备和评估

1. 术前准备

(1)测定血儿茶酚胺:排除多发性内分泌瘤或有内分泌功能的颈动脉体瘤。

(2)颈动脉压迫训练(Matas试验):手术时应保持颈总动脉、颈内动脉的完整性和大脑充足供血。直接结扎颈内动脉导致脑缺血的风险可高达50%,而死亡率可高达60%。术前用手指压迫患侧颈总动脉,阻断颈总动脉血流,从5分钟开始,在患者不出现头晕、头痛及恶心的情况下,逐日增加压迫时间至10~20分钟,以促进颅内Willis环的侧支循环的建立,提高手术时大脑对缺血的耐受性及安全性,此法为Matas试验。进行压迫练习时,不能压迫颈动脉窦,以免发生颈动脉窦异常反射,出现血压下降,心率缓慢,晕厥甚至心搏骤停等严重后果。对于老年人颈动脉有粥样硬化斑块时,不宜进行Matas试验,以免造成粥样斑块脱落致脑梗死。自临床有颈动脉转流管使用后,此法已少用,颈动脉转流术中可保持颈动脉对脑的供血。但如果术前估计瘤体巨大,包绕颅外颈内动脉,术中需结扎颈内动脉而难以重建者,还应进行这种训练。

(3)颈动脉造影及供瘤动脉栓塞:术前1~2天行双侧颈总动脉数字减影血管造影(digital subtraction angiography,DSA),评估颈动脉体瘤血供,并了解Willis环完整性以及颈动脉有无动脉粥样硬化闭塞等病变。DSA不受局部骨骼的干扰,即使微小的肿瘤染色也能清晰地显示,因此,能够显示细小血管从而正确判别肿瘤血供情况。颈动脉体瘤在DSA上的特征表现为肿瘤的特定部位早期显影并持续至静脉期。肿瘤生长压迫颈内动脉以向后、向外移位,颈外动脉以向前、向内移位为主,因此,动脉分叉角度扩大主要表现在侧位上。DSA 检查可避免仅根据临床表现和彩超影像将颈动脉分叉后的神经鞘瘤误诊为颈动脉体瘤的情况。健侧颈总动脉造影时压迫患侧颈总动脉,可了解 Willis 环代偿情况;若代偿良好,术中间歇阻断患侧颈总动脉一般不会引起脑缺血。患侧颈总动脉造影了解供瘤动脉供血情况,颈动脉体瘤的血供主要来自颈外动脉,较少来自颈内动脉,极少数由颈内动脉单独供应。前者主要来自咽升动脉和枕后动脉。通过 DSA 技术在术前行超选择性动脉栓塞治疗,可以有效减少肿瘤血供,一定程度上缩小肿瘤,显著减少术中出血,有利于解剖,对预防术后并发症有重要作用,甚至可以使一些已经失去常规手术机会的巨大肿瘤得到治疗。栓塞时应注意精细操作,避免栓塞物流入颈内动脉导致脑梗死。至于供瘤血管栓塞后何时手术值得注意。由于吸收性明胶海绵有自溶的特点,栓塞后时间太长才进行颈动脉体瘤切除手术,可能导致血管再通造成栓塞效果下降,且周围组织因炎症反应而水肿明显,使解剖困难。因此,供瘤血管栓塞后 1~2 天手术最好,此时瘤体血供少且周围组织炎症水肿少,利于手术分离瘤体。栓塞动脉时还应该注意到颈外动脉系统侧支丰富,存在一些危险的解剖变异:如面动脉和眼动脉有吻合支相通,栓子可进入眼动脉引起失明;枕动脉可发出茎乳动脉,栓子可导致面神经瘫痪;枕动脉还可以通过肌支与椎动脉吻合,栓子可进入椎动脉系统等。如果忽略了这一点,栓塞有可能发生严重并发症。

2. 术前评估 术前综合评估脑侧支循环建立情况和肿瘤累及颈动脉的程度,已被公认为是颈动脉体瘤术前最重要的两项准备工作。Matas 试验、脑血流图检查(REG)、经颅多普勒(TCG)检查、眼体积描计法、多排螺旋 CT 和 DSA 等,均是可选择的评估方法。DSA 在此领域显示了极大的优越性,国外作者普遍采用 DSA 球囊阻断颈内动脉的方法来评估脑侧支循环建立情况。DSA 影像可直接观测双侧脑动脉前后交通支吻合情况及患侧大脑前、中动脉显影情况,较其他方法准确、可靠。根据肿瘤的大小和 DSA 影像显示的肿瘤对颈动脉的累及程度,可预测术中是否需要结扎颈外动脉和重建颈内动脉,增加了手术的安全性。但所有术前评估方法的可靠性都是不完整的,即

使术前通过了 DSA 球囊阻断试验,仍有 25% 的延迟脑损伤发生率。因此,术中观察清醒患者对阻断颈动脉的反应,随机应变,也是相当重要的。而相比于传统 DSA,多排螺旋 CT 能够清晰地显示肿瘤与血管、骨骼和周围软组织的解剖关系,同时能显示肿瘤纵向延伸范围,尤其是对于侵犯侧颅底的肿瘤,CT 可以显示肿瘤对颅底骨质的侵蚀,对于指导手术方案的制订有重要意义。

(五)麻醉

手术一般采用全身麻醉。由于术中可能需要阻断颈动脉,为提高脑组织对缺血、缺氧的耐受性,过去常用低温全身麻醉。然而,低温全身麻醉操作复杂,降温、复温过程长,体温过低易引发心律失常,干扰凝血系统引起凝血机制障碍;另外,实践中发现在降低缺血性脑梗方面并无额外获益。因此,目前已基本摒弃低温全身麻醉,转而利用对全身影响小的头部冰帽局部降温。常温下全身麻醉也能降低脑组织代谢,提高脑组织对缺氧耐受性。目前认为只要做好术前准备工作和完善手术操作本身,手术完全能够在正常体温全麻下顺利进行。对于肿瘤体积较小、术中无需阻断颈动脉的患者,亦可采用颈丛麻醉。由于患者处于清醒状态,手术中可随时了解变化情况,及时发现脑缺氧可能并即刻予以相应处理。

(六)手术方法

1. 手术体位 仰卧位,头转向健侧,颈背部垫枕让患侧颈部处于过伸位置,使切口得到充分暴露。

2. 手术切口

1)颈部弧形切口:经乳突绕下颌角下方颈部切口。适于体积较小的 Shamblin Ⅰ 级颈动脉体瘤,术后瘢痕小,外形美观。

2)胸锁乳突肌前缘切口:上起自乳突经胸锁乳突肌前缘下至胸锁关节。适于瘤体较大的 Shamblin Ⅱ、Ⅲ 级颈动脉体瘤。

3)T 形切口:切口后半部颈部弧形切口,前半部沿胸锁肌前缘向下延长。适于上界伸至颅咽部颈动脉体瘤,必要时切断下颌骨,可获得良好暴露。

3. 手术方式

(1)肿瘤剥离术:适用于 Shamblin Ⅰ 型、部分 Ⅱ 型或较小的病变。此术式损伤小,术后

并发症少,是最为理想的手术方式。对于部分 Shamblin Ⅱ型颈动脉体瘤,如术前已行供瘤血管栓塞,减少了瘤体供血,术中出血少,术野清晰亦可行肿瘤剥离术。由于颈动脉体瘤与颈动脉之间的特殊关系,以往常规手术方法易损伤颈动脉引起大量失血并结扎颈总动脉,死亡率和中枢神经系统并发症发生率较高。组织学和大量临床病例证实,颈动脉体瘤只侵犯动脉外膜,中层几乎不受累及,动脉外膜下是安全切除平面,Gordon Taylor 称之为白线,是绝大多数可完整切除而又不发生大血管破裂的理论基础,手术应沿此组织间隙进行,黄志强等认为沿此间隙手术是成功的关键所在。此项技术的广泛使用,加上双极电凝器的使用和术前肿瘤供血动脉的栓塞,大大减少了出血和严重手术并发症,使不损伤颈动脉切除肿瘤成为可能。

(2)肿瘤切除并血管重建术:适用于瘤体巨大,瘤体将颈动脉分叉完全包裹或者恶变可能性较大,Shamblin 分级为Ⅲ级的颈动脉体瘤。由于肿瘤累及颈动脉,在切除肿瘤时往往会损伤颈动脉,此时可放置颈动脉转流管以保证脑供血,在切除肿瘤后行颈内动脉重建。颈外动脉损伤一般无需重建,可将其残端缝扎。重建血管主要使用自体大隐静脉、颈外静脉或人工血管。由于颈内动脉直径较小,使用人工血管重建,远期通畅率较低,因此,提倡使用自体血管作为移植血管。血管重建后才去除颈动脉转流管,以避免颈内动脉完全阻断而引起的脑组织缺血。对瘤体较大,特别是 Shamblin Ⅲ型的颈动脉体瘤,经术前 DSA 评估并术中实施颈内动脉重建,是保证肿瘤完整切除及减少严重并发症的重要手段。如颈动脉的缺损不大或颈内动脉有迂曲伸长时,可行颈动脉体瘤切除、颈总、颈内动脉吻合术。

(3)颈动脉体瘤切除 + 血管结扎术:适用于极其巨大的瘤体,即使行简易临时下颌骨半脱位术也无法暴露远端颈内动脉并重建颈动脉。但是,结扎颈内动脉可能导致脑卒中,脑卒中的发病率为 23%~50%,死亡率为 14%~64%。Anand 总结的 1181 例手术中有 89 例结扎颈内动脉,其中 66% 脑损伤、死亡。因此,术前应确切评估大脑侧支循环和患者耐受颈内动脉结扎的程度。1972年 Hays 提出术中阻断颈总动脉后测颈内动脉残

压,评估结扎颈内动脉安全性,若≥6.6kPa 可以耐受结扎颈内动脉,而不致出现脑部并发症,其脑部并发症发生率为 6%。中科院肿瘤医院提出 ICA ≥8kPa 作为结扎颈内动脉的指标,未出现脑部并发症。而陈国锐等运用螺旋渐闭式血管夹进行分期手术,在通过血管夹压迫患侧颈总动脉使脑部建立良好的侧支循环,使大脑 Willis 环基本代偿后进行二期切除手术,可大大降低脑卒中的发生率。

此外,在剥离过程中,为预防脑神经损伤,有学者将解剖结构分为 3 个区。Ⅰ区包括颈动脉分叉和迷走神经;Ⅱ区是颈外动脉部,上有舌下神经,后有喉上神经;Ⅲ区是颈内动脉部,有面神经下颌支、舌下神经近侧段、迷走神经上段及其咽支、副神经和舌咽神经。对于保护脑神经免受损伤而言,Ⅲ区最为重要。

4. 术后处理 术后密切观察患者神志、四肢活动有无障碍以及血压、心率、呼吸等生命体征改变。血管移植或修补术后 2 周应避免颈部剧烈活动,以利血管内膜修复。血管移植术后需抗凝 6~8 周以防吻合口血栓形成。术后定期作超声多普勒检查,观察移植血管通畅情况。

(王深明　李梓伦)

五、颈动脉体瘤手术并发症的预防及处理

颈动脉体瘤直径越大,越接近颅底,粘连越重,血供越丰富,术后并发症风险和发生率越高。常见和主要需要预防的并发症主要有脑水肿,脑缺血性卒中以及脑神经损伤,其中最严重的是脑缺血性卒中。尽管术前详细评估患者,术中尽量减少脑缺血的时间,维持血压的平稳,术后监护和治疗依然十分重要。

(一)手术并发症

1. 脑缺血性卒中 脑缺血性卒中是颈动脉体瘤切除术最严重的并发症,常见原因有:①颈动脉阻断:颈动脉体瘤包绕颈动脉,血供丰富,周围血管神经较多,手术切除难度较大,尤其是 Shamblin Ⅲ型颈动脉体瘤。剥离瘤体时如出血较多,颈动脉有损伤需要修补或颈内动脉切除血管重建时,则往往需要阻断颈总动脉或颈内动脉,可能导致同侧脑组织缺血缺氧。如果患者颅内

Willis 环存在部分缺损,出现脑缺血时对侧大脑血供无法代偿,将可能出现脑梗死。②颈内动脉栓塞:术中没有达到全身肝素化,颈动脉血栓形成,尤其是血管吻合处内壁不光滑都可能导致血栓形成。颈动脉内血栓脱落也是引起脑梗死的重要原因。③颈内动脉结扎:部分颈动脉体瘤巨大,接近颅底或以前有手术史,局部粘连重,局部血管神经解剖改变,为完整切除瘤体,不得已而选择结扎颈内动脉,可能导致脑缺血性卒中。

2. 脑神经损伤 脑神经损伤是颈动脉体瘤切除术中最常见的并发症,常见的为舌下神经、迷走神经、舌咽神经、喉上神经以及面神经的下颌支,多为术中牵拉损伤。损伤的原因一方面是因为颈内动脉和瘤体周围神经分布广泛,术中容易损伤神经。另一方面是局部粘连重,分离困难,甚至肿瘤侵犯神经,不得不切除神经。术后水肿、瘢痕压迫等原因导致的神经损伤多为暂时性,一般术后短期会恢复。术中神经切断可造成永久性损伤,无法恢复。舌下神经多横跨瘤体表面,剥离瘤体时若损伤术后可出现伸舌歪斜等功能障碍。迷走神经多位于瘤体后方,亦可被瘤体包绕,损伤后可出现声嘶,心率增快等症状。迷走神经咽支和喉上神经位于瘤体内侧,损伤后可出现吞咽困难、饮水呛咳等。面神经下颌支偶可行走于下颌骨下方,若瘤体巨大累及颅底,分离瘤体上方时可能损伤,出现患侧鼻唇沟变浅,鼓腮漏气等。交感神经位于迷走神经内侧,术中若损伤或牵拉压迫,可出现 Horner 征,表现为患侧瞳孔缩小、眼睑下垂、眼球内陷和面部无汗。

3. 出血 颈动脉体瘤血供丰富,若存在粘连,术中可能出血较多,可达数千毫升,甚至出现失血性休克。

4. 术中、术后高血压 有内分泌活性的颈动脉体瘤,术中剥离或挤压瘤体时,可有儿茶酚胺大量分泌,出现术中高血压、恶性高血压或血压剧烈波动。双侧颈动脉体瘤,术中若双侧舌咽神经、舌下神经或舌咽神经颈总动脉窦支损伤,颈动脉窦通路受损,血压反射弧被破坏,可出现间歇性高血压。因此,对于双侧颈动脉体瘤,应分期手术,先选择病变严重一侧手术,待患者恢复好时再行对侧切除。

5. 脑水肿 术中颈动脉阻断,或行血管重建,可能出现脑缺血再灌注,术后脑水肿。

6. 窒息 常见于声带麻痹或术后血肿压迫。声带麻痹可能是患者咽部有原发性病变或术前即有声带麻痹,也可能存在喉返神经损伤,尤其是双侧颈动脉体瘤,第一次手术若已损伤该侧喉返神经,另一侧颈动脉体瘤手术时若亦出现喉返神经损伤,可能术后声带麻痹,严重者呼吸困难,窒息。

(二)手术并发症的预防和处理

1. 脑缺血性卒中的预防和处理 为避免术后脑缺血性卒中并发症的出现,主要的措施有:①术前常规行头部和颈部 CTA 或 DSA:通过头部 CTA 或 DSA 了解头部血管情况,评估颈动脉循环情况,尤其是 Willis 环是否完整,如果 Willis 存在缺损,手术风险较大,应评估术后脑梗死并发症出现的风险和可能性,必要时放弃手术。术中应尽量避免或减少颈总动脉和颈内动脉的阻断时间,如需阻断时间长,应置入颈动脉转流管,以保证颈内动脉的供血。②术前评估需做颈内动脉结扎而无法重建者,术前应行 Matas 运动。压迫阻断患侧颈总动脉,尽量达到耐受半小时时间,对存在部分 Willis 环缺损者也可能促进 Willis 环开放。③术前对血供丰富的颈动脉体瘤可行介入栓塞,缩小瘤体体积,减少血供,有利于手术切除,减少手术出血和手术时间,一定程度上减少脑梗死的风险。④术中控制血压,避免血压剧烈波动和高血压的同时,要注意避免低血压,保证一定的脑灌注压。⑤采用全身麻醉降低脑组织代谢率,增强对缺氧的耐受能力。⑥阻断颈总动脉、颈内动脉之前 5 分钟,静脉注射肝素(0.5mg/kg)使全身肝素化,避免血栓形成。⑦术中尽量避免钳夹颈内动脉,尤其是老年患者,可能伴有颈内动脉粥样硬化斑。在钳夹颈内动脉时,可能出现粥样硬化斑脱落,从而导致脑缺血性卒中。一旦出现脑缺血性卒中,根据多模态 CT 或脑血管 DSA 情况,判断是否为颅内大动脉闭塞,考虑是否行机械取栓。

2. 脑神经损伤的预防和处理 熟悉颈部解剖,明确神经走行方向和位置分布,术中充分显露瘤体,减少渗血,保持手术视野清晰,精细轻柔操作,对避免脑神经损伤十分重要。同时术中利用神经电生理监测可降低神经损伤发生率。一旦出现脑神经损伤,予以改善微循环、营养神经等处理。

3. 出血的处理 术前动脉栓塞,术中轻柔操作,严格止血,转流管应用等均可在一定程度上减少出血。如术后引流出血量大,应及时二次手术止血。

4. 术中、术后高血压的预防和处理 术前有儿茶酚胺明显升高,伴有高血压的患者,可术前予α受体拮抗剂,如苯苄明(苯苄胺),术前2天停用,再结合β受体拮抗剂,术前静脉输液扩容,术中控制血压等处理。术中剥离瘤体时轻柔操作,避免过度挤压。术后严密监测生命体征,控制血压。

5. 脑水肿的预防和处理 术中减少脑缺血阻断时间,或间歇性阻断,术后适当给予甘露醇、地塞米松。

6. 窒息的预防和处理 术前行喉镜检查,排除有无咽部原发性病变和声带麻痹。若是双侧颈动脉体瘤,上一次手术已经损伤一侧喉返神经,另一侧手术前应向患者及家属交代双侧喉返神经损伤可能性,以及术后声带麻痹,呼吸困难甚至窒息的风险。术中应保持手术视野清晰,尽量避免损伤喉返神经。拔除气管后若出现呼吸困难或窒息,及时插管或作气管切开。术后密切观察有无血肿形成压迫气管,气管切开包常规备床旁。

手术切除颈动脉体瘤是首选的治疗方式,应尽量减少术中术后并发症。术前详细的评估和准备,术中根据具体情况选择合适的手术方式,术后严密监测患者生命体征,及时发现各种并发症并给予相应治疗,都是非常重要的。

(王深明 李梓伦)

参 考 文 献

1. 王深明. 血管外科学. 北京:人民卫生出版社,2011.
2. 蒋米尔,张培华,临床血管外科学. 第3版. 北京:科学出版社,2011.
3. 汪忠镐. 血管外科学. 杭州:浙江科学技术出版社,2010.
4. Cronenwell H. 卢瑟福血管外科学. 北京:人民卫生出版社,2002.
5. Parsson HN, Lord RS, Scott K, et al. Maintaining carotid flow by shunting during carotid endarterectomy diminishes the inflammatory response mediating ischaemic brain injury. Eur J Vasc Endovasc Surg, 2000, 19(2): 124-130.
6. Chan WS, Wei WI, Tse HF. "Malignant" baroreflex failure after surgical resection of carotid body tumor. Int J Cardiol, 2007, 118(3): e81-2.
7. Hollander EJ, Visser MJ, van Baalen JM. Accessory thyroid gland at carotid bifurcation presenting as a carotid body tumor: case report and review of the literature. J Vasc Surg, 2004, 39(1): 260-262.
8. De Toma G, Nicolanti V, Plocco M, et al. Baroreflex failure syndrome after bilateral excision of carotid body tumors: an underestimated problem. J Vasc Surg, 2000, 31(4): 806-810.
9. Maxwell JG, Jones SW, Wilson E, et al. Carotid body tumor excisions: adverse outcomes of adding carotid endarterectomy. J Am Coll Surg, 2004, 198(1): 36-41.
10. Luna-Ortiz K, Rascon-Ortiz M, Villavicencio-Valencia V, et al. Carotid body tumors: review of a 20-year experience. Oral Oncol, 2005, 41(1): 56-61.
11. Knight TT Jr, Gonzalez JA, Rary JM, et al. Current concepts for the surgical management of carotid body tumor. Am J Surg, 2006, 191(1): 104-110.
12. Westerband A, Hunter GC, Cintora I, et al. Current trends in the detection and management of carotid body tumors. J Vasc Surg, 1998, 28(1): 84-92; discussion 92-93.
13. Kohn JS, Raftery KB, Jewell ER. Familial carotid body tumors: a closer look. J Vasc Surg, 1999, 29(4): 649-653.
14. Chang BB, Darling RC 3rd, Patel M, et al. Use of shunts with eversion carotid endarterectomy. JVasc Surg, 2000, 32(4): 655-662.
15. Zeng G, Zhao J, Ma Y, et al. Resection of carotid body tumors and the additional choice of intraoperative shunt in complicated tumors. Ann Vasc Surg, 2012, 26(4): 511-515.
16. Zeng G, Zhao J, Ma Y, et al. A comparison between the treatments of functional and nonfunctional carotid body tumors. AnnVasc Surg, 2012, 26(4): 506, 510.
17. Zeng G, Zhao J, Ma Y, et al. Use of an intraoperative shunt for easy resection of complicated carotid body tumors. Head Neck, 2013, 35(1): 61-64.
18. Johnson TL, Zarbo RJ, Lloyd RV, et al. Paragangliomas of the head and neck: immunohistochemical neuroendocrine and intermediate filament typing. Mod Pathol, 1988, 1(3): 216-223.
19. Seshi B, True L, Carter D, et al. Immunohistochemical characterization of a set of monoclonal antibodies to human neuron-specific enolase. Am J Pathol, 1988, 131(2): 258-269.

20. Chetty R, Pillay P, Jaichand V. Cytokeratin expression in adrenal phaeochromocytomas and extra-adrenal paragangliomas. J Clin Pathol, 1998, 51 (6): 477-478.

21. Lattes R. Nonchromaffin paraganglioma of ganglion nodosum, carotid body, and aortic-arch bodies. Cancer, 1950, 3 (4): 667-694.

22. Ikejiri K, Muramori K, Takeo S, et al. Functional carotid body tumor: report of a case and a review of the literature. Surgery, 1996, 119 (2): 222-225.

23. 赵纪春, 马玉奎, 黄斌, 等. 术中颈内动脉转流在颈动脉体瘤切除中的应用. 中华普通外科杂志, 2010, 25 (7): 533-535.

24. 汪忠镐. 颈动脉体瘤的外科治疗 69 例分析. 中华普通外科杂志, 2002, 01: 8-10.

25. 康维明, 刘昌伟, 赵玉沛. 颈动脉体瘤的诊断及外科治疗. 中国医学科学院学报, 2003, 05: 622-625.

26. 李滨, 苏旭, 许东辉, 等. 34 例颈动脉体瘤的治疗体会. 中华普通外科杂志, 2005, 05: 312-313.

27. 王玉琦, 符伟国. 颈动脉体瘤的手术并发症. 中华普通外科杂志, 2005, 09: 549-551.

28. 徐欣, 陈斌, 符伟国. 颈动脉体瘤的治疗——附 111 例手术报告. 中国临床医学, 2005, 03: 478-479.

29. 李松奇, 林勇杰, 吕伟明, 等. 超选择性动脉栓塞后手术切除颈动脉体瘤 11 例的体会. 中华普通外科杂志, 2002, 04: 43-44.

30. 郑曰宏, 刘昌伟, 刘暴, 等. 44 例颈动脉体瘤的外科治疗. 肿瘤, 2002, 01: 64-66.

31. 王旭东, 葛正津. 颈动脉体瘤诊断与治疗进展. 中国肿瘤临床, 2007, 02: 117-120.

32. 杨家印, 曾国军, 赵纪春, 等. 具有内分泌活性的颈动脉体瘤的临床病理特征及其外科治疗. 四川大学学报 (医学版), 2012, 04: 622-624.

33. 曾国军, 赵纪春, 马玉奎, 等. 颈动脉体瘤术中颈总-颈内动脉转流及静脉移植血管重建. 中国修复重建外科杂志, 2009, 07: 890-891.

34. Shamblin WR, Remine WH, Shep SG, et al. Carotid body tumor (Chemodectoma): Clincopathologic analysis of ninety cases. Am J Surg, 1971, 122 (5): 732-735.

35. Williams MD, Phillips MJ, Relson MR, et al. Carotid body tumor. Arch Surg, 1992, 127: 963.

36. Netterville JL, Reilly KM, Robertson D, et al. Carotid body tumor: a review of 30 patients with 46 tumors. Larygoscope, 1995, 105 (2): 115.

37. Dickinson DH, Griffin SM, Cuy AJ, et al. Carotid body tumor: 30 years experience. Br J Surg, 1986, 73 (1): 14.

38. 颜宪秋, 蔡怡青, 李树玲. 脑血流图检测用于颈动脉切除术. 中国肿瘤临床, 1991, (6): 424.

39. Wang DG, Darros AA, Johnston CF, et al. Oncogene expression in carotid body tumors. Cancer, 1996, 77 (12): 2581.

40. Gardner P, Dalsing M, Weisberger E, et al. Carotid body tumor, inheritance, and a high incidence of associated cervical paragangliomas. Am J Surg, 1996, 172 (8): 196.

41. Anand VK, Alemar GO, Sanders TS. Management of the internal carotid artery during carotid body tumor surgery. Larygoscope, 1995, 105 (3): 231.

42. Leontti JP, Donzelli JJ, Littooy FN, et al. Perioperative strategies in the management of carotid body tumors. Otolaryngol Head Neck Surgery, 1997, 117: 111.

43. Shedd BP, Anias JD, Glunt RP. Familial occurrence of carotid body tumors. Head and Neck, 1990, 10: 496.

44. 卢世秋, 李卫东, 刘达根, 等. 颈动脉体瘤的诊断及外科治疗. 中华耳鼻咽喉科杂志, 1994, 29 (4): 240.

45. 黄志强, 于敖川, 张良才, 等. 颈动脉体瘤 (2 例报告及文献复习). 中华外科杂志, 1985, 6 (2): 137.

46. 林勇杰, 陈国锐, 占世光. 颈动脉体瘤的外科治疗. 中华外科杂志, 1986, 26 (3): 162.

47. Parodi J, Mura RL, Ferreira LM, et al. Initial evaluation of carotid angioplasty and steating with three different cerebral protection devices. J Vasc Surg, 2000, 10: 1127-1136.

48. 李建明, 施群, 王玉琦, 等. 颈动脉体瘤的外科治疗 30 例报告. 中华外科杂志, 1987, 25 (9): 511.

49. 赵福运, 曾祥辉, 马大权, 等. 颈动脉体瘤 10 例外科治疗经验. 现代口腔医学杂志, 1990, 4 (1): 30.

50. 张勤修. 头颈部恶性肿瘤侵犯颈动脉外科治疗. 国外医学耳鼻咽喉科学分册, 1997, 21 (1): 26-29.

51. 谷铣之. 现代肿瘤学 (临床部分). 北京: 北京医科大学中国协和医科大学联合出版社, 1993: 295-305.

52. Halkett JW, Nora JD, Holier LH, et al. Trends in neurovascular complications of surgical manage ment for carotid body and cervical paragangliomas: A fifty-year experience with 153 tumors. J Vasc Surg, 1988, 7: 284-291.

53. 冯友贤. 血管外科学. 第 2 版. 上海: 上海科学技术出版社, 1992: 567.

54. 周树夏. 颌面颈部化学感受器瘤的诊断治疗体会. 实用口腔医学杂志, 1987, 1 (3): 3.

55. 黄淑贞, 陈士勇. 颈动脉体瘤的影像学诊断. 中国临床医学影像杂志, 2000, 11: 6-19.

56. 邹英华, 蒋学祥, 彭勃. DSA 对颈动脉体瘤的诊断评价. 实用放射学杂志, 1990, 6: 190-191.

57. Borges LF, Heros RC, DeBrun G, et al. Carotid body tumors managed with preoperative embolization. J Neuro Surg, 1983, 59: 867-870.

58. Fong YT, Randall TH. Intravascular therapeutic embolization of acute traumatic vascular lesions of the

head and neck//M Pinson Neal. Emergency Interventional Radiology. Boston：Little. Brown and Company，1989：369.

59. Gerlock AJ，Mirfakhraee M. Embolization procedure in the external carotid system，essentials of diagnostic and interventional angiographic techniques. Canada：W. B. Saunders company，1985，14（2）：121.

60. 冯继，李宝民，周定标，等．头颈部化学感受器瘤的手术前栓塞．中华外科杂志，1995，33：675-676.

61. 漆剑频，王承缘，胡国栋．颅脑、颌面部肿瘤及血管畸形的栓塞治疗．临床放射学杂志，1995，14（2）：121.

62. 王奇新，杨世坝，尚克中，等．累及咽旁间隙肿物的影像学特征．中华放射学杂志，1997，31（2）：226-230.

第十二章　肥胖及糖尿病的外科治疗

第一节　外科手术治疗肥胖症、2型糖尿病的历史及在我国的发展历程

一、外科手术治疗肥胖症、2型糖尿病的历史

近20年来，全球肥胖症患病率持续上升，许多发达国家的人口肥胖问题在近几十年来愈加严重并成为一个普遍的健康问题。按照世界卫生组织（World Health Organization，WHO）标准，体重指数（body mass index，BMI）≥30kg/m² 定义为肥胖症，BMI≥40kg/m² 为病理性肥胖，而中国人群 BMI≥28kg/m² 定义为肥胖症。肥胖与2型糖尿病（type 2 diabetes mellitus，T2DM）密切相关，80% 的 T2DM 患者同时患有肥胖症。国际糖尿病联盟公布的数据表明，2017年全球成年糖尿病患病人数为4.25亿，每11个成年人中就有1名糖尿病患者，预计至2045年，全球糖尿病患病人数将升高至6.29亿。肥胖症将成为这个时代最重要的公共卫生议题。目前肥胖所导致的各种疾病，特别是 T2DM 也将是医学界所面临的重大挑战。亟需有效医疗的病态性肥胖人群呈快速增长趋势。减重手术是这类患者唯一长期有效的治疗方法，其疗效优于内科治疗。经由胃肠道的改造，减重手术可以长期而有效地降低病态性肥胖患者的体质量。而较大的体质量下降则可以治疗或大幅改善肥胖所产生的各种疾病与并发症，包括糖尿病、高脂血症、睡眠呼吸暂停综合征、高血压、胃食管反流、脂肪肝、高尿酸、尿失禁及外周静脉淤血等。减重手术不但可以治愈各种已存在的肥胖并发症，更可预防癌症与糖尿病的发生。因此，减重手术在近年来快速发展，逐渐形成一个新

的上消化道或胃肠外科的重要分支——减重代谢外科。

从1993年美国第一次使用腹腔镜实施了减重手术之后，减重手术正在慢慢向微创代谢外科方向转变。仅美国一年的该类手术就有近10万例。2007年8月美国代谢和肥胖症外科协会（the American Society for Metabolic and Bariatric Surgery，ASMBS）正式声明：减重手术是治疗重度肥胖及其相关代谢疾病最持续有效的方法。根据美国国家健康中心2008年的数据，2000年后胃旁路手术已经取代缩胃手术，成为美国最流行的减肥手术，并成为治疗病态肥胖的"金标准"。同年，美国国立卫生研究院（National Institute of Health，NIH）将胃旁路手术纳入美国国民医疗保险，正式认可胃旁路手术（Gastric Roux-en-Y Bypass）为病态肥胖症合并 T2DM、高血压、高血脂和阻塞性睡眠呼吸暂停综合征的最佳疗法之一。2009年，美国糖尿病学会（American Diabetes Association，ADA）将代谢外科手术可治疗肥胖合并2型糖尿病纳入指南。2011年3月，国际糖尿病联盟（International Diabetes Federation，IDF）发表声明，正式推荐代谢外科手术可作为肥胖症合并 T2DM 的治疗方法，并明确指出：对于 BMI 在30~35kg/m²，且最佳药物治疗不能对其糖尿病进行有效控制的患者，特别是同时存在其他严重心血管疾病风险因素的患者，手术应被视为一种合理的替代治疗方案。2012年，《新英格兰医学杂志》同时发表了两项前瞻性、随机对照研究——STAMPEDE 和 Mingrone 研究，这两项研究的第一阶段研究结果均显示，对于血糖控制不佳的肥胖合并 T2DM 患者，减重手术是一种安全、有效的治疗方式。2013年3月美国临床内分泌医师学会（American Association of Clinical Endocrinologists，AACE）、肥胖学会（the Obesity Society，TOS）和美

国代谢与减肥外科协会（ASMBS）共同发布新的减重手术临床实践指南更新，新指南将减重手术更名为减重和代谢手术，同时阐明了减重手术患者的围手术期营养、代谢和非手术支持，并反映了新的研究数据。本次更新比前一版指南有更多高等级证据，体现了减重手术对合并有其他心脏代谢风险因素的较低体重患者的治疗潜力，并肯定了胃袖状切除术同样也是一个可以接受的选择。2015年9月于英国伦敦召开的第3届2型糖尿病治疗世界会议（World Congression Interventional Therapies for Type2 Diabetes，WCITT2D）和第2届糖尿病外科高峰会议（Diabetes Surgery Summit Ⅱ，DSS–Ⅱ）发布了关于糖尿病外科治疗的全球联合声明，并于2016年6月在 *Diabetes Care* 杂志上发表该联合声明，作为减重代谢外科治疗2型糖尿病的最新临床指南。同期 *Nature* 杂志发表关于该临床指南的述评"Time to think differently about diabetes"，回顾了减重代谢外科近百年的发展历程，指出该指南的发表可能成为近百年来2型糖尿病外科治疗最重大变革。

（一）肥胖治疗方式的发展

肥胖症是由于营养物质过剩，导致体内脂肪堆积引起的一种慢性代谢性疾病。国际上通常以体重指数（BMI）作为肥胖判断标准，美国国立健康研究院（NIH）认为，BMI>25kg/m^2 且 <30kg/m^2 为超重，BMI ≥30kg/m^2 为肥胖。流行病统计显示，肥胖症已经成为全球面临的最严重的公共健康问题之一。病态性肥胖（morbid obesity，MO）是指 BMI ≥40kg/m^2 或 BMI ≥35kg/m^2 且同时合并 T2DM、高血压、高脂血症等代谢性疾病，严重减低患者生活质量，缩短患者实际寿命。肥胖症合并的代谢性疾病对人体产生的危害甚至超过肥胖本身，这些合并症是心血管疾病发生的重要危险因素，这些危险因素趋向发生于同一患者，这种现象被称之为代谢综合征。随着生活水平的提高，包括中国在内的发展中国家肥胖发生率呈现惊人的上升趋势。

肥胖症、糖尿病及合并的相关代谢性疾病严重危害患者健康，且影响患病者的生活质量，同时加重了社会医疗资源的负担。代谢综合征（metabolic syndrome，MS）是一组代谢紊乱性疾病的总称，以中心性肥胖、胰岛素抵抗、高血压病、高甘油三酯、低高密度脂蛋白、糖耐量下降或 T2DM 为主要临床表现的综合征。治疗肥胖，预防、减缓甚至阻止肥胖并发症发生、发展的最基本方法是减轻体重。传统观点认为肥胖症合并 T2DM 是内科疾病，应采用运动锻炼、饮食控制、口服降糖药物和注射胰岛素等内科治疗。虽然内科治疗在短期内可能取得一定效果，但大部分患者无法长期维持。近年来，随着外科技术的进步，减重外科也得到了迅速的发展。肥胖症患者行减重手术后其合并症如 T2DM、高血压、血脂代谢异常等代谢性疾病在患者体重减轻之前已得到很大的改善甚至治愈，减重手术也可以降低肥胖者心血管疾病的发病率。因此，外科减重是使肥胖患者获得长期而且稳定减重的唯一方法，并且减重的同时能有效地缓解甚至治愈肥胖伴发的代谢性疾病，降低患者的死亡风险。

（二）减重手术的术式及其发展历程

减重手术方式从单纯的限制摄入和吸收，发展到注重消化道激素作用，其变更经历近百年历程。1991年美国国立卫生研究院（NIH）发表的代谢外科声明，使代谢外科在全世界范围内得以快速发展并推广，减肥手术主要分为吸收不良性手术、限制性手术和兼有两种作用的术式。吸收不良手术主要为肠道分流手术，如空回肠分流术（jejuno-ileal bypass，JIB）、胆肠分流术（bilio-intestinal bypass，BIB）、胆胰分流术（biliopancreatic diversion，BPD）等，这些术式或因手术操作复杂、创伤大、死亡率高、术后并发症，或因长期效果不佳等因素，现已被其他术式所取代。限制性手术包括可调节胃束带术（adjustable gastric banding，AGB）、袖状胃切除术（sleeve gastrectomy，SG）等术式，这类术式操作相对简单、术后并发症较少，除 AGB 手术因为长期效果欠佳已基本废用之外，均是目前减肥手术所采用的主要术式。兼有两种作用的术式主要为 Roux-en-Y 胃旁路术（Roux-en-Y gastric bypass，RYGB），该术式在胃肠分流的基础上减少了胃容积，能更好地达到减重的效果，是目前最有效的减肥手术之一。

近年来，因为微创外科的大力开展，利用腹腔镜实施减肥手术得到广泛应用，腹腔镜手术具有创伤小、术后疼痛轻、住院时间短、术后康复快等优点，现已成为减肥手术的首选途径。2004年以后减重代谢外科垂直胃束带手术方式逐渐被腹腔镜可调节胃束带术（laparoscopic adjustable gastric banding，LAGB）及腹腔镜胃袖状切除术（laparoscopic vertical sleeve gastrectomy，LVSG）所替代，而腹腔镜胃旁路术（laparoscopic Roux-en-Y gastric bypass，LRYGB）被证实更加精准且安全有效。AACE、肥胖学会（TOS）、ASMBS，3 家协会（AACE-TOS-ASMBS）2013 年联合发布的减重代谢外科临床治疗指南，以及 2015 年伦敦会议（3RDWCITT2D & 2NDDSS）联合声明均推荐 LAGB、LVSG、LRYGB，腹腔镜胆胰分流或十二指肠转流术为减重代谢外科的推荐手术方式。以上手术方式经过多年修正，逐渐标准化，尤其是 LRYGB 及 LVSG 目前已成为减重代谢外科主流手术方式。此外，伴随着减重代谢外科的发展，出现了各种新治疗方法与手术方式，如单吻合十二指肠转流、胃内水囊的置入、隔绝肠套的置入、内镜下胃折叠术、胃内刺激电极的植入以及迷走神经阻断术等。但目前上述治疗方法和手术方式尚有待大量临床数据验证其疗效。

1. 减重手术的起源　减重代谢外科发展至今经过了近百年的历程。国际上，外科减重手术（surgical weight loss operation）最初是应用于肥胖症的治疗。最早于 1925 年 Leyton 观察发现胃溃疡患者行胃空肠吻合术后血糖及肾糖阈的变化。但其后较长时期内并未将该类手术用于糖尿病的治疗。1952 年，瑞士 Henrickson 医生实施了第一例营养吸收不良型减重手术，为患者切除了部分小肠，患者生活质量明显提高。1954 年 Kreman 等完成第一例空回肠旁路术开创了手术减重的历史，1953 年，美国 Varco 医生实施了首例空回肠旁路术（JIB）。此后长达 10 余年的时间里出现多种不同长度小肠旷置的 JIB 术式，但该手术后出现的严重腹泻、电解质失衡以及 10% 死亡率让 JIB 逐渐被弃用。

2. 腹腔镜 Roux-en-Y 胃旁路术（LRYGB）　LRYGB 是减重代谢外科最常用、有效的术式，除减重效果显著外，对糖代谢及其他代谢指标改善程度也较高，可作为减重代谢外科首选术式。1967 年，Mason 开展第一例胃旁路术（gastric bypass，GBP）：将胃进行水平离断，残胃与空肠进行吻合。1977 年 Griffen 将 GBP 进行改进，将残胃与空肠进行 Roux-en-Y 式吻合（RYGB），从此减重外科发展进入新的阶段。1982 年 Pories 等在经手术治疗病态肥胖症时发现了手术对于合并 T2DM 的患者疗效显著，遂把外科手术引入 2 型糖尿病领域。经过 14 年随访，发现 T2DM 的治愈率可达 83%，同时高血压，睡眠呼吸暂停综合征及关节炎等合并症也在不同程度上得到改善。随后的大量研究也进一步证实这一发现。现代减重手术的快速发展主要由于目前肥胖问题的加剧，和腹腔镜微创技术的发展。1990 年以后，外科手术进入了腹腔镜手术的时代，减重手术则以腹腔镜胃束带术及腹腔镜胃旁路术发展较为成功。因为运用腹腔镜施行手术，其侵袭性小，患者疼痛大幅降低，手术的接受程度因此大幅提高。1994 年，Wittgrove 首次实施腹腔镜下胃旁路术。经过 60 多年的研究证实了 LRYGB 的安全性和有效性，集合了腹腔镜手术具有创伤小、术后疼痛少、住院时间短、术后康复快等优点，使之成为目前最流行的术式之一。

3. 腹腔镜可调节胃束带术（LAGB）　1985 年瑞典 Huddinge 医院完成首例开放可调节胃绑带术（AGB），采用一种特殊的带有水囊的可调节的硅胶带，经由传统开腹手术置入患者体内，皮下埋入注水泵并与水囊连接，术后可以通过注水泵调节水囊大小，从而限制患者进食量达到减重的目的。随后各种胃绑带手术在全球相继开展，1995 年比利时 Belachew 完成首例 LAGB。LAGB 是减重手术中操作最简便，创伤最小的术式，手术本身不破坏胃肠道的解剖结构，保留了完整的肠道功能，具有良好的近期减肥效果，术后并发症发生率较低，该术式一度被认为是欧洲国家减肥外科的"金标准"术式。LAGB 置于体内的束带不仅可调节，而且可逆，达到预期减重效果后可取出束带使胃恢复原状，可用于年轻、妊娠等处于特定生理条件下的病态性肥胖患者。

4. 腹腔镜胆胰转流术（laparoscopic biliopancreatic diversion，LBPD）　BPD 是一种吸收不良手术，20 世纪 70 年代由意大利 Scopinaro N 等学者设计并首先实施：水平切除胃远端，封闭十二指肠残端；然后在距离回盲瓣 250cm 处切断回肠，近段在回盲瓣上方约 50cm 处与小肠吻合，远端与残胃吻合。1993 年，Marceau 等学者在 BPD 基础上设计出一种新的术式,将胃做袖状切除,保留了胃小弯和十二指肠的开关功能,即胆胰分流术合并十二指肠开关术(biliopancreatic diversion with duodenal switch, BPD-DS)。BPD-DS 对治疗极重度肥胖患者具有良好的减重效果,但手术操作复杂、创伤大,术后并发症和死亡率均较高,目前所采用的 LBPD 或 LBPDDS,虽然可减少手术后切口疝等并发症的发生,但相比 LRYGB、LAGB 和 LSG 等术式,手术操作仍较复杂,术后并发症仍较多,加之术后需要严格监控营养代谢情况,因此 LBPD 和 LBPD-DS 在外科减肥领域运用较少,全球 BPD-DS 占减重代谢手术总量比例 <2%,美国 <1%。其最佳适用范围为实施其他手术效果欠佳或超级肥胖患者(体重指数 BMI>50kg/m^2),缘于其他手术方式对这类患者效果可能不会理想。

5. 腹腔镜袖状胃切除术(LSG) LSG 手术在减重代谢外科发展早期主要用于极重度肥胖患者的初期手术,而没有被认为是治疗的最终手术。SG 在 1999 年由 Feng JJ 等人首次实施,是一种限制性减重手术,术后不需要改变饮食类型,患者易于接受,手术操作相对简便、减重效果良好、创伤小,且对于有 T2DM 等代谢性疾病患者能够明显改善其代谢情况。2000 年以后大量临床数据证实在治疗肥胖及其伴发的代谢性疾病中,LRYGB 和 LSG 短期内具有相同的减重疗效,而 LSG 对治疗肥胖相关伴发症具有明显优势,因而逐渐被广泛开展。LSG 对老年肥胖尤其是合并代谢性疾病的患者可作为首选的减重术式。经过多年来的临床经验,有学者总结出以下情况更适合行 LSG:①有腹部手术史或克罗恩病的患者;②吸烟或使用抗凝剂的患者,LRYGB 术后吻合口溃疡或出血风险增加;③高龄(>70 岁)、伴有严重肥胖并发症的患者,LRYGB 手术操作较复杂、创伤,高风险患者行 LRYGB 围手术期死亡率较高;④青少年肥胖患者,LRYGB 术后可出现长期营养吸收不良等并发症影响生长发育;⑤胃癌高发区的肥胖患者,LRYGB 术后胃肠连续性破坏,影响内镜检查,因为胃癌高发区不宜行 LRYGBP。LSG 近期减重效果显著,同时对治疗 T2DM 作用明确,但还需进一步研究证实其远期疗效。

随着肥胖问题日益严重,施行腹腔镜减重手术的患者也急剧增加。全世界每年施行该术式的肥胖症患者也达到了 30 万 ~40 万例。随着减重代谢外科的发展,各种术式出现变迁并不断完善,全球范围内开展比例也在变化。肥胖代谢外科国际联盟(International Federation for the Surgery of Obesity and Metabolic Diseases, IFSO)全球调查数据显示,2003—2013 年间,AGB 应用的比例下降,由 24.4% 降至 10%;SG 比例明显增多,由 0% 增至 37%;RYGB 比例下降,由 65.1% 降至 45%;BPD-DS 比例较低略下降,由 4.8% 降至 1.5%。随着微创外科技术的进步,以及病例的积累,减重手术数量自 20 世纪 90 年代后期开始快速增加。其中 1998 年,美国全年所施行的减重手术数量为 12 775 例,而 2002 年达到了 70 256 例,2013 年为 17.9 万例。

(三)微创技术在减重代谢外科中的应用

科学的发展推动技术的进步,随着腹腔镜技术在全球范围内的广泛开展,减重代谢外科也逐渐将该微创技术应用于手术中。2004 年美国微创技术在减重代谢外科应用比例急剧增加。我国 2010 年以后 90% 的减重代谢外科手术通过腹腔镜微创技术实现,同时 3D 腹腔镜、单孔腹腔镜技术以及达芬奇机器人手术系统相继应用于减重代谢外科。其中近年来兴起的机器人手术系统在微创的基础上,依靠其前所未有的技术优越性将手术的精准度和可行性提升到了一个全新的高度。机器人手术系统能够明显降低医师胃转流手术的学习曲线。达芬奇机器人手术系统行减重代谢手术,其并发症发生率和病死率较低,明显优于腹腔镜同类手术。微创技术在减重外科中应用,不仅是手术器械和手术方式的改进,更重要的是手术理念转变,其对减重代谢外科发展的意义可能在将来逐步显现。微创技术的发展突破了传统开腹手术的限制,提高了手术的精度,符合减重代谢外科的发展趋势。随着腹腔镜技术在全球范围内的广泛开展,减重代谢外科也逐渐将该微创技术应用于手术中。

(四)肥胖症"BMI 中心论"与减重代谢外科名称的变更

传统对于肥胖症的定义是机体脂肪过度积聚与脂肪组织过量扩增,判断肥胖症的科学方法是准确测量机体脂肪或脂肪组织的量,目前临床常用 BMI。随着对减重代谢手术的深入研究,发现 BMI 并不能全面衡量是否肥胖,单纯以 BMI 数值来判断是否肥胖在临床上遇到挑战。2014 年 3 月,美国临床内分泌医师协会(AACE)和美国内分泌协会(ACE)在其联合召开的肥胖共识会议上提出,当前基于 BMI 的肥胖症诊断定义需要更新。2014 年 5 月 16 日,在 AACE 第 23 届科学年会(AACE2014)上,AACE 和 ACE 联合发布肥胖症诊断和管理的新"框架",提出肥胖症诊断定义应从"以 BMI 为中心"转变为"以肥胖症相关并发症为中心"。从各个不同减重代谢相关学术组织对 BMI 作为手术适应证的态度可以看出,BMI 目前为减重代谢外科适应证及疗效的主要参考指标,但不是唯一指标。诸如 T2DM、心血管疾病、脂肪肝、脂代谢紊乱、睡眠呼吸暂停综合征、多囊卵巢综合征等代谢综合征日益受到关注。亚太地区肥胖症类型多为腹型肥胖,在相对较低的 BMI 水平下肥胖症相关代谢性疾病即可发生。因此,亚太地区手术适应证采用的标准相应下调 2.5kg/m²。尽管目前仍未确立临床工作中简便易行且能替代 BMI 评估体脂含量的指标,"BMI 中心论"变迁未来可能更加注重体脂的含量,甚至不同种类体脂肪指数的评估。

在近百年的发展历程中,减重代谢外科的治疗目的由最初的治疗肥胖,过渡为治疗 T2DM,进而转变成当今以治疗肥胖及其伴随的代谢性疾病(包括内分泌系统、循环系统、呼吸系统、生殖系统等)为中心的一系列代谢综合征。而专业学科名称也经历多种变化,先后出现肥胖外科(obesity surgery)、减重外科(bariatric surgery, weight loss surgery)、糖尿病外科(diabetes surgery),以及目前全球最普遍采用的名称减重代谢外科(metabolic and bariatric surgery)。美国 1983 年成立美国减重外科协会(American Society for Bariatric Surgery, ASBS),并随着减重代谢外科的上述演变于 2007 年更名为美国减重代谢外科协会(ASMBS),以期更准确描述该学科。

二、中国减重代谢外科的发展历程

在我国,由于经济转型引起膳食结构的改变,且体力活动减少,导致肥胖症发病率迅速升高。根据《中国居民营养与慢性病状况报告(2015)》显示,按照 BMI ≥28kg/m² 为肥胖症切入点,全国 18 岁及以上成人超重率为 30.1%,肥胖率为 11.9%,6~17 岁儿童青少年超重率为 9.6%,肥胖率为 6.4%。2016 年,中国肥胖人口位居世界首位,拥有 4 320 万肥胖男性和 4 640 万肥胖女性,分别占全球的 16.3% 和 12.4%。我国 T2DM 发病率为 11.6%,在 BMI>30kg/m² 的肥胖人群中发病率为 18.5%,其中 T2DM 约占所有类型糖尿病中的 90%。据此推算,目前中国成年糖尿病患者约为 1.1 亿。糖尿病不仅是终末期肾病(40%~55%)和冠心病(50%~60%)的病因,还是失明和截肢的首要原因。因此,糖尿病治疗成为临床医生迫切需要关注的问题。虽然内科治疗可控制糖尿病患者的血糖在相对较低水平而避免发生严重并发症,但血糖得到良好控制的患者却不足 1/3。90%~95% 的糖尿病患者为 T2DM,而 90% 的 T2DM 患者则合并肥胖或超重。从流行病学统计上,肥胖症美国发病率高,中国总体人数多;糖尿病发病率中国高于美国,中国呈现一种"未富先胖"趋势。

我国的减重代谢外科起步较晚,最早可追溯至 1982 年,杨忠奎在《中华外科杂志》上发表《Payne 改良法治疗肥胖病 1 例》。1998 年中国台湾地区的李威杰完成了亚洲第 1 例腹腔镜代谢外科手术。中国大陆地区的腹腔镜代谢外科手术始于 2003 年,郑成竹成功完成了内地第 1 例腹腔镜可调节胃束带术(LAGB),同时也是内地第 1 例代谢外科手术。随后,2004 年王存川完成了中国第 1 例腹腔镜 Roux-en-Y 胃旁路术(LRYGB)。2006 年刘金钢完成了中国第 1 例腹腔镜袖状胃切除术(LSG)。手术在中国开展的早期发展较为缓慢,2012 年中国医师协会外科医师分会肥胖和糖尿病外科专业委员会(The Chinese Society for Metabolic and Bariatric Surgery, CSMBS)成立,减重代谢外科取得快速发展,并且借鉴美国的学科发展经验,结合我国肥胖症与糖尿病患者特点,在前期减重代谢专家组制定的《中国肥胖外科治疗指南(2007)》《中国糖尿病外科治疗专家指导意见(2010)》《手术治疗糖尿病专家共识》的基础上,制定了《中国肥胖和 2 型糖尿病外科治疗指南(2014)》,这些指南为我国减重代谢外科事业的发展提供了重要依据。国内多家医院建立由多学科协作（multi-disciplinary team，MDT）组成的肥胖和2型糖尿病外科临床中心及培训中心，形成了专家共识，制定了一系列专家指导意见，同时不断加强质量控制管理。可以说中国减重代谢外科从最初涉及阶段（2003—2012）步入了规范发展阶段。2017年，中华医学会外科学分会甲状腺及代谢外科学组成立，进一步加速中国减重代谢外科的发展。

具体而言，在20世纪80年代我国只有少量手术治疗肥胖症的报道，但是由于开腹手术损伤大、风险高，因此难以广泛开展。随着腹腔镜手术技术的应用，郑成竹教授在2003年完成了国内首例腹腔镜下代谢外科手术后，多种减重手术方式逐步开展，经验不断积累。到2007年中华医学会外科学多个学组共同出台了《中国肥胖病外科治疗指南》，这为国内相关工作开展指明了方向，我国的外科减重手术工作也朝着制度化规范化的方向发展。"指南"首次指出了几个新的理念：适应证方面提出了单纯肥胖合并代谢紊乱综合征；针对中心型肥胖，提出了腰围以及代谢指标异常等观念；疗效评判方面率先提出了不以EWL等的变化为疗效评判依据，而是重视了伴发症的改善情况，将此作为疗效评判的标准，实际上也正是这些伴发症严重影响了患者的生活质量。在此之后国内减重手术紧跟国际步伐也逐步进入到了肥胖合并2型糖尿病的治疗领域。到2010年中国2型糖尿病防治指南继美国之后也指出：对肥胖伴2型糖尿病患者手术治疗具有良好的疗效，短期疗效甚至超过了各种药物。2010年中华医学会外科学多个学组再次针对我国实际情况发布了《中国糖尿病外科治疗专家指导意见（2010）》也为我国外科治疗2型糖尿病的相关问题提出了建议。2011年国内相关学科多位专家达成《手术治疗糖尿病专家共识》进一步规范了相关工作。之后，为了便于更好地开展针对2型糖尿病的临床治疗工作，为了便于内外科的分工合作，2012年相关领域专家达成了《2型糖尿病外科治疗标准化临床路径—2型糖尿病内外科诊疗流程》的共识，为肥胖合并2型糖尿病的内外科协作铺平了道路。2012年，中国医师协会外科医师分会肥胖和糖尿病外科医师委员会（CSMBS）的成立推动了代谢手术向规范化发展。我国开展代谢手术初期存在诸多不足，包括手术适应证掌握不准确、手术方式选择不当、手术技术参差不齐、术后并发症处理不及时、术后随访欠规范等。随着代谢手术开展逐渐增加、各种并发症的增多，积累相关经验也在增加。为规范行业医疗行为，构建交流和沟通的专业平台，CSMBS在全国范围内先后举办了多次MDT学术会议，开办规范化培训学习30余场，全国减重代谢外科专家参与专业巡讲，同时对参会学员进行动物模拟手术现场指导，培训代谢外科医师500余人次。截至2014年，帮助75家医院建立"减重及代谢外科治疗中心"。同年，"中国减重及代谢外科学院"成立，建立了由国内知名专家组成的讲师团，进一步加强了全国范围内巡讲。此外，组织国内减重代谢外科及内分泌科一线专家共同起草制定了我国首个减重代谢外科指南——《中国肥胖和2型糖尿病外科治疗指南（2014）》。该指南参照美国2013版减重手术实践指南，同时根据我国国情进行了相应调整，简化结构、删减重复内容、增加了减重代谢疾病诊断与治疗流程图。该指南中对代谢手术的适应证、禁忌证、术前评估、手术要点的规范、术后随访等均作以明确阐述。

据CSMBS不完全统计，截至2010年我国全年总手术量约为650例，2011年增至1 250例，2013年全国手术量已突破3 000例，2017年达到8 850例。我国2010—2017年代谢外科手术总体趋势逐年增加，除BPD-DS手术较少开展外，其他3种手术与全球呈现相同的变化趋势，根据全国多家减重代谢外科治疗中心数据汇集分析，2010—2012年期间，AGB的开展比例由34%下降至5%，2012年以后基本不再使用；而SG手术的开展比例呈上升趋势，从2011年的10%上升至2017年的60%；2010—2013年期，RYGB的比例从57%上升至64%，2013年后逐步下降，2017年降至30%。减重代谢外科在发展过程中，理念不断更新，大量临床数据评估了不同治疗方式、不同手术方式的获益及风险。同时也为临床不同术式的选择提供了I类临床证据。2013年，全国开展代谢手术的省/市有21个；开展例数>100例的省/市仅有9个，包括辽宁省、北京市、江苏省、上海市、浙江省、陕西省、重庆市、湖南省、广东省。2014年，全国开展的省/市有24个；开展例数

>100 例的省/市增加至 13 个,新增省份包括黑龙江省、吉林省、河北省、四川省。全国共有 152 家医院开展代谢手术,但年手术量 >50 例的医院仅 17 家。

代谢手术进入中国的十余年取得了一定程度发展,却也存在诸多问题:①虽然我国肥胖症患者基数庞大,但肥胖程度较欧美国家低,手术意愿不强烈,进而限制了学科发展;②由于宣传活动开展不充分,广大群众甚至部分医生无法破除肥胖及糖尿病是内科疾病的固有观念,认为内科治疗甚至商业性质的减肥课程及手段均优于代谢外科手术;③虽然至今发布了一系列指南及专家共识,但是部分医疗机构未按照指南严格操作;④多学科、多中心协作开展滞后,缺乏多中心、大样本、长期针对中国人的临床数据支持,大大降低了代谢外科手术疗效的说服力;⑤缺乏系统规范的继续培训;⑥缺乏足够的院际及国际交流。此外,各代谢病中心各自为战,并未形成有效的合作及交流,因此严重限制了我国减重代谢外科的发展。因此必须提出我国代谢中心未来的发展模式,抓住机遇,整合资源,加强合作,深化交流,进而促进发展。

由于减重手术并非只是单纯的胃肠道外科手术,而是包含对病态肥胖患者的病理及生理的了解、术前的评估、术后管理以及对各种并发症的妥善处理,也需致力于减重手术后的长期追踪,以解决减重手术可能导致的长期营养问题,并发症以及肥胖复发的处理。目前减重外科治疗糖尿病患者更扩大为对各种相关情况评估、处理手术合并症等复杂问题的掌握。因此,减重外科已成为一个新的重要外科分支,不但有专业的学会,许多医学中心也都有独立的减重外科。目前减重外科因为良好的减重以及缓解相关并发症的效果和年手术例数的急剧增加,也愈来愈得到医学界的重视,许多的研究资源也被投入,而许多新的功能也被发现。通过专业的分工,更广泛而深入的研究,减重外科将会有更好的发展,也可为患者提供更多、更好的服务。随着文明的社会环境以及生活方式的改变,肥胖与其相关的 2 型糖尿病已成为当代最常见的代谢疾病,。减重手术通过胃肠道的减容或重建,是病态肥胖与控制不易的肥胖型 2 型糖尿病患者最佳治疗方法。如何持续提升减重手术的治疗效果,以及如何训练更多专业的从业人员推广减重手术,使更多的患者获益保证手术的安全性将是未来减重外科重要的研究方向。

（刘金钢）

参 考 文 献

1. Kremen AJ, Linner JH, Nelson CH. An experimental evaluation of the nutritional importance of proximal and distal small intestine. Ann Surg, 1954, 140（3）: 439-448.
2. Pories WJ, Swanson MS, MacDonald KG, et al. Who would have thought it？An operation proves to be the most effective therapy for adult-onset diabetes mellitus. Ann Surg, 1995, 222（3）: 339-350; discussion 350-352.
3. WHO. Obesity: Preventing and Managing the Global Epidemic. Report of A WHO Consultation（WHO Technical Report Series 894）. Who/nut/ncd, 1998.
4. International Diabetes Federation. IDF Diabetes Atlas-8th Edition. Diabetes Atlas http://www. diabetesatlas. org/（2017）.
5. World Health Organization. 10 facts about diabetes［EB/OL］.［2014-11-20］. http://www. who. int/features/factfiles/diabetes/en/
6. 中华医学会外科学分会内分泌外科学组,中华医学会外科学分会腹腔镜与内镜外科学组,中华医学会外科学分会胃肠外科学组,等. 中国肥胖病外科治疗指南（2007）. 中国实用外科杂志, 2007,（10）: 759-762.
7. 刘金刚,郑成竹,王勇. 中国肥胖和 2 型糖尿病外科治疗指南（2014）. 中国实用外科杂志, 2014, 34（11）: 1005-1010.
8. 刘金钢. "中国肥胖和 2 型糖尿病外科治疗指南（2014）"的重点解读. 外科理论与实践, 2015, 20（05）: 372-374.
9. 刘金钢,周勇. 代谢性疾病外科手术方式的发展及演变. 中国普外基础与临床杂志, 2018, 25（03）: 257-260.

第二节　肥胖症及糖尿病手术的适应证

1. 概述　减重与代谢手术不仅可以显著降低病态肥胖症患者的体重,还可以改善、甚至治愈肥胖症合并的糖尿病、高血压、高脂血症、多囊卵巢综合征、睡眠呼吸暂停综合征等疾病。所以,减重与代谢手术的适应证和禁忌证包括针对肥胖症和肥胖症合并症两方面。BMI是目前肥胖症分级最常用的指标,也是国际上判断是否适合减重与代谢手术治疗的重要临床标准。1991年,美国国立卫生研究所达成了首个病态肥胖症的外科治疗共识。在该共识中,明确指出手术适应证包括单纯BMI ≥40kg/m^2、BMI在35~40kg/m^{2}合并高危并发症的病态肥胖症患者。由于缺乏证据支持,不推荐对儿童和青少年进行减重与代谢手术,即便患者BMI ≥40kg/m^2。随着减重与代谢手术在全世界范围内的广泛开展,大量队列研究、随机对照研究、系统回顾和Meta分析证实了减重与代谢手术对病态肥胖症、糖尿病等肥胖合并症具有良好的治疗效果。基于相关的证据,减重与代谢手术的适应证也不断扩展。其中最显著的变化是手术治疗糖尿病得到了国际学术组织的广泛推荐并形成多个共识和指南,对于儿童和青少年的适应证也有了相应的推荐。由于缺乏针对肥胖症和糖尿病之外的肥胖症并发症的治疗效果证据,目前尚无其手术治疗共识和指南。

虽然我国已经跃居为世界第一肥胖症大国,但是我国的肥胖症研究启动晚、结果缺乏,尚未有基于我国数据的肥胖症分级标准、饮食和生活方式干预治疗肥胖症的效果评价等。此外,我国减重与代谢手术总量较少,缺乏多中心、大队列研究对手术效果、并发症等的评价。因此,我国各类指南中对于减重与代谢手术适应证的推荐主要依据国外数据,尚缺少基于国人肥胖数据特征的减重与代谢手术适应证。

2. 适应证 减重与代谢手术目前主要分为初次手术和修正手术。由于儿童和青少年尚处于生长发育期,其手术适应证有别于成人,将其作为一个特殊的群体,对其适应证单独进行叙述。

(1)初次手术:综合中华医学会外科学分会甲状腺及代谢外科学组、中国医师协会外科医师分会肥胖与糖尿病医师委员会、国际肥胖外科联盟、国际糖尿病联盟、美国糖尿病学会等国内外学术组织的指南,推荐对符合表1的肥胖症和糖尿病患者开展减重与代谢手术治疗。

单纯肥胖患者手术适应证:①BMI ≥37.5kg/m^2,建议积极手术;32.5kg/m^2 ≤BMI<37.5kg/m^2,推荐手术;27.5kg/m^2 ≤BMI<32.5kg/m^2,经改变生活方式和内科治疗难以控制,且至少符合2项代谢综合征组分,或存在合并症,综合评估后可考虑手术。②男性腰围 ≥90cm、女性腰围 ≥85cm,参考影像学检查提示中心型肥胖,经多学科综合治疗协作组(MDT)广泛征询意见后可酌情提高手术推荐等级。③建议手术年龄为16~65岁。

注:①代谢综合征组分(国际糖尿病联盟定义)包括:高三酰甘油(TG,空腹 ≥1.70mmol/L)、低高密度脂蛋白胆固醇(HDL-ch,男性空腹 <1.03mmol/L,女性空腹 <1.29mmol/L)、高血压(动脉收缩压 ≥130mmHg 或动脉舒张压 ≥85mmHg,1mmHg=0.133kPa)。②合并症包括糖代谢异常及胰岛素抵抗,阻塞性睡眠呼吸暂停低通气综合征(OSAHS)、非酒精性脂肪性肝炎(NASH)、内分泌功能异常、高尿酸血症、男性性功能异常、多囊卵巢综合征、变形性关节炎、肾功能异常等,尤其是具有心血管风险因素或2型糖尿病(T2DM)等慢性并发症。③对BMI为27.5~32.5kg/m^{2}的患者有一定疗效,但国内外缺少长期疗效的充分证据支持,建议慎重开展。④双能X线吸收法测量Android脂肪含量与腹部脂肪及内脏脂肪分布相关,如Android脂肪含量显著升高提示中心型肥胖,或MRI对腹部内脏脂肪含量进行评估。

T2DM患者手术适应证:①T2DM患者仍存有一定的胰岛素分泌功能。对于病史在5年以内的患者,术后糖尿病长期缓解率显著高于病史较长的患者,建议手术及早进行。②BMI ≥32.5kg/m^2,建议积极手术;27.5kg/m^2 ≤BMI<32.5kg/m^2,推荐手术;25kg/m^2 ≤BMI<27.5kg/m^2,经改变生活方式和药物治疗难以控制血糖,且至少符合2项代谢综合征组分,或存在合并症,慎重开展手术。③对于25kg/m^2 ≤BMI<27.5kg/m^{2}的患者,男性腰围 ≥90cm、女性腰围 ≥85cm及参考影像学检查提示中心型肥胖,经MDT广泛征询意见后可酌情提高手术推荐等级。④建议手术年龄为16~65岁。对于年龄 <16岁的患者,须经营养科及发育儿科等MDT讨论,综合评估可行性及风险,充分告知及知情同意后谨慎开展,不建议广泛推广;对于年龄 >65岁患者应积极考虑其健康状况、合并疾病及治疗情况,行MDT讨论,充分评估心肺功能及手术耐受能力,知情同意后谨慎实施手术。

手术禁忌证:①明确诊断为非肥胖型1型糖尿病。②以治疗T2DM为目的的患者胰岛B细胞功能已基本丧失。③对于 BMI<25.0kg/m² 的患者，目前不推荐手术。④妊娠糖尿病及某些特殊类型糖尿病患者。⑤滥用药物或酒精成瘾或患有难以控制的精神疾病。⑥智力障碍或智力不成熟，行为不能自控者。⑦对手术预期不符合实际者。⑧不愿承担手术潜在并发症风险者。⑨不能配合术后饮食及生活习惯的改变，依从性差者。⑩全身状况差，难以耐受全身麻醉或手术者。

（2）修正手术：修正手术是指初次手术后由于手术效果不佳和/或术后严重并发症等而需要接受的再次手术。与初次手术相比，修正手术的风险更高、手术操作难度更大，所以需要进行非常严格的患者选择和术前评估。

适应证

1）减重效果不佳或复胖。

2）肥胖相关的代谢病与合并症治疗效果欠佳或复发。

3）初次减肥手术后 BMI ≥35kg/m² 或 ≥27.5kg/m² 且伴有严重的控制不佳的糖尿病等肥胖相关合并症。

4）保守治疗无效的严重术后并发症。

手术效果不佳包括减重效果不佳（术后1年的多余体重减少百分比小于50%）、复胖（体重下降到最低点后重新增加的体重数大于最低点体重的15%）和肥胖相关合并症的治疗效果不佳或复发。手术效果不佳和复胖与手术不规范、术后不良的饮食和运动习惯没有纠正有关，术后缺乏随访与饮食运动指导者更容易发生。

术后严重并发症主要是指保守治疗无效的严重的胃食管反流、严重倾倒综合征、顽固性低血糖、顽固性呕吐或腹泻、吻合口狭窄、顽固吻合口溃疡、消化道梗阻、消化道瘘道形成、内疝、胃束带移位或胃壁腐蚀、难以纠正的严重贫血、低蛋白血症、微量元素缺乏、体重过低等。

手术禁忌证：修正手术的禁忌证包括一般手术的禁忌证及一些特别的禁忌证。

1）与初次手术间隔<24个月，因手术后严重并发症，如狭窄和瘘等而进行修正手术的患者除外。

2）BMI<27.5kg/m²，因为初次手术后发生严重营养不良等并发症而需要进行修正手术的患者除外。

3）缺乏多学科团队的联合诊治。

4）患者不遵循术后的随访建议与饮食指导。

5）患者一般情况较差，难以耐受手术。

6）减重效果良好但是糖尿病等肥胖相关代谢病效果不好。

（3）儿童和青少年的减重与代谢手术：2012年，美国首次发布了儿童、青少年减重与代谢手术指导意见。基于不断增加的临床研究证据，美国于2018年发布了儿童、青少年减重与代谢手术指南。目前，已有足够的临床证据证实，减重与代谢手术可以为儿童、青少年患者带来良好的长期效果、体重相关生活质量、花费-效益比。由于儿童和青少年时期的肥胖将导致成年后更严重的合并症，因此，提倡对存在严重并发症的儿童、青少年肥胖症患者积极进行手术治疗。

手术适应证：

1）BMI ≥40kg/m² 或者同龄 BMI 的95百分位的140%；

2）BMI ≥35kg/m² 或者同龄 BMI 的95百分位的120%，合并阻塞性睡眠呼吸暂停（AHI>5）、2型糖尿病、特发性颅内压增高、非酒精性脂肪性肝炎、胃食管反流病、高血压、骨骼发育并发症（O形腿、股骨头骨骺滑脱）、生活质量低下等。

开展青少年减重与代谢手术，需要多学科评估患者及其家庭是否具有完成术前、术后相关治疗的能力。

不能因患者存在认知障碍、精神疾病、饮食紊乱治疗史，骨骼发育不成熟，性发育不成熟而拒绝为其进行减重与代谢手术。

对于 Prader-Willi 综合征（PWS），下丘脑性肥胖（hypothalamic obesity，HyOb）和其他肥胖综合征，目前尚缺少其他有效治疗方案。如果存在严重合并症，也推荐为上述患者进行减重与代谢手术治疗。

手术禁忌证：

1）药物可以纠正的肥胖症；

2）药物滥用等原因导致的肥胖；

3）患者存在精神疾病、心理障碍，且术后无法遵医嘱配合饮食、药物治疗；

4）术后 12~18 个月内计划怀孕。

3. 减重与代谢手术的高危患者 尽管减重与代谢手术治疗肥胖症及糖尿病等肥胖症相关并

发症的效果显著,但是根据报道,围手术期存在一定的死亡率和并发症发生率。减重与代谢手术最常见的死亡原因和并发症包括肺栓塞、肺炎、切缘或吻合口瘘、溃疡和肠梗阻等。区分高危患者、进行术前风险分级可以有效降低减重与代谢手术的风险。由于肥胖症和糖尿病本身都是外科手术的危险因素,符合减重与代谢手术指征、并从手术获益最大的人群,也正是手术风险最高的部分人群。根据文献报道,减重与代谢手术的高危因素可以分为以下几类。

（1）年龄和性别：随着病态肥胖症患者年龄的增加,出现并发症的风险也相应的增加。年龄大于 50 岁是术后并发症的危险因素。男性肥胖症患者的并发症发生率和死亡率的风险也较女性高。虽然性别和年龄无法改变,但可以使这些患者对其手术高风险有所了解,以便更好地选择手术时机。

（2）BMI：BMI 越高,肥胖症并发症越多、越严重,手术难度也随之增加。研究显示,BMI 超过 50kg/m^2 为并发症发生率和死亡率升高的一个独立危险因素。因此,对于 BMI 超过 50kg/m^2 的患者,术前减重就显得更加必要。

（3）久坐：习惯于久坐的患者手术并发症发生率和死亡率增高,这与心血管健康状况差、肺功能差等因素密切相关。

（4）吸烟：吸烟可以加重肥胖症患者的血液高凝状态,增加肺不张、肺炎的发生风险,并可以加重哮喘、梗阻性睡眠呼吸暂停综合征。此外,吸烟是胃旁路术后吻合口溃疡发生的危险因素。

（5）并发症与并存病：病态肥胖症和糖尿病的并发症与并存病增加了手术风险。这些疾病包括心血管疾病（高血压、心功能不全、心肌炎、心绞痛等）、肺部疾病（阻塞性睡眠呼吸暂停、哮喘、慢性阻塞性肺病等）、肾功能不全、脂肪肝等。研究表明,高血压是减重与代谢手术术后死亡的独立危险因素。

（6）高凝状态：术后肺栓塞是减重与代谢手术围术期死亡的独立危险因素。由于肥胖、腹部腹腔镜手术、手术时间延长、下肢静脉回流受阻和术后卧床等因素的存在,减重与代谢手术患者发生栓塞的风险比较高。肥胖本身导致的内皮细胞功能受损也是导致高凝状态的重要原因。吸烟、

因低氧导致的红细胞增多也是潜在的高凝状态原因。基于此,术前应当仔细筛查患者个人和家族的栓塞病史,围手术期积极预防 DVT。

（7）阻塞性睡眠呼吸暂停：阻塞性睡眠呼吸暂停除了增加肺动脉高压、心血管风险,还增加了术后气道管理的困难。对合并阻塞性睡眠呼吸暂停综合征的患者,尤其存在低通气的患者,推荐围手术期给予睡眠呼吸机治疗。

4. 减重与代谢手术的效果评价

（1）效果评价标准：减重效果不佳和复胖的标准如修正手术部分所述,此处为糖尿病的治疗效果评价。

完全缓解：术后无需服用降糖药,仅通过改变生活方式干预即可控制血糖；糖化血红蛋白（HbA1c）<6.5%；空腹血糖（FPG）<5.6mmol/L,且 OGTT 后 2 小时血糖（2hPG）<7.8mmol/L；保持 1 年以上。

长期缓解：达到完全缓解,并维持 5 年以上。

部分缓解：术后仅通过改变生活方式干预即可控制血糖；6.5% ≤HbA1c<7.0%；FPG 5.6~6.9mmol/L,且 OGTT 后 2hPG 7.8~11.0mmol/L；须保持 1 年以上。

明显改善：降糖药种类或剂量与术前相比明显减少；术后 HbA1c<7.5%。

无效：血糖、HbA1c 与术前相比无明显改善；降糖药种类和剂量与术前相比无明显减少。

复发：手术后血糖、HbA1c 显著降低,或降糖药物种类、剂量明显减少,维持一段时间后之后再次升高。

（2）影响手术效果的因素：根据文献报道,影响减重与代谢手术治疗肥胖症和糖尿病效果的因素主要分为术前、手术和术后三类因素。术前因素包括年龄、BMI、腰围、血糖、HbA1c、C-肽水平、糖尿病病程、糖尿病治疗方案（口服药物种类、数量、是否应用胰岛素）等；手术因素包括手术方式、术者经验；术后因素包括术后指导、患者依从度（饮食、运动）、体重下降量、体重复增程度、规律复查等。

对 BMI40~50kg/m^2、50~60kg/m^2、≥60kg/m^2 的肥胖症患者的分析显示,术前体重指数越大,手术后多余体重下降百分比越低。糖尿病病程越长、胰岛功能越差、术前控制差的糖尿病患者,手术的

治疗效果也越差。对 SG 和 RYGB 减重和降糖效果的比较，目前存在较多争议。传统的观点认为，RYGB 具有更佳的减重降糖效果。近期多个高水平随机对照研究和基于随机对照研究的 Meta 分析显示，SG 和 RYGB 的减重降糖效果无显著差异。此外，传统观点认为手术对高 BMI 的糖尿病患者的降糖效果更好，也有文献支持糖尿病复发与减重效果差、体重复增有关。而一些研究结果显示，手术的降糖效果与术前 BMI、手术的减重效果无显著相关性。由于减重与代谢手术减重降糖的效果受到多因素影响，对不同因素影响手术效果的研究需要在更严格的 BMI、糖尿病严重程度分层的基础上开展。

（3）手术降糖效果预测：目前有多个评分系统可以较好地预测减重与代谢手术治疗糖尿病的效果，如 ABCD 评分系统、DiaRem 评分系统等。ABCD 评分系统（表 12-1）由中国台湾地区的李威杰教授基于国人的减重数据建立并进行了效果验证，该评分系统目前应用较广泛，可以较准确的预测手术治疗糖尿病的效果。DiaRem 评分系统（表 12-2）由美国的 George Argyropoulos 医生建立，该系统应用相对较少。

表 12-1　ABCD 评分系统

评分项	分值
年龄 / 岁	
≥40	0
<40	1
BMI/（kg/m²）	
<27	0
27~34.9	1
35~41.9	2
≥42	3
C 肽 /（ng/ml）	
<2	0
2~2.9	1
3~3.9	2
≥5	3
糖尿病病程	
>8	0
4~8	1
1~3.9	2
<1	3

注：总分 10 分，分值越大，糖尿病治疗效果越好

表 12-2　DiaRem 评分系统

评分项	分值
年龄 / 岁	
<40	0
40~49	1
50~59	2
≥60	3
HbA1c/%	
<6.5	0
6.5~6.9	2
7.0~8.9	4
≥9.0	6
糖尿病药物治疗	
仅二甲双胍	0
磺脲类药物和二甲双胍以外的胰岛素增敏药物	3
胰岛素治疗	
未用	0
使用	10

注：总分 22 分，分值越大，糖尿病治疗效果越差

（胡三元）

第三节　肥胖及 2 型糖尿病的围手术期处理

我国开展减重外科始于 2000 年，随着我国肥胖和代谢病患者的不断增多，减重代谢手术成为该类患者的主要治疗手段。2011 年，中华医学会糖尿病学分会和中华医学会外科学分会认可了代谢手术是治疗伴有肥胖的 2 型糖尿病的手段之一。2012 年中国医师学会外科医师分会肥胖和 2 型糖尿病外科医师委员会（China Society for Metabolic and Bariatric Surgery，CSMBS）成立后，在全国范围内倡导减重代谢手术应严格控制手术适应证及规范手术操作，促进了我国减重外科的健康发展，减重手术（腹腔镜袖状胃切除术、腹腔镜胃旁路术等）逐渐被大家认识并接受，已经成为一个成熟的治疗肥胖、糖尿病等代谢疾病的方式。随着医疗技术的不断进步，手术经验的增加及围手术期护理质量的提高，减重手术的整体安全性和手术效果也显著提高，但肥胖和 2 型糖尿病本身是一个综合性、复杂的病理生理过程，对于

围手术期的处理原则更应严格把控和执行。

一、咨询与评估

（一）门诊时咨询

减重和代谢门诊有别于传统科室的诊疗门诊，患者往往体态臃肿、活动笨拙，因此无需进行传统的诊疗检查，仅通过身高、体重、体重指数（body mass index，BMI）就可以评估患者是否属于肥胖及肥胖程度，从而决定是否需要进一步入院治疗。

（二）入院后评估

1. 营养评估及管理

（1）简单宣教：纠正不良进食习惯，调整膳食结构，提前适应饮食管理，为术后的饮食指导做好铺垫。

（2）营养评定及干预：肥胖患者常伴有营养物质代谢异常，可伴（或不伴）临床表现，营养师应在门诊咨询或入院后及早进行评估，给予营养干预和指导，积极改善营养不良或营养过剩。同时评估患者术前是否就已存在消化道吸收不良及营养元素缺失导致代谢异常症状，积极通过饮食调配进行膳食调整，一方面保证围手术期的营养摄入，另一方面为手术方式的选择提供次要依据。

（3）体脂评估：个案管理师进行体脂分析检测，协助住院医生进一步了解患者体脂状态，配合营养师进行饮食干预，鉴别肥胖类型（肌肉型肥胖、脂肪性肥胖和混合型肥胖），根据分析结果告知不同患者的减重预期。

（4）术前减重：减重手术的难度和风险与肥胖程度呈正相关，一般建议体重指数超过 $50kg/m^2$ 术前应制订减重计划（饮食干预、运动控制、中医辅助及运动处方等），时间 2~8 周不等，减重预期应不少于入院时体重的 5% 左右，主要目的是减少腹部脂肪和肝脏体积，增加手术操作成功率，同时预防肥胖相关的代谢和心脑血管并发症的发生，进一步增加患者减重的决心和信心。术前调动患者的运动乐趣，培养运动意识和习惯，为术后保持减重效果、维持健康生活方式奠定基础。

2. 心理评估及管理

肥胖患者往往表现出自卑、不善交际、拒绝与人沟通的特点，入院后可申请心理咨询专科介入，常规进行心理评估量表的测评，详尽了解患者及家属不良情绪（紧张、焦虑、恐惧等），并及时给予心理疏导，建立心理健康档案。

3. 个人行为管理

临床医师与个案管理师相互协作，积极纠正患者不良生活习惯及行为，除戒烟、戒酒外，更应关注患者的作息习惯（如晚睡、熬夜、昼夜颠倒等），提前适应个案管理模式。

4. 精神疾病管理

肥胖患者常因为不自信导致自闭，表现出抑郁倾向或者其他精神问题，但精神疾病不是减重代谢手术的绝对禁忌，如确诊或心理评估有精神疾病倾向的患者，经精神专科治疗且症状稳定至少 6 个月以上可考虑进行减重手术。

5. 依从性评估

减重手术效果源于手术方式和操作的严格把控，以及术后的个案管理和随访指导。患者既往有无法戒断的酒瘾、毒瘾，或有明显的厌医、厌院心理无法保证术后定期随访复查，或有无法控制的情绪化进食习惯等，应慎重或拒绝行减重手术。

二、常规检查

（一）健康宣教

减重代谢外科病房也应符合"肥胖特点"，舒适开阔且便利的病房、宽敞且开合方便的门窗、宽大结实的床铺及座椅、宽敞方便的卫生间、精准且承重大的体重秤以及合体舒适的病号服、腹带、血压计袖带等。肥胖患者体型庞大，活动笨拙，在进行日常活动和体育锻炼时应有家属陪同，量力而行，避免摔倒及运动副损伤，同时注意保暖，预防上呼吸道感染，避免长时间同一姿势坐卧。

（二）病史询问

根据表格病例的要求完成病史采集及询问，但应突出减重外科专业的特点和重点：

1. 个人联系方式要准确、全面，患者本人及家属均要采集。

2. **肥胖相关情况**　肥胖形成的原因及时间跨度；尝试的减重方式、经历和效果；对于减重手术的接受程度及理解程度；对减重手术的担忧程度；对于减重手术的效果预期；对于术后改变生活方式、饮食习惯的决心和信心；家庭和社会关系对于减重手术的支持和接受程度等。

3. 个人的生活环境和饮食特点、习惯、喜好。

4. 个人的工作性质及强度，是否能够配合术后饮食管理。

5. 既往疾病史及手术史（尤其是腹部手术史），以及药物应用的具体情况。

6. 肥胖相关病史

（1）内分泌系统筛查或代谢疾病：糖尿病及类型、高脂血症、高胆固醇血症、高尿酸血症、高乳酸血症、高胰岛素血症、甲亢或甲减、ACTH 综合征、库欣综合征、醛固酮增多症、脂肪肝（类型及程度）、胆道疾病、免疫系统疾病等。

（2）心脑血管疾病：高血压（类型及控制情况）、冠状动脉硬化性心脏病、先天性心脏病、脑出血、脑血栓、脑梗死、头部手术史等。

（3）呼吸系统疾病：肺气肿、哮喘、重症肺炎、肺栓塞、睡眠呼吸暂停综合征、肥胖低通气综合征、低氧血症、支气管痉挛、气道高反应、肺部手术史等，是否有过无创呼吸机、有创呼吸机甚至气管切开治疗病史。

（4）生殖系统疾病：女性患者是否有过妇科手术史，是否有闭经、多囊卵巢及不孕症等，育龄妇女详细询问月经史，常规行早孕试验；适龄未育并伴有多囊卵巢患者是否有生育诉求，告知减重手术术后受孕概率增加，并合理安排妊娠计划；男性患者有无泌尿系统疾病以及男性性腺功能减退症。

（5）血管疾病：是否有心脑及动静脉血管血栓病史、凝血功能异常病史，以及相关家族遗传病史。

（6）精神疾病：明确诊断的精神系统疾病史，应了解详细的治疗过程及用药情况。

（7）是否存在明显的肥胖及代谢病家族遗传病史。

（三）体格检查

入院时准确测量身高（m）、体重（kg）、腹围（cm）、体重指数 BMI（kg/m²）、腰臀比、血压（mmHg）、血氧饱和度（%）以及基础心率（次/min），同时观察患者腹部有无手术瘢痕、生理或病理性缺陷、毛发旺盛程度以及皮肤异常改变等。

（四）实验室检查

1. 一般检查 血常规、血型、尿常规、免疫常规、肾功能、血糖、血脂、尿酸、离子电解质等。

2. 肥胖相关检查

（1）血糖：如空腹血糖升高，应进一步完善糖化血红蛋白、糖耐量及胰岛素相关抗体，检查是否确诊 2 型糖尿病、糖耐量受损、胰岛素抵抗及高胰岛素血症（伴或不伴黑棘皮症），充分评估胰岛β细胞功能，是否存在严重的胰岛素分泌不足；糖尿病患者（尤其青少年和病史较长者）进一步检查胰岛素自身抗体，鉴别 1 型糖尿病倾向。

（2）凝血功能是否存在异常，评估血栓风险。

（3）乳酸：肥胖患者常伴有明显的乳酸代谢障碍，尤其是伴有 2 型糖尿病的肥胖患者。

（4）甲状腺功能：肥胖患者体内激素代谢紊乱，需排除甲状腺功能亢进引起的心功能异常、甲状腺功能减退导致的肥胖等。

（5）内分泌激素水平：性激素、肾上腺素、去甲肾上腺素、皮质醇、醛固酮等内分泌激素的代谢水平，青少年需排除内分泌型肥胖。

（6）营养元素水平：微量元素（如钙、铁、锌、磷、维生素 $A/D_3/B_1/B_2/B_6/B_{12}$、叶酸等）的水平异常，应积极改善。

（7）心肌酶、肌红蛋白、肌钙蛋白、D-二聚体及同型半胱氨酸：了解肥胖患者潜在的心肌梗死、心功能衰竭及血压风险。

（8）人绒毛膜促性腺激素（HCG）：未婚女性、育龄期女性肥胖患者多伴有月经不调，需排除妊娠和意外妊娠的可能。

（9）C-反应蛋白、降钙素原：了解患者继发感染的概率，为抗生素治疗提供支持。

（10）肝功能：肥胖患者多伴有中、重度脂肪肝，导致转氨酶、胆红素升高。

（11）血红蛋白：肥胖患者多伴有血红蛋白升高，除提示营养过剩外，阻塞性睡眠呼吸暂停低通气综合征（obstructive sleep apnea hyponea syndrome，OSAHS）患者睡眠时多伴有憋气，机体长期处于低血氧状态，血红蛋白代偿性增高较明显，可作为评估 OSAHS 的佐证之一。

（五）辅助检查

1. 常规心电图、心脏超声 了解心脏功能，是否存在心律失常、心肌缺血以及急性心力衰竭等围手术期心血管事件危险因素，心肺运动试验评估活动代谢当量，若活动耐量减低，进一步检查24 小时动态心电图、冠状动脉 CT 以及冠状血管造影等。若伴有明显心功能不全，专科最佳药物治疗 3 个月以上才可考虑减重手术。

2. 腹部超声 了解腹腔基本情况、腹壁脂肪厚度、肝脏大小、胆道结石以及是否存在肿瘤及异位器官。

3. 胸部 CT 或正侧位 X 线摄片　了解气道及肺部情况，是否存在明显的肺气肿、肺结核以及肺肿瘤的可能。

4. 肺通气、动脉血气分析　了解是否存在严重的通气功能障碍、低氧血症以及酸碱失衡等，肥胖患者往往合并严重的肥胖低通气综合征，若患者清醒状态下出现低氧血症，或明显的 CO_2 潴留（>45mmHg），则应重点预防改善。

5. 颈部血管超声　了解颈部动、静脉血管是否存在活动性斑块、狭窄及变异。是否存在颈部动脉、静脉疏离，为中心静脉穿刺提供支持。

6. 双下肢超声　了解血管有无活动性斑块、血栓及相关风险，有无明显的下肢淋巴水肿。

7. 肾上腺超声　肥胖伴高血压患者需排除肾性高血压。

8. 妇科超声（或阴式彩超）：女性患者需排除妇科肿瘤可能，未婚及未育患者了解是否存在闭经及多囊卵巢。

9. 甲状腺超声　是否存在桥本病、甲状腺肿瘤等，同时结合甲状腺功能评估。

10. 睡眠呼吸监测　整夜多导睡眠呼吸监测是诊断阻塞性睡眠呼吸暂停的金标准，但技术、设备及时间等不具备的条件下，可通过多种问卷表格调查评估，STOP-Bang 问卷表因具有较高的敏感性和阴性患者符合率，较多适用于中、重度睡眠呼吸暂停的筛查，8 个问卷试题中，有 3 个以上的阳性结果，则高度怀疑为睡眠呼吸暂停患者，同时结合睡眠暂停症状综合筛查：夜间睡眠鼾症伴呼吸暂停、日间嗜睡、夜间憋气、睡眠质量差以及明显的代谢综合征等。

11. 胃镜（或消化道造影）　了解是否存在消化道溃疡、出血及幽门螺杆菌感染，近一个月内行胃镜检查者可单独行幽门螺杆菌检测，同时评估是否伴有反流性食管炎（GERD）以及程度、有无食管裂孔疝及其他病变。

12. 纤维结肠镜　对于长期便秘或排便习惯改变的患者、准备进行胃肠改道手术的患者，应进行肠镜检查，排除炎性溃疡型肠道病变、先天巨结肠、家族性肠息肉以及肿瘤的可能。

13. 颅内血管超声、头颅（垂体）CT 或 MRI 或 MRA　了解颅内血管是否存在狭窄、变异及血栓，排除垂体疾病，评估脑血管风险。

14. 体质分析仪或者腹部 MR　了解脂肪分布情况。

三、术前准备

（一）术前减重

对于 BMI 超过 $50kg/m^2$ 的重度肥胖患者，术前应积极减重，可申请营养科、中医科、康复科等辅助，条件允许时，制订运动康复处方，保证运动安全的前提下达到快速减重的目的。术前较为理想的目标体重是减掉入院体重的 5% 左右，将会明显降低手术难度以及围手术期风险。

（二）皮肤护理

毛发旺盛者需清理毛发，注意个人卫生，避免过度用力揉搓皮肤，保护皮肤的完整性。手术区域及穿刺部位进行局部消毒，预防毛囊及皮肤褶皱处的细菌滋生，增加感染概率。

（三）口腔护理

避免刺激性及高脂类饮食，预防口腔溃疡，注重口腔清洁，漱口液日常护理，预防口腔菌群移位。

（四）胃肠道准备

规律饮食，改变膳食结构，避免高脂、高盐、高胆固醇及刺激性饮食，保持大便通畅，口服肠道消炎药物，预防菌群失调，术前 6 小时禁食、4 小时禁水（BMI 较大者应适当延长禁食、禁水时间），并常规应用胃动力药和抑酸药物。

（五）呼吸系统管理

胸部及腹部脂肪组织的堆积对胸廓和膈肌产生机械性压迫，导致患者呼吸顺应性下降以及功能残气量减低，从而导致通气功能受损，引起严重的通气功能障碍。

1. 胸部 CT 提示肺部炎症或伴有上呼吸道感染的患者给予抗生素治疗，疗程 7~14 天。

2. 睡眠呼吸暂停低通气综合征（obstructive sleep apnea hyponea syndrome OSAHS）：主要是由于肥胖患者上气道狭窄或阻塞，造成患者睡眠时反复呼吸暂停、低通气，导致血氧饱和度下降、睡眠结构紊乱，长期低氧血症和高碳酸血症，引起肺动脉高压、高血压、心律失常，最终导致严重的心脑血管并发症甚至死亡，因此减重手术患者应重

点评估 OSAHS 风险,并对高风险患者积极制订术前预案:

（1）准确计算 BMI,对于咽反射敏感、重度 OSAHS（伴中或重度低氧血症）及合并高血压、糖尿病和心脏病者,全面评估,术前积极正压通气治疗 2~4 周,同时心肺功能锻炼、吸氧改善全身状态,通过监测动脉血气分析进一步评估。

（2）对于 BMI 过大、体态肥胖、颈部短粗舌体巨大,术前麻醉科评估预计气管插管困难者;或重度 OSAHS 伴重度低氧血症,最低血氧饱和度 <50% 或伴有较严重的心脑血管疾病者,可考虑先行气管切开,但需与患者及家属沟通确认。

3. 肥胖低通气综合征 肥胖患者（BMI >30kg/m²）合并清醒时动脉高二氧化碳血症（$PaCO_2$>45mmHg,1mmHg=0.133kPa）,且除外其他已知的导致低通气原因。因严重的睡眠呼吸暂停患者长期的低氧血症和高碳酸血症,呼吸中枢对高二氧化碳血症的敏感性降低,呼吸的驱动只能依赖于低氧血症,从而导致 II 型呼吸衰竭,严重者可出现 Pickwickian 综合征,表现为肥胖、重度嗜睡、低氧血症、高二氧化碳血症、右心衰竭和红细胞增多症,且低通气综合征与肥胖程度成正相关。术前均应该给予正压通气治疗 2~4 周,结合肺功能锻炼,监测血氧饱和度,降低围手术期风险。

4. 哮喘、支气管炎等 肥胖是哮喘的独立危险因素,尤其是在有吸烟史的女性肥胖患者中发病率更高,多半因可逆性的气道阻塞和气道高反应性导致,且肥胖患者中存在高比例的过敏原致敏率,亦是诱发哮喘发作的原因之一,术前嘱患者放松心情,避免紧张焦虑等不良情绪,戒烟,注意上呼吸道的防护措施,可适当给予 β 受体拮抗剂或抗胆碱能药物雾化吸入。

（六）评估静脉血栓栓塞（venous thrombo-embolism，VTE）风险

既往静脉血栓病史、BMI 过高、高龄（>50 周岁）、男性、吸烟、肢体活动能力减弱、激素治疗病史、肥胖低通气综合征、肺动脉高压、血流动力学异常、代谢综合征、减重手术时间和方式等,在理论上,这些均是减重外科的高风险因素,且随着体重的增加,VTE 的风险相应增加,因此对于减重手术患者入院后 VTE 的评估及预案应包括:

1. 患者长期应用抗凝药物、非甾体抗炎药物等,应在术前 3~7 天停用,并多次复查凝血酶原时间、纤维蛋白原含量等。

2. 对于 VTE 高风险人群或者凝血异常的患者,术前应常规给予皮下注射低分子肝素治疗,但术前一天应停用,降低手术过程中的出血风险。

3. 对于高风险患者,术前常规进行机械性双下肢气压加压治疗、穿戴弹力袜等措施预防围手术期的 VTE。

4. 对于合并低通气综合征的肥胖患者,同时伴有肺动脉高压或血液高凝状态,在常规预防手段的基础上,可考虑下腔静脉滤器置入,但需相关专科评估风险和收益。

（七）肥胖合并 2 型糖尿病患者（尤其口服二甲双胍）

常伴有高乳酸血症,术前应停用二甲双胍,根据专科意见改用短 - 中效胰岛素,同时增加液体摄入促进乳酸代谢,降低心脑血管风险。

（八）血糖控制

正常情况下,外科手术在应激状态下会促使血糖应激性升高,对于血糖异常或者糖尿病患者更为明显,术前血糖控制的目的是避免血糖异常升高、酮症（或酮症酸中毒）以及低血糖,因此术前空腹血糖宜控制在 8.0~11.1mmol/L 以内,同时尿糖（+/-）、酮体（-）,血糖控制良好者可坚持原治疗方案,但术前一天应停用口服降糖药物（二甲双胍等,改用短 - 中效胰岛素控制血糖）;血糖控制不佳者或血糖持续升高不降者,应根据血糖监测情况进行内分泌专科会诊调整降糖方案;手术当日停用降糖药及胰岛素,同时术前禁食患者应预防饥饿性酮症,根据 BMI 及血糖控制情况,术前应该予至少 150g 糖保证术前患者的热量供应,胰岛素配比用量应为 1/3~1/2,同时做好血糖监测。

（九）血压控制

排除原发性高血压及肾性高血压,进行心血管内科专科会诊并指导治疗,规律应用降压药物至少一周以上,围手术期血压控制在 135~145/80~90mmHg 较理想,做好血压监测,并告知患者规律作息,避免焦虑情绪,低盐饮食,忌烟酒等。

（十）肝功能异常

肥胖患者多伴有中度或重度脂肪肝,排除肝

胆系统疾病后,若患者转氨酶超过正常高值2~3倍以上,多与肝脂肪代谢异常有关,入院后应积极改善膳食结构,遵从低盐、低脂、高蛋白、高纤维素饮食,配合运动方案,应用保肝药物,定期复查,改善后方可手术。

(十一)麻醉管理

首先,肥胖可导致体型、局部解剖改变,手术操作空间受限和并发症的发生等,患者术前应组织麻醉医生会诊,一方面全面评估围手术期肥胖患者的麻醉意外风险,并给予处理意见;另一方面,由于肥胖患者口咽空间狭小,颈部脂肪堆积,要提前做好困难气管插管的准备,准备相应人员和设备、器械,制订应急预案。另外,肥胖患者由于皮下脂肪堆积,血管表面定位困难,凡拟行周围、深静脉及桡动脉穿刺者,以及常规中心静脉穿刺者,术前应于超声下定位完成穿刺置管,以便进行动脉血压、血气分析、输血、输液等。

(十二)重症管理

对于伴有复杂或难以短期改善合并症的肥胖代谢病患者,应申请重症医学专科会诊,全面评估围手术期风险,并制订危重症处理措施,必要时术后可转入ICU进一步监测。

(十三)多学科协作

对于伴有明显代谢病的重度及超重度肥胖患者,术前应反复组织多学科联合会诊,减重代谢外科应协同内分泌科、心血管内科、营养科、麻醉科、耳鼻喉科、呼吸内科、重症医学科、康复科等进行反复讨论及会诊,降低围手术期风险。

四、术中管理

(一)人文关怀

对于外科手术患者而言,手术室和外科手术都比较神秘,普遍存在焦虑甚至恐惧情绪,肥胖患者则更为明显,除手术前做好沟通之外,应由个案管理师陪同患者进入手术间准备手术,舒缓患者情绪,便于术中生命体征的管理。

(二)器械准备

减重患者由于体重过大,应专门设立减重外科综合手术间,配备符合要求的承重手术床以防止手术过程中因体位改变导致患者意外坠落的可能。肥胖患者腹部皮下脂肪层较厚,增加手术难度,除应常规配备腹腔镜胃肠外科手术器械外,还应配备加长型号的腹腔镜设备,以满足不同肥胖患者的手术要求。

(三)手术方式

1. 腹腔镜袖状胃切除术(laparoscopic sleeve gastrectomy,LSG) LSG最初是针对重度肥胖患者作为腹腔镜胃旁路手术准备的前期手术方式,通过前期减重达到降低腹腔镜胃旁路手术的手术难度和风险,但随访发现,LSG对于肥胖和2型糖尿病的缓解率较理想,同时操作相对简单可行,术后发生营养不良概率小,逐渐发展为减重代谢外科的一种独立手术方式。步骤如下:①建立气腹,确定戳孔位置,经戳孔进入腹腔后,胃管吸空胃内气体及胃液,观察胃部及网膜整体形态,充分游离胃大弯侧至左侧膈肌脚,以便于完整切除胃底。②经口置入直径为36F的布吉支撑管(Budge),前端沿胃小弯侧进入十二指肠并固定。③拨挡肝脏,充分显露胃体,应用腹腔镜直线切割闭合器沿胃大弯自距幽门2~5cm处并沿布吉支撑管连续闭合切割,至胃底完整切除,切割过程中保证布吉支撑管可自由移动,同时避免脾门血管及脾脏的副损伤。④胃底完整切除后,退出布吉支撑管,沿切缘以可吸收线连续缝合固定,复原网膜囊结构,经切口取出切除的胃体。

2. 腹腔镜胃旁路术(laparoscopic Roux-en-Y gastric bypass,LRYGB) LRYGB是治疗肥胖症和2型糖尿病的"金标准"术式,有效率达86.6%以上,是已经被证明了的治疗肥胖和糖尿病的有效方法,术前应严格把控手术的适应证和禁忌证。手术步骤:①建立气腹,确定戳孔位置,经戳孔进入腹腔后,胃管吸空胃内气体及胃液,观察胃部及网膜整体形态,确定贲门位置。②在贲门以下3cm处贴胃小弯切开肝胃韧带,进入小网膜囊,观察胃后壁。③以直线切割闭合器将胃小弯横行切断,后向贲门切迹游离,建立小胃囊。④上翻大网膜和横结肠,找到Treitz韧带,准备25cm纱布条,自Treitz韧带开始测量至25cm处位置后切断空肠,并游离系膜,在结肠前或结肠后上提远端空肠,与小胃囊完成胃-空肠吻合,同时将胃管送至空肠内,以可吸收线缝合吻合口。⑤自胃肠吻合口向下测量150cm处,将远端空肠与近端空肠行侧侧吻合,吻合口大小约3cm,以可吸收线缝合闭合器戳孔。⑥丝线间断缝合关闭各小肠系膜裂孔,防止系膜裂孔疝形成。⑦腹腔镜观察腹腔状况,无异常后于胃肠吻合口旁留置腹腔引流管,关腹。

(四)术中预防

1. 麻醉师监测控制血压,一方面预防血压升高导致手术创面广泛渗血,增加出血风险及手术难度;另一方面预防血压过低,避免术野血管的假阳性凝闭,患者苏醒过程中血压升高增加腹腔血管再出血的风险。

2. 术中规范操作,血管凝闭确实,规避神经、血管及脏器的副损伤,重点预防胃肠道梗阻和腹腔内疝等并发症的出现。

3. 关腹前,再次确认解剖复位程度,防止胃肠扭转的发生。

五、术后管理

除与常规胃肠外科手术术后重症监护及治疗外,减重手术术后注重以下方面:

(一)为避免术后各种原因导致的窒息风险,减重手术术后在气管插管未拔除情况下,以下情况均建议于监护室给予呼吸机辅助呼吸过渡

1. 对于 BMI>32.5kg/m² 以上的肥胖患者。

2. 伴有中、重度阻塞性睡眠呼吸暂停的肥胖患者。

3. 伴有明显的肥胖低通气综合征的肥胖患者。

4. 颈粗、咽腔狭窄、小下颌的矮胖患者。

5. 气道高反应性的肥胖患者。

6. 颅颌面畸形的肥胖患者。

7. 循环功能及呼吸功能不全的肥胖及代谢病患者。

(二)术后麻醉管理

肥胖患者手术后24小时内发生气道梗阻和通气不足的风险极高,一般采用气管插管内呼吸机辅助过渡,但预设潮气量不宜过大,因过高的潮气量并不能有效提高肥胖患者的氧合,反而会增加肺损伤的风险,同时严格掌握拔管指征:患者肌力完全恢复(自主抬头5秒以上,气道通畅,呼吸肌有力,自主呼吸下能维持血氧饱和度),且神志清醒能够完成指令动作时,应尽早拔管,避免刺激性咳嗽及误吸的可能。

1. 合适的体位,头部抬高30度为宜。

2. 加强吸氧、气道雾化和呼吸监护。

3. 对于术前存在严重的睡眠呼吸暂停和低通气的患者,尤其术前就实施正压通气调整的患者,手术后需继续使用无创呼吸机改善通气。

4. 应用合适镇痛药物,应尽量减少镇痛药的呼吸抑制作用。

5. 患者清醒后可进食清流食湿润气道,帮助适当翻身、叩背促进痰液排出。

(三)加速康复外科

为了体现加速康复外科(enhanced recovery after surgery,ERAS)的发展理念,减重手术围手术期操作应注意以下方面:

1. 术中拔出布吉支撑管时,应尽量吸空胃液及胃内积血,减少术后患者恶心、反流和呕吐的概率。

2. 术后不常规留置胃管及腹腔引流管;对于重度肥胖、修正手术、既往手术病史腹腔粘连、腹腔镜胃旁路术以及单吻合口十二指肠转位术的患者,术后留置腹腔引流管,但应尽早拔除。

3. 术后镇痛 疼痛会加重术后应激,引起血压升高、心率加快、恶心、胃肠梗阻、肌肉痉挛等,会阻碍患者早期下床活动,延缓恢复进度,常规镇痛治疗,但需预防镇痛药物导致呼吸抑制的风险。

4. 术后镇吐 部分患者对于胃肠功能重新建立的适应性较差,或体质敏感者,术后常伴有恶心呕吐症状,排除术后胃肠梗阻的因素外,应常规给予止吐治疗,避免胃肠道痉挛以及影响早期饮食恢复。

5. 麻醉清醒后早期经口进食 患者麻醉苏醒且肌力恢复后可进食清流食,以促进胃肠蠕动及激素分泌,防止肠黏膜萎缩、肠道菌群失调及移位、组织内毒素的吸收,同时促进蛋白质的合成和吻合口的愈合,加快胃肠功能的恢复,早期排气。

6. 术后下肢气压治疗,早期翻身及下床活动,预防坠积性肺炎和深静脉血栓,尤其术前伴有双下肢淋巴水肿者。

(四)血压控制

肥胖患者常伴有血压异常,术后由于麻醉药物、手术应激、血流动力学改变、气管插管异物刺激等原因常出现血压异常升高,从而增

加腹腔内出血及心脑血管意外的风险,因此术后常规监测及控制血压,通过药物控制在130~140/80~90mmHg较为理想,必要时内科专科会诊。对于顽固性高血压需排除因气道梗阻、二氧化碳潴留等呼吸暂停症状导致的血压升高,可应用无创呼吸机改善通气。

(五) 术后继续应用无创呼吸机的原则

1. 术前伴有明显的阻塞性睡眠呼吸暂停者。

2. 术前伴有明显的肥胖低通气综合征者。

3. 术后出现嗜睡、意识混沌、血压持续不降等,排除药物反应及神经系统疾病者。

4. 伴有高血压、2型糖尿病、冠心病、呼吸系统疾病的鼾症患者。

(六) 术后VTE的预防

对于减重患者而言,围手术期VTE的风险为中度或高度,术后应常规采取预防措施:

1. 术后双下肢应用机械性间歇性充气加压泵。

2. 尽早下床活动,双下肢按摩等。

3. 对于VTE高风险患者(肥胖、VTE病史、心脑血管病史、糖尿病、BMI>50kg/m² 等),术后第1日应用低分子肝素至出院(或维持疗程2~4周),监测D-二聚体、凝血酶原时间等。

(七) 对于2型糖尿病及高血压患者

制订术后监测量表,观察波动曲线,避免出现血糖异常(高血糖、低血糖等)和血压异常(高血压、低血压等),根据监测曲线随时调整饮食及治疗方案。

(八) 术后早期消化道造影

观察消化道重建结构形态,有无渗漏、梗阻及扭转,并在营养师指导下逐步恢复饮食,要求定时、定量、定餐、低糖、低脂、高蛋白饮食等。

六、出院随访管理

减重代谢外科不同于传统外科的特色之处在于——建立术后完整的随访体系。

(一) 住院医师指导

1. 术后常规口服质子泵抑制剂4~8周,避免术后反酸、烧心等症状,预防或减轻反流性食管炎,以及预防吻合口溃疡的发生。

2. 术后患者胃肠道功能重建,激素分泌水平改变,脂肪分解加速,预防胆固醇结石形成,常规应用利胆排石药物,疗程3~6个月。

3. 告知患者术后3个月内避免重体力劳动,适当运动。

4. 谨记随访复查时间及注意事项,配合个案管理师的随访管理和指导。

5. 谨慎服用临床医师医嘱外的其他治疗性药物或保健用品。

(二) 个案管理师/营养师指导

1. 制订饮食计划,严格遵循饮食恢复进程和原则进行术后饮食恢复。

2. 进行营养元素相关知识的普及,告知患者预防性补充营养元素的原则、剂量和疗程,营养不良或营养元素摄入不足时可能出现的症状,及早发现并干预。

3. 应给患者制订相应的自我监测量表,包括:体重、BMI、血糖、血压、血脂、尿酸、血红蛋白、蛋白质、营养元素等的动态波动图。

4. 每个复查随访节点存在异常指标变化,应及时沟通、分析解决,并重新制订随访方案。

5. 告知患者谨记随访复查的时间及注意事项:出院后第3、6、12、18、24个月进行随访,此后每年进行一次,并建立复查健康档案。

6. 鼓励并建议所有出院患者加入术后互助群组,互相鼓励,以提高减重效果,定期组织电话、网络、病友交流会等方式随访项目。

7. 建议患者以周为计量单位,记录体重变化情况,减重理想增加信心;减重不理想寻找原因,以保持长期减重效果。

8. 定期随访记录营养及代谢紊乱相关并发症的发生。

9. 观察患者异常代谢指标以及原发病的改善情况,结合自我监测量表和随访复查结果综合分析和干预,并指导治疗。

10. 出院心理评估及干预:密切关注术后随访患者的心理倾向和问题,是否存在饮食改变的抑郁、焦虑、厌食及暴食症状,以及社交恐惧症等,及时给予心理咨询及干预。

11. 合理安排康复运动项目及强度,有康复运动师制订运动处方,早期应以自重训练以及低强度有氧运动相结合为主,并在运动康复技师的管理下进行,避免出现运动中低血压、低血糖、运动副损伤以及其他运动相关心脑血管风险。经过复查和评估后逐渐过渡到负重训练和中、高强度有氧训练，并形成运动习惯，保证手术的长久效果。

（姜涛 白麟）

第四节 腹腔镜 Roux-en-Y 胃旁路手术

腹腔镜 Roux-en-Y 胃旁路手术（laparoscopic Roux-en-Y gastric bypass，LRYGBP）作为一种限制性和吸收不良性的减重手术，是手术治疗肥胖症最早的术式，经过四十余年的临床实践和不断改善，目前已经是美国手术治疗肥胖症的金标准术式。由于其在治疗肥胖合并的代谢紊乱综合征方面亦有很好的效果，尤其是能很好地改善甚至治愈 2 型糖尿病，故目前它也成为手术治疗 2 型糖尿病中最为重要的手术方法之一。

一、适应证

1. 建议年龄为 16~65 岁。

2. T2DM 病程 ≤15 年，且胰岛仍存有一定的胰岛素分泌功能，空腹血清 C 肽 ≥正常值下限的 1/2。

3. 患者的 BMI（kg/m^2）是判断是否适合手术的重要临床标准

（1）BMI ≥32.5，积极手术。

（2）27.5 ≤BMI<32.5，患有 T2DM，经改变生活方式和药物治疗难以控制血糖且至少符合额外的 2 个代谢综合征组分或存在合并症。

（3）25 ≤BMI<27.5，患有 T2DM，经改变生活方式和药物治疗难以控制血糖且至少符合额外的 2 个代谢综合征组分 1 或存在合并症，慎重开展手术（有一定疗效，但国内外缺少长期疗效的充分证据支持）。

1）代谢综合征组分（IDF 定义）包括：高三酰甘油（空腹 TG ≥1.70mmol/L）、低高密度脂蛋白胆固醇（男性空腹 HDL-ch<1.03mmol/L，女性空腹 HDL-ch<1.29mmol/L）、高血压（动脉收缩压 ≥130mmHg 或动脉舒张压 ≥85mmHg，1mmHg=0.133kPa）；

2）合并症包括糖代谢异常及胰岛素抵抗，

阻塞性睡眠呼吸暂停综合征（OSAS）、非酒精性脂肪性肝炎（NASH）、内分泌功能异常、高尿酸血症、男性性功能异常、多囊卵巢综合征、变形性关节炎、肾功能异常等，尤其是具有心血管风险因素或 T2DM 慢性并发症。

4. 由于国人的肥胖多属腹型肥胖，发生心脑血管意外及其他并发疾病的风险更高，因此当男性腰围 ≥90cm、女性腰围 ≥80cm 时，应更加积极地考虑手术治疗。

5. 患者无严重的精神障碍、智力障碍；患者充分了解治疗糖尿病的手术方式，理解及愿意承担手术的潜在并发症风险，理解术后饮食、生活习惯的改变的重要性并愿意承受；患者能积极配合术后随访等。

二、禁忌证

1. 滥用药物或酒精成瘾或患有难以控制的精神疾病的患者，及对手术风险、益处、预期后果缺乏理解能力的患者。

2. 明确诊断为 1 型糖尿病的患者。

3. 胰岛 β 细胞功能已基本丧失的 2 型糖尿病患者，血清 C 肽水平低或糖负荷下 C 肽释放曲线低平。

4. 合并出凝血异常疾病、心肺功能无法耐受手术者。

5. BMI<27.5 且药物治疗及使用胰岛素能够满意控制血糖的糖尿病患者。

6. 妊娠糖尿病及其他特殊类型的糖尿病暂不在外科手术治疗的范围之内。

7. 全身状况差，难以耐受全身麻醉或手术者。

三、术前准备

1. **术前的一般资料采集** 包括患者的性别、年龄、联系方式、身高、体重、腹围、BMI、糖尿病病程、正在采取的治疗方案、治疗的效果及是否出现其他并发症等。

2. **术前的检查** ①一般检查：血尿便常规、血型、肝肾功能、钠钾氯钙铁离子、维生素 B_{12}、叶酸、乙肝梅毒艾滋、输血前三项、凝血功能、心电图、胸片等；②糖代谢相关检查：包括血糖、糖化血红蛋白、胰岛素、C 肽、胰岛素抗体等。怀疑糖耐量减退者行糖耐量试验;③其他特殊检查:胃镜、电子鼻咽喉镜、腹部 CT、心脏彩超、肺功能、睡眠呼吸暂停试验、幽门螺旋杆菌筛查、骨密度测定等。对于减肥患者,需同时查垂体 MRI、检验血生长激素、性激素、ACTH 等,排除继发性肥胖的可能。

3. 术前血糖的控制 维持患者术前三天内的随机血糖≤12mmol/L。①仅以饮食控制病情者,术前不需特殊准备;②口服降糖药的患者,应持续服用至术前的前一天晚上;如果服用长效降糖药患者,应在术前 2~3 日停服;③平时用胰岛素者,术前应以葡萄糖和胰岛素维持正常糖代谢,在手术日晨停用胰岛素;④术前有糖尿病相关并发症者,行相应处理控制。

4. 术前行循环、呼吸等功能的评估,选择包括如麻醉科、内分泌科、营养科、心脏科、呼吸科、精神科、眼科、神经内科、血管外科等的相关科室进行会诊。

5. 其他胃肠外科手术常规准备 术前一日进食清流质、预防性应用抗生素、洗胃、口服泻药、备血;术前晚禁食、水;术日晨放置鼻胃管、尿管、备皮,注意脐部清洁等。

6. 手术特殊器械的准备 如"金手指"(Golden Finger)、各种大小的 trocar、腹腔镜无损伤抓钳、腹腔镜肝脏牵开器、腹腔镜持针器、腹腔镜自动缝合器(Endo-stitch)、腹腔镜自动切割闭合器及 Veress 气腹针等。

四、麻醉与体位

麻醉采用气管内插管全身麻醉。

患者取头高足低仰卧位,双脚外展约 70°,头侧约高 30°。主刀者位于两腿之间,扶镜者位于手术台右侧,另一助手及洗手护士位于手术台左侧。

五、手术步骤

1. 建立穿刺孔,采用五孔或六孔法操作,用 Veress 针经脐部安全建立气腹,脐上约 3cm 处置入 10mm 加长 trocar 作为观察孔。右侧锁骨中线肋缘下下移 2cm 处置 5mm trocar 作为辅助操作孔。右侧锁骨中线辅助操作孔下方 5cm 置 10mm trocar 为主操作孔。左侧锁骨中线置 1 个或 2 个

5mm trocar 为辅助操作孔。剑突下置 10mm trocar 用于置入腹腔镜肝脏牵开器(图 12-1)。

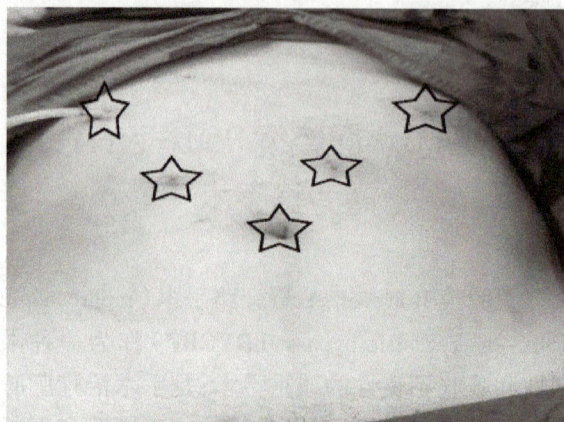

图 12-1 建立穿刺孔

2. 建立气腹后,助手置入五爪拉勾将肝脏向上方牵引暴露胃贲门部;用超声刀在胃左动脉第二三分支之间分离肝胃韧带切开一个小口,显露该部胃小弯及前后胃壁(图 12-2、图 12-3)。分离后用 60mm 线型切割器横行切割胃体,然后用切割闭合器垂直于第一次切割线顶端向 His 三角方向横断胃建立一约 30ml 的胃小囊(图 12-4、图 12-5)。操作中应注意线型切割器的方向,不要误伤脾脏。

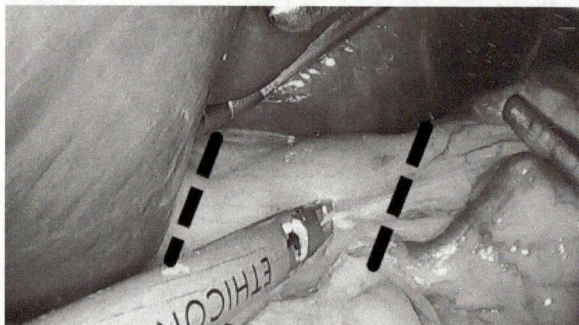

图 12-2 分离肝胃韧带

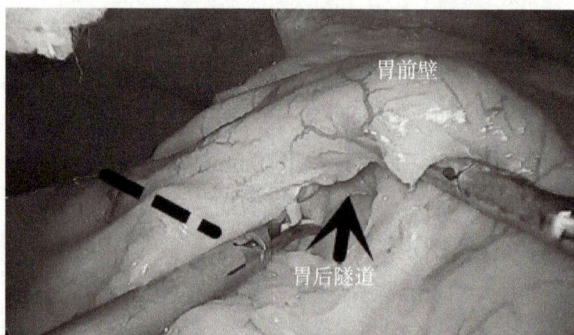

图 12-3 显露胃小弯及前后胃壁

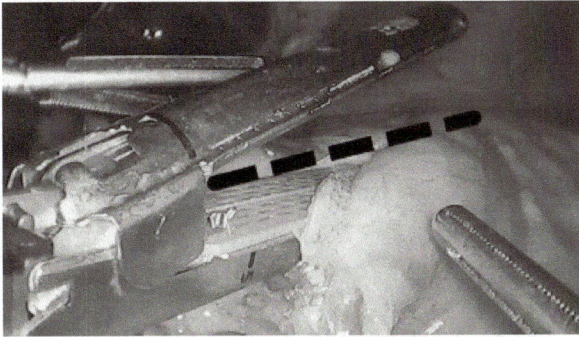

图 12-4　横行切割胃体

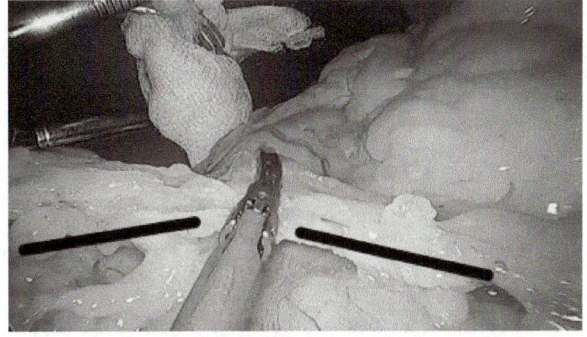

图 12-7　分离切断部分系膜

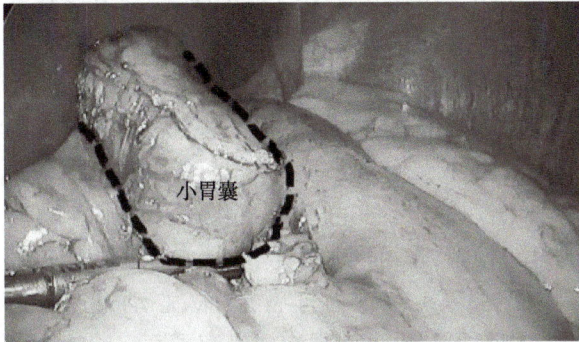

小胃囊

图 12-5　再次切割建立胃小囊

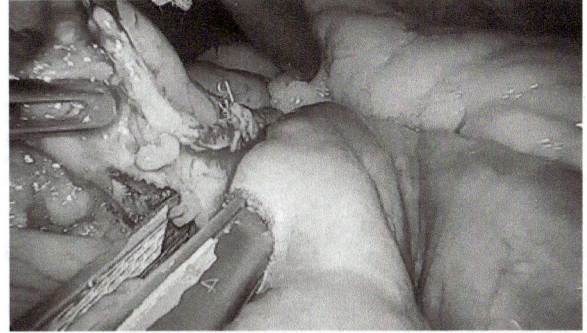

图 12-8　吻合空肠和胃小囊

3. 提起大网膜和横结肠找到 Treitz 韧带,距 Treitz 韧带 80cm 处,用线型切割器切断空肠后,在断端近端钛夹标记,超声刀向肠系膜根部切断部分系膜(图 12-6、图 12-7)。将空肠远端经横结肠上提与胃小囊以 45mm 线型切割闭合器吻合,吻合口约 25mm,再用 2-0 可吸收缝线关闭残端(图 12-8、图 12-9)。用无损伤肠钳夹闭吻合口下肠管,吻合浸没入生理盐水中后,经胃管向胃小囊内注气检查吻合口有无渗漏。

4. 用超声刀在距离胃肠吻合口 80cm 处(患者 BMI≥50 时可延长至 120cm)与近端空肠拟吻合处各切一小口,用 60mm 线型切割闭合器行空肠、空肠侧侧吻合,残端再以线型切割器闭合或

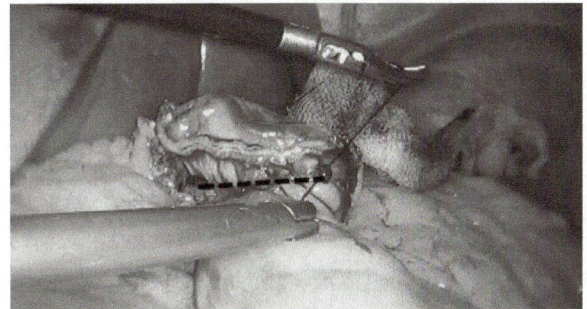

图 12-9　封闭残端

2-0 可吸收缝线镜下缝合(图 12-10、图 12-11)。使用倒刺缝线,关闭系膜裂孔与 peterson 裂孔(图 12-12)。术中胃镜检查吻合口确认无狭窄、出血。彻底止血。在胃肠吻合口周围放置引流管,关闭穿刺孔切口,手术结束。

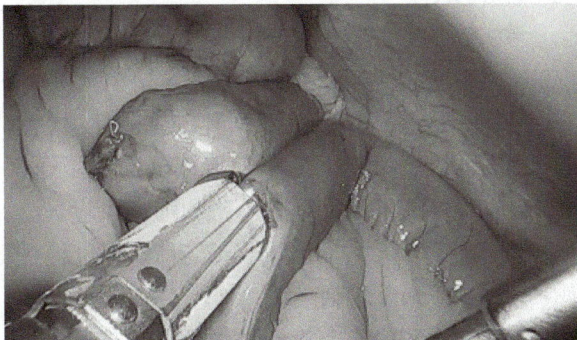

图 12-6　切断空肠

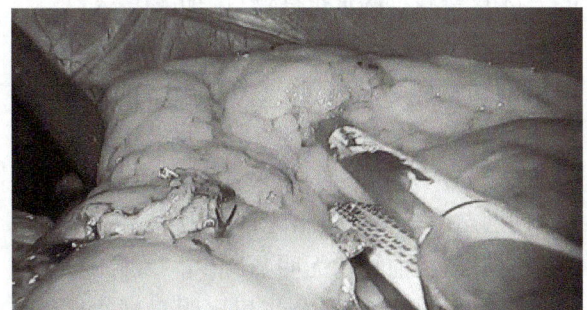

图 12-10　空肠-空肠侧侧吻合

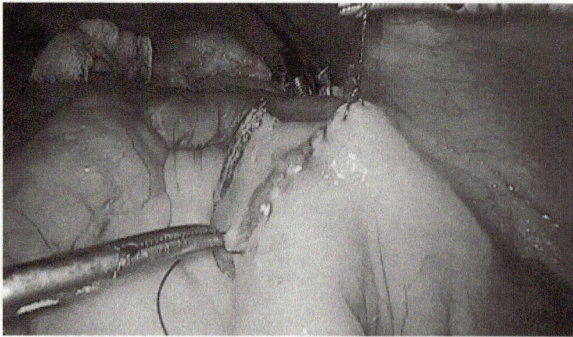

图 12-11 封闭残端

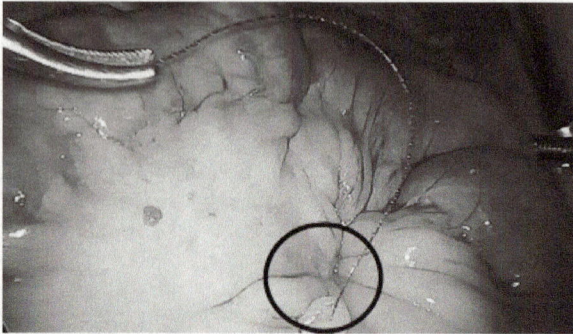

图 12-12 关闭系膜裂孔

六、术后处理

对于腹腔镜 Roux-en-Y 胃旁路手术的患者，术后第 1 天可以拔除尿管，鼓励患者多下床活动。术后 3~4 天待患者通气后行上消化道碘水造影检查无异常后，可拔除胃管进食流质。进食 2 天后仍无异常且腹腔引流液 <15ml/d 则拔除腹腔引流管。患者拆线后可择日出院。

术后营养管理的原则如下。①每日摄入足够水分，建议 ≥2 000ml。②每日摄入足够蛋白量，建议为 60~80g/d。③补充足量的多种维生素与微量元素，在术后 3 个月内，全部以口服咀嚼或液体形式给予。术后补充每日必需量的 2 倍，并额外补充适量的铁、枸橼酸钙、维生素 D 及维生素 B_{12}。④尽量减少碳水化合物与脂肪的摄入。

对于因 2 型糖尿病而接受手术治疗的患者，术后随访的内容还要重点关注患者的血糖、糖化血红蛋白、胰岛素、C 肽等。手术治疗 T2DM 临床结局评判标准：①无效：血糖、糖化血红蛋白（HbA1c）与术前相比无明显改善；降糖药种类和剂量与术前相比无明显减少。②明显改善：降糖药种类或剂量与术前相比明显减少；术后 HbA1c<7.5%。③部分缓解：术后仅通过改变生活

方式干预即可控制血糖；6.5% ≤HbA1c<7.0%；空腹血糖（FPG）5.6~6.9mmol/L，且餐后 2 小时血糖 7.8~11.0mmol/L；须保持 1 年以上。④完全缓解：术后无需服用降糖药，仅通过改变生活方式干预即可控制血糖；HbA1c<6.5%；FPG<5.6mmol/L，且餐后 2 小时血糖 <7.8mmol/L；须保持 1 年以上。⑤长期缓解：达到完全缓解，并维持 5 年以上。

七、手术并发症

手术围术期死亡率约为 0.5%，手术并发症如吻合口瘘、出血、切口感染等的发生率约为 5%。

1. 胃、肠瘘 可发生在胃肠吻合口、肠肠吻合口、切割闭合的残端等部位。术后需警惕胃肠瘘的发生并予及时处理。

2. 急性旁路胃扩张 多继发于空肠 - 空肠吻合口梗阻，也可同时发生，与迷走神经功能丧失有一定关系。表现为打嗝、腹胀、心动过速等症状。腹部平片可见大胃泡或气液平面。治疗上可采取荧光造影细针穿刺旁路胃减压或胃造口术。

3. 胃肠吻合口狭窄 症状包括吞咽困难、恶心呕吐等。胃镜检查可明确。治疗上可采用球囊扩张，但需要多次使用。

4. 吻合口溃疡 通常胃镜检查可以明确诊断。一般采取口服质子泵抑制剂等保守治疗即可解决问题。

5. 肺栓塞 肺栓塞是肥胖患者手术后的急性并发症之一，卧床将增加其发生率。以预防为主，建议术后早期离床活动，高危患者围手术期可适当给予抗凝药物。

6. 深静脉血栓形成（DVT） DVT 应以预防为主，对于高危因素患者推荐应用持续压迫装置，术后 24 小时皮下注射肝素或低分子肝素，建议早期下床活动。

7. 内疝 建议术中关闭系膜裂孔，防止术后内疝发生。

8. 呼吸系统并发症 对于有临床症状者，应给予吸氧，有报道术后早期持续气道正压通气（CPAP）可降低术后发生肺不张和肺炎风险。

9. 胆石症 手术可能会导致迷走神经反射损伤、十二指肠无食糜刺激、胆囊收缩素等激素分泌改变，结合体重下降过快、脂肪快速分解，胆汁胆固醇增加及胆汁酸盐减少，导致胆石形成。可以使可

考虑给予熊去氧胆酸,以预防胆囊炎和胆石形成。

10. 微量元素缺乏 术后铁质吸收减少,表现为缺铁性贫血;维生素 B_{12} 吸收减少,表现为巨幼细胞贫血。可补充铁剂、维生素 B_{12} 和叶酸来防治。手术影响营养吸收的因素是患者进食减少、吸收面积减少等,表现为消瘦、营养不良。胃旁路术后患者需长期补充维生素 B_1、维生素 B_{12}、复合维生素和微量元素等。

腹腔镜 Roux-en-Y 胃旁路手术(LRYGB)是手术治疗肥胖症的"金标准",术后一年通常可以减重 50kg,为体重超重部分的 65%~70%,减少术前 BMI 的 35%。同时,它对 2 型糖尿病的治疗有效率可达 80%~85%,且治疗效果可长期保持,故 LRYGB 又是手术治疗糖尿病的首选术式。当然,该术式操作相对复杂,术后并发症发生率相对高,术后需要相关营养物质的监测与补充。

(王 勇)

参考文献

1. 丁丹,郑成竹. 手术治疗肥胖症及糖尿病——在共识与争议中发展. 中国实用外科杂志, 2011, 31(1): 59-62.

2. 郑成竹,丁丹. 中国糖尿病外科治疗专家指导意见(2010). 中国实用外科杂志, 2011, 31(1): 54-58.

3. 刘金刚,郑成竹,王勇. 中国肥胖和 2 型糖尿病外科治疗指南(2014). 中国实用外科杂志, 2014, 34(11): 1005-1010.

4. Fridman A, Moon R, Cozacov Y, et al. Procedure-related morbidity in bariatric surgery: a retrospective short- and mid-term follow-up of a single institution of the American College of Surgeons Bariatric Surgery Centers of Excellence. J Am Coll Surg, 2013, 217(4): 614-620.

5. Albeladi B, Bourbao-Tournois C, Huten N. Short- and midterm results between laparoscopic Roux-en-Y gastric bypass and laparoscopic sleeve gastrectomy for the treatment of morbid obesity. J Obes, 2013, 2013: 934653.

6. Wittgrove AC, Clark GW, Tremblay LJ. Laparoscopic gastric bypass, Roux-en-Y: preliminary report of five cases. Obes Surg, 1994, 4(4): 353-357.

第五节 腹腔镜袖状胃切除术

随着经济社会的发展,肥胖症(obesity)与 2 型糖尿病(type 2 diabetes mellitus, T2DM)正在全世界范围内流行,在我国发病率也在不断升高。传统的治疗方案难以持续而有效地达到减重及缓解糖尿病的治疗目的,近年来国内外通过外科手术治疗肥胖与糖尿病取得显著进展,其疗效也得到了广泛认可。随着研究的深入,对于不同手术方式也有了进一步的认识。我国大陆地区腹腔镜袖状胃切除术(sleeve gastrectomy, SG)于 2006 年底至 2007 年初陆续开展,目前开展腹腔镜袖状胃切除术的医院逐年增加,例数也逐年增多,目前例数已超过腹腔镜胃旁路术。

腹腔镜袖状胃切除术(sleeve gastrectomy, SG)(图 12-13),最初起源于 BPD-DS。1993 年, Marceau 等在原来 BPD(图 12-14)的基础上设计了一种改良术式胆胰转流术和十二指肠转位术(BPD-DS)(图 12-15),其主要特点是:进行胃袖带切除,保留幽门,在十二指肠处横断,十二指肠近端与距回盲瓣上方 250cm 切断的小肠的远端吻合,十二指肠远端用吻合器闭合,距回盲瓣上方 250cm 处切断的小肠的近端则与距回盲瓣上方 100cm 处的回肠作端侧吻合,形成所谓的 100cm 共同通道。该术式将胃作袖带切除,从而保持胃小弯的连续性和十二指肠的开关作用,从而维持胃、十二指肠、空肠轴的连续,基本上避免了 BPD 输出口溃疡和倾倒综合征等,同时,减重效果和 BPD 相当。而 LSG 是该手术过程中的一部分。

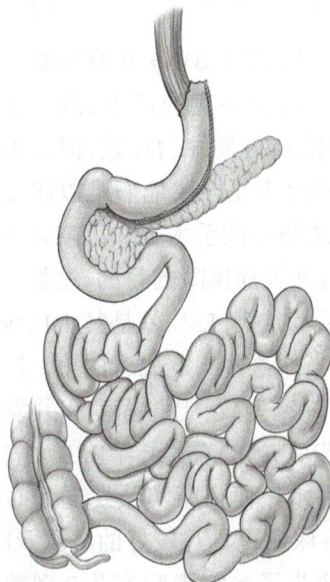

图 12-13 袖状胃切除术(LSG)

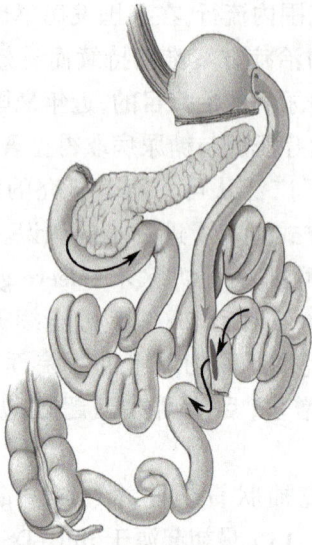

图 12-14 胆胰转流手术（BPD）

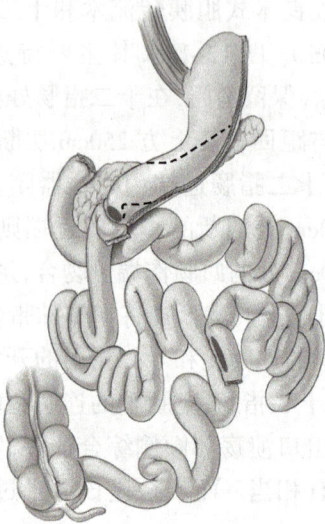

图 12-15 胆胰转流术和十二指肠开关术（BPD-DS）

过去认为，对于 BMI>60 的极度肥胖患者或者患有高风险合并症的患者，施行 RYGB 或者 BPD-DS 可能获得最好的疗效，但是增加的围术期并发症风险往往导致他们难以耐受手术。为此，需要寻求折中的手术方式以期达到较好疗效和降低术后并发症风险的目的，这就产生了一系列限制性手术方式，LSG 就是其中比较理想的一种选择，被当作这些高危患者的第一阶段手术步骤，在取得一定疗效、肥胖程度和并发症改善之后再进一步完成 RYGB 或者 BPD 加 BPD-DS 等第二阶段手术。而临床实践发现 LSG 对于肥胖症及 2 型糖尿病也具有较好的减重及降糖效果，因而逐步成为了治疗肥胖症及 2 型糖尿病的独立式式。SG 是一种限制摄入性减肥手术，通过

切除大约 80% 的胃来完成，剩下的胃是一个类似于香蕉的管状袋，术中如发现食管裂孔疝应同期处理。这个手术由几个机制来实现，首先，新的胃袋比正常胃容积小得多，有助于显著减少可消耗的食物量（以及卡路里）；然而，更大的影响似乎是手术对肠激素的影响。肠激素影响许多因素，包括饥饿、饱足感和血糖控制均出现有利的变化。短期研究表明，SG 在减肥和改善或缓解糖尿病方面与 RYGB 一样有效。SG 术后 1 年 %EWL 为 30%~60%，T2DM 缓解率约为 65%。术后消化道瘘、胃食管反流等并发症的发生率约为 3.3%，手术相关病死率 <0.5%。由于其手术操作相对简单，且不改变胃肠道的生理结构，逐渐成为应用最为广泛的减重手术方式。

一、适应证

腹腔镜袖状胃切除术一般用于肥胖症、肥胖合并 2 型糖尿病的治疗。该手术操作较为简单，风险相对小，可以进一步转换为胃肠旁路术以及 BPD 等优点，适用于极重度肥胖患者的一阶段手术，也可用于其他肥胖合并 2 型糖尿病患者。对于一些有肠道疾病的肥胖患者，比如克罗恩病、溃疡性结肠炎等不适合行胃肠道重组的患者可以优先考虑袖状胃切除术。对于需要长期服用泼尼松等激素的肥胖患者可以优先考虑袖状胃切除术，以避免胃肠旁路术后服用激素导致吻合口溃疡加重。参照中国肥胖和 2 型糖尿病外科治疗指南（2014）对于以下情况，优先推荐腹腔镜袖状胃切除术：

1. 育龄期女性，减重手术后依然有生育需求者。
2. 直系亲属有胃部恶性肿瘤病史者。
3. 年龄较小者。
4. 术后长期随访有实际困难者。
5. 有其他情况而不适宜接受胃旁路手术者。

二、禁忌证

1. 体重、腰围或代谢紊乱等均未达到减肥手术适应证选择标准者。
2. 已存在原发的胃部病变，不允许施行手术者。已有上腹部手术史不适宜行腹腔镜手术者。
3. 存在严重的心、肺系统疾病、存在严重精神类疾病等，无法耐受手术者。

4. 合并严重凝血功能障碍的患者。

5. 无法理解或不愿意承担手术的潜在并发症风险,无法理解术后饮食、生活习惯的改变的重要性或不能承受者。

三、术前准备

术前评估应由多学科团队(MDT)进行,MDT一般应以减重外科医师、内分泌医师、精神心理医师和营养师为核心成员,同时根据患者具体情况邀请麻醉科、呼吸内科、心内科、消化科等专科医师联合会诊,目的在于明确是否符合手术指征、有无手术禁忌证、手术风险评估以及如何降低手术风险。

术前准备方面包括:①胃肠手术术前常规准备;②术前合理控制血糖和体重,以降低手术难度和风险;③对于合并低氧的患者术前应行无创呼吸机辅助治疗减少肺部并发症;④并控制其他合并疾病,以减少手术风险,提高手术治疗效果。

特殊器械准备:除常规的一套腹腔镜设备外,还需根据情况准备超长腹腔镜器械以及下列器械:腹腔镜无损伤抓钳、腹腔镜肠钳、腹腔镜肝脏牵开器、腹腔镜用持针器、endo-stitch、Veress 气腹针、超声刀、腹腔镜用可弯曲切割闭合器和钉仓(绿色、金色、蓝色钉仓)、特殊穿刺套管包括:10mm 加长穿刺套管,用于导入腹腔镜、相应型号支撑探条及术中准备胃镜(图 12-16)。

四、麻醉与体位

麻醉:采用气管内插管全身麻醉。

体位:患者取头高足低仰卧、分腿"大字位"(图 12-17)。术者位于手术台右侧,扶镜者位于两腿之间,术中可根据需要交换术者与扶镜者的位置,另一助手及洗手护士位于手术台左侧(图 12-18)。

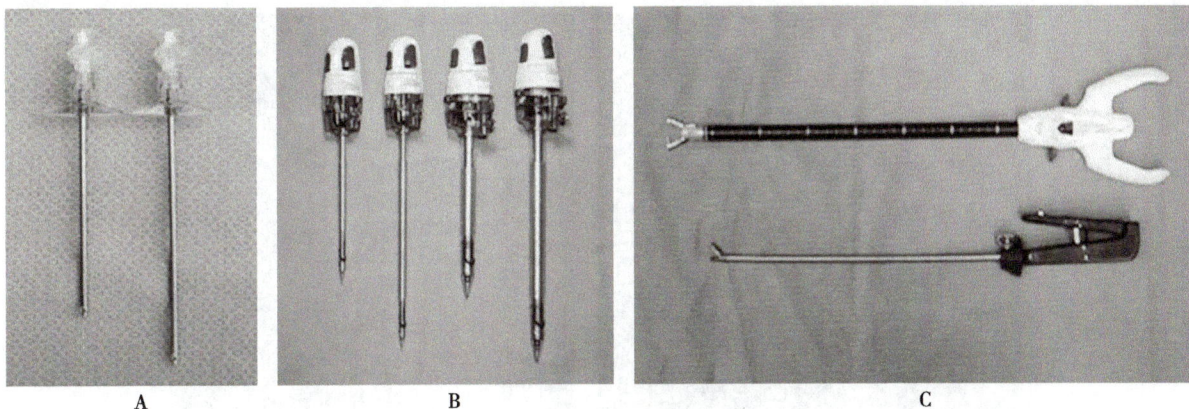

A   B   C

图 12-16 Veress 气腹针、加长穿刺套管、腹腔镜用持针器、endo-stitch

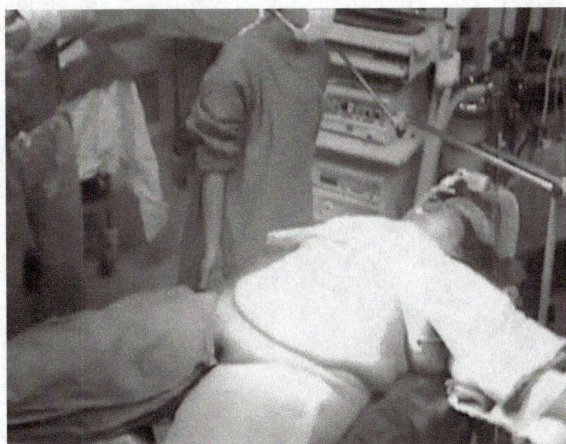

图 12-17 患者体位

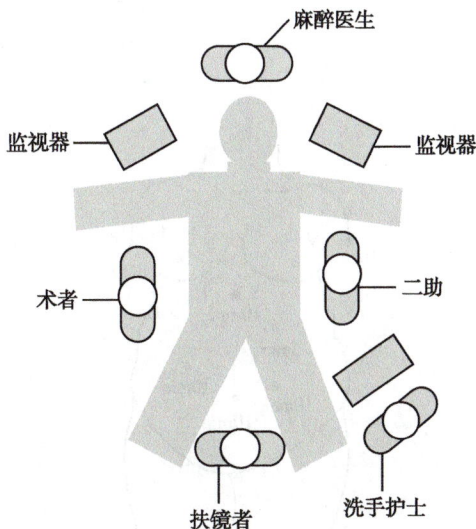

图 12-18 袖状胃切除术的手术室布置及手术体位示意图

患者双下肢使用间歇加压泵或者弹力袜/弹力绷带加压包扎,预防双下肢静脉血栓。

五、手术步骤

1. 建立气腹 可采用腹腔镜直视下穿刺套管逐层穿入的方法穿刺进腹。也可采用气腹针穿刺法建立气腹。使用 Veress 针经脐孔垂直刺入腹内,然后将盛有生理盐水的无芯注射器与气腹针相连,如盐水自然顺畅流入腹内则表示顺利进入腹膜腔。低流量充入 CO_2 气体,压力设定为 12~15mmHg,待腹部膨隆后于脐上处横行切开皮肤约 1cm,在腹腔镜可视辅助下置入 10mm 加长套管(图 12-19)。

2. 操作孔定位 采用五孔法或六孔法操作,10mm 主操作孔在右侧侧腹处,主操作孔上方可增加一个 5mm 穿刺孔用于帮助暴露。10mm 辅助操作孔在左侧锁骨中线肋缘下下移 4cm 处,剑突下 10mm 穿刺孔用于置入腹腔镜肝脏牵开器,网膜脂肪肥厚、His 角显露困难时可于辅助操作孔上方增加一 5mm 穿刺孔用于帮助暴露(图 12-20)。目前也有四孔法、三孔法的布局,术者可根据自身习惯和经验灵活选择。

3. 胃切除

(1)助手置入五爪拉勾牵开肝脏。主刀医师左手牵拉胃壁,在胃的大弯侧中部紧靠胃大弯侧的大网膜上用结扎速或者超声刀切开一个小口(图 12-21),之后用结扎速或者超声刀含着网膜组织紧靠胃壁持续切除直至胃食管交角(图 12-22、图 12-23),特别需要注意胃短血管的切除,避免用力牵拉脾脏,脾胃韧带的上段可能很短,脾脏距离很近,避免脾脏包膜撕裂出血以及损伤脾动脉的分支。

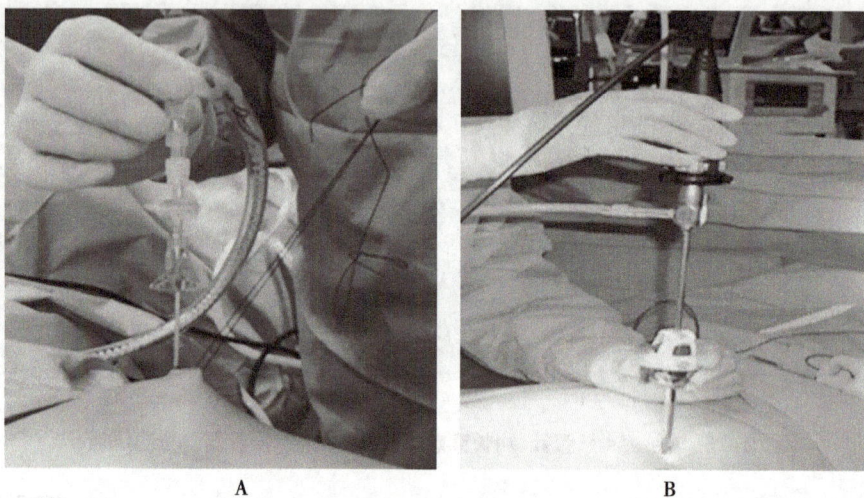

A   B

图 12-19 Veress 气腹针穿刺、带镜穿刺

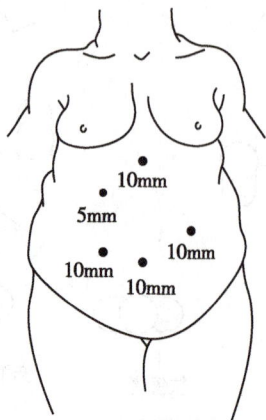

图 12-20 穿刺部位

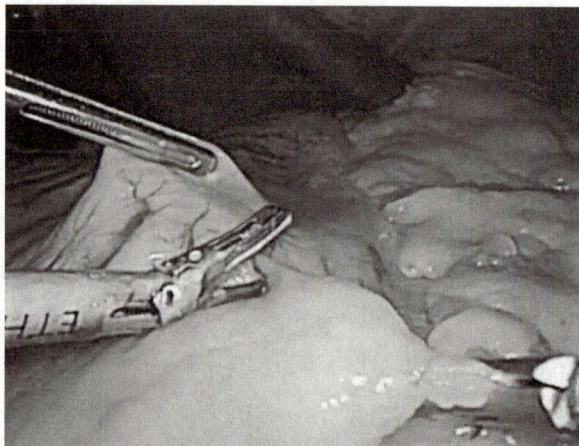

图 12-21 在胃大弯侧中部紧贴胃壁用超声刀切开大网膜

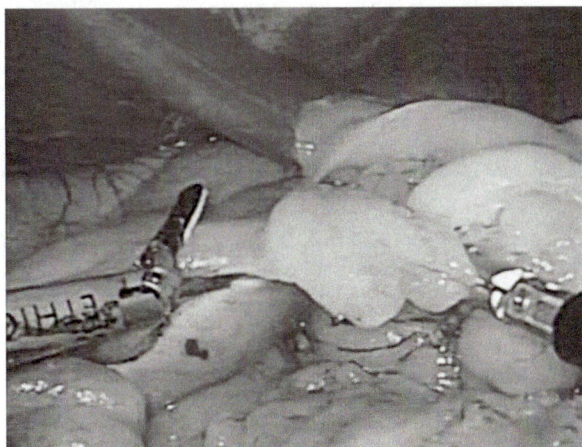

图 12-22　超声刀紧贴胃壁持续离断网膜组织

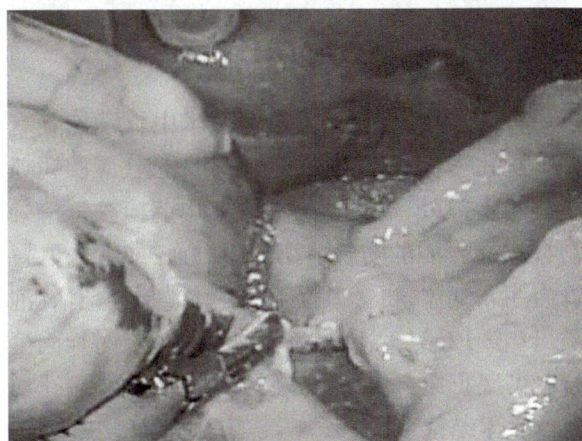

图 12-23　打开胃食管交角

（2）切除胃后壁和胰腺的粘连组织以及胃后壁的血管（图 12-24），彻底游离胃后壁和左侧膈肌脚，游离出左侧食管裂孔，至此，左侧食管和胃得到的彻底游离。可以为之后完整切除胃底做好准备。完全的游离出胃底是很重要的，任何胃底的残留都有可能导致术后胃底的扩张和体重的反弹。之后用超声刀游离从胃的中部水平的紧靠胃大弯侧向右侧游离直至幽门 2~6cm（图 12-25）。并游离胃的后壁的粘连。至此，需要游离的部分结束。

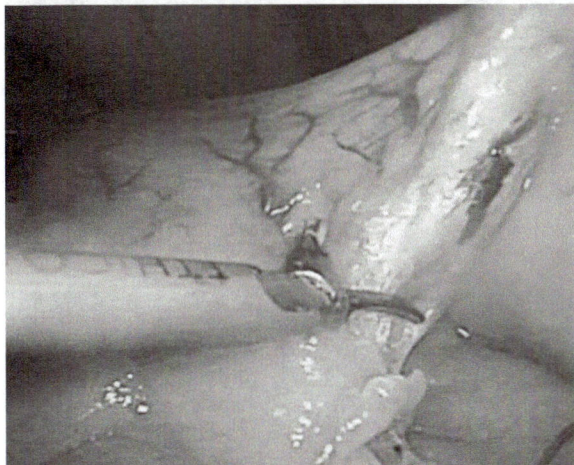

图 12-25　用超声刀自胃中部紧贴胃大弯侧游离
直至幽门上方 4~6cm

（3）胃的游离结束后，经口置入支撑探条（通常选用 36F）（图 12-26）。紧贴支撑管放置腹腔镜切割闭合器（图 12-27），从幽门上 2~6cm 紧贴支撑探条持续切割（图 12-28），直至 His 角左侧约 1.0cm 处（图 12-29），完整切除大弯侧的胃壁组织及胃底，剩余的小胃囊呈"香蕉状"。选用可弯切割闭合器便于术者在患者右侧完成全部手术过程，钉仓选用蓝钉；部分胃壁过厚可选用绿钉、金钉，尤其是胃窦部。

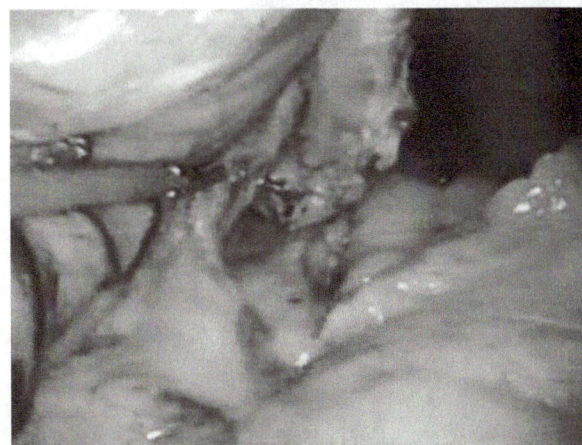

图 12-24　游离胃后壁

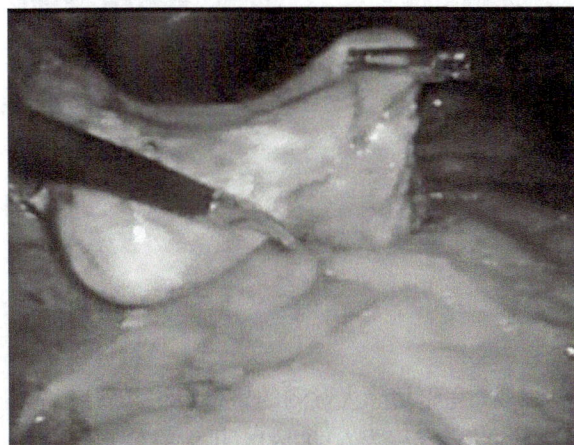

图 12-26　经口置入 36F 支撑管

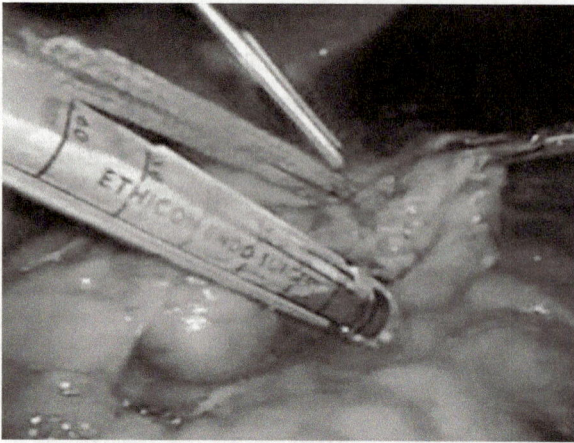

图 12-27　紧贴支撑管放置腹腔镜用切割闭合器

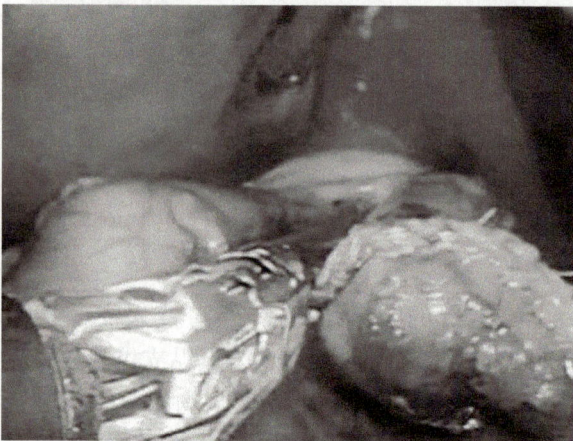

图 12-28　紧贴支撑管朝向 His 角持续击发

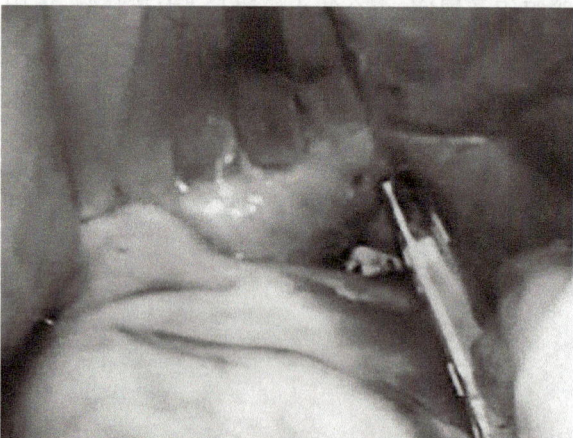

图 12-29　紧贴支撑管持续击发直至 His 角
左侧约 1.5cm 处

（4）完整切除大弯侧的胃壁组织和胃底后剩余的小胃囊容积为 60~80ml。扩大右侧腹穿刺孔处将标本通过标本袋取出体外，切除的标本送病理检查。切割线出血处可以电凝或者缝合加固止血，吻合钉交界处需要采用 3-0 可吸收缝线加固

缝合，避免吻合口瘘（图 12-30）。也可以采用全层浆肌层加固缝合。

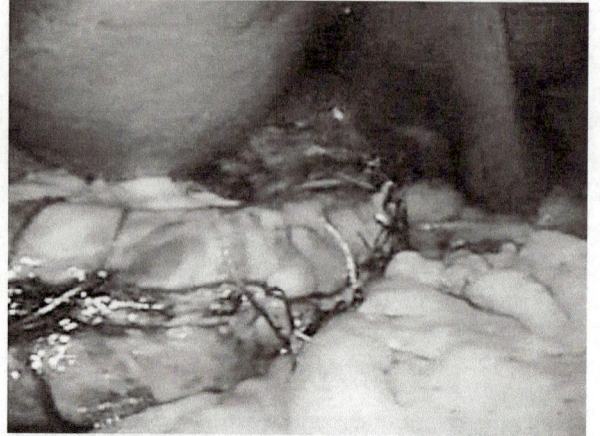

图 12-30　形成袖状胃，间断缝合

4. 切除后检查　可以通过术中胃镜检查有无出血和吻合口瘘。也可以采用无损伤腹腔镜抓钳夹闭幽门处，通过胃管注入亚甲蓝检查每一处吻合口处可能的吻合口瘘或者出血，或者采取胃管内注入气体，吻合口置于水下，检查是否有气泡溢出（图 12-31）。如果发现吻合口瘘及时加固缝合。彻底止血。术后留置引流管。关闭穿刺孔切口。手术结束。

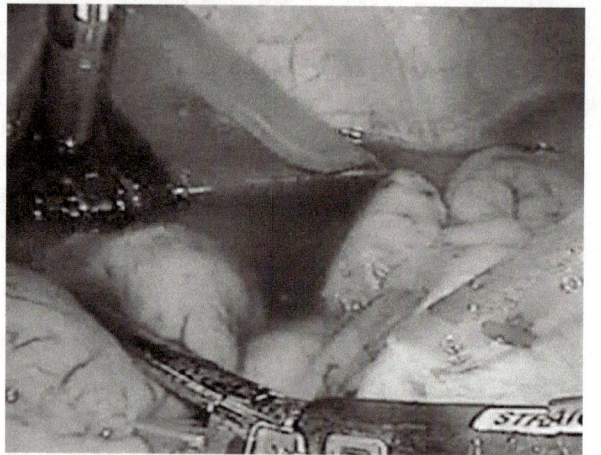

图 12-31　检查切割线

六、腹腔镜袖状胃切除术的手术要点、优缺点

1. 手术要点　①术中须彻底游离胃底、胃后壁，以避免损伤其他邻近组织，也防止吻合时损伤其他组织。②术中使用支撑探条可以保障手术安全性及疗效，支撑探条的选择范围在 32~36F。

③使用支撑探条应保证全程在位,但是切割闭合时如果过度紧贴支撑探条可能引起切割闭合处张力增高,增加出血、吻合口瘘的可能。术中应提前处理前后壁相应部位血管,切割闭合前应前后移动支撑探条顺利,避免过度紧贴。④使用的钉仓应根据胃壁厚度选择,通常胃窦部可用必要时绿钉、金钉,胃体、胃底可用蓝钉。⑤应自幽门近端2~6cm起钉。⑥结束点应该避开胃食管交接处。

2. 袖状胃胃切除术的优点

（1）袖状胃胃切除术手术操作简单,术后并发症少。

（2）袖状胃胃切除术手术可以在腹腔镜下进行手术,术后恢复快。

（3）袖状胃胃切除术手术术后没有异物存在体内。

（4）袖状胃胃切除术切除了绝大部分的胃底,保留胃的功能。袖状胃胃切除术保留了幽门和胃的通道,并保留了迷走神经。因此,术后不出现倾倒综合征。

（5）袖状胃胃切除术没进行小肠改道,因此,术后出现肠粘连,肠梗阻,低蛋白血症,贫血,维生素缺乏、骨质疏松等并发症的概率大大降低。

（6）术后 Ghrelin 激素表达处于低水平,术后食欲降低。

（7）袖状胃胃切除术术后可进行内镜检查,可及时发现术后残胃癌的发生。

3. 袖状胃胃切除术的缺点

（1）和胃肠短路术相比,袖状胃胃切除术长期减重效果可能不充分,术后可能出现体重反弹。

（2）袖状胃胃切除术术后残胃可能扩张,导致体重反弹。部分患者进行袖状胃胃切除术术后可能需要第二阶段手术,第二阶段手术可能做 DS 术或胃肠短路术。

（3）和腹腔镜可调节胃绑带术相比,袖状胃胃切除术是不可逆的手术方式。

七、术后处理

围手术期及术后膳食按照如下步骤进行:①术前 24 小时给予无糖、无咖啡因、低热量或无热量清流食。②手术日禁食。③术后次日可开始酌量给予无糖、无咖啡因、低热量或无热量清流食,每15 分钟进清流食 1 次。④术后 2 天至 3 周给予低糖、低脂、无咖啡因清流食,每 15 分钟进水 1 次,每

小时给予含热量清流食 1 次。⑤术后 3 周至 3 个月给予低糖、低脂、无咖啡因半流质和软质食物。⑥术后 3 个月以上逐步添加固体食物,直至恢复正常进食。

术后饮食的总体原则是定时定量定餐,低糖低脂高蛋白饮食,注意食谱多样化,补充足量水分及必需维生素、微量元素;患者每餐需要吃 20 分钟或者更久,避免大口进食,食物应该咀嚼充分再少量咽下。一般来讲,每日应摄入足够水分,建议≥2 000ml,同时补充足量的多种维生素与微量元素,在术后 3 个月内,全部以口服咀嚼或液体形式给予,并额外补充适量的铁、钙、维生素。应尽量减少碳水化合物与脂肪的摄入,减肥手术只是为患者减轻体重提供了一个机会,更重要的是术后改变饮食习惯,如术后照样吃零食,用餐同时进食液体或在两餐之间喝高能量饮料,则往往达不到预期减肥目标,应将术后饮食指导详细交代给患者及家属,术后饮食正确与否对手术的成功极端的重要,尤其在最初的 6~12 个月。

术后 1 周内可行上消化道碘水造影观察胃腔大小形态、有无梗阻、外溢等。如无异常即可出院。术后 6 周内口服质子泵抑制剂奥美拉唑等,避免术后胃酸反流症状出现,此后根据情况调整。术后 1 个月、3 个月、6 个月、1 年定期随访,1 年后每年随访一次。

八、手术并发症

腹腔镜袖状胃胃切除术的主要手术并发症包括:吻合口瘘、出血、胃腔狭窄、减重失败、复重等。术后吻合口瘘分为:急性瘘、早期瘘、晚期瘘、慢性瘘。急性瘘指术后 7 天内发生的瘘。早期瘘指术后 1~6 周内发生的瘘。晚期瘘指术后 6 周以后发生的瘘。慢性瘘指术后 12 周以后发生的瘘。针对不同类型瘘选用相应治疗方案:保守治疗、支架置入术、修补术、改变术式的二次手术等。而 Roux-en-Y 重建术是近端慢性瘘的首选方式。出血:多术后早期发生,可保守治疗,给予止血、输血等。必要时二次手术止血。胃腔狭窄:预防措施:切割闭合时两侧对称牵拉。治疗措施:内镜下扩张治疗、二次手术等。术后经常出现胃酸反流症状,一般情况下口服质子泵抑制剂即可缓解。由于袖状胃胃切除术切除了大部分的胃,必须要补充维生素 B_{12},以免术后贫血等。

九、袖状胃胃切除术手术疗效

从国外发表的文献总结袖状胃胃切除术手术减重效果短期比较满意，和胃旁路手术相当。Gagner 报道 250 例袖状胃胃切除术 BMI>50 在术后 1 年，额外体重减少 60%，Lee CM 等报道 216 例袖状胃胃切除术和胃旁路手术相比，术后一年内体重下降和胃旁路手术相似，术后 2 年多余体重减少 80%，也和胃旁路手术一样。Moon Han 等报道 60 例术后随访 1 年，多余体重减少 83%，并认为袖状胃胃切除术是很适合亚洲人的肥胖症治疗减重手术术式。

Hutter 等的研究报道了 LSG 手术的减重效果及风险介于 LAGB 与 LRYGB 两者之间，优于 LAGB 组。Varela 等在针对于高危超重人群的 LSG 与 LAGB 的比较中也证实 LSG 手术的风险低、减重疗效好。对于手术治疗 2 型糖尿病的疗效方面 Franco JV 等的研究认为 LSG 手术不及 LRYGB 手术。但 Todkar 等的研究认为 LSG 手术安全、有效，可以长期改善糖尿病症状。Zhang 等的研究认为 LSG 手术对于肥胖并发症的改善效果与 LRYGB 手术效果近似。Abbatini 等的研究证实 LSG 手术能够长期改善 2 型糖尿病。

十、袖状胃胃切除术手术减重机制

袖状胃切除术是限制性的手术，袖状胃切除术切除大部分胃容积，剩余胃的容积不超过 60~80ml。其主要减重机制是通过限制术后的饮食量达到减重的目的。由于袖状胃切除术同时切除大部分的胃底，降低了术后引起食欲的血浆中 Ghrelin 激素水平。Langer FB 报道袖状胃胃切除术术后血浆中的 Ghrelin 激素明显下降，术后 1~6 个月血浆中 Ghrelin 激素平稳保持于低水平。而可调节胃绑带术后由于没有切除胃底，术后血浆中 Ghrelin 激素没有降低反而升高。Langer FB 认为和可调节胃绑带术相比，袖状胃切除术术后血浆中 Ghrelin 激素保持低水平是袖状胃胃切除术减重效果更好的原因之一。Ramon 等研究表明 LSG 手术减少空腹及餐后 Ghrelin 水平，而 GLP-1、PYY 等肽类激素分泌的影响等同于 LRYGB 手术。Benedix 等的研究认为 LSG 手术对于 2 型糖尿病的疗效与唾液腺代偿分泌 Ghrelin 有关而与减重及饮食减少无关。此外，袖状胃切除术通过切除大部分的胃底，降低了术后引起食欲的血浆中 Ghrelin 激素水平的机制达到减重的效果外，其他的激素，如胰岛素、PYY、GLP-1、Leptin 等所起的减重机制仍在继续研究之中，此外胆汁酸信号通路、术后肠道菌群的改变也有研究表明在袖状胃切除术后的减重降糖机制中起了一定的作用。

（吴文铭　徐　强）

参 考 文 献

1. Damsgaard CT, Michaelsen KF, Molbo De. Trends in adult body-mass index in 200 countries from 1975 to 2014: a pooled analysis of 1698 population-based measurement studies with 19. 2 million participants. Lancet, 2016, 387 (10026): 1377-1396.

2. Khidir N, El-Matbouly MA, Sargsyan D, et al. Five-year Outcomes of Laparoscopic Sleeve Gastrectomy: a Comparison Between Adults and Adolescents. Obes Surg, 2018, 28 (7): 2040-2045.

3. 中国医师协会外科医师分会肥胖和糖尿病外科医师委员会. 中国肥胖和 2 型糖尿病外科治疗指南（2014）. 中国实用外科杂志, 2014, 8 (11): 1005-1010.

4. Gagner M, Rogula T. Laparoscopic reoperative sleeve gastrectomy for poor weight loss after biliopancreatic diversion with duodenal switch. Obes Surg, 2003, 13 (4): 649-654.

5. Lee CM, Cirangle PT, Jossart GH. Vertical gastrectomy for morbid obesity in 216 patients: report of two-year results. Surg Endosc, 2007, 21 (10): 1810-1816.

6. Moon HS, Kim WW, Oh JH. Results of laparoscopic sleeve gastrectomy (LSG) at 1 year in morbidly obese Korean patients. Obes Surg, 2005, 15 (10): 1469-1475.

7. Hutter MM, Schirmer BD, Jones DB, et al. First report from the American College of Surgeons Bariatric Surgery Center Network: laparoscopic sleeve gastrectomy has morbidity and effectiveness positioned between the band and the bypass. Ann Surg, 2011, 254 (3): 410-420; discussion 420-422.

8. Varela JE. Laparoscopic sleeve gastrectomy versus laparoscopic adjustable gastric banding for the treatment severe obesity in high risk patients. JSLS, 2011, 15 (4): 486-491.

9. Franco JV, Ruiz PA, Palermo M, et al. A review of studies comparing three laparoscopic procedures in bariatric surgery: sleeve gastrectomy, Roux-en-Y gastric bypass and adjustable gastric banding. Obes Surg, 2011, 21 (9): 1458-1468.

10. Abbatini F, Rizzello M, Casella G, et al. Long-term

effects of laparoscopic sleeve gastrectomy, gastric bypass, and adjustable gastric banding on type 2 diabetes. Surg Endosc, 2010, 24（5）: 1005-1010.

11. Zhang N, Maffei A, Cerabona T, et al. Reduction in obesity-related comorbidities: is gastric bypass better than sleeve gastrectomy. Surg Endosc, 2013, 27（4）: 1273-1280.

12. Abbatini F, Capoccia D, Casella G, et al. Long-term remission of type 2 diabetes in morbidly obese patients after sleeve gastrectomy. Surg Obes Relat Dis, 2013, 9（4）: 498-502.

13. Ramon JM, Salvans S, Crous X, et al. Effect of Roux-en-Y gastric bypass vs sleeve gastrectomy on glucose and gut hormones: a prospective randomised trial. J Gastrointest Surg, 2012, 16（6）: 1116-1122.

14. Benedix F, Westphal S, Patschke R, et al. Weight loss and changes in salivary ghrelin and adiponectin: comparison between sleeve gastrectomy and Roux-en-Y gastric bypass and gastric banding. Obes Surg, 2011, 21（5）: 616-624.

第六节　减重代谢疾病外科治疗的最新进展及评价

减重代谢外科起源于 20 世纪 50 年代,随着手术病例数的积累以及腹腔镜微创外科技术的发展,减重代谢手术量自 20 世纪 90 年代后期开始快速增加,减重代谢外科术式也在更新与演变。2017 年,全球的减重代谢手术例数已超过 60 万例;其中,美国超过 20 万例,中国(包括大陆、台湾、香港和澳门地区)超过 1 万例。经典的减重代谢手术方式包括了 Roux-en-Y 胃旁路术(Roux-en-Y gastric bypass, RYGB)、袖状胃切除术(sleeve gastrectomy, SG)、胆胰分流 - 十二指肠转位术(biliopancreatic diversion with duodenal switch, BPD-DS)和可调节胃束带术(adjustable gastric banding, AGB);其中, RYGB 术和 SG 术是目前临床应用最广泛的两种手术方式,这两种术式的减重代谢效果良好,但也存在一定的并发症及副作用。近些年来,随着减重代谢外科的发展,一些新型术式被逐步应用于临床,每种术式均各有特点。下面介绍减重代谢疾病外科治疗的最新进展并进行评价。

一、十二指肠空肠旁路术

十二指肠空肠旁路术(duodenal-jejunal bypass,

DJB)是在 RYGB 术基础上改良而来的,是研究 RYGB 术治疗 2 型糖尿病(type 2 diabetes mellitus, T2DM)的一种重要手术方式(图 12-32)。DJB 术保留了完整的胃和幽门,可以避免 RYGB 术后胃镜无法检查远端胃腔的问题,对于胃癌好发人群有重要意义。DJB 术的操作步骤是:在幽门下约 2cm 处将十二指肠横断并闭合十二指肠远端,于 Treitz 韧带下约 30~50cm 处切断上段空肠,将远端空肠和十二指肠近端吻合,将近端空肠与十二指肠 - 空肠吻合口以下约 50~100cm 处空肠吻合。目前, DJB 术主要适用于非肥胖型 T2DM 患者或低体重指数(body mass index, BMI)肥胖型 T2DM 患者。研究 DJB 术治疗 T2DM 的机制,一方面有助于进一步研究 T2DM 的发病机制,另一方面有助于减重代谢外科术式的改进和抗糖尿病药物的研发。DJB 术治疗 T2DM 的机制与胰岛细胞功能、胰岛素敏感性、肠道激素、脂肪因子、胆汁酸和肠道菌群等有关。

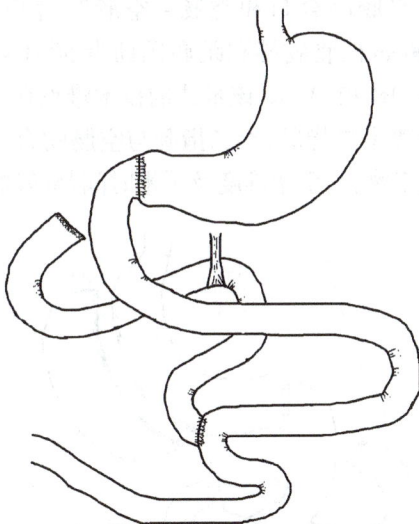

图 12-32　十二指肠空肠旁路术示意图

1. 减重代谢效果　DJB 术后患者的空腹血糖、餐后血糖及糖化血红蛋白水平均明显下降,胰岛素和 / 或口服降糖药的用量也明显减少甚至停用。值得注意的是,由于胃容积的保留,以及胃底没有切除或隔离,术后患者的饮食量无法得到较好的控制;所以, DJB 术后患者体重变化往往不大。目前的研究数据大多局限于术后短中期,长期的随访数据还很少,仍有待进一步研究。

2. 手术并发症　相比于 RYGB 术, DJB 术保留了完整的胃及幽门功能,术后发生低血糖、倾倒综合征、残胃癌的概率较低。但胃腔的完整保留以及胃液没有经过近端小肠碱性肠液的中和直接进入远端空肠，可能会增加消化道溃疡的发生率。

二、袖状胃切除加十二指肠空肠旁路术

大量的数据表明，理想的减重代谢手术方式应该具备几点特点：①切除或隔离胃底；②保留胃幽门；③食物不通过十二指肠和上端空肠；④未消化的食物尽快达到末端回肠。袖状胃切除术是一种常用的减重手术方式，减重效果明显且操作难度低。但由于缺少肠道旁路的作用，SG 术对于重度肥胖症合并 T2DM 患者的治疗效果仍不够理想。因此，临床上逐渐出现了"袖状胃切除 +"的手术方式，其中比较常见的就有袖状胃切除加十二指肠空肠旁路术（duodenal–jejunal bypass with sleeve gastrectomy，DJB–SG）。DJB–SG 术的操作步骤主要是将袖状胃切除术和十二指肠空肠旁路术结合起来，有两个吻合口，分别是十二指肠 – 空肠吻合口和空肠 – 空肠吻合口，形成 150~200cm 的食物袢和距屈氏韧带 50~100cm 的胆胰袢（图 12–33）。该术式的技术难点在于腹腔镜下游离十二指肠，十二指肠与空肠吻合一般也只能人工吻合，手术难度及手术时间都增加。

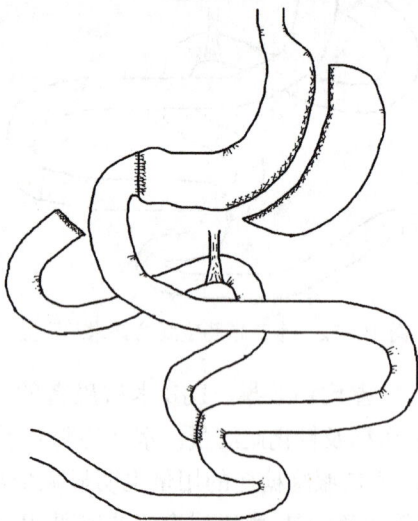

图 12–33　袖状胃切除加十二指肠空肠旁路术示意图

1. 减重代谢效果　DJB–SG 术结合了 DJB 术和 SG 术的治疗作用。与术后同期的 SG 术相比，DJB–SG 能增加 10% 的多余体重减少百分率（percentage of excessive body weight，%EWL），并更好地改善胰岛素抵抗。

2. 手术并发症　DJB–SG 术的手术并发症包括了 DJB 术和 SG 术的常见并发症，例如胃瘘、边缘溃疡和吻合口溃疡等。

三、袖状胃切除加单吻合口十二指肠空肠旁路术

为了简化 DJB–SG 术的操作难度，以及降低术后吻合口瘘的发生率，袖状胃切除加单吻合口十二指肠空肠旁路术（single–anastomosis duodenal–jejunal bypass with sleeve gastrectomy，SADJB–SG）在近些年也逐渐流行起来。SADJB–SG 术的操作步骤是：采用 45Fr 的校准胃管进行 SG 术，在十二指肠球部横断十二指肠，将近端十二指肠与空肠在 Treitz 韧带以远 150~200cm 处建立吻合（图 12–34）。

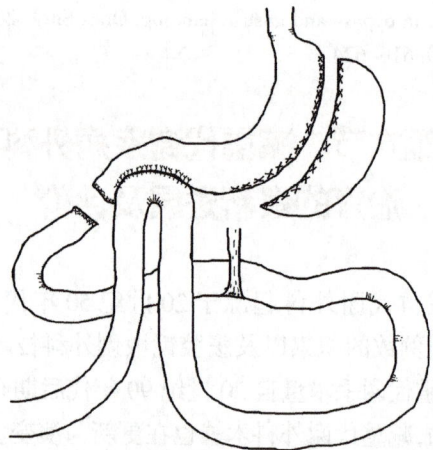

图 12–34　袖状胃切除加单吻合口十二指肠空肠旁路术示意图

1. 减重代谢效果　临床随访显示，该术式的减重效果稍好于 RYGB 术，但是对血糖及血脂的控制程度稍逊于 RYGB 术，可能的原因是该术式的剩余袖状胃较大。

2. 手术并发症　该术式的并发症与 DJB–SG 术的并发症类似，但是该术式只有一个吻合口，一旦发生吻合口瘘，由于胆汁、胰液的消化和腐蚀作用且流量大的原因，保守治疗往往难以取得成功。

四、袖状胃切除加单吻合口十二指肠回肠旁路手术

另外一种袖状胃切除 + 单吻合口的手术方式是袖状胃切除 + 单吻合口十二指肠回肠旁路手术（single–anastomosis duodenal–ileal bypass with sleeve gastrectomy，SADI–S）。该术式由西班牙医生

率先提出。操作步骤是：采用大于 54Fr 的校准胃管进行 SG 术，在十二指肠球部横断十二指肠，并从回盲瓣以近 200~250cm 处将回肠与十二指肠近端吻合。SIPS（stomach intestinal pylorus sparing）术是 SADI-S 术的改良版，它精准地设计了胃容积的缩小范围（40~42Fr 的校准胃管）及小肠旁路的标准（共同袢肠管长 300cm）（图 12-35）。

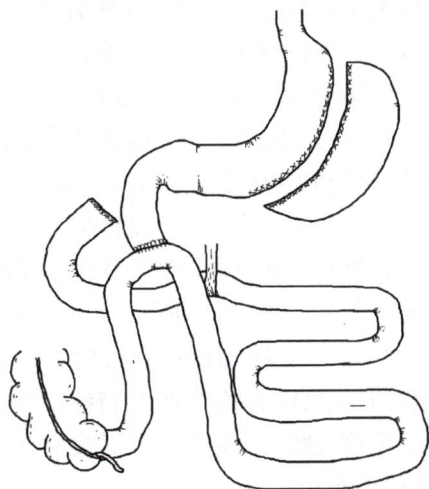

图 12-35　袖状胃切除加单吻合口十二指肠回肠旁路手术示意图

（1）减重代谢效果：SIPS 术后 2 年的多余体重减少百分比（percentage of excess weight loss，%EWL）可达 95%，T2DM 缓解率可达 90%，高血压控制率可达 98%，其中完全缓解率约 60%，而睡眠呼吸暂停综合征的治愈率达 88%。但该术式的远期疗效仍有待进一步研究，其吻合口距回盲瓣的最佳长度也值得继续研究。

（2）手术并发症：由于食物通道较短，SADI-S 术后低蛋白血症等营养不良的情况较常见。

五、内镜下减重手术

内镜下减重手术是指使用内镜设备经过口腔–胃–肠这一自然腔道进行操作的减重手术。与传统外科手术相比，内镜下减重手术的创伤更小，术后恢复也更快；可以作为单独的减重手术，也可以作为重度肥胖症患者二期手术中的第一期手术。内镜下减重手术可追溯至 20 世纪 80 年代，早期的内镜下操作比较困难，但随着内镜装备的改进和内镜技术的发展，在狭窄的胃肠腔内进行操作变得越来越容易。内镜下减重手术的临床适应证尚不明确，一般适用于 BMI>40kg/m² 或

BMI>30kg/m² 且伴有至少一种肥胖相关合并症的患者。手术禁忌证包括：食管裂孔疝直径 >2cm；胃食管手术史；严重的食管或胃肠道炎症等。按照手术作用原理，内镜下减重手术可以分为限制摄入型手术、吸收不良型手术和混合型手术，其中限制摄入型手术在临床上的应用最多。下面就临床上的主要术式做逐一分析。

（一）限制摄入型手术

1. 胃内球囊术　该术式始于 20 世纪 80 年代，早期的球囊大多是可以自由浮动的橡胶球囊，体积较小且人体兼容性较差，所以减重效果不够理想。随着生物球囊工艺的改进，该术式在临床上的应用逐渐增加，其安全性和有效性得到了较为广泛的证实。操作步骤是：先在内镜下将生物球囊放入胃内，再往球囊内注入 500~700ml 亚甲蓝混合液或气体，使球囊扩张占据一部分胃腔，从而达到限制食物摄入的目的。生物球囊是目前最常用的球囊材质，在胃内置入的时间一般最长为 6 个月。取出球囊后如果患者出现明显的体重反弹，可以再次置入生物球囊。与注入亚甲蓝混合液相比，注入气体的生物球囊在取出时更难操作，且患者的不适感也更明显。另外，注入亚甲蓝混合液还有一个优点是：如果球囊出现破裂或泄露，流出的亚甲蓝溶液会被胃黏膜吸收入血，从而使尿液变蓝，据此可判断胃内球囊的状态。目前，该术式已被美国等批准应用于临床，成为内镜下减重手术最常用的术式之一，主要适用于轻度肥胖症患者，或者作为重度肥胖症患者的一期手术；但在国内的应用还比较少。

（1）减重代谢效果：术后 6 个月内，患者的平均 BMI 减少了约 6kg/m²，平均 %EWL 可达 30% 以上，且 2 型糖尿病、高血压病和高脂血症等合并症均得到了明显缓解。

（2）手术并发症：术后常见不良发应有恶心、呕吐、胃食管反流、球囊穿孔、消化道炎症等。特别是 BMI 值比较高的患者，恶心呕吐的发生率可高达 60%。

2. 内镜下袖状胃成形术　该术式是从内镜下垂直胃成形术发展而来的，后者因为疗效不佳以及过多的不良反应等原因在临床上的应用逐渐减少。内镜下袖状胃成形术借助内镜缝合锁边系统从胃窦到胃底部对胃壁进行一系列间断或连续

的胃组织缝合,在胃前壁、胃大弯、胃后壁沿着胃大弯形成四处折叠,使胃形成袖状。该术制造的剩余胃容积较小,可以限制食物的摄入量;缝合钉造成的胃壁内陷也能起到减缓胃排空的作用。值得注意的是,目前临床上很少将该术作为独立的减重手术,更多的是作为一种治疗手段参与到肥胖症的多学科综合治疗中。

(1)减重代谢效果:术后 6 个月的总体重下降百分率约为 15%,术后 12 个月的总体重下降百分率约为 18%,术后 24 个月的总体重下降百分率约为 20%。肥胖症相关的 2 型糖尿病、高血压病、高脂血症在术后 12 个月也能得到显著缓解。

(2)手术并发症:手术并发症的发生率约为 2%,主要有腹痛、恶心、呕吐等,严重者可发生胃穿孔。

3. 内镜下经口胃成形术　该术需要借助特定的内镜系统,在内镜下用通过环型收缩线和钛夹来固定胃壁组织,再采用真空泵力量将固定的胃组织吸入卡槽内来进行袖状缝合。

(1)减重代谢效果:术后 3 个月、6 个月、12 个月的 %EWL 分别为 30%、35% 和 40% 左右;高血压病、高脂血症等合并症也得到一定程度的缓解。但总体来说,目前有关该术式的研究样本量仍较少,其安全性与有效性仍有待于进一步研究。

(2)手术并发症:术后常见的并发症包括吻合口瘘、腹痛、吞咽困难、恶心和呕吐等。

4. 内镜下经口限制型系统置入术　该术通过内镜将一限制型隔膜置入胃内,并用数个锚钉将其固定在胃壁周围,该隔膜只有一个宽约 10mm 的出口孔道,从而起到限制摄入的作用,也同时能减缓进食的速度。

(1)减重代谢效果:内镜下经口限制型系统置入术治疗肥胖症的短期疗效显著,术后 3 个月的 %EWL 可达 30%。但目前的研究也大多只评估术后短期的效果,且样本量较小,所以仍需要更大样本量的长期随访研究来进行更深入的疗效评估。

(2)手术并发症:术后的不良反应有上腹部疼痛、咽喉疼痛、恶心、呕吐、低热等。

(二)吸收不良型手术

内镜下十二指肠空肠旁路套管术(endoscopic duodenal-jejunal bypass sleeve, EDJBS):EDJBS 术首先报道于 2008 年,属于内镜下吸收不良型手术的代表术式。操作步骤是:在内镜下置入一条长

约 60cm 的生物套管,从十二指肠球部一直延伸至空肠,扩张后的套管可以占据整个肠腔。该术式模拟了外科十二指肠空肠旁路途径,能够有效地激发"肠 - 胰岛素轴",使胰岛素分泌增加,从而缓解 2 型糖尿病等代谢性疾病。套管存在的作用主要有两点:一是阻止了食物与上段小肠黏膜接触,相当于是旷置了部分小肠,胆汁和胰液沿着套管外壁流至远端空肠才参与食物消化。二是加快了食物到达中段空肠的速度。通过以上两点作用可以使得肠道的总体吸收功能减弱。

(1)减重代谢效果:与单纯通过饮食控制的患者相比,接受 EDJBS 术的患者减重效果更好,术后 6 个月的 %EWL 约为 32%。而且在套管移除后,EDJBS 术患者的减重效果仍然比饮食控制的患者显著。该术式的长期随访数据仍有待进一步观察。

(2)手术并发症:总体而已,EDJBS 术操作简单,但有时也会因为肠道梗阻、持续性腹痛和套管移位等导致失败。术后常见的并发症有套管腐蚀、套管移位等。

(三)混合型手术

内镜下胃十二指肠空肠旁路套管术(endoscopic gastro-duodenal-jejunal bypass sleeve, EGDJBS):该术式属于限制摄入 - 吸收不良混合型手术。操作步骤与 EDJBS 术类似,在内镜下将一条长约 120cm 的套管置入胃肠道内,从胃食管交接处开始延伸至近段空肠。该术式既能限制胃的摄食,又能减少肠道的吸收。

(1)减重代谢效果:理论上,该术式的减重效果会比单纯限制摄入型和单纯吸收不良手术的减重效果更好。术后 3 个月的 %EWL 约为 40%,术前合并的 2 型糖尿病、高血压病、高脂血症等代谢病也会得到相应改善。虽然初步的研究数据表明接受该术式的患者能够显著减重,但它仍属于新术式,确切的临床疗效仍有待于更大样本量和更长期的随访研究。

(2)手术并发症:手术并发症与 EDJBS 术类似。

除上述几种减重术式外,临床上还存在其他的内镜下减重手术方式,如内镜下铰链环型吻合术,原理是通过制造环型皱襞而减少胃的容积;属于限制摄入型手术。另外一种是内镜下垂直胃成形术,也是属于限制摄入型手术,通过内镜缝合系统将胃前后壁进行缝合从而限制胃的容量。

　　另外,手术器械设备的研发也给减重代谢外科领域带来了新进展,包括3D腹腔镜技术和达芬奇手术机器人技术。与传统腹腔镜手术相比,3D腹腔镜手术能够提供更为立体、开阔的视野,有利于更精准的切割缝合操作。而达芬奇机器人手术系统,不仅可以扩大手术视野角度,提供立体的3D内景,而且可以使动作更精细,能在狭窄有限的空间内完成复杂的动作,包括腔镜下的"无死角"缝合;大大提高了微创手术的精确性、便利性及舒适性。

（王存川）

参 考 文 献

1. 中国医师协会外科医师分会肥胖和糖尿病外科医师委员会.中国肥胖和2型糖尿病外科治疗指南.中国实用外科杂志,2014,8(11):1005-1010.
2. 郑志海,朱恒梁,郑晓风,等.十二指肠空肠旁路术治疗2型糖尿病的文献综述.中华内分泌外科杂志,2011,5(5):348-350.
3. 胡春晓,刘少壮,胡三元.十二指肠空肠旁路术治疗2型糖尿病的作用及机制.中华胃肠外科杂志,2014,17(7):635-638.
4. 曾子杨,孙娟,康维明.减重代谢手术的历史、现状与展望.中国医学科学院学报,2018,40(5):10-19.
5. 梁辉,管蔚,刘欢,等.我国2型糖尿病的外科治疗术式探讨.中华胃肠外科杂志,2014,17(7):644-647.
6. 张鹏,余波,王廷峰,等.SIP S手术治疗重度肥胖症?腹腔镜外科杂志,2017,22(1):7-11.
7. 关炳生,王存川.内镜下减重手术的研究进展.中华肥胖与代谢病电子杂志,2015,1(3):153-156.
8. 文志勇.内镜下减重手术治疗肥胖的研究进展.赣南医学院学报,2018,38(3):265-270.
9. Yang W, Wang C, Yang J. Precise Laparoscopic Roux-en-Y Gastric Bypass: A New Concept in Bariatric and Metabolic Surgery. Surg Laparosc Endosc Percutan Tech, 2015, 25(3): e98-e100.

中英文名词对照索引

W

X

Y

Z

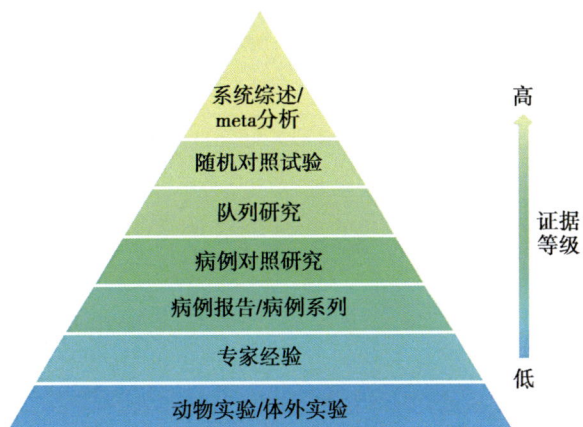

图 1-3 证据金字塔

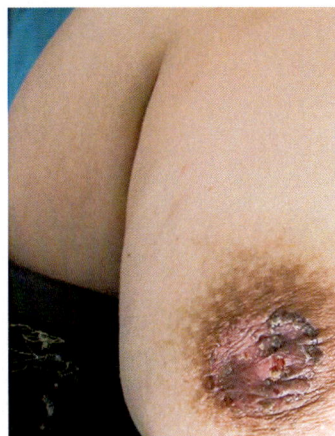

图 3-9 乳腺 Paget 病

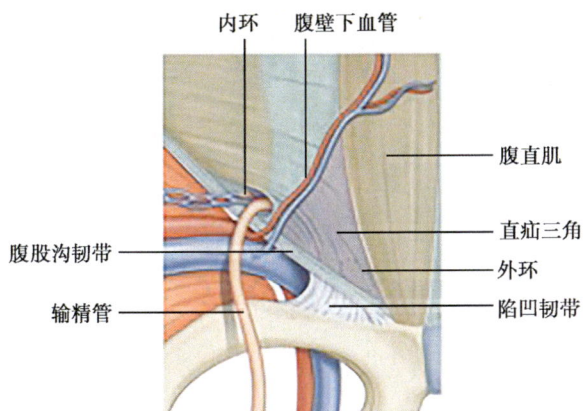

图 4-2 直疝三角

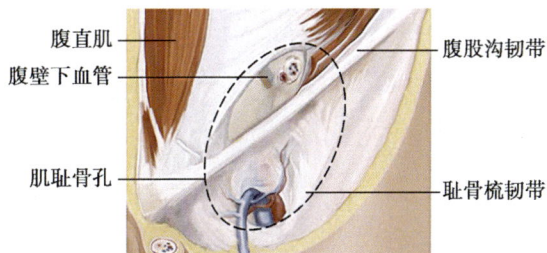

图 4-3 肌耻骨孔

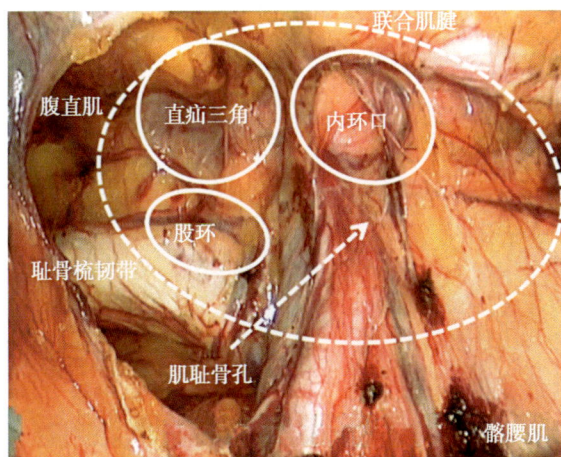

图 4-27 肌耻骨孔

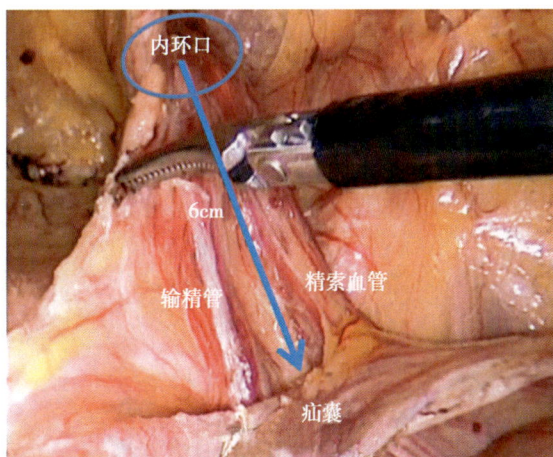

图 4-29 精索的壁化

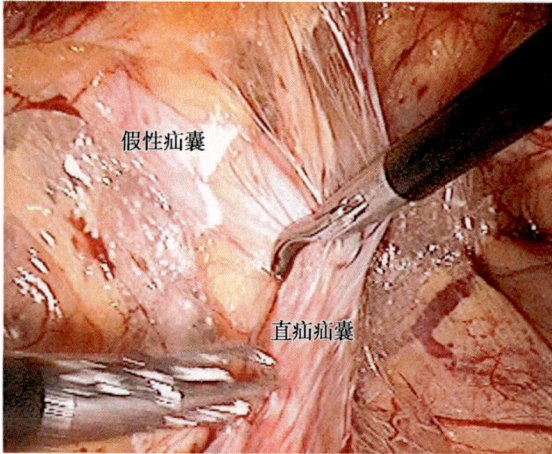

图 4-30　假性疝囊

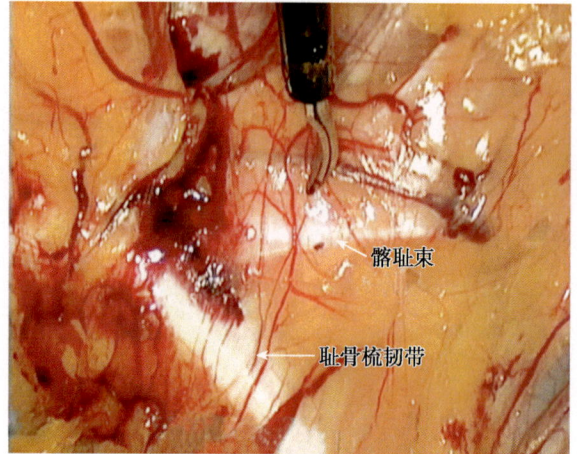

图 4-31　髂耻束

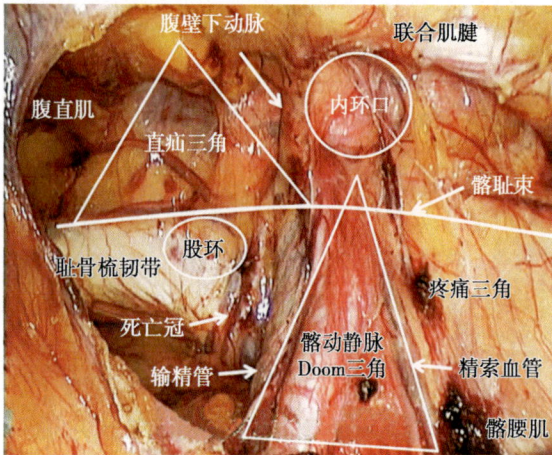

图 4-32　腹膜前间隙的解剖结构

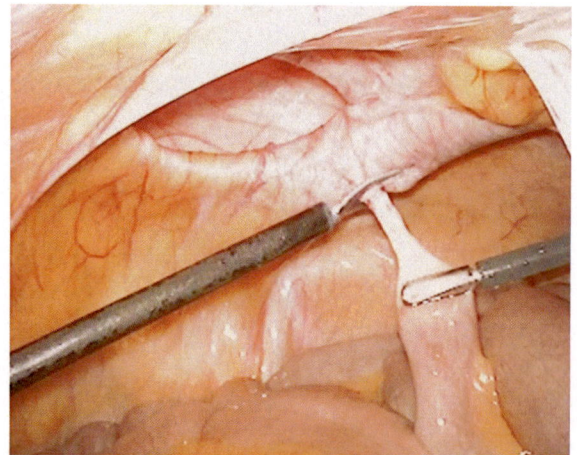

图 4-40　发现切口疝和游离肠粘连

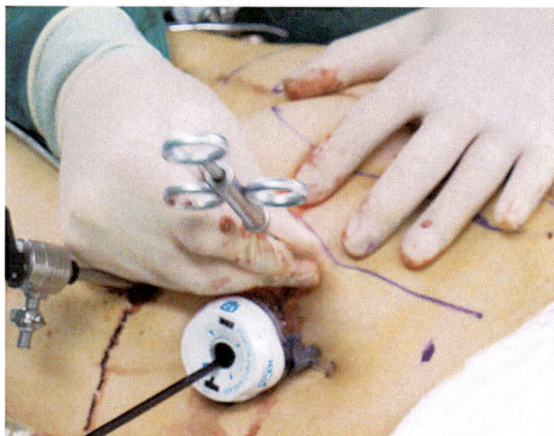

A

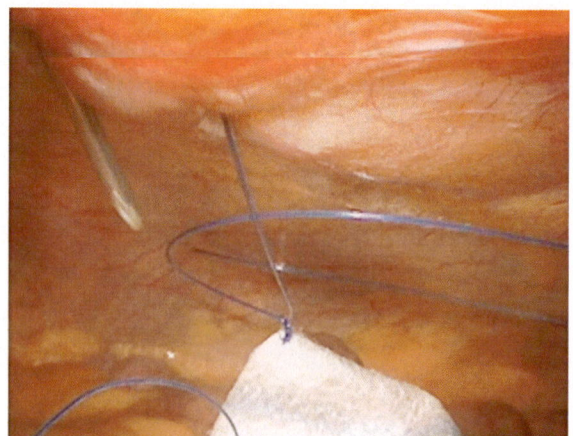

B

图 4-41　穿刺缝线悬吊补片
A. 外部；B. 内部

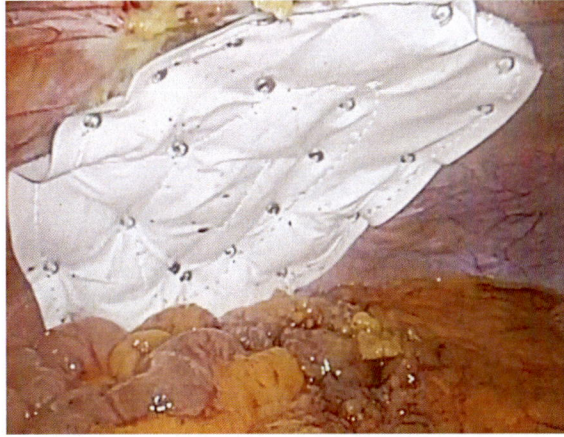

图 4-42　放入补片和固定

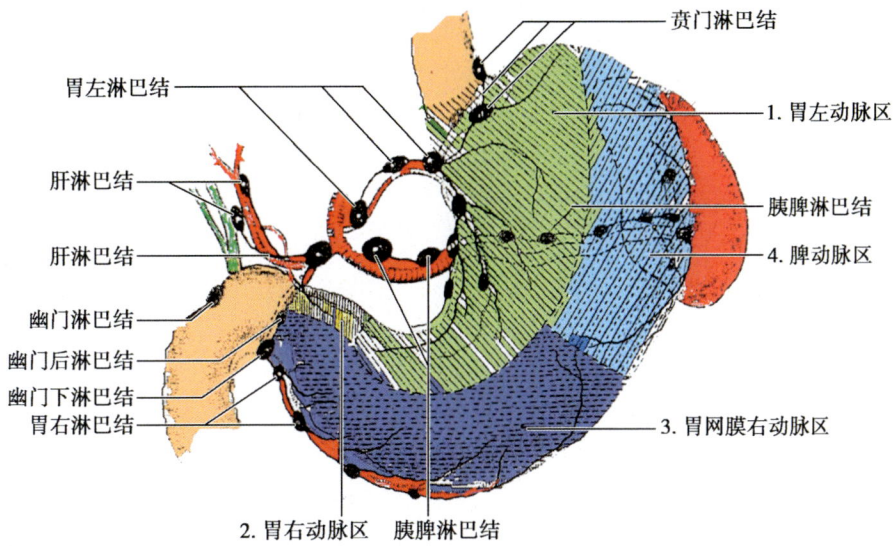

图 5-1　Rouvière 胃的淋巴流向图

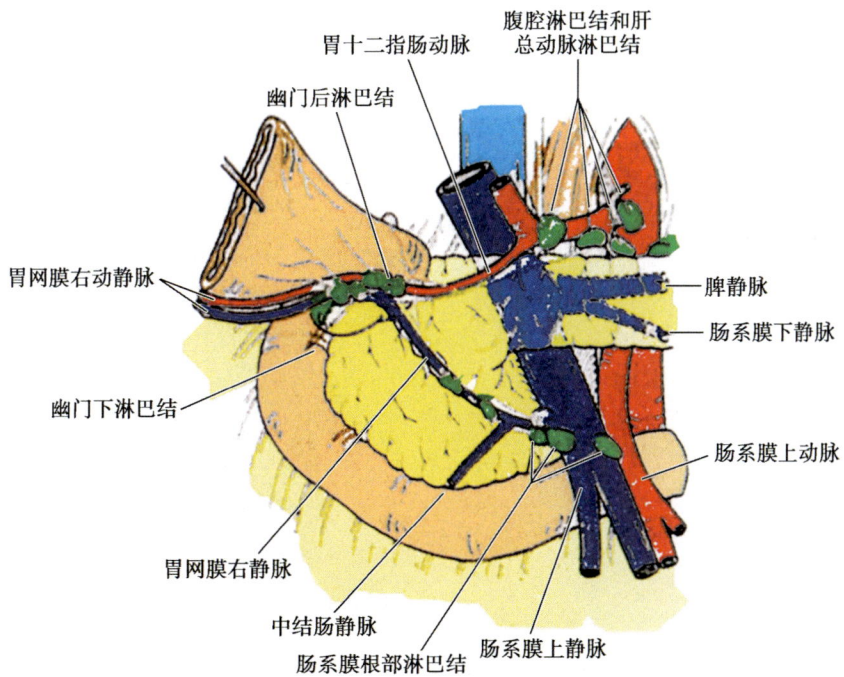

图 5-2　汇入肠系膜上动脉根部的淋巴结

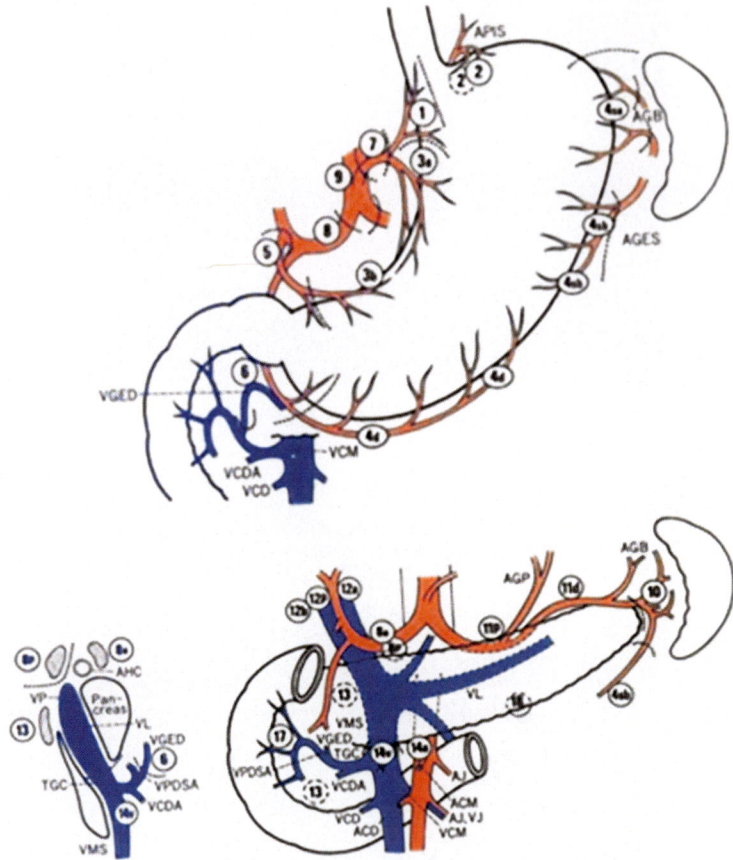

血管名

APIS	左膈下动脉	AHC	肝总动脉
AGB	胃短动脉	VP	门静脉
AGES	胃网膜左动脉	VL	脾静脉
VGED	胃网膜右静脉	VMS	肠系膜上静脉
VCDA	副右结肠静脉	VPDSA	胰十二指肠前上静脉
VCM	结肠中静脉	VCD	右结肠静脉
TGC	胃结肠静脉干	VJ	空肠静脉
ACM	结肠中动脉	AGP	胃后动脉
AJ	空肠动脉	ACD	右结肠动脉

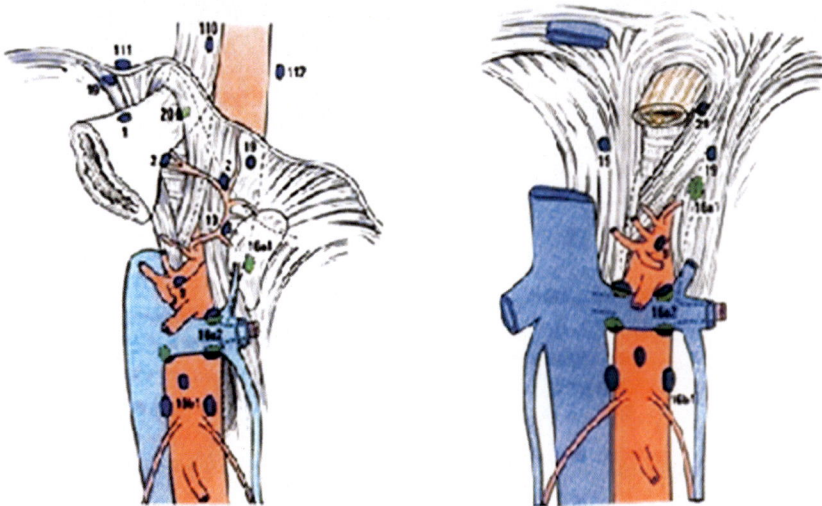

图 5-3　胃区域淋巴结

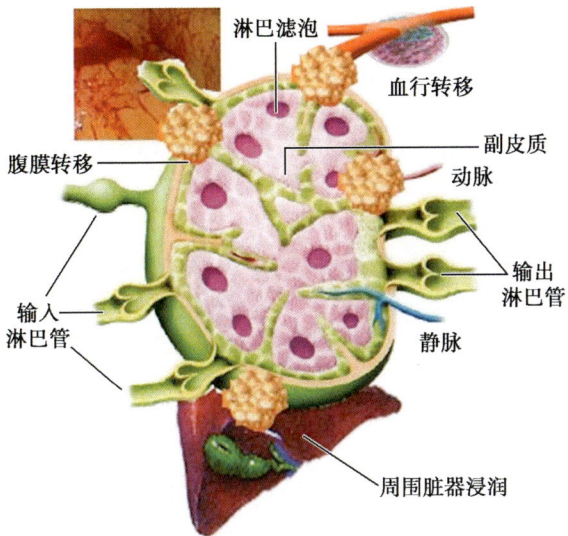

图 5-6 胃癌的淋巴结转移模式图

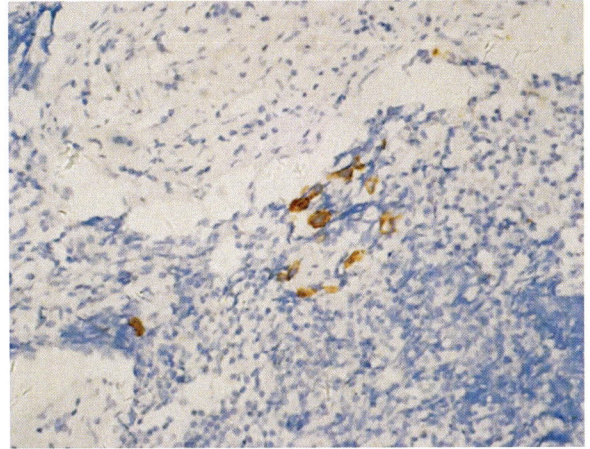

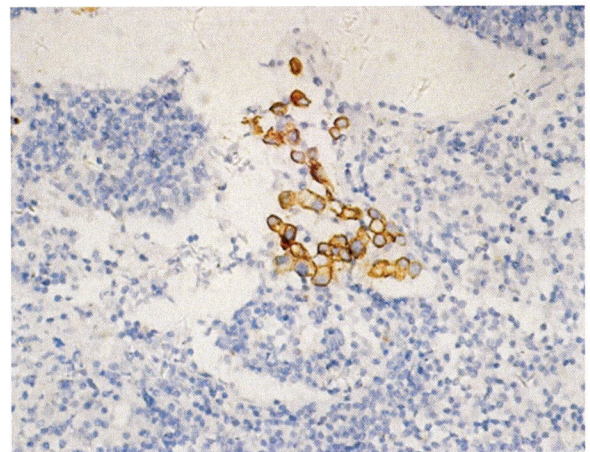

图 5-7 淋巴结微小转移（免疫染色 ×400）

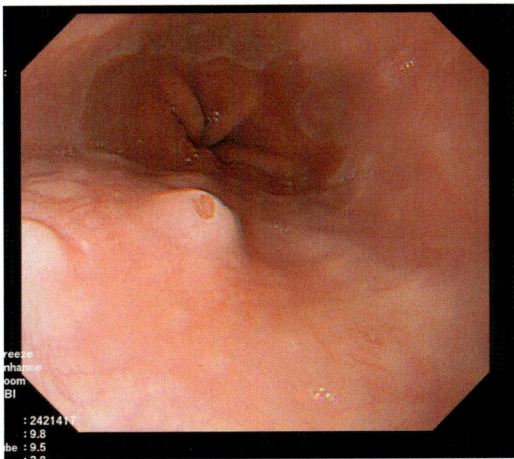

A

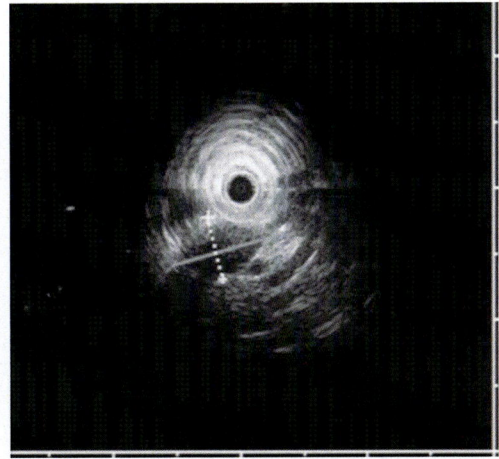

B

图 5-15 GIST 的内镜表现和超声内镜表现

A. 内镜；B. 超声内镜

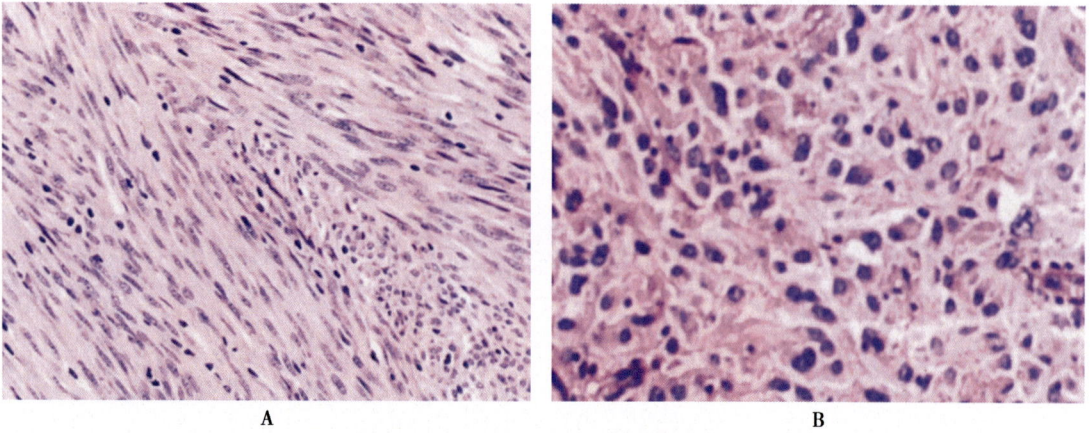

图 5-17 GIST 主要的形态学特征

A. 梭形细胞；B. 上皮样细胞

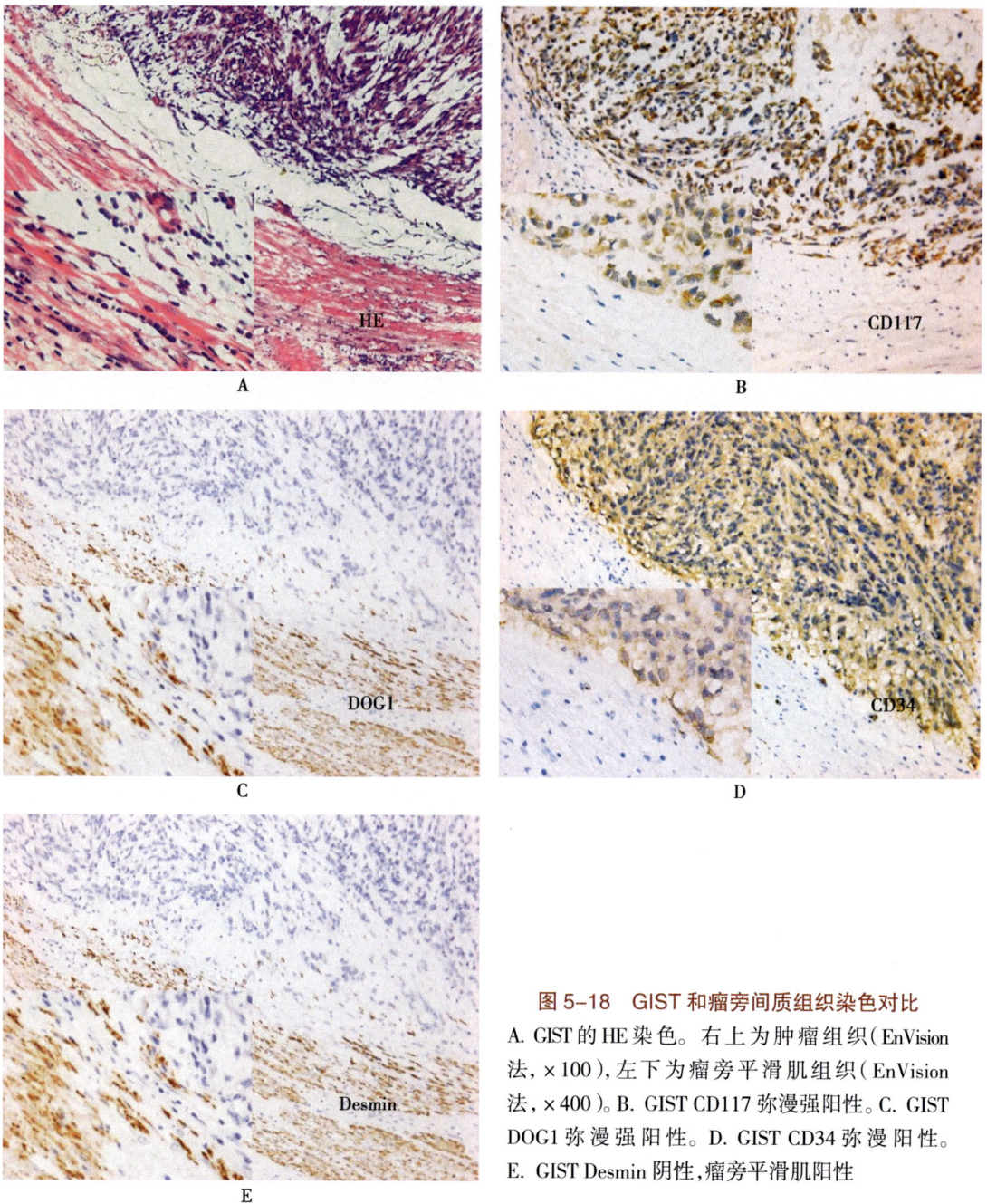

图 5-18 GIST 和瘤旁间质组织染色对比

A. GIST 的 HE 染色。右上为肿瘤组织（EnVision 法，×100），左下为瘤旁平滑肌组织（EnVision 法，×400）。B. GIST CD117 弥漫强阳性。C. GIST DOG1 弥漫强阳性。D. GIST CD34 弥漫阳性。E. GIST Desmin 阴性,瘤旁平滑肌阳性

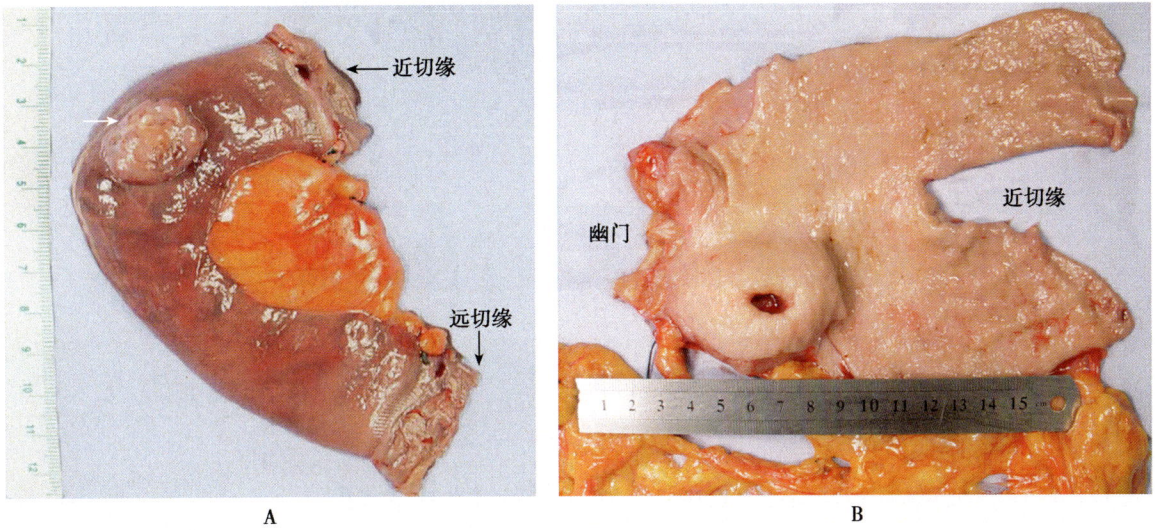

图 5-19 胃和小肠 GIST 的切除标本

A. 胃 GIST,向腔内生长,中央有一溃疡形成的脐样凹陷;B. 小肠 GIST,外生性,呈结节状或球形上皮样细胞

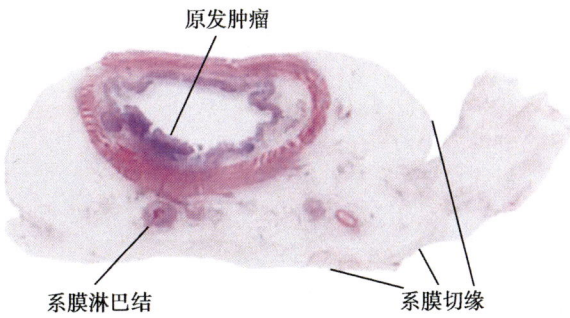

图 6-1 直肠系膜大组织切片示意图

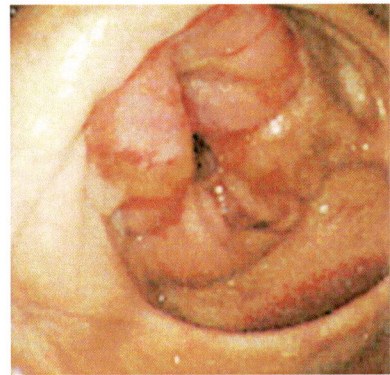

图 6-5 结肠镜发现肠腔显著狭窄,无法通过

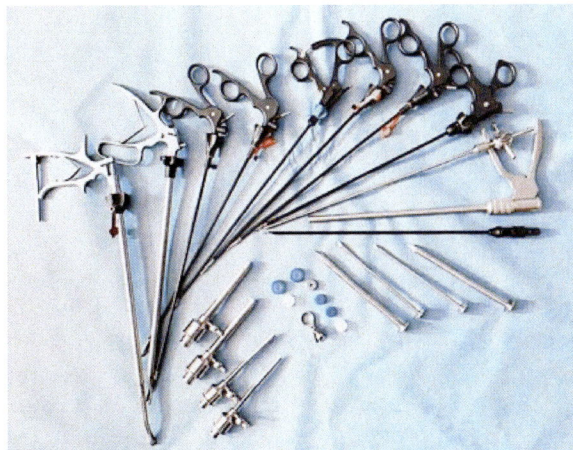

图 7-9 特殊器械

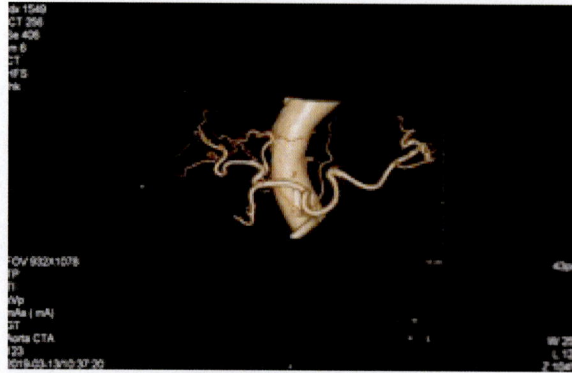

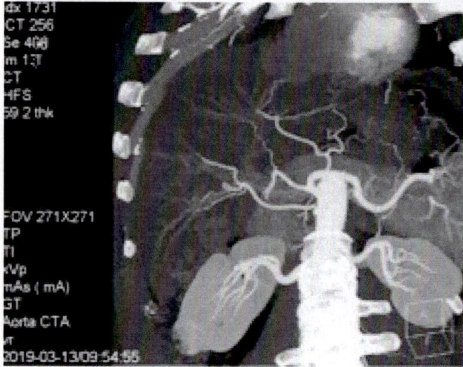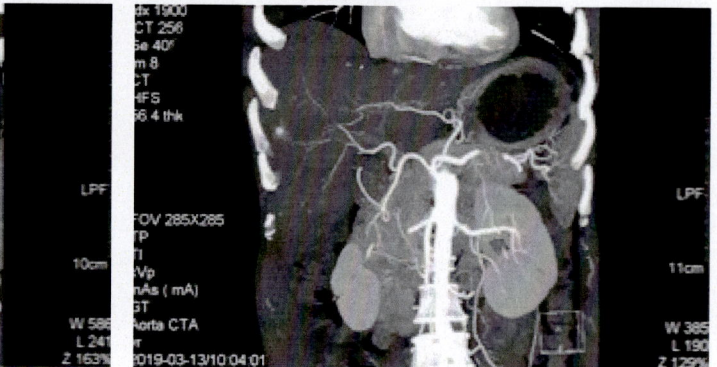

图 8-21　CT 图像后处理显示肝动脉

A. SSD,示肝总动脉及分支;B. MIP,示右肝动脉发自肠系膜上动脉;C. MIP,示左肝动脉发自胃左动脉

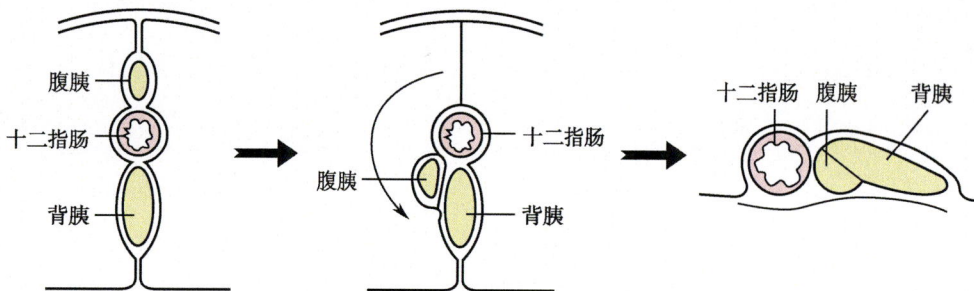

图 9-1　胰腺的发育

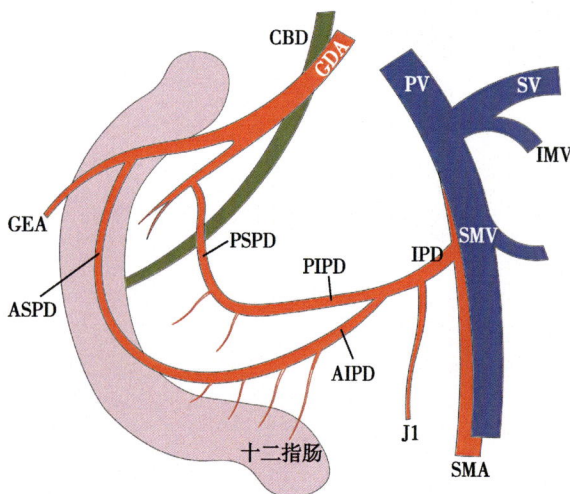

图 9-2　胰头的动脉血供

CBD:胆总管;GDA:胃十二指肠动脉;GEA:胃网膜右动脉;SMA:肠系膜上动脉;IPD:胰十二指肠下动脉;ASPD:胰十二指肠上前动脉;PSPD:胰十二指肠上后动脉;PIPD:胰十二指肠下后动脉;AIPD:胰十二指肠下前动脉;PV:门静脉;SMV:肠系膜上静脉;SV:脾静脉;IMV:肠系膜下静脉;J1:第一空肠动脉

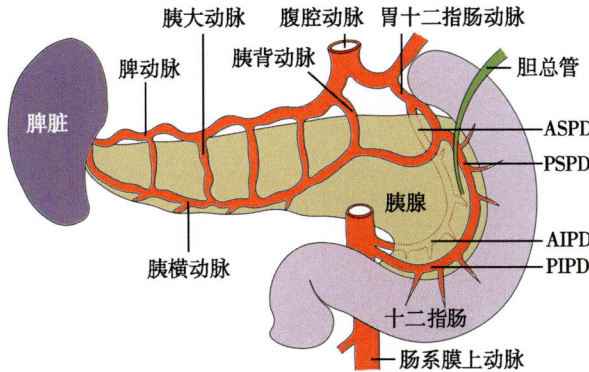

图 9-3　胰腺的动脉血供（背面观）

AIPD：胰十二指肠下前动脉；ASPD：胰十二指肠上前动脉；PIPD：胰十二指肠下后动脉；PSPD：胰十二指肠上后动脉

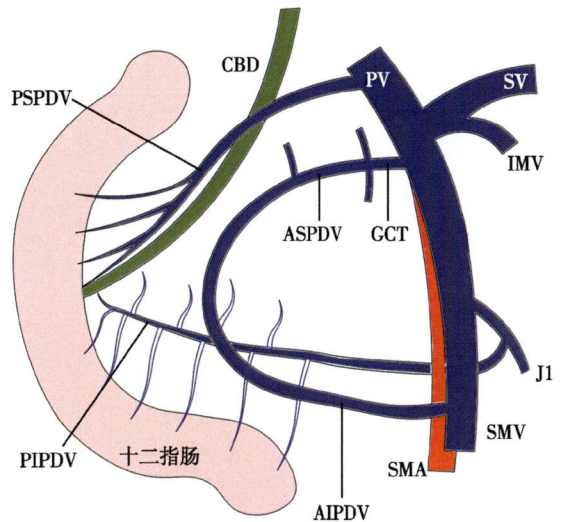

图 9-4　胰头的静脉回流

SMA：肠系膜上动脉；SMV：肠系膜上静脉；IMV：肠系膜下静脉；SV：脾静脉；PV：门静脉；CBD：胆总管；J1：第1空肠静脉；PSPDV：胰十二指肠上后静脉；ASPDV：胰十二指肠上前静脉；PIPDV：胰十二指肠下后静脉；AIPDV：胰十二指肠下前静脉；GCT：胃结肠干

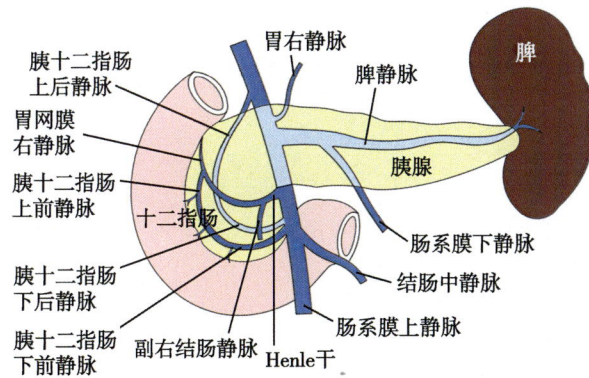

图 9-5　胰腺的静脉回流

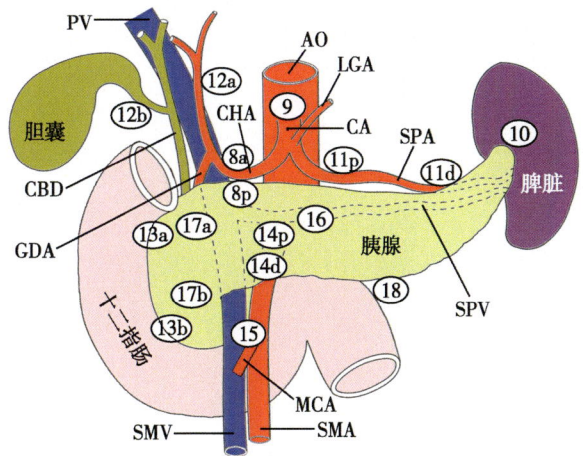

图 9-8　日本胰腺学会胰周淋巴结分组
（英文第 4 版，2017）

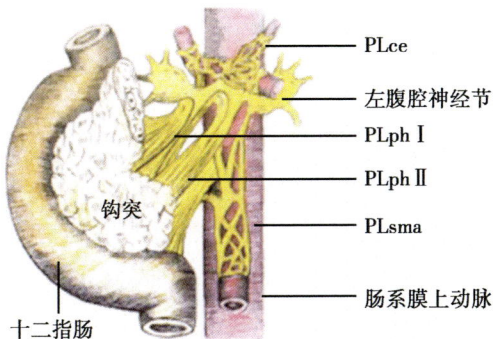

图 9-9　胰腺周围神经示意图

PLph：胰头周围神经丛；PLce：腹腔神经丛；PLsma：肠系膜上动脉周围神经丛

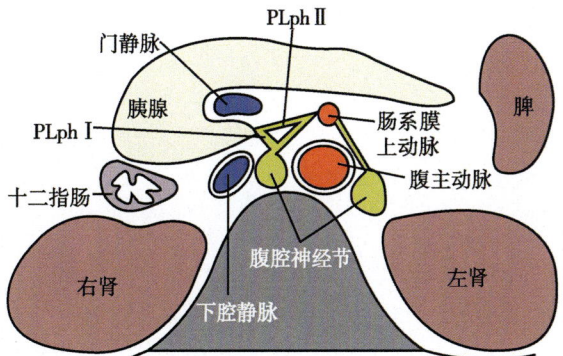

图 9-10　胰腺神经丛（横断面）

PLph：胰头周围神经丛

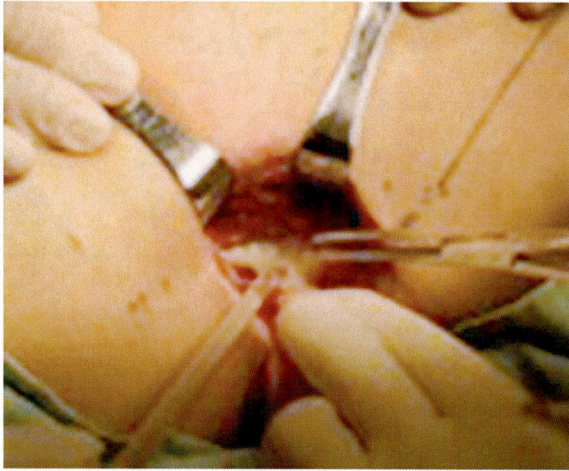

图 9-12 小切口腹膜后入路清创

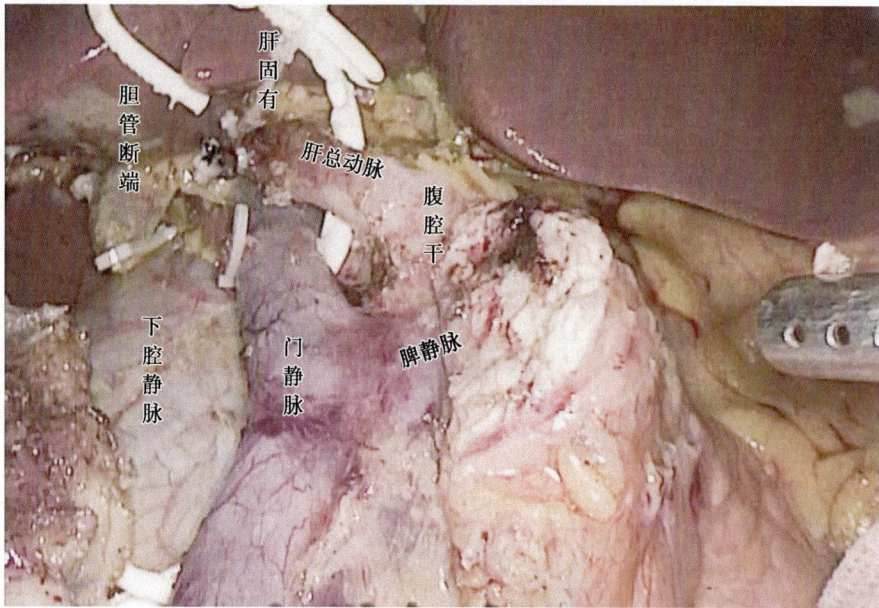

图 9-21 腹腔镜胰十二指肠切除标本移除后

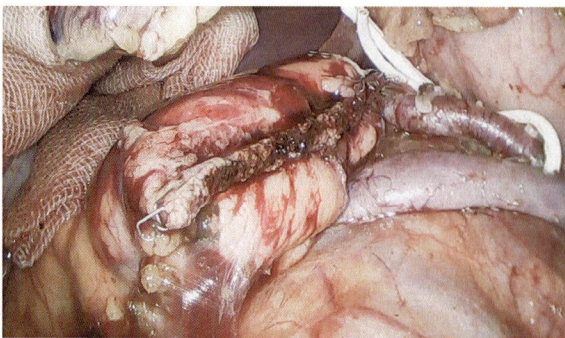

图 9-22 Kimura 法腹腔镜保脾胰体尾切除术

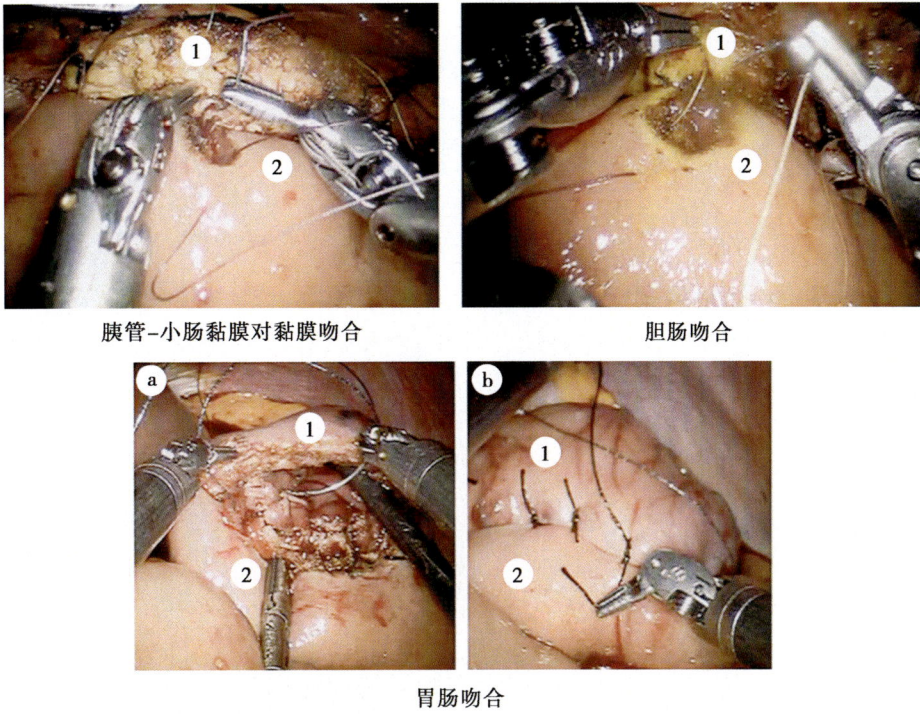

胰管–小肠黏膜对黏膜吻合　　　　　　　　胆肠吻合

胃肠吻合

图 9-23　机器人胰十二指肠切除术中消化道重建

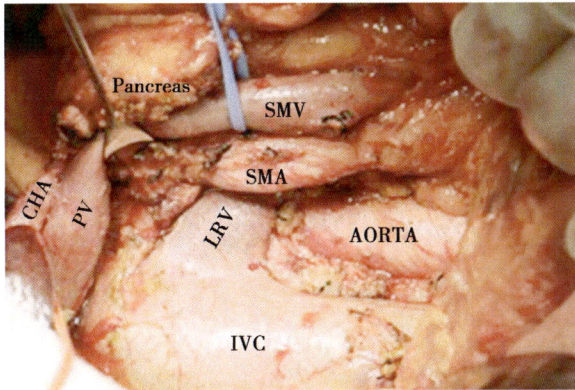

图 9-25　胰十二指肠切除淋巴清扫范围

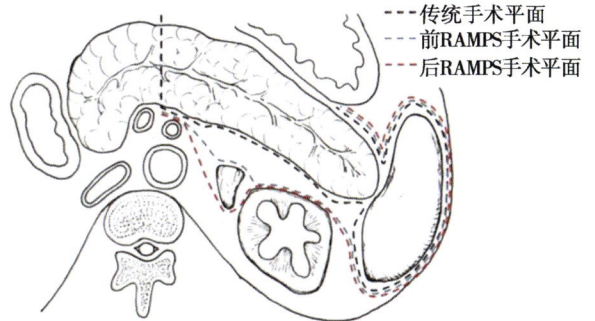

图 9-26　顺行模块化胰脾切除术（RAMPS）切除范围
（黑色虚线为前 RAMPS 范围，红色虚线为后 RAMPS 范围）

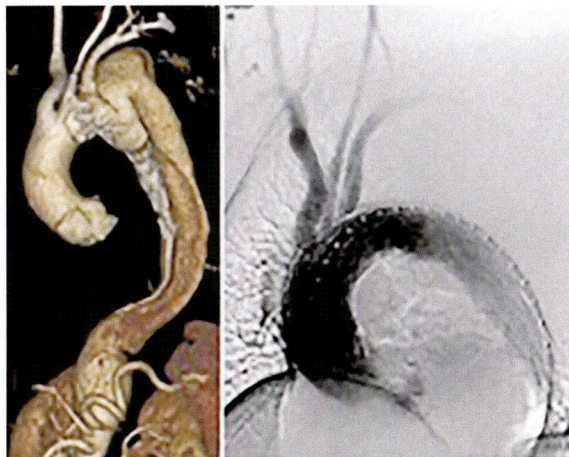

图 11-7　笔者单位完成的原位开窗技术重建主动脉弓上
三分支动脉的术前 CTA 及术中 DSA 图像

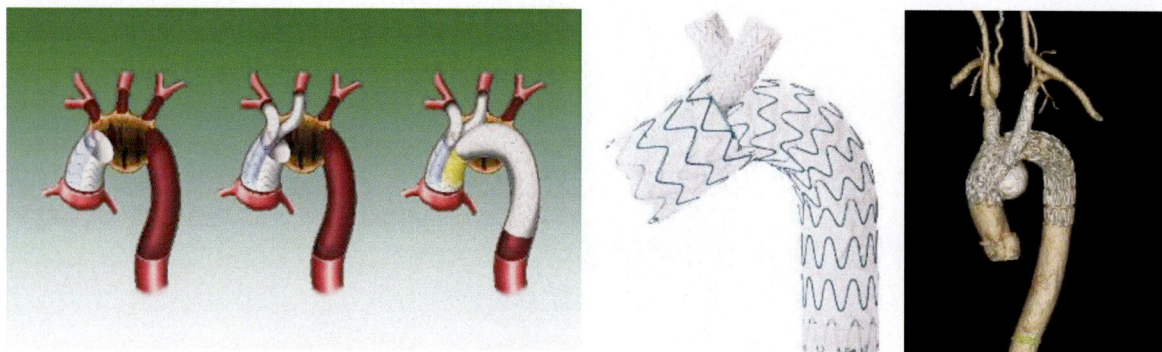

图 11-9　模块内嵌主动脉支架型血管示意图、实物图和随访病例 CTA

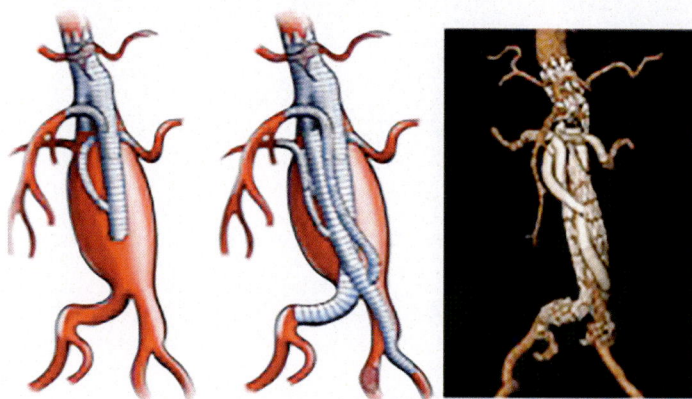

图 11-13　逆向分支技术示意图及术后随访 CTA

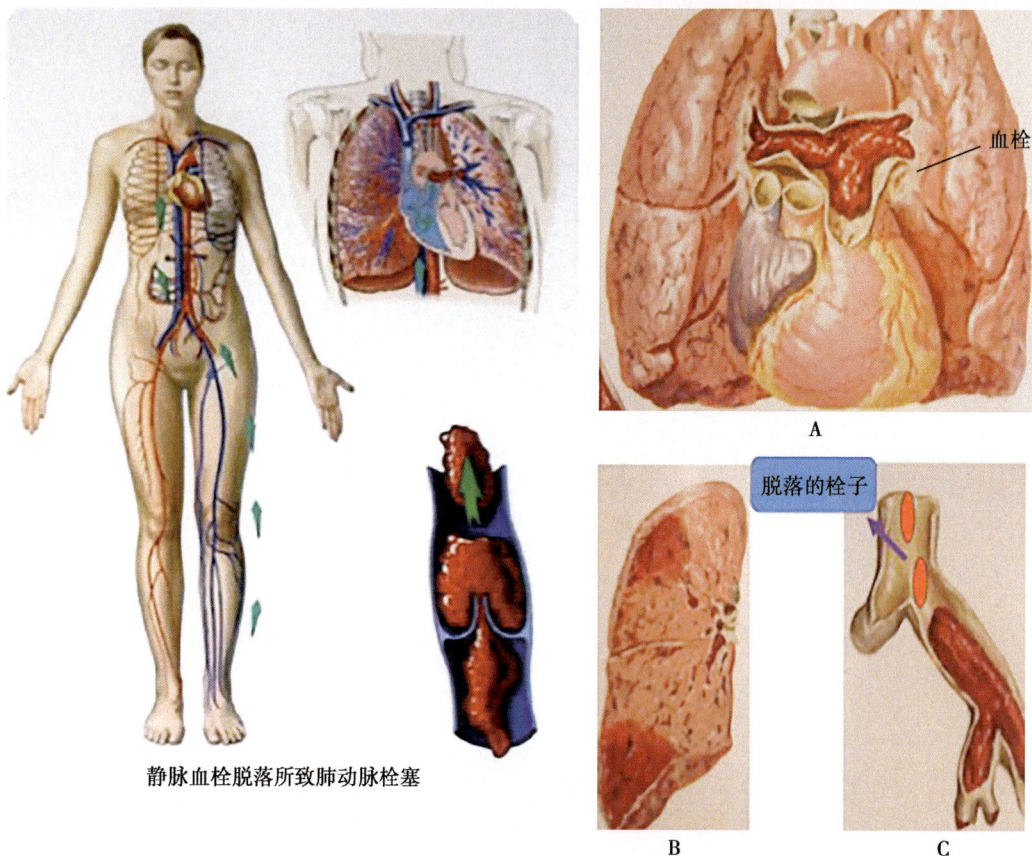

血栓

A

脱落的栓子

静脉血栓脱落所致肺动脉栓塞

B　　　　　　　C

图 11-17　肺动脉栓塞形成

A. 肺动脉主干栓塞　B. 肺动脉栓塞合并梗死　C. 下肢静脉血栓是栓子的主要来源

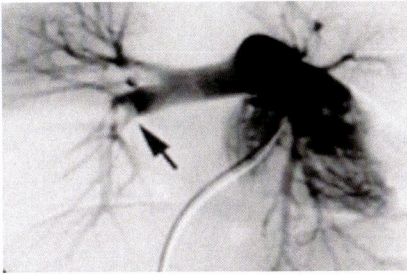

DSA血管造影示右肺动脉栓塞

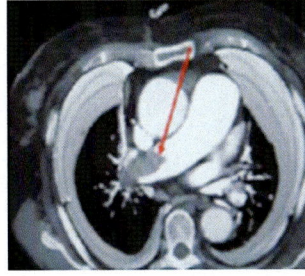

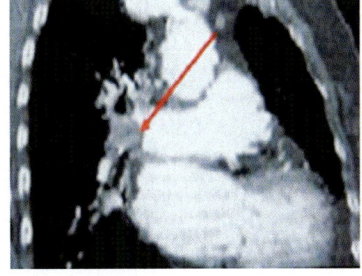

CTA显示肺动脉栓塞

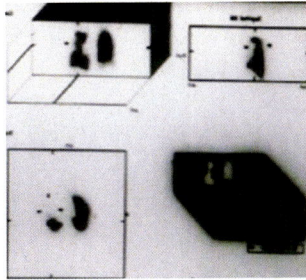

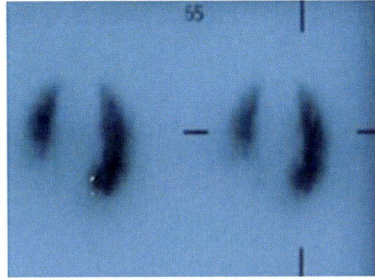

肺动脉栓塞的核素显像

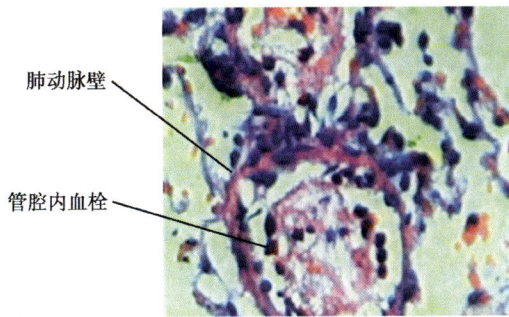

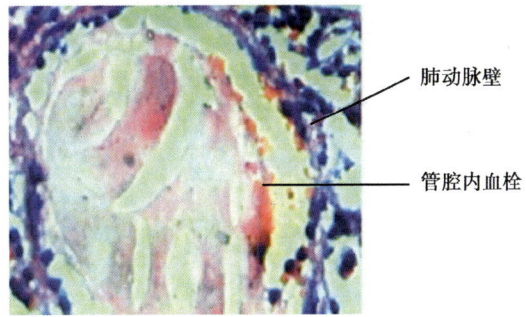

肺动脉壁

管腔内血栓

肺动脉壁

管腔内血栓

动物实验中所显示的肺动脉栓塞镜下形态（家兔）

图 11-18　肺动脉栓塞的影像学及病理表现

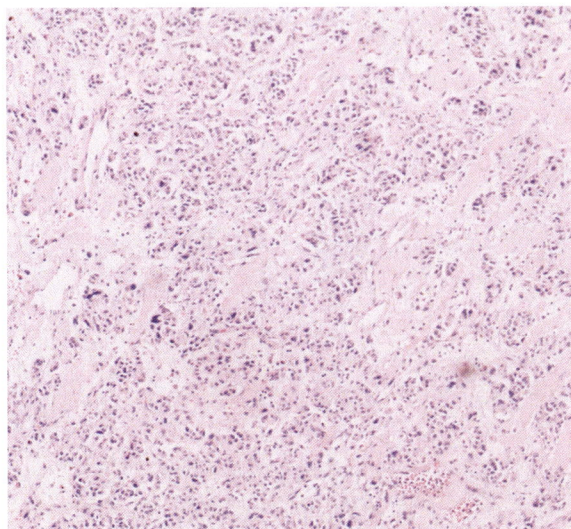

图 11-27　颈动脉体瘤组织病理（HE 染色，×100）
肿瘤细胞排列呈巢状或条索状

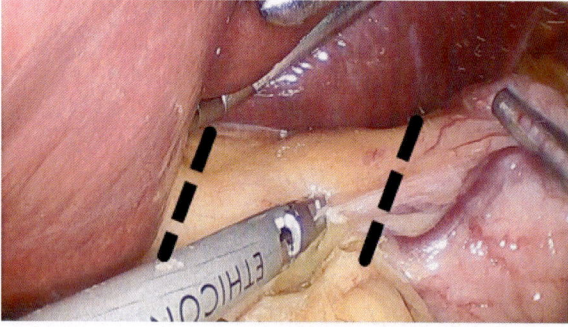

图 12-2 分离肝胃韧带

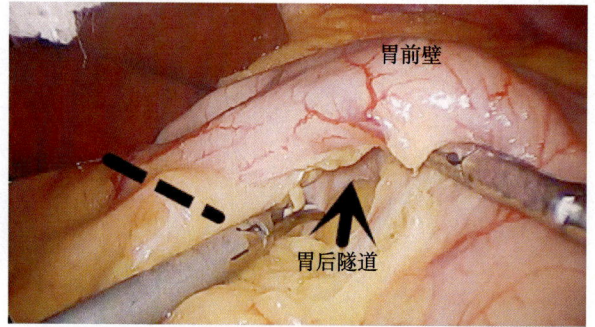

图 12-3 显露胃小弯及前后胃壁

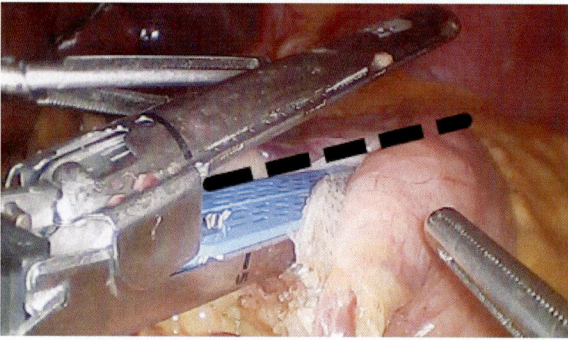

图 12-4 横行切割胃体

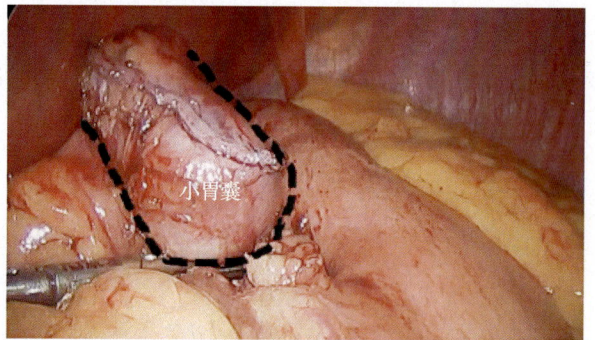

图 12-5 再次切割建立胃小囊

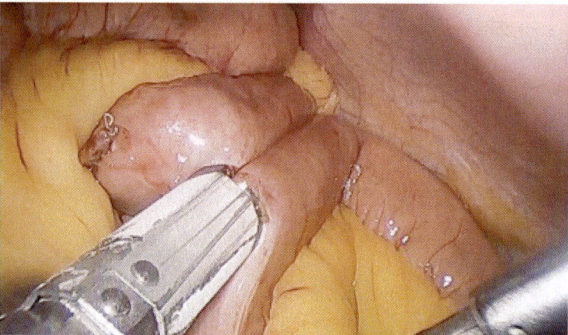

图 12-6 切断空肠

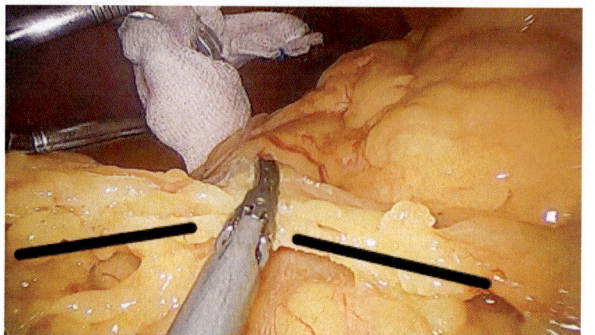

图 12-7 分离切断部分系膜

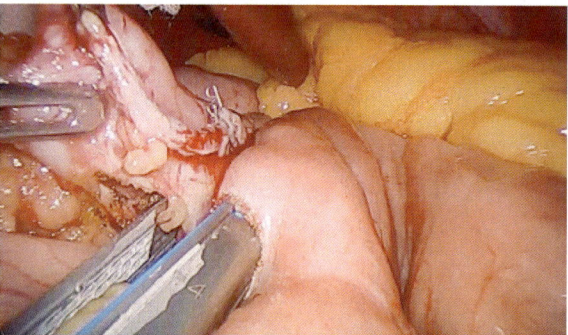

图 12-8 吻合空肠和胃小囊

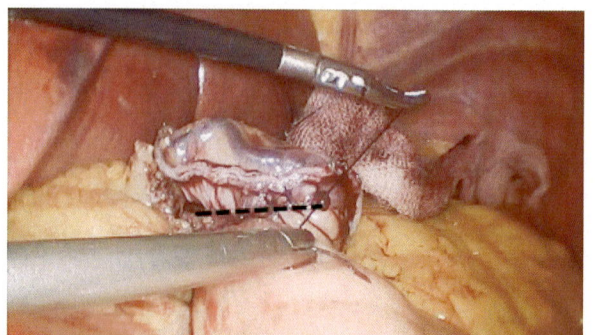

图 12-9 封闭残端

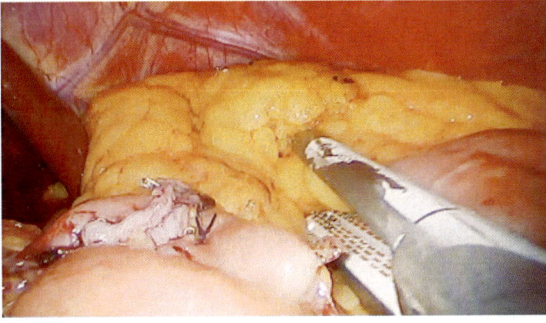

图 12-10　空肠 - 空肠侧侧吻合

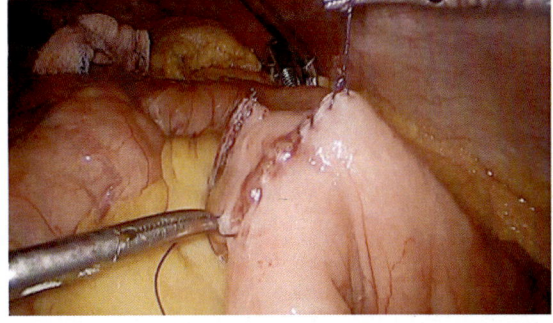

图 12-11　封闭残端

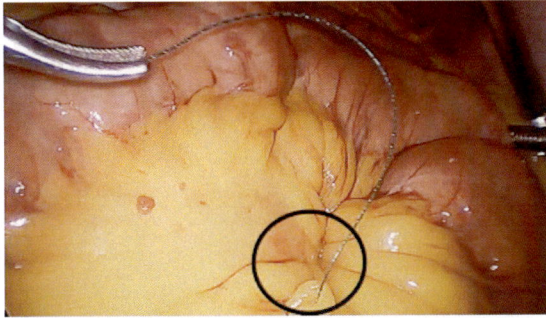

图 12-12　关闭系膜裂孔

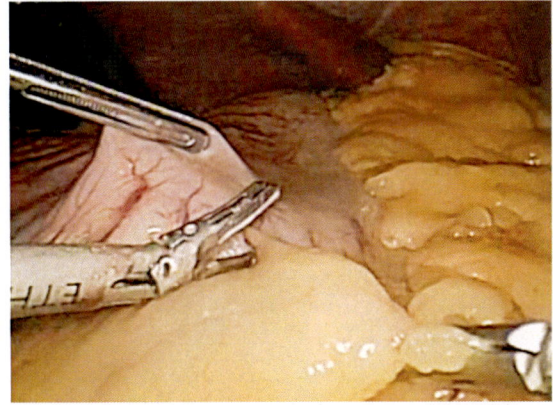

图 12-21　在胃大弯侧中部紧贴胃壁用超声刀切开大网膜

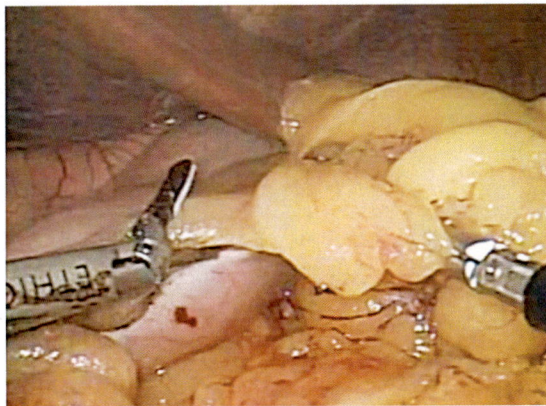

图 12-22　超声刀紧贴胃壁持续离断网膜组织

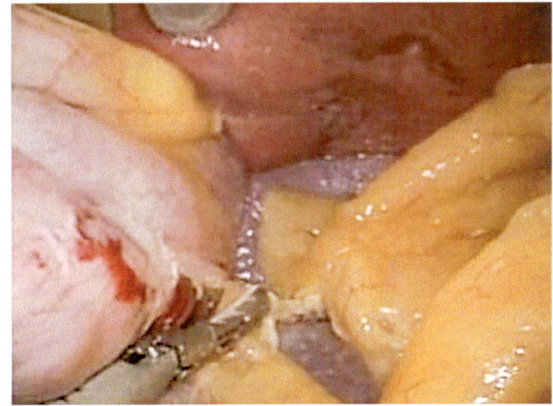

图 12-23　打开胃食管交角

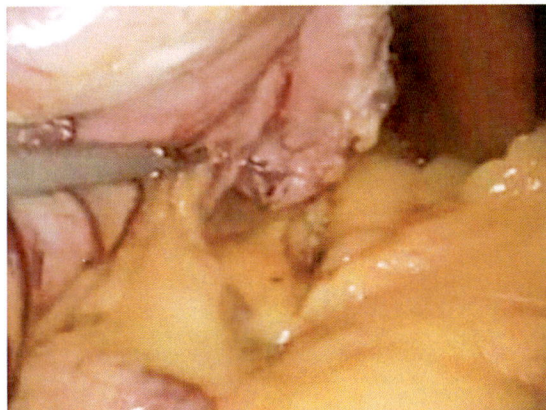

图 12-24　游离胃后壁

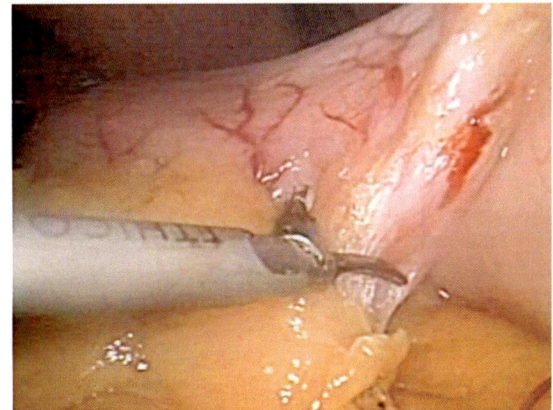

图 12-25　用超声刀自胃中部紧贴胃大弯侧游离
直至幽门上方 4~6cm

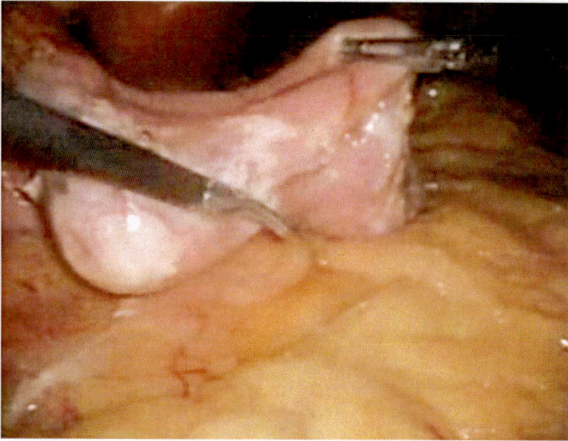

图 12-26　经口置入 36F 支撑管

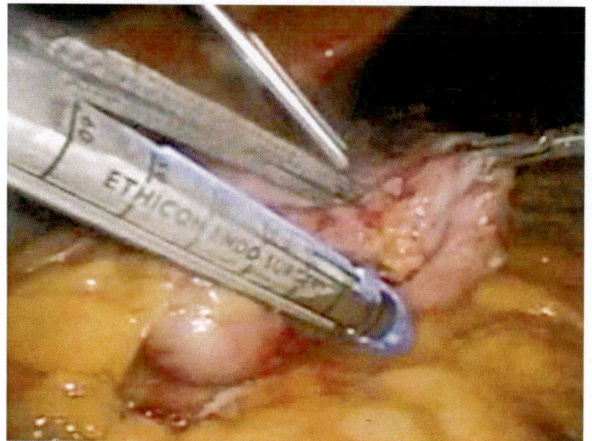

图 12-27　紧贴支撑管放置腹腔镜用切割闭合器

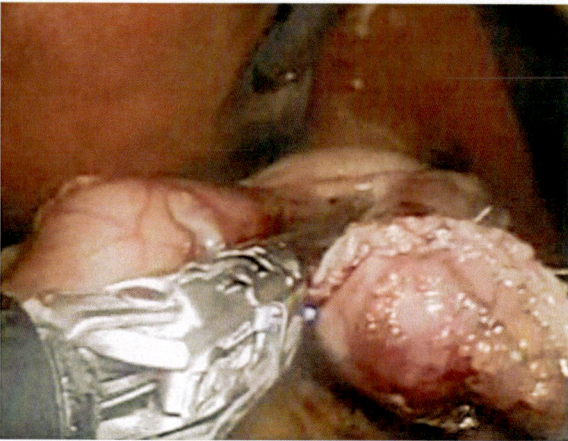

图 12-28　紧贴支撑管朝向 His 角持续击发

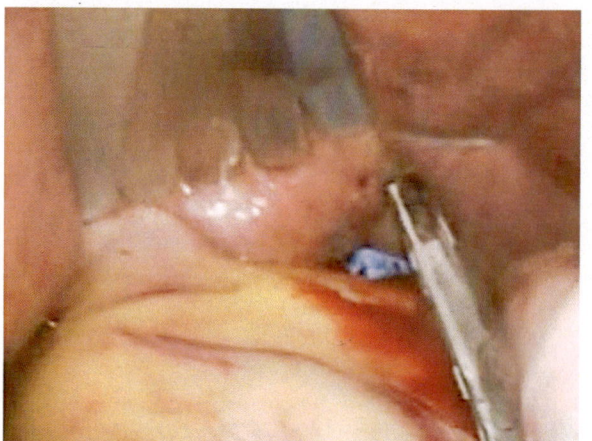

图 12-29　紧贴支撑管持续击发直至 His 角
左侧约 1.5cm 处

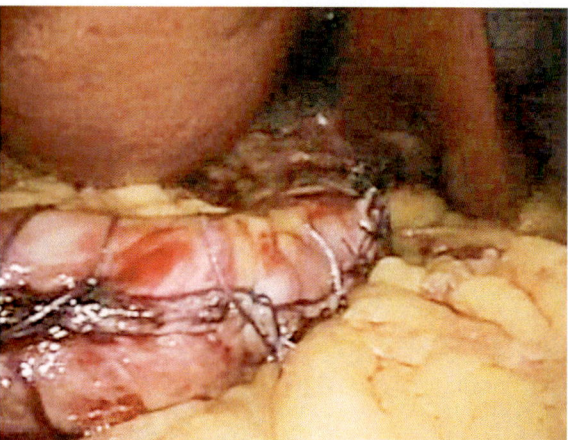

图 12-30　形成袖状胃，间断缝合

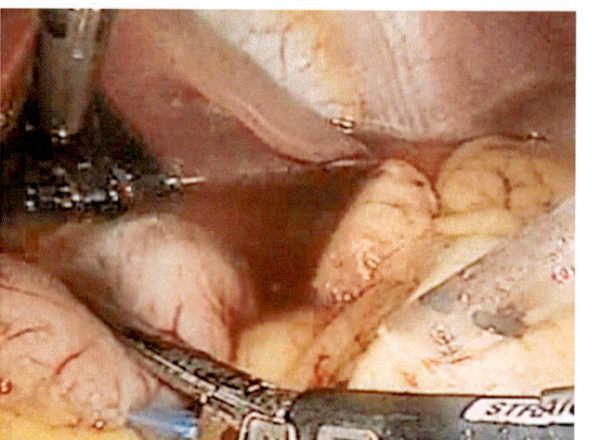

图 12-31　检查切割线